G. Heberer W. Köle H. Tscherne

Chirurgie

Lehrbuch für Studierende der Medizin und Ärzte

Mit erweitertem Hinweisindex zum neuen Gegenstandskatalog

Unter Mitarbeit von K. van Ackern R. G. H. Baumeister H.-M. Becker S. Behrens H. G. Borst H. Denecke E. Edlinger F. W. Eigler F. Eisenberger G. Feifel R. Fritsch E. Greif B. Günther W. C. Hecker F. Heppner A. G. Hofstetter A. M. Hohlschneider M. Jäger H. E. Köhnlein W. Land S. Maier R. Marx K. Messmer A. Mödritscher G. Muhr H. Oelert H.-J. Oestern H.-J. Peiper K. Peter P. Pohl H. J. Refior G. Ruckdeschel F. Rueff T. Sauerbruch A. Schaudig F. W. Schildberg F. Spelsberg H.-S. Stender L. Sunder-Plassmann R. Szyszkowitz O. Trentz A. Valesky M. Wannske K. Wilhelm J. Witte G. Zisser V. Zumtobel E. A. Zysno

Mit 524 zum größten Teil farbigen Abbildungen und 114 Tabellen sowie einem radiologischen Abschnitt mit 110 Abbildungen

Vierte, neu bearbeitete und erweiterte Auflage

Springer-Verlag
Berlin Heidelberg New York 1983

Professor Dr. Georg Heberer
Direktor der Chirurgischen Klinik und Poliklinik
der Universität München, Klinikum Großhadern
Marchioninistr. 15
D-8000 München 70

Professor Dr. Wolfgang Köle
Vorstand der II. Chirurgischen Abteilung
des a. ö. Landeskrankenhauses Graz
Auenbruggerplatz 9
A-8036 Graz

Professor Dr. Harald Tscherne
Direktor der Unfallchirurgischen Klinik
der Medizinischen Hochschule Hannover
Konstanty-Gutschow-Str. 8
D-3000 Hannover 61

1. Auflage 1977
2. Auflage 1979
3. Auflage 1980
4. Auflage 1983

1. spanische Auflage in Vorbereitung

ISBN 3-540-11899-3 4. Auflage Springer-Verlag Berlin Heidelberg New York
ISBN 0-387-11899-3 4th edition Springer-Verlag New York Heidelberg Berlin

Die 1. und 2. Auflage erschien als „Heidelberger Taschenbücher Band 191"
ISBN 3-540-09806-2 3. Auflage Springer-Verlag Berlin Heidelberg New York
ISBN 0-387-09806-2 3rd. edition Springer-Verlag New York Heidelberg Berlin

Cip-Kurztitelaufnahme der Deutschen Bibliothek
Heberer, Georg: Chirurgie: Lehrbuch für Studierende d. Medizin u. Ärzte; mit erw. Hinweisindex zum neuen Gegenstandskatalog / G. Heberer; W. Köle; H. Tscherne. Unter Mitarb. von K. van Ackern . . . – 4., neu bearb. Aufl. – Berlin; Heidelberg; New York: Springer, 1983.
ISBN 3-540-11899-3 (Berlin, Heidelberg, New York)
ISBN 0-387-11899-3 (New York, Heidelberg, Berlin)
NE: Köle, Wolfgang:; Tscherne, Harald:

Printed in Germany

Satz- u. Bindearbeiten: G. Appl, Wemding, Druck: aprinta, Wemding
2124/3140–543210

Vorwort zur vierten Auflage

„Ärztliche Routine kann sich der junge Doktor in einem halben Jahr erwerben, wenn er mit Kenntnissen wohl ausgerüstet die Gelegenheit dazu aufsucht; Sinn für wissenschaftliche Bildung erwirbt er nur während der Studienzeit; der eben aufgekeimte wissenschaftliche Geist wird durch die zu frühe Entwicklung ärztlicher Routine oft geradezu guillotiniert“ (Theodor Billroth, 1876).

Da auch die 3. Auflage innerhalb kurzer Zeit vergriffen war, erscheint nun unter Berücksichtigung zahlreicher positiver, aber auch kritischer Anregungen die neubearbeitete und erweiterte 4. Auflage.
Die gute Aufnahme unseres Lehrbuches bei Studierenden und Ärzten hat die Richtigkeit der Grundkonzeption bestätigt, den großen Wissensstoff der Chirurgie mit Hilfe von zum größten Teil farbigen Abbildungen und Tabellen, in Verbindung mit dem Basistext dazustellen und weiter beizubehalten; ebenso fand der erweiterte Gegenstandskatalog 3 und 4 besondere Berücksichtigung.
Der Weiterentwicklung der chirurgischen Teilgebiete wurde durch ein zusätzliches Kapitel „Kinderchirurgie“ Rechnung getragen, in dem das Kind betreffende pathophysiologische Aspekte sowie chirurgische Erkrankungen und Mißbildungen des Gastrointestinaltraktes zusammengefaßt und mit neuen Abbildungen dargestellt werden. Weitere kinderchirurgische Hinweise sind je nach ihrer Wertigkeit in den speziellen Kapiteln berücksichtigt. Das Kapitel „Anästhesie“ wurde mit dem Beitrag „Die postoperative Schmerzbehandlung“ ergänzt. Neu aufgenommen wurde ein zusätzliches Kapitel „Auswahl typischer radiologischer Befunde in der Chirurgie“. Dieser Anhang mit 110 Abbildungen und kurzgefaßten Legenden – einem vielfachen Leserwunsch entsprechend – soll eine weitere nützliche Informationsquelle für den Medizinstudenten, besonders auch im Praktischen Jahr, sein.
Der Hinweis im Text auf die entsprechenden Abbildungen erfolgt mit Abbildung 33–1 bis 33–110 in „halbfettem Schriftbild“.
Die bisher stellenweise skriptumähnliche Darstellung wurde weitgehend verlassen, manche Kapitel wurden grundlegend erneuert und andere ergänzt. Trotz Herausnahme unwichtiger oder überholter Details war eine geringe Umfangsvermehrung nicht zu vermeiden.
Unser Dank gilt wieder allen Mitautoren für die stets verständnisvolle Zusammenarbeit, Frau I. Daxwanger für die sorgfältige Ausführung der neuen Abbildungen, Herrn Priv.-Doz. Dr. B. Günther und Herrn Priv.-Doz. Dr. L. Sunder-Plassmann, München, für die Erweiterung des Sachverzeichnisses und des Hinweisindexes auf Grund der Gegenstandskataloge 3 und 4.
Herrn Dr. phil. Dres. med. h. c. H. Götze, seinen Mitarbeiterinnen und Mitarbeitern vom Springer Verlag sei erneut für die vorbildliche Zusammenarbeit und große Mühe bei der raschen Drucklegung dieser 4. Auflage gedankt.
Unser Dank gilt aber auch den Anregungen und Verbesserungsvorschlägen vieler Studierender; sie konnten weitgehend berücksichtigt werden.
So hoffen wir, auch mit der neuen Auflage dieses Lehrbuches unseren Studen-

ten und den in Weiterbildung stehenden Ärzten ein Fundament geben zu können, das nicht nur ein verläßlicher Ratgeber und Führer bei der Erlernung des erforderlichen Wissensstoffes sein soll, sondern darüber hinaus Anregung bieten möchte, sich in das faszinierende Gebiet der Chirurgie weiter zu vertiefen.
Wir sind uns bewußt, daß trotz unserer Bemühungen um straffe Gliederung und Übersichtlichkeit manches noch verbesserungsfähig ist, weshalb wir erneut um kritische Kommentare und Hinweise bitten.

München, Graz, Hannover
Februar 1983

G. Heberer W. Köle H. Tscherne

Vorwort zur ersten Auflage

Die bedeutsame Wandlung des Medizinstudiums mit Umstellung der Ausbildungs- und Prüfungsordnung erfordert unseres Erachtens eine neue Bearbeitung des Fachgebietes „Chirurgie".
Im vorliegenden Buch wurde deshalb der Lehrstoff unter Berücksichtigung des vom „Institut für Medizinische Prüfungsfragen" aufgestellten Fragenkatalogs für die Prüfung in Allgemeiner und Spezieller Chirurgie, Urologie und Anaesthesiologie von erfahrenen Autoren in gestraffter Form dargestellt. Auf eine zu enge formale Anlehnung an den Fragenkatalog und auf einen eigenen Fragenanhang wurde bewußt verzichtet, um der dem neuen System innewohnenden Gefahr zu begegnen, daß das Studium nur mehr ein Auswendiglernen von Fragen und Antworten darstellt. Studieren heißt immer noch lernen, Grundsätzliches zu erkennen, Sachverhalte zu überdenken, Relationen herzustellen und sich damit ein eigenes bleibendes Wissen zu erarbeiten. Ein Hinweisindex auf die Gegenstandskataloge 2, 3 und 4 soll dem Studenten ein zeitraubendes Zusammensuchen des Lern- und Prüfungsstoffes erleichtern.
Der ursprünglich geplante Umfang wurde insbesondere in den Kapiteln überschritten, wo die im Gegenstandskatalog enthaltenen Vorstellungen für die Praxis unzureichend sind und mehr das Wissen um Pathogenese und Pathophysiologie erforderlich schien, ferner dort, wo Studierende auf Fragen der klinischen Forschung sowie auf Probleme der Indikationsstellung und Verfahrenswahl hingewiesen werden sollten. So hoffen wir, jungen Kollegen einerseits das nötige Prüfungswissen zu vermitteln, sie andererseits aber auch zu einem „reflektierenden" Studium anzuregen.
Das Lehrbuch wurde von zahlreichen Kollegen geschrieben, trotzdem bemühten sich Herausgeber und Verlag um ein einheitliches und einprägsames Konzept: Mit Hilfe eines kurzgefaßten Textes und verstärkter visueller Darstellung in Abbildungen und Tabellen den bestmöglichen Lernerfolg zu erzielen. Geringe Überschneidungen wurden dabei bewußt belassen und mit entsprechenden Hinweisen versehen.
Möge das Buch Studenten und Ärzten für ihre theoretische Ausbildung und praktische Tätigkeit, sowie den Lehrenden an Kliniken und Lehrkrankenhäusern ein guter Ratgeber werden. Naturgemäß können in einem solchen Buch mit einem komprimierten Lehrstoff die verschiedenen Kapitel nicht erschöpfend dargestellt werden; bei weitergehendem Interesse wird auf die einschlägige fachspezifische Literatur verwiesen.
Für die sorgfältige Ausführung der Abbildungen danken wir Frau J. Daxwanger, Frau C. Duray-Bito und Herrn A. Drews sehr. Danken möchten wir auch allen Mitautoren für die verständnisvolle Zusammenarbeit, Herrn Dr. B. Günther und Herrn Dr. L. Sunder-Plassmann für das Lesen der Korrekturen, die Erstellung des Sachverzeichnisses und des Hinweisindexes für die Gegenstandskataloge 2, 3 und 4 der chirurgischen Fachgebiete.
Weiterhin sind wir Herrn Dr. phil., Drs. med. h. c. mult. H. Götze, seinen Mitarbeiterinnen und Mitarbeitern vom Springer-Verlag zu besonderem Dank verpflichtet für die gute Zusammenarbeit und ihre Mühe bei der Drucklegung des Buches.

Wir übergeben dieses Lehrbuch Studenten und Ärzten, aber auch Lehrenden mit der Überzeugung, daß vieles zu verbessern sein wird. Wir bitten daher sowohl jüngere, als auch ältere Kollegen um ihre Kritik und Verbesserungsvorschläge, die in der zweiten Auflage berücksichtigt werden sollen.

München, Graz, Hannover G. Heberer W. Köle H. Tscherne
Oktober 1977

Inhaltsverzeichnis

Allgemeine Chirurgie

Spezielle Chirurgie

---

25. Urologie

Autorenverzeichnis

Prof. Dr. Klaus van Ackern
Institut für Anästhesiologie
der Universität München
Klinikum Großhadern
Marchioninistr. 15
D-8000 München 70

PD Dr. Rüdiger G.H. Baumeister
Chirurgische Klinik der Universität München
Klinikum Großhadern
Marchioninistr. 15
D-8000 München 70

Prof. Dr. Hans-Martin Becker
Chirurgische Klinik der Universität München
Klinikum Großhadern
Marchioninistr. 15
D-8000 München 70

PD Dr. Siegfried Behrens
Unfallchirurgische Abteilung
Kreiskrankenhaus
D-4920 Lemgo

Prof. Dr. Hans Georg Borst
Klinik für Herz-, Thorax- und Gefäßchirurgie
Med. Hochschule Hannover
Konstanty-Gutschow-Str. 8
D-3000 Hannover 61

PD Dr. Heiko Denecke
Chirurgische Klinik der Universität München
Klinikum Großhadern
Marchioninistr. 15
D-8000 München 70

Prim. Dr. Erich Edlinger
Anästhesieabteilung des
a. ö. Landeskrankenhauses Graz
Auenbruggerplatz 5
A-8036 Graz

Prof. Dr. Friedrich Wilhelm Eigler
Abteilung für Allgemeine Chirurgie
am Univ.-Klinikum
der Gesamthochschule Essen
Hufelandstr. 55
D-4300 Essen

Prof. Dr. Ferdinand Eisenberger
Urologische Klinik
Katharinenhospital
Kriegsbergstr. 60
D-7000 Stuttgart 1

Prof. Dr. Gernot Feifel
Abteilung für Allgemeine Chirurgie
der Chirurgischen Universitätsklinik Homburg
D-6650 Homburg (Saar)

Dr. Rainer Fritsch
Diagnostische Radiologie
Med. Hochschule Hannover
Konstanty-Gutschow-Str. 8
D-3000 Hannover 61

PD Dr. Eberhard Greif
Unfallchirurgische Klinik
Städtisches Krankenhaus
Weinberg 1
D-3200 Hildesheim

PD Dr. Bernulf Günther
Chirurgische Klinik
der Universität München
Klinikum Großhadern
Marchioninistr. 15
D-8000 München 70

Prof. Dr. Waldemar Christian Hecker
Kinderchirurgische Klinik
der Universität München im
Dr. von Haunerschen Kinderspital
Lindwurmstr. 4
D-8000 München 2

Prof. Dr. Georg HEBERER
Chirurgische Klinik und Poliklinik
der Universität München,
Klinikum Großhadern
Marchioninistr. 15
D-8000 München 70

Prof. Dr. Fritz HEPPNER
Universitätsklinik für
Neurochirurgie a. ö. Landeskrankenhaus
Auenbruggerplatz 5
A-8036 Graz

Prof. Dr. Alfons Georg HOFSTETTER
Städtisches Krankenhaus
Urologische Abteilung
Thalkirchnerstr. 48
D-8000 München 2

Prof. Dr. Alexander Matthias HOHLSCHNEIDER
Kinderchirurgische Klinik
der Universität München
im Dr. von Haunerschen Kinderspital
Lindwurmstr. 4
D-8000 München 2

Prof. Dr. Michael JÄGER
Orthopädische Klinik der Universität München
Klinikum Großhadern
Marchioninistr. 15
D-8000 München 70

Prof. Dr. Heinz Edward KÖHNLEIN
Chirurgische Abteilung
Kreiskrankenhaus
D-8939 Türkheim

Prof. Dr. Wolfgang KÖLE
II. Chirurgische Abteilung des a. ö.
Landeskrankenhauses Graz
Auenbruggerplatz 5
A-8036 Graz

Prof. Dr. Walter LAND
Transplantationszentrum
an der Chirurgischen Klink
der Universität München
Klinikum Großhadern
Marchioninistr. 15
D-8000 München 70

Prim. Dr. Sepp MAIER
Chirurgische Abteilung des a. ö.
Landeskrankenhauses Rottenmann
A-8786 Rottenmann

Prof. Dr. Rudolf MARX
Medizinische Klinik
Innenstadt der Universität München
Ziemssenstr. 1
D-8000 München 2

Prof. Dr. Konrad MESSMER
Abt. für Experimentelle Chirurgie
Klinikum der Universität Heidelberg
Im Neuenheimer Feld 347
D-6900 Heidelberg

Prim. Dr. Alois MÖDRITSCHER
Chirurgische Abteilung des a. ö.
Landeskrankenhauses Feldbach
A-8330 Feldbach

Prof. Dr. Gerhard MUHR
Unfallchirurgische Abteilung
der Chirurgischen Universitätsklinik Homburg
D-6650 Homburg (Saar)

Prof. Dr. Hellmut OELERT
Klinik für Herz-, Thorax- und Gefäßchirurgie
Med. Hochschule Hannover
Konstanty-Gutschow-Str. 8
D-3000 Hannover 61

PD Dr. Hans-Jörg OESTERN
Unfallchirurgische Klinik der
Med. Hochschule Hannover
Konstanty-Gutschow-Str. 8
D-3000 Hannover 61

Prof. Dr. Hans-Jürgen PEIPER
Universitätsklinik für Allgemeine Chirurgie
Goßlerstr. 10
D-3400 Göttingen

Prof. Dr. Klaus PETER
Institut für Anästhesiologie der
Universität München
Klinikum Großhadern
Marchioninistr. 15
D-8000 München 70

Prim. Dr. Peter POHL
Chirurgische Abteilung
Krankenhaus der Barmherzigen Brüder
Annenstr. 1
A-8036 Graz

Prof. Dr. Hans Jürgen REFIOR
Orthopädische Klinik der Med. Hochschule
Klinik III im Annastift
Heimchenstr. 1–7
D-3000 Hannover 61

Prof. Dr. Gotthard RUCKDESCHEL
Med. Mikrobiologie
Klinikum Großhadern
Marchioninistr. 15
D-8000 München 70

Prof. Dr. Fritz RUEFF
Chirurgische Klinik Innenstadt
der Universität München
Nußbaumstr. 20
D-8000 München 2

Dr. Tilman SAUERBRUCH
Medizinische Klinik II
der Universität München
Klinikum Großhadern
Marchioninistr. 15
D-8000 München 70

Prof. Dr. Alfred SCHAUDIG
Maria Theresia Klinik
Bavariaring 46
D-8000 München 2

Prof. Dr. Friedrich Wilhelm SCHILDBERG
Medizinische Hochschule
Abteilung Chirurgie
Ratzeburger Allee 160
D-2400 Lübeck

Prof. Dr. Fritz SPELSBERG
Krankenhaus Martha-Maria
München-Solln
Wolfratshauser Str. 109
D-8000 München 71

Prof. Dr. Hans-Stephan STENDER
Diagnostische Radiologie
Med. Hochschule Hannover
Konstanty-Gutschow-Str. 8
D-3000 Hannover 61

PD Dr. Ludger SUNDER-PLASSMANN
Chirurgische Klinik der Universität München
Klinikum Großhadern
Marchioninistr. 15
D-8000 München 70

Prof. Dr. Rudolf SZYSZKOWITZ
Department Unfallchirurgie
der Universitätsklinik für Chirurgie
Auenbruggerplatz 5
A-8036 Graz

PD Dr. Otmar TRENTZ
Chefarzt der Klinik für Unfall- und
Wiederherstellungschirurgie im
Krankenhaus Nordstadt
Haltenhoffstr. 41
D-3000 Hannover 1

Prof. Dr. Harald TSCHERNE
Unfallchirurgische Klinik der
Medizinischen Hochschule Hannover
Konstanty-Gutschow-Str. 8
D-3000 Hannover 61

PD Dr. Anton VALESKY
Medizinische Hochschule
Abteilung Chirurgie
Ratzeburger Allee 160
D-2400 Lübeck

PD Dr. Michael WANNSKE
Klinik für Hand-, Plastische und
Wiederherstellungschirurgie im
Krankenhaus Oststadt
Podbielskistr. 380
D-3000 Hannover 51

Prof. Dr. Klaus WILHELM
Chirurgische Klinik der Universität München
Nußbaumstr. 20
D-8000 München 2

PD Dr. Jens WITTE
Chirurgische Klinik der Universität München
Klinikum Großhadern
Marchioninistr. 15
D-8000 München 70

Prof. Dr. Gerhard ZISSER
Abteilung für Kiefer- und Gesichtschirurgie der
Landeskrankenanstalten Salzburg
Müllner-Hauptstr. 48
A-5020 Salzburg

Prof. Dr. Volker ZUMTOBEL
Chirurgische Klinik des St. Josef-Hospitals
Universitätsklinik der Ruhr-Universität
Gudrunstr. 56
D-4630 Bochum 1

Prof. Dr. Dr. Eduard A. ZYSNO
Abt. für Physikalische Medizin
und Rehabilitation der
Med. Hochschule Hannover
Konstanty-Gutschow-Str. 8
D-3000 Hannover 61

Allgemeine Chirurgie

1. Geschichtliche Vorbemerkungen

Die Chirurgie ist so alt wie die Menschheit, denn Verletzungen bedurften seit urdenklichen Zeiten einer Versorgung. Das wahrscheinlich älteste Chirurgiebuch der Welt, der Papyrus Edwin Smith, stammt aus *Ägypten* (um 2800 v. Chr.); hier sind Wundnaht, Trepanation, Verbandtechnik und Reposition von Frakturen beschrieben.

In *Indien* wurden bereits um 1500 v. Chr. Gesichts- und Nasenplastiken, Hernienoperationen, Frakturbehandlung durch Zug und Gegenzug, Steinschnitt und Anlegen eines Kunstafters bei Darmverschluß ausgeführt.

Beispiele für systematische chirurgische Methoden finden sich nach Hinwendung von der fatalistischen Priestermedizin zur Naturmedizin bei Hippokrates, dem Urtyp des Arztes (geb. 460 v. Chr.), wie Aszitespunktion, Hämorrhoidenoperation, Einrichtung einer Schulterverrenkung, Fadendurchzugsmethode bei Mastdarmfistel, Blutstillung durch Glüheisen u. a. m. Der *Eid des Hippokrates* mit seiner unbedingten Ehrfurcht vor dem Leben ist bis heute gültig und in ethischer Hinsicht die älteste Maxime ärztlich-chirurgischen Handelns. Seine Mahnung „Bezüglich der Krankheiten hat man sich auf zweierlei einzuüben: zu nützen oder wenigstens nicht zu schaden!“, ist zeitlos.

Die *alexandrinische Medizin* basierte erstmals auf anatomischen Grundlagen in Form von Sektionen; dort waren 300 v. Chr. Unterbindungen von Arterien, Katheterismus, intravesikale Steinzertrümmerung sowie die Anästhesie mit Alrauneschwämmen bekannt. Im *antiken Rom* enthalten die Schriften des bedeutenden Arztes Claudius Galenos (129–199 n. Chr.) Beschreibungen chirurgischer Instrumente, Exstirpation von Varizen, Entspannungsschnitte bei plastischen Operationen und eine Zusammenfassung der damaligen Heilkunde.

Die *arabische Periode* (7.–13. Jh.) mit *Avicenna* und *Albukasim* kannte die Tracheotomie, Intubation und Thorakotomie beim Pleuraempyem.

In der *Schule von Salerno* (11. Jh.) wurden erstmals Chirurgievorlesungen gehalten.

Das erste in deutscher Sprache gedruckte chirurgische Lehrbuch *Das Buch der Chirurgie* stammt 1497 von Hieronymus Brunschwig aus Straßburg.

Im *Mittelalter* wurden die chirurgischen Eingriffe weitgehend der Barbierzunft und Feldscherern überlassen; der geniale Theophrastus von Hohenheim (1493–1541), genannt Paracelsus, der eine „große Wundarzney“ schrieb, versuchte vergebens, damals schon eine Brücke von der Gelehrtenmedizin zur Chirurgie zu schlagen: „Wo der Physicus nicht ein Chirurgus dazu ist, so steht er da wie ein Ölgötz, der nichts als ein gemalter Affe ist“.

Ambroise Paré (1510–1590) hatte durch Abschaffung der Behandlung von Schußwunden mit siedendem Öl und Forderung nach Amputation im Gesunden mit Unterbindung der Gefäße sowie Bekämpfung des volksheilkundlichen Aberglaubens besondere Bedeutung. 1743 erlangten die *Wundärzte* durch Gründung der Académie royale de Chirurgie in Paris *Gleichberechtigung mit den Doktoren der Medizin.*

Einen Gesamtüberblick über die damals möglichen und üblichen Operationen, Instrumente und Verbände gab Heister (1683–1758) in seinem Buch *Chirurgie.*

Bis zum 19. Jahrhundert ist die Chirurgie vorwiegend handwerkliche Heilkunde, deren Lehrmeisterin die Unfall- und Kriegschirurgie war.

Die technischen Fortschritte des *naturwissenschaftlichen Zeitalters* führten dann zu einer raschen Weiterentwicklung: Äthernarkose (Morton, 1846), Antisepsis (1862 Händewaschung mit Seife und Chlorlösung: Semmelweis, 1867 Karbolspray für Wunde und Operationssaal: Lister), Bakteriologie (Koch, 1881), Asepsis (v. Bergmann, v. Esmarch, Schimmelbusch, 1886).

Unter den Grundvoraussetzungen der Anästhesie und Asepsis wuchsen die Möglichkeiten der operativen Behandlung einer immer größeren Zahl von Kranken. Es folgte der weitere Ausbau der Röntgendiagnostik, Strahlentherapie, Endoskopie, Blutgruppenbestimmung und Bluttransfusion, Elektrochirurgie und schließlich die Entwicklung der chirurgischen Teilgebiete: Neurochirurgie, Thoraxchirurgie, Urologie, Unfallchirurgie, Orthopädie, plastische Chirurgie und Gefäßchirurgie, die durch das Band der Allgemeinen Chirurgie zusammengehalten werden.

In den letzten Jahrzehnten ergaben sich weitere ungeahnte Fortschritte: Sulfonamide und Antibiotika, Muskelrelaxanzien, Blutbank, Schockerkennung und -behandlung, Isotopen, extrakorporaler Kreislauf, Hypothermie, hyperbare Chirurgie, Organtransplantationen, künstliche Impulsgeber des Herzens (Herzschrittmacher), Lasergeräte, Kunststofforgane (Herzklappen, Arterienprothesen, Endoprothesen der Gelenke und schließlich die Forschungen am künstlichen Herz) und der Einbau der letzten Erkenntnisse der pathologischen Physiologie in die chirurgische Vor- und Nachbehandlung. Viel Utopisches ist dadurch Realität geworden; entscheidend für den Kranken ist sein endgültiger Zustand nach Abschluß der chirurgischen Behandlung.

Trotz der Gefahr, daß durch die Technik das Ärztlich-menschliche in der Chirurgie verlorengeht, gilt für das ethisch-menschliche Vertrauensverhältnis zwischen Chirurg und Kranken nach wie vor die Gewissensfrage Billroths (1829–1894): *„Würde ich bei gleicher Lage den betreffenden Eingriff bei mir selbst ausgeführt wünschen?“* Sie muß der Prüfstein für die chirurgische Indikation bleiben. So ist die Chirurgie der Zukunft durch physiologische Orientierung, Minderung der Gefahren für Risikopatienten, strenge Indikation und Humanisierung der immer ausgedehnteren operativen Eingriffe gekennzeichnet.

2. Allgemeine Untersuchungsprinzipien

Nicht abstrakte typische Krankheitsbilder, sondern kranke Menschen kommen mit ihren Schmerzen und Nöten zum Arzt. Psychisch-ärztliches Verständnis sowie Kenntnis und richtige Anwendung der Untersuchungsmethoden führen durch Erheben der *Anamnese* und Feststellen der Krankheitssymptome zur chirurgischen *Diagnose,* die dann unter Zuhilfenahme von *Labor, Röntgen, Sonographie, Szintigraphie, Computertomographie, Endoskopie* und *Histologie* komplettiert wird.

Anamnese

Vor jeder Krankenuntersuchung muß eine möglichst eingehende *Anamnese* erhoben werden, die oft längere Zeit in Anspruch nimmt als die Untersuchung. Bei akuten chirurgischen Fällen wird sich diese auf die wichtigsten Symptome beschränken müssen, während bei bewußtlosen Kranken, wenn keine Angehörigen erreichbar sind, oft zunächst darauf verzichtet werden muß. *Es sind zu erheben:* Kurze Familienanamnese, früher durchgemachte Krankheiten (Kinderkrankheiten, Poliomyelitis, Tuberkulose und andere Infektionskrankheiten, Allergien, Diabetes, Operationen), Kriegsverletzungen, Unfälle, Alkoholabusus, Nikotin, Berufsexpositionen, länger eingenommene Medikamente, Umgang mit Haustieren und derzeitige Beschwerden.

Schmerzanalyse

Genaue Lokalisation des Schmerzes, Ausstrahlung der Schmerzempfindung, wichtig für die Abgrenzung etwa einer Gallen- (aufwärts in die Schulter) oder Nierenkolik (abwärts gegen Leisten- und Genitalgegend) oder Pankreatitis (gürtelförmig oder nach links ausstrahlende Schmerzen). Akut auftretender oder allmählich einsetzender Schmerz, Art (kolikartig, ziehend, schneidend, drückend, bohrend) und Dauer (anfallsartig, rhythmisch wechselnd oder anhaltend) des Schmerzes. Beginn im Zusammenhang mit Mahlzeiten oder anderen äußeren Einflüssen. Wichtig ist die Frage nach Medikamenteneinnahme bzw. -abusus (z. B. Maskieren des Schmerzes bei entzündlichen Prozessen durch Cortison- und Antibiotikamedikation).

Inspektion

Jede Untersuchung beginnt mit einer *Inspektion* der erkrankten Region des nach Möglichkeit ganz entkleideten Patienten. Zunächst *Allgemeinbetrachtung* des Patienten: Gesichtsausdruck, Haltung (aufrecht, gebeugt), Gang (frei, hinkend, andere Ungleichmäßigkeiten); dann Lage im Bett entweder in bequemer Rückenlage oder im Bett sitzend mit Dyspnoe, z. B. bei Herz- und Lungenerkrankungen oder bei großer Struma, ängstlich und unbeweglich mit leicht angezogenen Knien bei Peritonitis, schmerzgekrümmt bei Nieren- oder Gallenkolik oder verkrampft-gestreckt bei Tetanus. Anschließend *Inspektion* der *erkrankten bzw. verletzten Region* und der benachbarten Gebiete.

Diaphanoskopie: Die mit Hilfe einer elektrischen Taschenlampe erzielte *Durchscheinbarkeit* ist bei Geschwülsten mit Durchsicht zur Differentialdiagnose anwendbar, z. B. Hydrocele testis, Hydrocele funiculi spermatici, zystisches Hygrom und spinale Meningozele. Bei einer Hernia scrotalis mit Dünndarmschlingen oder Netz als Inhalt, ferner bei einem Skrotaltumor oder einer Hämatozele besteht keine Diaphanie.
Die unterschiedliche Gewebsdichte der Mamma ermöglicht es mit dem Sinusdiaphanograph pathologische Prozesse wegen ihrer erhöhten Dichte zu erkennen (ohne Röntgen).

Palpation

Die *palpatorische Untersuchung* erfolgt mit flach aufliegenden Händen in behutsamer und vorsichtiger Weise *zuerst dort*, wo der Patient *keine Schmerzen* hat. Vor jeder Untersuchung sind dem Kranken die beabsichtigten Maßnahmen zu erklären. Wenn der Kranke über das, was geschieht, informiert wird, sind auch unangenehme Untersuchungen (rektal, vaginal, endoskopisch) leichter erträglich. Der unangenehme Teil einer Untersuchung erfolgt stets als letzter Akt. Die zu untersuchende Körperregion muß entspannt sein. Für die Untersuchung der Bauchorgane soll der Patient mit leicht gebeugten Beinen auf dem Rücken liegen und mit offenem Mund normal atmen. Der Kopf soll leicht angehoben auf einem Kissen liegen. Durch Ablenkung, ein Gespräch und vorsichtige Palpation wird die willkürliche Spannung der Bauchmuskulatur im Gegensatz zur reflektorisch entstandenen unwillkürlichen Muskelspannung (*défense musculaire*) beseitigt, während letztere bestehen bleibt und einen wichtigen Hinweis für intraabdominelle Veränderungen gibt.
Für bestimmte Organe lassen sich bestimmte Druckpunkte nachweisen, z. B. Mc Burney – Appendizitis, epigastrischer Winkel – Ulcus ventriculi – Ulcus duodeni, unter dem rechten Rippenbogen – Gallenblasenerkrankungen. Es kommt hinzu die *Tiefenpalpation* mit Bestimmung der Größe (Vergleich mit bekannter Größe, z. B. pflaumengroß), Oberfläche (glatt, höckerig), Form (rund, flach, unregelmäßig), Verschieblichkeit (gegenüber Haut und Unterlage) und Konsistenz (weich, hart, steinhart) von Organen und Geschwülsten.

Bimanuelle Palpation: Bei ihr schiebt eine Hand das Organ von hinten, z. B. die Niere, der anderen von vorne tastenden Hand entgegen, ferner bimanuelle vaginale, manchmal auch rektale Untersuchung.

Fluktuation: Das Symptom beruht auf der Inkompressibilität einer geschlossenen Flüssigkeitsansammlung (Kniegelenk, Blut- und Lymphergüsse, Abszesse). Bei bimanueller Palpation wird durch Eindrücken mit der einen Hand (Druckfinger) die andere Hand (Tastfinger) auf der gegenüberliegenden Seite angehoben und umgekehrt. Eine echte Fluktuation muß in zwei aufeinander senkrechten Richtungen positiv sein. Solide weiche Gebilde (Lipome) geben manchmal das Zeichen der *Pseudofluktuation*.

Aszites: Dieser kann durch das Fluktuationsschwirren nachgewiesen werden: Die Bauchwand wird auf einer Seite leicht angeschlagen und die Fluktuation durch die Hand auf der anderen Seite des Abdomens gefühlt. Bei Adipositas hält ein Assistent seine Hand fest auf die Mitte des Abdomens, um die Erschütterung des Bauchfettes zu dämpfen. Bei geringem Aszites ist der Nachweis der *wandernden Dämpfung* ein wichtiges Symptom: Der Patient dreht sich auf die linke Seite; nach Absinken der Flüssigkeit perkutiert man von rechts nach links und bezeichnet die Grenze, wo der helle Schall gedämpft wird. Nach Drehung des Patienten nach rechts wird der gedämpfte Schall hier wieder hell und umgekehrt.

Perkussion und Auskultation

Perkussion: Je nach Luftgehalt gibt ein Organ bei Beklopfen einen *hellen (Schachtelton)* oder einen *gedämpften Schall (Schenkelschall)*. Verwendung wie in der inneren Medizin (Herz, Lunge, Zwerchfellverschieblichkeit); dann Feststellung der Grenzen von Leber, Milz, voller Blase und Tumoren sowie zur Unterscheidung von Meteorismus (beim Ileus ergibt die Palpation ein diffus meteoristisch aufgetriebenes Abdomen mit allseitigem Spannungsgefühl, die Perkussion hochtympanitischen Klopfschall, die Leberdämpfung ist aufgehoben) und Aszites (S. 297).

Auskultation: Entweder mit dem bloßen Ohr oder mit dem Stethoskop. Auskultation von Lunge, Herz, Pleura und Perikard, aneurysmatischen Gefäßerweiterungen (Gefäßschwirren) und der Darmgeräusche (beim Ileus Stenosegeräusche, oft von metallischem Klang und von Durchspritzgeräuschen gefolgt, später an Stelle von Darmsteifungen mit Kolikschmerzen Totenstille als Ausdruck der Darmlähmung) zur Klärung eines mechanischen Hindernisses bzw. einer Darmatonie bei Peritonitis. Bei arthrotischen Gelenken sind knarrende Reibegeräusche, bei Hautemphysem ist ein feines Knistern hörbar.

Geruchsdiagnostik

Vervollständigung der Untersuchung mit Hilfe des Geruchsvermögens, z. B. obstartiger Acetongeruch der Ausatmungsluft bei Diabetikern, kotartiger Geruch des Kolieiters, süßlicher Modergeruch als Foetor hepaticus und süßlich-fader Geruch der Ausatmungsluft bei Lungenabszess oder -gangrän.

Maß- und Gewichtsbestimmungen, Funktionsprüfungen

Messung der Pulsfrequenz, des Blutdruckes, der Körpertemperatur (axillar und rektal) und der Hauttemperatur (mittels Hautthermometers). Bestimmung des Körpergewichtes in Beziehung zur Körpergröße, zum Alter und Geschlecht. Funktionsprüfungen (Spirometrie, Bronchospirometrie, EKG, EEG, Szintigraphie usw.). Maß- und Gewichtsbestimmungen zur Objektivierung erhobener Befunde und zum Vergleich für *Nachuntersuchungen:* Längen- und Umfangmessung mit biegsamen Meßbändern, Bestimmung von Winkelgraden für Beugung, Streckung, Drehung, Ab- und Adduktion mit Winkelmesser (Goniometer), immer Vergleichsmessung der gesunden Seite. Durch Prüfung des aktiv und passiv erreichbaren Bewegungsausmaßes lassen sich eine abnorme oder eingeschränkte Beweglichkeit bei Frakturen, Luxationen, Ankylosen, Streck- und Beugebehinderungen nachweisen. *Aktive Beweglichkeit:* Bewegungen, die der Patient ohne Hilfe zustande bringt; *passive Beweglichkeit:* Bewegungen mit Anwendung von Hilfsmitteln.

Endoskopie

Mit Hilfe optischer Instrumente (Kaltlicht) wird das Innere von Organen und Körperhöhlen zur Darstellung gebracht: Ösophagoskopie, Gastroduodenoskopie, Rektoskopie, Koloskopie, Zystoskopie, Tracheoskopie, Bronchoskopie, Thorakoskopie, Mediastinoskopie, Laparoskopie und Arthroskopie.

Allgemeine Hinweise

Bei jedem Kranken können *mehrere Erkrankungen* bzw. *Verletzungen* vorliegen. Das Übersehen z. B. eines Rektum- oder eines Prostatakarzinoms bei Hämorrhoiden, eines Mammakarzinoms etwa bei einer abdominellen Erkrankung oder gleichzeitiger Gefäß- und Nervenverletzungen bei einer Fraktur ist ein schwerwiegender Fehler. Verschiedene *Routineuntersuchungen* dürfen nicht versäumt werden: Vor der Untersuchung des Abdomens Entleerung der Blase, eine rektale Untersuchung soll immer durchgeführt werden, desgleichen die Palpation aller regionären Lymphknoten. *Stets Abtasten der Bruchpforten* (Leistenbruch, Nabelbruch, epigastrische Hernie, Rektusdiastase) und von Bruchnarben (Narbenbrüche). Feststellung der Reponibilität oder Irreponibilität von Hernien. Für Niere und Pankreas auch Seitenlage für die Untersuchung günstig. In anderen Fällen, z. B. Wanderniere, Untersuchung im Stehen und Liegen.

Ferner zur Differentialdiagnose für intra- oder extraperitoneale Tumoren Untersuchung im Liegen, während des Aufsetzens und beim Stehen, auf Atemverschieblichkeit und Peristaltikverhältnisse.

Mit *Aggravation* (Überbewertung vorhandener Krankheitszeichen), *Simulation* (Vortäuschung nicht vorhandener Krankheitszeichen) und *Dissimulation* (Verschweigen von Beschwerden) muß gerechnet werden, insbesonders bei Untersuchungen für Begutachtungen. Durch Ablenken des Kranken im Gespräch und durch Scheinuntersuchung eines anderen Körperteiles gelingt es meist, das Ausmaß der tatsächlichen Beschwerden aufzudecken.

Alle wichtigen Untersuchungsbefunde müssen *sofort* schriftlich *fixiert werden.* Bei jedem operativ entnommenen Gewebe bzw. Organ ist eine histologische Untersuchung erforderlich, auch ohne klinischen Verdacht auf Malignität.

Die für eine Diagnostik notwendigen weiteren Einzelheiten der chirurgischen Krankenuntersuchung, Laboratoriumsuntersuchungen (Harn, Blut, Leberfunktion, Elektrolyte, Säure-Basen-Haushalt usw.), röntgenologischen Untersuchungen und eine weitere differenzierte Diagnostik werden bei den speziellen Kapiteln besprochen.

3. Der chirurgische Eingriff

Hygienemaßnahmen im Operationssaal

Ziel aller Hygienemaßnahmen ist es, der Forderung nach völliger Keimfreiheit im Operationssaal möglichst nahe zu kommen. Die Keimeinschleppung kann durch den Patienten, durch das Personal oder durch Geräte, Instrumente und in den Operationssaal gebrachtes Inventar erfolgen. Diese heterogene Gruppe kann naturgemäß nur verschiedenen Arten der Keimbefreiung unterzogen werden.

Definitionen

Keimresistenzstufen: Keime zeigen eine verschiedene Resistenz gegen Sterilisationsmaßnahmen. *Dampfresistenz:* Dauer bis zum Absterben bei Exposition in ungespanntem Wasserdampf (Tabelle 3–1).

Antisepsis: Sämtliche Maßnahmen, welche die oft unvermeidbare bakterielle Kontamination von Materialien und Gewebe, insbesondere Wunden, bekämpfen. Wichtigstes Instrument der Antisepsis ist die Desinfektion.

Asepsis: Sämtliche Maßnahmen, welche das Eintreten der bakteriellen Kontamination einer noch sterilen Wunde verhindern. Sie umfaßt vor allem die Sterilisationsverfahren, disziplinierte Verhaltensweisen und klare Vorschriften über die einzelnen Funktionsabläufe im Operationssaal.

Desinfektion: Physikalische und chemische Maßnahmen zur gezielten Vernichtung unerwünschter Mikroorganismen, d. h. Sporen bzw. hochresistente apathogene Keime können weiterhin vorhanden sein.

Sterilisation: Maßnahmen, welche eine völlige Abtötung sämtlicher Mikroorganismen herbeiführen.

Infektiöser Hospitalismus: Hierunter versteht man jede im Hospital erworbene Infektion (nosokomiale Infektion), sei sie endogen (Autoinfektion) oder exogen verursacht. Insbesonders nicht indizierter Antibiotikaeinsatz führt im Krankenhaus durch Selektion zur Ausbildung von gefährlichen antibiotikaresistenten Keimen (z. B. Staphylococcus aureus, Klebsiella aerobacter, Pseudomonas aeruginosa), die durch Störung des normalen Keimgleichgewichtes die Stelle der ausgerotteten empfindlichen Keime einnehmen. *Hauptüberträger* von Hospitalismuskeimen ist der *Mensch,* in weiterer Folge *Instrumente* und *Inventar.*

Hospitalismusbekämpfung: Zur Erhaltung der Asepsis und insbesondere zur Vermeidung des Hospitalismus sind erforderlich:

Tabelle 3–1. Resistenzstufen (Dampfresistenz) der Mikroorganismen. (Modifiziert nach Borneff)

Resistenzstufe	Testkeime	Sterilisationsbedingungen	
I	Vegetative Bakterienformen, Viren, Pilze	100 °C	s bis min
II	Milzbrandsporen	100 °C	15 min
III	Pathogene anaerobe Sporenbildner	100 °C	40–50 h oder
	Sporenerde	121 °C	10 min
IV	Thermophile native Erdsporen	100 °C	10–20 h
		121 °C	Mehrere Stunden

Die Tabelle 3–1 läßt erkennen, daß eine Sterilisation mit kochendem Wasser nicht ausreicht. Für die Praxis gelten 120 °C (1,0 atü) 30 min, 134 °C (2,0 atü) während 10 min oder 138 °C (2,5 atü) während 5 min

1. Aufklärung und Fortbildung aller im Krankenhaus Tätigen.
2. Ständige Fahndung nach Infektionsquellen und -wegen.
3. Verbindliche Desinfektionsrichtlinien.
4. Schleusenprinzip, Prinzip der Noninfektion und Isolierung.
5. Gewebeschonendes, blutarmes Operieren.

Arten der Desinfektion

Flächendesinfektion: Nach mechanischer Vorreinigung (sehr wichtig, da in Schmutz und Sekretkrusten Keime vor den Desinfektionsmitteln weitgehend geschützt sind) Aufbringen (Aufsprühen) des Desinfektionsmittels auf die zu desinfizierende Fläche unter Beachtung der vorgeschriebenen Einwirkungsdauer und Konzentration der verschiedenen Desinfektionsmittel. Ohne Anspruch auf Vollständigkeit seien einige der derzeit gebräuchlichen Mittel erwähnt, die z. B. von der Deutschen Gesellschaft für Hygiene und Mikrobiologie (DGHM) freigegeben worden sind: Bacillol-Spray, Gevisol, Liquidosept, Lysoform, Sagrotan, Tego, Buraton 10 F.

Raumluft: UV-Bestrahlung oder Verdampfung von Triäthylenglykol (TAG) durch eigene Verdampfer. Eine Flächendesinfektion ist zusätzlich erforderlich.
Da diese beiden Methoden nur während der Nachtzeit im Operationssaal möglich sind, sind sie gegen die Staub- und Bakterienaufwirbelung während des OP-Betriebes wirkungslos und daher nur von eingeschränktem Wert. Zur Erreichung hochsteriler Bedingungen, wie sie u. a. für die Implantationschirurgie (Gefäßprothesen, Herzklappen, Kunststoffgelenke) zu fordern sind, können durch die Errichtung von Operationsräumen mit (senkrechter oder waagrechter) turbulenzfreier Durchströmung mit steril gefilterter Luft (laminar flow) praktisch sämtliche von Operationsmannschaft, Patient und Inventar abgegebenen Keime abgeführt werden, bevor sie die Wunde kontaminieren.

Händedesinfektion: Wir unterscheiden eine *chirurgische* und eine *hygienische Händedesinfektion.* Bei der hygienischen Desinfektion wird vermieden, daß die Hand des Arztes bzw. des Pflegepersonals im täglichen Arbeitsablauf zum Keimüberträger von Patient zu Patient wird. Das Desinfektionsmittel wird auf die trockene Haut aufgebracht, um dort die pathogenen Keime abzutöten. Außerdem wird dabei die unvermeidliche Anflugflora beseitigt. Die chirurgische Desinfektion soll nicht nur die Hautoberfläche desinfizieren, sondern auch die in der Tiefe der Haut sitzenden Keime erreichen.
Die ursprüngliche Methode (Fürbringer) mit Seife und Bürste 7 min lang und anschließend mit sterilem Äthylalkohol 3 min lang ist heute weitgehend ersetzt worden durch die Einreibemethode. Dabei erfolgt eine kurze Vorreinigung der Hände und Fingernägel mit Bürste ohne Seife und danach die eigentliche Desinfektion (Desinfektionsmittel aus Wandspendern): Einreiben von Händen und Unterarmen mit 5 ml 3 min lang. Anschließend nur Hände mit 5 ml 2 min lang. Abtrocknen (mit sterilem Handtuch) nur bei empfindlicher Haut erforderlich. Aus der großen Zahl einige Mittel: Betaisodona-Flüssigseife, Chirosept, Polyvidon-Jod-Alkohol, Septikal, Sterillium, Sterisol-Barnig.

Desinfektion des Operationsgebietes: Rasieren und normale Reinigung auf der Station. Im Operationsvorbereitungsraum: 2 mal waschen mit Waschäther, anschließend 2 mal mit 70% Alkohol (sterilfiltriert) und danach Aufbringen eines Desinfektionsmittels (Betaisodona, Merfen, Polyvidon-Jod-Alkohol, Sepso).
Nicht sterilisierbare Geräte, wie Endoskope, Anästhesieschläuche, Katheter, erfordern eigene Desinfektionsmittel, z. B. Alhydex-Lösung, in die sie eingelegt werden.

Arten der Sterilisation

Dampfsterilisation: In Autoklaven (je nach Bedarf verschiedenste Größe: Vom Ordinationsgerät bis Großanlagen für zentrale Sterilisation) wird nach Evakuierung der Luft gesättigter Wasserdampf eingelassen; Sterilisation bei 2,5 atü (138 ° C) 5 min lang für Instrumente, bzw. 10 min lang für Wäsche (längere Zeit notwendig, da der Dampf erst die Wäschetrommeln durchdringen muß), für empfindliche Materialien (Gummihandschuhe) 1,5 atü (120 ° C) 25 min lang. Aufheizzeiten und Abströmzeiten kommen zu diesen reinen Sterilisationszeiten hinzu. Bei großen Anlagen erfolgt die Steuerung vollautomatisch.

Heißluftsterilisation: Sie eignet sich für hoch erhitzbare Materialien (Injektionsspritzen und Nadeln, nicht jedoch für Gummi, Kunststoff u. ä.): 180 ° C 10 min lang bzw. 170 ° C 30 min lang. Ein Gebläse verhindert das Persistieren von „Kälteinseln".

Gassterilisation: Viele Kunststoffe wie Gefäßprothesen, Gelenkpfannen, Herzklappen oder Herzschrittmacher können nicht dampf- oder hitzesterilisiert werden. Hier wird die Gassterilisation eingesetzt. In speziellen Autoklaven wird mit einem Äthylenoxyd-CO_2-Gemisch bei 5,5 atü und 65 ° C 90 min lang sterilisiert. Zur Gasentfernung (Gefahr der Gewebereizung) ist eine Absaugung oder lange Entlüftung erforderlich.

Radioaktive Strahlung: Von der medizinischen Industrie zur Sterilisation von verpackten Einmalgeräten verwendet.

Sterilisation in der ärztlichen Praxis: Verbandmaterial und Handschuhe (soweit nicht in sterilen Verpackungen von der Industrie bezogen) in lichtstrombetriebenen Kleinautoklaven nach den bei der Dampfsterilisation angegebenen Zeiten. Instrumente, Spritzen, Kanülen sind auch in kleinen Heißluftgeräten sterilisierbar.

Auskochen ist *ungenügend,* da dadurch eine Abtötung, insbesondere von Sporen, nicht möglich ist!

Aufbewahren von *Spritzen* und *Kanülen* in *Alkohol* ist *unzulässig,* da derselbe nicht autosteril ist, d.h. er kann z.B. sporenhaltig sein (Tetanus!).

Instrumentarium

Wir unterscheiden Instrumente
1. zur Gewebetrennung,
2. Blutstillung und
3. Gewebevereinigung.

Diese sind im Basisinstrumentarium zusammengefaßt (Abb. 3–1).

Zur *Gewebetrennung* gehören als schneidende Instrumente: chirurgische Messer (Skalpelle), aus einem Stück oder mit Griff und auswechselbaren Klingen, und chirurgische Scheren in verschiedenen Formen.

Zu den *fassenden* Instrumenten zählen wir anatomische und chirurgische Pinzetten, letztere mit Häkchen versehen, und die Kornzange, die mit einem eingeklemmten Tupfer als Stieltupfer Verwendung findet.

Den fassenden Instrumenten stehen die *weghaltenden* gegenüber, die mit rechenartigen stumpfen oder spitzen Enden als Wundhaken oder als automatische Wundsperrhaken in Gebrauch sind und zur übersichtlichen Darstellung des Operationsfeldes dienen.

Zur *Blutstillung* werden anatomische (Péan) und chirurgische Klemmen (Kocher) mit Häkchen sowie für Unterbindungen Unterbindungssonden und -nadeln verwendet.

Zu den Instrumenten für die *Gewebevereinigung* gehören Nadeln (Hautnadeln mit kantigem Schliff, Darmnadeln mit rundem Schliff, Fasziennadeln, größer, mit rundem Schliff, atraumatische Nadeln ohne Öhr mit direkt gefaßtem Faden) und Nadelhalter in verschiedener Größe und Form.

Dazu gehören auch die chirurgischen Klammerinstrumente (Nahtmaschinen) wie die Modelle GIA und EEA für Darmanastomosen und SFS für den Hautverschluß (USSC = United States Surgical Corporation).

4. Der Ausbau der chirurgischen Spezialdisziplinen hat neben dem Basisinstrumentarium ein *spezielles Instrumentarium* entwickelt. Einige dieser Zusatzinstrumente für die verschiedenen chirurgischen Teilgebiete zeigen Abb. 3–2 bis 3–6.
5. Schließlich sind die *Punktionsinstrumente* zu erwähnen (Abb. 3–2).

Allgemeine Voraussetzungen für operative Eingriffe

Operationssaal

Da Keimarmut nur durch eine dauernde Nicht-Infektion zu erreichen ist, sind *aseptischer* und *septischer Operationssaal* voneinander räumlich streng getrennt und werden von verschiedenem Personal betreut.

Der Zugang in den *aseptischen Operationssaal* erfolgt durch eine *Personen- und Geräteschleuse:* Keine Person darf ihn betreten ohne Wechsel der Arbeitskleidung gegen die blau oder grün gefärbte Operationssaalkleidung. Eine Bettenschleuse sorgt dafür, daß der Patient

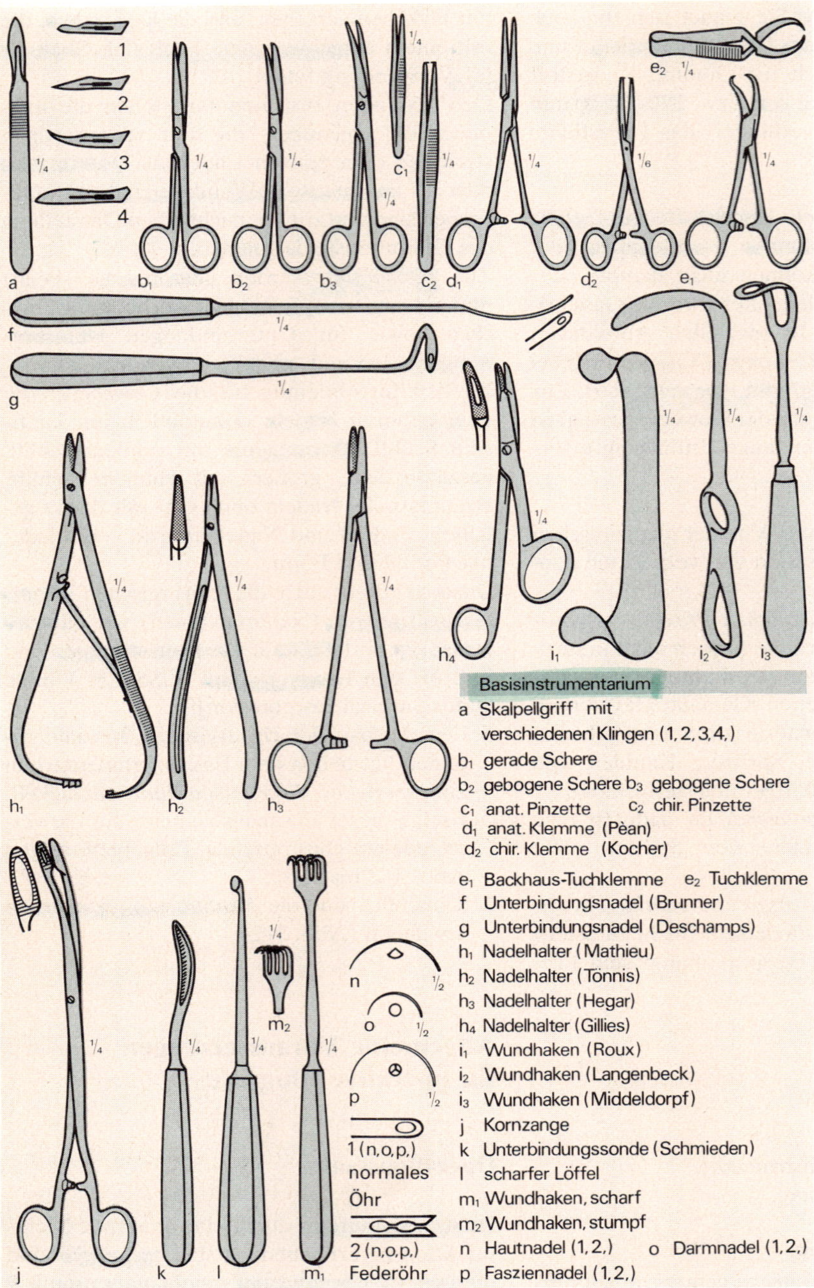

Basisinstrumentarium
a Skalpellgriff mit verschiedenen Klingen (1, 2, 3, 4,)
b1 gerade Schere
b2 gebogene Schere b3 gebogene Schere
c1 anat. Pinzette c2 chir. Pinzette
d1 anat. Klemme (Pèan)
d2 chir. Klemme (Kocher)
e1 Backhaus-Tuchklemme e2 Tuchklemme
f Unterbindungsnadel (Brunner)
g Unterbindungsnadel (Deschamps)
h1 Nadelhalter (Mathieu)
h2 Nadelhalter (Tönnis)
h3 Nadelhalter (Hegar)
h4 Nadelhalter (Gillies)
i1 Wundhaken (Roux)
i2 Wundhaken (Langenbeck)
i3 Wundhaken (Middeldorpf)
j Kornzange
k Unterbindungssonde (Schmieden)
l scharfer Löffel
m1 Wundhaken, scharf
m2 Wundhaken, stumpf
n Hautnadel (1, 2,) o Darmnadel (1, 2,)
p Fasziennadel (1, 2,)
1 (n, o, p,) normales Öhr
2 (n, o, p,) Federöhr

Abb. 3–1. Basisinstrumentarium

vom Bett auf die Operationstrage umgelagert und von dort in den Vorbereitungsraum gebracht wird.

Der Operationssaal soll vollklimatisiert, ausreichend groß (30–35 m²) und leicht zu reinigen sein. Der Bodenbelag muß die statische Elektrizität ableiten, die Wände sind gekachelt. UV-Strahlen reduzieren die Zahl der Luftkeime.

Narkosegase, elektrischer Strom und Preßluft

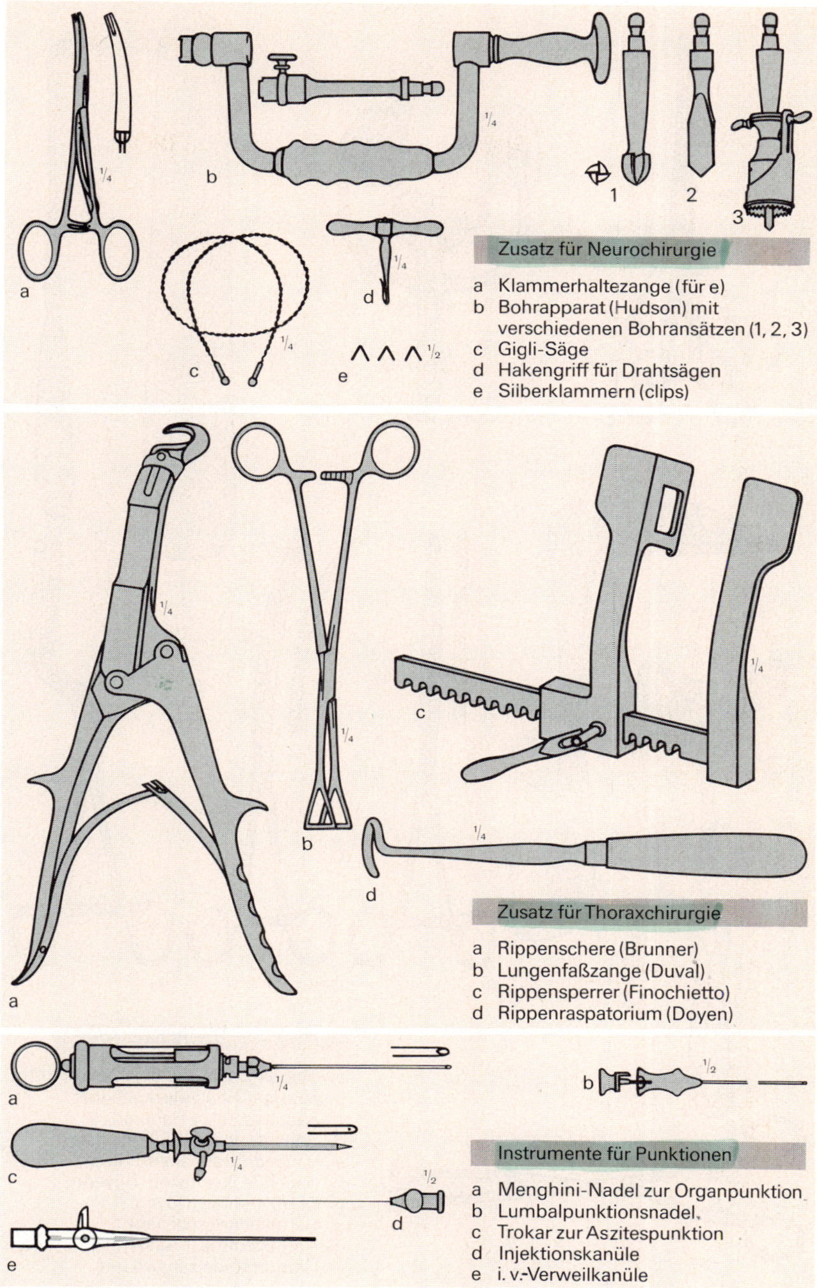

Abb. 3–2. Zusatzinstrumentarium für Neurochirurgie und Thoraxchirurgie sowie Instrumentarium für Punktionen

werden durch Deckenampeln zugeführt (raum- und personalsparend).
Wichtig sind ferner viele und große Nebenräume: Vorbereitungsraum für die Narkoseeinleitung, Waschraum, Geräteraum.

Für die *Sterilisation* sorgt eine Zentralsterilisation bzw. Substerilisation im Operationstrakt selbst.
Nach der Operation verbleiben die Kranken in einem Aufwachraum bzw. in der Wachstation,

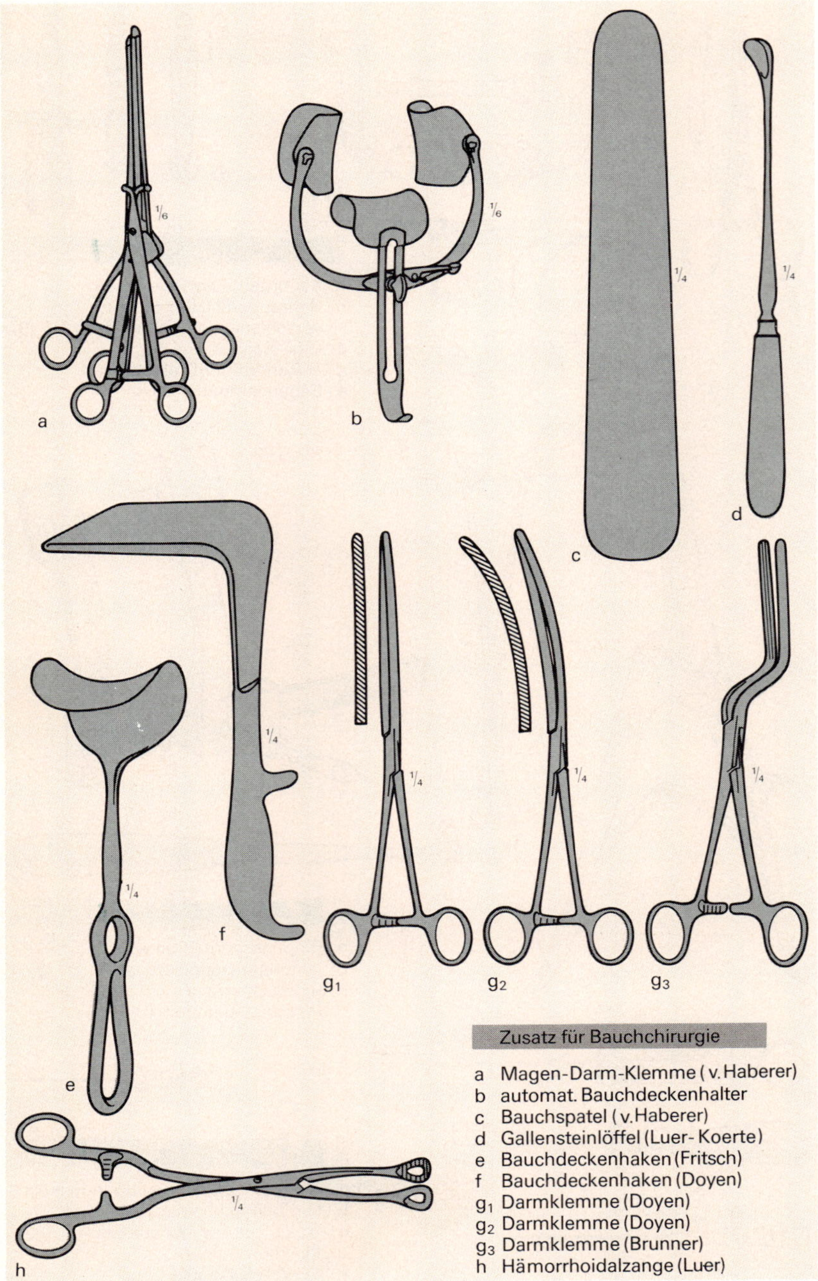

Abb. 3–3. Zusatzinstrumentarium für Bauchchirurgie

von wo aus sie entweder auf die Intensivpflegestation oder auf die Krankenabteilung zurückverlegt werden.

Im *septischen* Operationssaal werden alle septischen Eingriffe ausgeführt; hier fehlt die Personen- und Geräteschleuse, um so mehr bedarf er einer öfteren gründlichen Reinigung.

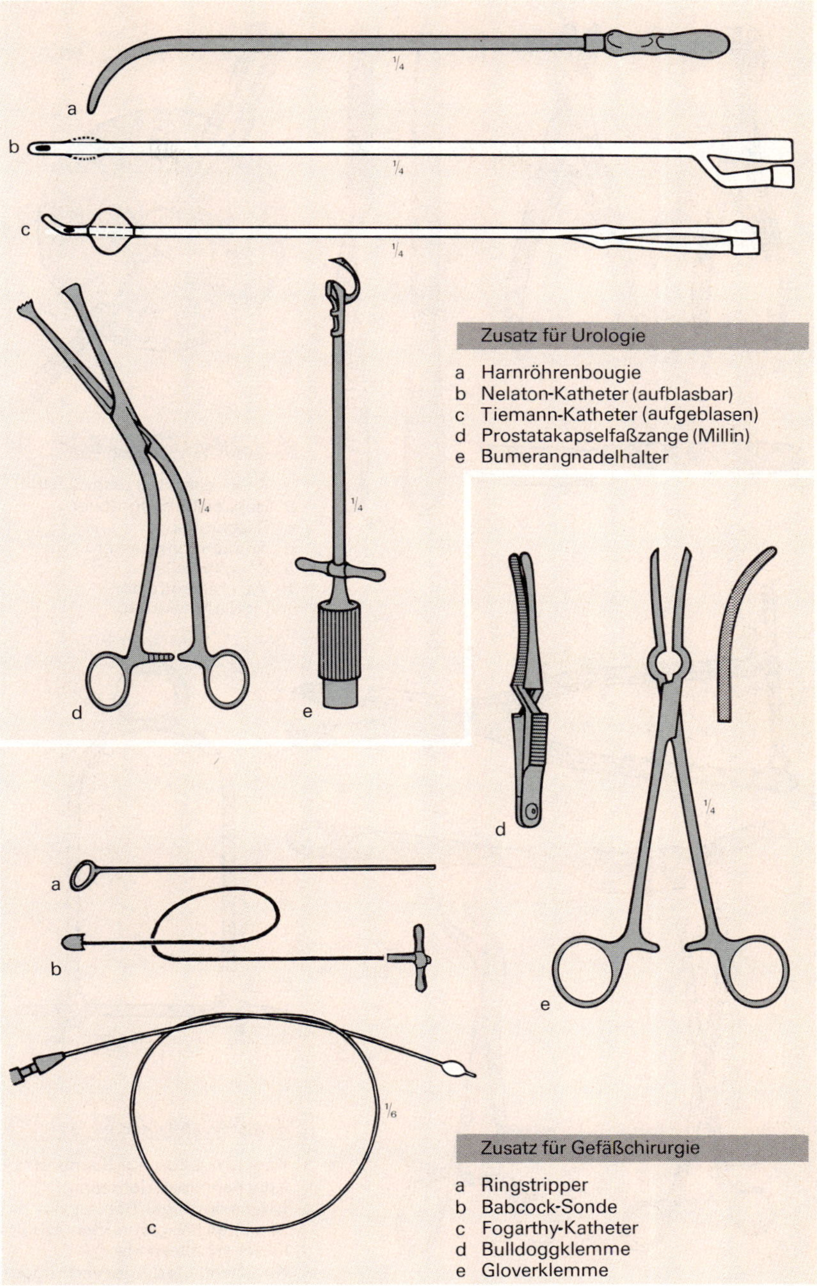

Abb. 3–4. Zusatzinstrumentarium für Urologie und Gefäßchirurgie

Lagerung

Operative Eingriffe, auch kleinste, sollen nur am liegenden Patienten vorgenommen werden. Durch elektrische Steuerung oder Ultraschallfernbedienung des Operationstisches läßt sich jede gewünschte Operationsregion anheben. Für die Lagerung sind der Anästhesist und der Chirurg verantwortlich, die auch für die Vermeidung von sog. Lagerungsschäden Sorge zu

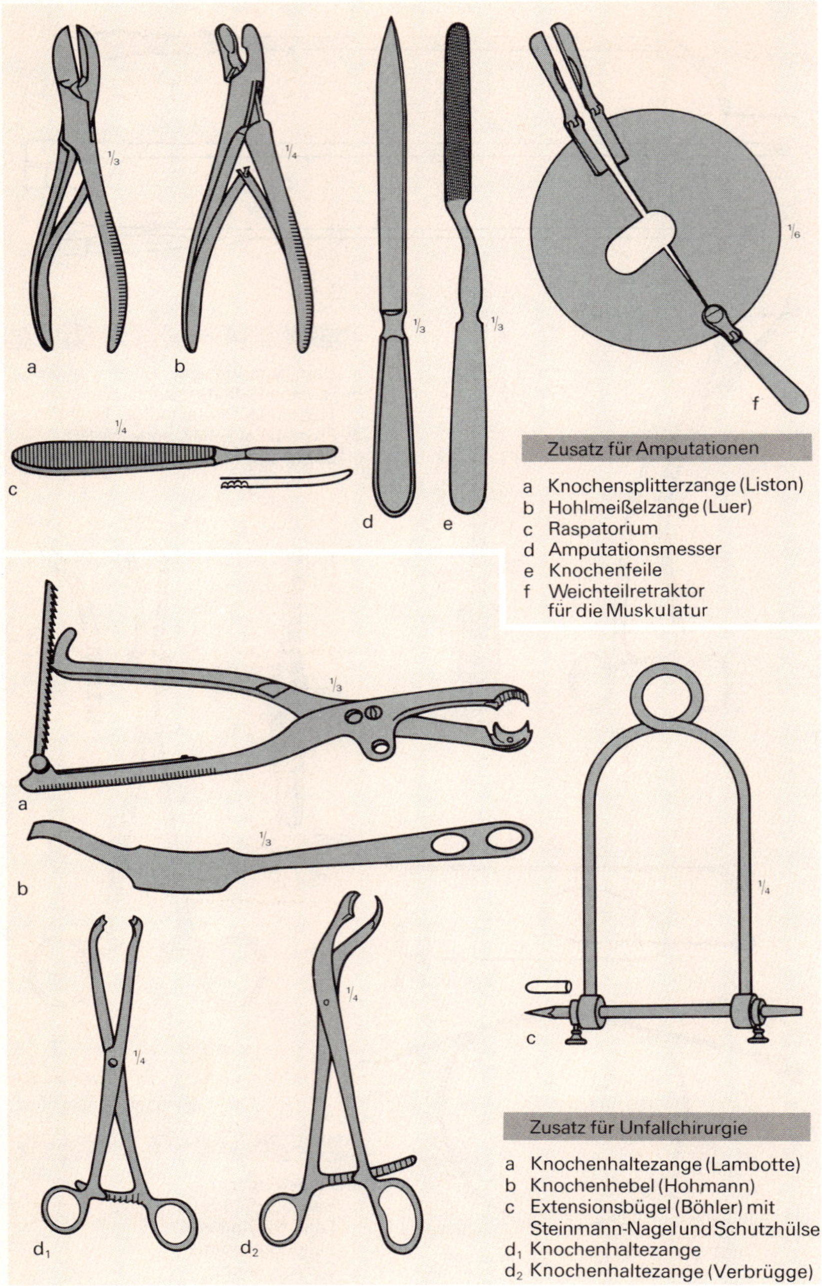

Abb. 3–5. Zusatzinstrumentarium für Amputationen und für Unfallchirurgie

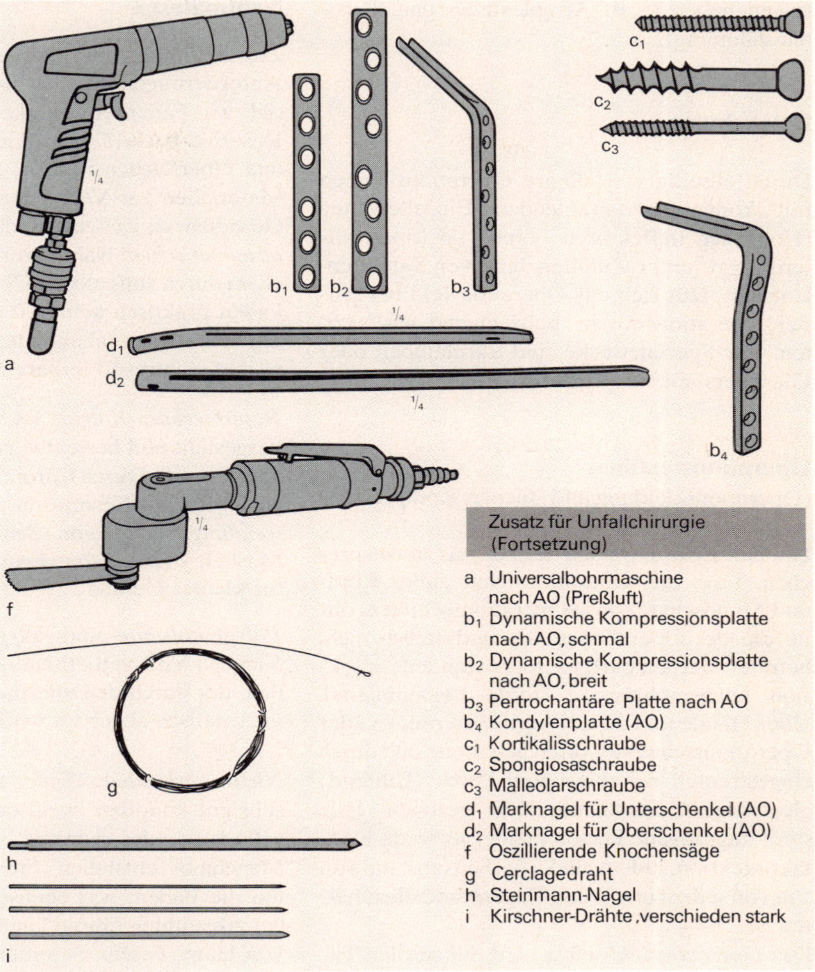

a
b_1
b_2
b_3
b_4
c_1
c_2
c_3
d_1
d_2
f
g
h
i
1/4
Zusatz für Unfallchirurgie (Fortsetzung)
a Universalbohrmaschine nach AO (Preßluft)
b_1 Dynamische Kompressionsplatte nach AO, schmal
b_2 Dynamische Kompressionsplatte nach AO, breit
b_3 Pertrochantäre Platte nach AO
b_4 Kondylenplatte (AO)
c_1 Kortikalisschraube
c_2 Spongiosaschraube
c_3 Malleolarschraube
d_1 Marknagel für Unterschenkel (AO)
d_2 Marknagel für Oberschenkel (AO)
f Oszillierende Knochensäge
g Cerclagedraht
h Steinmann-Nagel
i Kirschner-Drähte, verschieden stark

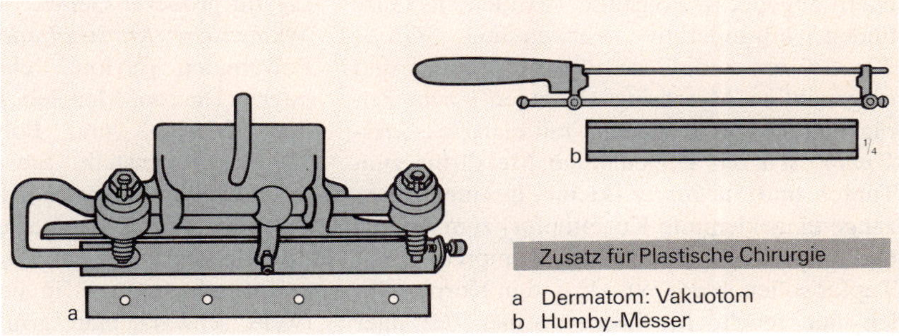

Abb. 3–6. Zusatzinstrumentarium für Unfallchirurgie und plastische Chirurgie

tragen haben (z. B. Armplexuszerrung, Peronäuslähmung).

Beleuchtung

Durch allseitig verstellbare Operationslampen mit konvergent strahlenden Einzelleuchten (Hohlspiegelreflektoren ohne Wärmestrahlung), ggf. unter Zuhilfenahme von Satellitenleuchten, läßt sich das Operationsfeld bei grüner Operationswäsche befriedigend ausleuchten. Für Spezialzwecke sind Stirnlampen oder Glasfiberstäbe mit Kaltlicht von Vorteil.

Operationstextilien

(Operationskleidung und -tücher, Kompressen)

Um den Erfordernissen der Asepsis zu entsprechen, trägt das Operationsteam außer Kopf- und Mundschutz sowie Operationsschuhen, ohne die der Operationssaal grundsätzlich nicht betreten werden darf, nach der Händedesinfektion hochgeschlossene sterile Leinenmäntel. Über Hände und Ärmel werden sterile, von der Operationsschwester offen gehaltene und durch eingestreuten resorbierbaren Puder (Ethilind) gleitfähige Gummihandschuhe gezogen. Jede steril angezogene Person meidet jedwede Kontaktinfektion, indem ein Sicherheitsabstand von 1 m von jedem unsterilen Gegenstand einzuhalten ist.
Das *Operationsfeld* selbst wird mit sterilen Tüchern abgedeckt. Folgende Textilien aus Gaze finden intraoperativ Verwendung: *Große Bauchtücher* und *Gazerollen* mit Schnur und eingenähtem Metallring (Röntgen!) zum Zurückhalten von Organen, mittelgroße *Gazekompressen* mit eingenähtem Metallring zum Tupfen und *Stieltupfer* (kleine, in einer Kornzange eingeklemmte Kugeltupfer) zum Tupfen und Präparieren. Alle Tücher, Kompressen und Tupfer sollen in der Wunde und in Körperhöhlen nur feucht (in körperwarmer 0,9%iger NaCl-Lösung getränkt) verwendet werden.
In letzter Zeit werden immer mehr *Einmalartikel* als Abdecktücher (Vliesstoffe, Papiertücher, Kunststoffolien), Operationsbekleidung, Hauben und Masken, Handschuhe und Verbandmaterial steril verpackt geliefert; dieses Vorgehen ist bezüglich der Asepsis verläßlicher, aber wesentlich teurer.

Nahtmaterial

Zur Erfüllung der jeweils verschiedenartigen Anforderungen an das chirurgische Nahtmaterial, wie Fadenreißfestigkeit, Knotenfestigkeit, Resorbierbarkeit oder Gewebeverträglichkeit und Oberflächenstruktur, stehen verschiedene Materialien zur Verfügung. Bei empfindlichen Geweben ist außerdem die Verwendung von *atraumatischem* Nahtmaterial möglich, bei welchem durch stufenlosen Übergang von Nadel zu Faden praktisch keine Gewebstraumatisierung um den Stichkanal auftritt. Es gibt resorbierbare und nichtresorbierbare Materialien.

Resorbierbar: *Katgut:* Es wird aus Schafdarm hergestellt und besteht vorwiegend aus kollagenem Eiweiß. Durch Chromisierung (Chromkatgut) wird die Resorptionszeit verdoppelt. *Anwendung:* Naht von Schleimhaut, Subkutis, Muskel, Blase, parenchymatöse Organe, Ligatur kleiner Gefäße.

Polyglykolsäure- und *Polyglactinfäden* (Dexon, Vicryl): Vollsynthetischer, hochreißfester Faden, der durch den intermediären Stoffwechsel enzymatisch abgebaut wird.

Nichtresorbierbar: *Seide:* Sie ist reißfest und sehr gut knüpfbar, weiß oder schwarz gefärbt, geflochten oder gezwirnt.
Manchmal entstehen Fremdkörpergranulome um die Fäden, was ebenso wie eine Infektion zur Abstoßung führen kann. *Anwendung:* Naht von Haut, Faszie, Seromuskularis, Zwerchfell, Ligatur größerer Gefäße.
Synthetische Kunststoffäden: Sie werden aus Polyamiden (Nylon, Pehafil, Perlon), Polyestern (Dacron, Mersilen, Polyon), Polyäthylenen (Marlex) und Polytetrafluoräthylenen (Teflon) hergestellt. Sie sind sehr gewebefreundlich und zugfest, jedoch wenig knotensicher (korrekte Knotentechnik besonders wichtig). Geliefert werden sie steril, geflochten, gezwirnt oder monofil in verschiedenen Farben (weiß, schwarz, blau, grün). Die geflochtenen Fäden sind besser knüpfbar; die absolut glatte und homogene Oberfläche der monofilen Fäden ergibt die geringste Gewebstraumatisierung und reizloseste Heilung. *Anwendung:* Plastische Chirurgie, Naht von Faszien und Bruchlücken, Nerven-, Sehnennaht, Kardiovaskulär- und Transplantationschirurgie.
Zwirn: Ihn zeichnen gute Reißfestigkeit und

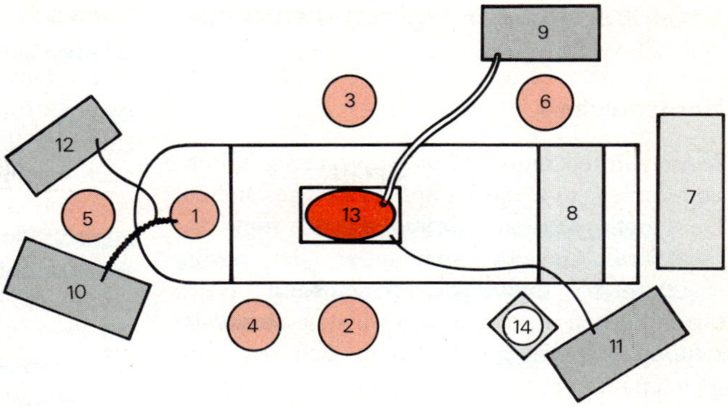

Abb. 3–7. Stellung der Operationsgruppe und der gebräuchlichen Apparate bei Bauchoperationen: 1 Patient; 2 Operateur; 3 erster Assistent; 4 zweiter Assistent; 5 Anästhesist; 6 Operationsschwester; 7 Instrumentenvorratstisch; 8 Instrumentenübertisch; 9 elektrischer Saugapparat; 10 Anästhesieapparat mit Narkosetisch; 11 Elektrochirurgiegerät; 12 elektrischer Saugapparat für den Anästhesisten; 13 Operationsfeld; 14 Schüssel für Desinfektionslösung; 9, 10, 11 und 12 heute meist durch Deckenampeln zugeführt

Knotensicherheit aus; er löst aber eine stärkere Gewebsreaktion aus. *Anwendung:* Ähnlich wie bei Seide, aber wesentlich seltener.

Metalldraht: Metallfäden bestehen entweder aus Tantal oder aus einer Chrom-Nickel-Eisen-Verbindung. Sie sind besonders reißfest, ein Nachteil ist die Möglichkeit der Knickung und des Brechens. *Anwendung:* Fasziennaht, Sehnennaht (mit Widerhaken, Knöpfen, Bleiplomben), *Sekundärnaht* beim postoperativen Platzbauch als Widerlagerdrahtnaht; bei ihr wird Haut und Faszie, aber nicht das Peritoneum gefaßt und der Draht beiderseits über Widerlager (Schaumstoffpolster) zusammengedreht oder mit Bleiplomben fixiert. Sie muß mindestens 14 Tage liegenbleiben.

Assistenz

Stellung am Operationstisch: Vorbedingung für gute Assistenz ist der richtige Standort am Operationstisch. Der erste Assistent steht gewöhnlich dem Operateur gegenüber, der zweite Assistent auf der linken Seite des Operateurs, während die instrumentierende Schwester ihren Platz an der linken Seite des ersten Assistenten hat (Abb. 3–7). Dieser Aufbau entspricht dem Regelfall; er ändert sich z. B. bei linksseitigen Eingriffen oder solchen im Becken, bei denen der Operateur links vom Patienten steht.

Allgemeine Forderungen an den Assistenten: Um gut zu assistieren, ist ein großes Maß angeborener und durch Übung erworbener Geschicklichkeit und eine zarte, zielsichere Hand erforderlich; dazu gehören stete Aufmerksamkeit und Anpassungsfähigkeit an den Operateur, wobei es meist einer gewissen Zeit bedarf, bis Operateur und Assistenten aufeinander eingespielt sind. Im Operationssaal wird wegen Gefährdung der Asepsis nur das *Allernotwendigste gesprochen.* Eine gut eingearbeitete Gruppe verständigt sich ohne viele Worte. Der gute Assistent muß wenigstens theoretisch die Technik des beabsichtigten Eingriffes, auch die dabei möglichen Zwischenfälle und die dann erforderlichen Maßnahmen kennen.

Bei einem operativen Eingriff muß rasch gearbeitet werden; langsames Operieren kann für den Patienten nachteilig sein, da der Blutverlust steigt, Operationsschock und Infektionsgefahr zunehmen. Die Sorgfalt der Arbeit darf dabei nicht leiden. Zeit kann man vor allem bei routinemäßigen Verrichtungen wie Nähen, Knoten usw. einsparen, wozu der 1. Assistent wesentlich beitragen kann. Das Hauptgebot für den Assistenten ist, dem Operateur nicht im Wege zu stehen, sondern das Blickfeld des Operateurs durch Einsetzen der Wundhaken und Hilfe bei der Blutstillung (Entfernen des Blutes mit Tupfern oder mit dem Sauger) freizuhalten.

Grundbegriffe der Operationstechnik

Knotentechnik

Jeder Knoten muß fest und zuverlässig halten, andererseits muß das Knüpfen rasch geschehen. Der erste Knoten (Grundknoten) fügt das adaptierte Gewebe aneinander, der zweite (Endknoten) fixiert diesen Zustand. Beim Grundknoten unterscheiden wir den *nichtüberschlungenen Knoten,* bei dem sich der Zug gleichmäßig auf beide Fadenenden verteilt (Abb. 3–8a), und den *überschlungenen Knoten.* Bei diesem wird im Gegensatz dazu nur ein Ende des Fadens beansprucht, wodurch die Reißfestigkeit nur halb so groß ist (Abb. 3–8b). Sind beim Endknoten die Fadenenden in der gleichen Richtung wie beim Grundknoten geschlungen, entsteht ein *Weiberknoten* (Abb. 3–8c), in der entgegengesetzten Richtung ein *Schifferknoten* (Abb. 3–8d). Dieser ist zuverlässig, so daß er der Knoten der Wahl ist. Der *chirurgische Knoten* entsteht durch zweimalige Umschlingung des Grundknotens und wird durch einen einfachen Knoten beendet (Abb. 3–8e). Er ist besonders zum Verschluß von Wundrändern, die unter Spannung stehen, geeignet, da schon der Grundknoten rutschfest ist. Ist ein Fadenende sehr kurz, wird *instrumentell geknotet,* indem mit Pinzette oder *Pèan-Klemme* der längere Faden einmal umfahren und der kürzere gefaßt wird (Abb. 3–9a, b), was sich im umgekehrten Sinne bei der zweiten Umschnürung wiederholt (Abb. 3–9c).

Nahttechnik

Haut: Zur Hautnaht verwendet man im allgemeinen nichtresorbierbares Nahtmaterial, wie Seide, Zwirn oder Fäden aus synthetischem Material. Die Vereinigung der Wundränder erfolgt durch *Einzelknopfnähte* (Abb. 3–10a). Gute Adaption der Wundränder wird durch die *Matratzen-* oder *U-Naht* erreicht: *Vertikale Einzelmatratzennaht (Donati),* Ein- und Ausstich beim Rückführen der Nadel zur Nahtlinie versetzt (Abb. 3–10b); unter *Mitnahme nur des Coriums der Gegenseite* und Rückführung an der korrespondierenden Stelle durch Corium und Epidermis *(Allgöwer),* besonders kosmetisch (Abb. 3–10c). Die von den Fäden gesetzten Schnürfurchen sind auch später noch als Narben zu sehen, sie entfallen bei der *fortlaufenden Intrakutannaht* (Halsted) (Abb. 3–10d). Der Hautverschluß kann ferner durch *Klammern* erfolgen: Metallklammern nach Herff (mit der Hand gesetzt) und Metallklammern nach Michel (mit Klammernpinzette), ähnlich wie Abb. 3–2, sowie durch das Klammerinstrument SFS mit Einmalladeeinheiten. Ein nahtloser Verschluß wird durch sog. *Steristrips* erreicht, die quer über die trockenen Wundränder über die Haut geklebt werden.

Beim Verschluß von Bauchdecken unter großer Spannung und zur Vermeidung eines Platzbauches bei Peritonitis, Relaparotomie u. a. sind zur Entlastung durchgreifende *Widerlagerdrahtnähte* zweckmäßig.

Schleimhautnaht: Hier wird feines resorbierbares Nahtmaterial verwendet; bei Wangen und Lippen erfolgt die Nahtvereinigung nur an der Schleimhaut selbst.

Darmnaht: Grundlage aller Nahtverfahren für Serosaflächen ist die von Lembert eingeführte sero-seröse Nahttechnik, durch die die Schleimhaut eingestülpt wird und Serosa an Serosa zu liegen kommt. Folgende Nahtmethoden werden am häufigsten verwendet:

1. *Darmnaht nach Lembert:* Seromuskulärer Ein- und Ausstich beiderseits des Darmrandes (Abb. 3–11a) führt zur sicheren Einstülpung der Schleimhautränder.
2. *Darmnaht nach Lembert-Albert:* Die erste Naht erfaßt alle Schichten, die zweite ist eine seromuskuläre einstülpende Naht (Abb. 3–11b).
3. *Invertierende Allschichtennaht nach v. Mikulicz-Lembert* (Abb. 3–11c).
4. *Extramuköse Einschichtennaht* (Abb. 3–11d). *Weiter fortlaufende umschlungene Naht* wie nach Lembert-Albert und *fortlaufende invertierende Schleimhautnaht* nach Schmieden wie nach v. Mikulicz; diese fortlaufende Naht bei Anastomosen dient zur Blutstillung und zur straffen Aneinanderlagerung der Schleimhautränder.

Neuerdings kommen für diese Naht verschiedene Klammernahtgeräte aus den USA (USSC: EEA, GIA) und aus der UdSSR (SPTU, UTO 70) in verfeinerter Technik zur Anwendung.

Bei einer *Verletzung* wird die Naht in der Querrichtung zur Längsachse des Darmes ausgeführt.

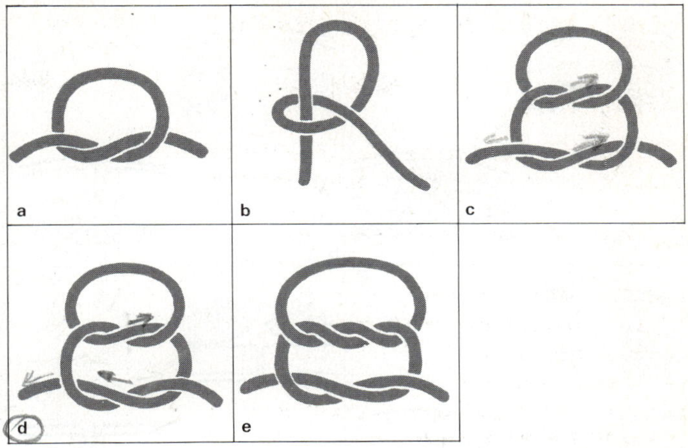

Abb. 3–8a–e. Die verschiedenen Knoten. (a) Nichtüberschlungener Knoten; (b) Überschlungener Knoten; (c) Weiberknoten; (d) Schifferknoten; (e) Chirurgischer Knoten

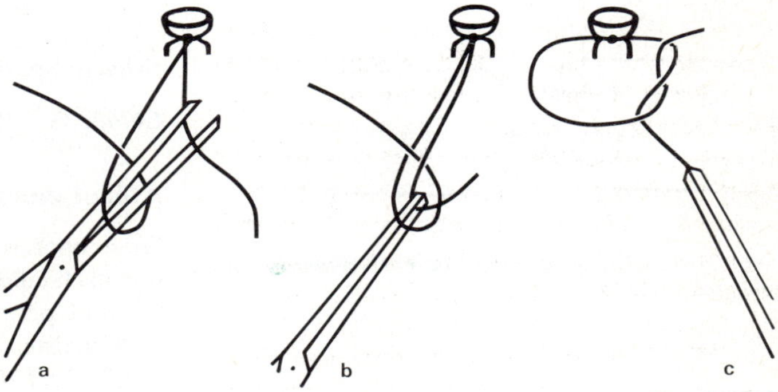

Abb. 3–9a–c. Instrumenteller Knoten (fadensparend). (a) Umfahren des längeren Fadens mit einer Pèan-Klemme; (b) Fassen des kürzeren Fadens; (c) zweiter Knoten

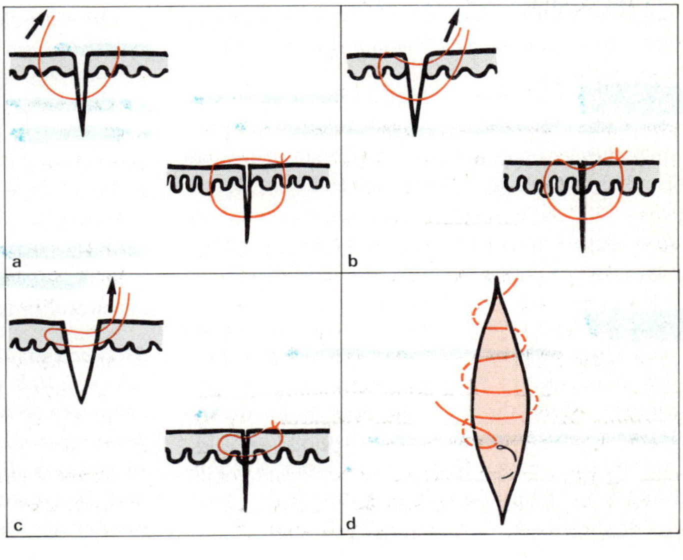

Abb. 3–10a–d. Technik der verschiedenen Hautnähte. (a) Einfache Knopfnaht; (b) Rückstichnaht nach Donati; (c) Rückstichnaht nach Allgöwer (auf einer Wundseite transkutan, auf der anderen intradermal gestochen); (d) intrakutane Naht nach Halsted

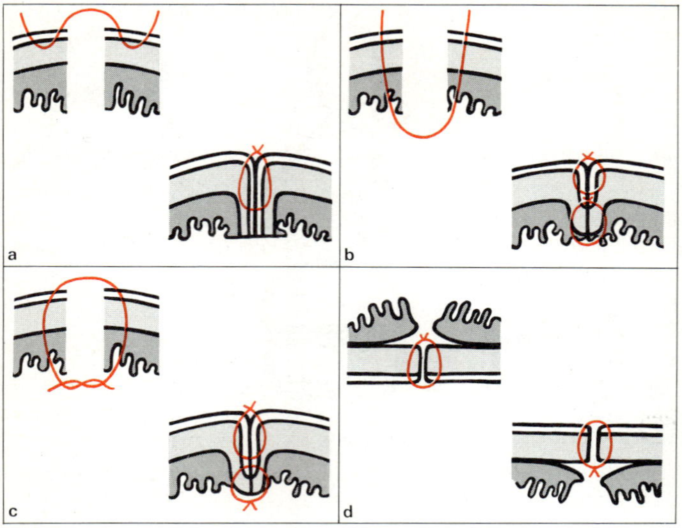

Abb. 3–11 a–d. Darmnahtmethoden. (a) Seromuskuläre Einstülpungsnaht (Lembert). (b) Allschichtennaht mit daraufgesetzter seromuskulärer Naht (Lembert-Albert). (c) Invertierende Allschichtennaht mit Knoten in der Darmlichtung und daraufgesetzter seromuskulärer Naht (v. Mikulicz-Lembert). (d) Extramuköse Einschichtennaht (links: Hinterwand, rechts: Vorderwand)

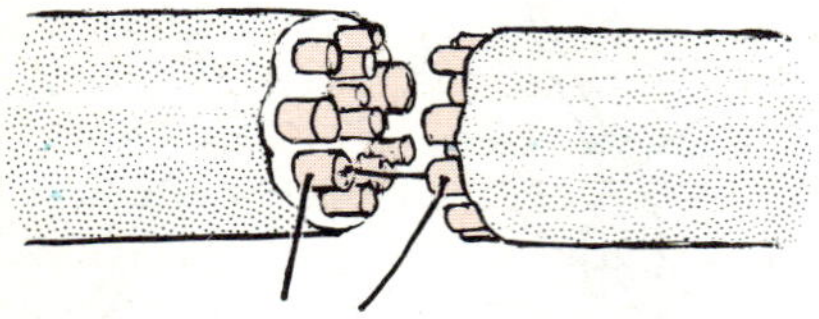

Abb. 3–12. Perineurale faszikuläre Nervennaht (schematisch nach Burri, 1974)

Faszien: Vereinigung durch Knopfnähte aus Seide oder aus synthetischem Nahtmaterial. Diese Naht kann auch bei größerer Spannung angelegt werden. Durch eine Fasziendoppelung erreicht man eine Verstärkung dieser Naht.

Muskel: Meist wird der Muskel durch Mitfassen der bedeckenden Faszie mit Katgut genäht. Bei quer durchtrennten Muskeln können in 1–2 cm Entfernung einige den Muskelrand quer durchsteppende Katgutnähte angelegt werden, wodurch die Längsnähte gegen das Durchschneiden gesichert sind.

Nerven: Bei dieser Naht ist eine besonders sorgfältige mikrochirurgische Technik erforderlich. Nach glatter Anfrischung der Nervenendigungen erfolgt die spannungslose Naht mit perineural faszikulären Nähten, wobei das Epineurium an beiden Stümpfen in einer Ausdehnung von mehreren Millimetern reseziert wird (Abb. 3–12).

Sehnen: Spezielle Technik S. 653

Gefäße, S. 478

Ablauf einer Operation

Jeder operative Eingriff verläuft im allgemeinen nach einem vorher gefaßten Plan, der allen bei der Operation Mittätigen bekannt sein muß. Den meisten Operationen liegt ein typisches, durch die Erfahrung als geeignet angesehenes Vorgehen zugrunde, das von Fall zu Fall gewisse Abweichungen erfordert.

Das Vorgehen teilt sich in folgende, meist typisch verlaufende *Operationsakte:* 1. Durchtrennung von Haut und Subkutangewebe, Faszie und Muskulatur bis zum Operationsgebiet. 2. Blutstillung in den durchtrennten Schichten. 3. Eröffnung des Peritoneums, Pleura etc. und Ausführung der eigentlichen Operation: Präparation, Unterbindung, Resektion, Exstirpation, Anastomose, Implantation etc. 4. Abschließende Blutstillung nach dem durchgeführten Eingriff. 5. Schichtweiser Wundverschluß in möglichst anatomischer Weise.

Merke: Bei allen Eingriffen wird so schonend wie möglich vorgegangen, anatomische Gegebenheiten werden weitestgehend berücksichtigt; je weniger das Gewebe traumatisiert wird, um so geringer die Blutung, Infektionsbereitschaft und Thrombosegefahr und um so günstiger und rascher die Heilung.

Blutstillung

Da im Verlauf einer Operation viele Gefäße durchtrennt werden, muß eine gezielte Blutstillung erfolgen.

Nachfolgende Blutstillung: Nach Fassen des blutenden Gefäßes mit einer Klemme wird eine Ligatur angelegt. Bei Verwendung von 2 Klemmen werden diese soweit als möglich waagrecht auseinander gehalten, damit die Ligatur nicht nach oben abrutscht. Läßt sich ein Gefäßstumpf schlecht isolieren und unterbinden, erfolgt die Blutstillung entweder durch einfache Umstechung, wobei auf jeder Seite der Klemmenspitze ligiert wird, oder durch eine Z- oder Kreuzstichnaht.
Mittels *Elektrokoagulation* dürfen nur kleine Arterien und Venen verschorft werden, da bei ausgedehnten Koagulationen Nekrosen und Serome entstehen können; außerdem kann es nach Abfallen des Schorfes bei größeren Gefäßen zu Nachblutungen kommen. Zur Elektrochirurgie verwendet man 2 ungleich große Elektroden, die große inaktive Elektrode am Oberschenkel und die infolge der Stromdichte *aktive Operationselektrode*. Bei der Elektrokoagulation kommt es unter Wasserdampfbildung zur Eiweißkoagulation, Austrocknung und Schrumpfung des Gewebes. Die Koagulation ist am stärksten unter der Elektrode; sie reicht zur Blutstillung kleiner Gefäße aus.
Zur Beseitigung einer lokalen parenchymatösen Blutung (Leber) eignen sich Umstechungen mit großer Nadel und Katgut mit Einlegen von Fibrinschwämmen (Spongostan, Gelatineschwamm oder Collagentampon) oder Widerlagernähte. Bei diffusen flächenhaften Blutungen, die nicht anders gestillt werden können (Verschorfung, heiße Kochsalzkompressen, Fibrinschaum, Kompressionsverband), erfolgt die Blutstillung durch eine *Tamponade*, indem die Höhle oder Fläche mit Gaze unter Druck vollgestopft wird. Da die Gefahr einer Nachblutung erst nach mehreren Tagen auszuschließen ist, muß jede Tamponade mindestens 4–5 Tage verbleiben. Bei Abszeßhöhlen mit Blutungen kann die Tamponade zur Verhaltung von eitrigem Sekret führen, die von außen nicht bemerkt wird und weitere Komplikationen nach sich ziehen kann. Es ist daher eine solche Tamponade stets mit einer Drainage zu kombinieren, damit das sich bildende eitrige Sekret abfließen kann.

Vorbeugende Blutstillung: Bei ihr wird das sichtbare Gefäß mit der Unterbindungssonde unterfahren und entlang der Sonde die Fäden mit der Unterbindungsnadel durchgeführt. Nach beidseitiger Ligatur wird das Gefäß durchtrennt. Es kann das sichtbare Gefäß auch beidseits mit Klemmen gefaßt, dann durchtrennt und anschließend unterbunden werden.
Es gibt heute Klammerinstrumente (LSD-2), mit denen die Ligatur bei gleichzeitiger Durchtrennung von Gefäßen, z. B. des Omentums oder des Mesenteriums, möglich ist.
Zur vorbeugenden Blutstillung gehört bei Eingriffen an den Extremitäten die *v. Esmarch-Blutleere*. Sie wird mit einer elastischen Gummibinde angelegt. Vorher wird – wenn möglich – das betreffende Glied durch Hochhalten, zentripetales Ausstreichen und Einwickeln blutarm gemacht; dann wird durch eine proximal des Operationsgebietes angelegte Druckluftmanschette die Ischämie aufrecht erhalten. Zur Blutleere an den Fingern genügt ein dünner Gummischlauch, der um die Fingerwurzel herumgelegt, kräftig angezogen und mit einer *Pèan-Klemme* fixiert wird. Liegt die Blutleere richtig, muß der distal von der Abschnürbinde gelegene Gliedabschnitt blaß sein. Sieht er livide aus und blutet es z. B. aus der ursprünglichen Wunde weiter, liegt keine Blutleere, sondern eine Blutstauung und damit Blutüberfüllung der Extremität vor. Eine Esmarch-Blutleere darf *nicht länger als 2 h* liegenbleiben, andernfalls kommt es zu Schädigungen des Gewebes. *Kontraindiziert* ist die künstliche Blutleere bei ausgedehnten entzündlichen Prozessen und bei hochgradiger Arteriosklerose.

Drainagen

Bei *aseptischen* Eingriffen wird die Wunde in der Regel primär verschlossen. Um eine nachfolgende Serom- oder Hämatombildung mit erhöhter Infektionsgefahr zu verhindern, ist bei bestimmten Operationen, z.B. Strumaresektionen oder Osteosynthesen, eine Drainage für 48–72 h angezeigt. Neben Glas-, Gummi-, und Kunststoffröhrchen wird heute vorwiegend die *Redon*-Drainage (Abb. 3–13), bei kleinen

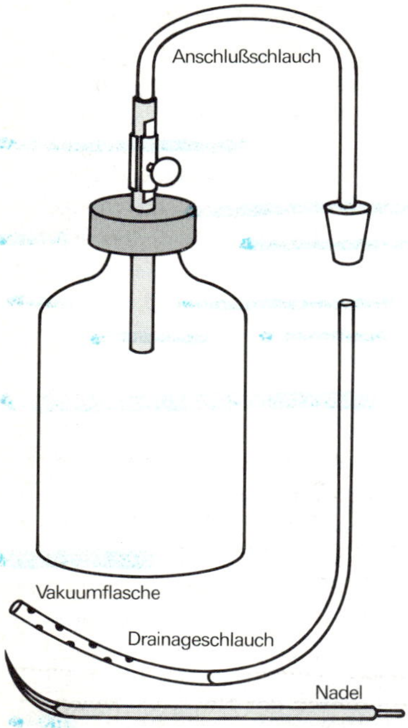

Abb. 3–13. Vakuumflasche, Schlauch und Nadel zur Redon-Drainage

Wundhöhlen die *Manovac*-Drainage mit Einmalgebrauchsnadel verwendet.
Prinzip der *Redon*-Drainage: Ein nicht-kompressibler Plastikschlauch mit vielen kleinen Öffnungen im Endteil ist mit einer Vakuumflasche verbunden; dadurch wird Sekret und Blut kontinuierlich abgesaugt, wobei das Vakuum laufend kontrolliert und bei nachlassendem Sog die Vakuumflasche ausgetauscht wird. Strengste Asepsis ist erforderlich. Im Bauchraum, z. B. nach komplizierten Gallenwegseingriffen, wird ein Gummi-, Kunststoff- oder Penrose-Drain eingelegt. Im Gesicht oder an der Hand können auch Gummilaschen zur Ableitung des Wundsekretes verwendet werden.
Für viele Teilgebiete der Chirurgie gibt es besondere Drainageformen, z. B. die Thoraxsaugdrainage (S. 225).
Bei *septischen* Eingriffen muß drainiert werden, und zwar ausreichend entweder durch die Operationswunde oder durch eine gesonderte Inzision abseits der Wunde. Nach Möglichkeit soll die Drainage am *tiefsten Punkt* herausgeleitet werden, damit das Sekret der Schwerkraft nach abfließen kann. Das Drain muß fixiert (Sicherheitsnadel) und darf nicht zu früh entfernt werden, da es bei vorzeitigem Verschluß der Haut zur Sekretretention kommt; es muß auf Durchgängigkeit und richtige Lage (Druckschädigung) kontrolliert werden. Eine weitere Anwendung der Drainage ist die *Saug-Spül-Drainage* bei Osteomyelitis. Mittels Dauertropfeinrichtung wird in die infizierte Knochenmarkhöhle antibiotikahaltige Spülflüssigkeit infundiert, die durch eine zweite Saugdrainage kontinuierlich abgeleitet wird. Eine Alternative dazu ist die Implantation von Gentamycin-Polymethylmethacrylat-Kugeln und -Ketten als Lokalbehandlung der Osteomyelitis.

Punktionen

Allgemeine Hinweise: Bei allen Punktionen muß *streng aseptisch* vorgegangen werden: Desinfektion der Haut mit steril filtriertem Alkohol 70% und Merfen- oder Sepso-Tinktur, Abdekken mit sterilen Tüchern und sterile Gummihandschuhe für den punktierenden Arzt. Zur Applikation von Medikamenten werden dünne Kanülen verwendet, während zur Punktion von blutigen, serösen oder eitrigen Ergüssen stärkere Hohlnadeln günstiger sind. Zur Schonung des Patienten Lokalanästhesie mit einer 0,5–1%igen Scandicain-(Xylocain-)lösung.

Pleurapunktion: Einstichstelle hinter der mittleren Axillarlinie am oberen Rand der betreffenden Rippe (je nach Lokalisation). Um einen Lufteintritt in den Pleuraraum zu vermeiden, wird eine Spritze mit Zweiweghahn (Rotandaspritze) oder ein Gummischlauchzwischenstück zwischen Kanüle und Spritze verwendet, das vor Absetzen der Spritze zur Entleerung mit einer Klemme verschlossen wird.

Perikardpunktion: Einstichpunkte im 3.–8. ICR links neben dem Brustbein sind bedenklich. Bei großen, nicht infizierten Ergüssen kann im 5. oder 6. ICR außerhalb des Spitzenstoßes punktiert werden. Am sichersten ist der Weg vom Epigastrium aus. Vorteile: Der Erguß wird am tiefsten Punkt erreicht, so daß dadurch eine Verletzung des höhergelegenen Herzens und der Pleura vermieden wird. Einstich zwischen Processus xiphoideus und Ansatz der 7. linken Rippe in einem Winkel von 45° bis zur Innenfläche des Brustkorbes. Dann Senken des körperfernen Endes der Punktionsspritze ungefähr parallel zum Brustbein und vorsichtiges Vorschieben in unmittelbarer Nähe der inneren Brustwand. Beim Passieren des Perikards hört der Gewebswiderstand auf. Die Entlastung soll *langsam* erfolgen.

Aszitespunktion: Linker Unterbauch, etwas außen von der Mitte einer Linie zwischen Nabel und Spina iliaca anterior superior links. In Lokalanästhesie kleine Hautinzision; dann sticht man mit einem dicken Trokar durch die Bauchdecke und führt anstelle des Trokardornes einen Gummischlauch in die Trokarhülse ein, der in ein Gefäß geleitet wird. Wird der Abfluß durch vorgelagertes Netz behindert, kann dies durch Einschieben eines Gummikatheters oder einer Sonde in die Trokarhülse behoben werden. Durch Seitenlagerung des Patienten oder durch leichten Druck auf das Abdomen kann die restliche Aszitesmenge weitgehend entleert werden; dies soll *langsam* geschehen, ansonsten besteht Kollapsgefahr. Nach Beendigung Entfernung des Trokar, Hautnaht und Verband.

Lumbalpunktion: Sie erfolgt am sitzenden oder liegenden Kranken. Mit möglichst dünner Nadel wird bei maximal nach vorne gebeugter Wirbelsäule genau zwischen dem 3. und 4. Lendenwirbeldornfortsatz in der Medianlinie eingestochen. Bei einiger Übung spürt man, wie die Nadel im Lig. interspinale vordringt und die Dura perforiert. Abstand der Haut vom Duralsack 3–10 cm. Bei Nichtgelingen Zurückziehen der Nadel und in einer mehr kaudalen oder kranialen Richtung wieder vorschieben oder im nächsthöheren Zwischenraum neuerlich einführen.

Hydrozelenpunktion: Einstich mit einer mitteldicken Punktionskanüle an der Vorderseite des unteren Pols der Hydrozele parallel zur Längsrichtung der Skrotalschwellung, um eine Verletzung des dorsal gelegenen Hodens zu vermeiden.

Harnblasenpunktion: Nur in *Notfällen bei akuter Harnsperre,* wenn Katheterismus nicht möglich und für eine suprapubische Blasenfistel keine sofortige Gelegenheit besteht. Einstich mit einer dünnen Punktionskanüle in der Mittellinie des Unterbauches über der Symphyse. *Kontraindikation:* Unterbauchlaparotomie!

Feinnadelpunktion: Diagnostisch von zunehmender Bedeutung ist die Feinnadelpunktion. Mit ihr gewinnt man Untersuchungsmaterial, das zur weiteren diagnostischen Klärung zytologisch untersucht wird, z. B. Prostata, Schilddrüse (kalter Knoten), Lymphknoten, Lunge, Leber und intraoperativ Pankreas zur Abklärung zwischen chronischer indurativer Pankreatitis und Pankreaskarzinom. Siehe bei den speziellen Kapiteln.

Gelenkpunktionen

Schultergelenk: Von *vorne:* Einstichstelle am Vorderrand des M. deltoideus, etwa 0,5 bis 1 cm unterhalb des Processus coracoideus; die Kanüle erreicht von hier durch den M. subscapularis das Gelenk. Von *hinten:* Einstechen der Kanüle unterhalb des Acromion in Richtung auf den Processus coracoideus in das Gelenk.

Ellenbogengelenk: *Hinterer* Gelenkabschnitt: Senkrechtes Einführen der Nadel bei rechtwinkelig gebeugtem Ellenbogengelenk direkt über dem Olecranon, wodurch man in der Gegend der Fossa olecrani in das Gelenkinnere gelangt. *Vorderer* Gelenkabschnitt: Einführen der Nadel in den radio-ulnaren Gelenkspalt, der zwischen dem Epicondylus lateralis humeri und dem Capitulum radii zu tasten ist; zur besseren Palpation des letzteren kann man den Patienten bei gebeugtem Unterarm Pro- und Supinationsbewegungen ausführen lassen.

Handgelenk: Von *radial:* Einstichstelle unmittelbar distal des Processus styloideus radii und radialwärts der angespannten Sehne des M. extensor pollicis longus; die Sehne kann durch Überstreckung des Daumens angespannt werden. Von *ulnar:* Einstichstelle am unteren Rand der Sehne des M. extensor digiti minimi und Vorschieben der Kanüle schräg radial in das Gelenk; die Leitsehne läßt sich bei Überstrekkung des Kleinfingers besser darstellen. Von *dorsal:* Aufsuchen des Gelenkspaltes radial von der Sehne des M. extensor indicis, die bei Überstreckung des Zeigefingers gut darstellbar ist. Der Gelenkspalt selbst läßt sich am günstigsten bei Bewegungen des Handgelenkes tasten. Hier gelangt man durch senkrechte Punktion direkt in das Gelenk.

Hüftgelenk: Von *vorne:* Bei mit gestrecktem Hüftgelenk auf dem Rücken liegenden Patien-

Überstrecken!!

ten Ziehen einer horizontalen Linie durch die Symphyse nach Calot und Aufsuchen des Pulses der A. femoralis. Einstechen der Kanüle 2 cm außen von der Arterie und 1,5 cm abwärts von der Horizontallinie senkrecht in die Tiefe, wo man nach etwa 5–6 cm das Gelenk erreicht. Nach Wachsmuth zieht man zur Orientierung eine Hilfslinie von der Spitze des Trochanter major bis zur Mitte des Leistenbandes. Einstichstelle in der Mitte dieser Linie unmittelbar am Außenrand des M. sartorius und lateral vom N. femoralis. Vorführen der Nadel durch den M. iliacus, die Bursa iliopectinea und das Lig. iliofemorale in das Gelenk. Von *seitlich:* Bei seitlicher Lage des Patienten Einstechen der Kanüle unmittelbar oberhalb der Trochanterspitze genau horizontal und frontal in die Tiefe, so daß man am oberen Rand des Schenkelhalses das Gelenk erreicht.

Kniegelenk: Bei leicht gebeugtem und entspanntem Gelenk Einstichstelle am oberen äußeren Rand der Patella und Vorschieben der Nadel schräg distalwärts hinter die Gelenkfläche der Patella; dies kann durch Druck auf den oberen Recessus mit Anhebung der Patella erleichtert werden.

Oberes Sprunggelenk: *Vorn-lateral* dringt die Nadel direkt vor dem Malleolus lateralis in Höhe der vorderen Tibiakante in das Gelenk. *Vorn-medial* sticht man am vorderen Rand des Malleolus medialis fingerbreit von der Knöchelspitze entfernt schräg-lateralwärts ein.

Injektionen

Sie dienen zur parenteralen Einbringung von Medikamenten.

Intrakutane Injektion: Nach Desinfektion der Injektionsstelle (Sepsotinktur, Merfen orange) wird mit zarter Nadel eine Hautquaddel gesetzt (Impletolquaddelung, Tuberkulinprobe, Hautsensibilitätstest).

Subkutane Injektion: Applikationsort: Oberschenkel, Ober- und Unterarm, Unterbauch, männliche Mamma. Mit mitteldicker Nadel wird in die Subkutis einer aufgehobenen Hautfalte injiziert.

Intramuskuläre Injektion: Applikationsort: Oberer äußerer Glutäalquadrant, 3–4 Querfinger unter der Crista iliaca. Am liegenden Patienten wird eine 5 cm lange, dickere Nadel eingestochen und danach durch Aspiration geprüft, ob die Nadelspitze nicht in einem Gefäßlumen liegt. Langsame Injektion.

Intravenöse Injektion: Bei erwünschtem raschen Wirkungseintritt, zur Infusionstherapie, zur Bluttransfusion und zur Blutentnahme. Applikationsort: Bevorzugt V. cephalica, V. mediana cubiti, sonst jede erreichbare Vene, jedoch nicht in Varizen. Bei schlechter Füllung vorherige Stauung mit Staubinde oder warmes Armbad. Nach Einstechen der Nadel zunächst Aspiration von Blut, dann langsame Injektion.

Für längerdauernde Infusionstherapie besser flexible Venenverweilkanülen (Venflon, Braunüle, Butterfly).

Zur langdauernden parenteralen Ernährung, zur intensivmedizinischen Betreuung, zur zentralen Venendruckmessung und im schweren Schock ist die Katheterisierung der V. cava superior *(Kavakatheter)* erforderlich, wobei die V. subclavia oder V. jugularis int. punktiert und ein spezieller Katheter unter Röntgenkontrolle in die V. cava vorgeschoben wird (Cavafix, Vygon-Kavakatheter, Intracath).

Falls eine periphere Vene nicht punktierbar und ein Kavakatheter nicht indiziert ist, erfolgt eine

Venae sectio: Nach Desinfektion und Lokalanästhesie Darstellung der vorgesehenen Vene durch Inzision der Haut, Unterbindung nach distal, proximal Anheben der Vene durch einen losen Faden, Eröffnung der Vene und Einführen eines Kunststoffkatheters, proximale Ligatur über Vene und Katheter, Hautnaht (Abb. 12–9).

Intraarterielle Injektion: Für durchblutungsfördernde oder spasmenlösende Medikamente bei arteriellen Durchblutungsstörungen. Applikationsort: Meist A. femoralis. Unterhalb des Leistenbandes wird in die zwischen 2 Fingern fixierte Arterie mit einer kurzgeschliffenen Kanüle schräg eingestochen. Bei rhythmischem Austritt arteriellen Blutes Injektion des Medikamentes; nach Entfernung der Spritze und Kanüle muß eine kurzfristige Kompression

durchgeführt werden (Druckverband, Sandsack).
Diagnostische Anwendung zur Angiographie, z. B. bei peripheren Durchblutungsstörungen oder bei Tumoren.

Intrakardiale Injektion: Einstich mit einer etwa 7–8 cm langen dünnen Kanüle im 4. ICR links unmittelbar am Sternalrand in den rechten Ventrikel (zur Entfernung von Luft bei Luftembolie) oder handbreit seitlich der Mittellinie in den linken Ventrikel (zur Injektion von Medikamenten) mit Vorschieben der Nadel 4–6 cm senkrecht in die Tiefe. Durch Aspiration überzeugt man sich, daß man sich im Herzventrikel befindet, injiziert das Medikament und entfernt die Nadel rasch.

4. Anästhesie

Die Ausschaltung der Schmerzwahrnehmung und Schmerzabwehr ist für einen ruhigen und planmäßigen Operationsablauf unerläßlich. Sie läßt sich durch Allgemeinanästhesie oder Lokalanästhesie erzielen.

Allgemeinanästhesie

Anästhetika oder Narkosemittel schalten auf Grund ihrer besonderen Affinität zum ZNS mit steigender Dosis nacheinander Bewußtsein, Schmerzempfindung und muskuläre Schmerzabwehr aus (Abb. 4–1). Die drei Wirkungskomponenten *Hypnose, Analgesie* und *Relaxation* charakterisieren eine adäquate Allgemeinanästhesie.
Jede Allgemeinanästhesie ist ein Eingriff in vitale Funktionen des Organismus. Insbesondere werden Atmung, Herz-Kreislauf-System, selbstregulatorische Funktionen und autonome Reflexe beeinträchtigt. Diese *Nebenwirkungen* werden mit steigender Dosis des Narkotikums, mit zunehmender Narkosetiefe und besonders durch vorbestehende Erkrankungen des Patienten, speziell kardiorespiratorische Vorschädigungen, akzentuiert. Anästhetika ohne Nebenwirkungen sind bisher nicht bekannt, sie sind jedoch graduell und substanzspezifisch unterschiedlich (*spezielle Nebenwirkungen* S. 27–30). Die Nebenwirkungen sind ungleich geringer, wenn die 3 Wirkungskomponenten nicht von einem einzigen Anästhetikum *(Monoanästhesie)*, sondern von mehreren Pharmaka mit jeweils selektiver Wirkungskomponente in geringerer Dosierung erbracht werden, z. B. Barbiturate zur Einleitung, Inhalationsanästhetika zur Hypnose und Analgesie und Relaxanzien zur Muskelerschlaffung. Diese Form der Anästhesie wird als *Kombinationsanästhesie* bezeichnet und ist heute die Methode der Wahl bei Durchführung einer Allgemeinanästhesie. Je nach physikalisch-chemischer Beschaffenheit werden die Anästhetika als Gase durch Einatmung (Inhalationsanästhetika) oder als Lösungen durch i. v.-Injektion (i. v.-Anästhetika) in die Blutbahn gebracht. Ihr Wirkungsgrad am ZNS hängt von der anästhetischen Potenz und der molaren Konzentration (Dosis) ab.

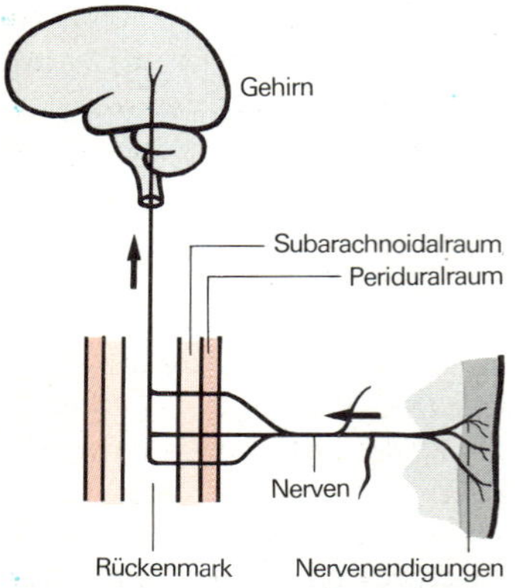

Abb. 4–1. Anatomisches Schema der Schmerzleitung

Inhalationsanästhetika

Sie werden als *Gase* oder *Dämpfe* in einem Gemisch mit Sauerstoff oder Luft eingeatmet, diffundieren über die Lungenalveolen in die Blutbahn und erreichen so das ZNS. Die transportierte Menge (Dosis) hängt von der *Einatmungskonzentration*, der *Löslichkeit im Blut* und der *Blutverteilung* ab. Nach Absetzen der Zufuhr wird das Fremdgas zum Teil durch Atmung über die Lunge eliminiert, zum Teil in der Leber metabolisiert (Biotransformation), wobei die entstehenden Metaboliten über die Niere ausgeschieden werden.
Tabelle 4–1 zeigt die physikalisch-chemischen Besonderheiten der wichtigsten Inhalationsanästhetika. Die anästhetische Wirksamkeit (Potenz) wird mit der sog. minimalen alveolären Konzentration (MAC) definiert: Es ist jene Konzentration eines Inhalationsanästhetikums in den Lungenalveolen, bei der in 50% der Fäl-

Tabelle 4–1. Inhalationsnarkotika

1. Anästhetikum		Lachgas	Enflurane	Halothane	Methoxyflurane
2. Präparate			Ethrane	Halothan Höchst Fluothane	Penthrane
3. Chemische Formel		N_2O	CHF_2–O–CF_2–CHFCL	CF_3CHCLBr	CH_3–O–CF_2–$CHCL_2$
4. Aggregatzustand bei 20 °C		Gasförmig	Flüssig	Flüssig	Flüssig
5. Biotransformations-rate [%]		0	4–8	20–25	50
6. Blutgaskoeffizient (Maß für Steuerbarkeit)		0,47	1,91	2,5	13
7. Minimale alveoläre Konzentration (MAC) in Vol.-%		100	1,68	0,77	0,16
8. Konzentrationsbereich in der Inspirationsluft in Vol.-%	Einleitung	75	2–4	1–3	2–3
	Unterhaltung	50–70	1,5–3	0,5–1,5	0,25–1,0

le auf einen definierten Schmerzreiz keine Schmerz- oder Abwehrbewegung erfolgt. Blut/Gas-Löslichkeitskoeffizient, anästhetische Wirksamkeit und Einatmungskonzentration sind ausschlaggebend für den Wirkungseintritt. Reine Inhalationsanästhesien sind sehr selten (s. Kombinationsanästhesie S. 26, 30), sie werden in der Regel nur bei Eingriffen an Kleinkindern durchgeführt. Die gebräuchlichsten Inhalationsanästhetika sind: Lachgas (Stickstoffoxydul), Halothane (Halothan, Fluothan), Enflurane (Ethrane) und Methoxyflurane (Penthrane). Cyklopropan, Diäthyläther und Divinyläther haben nur noch historischen Wert.

Stickoxydul (Lachgas)

In den zulässigen Konzentrationen (70–80%) nur schwach wirksam. Erst nach längerer Einatmung werden unvollkommene Analgesie und Bewußtlosigkeit erreicht. Lachgas ist ein sehr sicheres und, abgesehen von der Anwendung bei kardialen Risikopatienten, weitgehend nebenwirkungsfreies Narkotikum, solange hypoxische Gemische (mindestens 21% Sauerstoff) vermieden werden. Lachgas wird nahezu regelmäßig in der Kombinationsanästhesie eingesetzt, um die Dosis mitwirkender Anästhetika und Analgetika und damit auch deren nachteilige Nebenwirkungen zu reduzieren. Bei der *Narkoseausleitung* soll dem Patienten nach Beendigung der Lachgaszufuhr noch mindestens 5 min reiner Sauerstoff zur Atmung angeboten werden, um eine kritische Verdünnung der alveolären Sauerstoffkonzentration durch in die Lungen rückdiffundierendes Lachgas sicher zu vermeiden (Diffusionshypoxie).

Die halogenierten Kohlenwasserstoffe Halothane, Enflurane und Methoxyflurane sind im Gegensatz zum Lachgas keine gasförmigen, sondern sog. volatile Inhalationsanästhetika, d. h. sie liegen in flüssiger Form vor. Zur exakten Dosierung werden sie in speziell kalibrierten Verdampfungsgeräten, sog. Vaporen, appliziert. Ihre Dämpfe sind nicht brennbar und irritieren auch in höheren Konzentrationen kaum die Atemwege.

Halothane

Halothane ist ein bewährtes Inhalationsnarkotikum. Mit einem MAC-Wert von 0,77 Vol.-% übertrifft es Lachgas und Enflurane an narkotischer Wirksamkeit.

Nebenwirkungen und Komplikationen: Halothan wirkt kardiodepressiv. Wegen seiner hohen Biotransformationsrate von 20–25% in der

Leber sollte es bei vorbestehender Leberschädigung oder bei Wiederholungsnarkosen nicht benutzt werden. Wegen seiner Inkompatibilität mit Adrenalin sollte es bei Anwendung von Katecholaminen (z. B. HNO-chirurgischen Eingriffen) durch ein anderes Inhalationsanästhetikum ersetzt werden.

Enflurane

Enflurane ist ein neues Inhalationsnarkotikum aus der Ätherreihe. Mit einem MAC-Wert von 1,68 Vol.-% und einem Blut/Gas-Verteilungskoeffizienten von 1,91 beweist es eine gute anästhetische Wirkung und eine ausgezeichnete Steuerbarkeit. Im Vergleich zu Halothane zeigt Enflurane nur eine geringe Biotransformationsrate und eine etwa 3mal geringere Sensibilisierung des Myokards gegenüber endogenen und exogenen Katecholaminen. Enflurane zeigt ähnliche Eigenschaften wie Halothane. Zusätzlich bewirkt es eine periphere Vasodilatation.

Methoxyflurane

Methoxyflurane hat zwar eine sehr starke anästhetische Wirkung (MAC 0,16!), zeigt aber infolge seines hohen Blut/Gas-Verteilungskoeffizienten von 13 eine geringe Steuerbarkeit mit langer An- und Abflutungsphase. Deshalb und vor allem wegen seiner Nebenwirkungen ist Methoxyflurane nicht zu empfehlen.

Nebenwirkungen: Durch seine hohe Biotransformationsrate ist mit nephrotoxischen Serumfluoridkonzentrationen zu rechnen.

Intravenöse Anästhetika

Die Verabreichung intravenöser Anästhetika ist relativ einfach und bequem. Der Narkoseeintritt ist prompt. Er wird vom Patienten angenehm und psycheschonend empfunden. Die Substanzen werden als Lösungen in eine periphere Vene injiziert. Sie erreichen innerhalb von 20–60 s das zentrale Nervensystem und bewirken einen Bewußtseinsverlust. Der Vorteil des schnellen Wirkungseintritts wird mit einem prinzipiellen Nachteil erkauft: Durch die direkte Injektion in die Blutbahn fehlt eine organische Schranke wie bei den Inhalationsanästhetika. Dadurch spielen Probleme der Überdosierung und der Nebenwirkungen eine sehr große Rolle. Die Gruppe der intravenösen Narkotika setzt sich aus Vertretern recht unterschiedlicher chemischer Konfiguration zusammen. Die meisten dieser Pharmaka sind Schlafmittel ohne präparateigene Analgesiewirkung. Wir können grundsätzlich eine Gruppe von kurzwirkenden Pharmaka unterscheiden, die zur *Narkoseeinleitung* benutzt werden. Hierzu zählen die Barbitursäurederivate, Propanidid, Etomidate sowie das Ketamine, das eine Sonderstellung einnimmt, da es sowohl als Einleitungsanästhetikum, wie auch als Monoanästhetikum benutzt werden kann. Eine zweite Gruppe stellen die hochwirksamen synthetischen *Morphinderivate,* hier vor allem das Fentanyl, dar.

Barbitursäurederivate

Die Barbitursäure besitzt eine sechsgliedrige Ringstruktur. Die Synthese der Barbitursäure aus Harnstoff und Malonsäure sowie die Seitenkettensubstitution führte zu einer Vielzahl intravenös zu verabreichender, kurzwirksamer Derivate. Zu den heute gebräuchlichsten zählen Hexobarbital (Evipan), Thiopental (Pentothal, Trapanal) und Methohexital (Brevimytal, Brietal). Die Einschlafdosis hängt, wie für jedes i. v.-Anästhetikum, grundsätzlich von Alter, Gewicht, Allgemeinzustand und individueller Reaktion des Patienten ab und sollte immer möglichst gering gehalten werden. Deshalb ist die Injektionsmenge individuell nach Wirkung zu dosieren. Als Anhaltspunkt gelten folgende *Dosierungen:* Hexobarbital und Thiopental 1–4, Methohexital 1–2 mg/kg KG.

Klinische Wirkungen: Je nach Wahl des Präparates und der Dosis verlieren die Patienten nach 20 s bis 2 min das Bewußtsein. Nach 2–5 min sind sie wieder ansprechbar. Diese kurzdauernde Wirkung beruht auf einer Umverteilung (Redistribution): Intravenös verabreichte Barbiturate breiten sich rasch in Körperflüssigkeiten und Körpergewebe aus. Dabei hängt die Verteilung im Organismus vom Grad der Organdurchblutung, von der Fettlöslichkeit des Präparates, von der Bindung an Plasmaproteine, sowie vom Dissoziationsgrad der applizierten Lösung ab. Das zentrale Nervensystem, Herz, Niere und Splanchnikusgebiet zählen zu den am besten durchbluteten Körperorganen. Sie nehmen deshalb zunächst den größten Teil einer intravenös applizierten Barbituratmenge aus dem Blutstrom auf. In der Folgezeit wird das zirkulierende Barbiturat zunehmend von weniger gut durchblutetem Gewebe, wie Muskulatur, Haut, Skelettsystem und schließlich Fettgewebe aufgenommen. Der Abbau der Barbitursäurederivate findet im wesentlichen in der Leber statt. Da die Elimination die Wirkung zum Teil wesentlich überdauert, sind kumulative Effekte bei Nachinjektion möglich.

Klinische Anwendung: Barbiturate werden benutzt:

1. Zur Narkoseeinleitung, die Hauptindikation zur Anwendung von Barbituraten,
2. als Kurznarkotikum bei sehr kurz dauernden Eingriffen, z. B. zur chirurgischen Spaltung eines Abszesses,
3. zur Aufrechterhaltung einer Narkose. Diese Indikation ist zwar grundsätzlich möglich, wegen der geringen analgetischen Wirkung und der Gefahr kumulativer Effekte jedoch kaum üblich.

Vorteile: Barbiturate vereinigen in ihrem Wirkungsspektrum die den intravenösen Narkotika eigenen Vorzüge.

Nachteile und Nebenwirkungen: Negativ inotrope Wirkung auf das Myokard, Vasodilatation der Gefäßperipherie, Atemdepression, konstringierender Einfluß auf die Bronchialmuskulatur, gelegentlich Husten, Broncho- und Laryngospasmus, allergische Reaktionen und Histaminausschüttung. Barbiturate beeinträchtigen in üblicher Dosierung die Leberzellfunktion nicht, sie verstärken auch nicht eine vorliegende Leberschädigung. Es sollten allerdings niedrige Dosierungen gewählt werden.

Kontraindikationen: Barbiturate steigern die Synthese von *Porphyrin*. Deshalb können sie die vielfältige Symptomatik dieser Erkrankung akut verschlechtern.

Propanidid (Epontol)

Propanidid (Epontol), ein Phenoxyessigsäureester, ist pharmakologisch ein echtes Kurznarkotikum, da sein Wirkungsende nicht durch Umverteilung, sondern durch Aufspaltung in hypnotisch unwirksame Bruchstücke hervorgerufen wird. Es wäre ein ausgezeichnetes Einleitungsnarkotikum, wenn es sich um ein nebenwirkungsfreies Pharmakon handelte. *Dosierung:* 5–10 mg/kg KG.

Klinische Anwendung: Als Kurznarkotikum und als Einleitungsnarkotikum für eine Kombinationsnarkose.

Vorteile: Schneller Wirkungseintritt, Dauer der Narkose 3–4 min, relativ schnelle Erholung des Patienten.

Nachteile und Nebenwirkungen: Die Indikation dieses Narkotikums ist wesentlich durch seine Nachteile geprägt. Nahezu regelmäßig wird eine stärkere Kreislaufdepression, Überempfindlichkeitsreaktion auf Grund von Histaminausschüttung, vom belanglosen Flush bis zum allergischen Schock, beobachtet, sowie unterschiedlich dauernde Apnoe nach vorübergehender Hyperventilation.

Ketamine (Ketanest)

Ketamine, ein Phenylzyklidinderivat, induziert eine sog. *dissoziative Anästhesie*, d. h. komplette Analgesie bei nur oberflächlichem Schlaf. Dosierung: 1–2 mg/kg KG. Die Narkosedauer hält nach einmaliger intravenöser Gabe bei der angegebenen Dosis etwa 10 min an. Das Wirkungsende wird zu gleichen Teilen aus Umverteilung und Metabolisierung erreicht, so daß bei Erwachen noch ca. 50% der narkotisch wirksamen Substanz im Organismus vorhanden sind.

Klinische Anwendung als Einleitungsnarkotikum sowie als Mononarkotikum. Bei Kindern kann es auch in etwa 4facher Dosierung intramuskulär verabreicht werden. Die Spontanatmung bleibt in der Regel erhalten, ebenso die pharyngolaryngealen Schutz- und Abwehrreflexe.

Nachteile und Nebenwirkungen: Anstieg von Blutdruck und Herzfrequenz, deshalb ist Vorsicht bei Hypertonie und Koronarinsuffizienz geboten. Weiterhin sollte beachtet werden: Direkte negativ inotrope Wirkung auf das Myokard, psychische Alterationen während der Aufwachphase (Halluzinationen, eigenartige Alptraumerlebnisse), relativ langer Nachschlaf. Die psychischen Alterationen in der Aufwachphase können durch vorherige Applikation von

Diazepam (Valium) i. v. reduziert oder verhindert werden.

Etomidate (Hypnomidate)

Etomidate ist ein intravenös stark wirksames Hypnotikum von kurzer Wirkungsdauer und relativ geringer Toxizität. Chemisch gehört es zur Gruppe der Imidazol-Carboxylate, die als Schlafmittel bekannt sind. Die *Dosierung* beträgt 0,1–0,3 mg/kg KG. Der Bewußtseinsverlust tritt innerhalb von ca. 30 s ein. Die Wirkungsdauer beträgt etwa 3–8 min.

Klinische Anwendung: Zur Narkoseeinleitung, besonders bei kardiozirkulatorischen Risikopatienten.

Vorteile: Keine Wirkung auf das Herz-Kreislauf-System, keine Atemdepression, keine Histaminfreisetzung, soweit bisher bekannt keine nachteiligen Wirkungen auf Leber und andere parenchymatöse Organe.

Fentanyl

Fentanyl ist eines der potentesten Analgetika. Es ist ein synthetisches Opiat, das durch Abwandlung des Morphinmoleküls entstanden ist. 0,1–0,15 mg entsprechen der analgetischen Wirkung von 15 mg Morphium. Im Unterschied zu Morphin beträgt die Wirkungsdauer nur etwa 30 min. Dadurch ist Fentanyl sehr viel leichter steuerbar. Im Gegensatz zu Morphin induziert Fentanyl lediglich in den ersten 10 min nach Injektion einen Schlafzustand. Die *Einzeldosis* für einen Erwachsenen beträgt je nach Dauer und Art des Eingriffes zwischen 0,1–0,5 mg i. v. Fentanyl wird vorwiegend in der Leber abgebaut. Die kurze Wirkungsdauer von Fentanyl beruht auf der Umverteilung von den gut durchbluteten Organen (ZNS, Herz, Lunge, Nieren) in die Muskulatur.

Klinische Anwendung: Mit Hilfe des Fentanyls ist es in fast optimaler Weise möglich, die Forderungen an eine Anästhesie, nämlich getrennte Steuerung der einzelnen Komponenten einer Allgemeinnarkose, durchzuführen. Die Beeinflussung von Herz und Kreislauf, sowie anderer Organe ist nur gering. Da Fentanyl nur einen kurzfristigen und sehr flachen Schlafzustand erzeugt, dient es ausschließlich zur Erzeugung einer Analgesie. Es wird mit sedierenden oder hypnotisch wirkenden Pharmaka kombiniert (S. 28, 30).

Nachteile und Nebenwirkungen: Fentanyl führt ähnlich wie Morphin zu einer Atemdepression bis zum Atemstillstand. Es sollte deshalb in einer Dosierung von mehr als 0,1 mg nur bei einer Intubationsnarkose angewandt werden. Nach einer Narkose mit Fentanylanwendung muß wegen der Gefahr einer postoperativen Atemdepression eine mindestens 2stündige Überwachung, z. B. im Aufwachraum, sichergestellt sein.

Adjuvanzien

Von den in der Anästhesie benutzten Adjuvanzien ist vor allem das Neuroleptikum Dehydrobenzperidol (DHB) zu nennen. Die Neuroleptika gehören neben den Tranquilizern zu den Psychopharmaka, die auf Grund ihrer Wirkung als Psycholeptika bezeichnet werden. DHB führt zu einem Zustand der psychischen Indifferenz und Schläfrigkeit, aber nicht zur Narkose. Der Patient bleibt erweckbar. DHB verstärkt die Wirkung morphinhaltiger Analgetika, ohne selbst analgetisch zu wirken. Es wird vor allem klinisch bei der Neuroleptanalgesie angewandt.

Neuroleptanalgesie

Die Neuroleptanalgesie ist eine besonders schonende Form der *Kombinationsnarkose,* bei der die Hypnose durch Dehydrobenzperidol, die Analgesie durch Fentanyl und die Muskelerschlaffung durch ein Relaxans hervorgerufen wird. Diese intravenöse Narkoseform wird kombiniert mit einer kontrollierten Beatmung von Sauerstoff/Lachgas.

Der Vorteil dieser Anästhesieform besteht in der geringen Nebenwirkung auf Herz-Kreislauf und andere Organe, sowie in ihrer ausgezeichneten Steuerbarkeit. Wegen der Gefahr einer postoperativen Atemdepression (s. o.) ist eine sorgfältige, mindestens 2stündige postoperative Überwachung notwendig.

Muskelrelaxanzien

Muskelrelaxanzien blockieren reversibel die Überleitung von Nervenimpulsen an der neuromuskulären Endplatte. Dadurch werden adäquate Operationsbedingungen schon mit einer relativ oberflächlichen Anästhesie (Stadium III/1) erreicht, deren Nebenwirkungen dementsprechend minimal sind. Die Muskelrelaxierung bedarf jedoch immer einer ausreichenden künstlichen Beatmung.
Entsprechend ihrer unterschiedlichen pharmakologischen Wirkungsweise werden *zwei Gruppen* unterschieden:

1. nicht-depolarisierende oder kompetitive Relaxanzien: Hierzu zählen d-Tubocurarin, Dimethyl-d-Tubocurarin, Gallamin, Pancuronium und Diallyltoxiferin.

Wirkungsweise: Die nicht-depolarisierenden Muskelrelaxanzien besetzen die Acetylcholinrezeptoren an der postsynaptischen Membran der motorischen Endplatte, so daß Acetylcholin nicht mehr mit diesen Rezeptoren reagieren kann. Zwischen Acetylcholin und den nicht-depolarisierenden Relaxanzien besteht also ein *kompetitiver* Antagonismus. Das bedeutet, daß durch Erhöhung der Acetylcholinkonzentration diese Muskelrelaxanzien von den Rezeptoren verdrängt werden können (etwa mit Hilfe von Cholinesterasehemmer).

2. depolarisierende Muskelrelaxanzien: Hierzu gehören Succinylcholin, Decamethonium.

Wirkungsweise: Ähnlich wie Acetylcholin führen die depolarisierenden Muskelrelaxanzien zu einer Erregung, d. h. Depolarisierung der postsynaptischen Membran der motorischen Endplatte. Diese Depolarisierung bleibt für längere Zeit bestehen, da diese Substanzen langsamer als Acetylcholin abgebaut werden. Dadurch bleibt die motorische Endplatte und damit die quergestreifte Muskulatur unerregbar.
Die Wirkungsweise von *Hexacarbaminoylcholinbromid (Imbretil)* gleicht sowohl dem der depolarisierenden wie dem der nicht-depolarisierenden Relaxanzien. Nach einer initialen Depolarisierung bewirkt es eine lang anhaltende Muskellähmung von der Art der nicht-depolarisierenden Muskelrelaxanzien.

Die relaxierende Wirkung von *Succinylcholin* setzt innerhalb 1 min ein und erreicht nach ca. 2 min ihr Maximum. Nach 5 min Dauer ist sie wieder aufgehoben. Die muskelrelaxierende Wirkung der nicht-depolarisierenden Muskelrelaxanzien setzt in der Regel langsamer ein. Sie erreicht ihr Maximum nach etwa 3–5 min. Die Wirkungsdauer ist substanzabhängig unterschiedlich. Sie wirken zwischen 20–70 min Dauer.
Anticholinesterasen oder *Cholinesterasehemmer* antagonisieren die Wirkung *kompetitiver Muskelrelaxanzien.* Ist die Spontanatmung bei Narkoseende nicht ausreichend, dann können die folgenden Cholinesteraseinhibitoren verwendet werden: Neostigmin, Pyridostigmin und Edrophonium.

Wirkungsweise: Alle drei Pharmaka hemmen die Cholinesterase im synaptischen Spalt cholinerger Synapsen. Dadurch wird die Acetylcholinkonzentration erhöht und die nicht-depolarisierenden Muskelrelaxanzien kompetitiv von den Rezeptoren verdrängt. Da auch die parasympathischen Synapsen cholinerg sind, wird der Tonus des Parasympathikus erhöht. Dies kann durch vorherige Injektion von Atropin verhindert werden. Cholinesteraseinhibitoren werden sowohl i. m. wie i. v. appliziert. Die depolarisierenden Muskelrelaxanzien können nicht antagonisiert werden.
Alle Muskelrelaxanzien senken durch den Tonusverlust der Muskulatur und daraus resultierender Dilatation der venösen Gefäße den Blutdruck. D-Tubocurarin bewirkt eine geringgradige Blockade sympathischer Ganglien, außerdem kann die Substanz Histamin freisetzen. Gallamin reduziert die Wirkung des Vagus am Herzen. Das bewirkt in der Regel eine Sinustachykardie. Unter Succinylcholin steigen der intraokuläre und -kranielle Druck, ebenso der Mageninnendruck (Aspirationsgefahr durch Regurgitation). Kompetitive Muskelrelaxanzien sind kontraindiziert bei Myasthenia gravis.

Stadien und klinische Zeichen der Anästhesie (Abb. 4–2)

Die konsequente Vertiefung einer Narkose führt vom Bewußtseinsverlust über den sensiblen Ausfall und die Muskelrelaxierung

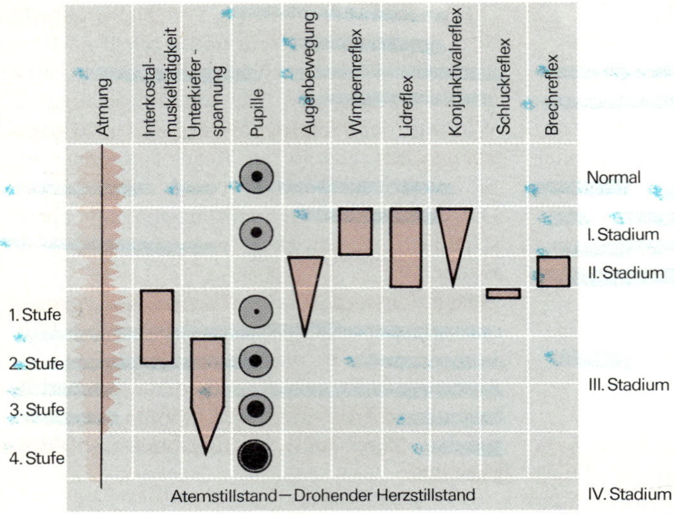

Abb. 4–2. Stadien und klinische Zeichen der Anästhesietiefe

schließlich zum kardio-respiratorischen Versagen.

Die Bestimmung der Narkosetiefe einer modernen Kombinationsnarkose, bei der die Wirkung mehrerer Pharmaka zusammentreffen, ist nur für den Erfahrenen möglich. Als Anhaltspunkte zur Bestimmung der Anästhesietiefe werden das Reflexverhalten des Patienten, sein vegetatives Verhalten, seine Abwehrreaktionen, sein Muskeltonus sowie das Verhalten von Kreislauf und Atmung herangezogen.

Guedel hat den Verlauf der Narkosevertiefung in 4 Stadien eingeteilt. Diese klassische Form der Narkosestadien gilt streng genommen nur für eine Inhalationsanästhesie mit Diäthyläther. Sie mag für eine reine Inhalationsanästhesie, wie sie heute in der Regel nur bei Kleinkindern noch durchgeführt wird, zutreffen, für die moderne Kombinationsanästhesie ist sie nur noch bedingt und unzulänglich einsetzbar. Sie ist jedoch ein klassisches Beispiel dafür, wie durch Beobachtung bestimmter Reaktionen des Patienten eine Narkose gesteuert werden kann und mag deshalb, besonders für den Anfänger, von didaktischem Gewinn sein.

Stadium 1 (Desorientierung)

Intellekt und Gedächtnis, die Fähigkeit zur gedanklichen Integration, das Gefühl für Raum und Zeit sowie für Berührung und Schmerz sind gestört. Allmählicher Bewußtseinsschwund. *Analgesie unvollständig, daher schmerzhafte Eingriffe noch nicht durchführbar.*

Stadium 2 (ungehemmte Reaktion, Erregung, Exzitation, Delirium)

Bewußtseinsausschaltung, daher fehlen auch Schmerzwahrnehmung und Erinnerungsvermögen. Reflexe ungehemmt und gesteigert. Exogene Reize lösen heftige Abwehrreaktionen und Störungen der Atmung bzw. des Herzens aus. *Dieses Stadium ist möglichst rasch zu überspringen.*

Stadium 3 (Toleranz, chirurgisches Stadium)

Lichtreflexe erlöschen, Atmung gleichmäßig automatisch-maschinenhaft, zunehmende Erschlaffung der Muskulatur. Die Tränensekretion nimmt ab. Zunächst noch Nystagmus oder exzentrische, später zentrale Fixation der Bulbi. Die anfangs noch intakte Atmung wird schwächer, und zwar die interkostale früher als die diaphragmale. Sobald der Blutdruck sinkt, wird die weitere Zufuhr des Anästhetikums gefährlich. *Alle operativen Eingriffe werden in diesem Stadium toleriert.*

Stadium 4 (Asphyxie)

Atmung sistiert. Pupillen maximal weit und ohne Reaktion. Kreislaufversagen und schließlich auch Ende der Herztätigkeit. Haut blaß und livid, alle Reflexe erloschen. *Energische Wiederbelebungsmaßnahmen sind sofort einzuleiten, um eine letale Katastrophe abzuwenden.*

Prämedikation

Prämedikation bedeutet die Verabreichung verschiedener Pharmaka vor Anästhesiebeginn und bezweckt: Sedierung und affektiv-vegetative Abschirmung, ruhige Einleitung, Ausschaltung störender Reflexe, Hemmung der Speichel- und Schleimsekretion und antiemetische Vorbeugung.
Die Auswahl der Mittel richtet sich nach diesen Kriterien, die Dosierung nach Geschlecht, Alter, Körpergewicht, Temperament und Allgemeinzustand des Patienten sowie Art, Ausmaß und Dauer der geplanten Operation. Die Pharmaka werden 20–30 min vor Narkosebeginn i. m. appliziert.

Mittel

Opiate (Morphium, Pethidin, Fentanyl usw.) wirken stark analgetisch und allgemein beruhigend bzw. dämpfend auf das ZNS (auch auf Atem- und Vasomotorenzentrum!). Unangenehme Nebenerscheinungen sind Schwindel, Übelkeit und Erbrechen. Kinder unter dem ersten Lebensjahr, sowie sehr alte und gefährdete Patienten sind auszuschließen.

Barbiturate wirken dämpfend und einschläfernd, Atmung und Kreislauf werden kaum beeinträchtigt. Übelkeit und Erbrechen sind selten.

Psychopharmaka (Tranquilizer und Neuroleptika) werden vorteilhaft mit Opiaten kombiniert, bewirken Müdigkeit und Schlafbereitschaft und schirmen von außen kommende Reize und Einflüsse ab.

Belladonna-Verbindungen (Atropin und Scopolamin) hemmen die Speichelsekretion und blockieren die kardiale Vaguserregung (Vagolyse).

Technische Ausrüstung

Zur Durchführung einer Inhalationsanästhesie sind verschiedene Geräte und Apparate notwendig, um die flüssigen Inhalationsanästhetika

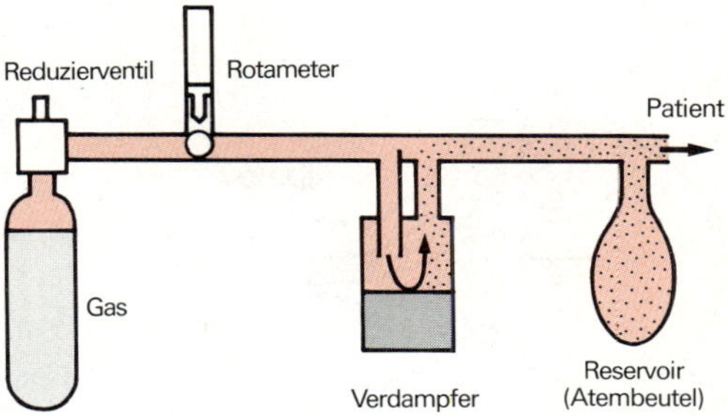

Abb. 4–3. Elemente eines Narkoseapparates

zu verdampfen und dann ebenso wie die gasförmigen bzw. Sauerstoff dosiert abzugeben. Genaue Konzentrationen liefern *kalibrierte temperaturkonstante Präzisionsverdampfer,* z. B. „Emo-Topf". Anästhesieapparate bzw. -maschinen (Abb. 4–3) besitzen exakt einstellbare Strömungsmesser (Rotameter oder Flowmeter) für Gase, Präzisionsverdampfer für flüssige Inhalationsanästhetika, einen Atembeutel, einen Absorber mit Atemkalk und Richtungs- bzw. Abströmventile. Gase werden Stahlflaschen mit Druckreduzierventil oder einer zentralen Gasanlage entnommen. Vom Apparat strömt die Gasmischung durch Verbindungsstücke über eine Atemmaske oder einen Tubus in die Lunge des Patienten. Die ausgeatmeten Gase entweichen entweder durch Abströmventile in den freien Raum oder werden ganz bzw. teilweise rückgeatmet, wobei die Kohlensäure vom Atemkalk absorbiert wird. Der Atembeutel dient als Gasreservoir, kann aber auch zu manueller (kontrollierter oder assistierter) Beatmung verwendet werden. Für längerdauernde Beatmungen werden Narkoserespiratoren eingesetzt.

Endotracheale Intubation (Abb. 4–4)

Die zwangsläufige Erschlaffung der Kiefer-, Schlund- und Zungenmuskulatur in Narkose engt den Atemweg ein und behindert daher die freie Atmung. Unbehoben kommt es zur Hypoxie und Hyperkapnie. Überstrecken des Kopfes im Atlanto-Okzipital-Gelenk und Vorschieben des Unterkiefers *(Esmarch-Handgriff)* beseitigen meist diese Störung. Sicherer und wirksamer läßt sich der Atemweg durch ein Gummi- oder Kunststoffrohr *(Tubus)* freihalten. Der Tubus wird durch die Mund- bzw. Nasenöff-

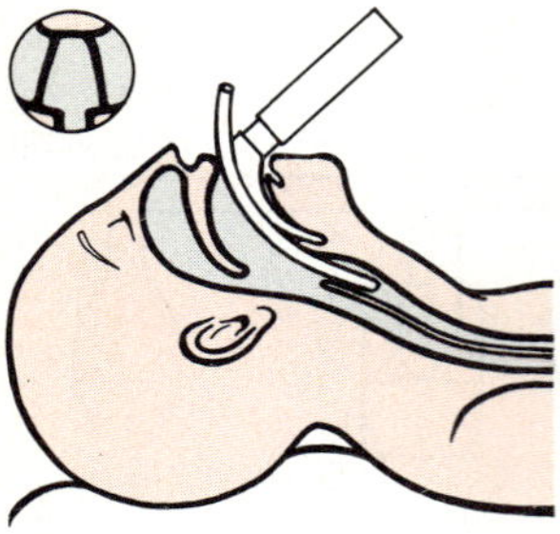

Abb. 4–4. Orotracheale Intubation

nung mit Hilfe eines Laryngoskopes in die Trachea eingeführt *(oro- oder nasotracheale Intubation)*. Eine aufblasbare Gummimanschette nahe der Tubusspitze macht den ringförmigen Raum zwischen Tubus und Trachealwand gas- und flüssigkeitsdicht.

Indikationen

1. Gefährdung der freien Atmung durch Obstruktion.
2. Beatmung muskelrelaxierter Patienten.
3. Intrathorakale Eingriffe.
4. Alle Operationen im Kopf- und Halsbereich, um das Operationsfeld freizuhalten.
5. Aspirationsgefahr (Mageninhalt, Blut, Eiter und Schleim).

Gefahren und Komplikationen

Unmittelbare Traumen: Verletzungen von Lippen, Zunge und Rachen; Beschädigung, Lockerung und Ausbrechen von Zähnen; Abtrennen adenoider Wucherungen; Schleimhautblutungen.

Fehlintubation: Irrtümliche Intubation des Ösophagus; zu tiefe Intubation, d. h. die Intubation eines Hauptbronchus, meist des rechten, mit Atelektasenbildung.

Auslösen von Reflexen: Besonders bei einer zu flachen Narkose Laryngo- und Bronchospasmus, kardialen Arrhythmien.

Mechanische Komplikationen: Hoher Atemwiderstand durch zu enge Tuben und Verbindungsstücke, Einengung oder Verschluß der Tubenlichtung durch Abknickung bzw. Zusammenbiß, Überblähung und Herniation der Manschette, Anliegen der distalen Öffnung an der Trachealwand, eingetrocknetes Sekret.

Spätkomplikationen: Laryngitis, Pharyngitis, Ödeme der Stimmbänder bzw. subglottisches Ödem, Ulzerationen und Drucknekrosen der Stimmbänder, Stimmbandgranulome, Heiserkeit.
Besondere Vorsicht erfordern *Halswirbelfrakturen.*

Richtlinien zur Durchführung der Allgemeinanästhesie

Entscheidend für die Durchführung einer Anästhesie sind *persönliche Qualifikation und sachliche Voraussetzungen.*

Persönliche Qualifikation: *Jede* Anästhesie ist eine ärztliche Leistung. Grundsätzlich könnte eine Narkose von jedem approbierten Arzt durchgeführt werden. Er muß jedoch über ausreichende Erfahrung und die Fähigkeiten, Maßnahmen der Wiederbelebung durchzuführen, verfügen. Diese Forderungen erfüllt ein Facharzt für Anästhesie.

Sachliche Voraussetzungen:
1. *Möglichkeiten der künstlichen Beatmung,* wenn erforderlich mit reinem Sauerstoff, werden durch Bereitstellen eines Intubationsbesteckes und eines Narkosegerätes erfüllt.
2. *Ausreichende Überwachung:* a) Möglichkeit zur Messung des Blutdruckes mit Bestimmung von systolischem und diastolischem Blutdruck; b) Ableitung des EKG; c) Bestimmung der Pulsfrequenz aus dieser EKG-Ableitung.
3. Eine *funktionstüchtige Wiederbelebungseinheit.* Sie setzt sich zusammen aus: a) EKG-Ableitung; b) EKG-Sichtschirm; c) Defibrillationseinheit; d) Möglichkeiten zur Impulsgebung für einen Herzschrittmacher.

Die *Verantwortung* für eine Anästhesie trägt in der Regel der *Anästhesist,* bei *Nichtvorhandensein eines Anästhesisten* der *Operateur (Gefahr der unzureichenden Überwachung).*

Voruntersuchung: Sie ist unabdingbare Voraussetzung jeder allgemeinen Anästhesie. Sie beginnt mit der Erhebung der Anamnese. Die

Untersuchung konzentriert sich auf die Herz-, Kreislauf- und Atemfunktion und soll zumindest die Kontrolle des Blutdruckes, der Pulsfrequenz, sowie Perkussion und Auskultation der Thoraxorgane umfassen. Mängel des Stoffwechsels, Blutvolumens, Wasser-, Elektrolyt- und Säure-Basen-Haushaltes sollen behoben werden. Wünschenswerte Laborwerte sind zumindest: Hämoglobin, Hämatokrit, sowie die Elektrolyte Natrium und Kalium. Bei Verdacht auf Vorliegen bestimmter Grunderkrankungen muß das Programm der Voruntersuchungen und Laborbefunde ausgeweitet werden.

Aufklärung und Einverständnis: Vor jedem Eingriff muß nach hinreichender Aufklärung – soweit möglich – über Art, Bedeutung und Risiken der Anästhesie die Einwilligung des Patienten eingeholt werden.

Vorbereitung:

1. Einhaltung einer 6stündigen Nahrungskarenz (bei elektiven Eingriffen).
2. Sorge für Entleerung der Harnblase.
3. Entfernung von Zahnprothesen.
4. Sicherstellen eines ausreichenden venösen Zuganges, in der Regel mit einer Plastikverweilkanüle.

Überwachung: Während der Anästhesie ist der bewußtlose Patient sorgfältig zu überwachen (Herztätigkeit, Atmung, Zentralnervensystem). Blutdruck und Herzfrequenz sind in kurzfristigen Abständen zu messen und schriftlich zu dokumentieren. Ebenso sind alle durchgeführten Maßnahmen im Rahmen einer Anästhesie zu protokollieren. Nach Intubation muß durch Auskultation die korrekte Lage des Tubus und die ausreichende Belüftung der Lunge kontrolliert werden. Bei Anästhesieende ist die Überwachung – einschließlich der schriftlichen Dokumentierung – so lange fortzusetzen, bis eine vitale Gefährdung durch noch eingeschränkte Schutz- und Abwehrreflexe, Hypoventilation, Diffusionshypoxie mit Sicherheit ausgeschlossen werden kann. Diese postoperative Überwachung geschieht am besten in einem speziell dafür eingerichteten *Aufwachraum.* Ist ein solcher nicht vorhanden, muß der Patient einer qualifizierten Aufsichtsperson übergeben werden. Die häufigste, unmittelbar nach Anästhesie auftretende Komplikation ist die respiratorische Insuffizienz, sei es durch Nachwirken der Muskelrelaxanzien oder der Opiate. So kann in seltenen Fällen noch 2 h nach Fentanylapplikation eine Atemdepression mit lebensgefährlicher Hypoxie auftreten.

Lokalanästhesie (örtliche Schmerzausschaltung)

Schmerzreize werden durch marklose und dünne markhaltige Rezeptorneuronen von der Peripherie zum ZNS geleitet. Der Informationsfluß läßt sich durch bestimmte Pharmaka *(Lokalanästhetika) lokalisiert* unterbrechen. Die Lokalanästhesie ist also eine, an umschriebener morphologischer Stelle erfolgende, reversible Blockierung der Leitfähigkeit sensibler Nerven. Zum besseren Verständnis über die Wirkung der Lokalanästhetika ist die Kenntnis der Physiologie des Nervensystems und der Erregungsleitung notwendig. Die Lokalanästhetika diffundieren zu den Nervenfasern und blockieren hier die Aktionspotentiale einer Nervenübertragung durch Änderung der Axonmembran. Der charakteristische Empfindlichkeitsunterschied der Nervenfasern bei gleicher Konzentration des Anästhetikums hängt vom anatomischen Aufbau der Nervenfaser ab. So werden dünne Fasern schneller ausgeschaltet als dicke, und marklose schneller als markhaltige Fasern. Gegenüber der Allgemeinanästhesie ist die pharmakologische Wirkung lokalisiert. Das Bewußtsein bleibt voll erhalten. Bei sachkundiger Ausführung ist die Mortalität sehr gering und ernste Komplikationen selten. Allerdings sind genaue Kenntnis der Topographie und physiologischen Funktion peripherer Nerven sowie der Pharmakologie der Lokalanästhetika erforderlich.

Methoden

Wir können für die klinische Praxis verschiedene Formen der Lokalanästhesie unterscheiden:

- ***Oberflächenanästhesie,***
- ***Infiltrationsanästhesie (extravaskulär, intravaskulär),***
- ***periphere Leitungsanästhesie (Leitungsblock, Plexusblockade),***
- ***rückenmarksnahe Leitungsanästhesie (Peridural- und Spinalanästhesie).***

Lokalanästhetika

Von einem Lokalanästhetikum wird eine *starke Wirkung* (Potenz), *kurzer Wirkungseintritt* (Latenzzeit, Anschlagszeit), *lange Wirkungsdauer* und *geringe Toxizität* verlangt. Chemisch unterscheiden wir zwei Gruppen von Lokalanästhetika:

1. *Substanzen* mit *Esterbindung* (z. B. Procain und Tetracain),
2. *Substanzen* vom *Amidtyp* (z. B. Lidocain, Mepivacain, Bupivacain). Amidverbindungen zeichnen sich gegenüber den Esterbindungen durch eine höhere Wirkungsintensität, geringere Toxizität, kürzere Latenzzeit, bessere Diffusionsfähigkeit und verlängerte Wirkungsdauer aus. Ihnen wird deshalb in der Regel der Vorzug gegeben.

In Tabelle 4–2 sind die wichtigsten Lokalanästhetika, die Maximaldosen und die verwendeten Lösungen zusammengestellt. Grundsätzlich sind alle Mittel toxisch, ihr therapeutischer Index (Verhältnis von anästhetischer Wirkung zur Toxizität) ist relativ klein. Ob ein toxischer Plasmaspiegel erreicht wird, hängt nicht nur von der injizierten Menge, sondern auch von der Verteilung im Gewebe, der Resorption und Elimination ab.

Zusätze von gefäßverengenden Mitteln (Vasokonstriktoren) verzögern die Resorption der Lokalanästhetika durch „Fixation" am Wirkungsort. Dadurch sind höhere Dosen zulässig und die Wirkung wird verlängert. *Adrenalin-* und *Noradrenalinkonzentrationen* von 1:100000 bis 1:200000 genügen. Insgesamt sollen aber 0,25 mg nicht überschritten werden. POR 8, dem Hypophysenhinterlappenhormon Vasopressin nahestehend, ist stärker vasokonstriktorisch und besser verträglich (Dosierung: 1 I.E. pro 10 ml Lokalanästhetikum bzw. in stark vaskularisiertem Gewebe 1 I.E. pro 6 ml). *Kohlensäurebeimengung* verkürzt die Anschlagszeit und verstärkt die Wirkung.

Indikationen

Die Indikationen hängen generell von der Einstellung des Operateurs, den Fähigkeiten des Anästhesisten, dem Zustand und der Kooperation des Patienten, sowie dem Operationsgebiet ab.

Tabelle 4–2. Lokalanästhetika

Generischer Name (Handelsname)	Wirkungsdauer	Verwendete Lösungen in Prozent für					Empfohlene Maximaldosen/die*	
		Oberflächenanästhesie	Infiltrationsanästhesie	Nervenblockade (Plexusanästh.)	Spinalanästhesie	Periduralanästhesie	ohne Adrenalin	mit Adrenalin
Procain (Novocain)	kurz 45–60 min	–	0,5–1,0	1,0–2,0	(5,0)	2,0–3,0	500 mg	1000 mg
Mepivacain (Carbocain, Scandicain)	mittellang 2–4 h	–	0,25–0,5	1,0–2,0	4,0	1,0–2,0	300 mg	500 mg
Lignocain (Lidocain, Xylocain)	mittellang 2–4 h	4,0	0,25–0,5	1,0–2,0	5,0	1,0–2,0	300 mg	500 mg
Tetracain (Pantocain)	lang 2–6 h	2,0	0,05–0,1	0,15–0,2	0,5–1,0	0,15–0,2	20 mg	20 mg
Bupivacain (Marcain, Carbostesin)	sehr lang 3–12 h	–	0,05–0,1	0,5	0,5	0,15–0,5	75 mg	150 mg
Etidocain (Duranest)	sehr lang 3–12 h	–	–	0,5	–	1,0	300 mg	450 mg

* (gilt *nicht* für Spinal- und Periduralanästhesie)

1. Operationen an den Extremitäten, im unteren Abdomen, im Urogenitalbereich und fast alle Weichteiloperationen.
2. Patienten mit Herz-Kreislauf-Vorerkrankungen, bei denen mit einer negativen Beeinflussung des Kreislaufes durch Allgemeinnarkose zu rechnen ist.
3. Ausgeprägte respiratorische Störungen und Infektionen des Respirationstraktes.
4. Nicht nüchterner Patient (Nahrungskarenz weniger als 6 h), ausgenommen spinale und peridurale Anästhesie.
5. Aspirationsgefahr und vorübergehender Verschluß des Mundes (z. B. Drahtung eines Kieferbruches).
6. Erforderliche aktive Mitarbeit des Patienten (z. B. Wiedervereinigung durchtrennter Sehnen).
7. Wenn eine längere postoperative Schmerzfreiheit des Operationsfeldes erwünscht ist.
8. Ambulante Eingriffe (geringere Komplikationen als bei der Allgemeinanästhesie, kürzere postoperative Überwachung, früheres Einsetzen der Straßenverkehrstauglichkeit).
9. Wenn ausgebildetes Anästhesiepersonal nicht zur Verfügung steht.

Es soll jedoch die persönliche Qualifikation und apparative Voraussetzung zur Beherrschung etwaiger auftretender Komplikationen vorhanden sein.

Kontraindikationen und ihre Behandlung

1. Fehlende Kenntnis, mangelnde Erfahrung und Geschicklichkeit.
2. Septikämie, Entzündung, bakterielle Infektionen oder maligne Tumoren (z. B. malignes Melanoblastom) im Injektionsgebiet.
3. Nachgewiesene Überempfindlichkeit gegen das verwendete Lokalanästhetikum.
4. Antikoagulanzienbehandlung des Patienten.
5. Patienten mit Volumenmangel oder Schock.
6. Kontraindikation gegen Vasokonstriktoren, besonders Adrenalin. In diesen Fällen muß auf Adrenalinzusatz verzichtet werden (z. B. ausgeprägte Hypertension, schwere Koronar- und Gefäßerkrankungen, Phäochromozytom, Anästhesien an Fingern, Zehen und Penis).

Komplikationen und ihre Behandlung

Spezifisch: allergische Reaktionen, Intoxikationen durch Lokalanästhetika, Reaktionen auf Adrenalinzusatz.
Unspezifisch: Verfahrensbedingte Komplikationen, psychogene Reaktionen.

Allergische Reaktionen

Sie sind außerordentlich selten. Es handelt sich entweder um eine *anlagebedingte Idiosynkrasie* oder *erworbene Hypersensibilität* des Organismus.
Symptome: Angioneurotisches Ödem, Urtikaria, Juckreiz, Blutdruckabfall, Laryngo- und/oder Bronchospasmus, anaphylaktischer Schock.

Intoxikation durch Lokalanästhetika

Sie treten *sofort* oder *verzögert* auf, je nachdem, wann der Plasmaspiegel die Toleranzgrenze überschreitet. Sie liegen in einer Häufigkeitsrate zwischen 0,1 und 0,25%.

Ursachen: Überdosierung, zu hohe Konzentration, zu schnelle Resorption, versehentliche intravasale Injektion, verlangsamte Elimination (z. B. bei schwerkranken, geriatrischen Patienten, Kleinkindern).

Symptomatik toxischer Reaktionen: Die toxische Wirkung der Lokalanästhesie spielt sich im wesentlichen am kardiovaskulären und zentralen Nervensystem ab. Sie ist durch die beschriebene Wirkung dieser Substanzen auf das zelluläre Aktionspotential zu verstehen. Wir unterscheiden in der Regel eine erste Phase der Stimulation, der dann in der zweiten Phase die Depression folgt. Die Symptomatik ist in Tabelle 4–3, die therapeutischen Maßnahmen in Tabelle 4–4 dargestellt.

Reaktionen auf Adrenalinzusatz

Bei Überdosierung und vor allem bei versehentlicher intravasaler Injektion von Adrenalin kommt es zu den bekannten Veränderungen, wie kaltem Schweißausbruch, Unruhe, Erregung, überschießendem Puls- und Blutdruckanstieg, heterotoper Reizbildung mit Arrhyth-

Tabelle 4–3. Symptomatik der Intoxikation bei Lokalanästhesien

	Zentralnervensystem	Kardiovaskuläres System
1. Phase: *Stimulation*	Unruhe Delirium Krämpfe	Hautrötung Tachykardie Hypertension
2. Phase: *Depression*	Koma Atemstillstand	Hypotension Bradykardie Asystolie

Tabelle 4–4. Behandlung toxischer Reaktionen bei Lokalanästhesie

Zentralnervensystem:	Sauerstoff (evtl. Beatmung) Diazepam 5–10 mg i. v., Muskelrelaxierung
Atmung:	Freie Atemwege, Sauerstoff, Intubation und Beatmung
Kardiovaskuläres System:	Schocktherapie mit Schocklagerung, Volumenzufuhr, Vasopressoren i. v., z. B. 10–15 mg Ephedrin-Sulfat langsam i. v., kardiopulmonale Wiederbelebung
Anaphylaxie:	Adrenalin (z. B. 0,5–1,0 mg verdünnt i. v.), Kortikosteroide, Antihistaminika, 10 ml 10%iges Calciumglukonat i. v.

mien, Ausbildung eines Lungenödems, Auftreten einer Apoplexie.

Therapie: β-Rezeptoren-blockierende Substanzen, blutdrucksenkende Mittel.

Unspezifische, verfahrensbedingte Komplikationen

Gefäßverletzungen, Blutungen, Hämatome, Thrombosen, Nekrosen, Nervenläsionen (mechanisch, toxisch), Infektionen (bakteriell, Meningitis, Arachnoiditis), Höhlenverletzungen (Pneumothorax), Liquorverlustsyndrom (Kopfschmerzen, Abduzensparese), Rückenschmerzen, Nadel- und Katheterbrüche, systemische Wirkungen (Blutdruckabfall, Darmmotilitätssteigerung, Harnentleerungsstörung).

Psychische Reaktionen

Sie können ausgelöst werden auf Grund von Schmerzen oder Erwartungsangst vor dem operativen Eingriff. Es werden z. B. vasovagale Reaktionen, Hyperventilationstetanie und Stenokardien beobachtet.

Vorbeugung

1. Verwendung nur gerade wirksamer Konzentrationen und Verabreichung zulässiger Mengen.
2. Injektion erst nach sorgfältigem Aspirationstest oder bei Vorschieben bzw. Zurückziehen der Nadel.
3. Laufende Beobachtung und Überwachung des Patienten, insbesonders verbaler Kontakt, um Bewußtseinsänderungen sofort zu erkennen.
4. Bereithaltung erforderlicher Medikamente sowie geeigneter Geräte zur Sauerstoffverabreichung und Beatmung.
5. Injektion bei geringsten Anzeichen toxischer Reaktionen beenden.
6. Ausreichend großer venöser Zugang.

Spezielle Techniken der Lokalanästhesie

Oberflächenanästhesie

Das Lokalanästhetikum wird flächenhaft auf Schleim-, Horn- oder Bindehaut aufgetragen.

Infiltrationsanästhesie

Extravasale Methode

Das Lokalanästhetikum wird unter die Haut ins Gewebe injiziert. Selektiver ist die Umspritzungsanästhesie (Feldblock), wobei ein begrenzter Gewebsbezirk durch Infiltration von den Rändern her ausgeschaltet wird.

Intravasale Methode

Die intravenöse Regionalanästhesie (Perfusionsblock nach A. Bier, 1908) ist eine einfache, verläßliche und weitgehend ungefährliche Schmerzausschaltung, vor allem der oberen, weniger der unteren Extremität.

Technik: Einstechen einer Verweilkanüle in eine periphere Vene, die nicht im Operationsfeld liegt. Anheben der Extremität und gründliche Blutentleerung mit Esmarch-Binde. Druckmanschette im proximalen Drittel des Oberarmes auf mindestens 50 mm Hg über den systolischen Druck bringen. Injektion von 50 ml z. B. einer 0,5%igen Lignocainlösung durch die Verweilkanüle.

Das Lokalanästhetikum diffundiert aus dem Venensystem in das Gewebe und blockiert die

Schmerzfasern. Nach 5–20 min ist der Arm bis zur Sperrmanschette anästhetisch. Die Sperre darf frühestens 20–30 min nach der Injektion geöffnet werden, und zwar mehrmals in kurzen Abständen, um zu rasches Abströmen des Lokalanästhetikums in die Blutbahn zu verhindern (Gefahr toxischer Reaktionen). Sie darf nicht länger als 2 h dauern (Ischämiegefahr). Vasokonstriktoren dürfen unter keinen Umständen verwendet werden.

Kontraindikationen: Periphere arterielle Gefäßerkrankungen (Verschlechterung durch die Ischämie). Nervenleiden der betreffenden Extremität, Überempfindlichkeit gegen das Lokalanästhetikum, sowie Blockierungen des Herzreizleitungssystem.

Perivaskuläre Plexusanästhesie

Bei der perivaskulären Plexusanästhesie der oberen Extremität unterscheiden wir je nach anatomischem Zugang 3 verschiedene Techniken: supraklavikuläre (1), interskalenäre (2) und axilläre (3).

Supraklavikulär (1): Der Einstich erfolgt tangential bzw. unmittelbar dorsal der A. subclavia über der 1. Rippe (Abb. 4–5).

Interskalenär (2): Der Einstich wird zwischen dem M.scalenus anterior und medius durchgeführt.

Axillär (3): Der Einstich erfolgt tangential zur A. axillaris in der Achselhöhle. Injiziert werden 20–40 ml einer 1%igen Lösung, z. B. Lignocain.

Die *Komplikationen* der interskalenären und supraklavikulären Blockade sind Sero-, Hämato- und Spannungspneumothorax. Häufigkeit zwischen 1 und 4%.

Isolierte Blockaden der Armnerven (N. radialis und N. medianus oder N. ulnaris)

Am Ellbogen bzw. Handgelenk zur örtlichen Schmerzausschaltung im entsprechenden Versorgungsgebiet der Nerven. *Dosis:* 10–20 ml, z. B. 1% Lignocain.

Blockade der Finger- und Daumennerven (modifizierte Oberst-Leitungsanästhesie)

Finger und Daumen werden von Ästen des N. radialis, N. medianus bzw. ulnaris versorgt, die sich vor dem Fingergrundgelenk volar und dorsal verzweigen und seitlich des Fingers verlaufen. Dementsprechend wird volar über der distalen Beugefalte mit einer dünnen 1,5 cm langen Nadel, tangential zur Palmarsehne die Palmarfaszie durchstochen. Nach sorgfältigem Aspirationstest werden beiderseits 0,5 ml z. B. einer 2%igen Lignocainlösung deponiert. Am Handrücken wird dieselbe Nadel 1 cm proximal vom Metakarpalköpfchen senkrecht in ihrer ganzen Länge eingestochen und ebenfalls beidseitig 0,5 ml deponiert.

Gleichzeitige Blockade des N. ischiadicus und N. femoralis

zur Schmerzausschaltung des Femur, Kniegelenks und Unterschenkels. *Dosis:* 15–25 ml, z. B. 1%iges Lignocain.

Rückenmarksnahe Leitungsanästhesien
(Abb. 4–6)

Die Wirkung eines Lokalanästhetikums im Subarachnoidalraum *(Spinalanästhesie)* oder im Periduralraum *(Periduralanästhesie)* unter-

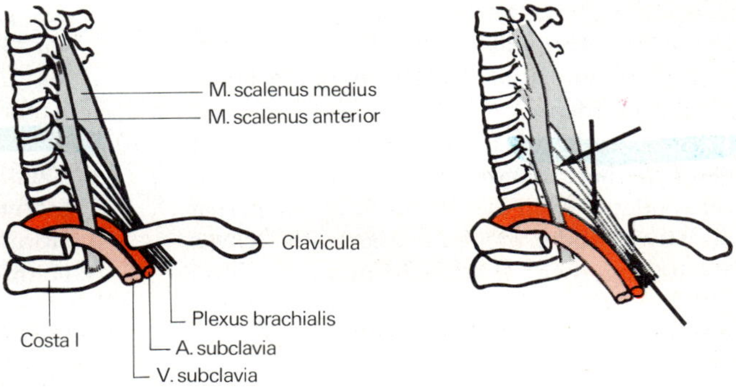

Abb. 4–5. Perivaskuläre Plexusanästhesie der oberen Extremität

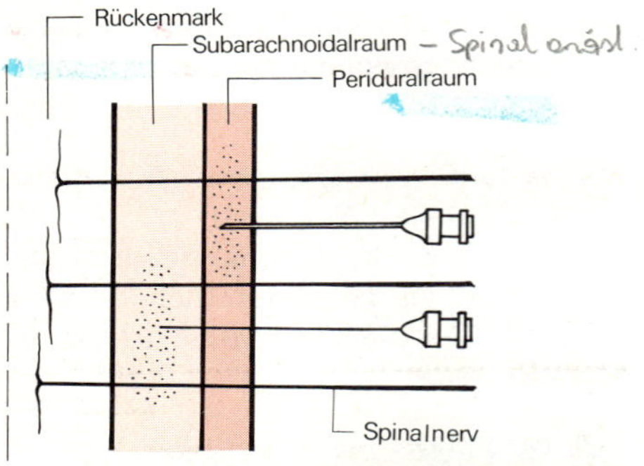

Abb. 4–6. Schema der rückmarksnahen Leitungsanästhesien

bricht die Leitfähigkeit der Spinalnerven nahe dem Rückenmark. Die Ausdehnung der Schmerzausschaltung hängt von der Zahl der blockierten Spinalnerven ab.

Die Wirkung der Spinalanästhesie tritt nach 5–12 min ein, die der Epiduralanästhesie nach 15–25 min. Die Dauer der Spinalanästhesie ist allgemein kürzer als die der Epiduralanästhesie. So beträgt die mittlere Dauer der Spinalanästhesie bei Tetracain etwa 150–190 min, für die Epiduralanästhesie bei dem gleichen Mittel etwa 300–330 min.

Spinalanästhesie

Technik: Mit möglichst dünner Injektionsnadel wird das Lokalanästhetikum in den Subarachnoidalraum unterhalb von L 2 (kaudales Rükkenmarksende) zwischen den Dornfortsätzen (L 2/3 oder L 3/4) injiziert. Für die Ausbreitung des Mittels sind spezifisches Gewicht, Volumen und Konzentration des Lokalanästhetikums, Injektionsgeschwindigkeit und Lagerung des Patienten maßgebend. Durch geeignete Kombination dieser Faktoren wird ein Sattelblock oder eine tiefe, mittlere oder hohe Anästhesie herbeigeführt. Eine Variante ist die halbseitige Spinalanästhesie, bei der nur Spinalnerven einer Körperhälfte durch entsprechende Seitenlagerung während der Injektion ausgeschaltet werden.

Verwendete Mittel: In den meisten Fällen werden hyperbare (schwerer als Liquor) Lösungen verwendet: 4%iges Mepivacain hyperbar, 40–80 mg, oder 5%iges Lignocain schwer, 50–100 mg, oder 1%iges Pantocain schwer, 8–15 mg, oder 5%iges Procain schwer, 80–100 mg.

Periduralanästhesie

Zur Punktion des Periduralraumes werden spezielle Nadeln mit kurz geschliffener Spitze verwendet. Die Periduralanästhesie kann durch Einzelinjektion oder als kontinuierliche Technik mit Hilfe eines durch die Nadel eingeführten Katheters durchgeführt werden. Höhe des Einstiches, Menge des Anästhetikums und Injektionsgeschwindigkeit bestimmen das Ausmaß der Schmerzausschaltung. Mit 30 ml z. B. 0,5%ige Bupivacain oder Etidocain werden ungefähr 3–4 Segmente ober- und unterhalb der Einstichstelle ausgeschaltet. Zur Muskelerschlaffung sind höhere Konzentrationen erforderlich. Die Katheterperiduralanästhesie kann auch zur postoperativen Schmerzbekämpfung verwendet werden.

Kontraindikationen für Spinal- und Periduralanästhesie

Es gelten die allgemeinen Kontraindikationen zur Lokalanästhesie; spezielle Kontraindikationen für die rückenmarksnahen Anästhesien sind: Erkrankungen des zentralen Nervensystems, pathologische Veränderungen der Wirbelsäule, unklare Ausdehnung der Operation.

Komplikationen der Spinal- und Periduralanästhesie

a) *Bedingt durch die Technik*
   1. Kollaps
   2. Rückenschmerzen
   3. Kopfschmerzen (besonders bei Spinalanästhesie)
   4. Hirnnervenläsion (besonders bei Spinalanästhesie)
   5. Meningomyelopathie
   6. Bakterielle Infektion; vermeidbar, wenn das ganze Instrumentarium unmittelbar vor Gebrauch sterilisiert wird. *Reinigung und Desinfektion* der Einstichstelle mit Äther und keimfiltriertem Alkohol.

b) *Bedingt durch die Wirkung*
   1. Blutdruckabfall
   2. Störung der Respiration
   3. Störung des Gastrointestinaltraktes
   4. Harnretention.

Die postoperative Schmerzbehandlung

Mehr als zwei Drittel aller Patienten erleiden nach operativen Eingriffen therapiebedürftige Schmerzen. Dabei entzieht sich der Schmerz als psychisches Erlebnis weitgehend einer objektiven Bestimmung. Die Schmerzreize sind unmittelbar postoperativ am stärksten und nehmen i. allg. in den folgenden Tagen kontinuierlich ab. Schmerz wird in seiner Intensität und Dauer individuell unterschiedlich empfunden. Im wesentlichen ist dies abhängig von folgenden Faktoren:

1. Lokalisation, Art und Ausdehnung des operativen Eingriffs sowie der hierdurch ausgelösten Traumatisierung,
2. Art des Anästhesieverfahrens,
3. der psychischen Situation des Patienten sowie von seinem Alter.

Lokalisation, Art und Ausdehnung des operativen Eingriffs

Postoperative Schmerzen treten besonders heftig dann auf, wenn das Operations- bzw. Wundgebiet durch Atemexkursionen oder unvermeidliche Bewegungen ständig oder auch nur intermittierend irritiert wird. Atemexkursionen irritieren z. B. besonders nach Thorakotomien oder nach Eingriffen im oberen Abdomen.

Art des Anästhesieverfahrens

Insbesondere der Zeitpunkt des ersten Auftretens von Schmerzen und in zweiter Linie auch deren Intensität hängen entscheidend vom angewendeten Anästhesieverfahren ab. Wurden Anästhetika mit nur geringer oder fehlender analgetischer Potenz verwendet (z. B. Barbiturate, Hypnomidate, sowie die volatilen Anästhetika Halothan, Enflurane, Forane), dann sind die Schmerzreize unmittelbar nach Anästhesieende sehr stark ausgeprägt. Bei Anwendung einer Neuroleptanalgesie (Dehydrobenzperidol, Fentanyl), bzw. der heute meist üblichen sog. „balanced anesthesia", bei der zum Unterhalt der Anästhesie sowohl volatile Anästhetika als auch i. v. applizierbare Analgetika (zumeist Fentanyl) kombiniert werden, treten Schmerzen erst im weiteren Verlauf der postoperativen Phase auf. Die Schmerzen erreichen dann, nach Wirkungsverlust der während der Operation verabreichten Analgetika, Stunden nach Operationsende die größte Intensität und erfordern entsprechend später eine erstmalige postoperative Schmerzmedikation. Ähnliches gilt für Mono- bzw. Kombinationsnarkosen mit Ketanest (Ketamin). Nach Regionalanästhesien (insbesondere Periduralanästhesien mit Katheter), bei denen langwirkende Lokalanästhetika (z. B. Bupivacain = Carbostesin) kontinuierlich appliziert wurden, kann der Schmerz über Stunden oder aber auch über Tage nahezu vollständig ausgeschaltet werden. Dies ist ein Argument für die Anwendung der Katheter-Periduralanästhesie zur postoperativen Schmerzbehandlung. Nur bei kurzdauernden operativen Interventionen mindern die bereits zur Prämedikation verwendeten Analgetika auch die Intensität der postoperativ auftretenden Schmerzreize und verzögern deren Beginn.

Psychische Situation und Alter der Patienten

Von der Peripherie kommende Schmerzreize werden kortikal umgesetzt. Aus der Wahrnehmung des Schmerzes resultieren das Schmerzerlebnis mit affektiver Verarbeitung und hieraus die efferenten Reaktionen. Dies sind z. B.:

- Erhöhung der Atemfrequenz durch Stimulation des Atemantriebs,
- Steigerung des Blutdrucks und der Herzfrequenz durch vermehrte Ausschüttung endogener Katecholamine,
- Steigerung des Muskeltonus,
- Veränderung der Mimik sowie der gesamten Körperhaltung,
- verbale Artikulation (Stöhnen, Schreien).

Die affektive Verarbeitung und das Ausmaß hieraus resultierender efferenter Reaktionen ist in besonderem Maße von der Persönlichkeit des Patienten, seiner psychischen Situation und von seinem Alter abhängig. Eine gesunde, nicht vorbelastete Versuchsperson wird einen experimentell verursachten Schmerz, den sie jederzeit beenden kann, bzw. dessen Ende abzusehen ist, anders verarbeiten als ein Patient, der seinem Schmerz ausgeliefert ist und womöglich den Schmerz mit einer bedrohenden Erkrankung verknüpft.

Beim alten Menschen sind im Gegensatz zum Jugendlichen efferente Reaktionen auf Schmerzreize meist deutlich reduziert. Dies erklärt u. a. die Tatsache, daß beim alten Patienten bereits eine geringere Dosierung eines Analgetikums eine Schmerzerleichterung ermöglicht. Die Notwendigkeit der Dosisreduktion beim alten Patienten muß allerdings auch mit einer Abnahme der Plasmaproteinbindung der Analgetika erklärt werden.

Insgesamt darf die Schmerzäußerung in der postoperativen Phase nicht allein als somatisches Ereignis gesehen werden, sondern es muß auch immer ein Bezug zur Persönlichkeit des Patienten und seiner Vigilanz hergestellt werden.

Oftmals lassen sich dann sogar Analgetika durch Sedativa ersetzen. Allerdings ist es in der klinischen Praxis im Einzelfall unmöglich, den somatischen Schmerz von der psychischen Beeinflussung zu differenzieren. Dies erklärt, daß eine schematische Verordnung von Schmerzmitteln den Erfordernissen keineswegs gerecht werden kann. Vielmehr müssen gerade in der postoperativen Phase Analgetika individuell verabreicht werden.

Analgetika

Grundsätzlich kann Schmerz peripher oder zentral beeinflußt werden. In der *Peripherie* vermitteln Prostaglandine den Schmerz. Ihre Bildung oder Freisetzung kann durch nicht-morphinartige Analgetika, die auch antipyretisch und antiphlogistisch wirken, beeinflußt werden.

Morphin und morphinartig wirkende Analgetika haben einen *zentralen* Ansatzpunkt. Sie dämpfen die Schmerzverarbeitung und reduzieren bzw. heben das Bewußtwerden von Schmerzreizen auf. Die Wirkung wird durch Hemmung nozizeptiver Afferenzen zum limbischen System über Interaktion mit präexistenten Rezeptoren erklärt. So lassen sich die für die postoperative Schmerzbehandlung zur Verfügung stehenden Analgetika den beiden folgenden Gruppen zuordnen:

1. Morphin und morphinartig wirkende Analgetika (Tabelle 4–5),
2. nicht-morphinartige Analgetika, die auch antipyretisch und antiphlogistisch wirken.

Morphinartige Analgetika

Sämtliche morphinartigen Analgetika wirken qualitativ ähnlich wie Morphin; die Eigenschaften des Morphins stehen damit beispielhaft für die Eigenschaften dieser Analgetikagruppe.

Es müssen zentrale und periphere Wirkungen unterschieden werden.

Zentrale Wirkungen

Morphin übt sowohl dämpfende als auch erregende Wirkungen auf das Zentralnervensystem aus. Bei der Mehrzahl der Patienten ist bei therapeutischer Dosierung eine sedativ hypnotische Wirkung zu erwarten. Höhere Dosierungen führen zur Bewußtseinseintrübung bis zum Bewußtseinsverlust. Die dosisabhängige atemdepressorische Wirkung des Morphins beruht in der Hauptsache auf einer Herabsetzung der Empfindlichkeit des Atemzentrums gegenüber der CO_2-Spannung im Blut. Dieser Effekt tritt schon bei einer Dosierung von 2–4 mg, bezogen auf einen 70 kg schweren Erwachsenen, auf und ist bei Neugeborenen und Kleinkindern besonders ausgeprägt. Die für die postoperative

Tabelle 4–5. Morphin und Morphinartige Analgetika (narcotic analgesics)

Substanz	Handelsname	Durchschnittliche analgetische Dosis [mg]	Handelsform
Morphin	Morphium hydrochl.	10	Amp. 1 ml ≙ 10 mg Amp. 2 ml ≙ 20 mg
Pethidin	Dolantin	50	Amp. 1 ml ≙ 50 mg Amp. 2 ml ≙ 100 mg
Piritramid	Dipidolor	15	Amp. 2 ml ≙ 15 mg
Pentazocin	Fortral	15–30	Amp. 2 ml ≙ 30 mg
Buprenorphin	Temgesic	0,3–0,6	Amp. 1 ml ≙ 0,3 mg
Tramadol	Tramal	50–100	Amp. 1 ml ≙ 50 mg Amp. 2 ml ≙ 100 mg

Phase an sich günstige antitussive Wirkung beruht auf einer Dämpfung der reflektorischen Erregbarkeit des Hustenzentrums. Der Dämpfung des Brechzentrums kann eine Stimulation der Triggerzone in der Area postrema vorausgehen, wodurch Übelkeit und Erbrechen erzeugt werden. Die zentralerregende Wirkung auf den Edinger-Westphal-Kern des N. oculomotorius löst die morphinbedingte Miosis aus.

Periphere Wirkungen

Die Effekte des Morphins und seiner Analoga auf periphere Organe äußern sich in der Regel in einer Tonussteigerung der glatten Muskulatur (hierbei ausgenommen sind die Blutgefäße). Morphin löst eine Pyloruskonstriktion aus, am Darm kommt es neben einer Tonussteigerung zu einer Hemmung der propulsiven Motorik und damit im weiteren Verlauf zu einer spastischen Obstipation. Infolge dieser Tonussteigerung der glatten Muskulatur in der Wand von Hohlorganen und bei gleichzeitiger Konstriktion der Sphinkteren kommt es auch zu einer Drucksteigerung. So ist mit der Dämpfung des Miktionsreflexes eine Harnverhaltung nach Morphinapplikation zu erklären. Für die Tonusminderung der glatten Muskulatur der Blutgefäße und den damit konsekutiv eintretenden Blutdruckabfall werden 2 Wirkungen verantwortlich gemacht: 1. die Freisetzung von Histamin, 2. die Dämpfung sympathischer Zentren. Histamin bewirkt auch die zuweilen bei Anwendung von Morphin und seiner Analoga beobachtete Urtikaria und Rötung der Haut. Bei asthmatischer Komponente eines Patienten kann zudem durch Histamin ein Bronchospasmus ausgelöst werden. Das kardiozirkulatorische System wird von Morphin nur minimal beeinflußt. Morphinaufnahme führt zur Gewöhnung und Sucht; auch wegen der oft unerwünschten Nebenwirkungen vor allem auf das Atemzentrum sollte Morphin nur bei stärksten Schmerzen, z. B. bei Karzinomschmerzen, in der postoperativen Phase angewendet werden. Morphin wird bei intramuskulärer Applikation gut resorbiert, der Wirkungseintritt liegt bei 15–30 min, der maximale Effekt bei 45–90 min. Bei i. v. Applikation setzt die Wirkung bereits nach 1–2 min ein.

Grundsätzlich besitzen die synthetischen Opiate gleichwertige Nebenwirkungen wie Morphin. Einige Besonderheiten der morphinartig wirkenden Analgetika seien jedoch herausgestellt.

Pethidin

50–100 mg Pethidin (Dolantin) haben etwa eine vergleichbare analgetische Potenz wie 10 mg Morphin. In dieser äquianalgetischen Dosierung ist die Atemdepression gleichwertig ausgeprägt. Die Wirkdauer ist jedoch gegenüber Morphin reduziert. Pethidin ist kein Histaminliberator, kann deshalb auch bei Asthmatikern verwendet werden. Bei Kindern können durch Pethidin Erregungszustände bis hin zu Krampfpotentialen hervorgerufen werden. Dies ist insbesondere auch bei Epileptikern zu erwarten. Über die Dämpfung protektiver Reflexe wird durch Pethidin die auxiliäre Wärmeproduktion reduziert und damit Schüttelfrost, Kältezittern und Vasokonstriktion in der postoperativen Phase beseitigt. Dies ist ein besonders erwünschter Effekt.

Piritramid

Piritramid (Dipidolor) hat in äquianalgetischen Dosen von 15 mg eine geringere Inzidenz von Nebenwirkungen, insbesondere Übelheit und Erbrechen betreffend. Der sedierende Effekt scheint stärker ausgeprägt zu sein. Eine Atemdepression ist in geringerem Ausmaß zu erwarten. Damit eignet sich diese Substanz für die allgemeine analgetische Therapie in der postoperativen Phase.

Pentazocin

Pentazocin (Fortral) gehört zur Gruppe der sog. partiellen Morphinantagonisten, d. h. neben eigener analgetischer und atemdepressiver Wirkung besitzt es auch opiatantagonistische Aktivität. Pentazocin antagonisiert jedoch nicht die Atemdepression, die durch Morphin erzeugt wird; es kann aber bei Patienten, die an Opiate gewöhnt sind, Entzugssymptome beschleunigen. Dieses Analgetikum führt eher zu Dys- als zu Euphorien. Da Pentazocin unter bestimmten Voraussetzungen sowohl den arteriellen als auch den pulmonalarteriellen Druck steigern kann, sollte es bei Patienten mit vorbestehendem Systemhochdruck oder pulmonaler Hypertension nur zurückhaltend eingesetzt werden. Die Möglichkeit des Auftretens von Nebenwirkungen, wie Übelkeit, Mißempfindungen, bis hin zu Halluzinationen, ist beschrieben und muß bei der Indikation berücksichtigt werden. Andererseits ist Pentazocin eines der wenigen Analgetika, das keine Drucksteigerung in den ableitenden Gallenwegen verursacht.

Buprenorphin

Buprenorphin (Temgesic) ist ein sehr potentes Analgetikum mit ebenfalls agonistisch und antagonistischer Wirkung. Es zeigt eine gegenüber Morphin deutlich verlängerte Wirkungsdauer von 6–8 h. Wegen angeblich verminderter obstipierender Wirkung kann Temgesic bevorzugt in der Abdominalchirurgie als postoperatives Analgetikum eingesetzt werden.

Tramadol

Tramadol (Tramal) ist ein Analgetikum, das in therapeutischen Dosierungen – im Gegensatz zu den vorgenannten starken Analgetika – nicht zu gleichwertig ausgeprägter Atemdepression, Obstipation und Reduzierung der Diurese führen soll. Allerdings sind Nebenwirkungen wie Übelkeit und Erbrechen, bei zu rascher i. v. Injektion besonders zu erwarten. Insgesamt ist zu sagen, daß immer wieder versucht worden ist, synthetische Präparate zu entwikkeln, die bei äquianalgetischer Wirkung zu Morphin geringere Nebeneffekte (Atemdepression, Übelkeit, Erbrechen) aufweisen sollen und die keine Gewöhnungs- und Suchteffekte nach sich ziehen sollten. Dies ist bislang noch nicht vollends gelungen. Klinische Erfahrungsberichte sowie wissenschaftliche Untersuchungen zeigen regelmäßig widersprüchliche Ergebnisse. Dies liegt sicher einmal daran, daß zwar eine Atemdepression objektivierbar ist, die Schmerzintensität jedoch nicht ausreichend sicher bestimmt werden kann. Dennoch bieten einige der genannten synthetischen Opiate deutliche Vorteile, die eine Bevorzugung zur Schmerzbehandlung in der postoperativen Phase gegenüber Morphin rechtfertigen.

Nicht-morphinartige Analgetika

Nicht-morphinartige Analgetika spielen bei der Behandlung von Schmerzzuständen in der postoperativen Phase eine deutlich untergeordnete Rolle. Sie sind zur Schmerzbehandlung nur nach kleineren operativen Eingriffen, die eine geringe Schmerzintensität erwarten lassen, geeignet. Entsprechend ihrer eingeschränkten analgetischen Potenz sind auch die Nebenwirkungen vergleichsweise gering.

Acetylsalizylsäure

Acetylsalizylsäure (Aspisol) ist nur zur kurzfristigen Anwendung bei geringer Schmerzintensität geeignet. Allergische Reaktionen sind nur selten zu beobachten. Als Kontraindikation wird u. a. eine Antikoagulanzientherapie angesehen. Diese Tatsache schränkt die Indikation in der postoperativen Phase zusätzlich ein.

Metamizol

Metamizol (Novalgin) besitzt eine gute analgetische Wirkung. Es wurde, ebenso wie seine Kombinationspräparate (z. B. Baralgin), besonders bei spastisch bedingten Schmerzzuständen angewendet. Metamizol – ein Pyrazolderivat – soll jedoch ebenso wie Pyrazol selbst Knochenmarksdepressionen bis hin zu letalem Ausgang auslösen können. Dies muß zu zurückhaltender Anwendung, wenn nicht zum Ausschluß aus dem klinischen Gebrauch dieser Substanzgruppe führen.

Applikationsart: In der postoperativen Phase wird man die intramuskuläre oder intravenöse Applikation der Analgetika bevorzugen. Nach weniger traumatisierenden operativen Eingriffen ohne erhebliche Störung der Mikrozirkulation ist die intramuskuläre Applikationsform als geeignet anzusehen. Nach größeren traumatisierenden operativen Interventionen sollte die i. v. Applikation bevorzugt werden. Ihre Vorteile sind:

1. Schneller Wirkungseintritt, der den Patienten eine sofortige Schmerzerleichterung bringt.
2. Verbunden mit einer frühzeitigen analgetischen Wirkung ist u. U. auch das Auftreten der Medikamentennebenwirkungen. Hierdurch wird es einfacher, eine für den Patienten individuell geeignete Dosierung zu finden. Dem Nachteil einer i. v. Bolusinjektion – die Wirkung hält bei schnell abfallendem Plasmaspiegel nur kurz an – kann durch kontinuierliche Infusion des Analgetikums begegnet werden.

Aufgrund der allgemeinen und speziellen Wirkungen und Nebenwirkungen der aufgeführten Analgetika lassen sich für einige Operationsverfahren einige Empfehlungen zur postoperativen Schmerzbehandlung geben. Nach thoraxchirurgischen Eingriffen sind starke und langanhaltend wirkende Analgetika notwendig. Bevorzugt angewendet werden Pentazocin, Piritramid sowie Tramadol. Die Beeinträchtigung der Atmung durch Schmerz und Angst bei subjektiv empfundenem Luftmangel ist oft ausgeprägter als die gefürchtete Atemdepression durch entsprechende Analgetika. Nach abdominalchirurgischen Eingriffen sollten in erster Linie Medikamente ohne obstipierende Komponente eingesetzt werden, wie z. B. Piritramid, Buprenorphin oder Tramadol.

In neuerer Zeit wird zur postoperativen Schmerztherapie die *kontinuierliche Periduralanalgesie* empfohlen. Als Vorzüge werden vor allem genannt: Reduktion des Analgetikaverbrauchs sowie Minderung der pulmonalen Komplikationsrate. Zusätzlich mögen 2 weitere Effekte für einen Teil der betroffenen Patienten günstig sein: eine Vasodilatation und damit Reduktion vor allem der Nachlast des Herzens sowie eine günstige Beeinflussung der Darmmotilität. Entscheidend für eine Indikationsstellung vor allem nach thorakalen und abdominellen Eingriffen sind jedoch die erstgenannten Vorzüge. Dabei ist zu bemerken, daß die bis heute vorliegenden Untersuchungen zur Minderung der pulmonalen Komplikationsrate nach Anwendung der kontinuierlichen Periduralanalgesie als postoperative Schmerztherapie sich auf die sog. klassischen, postoperativen pulmonalen Komplikationen wie Atelektase, pulmonales Ödem und Pneumonie beziehen. Ob durch eine Katheterperiduralanalgesie die Inzidenz eines akuten Atemnotsyndroms des Erwachsenen (ARDS) in der postoperativen Phase reduziert werden kann, ist bis heute nicht belegt. Eine postoperative Katheterperiduralanalgesie erscheint allgemein indiziert bei operativen Eingriffen mit zu erwartendem hohem postoperativem Schmerzmittelverbrauch. Insbesondere erscheint die Indikation gegeben bei Oberbaucheingriffen (Punktionsstelle TH 8–10) Mittelbaucheingriffen (Punktionsstelle TH 10–12) und Unterbauch- bzw. Extremitäteneingriffen (Punktionsstelle TH 12–L4).

Die Analgesie wird in der Regel mit einer Bolusinjektion von 0,25%igem Bupivacain eingeleitet. Die Schmerzfreiheit kann aufrecht erhalten werden durch Nachinjektionen von 0,25%iger Lösung oder aber durch kontinuierliche Infusion einer 0,125%igen Bupivacainlösung. Es sollte angestrebt werden, einen postoperativen Zeitraum von 2–3 Tagen hiermit zu überbrücken. Die Indikation zur Katheterperiduralanalgesie wird eingeschränkt durch Komplikationen, die sich von Seiten des Patienten ergeben, bzw. durch Komplikationen, die methodisch bedingt sind. Als Kontraindikationen von seiten des Patienten gelten vor allem lokale Infektionen und septische Krankheitsbilder, Gerinnungsstörungen sowie Rückenmarkserkrankungen. Methodische Komplikationen ergeben sich vor allem aus einer nicht korrekten Katheterposition. Die Komplikationen reichen von nicht ausreichender Analgesie bis hin zur kompletten Spinalanästhesie.

Die postoperative analgetische Therapie sollte sich auf pharmakologische Kenntnisse und klinische Erfahrungen stützen. Sie darf nie schematisch, sondern muß individuell unter Berücksichtigung des Operationsverfahrens, des Alters, der Persönlichkeit und schließlich auch der Grundkrankheit des Patienten erfolgen.

5. Wunde, Wundheilung, Wundbehandlung

Definition der Wunde

Unter dem Begriff Wunde verstehen wir eine durch äußere Einflüsse entstandene umschriebene oder flächenhafte Gewebsdurchtrennung oder -zerstörung. Diese Schädigung kann alle Organe oder Gewebe betreffen und leicht, schwer, lebensgefährlich oder tödlich sein. Nach ihrer Entstehung unterscheiden wir mechanische, thermische, chemische und strahlenbedingte Wunden.

Bedeutung und Kennzeichen der Wunde

Folgen einer Wunde sind: 1. Austritt von Blut und Serum und damit Verlust von Flüssigkeit, gelösten und zellulären Bestandteilen des Blutes; 2. Verlust der Schutzfunktion der unverletzten Oberfläche und Möglichkeit des Eindringens von Erregern, Fremdkörpern und Giften, sowie radioaktiven Substanzen.

Örtliche Zeichen der Wunde sind: Verletzung der Oberfläche, evtl. Defekt, Abfluß von Blut und Sekret, Wundschmerz. Die Wunde kann von einem mehr oder weniger ausgeprägten Schockzustand begleitet sein. Zusätzliche Gefahr besteht durch die Eröffnung von Gelenken oder Körperhöhlen mit Verletzung innerer Organe.

Die Wundform ist abhängig von der Art und Stärke der Gewalteinwirkung. An der Wunde unterscheiden wir Wundränder, Wundwinkel, Wundfläche und Wundgrund.

Mechanische Wunden

Die Schnittwunde entsteht durch scharfe, schneidende Gegenstände, zeigt glatte Wundränder und spitze Wundwinkel. Alle Gebilde sind bis auf den Wundgrund glatt durchtrennt, auch die Gefäße. Schnittwunden bluten meist stark. Eine Sonderform der Schnittwunde ist die operativ gesetzte chirurgische Wunde.
Bei sauberer Adaptation hat die Schnittwunde eine gute Heilungstendenz.

Die Stichwunde wird mit einem spitzen, scharfen Gegenstand erzeugt. Sie birgt die Gefahr, daß der Schaden an tiefer liegenden Gebilden bei oft kleiner Hautwunde nicht erkannt wird, wie etwa die Eröffnung von Körperhöhlen oder Gelenken.

Die Rißwunde zeigt unregelmäßig zerfetzte Wundränder (z. B. Stacheldrahtverletzung).

Die Rißquetschwunde (Platzwunde) wird durch stumpfe Gewalt hervorgerufen. Sie ist gekennzeichnet durch zerfetzte, oft unterminierte, verschmutzte und gequetschte Wundränder und unregelmäßige Wundflächen. Durch die Quetschung besteht die Gefahr der Ischämie der geschädigten Gewebe. Subkutane Gebilde – Nerven, Gefäße – werden nicht immer durchtrennt und können frei durch die Wunde ziehen. Die Blutung ist geringer als bei Schnittwunden, die Heilung oft gestört.

Bei der Bißwunde handelt es sich von der Entstehung her um Stich- oder Rißquetschwunden. Die Gefahr liegt in der Möglichkeit der Infektion durch bakterienhaltigen Speichel, in der Inokulation von Toxinen, wie Schlangen- oder Insektengift, und in der Übertragung pathogener Erreger wie Malaria, Tollwut u. a.

Schußwunden entstehen durch Geschosse oder Geschoßsplitter. Ihre Formen sind sehr unterschiedlich und abhängig von der Art und Größe des Projektils und der Entfernung, aus der es abgefeuert wurde. Wir unterscheiden Steck- und Durchschüsse. Die Geschoßbahn sollte rekonstruiert werden, da Begleitverletzungen möglich sind (Mehrhöhlenverletzungen). Besonders ausgedehnte Gewebszerstörungen werden durch Splitter-, Explosivgeschosse und Schrotkörner hervorgerufen.

Sonderformen der Wunden

Die Schürfwunde zeigt einen flächenhaften Substanzverlust der Haut, es sind nur die oberen Schichten betroffen. Sie heilt ohne Narbenbildung unter dem Schorf.

Die geschlossene Wunde (Prellung, Quetschung) entsteht durch stumpfe Gewalt. Es kommt zur Schädigung des subkutanen Gewebes ohne Durchtrennung der Haut. Blutergüsse und Ödeme sind die Folge.

Die Ablederung (Décollement) wird durch tangentiale stumpfe Gewalteinwirkung hervorgerufen. Haut und Unterhautgewebe werden von den tieferen Schichten gerissen, es resultieren oft ausgedehnte subkutane Hämatome und Zirkulationsstörungen der Haut mit nachfolgenden Nekrosen.

Zerreißungswunden, Zerquetschungen oder traumatische Amputationen entstehen durch große Gewalteinwirkung. Es kann zu schwersten Zerreißungen, Zermalmungen, Abriß von Körperteilen oder Eröffnung von Körperhöhlen kommen.

Chemische Wunden (Verätzungen)

Es handelt sich vorwiegend um Gewebeschäden durch starke Säuren und Laugen. Die entstehenden Nekrosen sind in Ausmaß und Wirkung den Verbrennungen 1. bis 3. Grades vergleichbar.

Säureverätzungen: Sie rufen in schwächerer Konzentration Reizungen der Haut und der Schleimhäute, in starker Konzentration *Koagulationsnekrosen* hervor. Im Verlauf der Heilung kommt es zum Abstoßen der Nekrosen. Die Behandlung der Gewebsdefekte entspricht der bei Verbrennungen.

Laugenverätzungen: Im Gegensatz zu den Koagulationsnekrosen bewirken sie *Kolliquationsnekrosen.* Das Bindegewebe wird aufgelockert und die Zerstörung setzt sich weiter in die Tiefe fort.

Weiter können chemische Verletzungen durch Metallsalze und eine Fülle organischer und anorganischer Verbindungen hervorgerufen werden.

Therapie: Die mit dem Ätzmittel getränkte Kleidung ist sofort zu entfernen. Die Wunden werden ausgiebig mit Ringer-Lösung, physiologischer Kochsalzlösung oder Wasser gespült.

Flußsäureverletzung: Sie stellt eine besonders gefährliche Sonderform der Säureverletzungen dar, die in der Regel bei Reinigungsarbeiten mit defekten Handschuhen auftritt.

Die durch die in das Gewebe eindringende Säure hervorgerufene Schädigung ist eine Kolliquation, die anfangs nur geringe Beschwerden verursacht, sich in Stunden bis Tagen aber unaufhaltsam ausbreitet. Dadurch treten verzögert extreme Schmerzen auf.

Die Behandlung besteht in dem Versuch, die Flußsäure durch Bildung von Kalziumsalzen zu binden. Hierzu hat sich eine intraarterielle Infusion mit 20 ml Calciumgluconat als 10%ige Lösung über 4 h über Perfusor bewährt. Diese Behandlung mit Kanülierung der A. radialis wird so lange fortgesetzt, bis sich die irreversibel geschädigten Weichteile demarkieren und eine Rekonstruktion, evtl. mit plastischer Deckung angeschlossen werden kann.

Thermische und strahlenbedingte Wunden, S. 101, 103

Wundheilung

Bei jeder Wundheilung handelt es sich um eine stufenweise Abdichtung der Wunde gegenüber der Außenwelt und um einen Ersatz des zerstörten Gewebes. Dabei können nur Bindegewebe und Knochen durch gleichartige Gewebe ersetzt werden. Alle anderen Gewebsdefekte werden durch Bindegewebe aufgefüllt. Voraussetzung für eine ungestörte Wundheilung sind saubere Wundverhältnisse, eine ausreichende Oxygenierung sowie die Funktionsfähigkeit der Makrophagen.

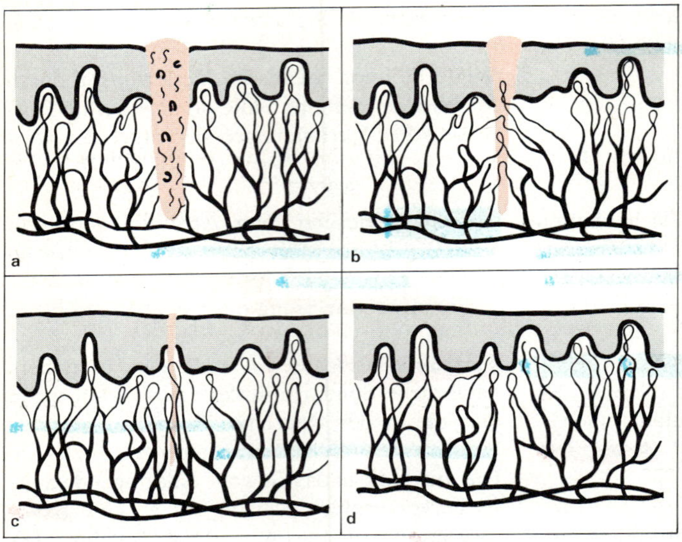

Abb. 5–1 a–d. Primäre Wundheilung. Die Wundränder werden durch minimales Granulationsgewebe (a) miteinander verschweißt, dieses wird organisiert (b, c). Es resultiert ein nahezu narbenfreier Wundverschluß (d)

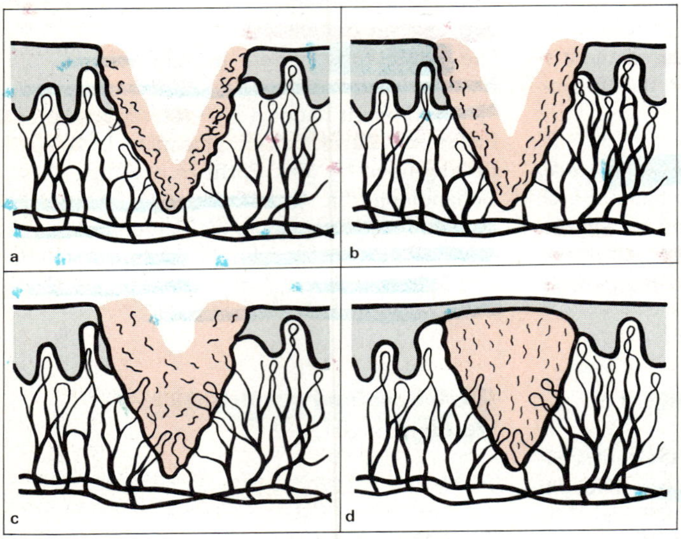

Abb. 5–2 a–d. Sekundäre Wundheilung. Der Defekt wird durch Schorf (a) und Granulationsgewebe (b, c) aufgefüllt, es resultiert eine bindegewebige Narbe (d)

Wir unterscheiden eine primäre und eine sekundäre Wundheilung. Ziel ist primär die Blutstillung, Vermeidung einer Austrocknung und Schutz vor einer Infektion.

Bei der *primären Wundheilung* (Sanatio per primam intentionem, p. p.-Heilung) werden die lückenlos adaptierten Wundränder durch minimales neugebildetes Bindegewebe miteinander verschweißt (Abb. 5–1).

Bei der *sekundären Wundheilung* (Sanatio per secundam intentionem, p. s.-Heilung) nach Wunden mit oder ohne Gewebsdefekt kommt es über eine abakterielle oder eitrige Entzündung zum Auffüllen des Defektes mit Bindegewebe und zur Umwandlung in eine Narbe (Abb. 5–2).

An diesem Vorgang sollen die einzelnen Phasen der Wundheilung gezeigt werden.

Alterative Phase: Durch die Gewebsschädigung wird die Mikrozirkulation im Gewebe gestört, daraus resultieren eine Acidose und katalytische Abbauvorgänge. Gleichzeitig vorhandene Enzyme führen zu einer Autolyse der nekrotischen Zonen oder zu einer Heterolyse, d. h. zu einem Abbau durch lebende Körperzellen wie Leukozyten, Makrophagen und Histiozyten. Zum anderen werden Nekrosen resorbiert oder abgestoßen.

Exsudative Phase: Die Gewebslücke wird ausgefüllt durch Blut, Lymphe und Fibrin. Dieser so gebildete Wundschorf verschließt die Wunde vorübergehend und schützt sie vor mechanischen Einflüssen, Austrocknung und Infekten.

Reparative Phase: Hierbei proliferieren Fibroblasten und Fibrozyten, Gefäße sprossen ein. Es entsteht das Granulationsgewebe, ein zellreiches, gefäßreiches und faserarmes Bindegewebe. Die Farbe ist tiefrot, die Oberfläche feucht glänzend und es blutet bei geringer Berührung. Die Bedeutung des Granulationsgewebes liegt darin, daß der Defekt vor dem Eindringen von Erregern weitgehend geschützt ist. Durch das enzym- und leukozytenreiche Gewebe werden restliche Nekrosen beseitigt. Durch die Umwandlung des Granulationsgewebes entsteht die endgültige Narbe.

Narbenbildung: In der letzten Phase der Wundheilung differenziert sich die Narbe aus dem Granulationsgewebe. Es kommt zu ausgeprägter Kollagensynthese, das Gewebe schrumpft bis zu 30%. Die Vaskularisation vermindert sich, aus dem frühen gefäßreichen und roten Granulationsgewebe wird weißes straffes Bindegewebe. In dieses wachsen sensible Nervenfasern aus der Umgebung ein, die Epithelisierung vom Rand her bildet den Abschluß.
Die Narbe ist kein vollwertiger Ersatz des ehemaligen ortsständigen Gewebes. Auf einer straffen festen Unterlage finden wir ein einfaches Plattenepithel. Dieses läßt Anhangsgebilde wie Haare, Schweißdrüsen und Pigment vermissen. Dadurch wird die Narbe leicht verletzbar. Wunden der Narben haben eine verminderte Heilungstendenz. Es kommt leicht zur Geschwürsbildung.
Die Narbenbildung bei primärer Wundheilung ist gering, oftmals nur mit Mühe erkennbar. Dagegen ist sie um so ausgeprägter, je größer der Defekt war und je intensiver die Wundheilung gestört wurde.

Wundheilungsstörungen

Allgemeine Faktoren: Die Wundheilung kann durch allgemeine und lokale Faktoren gestört sein. Zu den allgemeinen gehört das zunehmende Alter. Im Alter ist die Wundheilung durch langsameres Wachstum der Fibroblasten und verzögerte Kollagenbildung gestört.
Weitere Faktoren sind Stoffwechselstörungen, Eiweiß- und Vitamin-C-Mangel. Hinzu kommen Anämie und Gabe von Medikamenten (Antiphlogistika, Glukokortikoide).

Lokale Faktoren: Diese sind zum Teil durch chirurgisches Vorgehen bedingt oder beeinflußbar, zum Teil davon unabhängig.

Morphologische Besonderheiten: Naht unter Spannung führt zu lokalen Zirkulationsstörungen und damit zu verminderter Bindegewebsneubildung und zur Gefahr der Wunddehiszenz. Durch gewebetraumatisierende chirurgische Technik kommt es zu Wundrandnekrosen. Freipräparieren von Gewebsschichten vergrößert die Zone der verminderten Durchblutung. Hämatom und Serom im Wundgebiet bewirken Taschenbildung und begünstigen das Angehen einer Infektion. Oberflächliche Nekrosen entstehen zusätzlich durch zu lange Operationsdauer und Austrocknen der Gewebe. Diese Störungen sind auch bei operativ gesetzten Wunden ohne Gewebsdefekt möglich.

Wundinfektion: Sie ist die schwerwiegendste Komplikation der Heilung. Alle Wunden sind als mit Bakterien kontaminiert anzusehen, jedoch entscheidet die ungestörte Abwehr der Gewebe und die Menge und Virulenz der eingedrungenen Erreger darüber, ob es zu einer Infektion kommt oder nicht. Im Gegensatz zu den frischen Wunden mit Gewebszerfall und Hämatom sind Granulationen nicht sehr infektgefährdet.

Fremdkörperreaktionen: Fremdkörper können bei der Traumatisierung in die Wunde gelangen oder bei der chirurgischen Versorgung implantiert werden. Entsprechend unterschiedlich ist die Reaktion des Organismus. Metallimplantate zur Stabilisierung von Knochenwunden, nichtresorbierbares Nahtmaterial und Kunststoffimplantate sind in der Regel inert und rufen nur eine geringe Reaktion des Gewebes

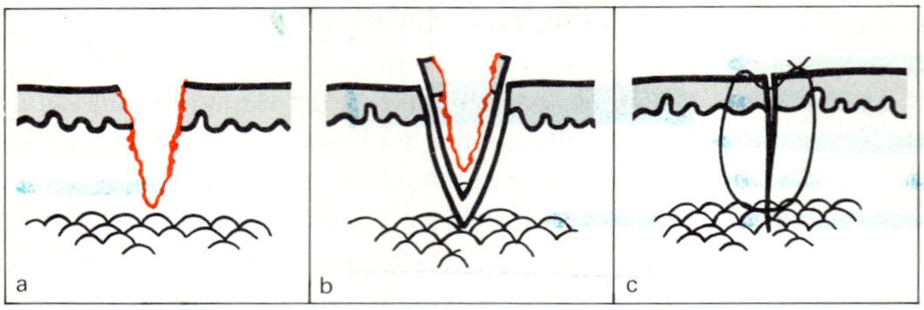

Abb. 5–3 a–c. Wundausschneidung nach Friedrich. Die unebenen bis zerfetzten Wundränder (a) werden sauber mit dem Messer ausgeschnitten (b), so daß eine Adaptation und ein Verschluß durch Wundnaht ohne Taschenbildung möglich sind (c)

hervor. Resorbierbares Nahtmaterial wird durch eine sterile Entzündung abgebaut und resorbiert. Die Bildung von Kollagen ist verzögert und die Reißfestigkeit der Wunde nimmt langsamer zu. Reizen Fremdkörper das Gewebe, werden sie bindegewebig abgekapselt, es entsteht das *Fremdkörpergranulom.*

Keloid: Während die normale Narbe sich retrahiert, geschieht dies beim Keloid nicht. Es kommt zu einer übersteigerten Reaktion von Fibroblasten und einem tumorartigen Einwachsen in die Umgebung. Die Ursache dieser lokal unterschiedlichen und anlagebedingten überschießenden Narbenbildung ist nicht bekannt.

Überschießende Narbenbildung (Narbenhypertrophie): Wesentliche Ursachen dieser Erscheinung sind Spannungen im Verlauf der Narbe und Unruhe an disponierten Körperstellen, etwa der Schulterregion. Im Gegensatz zum Keloid ist die Narbenhypertrophie reversibel. Therapeutisch gelingt die Verbesserung der störenden Erscheinungen durch Entlastung, etwa durch Z-Plastiken oder freie Hauttransplantate.

Instabile Narbe: Gestörte Heilung der Wunde, Narbenhypertrophie und insuffiziente Epithelisierung größerer Defekte können dazu führen, daß Narben den notwendigen Belastungen nicht standhalten und häufig reißen oder Ulzera entwickeln. Diese Narben sind „instabil“ und werden wie Hypertrophien behandelt, d. h. durch Operationen, die die Spannung entlasten und/oder Transplantate.

Wundbehandlung

Ziel der Wundbehandlung ist die primäre Heilung der Wunde ohne ausgedehnte Narbenbildung.

Aufgaben der operativen Wundbehandlung sind:

Operative Wundausschneidung nach Friedrich (Abb. 5–3): Dadurch werden gequetschte ischämische Gewebsanteile abgetragen, die Keimzahl wird reduziert und Fremdkörper werden entfernt.

Der frühzeitige atraumatische Wundverschluß: Dieser ermöglicht eine primäre Heilung, verhindert die weitere Keimbesiedlung und führt zu minimaler Vernarbung.

Vorgehen

Oberflächliche Schürfungen heilen unter dem sich bildenden Schorf ohne Narbe ab. Voraussetzung ist, daß das Stratum germinativum erhalten ist und daß es nicht unter dem Schorf oder unter Verbänden zur Retention von entzündlichem Exsudat kommt. Soweit die Lokalisation es zuläßt, sollten diese Wunden ohne Verband bleiben.

Offene Wunden werden innerhalb der Sechsstundengrenze primär und spannungsfrei verschlossen. Die Wundränder werden mit dem Messer exzidiert, damit sämtliche Nekrosen und bereits mit Erregern inkubierte Gewebsanteile entfernt werden. Zudem wird dadurch eine genaue Adaptation der Wundränder ermöglicht. Die Wunde wird durch sog. *atraumatische Naht* mit dünnem Nahtmaterial verschlossen (Nahttechnik nach Donati oder Allgöwer, S. 18). Auf subkutane Nähte wird verzichtet. Bei ausgedehnten Wunden verhindert die *Redon-Saugdrainage* eine Retention des entzündlichen Exsudates und bewirkt eine zusätzliche Adaptation der Wundflächen.

Ein primärer Wundverschluß ist nicht angezeigt bei Wunden, die älter als 6–8 h sind, da das Risiko einer postoperativen Wundinfektion durch zu starke Keimbesiedlung zu groß ist. Diese Wunden werden offen behandelt, bis ein sauberes Granulationsgewebe den sekundären Verschluß nach einigen Tagen ermöglicht.

Kontraindiziert ist der primäre Wundverschluß bei Bißwunden: Auch hier besteht die Gefahr der postoperativen Wundinfektion durch starke primäre Kontamination mit Erregern.

Von besonderer Bedeutung ist bei der Wundbehandlung die Prophylaxe der Tetanus- und Gasbrandinfektion. Tetanusprophylaxe erfolgt neben der Wundversorgung durch aktive und passive Immunisierung (s. u.).
Für die Verhinderung der Gasbrandinfektion ist entscheidend, daß durch Wundausschneidung, Entfernung der Nekrosen und Verhinderung des Hämatoms die Wachstumsbedingungen der anaeroben Keime beeinflußt werden. Notfalls bleiben verdächtige Wunden nach Spülung mit 3%iger H_2O_2-Lösung offen (S. 67).

Jede operative Wundversorgung muß unter streng aseptischen Bedingungen und bei ausreichender Schmerzfreiheit vorgenommen werden. Voraussetzungen für den Wundverschluß sind die sorgfältige Inspektion und das Erkennen zusätzlicher Verletzungen der Gefäße, Nerven, Sehnen, Knochen sowie Eröffnung von Gelenken oder Körperhöhlen. Dies gilt besonders für perforierende Stich- und Schußwunden.
Die folgende Hautnaht muß spannungsfrei sein, evtl. werden Entlastungsschnitte notwendig oder die Wunde bleibt offen.
Der Verband nach operativer Wundversorgung verfolgt zwei Ziele:

1. Schutz des verletzten Gebietes gegenüber der Umwelt,
2. Ruhigstellung.
   Voraussetzung für die gute Funktion des Verbandes ist, daß es darunter nicht zu Sekretverhaltungen kommt. Diese werden vor allem durch Anwendung von nicht löslichen Pudern oder Salben begünstigt. In jedem Fall ist die möglichst frühzeitige Entfernung des Verbandes anzustreben.

Wird durch die Größe der Wunde eine längere Ruhigstellung bis zur Wundheilung erforderlich, so eignen sich dazu Schienen oder Gipsverbände.

Tetanusprophylaxe

Empfehlungen zur Tetanusprophylaxe wurden 1973 von der Deutschen Gesellschaft für Chirurgie unter Berücksichtigung internationaler Richtlinien ausgearbeitet.

Allgemeine Grundsätze

Der behandelnde Arzt muß bei jedem Verletzten die Art der Prophylaxe individuell gestalten, die Gründe seines Vorgehens soll er schriftlich festhalten. Im Zweifelsfalle soll er diejenigen Maßnahmen ergreifen, die die größte Sicherheit gegen Tetanus versprechen.
Die chirurgische Wundversorgung ist so früh wie möglich vorzunehmen, sie stellt den wesentlichen Teil der Tetanusprophylaxe dar.
Die *Grundimmunisierung* mit *Tetanusadsorbatimpfstoff* vermittelt die *aktive Immunität.* Sie umfaßt 3 Impfgaben. Der Impfschutz gegen Wundstarrkrampf ist gewährleistet, sofern längere Zwischenräume als jeweils 14 Tage zwischen den einzelnen Injektionen gewählt werden. Eine Wiederauffrischung sollte 10 Jahre nach der 3. Impfstoffgabe der Grundimmunisierung oder 10 Jahre nach der letzten Wiederauffrischungsimpfung vorgenommen werden. Im Verletzungsfall kann von einer Wiederauffrischung Abstand genommen werden, wenn die Grundimmunisierung bzw. Auffrischungsimpfung innerhalb der letzten 5 Jahre vorgenommen wurde.
Die Anwendung des homologen *Tetanusimmunglobulins* soll großzügig erfolgen. Durch sie wird eine sofort einsetzende und etwa 4 Wochen anhaltende *passive Immunität* vermittelt. Ihre Indikation ergibt sich aus der Beschaffenheit der Wunde, ihren Entstehungsbedingungen und schon früher durchgeführten Immunisierungen des Verletzten.
Der Verletzte soll eine schriftliche Bescheinigung erhalten, aus der die Art der Tetanusprophylaxe hervorgeht. Er soll belehrt werden,

die begonnene Immunisierung abschließen zu lassen.
Eine einzige Dosis Tetanusadsorbatimpfstoff kann nicht als ausreichender Schutz angesehen werden.

Spezifische Maßnahmen bei Verletzten mit Wunden

Aktiv immunisierte Verletzte

1. Verletzte, die in den letzten 10 Jahren aktiv immunisiert wurden: Der Verletzte bekommt eine Dosis 0,5 ml Tetanusadsorbatimpfstoff als Wiederauffrischung, sofern die letzte Auffrischung mehr als 5 Jahre zurückliegt. Verletzte mit unübersichtlichen oder vernachlässigten Wunden, die älter als 24 h sind, erhalten eine Dosis Tetanusadsorbatimpfstoff, sofern eine Wiederauffrischungsimpfung nicht 1 Jahr vor der Verletzung erfolgte.

2. Verletzte mit mehr als 10 Jahren zurückliegender Grundimmunisierung erhalten eine Dosis Tetanusadsorbatimpfstoff. Verletzte mit unübersichtlichen oder vernachlässigten Wunden, die älter als 24 h sind, erhalten eine Simultanimpfung mit einer Dosis Tetanusadsorbatimpfstoff und an der gegenüberliegenden Körperseite eine Dosis 250 I. E. homologes Tetanusimmunglobulin (aktive und passive Immunisierung).

Verletzte, die früher nicht oder nur unvollständig immunisiert worden sind

1. Bei sauberen oberflächlichen Wunden wird eine Dosis Tetanusadsorbatimpfstoff als Einleitung der Grundimmunisation gegeben.
2. Bei allen anderen Wunden erhält der Verletzte eine Simultanimpfung, also eine Dosis Tetanusadsorbatimpfstoff als Einleitung der Grundimmunisierung gegen Tetanus und eine Dosis von 250 I. E. homologes Tetanusimmunglobulin.

6. Verbandlehre

Verbandstoffe

Verbandstoffe sind Produkte auf Fasergrundlage, die dazu dienen, Wunden abzudecken, Sekrete aufzusaugen, Blutungen zu stillen und Körperteile zu stützen.
Für die Qualität entscheidend sind die Rohstoffe, die sich in 3 Gruppen zusammenfassen lassen:

1. Natürliche Fasern wie Baumwolle und Zellstoff (Cellulose).
2. Halbsynthetische Fasern wie Zellwolle.
3. Synthetische Fasern wie Polyamide, Polyester und Polyurethane.

Die Verbandstoffe lassen sich grob einteilen in Wundauflagen, Pflaster und Binden.

Wundauflagen

Zu ihnen zählt der Verbandmull, der für den operativen Bereich durch einen eingewebten blaugefärbten Bariumsulfatkontraststreifen oder einen Metallring röntgenologisch sichtbar gemacht wird.
Beim Entfernen des Verbandmulls kann es jedoch zum Abreißen von Granulationen kommen, deshalb wurden wundfreundliche Auflagen konzipiert: Kunstfasern z. B. aus Polyamid, Kombinationsverbandstoffe (z. B. aluminiumbedampfte Vliesstoffe – Metalline) oder imprägnierte Verbandstoffe, deren Grundsubstanz (Gittertüll oder Baumwollmull) mit Perubalsam (Branolind), einem Antibiotikum (Fucidine) oder mit Fetten (Adaptic) imprägniert wurde.

Pflaster

Zur Fixation der Verbandstoffe werden Heftpflaster in zahlreichen Ausführungen verwandt. Die einfachen Pflaster bestehen aus Zell- oder Baumwolle mit einem Zinkoxydkautschukkleber (z. B. Leukoplast). Wegen der Allergiegefährdung bei manchen Patienten wurden Pflaster entwickelt, die einen Kunststoffkleber auf Acrylbasis besitzen und besonders hautverträglich sind. Als Trägersubstanzen dienen PVC-Folien (z. B. Band-Aid), Acetatkunstseide (z. B. Leukosilk) und Vliesgewebe (z. B. Leukovlies).

Binden

Folgende Binden finden in der Chirurgie Verwendung: Mullbinden und elastische Mullbinden (Kling-Binden), Schlauchmull, Elastik-, Papier-, Stärke- und Gipsbinden.

Verbände

Sie werden eingeteilt in:
Schutz- oder Wundverbände,
Druckverbände,
Abschnürverbände,
Stütz- und Schienenverbände.

Schutz- und Wundverbände

Sie bestehen aus einer genügend großen sterilen Wundauflage und einem *Pflaster-*, *Binden-*, *Schlauchmull-* *oder* *Dreiecktuchverband* zur Befestigung. An den Extremitäten dürfen keine zirkulären, einschnürenden Pflasterstreifen Verwendung finden.
Kleine Wunden können mit *Wundschnellverband* (z. B. Hansaplast, Verbandpäckchen) abgedeckt werden. Beim Verbinden sollte der Arzt immer vor dem sitzenden oder liegenden Patienten stehen.
Bei den Binden beginnt man mit einem Schräggang, läßt das freie Bindenende seitlich vorste-

hen, schlägt es ein und überdeckt es mit der nächsten Kreistour. Damit kann sich die Binde nicht mehr verschieben (Abb. 6–1). Es wird immer mit offener Binde verbunden, der Bindenkopf wird nicht abgehoben, sondern über dem betreffenden Körperabschnitt abgerollt. Der Verband darf nicht zu fest angelegt werden (Kontrolle der Durchblutung). Drei typische Verbände sind in den Abb. 6–2 bis 6–4 dargestellt.

Druckverbände (Abb. 6–5)

Sie dienen der Stillung von arteriellen und venösen Blutungen. Auf die Wundauflage wird ein Druckpolster gebunden, das die blutenden Gefäße komprimieren soll. Der Verband darf nicht zirkulär schnüren, da sonst durch die Störung des venösen Rückflusses die Blutung verstärkt werden kann. Zusätzlich wird der verletzte Körperteil hochgelagert.

Abschnürverbände

Schwere arterielle Blutungen werden notfallmäßig mit einem Abschnürverband gestillt (Esmarch-Blutsperre S. 100, 478).

Stütz- und Schienenverbände

Sie dienen zur Ruhigstellung eines Körperabschnittes. Folgende Materialien kommen zur Anwendung:
Elastische Binden, Heftpflaster, Dreiecktuch, Schlauchmull, Stärke- und Gipsbinden, Schienen aus Pappe, Holz, Plastik und Metall (z. B. Drahtleiterschiene nach Cramer), pneumatische Extremitätenschienen.
Die wichtigsten Stützverbände sind:

Rucksackverband (Abb. 6–6)

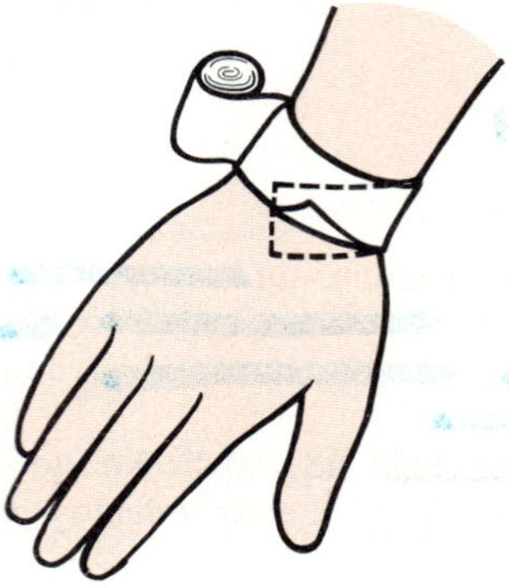

Abb. 6–1. Kreistour am Handgelenk

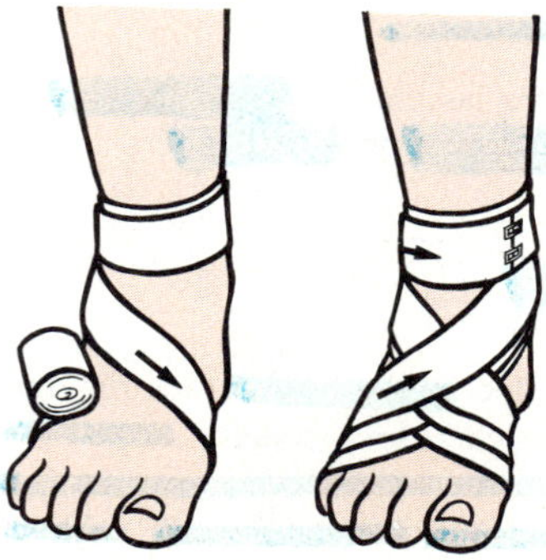

Abb. 6–2. Kornährenverband am rechten Fuß. Beginn mit zwei Kreistouren oberhalb des Gelenkes. Die Achtertour verläuft vom Außenknöchel über den inneren Fußrand, unter der Sohle und über den äußeren Fußrand zum Innenknöchel. Der Kreuzungspunkt wandert auf dem Fußrücken von distal nach proximal

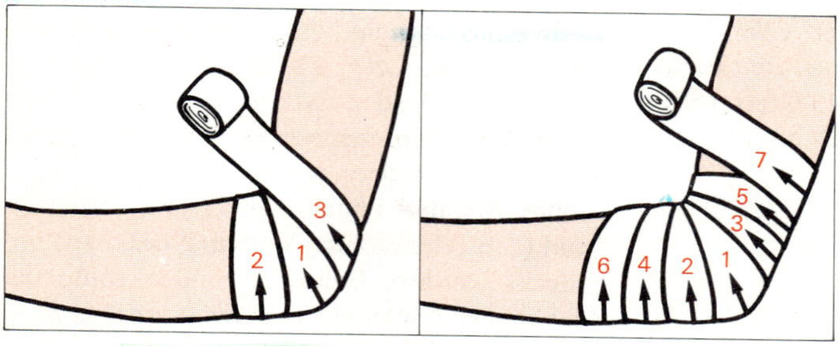

Abb. 6–3. Schildkrötenverband am Ellbogen. Das Ellbogengelenk steht in Beugestellung. Die erste Bindentour wird um das Olecranon gelegt, die folgenden Touren decken jeweils zur Hälfte die vorhergehende und liegen dadurch weiter proximal am Oberarm und weiter distal am Unterarm als die vorhergehende Tour

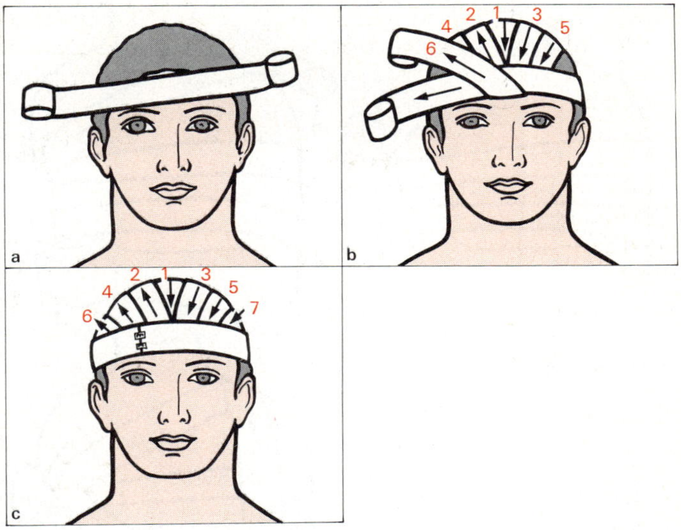

Abb. 6–4 a–c. Mitra Hippocratis. Dieser Verband wird mit einer zweiköpfigen Binde (a) oder mit zwei Binden gleichzeitig gewickelt. Die eine Binde verläuft jeweils in horizontaler Richtung und fixiert die andere, die von okzipital nach frontal und umgekehrt gewickelt wird (b). Fertiger Verband, Ohren und Augen bleiben frei (c)

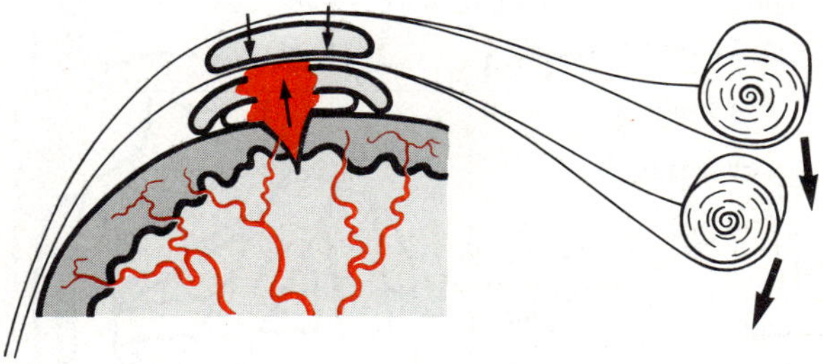

Abb. 6–5. Kompressionsverband. Eine mehrmals zusammengelegte Kompresse und ein Schaumgummipolster zur besonderen Kompression werden jeweils mit einer elastischen Binde angewickelt. Ist der erste Verband durchgeblutet, wird ein zweites Kompressionspolster angewickelt

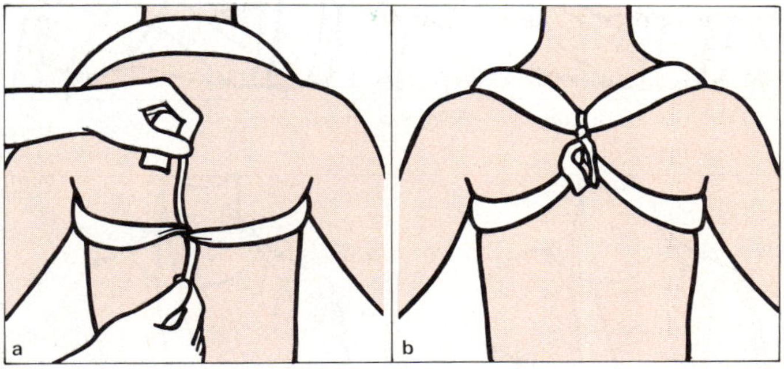

Abb. 6–6 a u. b. Rucksackverband

Anwendung: Claviculafraktur.

Material: Ein mit Watte gefüllter Schlauchmull.

Technik:

1. Der mit Watte gefüllte Schlauchmull wird über den Nacken gelegt und vorn durch die Achseln geführt. Die freien Enden werden auf dem Rücken geknotet.
2. Ein Ende wird um den Schlauchverband im Nacken geschlungen und mit dem anderen unter Spannung verknüpft.

Desault-Verband (Abb. 6–7)

Anwendung: Verletzungen im Bereich des Schultergelenkes.

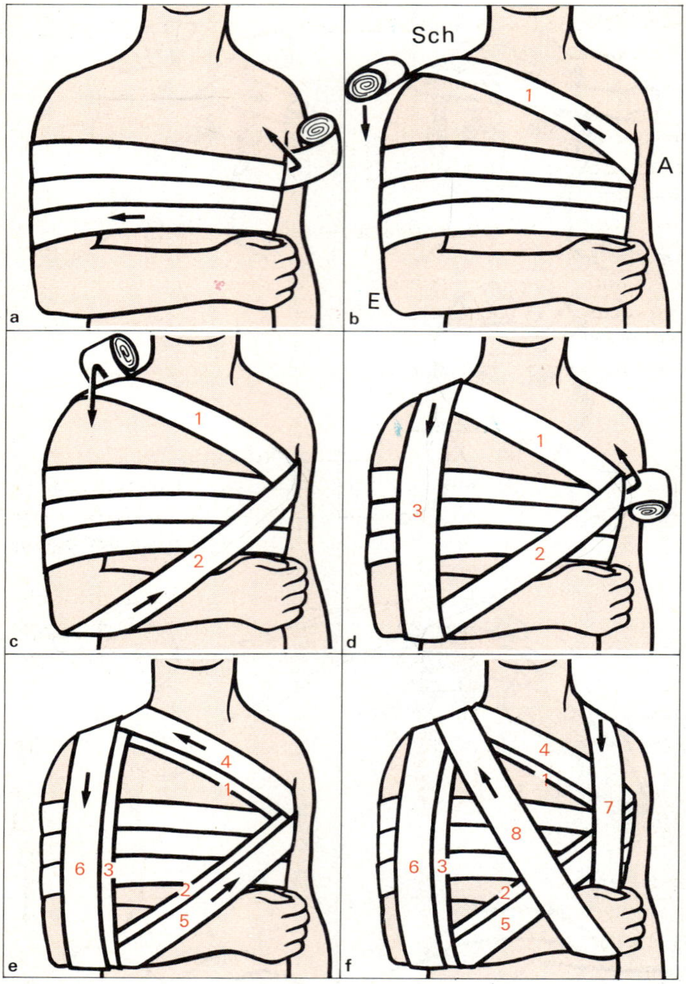

Abb. 6–7 a–f. Desault-Verband. Polsterung beider Achselhöhlen mit Watte. Nach drei zirkulären Bindengängen um den Thorax und den verletzten Arm (a) verlaufen die Touren von der gesunden Achselhöhle (A), über die verletzte Schulter (SCH) (b), über den verletzten Ellbogen (E) und zurück zur gesunden Achselhöhle (c). Die Touren werden abwechselnd hinten über den Rücken (d) oder vorn über die Brust zur gesunden Achselhöhle zurückgeführt (e). Fertiger Verband, Merkwort: Asche (f)

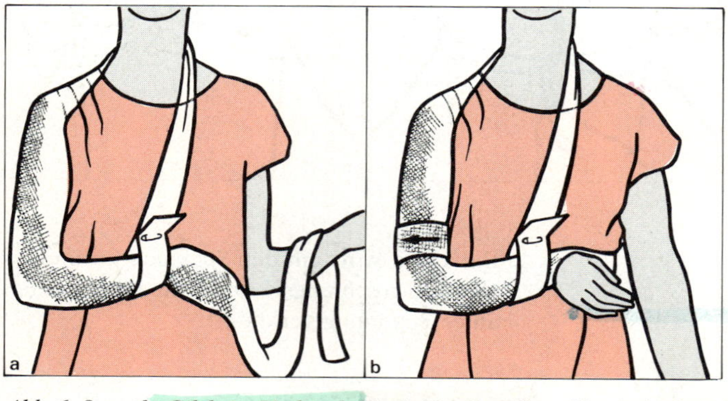

Abb. 6–8 a u. b. Gilchrist-Verband. Ein Schlauchmull wird nach zwei Dritteln eingeschnitten und der Arm in dieses Ende eingeführt, das kürzere Ende wird um den Hals geführt und mit einer Schlaufe und mit einer Sicherheitsnadel am Handgelenk befestigt (a). Über dem Handgelenk wird der Schlauchmull eingeschnitten und das lange Ende um den Rücken geführt und mit einer Schlaufe und einer Sicherheitsnadel am distalen Oberarm fixiert (b)

Material: 4 Wattepolster, 4 elastische Binden, Stärkebinden oder Gipsbinden, 15 cm breit.

Technik:
1. Polsterung beider Achselhöhlen, der Clavicula sowie des Ellbogens der verletzten Seite.
2. Drei Kreistouren um den Thorax und den rechtwinklig angelegten verletzten Arm.
3. Achtertouren von der gesunden Achselhöhle (A) zur verletzten Schulter (SCH) und den gleichseitigen Ellbogen (E), die abwechselnd vorn über die Brust und hinten über den Rücken zur gesunden Achselhöhle zurückgeführt werden (Asche-Verband).

Gilchrist-Verband (Abb. 6–8)

Anwendung: Verletzungen im Bereich des Schultergürtels.

Material: Schlauchmull von 3- bis 4facher Armlänge, 2 Sicherheitsnadeln.

Technik:
1. Der Schlauchmull wird nach zwei Drittel eingeschnitten und der Arm in dieses Ende eingeführt.
2. Das kürzere Ende wird um den Hals geführt und mit einer Schlaufe und einer Sicherheitsnadel am Handgelenk befestigt.
3. Der Schlauch wird über dem Handgelenk zur freien Beweglichkeit der Hand eingeschnitten und das lange Ende um den Rücken geführt und mit einer Schlaufe am distalen Oberarm fixiert.

Dachziegelverband der Zehen (Abb. 6–9)

Anwendung: Zehenluxation, Zehenfraktur.

Material: Heftpflaster, 1 cm breit.

Technik: Schichtweises Übereinanderkleben von Heftpflasterstreifen, die sich auf der Medialseite der Großzehe oder auf der Dorsalseite der übrigen Zehen kreuzen.

Armtragetuch (Mitella, Abb. 6–10)

Anwendung: Verletzungen im Bereich des Schultergelenkes.

Material: Dreiecktuch, Sicherheitsnadel.

Technik:
1. Das Dreiecktuch wird so auf den Thorax gelegt, daß die Spitze des gleichschenkligen Dreiecks zum Ellbogen des verletzten Armes zeigt und der eine Zipfel auf der gesunden Schulter liegt.
2. Der andere Zipfel wird um den rechtwinklig gebeugten Unterarm in den Nacken hinaufgeschlagen und mit dem anderen Zipfel verknüpft.

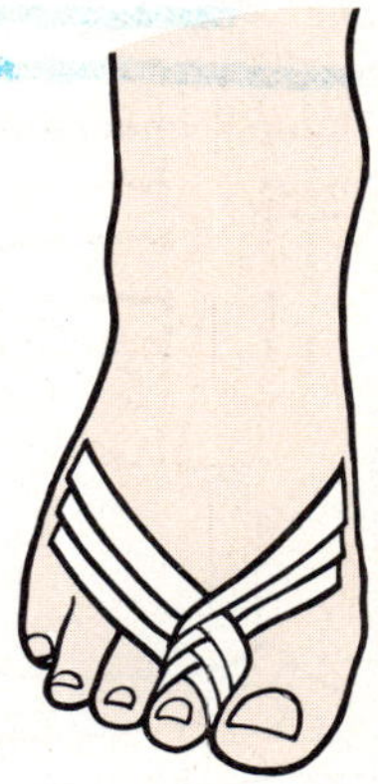

Abb. 6–9. Dachziegelverband an den Zehen

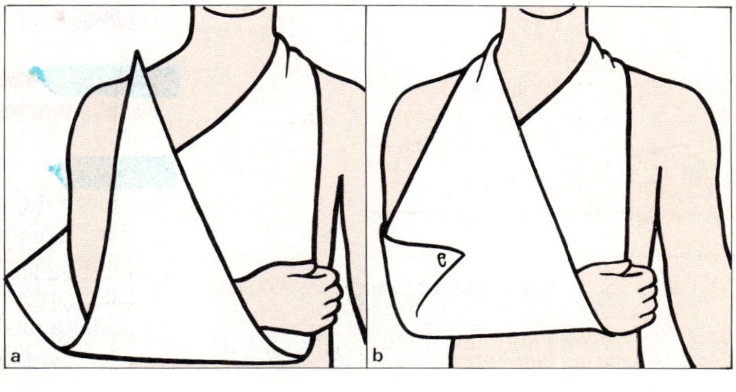

Abb. 6–10 a u. b. Mitella

3. Die Spitze des rechtwinkligen Dreiecks wird nach innen umgeschlagen und mit einer Sicherheitsnadel befestigt.

Gipsverbände

Der Gipsverband stellt die am häufigsten angewandte Methode der Ruhigstellung bei Verletzungen und Erkrankungen am Bewegungsapparat dar. Man unterscheidet den gepolsterten und ungepolsterten Gipsverband. Beim gepolsterten Gipsverband wird der entsprechende Körperabschnitt voll mit Watte oder einem anderen Material gepolstert. Nach Ansicht vieler Autoren wird mit dem ungepolsterten Gipsverband eine bessere Ruhigstellung erzielt.

Für den Gipsverband gelten folgende wichtige ***Regeln:***

Die beiden der Verletzung benachbarten Gelenke müssen stets in Funktionsstellung im Gipsverband mit einbezogen werden. Ausnahmen bilden Frakturen am distalen Radius (Unterarmgips) und am oberen Sprunggelenk (Unterschenkelgips).

Die druckgefährdeten Knochenvorsprünge werden gepolstert (z. B. Fibulaköpfchen beim Unterschenkelgips zum Schutz des N. peronaeus).

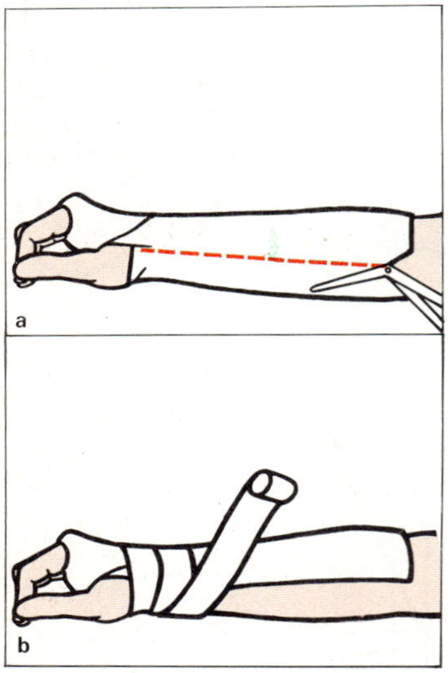

Abb. 6–11 a u. b. Dorsale Gipsschiene. Nach Erhärten des Gipses wird die feuchte Mullbinde bis auf den letzten Faden aufgeschnitten (a). Anwickeln der dorsalen Gipslonguette mit einer trockenen Mullbinde (b)

Der Gipsverband wird immer mit der flachen Hand gehalten und anmodelliert, Fingerabdrücke verursachen Druckstellen.

Bei frischen Verletzungen oder Entzündungen muß der Gipsverband immer bis auf den letzten Faden gespalten werden, da es sonst zu schweren Durchblutungsstörungen einer Extremität kommen kann *(Kompartimentsyndrom, Volkmann-Kontraktur)*.

Jeder Gipsverband muß beschriftet werden (Datum des Unfalls, der Reposition, des ersten Gipsverbandes, der Gipsabnahme, Zeichnung der Fraktur und Name des Arztes).

Sensibilität, Motorik und Durchblutung sind regelmäßig zu prüfen.

Nach Abklingen der Schwellung wird der Gipsverband zu weit. Es muß deshalb ein Gipswechsel durchgeführt werden, um eine optimale Stabilität zu gewährleisten.

Neben dem Vorteil der geschlossenen Methode hat der Gipsverband verschiedene ***Nachteile:***

Gefahr von Drucknekrosen an der Haut und ***Nervenlähmungen*** durch Kompression.

Durchblutungsstörungen bis zur ischämischen Kontraktur.

Immobilisationsschäden in Form von Gelenkversteifungen, Muskelatrophien, Inaktivitätsosteoporose und Verwachsungen der Gleitschichten an Gelenken, Sehnen und Muskeln.

Neben dem Gipsverband haben sich auch Stützverbände aus Kunststoff sehr bewährt, z. B. mit Polyurethanharz getränktes Baumwollgittertüllgewebe (Baycast), Polyurethanhartschaum (Neofract) und mit Polyurethanharz imprägniertes Fiberglasgewebe (Scotchcast).

Dorsale Gipsschiene (Abb. 6–11)

Anwendung: Verletzungen und Erkrankungen der Hand, bei Verletzungen des Daumens und 5. Fingers mit Fingereinschluß.

Material: Achtfache 12 cm breite Longuette, Tupfer, feuchte und trockene Mullbinde.

Technik:

1. Eine achtfache Longuette wird dorsal auf den Unterarm gelegt, die Hand steht in Funktionsstellung.
2. Ein Tupfer kommt in die erste Zwischenfingerfalte und mit einer feuchten Mullbinde wird die Longuette fixiert.

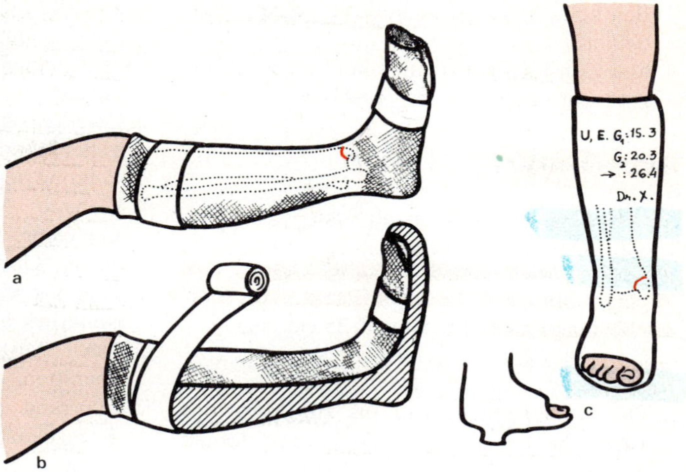

Abb. 6–12 a–c. Unterschenkelgehgips. Über den Unterschenkel wird ein Schlauchmull gezogen und Fibulaköpfchen und Vorfuß mit synthetischer Watte gepolstert (a). Die dorsale Gipslonguette wird mit Gipsbinden angewickelt (b). Fertiger Gipsverband mit Gehstöckel und vollständiger Beschriftung (c)

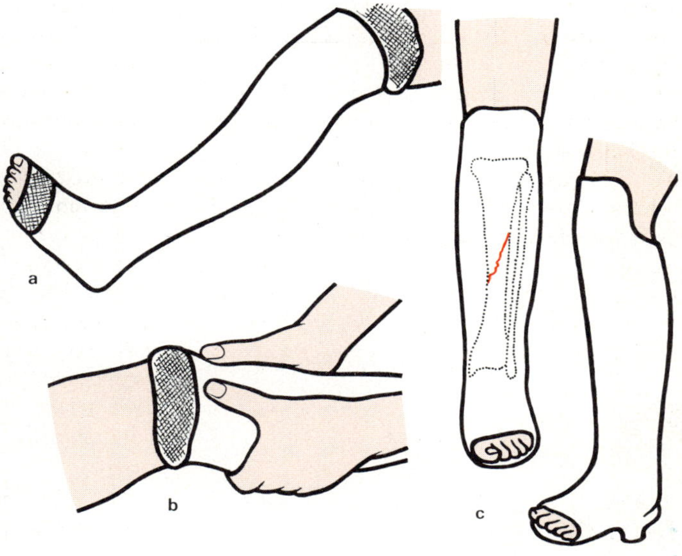

Abb. 6–13 a–c. Sarmiento-Gips. Nach Anlegen der Gipslonguetten und Anwickeln der 2 Gipsbinden (a), genaues Anmodellieren des Tibiaplateaus, der Oberschenkelkondylen und des Lig. patellae (b). Der Gips wird so ausgeschnitten, daß Femurkondylen und Patellaoberrand mit eingeschlossen bleiben, das Kniegelenk aber um 80° bewegt werden kann (c)

3. Nach Erhärten des Gipses wird die Mullbinde bis auf den letzten Faden aufgeschnitten.
4. Zuletzt wird eine trockene Mullbinde angewickelt. Die 3–4 Hohlhandtouren müssen freien Faustschluß gewähren.

Unterschenkelgehgips (Abb. 6–12)

Anwendung: Verletzungen des Sprunggelenkes und Fußes.

Material: Schlauchmull, synthetische Watte, achtfache 15 cm breite Gipslonguetten, vier 12 cm breite Gipsbinden, Gehstöckel.

Technik:

1. Über den Fuß und Unterschenkel wird ein Schlauchmull gezogen. Vorfuß und Unterschenkel in Höhe des Fibulaköpfchens werden mit synthetischer Watte gepolstert.
2. Eine Gipslonguette wird dorsal auf den Unterschenkel und die Fußsohle gelegt und in der Umschlagfalte eingeschnitten. Das Sprunggelenk steht in 90°-Stellung.
3. Zwei Gipsbinden werden vom Kniegelenk bis zu den Zehengrundgelenken zirkulär angewickelt. Der Schlauchmull wird umgelegt und der Gipsverband mit zwei weiteren Bin-

den komplettiert. Die Fußsohle wird anmodelliert.
4. Der Gehstöckel wird mit einer Longuette angebracht und mit einer Gipsbinde fixiert.

Sarmiento-Gips (Abb. 6–13)

Anwendung: Unterschenkelfraktur.

Material: Schlauchmull, Synthetikwatte, vier 12 cm breite Gipsbinden, fünffache 15 cm breite Gipslonguetten, 75, 50 und 25 cm lang.

Technik:

1. Der Schlauchmull wird bis zur Mitte des Oberschenkels gezogen, Vorfuß und das um 45° gebeugte Kniegelenk werden gepolstert.
2. Die vordere 50 cm lange Longuette wird bis zur Mitte der Kniescheibe angelegt, die hintere Longuette bis zum Kniegelenk. Die kurze Longuette kommt quer über die Kondylen.
3. Zwei Gipsbinden werden von den Zwischenzehenfalten bis knapp über die Oberschenkelkondylen gewickelt.
4. Genaues Anmodellieren des Tibiaplateaus, der Oberschenkelkondylen und des Lig. patellae. Über dem Ursprung des M. gastrocnemius wird mit der flachen Hand ein Gegendruck ausgeübt.
5. Nach Aushärten wird der Gips so ausgeschnitten, daß Femurkondylen und Patellaoberrand mit eingeschlossen bleiben, das Kniegelenk aber um 80° bewegt werden kann.
6. Der Gehstöckel wird angebracht.

7. Chirurgische Infektionen

Der Begriff „Infektion“ beinhaltet die Ansiedlung und Vermehrung von Krankheitserregern im Organismus, die eine Abwehr- und Schädigungsreaktion auslösen.
Die Abgrenzung „chirurgischer“ Infektionen von anderen durch Mikroorganismen verursachten Infektionen hat sich aus praktisch-therapeutischen Gründen bewährt. In der Regel handelt es sich um lokal begrenzte, meist eitrige Infektionsherde, die chirurgische Maßnahmen erfordern. Im Mittelpunkt chirurgischer Infektionen stehen die infizierte postoperative bzw. posttraumatische Wunde und ihre Komplikationen. Die folgenden Ausführungen setzen biochemische, mikrobiologische und pathologisch-anatomische Grundkenntnisse über Wundheilung, Infektionen und Entzündung voraus.

Natürlicher Infektionsschutz

Die unverletzte Haut ist wegen ihrer bakteriziden und bakteriostatischen Eigenschaften von Mikroorganismen praktisch nicht zu überwinden. Das gleiche gilt von der Darmschleimhaut und von gut durchblutetem Granulationsgewebe. Der natürliche Infektionsschutz wird außer von epithelialen Barrieren von funktionellen und biochemischen Schutzmechanismen bewirkt:
- Normale Durchblutung der Gewebe
- Physiologische Bakterienflora
- Funktionsfähiger Mukoziliarapparat
- Qualitativ und quantitativ normale Schleimschutzfunktion
- Bakterizider Magensaft
- Physiologische Sphinkterfunktion

Die körpereigene Infektabwehr besteht aus zahlreichen humoralen und zellulären Mechanismen, die bei intaktem Zusammenwirken im Organismus zuverlässig vor pathogenen Mikroorganismen schützen (Tabelle 7–1). Im Rahmen der zellulären unspezifischen Infektabwehr ist die *Phagozytose* der wichtigste Mechanismus. Unter dem Einfluß positiver Chemotaxis kommt es zunächst zur Ansammlung von neutrophilen, polymorphkernigen Leukozyten, später von Makrophagen am Infektionsort. Schließlich entscheiden die Funktionsfähigkeit des retikulohistiozytären Systems und die Mechanismen der spezifischen, erworbenen Infektabwehr (Immunabwehr) über das weitere Schicksal eingedrungener Mikroorganismen. Von besonderer Bedeutung für die natürliche Resistenz ist der Gehalt neutrophiler Leukozyten an Lysozym.

Begünstigende Faktoren der Infektionsentstehung

Alle Maßnahmen, welche die Funktionsweise des natürlichen Infektionsschutzes stören, begünstigen die Entstehung von Infektionen, z. B. Durchblutungsstörung, Fehler in der OP-Tech-

Tabelle 7–1. Mechanismen der körpereigenen Infektabwehr

Humorale Mechanismen	Zelluläre Mechanismen
1. Entzündungsmediatoren, z. B. Kinine, Anaphylatoxine, chemotaktische Faktoren	1. Phagozytose a) Neutrophile Granulozyten b) Makrophagen
2. Virusneutralisation	2. Abtötung von Bakterien durch neutrophile Granulozyten unter Mithilfe von Lysozym
3. Bakterizidie (spezifische Immunantikörper)	3. Antigenübertragung auf Lymphozyten
4. Sphäroblastenbildung durch Lysozym	
5. Bakteriolyse, Virolyse	
6. Unspezifische Virusblockade (Interferon)	
7. Opsonierung als Voraussetzung zur Phagozytose	

nik, Asepsis und Hygiene, Durchbrechung natürlicher Barrieren durch Beatmung, Katheter etc. Diese Erkenntnis ist bei jeder ärztlichen Maßnahme zu bedenken. Bei gehäuft auftretenden Infektionen oder Wundheilungsstörungen (S. 49) ist stets eine Schädigung der körpereigenen Abwehr auszuschließen (Tabelle 7–2).

Verschiedene Infektionsformen

Follikulitis, Furunkel, Furunkulose

In der Regel durch Staphylococcus aureus verursachte eitrige Infektion des Haarfollikels mit Nekrosebildung (Haarbalgnekrose). Primär konservative Behandlung (feuchter Verband, evtl. Rotlicht). Bei zunehmender lokaler Ausbreitung, Furunkelabszeß oder Lymphangitis chirurgische Eröffnung und Nekrosenentfernung. Stets ist ein Diabetes mellitus auszuschließen. Nur bei generalisierter Form (Furunkulose) Antibiotika nach Testung und evtl. Vakzinetherapie.

Differentialdiagnose: Perifollikuläre Entzündung bei Komedo bzw. Acne vulgaris (Corynebacterium acne) sowie oberflächliche Pyodermie oder Impetigo.

Karbunkel

Konfluierende Furunkel mit epifaszialer Nekrosebildung vor allem im Nacken- und Rükkenbereich älterer Patienten mit Abwehrschwäche, insbesondere bei Diabetikern. Indikation zur chirurgischen Intervention wegen starker Schmerzen und Gefahr der Ausbreitung. Nur die breite Eröffnung und die Exzision aller Nekroseherde führt zur raschen Ausheilung. Antibiotika nach Testung. Offene Wundbehandlung.

Tabelle 7–2. Prädisposition für eine Schwäche der körpereigenen Infektabwehr. (Nach Haferkamp)

Agammaglobulinämie	Malignom
Hypogammaglobulinämie	Zirrhose
Agranulozytose	Verbrennung
Leukämie	Urämie
Anämie	Kortikosteroide
Lymphome	Bestrahlung
Thymusaplasie	Antibiotika
	Zytostatika

Abszeß

Lokalisierte, von einer Membran umgebene Eiteransammlung durch Gewebszerfall infolge einer leukozytären Entzündung. Überwiegend durch *Staphylokokken*, selten durch E.coli oder Mischflora verursacht. Die klassischen Entzündungszeichen (Tumor, Rubor, Dolor, Calor) und die Prüfung auf *Fluktuation* führen zur Diagnose. Lokale pulssynchrone klopfende Schmerzen signalisieren einen Spannungszustand, der rasch chirurgisch zu beheben ist. Obligate Untersuchung der regionalen Lymphknoten, Temperaturmessung und Leukozytenzählung.

Therapie: Jeder Abszeß muß chirurgisch eröffnet werden. Eine Punktion ist ungenügend. Ausreichende Inzision, die eine Beurteilung der Abszeßhöhle gestattet. Drainage; evtl. täglich Spülbehandlung oder Spüldrainage. Ruhigstellung, Antibiotika in der Regel nicht indiziert.

Differentialdiagnose: Senkungsabszeß, kalter Abszeß, infizierte Zyste, Tumor.
Sonderformen: S. Kapitel der speziellen Chirurgie.

Lymphangitis, Lymphadenitis

Die zentripetal fortschreitende Rötung und Verhärtung der Lymphbahnen, bzw. die schmerzhafte Vergrößerung regionärer Lymphknoten, nimmt ihren Ausgang meist von infizierten Wunden. Jede Lymphangitis erfordert eine subtile Untersuchung, da Bagatellverletzungen oder Fremdkörper häufig keine Lokalsymptome verursachen. Lymphogene Ausbreitung einer Infektion ist oft von Fieber, Leukozytose, Pulsanstieg und allgemeinem Krankheitsgefühl begleitet.
Die Therapie besteht in der chirurgischen Versorgung des primären Infektionsherdes – häufig nicht mehr möglich –, in Ruhigstellung und Antibiotikatherapie. Feuchte Verbände lindern das Spannungsgefühl.

Phlegmone

Diffuse eitrige Entzündung von Kutis und Subkutis ohne Kapselbildung, oft durch Streptokokken oder Staphylokokken, aber auch durch gramnegative Keime oder Mischflora verursacht. In der Regel mit schweren allgemeinen Entzündungszeichen verbunden.

Therapie: Absolute Ruhigstellung, operative Entlastung und Drainage, Antibiotika. S. auch Kapitel der speziellen Chirurgie.

Empyem

Eiteransammlung in präformierter Höhle, z. B. Gelenk (S. 663), Gallenblase (S. 371), Pleura (S. 226).

Therapie: Ausreichende Drainage oder Spüldrainage bzw. operative Entlastung und Antibiotikum nach Antibiogramm.

Erysipel (Rotlauf)

Durch hämolysierende Streptokokken verursachte intrakutane Infektion (flächenhafte Lymphangitis), die durch eine scharf begrenzte flammende Rötung (E. rubeosum) gekennzeichnet ist. Eintrittspforten für die Erreger sind banale Verletzungen, Mundwinkelrhagaden (Gesichtsrose) und schlecht heilende Narben (Wundrose). Das Erysipel ist immer von schwerem Krankheitsgefühl, Fieber und Schüttelfrost begleitet. Selten entwickelt sich das blasenbildende *E. bullosum* oder ein gangränöses Erysipel.

Differentialdiagnose: Ekzem, Dermatitis, Allergie, Phlegmone, Erysipeloid.

Therapie: Penicillin G in hohen Dosen, Ruhigstellung, feuchte Verbände. Nur bei E. gangränosum ist eine operative Entlastung notwendig.
Durch Obliteration von Lymphgefäßen kann es zu ausgeprägten Ödemen kommen (Elephanthiasis S. 494), die ihrerseits ein Erysipelrezidiv begünstigen.

Spezielle Infektlokalisationen

Hand- und Fingerinfektionen

Problematik: Bei eitrigen Hand- und Fingerinfektionen (Panaritien) ist die Vermeidung von Defektheilungen nach wie vor an eine fachgerechte lokale Behandlung geknüpft und läßt sich nicht durch Chemotherapie ersetzen. Voraussetzung ist die Kenntnis der anatomischen Besonderheiten der Hand, die wiederum das operationstechnische Vorgehen bestimmen. Volar gelegene Infektionen sind mehr von Komplikationen bedroht, da die wenig verschiebliche Haut der Hohlhand und Fingerbeugeseite einen Durchbruch von Ödem und Eiter erschweren. Die Ausbreitung der volar gelegenen Handinfektion erfolgt meist in die Tiefe oder in Längsrichtung entlang der Sehnenscheiden, die proximal kommunizieren und so zu einer *V-Phlegmone* führen können (Abb. 7–1). Therapieziel bei jeder Handinfektion ist daher die rasche Verhinderung ihrer Ausbreitung und damit die Vermeidung funktioneller Schäden.

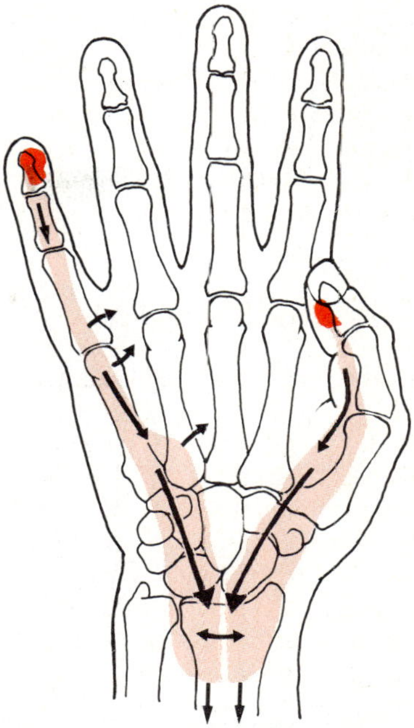

Abb. 7–1. Ausbreitung einer ulnaren oder radialen Sehnenscheidenphlegmone in Längsrichtung, mit Gefahr der V-Phlegmone oder Durchbruch zur Hohlhand (Pfeile). Typische Beugehaltung des Daumens bei radialer Phlegmone

Erreger: Für die Praxis ist immer mit Staphylokokken oder einer Mischinfektion zu rechnen (Staphylokokken, Streptokokken, E. coli).

Allgemeine Behandlungsgrundsätze: Nur in frühen Infektionsstadien ist eine Behandlung mit Ruhigstellung, Hochlagerung, Verbänden

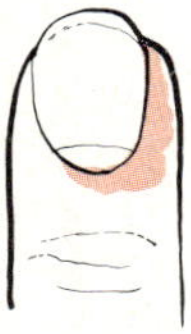

Abb. 7–2. Paronychie

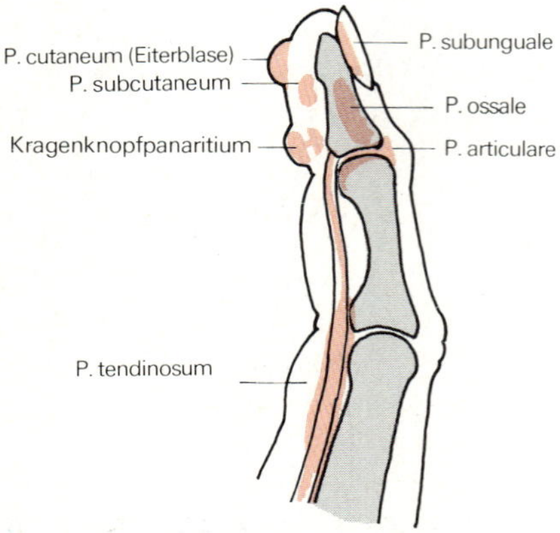

Abb. 7–3. Eitrige Fingerinfektionen (Panaritien). 1. P. subunguale; 2. P. cutaneum (Eiterblase); 3. P. subcutaneum; 4. Kragenknopfpanaritium; 5. P. ossale; 6. P. articulare; 7. P. tendinosum (Sehnenscheidenphlegmone)

und Antibiotika berechtigt. Grundsätzlich Impfsituation gegen Tetanus überprüfen. Jede lokalisierte Eiterung (Abszeß) und jede phlegmonöse Ausbreitung eines Infektionsherdes verlangt jedoch operative Entlastung und Drainage. Zur Schmerzausschaltung ist die lokale Infiltrationsanästhesie und die sog. Vereisung (Chloräthylspray) wegen der Gefahr der Keimverschleppung verboten. Der operative Eingriff erfolgt immer in Vollnarkose und Blutleere. Die Schnittführung richtet sich nach funktionellen Gesichtspunkten, z. B. in Beugefurchen (S. 650). Postoperative Ruhigstellung in Funktionsstellung. Funktionelle Nachbehandlung.

Paronychie (Umlauf)

Die akute Paronychie ist eine eitrige Infektion des Nagelwalls mit Schmerzen und Rötung, in der Regel ohne sichtbare Verletzungsstelle. Bei zunehmender Ausbreitung, klopfenden Schmerzen oder einer Eiterblase operative Freilegung (Abb. 7–2).

Differentialdiagnose: Bei subakuter und chronischer Paronychie ist eine Pilzinfektion auszuschließen. Bei Infektion durch Unguis incarnatus → Nagelteilentfernung.

Panaritium

Definition: Sammelbegriff für eitrige Fingerinfektionen, die abgekapselt Abszessen oder Empyemen und fortschreitend Phlegmonen entsprechen. Erreger meistens Staphylokokken. Vorkommen überwiegend volarseitig. Auf der Streckseite finden sich häufiger Furunkel bzw. phlegmonöse Entzündungen.

Einteilung: Je nach Lokalisation werden verschiedene Panaritien unterschieden (Abb. 7–3).

Symptome: Überwärmung, schmerzhafte Schwellung und kolbige Auftreibung des Fingers. Bei subkutanen Eiterblasen ist stets ein sog. Kragenknopfabszeß auszuschließen. Charakteristisch für alle Formen sind klopfende Schmerzen, die den Patienten nicht mehr schlafen lassen. Funktionsbeeinträchtigung der Hand und Beugehaltung der Finger sind alarmierende Symptome hinsichtlich der Infektionsausdehnung.

Diagnose: Anamnese, Inspektion, Funktionsprüfung und Lokalisation des Schmerzzentrums mit Knopfsonde. Röntgenbild zum Ausschluß oder Nachweis eines Panaritium ossale oder articulare.

Therapie: Entscheidend für die Prognose sind 2 Gesichtspunkte:

1. Rechtzeitige chirurgische Intervention, um das Übergreifen der Eiterung auf benachbarte, tiefer und proximal gelegene Strukturen zu verhindern.
2. Schaffung eines ausreichenden Sekretabflusses, der Retentionen und damit Rezidiven vorbeugt.

Beim *P. subunguale* ist eine Teilentfernung des Nagels selten zu umgehen. Beim *P. subcutaneum* genügt oft die Abtragung des Abszeßdekkels. Tieferreichende Eiterungen erfordern die Freilegung von Rand- und Kantenschnitten aus, sowie eine Drainage z. B. durch Gummilasche. Bei allen Formen ist auf eine konsequente Ruhigstellung postoperativ zu achten. Das *P. tendinosum*, *ossale* und *articulare* erfordern stationäre Einweisung und Behandlung (Inzision-Gegeninzision, Spüldrainage, Ausräumung von Knochenherden oder gar Fingeramputation).

Erysipeloid

Differentialdiagnostisch von Panaritien und Erysipel abzugrenzen ist die sog. Rotlaufinfektion, die durch *Erysipelothrix rhusiopathiae* verursacht wird. Vorkommen im Hand-Fingerbereich bei Metzgern, Fischern, Tierärzten und Hausfrauen.

Symptome: Schwellung und rötlich-livide Verfärbung der Haut, selten Gelenkschmerzen, Fieber, Endokarditis, Inkubationszeit 1–7 Tage.

Therapie: Nach Ruhigstellung, feuchtem Verband und Antibiotika, wobei Penicillin G in der Regel ausreicht, ist rasche Abheilung ohne chirurgisches Eingreifen die Regel.

Handphlegmonen

Im Anschluß an Verletzungen oder als Komplikation eines Panaritium tendinosum kann es zur Infektausbreitung in tiefe Handabschnitte kommen (Sehnenscheidenphlegmone, Hohlhandphlegmone).

Symptome: Charakteristisches Zeichen einer Hohlhandphlegmone ist neben Schwellung, Spontanschmerz und Druckschmerz in der Vola manus ein Handrückenödem sowie eine Funktionseinschränkung der Finger. Diese sind in den Grundgelenken gestreckt, in den Mittel- und Endgelenken gebeugt. Für eine V-Phlegmone sind ebenfalls Spontan- und Druckschmerz entlang des radialen und ulnaren Sehnensackes sowie die Bewegungseinschränkung typisch. Die *Interdigitalphlegmone* führt an Fuß und Hand zu einer Spreizung der Zehen, zu Fuß- bzw. Handrückenödem und starkem Druckschmerz (Abb. 7–4). Fieber, Leukozytose und Lymphadenitis fehlen nie bei diesen schweren und bedrohlichen Infektionen.

Therapie: Rasche operative Entlastung, Spaltung der Sehnenscheiden, ausgiebige Drainage, evtl. Spülbehandlung unter stationären Bedingungen. Antibiotikatherapie. Ruhigstellung.

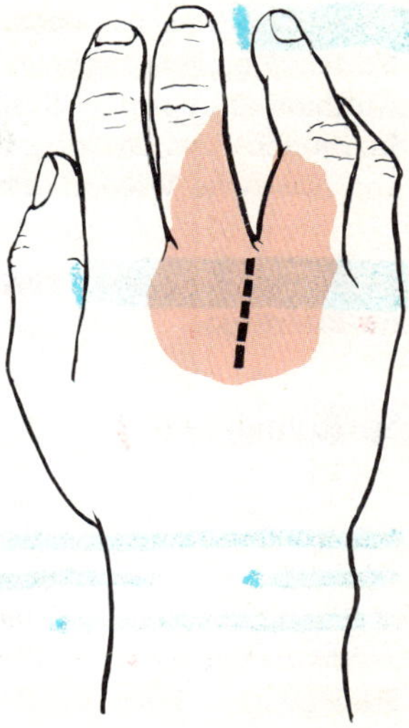

Abb. 7–4. Interdigitalphlegmone der Hand von dorsal

Selbst eine langdauernde Nachbehandlung kann Funktionseinbußen meistens nicht verhindern.

Schwielenabszeß

Subkutane Eiteransammlung volar über den Fingergrundgelenken, die durch die schwielige Haut nicht nach außen durchbrechen kann. Starker Druckschmerz, Schwellung und häufig Handrückenödem stehen im Vordergrund. Eine operative Eröffnung ist dringend geboten, da sonst die Gefahr einer Hohlhandphlegmone droht.

Gesichtsfurunkel, S. 199

Schweißdrüsenabszeß

Auch für diese Infektion ist die Lokalisation typisch: Fast ausschließlich Achselhöhle, selten anogenital oder perimamillär. Primär handelt es sich um eine Entzündung der Schweißdrüsen, die von einer Staphylokokkeninfektion gefolgt wird. Im Gegensatz zum Furunkel fehlt der zentrale Nekrosenpfropf.

Symptome: Schwellung und Rötung der Haut, derbe Knoten und Strangbildung, gelegentlich Fluktuation und Spontaneröffnung, schmerzhaftes Spannungsgefühl; ausgesprochene Rezidivneigung.

Therapie: Zunächst konservativ mit feuchten Verbänden, Abduktionsstellung des Armes und Antibiotika. In fortgeschrittenen Stadien lokale Inzisionen bzw. Exzision des gesamten Areals und plastische Wiederherstellung.

Differentialdiagnose: Furunkel, Lymphadenitis, Intertrigo.

Spritzenabszeß

Häufig Diskrepanz zwischen subjektiven Beschwerden und objektivem Befund ohne äußere Entzündungszeichen. Schmerzhafte, tiefliegende Induration bzw. Fluktuation. Operative Freilegung und Drainage.

Sinus pilonidalis, S. 361

Periproktitischer Abszeß, S. 359

Bursitis purulenta, S. 646

Dekubitus

Druckgangrän, häufig polymikrobiell besiedelt.

Spezielle Infektursachen

Infizierte Fremdkörper

Jeder in den Organismus eingedrungene Fremdkörper, sei er aus Holz, Stein, Metall, Knochen u. ä., muß als bakteriell verunreinigt angesehen und entfernt werden. Die Fremdkörpersuche kann schwierig sein und sollte daher unter optimalen Bedingungen wie Blutleere und intraoperativer Röntgendiagnostik erfolgen. Für Schußverletzungen auch aus Gaspistolen und Spritzpistolen ist ein ausgedehntes Débridement und eine offene Wundbehandlung notwendig (S. 50). Besondere Sorgfalt verdienen die iatrogen eingeführten oder implantierten Fremdkörper wie Dauerkatheter, zentralvenöser Katheter, Schrittmacher etc., die immer wieder als Quelle schwerster Infektionen in Frage kommen.

x(franz) – aufschneiden (chir.)

Menschen- und Tierbißverletzungen

Bei allen Bißwunden ist von einer Kontamination mit virulenten pathogenen Keimen auszugehen (aerobe-anaerobe Mischflora). Menschenbißwunden sind nicht weniger gefährlich als Tierbisse. Wundreinigung mit Wasser- oder Ringer-Lösung, Ruhigstellung und Antibiotikatherapie bei tiefen Wunden. Niemals primärer Wundverschluß, da sonst eine phlegmonöse Entzündung droht. Zungenbisse werden durch Adaptationsnähte mit resorbierbarem Material versorgt. Obligate Tetanusprophylaxe (S. 51), Tollwutprophylaxe (S. 71).

Insektenstiche

Am gefährlichsten sind die Hornissenstiche, deren Gift Acetylcholin, 5-Hydroxytryptamin und Histamin enthält. Liegt jedoch eine hyperergische Reaktion auf Insektenstiche vor oder eine ungünstige Lokalisation der Stichverletzung, kann auch der einzelne Bienen- oder Wespenstich zur akuten Lebensgefahr werden. Folgende Möglichkeiten sind bei der Diagnostik und Verlaufskontrolle zu beachten:

Toxische Lokalreaktion: Sie reicht von Juckreiz, Brennen, Rötung, Schwellung über Ödem und Quaddelbildung sowie heftigen Schmerzen bis zur lokalen Gewebsnekrose mit primärer oder sekundärer eitriger Einschmelzung, Lymphangitis, Lymphadenitis. In der Mehrzahl der Fälle gehen die Erscheinungen rasch vorüber. Wichtig ist die Erkennung der Lokalreaktion im Mund-Hals-Bereich, wo sie – auch ohne Anaphylaxie – durch Glottisödem zur Lebensgefahr werden kann.

Hyperergische Reaktion: Bereits die starke und rasche Lokalreaktion erweckt den Verdacht auf Sensibilisierung gegen Insektenstiche. Deshalb sind alle Anzeichen von hyperergischer Reaktion sorgfältig zu erfragen bzw. festzustellen: Urtikaria, Heiserkeit (Larynxödem?), Brechreiz, Müdigkeit und Dyspnoe. Schließlich kann das klinische Bild des anaphylaktischen Schocks mit unmittelbarer Lebensgefahr vorliegen, das sofortige Therapie verlangt. Das Auftreten der Allgemeinreaktion hängt von der Geschwindigkeit der Giftresorption ab.

Therapie: Entfernung des Giftstachels, Desinfektion der Haut, Salmiakgeist oder feuchte

Umschläge, antihistaminikahaltige Salben, Ruhigstellung, Tetanusprophylaxe. Bei eitriger Sekundärinfektion Antibiotika. Bei starker Lokalreaktion und Allgemeinsymptomen 50–100 mg Prednisolon i.v. und Antihistaminika. Bei Verlegung der Atemwege sofortige Intubation. Anaphylaktischer Schock S. 81. Anschließend Desensibilisierung mit Insektengesamtextrakt.

Infektionen durch nicht sporenbildende Anaerobier

Erreger: 1. Bacteroidaceen (gramnegative Stäbchen) wie B. fragilis und Fusobacterium fusiforme, die normalerweise im Verdauungstrakt bzw. in der Mundhöhle zu finden sind. 2. Peptococcaceen (grampositive Kokken) wie Peptococcus und Peptostreptococcus.

Vorkommen: Die Infektionsgefährdung durch sporenlose Anaerobier ist größer als bisher angenommen. Bei intraabdominellen Abszessen, bei Peritonitis, Appendizitis, bei Leber- und Galleninfektionen sowie bei Lungenabszessen werden die Erreger relativ häufig nachgewiesen. Bei septikämischen Krankheitsbildern werden sie in ca. 10% der positiven Blutkulturen gefunden. Die Kontamination nekrotischen Gewebes mit Fäulnisbakterien führt zu dem charakteristischen Bild der feuchten Gangrän mit Verflüssigung der Nekrose, faulig-süßlichem Geruch und grau-grüner bis schwarzer Verfärbung.

Pathogenese: Herabsetzung der Sauerstoffspannung durch Hypoxie, Nekrose, Durchblutungsstörung bzw. O_2-konsumierende Bakterien (polymikrobielle Infektion) begünstigen das Wachstum der Anaerobier. Prädisponierende Faktoren sind daher Trauma, Durchblutungsstörung, Fremdkörper und Malignome.

Diab.

Diagnose: Kultureller Erregernachweis unmittelbar nach Entnahme bzw. über anaerobes Transportmedium. Verdachtsdiagnose bei fötider Eiterbildung.

Differentialdiagnose: Trockene Nekrosemumifikation.

Therapie: Kombination von chirurgischer und chemotherapeutischer Behandlung (Penicillin G, Metronidazol).

Infektionen durch sporenbildende Anaerobier

Gasödem (Gasbrandinfektion)

Erreger: Am häufigsten Clostridium perfringens, seltener Clostridium oedematiens und Clostridium septicum. Obligat anaerobe grampositive Sporenbildner. Ubiquitäres Vorkommen in Erde, Staub und Fäkalien. Die Kontamination von Wunden mit Clostridien ist daher häufig, bedeutet jedoch keine obligate Infektion. Das spezifische lebensbedrohliche Krankheitsbild hängt von der Freisetzung von Ektotoxinen ab.

Prädisposition: Kriegsverletzungen, tiefe, taschenreiche Weichteilverletzungen mit regionaler Durchblutungsstörung, Drucknekrosen, selten kleine Wunden, intramuskuläre Injektionen.

Pathogenese: Unter Abwesenheit von Sauerstoff kommt es in nekrotischen Wundbezirken zur raschen Vermehrung der Stäbchenbakterien und zur Toxinbildung, vor allem Lecithinasen (α-Toxin), Proteinasen, Kollagenasen, die über eine *toxische Kapillarschädigung* zur Ödembildung und Gewebszerstörung (Gangrän) führen. Im Mittelpunkt der Pathogenese steht die fortschreitende *Muskelnekrose* und die allgemeine *Intoxikation*. Charakteristisch ist die foudroyante Entwicklung mit einer Inkubationszeit von Stunden bis höchstens 3 Tagen.

Symptome: 1. Lokal: Schmerzhafte, ödematöse Wunde, übelriechendes, wäßriges Wundsekret und Gas, das sich spontan oder auf Druck entleert. Blaugrüne bis bräunliche Hautfarbe. Blaßrote Muskulatur, teils brüchig, trocken, teils zerfließend. Gasnachweis im Röntgenbild (Muskelfiederung).

2. Allgemein: Rascher körperlicher Verfall durch Intoxikation, Tachykardie, Hypotonie, Unruhe, Hämolyse, Anämie, Ikterus. Die nicht erkannte bzw. unbehandelte Gasbrandinfektion führt innerhalb weniger Tage zum Tode.

Tabelle 7–3. Abgrenzung eitriger gasbildender Infektionen vom echten Gasödem

	Pyogene Infektionen	Gasödem
Lokal:	Eiter- und Entzündungszeichen auf Wunde beschränkt Normale Muskulatur	Hämorrhagisches Sekret und progrediente Myonekrose überschreiten das Wundgebiet
Allgemein:	Fieberhafte, septische Infektionen mit guter Prognose	Lebensbedrohliche Intoxikation ohne klassische Entzündungszeichen

Diagnose: Der alleinige Erregernachweis ist für die folgenschwere Diagnosestellung nicht ausreichend. Entscheidend ist die Beurteilung des klinischen Bildes und des Verlaufs. Differentialdiagnostisch müssen andere gasbildende Infektionen abgegrenzt werden (Tabelle 7–3).

Therapie: Die operative Revision mit breiter Freilegung, Exzision nekrotischer Gewebe und Drainage, ggf. Exartikulation bzw. Amputation, steht an erster Stelle therapeutischer Maßnahmen. Gleichzeitig Verabreichung hoher Penicillindosen, bzw. Metronidazol. Demgegenüber ist die Antitoxingabe und die hyperbare Oxygenation nur als Zusatzbehandlung anzusehen. Wichtig ist die Behandlung der Allgemeinsymptome im Rahmen der Intensivpflege. Noch immer beträgt die Mortalität 30–50%.

Tetanus

Erreger und Toxine: Clostridium tetani zeichnet sich durch eine hohe Resistenz seiner Sporen gegenüber physikalischen und chemischen Einflüssen aus. Die ubiquitär nachweisbaren Erreger können als Sporen jahrelang überleben. Grundsätzlich muß bei allen Verletzungen, besonders nach Bagatelltraumen, z. B. auch bei Drogensüchtigen, mit einer Tetanusinokulation gerechnet werden. Deshalb ist die sicherste Tetanusprophylaxe eine lege artis durchgeführte Wundversorgung. In der Wunde erfolgt unter anaeroben Bedingungen die Umwandlung in die vegetative Erregerform und die Bildung der Toxine (Ektotoxine):

1. Das krampfauslösende Tetanospasmin,
2. Tetanolysin (hämolysierend und kardiotoxisch).

Erreger und Toxin verursachen keine lokale Gewebsveränderung; diese ist allenfalls durch Mischinfektionen bedingt.

Pathogenese: Die Inkubationszeit hängt von der gebildeten Toxinmenge ab und beträgt in der Regel 2–15 Tage und länger. Die neurale Ausbreitung von Toxin erfolgt entlang der Nerven zentripetal bis zu den motorischen Ganglienzellen der Vorderhörner des Rückenmarks. Die spezifische Toxinbindung an neuralem Gewebe betrifft vor allem inhibitorische Synapsen, so daß es zu einer ungehemmten Ausbreitung von Reizen kommt, die die charakteristische Krampfbereitschaft des Tetanuskranken bewirkt.

Symptome: Uncharakteristische Prodromalsymptome sind allgemeines Krankheitsgefühl, Unruhe, Schweißausbruch, Kopf- und Halsschmerzen, Licht- und Lärmempfindlichkeit. Das typische Krankheitsbild umfaßt die hartgespannte Massetermuskulatur (Trismus), die es nicht mehr erlaubt, den Mund zu öffnen, seitlich scharf ausgezogene Mundwinkel (Risus sardonicus), Nackensteifigkeit und Opisthotonus, Lendenlordose und zunehmende Bauchdeckenspannung. Während beim seltenen lokalen Tetanus die Muskelstarre begrenzt ist, werden bei typischer Tetanusinfektion von kranial nach kaudal fortschreitend alle Muskeln einschließlich der Zwerchfellmuskulatur befallen (Muskelstarre). Geringfügige Reize lösen beim vollen Bewußtsein Krampfanfälle aus, die zu Dyspnoe, Zyanose, Asphyxie und damit zum Tode führen können.

Seltene Sonderformen: Nabelschnurtetanus, Kopftetanus, Tetanus post abortum, Tetanus nach operativen Eingriffen.

Diagnose: Die Diagnose muß immer aus der klinischen Symptomatik gestellt werden. Im Frühstadien ist jede Muskelrigidität im Zusammenhang mit einer vorausgegangenen Verletzung als tetanusverdächtig anzusehen. Bakteriologisch ist der Tierversuch am zuverlässigsten (Einsendung von Wundexzidat).

Tabelle 7–4. Stadieneinteilung der Tetanusinfektion. (Nach Eyrich)

Schweregrad	Symptomatik	Therapie
I. Leicht	Trismus, Opisthotonus, Muskelrigidität	Sedierung, Überwachung
II. Mittelschwer	Verstärkte Muskelrigidität, leichte Krampfneigung, beginnende Ateminsuffizienz	Sedierung, evtl. Intubation, Überwachung
III. Schwer	Generalisierte Krämpfe, starke Muskelrigidität, Ateminsuffizienz, Kreislauflabilität, hohes Fieber	Intubation und Beatmung, Relaxation, Intensivtherapie

Differentialdiagnose: Zahnerkrankungen, Angina, Tonsillarabszeß, Kieferhöhlen- und Kiefergelenkinfektionen mit Trismus, Tetanie, Meningitis, Lyssa, Arzneimittelintoxikation, zerebrale Krämpfe.

Therapie: Für die manifeste Tetanusinfektion gibt es bisher keine spezifische Behandlung. Eine Verdrängung des an den Rezeptoren haftenden Toxins oder seine Inaktivierung vor der Besetzung der Rezeptoren ist nicht möglich. Auch die nach Ausbruch der Erkrankung nachgeholte Wundrevision einer möglichen Eintrittspforte kommt – obwohl als sinnvolle Maßnahme stets durchzuführen – für den Verlauf zu spät. Behandlungserfolge sind deshalb nur von den unspezifischen, symptomatischen Maßnahmen zu erwarten. Ihr Einsatz richtet sich nach dem Schweregrad der Erkrankung (Tabelle 7–4). Im Vordergrund steht die Sedierung des Kranken, um die Muskelrigidität und die Krämpfe zu reduzieren (Barbiturate, Diazepam). Bei schwerer Verlaufsform ist eine Relaxierung, künstliche Beatmung und Ernährung über 2–4 Wochen angezeigt. Antibiotikatherapie zur Bekämpfung bakterieller Begleitinfekte. Unter Einsatz aller Möglichkeiten der Intensivpflege müssen die gefährlichen Komplikationen verhütet werden: Atelektasen, Pneumonie, Arrhythmie, Herzstillstand, Thrombose, Embolie, Streßulkus.

Prognose: Die Gesamtmortalität manifester Tetanuserkrankungen beträgt noch immer 30–50%. Eine kurze Inkubationszeit bedeutet in der Regel eine schlechte Prognose. Prognostisch aussagefähiger ist die Invasionszeit, d. h. die Zeit zwischen den ersten klinischen Symptomen und den ersten Krampfanfällen. Während der Verletzungszeitpunkt häufig nicht mehr bekannt ist, läßt sich der Krankheitsbeginn exakt festlegen. Auch bei diesem Kriterium ist die Prognose um so schlechter, je kürzer das Intervall.

Tetanusprophylaxe, S. 51

Septische Allgemeininfektion

Jeder nicht sanierte Eiterherd – sei er abszedierend oder phlegmonös – trägt die Gefahr in sich, in die Blutbahn einzubrechen und über eine Bakteriämie zur septischen Allgemeininfektion zu führen. Wegen ihrer verschiedenen Prognose wird die grampositive Sepsis (z. B. Staphylokokkensepsis) von der gramnegativen Sepsis (z. B. Pseudomonassepsis) unterschieden. Über die Sepsis kommt es nicht selten zu eitrigen Metastasen in anderen Organen. Eine lebensbedrohliche Komplikation septischer Krankheitsbilder stellt der septische Schock dar, mit dem in 5–20% gerechnet werden muß (S. 81). Die klinische Symptomatik kann zunächst sehr diskret sein. Um so alarmierender ist jeder Schüttelfrost und intermittierendes, septisches Fieber sowie Gerinnungsstörungen. Die klassischen Kriterien der Sepsis umfassen:
- Fieber > 38,5 °C
- Leukozyten > 15000 (mm^3)
  < 5000 (mm^3)
- positive Blutkultur
- Thrombozyten < 130000 (mm^3).

Erstmaßnahmen: Überprüfung bzw. Beseitigung potentieller Eintrittspforten für Erreger, z. B. Sekretverhaltung im Wundgebiet, Dauerkatheter, zentralvenöse Katheter. Suche nach Lymphangitis, Thrombophlebitis, tiefliegenden Abszessen, Phlegmonen und infizierten Fremdkörpern. Überwachung der Vitalfunktionen im Rahmen der Intensivmedizin (S. 118).

Tuberkulose

15% tuberkulöser Erkrankungen betreffen extrapulmonale Organe. Nach hämatogener Streuung vom Primärkomplex und nach oft langer klinischer Latenzzeit (Monate bis Jahre) werden Knochen- und Gelenktuberkulosen, Genital- und Nierentuberkulosen, Tuberkulide oder eine Abdominal-Tbc beobachtet. Unabhängig von ihrer Lokalisation sind tuberkuloseverdächtig: Alle destruierenden Prozesse mit eitriger Einschmelzung ohne dramatische Entzündungsreaktion, jede chronische Fisteleiterung, langdauernde Gelenkschwellungen mit Bewegungseinschränkung, speziell bei spezifischer Anamnese. Bakteriologischer Erregernachweis in eitrigem Sekret und Probebiopsie zur histologischen Klärung. Tuberkulom, S. 235, Kaverne, S. 235, Lymphknoten-Tbc, S. 199, tuberkulöse Osteomyelitis, S. 704.

Lues

Die Syphilis im Tertiärstadium zeigt sich als chronische, häufig destruierende Gewebsentzündung und wird wegen ihrer relativen Seltenheit nur dann diagnostiziert, wenn man an sie denkt (serologische Tests). Differentialdiagnostische Schwierigkeiten ergeben sich im Hautbereich zur Tuberkulose (Lupus vulgaris, ulzeröses Syphilom). Gummata finden sich vor allem in der Haut, im Knochen und in der Leber. Bei jeder Osteitis und destruierenden Knochenerkrankung ist eine Syphilis auszuschließen. Für chirurgische Fragestellungen ist die vaskuläre Manifestation der Lues III an Aorta ascendens und Aortenbogen bedeutsam (S. 483).

Milzbrand (Anthrax)

Erreger: Bacterium anthracis, aerober Sporenbildner (Dauerform). Inokulation von Milzbrandsporen über Hautverletzungen oder Einatmen von sporenhaltigem Staub aus Fellen, Häuten und Wolle. Inkubationszeit: Stunden bis 5 Tage.

Symptome: 1. Hautmilzbrand (95%). Stichartiger Primärinfekt mit Ausweitung in eine schmerzlose Pustel, die zentral bläulichschwarz verschorft und von einem hochroten Ring und kleinen Bläschen umgeben ist (*Pustula maligna*). Absonderung einer blutig-serösen Flüssigkeit, Weichteilödem in der Umgebung, Lymphadenitis, gelegentlich Fieber. 2. Sehr selten der Lungen- und Darmmilzbrand oder die Milzbrandsepsis.

Diagnose: Berufsanamnese, Lokalbefund und bakteriologischer Nachweis.

Therapie: Ruhigstellung, Schutzverband, Penicillin G 10 Mill. E täglich. Jeder chirurgische Eingriff ist kontrainidiziert.

Wunddiphtherie

Eine Wundinfektion und Toxinämie durch Corynebacterium diphtheriae wird kaum noch beobachtet. Der Verdacht auf eine Wunddiphtherie ergibt sich bei schmutzig grau-gelben Belägen (Pseudomembran) auf schlecht heilenden Wunden. Charakteristisch für die diphtherische Entzündung ist die tiefreichende Nekrose, weshalb es beim Entfernen der Beläge zu Blutungen kommt. Entscheidend ist der rasche bakteriologische Erregernachweis (Abstrich). Antitoxin- und Antibiotikatherapie sowie Isolierung wie bei der Rachendiphtherie. Bei der Wund- und Nabeldiphtherie sind Komplikationen seltener als bei der Rachendiphtherie.

Aktinomykose

Erreger: Actinomyces Wolff-Israel (Strahlenpilz) ist ein Bakterium, kein Pilz. Es findet sich als Saprophyt in der Mundhöhle und zeigt anaerobes Verhalten. Kennzeichnend ist die Bildung von Drusen, d. h. Myzelgeflechten, die als gelbe Körnchen im Gewebe oder Eiter nachweisbar sind. Im Gegensatz zu Pilzen sind Actinomyces empfindlich gegenüber Antibiotika und Sulfonamiden.

Infektionsmodus: Die Aktinomykose ist eine endogene Infektion, die eine Gewebsläsion wie Trauma oder Entzündung und anaerobe Verhältnisse durch eine sauerstoffverbrauchende Begleitflora zur Voraussetzung hat. Die weitere Ausbreitung erfolgt per continuitatem, hämatogen oder kanalikulär. Nur die sehr seltene *Nocardiose* wird exogen, d. h. per inhalationem erworben.

Lokalisation: 1. Zervikofazial in ca. 70%, 2. thorakal, 3. abdominal (ileozökal).

Symptome: Aktinomykoseverdächtig sind alle chronisch-eitrigen und fistelnden Prozesse, insbesondere das Vordringen von Entzündungen ohne Rücksicht auf Organgrenzen. Häufig findet sich bei der abdominellen und thorakalen Form eine lange Anamnesedauer, eine hohe BKS, Leukozytose und Fieber. Die unspezifische Reaktion des Organismus auf eine Actinomycesinfektion läßt dennoch charakteristische Merkmale erkennen: Granulozytäre Mikroabszesse, Fistelbildung, kollagenfaserreiche Narbenbildung entsprechend den klinisch feststellbaren brettharten Infiltrationen.

Diagnose: Das äußere Erscheinungsbild der zervikofazialen Form ist mit rötlich livider bretthärter Schwellung unverkennbar. Die thorakale und abdominelle Form wird häufig erst durch operative Eingriffe erkannt. Beweisend ist der Drusen- oder Erregernachweis histologisch bzw. bakteriologisch.

Therapie: Bei gesicherter Diagnose ist die konservative Therapie mit hochdosierter Antibiotikagabe, z. B. 10–20 Mill. E Penicillin G täglich, ausreichend. Meist schafft jedoch erst der chirurgische Eingriff (Fistel- oder Abszeßspaltung) die Voraussetzung für die richtige Diagnose.

Tollwut (Rabies)

Erreger: Lyssavirus (thermolabil) mit besonderer Affinität (Neurotropie) zu den Schwann-Scheiden der Nerven und zum ZNS. Inkubationszeit 10 Tage bis zu Monaten. Epidemiologisch handelt es sich um eine Zoonose der Wildtiere – zu 80% Rotfüchse –, die über Ansteckung von Hund, Katze und Rind auf den Menschen übertragen werden kann.

Gefährdung: Die Ausscheidung des Virus erfolgt über die Speicheldrüsen. Die unverletzte Haut ist für das Virus nicht passierbar, deshalb ist das Berühren kranker oder toter Tiere bzw. kontaminierter Gegenstände relativ ungefährlich. Dagegen können die Erreger über Hautschrunden und durch die unverletzte Schleimhaut eindringen. Besonders gefährdeter Personenkreis: Landbevölkerung, Tierärzte, Schlächter, Jäger. Der gefährlichste Infektionsmodus ist die Biß- und Kratzverletzung, meist vom Hund. Wichtig für das Infektionsrisiko ist der Verletzungsort. Gesichts- und Halsverletzung sowie Bißwunden des Daumens haben erfahrungsgemäß das höchste Risiko einer Tollwutinfektion und weisen eine entsprechend kurze Inkubationszeit auf. Mit einer manifesten Tollwutinfektion muß in 20–30% der Verletzten gerechnet werden.

Tollwuterkrankung: Wie Hyperästhesie und Schmerzen an der Verletzungsstelle, Leukozytose, evtl. Fieber, Nervosität, Erregungsstadium, Hydrophobie, starker Speichelfluß, Schlingkrämpfe, aufsteigende Lähmung. Exitus letalis durch zentrale Atemlähmung und Kreislaufversagen.

Diagnose: Erregernachweis im Tierversuch (Mäuse), histologisches Präparat der Ganglienzellen des Hirns erkrankter Tiere (Negri-Körperchen), Fluoreszenztest.

Konsequenzen für Prophylaxe und Impfung: *Exakte Anamnese* bei allen Tierbißverletzungen unter Berücksichtigung der regionalen und saisonalen Seuchensituation, des gefährdeten Personenkreises und des Verhaltens der Tiere. Aufforderung zur Schutzimpfung von Haustieren.

Wundversorgung: Gründliche Reinigung mit warmem Wasser und Seife. Desinfektion mit quarternärer Ammoniumbase, Merfen oder Alkohol. Wundrandexzision, evtl. Drainage. Keine Naht! Ruhigstellung, Tetanusprophylaxe. Antibiotika entsprechend den Wundverhältnissen.

Impfindikation: Präexpositionell bei gefährdeten Personen. Bloße Berührung erkrankter Tiere oder Ablecken durch infizierte Tiere ist bei intakter Haut eine relative Indikation zur Inkubationsimpfung. Bei geringster Verletzung unverzüglicher Impfbeginn; im Zweifelsfall immer postexpositionelle Impfung. Bei Bißverletzungen durch Wildtiere oder bei Tollwutverdacht bei Haustieren Simultanimpfung, d. h. sofortige Applikation von homologem Tollwutimmunglobulin (passiv) 20 I. E./kg KG- und aktive Immunisierung. Letztere wird mit HDCS-Vakzine (Humandiploid cell strain) durchgeführt. Gute Verträglichkeit. Impfplan und Dosis: 6 Impfungen à 1,0 ml i. m. an den Tagen 0, 3, 7, 14, 30 und 90 intraglutäal. Bei vorhandener Grundimmunisierung genügen 2 Auffrischungen.

Meldepflicht: Jede Verletzung durch ein tollwutverdächtiges Tier oder die Berührung eines solchen Tieres ist innerhalb 24 h dem zuständigen Gesundheitsamt zu melden. Weitere Veranlassung (Quarantäne, Labordiagnose) durch den Amtstierarzt.

Information: Beschaffung eines Verzeichnisses der Tollwutberatungs- und Impfstellen sowie des zuständigen Veterinäruntersuchungsamtes.

Erkrankungen durch tierische Parasiten

Wegen ihres relativ seltenen Vorkommens in Mitteleuropa bereiten parasitäre Erkrankungen oft große differentialdiagnostische Schwierigkeiten oder zwingen bei Komplikationen zu operativen Eingriffen ohne genaue Diagnose. In dieser Hinsicht sind besonders die Wurmkrankheiten durch *Zestoden* und *Nematoden* und die Folgen einer Infektion durch *Entamoeba histolytica* im chirurgischen Fachgebiet von Bedeutung.

Echinokokkose

Definition: Erreger der Echinokokkose beim Menschen ist die Jugendform (Finne, Zystizerkus) von Echinococcus cysticus bzw. alveolaris, die in ihrer Ausprägung als Blase (Hydatide) lokalverdrängend bzw. destruierend zu Krankheitserscheinungen führt.

Parasitologie: Taenia echinococcus, der Hundebandwurm, parasitiert im Dünndarm von Caniden und gibt dort befruchtete Eier ab, die z. B. über Hundekot in geeignete Zwischenwirte (Mensch, Schaf, Schwein, Rind) gelangen können. Im Verdauungstrakt des Zwischenwirts entstehen Larven (Onkosphären), die die Darmwand durchwandern und vor allem die Leber befallen. Hier erfolgt ihre Differenzierung in die Finne, die sich als Hydatide, d. h. blasenförmig und flüssigkeitsgefüllt, darstellt. In jahrelangem Wachstum bilden sich je nach Erregerform entweder Blasen und in ihnen Tochter- bzw. Enkelblasen, die fertile Skolizes (Hydatidensand) enthalten, oder destruierende Wucherungen durch äußere Tochterblasen. Dementsprechend treten zwei verschiedene Arten der Echinokokkose auf, die sich epidemiologisch, pathologisch-anatomisch, klinisch und prognostisch unterscheiden:

1. Echinococcus cysticus (hydatidosus, unilocularis, vesicularis) als Finnenstadium von E. granulosus (Taenia echinococcus). Charakteristisch sind Kompressionssyndrome durch die Zyste.

Sonderform: E. multicysticus.

2. Echinococcus alveolaris (multivesicularis, multilocularis) als Finnenstadium von E. multilocularis. Charakteristisch ist das destruierende Wachstum, das makroskopisch von einer karzinomatösen Wucherung oft nicht unterschieden werden kann.

Vorkommen: Die Morbidität bei E. cysticus ist in den Mittelmeerländern, vor allem in Griechenland, in Jugoslawien und Sardinien am höchsten. E. alveolaris wird vor allem in den Alpenländern und im süddeutschen Juragebiet beobachtet.

Symptome: Entsprechend der bevorzugten Lokalisation von Leber (75%) und Lunge (10–30%) treten hier die ersten, aber uncharakteristischen Symptome auf. Schmerz, Druck- und Spannungsgefühl im Oberbauch, palpabler Tumor und Ikterus (Gallengangskompression) sind die häufigsten Symptome des E. cysticus der Leber. Beim E. alveolaris führt die reaktive Entzündung zu Oberbauchschmerzen, Appetitlosigkeit, Fieber, Gewichtsverlust. Der Befall der Lunge kann sich klinisch in Hustenreiz, Hämoptoe, Thoraxschmerzen und Dyspnoe äußern.

Diagnose: Röntgenologisch ergeben sich Hinweise durch Zwerchfellhochstand, intrahepatische Verkalkungen, entweder schalenförmig (E. cysticus) oder disseminiert (E. alveolaris), Lungenrundherde oder Lungeninfiltrate. In 10–50% findet sich eine Eosinophilie. Wegweisend ist die serologische Diagnostik (indirekte Hämagglutination und Immunfluoreszenztest). Hauttests werden nicht mehr durchgeführt. Rasch und ohne Beeinträchtigung des Patienten geben Computertomogramm bzw. Sonogramm Auskunft über raumfordernde Prozesse. Streng kontraindiziert ist die Punktion wegen der Gefahr eines anaphylaktischen Schocks bei Austritt der Hydatidenflüssigkeit in die freie Bauchhöhle bzw. wegen der peritonealen Aussaat. Die Angiographie dient gleichzeitig der Differentialdiagnose und der Operationsplanung.

Therapie: Therapie der Wahl beim E. cysticus ist die Zystektomie bzw. die Perizystektomie, seltener die Lappenresektion des betroffenen Organs. Auch beim E. alveolaris kommt nur die radikale Entfernung des Tumors in Frage. Ältere Verfahren, die Marsupialisation oder Capitonnage sind verlassen. Chemotherapie mit Mebendazol (30–40 mg/kg/die) zur Wachstumshemmung u. U. als Dauertherapie bei multilokulärem Befall, bei Hirnbefall und bei Risikofaktoren, die eine Operation verbieten.

Komplikationen, Tabelle 7–5

Intestinale Helminthosen

Unter den relativ häufigen Fadenwürmern führt Ascaris lumbricoides (Spulwurm) gelegentlich zu abdominellen Symptomen: Ikterus bei Verlegung der Gallenwege, appendizitische Symptome bei Befall der Appendix, Askaridenileus. Vor allem bei Kindern mit unklaren Leibschmerzen, Übelkeit und Fieber ist eine Askaridiasis in Erwägung zu ziehen. Bandwürmer und Saugwürmer (Stuhlmikroskopie) sind gelegentlich in differentialdiagnostische Erwägungen einzubeziehen (Tabelle 7–6).

Tabelle 7–5. Komplikationen der Echinokokkuserkrankung

E. cysticus	E. alveolaris
Kompression	Infiltration
Perforation (Gallengänge, Pleura, Gastrointestinaltrakt)	Obstruktion
Ruptur	Infektion
Infektion	

Tabelle 7–6. Lebensraum und Lebensdauer von Helminthen im Wirt (Mensch). (Modifiziert nach Volkheimer)

Parasit	Lebensraum	Lebensdauer
• Nematoden		
Askaris	Dünndarm	Monate
Trichuris	Kolon	Jahre
Ankylostoma	Duodenum und Jejunum	Jahre
Enterobius	Ileum und Zäkum	Wochen
• Zestoden		
Diphyllobothrium	Duodenum und Jejunum	Jahre
Tänien	Duodenum und Jejunum	Jahre
• Trematoden		
Darmegel	Dünndarm	Jahre
Leberegel	Gallenwege	Jahrzehnte
Schistosoma	Mesenterialvenen	Jahrzehnte

Amoebiasis intestinalis, Amöbenabszeß

Eine Amöbenruhr kann das klinische Bild einer Colitis ulcerosa täuschend nachahmen: Diffuse, geschwürige Schleimhautveränderungen, wäßrig-blutige Stühle, Verlust der Haustrierung und Wandstarre des Dickdarms. Entscheidend ist die Untersuchung frischer Stuhlproben mit dem Nachweis der Magnaform von Entamoeba histolytica. Hinweissymptome auf einen Leberabszeß (Zwerchfellhochstand, Fieber, Leukozytose, rechtsseitige Schmerzen beim Durchatmen) sollten in Verbindung mit entsprechender Anamnese an einen Amöbenabszeß denken lassen (serologische Tests). Unerkannt stellt dieser wegen der Perforationsgefahr und der Infektionsausbreitung auch heute noch eine lebensbedrohliche Erkrankung dar. Die Therapie besteht in Abszeßdrainage unter chemotherapeutischem Schutz mit Emetin und Resochin.

Antibiotikatherapie

Der richtige Gebrauch von Antibiotika zählt zu den wirksamsten Mitteln der Behandlung von Infektionen. Unkritischer Einsatz verfehlt das Ziel und schadet dem Patienten und seiner Umgebung. In den operativen Fächern und der Intensivmedizin ist deshalb die Indikation zur Antibiotikatherapie besonders kritisch zu erwägen. Gute Kenntnisse auf diesem Gebiet mit seiner schnellen Entwicklung und dem raschen Wechsel der Situation setzen ständige Fortbildung voraus.

Vor Beginn jeder Antibiotikabehandlung sollten folgende Fragen gründlich erwogen werden:

- Liegt eine bakterielle Infektion vor?
- Wo ist der Infektionsherd?
- Um welche Erreger handelt es sich, bzw. welche sind wahrscheinlich?
- Sind die nachgewiesenen Mikroorganismen die Erreger oder nur Teile der Normalflora, die die Probe verfälschen?
- Welche Antibiotika kommen in Frage? (Wirkungsspektrum, Antibiogramm, Pharmakokinetik.)
- Welche Nebenwirkungen sind zu erwarten?
- Was kostet die Behandlung?

Die Auswahl des Antibiotikums berücksichtigt die folgenden Kriterien:

1. Resistenzverhalten – Antibiogramm – Wirkungsspektrum
2. Wirkungsweise des Antibiotikums
3. Pharmakokinetik des Antibiotikums
4. Nebenwirkungen.

Resistenzverhalten von Bakterien – Antibiogramm – Wirkungsspektrum

Man unterscheidet drei Arten von Resistenz gegen Antibiotika:

Die natürliche Resistenz, die genetisch verankert ist. Der Mikroorganismus ist grundsätzlich und immer resistent oder vermindert empfindlich gegen das betreffende Antibiotikum (Beispiele: Enterobakterien – Penicillin G, Streptokokken – Aminoglykoside, Anaerobier – Aminoglykoside).

Die chromosomale, erworbene Resistenz entsteht durch spontane Mutation von Mikroorganismen. Die Antibiotikabehandlung eliminiert den empfindlichen Teil einer Bakterienpopulation und selektiert die resistenten Individuen (Beispiel: Selektion penicillinresistenter Staphylokokken unter Penicillinbehandlung). Eine solche Selektion ist oft die Folge regelmäßiger Antibiotikaprophylaxe und des dauernden Gebrauchs der gleichen Antibiotika.

Die extrachromosomale infektiöse Resistenz wird durch die Übertragung von R-Faktoren erworben. R-Faktoren sind DNS-Stücke, auf denen die Information für die Resistenzmechanismen (Penetrationsblockade für das Antibiotikum, Bildung inaktivierender Enzyme) kodiert ist. Sie werden über Plasmabrücken (Konjugation) oder durch Bakteriophagen (Transduktion) von Bakterium zu Bakterium übertragen. So können Bakterien in kurzer Zeit gegen mehrere Antibiotika resistent werden.

Das ***Antibiogramm*** ist das Resultat der Resistenzbestimmung an einem isolierten Stamm von Bakterien oder Pilzen. Der bakteriologische Befund mit dem Antibiogramm ist die beste Grundlage für die Auswahl eines Antibiotikums. Der Befund sollte jedoch im Hinblick auf seine klinische Vollständigkeit (fehlender oder nicht gelungener Nachweis anaerober Bakterien) und klinische Bedeutung beurteilt werden. Bei schlechter Probengewinnung und unkritischer Beurteilung können Befund und Antibiogramm zur falschen Therapie verleiten. Die Befunde und Antibiogramme sind auch ein Spiegel der bakteriologisch-hygienischen Situation und geben Leitlinien für die Initialtherapie bei fehlendem Erregernachweis.

Das ***Wirkungsspektrum*** eines Antibiotikums umfaßt alle Mikroorganismen, gegen die die Substanz wirksam ist. Entsprechend wird unterschieden zwischen Schmal- und Breitspektrumantibiotika. Die Definition des Breitspektrumantibiotikums ist zwar nicht bestritten, der Begriff sollte aber besonders wegen der vielfältigen Resistenzverhältnisse in der Klinik nicht zu blindem Vertrauen auf das „breite Spektrum" führen. Das prinzipielle und das aktuelle Wirkungsspektrum der gebrauchten Antibiotika muß jedem Arzt, der Antibiotikatherapie treibt, geläufig sein; vor allem aber muß er wissen, welches Antibiotikum gegen bestimmte Erreger nicht wirksam ist.

Wirkungsweise

Antibiotika wirken in vitro bakterizid oder bakteriostatisch. Als quantitatives Maß dieser Wirkungsweise gilt die minimale bakterizide Konzentration (MBK μg/ml) bzw. die minimale Hemmkonzentration des bakteriellen Wachstums (MHK μg/ml). In vivo hat diese Trennung der Wirkungsweise nicht immer Gültigkeit.
Bakterizid wirken Penicilline, Cephalosporine, und Aminoglykoside. Bakterizide Antibiotika sind den bakteriostatisch wirkenden überlegen; sie müssen gewählt werden, wenn die Infektabwehr des Patienten herabgesetzt ist.
Bakteriostatisch wirken Tetracycline, Chloramphenicol und Erythromycin. Diese Stoffe bremsen die mikrobielle Vermehrung und Aktivität und verschaffen so dem Wirtsorganismus einen Vorteil für die endgültige Beseitigung der Erreger. Bei stärkerer Abwehrminderung sind bakteriostatische Stoffe wirkungslos. Aber auch die Effektivität bakterizider Antibiotika sinkt oder steigt mit dem Schwinden oder der Erholung der körpereigenen Abwehrfunktion.

Pharmakokinetik

Für die Wirkung eines Antibiotikums oder einer Kombination sind die erreichbaren Plasma- und Gewebsspiegel entscheidend. Sie werden durch eine Vielzahl von Faktoren bestimmt, vor allem von der

- Resorptionsgeschwindigkeit,
- Diffusion in das Gewebe,
- Eiweißbindung,
- Ausscheidungsgeschwindigkeit.

Die Resorptionsgeschwindigkeit ist wichtig bei oraler Gabe und intramuskulärer Injektion; schnelle Resorption führt zu höheren Spiegeln. Die Gewebespiegel sind von der Höhe der Plasmaspiegel abhängig, ihr Maximum folgt dem Gipfel der Plasmaspiegel. Die Gewebespiegel werden von der Struktur und Durchblutung der infizierten Gewebe, dem Eiweißgehalt und einer Reihe anderer Faktoren, auch des Antibiotikums (Lipoidlöslichkeit, Molekülgröße), bestimmt. Hieraus erklären sich die unterschiedlichen Spiegel in verschiedenen Geweben und Körperflüssigkeiten (Liquor, Knochen, Nierengewebe, Harn, Galle, Bronchialsekret).
Das an Plasmaproteine gebundene Antibiotikum gilt als unwirksam.
Die meisten Antibiotika werden durch die Nieren ausgeschieden; daraus ergeben sich, falls das Antibiotikum nicht zu inaktiven Formen metabolisiert worden ist, sehr hohe Wirkstoffspiegel im Harn (Penicilline, Cephalosporine, Chloramphenicol, Aminoglykoside), bei Ausscheidung durch die Leber hohe Gallenspiegel (Tetracycline, Mezlocillin).
Ein Antibiotikum muß wirken, wenn seine Konzentration am Ort der Infektion über der minimalen Hemmkonzentration (MHK) des Erregers liegt. Ob und für welche Zeitspanne sich diese günstigen Bedingungen ergeben, hängt in der Praxis auch von der Dosierung und dem Dosisintervall ab. In den meisten Fällen werden wirksame Spiegel nicht für das gesamte Dosisintervall erreichbar sein.

Nebenwirkungen

Jede Antibiotikabehandlung ist mit dem Risiko von Nebenwirkungen belastet. Der zu erwartende Erfolg einer Antibiotikatherapie ist deshalb stets gegenüber den möglichen allergischen und toxischen Nebenwirkungen abzuwägen. An dieser Stelle sind auch die allgemeinen Wirkungen, wie die Sensibilisierung größerer Bevölkerungskreise oder die Resistenzentwicklung in weiteren Bereichen zu erwähnen. Die häufigsten Nebenwirkungen sind in Tabelle 7–7 zusammengestellt.
Nahezu alle Antibiotika können außerdem Unverträglichkeiten und Nebenerscheinungen am

Tabelle 7–7. Allergische und toxische Nebenwirkungen von Antibiotika

	Nephrotoxizität	Hämotoxizität	Neurotoxizität	Allergie
Penicilline[a]				++**[b]
Cephalosporine[a]				+
Aminoglykoside[a]	+		++	
Chloramphenicol		+		
Sulfonamide		+		+
Amphotericin B	++	++		
Fluzytosin				

[a] Die Gefährdung variiert innerhalb der Stoffgruppen
**[b] Speziell Aminopenicilline

Verdauungstrakt hervorrufen, im ungünstigen Fall eine durch das Toxin von Clostridium difficile verursachte *pseudomembranöse Enterocolitis.* C. difficile ist empfindlich auf Vancomycin. Jede Antibiotikatherapie ist auch ein Eingriff in die körpereigene Bakterienflora, der neben der Selektion resistenter Bakterien auch die Besiedelung durch fremde Mikroorganismen mit oft höherer Virulenz und Resistenz begünstigt.

Indikation zur Antibiotikatherapie

Grundregel: Die Indikation zur Antibiotikatherapie ist dann gegeben, wenn eine Gefährdung des Patienten durch Infektionserreger vorliegt, die nicht oder nicht zuverlässig durch operative Maßnahmen beseitigt werden kann.

Abszesse, Furunkel oder Panaritien sind keine Indikation für Antibiotika. Die ungezielte antibakterielle Therapie ist häufig der Beginn einer

Tabelle 7–8. Antibiotikagruppen, wichtige Einzelsubstanzen und ihre Dosierung beim Erwachsenen

	Tagesdosis	
	Peroral	Parenteral
Penicillin G	–	2–10–20 (bis 60) Mill. IE
Oralpenicilline (Penicillin V, Propicillin, Azidocillin)	1,5 (bis 10) Mill. IE	–
Penicillinasefeste Penicilline (Oxacillin, Dicloxacillin, Flucloxacillin)	2–4 g	2–4 (bis 10) g
Ampicillin	3–4 (bis 10) g	1,5–2 (bis 10) g
Amoxicillin	1–1,5 (bis 3) g	–
Ticarcillin	–	4–12 (bis 20)[a] g
Azlocillin	–	8– (bis 15) g
Mezlocillin	–	15 (bis 20) g
Piperacillin	–	6–12 g
Cefazolin	–	3–4 (bis 6) g
Cefamandol	–	2,25–4,5 (bis 6) g
Cefoxitin	–	3–6 g
Cefotaxim	–	2–12 g
Cefoperazon	–	2–4 g
Lamoxactam	–	2–4 g
Cefradin	2–4 (bis 6) g	4 (bis 6) g
Cefalexin	2–4 g	–
Cefaclor	0,75–1,5 (bis 4) g	–
Gentamicin – Sisomycin – Tombramycin	–	160–320 mg
Amikacin	–	0,75–1 (bis 1,5) g
Netilmicin	–	300–450 mg
Tetracyclin	1–2 g	–
Rolitetracyclin	–	0,5 g
Doxycyclin	100–200 mg	100–200 mg
Minocyclin	200 mg	–
Chloramphenicol	1,5–2 (bis 3) g	1,5–2 (bis 3) g
Erythromycin	1–2 g	1–2 g
Clindamycin	0,6–1,8 g	1,2–2,4 g
Metronidazol		1,5 g
Vancomycin	0,5–2 g[b]	2 g
Cotrimoxazol (Sulfamethoxazol-Trimethoprim)	2 mal 2 Tbl.	2 mal 2 Ampullen

[a] Bei Pseudomonasinfektionen:
Die Zusammenstellung ist nicht vollständig; sie berücksichtigt gebräuchliche Medikamente. Für Einzelheiten, auch für die Kinderdosierung wird auf die Monographien der Antibiotikatherapie verwiesen

[b] Bei antibiotika-assoziierter Enterokolitis

Kette von Komplikationen, vor allem der Maskierung des Krankheitsverlaufes und des Versäumnis des richtigen Operationszeitpunktes. Die Indikation zur Antibiotikatherapie liegt dagegen vor bei fortschreitender Entzündung besonders in der Nähe gefährdeter Körperregionen und bei bedrohlichen Infektionen: Erysipel, Lymphangitis, fortschreitendes Panaritium, Gesichtsfurunkel, Gelenkempyem, Osteomyelitis, Gasbrand, Peritonitis, septische Allgemeininfektion. In der Traumatologie ist die Antibiotikagabe indiziert bei ausgedehnter und stark kontaminierter Weichteilzertrümmerung, bei Schuß- und Bißwunden.

Die Wahl des Antibiotikums bei fehlendem Erregernachweis richtet sich nach dem empirischen Vorkommen der Erreger bei der jeweiligen Infektion. So sind abszedierende Eiterungen am häufigsten durch Staphylokokken hervorgerufen, während fötide Eiterungen immer auf eine Beteiligung anaerober Erreger hinweisen. Über die Dosierung orientiert Tabelle 7–8.

Antibiotikakombinationen

Die Behandlung bakterieller Infektionen soll grundsätzlich mit einem Antibiotikum erfolgen, wenn der Erreger und seine Empfindlichkeit bekannt ist.

Kombinationen von Antibiotika und Chemotherapeutika sind bei der Tuberkulose, Brucellose, Tularämie und Toxoplasmose indiziert. Im klinischen Alltag sind folgende Situationen häufig ein Grund für die Behandlung mit Antibiotikakombinationen:

- Endokarditis durch Enterokokken und Viridans-Streptokokken (Penicillin G + Aminoglykosid).
- Schwere Infektionen durch Pseudomonas aeruginosa (Azlocillin, Piperacillin oder Ticarcillin + Tobramycin) oder Enterobakterien (Mezlocillin, Piperacillin oder Cephalosporin + Aminoglykosid).
- Mischinfektionen mit Erregern, deren Antibiogramme kein gemeinsam wirkendes Antibiotikum ergeben
- Aerob-anaerobe Mischinfektionen
- Schwere Pilzinfektionen (Candida, Aspergillus, Mucor u. a.) werden kombiniert mit Amphotericin B und Flucytosin behandelt
- Bei Patienten mit stark geschwächter Infektabwehr und rasch wechselnden, schwer beeinflußbaren Mischinfekten
- Zur initialen Therapie vor dem Erregernachweis bei schweren und septischen Infektionen soll eine Kombination mit möglichst breitem Wirkungsspektrum eingesetzt werden, die entsprechend den vermutlichen Erregern (Staphylokokkenpenicillinasefeste Penicilline, Anaerobier-Clindamycin, Metronidazol) ergänzt werden muß (Tabelle 7–8)

Die erwähnten Indikationen können sich in manchen klinischen Bereichen (Intensivstation, onkologische Station) derart häufen, daß dort die Kombinationstherapie zur Regel wird. Die Antibiotika sollen auch in Kombination voll dosiert werden. Auf die mögliche Potenzierung der Toxizität ist zu achten. In Tabelle 7–9 sind bewährte Antibiotikakombinationen aufgeführt. Diese Kombinationen sind nicht für immer gültig, sie sind deshalb entsprechend der örtlich unterschiedlichen Resistenzlage zu variieren.

Lokale Antibiotikatherapie

Die örtliche Applikation antibiotikahaltiger Medikamente wie Puder, Salben und Lösungen ist eher schädlich als nützlich. In der Lokalbehandlung chirurgischer Infektionen haben Maßnahmen wie Eröffnung eines Eiterherdes, Abtragung von Nekrosen und Schaffung einer ausreichenden Sekretdrainage stets Vorrang. Von Ausnahmen wie Verbrennungen oder infizierten Gefäßprothesen abgesehen, gibt es keine sinnvolle Indikation zur Lokalbehandlung mit Antibiotika oder Sulfonamiden in der Allgemein-, Thorax- und Gefäßchirurgie. Alternativ können *Antiseptika* eingesetzt werden, die häufig erfolgreicher und billiger zum Ziel führen (Tabelle 7–10). Das breite Wirkungsspektrum und die fehlende Resistenzentwicklung sind ihre besonderen Vorzüge. Chemische Antiseptika sind zwar im bakteriziden Bereich zelltoxisch, jedoch erstreckt sich diese Wirkung nur auf die ohnehin geschädigte Oberfläche infizierter Wunden oder Fisteln. In der jeweils zulässigen Konzentration und Anwendungsform wird die Zellregeneration nicht beeinträchtigt. Eiweißfehler und Toxizität sind zu beachten.

Auch bei der Behandlung unfallchirurgischer Infektionen stehen operative Maßnahmen im Vordergrund (S. 662). Antibiotikazusatz zur

Tabelle 7–9. Antibiotikakombinationen zur Therapie schwerer Infektionen ohne Erregernachweis oder polymikrobieller Infektionen

Penicillinasefestes Penicillin	+	Mezlocillin Azlocillin Piperacillin Ticarcillin	+	Gentamycin Sisomycin Tobramycin Netilmycin	+	Clindamycin Metronidazol
		(+)				
	(+)	Cefotaxim Cefoxitin Cefamandol Cefoperazon Lamoxactam				

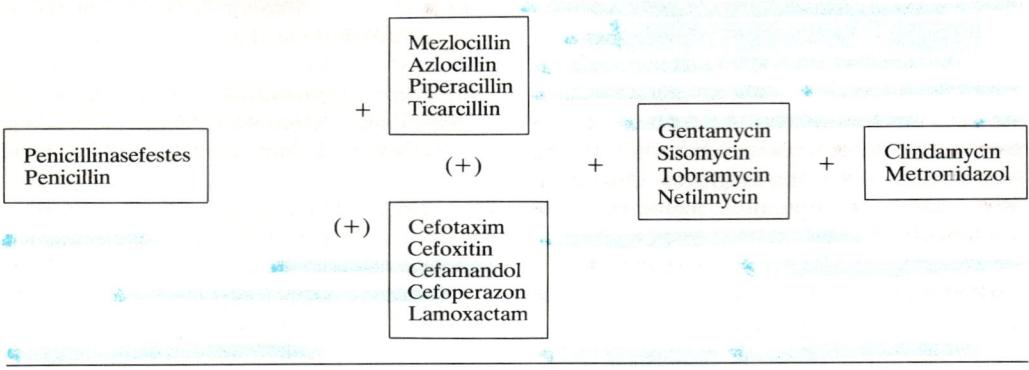

Tabelle 7–10. Antiseptika zur lokalen Therapie

Wirkstoff	Präparat	Konzentration
Wasserstoffperoxyd		3%
Organische Silberverbindungen	Ag-Citrat	0,05–0,1%
Chloramidnatrium	Chloramin	Verdünnung 1:500
Acriflaviniumchlorid	Trypaflavin	0,02%
Jodophore (Polyvinylpyrolidon = PVP)	Betaisodona	Salbe 10% Lösung 0,075–7,5% je nach Anwendungsbereich

Saug- und Spüldrainage beim Knocheninfekt ist von fraglichem Wert. Bei offener Wundbehandlung werden Antiseptika wie PVP-Jod-Lösungen bevorzugt. Als Alternative zur Saug-Spül-Drainage und als erfolgversprechende Indikation zur lokalen Antibiotikatherapie kann die Anwendung von gentamycinhaltigen Kugeln aus Polymethylmethacrylat gelten.

Antibiotikaprophylaxe / antimikrobielle Dekontamination

Der Wert der Antibiotikaprophylaxe ist nach wie vor sehr umstritten. Die routinemäßige und ungezielte Antibiotikaprophylaxe vor chirurgischen Eingriffen ist für den Patienten und seine Umgebung wegen der unvermeidlichen Selektion resistenter Erreger schädlich und daher entschieden abzulehnen. Ihr Indikationsbereich ist beschränkt auf Risikopatienten und auf Eingriffe mit vorhersehbar hoher Rate von Infektionen. Gute Ergebnisse bringt die *perioperative Kurzzeitprophylaxe* bei Eingriffen an Magen, Galle und Dickdarm. Antibiotikaprophylaxe zur Verhütung nosokomialer Infektionen wie Pneumonien oder Harnwegsinfektionen ist strikt abzulehnen.

Die *antimikrobielle Dekontamination* ist gegen die potentiell pathogenen Anteile der Normalflora (Oropharynx, Haut, Darmenterobakterien, Pseudomonas, Staphylokokken, Pilze u. a.) gerichtet. Durch Anwendung von Antiseptika, Antimykotika und nichtresorbierbaren Antibiotika soll die genannte Flora vermindert werden. Dieses Verfahren ist nur in Verbindung mit Isolierungsmaßnahmen und Beachtung aseptischer Grundsätze erfolgreich. Der relativ große Aufwand schränkt die Anwendung der antimikrobiellen Dekontamination auf Patienten mit besonders hohem Infektionsrisiko (Transplantation, Immundefizienz) ein.

Therapie der Pilzinfektionen

Infektionen durch Pilze, in erster Linie Sproßpilze der Candidagruppe, seltener Fadenpilze wie Mucor, Aspergillus u. a. sind in der Chirurgie nur selten Primärinfektionen. Sie werden vielmehr gefördert durch die Selektion auf den Schleimhäuten des Oropharynx, des Genitaltrakts und im Darm, durch die Resistenzminderung der Patienten und durch lokale Infektbahnung, durch Drainagen und Fremdkörper. Die Sproßpilzinfektionen sind praktisch immer endogene Infektionen. Ist der Pilzanteil in der Normalflora erhöht, steigt auch das Infektionsrisiko. Es ist sinnvoll, mit lokal wirksamen, nichtresorbierbaren antimykotischen Stoffen, wie Nystatin, die Sproßpilze im Darm und Oropharynx zu eliminieren.

Schwere Pilzinfektionen sind Ausdruck der Abwehrschwäche, und es gibt nur sehr wenige systemisch anwendbare Antimykotika. Die Kombination von Amphotericin B (sehr toxisch und unverträglich) und Flucytosin gilt als Optimum der antimykotischen Therapie. Wegen der schnellen Resistenzentwicklung gegen Flucytosin muß die Empfindlichkeit kontrolliert werden. Miconazol kann, trotz der beschriebenen guten Behandlungserfolge, bisher nur als Mittel der zweiten Wahl und für leichtere Infektionen gewertet werden.

8. Schock, Volumenersatz, Fettembolie

Definition des Schocks

Schock ist definiert als Syndrom einer akuten Minderdurchblutung der vitalen Organe, wodurch ein Mißverhältnis zwischen Sauerstoffangebot und Sauerstoffbedarf entsteht und die aus dem Zellstoffwechsel anfallenden Metaboliten nur unzureichend abtransportiert werden können. Resultat dieser hämodynamischen Störung sind funktionelle und strukturelle Veränderungen der betroffenen Organe und Gewebe.
Obwohl die Veränderung der Durchblutung der lebenswichtigen Organe das Charakteristikum jeder Art des Schocks darstellt, ist eine Klassifizierung nach Form und Ursache für die rechtzeitige Erkennung und die spezifische Therapie notwendig.

Formen und Ursachen des Schocks

Auf Grund ihrer Ätiologie ist eine Einteilung der verschiedenen Formen des Schocks in 4 große Gruppen möglich (Tabelle 8–1); sowohl unter Friedens- wie Kriegsbedingungen treten Kombinationsformen des hämorrhagisch-traumatischen und des septischen Schocks immer mehr in den Vordergrund.

Volumenmangelschock

Akuter Volumenmangel entsteht nicht allein durch äußeren Blutverlust, sondern auch durch innere Blutungen bei Traumen (Fraktur, multiple Frakturen, Muskelquetschungen), Ruptur von Organen oder Gefäßen (Aneurysma) und bei massiven Verbrennungen. Im Unterschied zum reinen *hämorrhagischen Schock* (Messerstichverletzungen, massive Gastrointestinalblutung) liegt beim *traumatischen Schock* eine mehr oder minder starke Gewebezerstörung mit Blutverlust in Form von Frakturhämatomen oder inneren Blutungen vor. Durch die Gewebszerstörung werden gerinnungsaktive Substanzen und Gewebsenzyme freigesetzt, welche die *schockspezifische Mikrozirkulationsstörung* intensivieren.
In der Regel entwickelt sich der Dehydratationsschock weniger akut auf der Basis renaler

Tabelle 8–1. Formen und Ursachen des Schocks

1. Volumenmangelschock	
Hämorrhagischer Schock	Volumenverlust durch äußere und/oder innere
Traumatischer Schock	Blutung
Verbrennungsschock	Plasmaverlust
Dehydratationsschock	Wasser- und Elektrolytverlust
2. Kardiogener Schock	*Kardiale Ursachen:* Myokardinfarkt, Rhythmusstörung *Extrakardiale Ursachen:* Perikardtamponade Spannungspneumothorax Lungenembolie
3. Septischer Schock	
Hyperdyname Form	Sepsis durch gramnegative, aber auch durch grampositive Organismen
Hypodyname Form	
4. Anaphylaktischer Schock	Antigen-Antikörper-Reaktion mit Freisetzung vasoaktiver biogener Amine

oder gastrointestinaler Vorerkrankungen; jedoch kann auch Dehydratation rasch zur Hypovolämie führen (z. B. Cholera).

Kardiogener Schock

Hauptursache des kardiogenen Schocks sind Myokardinfarkt und primäre bzw. infarktbedingte Rhythmusstörungen. Mechanische Behinderung der Ventrikelfüllung und -entleerung (Perikardtamponade, Spannungspneumothorax, Vorhofstumor, Lungenembolie) sind seltenere Ursachen. Betrifft der Infarkt über 40% der Myokardmasse, ist ein kardiogener Schock sehr wahrscheinlich; seine Letalität beträgt noch immer 80–90%. Auf Grund des Ausfalls funktionstüchtigen Myokards, Dyskinesie des infarzierten Bezirks oder mechanischer Behinderung fällt trotz ausreichenden Füllungsdruckes das Herzminutenvolumen ab und löst hierdurch die *sympathiko-adrenerge Reaktion* aus (s. unten). Besonders gefährdet sind Patienten mit Hypertonus, Diabetes mellitus, koronarer Herzerkrankung und Polyzythämie.

Septischer Schock

Gramnegative Bakteriämie führt in über 20%, grampositive Bakteriämie in 5% der Fälle zu Sepsis und septischem Schock. Die zunehmende Zahl großer operativer Eingriffe bei älteren Patienten, die Forcierung von parenteraler Infusions- und Ernährungstherapie, Respiratorbehandlung sowie Antibiotika- und Kortikoidtherapie haben die Häufigkeit des septischen Schocks erhöht; die Mehrzahl der Infektionen sind iatrogener Herkunft, etwa 75% werden im Krankenhaus erworben. Häufigste gramnegative Erreger sind Escherichia coli, Pseudomonas, Proteus und Klebsiella; ihnen gegenüber stehen Staphylococcus aureus, Clostridium perfringens und andere grampositive Kokken. Im Gegensatz zur *Bakteriämie* ist die Einschwemmung von *Endotoxinen* (werden bei Zerfall der Bakterienwand frei) oder *Ektotoxinen* (Stoffwechselprodukte bestimmter Bakterien) ein obligates Zeichen (Endotoxinnachweis mittels Limulus-Bioassay). Häufige Grundkrankheiten sind Harnwegsentzündung und Harnwegsobstruktion, Cholangitis, Peritonitis, febriler Abort.

Anaphylaktischer Schock

Der anaphylaktische Schock ist Folge einer Immunreaktion; sie wird ausgelöst durch Aufnahme von Immunogenen, gegen die der Organismus spezifisch oder infolge Kreuzreaktion sensibilisiert ist. Auslöser können sowohl *Vollantigene* (Proteine, Insektengift, Fremdserum, Antitoxin) als auch *Haptene* (Arzneimittel wie Penicillin, Röntgenkontrastmittel etc.) sein. Die Antigen-Antikörper-Reaktion bewirkt die Bildung oder Freisetzung hochaktiver Mediatorsubstanzen (Histamin, Serotonin, Bradykinin, Slow reacting substance A) aus Mast- und Blutzellen. Durch arterioläre Dilatation bei Konstriktion postkapillärer Venolen erfolgt eine *Sequestrierung von Blut in der Peripherie* und dadurch eine Verminderung des venösen Rückstromes. Auf Grund der permeabilitätssteigernden Wirkung der Mediatorsubstanzen entwikkeln sich Urtikaria, Blasenbildung und Ödeme, das zirkulierende Blutvolumen wird weiter reduziert.

Pathophysiologische Mechanismen

Makrohämodynamische Veränderungen

Unabhängig von der primären Schockursache findet sich beim Schockpatienten eine *Änderung der normalen Verteilung des Herzminutenvolumens (HMV);* dies gilt sowohl für Schock mit niederem als auch mit hohem Herzminutenvolumen.

Hypodynamer Schock

(Schock mit niederem Herzminutenvolumen, low cardiac output)

Verminderung des venösen Rückstromes infolge Volumenverlust, Blutsequestrierung oder mechanischer Behinderung der Herzfüllung bewirken einen Abfall des HMV und lösen damit über die Barorezeptoren in Karotissinus und Aortenbogen reflektorisch die *sympathiko-adrenerge Reaktion* aus. Sie besteht in

1. massiver Steigerung des Sympathikotonus,
2. postganglionärer Katecholaminfreisetzung,

3. Steigerung der Sekretion von Nebennierenrinde und Nebennierenmark.

Intensität und Dauer der sympathiko-adrenergen Reaktion werden bestimmt durch Geschwindigkeit und Ausmaß des Volumenverlustes. Ihre Folgen sind:

1. Tachykardie,
2. Tachypnoe und Hyperventilation.
   Durch die verstärkte Atemarbeit erhöht sich der Sauerstoffbedarf, das Mißverhältnis O_2-Angebot / O_2-Bedarf nimmt zu. Gleichzeitig entwickeln sich eine respiratorische Alkalose und Hypokapnie.
3. Reflektorische Konstriktion prä- und postkapillärer Gefäßabschnitte im großen und kleinen Kreislauf.
   Von dieser Konstriktion sind die Organe je nach Grad ihrer α-adrenergen Innervation unterschiedlich betroffen. Da die Splanchnikusorgane, Niere und Haut reich an α-adrenergen, konstriktorischen Rezeptoren sind, wird die Durchblutung dieser Organe stark gedrosselt; die vitalen Koronar- und Hirnkreisläufe bleiben auf Grund geringer α-adrenerger Innervation von der Konstriktion ausgenommen.

Auf Grund der Vasokonstriktion im arteriellen Bereich steigt der periphere Strömungswiderstand an, wodurch der arterielle Blutdruck stabilisiert wird. Diese „Stabilisierung" erfolgt jedoch auf Kosten der Gewebsversorgung; der aktuelle Blutdruckwert läßt keinerlei Aussagen über die Volumensituation zu. Da die Kapazitätsgefäße etwa 80% des zirkulierenden Blutvolumens enthalten, bedeutet deren Tonisierung im Rahmen der sympathiko-adrenergen Reaktion eine beträchtliche Volumenverschiebung mit Zunahme des venösen Rückstroms (*Autotransfusion,* welche durch Beinhochlagerung unterstützt werden soll).

Hyperdynamer Schock

(Schock mit hohem Herzminutenvolumen, high cardiac output)

Ein hyperdynamer Schock kann bei Peritonitis, Sepsis, Leberzirrhose, akuter Lebernekrose und beim Trauma bestehen. Initial ist das Herzminutenvolumen bei erniedrigtem peripherem Strömungswiderstand und erniedrigter O_2-Sättigungsdifferenz normal oder erhöht. Als Kausalfaktoren werden diskutiert: Eröffnung funktioneller arteriovenöser Shunts im Bereich der Infektion, des Gewebetraumas sowie in Lunge, Muskulatur und Darm. McLean nimmt vor allem bei Sepsis einen primär zellulären Defekt an, wodurch die O_2-Verwertung gestört wird (s. auch Klinik des hyperdynamen septischen Schocks). Auf Grund des durch Fieber und vermehrter Herzarbeit erhöhten O_2-Bedarfs entwickelt sich rasch ein O_2-Defizit vor allem in den minderdurchbluteten Organen; infolge arterieller Hypoxämie und erhöhter O_2-Affinität des Hämoglobins wird die O_2-Versorgung auch gut durchbluteter Organe beeinträchtigt.

Mikrohämodynamische und rheologische Veränderungen

Weit drastischere Veränderungen als die Makrohämodynamik erfährt als Folge der sympathiko-adrenergen Reaktion die *Mikrohämodynamik,* vor allem deshalb, weil die nutritive Durchblutung (Durchströmung echter Kapillaren) nicht allein vom Tonus der prä- und postkapillären Gefäße, sondern gleichzeitig vom *Fließverhalten des Blutes* selbst bestimmt wird. Die im Schock eintretende Verlangsamung der Blutströmung bewirkt infolge Aggregation von Blutzellen einen überproportionalen Anstieg der Blutviskosität; im Bereich niederer Strömungsgeschwindigkeit, in den postkapillären Venolen, kann die Blutviskosität so stark ansteigen, daß die gesamte Blutsäule in Stase übergeht. Es entwickelt sich die *„schockspezifische Störung der Mikrozirkulation",* welche charakterisiert ist durch eine Dissoziation der Kapillardurchblutung in Bezirke reiner Stase und in Bezirke praktisch zellfreien, schnell fließenden Plasmas; dies bedeutet eine inhomogene Verteilung der Kapillardurchströmung. Da nur eine homogene Durchblutungsverteilung die für die transkapilläre Diffusion von Sauerstoff, Substraten und Metaboliten günstige, größtmögliche Kapillaroberfläche bietet, werden bei der schockspezifischen Mikrozirkulationsstörung die transkapillären Austauschvorgänge zusätzlich eingeschränkt. Die Verschlechterung der rheologischen Eigenschaften des Blutes beeinträchtigt daher sowohl die Gewebs*versorgung* als auch die Gewebs*drainage.*

Gewebsstoffwechsel und Vasomotion

Der Abfall des hydrostatischen Druckes in den Kapillaren bedingt eine Verschiebung des Starling-Gleichgewichtes mit Flüssigkeitseinstrom aus dem Interstitium und Abfall des Hämatokrits und kolloidosmotischen Drucks im Kapillarbereich. Auf Grund des eingeschränkten O_2-Angebotes erfolgt die Umstellung des Zellstoffwechsels auf Anaerobie mit vermehrtem Substratabbau und daher Anfall von sauren Metaboliten (Lactat), welche auf Grund der verminderten kapillären Austauschfläche und fehlender Drainage im Gewebe akkumuliert werden. Lokale Gewebsacidose bewirkt Dilatation präkapillärer Gefäßabschnitte, während postkapillär die Konstriktion anhält; persistierende Konstriktion und Stase verursachen somit einen funktionellen Ausflußblock aus den postkapillären Venolen. Folge dieses „*schockspezifische Vasomotion*" genannten Vorganges innerhalb der Mikrozirkulation sind:

1. Hypoxische Dilatation des Kapillarbettes,
2. Stagnation der Kapillardurchblutung,
3. Sequestrierung von Blut (pooling),
4. Flüssigkeitsabstrom ins Interstitium, dadurch lokale Hämokonzentration mit weiterer Verschlechterung der Fließeigenschaften und Fließbedingungen des Blutes.

Diese Veränderungen der Mikrohämodynamik gehen mit folgenden Veränderungen im Gewebe einher: Hypoxische Schädigung der Zellmembran und Zellorganellen mit Freisetzung mitochondrialer und lysosomaler Enzyme, Verlust intrazellulären Kaliums und Aufnahme von Wasser und Natrium in die Gewebszellen. Infolge der damit verbundenen Einschränkung des Extrazellulärraumes wird die ADH- und Aldosteronausschüttung gesteigert; Oligurie, Natriumretention und Kaliumverlust sind die Folge.

Unabhängig von der Schockursache entwickeln sich diese Veränderungen stets als Folge der schockspezifischen Störung der Mikrozirkulation und Vasomotion. Von der Mikrozirkulationsstörung sind die Organe mit hoher α-adrenerger Innervation am stärksten betroffen; d. h. die transkapillären Volumenverluste erfolgen vor allem im Bereich der Splanchnikusorgane (Darmlumen, Serosa, Peritonealhöhle). Die Mikrozirkulationsstörung intensiviert sich über den Mechanismus der schockspezifischen Vasomotion selbst und stellt somit das entscheidende Glied innerhalb des Circulus vitiosus beim Schock dar (Abb. 8–1).

Klinik des Schocks

Die klinischen Symptome des Schocks ergeben sich – mit Ausnahme der hyperdynamen Form des septischen Schocks – aus dem gesteigerten

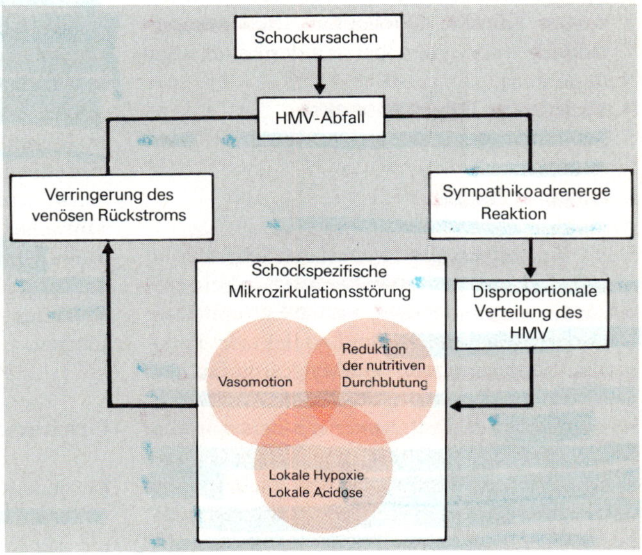

Abb. 8–1. Schematische Darstellung des Circulus vitiosus des Schocks mit niederem Herzminutenvolumen; im Mittelpunkt steht die Störung der Mikrozirkulation. Da diese im Sinne eines negativen Rückkoppelungsmechanismus zum weiteren Abfall des HMV führt, gehen auch Schockformen mit primär hohem HMV in diesen Circulus vitiosus über

Sympathikotonus und der dadurch bedingten Umverteilung der Gesamtdurchblutung. Da bei allen Schockformen – beim kardiogenen Schock jedoch nicht obligat – ein Volumenmangel besteht, ist dessen Objektivierung und Quantifizierung das erste diagnostische Ziel.

Parameter zur Diagnose Volumenmangel

1. Anamnese (Zeitdauer),
2. Klinisches Bild (Aussehen, Atmung, Bewußtsein, Hautfarbe, Hauttemperatur),
3. Puls (Frequenz und Qualität),
4. Blutdruck (Amplitude),
5. Urinmenge (normal 40–50 ml/h),
6. Zentraler Venendruck (ZVD).

Anamnese

Ermittlung der Schockursache (Verletzungsmodus, Unfallhergang, Vorerkrankungen etc.). Besonders wichtig sind Informationen über den Zeitpunkt des Schockbeginns zur Beurteilung von bestehenden Flüssigkeitsdefiziten und Ermittlung des laufenden Bedarfs (Bilanzdenken!).

Klinisches Bild

Das klinische Bild ist je nach Ausmaß des Volumenmangels unterschiedlich ausgeprägt:

1. Tachykardie + Puls schwach gefüllt,
2. kalte, blasse Haut, kalter Schweiß
3. Angst, Unruhe, Durstgefühl, Bewußtseinstrübung (vor allem bei Kindern und alten Patienten),
4. Tachypnoe, Hyperventilation,
5. Blutdruck zunächst wenig erniedrigt, dann stark fallend,
6. Oligurie, Anurie,
7. zentraler Venendruck erniedrigt.

Beim ***hyperdynamen septischen Schock*** sind führende Symptome Hyperventilation bei gerötetem Gesicht und rosige, warme Extremitäten. Differentialdiagnostisch sind Atelektase, Pneumonie, Lungenembolie und Myokardinfarkt als Ursache der Hyperventilation auszuschließen. Die Diagnose *hyperdynamer septischer Schock* ist gesichert bei Nachweis einer hohen, zentralvenösen Sauerstoffsättigung, bzw. einer kleinen arteriovenösen Sauerstoffgehaltsdifferenz, eines normalen oder erhöhten Herzminutenvolumens und von Endotoxinämie (Limulus-Bioassay). Abfall der Hauttemperatur, periphere Zyanose, Apathie, Facies hippocratica und Abfall von arteriellem und zentralvenösem Blutdruck kennzeichnen den Übergang in die *hypodyname* Form des septischen Schocks. Mit fortschreitender respiratorischer Insuffizienz, Hypoxie und Acidose wird seine Prognose äußerst ungünstig.

Beim ***kardiogenen Schock*** sind die Hypovolämiezeichen weniger stark ausgeprägt; neben Trübung des Sensoriums, Blässe, Zyanose, kalten Extremitäten, finden sich oft Rhythmusstörungen; der Puls ist klein, der systolische Blutdruck liegt im allgemeinen unter 80 mm Hg.

Beim ***anaphylaktischen Schock*** entwickeln sich die Schocksymptome schlagartig. Zu den Hypovolämiezeichen treten – als Effekt der Mediatorsubstanzen – Flush, Urtikaria, Quincke-Glottis-Ödem, Nausea, Bronchospasmus und Diarrhoe.

Puls und arterieller Blutdruck

In der Regel ist die Herzfrequenz beim Volumenmangel (> 10% des normalen Blutvolumens) gesteigert; der Puls ist schwach gefüllt, leicht unterdrückbar. Der arterielle Blutdruck fällt – auf Grund der kompensatorischen Vasokonstriktion – erst bei Volumenverlusten von 20–30% ab; bei langsamem Blutverlust kann er trotz erheblicher Hypovolämie im Normbereich bleiben.

Diskordantes Verhalten von Pulsfrequenz und systolischem Blutdruck weist auf einen Volumenmangel hin. Allgöwer und Burri haben den *„Schockindex“* (Quotient aus Pulsfrequenz und systolischem Blutdruck; Normalwert 0,5) zur Abschätzung des Volumendefizits eingeführt. Diese Größe läßt sich leicht ermitteln und gibt Hinweise auf das aktuelle Volumendefizit: Beim Schockindex von 1 beträgt das Defizit etwa 30%, bei Schockindices über 1,4 sind über 40% der zirkulierenden Blutmenge verlorengegangen.

Urinausscheidung

Bei jedem Schockpatienten muß die *stündliche Urinausscheidung* mittels Blasenkatheter gemessen werden. Werte von 30 ml und darunter

(Urinosmolarität erhöht!) weisen auf Hypovolämie und renale Vasokonstriktion hin.
Die stündliche Urinausscheidung ist einer der wichtigsten Parameter für die Diagnose und zur Kontrolle der Schocktherapie!

Zentraler Venendruck (ZVD)

Mit dem ZVD wird der Druck im klappenlosen Segment der Hohlvenen gemessen. Kann eine intrathorakale Druckerhöhung (Pneumothorax, Hämatothorax oder beides) ausgeschlossen werden, erlaubt der ZVD Rückschlüsse über das Verhältnis von venösem Angebot und Myokardfunktion. Der ZVD kann trotz echtem Volumendefizit normal oder erhöht sein, wenn eine Herzinsuffizienz vorliegt. Bei ordnungsgemäßer Nullpunktbestimmung (Abb. 8–2) liegt der ZVD normal bei 7 ± 2 cm H_2O. Werte von 0 bzw. < 0 cm H_2O sind beweisend für Hypovolämie; bei Werten über 12–15 cm H_2O besteht die Gefahr der Herz- und Volumenüberlastung.

Therapie des Schocks

Die Grundpfeiler jeglicher Schocktherapie, am Unfallort sowie in der Klinik, sind

1. Sicherstellung der Atmung und Sauerstoffzufuhr,
2. Intravenöse Volumentherapie.

Soforttherapie am Unfallort

1. Freimachen bzw. Freihalten der Atemwege und Sauerstoffzufuhr. Mund-zu-Mund-Beatmung mittels SAFAR-Tubus oder ORO-Tubus. Endotracheale Intubation, notfalls Tracheotomie.
2. Lagerung des Patienten, falls keine Frakturen an den Beinen, mit Beinhochlagerung, ohne Kopftieflage, um die *Autotransfusion* zu begünstigen.
3. Stillung von Blutungen (Kompression, Abbindung von Gefäßen).
4. Schaffung eines intravenösen Zuganges mittels *großlumiger*, flexibler Verweilkanüle (z. B. Abbocath etc.). Kann eine periphere Vene nicht punktiert werden, Punktion der V. jugularis interna oder V. brachiocephalica, notfalls Punktion der V. femoralis. *Beginn der intravenösen Volumentherapie*, notfalls durch Druckinfusion des Plasmaersatzmittels (Kompression des Plastikbehälters).
5. Bei starken Schmerzen *Analgetika*, jedoch nur *intravenös* (cave Atemdepression!). Intramuskuläre und subkutane Injektionen sind kontraindiziert, da die Medikamente

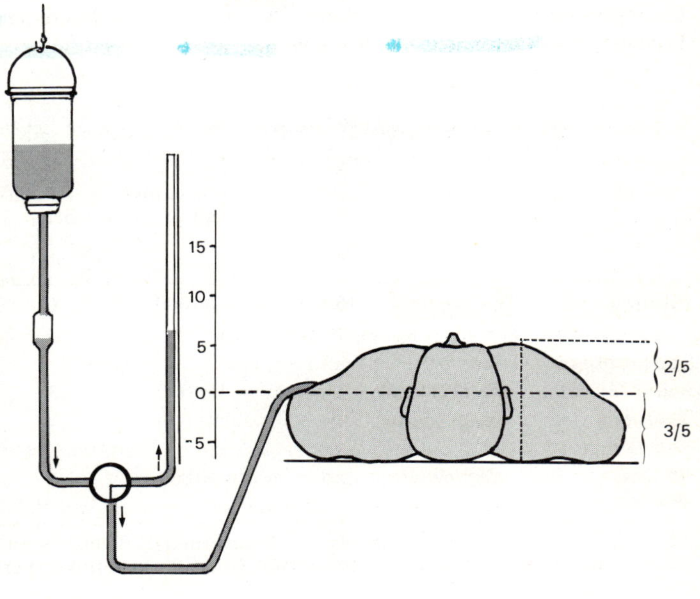

Abb. 8–2. Zur Messung des zentralen Venendruckes (ZVD) wird zunächst der Nullpunkt (3/5 des Thoraxdurchmessers über der Unterlage) festgestellt und auf der Thoraxwand markiert. Über den durch die V. jugularis oder V. subclavia in den zentralen Venenabschnitt (atemsynchrone Schwankungen des Flüssigkeitsspiegels!) eingeführten Katheter kann alternierend der ZVD gemessen bzw. infundiert oder zentralvenöses Blut entnommen werden

nicht resorbiert werden (periphere Konstriktion). Für den nachbehandelnden Arzt: Schriftliche Angaben über Uhrzeit, Art und Menge des verabreichten Medikamentes (Kurzdokumentation).

Ziele der Soforttherapie sind, die Ausbildung des Circulus vitiosus (Abb. 8–1) zu verhindern und die Herstellung der Transportfähigkeit, um den Patienten schonend, nicht jedoch überstürzt in ein Krankenhaus verbringen zu können.

Volumentherapie: Bereits am Unfallort muß die Volumentherapie mit kolloidalen Plasmaersatzmitteln eingeleitet werden. Eine Übersicht über die derzeit gebräuchlichen Plasmaersatzmittel gibt Tabelle 8–2. Den Forderungen an ein optimales Plasmaersatzmittel, nämlich sicherer Volumeneffekt, lange intravasale Verweildauer, vollständige Elimination, entspricht auf Grund seines hohen mittleren Molekulargewichtes und der engen Molekulargewichtsverteilung derzeit am besten Dextran 60, welches gleichzeitig einen sicheren antithrombotischen Effekt aufweist.

Für die Soforttherapie und zur Überbrückung der Transportzeit ist deshalb Dextran 60 (Macrodex 6%) besonders geeignet.

Bei den Gelatinepräparaten ist deren geringe intravasale Verweildauer zu beachten; initial muß das Doppelte des geschätzten Volumenverlustes infundiert werden.

Hochmolekulare Hydroxyäthylstärke (HÄS) ist erst seit wenigen Jahren im klinischen Gebrauch; der Volumeneffekt ist etwas geringer als bei Dextran 60, der antithrombotische Effekt fehlt. Anaphylaktoide bzw. anaphylaktische Reaktionen wurden nach Infusion der in Tabelle 8–2 aufgeführten Kolloide bei *Schock*patienten nicht beobachtet, können jedoch bei Infusion bei Patienten, die nicht im Schock sind, auftreten. Sofortiger Wechsel der Infusionslösung und Therapie wie beim anaphylaktischen Schock (S. 81) sind erforderlich, um diese Unverträglichkeitsreaktionen zu beherrschen. Bei Dextran ist eine Prophylaxe durch Promit möglich.

Entscheidend ist, unabhängig von der vorhandenen Plasmaersatzlösung, *daß rasch und so lange infundiert wird, bis sich die klinischen Zeichen* (Puls, Blutdruck, Hautfarbe und -temperatur) *bessern.* Falls kein kolloidales Volumenersatzmittel zur Hand ist, sollen kristalloide Lösungen infundiert werden; eine ausreichende Volumenwirkung ist jedoch nicht zu erwarten.

Therapie in der Klinik

Aufgabe der klinischen Schocktherapie ist die Beseitigung der Schockursache und die Wiederherstellung der Homöostase des Organismus. Es gilt daher, die am Unfallort eingeleiteten Sofortmaßnahmen durch gezielte Diagnostik und Therapie zu optimieren.

Ziele der klinischen Schocktherapie sind daher:

1. das verminderte HMV zu normalisieren und dadurch die sympathiko-adrenerge Reaktion zu unterbrechen, und dadurch

Tabelle 8–2. Künstliche kolloidale Volumenersatzmittel zur Schock- und Volumentherapie

Grundsubstanz	Handelspräparat	Konzentration %	$\overline{M}_w$ (Gewichtsmittel)	U (Uneinheitlichkeitszahl)	Intravasale Verweildauer (h)	Besonderheiten
Dextran 60	Macrodex	6	60000	2,0	6	Antithrombotischer Effekt
Hydroxyäthylstärke (HÄS)	Plasmasteril	6	450000	6,3	~ 6	–
Vernetzte Gelatine	Haemaccel	3,5	35000	2,3	2–3	Diuresefördernd
Oxypolygelatine	Gelifundol	5,5	30000	1,5	2–3	Diuresefördernd

$\overline{M}_w$: Durchschnittliches Molekulargewicht (Gewichtsmittel). Je kleiner die Uneinheitlichkeitszahl U, Quotient aus $\overline{M}_w$ und $\overline{M}_n$ (Zahlenmittel) ist, desto enger ist das Kolloid fraktioniert

2. die schockspezifische Mikrozirkulationsstörung sowie die Gewebshypoxie und Gewebsacidose zu beseitigen.

Beide Ziele werden erreicht durch konsequente Volumentherapie. Bleibt die metabolische Acidose trotz Volumenzufuhr bestehen, liegt in der Regel noch immer eine Mikrozirkulationsstörung vor; es werden dann, vor allem bei lange bestehendem Schock und/oder inadäquater Primärbehandlung, zusätzliche Maßnahmen (Pufferlösungen, vasoaktive, gerinnungsaktive Pharmaka etc.) notwendig.

Notwendige Labordaten: Hämatokrit, Hämoglobinkonzentration, Thrombozytenzahl, pH, pCO_2, Bicarbonat, arterieller pO_2, Urinosmolarität.

Wünschenswerte Labordaten: Serumelektrolyte, arteriovenöse Sauerstoffsättigungsdifferenz, Lactatkonzentration und kolloidosmotischer Druck im Plasma.

Volumentherapie: Meist muß wesentlich mehr Volumen substituiert werden, als tatsächlich verloren wurde (Grund: hypoxische Kapillardilatation, transkapilläre Verluste)!

Unerläßlich zur Durchführung und Kontrolle der Volumentherapie sind daher:

1. zentralvenöser Zugang (Messung des ZVD, Entnahme von zentralvenösem Blut),
2. Blasenkatheter (stündliche Urinausscheidung).

Solange der Hämatokrit 30% nicht unterschreitet, wird die Volumentherapie mit hepatitis-sicheren natürlichen Kolloiden (Humanalbuminlösung 5%, Plasmaproteinlösung 4–5%) oder mit den in Tabelle 8–2 aufgeführten künstlichen Kolloiden fortgesetzt.

Die hierbei erzielte *Hämodilution* führt über ihren günstigen Effekt auf die Fließeigenschaften des Blutes zur Verbesserung der nutritiven Durchblutung, Gewebsversorgung und Gewebsdrainage, wodurch in den meisten Fällen die metabolische Acidose beseitigt werden kann.

Bei Patienten mit suffizienter Atmung und normaler Sauerstoffsättigung des arteriellen Blutes kann die bestehende Gewebshypoxie allein durch eine Erhöhung der nutritiven Durchblutung, d.h. Aufhebung der „schockspezifischen Mikrozirkulationsstörung", beseitigt werden!

Nur durch gezielte Senkung des Hämatokrit (Hämodilution) ist die Mikrozirkulationsstörung *kausal* zu beeinflussen.

Beim protrahierten Schock sind hyperonkotische Lösungen (Dextran 40, Rheomacrodex) vorzuziehen, da diese zum Flüssigkeitseinstrom präferentiell in den postkapillären Venolen und auf Grund lokaler Hämodilution zur Dispersion der Erythrozytenaggregate und Beseitigung des Abflußhindernisses führen.

Konservenblut, besser jedoch Erythrozytenkonzentrat, wird notwendig, wenn der Hämatokrit 30% und die Hämoglobinkonzentration 10 g % unterschreiten. Wegen der Hepatitisgefahr ist strengste Indikationsstellung für Blut und Blutbestandteile unerläßlich.

Bei *Verblutungsgefahr* kann – unabhängig von der Blutgruppe des Patienten – sofort Vollblut der Gruppe 0 rh negativ transfundiert werden.

Häufigste Ursachen einer erfolglosen primären Schocktherapie sind:

1. unerkannte Volumendefizite oder anhaltende Volumenverluste,
2. inadäquater Volumenersatz,
3. Herzversagen,
4. respiratorische Insuffizienz mit Hypoxämie und Hyperkapnie,
5. persistierende metabolische Acidose,
6. Hyponatriämie,
7. Hyperkaliämie und Hypokalzämie,
8. Niereninsuffizienz.

Durch wiederholte Kontrollen der auf S. 87 aufgeführten Parameter können diese Ursachen erkannt werden. Die korrekte Schocktherapie in der Klinik muß demnach vor allem vorbestehende Defizite und den laufenden Bedarf an Wasser und Elektrolyten berücksichtigen.

Normaler Tagesbedarf (70 kg KG): 2500 ml H_2O; 100 mval Natrium; 50 mval Kalium.

Bei Fieber, Beatmung, Verlust von Magensaft etc. kann der Normalbedarf um ein Mehrfaches erhöht sein (s. Infusionstherapie S. 133).

Spezielle Schocktherapie

Pharmaka: Wird durch die allgemeine Schocktherapie keine Normalisierung der klinischen Parameter erreicht, werden spezielle Maßnahmen notwendig:

1. Pufferlösungen (Natriumbicarbonat, THAM) bei fortbestehender Acidose,

2. Diuretika (Furosemid, Ethacrynsäure, 20% Mannit) bei Oligoanurie,
3. Herzglykoside bei alten Patienten und beim protrahierten Schock.
4. vasoaktive Pharmaka.

Vasoaktive Pharmaka sind in der Schocktherapie erst dann indiziert, wenn trotz Volumen- und Sauerstoffzufuhr der arterielle Blutdruck unter 90 mm Hg erniedrigt bleibt, der zentralvenöse Druck den Grenzwert von 12–15 cm H_2O erreicht hat und die periphere Vasokonstriktion mit kalten Extremitäten und Oligoanurie fortbesteht.

Ausnahmen: Anaphylaktischer Schock: Die Soforttherapie besteht in der Applikation von Sympathikomimetika und Kortikosteroiden bei gleichzeitiger Volumengabe, da hierdurch einerseits die Peripherie tonisiert und zweitens die Antigen-Antikörper-Reaktion geblockt werden kann.

Vasoaktive Pharmaka vom Typ
α-Rezeptorenblocker (Phenoxybenzamin, Dibenzyline),
β-Rezeptorenstimulatoren (Isoproterenol, Orciprenalin)
dürfen nur angewandt werden, wenn ZVD-Kontrolle und sofortige Volumenzufuhr möglich sind. Bei ausreichender Dosierung dieser Pharmaka erfolgt die schlagartige Eröffnung der gesamten Endstrombahn, damit besteht die Gefahr der Hypovolämie!

Dopamin wird heute auf Grund der nahezu selektiven Dilatation der Splanchnikus- und Nierengefäße und auf Grund des positiv inotropen Effektes am Herzen in der klinischen Schocktherapie häufig angewandt. Dobutamin, ein synthetisches Katecholamin mit positv inotroper, aber gering chronotroper und dilatierender Eigenschaft, stellt eine wichtige Alternative zu den *β*-Rezeptorenstimulatoren und Dopamin dar.

5. Heparin

Bei Patientinnen mit febrilem Abort wird die *Heparinprophylaxe* zur Verhinderung einer disseminierten intravaskulären Gerinnung (DIC) mit einer Dosierung von 30000 E/24 h (maschinelle Dauerinfusion) empfohlen.

Eine *Heparintherapie* (500–1200 E/h, maschinelle Dauerinfusion) ist bei nachgewiesener DIC (Thrombozytopenie, Hypofibrinogenämie, positiver Äthanoltest) indiziert. Heparin wird ferner zur Prophylaxe postoperativer thromboembolischer Komplikationen in kleinen Dosen (5000 E alle 8–12 h subkutan) erfolgreich angewandt.

6. Kortikosteroide

Beim septischen Schock wird die gezielte Therapie (chirurgische Entfernung des Sepsisherdes, gezielte Antibiotikabehandlung) durch hohe Dosen von Kortikosteroiden ergänzt. Gute Erfahrungen liegen vor bei Bolusinjektion von 30 mg/kg KG Methylprednisolon (bzw. äquivalenter Dosen anderer Steroide) mit 2- bis 3maliger Wiederholung im Abstand von 4 h.

Diese Kortikosteroidtherapie nach Lillehei wird bei jedem therapieresistenten Schock empfohlen.

Prophylaxe und Therapie der posttraumatischen respiratorischen Insuffizienz: Die respiratorische Insuffizienz stellt für traumatisierte und operierte Patienten eine der gefährlichsten Komplikationen dar. Bei Patienten, die heute im Schock versterben, finden sich in 70% der Fälle Lungenkomplikationen als Todesursache. Besonders gefährdet sind Patienten mit Hypalbuminämie und Hypoproteinämie, Patienten, bei denen Langzeitinfusionstherapie notwendig wird, ferner Patienten mit Sepsis und Verbrennungen.

Grundlage der posttraumatischen respiratorischen Insuffizienz ist eine Störung des Ventilations-/Perfusionsverhältnisses mit Ausbildung pulmonaler Shunts, Vergrößerung des Totraumes und Entwicklung stummer Einheiten (nicht-ventilierte und nicht-perfundierte Lungeneinheiten). Neben dem Ausfall des *Tiefatemreflexes* (Funktion: Eröffnung von kollabierten Alveolen!) sind Hypovolämie, Hypoxie, Linksherzversagen, Sepsis, Aspiration, Infusions- und Transfusionstherapie (Kristalloide, Zell- bzw. Polymeraggregate), O_2-Intoxikation und Verlust des Surfactant (Alveolenoberfläche) ursächlich an der respiratorischen Insuffizienz beteiligt. Die Symptome
Tachypnoe,
Hyperventilation,
Dyspnoe
erfordern die Überprüfung des arteriellen pO_2 und der O_2-Sättigung des zentralvenösen Blutes.

Die Indikation zur Atemgymnastik und O_2-Zufuhr mittels Maske oder aber Intubation und Respiratorbehandlung wird auf Grund der

Blutgaswerte (PaO_2, $PaCO_2$, Aa-DO_2) sowie der *Atemparameter* (Atemfrequenz, Inspirationskraft und Vitalkapazität) gestellt.
Wichtigste Prophylaxe sind ausreichende Schockbehandlung und atemtherapeutisches Training (forcierte Atem- und Hustenstöße, Beklopfen und Vibrieren des Thorax).
Beim interstitiellen Lungenödem besteht die Therapie der Wahl in Beatmung mit positiv endexspiratorischem Druck (PEEP), Anwendung von hyperonkotischer Albuminlösung und Diuretika, sowie Bolusinjektion von Kortikoiden nach Lillehei.

Fettembolie

Bei der posttraumatischen Fettembolie handelt es sich um die Ablagerung von partikulärem Neutralfett im Kreislaufsystem; dabei werden vor allem Gefäße in der Lunge *(primäre Fettembolie),* aber auch in Organen des großen Kreislaufs *(sekundäre Fettembolie,* betrifft vor allem Gehirn und Herz) verlegt.
Die Fettembolie ist eine relativ häufige Komplikation bei Patienten mit Mehrfachverletzungen bzw. Polytrauma, seltener wird sie nach kardialer Wiederbelebung, Pankreatitis, Verbrennung oder Vergiftung beobachtet.
Entgegen früherer Ansicht liegt in der Regel keine Einschwemmung von Fett aus dem Knochenmark vor, vielmehr dürfte es sich bei dem intravasal partikulär ausgefällten Fett um entemulgierte Blutfette handeln (kolloidchemische Theorie der Fettembolie). Die Störung des kolloidalen Verteilungszustandes der Blutfette wird ausgelöst durch die für jeden Schock obligaten Veränderungen von Hämodynamik, Säure-Basen-Haushalt und Stoffwechsel. Mikrozirkulationsstörung, Acidose, Gerinnungsstörung und Stoffwechselentgleisung begünstigen die Entstehung der Fettembolie!
Wichtiger als die Therapie ist demnach die *Prophylaxe der Fettembolie durch sofortige und adäquate Schockbehandlung bei allen Traumapatienten.*

Klinische Symptome: Wenige Stunden nach dem Unfall treten die Symptome der *pulmonalen Fettembolie* auf:

1. Dyspnoe, Kurzatmigkeit, Unruhe, Koma, Delirium,
2. Husten, evtl. blutig-schaumiger Auswurf,
3. Zeichen der Rechtsherzbelastung; röntgenologisch finden sich diffuse kleinfleckige Verschattungen der Lungen,
4. Anstieg des Pulmonalarteriendruckes bzw. ZVD.

Die sekundäre Fettembolie tritt meist nach einem freien Intervall durch *petechiale Blutungen* (vor allem an Thorax und Konjunktiva), *Zerebralsymptome* (Apoplexiebild, tonisch-klonische Krämpfe, Verwirrtheit, Psychose, Bewußtlosigkeit) sowie *Oligurie und Anurie* und Zeichen der *Rechtsherzüberlastung* in Erscheinung.

Therapie: Da eine kausale Therapie nicht möglich ist, liegt das Schwergewicht auf prophylaktischen Maßnahmen: Entscheidend ist die adäquate Schockbehandlung (Volumen, Verbesserung der Mikrozirkulation, Therapie der respiratorischen Insuffizienz).
Bei manifester Fettembolie müssen alle Folgezustände des Schocks beseitigt werden; Stabilisierung von Frakturen, Korrektur des Säure-Basen-Haushaltes, Verbesserung der Mikrozirkulation und Atmung. Die therapeutische Wirksamkeit von essentiellen Phospholipiden, Heparin und Proteinaseninhibitoren ist nicht sicher nachgewiesen.

9. Erstversorgung akut lebensbedrohender Zustände

Definition des akuten Notfalls

Wir sprechen von einem medizinischen Notfall, wenn eine plötzliche Störung der vitalen Funktionen (Bewußtseinslage, Atmung, Herz-Kreislauf) eingetreten oder aufgrund der äußeren Umstände in wenigen Minuten zu erwarten ist, aus der sich der Patient ohne Fremdhilfe nicht befreien kann.

Sämtliche medizinischen Disziplinen beobachten in ihrem Fachbereich akute Störungen der Gesundheit, die einer sofortigen ärztlichen Intervention bedürfen. Die breite Palette der vielschichtigen Problematik reicht vom schwerverletzten Verkehrsunfallopfer über den Infarktpatienten, den akuten Psychotiker bis hin zur akuten Blutung bei einer Fehlgeburt. Über die Grenzen der Fachbereiche hinweg entstehen für die Erstversorgung außerhalb und innerhalb der Klinik stets die gleichen Aufgaben: *Schnellstmögliche Wiederherstellung und Stabilisierung der lebenswichtigen Körperfunktionen.*

Neben der uns Ärzten als selbstverständlich erscheinenden Verpflichtung, einem in Not geratenen Menschen zu helfen, wurde vom Gesetzgeber die Pflicht zur Hilfeleistung für jeden Bürger der BRD im § 330 c StGB verankert. Danach kann die Unterlassung der Hilfeleistung bei Unglücksfällen oder gemeiner Not mit Gefängnis oder hoher Geldbuße bestraft werden.

Erstversorgung am Notfallort

Definition: Ziel der Erstversorgung ist die Abwendung der akuten Lebensgefahr, die durch respiratorische und zirkulatorische Insuffizienz droht, die Bergung und Erreichung der Transportfähigkeit des Patienten und die Fortführung aller lebenserhaltenden Sofortmaßnahmen auf dem Transport (Tabelle 9–1).

Beurteilung der Notfallsituation

Es gilt, in kürzester Zeit einen Überblick über Ursache des Notzustandes, Ausmaß der Schädigung, Anzahl der Verletzten oder der Vergifteten zu erhalten. Die Feststellung des Verletzungsgrades ist bei einer größeren Verletzten-

Tabelle 9–1. Verhalten am Notfallort

Technische Hilfe		Medizinische Hilfe
	Beurteilen der Notfallsituation	
↓	**Sofortmaßnahmen**	↓
Absichern der Gefahrenstelle, *Bergen* aus der Gefahrenzone		*Abwenden* der akuten Lebensgefahr, *Stabilisieren* der Elementarfunktionen
↓	**Weitere Maßnahmen**	↓
Alarmieren der organisierten Hilfe (Rettungsfahrzeuge, Polizei, Feuerwehr, Krankenhaus)		*Überwachen, Verbinden, Schienen*
	Abtransport	

anzahl von Bedeutung. Die Versorgung hoffnungslos Verletzter mit minimalen oder fehlenden Lebenszeichen steht an zweiter Stelle zugunsten anderer Schwerverletzter mit reellen Überlebenschancen (Triage oder Sichtung = Prioritätenbestimmung für Sofortmaßnahmen und Transport).

Absichern der Gefahrenstelle

Beim *Verkehrsunfall* erfolgt die Beurteilung bereits beim Anfahren der Unfallstelle. Das eigene Fahrzeug sollte stets hinter dem Kollisionsort abgestellt werden. 200 m zurück auf Autobahnen sollte mit Blinkfeuer und Warndreieck eine Absicherung erreicht werden, auf Landstraßen ca. 100 m in beiden Richtungen.
Bei *Leuchtgasvergiftung* gilt sofortiges Verbot offenen Feuers, schnellstmögliche Frischluftzufuhr an den Gefahrenort, ggf. Einsatz von Atemschutzgeräten.
Es gibt keine noch so dringliche Notfallsituation, die eine Unterlassung der Absicherung wegen der Gefährdung von Helfern und Verletzten rechtfertigen könnte.

Abwendung der akuten Lebensgefahr durch Elementarhilfe

Nach kurzer gezielter Untersuchung, die sich auf das Notwendigste beschränken muß, werden die Sofortmaßnahmen zur Abwendung der akuten Lebensgefahr am Notfallort selbst durchgeführt (Atemspende, Wiederbelebung, Schockbekämpfung). Eine vorherige Bergung erscheint nur dann angezeigt, wenn eine zusätzliche Unfallgefährdung für die Rettungsmannschaften besteht (Giftgasentwicklung, Fahrzeugbrand, weitere Lawinengefahr). Gerade bei eingeklemmten Notfallpatienten (in kollidierten PKWs, in Fahrstuhlschächten, in eingestürzten Wohngebäuden) wäre das lange therapiefreie Intervall bis zur definitiven Befreiung lebensgefährdend.

Bergung aus der Gefahrenzone

Liegt kein Einklemmungstrauma vor, gelingt eine schnelle schonende Bergung in der Regel mit Hilfe des *Rautek-Griffes* (Abb. 9–1).

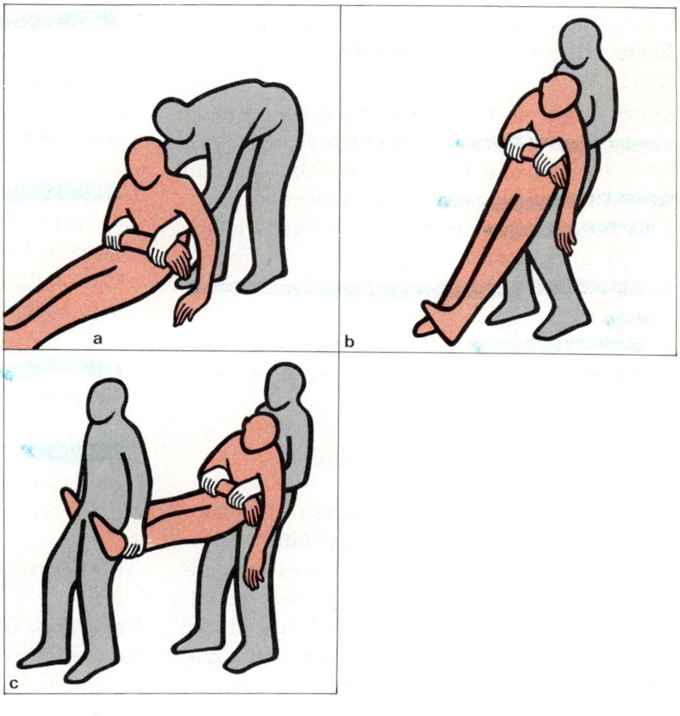

Abb. 9–1 a–c. Rautek-Griff. Der Helfer tritt von hinten an den Notfallpatienten heran, greift unter beiden Achselhöhlen hindurch und faßt einen Unterarm wie einen Tragegriff mit beiden Armen (a). Der Patient wird angehoben und nach rückwärts weggeschleift (b). Ein weiterer Helfer kann die Beine aufnehmen (c)

Weitere Maßnahmen

Erst wenn die lebenserhaltenden Sofortmaßnahmen eingeleitet sind, werden im Rahmen weiterer Maßnahmen Wunden verbunden, kleinere Blutungen gestillt, frakturierte Extremitäten geschient und der Patient durch seelischen Zuspruch beruhigt.

Abtransport des Notfallpatienten

Sind alle Voraussetzungen für einen Transport des Notfallpatienten geschaffen, wird das nächste, der Schwere des Unfalles entsprechende Krankenhaus angefahren. Es ist besser, einen Verletzten einige Minuten länger zu transportieren, wenn danach die optimale Hilfe gewährleistet ist. Auch während der Fahrt erfolgt die laufende Kontrolle der Elementarfunktionen. Wird rechtzeitig über Funk das ausgewählte Krankenhaus über Umfang und Schwere der Gesundheitsstörung informiert, können gezielt Vorkehrungen getroffen werden.

Organisation des Rettungswesens

Erste Hilfe durch Laienhelfer

In der Regel wird ein Notfallpatient von einem medizinischen Laien aufgefunden. Je nach Ausbildungsstand und Begabung können von ihm drei Aufgabenbereiche bewältigt werden:

1. Elementarhilfe, soweit mit einfachen Methoden durchführbar.
2. Verhinderung weiterer Gesundheitsstörungen.
3. Benachrichtigung des organisierten Rettungsdienstes.

Erste Hilfe durch Rettungssanitäter

Die vom Laienhelfer eingeleiteten Hilfsmaßnahmen werden vom Rettungssanitäter weitergeführt. Technisches Gerät (Bergungswerkzeuge, Absauganlage, Sauerstoffspender, Beatmungsbeutel, Sanitätskästen) und langjährige Erfahrung in der Versorgung von Notfallpatienten geben ihm die Fähigkeit, den Schweregrad der Schädigung festzustellen, richtige Erste Hilfe zu leisten und ggf. weitere technische und medizinische Hilfe anzufordern.

Erste Hilfe durch den Arzt

Wirksame medizinische Hilfe am Notfallort ist nur von einem Arzt zu erwarten, da das breite Spektrum diagnostischer und therapeutischer Möglichkeiten von ihm beherrscht wird. Nur er darf laut Gesetz Medikamente und Infusionen verabreichen. Zusätzlich zu den ärztlichen Aufgaben obliegt es ihm, den Rettungseinsatz zu koordinieren und aus der großen Schar immer vorhandener Zuschauer Laienhelfer zu rekrutieren und anzuweisen.

Neben den Gerätschaften des Rettungswagens sollte dem Notarzt ein eigener *Notfallkoffer* zur Verfügung stehen.

Obwohl es derzeit noch keine DIN-Norm für ärztliche Notfallkoffer gibt, sollte sich die Ausstattung in vier Teilbereichen orientieren.

1. *Beatmungseinheit:* Einfache Fußabsaugpumpe, Beatmungsbeutel, Beatmungsmasken, Intubationsbesteck mit Intratrachealtuben, Fremdkörperfaßzange.

2. *Schockeinheit:* Großlumige Plastikkatheter für intravenösen Zugang, Plasmaexpander, Druckmanschette für Infusionen, Blutdruckmeßgerät, Stethoskop, Stauschlauch, Rettungsfolie, Esmarch-Binde.

3. *Medikamente:* Alupent, Atropin, Atosil, Calcium, Dolantin, Effortil, Glucoselösung, Isoptin, Insulin, Lanitop, Lasix, Natriumbicarbonatlösung, Succinyl, Trapanal, Urbason, Valium, Vomex A, Xylocain.

4. *Schienung:* Aufblasbare Kammerschienen für Arm und Bein.

5. *Kleinteile:* Spritzen, Kanülen, Pflaster, Herzpunktionskanüle, *Tiegelkanüle* (S. 292).

Anforderungen an das Rettungswesen

Definition: Bereitstellung jeder erforderlichen medizinischen und technischen Hilfe rund um die Uhr in kürzester Zeit an jedem Ort.

Wesentliche Teilaspekte sind eine einheitliche kostenfreie Notrufnummer, Notrufsäulen an Landstraßen und Bundesautobahnen, großräumige zentrale Steuerung jedes Rettungseinsatzes durch eine Leitstelle, zeitgemäße Information der Bevölkerung über Alarmsysteme und Möglichkeiten einer schnellen Erstversorgung. Beim Engagement mehrerer Rettungsorganisationen in einer Region sollte ein einheitlicher Aufbau ohne Konkurrenzdenken durchgeführt werden und die Ausrüstung in bezug auf Fahrzeuge, Erste-Hilfe-Geräte und Funktechnik normiert werden. Notärzte und Schwerpunktkliniken sind in den Rettungsdienst zu integrieren (Abb. 9–2).

Rettungsfahrzeuge

Rettungswagen

Definition: Nach DIN 75080, Blatt 2, dient der Rettungswagen (RTW) zur Herstellung und Aufrechterhaltung der Transportfähigkeit des *Notfallpatienten* vor und während der Dauer der Beförderung.

Personell ist der Rettungswagen grundsätzlich mit 2 geschulten Sanitätern besetzt. Eine regelbare Standheizung und eine gute Ausleuchtung des Innenraumes (250 lx) schaffen optimale Behandlungsbedingungen. Ein Instrumententisch, ein abschließbares Medikamentenfach, eine Infusionshalterung, medizinisches Gerät, soweit für einen Sanitäter anwendbar, und ein Notarztkoffer vervollständigen die Ausstattung (Abb. 9–3).

Krankentransportwagen

Definition: Krankentransportwagen (KTW) sind nach DIN 75080, Blatt 3, nur zur Beförderung von *Nichtnotfallpatienten* bestimmt. Die technischen und medizinischen Anforderungen an Ausrüstung und Gestaltung dieser Fahrzeuge sind entsprechend geringer.

Notarztwagen

Definition: Rund um die Uhr einsatzbereite, mobile Behandlungs- und Transporteinheit, die ständig von einem Notarzt und 2 Sanitätern besetzt ist.

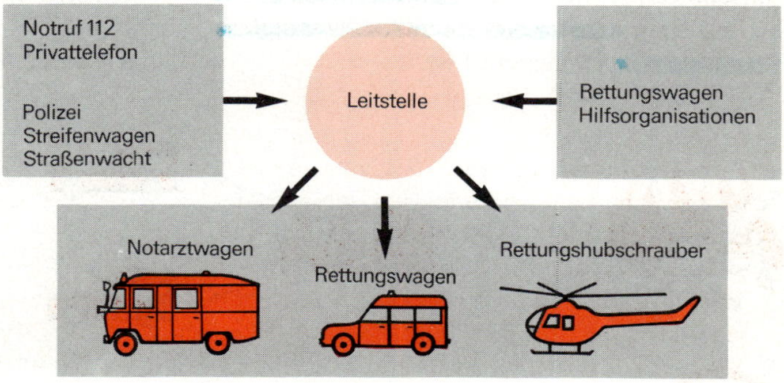

Abb. 9–2. Alarmwege zur Rettungsleitstelle

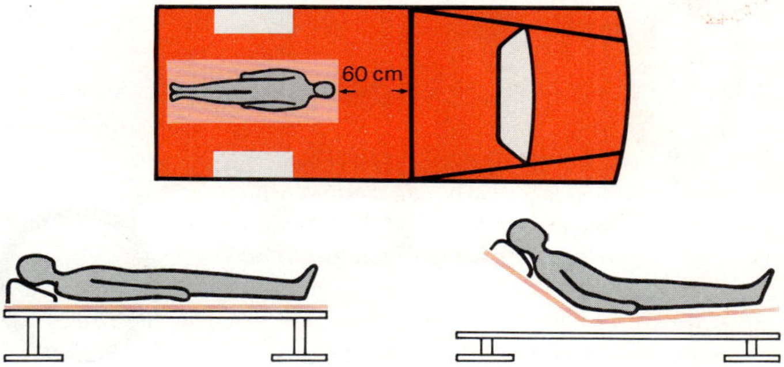

Abb. 9–3. Behandlungsraum des Rettungs- und Notarztwagens. Die spezielle Gestaltung der Krankentrage gestattet variable Einstellungen von Herz- und Schocklage

Die Ausrüstung des Fahrzeuges entspricht der DIN für Rettungswagen, ergänzt durch spezielles medizinisches Gerät.

Der Einsatz des Fahrzeuges erfolgt nach einer *Indikationsliste.* Als verlängerter Arm einer Schwerpunktklinik koordiniert der ***NAW*** die medizinische Erstversorgung am Einsatzort und ordnet die Weiterleitung des Verletzten in eine seiner Verletzungsschwere entsprechende Klinik.

Der optimale Aktionsradius des Fahrzeuges beträgt 6 km. Es ist gut geeignet für Verlegungstransporte von Intensivpatienten. Bei *Großunfällen* dient der Notarztwagen als *Kleinlazarett* zur Erstversorung, der weitere Transport erfolgt dann durch Rettungswagen (Abb. 9–4).

Spezielle medizinische Ausrüstung: EKG-Sichtgerät, Defibrillator, Pacemaker, Intubationsbesteck mit Intratrachealtuben, Beatmungsbeutel, Bestecke für Venae sectio, Notamputation und Notgeburt, pneumatische Blutsperren, atraumatische Gefäßklemmen, Notfallmedikamente und Infusionslösungen.

Rettungshubschrauber

Definition: Mobile Behandlungs- und Transporteinheit, die nur unter Sichtflugbedingungen bis zu einer maximalen Windgeschwindigkeit von 74 km/h einsatzbereit ist.

Die *Besatzung* besteht aus einem Piloten, einem Rettungssanitäter und dem Notarzt. Die medizinische Ausrüstung entspricht der des Notarztwagens. Bei einer Fluggeschwindigkeit von ca. 200 km/h beträgt der optimale Aktionsradius 50 km. Bevorzugte Einsatzgebiete sind Autobahnen und Schnellstraßen sowie dünnbesiedelte Gebiete, wo lange Anfahrtszeiten durch bodengebundene Rettungsmittel zu erwarten sind. Der *RHS* erscheint gut geeignet für einen schnellen und schonenden Verlegungstransport über weite Strecken in eine Spezialklinik.

Rettungskette

Die zahlreichen Stationen, die ein Notfallpatient bis zu seiner Rekonvaleszenz durchläuft, sind wie Glieder einer Kette, wobei das schwächste Glied die Leistungsfähigkeit bestimmt (Abb. 9–5).

Lebenserhaltende Sofortmaßnahmen

Jedem schweren Trauma oder jeder akuten Erkrankung — gleichgültig welcher Genese — folgen mehr oder weniger ausgeprägte Störun-

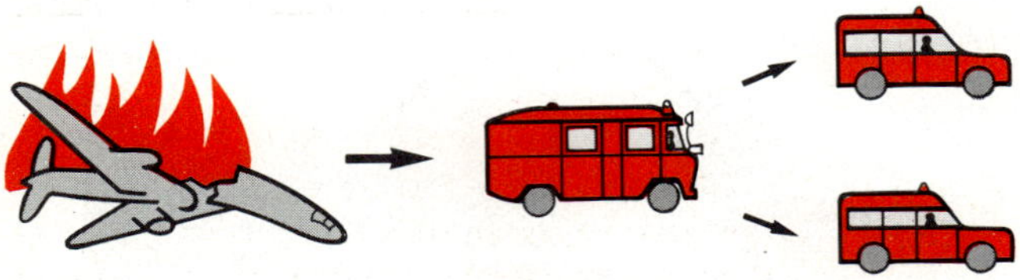

Abb. 9–4. Katastrophenrettung. Der Notarztwagen als stationäre Behandlungseinheit für schwere Notfälle. Nach der Versorgung erfolgt der Weitertransport der Patienten mit Rettungswagen

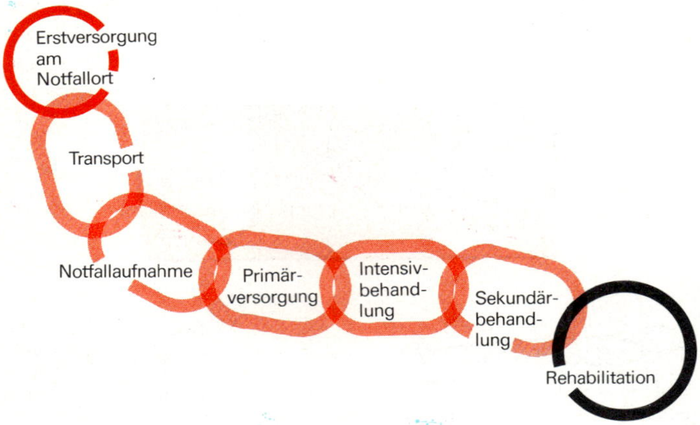

Abb. 9–5. Die Rettungskette

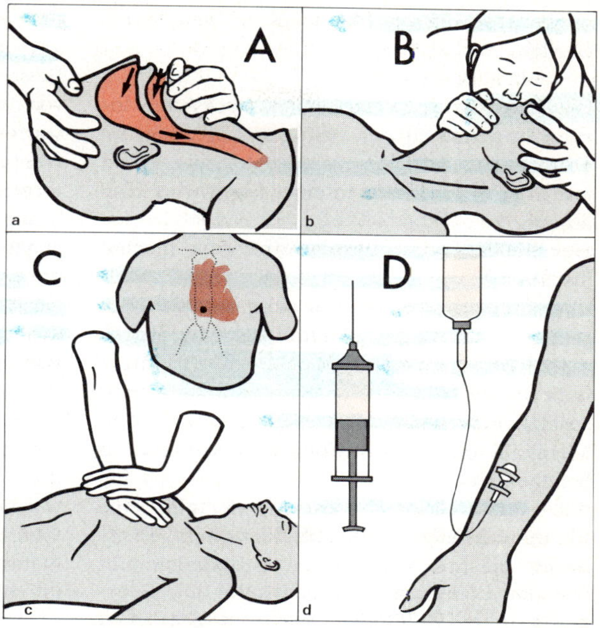

Abb. 9–6. A–D-Regel. (A) Atemwege freimachen. (B) Beatmen. (C) Circulation wiederherstellen durch Herzmassage. (D) Drogen, die entsprechend ihrem Bedarf parenteral verabreicht werden

gen vitaler Funktionen. Der daraus resultierenden Verminderung oder völligen Unterbrechung der Sauerstoffversorgung des Organismus ist durch die lebenserhaltenden Sofortmaßnahmen zu begegnen. Die Reihenfolge der Maßnahmen orientiert sich an der ABCD-Regel (Abb. 9–6).

Respiratorische Störungen

Definition: Einschränkung oder Blockade des Diffusions- und Transportweges der Atemgase.

Ursachen: Zentrale Störungen bei schwerem Schädelhirntrauma, neurologischen Erkrankungen, hoher Querschnittsläsion oder Vergiftungen (Barbiturate, Opiate).

Periphere Störungen durch Verlegung der Atemwege (Glottisödem, Verletzungen, Obstruktion der oberen Luftwege durch Blut, Schleim, Mageninhalt oder Zurückfallen der Zunge).

Merke: Beim reflexlosen, auf dem Rücken liegenden komatösen Patienten fällt der Zungengrund zurück und blockiert die Atemwege.

Metabolische Störungen durch Verhinderung des Gasaustausches in der Zelle (CO, CO_2, Blockierung des Atmungsenzymes bei Vergiftungen mit Blausäure).

Störungen der Atemmechanik durch die vielfältigen Thoraxverletzungen (S. 283).

Symptome: Bei bewußtseinsklaren Patienten beobachten wir ängstlich geweitete Augen, kalten Schweiß auf der Stirn, allgemeine Unruhe, Zyanose der Haut, flachen schnellen Puls, gestaute Halsvenen, Nebengeräusche in der Atmung, wie Stridor, Pfeifen oder grobes Rasseln, und eine maximale Beanspruchung der Atemhilfsmuskulatur. Bewußtseinsgetrübte Patienten haben eine flache Atmung (manchmal vom Typ *Cheyne-Stokes*) mit ggf. vorhandenen Nebengeräuschen. Mageninhalt in Mund oder Nase sind Anzeichen für eine drohende Hypoxie.

Wird die dem jeweiligen Ereignis zugrunde liegende Störung nicht schnellstens beseitigt, tritt ein *Atemstillstand* ein. Neben den bereits erwähnten Symptomen beobachten wir Bewußtlosigkeit und Pupillendilatation.

Die Minderbelüftung der Lungenbläschen bedingt über eine Störung der Lungenperfusion die Ausbildung von Atelektasen mit Öffnung arteriovenöser Shunts. Werden diese Shuntbildungen nicht therapeutisch angegangen, müssen Spätkomplikationen bis hin zur respiratorischen Dekompensation in Kauf genommen werden.

Therapie: Die Sofortmaßnahmen bei Atemstörung bestehen in der richtigen Lagerung, im Freimachen und Freihalten der Atemwege und nur in seltenen Fällen in einer künstlichen Beatmung.

Der Nasen-Rachen-Raum wird grob mechanisch mit Fingern und Taschentuch von Fremdkörpern gereinigt oder mit einer Pumpe abgesaugt, der Zungengrund durch maximale Reklination des Kopfes (*Esmarch-Handgriff*) angehoben. Der bewußtseinsgetrübte Patient wird zusätzlich in stabile Seitenlage gebracht. Die Mehrzahl der Atemstörungen lassen sich so beheben.

Setzt keine Spontanatmung ein, folgt eine Mund-zu-Mund- oder Mund-zu-Nase-Beatmung, die aus hygienischen Gründen immer über ein Leinentuch erfolgen sollte. Die Beatmung unter Zuhilfenahme von Luftbrücken birgt große Risiken und sollte in der Notfallmedizin unterbleiben (Abb. 9–7). Neben der Verletzungsgefahr beim Einführen kann zusätzlich über das Auslösen von Rachenreflexen Erbrechen mit der Gefahr der Aspiration ausgelöst werden.

Bei überstreckter Kopfhaltung, wobei die eine Hand des Helfers auf der Stirn des Verunglückten liegt und die zweite den Unterkiefer leicht gegen den Oberkiefer drückt, bläst der Helfer seine eigene Ausatemluft in den Mund oder die Nase des Verunglückten. Der Helfer soll dabei seine normale Atemfrequenz beibehalten. Er insuffliert etwa $^2/_3$ seiner Ausatemluft, der Rest wird frei ausgeatmet. Bei Kleinkindern darf nur mit geringem Druck beatmet werden, indem der Helfer nur aus den Wangen herauspustet.

Beste Ventilationsbedingungen sind jedoch nur von einer korrekten *Intubation* (S. 33) zu erwarten. Zum einen wird das notwendige Atemvolumen vollständig in den Bronchialbaum weitergeleitet, zum anderen ist ein effektiver Schutz gegen Aspiration bei geblocktem Ballon gegeben. Beatmungstechnisch gesehen sollten die ersten 8–10 Ventilationen in schneller Folge ablaufen, um das Sauerstoffdefizit zu dekken. Danach ist ein physiologischer Rhythmus von ca. 15 Beatmungen pro min (etwa 12 bis 14 l Atemminutenvolumen) beim Erwachsenen anzustreben. Die Dosierung wird am ehesten mit einem Ambu-Beatmungsbeutel erreicht, dem über ein Ventil Sauerstoff beigemengt werden kann.

Gelingt die Intubation nicht, kann der geübte Notarzt eine *Koniotomie* oder *Tracheotomie* durchführen.

Zirkulatorische Störungen, S. 80

Herz-Kreislauf-Stillstand

Definition: Exzessive Einschränkung der Förderleistung des Herzens mit fehlender Organperfusion, die innerhalb weniger Minuten zum Verlust sämtlicher vitaler Funktionen führt.

Ursachen: Als hypoxische Folge eines Atemstillstandes, als Reizleitungsstörung des Arbeitsmyokards mit Kammerflimmern bei Infarkten, Stromschlägen, Herzkontusionen, bei Herzbeuteltamponade, Vergiftungen (z. B.

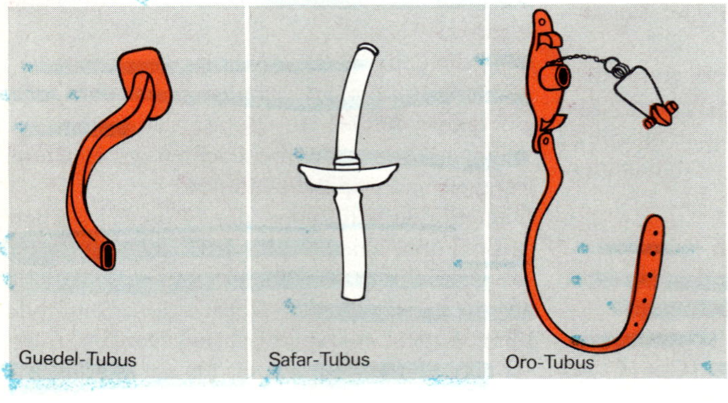

Abb. 9–7. Luftbrücken

Herzglykoside), Elektrolytentgleisungen. Die 3 Formen des Herzstillstandes sind in Abb. 9–8 elektrokardiographisch dargestellt.

Symptome:

1. Als Leitsymptom tritt etwa 10 s nach der Kreislaufunterbrechung *Bewußtlosigkeit* auf. Zeitliche Variationen sind in Abhängigkeit vom Alter des Patienten, von vorbestehenden Erkrankungen und der Umgebungstemperatur möglich. Bewußtlosigkeit aus anderen Ursachen, wie Komata und Vergiftungen, ist hier zu differenzieren, was aus der äußeren Situation oder der Anamnese in der Regel möglich ist.

2. Bereits nach 20 s Kreislaufunterbrechung kommt es zu hypoxischen Zwerchfellkontraktionen, die als *Schnappatmung* imponieren.

3. Graubläuliche Hautverfärbungen, die zuerst am Nagelbett und an den Schleimhäuten auftreten. Sie allein stellen jedoch kein verläßliches Kriterium dar, da sie in Abhängigkeit von der Ursache der Kreislaufunterbrechung variieren. Auf der anderen Seite werden schwerste Kohlenmonoxydvergiftungen mit vitaler Gefährdung beobachtet, wobei die Gesichtsfarbe des Patienten hellrot erscheint.

4. Pulslosigkeit, die exakt nur an den großen Arterien, A. carotis oder A. femoralis, palpiert werden kann. Palpationen des Radialispulses sollten bei der klinischen Beurteilung des Notfallpatienten unterbleiben, da sie nicht aussagekräftig sind und unnütze Zeit verloren wird. Dies gilt ebenso für den Versuch der Auskultation von Herztönen.

5. Die *Pupillendilatation* beginnt unmittelbar mit der Asphyxie, ist jedoch erst nach 45 bis 60 s für den Ungeübten feststellbar. Mydriatische Pupillen allein beweisen keinen Zirkulationsstillstand, da Fehlbeurteilungen durch Applikation von mydriatisch oder myotisch wirkenden Pharmaka wie Atropin und Morphin möglich sind.

Therapie:

1. Normalisierung der Atemfunktion

2. Herstellung eines Minimalkreislaufes: Eine hämodynamisch wirksame äußere *Herzmassage* gelingt nur, wenn der Oberkörper auf harter

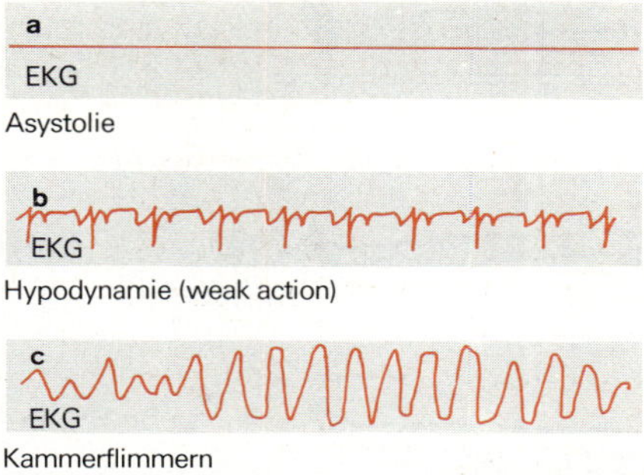

Abb. 9–8 a–c. Formen des Herzstillstandes im EKG. Asystolie: Die Nullinie bedeutet den Verlust jeglicher elektrischer Aktivität des Herzmuskels (a). Hypodynamie: Die Herzleistung ist so schwach, daß eine ausreichende Hirnzirkulation – bei manchmal normalem EKG – nicht möglich ist (b). Kammerflimmern: Die elektrische Steuerung des Myokards ist entgleist. Unkontrollierte, zum Teil gegenläufige Kontraktionen der einzelnen Muskelzellen lassen die Herzförderleistung zusammenbrechen (c)

Unterlage liegt. Die mit dem Daumenballen gekreuzt aufgesetzten Hände komprimieren beim Erwachsenen das untere Sternumdrittel, beim Kind und Säugling die Mitte des Sternums. Das Sternum wird mit kräftigen rhythmischen Stößen ca. 4 cm in Richtung auf die Wirbelsäule gepreßt. Dadurch wird das im Herzen angesammelte Blutvolumen passiv in die Peripherie ausgetrieben. Der für diese Verformung des Brustkorbes notwendige Druck ist nicht unerheblich und beträgt beim Erwachsenen 25–30 kg. Er kann nur erreicht werden, wenn das gesamte Gewicht des Oberkörpers bei gestrecktem Ellbogengelenk auf das Sternum übertragen wird. Während bei der Einhelfermethode 15 Thoraxkompressionen von 2 Beatmungen gefolgt sind, ist bei der wirksameren und weniger anstrengenden Zweihelfermethode ein Wechselrhythmus von 5:1 einzuhalten. Das heißt auf jede 5. Herzmassage folgt eine Luftinsufflation. Je nach Übung kann die Massagefrequenz von 60 bis 80 pro min gesteigert werden. Die Effektivität der Wiederbelebungsmaßnahmen erkennt man am Auftreten eines Femoralispulses, an der Änderung der Hautfarbe und schließlich am Engerwerden der Pupillen.

3. Pharmaka: Nach den mechanischen Maßnahmen zur Wiederbelebung folgt die i. v. Applikation spezifischer Pharmaka (Natriumbicarbonat, Atropin, Alupent, Adrenalin, Calcium, Xylocain). Es gilt: Bedarf an Natriumbicarbo-

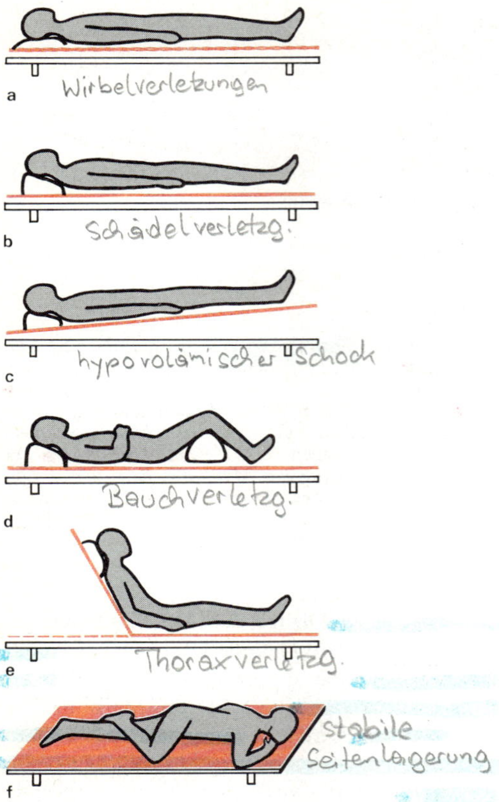

Abb. 9–9 a–f. Lagerung von Notfallpatienten. Bei Wirbelverletzungen (a), bei Schädelverletzungen (b), bei hypovolämischem Schock (c), bei Bauchverletzungen (d), bei Thoraxverletzungen (e), als stabile Seitenlagerung (f)

nat in ml = KG × Dauer des Kreislaufstillstandes in min.

Zur Pufferung der respiratorischen Acidose wird beim Erwachsenen initial 100 ml *Natriumbicarbonat (8,4%)* gegeben, bei anhaltendem Stillstand Weiterführung der Behandlung mit kontinuierlicher Dauertropfinfusion.

Zur Blockade der durch Hypoxie gesteigerten vasovagalen Reflexe wird 0,5 mg *Atropin* i. v. injiziert.

Bei Asystolie sollte *Alupent* zur Steigerung der Herzkraft und der Herzfrequenz gegeben werden (Dosierung: 0,5 mg). Diese Menge kann in fünfminütigen Abständen wiederholt werden.

Adrenalin erhöht das Herzzeitvolumen und die Blutdruckamplitude (Dosierung: 0,2 ml einer 1‰igen Lösung). Es sollte zusammen mit *Calciumgluconat* (5 ml einer 10%igen Lösung), das in die elektromagnetische Koppelung des Arbeitsmyokards direkt eingreift, kombiniert werden.

Bei Kammerflimmern oder -flattern wird zur Senkung der Irritabilität 10 ml 1%iges *Xylocain* parenteral gegeben, bei anhaltender Flimmerbereitschaft Tropfinfusion mit einer 4‰igen Lösung (10 ml einer 10%igen Xylocainampulle auf 250 ml Ringer-Lactat).

4. Defibrillation und Schrittmacher: Neben der medikamentösen Beeinflussung des Kammerflimmerns steht uns die elektrische Kardioversion mit dem Defibrillator zur Verfügung (Dosierung beim Erwachsenen: 300–400 Ws appliziert auf Herzspitze und Basis).

Läßt sich trotz der bisherigen Maßnahmen keine eigenständige Herzaktion zurückgewinnen, sollte eine *elektrische Stimulierung* erfolgen.

Lagerung

Der fachgerecht geborgene Verletzte sollte entsprechend seiner Notfallsituation die adäquate Lagerung erhalten. Der bewußtlose Patient mit aufgehobenen Schutzreflexen (Husten, Schlukken) wird in stabile Seitenlage gebracht. Die 4-Punkt-Auflagerung des Körpers, bei leichtem Gefälle der Trachea nach unten, garantiert freie Atemwege und eine sichere Aspirationsprophylaxe (Abb. 9–9).

Der *hämorrhagische Schock* erfordert eine Hochlagerung der unteren Extremitäten, um einen Restkreislauf optimal zu füllen. *Thoraxverletzte* mit Atemnot oder Patienten mit *Asthmaanfall* sollten in halb sitzende Stellung gebracht werden, während *Wirbelsäulenverletzungen* eine streng horizontale Lagerung auf harter Unterlage verlangen. Der *baucherkrankte* oder *-verletzte Patient* schließlich sollte mit angehockten Beinen bei leicht aufgerichtetem Oberkörper transportiert werden, da bei entspannten Bauchdecken die geringste Schmerzsymptomatik zu erwarten ist.

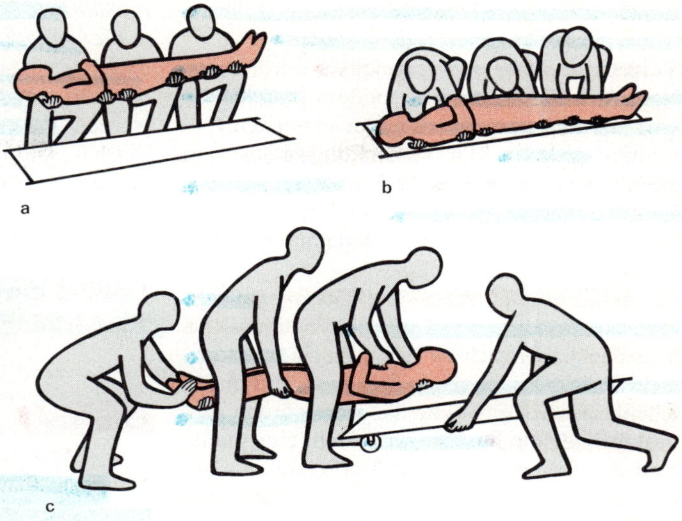

Abb. 9–10 a–c. Lagerung auf eine Krankentrage. Auf Kommando wird der Verletzte von mindestens 3 Helfern angehoben (a) und auf eine bereitstehende Trage gelegt (b). Mindestens 3 Helfer stehen mit gespreizten Beinen über dem Verletzten und heben diesen auf Kommando an. Ein vierter Helfer schiebt die Trage dann unter den Verletzten (c)

Spezielle Notfälle

Schädel-Hirn-Verletzungen

Die Schädel-Hirn-Verletzung ist eine der häufigsten Verletzungen. Die dringlichste Notfallmaßnahme ist die Sicherstellung der Elementarfunktionen, vor allem richtige Lagerung (stabile Seitenlagerung bei Bewußtlosen, sonst Rückenlage bei erhöhtem Kopf).
Für die spätere Verlaufskontrolle ist es nützlich, dem Verletzten einen kurzen neurologischen Befund mitzugeben. Bei offenen Schädel-Hirn-Verletzten (Ausfluß von Liquor, Hirnbrei an der Schädelwunde) genügt ein steriler Notverband (kein Druckverband).

Wirbel- und Rückenmarksverletzungen

Bei Verdacht auf Wirbelbruch und bei eingetretener oder drohender Querschnittslähmung erscheint eine *sorgfältige Lagerung* besonders wichtig, da durch brüske Manipulationen weitere Schäden durch Dislokation der verletzten Wirbel auftreten können.
Die Bergung und Lagerung erfolgt mit *mindestens 3 Helfern* (Abb. 9–10). Bei Verletzungen der Halswirbelsäule wird der Nacken auf einem flachen Polster in Mittelstellung gelagert und der Kopf durch 2 seitlich gerollte Decken gestützt. Ein am Kopf angreifender Längszug ist vorteilhaft.
Auch bei negativem Ausfall soll ein kurzer neurologischer Befund ins Krankenhaus mitgegeben werden, denn es ist für die Weiterbehandlung entscheidend, ob ein Querschnittssyndrom im Augenblick des Unfalles – oder nach einem freien Intervall aufgetreten ist.

Verletzungen des Brustkorbes, S. 283

Verletzungen der Bauchhöhle, S. 295, 308

Extremitätenverletzungen

Die exakte Ruhigstellung frakturierter Extremitäten sollte unmittelbar nach Stabilisierung der Elementarfunktionen vorgenommen werden.
Unter dosiertem Längszug wird die Fehlstellung und Verkürzung behoben und das schmerzhafte Krepitieren der Bruchenden beseitigt. Das gilt auch für offene Brüche mit weit aus der Wunde herausragenden Frakturenden. Die Entlastung der traumatisierten Weichteile an der Bruchstelle ist höher zu bewerten als die Gefahr der Verschleppung relativ harmloser Umweltkeime in die Wunde. Die Wunde selbst wird mit einem Schutz- oder Druckverband abgedeckt. Durch diese Maßnahme können Se-

kundärschäden an Haut, Nerven und Gefäßen durch Anspießung verhindert werden.
Verrenkte große Körpergelenke werden am Notfallort nicht reponiert, sondern in Fehlstellung durch Unterpolsterung der verletzten Extremität gelagert. Nur Verrenkungsbrüche des oberen Sprunggelenkes werden durch Längszug in der Beinachse reponiert, um Sekundärschäden an dem dünnen Weichteilmantel auszuschalten.
Die *Schienung der reponierten Frakturen* erfolgt über zwei benachbarte Gelenke. Pneumatische Schienen haben sich bewährt, da sie schmerzfreie Immobilisierung gewährleisten und durch schonende Kompression die Ausbreitung des Frakturhämatoms verhindern. Steht eine pneumatische Schiene nicht zur Verfügung, so genügt an der oberen Extremität ein Armtragetuch. Verletzungen des distalen Unterarmes und der Hand werden mit einer gepolsterten Unterarmschiene ruhiggestellt.
Bei der Erstversorgung von Extremitätenverletzungen ist vor dem Abtransport auf Motilität, Sensibilität und periphere Durchblutung zu achten. Die gewaltsame Befreiung einer eingeklemmten Extremität ist zu vermeiden, da es fast immer durch systematische Demontage gelingt, die Befreiung des Verletzten ohne zusätzliche Schädigung herbeizuführen, so daß eine Notamputation nur sehr selten in Betracht zu ziehen ist. In der Wunde steckende Fremdkörper sind zu belassen.

Äußere Blutungen

Bei diffuser Blutung wird der verletzte Körperabschnitt hochgelagert und ein Schutzverband angelegt. Kleinere arterielle oder venöse Blutungen lassen sich durch einen korrekt angelegten Druckverband stillen. Bei schweren arteriellen Blutungen wird die Blutung zuerst durch Fingerdruck an einem der klassischen Druckpunkte oder durch direkte manuelle Kompression der Wunde gestoppt. Am Oberarm oder Oberschenkel wird dann oberhalb der Wunde mit einer 10 cm breiten Gummibinde, einer Knebeladerpresse oder einer pneumatischen Sperre eine korrekte Abbindung vorgenommen. Der Zeitpunkt der Blutsperre ist in gut lesbarer Schrift auf der Haut des Verletzten oder auf einem Begleitzettel festzuhalten. *Innerhalb von 1,5–2 h* (Gefahr der Ischämie) sollte die *definitive Versorgung der Verletzung* immer erreicht sein. Spritzende Gefäße dürfen am Notfallort nicht mit groben Klemmen gefaßt werden, da weitere Schäden (Nerven) gesetzt werden können. Außerdem ist die spätere Gefäßrekonstruktion erschwert.

Unfälle durch physikalische Einwirkungen

Ertrinken

Die erste Phase des Ertrinkens mit reflektorischem Schluß der Glottis und Blutdruckanstieg ist gefolgt von heftigen, hypoxisch bedingten Atemexkursionen. Im dritten Stadium tritt bei vollständiger Apnoe Areflexie und Herzstillstand ein.
Entsprechend dem onkotischen Gefälle wird beim Süßwasserunfall das aspirierte Wasser in kürzester Zeit über die Lungenendstrombahn in den Kreislauf aufgenommen. Die Folge sind eine Elektrolytverdünnung und Hämolyse.
Beim Ertrinken in Meerwasser ist der Diffusionsweg umgekehrt. Definitive Todesursache ist in allen Fällen ein Herzstillstand durch *Kammerflimmern* auf dem Boden einer *schweren Elektrolytkrise*.
Nach der Reanimation besteht die Gefahr des „sekundären Ertrinkens" (Aspirationspneumonie, interstitielles und alveoläres Lungenödem).

Therapie: Grobmechanische Reinigung der Atemwege, kein zeitraubendes Absaugen, Beatmung schon während der Bergung, Herzmassage, Wärmezufuhr bei Unterkühlung, intravenöse Volumensubstitution.

Elektrounfall

Definition: Hitzeschäden und Störungen des kardialen Reizleitungssystems durch Kontakt mit einem elektrischen Stromfeld.
Gerät der menschliche Organismus als Schaltelement in den Kreis zweier unter Spannung stehender Leiter oder entsteht durch Berührung eines schadhaften Leiters Erdschluß,

kommt es in Abhängigkeit von der Stromart (Wechselstrom etwa 4mal gefährlicher als Gleichstrom), von der Dauer der Einwirkung und der Stromstärke zu folgenden Schäden:

1. Die direkte Durchströmung des Herzens (größte Gefahr durch Stromkontakt mit der linken Hand) bewirkt eine Entkoppelung des Herzeigenrhythmus mit Kammerflimmern oder Asystolie.
2. Beim Durchfließen des menschlichen Gewebes setzt der Strom *Widerstandswärme (Joule-Wärme)* frei, die mit dem Quadrat der Stromstärke wächst. Wir beobachten punktförmige Verbrennungen *(Strommarken)* bis hin zu Verkohlungen (Flammenbogen bei Hochspannungsunfällen und Blitzschlag).
3. Der Hochspannungsunfall birgt neben den thermischen Verletzungen die Gefahr des Absturzes aus großer Höhe.
4. Die Durchströmung des Gehirns kann zur Bewußtlosigkeit führen.

Therapie: Befindet sich der Verunglückte noch im Stromkreis, darf nur unter Beachtung der Sicherheitsregeln die Bergung begonnen werden. Das heißt: die stromführende Leitung ist freizuschalten, zu erden oder kurzzuschließen und gegen Wiedereinschaltung zu sichern. Gelingt dies aus technischen Gründen nicht, darf der Retter nur mit trockenen Handschuhen, auf trockener, nicht leitender Unterlage die Stromleitung mit einem Holzstab wegstoßen.

Merke: Hochspannungsleitungen dürfen nur vom Fachmann abgeschaltet werden!

Beim Fehlen erkennbarer Lebenszeichen ist nach der ABCD-Regel mit der Wiederbelebung zu beginnen. Thermische oder mechanische Verletzungen werden entsprechend behandelt. Alle Elektrounfälle sind der Klinik zur kardiologischen und neurologischen Untersuchung zuzuführen.

• S95 (Abb)

Hitzeschäden, Verbrennungen, S. 103

Kälteschäden

Definition

Lokaler oder generalisierter Körperschaden durch Wärmeentzug infolge niedriger Außentemperaturen.

Allgemeine Unterkühlung

In der ersten Phase einer allgemeinen Unterkühlung wird der Kreislauf kompensatorisch zentralisiert, um die Kerntemperatur möglichst lange in physiologischen Bereichen zu halten. Muskelzittern und Hyperventilation steigern die chemische Wärmeproduktion. Sinkt auch die Kerntemperatur auf Werte unter 32° C, tritt bei spätestens 27° C unter Bewußtlosigkeit, Dyspnoe und Herzrhythmusstörungen der Tod ein.

Therapie: Verhinderung weiterer Wärmeverluste durch Einwickeln in eine Rettungsfolie. Verabreichung heißen, gesüßten Tees, Wärmflasche, zusätzlich Wolldecken. Liegender Transport.

In der Unterkunft warmes Vollbad von 30° auf 40° C ansteigend, warme Lävuloselösung i. v., Herzglykoside, ggf. Cortison.

Lokaler Kälteschaden (Erfrierung)

Er findet sich vorwiegend an ungeschützten Akren (Kinn, Ohren, Nase, Finger, Zehen). Er führt zu Schäden des Gewebes, die in ihrem Ausmaß von der Tiefe der Außentemperatur und der Dauer der Einwirkung abhängen. Sie sind den Schäden bei Verbrennungen vergleichbar. Wir unterscheiden:

Erfrierungen 1. Grades: Zyanose der Haut als Zeichen des Gefäßspasmus.

Erfrierungen 2. Grades: Ischämie mit Blasenbildung.

Erfrierungen 3. Grades: Tiefe Gewebsnekrosen.

Diese Stadien gehen fließend ineinander über. Während bei geringem Schaden schmerzhafte Parästhesien beobachtet werden, besteht beim Stadium 3 Anästhesie.

Therapie: Nach der Bergung aktive Muskelübungen, mit der warmen Hand des Retters mehrmals die befallenen Hautpartien bedekken. Keine Einreibungen mit Schnee, wegen Verletzungsgefahr.

Nach dem Erreichen einer warmen Unterkunft heißen, mit Traubenzucker gesüßten Tee, warme Tropfinfusionen mit Gefäßdilatatoren (z. B. Hydergin), Blockade der versorgenden Sympathikuswurzel. Die erfrorenen Körperteile in kaltes Wasser einbringen und langsam innerhalb von 2 h bis auf 40° C erwärmen.

Merke: Alle definitiven Erfrierungen sind Wiedererwärmungsschäden!

Bei der Kombination von Erfrierungen mit allgemeiner Unterkühlung warmes Vollbad, die erfrorenen Extremitäten jedoch außerhalb in einen Eimer kalten Wassers bringen und langsam erwärmen.

Strahlenschäden

Definition: Störungen menschlicher Organsysteme durch Einwirkung ionisierender Strahlung.

Nach nuklearen Explosionen, Reaktorunfällen oder als Nebenwirkung einer Strahlentherapie werden Strahlenschäden oft in Kombination mit mechanischen und thermischen Verletzungen beobachtet. Sie sind abhängig von Art und Energie der Strahlung, Empfindlichkeit der betroffenen Gewebsart und den Zusatzverletzungen. Entscheidend ist die Dauer der Disposition. Die LD_{50} (letale Dosis für 50% einer menschlichen Gemeinschaft innerhalb eines bestimmten Zeitraumes) wird mit 400–600 R als Ganzkörperbestrahlung und mit 260–400 R als absorbierte Dosis angegeben.

Leichtere Formen des Strahlenschadens entsprechen morphologisch den Verbrennungen. Die Strahlenkrankheit ist gekennzeichnet durch ein Versagen des hämopoetischen Systems (Granulozytopenie, Gerinnungsstörungen, Anämie) mit resultierenden massiven Infekten.

Kontaminierung der verletzten, aber auch der intakten Körperoberfläche bewirkt neben lokalen Verbrennungen über eine Ablagerung in affinen Organen spezifische Systemschäden (S. 151). In offenen Wunden werden die als lösliche Verbindungen vorliegenden Spaltprodukte so schnell resorbiert, daß nach 60 min nur noch 20% der Aktivität in der Wunde vorhanden ist.

Therapie: Dekontamination durch Spülen und Ausschneiden der Wunden, Dekorporierung der in den Körper aufgenommenen Nuklide mit einem Antidot (DTPA = Diäthylentriaminpentaacetat). Sekundärschäden werden kausal durch chirurgische Exzision oder Intensivmedizin behandelt.

10. Verbrennungen

Die Verbrennungswunde

Eine Hitzeeinwirkung jeder Art verursacht am Ort der Schädigung eine Koagulationsnekrose, wenn die Temperatur 56° C überschreitet. Es resultiert eine Freisetzung von Histamin und toxischen Lipoproteinen aus den traumatisierten Zellen. Von Schönenberger wurden diese toxischen Lipoproteine (fälschlicherweise von anderen Autoren Toxine genannt) aus der verbrannten Haut extrahiert und damit bei gesunden Tieren das Vollbild der Verbrennungskrankheit erzeugt. Aus dem Einstrom dieser Lipoproteine ergeben sich Kapillarschädigungen mit Permeabilitätsstörung, Extravasaten von Albumin, Elektrolyten und Wasser, mit konsekutiver Ausbildung eines extrazellulären Ödems und Kompression der Arteriolen und Kapillaren sowie Absterben weiterer Zellen als Folge der Anoxie („Nachbrennen").

Beurteilung der Verbrennungstiefe

Dies ist zunächst auch für den Erfahrenen schwierig. Schmerzende Verbrennungen sind jedoch immer Verbrennungen 1. und 2. Grades. Die Schmerzrezeptoren, in der Epidermis und in den oberen Schichten der Kutis liegend, sind noch erhalten. Nichtschmerzende Verbrennungen sind drittgradig, d. h. die gesamte

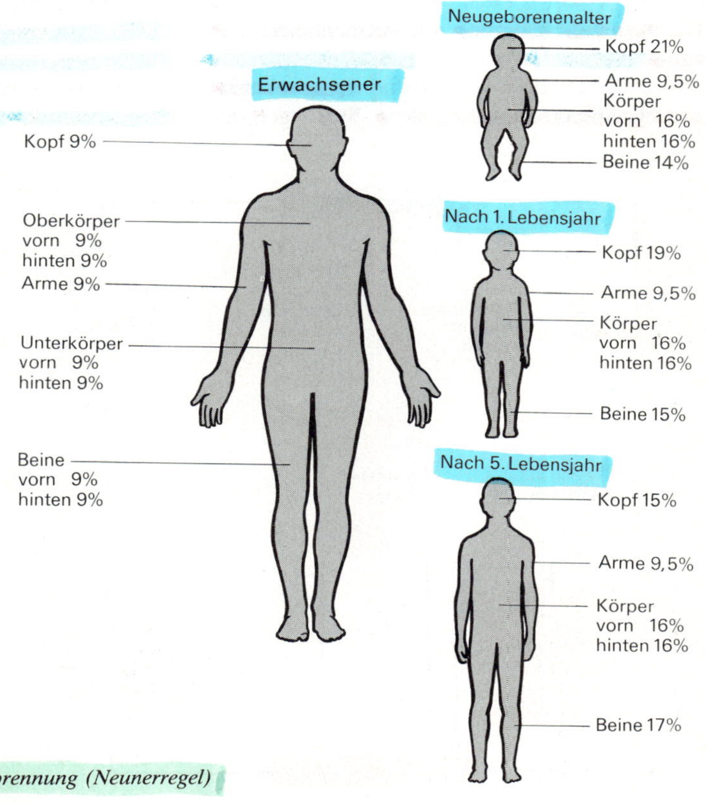

Abb. 10–1. Ausdehnung der Verbrennung (Neunerregel)

Kutis einschließlich der Haarbälge und Schweißdrüsen ist zerstört. Diese Verbrennungen können, da alle epithelialen Elemente zerstört sind, nicht mehr von selbst heilen. Blasenbildungen durch Flüssigkeitsansammlung zwischen den verschiedenen Hautschichten können in allen Stadien auftreten. Meist gehen Verbrennungen 1., 2. und 3. Grades bei einem Patienten kokardenartig ineinander über, da die Hitzeeinwirkung nicht alle Hautpartien gleichstark betrifft.

Ausdehnung der Verbrennungen

Die Prognose der Verbrennungskrankheit ist abhängig von der Tiefe der Verbrennung und ihrer Ausdehnung. Einen Anhaltspunkt für die Ausdehnung ergibt die Neunerregel (Abb. 10–1).

Verbrennungskrankheit

Die Kapillarschädigung mit Permeabilitätsstörung breitet sich auf den ganzen Körper aus (Abb. 10–2). Ihre Folgen sind Hypovolämie, fortschreitende Gewebsacidose, Störungen des Elektrolyt-, Wasser- und Eiweißhaushaltes, Störungen der Hämodynamik, Störungen der Rückresorption aus dem Magen-Darm-Trakt. Daraus folgen: Keimvermehrung im Darm, Endotoxinbildung und schließlich irreversibler Verbrennungsschock. Dieser wird durch drei Komponenten gleichzeitig ausgelöst. Die Reizung der sensiblen Nervenendigungen bewirkt extrem starke Schmerzen, es resultiert der neurogene Schock. Der hypovolämische Schock entsteht durch Abwanderung von Wasser und Elektrolyten sowie Albumin in den Extrazellularraum. Endotoxinausschüttung unterstützt diesen Vorgang durch Aggregation der zellulären Elemente des Blutes (sludge) (S. 82).

Erstbehandlung des Verbrannten (Soforttherapie)

Kaltwasserbehandlung

Zuerst entfernt man die Kleidung. Angeklebte Kleidung abschneiden, nicht abreißen. Ein sofortiges Eintauchen der verbrannten Partien, evtl. des ganzen Patienten in kaltes Wasser (20° C Leitungswasser, nicht Eiswasser!) hat nur innerhalb der ersten 20 min nach dem Verbrennungstrauma Sinn. Der Patient wird so lange eingetaucht, bis die Schmerzen beim Her-

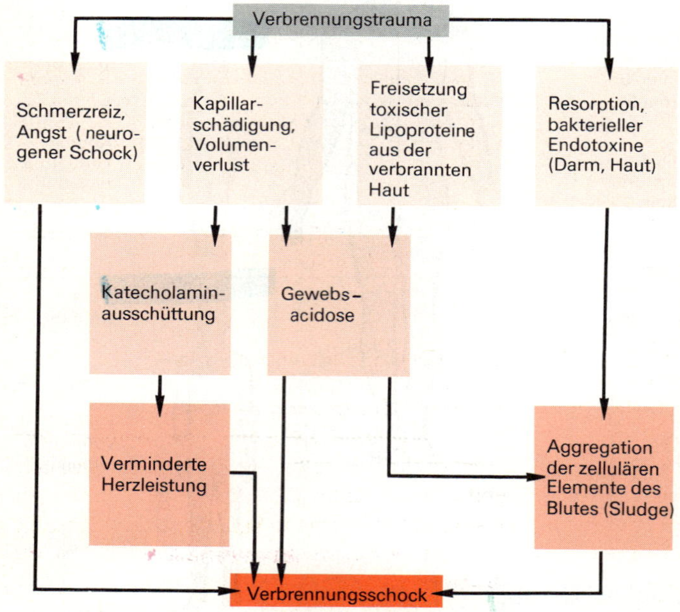

Abb. 10–2. Verbrennungskrankheit

ausnehmen nicht mehr auftreten (ca. 30 min) (Tabelle 10–1).

Schmerzbekämpfung

Gabe von Morphin oder Dolantin i. v. hat neben therapeutischer auch kausale Bedeutung in der Verhinderung des neurogenen Schocks.

Schockprophylaxe

Orale und parenterale Flüssigkeitszufuhr (S. 85)

Oral: Elektrolythaltige Flüssigkeit, wie Bier, Milch, Salzwasser, Haldanelösung, aber keinen Tee.

Parenteral: Dextran 60, Albumin (Tabelle 10–2, 10–3).

Erstbehandlung der Verbrennungswunde

Einwickeln in nicht-klebende Verbände, z. B. Metallinefolie oder frisch gebügelte Bettücher oder Handtücher. Hände mit nicht-klebenden Gazeverbänden in Funktionsstellung auf volaren Schienen ruhigstellen. Keine Puder, Brandsalbe oder Brandbinden. Gelverbände nur bei erstgradigen Verbrennungen.

Behandlung in der Klinik

Flüssigkeitsersatz (Tabelle 10–2, 10–3)

Das Auftreten von Myoglobin und Hämoglobin im Urin als Folge massiven Erythrozyten- oder Muskelzerfalls ist immer als prognostisch ungünstiges Zeichen zu werten.

Lokalbehandlung bei Verbrennungen

Unter aseptischen Bedingungen (Verbrennungszentrum) Säuberung der Wunden und Entfernung von Epithelresten. Die Blasen werden durch sterile Punktion entleert, nicht abgetragen. Einpinseln der Wundflächen mit Hydromerfen oder Mercurochrom. Lagerung auf Metallfolien, Ruhigstellung verbrannter Hände auf volaren Unterarmschienen in Funktionsstellung nach Anlegen von Verbänden mit nichtklebender Gaze. Täglicher Verbandwechsel.

Tabelle 10–1. Kaltwassertherapie bei Verbrennungen

Innerhalb der 1. h nach Verbrennung oder Verbrühung 15–30 min lang in Wasser von 10°–20° C bis zur Schmerzfreiheit an der Luft.
Dadurch:
1. Sofortige Schmerzlinderung.
2. Senkung des Stoffwechsels verhindert „Nachbrennen“ durch Freisetzen von autolytischen Enzymen und Toxinen.
3. Verzögerung und Verkürzung des Schockstadiums.
4. Geringe Ödembildung und besseres Allgemeinbefinden.
5. Weniger Flüssigkeitszufuhr: geringere Kreislaufbelastung.
6. Kein Übergang in Verbrennung 2. bzw. 3. Grades.
7. Schnellere Abheilung und geringere Infektionsgefährdung.

Tabelle 10–2. Flüssigkeitsersatz bei Verbrennungen I

1. Prozent der verbrannten Körperoberfläche · kg KG · 1,5 = Ringer-Lactatlösung.
2. Prozent der verbrannten Körperoberfläche · kg KG · 0,5 = 5% Humanalbumin.
3. 30 ml/kg (beim Erwachsenen) = 5% Glucoselösung.
   Kinder: 1 Jahr 80 ml/kg, 5 Jahre 60 ml/kg, 8 Jahre 40 ml/kg.
4. Verbrennungen von mehr als 60% werden als 60% kalkuliert, um Überinfusionen zu vermeiden.

Tabelle 10–3. Flüssigkeitsersatz bei Verbrennungen II

1. Die Hälfte der errechneten Menge wird in den ersten 8 h nach dem Verbrennungstrauma gegeben. Die zweite Hälfte in den folgenden 16 h bei Kontrolle des zentralen Venendruckes und der Herzleistung, evtl. Digitalisieren.
2. Glucoselösung immer parallel zur Elektrolyt- und Albuminlösung laufen lassen, da sonst die Gefahr des Lungenödems besteht, besonders bei Kindern.
3. In den folgenden Tagen jeweils die halbe Menge der ersten 24 h bei Kontrolle der Elektrolytverluste im Urin und des Serumelektrolytspiegels. Verluste ersetzen.
4. Vollblut nur bei Hb unter 10 g% und nicht vor dem dritten Tag. Gefahr der Verschlimmerung der Aggregation.

Deckung der Verbrennungswunde

Sofortige Transplantation

Eine endgültige Deckung von Wunden, die nicht mehr von selbst heilen können, weil alle epithelialen Elemente zerstört sind, ist nur mit Eigenhaut in Form von Spalthauttransplantaten möglich. Kleinere Brandwunden, die sicher drittgradig sind (z. B. Stromverbrennungen), können sofort exzidiert und mit Spalthaut ge-

deckt werden. Bevorzugte Entnahmestellen in der Reihenfolge der Aufzählung: Gesäß, Oberschenkel, Stamm, Oberarme.
Die Entnahmestellen werden steril mit Spezialgaze (Scharlachrot, Adaptic) verbunden und heilen nach 12–16 Tagen durch spontane Epithelisierung.

Transplantation unter Verwendung von Platzhaltern
Wenn die Brandwunden so ausgedehnt sind, daß nicht genügend Haut zu ihrer Deckung zur Verfügung steht, müssen vorübergehend Platzhalter verwendet werden.

1. *Homotransplantate* von Freiwilligen oder Leichenhaut
Nachteil: Auslösung einer Antigen-Antikörper-Reaktion mit Schaffung ungünstiger Verhältnisse für die nachfolgende Autotransplantation durch Thrombosierung kleiner Gefäße unter Leukozyteninfiltration nach 6–8 Tagen. Sie müssen daher alle 4–5 Tage gewechselt werden, bei Verwendung der Haut von personenähnlicher Gewebsgruppe erst nach 14 Tagen.

2. *Heterotransplantate*
Bewährt hat sich vor allem Schweinehaut, die kommerziell in steril abgepackter Form zur Verfügung steht. Sie wächst nicht an, wird durch Diffusion ernährt, löst daher keine zelluläre Immunabwehr aus. Auch Kalbshaut wird verwendet. Kunststoffverbände, Polyurethanschaum (Epigard).
Nachteil: Granulationsgewebe wächst in die Poren ein, Abnehmen daher sehr schmerzhaft.

Drohende oder erfolgte Infektion

Wenn man die Abtragung der Brandschorfe nicht schon bis zum 2. oder 3. Tag nach dem Trauma mittels tangentialer Exzision (Blutverlust!) durchführen kann, besteht die Gefahr der Keimbesiedlung, besonders mit Hospitalkeimen (Pseudomonas).

Zur Prophylaxe und Therapie kommen in Frage:

1. 0,5%ige *Silbernitratlösung.* Nachteil: Massive Elektrolytverluste durch hypertone Lösung, schwierige Handhabung, schlechtes Durchdringungsvermögen des Brandschorfes.
2. *Sulfamyelon (Sulfonamid).* Nachteil: Verursacht Schmerzen, Acidose durch Carboanhydrasehemmung, verzögert die Epithelisierung.
3. *Silbersulfadiazine.* Nachteil: Auch hier verzögerte Schorfablösung und Epithelisierung.
4. *Antibiotika,* vor allem Gentamycin-Creme, muß täglich im Duschbad entfernt und neu aufgetragen werden.

Die Nekrolyse

Um hypertrophische Narben zu vermeiden, sollten Brandwunden spätestens 2–3 Wochen nach der Verbrennung wieder mit Spalthaut gedeckt sein. Dies erreicht man durch:

Chirurgische Brandschorfentfernung mittels tangentialer Exzision (entweder mit dem Messer oder einem Dermatom). An den Extremitäten wird dazu eine Blutleere angelegt, um den Blutverlust einzudämmen.

Enzymatische Entfernung der Schorfe (schonender, aber viel langsamer). Am wirkungsvollsten sind hierbei (Travase) Kollagenase, Bromelain, Sutilain, weniger wirkungsvoll Fibrolan oder Trypure u. a.

Organisation der Behandlung

Ausstattung eines Zimmers zur Behandlung der Verbrannten. Da nur die offene Wundbehandlung (ohne Verband) durchgeführt werden sollte, müßten Zimmer für Verbrannte vollklimatisiert sein (Temperatur 32–34° C, Luftfeuchtigkeit 25–30%). Man benötigt isolierbare Einzelzimmer mit Schleuse, O_2-Anschluß, Absaugmöglichkeit, desinfizierbarer Badewanne mit Hebekran für den Transport vom Bett zur Wanne und eine steuerbare Dusche.

Der Brandkatastrophenfall

Alle Brandwunden von über 15% beim Erwachsenen sind stationär aufzunehmen, bei Kindern unter 3 Jahren dagegen alle Brandwunden von mehr als 5%, da Kleinkinder den auftretenden Flüssigkeitsverlust bei Verbrennungen besonders schlecht tolerieren. Die Letalität beträgt bei Erwachsenen 100%, wenn die Ausdehnung der Verbrennung in % + Lebensalter eine größere Zahl als 100 ergibt. Bei Kleinkindern sind Verbrennungen von mehr als 30% praktisch immer tödlich.

Komplikationen bei Verbrennungen

Frühkomplikationen

Irreversibler Schock bei zu spätem Einsetzen der Therapie.

Inhalationsverbrennungen durch Einatmen heißer Dämpfe. Die gesamte Bronchialschleimhaut kann nekrotisch werden und muß daher bronchoskopisch herausgespült werden. Gefahr des Lungenödems und der Hypoxie (meist tödlich).

Massive Hämolyse mit Verstopfung der Nierentubuli. Dialyse erforderlich.

Spätkomplikationen

Nicht beherrschbare Infektionen mit Hospitalkeimen, Pseudomonassepsis, septische Myokarditis.

Lungenödem: Hydrocortison i. v.

Curling-Ulzera, Streßulzera des Magens; hier muß oft operiert werden, manchmal ist sogar eine Gastrektomie erforderlich (S. 315).

Hypertrophische Narbenbildung kann durch elastische Druckverbände eingeschränkt werden. Rückbildungsneigung wird durch Cortisonliniment oder dgl. beschleunigt.

Funktionsbehindernde Narben erfordern oft später chirurgisches Vorgehen, vor allem an Hals, Gelenken und Händen.

11. Indikation zur Operation, Risikofaktoren und präoperative Maßnahmen

Die Entscheidung zur Operation ist immer ein schwerwiegender und verantwortungsvoller Schritt und bedarf des sorgfältigen Abwägens zwischen konservativen und operativen Behandlungsverfahren, zwischen Risiko der Erkrankung und Risiken eines chirurgischen Eingriffs. Durch Fortschritte der allgemeinen Chirurgie und der Anästhesieverfahren sowie der dadurch bedingten Erweiterung chirurgischer Behandlungsmöglichkeiten wurden zwar Operationsindikationen ständig ausgeweitet, diese neuen Möglichkeiten brachten aber auch Gefahren mit sich: man darf nicht alles operieren, was man operieren kann.

Die kritische Anzeigestellung zur Operation wird damit zum Fundamentalproblem der operativen Fachgebiete; ihre Bedeutung übersteigt in der Regel die der operativ-technischen Problematik.

Indikationsstellung

Die Indikationsstellung zu einem chirurgischen Eingriff resultiert aus dem Vergleich der Ergebnisse der Operation mit anderen Behandlungsmethoden (z. B. internistischen, strahlentherapeutischen etc.). Zunehmend häufiger versteht sich das chirurgische Behandlungsverfahren nicht als Alternative, sondern als Teil eines interdisziplinären Therapieplanes, z. B. in der Tumorchirurgie. Unerläßlich sind daher für den Chirurgen die Kenntnis nicht nur über Behandlungsrisiken und Prognose alternativer therapeutischer Verfahren, sondern auch über die Stellung der Chirurgie innerhalb eines gemeinsamen Therapieplanes mit anderen Disziplinen.

Daher müssen dem Operateur auch Behandlungsrisiken und Prognose anderer therapeutischer Verfahren bekannt sein. Voraussetzungen für eine richtige Indikationsstellung sind die exakte *Diagnose*, Klarheit über *Risikofaktoren* des Patienten, *Prognose* der Erkrankung sowie die Einstellung des Patienten zu seinem Leiden.

Kenntnis der Erkrankung

Wichtigste Grundlage für die Indikation ist die richtige ***Diagnose.*** Zunächst werden stets die einfacheren, komplikationsärmeren diagnostischen Verfahren durchgeführt (diagnostisches Crescendo nach Bailey). Sind Eingriffe zur Sicherung der Diagnose notwendig, so muß die Indikation streng gestellt werden (s. diagnostische Indikation S. 111).

Allerdings kann auch bei nicht abgeklärter Diagnose ein kurativer Eingriff indiziert sein. In diesen Fällen muß ein bereits sekundär induziertes Krankheitsbild oder ein zwingender Verdacht auf eine lebens- oder funktionsgefährdende Erkrankung vorliegen, die nur operativ behandelt werden kann.

Beispiel: Bei akutem Abdomen (Peritonitis!) und anamnestischen und palpatorischen Verdacht auf Magenperforation muß laparotomiert werden (S. 295).

Kenntnis von Risikofaktoren bzw. Kontraindikationen

Durch die präoperative Diagnostik sollten Begleiterkrankungen lebenswichtiger Organe als Risikofaktoren für den intra- und postoperativen Verlauf so weit wie möglich abgeklärt werden. Mithilfe der Nachbardisziplinen ist hierzu oft unentbehrlich.

Beispiel: Eine schwere Koronarsklerose erhöht die Operationsletalität bei größeren allgemeinchirurgischen Eingriffen, bei denen ein Blutdruckabfall nicht ausgeschlossen werden kann. Chronische Obstruktion der Lunge erhöht die postoperative Pneumoniegefahr, eine eingeschränkte Lungenfunktion kann eine Kontraindikation zur Lungenresektion beim Bronchialkarzinom sein.

Kenntnis der Prognose

Spontanprognose einer Erkrankung: Besonders wichtig ist die Kenntnis des erfahrungsgemäß weiteren schicksalsmäßigen Verlaufes ohne Behandlung, bzw. die voraussichtliche Lebenserwartung des Kranken.
Beispiel: Ein stenosierendes Ösophaguskarzinom mit multiplen Leber- und Lymphknotenmetastasen kann nicht mehr kurativ operiert werden. Dennoch kann die palliative Operation (innerer Tubus, Ernährungsfistel) oder Bestrahlung notwendig sein, um den Tod durch Verhungern zu verhindern.

Prognose nach chirurgischen Eingriffen
Es sollte bekannt sein, mit welcher Lebenserwartung (Operationsletalität und Absterberate) und Lebensqualität (verbleibender Beschwerde- und Funktionsgrad) nach einem Eingriff gerechnet werden kann. Hierzu müssen auch durch retro- und prospektive Untersuchungen eigene Behandlungsergebnisse ständig überprüft, mit anderen verglichen und verbessert werden.
Solange die Erhaltung des Lebens oberstes ärztliches Prinzip ist, sollte bei der Abschätzung der postoperativen Prognose die Verbesserung der Lebenserwartung, notfalls auf Kosten der Lebensqualität, erstes therapeutisches Ziel sein.
Beispiel: Beim Kolon- und Rektumkarzinom im Frühstadium beträgt die Fünfjahresüberlebensrate der Patienten nach operativen Eingriffen 70%, bei regionärem Lymphknotenbefall 30% einschließlich der Operationsletalität von 3–5%. Alle anderen Behandlungsmethoden (z. B. Bestrahlung, Zytostatika) weisen bisher schlechtere Ergebnisse auf. Die Prognose des unbehandelten Patienten ist mit einer mittleren Überlebenszeit von 6–18 Monaten infaust; ohne Operation führt die Erkrankung in der Regel zum Tode. Die baldmögliche Operation ist daher notwendig, auch wenn die Lebensqualität durch einen evtl. erforderlichen künstlichen Darmausgang eingeschränkt ist. Dies bedarf selbstverständlich einer sorgfältigen Führung des Kranken.

Indikationsformen

Jede Indikation wird aus der Relation Prognose der Erkrankung zu Behandlungsrisiko gestellt. Verschiedene Indikationsformen ergeben sich nach der Dringlichkeit des Operationszeitpunktes einerseits (z. B. sofortige, dringliche, nicht dringliche Operation) und nach den möglichen therapeutischen Alternativen andererseits (z. B. absolute, relative, prophylaktische Operationsindikation). Ihre Übergänge sind fließend und ändern sich ständig infolge Verbesserung der Behandlungsmethoden. Für die praktische Handhabung werden die Indikationsbegriffe oft kombiniert (z. B. absolute, dringliche Operation in Tabelle 11–1):

Indikationen nach der Dringlichkeit des Operationszeitpunktes

Sofortige Indikation
Hier ist vor der Durchführung des Eingriffes kein Zeitaufschub mehr möglich, es muß auf sonst wichtige präoperative Untersuchungen (z. B. EKG, Röntgen-Thorax) verzichtet werden.
Beispiel: Die einzige Möglichkeit, einen Patienten mit einem perforierten abdominalen Aortenaneurysma zu retten, besteht in der sofortigen Operation (Abklemmen und anschließend gefäßprothetischer Ersatz der infrarenalen Aorta, S. 482).

Tabelle 11–1. Operationsindikationen bei gastroduodenalem Ulkus nach Art und Häufigkeit von Komplikationen, begleitenden Erkrankungen und Faktoren. Den weitesten Bereich umfaßt die relative Indikation

Operationsindikation	Klinische Kriterien
Absolut, sofort	Massive Blutung, Perforation
Absolut, dringlich	Pylorusstenose, gedeckt perforiertes bzw. penetriertes Ulkus, Karzinomverdacht, mehrfache Blutungsanamnese
Relativ	Rezidive, Therapieresistenz, Stenoseneigung
Relativ-sozial	Verzögerung der beruflichen Ausbildung, wiederholte längere Arbeitsunfähigkeit
Prophylaktisch	Vor immunsuppressiver Therapie, Herdsanierung (Tonsillektomie, Cholecystektomie) z. B. vor Herzklappenersatz.

Dringliche Indikation

Auch die Dringlichkeit einer Operation bezieht sich auf den Operationszeitpunkt. Nach ihr richten sich die noch möglichen präoperativen Maßnahmen. Eine Operation ist dringlich, wenn die Progredienz eines Krankheitsbildes nur einen Zeitaufschub von Stunden gestattet.
Beispiel: Die operative Versorgung einer offenen Oberschenkelfraktur (kompliziert!) ist dringlich, da mit zunehmendem Intervall zwischen Trauma und Operation die Gefährdung der Extremität durch Infektion und Osteomyelitis stark ansteigt.

Indikationen nach therapeutischen Alternativen

Absolute Indikation

Führt eine Erkrankung ohne operative Behandlung mit Sicherheit zum letalen Ausgang, so ist der chirurgische Eingriff zu Erhaltung des Lebens absolut, d. h. aus vitalen Gründen indiziert.
Beispiel: Bei Milzruptur nach stumpfem Bauchtrauma muß die Blutungsquelle durch Gefäßligaturen und Splenektomie ausgeschaltet werden. Ohne Operation ist der Verletzte infolge der intraabdominellen Blutung und der Schockfolgen verloren. Es besteht eine absolute (und sofortige) Operationsindikation. Eine klassische absolute Indikation zur Operation ist auch das perforierte oder das massiv blutende gastroduodenale Ulkus (Tabelle 11–1).
Der Begriff „Absolute Operationsindikation" wird auch angewandt, wenn das Behandlungsziel in der Erhaltung von nicht lebenswichtigen Funktionen besteht, aber erwiesenermaßen nur durch Operation zu erreichen ist. Die Indikation wird also nicht quoad vitam, sondern quoad functionem gestellt.
Beispiel: Bei progredienter Rückenmarkskompression ist die sofortige operative Dekompression „absolut" indiziert, aber nicht aus vitalen Gründen.

Relative Indikation

Sie umfaßt den weitesten Indikationsbereich: Das Leben des Patienten ist ohne Operation nicht unmittelbar in Gefahr, die Prognose bezüglich Lebenserwartung und/oder Lebensqualität jedoch bei operativer Behandlung günstiger. Relative Indikationen sind besonders sorgfältig und kritisch gegen andere Behandlungsmethoden abzuwägen.
Beispiele: Die unkomplizierte Ersterkrankung des chronischen Ulcus duodeni rechtfertigt keine Operation. Da sich mit der Dauer der Ulkusanamnese (nach 3–5 Jahren) und mit zunehmender Therapieresistenz und Rezidivhäufigkeit (3–6 Rezidive) jedoch das Komplikationsrisiko des konservativ behandelten Ulkusleidens vergrößert, ist es schließlich empfehlenswerter, die relative Indikation zur chirurgischen Behandlung zu stellen (Tabelle 11–1). Eine relative Operationsindikation ist auch beim Gallensteinkranken (nicht beim Gallensteinträger) gegeben, bevor ein Stadium mit absoluter oder dringlicher Operationsindikation eingetreten ist, z. B. Perforation, Steinwanderung in den Darm mit mechanischem Ileus, Choledocholithiasis mit Ikterus und Pankreatitis (S. 370).
Führen körperliche Deformitäten zu psychischen Auswirkungen, so muß die Indikation zur operativen Korrektur ebenfalls als eine relative gelten.

Soziale Indikation

Zur Stellung einer Indikation müssen oft soziale Gesichtspunkte mitberücksichtigt werden.
Beispiele: Bei Patienten mit gastroduodenalem Ulkusleiden (Tabelle 11–1) kann die Verzögerung der beruflichen Ausbildung und die sich wiederholende Arbeitsunfähigkeit frühzeitiger die relativ-soziale Indikationsstellung veranlassen.
Die Revaskularisation eines A.-femoralis-superficialis-Verschlusses im Stadium II (z. B. 80 m schmerzfreie Gehstrecke) kann bei einem Patienten relativ-sozial indiziert sein, der zur Berufsausübung längere Gehstrecken zurücklegen muß.

Prophylaktische Indikation

Sie kann in Frage kommen bei einem Befund, der „per se" zum vorliegenden Zeitpunkt nicht chirurgisch behandelt werden muß, jedoch als mögliches Komplikationsrisiko ausgeschaltet werden sollte. An diese Indikationsform sind sehr strenge Maßstäbe anzulegen.

Beispiele: Vor einer erforderlichen immunsuppressiven Therapie (z. B. vor der geplanten Nierentransplantation) kann eine prophylaktische Operationsindikation zur Ulkussanierung (Tabelle 11–1) gegeben sein.
Eine asymptomatische, auskultatorisch und röntgenologisch entdeckte Karotisstenose im Stadium I stellt für sich allein keine Operationsindikation dar. Ist jedoch ein anderer großer Eingriff indiziert, so kann prophylaktisch eine vorherige Lumenerweiterung der zuführenden Hirnstrombahn notwendig sein (S. 469).

Indikationen aus diagnostischen Gründen

Zur Stellung oder endgültigen Sicherung der Diagnose oder zur Überprüfung von Operabilität bzw. Kurabilität kann ein Eingriff indiziert sein, wenn aus dem Ergebnis wichtige therapeutische Konsequenzen zu erwarten sind.
Beispiele: Bronchoskopische bzw. mediastinoskopische Probeexzisionen zur histologischen Diagnosesicherung bei Verdacht auf Bronchialkarzinom. Rektoskopie bzw. Koloskopie zur Klärung der Differentialdiagnose Karzinom, Colitis ulcerosa oder Morbus Crohn. Aortographie zur Feststellung der Lokalisation und Ausdehnung einer Stenose im Bereich der Beckenstrombahn.

Indikationen aus sonstigen Gründen

Aus forensischen Gründen können kleinere Eingriffe indiziert sein, wenn keine medizinischen Gründe dagegen sprechen, z. B. Venenpunktion zur Blutalkoholbestimmung.

Risikofaktoren

Zusätzliche Begleiterkrankungen allgemeiner und organspezifischer Art sind Risikofaktoren für den chirurgischen Patienten. Sie können je nach Art und Schweregrad absolute oder relative Kontraindikationen darstellen. Es gilt daher, begleitende pathologische Organprozesse zu erfassen und sie der Dringlichkeit des operativen Eingriffes entsprechend zu behandeln bzw. zu beheben, um die Ausgangssituation des Kranken vor der Operation zu verbessern.

Risikofaktoren allgemeiner Art

Dies sind beispielsweise Kachexie, Anämie, Störung des Elektrolyt-, Wasser- und Eiweißhaushaltes, Adipositas, interkurrente Infekte insbesondere der Rachen- und Bronchialwege, allergische Reaktionslage, Hypertonus und Diabetes mellitus. Ebenso kann die Einnahme von Medikamenten (Antikoagulantien, Ovulationshemmer) zu einer Risikoerhöhung führen. Bei der Einschätzung des Alters als Kontraindikation sollte das „biologische" heute mehr als das „chronologische" Alter gewertet werden. Bei Patienten über 60 Jahren sollte man selbst bei Fehlen entsprechender Symptome mit einer generalisierten Arteriosklerose rechnen.

Organspezifische Risikofaktoren

Insbesondere muß die Funktion eines Organes, an dem der Eingriff durchgeführt wird, berücksichtigt werden. Im höheren Lebensalter und bei einer altersspezifischen Toleranzminderung ist an arteriosklerotische Veränderungen besonders an Herz-, Hirn- und Nierengefäßen sowie an pulmonale Erkrankungen wie z. B. Emphysem zu denken. Bei einer langjährigen Raucher- bzw. Alkoholanamnese müssen entsprechende Auswirkungen an verschiedenen Organen (Multimorbidität: z. B. Lunge, Gefäßsystem, Leber, Magenschleimhaut, Pankreas) berücksichtigt werden.
Weitere Beispiele: Anfallsleiden, Koronarsklerose, Bronchialasthma oder Lungentuberkulose, Leberzirrhose, Niereninsuffizienz, Varizen oder auch endokrine Störungen wie Hyperthyreose.

Präoperative Maßnahmen

Statuserhebung

Außer Anamnese und gründlicher physikalischer Untersuchung sollten vor jeder größeren Operation Blutgruppe, Serumkalium, kleines Blutbild, Röntgenthoraxbefund und Urinstatus vorliegen. Elektrokardiogramm, Retentionswerte und Gerinnungsstatus ergänzen die routinemäßige präoperative Diagnostik. Selbstver-

ständlich muß jedem vorliegenden Verdacht durch spezielle Untersuchungen nachgegangen werden.
Beispiel: Nach akutem Blutverlust sollte man einen anämischen Patienten bei dringlicher Operationsindikation durch Transfusionen auf einen Hämoglobinwert von 9–10 g% anheben. Eine Hypokaliämie muß präoperativ durch orale oder parenterale Kaliumzufuhr ausgeglichen werden. Die Ausheilung eines interkurrenten Infektes soll möglichst abgewartet werden.

Mobilisierung des Patienten

Lange Bettlägerigkeit vor einem Eingriff soll so weit wie möglich vermieden werden. Bei Risikopatienten ist die Anregung der Kreislauftätigkeit und die präoperative Erlernung von Atem- und Beingymnastik für die postoperative Phase besonders wichtig, eine low-dose-Heparinisierung gegebenenfalls auch präoperativ komplettiert die Thromboseprophylaxe.

Anästhesievorbereitung

Die spezielle Prämedikation wird im allgemeinen ein Anästhesist vornehmen. Auf jeden Fall soll der Patient für mindestens 6 h vor der Operation nüchtern bleiben. Am Abend vor dem Eingriff soll er nur noch Flüssigkeiten einnehmen. Wenn keine Kontraindikationen vorliegen, wird dem Patienten durch ein Sedativum oder ein Schlafmittel die Nacht vor der Operation erleichtert (S. 33).

Operationsvorbereitung

Vor der Operation muß der Patient gebadet, die Haut über dem Operationsgebiet enthaart sein. Bei Eingriffen im Bauchraum soll der Darm durch milde Abführmittel und einen leichten Einlauf gereinigt und leer sein. Ob Magensonde, Blasenkatheter und intravenöser Zugang nötig sind oder schon auf der Station gelegt werden, ist im Einzelfall zu entscheiden.

Vertrauensverhältnis, Aufklärungs- und Schweigepflicht

Physisch und psychisch stellt jeder operative Eingriff für den Patienten und für seine Angehörigen eine Belastung dar. Daher sollten über die rechtliche Sachlage hinaus Fragen des Patienten besprochen werden. Der Kranke soll auch über die voraussehbaren, unmittelbar postoperativen Umstände aufgeklärt werden; beispielsweise, daß nach seinem Aufwachen Magensonde oder Thoraxdrain liegen werden, daß die Überwachung in der Wachstation für eine gewisse Zeit notwendig sein wird oder daß er bei einer Nachbeatmung infolge des liegenden Tubus nicht sprechen kann.

Aufklärungspflicht

Sie ist Bestandteil der zwischen Arzt und Patienten zu führenden Gespräche. Der Arzt ist verpflichtet, nicht nur über die gestellte Diagnose, sondern auch über Art des Eingriffes (Narkoseverfahren, Operationsverfahren) und die Risiken der Behandlung, insbesondere über Folgeschäden, aufzuklären. Nur dann ist der Patient in der Lage, über seine Behandlung selbst zu entscheiden. Auch unterhalb einer Komplikationsrate von 1% entfällt die Aufklärungspflicht über mögliche Schäden nicht, wenn der Eingriff nicht zur Abwendung einer drohenden Gefahr für die Gesundheit, sondern lediglich der Besserung eines Zustandes dient (z. B. bei nicht dringlichen, bei prophylaktischen und diagnostischen Indikationen).
Beispiel: Bei einer relativ indizierten Entfernung eines Schilddrüsenadenoms muß über mögliche Rekurrensschädigung aufgeklärt werden, auch wenn die Komplikationsrate im eigenen Krankengut unter 1% beträgt.

Einwilligung des Patienten

Die ärztliche Heilbehandlung stellt nach wie vor in der Rechtsprechung eine Verletzung der körperlichen Integrität und eine tatbestandliche Körperverletzung dar, die nur auf Grund ausdrücklicher Einwilligung vorgenommen werden kann. Im Zweifelsfall hat der Arzt die Voraussetzungen zur Einwilligung zu beweisen. Auch aus diesem Grund sollte die Aufklärung beweiskräftig festgehalten werden, was durch schriftliche Einwilligung des Patienten oder

Hinzuziehung von Zeugen (Kollege, Schwester) erreicht werden kann. Die Aufklärung und die Dokumentation sollten um so genauer durchgeführt werden, je weniger absolut und dringlich der geplante Eingriff indiziert ist.

Schweigepflicht

Der Arzt ist zur Schweigepflicht gegenüber Dritten verpflichtet. Tätige Medizinstudenten und Mitarbeiter dürfen in das Patientengeheimnis eingeweiht werden, unterliegen aber ihrerseits ebenfalls der Schweigepflicht gegenüber Dritten, auf die sie der Arzt hinzuweisen hat.

12. Allgemeine Pathophysiologie des chirurgischen Eingriffs. Postoperative Überwachung und Behandlung

Postoperative Veränderungen

Der Organismus reagiert auf örtliche Veränderungen im Operationsgebiet und damit verbundene Einflüsse, wie Angst, Schmerz, Nahrungskarenz, Hypoxämie, Hypoxie, Immobilisation etc. Die Gesamtheit der pathophysiologischen Veränderungen werden unter Oberbegriffen wie „postoperative Krankheit" oder „Postaggressionssyndrom" zusammengefaßt. Sie sind weitgehend identisch mit Reaktionen, die aus anderen medizinischen Gebieten als „Streßsyndrom", „Adaptationssyndrom", „Notfallreaktion" und „vegetative Gesamtumschaltung" bekannt sind. Das Ausmaß dieser Reaktionen ist von der individuellen Reaktionsbereitschaft, Alter, Geschlecht, Ernährungszustand sowie von der Schwere der Operation und dem zeitlichen Abstand vom Eingriff abhängig.

Auslösende Faktoren

Afferente, *nervöse Impulse* von der verletzten Körpergegend scheinen von erheblicher Bedeutung für den Beginn des Postaggressionssyndroms zu sein. Die *Wunde* kann entsprechend ihrer Größe und in Abhängigkeit von bakteriellen Infektionen und Wundheilungsstörungen auf indirektem Wege durch Ödem- und Hämatombildung, Sepsis oder Freisetzung von Endotoxin zur Entwicklung bzw. Verstärkung des Postaggressionssyndroms beitragen. *Hypovolämie* nach Blutungen und *Schock* infolge Blutverlust, Sepsis oder Herzversagen sind häufige und starke „Stressoren". Zirkulatorisch, metabolisch oder respiratorisch bedingte Störungen des *Säure-Basen-Gleichgewichts* verursachen Veränderungen des zellulären Stoffwechsels. Die posttraumatischen Reaktionen können durch *Pharmaka* (z. B. Anästhetika, Analgetika etc.) sowie durch Verletzungen des zentralen Nervensystems sowohl in fördernder als auch in hemmender Weise erheblich beeinflußt werden. Schließlich werden weitere Faktoren, die mit einer Operation verbunden sind, z. B. erhöhte emotionale Beanspruchung, Bettruhe, Temperaturveränderungen und Hunger, wirksam. Damit wird deutlich, daß für das Ausmaß der posttraumatischen Reaktion nicht ein einzelner Faktor, sondern die Summe aller, das Gleichgewicht beeinträchtigender Kräfte verantwortlich ist.

Postoperative Phasen

In der postoperativen bzw. posttraumatischen Reaktion werden 4 Phasen verschiedener Dauer unterschieden, die sich klinisch unschwer erkennen lassen. Sie sind durch typische Veränderungen im Stoffwechsel, Salz- und Wasserhaushalt sowie der Ernährung gekennzeichnet. Die Dauer der einzelnen Phasen ist abhängig von der Größe der Operation bzw. der Verletzung; nach kleinen und mittleren Eingriffen endet z. B. die Verletzungsphase nach 2–4 Tagen, durch Infektion oder andere Komplikationen kann sie sich jedoch erheblich verlängern.

Verletzungsphase

Allgemeinsymptome sind Müdigkeit, erhöhtes Schlafbedürfnis, Abgeschlagenheit, Gleichgültigkeit, depressive Stimmungslage, Durstgefühl. Die entscheidenden Veränderungen in dieser Phase sind hormoneller und metabolischer Natur. Sie sind eng miteinander verknüpft und bedingen sich gegenseitig.

Wendepunkt

Diese meist kurzdauernde katabole Phase ist gekennzeichnet durch Rückgang der geschilderten Allgemeinsymptome: Die Stimmungslage bessert sich, das Interesse an der Umgebung wächst. Temperatur und Pulsfrequenz sinken auf normale Werte, die Peristaltik setzt ein, Hunger tritt auf. Die während der Verletzungsphase eingeleiteten endokrinen und metabolischen Veränderungen sind rückläufig. Die Urinausscheidung wird größer. Im Verletzungsbereich läßt das traumatische Ödem nach, falls nicht infektiöse Komplikationen auftreten.

Anabole Phase

Die während des Wendepunkts einsetzenden normalisierenden Prozesse beschleunigen sich: Die allgemeinen Symptome der Verletzungsphase sind völlig zurückgegangen, der Patient fühlt sich mit Ausnahme eines geringen Wundschmerzes wohl; es bleiben noch Abgeschlagenheit und ein erhöhtes Schlafbedürfnis. Die Hormonproduktion normalisiert sich. Die Stickstoffzufuhr übersteigt erstmals den Stickstoffverlust, die Stickstoffbilanz wird positiv. Das Körpergewicht nimmt zu, da die verlorengegangenen Mengen an Muskel- und anderem Eiweiß ersetzt werden, es erreicht jedoch noch nicht den Ausgangswert. Die anabole Phase beträgt nach mittelschweren Eingriffen etwa 3 Wochen, für diese Zeit ist die körperliche Leistungsfähigkeit des Patienten noch eingeschränkt.

Phase der Gewichtszunahme

Sie umschreibt die Zeit zwischen anaboler Phase und Abschluß der Rekonvaleszenz. Veränderungen vollziehen sich nur noch in kleinen Schritten. Die Gewichtszunahme beschränkt sich weitgehend auf die Wiederherstellung der Fettdepots, ein Vorgang, der stark von der täglichen Nahrungsaufnahme abhängig ist. Durch körperliches Training nimmt die Leistungsfähigkeit zu.

Endokrine Veränderungen

Grundlage der Reaktion des Organismus in der Postaggressionsphase ist eine Umstellung in der hormonellen Regulation. Hieran sind vor allem das zentrale und periphere sympathische Nervensystem mit Nebennierenmark, das Hypothalamus-Hypophysen-Nebennierenrindensystem und das Renin-Angiotensin-Aldosteron-System beteiligt. Aber auch andere endokrine Organe, wie Schilddrüse, Nebenschilddrüse und Pankreas, spielen eine in allen Einzelheiten noch nicht bekannte Rolle bei der Streßantwort.

Die gesteigerte Reaktion des *sympathischen Nervensystems und des Nebennierenmarks* dürfte für alle übrigen Veränderungen des Endokriniums Schrittmacherfunktion haben, zumal sie bereits sehr früh, d. h. noch während der Operation, auftritt. Die erhöhten Noradrenalinkonzentrationen stammen im wesentlichen aus dem Depot des sympathischen Nervensystems, Adrenalin allein aus dem Nebennierenmark. Die Stimulation des Systems erfolgt vor allem durch Angst- und Schmerzreize, ferner durch Faktoren wie Hypovolämie, Hypoglykämie und Gewebezerstörung. Somit können durch medikamentöse Ausschaltung von Schmerz- und Angst katecholaminabhängige Reaktionen beeinflußt werden.

Das hypothalamisch-hypophysäre System wird ebenfalls zur verstärkten Ausschüttung von Hormonen stimuliert. Wenngleich Einzelheiten über *Releasing-Faktoren* sowie *inhibitorische Hormone* des Hypothalamus nicht bekannt sind, darf angenommen werden, daß auch diese an der Reaktion auf ein Trauma mitbeteiligt sind.

Die Sekretion des *antidiuretischen Hormons (ADH)* ist während und nach Operationen gesteigert. Als auslösende Stimuli spielen neben den genannten Faktoren die Überdruckbeatmung und die Aufrechterhaltung eines positiven endexspiratorischen Beatmungsdruckes eine Rolle. Auch Schädel-Hirn-Traumen können eine übermäßige ADH-Ausschüttung bewirken.

Die Inkretion des *adrenokortikotropen Hormons (ACTH)* ist unmittelbar nach Operationen gesteigert, kehrt jedoch relativ rasch auf normale Werte zurück. Als auslösende Faktoren sind besonders die afferenten nervalen Impulse aus dem Operationsgebiet zu nennen, fördernde (z. B. Äther) und hemmende (Nembutal und Penthotal) Pharmaka sind bekannt.

Eine gesteigerte Inkretion des *Wachstumshormons* läßt sich für mehrere Tage nachweisen und klingt nur langsam ab. Auslösend sind auch hier afferente, nervale Impulse, ferner die Hypovolämie; von geringerer Bedeutung sind Hypoglykämie und erhöhte Plasmaaminosäurenspiegel.

Glukokortikoide wie z. B. *Cortisol* steigen unmittelbar postoperativ stark an und normalisieren sich erst nach 3–5 Tagen. Ihre Produktion unterliegt den stimulierenden Einflüssen der Hypophyse, die Ansprechbarkeit der Nebennierenrinde gegenüber ACTH ist dabei erhöht. Bei Nebennierenrindeninsuffizienz ist die Substitution mit Cortison lebenswichtig.

Die gesteigerte *Aldosteron*ausschüttung in der postoperativen Phase ist nur zu einem geringen Teil Folge der erhöhten ACTH-Produktion. Hauptstimulus ist das Renin-Angiotensin-System, welches während und nach Operationen durch den Einfluß von Narkose, Operationsstreß, Hypovolämie und Verkleinerung des funktionell wirksamen Extrazellulärraums zu vermehrter Aktivität angeregt wird. Schließlich ist bekannt, daß erhöhte Serum-K^+-Konzentrationen, wie sie postoperativ durch Gewebszerstörung (Eiweißabbau und Transmineralisation) und relaxierende Pharmaka (Succinyl) auftreten, die Aldosteroninkretion steigern können. Die erhöhte Aldosteronsekretion führt zur vermehrten Wasser- und Na^+-Retention, wobei K^+ im Austausch ausgeschieden wird (sekundärer Hyperaldosteronismus).

Die Rolle der *Schilddrüsenhormone* in der postoperativen Streßsituation ist unklar. Ein Abfall der Hormonkonzentration, vor allem des T 3, scheint ein ungünstiges Prognosekriterium zu sein.

Die pankreatische *Insulin*produktion ist postoperativ nicht eingeschränkt. Seine Wirksamkeit ist jedoch vermindert. Verantwortlich dafür ist das Überwiegen verschiedener Hormone mit antiinsulinärer Wirkung (Katecholamine, Glucagon, Wachstumshormon, Cortison).

Glucagon steigt postoperativ nur verzögert an. Seine Bedeutung ist vor allem in der Gluconeogenese aus Aminosäuren zu sehen.

Renin ist in der Verletzungsphase regelmäßig erhöht. Auslösend wirken Durchblutungsveränderungen des Nierenparenchyms. Renin aktiviert das in der Leber gebildete Angiotensinogen zu Angiotensin I, welches durch ein spezielles Enzym (converting enzyme) in Angiotensin II überführt wird. Dieses steigert den Tonus der Gefäßmuskulatur und erhöht den Strömungswiderstand. Darüber hinaus ist es für die postoperative Steigerung der Aldosteroninkretion mitverantwortlich.

Der hormonelle Einfluß auf die Veränderungen physiologischer Meßgrößen im Postaggressionssyndrom läßt sich besonders gut an *Herz- und Kreislaufsystem, Stoffwechsel* und *Wasser- und Elektrolythaushalt* zeigen.

Herz- und Kreislaufsystem

Besonders in der frühen postoperativen Phase ist eine Steigerung der Herzfrequenz, des Herzminutenvolumens und des Blutdrucks bekannt. Diese Phänomene lassen sich auf den Einfluß der erhöhten Katecholaminspiegel zurückführen. Dabei bewirkt Adrenalin aufgrund seiner β-Rezeptorenstimulation die Frequenzsteigerung, die Erhöhung des HZV und den Anstieg des systolischen Blutdrucks. Noradrenalin bewirkt aufgrund seiner α-Rezeptorenstimulation eine Erhöhung des peripheren Gefäßwiderstandes.

Stoffwechsel

Der postoperative Stoffwechsel ist gekennzeichnet durch quantitative und qualitative Veränderungen, d. h. es ist der Energieumsatz und der Substratstoffwechsel, also der Kohlenhydrat-, Fett- und Eiweißstoffwechsel betroffen.

Der *Energieverbrauch* des Organismus ist nach kleineren und mittleren, unkomplizierten chirurgischen Eingriffen nicht oder nur unwesentlich erhöht. Dagegen bewirken größere Eingriffe, schwere Traumen mit zahlreichen Knochenfrakturen und Weichteilschäden sowie Verbrennungen oder septische Komplikationen eine Steigerung um 25–100%.

Eiweißstoffwechsel: Postoperativ und posttraumatisch steigt die Ausscheidung von Stickstoff im Urin überwiegend in Form von Harnstoff auf das zwei- bis dreifache der Norm (10–15 g/24 h) an. Dies ist Folge eines gesteigerten Eiweißabbaus (Katabolismus), der die meist wenig oder ungestörte Eiweißsynthese (Anabolismus) in Abhängigkeit von der Größe des Traumas übersteigt.

Ziel der Eiweißkatabolie ist die Bereitstellung von Aminosäuren zur Synthese akut lebenswichtiger, labiler Proteine (Gerinnungsfaktoren etc.) und zur Gluconeogenese zur Aufrechterhaltung der Glucosehomöostase. Liegt schon präoperativ, z. B. durch Tumorerkrankung, eine weitgehende Erschöpfung der muskulären Eiweißdepots vor, so können auch Funktionsproteine wie Enzymeiweiße und Antikörper von der Proteolyse betroffen werden. Die Folgen sind erhöhte allgemeine Infektanfälligkeit, gestörte Wundheilung, Wundinfektion, Dekubitus etc.

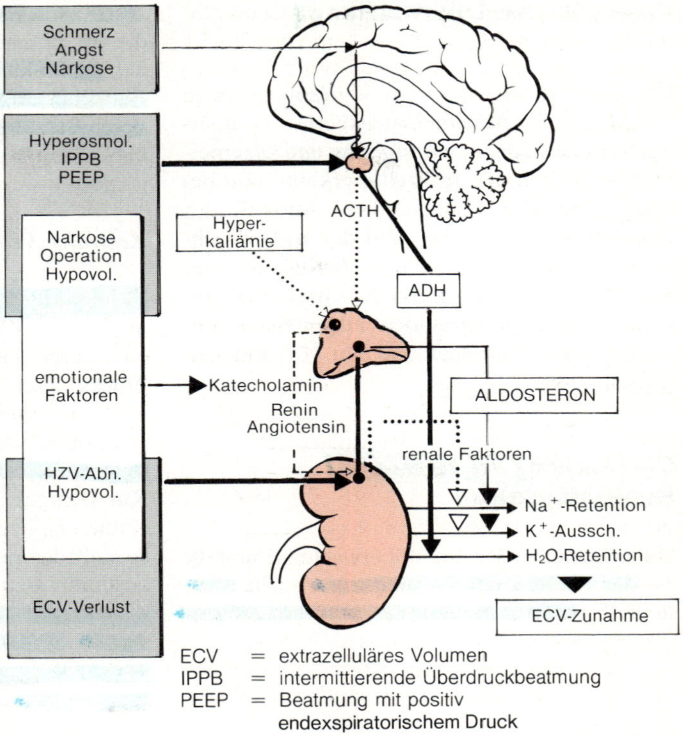

Abb. 12–1. Perioperative Einflüsse auf die Regulation des Wasser- und Elektrolythaushaltes

Kohlenhydratstoffwechsel: Dieser ist postoperativ gestört und weist Ähnlichkeiten mit der diabetischen Stoffwechsellage auf. Die Glucosekonzentration im Plasma ist infolge Glykogenolyse durch Katecholamine und Gluconeogenese (Glucagon, Cortison) erhöht. Gleichzeitig ist die Glucoseverwertung in allen Organen, die als Kalorienträger Fettsäuren und Ketonkörper verwerten können, reduziert. Damit kann der Organismus Glucose einsparen.

Fettstoffwechsel: Nach Traumen und Operationen ist die Lipolyse gesteigert. Die Konzentration an freien Fettsäuren im Blut nimmt zu. Dies ist Folge einer katecholaminabhängigen Zunahme von zyklischen Adenosinmonophosphat und dadurch bedingter Aktivitätssteigerung lipolytischer Enzyme. Der gesteigerte Fettumsatz liefert mit freien Fettsäuren und Ketonkörpern Kalorienträger für alle Gewebe, die diese Substrate verwerten können (vor allem Herz, Leber, Hirn und Muskulatur). Durch die damit verbundene Hemmung der Glucoseoxidation kann Glucose eingespart werden.

Wasser- und Elektrolythaushalt (Abb. 12–1): Die Ausscheidung von Na^+ ist vermindert, da dieses Ion aus dem extra- in den intrazellulären Raum (Transmineralisation) und in den sog. dritten Raum (Ödemflüssigkeit, Darminhalt, Aszites etc.) abwandert. Die Na^+-Retention wird durch Aldosteron gefördert. Trotz der Zunahme des Gesamtbestandes an Na^+ findet sich eine leichte Hyponatriämie. K^+ fällt durch Traumatisation der Zellen, durch Abbau von Eiweiß und Kohlenhydraten und durch Transmineralisation, d. h. Verminderung des Na^+- und K^+-Gradienten an der Zellmembran, vermehrt im Serum an und wird durch die Niere unter dem Einfluß von Aldosteron eliminiert. Flüssigkeitsverluste durch erhöhte Temperatur und durch Verschiebungen in den „3. Raum" führen zum Flüssigkeitsmangel im funktionellen Extrazellulärraum, obwohl im Zusammenhang mit der Transmineralisation, der Fettverbrennung und dem Kohlenhydratabbau endogenes Wasser vermehrt anfällt. Dementsprechend ist die Wasserausscheidung vermindert.

Postoperative Überwachung

Der operierte Kranke muß – besonders nach Eingriffen in Allgemeinanästhesie – überwacht werden, damit chirurgische und allgemeine Komplikationen frühzeitig erkannt und behandelt werden können. Das Ausmaß der Überwachung, d.h. die Zahl der zu beobachtenden Parameter und die Häufigkeit ihrer Kontrolle, ist abhängig von der Größe des Eingriffs, den zu erwartenden allgemeinen und chirurgischen Störungen und evtl. vorhandenen Risikofaktoren.

Überwachung der Herz- und Kreislauffunktion

Die allgemeine Kreislaufüberwachung umfaßt die Bestimmung der *Pulsfrequenz* und die Messung des arteriellen *Blutdrucks* in regelmäßigen Abständen (15 min bis 3 h), wobei nicht nur auf die systolischen Spitzendrücke, sondern auch auf Veränderungen der systolisch-diastolischen Blutdruckamplitude zu achten ist. Bei gefährdeten Patienten kann der Blutdruck fortlaufend über einen in der A. radialis liegenden Katheter gemessen werden.

Zentraler Venendruck (ZVD), S. 85

Pulmonalarteriendruck (PAP): Zuverlässiger als mit dem ZVD läßt sich das intravasale Volumen durch die Messung des Pulmonalarteriendrucks abschätzen. Dazu wird ein Katheter in einen peripheren Ast der Pulmonalarterie vorgeschoben (Abb. 12–2). Der systolische Pulmonalarteriendruck beträgt bis 25 mm Hg. Kurzfristiges Aufblähen eines Ballons an der Katheterspitze führt zur Okklusion der Arterie, so daß der pulmonalkapilläre Verschlußdruck bestimmt werden kann, der annähernd dem diastolischen Druck des linken Ventrikels entspricht (bis 10 mm Hg) und somit eine Aussage über evtl. Funktionsstörungen des linken Herzens zuläßt. (Komplikationsmöglichkeit bei längerer Verweildauer: Thrombose, Thrombophlebitis in 5–10%.)

Herzzeitvolumen: Bei der Beurteilung unklarer Kreislaufstörungen ist die Bestimmung des Herzzeitvolumens wichtig. Prinzipiell stehen dazu mehrere Methoden zur Verfügung, doch wird aus praktischen Gründen die Indikatorverdünnungsmethode bevorzugt. Als Indikator bietet eine kalte NaCl-Lösung den Vorteil unbeschränkter Anwendungshäufigkeit gegenüber Farbstoffen. Die Registrierung der in den rechten Vorhof injizierten Lösung erfolgt mit Hilfe eines Thermistors in der Pulmonalarterie. Bezieht man das Herzminutenvolumen auf die Körperoberfläche (m^2), so beträgt dieses im Mittel 3,4 l/m^2 (sog. Herzindex/HI).

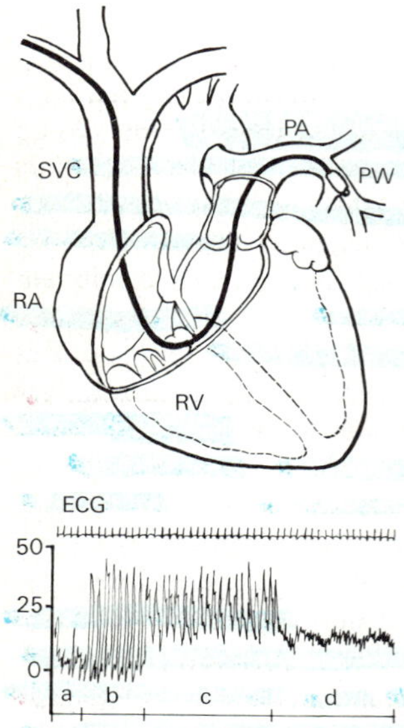

Abb. 12–2. Messung des Pulmonalarteriendrucks. Die jeweilige Lage der Katheterspitze läßt sich an der Konfiguration der Druckkurve ablesen. a) Vorhof. b) Rechter Ventrikel. c) Pulmonalarterie. d) Pulmonalarterienverschlußdruck.
SVC = Vena cava superior; RA = rechter Vorhof; RV = rechter Ventrikel; PA = Pulmonalarterie; PW = Katheterlage bei Messung des pulmonal-kapillären Verschlußdrucks

Überwachung der Atmung, S. 119

Überwachung der Nierenfunktion, S. 125

Überwachung des Wasser- und Elektrolythaushaltes, S. 129

Überwachung des Säure-Basen-Gleichgewichts, S. 133

Überwachung des zentralen Nervensystems

Das zentrale Nervensystem ist besonders bei Mehrfachverletzungen überwachungsbedürftig. Eine orientierende Untersuchung sollte nach Möglichkeit unmittelbar nach der Einlieferung, noch vor weiteren diagnostischen und therapeutischen Maßnahmen erfolgen und bei gefährdeten Patienten regelmäßig wiederholt werden. Auffallende Befundverschlechterungen sind Anlaß für weitergehende diagnostische Maßnahmen (z. B. Computertomographie).

Bewußtseinslage: Sie läßt sich durch das Gespräch mit dem Patienten, durch Anrufen oder durch Schmerzreize überprüfen. Eine einheitliche Nomenklatur für Störungen des Bewußtseins besteht nicht, es ist deshalb wichtig, die gewählte Untersuchungsmethode und das damit erzielte Ergebnis genau festzuhalten. Man kann z. B. unterscheiden:
Ansprechbar und orientiert (zeitlich, örtlich, zur Person); die fehlende Erinnerung an einen Unfallhergang (retrograde Amnesie) wird nicht als „desorientiert" beurteilt.
Ansprechbar, aber desorientiert.
Somnolent.
Reagiert auf Anruf.
Keine Reaktion auf Anruf.
Reagiert auf Schmerzreiz (abwehrend, ungezielt oder mit Streckkrämpfen).
Reagiert nicht auf Schmerzreiz.

Pupillenreaktion: Weite, Lichtreaktion und Seitenvergleich der Pupillen sollten $^1/_4$- bis 1stündlich überprüft werden. Änderungen sind als Hinweise auf Schädigungen des N. oculomotorius, evtl. bei zunehmendem intrakraniellem Druck zu werten (Abb. 16–6, S. 170).

Meningismus: Die schmerzbedingte Abwehrspannung der Nackenmuskulatur bei Ventralflexion des Kopfes kann Folge einer Subarachnoidalblutung bei Contusio cerebri sein.

Neurologische Störungen: Die neurologische Untersuchung soll zentrale oder periphere Ausfälle aufdecken.

Echoenzephalographie: Supratentorielle raumfordernde Prozesse können mit ihrer Hilfe erkannt werden, wenn eine Seitenverlagerung des Mittelechos um mehr als 2 mm vorhanden ist.

Überwachung des Stoffwechsels

Dieser ist vor allem bei bekannten oder latenten Stoffwechselerkrankungen (Diabetes mellitus) und bei künstlicher Ernährung (S. 116) wichtig. Ein Minimalprogramm sollte in der frühen postoperativen Phase, also in den ersten 2–3 Tagen, sein: täglich Kontrolle der Elektrolyte, Blutgasanalyse und mehrmalige Blutglucosebestimmungen. Später sollten in einem erweiterten Programm (1- bis 2mal wöchentlich) Harnstoff, Kreatinin, Gesamteiweiß, Transaminasen, alkalische Phosphatase und Bilirubin bestimmt werden.

Respiration

Nach operativen Eingriffen und Traumen können verschiedene Störfaktoren für die äußere Atmung auftreten:

Aufgrund des ***Wundschmerzes*** ist die Atmung oberflächlich; die Vitalkapazität kann bei Eingriffen im Unterbauch um 50%, bei Eingriffen im Oberbauch bis zu 80% eingeschränkt sein. Eine ähnliche Abnahme zeigt auch der Hustenstoß, so daß die Reinigung der Atemwege ausbleibt. Die zusätzliche Einschränkung der Atmung infolge Zwerchfellhochstand (Magen-Darm-Atonie) begünstigt die Bildung von Atelektasen der Lunge mit anschließender Infektion.

Narkose- und Relaxansnachwirkungen führen zur Abflachung der Atmung und zur alveolären Hypoventilation. Abschwächung des Hustenstoßes und Lähmung des Flimmerepithels verursachen bei gleichzeitig verstärkter Sekretbildung einen Sekretstau und damit eine Pneumonie. Einige Analgetika (z. B. Morphin) verhindern darüber hinaus tiefere Atemzüge (Seufzeratmung).

Die Aspiration von Blut oder Mageninhalt stellt eine schwere Komplikation dar, die besonders bei bewußtlosen Verletzten in der unmittelbaren postoperativen Phase unter dem

Einfluß der abklingenden Narkose auftritt. Sie führt unbehandelt zur Aspirationspneumonie und evtl. zu Lungenabszessen.

Störungen des Gasaustausches mit gestörter O_2-Bindung des Hämoglobins finden sich postoperativ besonders bei Acidose und Hyperkapnie.

Postoperative Überwachung der Atmung

Hierdurch sollen Störungen frühzeitig erkannt und behandelt sowie Komplikationen vermieden werden.

Die Atemfrequenz (Normalwerte: 15–25 /min) kann als Kompensationsmechanismus schon zu Beginn einer Störung im Sinne einer Tachypnoe verändert sein. Eine Steigerung auf mehr als 30–35 Atemzüge/min zeigt bereits eine schwere respiratorische Insuffizienz an. Eine elektronische Überwachung der Atemfrequenz (Monitoring) durch eine in den Luftstrom (z. B. vor die Nase) eingebrachte Thermosonde ist möglich.

Die Zyanose ist in der postoperativen Phase kein zuverlässiger Parameter der Respiration, da sie zu sehr von anderen Faktoren mitbeeinflußt wird (z. B. periphere Vasokonstriktion, Anämie, Zimmerbeleuchtung etc.). Eine periphere Zyanose erlaubt keine Rückschlüsse auf die respiratorische Situation. Verfärbungen der Schleimhäute (Lippe, Zunge), besonders in Verbindung mit der Steigerung der Atemfrequenz und Nasenflügelatmung, sind jedoch wichtige Hinweise auf eine respiratorische Störung.

Auskultation und Perkussion müssen mindestens 1mal täglich, bei Bedarf auch häufiger durchgeführt werden. Sie erlauben aufgrund typischer Geräuschphänomene die Diagnose zahlreicher pulmonaler Veränderungen und können so dazu beitragen, die Ursache einer respiratorischen Störung zu finden.

Atemminutenvolumen: Messung durch Atmung über Gasuhr (festanliegende Maske, Mundstück). Normal: ca. 6 l/min. Steigerung des Atemvolumens kann Hinweis auf eine respiratorische Insuffizienz sein, Verminderung des Atemminutenvolumens führt zur Hypoventilation.

Das Röntgenbild des Thorax dient zum Nachweis grober Störungen (Pneumothorax, Atelektasen, pneumonische Infiltrate, Zwerchfellhochstand etc.). Es erlaubt keine Rückschlüsse auf das Vorhandensein und das Ausmaß einer respiratorischen Insuffizienz.

Die Blutgasanalyse: Beweisend für die respiratorische Insuffizienz ist allein die Bestimmung der Partialdrücke von O_2, CO_2 und des pH im arteriellen und „gemischtvenösen" Blut aus der A. pulmonalis. Normalwert bei Raumluftatmung: Arteriell pO_2 = 100–70 mm Hg, schwere Störungen: < 70 mm Hg. Arteriell pCO_2 = 35–45 mm Hg, schwere Störungen: > 55 mm Hg.

Aufschlußreich ist die Bestimmung des *alveolär-arteriellen pO_2-Gradienten (AaDO_2)*, d. h. der Differenz aus alveolärem pO_2 bei reiner Sauerstoffatmung [= Barometerdruck − 47 mm Hg (alveolärer Wasserdampfdruck) − 40 mm Hg (alveolärer CO_2-Druck)] und gemessenem arteriellem Sauerstoffdruck. Normal: < 100 mm Hg, schwere Störungen > 350 mm Hg.

Die Blutgasanalyse muß bereits bei Verdacht auf Vorliegen einer respiratorischen Insuffizienz durchgeführt werden, bei gefährdeten Patienten (nach großem Trauma, Schock, Sepsis, Massentransfusion, Verbrennung, Fettembolie etc.) auch ohne spezielle Hinweise täglich für ca. 4–5 Tage. Sie ist unerläßlich zur Steuerung der Respiratortherapie.

Die postoperative respiratorische Insuffizienz

Pathophysiologie

Ventilationsstörung: Eine alveoläre Hypoventilation (Globalinsuffizienz) bedingt Hypoxie, Hyperkapnie und respiratorische Acidose. Ihre wichtigsten Folgen sind in Tabelle 12–1 aufgeführt. Sie wird postoperativ bzw. posttraumatisch beobachtet bei „Überhang" von Narkose oder Relaxation, nach Verletzung des ZNS, bei Behinderung der Ausdehnungsfähigkeit der Lunge infolge Zwerchfellhochstand, Pleuraerguß, Pneumothorax oder Lungenem-

Tabelle 12–1. Folgen der alveolären Hypoventilation. (Nach Bühlmann u. Rossier)

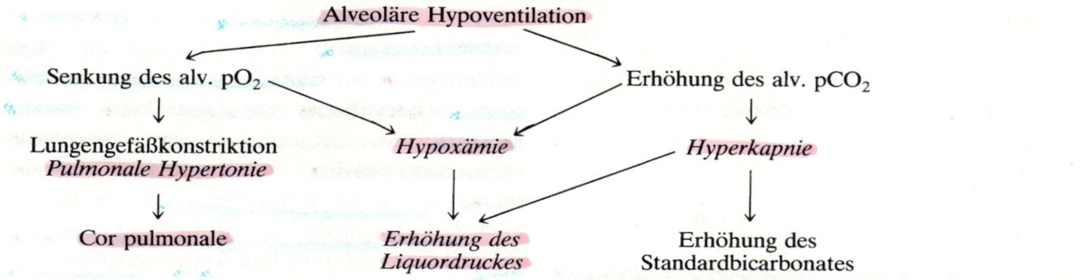

Tabelle 12–2. Übersicht Restriktion und Obstruktion. (Nach Bühlmann u. Rossier)

Restriktion	*Obstruktion*
Hauptmerkmale	
Verminderung des blähungsfähigen Lungenvolumens, Einschränkung der ventilierten und durchbluteten Lungenoberfläche	Erhöhung der in- und exspiratorischen oder vorwiegend nur der exspiratorischen Strömungswiderstände
Pathophysiologische Folgen	
Einschränkung der Atemreserven und der Diffusionskapazität, Erhöhung des Lungengefäßwiderstandes	Einschränkung der Atemreserven, Vergrößerung der funktionellen Residualkapazität, ungleichmäßige Ventilation mit regionärer und schließlich allgemeiner alveolärer Hypoventilation. Erhöhung des Lungengefäßwiderstandes durch Konstriktion der Arteriolen in den hypoventilierten Abschnitten
Anstrengungsdyspnoe wegen Hyperventilation bei verminderter Lungendehnbarkeit	Anstrengungsdyspnoe wegen erhöhter Strömungswiderstände in den Luftwegen
Meßwerte	
Total-, Vitalkapazität, Compliance und Diffusionskapazität vermindert. Atemgrenzwert proportional zur verminderten Vitalkapazität eingeschränkt	Resistance erhöht, Sekundenkapazität und Pneumometerwert vermindert. Atemgrenzwert disproportional zur Vitalkapazität eingeschränkt

physem sowie bei Lungenveränderungen mit Atelektasen, Pneumonien, Lungenstauungen und Obstruktion.

Verteilungsstörung (Partialinsuffizienz): Sie liegt vor, wenn sich das inspirierte Gasgemisch wegen unterschiedlicher Dehnungs-(Restriktion) und Strömungswiderstände (Obstruktion) nicht gleichmäßig über beide Lungen verteilt. Über die Unterschiede von Restriktion und Obstruktion informiert Tabelle 12–2. Solche Störungen werden nach Operationen oder Unfällen als Folge von Sekretstauung, bronchospastischen Zuständen, Schleimhautschwellungen oder ungleichmäßiger Compliance der Lunge beobachtet.

Perfusionsstörungen sind Durchblutungshindernisse der Lungenstrombahn, wie sie postoperativ bei Lungenarterienembolien oder bei disseminierter intravasaler Gerinnung im Schock auftreten. Sie führen zur pulmonalen Hypertonie und zur alveolären Totraumbildung mit Einschränkung der Lungendehnbarkeit.

Diffusionsstörungen liegen vor bei Verringerung der Diffusionsfläche (Emphysem, ausgedehnte Lungenresektion) und bei Verlängerung des Diffusionsweges (z.B. bei interstitiellem Lungenödem).

Das Verhältnis von Ventilation zur Durchblutung ist für die Arterialisation des Blutes entscheidend. Bei Störungen dieses Verhältnisses sind zwei extreme Situationen möglich (Abb. 12–3):

1. Bei Lungenatelektasen wird das Lungengewebe durchblutet, aber nicht belüftet (Ventilations-/Perfusionsquotient = 0). Es resultiert wegen der ausbleibenden Arterialisation ein intrapulmonaler Rechts-links-Shunt mit entsprechender Verminderung des arte-

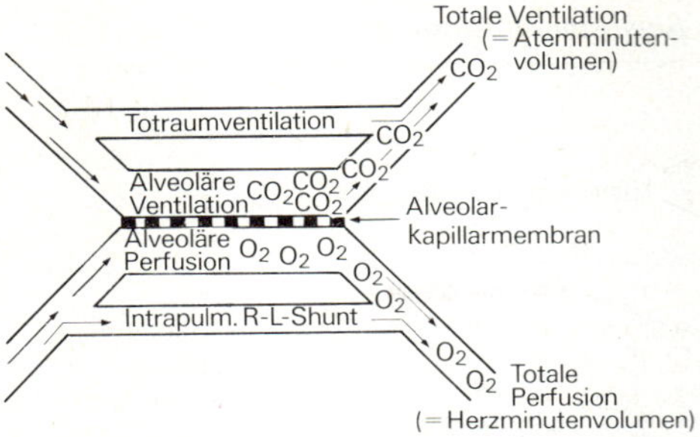

Abb. 12–3. Schematische Darstellung des Gasaustausches. Die totale Ventilation setzt sich zusammen aus alveolärer Ventilation und Totraumventilation. Das Herzminutenvolumen setzt sich zusammen aus alveolärer Perfusion und intrapulmonalem Rechts-links-Shunt. (Nach Wolff 1975)

Tabelle 12–3. Klinische Zeichen der respiratorischen Insuffizienz. (Nach Herzog u. Keller)

Aufgrund vorwiegender Hypoxie	Aufgrund vorwiegender Hyperkapnie
1. Unruhe, gestörte Motorik u. herabgesetzte Vitalität	1. Kopfschmerzen
2. Verwirrtheit, Delir	2. Miosis, überfüllte Venen im Augenhintergrund
3. Bewußtlosigkeit	3. Verwirrtheit
4. Hypotonie	4. Bewußtlosigkeit
5. Tachykardie	5. Muskelzuckungen, Flapping-Tremor
6. Zentrale Zyanose	6. Hypertonie
7. Kalte feuchtschweissige Extremitäten	7. Schwitzen
	8. Warme Extremitäten

riellen pO_2. Eine Besserung tritt ein, wenn die Durchblutung der nicht belüfteten Areale abnimmt.

2. Bei Lungenembolie ist die Belüftung nicht gestört, jedoch wird die belüftete Lunge nicht durchblutet (Ventilations-/Perfusionsquotient $= \infty$). Es besteht eine erhöhte Totraumventilation, die gemeinsam mit der Verminderung der Lungendehnbarkeit die Atemarbeit steigert.

Symptome und Diagnose

Im Vordergrund der Symptome steht bei schwerer Hypoxie eine kompensatorische Hyperventilation mit Tachypnoe und vertiefter Atmung. Eine Zyanose (> 5 g% reduziertes Hb) fehlt nicht selten oder ist schwer zu erkennen. Das Herzminutenvolumen nimmt zu, falls das Herz zur notwendigen Mehrarbeit in der Lage ist. Bei Überschreiten der Kompensationsmöglichkeiten entwickelt sich eine Gewebshypoxie mit Funktionsstörungen des Gehirns (Verwirrtheit, Bewußtlosigkeit) und des Herzens (Herzrhythmusstörungen, stenokardische Beschwerden, Herzinsuffizienz, Herzinfarkt). Ähnliche Veränderungen finden sich auch bei Steigerung der arteriellen CO_2-Spannung, jedoch besteht hier keine periphere Vasokonstriktion, sondern eine Vasodilatation mit warmen Extremitäten (Tabelle 12–3). Die Diagnose der respiratorischen Insuffizienz kann aufgrund der Symptome vermutet werden, allein beweisend und für die differentialdiagnostischen Überlegungen unerläßlich ist die Blutgasanalyse (Tabelle 12–4). Diese zeigt regelmäßig eine erniedrigte O_2-Spannung, CO_2 ist nur bei alveolärer Hypoventilation erhöht. Die Beatmung mit erhöhter inspiratorischer Sauerstoffkonzentration kann eine Besserung des O_2-Partialdrucks erreichen. Eine differentialdiagnostische Unterscheidung zwischen Verteilungs- und Diffusionsstörung ist mit Hilfe der Blutgasanalyse nicht möglich.

Therapie

Präoperative Maßnahmen: Das Risiko postoperativer respiratorischer Störungen kann durch präoperative Maßnahmen und Behandlung vorbestehender Lungenerkrankungen vermindert werden. Erfolgversprechend sind: Rauchverbot für mehrere Tage vor der Operation, da Komplikationen bei Rauchern 3mal häufiger sind als bei Nichtrauchern. Befeuchtung der Atemluft, atemgymnastische Vorbehandlung, Aerosoltherapie mit bronchodilatierenden (Adrenalinderivaten) und sekretolytischen (Trypsinpräparate) Medikamenten. Antibiotika entsprechend Antibiogramm bei nachgewiesener Infektion. Intermittierende Überdruckbeatmung.

Postoperativ werden die genannten Maßnahmen intensiviert. Die atemgymnastische Behandlung sollte 2mal täglich erfolgen; das in der postoperativen Phase erschwerte Abhusten des häufig zähen Bronchialsekrets wird durch Vibrations- und Klopfmassage sowie Lagerungsdrainage und medikamentöse Sekretolyse unterstützt. Gelingt damit die Reinigung des Tra-

Tabelle 12–4. Differentialdiagnose der respiratorischen Insuffizienz. (*Nach Herzog u. Keller*)

Funktionsstörung	Folgen im arteriellen Blut		Ursachen Atmungsregulationsstörung oder anatomische Lungenveränderungen
	Luftatmung	100% Sauerstoffatmung	
Alveoläre Hypoventilation	p_aO_2 und S_aO_2 erniedrigt p_aCO_2 erhöht pH normal oder erniedrigt	p_aO_2 steigt stark an, S_aO_2 wird 100% p_aCO_2 bleibt gleich hoch oder steigt weiter an pH bleibt gleich oder sinkt ab	Lungen normal, Narkose des Atemzentrums, Flachatmung und Tachypnoe durch Schmerzhemmung
Verteilungsstörung: Störung des Ventilationsdurchblutungsverhältnisses, Hypoventilation normal durchbluteter Alveolen	p_aO_2 und S_aO_2 erniedrigt p_aCO_2 normal oder erniedrigt pH normal oder erhöht	p_aO_2 steigt stark an, S_aO_2 wird 100% p_aCO_2 bleibt gleich oder wird normal pH bleibt gleich oder wird normal	Ungleichmäßige Bronchialobstruktion durch Sekretstagnation, Schleimhautschwellung und Bronchospasmus, ungleichmäßige Compliance des Lungengewebes
Vaskulärer Kurzschluß, vergrößerter Rechts-links-Shunt, Durchblutung nicht ventilierter Lungenteile	p_aO_2 und S_aO_2 erniedrigt p_aCO_2 normal oder erniedrigt pH normal oder erhöht	p_aO_2 steigt nur geringfügig an, S_aO_2 wird nicht 100% p_aCO_2 bleibt gleich pH bleibt gleich	Atelektase, Pneumonie
Diffusionsstörung: Zunahme der Dicke der alveolokapillären Membran, Verkleinerung der Diffusionsfläche	p_aO_2 und S_aO_2 erniedrigt p_aCO_2 erniedrigt pH erhöht	p_aO_2 steigt stark an, S_aO_2 wird 100% p_aCO_2 bleibt gleich oder wird normal pH bleibt gleich oder wird normal	Lungenödem, Emphysem, Lungenresektion, massive oder rezidivierende Lungenembolien
Rechtsverschiebung der Sauerstoffdissoziationskurve des Hämoglobins (Bohr-Effekt)	p_aO_2 normal, S_aO_2 erniedrigt	p_aO_2 steigt stark an, S_aO_2 wird 100%	Fieber, Hyperkapnie, Acidose

cheobronchialbaums nicht, so muß das Sekret abgesaugt werden (Abb. 12–4). Bei Atelektasen ist es notwendig, einzelne Bronchialäste evtl. unter bronchoskopischer Sicht zu reinigen. Verteilungsstörungen von Ventilation und Perfusion sollten durch häufigen (2stündlich) Lagewechsel des Patienten und durch möglichst frühe Mobilisation vermieden werden. Bronchodilatierende Medikamente sind besonders bei älteren Patienten mit Emphysem und Bronchitis wichtig. Die intermittierende Überdruckbeatmung mit erhöhtem exspiratorischem Widerstand erschwert die Bildung von Atelektasen. Tritt trotz dieser Maßnahmen eine respiratorische Insuffizienz auf mit Absinken des arteriellen pO_2 unter 70 mm Hg, so wird durch Zufuhr von Sauerstoff bei Spontanatmung die Arterialisation des Blutes verbessert. Läßt sich damit keine ausreichende Oxygenierung erzielen,

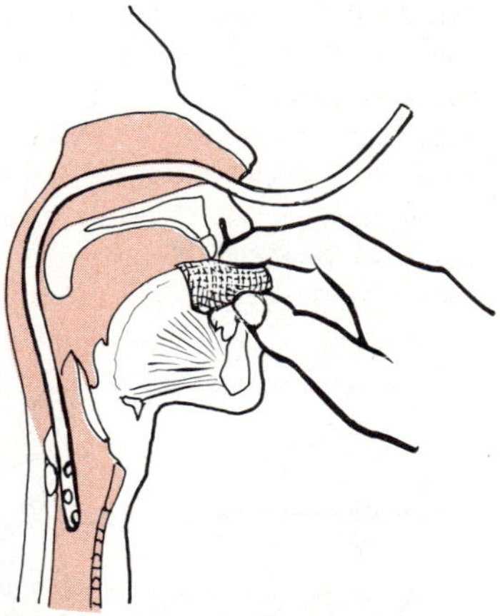

Abb. 12–4. Tracheobronchiale Absaugung: Nach Kathetereinführung durch die Nase wird die Zunge nach vorn gezogen, um die Epiglottis zu öffnen. Während der Patient tief atmet, wird der Katheter weiter eingeführt

so ist der Einsatz der Respiratortherapie nicht zu lange hinauszuzögern.

Die akute respiratorische Insuffizienz
(ARDS, „Adult Respiratory Distress Syndrome")

Nach Schock, Sepsis, Peritonitis, Intoxikation und großen Operationen können Veränderungen auftreten, die als Parenchymblutungen und interstitielles Lungenödem beginnen, später auf die Alveolen übergreifen und sie mit eiweißreicher Flüssigkeit und Blut auskleiden. Die pulmonale Mikrozirkulation ist durch Fettemboli, Thrombozytenaggregate und Fibrinthromben unterbrochen. Pathogenetisch kommt neben der seltenen Stauung bei Linksherzinsuffizienz die gesteigerte Kapillarpermeabilität durch Toxine, Histamin, Serotonin und die Abnahme des onkotischen Drucks (Hypoproteinämie < 5 g%) in Frage.

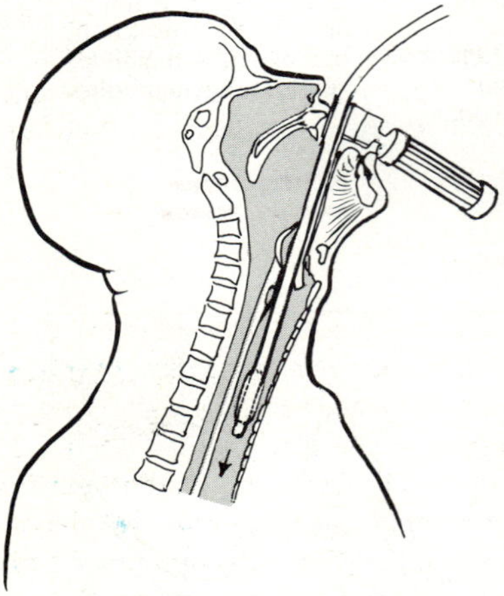

Abb. 12–5. Intubation

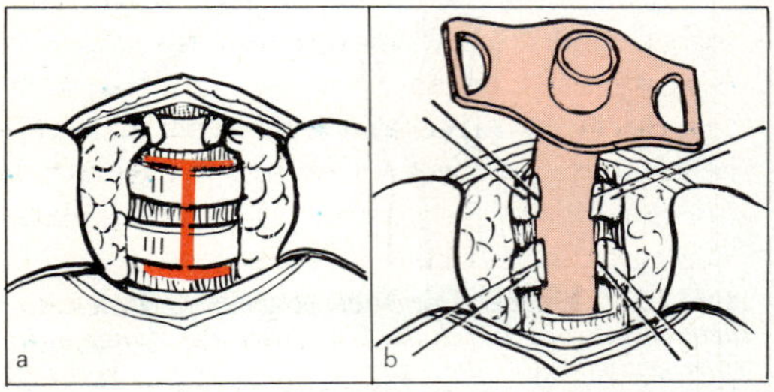

Abb. 12–6 a u. b. Die Tracheotomie

Die frühzeitige ***Diagnose*** dieses Krankheitsbildes gelingt nur mit Hilfe der Blutgasanalyse. Tachypnoe, Tachykardie und Unruhe müssen Anlaß zu dieser Untersuchung geben. Klinische Parameter allein vermitteln nur unspezifische Hinweise, die Röntgenuntersuchung bringt in der Anfangsphase keine verwertbaren Ergebnisse. Der Verlauf der Erkrankung kann foudroyant sein, das Vollbild der respiratorischen Insuffizienz entwickelt sich meist 2–3 Tage nach der auslösenden Ursache (Schock, Unfall etc.).

Als ***Therapie*** kommt ausschließlich die Überdruckbeatmung in Frage, die möglichst früh einzusetzen hat. Deshalb sollte nach schwerem Trauma, Schock, Sepsis und anderen Ereignissen stets der prophylaktische Einsatz der Respiratortherapie erwogen werden. Ebenso wichtig ist die rasche Behandlung der zugrundeliegenden Störungen: Behebung des Schocks, Anhebung des onkotischen Druckes mittels Infusion von hyperonkotischen Lösungen (20% Humanalbumin) bei forcierter Diurese, operative Behandlung septischer Prozesse etc.

Indikation zur Respiratortherapie

Die Indikation zur postoperativen Beatmung kann nicht schematisch gestellt werden. Labordaten liefern zwar die notwendige Grundlage, sie reichen aber allein zur Entscheidung nicht aus. Wichtig sind: Gesamtbeurteilung des Krankheitsverlaufes, Alter, Grundleiden, zusätzliche Komplikationen oder Organinsuffizienzen. Eine Respiratortherapie wird empfohlen, wenn einer der folgenden Werte erreicht wird:

Atemfrequenz >30–35/min,
p_aO_2 < 60 mm Hg (bei Luftatmung),
p_aO_2 < 250 mm Hg (bei 100% O_2-Atmung),
p_aCO_2 > 55 mm Hg,
$AaDO_2$ > 250 mm Hg (bei 100% Sauerstoffatmung).

Darüber hinaus ist eine Intubation mit maschineller Beatmung angezeigt, wenn die genannten Grenzwerte nur mit stark erhöhtem Atemminutenvolumen und erschwerter Atemarbeit gehalten werden können. Sie ist auch nach großen Operationen, schweren Traumen, bei kardial oder pulmonal gefährdeten Patienten, nach Schock, Sepsis und bei Herzinsuffizienz, unabhängig von den aufgeführten Daten, zu diskutieren (Intubation, Abb. 12–5; Tracheotomie, Abb. 12–6).

Methoden der Respiratortherapie

Die Aufgabe der Respiratortherapie ist es, die Ventilation sicherzustellen und den bestmöglichen Gasaustausch zu erzielen. Grundsätzlich ist die assistierte Beatmung, bei welcher der maschinelle Beatmungsvorgang durch den Patienten selbst ausgelöst wird, von der kontrollierten Beatmung zu unterscheiden, die eine aktive Mitarbeit des Patienten ausschließt. Dazu ist evtl. eine vorübergehende oder dauernde Relaxierung des Patienten erforderlich.
Die modernen Beatmungsgeräte erlauben eine unabhängige Variation einzelner Beatmungsparameter, wie inspiratorischer Druck, Gasfluß, exspiratorischer Druck, Sauerstoffkonzentration in der Inspirationsluft, Inspirations-, Exspirationszeit etc.
Zur Erzielung eines optimalen Gasaustausches stehen verschiedene Beatmungsmuster zur Verfügung:

PEEP (positive endexpiratory pressure): Es handelt sich hierbei um eine Positivierung des endexspiratorischen Drucks durch Behinderung der Ausatmung. Dieses Beatmungsmuster verhindert die durch das ARDS typische Verschlußtendenz der Bronchiolen und Alveolen und normalisiert damit die funktionelle Residualkapazität (FRC). Nachteilig ist die Verschlechterung der Kreislaufsituation durch Behinderung der diastolischen Füllung des Herzens und durch Erhöhung des pulmonalen Strömungswiderstandes.

IFR (inversed flow ratio): Die Verlängerung der Inspirationszeit durch Reduktion des Inspirationsflusses bei gleichbleibendem Atemvolumen und -frequenz fördert die homogene Gasverteilung bei wechselnden Bronchialwiderständen.

IMV (intermitted mandatory ventilation): Kombination aus Spontanatmung mit maschinellen Beatmungszyklen. Diese Methode eignet sich besonders zur Entwöhnung vom Respirator (weaning).

CPAP (continuous positive airway pressure): Spontanatmung mit erhöhten intrabronchialen Drücken.
Die Wahl der verschiedenen Muster erfolgt unter dem Gesichtspunkt des bestmöglichen Gasaustausches und der Adaptation des Respirators an den Patienten.

Nierenfunktion

Operationsbedingte Störungen

Schon unter Narkosebedingungen findet eine Abnahme der Nierendurchblutung sowie des Primärharn- und Endharnvolumens statt. Na^+ wird retiniert, K^+ eher vermehrt ausgeschieden. Intraoperativ werden diese Störungen akzentuiert. Ursächlich handelt es sich dabei um eine durch ADH und Aldosteron gesteuerte Reaktion auf prä- und intraoperative Einschränkungen des funktionellen extrazellulären Volumens, ferner um operationsbedingte Blutverluste oder narkoseabhängige Senkung des arteriellen Druckes (Abb. 12–1). Vorbestehende Störungen der Nierenfunktion (Tabelle 12–5: renale Ursachen) können dadurch zunehmen.

Überwachung

Sie richtet sich in ihrem Ausmaß nach dem Grad der Gefährdung. Nach mittelgroßen Eingriffen ohne vorbestehende Funktionsbeeinträchtigung genügt die Bestimmung der Urinausscheidung 5–6 h nach der Operation, für weitere 48 h ist die tägliche Urinmenge zu messen. In Zweifelsfällen, bei vorbestehenden Störungen, nach großen Blutverlusten, im Schock und bei Sepsis muß die Harnproduktion stündlich (Norm: 30–50 ml/h) ermittelt werden. Wegen Infektionsgefahr soll man nach Möglichkeit insbesondere bei kleineren und mittelgroßen Eingriffen auf einen Verweilkatheter verzichten. Bei großen Operationen und bei der Gruppe gefährdeter Patienten ist auch die Retention harnpflichtiger Substanzen (Kreatinin, Harnstoff) und die Serum-K^+-Konzentration täglich zu kontrollieren. Die Messung der Urinosmolarität und der Urinkonzentration an Elektrolyten, Kreatinin und Harnstoff kommt in Ausnahmefällen ergänzend hinzu.

Tabelle 12–5. Differentialdiagose des akuten Nierenversagens

Prärenal		*Renal*		*Postrenal*	
Störung	*Diagnose*	*Störung*	*Diagnose*	*Störung*	*Diagnose*
Hypotonie	Blutdrucksenkung	Mißbildung	Rö.-Diagnose	Verlegung der Harnleiter	Sonographie Retrograde Katheterisierung der ableitenden Harnwege mit Kontrastmitteldarstellung (evtl. Infusionsurogramm)
Schock	Blutdruck Pulsfrequenz Säure-Basen-Status ZVD, PAP	Vorbestehende Krankheiten	Anamnese Präop. Befund		
Hypovolämie	Zentraler Venendruck Pulmonalarteriendruck Blutvolumen	Exogene Intoxikationen	Anamnese Chem. Nachweis im Serum und Urin	Blasenabflußstörung	Katheterisierung
Exsikkose	Zentraler Venendruck Hämoglobinkonzentration Na^+-Konzentration im Serum			Neurogene Blasenentleerungsstörung	Neurologische Untersuchung Luesreaktion
Stenosen und Verschluß der Nierenarterie	Angiographie Isotopenrenogramm				
Nierenvenenverschluß	Retrograde Darstellung der Nierenvene				
Hypoxie	Blutgase				
Acidose	Säure-Basen-Status				
Hyponatriämie	Serumanalyse				
Hypokaliämie					
Endotoxine					

Das akute Nierenversagen

Pathophysiologie

Das akute Nierenversagen ist eine plötzlich einsetzende und im Prinzip reversible Niereninsuffizienz, in deren Verlauf klinisch 4 Stadien unterschieden werden können:

Stadium I: Symptome der auslösenden Grunderkrankung (Schock Nephrotoxine), Oligurie, Anurie.

Stadium II: Oligurie (<400 ml Urin/24 h) oder Anurie (< 100 ml Urin/24 h).

Stadium III: Polyurie.

Stadium IV: Funktionelle Wiederherstellung.

Ätiologisch liegt dem akuten Nierenversagen meist eine schockbedingte kritische Abnahme der Nierendurchblutung zugrunde, die besonders die Nierenrinde betrifft. Der effektive glomeruläre Filtrationsdruck sinkt dabei auf 0 (Stadium I). Infolge der kortikalen Ischämie tritt eine Epithelschädigung im proximalen Tubulus auf, die Na^+-Resorption sistiert, die frühdistale tubuläre Na^+-Konzentration steigt an und Na^+ wird vermehrt im Urin ausgeschieden (über 30 mval/l). Im juxtaglomerulären Apparat nimmt die Reninaktivität zu und führt zur lokalen Bildung von Angiotensin. Hierdurch

kommt es zur Konstriktion der Vasa afferentia mit Drosselung der glomerulären Filtration, so daß die Oligoanurie trotz Beseitigung des Schocks fortbesteht (Stadium II). Mit zunehmender Normalisierung der Na^+-Rückresorption durch Regeneration des Tubulusepithels nimmt die Drosselung der Vasa afferentia ab, die glomeruläre Filtration steigt, die Polyurie setzt ein (Stadium III).
Klinisch wichtig und in Kombination mit einer Mangeldurchblutung besonders gefürchtet ist die „toxisch-bedingte" Niereninsuffizienz bei vermehrtem Anfall von Endprodukten des Eiweißstoffwechsels (intestinale Blutung, Katabolismus, Verbrennung, Hämolyse nach Transfusionszwischenfällen, Stromschäden, Tourniquet-Syndrom, akute Pankreatitis, Lebererkrankungen u. a.), bei Ikterus, Sepsis, nephrotoxischen Substanzen (z. B. gewisse Antibiotika) und allergischen Reaktionen.

Klinik und Diagnose

Das klinische Bild ist anfänglich gekennzeichnet durch Oligurie bzw. Anurie, wobei zwischen Schädigung (Schock) und Oligurie eine unterschiedlich lange Zeit verstreichen kann. Durch K^+-Retention und Acidose (infolge Ausfalls der Niere bei der Regulation des Säure-Basen-Haushaltes) entsteht eine Hyperkaliämie (Serum-K^+-Zunahme 0,3–0,75 mval/Tag, ***cave:*** Rhythmusstörungen des Herzens!), bei fortbestehender Flüssigkeitszufuhr entwickelt sich eine Hyperhydratation (***cave:*** Lungenödem, Hirnödem, Herzversagen!). Erythropoetinmangel, Hämolyse und erhöhte Blutungsneigung führen bald zur Anämie; die Wundheilung ist gestört, die Infektionsgefahr erhöht. Medikamente, die ganz oder überwiegend über die Niere ausgeschieden werden, können im Körper vermehrt sein (Kumulationsgefahr, Tabelle 12–6). Bei Übergang der Oligoanurie in die polyurische Phase muß die Verarmung des Körpers an K^+ und Flüssigkeit durch entsprechend intensive Überwachung und Substitution vermieden werden.
Aus therapeutischen Gründen ist die differentialdiagnostische Abgrenzung des akuten Nierenversagens von prärenalen und postrenalen Formen des Nierenversagens sowie von vorbestehenden renalen Erkrankungen und exogenen Intoxikationen wichtig (Tabelle 12–5).

Tabelle 12–6. Kumulationsgefahr bei akutem Nierenversagen

Antibiotika:	Streptomycin, Colistin, Kanamycin, Tetracyclin, Nitrofurantoin, Amphotericin, Vancomycin
Kardiaka:	Digitalis, Procainamid
Barbiturate:	Barbital, Phenobarbital
Sedativa:	Chlorpromazine
Narkotika, Relaxanzien, Analgetika:	Morphin, Salicylate, Imbretil

Therapie

Das akute Nierenversagen mit Anurie ist kausal nicht zu behandeln. Wichtig sind daher prophylaktische Maßnahmen wie z. B. ausreichende präoperative Na^+- und Flüssigkeitszufuhr und Vermeidung hypotoner Zustände während und nach der Operation. Sie sind bei Patienten mit vorbestehenden Nierenerkrankungen und Exsikkose (alte Menschen, häufiges und langes präoperatives Dursten, Flüssigkeitssequestration in Gewebe oder Körperhöhlen bzw. Verluste nach außen durch Fisteln, Erbrechen, Diarrhöe etc.) besonders wichtig. Nephrotoxische Pharmaka sollen möglichst nicht gegeben werden. Die Gefahr gastrointestinaler Blutungen wird durch Gabe von Antazida, Cimetidin, Pirenzepin etc. vermindert, Acidose und Elektrolytstörungen werden ausgeglichen.
Finden sich die Zeichen einer Niereninsuffizienz mit steigender Kreatininkonzentration im Serum bei normaler oder übernormaler Urinproduktion, so wird nach ausreichender Flüssigkeitszufuhr (ZVD, PCWP) versucht, durch Gabe von Diuretika eine Diurese von 3 l pro Tag zu erzwingen. Der Anfall von Eiweißabbauprodukten soll durch zurückhaltende Eiweißzufuhr und Behandlung infektiöser Prozesse verringert werden. Der Abbau körpereigener Eiweißvorräte wird durch hochkalorische parenterale Ernährung vermindert, die intravenöse Zufuhr von essentiellen Aminosäuren verbessert die Eiweißsynthese.
Bei Oligurie und Anurie wird nach Ausschalten der ursächlichen Störfaktoren (Tabelle 12–5) hochdosiert Furosemid (bis 2 g/tgl.) verabreicht. Bei gramnegativer Sepsis und im Schock kann die Nierendurchblutung durch α-blockierende Substanzen (z. B. Regitin, Phenoxybenzamin) verbessert werden. Der blutdruckverbessernde Effekt von niedrigen Dosen Dopamin ($< 300\ \gamma$/min) ist schon prophylaktisch zu nut-

Tabelle 12–7. Erkennung und Behandlung von Komplikationen des akuten Nierenversagens

Komplikation	*Diagnose*	*Therapie*
Hyperkaliämie	Serumanalyse EKG: Hohes spitzes T P-Q-Verlängerung Arrhythmie Kammerflattern	Ionenaustauscher: 50–90 g Resonium-A oral mit leichten Laxanzien, bzw. rektal als Einlauf. Bei Hypertonie oder Hypernatriämie besser Calciumserdolit (30–60 g/tgl.) Kombinierte Glucose-Insulin-Gabe (200 ml 50% Glucose + 48 E. Altinsulin während 30 min infundieren) Calcium-Gluconat 10% (mehrfach 20 ml i. v.) Bei Acidose: Na-Bicarbonat bzw. THAM
Acidose	Säure-Basen-Status	Neutralisation mit 8,4% Na-Bicarbonat (Dosierung: ml = negativer base excess × 0,3 × kg KG) oder 0,3 molar THAM (ml = negativer base excess × kg KG)
Herzinsuffizienz	In Zweifelsfällen Messung des ZVD und PCWP	Digitalisierung (cave Digitalisintoxikation!)
Perikarderguß	Venendruck, EKG (Szintigraphie des Herzens) Rö.-Aufnahme Punktion	Bei hämodynamischer Wirksamkeit: Entlastung durch Punktion, später operative Fensterung des Perikards
Lungenödem	Rö.-Untersuchung Blutgasanalyse EKG	Bei ausgeprägten Formen: Assistierte, intermittierende Überdruckbeatmung

zen. Bei ausbleibendem Erfolg gilt die weitere Therapie der Vermeidung von Komplikationen (Tabelle 12–7): Die Flüssigkeitszufuhr wird reduziert auf ca. 500 ml hochprozentiger Glucoselösung zusätzlich etwaiger Flüssigkeits- und Elektrolytverluste nach außen. Hohe K^+-Konzentrationen im Serum (> 6,5 mval/l) werden durch orale Gabe oder Einläufe von Kationenaustauschern bzw. kombinierte intravenöse Gabe von Insulin und Glucose vermindert. Ansteigende Kreatininwerte (> 6–7 mg%), hohes K^+ (> 6,5 mval/l), schwere metabolische Acidose und Hyperhydratation stellen schließlich die Indikation zur Dialyse (Hämodialyse oder Peritonealdialyse) dar. Diese Maßnahme soll nicht zu lange hinausgezögert werden, da ihr früher und häufiger (täglich!) Einsatz offenbar die Prognose des akuten Nierenversagens verbessern kann.

Wasser- und Elektrolythaushalt

Operationsbedingte Veränderungen

(Abb. 12–1)

Die Regulation des Wasser- und Elektrolythaushaltes ist perioperativ gestört. Durch präoperative Flüssigkeitskarenz und intraoperativen Flüssigkeitsverlust (Perspiratio insensibilis, Blutverlust), durch Anästhesie, Beatmung und den operativen Eingriff selbst steigt die ADH-Ausschüttung an und normalisiert sich erst wieder nach 2–4 Tagen. Gleichzeitig nimmt die Aldosteronsekretion als Folge eines Volumenmangels im funktionellen Extrazellulärraum zu. Es resultiert eine Zunahme des Gesamtbestandes an Wasser und Na^+. Die postoperative Serumhyponatriämie bei eingeschränkter Urinausscheidung zeigt, daß der Organismus bei kombinierten Störungen von Osmolarität und Extrazellulärvolumen bestrebt ist, das Extrazellulärvolumen zu Lasten der Osmolarität wieder herzustellen.

Beurteilung und Überwachung des Wasser- und Elektrolythaushaltes

Es ist zweckmäßig, Störungen des extrazellulären Volumens, der Osmolarität und spezieller Elektrolyte gesondert zu beurteilen. Wichtig ist eine möglichst genaue Anamnese mit Angaben zur Qualität und Quantität der täglichen Flüssigkeitszufuhr und Flüssigkeitsausscheidung. Für ein chirurgisches Krankengut spielen darüberhinaus abnorme Flüssigkeitsverluste,

Tabelle 12–8. Elektrolytgehalt „abnormer Flüssigkeitsverluste" (ohne Berücksichtigung von H^+- und OH^--Ionen) (Werte in mval/l)

	Na^+	K^+	Cl^-	HCO_3^-
Speichel	10 (2–10)	26 (20–30)	10 (8–18)	30
Magen	60 (9–116)	10 (0–32)	130 (8–154)	
Duodenum	140	5	80	
Ileum	140 (80–150)	5 (2–8)	104 (43–137)	30
Kolon	60	30	40	
Pankreas	140 (113–185)	5 (3–7)	75 (54–95)	115
Galle	145 (131–164)	5 (3–12)	100 (89–180)	

z. B. durch äußere Fisteln, eine besondere Rolle (Tabelle 12–8). Ferner soll die Anamnese vorbestehende Nieren- und Herzerkrankungen oder Störungen der Kreislauffunktion erfassen.

Beurteilung des extrazellulären Volumens

Zentraler Venendruck (ZVD): Hinweise zur Messung S. 85. Grobe Störungen des Venendrucks lassen sich auch durch den Füllungszustand der Halsvenen beurteilen; bei normalen, flachliegenden Patienten sind sie gefüllt, bei Zuständen des Volumenmangels jedoch leer.

Pulmonalarteriendruck (PAP), S. 118

Blutdruck: Besonders bei Jugendlichen ist er ein schlechter Parameter für das extrazelluläre Flüssigkeitsvolumen, da auch erhebliche Volumenverluste bis zu etwa 1/3 des intravasalen Volumens durch Gegenregulationen des Körpers kompensiert werden können.

Urinvolumen: Das stündliche Urinvolumen und die Urinosmolarität sind gute Parameter zur Beurteilung des Wasser- und Elektrolythaushaltes. Auf Hypovolämie reagieren die Nieren mit einer verminderten Ausscheidung von Urin, gleichzeitig nimmt die Urinosmolarität stark zu und erreicht auch bei älteren Patienten 400 mosm/l. Die Na^+-Ausscheidung steigt dabei auf 50 mval/l an. Andererseits ist bei Hypervolämie die Urinausscheidung groß, die Urinosmolarität und Na^+-Konzentration entsprechend vermindert.

Ödeme: Sie finden sich meist bei erheblichem Na^+-Überschuß, seltener auch als Folge eines reinen Wasserüberschusses. Sie sind Ausdruck eines erhöhten Extrazellulärvolumens.

Pulmonale Stauung: Besonders bei bettlägerigen Patienten als Folge eines erhöhten extrazellulären Volumens zu beobachten, allerdings auch als Symptom einer Linksherzinsuffizienz (stets im Einzelfall differentialdiagnostisch abzugrenzen!).

Hautturgor, Bulbusdruck und Zungenfeuchtigkeit sind ebenfalls zu beachten; bei chirurgischen Patienten stellen sie im allgemeinen jedoch keine verläßlichen Parameter für die Beurteilung des Wasser- und Elektrolythaushaltes dar.

Beurteilung der Serumosmolarität: Durch direkte Messung des osmotischen Drucks im Serum möglich. Klinische Parameter (Durst, Abgeschlagenheit) sind nicht verbindlich.

Kaliumhaushalt: Symptome bei Kaliummangel sind Müdigkeit, Apathie und Muskelschwäche mit Tonusverlust. In schweren Fällen können sie in Lähmung der Extremitäten, der Atemmuskulatur und des Darmes übergehen. Im EKG: Tachykardie, Rhythmusstörungen in Form ventrikulärer Extrasystolen bis zum Kammerflimmern. Bei länger bestehendem K^+-Mangel kann sich eine hypokaliämische Nephropathie mit Einschränkung des Konzentrationsvermögens der Niere und Polyurie entwickeln.

Tabelle 12–9. Einfache Störungen des Wasser- und Elektrolythaushaltes

Störung	Ätiologie	Symptome	Serum-Na^+	Serum-osmolarität	ZVD	Therapie
Verminderung des ECV (=isotone Dehydratation)	Na^+-Verlust (Magen-Darm-Kanal, Niere, Schwitzen), Na^+-Sequestration	Urinausscheidung vermindert, Kollapsneigung, Durstgefühl	–	–	↓	0,9% NaCl-Lösung zur Normalisierung des ECV
Zunahme des ECV (=isotone Hydratation)	Aldosteronismus, Herzinsuffizienz, Leberzirrhose, iatrogen durch Na^+-Überangebot	Ödeme, gefüllte Halsvenen, Lungenödem, Gewichtszunahme	–	–	↑	Na^+-Entzug durch Diät und Diuretika. In Ausnahmefällen Dialyse
Verminderung des Wasserbestandes	Fieber, Schwitzen, osmotische Diurese, Diabetes insipidus, mangelnde Flüssigkeitszufuhr, iatrogen bei parenteraler oder Sondenernährung	Oligurie, Somnolenz, Koma	↑	↑	(↓)	Zufuhr freien Wassers (5% Glucoselösung) zusätzlich zum Erhaltungsbedarf
Zunahme des Wasserbestandes (=Wasserintoxikation)	Iatrogen durch Zufuhr freien Wassers, Hyperthyreose, NNR-Insuffizienz, Verlegung der Harnwege, Schädelhirntraumen	Verwirrtheit, Delirium, Erbrechen, Krämpfe, Koma	↓	↓	(↑)	Forcierte Diurese (im Notfall Zufuhr von NaCl)

Bei Hyperkaliämie treten Allgemeinsymptome wie Schwächegefühl und Verwirrung, Parästhesien, Geschmacksstörungen und Lähmungen auf. Im EKG: Bradykardie oder erstgradige atrioventrikuläre Blockierungen, gelegentlich Knotenrhythmus oder ventrikuläre Tachykardien, bei ausgeprägten Fällen Kammerflimmern oder Asystolie.

Behandlung von Störungen des Wasser- und Elektrolythaushaltes

Störungen des Wasser- und Elektrolythaushaltes werden nach B. Truniger als isolierte oder kombinierte Störungen des Na^+- und/oder Wasserbestandes dargestellt. Der Bestand an Na^+ in isotoner Lösung (= Na^+-Bestand) ist für die Größe des extrazellulären Volumens verantwortlich. Der Bestand an freiem Wasser bestimmt die Osmolarität im Extra- (ECR) und Intrazellulärraum (ICR). Dementsprechend müssen Störungen des ECR durch Veränderungen des Na^+-Bestandes und Störungen der Osmolarität durch Veränderung des Wasserbestandes korrigiert werden.

Einfache Störungen

Sie bestehen in der isolierten Zunahme oder Verminderung des Na^+- oder Wasserbestandes (Tabelle 12–9).

Kombinierte Störungen

Die Beurteilung kombinierter Störungen kann schwierig sein. Neben den klinischen Parametern, der Serum-Na^+-Konzentration und Serumosmolarität, des zentralen Venendrucks bzw. Pulmonalarteriendrucks und der Urinausscheidung sind auch anamnestische Angaben zur Analyse der Situation von Bedeutung (Tabelle 12–10).

Tabelle 12–10. Kombinierte Störungen des Wasser- und Elektrolythaushaltes

Störung	Ätiologie	Symptome	Serum-Na^+	Serum-osmolarität	ZVD	Therapie
Na^+-Verarmung und Wasserdefizit (=hypertone Dehydratation)	Verluste gastrointestinaler Sekrete, Diabetes mellitus	Urinausscheidung vermindert, Kollapsneigung, Durst	↑	↑	↓	Freies Wasser bis zur Normalisierung der Osmolarität, dann isotone Elektrolytlösung bis zur Normalisierung des ECV
Na^+-Mangel und Wasserüberschuß (=hypotone Dehydratation)	Na^+-Verluste (Diurese, Erbrechen, Fistel), bei Zufuhr freien Wassers (meist iatrogen)	Verwirrtheit, Erbrechen, Delirium, Krämpfe, Koma	↓	↓	↓	Zufuhr isotoner (evtl. hypertoner) NaCl-Lösung
Na^+- und Wasserüberschuß (=hypotone Hydratation)	Herzinsuffizienz	Ödeme, Durst	↓	↓	↑	Restriktion der Flüssigkeits- und Na^+-Zufuhr
Na^+-Überschuß und Wasserdefizit (=hypertone Hydratation)	Häufig iatrogen infolge exzessiver Na^+-Zufuhr bei gastrointestinalen Flüssigkeitsverlusten	Ödeme, Durst	↑	↑	↑	Na^+-Entzug und Zufuhr freien Wassers

Elektrolytstörungen im Kationenhaushalt

Kalium ist das überwiegende Kation im ICR und ist ähnlich der Aufgabe des Na^+ im ECR für die Größe des intrazellulären Volumens verantwortlich. Der Konzentrationsgradient an der Zellmembran wird durch aktive energieverbrauchende Prozesse aufrechterhalten (K^+-Pumpe). Störungen energieliefernder Prozesse (Hunger, Katabolismus etc.) führen zum Abbau dieses Gradienten und zu intrazellulärem Na^+-Einstrom (Transmineralisation).
Die tägliche K^+-Zufuhr beträgt 50–100 mval. Ebenso groß sind die Verluste mit Urin (90%) und Stuhl (10%), die K^+-Bilanz ist also ausgeglichen. Die renale K^+-Ausscheidung erfolgt unter Einfluß von Aldosteron, besonders durch tubuläre Sekretion. Austauschvorgänge zwischen ICR und ECR erfolgen bei pH-Verschiebungen: Bei Acidose werden extrazelluläre H^+-Ionen gegen intrazelluläre K^+-Ionen ausgetauscht, so daß K^+ vermehrt im Extrazellulärraum anfällt. Umgekehrt entsteht bei Alkalose und vermehrter zellulärer K^+-Aufnahme eine Hypokaliämie. Die Eiweißsynthese erfolgt unter der Mitwirkung von K^+, so daß bei Eiweißabbau K^+ freigesetzt wird und im ECR vermehrt anfällt (0,7 mval K^+/g Körpereiweiß), bzw. bei starker Eiweißneubildung K^+ in den ICR abwandert. In ähnlicher Weise wird auch bei der Einschwemmung von Glucose in die Zelle K^+ in das intrazelluläre Kompartiment verschoben.
Die Serumkonzentration an K^+ gibt nur die Konzentration im ECR an, für die intrazelluläre K^+-Konzentration kann die K^+-Bestimmung in Erythrozyten als Anhalt dienen. Der K^+-Bestand läßt sich annähernd abschätzen, wenn man die Beziehung zwischen Serum-K^+-Konzentration und K^+-Gehalt betrachtet (Abb. 12–7), wobei die o. g. Einflüsse durch Acidose, Glucosezufuhr und Eiweißabbau zusätzlich zu berücksichtigen sind.
In den ersten postoperativen Tagen ist der K^+-Bedarf des Organismus nicht erhöht. K^+ fällt durch Traumatisation der Zellen, durch Abbau von Eiweiß und Kohlenhydraten sowie durch Azidose im Extrazellulärraum vermehrt an und wird ausgeschieden. Dieser Prozeß wird durch den Hyperaldosteronismus noch gefördert. Der

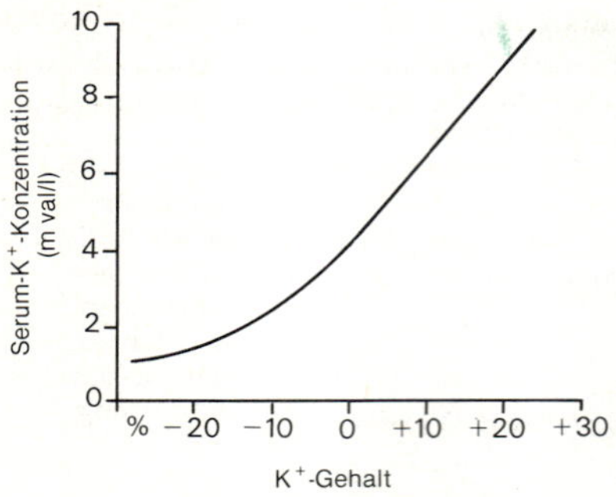

Abb. 12–7. Beziehungen zwischen Serumkalium und Kaliumgehalt des Organismus (bei normalem Säure-Basen-Gleichgewicht)

Gesamtbestand des Organismus an K^+ verringert sich also, so daß K^+ später für die Resynthese von Glykogen und Eiweiß sowie die Restitution intrazellulärer K^+-Bestände nicht zur Verfügung steht.

Störungen des Kaliumhaushalts sind bekannt als

Kaliummangel: Durch erhöhte Sekretverluste aus Magen-Darm-Kanal (Diarrhöe, Laxanzienabusus, Ileus, Dünndarmfistel, Magensonde etc.), durch vermehrte K^+-Ausscheidung über die Niere bei tubulären Schäden und Polyurie, bei hormonellen Störungen (Conn-Syndrom, Cushing-Syndrom, Bartter-Syndrom• etc.) und bei mangelnder K^+-Zufuhr.
Symptome: Muskelschwäche, Parästhesien, Darmparalyse, Niereninsuffizienz mit Polyurie und gelegentlicher Proteinurie, Tachykardie, Rhythmusstörung, Digitalisüberempfindlichkeit.
Therapie: Steigerung der K^+-Zufuhr und kausale Therapie des erhöhten K^+-Verlustes.

Kaliumzunahme: Verminderte Ausfuhr bei Nieren- und Nebenniereninsuffizienz, gesteigerte Zufuhr (meist iatrogen), K^+-Verschiebung aus dem ICR in den ECR (Acidose, Katabolismus, Relaxanzien).
Symptome: Parästhesien, Lähmungen, Bradykardie, Rhythmusstörung, Herzstillstand.
Therapie: Verminderung der K^+-Zufuhr, Förderung der intrazellulären K^+-Aufnahme durch Glucose- und Insulininfusion (Tabelle 12–7) und durch Herstellung einer anabolen Stoffwechsellage. K^+-Entzug durch orale bzw. rektale Anwendung von Kationenaustauschern oder durch Dialyse.

• Angiotensin – Reninresistenz d. Gefäßsyst. Hyperplasie des juxtagl. App. – Aldosteronismus mit hypokaliäm. Alkalose u. art. Normo- bis Hypotonie Pschy 121

Magnesium
Mg^{++} ist im intrazellulären Raum etwa 20fach höher konzentriert als im ECR. Der tägliche Bedarf beträgt 10–15 mval.

Hypermagnesiämie: Oft kombiniert mit Hyperkaliämie bei renaler Insuffizienz und (iatrogen) bei erhöhter Mg^{++}-Zufuhr.
Symptome: Verminderung der muskulären Erregbarkeit, Koma.
Therapie: Intravenöse Zufuhr von 20% Calcium-Gluconat.

Hypomagnesiämie: Bei Alkoholikern, Polyurie und mangelnder Zufuhr.
Symptome: Steigerung der neuromuskulären Erregbarkeit, Krämpfe, Tachykardie.
Therapie: Mg^{++}-Zufuhr.

Anionenhaushalt

Chlorid
Chlorid ist das führende Anion im ECR. Es verhält sich im allgemeinen parallel zu den Veränderungen des Na^+.

Hypochlorämische Alkalose, S. 133

Hyperchlorämische Acidose: Bei tubulären Nephropathien mit gestörter Rückresorption von HCO_3^-, welches vermehrt verlorengeht. Kompensatorische Zunahme von Cl^-.
Symptome: Hyperchlorämie (> 115 mval/l) und Acidose, der Harn ist alkalisch.
Therapie: Behandlung der Grunderkrankung, evtl. Dialyse.

Phosphat Gesteigerte intrazelluläre Phosphorylierungsvorgänge, besonders bei Zufuhr von Kohlenhydraten, können postoperativ zu einer Hypophosphatämie führen. Wird dies nicht beachtet, entwickelt sich ein Phosphatmangelsyndrom, das vor allem durch eine neurogene und muskuläre Symptomatik imponiert (Apathie bis Verwirrtheit, Parästhesien, muskuläre Schwäche). Phosphatsubstitution: Tabelle 12–14.

Säure-Basen-Gleichgewicht

Die Beurteilung des Säure-Basen-Haushaltes setzt die Kenntnis von pH, pCO_2, Standardbicarbonat und des „base excess" im arteriellen Blut voraus. Von diesen Werten werden pH und pCO_2 gemessen, die Größe des Standardbicarbonats und des Basenüberschusses aus einem Nomogramm abgelesen. Normalwerte:
pH: 7,36–7,44
pCO_2: 40 mm Hg
Standardbicarbonat: 23,1–24,8 mval/l
Basenüberschuß Männer: − 2,4 bis 2,4
Frauen: − 3,3 bis 1,2

Metabolische Acidose

Diagnose: pH < 7,35, Standardbicarbonat < 21 mval/l.

Ätiologie: Gewebshypoxie (Mangeldurchblutung mit Anfall von Lactat), Mehranfall von Ketokörpern (Diabetes mellitus mit Anfall von β-Hydroxybuttersäure und Acetessigsäure), mangelnde H^+-Elimination bei Niereninsuffizienz, Verlust alkalischer Valenzen (Sekrete des Magen-Darm-Kanals). Die Gegenregulation erfolgt durch vermehrte Abgabe von CO_2 durch Hyperventilation, womit eine Kompensation gelingen kann (kompensierte metabolische Acidose).

Therapie: Pufferung der sauren Valenzen durch Zufuhr von $Na^+HCO_3^-$ (nicht bei Hypernatriämie) bzw. THAM, das den Vorteil einer besseren intrazellulären Wirksamkeit aufweisen soll (***cave*** Atemdepression!).

Metabolische Alkalose

Diagnose: pH > 7,44, Standardbicarbonat > 25 mval/l.

Ätiologie: Verlust starker Säuren infolge Erbrechens oder Absaugens von Magensaft. Durch die Hypochlorämie ist die Bicarbonatrückresorption erhöht, damit auch die Serum-Bicarbonat-Konzentration (hypochlorämische Alkalose). Hypokaliämie führt zum Einschleusen von H^+ und Na^+ in den Intrazellulärraum, daher extrazellulärer Anstieg des Bicarbonats. Iatrogen als Folge von Saluretika, Kortikosteroiden, Lactat, Acetat, Citrat, Antazida. Die Gegenregulation erfolgt durch Hypoventilation.

Therapie: Evtl. Ausgleich durch KCl, Lysinchlorid oder evtl. NH_4Cl.

Respiratorische Acidose

Diagnose: pH < 7,35, pCO_2 > 43 mm Hg.

Ätiologie: Verminderung der respiratorischen Funktion (alveoläre Hypoventilation, Bronchusverlegung, Diffusionsstörung). Gegenregulation durch erhöhte renale Bicarbonatrückresorption.

Therapie: Normalisierung der Ventilation, evtl. durch Beatmung. Bei akuter schwerer Acidose auch Ausgleich durch Bicarbonatgabe.

Respiratorische Alkalose

Diagnose: pH > 7,44, pCO_2 < 40 mm Hg.

Ätiologie: Gesteigerte alveoläre Ventilation.

Therapie: Normalisierung der Ventilation, falls nicht möglich, evtl. Zusatz von CO_2 zum inspirierten Gasgemisch.

Postoperative Infusionstherapie

Wasser- und Elektrolytsubstitution

Indikationen: Postoperativ ist die enterale Flüssigkeitszufuhr besonders nach abdominellen Eingriffen mit Störungen der Funktion des Magen-Darm-Kanals eingeschränkt. Der Transport und die Rückresorption sind eingeschränkt oder aufgehoben, in den Magen-Darm-Trakt sezernierte Flüssigkeitsmengen (Magensaft, Galle, Bauchspeicheldrüsensekret etc.) sammeln sich an, sie müssen zur Vermeidung von Komplikationen (Aspiration, Dehnung der Magen-Darm-Wand mit Mangeldurchblutung, Ulkusentwicklung, Blutung und

Tabelle 12–11. Größe und Zusammensetzung täglicher Flüssigkeitsverluste

	H_2O	Na^+	K^+	Cl^-
Urinverluste (normale Nierenfunktion)	1500 ml/24 h	50–80 mval/24 h	40 mval/24 h	90–120 mval/24 h
Okkulte Verluste				
afebril, kein Schwitzen normale Außentemperatur	800–1000 ml/24 h	–	–	–
febril, Schwitzen, hohe Außentemperatur	1500 ml/24 h	25 mval/24 h	–	–
hohes Fieber, anhaltendes Schwitzen, hohe Außentemperatur	2000 ml/24 h	50 mval/24 h	–	–

Belastung von Darmanastomosen) nach außen abgeleitet werden (Magensonde, Miller-Abbot-Sonde etc.). In anderen Fällen kann die Flüssigkeit nicht in der erforderlichen Menge oral zugeführt (Dünndarmfistel) bzw. wegen eines Passagehindernisses (z. B. Ileus) nicht bis zum Ort der hauptsächlichen Resorption weitertransportiert werden. In diesen und anderen Situationen muß man den Flüssigkeitsbedarf durch parenterale Wasser- und Elektrolytsubstitution decken.

Täglicher Wasser- und Elektrolytbedarf (Erhaltungsbedarf): Unter Normalbedingungen ist es erlaubt, den Organismus als eine Funktionseinheit zu betrachten, die unter der Voraussetzung einer ausreichenden Energiezufuhr ungestört arbeitet, solange die Wasser- und Elektrolytverluste nach außen ersetzt werden. Der tägliche Bedarf des Körpers entspricht also den täglichen Verlusten, die sich aus Urinverlusten, aus okkulten und aus abnormen Verlusten addieren (Tabelle 12–11).

Als abnorme Verluste werden Flüssigkeiten bezeichnet, die aus Sonden und Drainagen nach außen verlorengehen. Sie werden täglich (unter Umständen auch mehrfach) gemessen und in die Flüssigkeitssubstitution des folgendes Tages aufgenommen, wenn nicht eine allzu große Differenz (z. B. > 1500 ml) den sofortigen Ersatz angezeigt erscheinen läßt. Die qualitative Zusammensetzung der abnormen Verluste läßt sich zwar durch Analyse bestimmen, für die tägliche Infusionstherapie hat sich jedoch die Verwendung von Erfahrungswerten (Tabelle 12–8) bewährt.

S 129

Korrekturbedarf: Der Erhaltungsbedarf ist für die tägliche Infusionstherapie um den Korrekturbedarf zu ergänzen. Darunter wird die für die Korrektur vorhandener Störungen notwendige Infusionstherapie verstanden. Ihre Festlegung hat in jedem Fall die Analyse der vorliegenden Störung zur Voraussetzung, wobei anamnestische Angaben ebenso wichtig sind wie klinische und laborchemische Kriterien, S. 130. Größe und Zusammensetzung des Korrekturbedarfs errechnet sich aus den Richtlinien der Tabellen 12–9 und 12.10.

Besonderheiten der postoperativen Phase: Die speziellen Störungen des Wasser- und Elektrolythaushaltes in der postoperativen Phase wurden bereits dargestellt (S. 129f). Es handelt sich zusammengefaßt um eine durch vorübergehende Ausbildung eines 3. Raums bedingte Zunahme des Bedarfs an Wasser und Na^+, deren Ausmaß mit der Größe des Traumas korreliert. Eine bedarfsorientierte Infusionstherapie wird diese Veränderungen berücksichtigen und durch Steigerung des postoperativen Wasserangebots auf 40 ml/kg KG (normal: 25–30 ml/kg KG) und des Na^+-Angebots auf 4 mval/kg KG (normal: 1,5 mval/kg KG) zu korrigieren versuchen.

Mit der Ausbildung des 3. Raumes geht die tägliche Urinausscheidung zurück, sofern der Bedarf nicht durch erhöhte parenterale Zufuhr gedeckt wurde. Diese Oligurie ist daher nicht Ausdruck eines verminderten Flüssigkeitsbedarfs, sondern Folge einer Störung des Wasser- und Elektrolythaushaltes im Sinne einer hypotonen Dehydratation. Eine Restriktion von

Wasser- und Elektrolytzufuhr würde die vorbestehende Störung verstärken. Das Bilanzprinzip, d. h. eine an den Verlust nach außen orientierte Wasser- und Elektrolytsubstitution, kann also für die postoperative Phase keine Gültigkeit beanspruchen.

Postoperative parenterale Ernährung

Die Besonderheiten des Stoffwechsels in der postoperativen Phase sind auf S. 116f dargestellt. Sie sind gekennzeichnet durch eine diabetische Stoffwechsellage, verstärkten Eiweißkatabolismus und erhöhten Energieumsatz. Sie verlangen eine Ernährung, die von der Situation des „Normalpatienten" abweicht.

Kalorienbedarf: Der Energiebedarf ist postoperativ in Abhängigkeit vom Ausmaß des Eingriffs meist nur gering oder nicht erhöht, kann aber bei größeren Eingriffen und bei Auftreten von entzündlichen Komplikationen eine Steigerung auf das Doppelte erfahren. Dasselbe gilt für Patienten mit Verbrennungen, Hirnstammverletzungen und Tetanus. Die quantitative Deckung dieses Bedarfs durch parenterale Ernährung kann im Einzelfall schwierig oder sogar unmöglich sein, man ist jedoch bestrebt, das Defizit so gering wie möglich zu halten.

Kohlenhydrate: Zur Deckung des Kalorienbedarfs werden postoperativ besonders Kohlenhydrate infundiert. Die Toleranz des Organismus gegenüber Glucose ist jedoch erheblich eingeschränkt, so daß dieser Zucker nur in Grenzen verwertet wird. Eine gewisse Glucosezufuhr ist aber zur Aufrechterhaltung des Stoffwechsels von Gehirn und Erythrozyten wünschenswert, da anderenfalls Glucose durch Gluconeogenese aus glucoplastischen Aminosäuren bereitgestellt werden muß. Höhere Glucosezufuhren machen nicht selten die gleichzeitige Gabe von Insulin notwendig, was eine verstärkte Überwachung des Zuckerhaushaltes voraussetzt.
Die verminderte Glucosetoleranz hat zum Einsatz der Zuckeraustauschstoffe Fructose, Xylit und Sorbit geführt. Bei Infusionen größerer Mengen der Zuckeraustauschstoffe entwickeln sich als unerwünschte Nebeneffekte Lactatanstiege mit Acidose, Störungen der energiereichen Phosphatverbindungen und Zunahme von Harnsäure im Blut. Als obere Grenze der Zufuhr wurde deshalb 0,25 g/kg KG und Stunde empfohlen mit 2stündlicher Pause nach 6 h Infusionszeit. Da jedoch Fructose und Xylit unterschiedliche Abbauwege benutzen, können sie kombiniert und zusätzlich zur Glucose gegeben werden. Die Kombination von Fructose und Sorbit ist wegen gleicher Abbauwege nicht sinnvoll. Die postoperative Infusionstherapie mit Zuckeraustauschstoffen ist wegen der angegebenen Nebenwirkungen nicht unwidersprochen geblieben. Als Alternative bietet sich die kombinierte Anwendung von Glucose und Insulin an, die jedoch eine erhöhte Überwachung des Glucose- und Elektrolytstoffwechsels voraussetzt.

Fette: Mit Fettemulsionen kann ein hoher Kalorienbetrag bei geringem Flüssigkeitsvolumen und ohne osmotische Nebeneffekte zugeführt werden (z. B. 3762 J/l). Bei intravenöser Langzeiternährung soll ein Drittel der verabreichten Kalorien in Form von Fett, z. B. als 10%ige Emulsion, bis zu einer Höchstmenge von 1,5 g/kg KG gegeben werden.
Besonders die nicht mögliche vollständige Deckung des Kalorienbedarfs durch Kohlenhydrate aufgrund ihrer Nebenwirkungen spricht für die Verwendung von Fett. Dies gilt besonders bei erhöhtem Energiebedarf (z. B. Verbrennung) oder bei kachektischen Patienten und Kindern. Mit der großzügigen Verwendung von Fettemulsionen ist auch eine ausreichende Versorgung des Organismus mit essentiellen Fettsäuren gewährleistet (Bedarf: etwa 7,5 g tgl.).
Für die parenterale Zufuhr von Fettemulsionen gelten folgende Kontraindikationen: Hyperlipämie, herabgesetzte Klärfähigkeit des Serums, Gerinnungsstörung, Schock, akute Pankreatitis und schwerer Leberschaden.

Aminosäuren: In der postoperativen Phase besteht ein Katabolismus, der durch Stickstoffverluste unterschiedlicher Größenordnung gekennzeichnet ist. Diese entstammen zum überwiegenden Teil (mehr als 70%) dem Abbau von Eiweißkörpern aus der Skelettmuskulatur, aber auch der Proteolyse von viszeralen Proteinen. Als Dosierungsrichtlinien werden 1–1,5 g Aminosäuren pro kg KG und Tag empfohlen. Voraussetzung für die Utilisation ist eine ausreichende Bereitstellung von Energie (ca. 836 J/g Stickstoff = 6688 J/50 g Aminosäuren).

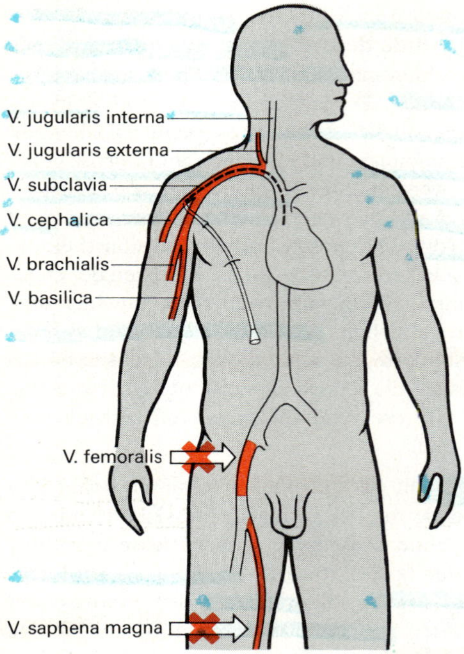

Abb. 12–8. Zugänge für die Infusionstherapie

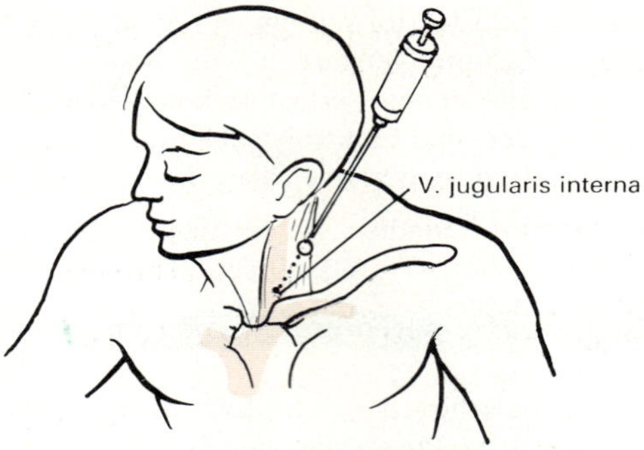

Abb. 12–10. Punktion der V. jugularis interna

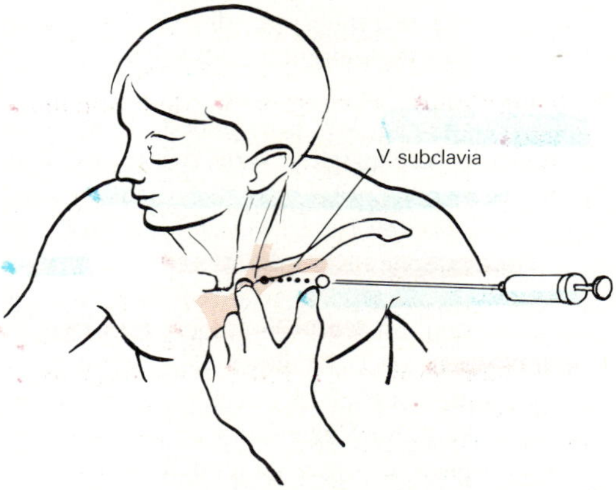

Abb. 12–11. Punktion der V. brachiocephalica

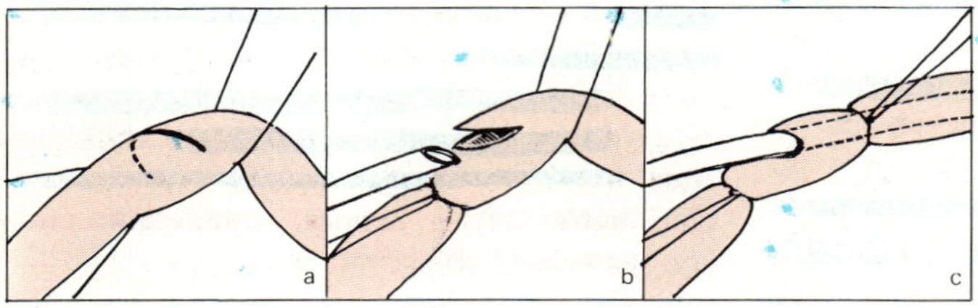

Abb. 12–9 a–c. Venae sectio

Praxis der Infusionstherapie

Technik der Infusionstherapie: Am häufigsten angewandt wird die Zufuhr in eine periphere Vene. Die V. cava superior kommt vor allem dann in Frage, wenn hyperosmolare Lösungen (> 1200 mosm/l) infundiert werden (Abb. 12–8).

Periphere Vene: Als periphere Vene dient meist ein im subkutanen Gewebe des Unterarmes liegendes Gefäß (V. basilica, V. cephalica), welches direkt punktiert wird. Gefäße der unteren Extremitäten dürfen für die Infusionstherapie wegen der häufigeren Komplikationen (Infektion, Thrombose) nicht benutzt werden. Um einen venösen Zugang möglichst lange zu erhalten, sollten keine Kanülen intravenös verbleiben; vielmehr wird über die Kanüle ein Plastikkatheter eingeführt und danach die Kanüle entfernt. Es ist zweckmäßig, die Venenpunktion in lokaler Anästhesie durchzuführen. Nach Beendigung der Infusion wird der Katheter mit Heparinlösung gefüllt und verschlossen. Die Verwendung eines 3-Wege-Hahns kann hier vorteilhaft sein.

Vena-cava-Katheter: Hochkonzentrierte Infusionslösungen werden ausschließlich in die V. cava superior infundiert, da bei Benutzung der V. cava inferior Komplikationen (Thrombose, Infektion, Sepsis) wesentlich häufiger auftreten und eine Messung des zentralvenösen Drucks nicht möglich ist. Die Einführung des Katheters erfolgt nach Möglichkeit durch perkutane Venenpunktion; falls notwendig kann eine Vene im Oberarm freigelegt werden (Venae sectio, Abb. 12–9a–c). Zur direkten Punktion werden die V. jugularis interna (Abb. 12–10), die V. cubitalis oder V. basilica und die V. brachiocephalica (Abb. 12–11) benutzt. Komplikationen (Pneumothorax, Hämothorax, Mediastinalhämatom) sind besonders bei der Punktion der V. brachiocephalica möglich. Die Lokalisation der Katheterspitze muß röntgenologisch überprüft werden (kontrastgebender Katheter, Injektion von Kontrastmittel).

Ist eine langfristige parenterale Ernährung durchzuführen, z. B. nach subtotalem oder totalem Dünndarmverlust durch Mesenterialarterienverschluß, so kann es notwendig sein, einen Hickman-Broviac-Katheter zu legen. Hierbei wird ein Silikonkatheter über die V. cephalica in Höhe ihrer Einmündung in die V. subclavia eingeführt und in die obere Hohlvene vorgeschoben. Die Ausleitung des Katheters erfolgt zum Schutz gegen Infektion durch ein langes subkutanes Tunnel in Höhe des 4. ICR parasternal (Abb. 12–12).

Aufstellung des Infusionsplans und Überwachung: Bei der Planung der Infusionstherapie ist der zu erwartende postoperative Verlauf von Bedeutung. Patienten mit kleinen Eingriffen und baldiger Wiederaufnahme der oralen Ernährung sind anders zu behandeln als Patienten nach großen Operationen mit einer zu erwartenden Nahrungskarenz von 10 Tagen. Bei jedem chirurgischen Kranken muß das Risiko einer parenteralen Ernährung (Kavakatheter, Sepsis, Blutdruckanstieg, Hyperosmolarität etc.) gegen den zu erwartenden Nutzen abgewogen werden.

In Anbetracht des unterschiedlichen Bedarfs nach einzelnen Operationen wurden 3 differente Infusionsschemata vorgeschlagen:

1. Die alleinige Substitution von Wasser und Elektrolyten kommt nur für eine sehr kurze Infusionsperiode nach kleinen Operationen von maximal 2 Tagen in Frage. Sie deckt lediglich den postoperativen Bedarf an Wasser und Elektrolyten. Die tägliche Zufuhr geht aus der Tabelle 12–12 hervor.
2. Nach mittelgroßen Eingriffen mit einer zu erwartenden Infusionstherapie von 3–5 Tagen ist die alleinige Wasser- und Elektrolytsubstitution unzureichend; andererseits ist das Risiko einer vollen parenteralen Ernährung über einen Vena-cava-Katheter nicht gerechtfertigt. Für diese Situation wurde eine parenterale Teilernährung vorgeschlagen, die den Wasser- und Elektrolytbedarf deckt, außerdem aber den Basisbedarf an Kohlenhydraten zur Deckung des Energiebedarfs der glucoseabhängigen Gewebe von etwa 150 g/Tag enthält. Weiterhin enthalten derartige Nährlösungen Aminosäuren in der Dosierung von etwa 1 g/kg KG und Tag.

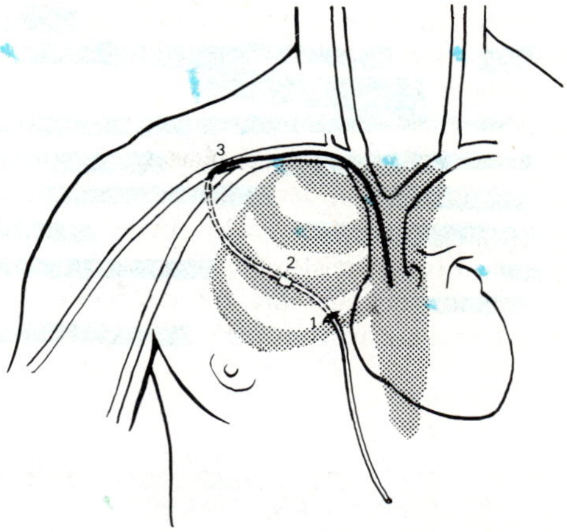

Abb. 12–12. Broviac-Katheter für die parenterale Langzeiternährung. 1 parasternale Austrittstelle, 2 Dacronmuffe, 3 intravenöse Eintrittstelle (V. cephalica), = = = = subkutaner Verlauf

Tabelle 12–12. Postoperative Wasser- und Elektrolytsubstitution

Zufuhr pro kg KG tgl.	
H_2O	40 ml
Na^+	4–5 mval
K^+	1 mval
Mg^{++}	0,25 mval
Ca^{++}	0,2 mval
Cl^-	4 mval

Derartige Lösungen werden als sog. 3 l-Konzepte oder hypokalorische Ernährungen angeboten (Tabelle 12–13).

3. Nach schweren Traumen und großen Operationen soll frühzeitig, d. h. am 2.–3. postoperativen Tag, mit der vollen parenteralen Ernährung begonnen werden. In den ersten Tagen wird lediglich eine parenterale Teilernährung durchgeführt. Bei der parenteralen Ernährung darf von einem Flüssigkeitsbedarf von ungefähr 40 ml/kg KG und Tag ausgegangen werden, die Zufuhr an Aminosäuren beträgt 1–2 g/kg KG und Tag, für deren optimale Nutzung ca. 125,40 J/g Aminosäuren angesetzt werden müssen (Tabelle 12–14). Außerdem sollten Wasser- und fettlösliche Vitamine zugeführt werden.

Tabelle 12–13. Mittelfristige postoperative Infusionstherapie („hypokalorische Ernährung")

Zufuhr pro kg KG tgl.	
H_2O	40 ml
Na^+	3 mval
K^+	1 mval
Mg^{++}	0,25 mval
Ca^{++}	0,2 mval
Cl^-	4 mval
Kohlenhydrate	2 g
Aminosäuren	1 g

Tabelle 12–14. Richtzahlen für die Durchführung einer vollständigen parenteralen Ernährung bei Erwachsenen

Zufuhr pro kg KG tgl.	
H_2O	40 ml
Stickstoff	1–29 Aminosäuren
Kalorien	418–836 J/1 g N
K^+	1–2 mval
Na^+	2–3 mval
Cl^-	2–3 mval
Ca^{++}	0,2 mval
Mg^{++}	0,25 mval
Phosphat	0,15 mval

Enterale Ernährung

Sie stellt eine Alternative zur parenteralen Ernährung dar und sollte besonders bei großen Eingriffen am oberen Gastrointestinaltrakt berücksichtigt werden. Entscheidender Vorteil ist das Fehlen punktionsabhängiger und -unabhängiger Komplikationen der zentralvenösen Katheter.

Die dünnlumigen Sonden werden meist intraoperativ nasointestinal gelegt. Es besteht aber auch die Möglichkeit, derartige Sonden transmural in den Dünndarm einzulegen und transabdominal auszuleiten (Nadeljejunostomie nach Delaney).

Nährlösungen für derartige Sonden stehen in Form voll aufgeschlossener monomerer Diäten (sog. Elementardiäten, „Astronautenkost") und nährstoffdefinierter, polymerer Diäten (sog. Formuladiäten) zur Verfügung. Bezüglich der Zusammensetzung gelten die für die parenterale Ernährung genannten Forderungen. Insbesondere sollte auf eine Begrenzung des Kohlenhydratanteils geachtet werden. Um intestinale Störungen, wie Diarrhöen zu vermeiden, wird eine kontinuierliche Zufuhr mit Hilfe von Pumpen und bestimmten Volumen- und Konzentrationsrichtlinien empfohlen (Tabelle 12–15).

Tabelle 12–15. Volumen- und Konzentrationsrichtlinien bei Sondenernährung

Sondenernährung	Gastral		Jejunal	
	Volumen (ml/h)	Konzentration (% Gew./Vol)	Volumen (ml/h)	Konzentration (% Gew./Vol.)
Beginn	50	25 (=4,18 J/ml)	50	10 (=1,7 J/ml)
Aufbau	25 (/d+)	=	25 (/d+)	5 (/d+)
Ziel	125	=	125	20 (=3,3 J/ml)

13. Hämostase, Thrombose, Embolie

Die körpereigene Hämostase (Blutstillung) verhindert Spontanblutungen und beendet eingetretene Verletzungsblutungen. Eine pathologische Hämostase kann einerseits bei Minderaktivität Spontanblutungen induzieren, bzw. bei Verletzungsblutungen versagen, andererseits bei Hyperaktivität thrombophile Diathesen bzw. Thromboseentstehungen hervorrufen. Normalerweise besteht ein physiologisches Äquilibrium zwischen hämostasefördernden und -hemmenden Faktoren. 5 Teilsysteme wirken bei einem normalen Hämostaseablauf zusammen:

1. Thrombozyten,
2. Gewebsfaktoren [Kollagen, Thrombokinasen, ADP (Adenosindiphosphat) und Fibrinokinasen],
3. Gefäßreaktionen (Kontraktion und Retraktion im Zusammenspiel mit dem Nervensystem),
4. Gerinnungssystem,
5. Fibrinolysesystem.

Physiologie der Hämostase

Der Vorgang der Blutstillung nach Gefäßverletzung läßt sich in *Primärhämostase* und *Sekundärhämostase* unterteilen.

Primärhämostase (Thrombozyten, Gewebsfaktoren, Gefäßreaktion)

Bei Verletzung des Gefäßendothels kommen die Thrombozyten für Sekundenbruchteile mit den bloßgelegten Kollagenfibrillen der Gefäßwand in Kontakt. Die Folge ist eine Thrombozytenaggregation und Freisetzung thrombozytärer Faktoren, die ihrerseits die Plättchenaggregation verstärken (Adenosindiphosphat, Serotonin, Thrombozytenfaktor 3 und 4) und eine starke lokale Gefäßkontraktion mit Verlangsamung der Blutströmung auslösen. Das Ausmaß dieser lokalen Gefäßreaktion wird zusätzlich vom Gefäßnervensystem beeinflußt. Am Ende der Primärhämostase ist die Blutung durch dieses Zusammenwirken von Gefäßkontraktion, Kollagen und Plättchenthrombus „provisorisch" gestillt.

Sekundärhämostase (Gerinnung, Fibrinogen-Fibrin-Umwandlung)

Eine Gefäßverletzung mit umgebendem Gewebstrauma induziert nicht nur die Bildung eines Plättchenthrombus (Primärhämostase), sondern aktiviert gleichzeitig die eigentliche Blutgerinnung, welche in *3 Phasen* abläuft.

Die Phase I beinhaltet die Bildung von Thromboplastin. Diese kann im Blutgefäßsystem selbst (intrinsic system) und im umgebenden, traumatisierten Gewebe erfolgen (extrinsic system). Die Thromboplastinentstehung im Gefäßinneren wird initiiert durch das freigelegte Kollagen des verletzten Gefäßendothels, welches eine inaktive Vorstufe des Faktors XII in die aktive überführt. Aktivierter Faktor XII seinerseits führt über kaskadenartige Weiteraktivierung der Faktoren XI, IX, VIII und X zu Thromboplastinogen, welches unter Einwirkung von Faktor V zu Thromboplastin wird (Abb. 13–1).
Bei der Thromboplastinentstehung im „extrinsic system" wird im traumatisierten Gewebe selbst – in regional sehr unterschiedlichem Ausmaß – Thromboplastinogen freigesetzt; es reagiert mit Faktor VII, V und X ebenfalls zu Thromboplastin.

In Phase II reagieren das in Phase I gebildete Thromboplastin und Prothrombin wiederum unter Einwirkung der Faktoren V und VII zu Thrombin.

In Phase III spaltet Thrombin vom Fibrinogen ein Fibrinmonomer ab und aktiviert zugleich

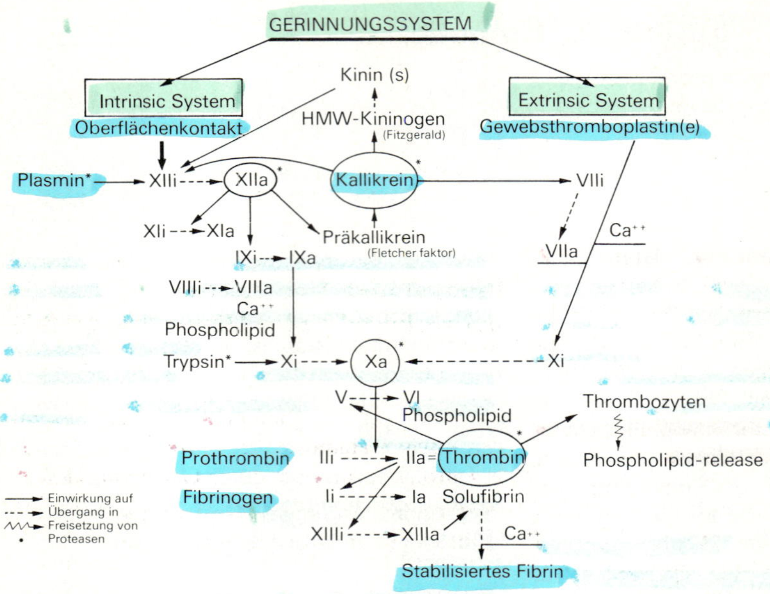

Abb. 13–1. Ablauf der Blutgerinnung im Intrinsic- und Extrinsic-System

den Faktor XIII, welcher seinerseits eine Polymerisation der Fibrinmonomere bewirkt. Diese Fibrinpolymere durchflechten nun den im Rahmen der Primärhämostase gebildeten labilen Plättchenthrombus und verfestigen ihn (sog. Thrombusretraktion). Ionisiertes Calcium wird in allen 3 Gerinnungsphasen benötigt. Der Vorgang der Gerinnung läuft jedoch nicht ad infinitum, sondern wird schon in Phase I und II durch Verbrauch von Faktor V, erst recht jedoch in Phase III durch die entstehenden Fibrinmonomere gestoppt, welche ihrerseits antikoagulatorisch wirken.

Fibrinolyse

Mit der Aktivierung des Gerinnungsvorganges erfolgt gleichzeitig schon eine Aktivierung der Fibrinolyse, denn das freiwerdende Gefäßwandkollagen, speziell in postkapillären Venolen und Venen, enthält auch Aktivatoren, welche *Plasminogen* zu *Plasmin* umwandeln. Dieses löst die Fibrinpolymere wieder zu Fibrinmonomeren (Fibrin-Degradation Products, FDP) und erzielt so eine allmähliche Thrombusauflösung. An zwei Stellen kann die Fibrinolyse unterbrochen werden:

Die Plasminogenaktivierung kann durch Antiaktivatoren (Inhibitoren, Trasylol, AMCA) und die Plasminwirkung selbst durch sog. Antiplasmine verhindert werden.

Pathophysiologie der Hämostase

Unter Hämostase versteht man nicht nur eine physiologisch ausreichende Blutstillung, sondern ebenso eine genau balancierte Fibrinolyse.

Eine *Hämostaseopathie* kann daher einerseits eine unzureichende Blutstillung (Thrombozytendefekt, Gefäßwanddefekt, Gerinnungsdefekt) mit entsprechender Blutungsneigung bezeichnen – man spricht dann von „*Minushämostaseopathie*" –, andererseits kann auch ein Defekt im Fibrinolysesystem mit entsprechender Thromboseneigung zugrundeliegen, welcher als „*Plushämostaseopathie*" bezeichnet wird.

Hämostaseopathien beruhen auf dem Defekt eines der vier Teilsysteme:

1. Gefäßanomalie,
2. Thrombozytenfunktionsstörung,
3. Gerinnungsstörung,
4. Fibrinolysestörung.

Ätiologie und Pathophysiologie angeborener Hämostaseopathien (vaskuläre Hämostaseopathien, Thrombozytopathien und -penien, Koagulopathien aufgrund von Minderaktivität einzelner Gerinnungsfaktoren) sind in Lehrbüchern der Inneren Medizin dargestellt. Chirurgisch bedeutsam ist eine präoperativ durchgeführte Substitutionstherapie, welche heute – auch bei Vorliegen schwerer Defekte – ausgedehnte chirurgische Interventionen gestattet. Für die Intensivmedizin bedeutsam sind darüberhinaus die postoperativ auftretenden komplexen Gerinnungs- und Fibrinolysestörungen.

Diagnose präoperativer Hämostaseopathien

Anamnese: Da latente Hämostaseopathien präoperativ erfaßt werden müssen, ist eine „hämostaseologische Anamnese" unerläßlich. Diese muß ihr spezielles Augenmerk auf früher evtl. durchgemachte Blutungsepisoden richten, bzw. Manifestation bestimmter Blutungstypen: Spontane kleinfleckige Purpura im Sinne von Petechien ist vorwiegend durch Defekte der Thrombozyten oder Gefäßwände bedingt, während großfleckige Ekchymosen sowie Muskel- und Gelenkhämatome charakteristisch für plasmatische Gerinnungsdefekte sind (Koagulopathien). Einnahme von Medikamenten, die mit der Thrombozytenfunktion interferieren (Acetylsalicylsäure, Indometazin, Carbenicillin), ist auszuschließen. Auch früher durchgemachte venöse Thrombosen bzw. eine familiäre Thrombosedisposition müssen erfragt werden, da sie unter Umständen schon eine präoperative, medikamentöse Thromboseprophylaxe erfordern.

Laboruntersuchungen: Bei anamnestisch begründetem Verdacht sowie allen elektiv-chirurgischen Eingriffen werden präoperativ die in Tabelle 13–1 genannten Untersuchungen durchgeführt. Fällt einer der unten genannten Tests pathologisch aus, sind weitere hämostaseologische Untersuchungen zu veranlassen. Die Bestimmung der subaqualen Blutungszeit erfaßt vaskuläre Funktionsstörungen sowie Thrombozytopathien und -penien. Die Bestimmung der partiellen Thromboplastinzeit (PTT) erfaßt die Phase I der plasmatischen Thromboplastinbildung (Faktor XII, XI, X, IX und VIII); erniedrigter Prothrombinindex nach Quick ist für Defekte der Phase II und III charakteristisch (Prothrombin, Faktor V, VII, X und Fibrinogen). Ein positiver Äthanoltest nach Godal spricht, soweit keine Angerinnung bei der Blutabnahme erfolgt ist, für das Vorhandensein einer erheblichen Fibrinmonomerämie, während der Clotlysistest eine grobe Hyperfibrinolyse anzeigt.

Tabelle 13–1. Unerläßliche Laboratoriumstests

I. *Subaqualblutungszeit*
II. Thrombozytenzählung im Venenblut
III. 1. Thromboplastinzeit nach Quick
  2. Partielle Thromboplastinzeit (PTT)
  3. Hitzefibrinogen nach Schulz
  4. Äthanoltest (nach Godal und Abildgaard)
  5. Clotlysistest (mit und ohne Thrombinzusatz)

Präoperative Vorbereitung bei vorbestehender Hämostaseopathie

Bei Vorliegen eines latenten oder manifesten, chronischen Hämostasedefektes, sei er vaskulär, thrombozytär oder durch Gerinnungsdefekt bedingt, ist schon präoperativ eine Substitution erforderlich. Träger spezieller hereditärer Gerinnungsdefekte werden heute in zunehmendem Maße chirurgischen Eingriffen zugeführt, weshalb eine kurze Erörterung unerläßlich erscheint.

Hämophilie A und B

Die geschlechtsgebundene, rezessiv vererbte Hämophilie A ist durch eine qualitative Störung des Proteins Faktor VIII bedingt, der mengenmäßig normal oder sogar vermehrt vorhanden sein kann. Bei Hämophilie B handelt es sich um eine mengenmäßige Verminderung des Plasmagerinnungsfaktors IX. Die Anamnese ist in beiden Fällen mit Gelenkblutungen seit dem ersten Lebensjahr (Ankylosis und Arthrosis als Folgestadium), gastrointestinalen Blutungen ohne Nachweis von Blutungsquelle, Muskelblutungen und evtl. intrakranieller Blutung sehr charakteristisch. Für beide Koagulopathien gilt, daß präoperativ eine Substitution mit Faktor VIII (AHG, antihämophiles Globulin) bzw. Faktor IX (besser mit Faktor IX, II, VII und X-Komplex) erforderlich ist. Die erreichte Faktorenaktivität im Plasma darf postoperativ erst innerhalb der nächsten 2 Wochen langsam verringert werden. Besonders hohe Substitution muß bei Operationen an Gehirn, Auge und Rückenmark erfolgen. Diese Substitutionstherapie führt in ca. 50% der Fälle zu einer milden Australia-Antigen-positiven Hepatitis B, da derzeit keine vollständig hepatitissicheren Präparate verfügbar sind.

Gerinnungsstörungen bei Vorerkrankung der Leber und Gallenwege

Die Hypokoagulabilität bei vorbestehender Leberzirrhose beruht auf einer Minderaktivität der in der Leber synthetisierten Gerinnungsfaktoren I, II, V, VII, IX und X, so daß alle drei Phasen der Gerinnung betroffen sind. Ist durch einen Gallengangsverschluß die Vitamin-K-Resorption gestört, sind lediglich die Vitamin-K-abhängigen Faktoren II, VII, IX und X vermindert. Eine gleichzeitig verminderte Thrombozytenzahl weist auf Ausbildung einer portalen Hypertension und Splenomegalie hin. Da auch die Klärfunktion des Leber-RES versagt, findet sich häufig eine milde DIC (s. unten) mit sekundärer Tendenz zur Hyperfibrinolyse. Eine präoperative Substitution durch parenterale Vitamin-K-Zufuhr ist nur wirksam, wenn keine primäre Leberzellschädigung vorliegt. Steigt der Prothrombinindex unter Vitamin-K-Zufuhr innerhalb von 24 h nicht signifikant an, liegt eine schwere Schädigung des Leberparenchyms vor, die eine Substitution mit Prothrombinkomplex (Faktorenkonzentrat von II, V, VII, IX und X) evtl. unter gleichzeitigem Heparinschutz erforderlich macht, falls ein operativer Eingriff unaufschiebbar ist. Thrombozytopenien bei Splenomegalie werden durch Thrombozytenkonzentrat bzw. homologes Warmcitratblut unmittelbar prä- und intraoperativ ausgeglichen.

Beeinflussung der Gerinnung durch Schock, Trauma und Operation

Hyperkoagulabilität, DIC (disseminierte, intravaskuläre Koagulation)

Verschiedene Substanzen können in der Blutbahn eine schlagartige, generelle Aktivierung des Gerinnungssystems bewirken. Direkt wirksam in dieser Richtung ist die Infusion von aktiviertem Prothrombinkomplex. In der Chirurgie sind die wichtigsten, indirekt wirkenden Ursachen Schock, Trauma und ausgedehnte operative Gewebsverletzung. Durch eine ausgedehnte Gewebsquetschung entsteht einerseits *Gewebsthromboplastin*, andererseits durch die Verletzung von Gefäßendothel eine direkte Aktivierung der plasmatischen Gerinnung mit Bildung von *Plasmathromboplastin*. Im Spezialfall des gramnegativen septischen Schocks wird durch endotoxinbedingten Leukozytenzerfall zusätzlich Leukozytenthromboplastin frei. Charakteristisch ist, daß die Gerinnungsaktivierung nicht, wie normalerweise, nur am Ort der Blutung selbst erfolgt, sondern disseminiert im gesamten Kreislauf. Die Folge ist eine überschießende Ausbildung von Mikrothromben mit reaktiver Fibrinolyse durch Freisetzung von Fibrinolyseaktivatoren aus dem verletzten Gefäßendothel. Bei voll ausgeprägter DIC finden sich demnach neben Thrombin und Mikrothromben auch Fibrinmonomere im strömenden Blut. Der Nachweis dieser Fibrinmonomere durch Godal-Test bzw. Thrombinkoagulasezeit sichert die Diagnose der DIC. Der weitere Verlauf kann in 2 Richtungen gehen:

Verbrauchskoagulopathie: Hier stehen die Folgen der intravasal ablaufenden Gerinnung im Vordergrund: Thrombopenie, Fibrinogenverbrauch, Faktor-V-Depression, Verminderung des Prothrombinpotentials.

Hyperfibrinolyse: In seltenen Fällen kann die erfolgte Freisetzung von Fibrinolyseaktivatoren gegenüber der intravasalen Gerinnung ganz überwiegen. Die Folge ist eine überschießende Plasminogen-Plasmin-Umwandlung, die bis zur Fibrinogenolyse und in schwersten Fällen zum *Defibrinierungssyndrom* führt. Gegenüber dieser rasanten Plasminaktivierung versagen die plasmatischen Inhibitoren ganz offensichtlich, so daß in diesen Fällen die Applikation synthetischer Fibrinolysehemmer (AMCA) indiziert ist.

Therapie: Bei der manifesten Makro-DIC (Verbrauchskoagulopathie) sind die Ziele der Therapie:

1. Die Ursache der Thromboplastinbildung und die Einschwemmung durch allgemeine Maßnahmen zu verhindern: Verbesserung der Mikrozirkulation im Schock, antibiotische Therapie bei gramnegativer Sepsis, chirurgische Sanierung der Infektionsquelle bei septischer Peritonitis (Übernähung und Drainage bei Organperforation, Resektion gangränöser Darmanteile, Peritoneallavage bei septischer Peritonitis, Thoraxdrainage bei Pleuraempyem).

2. Aktivierte Gerinnungsfaktoren in der Blutbahn durch Heparin zu inaktivieren (Antithrombinaktivierung durch Heparin).

3. Bei erheblichem Faktorenverbrauch und Thrombozytenabfall Substitution von Fibrinogen und Prothrombinkomplex unter Heparinschutz. Die Dosierung von Heparin ist abhängig vom Gesamtzustand und primären Hämostasezustand des Patienten. Im allgemeinen kommen 250–600 E Heparin/h im Perfusor zur Anwendung. Steht die Hyperfibrinolyse ganz im Vordergrund, sind natürlich vorkommende Fibrinolysehemmer (Trasylol) systemisch indiziert.

Postoperative tiefe Venenthrombose

Pathophysiologie

Drei Faktorenkomplexe sind an der Entstehung der tiefen Venenthrombose mit unterschiedlicher Akzentuierung beteiligt (Virchow-Trias):

1. Veränderung der Blutzusammensetzung (Aktivierung der Plättchen, Hyperkoagulabilität, Viskositätserhöhung)
2. Änderung der Strömungsgeschwindigkeit (Blutstase, Strömungsprofil)
3. Thrombophilisierende Veränderungen der Gefäßwände

Veränderung der Blutzusammensetzung (Blutthrombophilisierung)

Postoperativ ist für einige Tage die Aggregations- und Adhäsionstendenz der Thrombozyten gesteigert. Aufgrund der Gewebs- und Endothelverletzung besteht zusätzlich eine geringgradige Hyperkoagulabilität. Schließlich wird postoperativ nicht selten eine Antithrombin-3-Verminderung gefunden. Diese Faktoren zusammen bewirken die postoperative Blutthrombophilisierung, die zur Phlebothrombose disponiert.

Veränderung der Blutströmung

Intra- und postoperative Blutstase dürfte innerhalb der Virchow-Trias der wichtigste Teilfaktor der Thromboseentstehung sein. Nach neueren Untersuchungen ist postoperativ nicht nur die Blutströmungsgeschwindigkeit, sondern auch das Blutströmungsprofil verändert: Im Zentrum des Gefäßes findet sich ein schneller Axialstrom, in Wandnähe überwiegt die fast komplette Blutstase. Dadurch wird die Ausbildung wandständiger Thromben gefördert.

Veränderung der Gefäßwand

Eine postoperative Verminderung von Plasminogenaktivator im Venenendothel mit verzögerter lokaler Fibrinolyse wird neuerdings als thrombosefördernd diskutiert.

Häufigkeit und Symptomatologie der postoperativen Venenthrombose

Weil Blutstase, Hypozirkulation und Irritation der Gefäßwand sowie Gerinnungsaktivierung durch Gewebsthromboplastin (Mikro-DIC) intraoperativ unvermeidbar sind, gilt als erwiesen, daß 50% der tiefen Venenthrombosen nicht postoperativ, sondern bereits intraoperativ entstehen. Die Gesamthäufigkeit postoperativer Thrombosen wird im allgemeinchirurgischen Krankengut mit ca. 30%, bei orthopädischen Eingriffen im Hüftbereich sogar mit 50–80% mit Hilfe des ^{125}J-Fibrinogentests objektiv nachgewiesen. Die klinische Symptomatologie ist mit Druckschmerzhaftigkeit, Schwellung, lokaler Rötung, evtl. Temperatur- und Pulsanstieg unsicher (Tabelle 13–2). Eine weitere objektive Nachweismethode ist die Phlebographie (S. 492).

Prophylaxe der postoperativen Phlebothrombose

Die Häufigkeit postoperativ thromboembolischer Komplikationen macht eine konsequente Prophylaxe unerläßlich.

Physikalische Maßnahmen

Alle physikalischen Maßnahmen zielen darauf ab, durch intermittierende Betätigung der Muskelpumpe (Mm. gastrocnemius und soleus) den venösen Rückstrom zu beschleunigen und so die intra- und postoperative Blutstase in den venösen Sinus der Unterschenkelvenen zu beseitigen.

Frühmobilisation durch Aufstehen noch am Abend des Operationstages sowie wiederholte

Tabelle 13–2. Subjektive und objektive Symptome der tiefen Bein- und Beckenvenenthrombosen

A. Subjektive Symptome der tiefen Bein- und Beckenvenenthrombosen
1. Crampi nocturni – nächtliche, lagerungsunabhängige Waden- oder Oberschenkelkrämpfe (nicht spezifisch).
2. Zerreißungsschmerz beim Gehen in der Wade.
3. Meist medialer, beim Gehen oder spontan auftretender Fußsohlenschmerz.
4. Hustenschmerz im Bein bzw. im Unterbauch.
5. Parästhesien der betroffenen Extremität (Schweregefühl, Müdigkeit, Ameisenlaufen, Hitze- oder Kältegefühl).
6. Allgemeines Krankheitsgefühl.

B. Objektive Symptome der tiefen Beinvenenthrombosen
- I. *Allgemeinsymptome*
  1. Tachykardie, *Kletterpuls.*
  2. Sonst ungeklärte *Subfebrilität.*
- II. *Lokalsymptome*
  1. Meist asymmetrische *Ödeme.*
     a) *Flüchtige Initialödeme* (Fußrücken, Malleolen, Wade).
     b) Persistente Ödeme, bes. Wadenödem mit gestörtem Ballottement der Wade und Schwere der Wade beim Anheben.
     c) Meßbare Volumenzunahme (Extremitätendifferenzen).
  2. (Meist asymmetrische) *Hautveränderungen.*
     a) Glanz.
     b) Blässe (Phlegmasia alba) bzw. Phlegmasia caerulea dolens, Zyanose.
     c) Hauttemperatur meist normal oder gering erhöht.
     d) Nekrose und Blasenbildung (Phlegmasia caerulea dolens).
     e) Prätibiale Warnvenen (Abflußstörungsfolge in den tiefen Venen).
  3. *Druckschmerzhaftigkeit* der betroffenen Venen bei Betastung, bes. im Adduktorenkanal, der Kniekehle, den Waden und der Fußsohle.
  4. Druckschmerz bei Aufblasen der Blutdruckmanschette über der Wade (Kompressionsschmerz nach Loewenberg).
  5. *Dehnungsschmerz* bei Dorsalflexion des Fußes oder Plantarflexion des Fußes.

Durchführung von Beugung und Streckbewegungen im Sprung- und Kniegelenk beugt der respiratorischen Insuffizienz vor und steigert kurzfristig die Blutströmungsgeschwindigkeit in den tiefen Beinvenen. Daß durch diese Maßnahmen *allein* die thromboembolische Komplikationsrate gesenkt wird, ist bisher nicht bewiesen.

Kompressionsverbände verringern den Querschnitt der Venen, erhöhen so die Strömungsgeschwindigkeit und können die Häufigkeit der tiefen Venenthrombose signifikant reduzieren; die erforderliche Voraussetzung, nämlich die *abgestufte* Kompression (18 mm Hg Anpaßdruck an distaler Wade und 8 mm Hg am Oberschenkel), erfüllen jedoch nur wenige Hersteller von Kompressionsstrümpfen. Das Wickeln der Beine mit elastischen Binden reduziert die tiefe Venenthrombose dagegen nicht. Unbewiesen ist auch, ob durch abgestufte Kompression die Häufigkeit der thromboembolischen Komplikationen gesenkt werden kann.

Intermittierende pneumatische Wadenkompression vermag – sofern konsequent intra- und postoperativ durchgeführt – ebenfalls die Häufigkeit der tiefen Venenthrombose, nicht jedoch die Rate der thromboembolischen Komplikationen, signifikant zu verringern.

Medikamentöse Prophylaxe

Die Wirksamkeit medikamentöser Prophylaxe ist statistisch sicher nachgewiesen. In der Allgemeinchirurgie wird hierdurch die postoperative Inzidenz der tiefen Venenthrombose von ca. 30% auf 6–12% gesenkt, die Anzahl tödlicher Lungenembolien von 1–5% auf 0,1% reduziert. Hinreichend erprobt sind heute Cumarinderivate, Heparin und Dextran 40 bzw. Dextran 60. Für alle Präparate gilt, daß die Prophylaxe bereits vor der Operation begonnen und ca. bis zum 7.–10. postoperativen Tag fortgesetzt werden muß.

Cumarinderivate werden peroral verabreicht, der therapeutische Effekt wird durch die Reduzierung des Prothrombinindexes (Quick-Wert) auf 25–15% der Norm kontrolliert. Nachteilig bei dieser Form der Prophylaxe ist der frühzeitige Beginn (ca. 3 Tage präoperativ) und das hohe intra- und postoperative Blutungsrisiko. Sie wird daher heute allenfalls noch bei elektiven Eingriffen in der Orthopädie (Hüft- und Kniegelenksersatz) angewendet.

Heparin in Minidosen (5000 E subkutan) wird 2 h vor der Operation und nachfolgend in 12- bzw. 8stündigem Intervall bis zum 7.–10. postoperativen Tag injiziert. In der Allgemeinchirurgie besitzt die 2mal tägliche Anwendung den Vorteil des verringerten Blutungsrisikos bei unveränderter antithrombotischer Wirksamkeit. Heparin in Kombination mit Dihydergot, welches die postoperative Venendilatation verhindert, ist nach ersten Ergebnissen noch wirksamer als Heparin allein, besonders bei hohem Thromboserisiko (Eingriffe an Extremitäten mit langdauernder Immobilisation). In der Allgemeinchirurgie ergab die Reduzierung des Heparinanteiles auf 2mal 2500 E/h dieselbe antithrombotische Wirksamkeit wie die Standardprophylaxe mit 3mal 5000 E Heparin, bei geringerer postoperativer Blutungskomplikation. Für eine allgemeine Empfehlung des Heparin-Dihydergot-Kombinationspräparates ist die statistische Absicherung aber bisher nicht ausreichend.

Gleiches gilt für die zur Zeit auf dem Markt befindlichen, halbsynthetischen Heparine (Heparinoide). In vorläufigen Studien wurde ihre Wirksamkeit in der Allgemeinchirurgie klar unter Beweis gestellt, wobei geringere Kosten, geringere Blutungskomplikation und bessere lokale Verträglichkeit vorteilhaft waren. Eine generelle Anwendung ist jedoch aufgrund der zu geringen statistischen Absicherung bisher nicht statthaft.

Dextran: Als Thromboseprophylaxe wird niedermolekulares Dextran (Dextran 40) in 10%iger Lösung sowie hochmolekulares Dextran (Dextran 60) in 6%iger Lösung heute in breitem Umfang verwendet. Wirkungsmechanismen:

1. Senkung der Blutviskosität und dadurch intraoperative Verbesserung der Mikrozirkulation sowie des venösen Rückstroms in den Beinvenen.
2. Begünstigung der Fibrinolyse durch Ausbildung eines leichter durch Plasmin lysierbaren Thrombus.
3. Verminderung der Plättchenadhäsivität.
4. Faktor-VIII-Verminderung.

Ein sicherer Wirkungsunterschied zwischen niedermolekularem und hochmolekularem Dextran wurde bisher nicht nachgewiesen.

Die Dosierung erfolgt mit 500 ml eines der beiden Präparate intra- und postoperativ sowie in Thromboserisikofällen 1–2 Wochen postoperativ jeden zweiten Tag. Zwischen Dextrananwendung in der angegebenen Dosierung sowie Heparin in Minidosierung wurde in der Thromboembolieprophylaxe kein signifikanter Unterschied bisher nachgewiesen. Es empfiehlt sich dabei heute bei Thromboserisikopatienten, wenn keine Kontraindikationen vorliegen, mit Heparin oder Dextran prophylaktisch zu behandeln, ohne die möglichen physikalischen Maßnahmen außer acht zu lassen.

Tiefe Thrombophlebitis – Phlebothrombose, S. 487

Thromboembolie – Lungenembolie, S. 488

14. Chirurgische Onkologie, TNM-Klassifikation

Allgemeines

Definition

Geschwülste (Synonyme: Blastom, Neoplasie, Neoplasma, Tumor) sind umschriebene, spontan auftretende, mehr oder minder rasch — immer jedoch irreversibel — wachsende Gewebsneubildungen.

Theorien der Tumorentstehung

In einer, meist durch chronische Reize verschiedenster Art (z. B. Raucherbronchitis) vorbelasteten Zelle kommt es spontan zu einer biologischen Wesensänderung, welche einen schrankenlosen Wachstumsexzeß einleitet („spontan" bedeutet nicht: Ohne Ursache. Bis heute sind bereits über 600 verschiedene kanzerogene Noxen bekannt: Chemische Verbindungen, Strahlen, Viren). Nach neueren immunologischen Forschungen ist das Entstehen von entarteten Zellen im Organismus möglicherweise ein häufiges Geschehen, wobei das Immunsystem dafür sorgt, daß normalerweise aus diesen Einzelzellen kein Tumor entstehen kann. Erst die Blockierung dieses Systems führt zur Tumorgenese.

Verhalten der Tumoren

Das Entstehen eines Tumors impliziert geänderte Wachstumseigenschaften. Der Grad dieser Änderung bewirkt ein verschiedenes Verhalten gegenüber dem Gesamtorganismus, welches durch die klinischen Begriffe Benignität — Malignität gekennzeichnet ist.

Benigne Tumoren: Meist langsam, expansiv wachsend, nicht metastasierend, nur durch Raumforderung Beschwerden verursachend, gut abgrenzbar und meist gut verschieblich, dem Gewebe des Mutterbodens sehr ähnlich.

Maligne Tumoren: Meist sehr rasch, infiltrativ (organgrenzenüberschreitend) wachsend, meist lymphogen oder hämatogen metastasierend, vorwiegend durch Gewebszerstörung wirkend, in der Struktur oft sehr stark entdifferenziert.

Semimaligne Tumoren: Zunächst nicht infiltrativ wachsend und nicht metastasierend, jedoch hartnäckig rezidivierend, schließlich doch maligne entartend (z. B. Karzinoid, Desmoid, Enchondrom, Parotismischtumor).

Die Tumorausbreitung geschieht durch infiltratives Wachstum per continuitatem oder durch Metastasierung (Tumorzellembolie bedeutet allerdings noch nicht Metastasierung).

Die Metastasierung kann auf verschiedenen Wegen geschehen, wobei lockere Gesetzmäßigkeiten bestehen.

Lymphogen: Bei kontinuierlicher Ausbreitung: Lymphangiosis carcinomatosa; bei diskontinuierlicher Ausbreitung: 1. Station: Befall der regionären Lymphknoten — 2. Station: Befall entfernter Lymphknoten — Ductus thoracicus — hämatogene Aussaat.

Hämatogen: Bei Tumoren im Bereich der Lungen über den großen Kreislauf in den Gesamtorganismus; bei Tumoren im Bereich des Hohlvenengebietes in die Lungen und sekundär in den Gesamtorganismus; bei Tumoren im Pfortadergebiet in die Leber und sekundär in die Lungen und den großen Kreislauf.

Tumoreinbruch in seröse Höhlen: Carcinosis pleurae, — peritonei.

Kanalikuläre Ausbreitung: z. B. intraduktale Ausbreitung des Mammakarzinoms.

Metastasen können schon vor der klinischen Erkennbarkeit des Primärtumors auftreten, aber auch erst lange nach Entfernung des Primärtumors (Spätmetastasen).

Nomenklatur der Tumoren

Die Definition erfolgt in Abhängigkeit vom Muttergewebe, sowie vom Differenzierungsgrad:

Gutartige Tumoren

epithelial	mesenchymal
Adenom	Fibrom
Papillom usw.	Chondrom usw.

Bösartige Tumoren

epithelial	mesenchymal
Karzinom	Sarkom
Adeno- usw.	Fibro-, Osteo- usw.

Paraneoplastische Syndrome

Die Tumorkrankheit ist, besonders im fortgeschrittenen Stadium, durch mehr oder minder regelmäßige Begleiterscheinungen gekennzeichnet.

1. *Allgemeine:*
Dysproteinämie (erhöhte BSG), Tumoranämie, -kachexie, Ergüsse, Fieberzustände (bes. Hypernephrom), Hypovitaminosen, Gerinnungsstörungen

2. *Spezifische:*
z. B. Flush bei Karzinoid, Bence-Jones-Eiweißkörper bei Plasmozytom; hypoglykämische Anfälle bei Insulinom

Hormonproduzierende Tumoren

Vorwiegend benigne, d. h. weitgehend differenzierte Tumoren können die hormonproduzierende Leistung des Muttergewebes übernehmen. Die klinischen Bilder sind durch die Hormonstörung gekennzeichnet, z. B. bei Adenomen der entsprechenden Organe: Hyperthyreose, Hyperparathyreoidismus, Cushing (Nebennierenrinde), Hyperinsulinismus, Zollinger-Ellison-Syndrom (Pankreas).

Präneoplasien

(Präkanzerosen, Präsarkomatosen)
Zustände, die erfahrungsgemäß zur malignen Entartung tendieren.

Fakultativ:
Chronische Entzündungszustände:
Ulcus ventriculi, chronische Cholezystitis, osteomyelitische Fistel, Kolitis, Phimose, Raucherbronchitis, M. Recklinghausen (Präsarkomatose), Acanthosis nigricans (Magenkarzinom)

Obligat (d. h. fast 100%):
Polyposis intestini hereditaria
Peutz-Jeghers-Syndrom
Xeroderma pigmentosum

Diagnose

Früherkennung

Die größten Chancen auf eine Vergrößerung der Heilungsquote bösartiger Tumoren bestehen in der Früherkennung (Tabelle 14–1).

Untersuchungsgang

Anamnese: Disponierende Faktoren – Präneoplasien – paraneoplastische Syndrome.

Lokale Diagnose: Tumorbetastung (Größe, Krebshärte), Palpation des Abdomens, Austastung des Beckens durch rektale und vaginale Untersuchung (Verschleppungszeit des Rektumkarzinoms durchschnittlich 7 Monate!), Feststellung von raumfordernden Prozessen (z. B. Einflußstauung, Darmobstruktion, Courvoisier-Zeichen, Schluckstörungen), Palpation der regionären Lymphknoten, Metastasensuche (trockener Husten, Knochenschmerzen, Kopfschmerz, Ikterus).

Labor: Blutbild (Anämie, Leukozytose), BSG (meist stark erhöht, kein Beweis, aber gutes Indiz), Gesamteiweiß (erniedrigt), alkalische und saure Phosphatase.

Serologie: Von den zahlreichen bereits festgestellten tumorassoziierten Antigenen wurden

Tabelle 14–1. Früherkennung (in Anlehnung an das Merkblatt der Österreichischen Ärztezeitung, 28. Jg., 23, 1973)

Organ	Frühsymptome	Risikogruppe und -faktoren	Maßnahmen
Larynx	Heiserkeit, Schluckbeschwerden, Atemnot	♂, 50–70 Jahre, Raucher, beruflich-chemische und mechanische Reize (Chemiearbeiter, Sprechberufe)	Larynxspiegelung
Bronchus	Reizhusten, blutig-tingiertes Sputum	♂ > 45 Jahre, Raucher, Staubarbeit, chronische Bronchitis, vernarbte Tbc	Thorax-Röntgen, Sputumzytologie
Ösophagus	Schluckstörung, retrosternales Krampfgefühl	♂ > 50 Jahre, Raucher, Schnapstrinker	Schluckakt-Röntgen, Endoskopie
Magen	Inappetenz, Druck, Übelkeit, Ekel vor Fleisch (späte Symptomatik)	♂ + ♀ > 50 Jahre, chronische Gastritis, Ulcus ventriculi, Magenpolypen	Röntgen, Endoskopie, Zytologie
Dickdarm	Wechsel von Obstipation und Diarrhöe, okkulte Blutung	♂ + ♀ > 60 Jahre, Colitis ulcerosa, familiäre Polyposis intestini	Kontrasteinlauf, Koloskopie
Rektum	Tenesmen, Blut- und Schleimabgang	♂ > 50 Jahre	Rektale Untersuchung, Rektoskopie, Blutnachweis im Stuhl
Urogenitaltrakt (Niere, Blase, Prostata, Penis, Skrotum)	Lumbalgie, Hämaturie, Fieber; Miktionsbeschwerden, Hämatospermie	Kinder: Wilms-Tumor; sonst > 40 Jahre, Anilinarbeiter, Papillomträger; Phimose	Harnbefund, i. v.-Urographie, Zystoskopie; rektale und äußerliche Palpation
Weiblicher Genitaltrakt	Je nach Lokalisation: Blutig-tingierter Fluor, Kontaktblutung, Blutung in der Menopause, Aszites	Je nach Lokalisation verschieden (s. gynäkologische Lehrbücher)	Palpation, spezielle Untersuchung, Kolposkopie, Zytologie (Smear)
Mamma	Knoten, sezernierende Mamille, „Ekzem" der Warze	Mastopathie, Nullipara, Status post Mastitis, familiäre Häufung	Inspektion, Palpation, Mammographie, Probeexstirpation
Haut	Umschriebene lokale Veränderungen der Haut	Narben (nach Verbrennungen), Naevi, Balanitis, Röntgenologen u. ä.	Biopsie – Histologie; bei Melanomverdacht: keine Manipulation – Facharzt

bisher besonders für das α-Fetoprotein (primäres Lebermalignom) und das karzinoembryonale Antigen (CEA, Tumoren des unteren Digestionstraktes) reproduzierbare Ergebnisse gefunden und quantitative Nachweisverfahren mittels Radioimmunassays eingeführt. Sie dienen vor allem der postoperativen Verlaufskontrolle.

Röntgenologie einschließlich Spezialverfahren *(wichtigste Methoden):*
Übersichtsaufnahme (Thorax, Abdomenleerbild, Skelett); Tomographie (Schichtbilder, besonders bei Lungentumoren, Knochentumoren); Kontrastdarstellungen (Magendarmpassage, Kontrasteinlauf, i. v.-Urographie, Cholezystocholangiographie); Pneumographien (Pneumoretroperitoneum); Gefäßdarstellungen: Arteriographie (selektiv, superselektiv, Darstellung von Tumorgefäßen), Venographie (Kavographie, Splenoportographie, Phlebographie der Extremitäten), Lymphographie, Sonographie, Computertomographie (CT, Ganzkörperscanner: nach Ausschöpfung der sonstigen Diagnosemöglichkeiten bei gezielter Fragestellung sehr gute Aussagekraft).

Szintigraphie: Radioaktiv markierte Substanzen können bei organspezifischer Anreicherung zur Darstellung von Organgröße, Funktionszustand und Parenchymdefekten verwendet werden.

Endoskopie: Wichtiges Untersuchungsverfahren, da neben der direkten Betrachtung pathologischer Veränderungen auch die Möglichkeit der Biopsie und somit der histologischen Absicherung der Diagnose besteht. Größter Fortschritt durch Entwicklung flexibler *Glasfiberendoskope* und Verwendung von Kaltlicht (Lichtquelle außerhalb des Körpers). Ösophagogastroduodenoskopie, Rektosigmoideokoloskopie, Bronchoskopie, Laparoskopie, Mediastinoskopie, Thorakoskopie, Zystoskopie.

Zytologie: Gewinnung von Zellhaufen, entweder durch Abstriche (Portio uteri), Bürstenabstrich (Bronchien, Magen) oder durch Punktion bzw. Feinnadelbiopsie verdächtiger Gewebsbezirke (Struma, Mamma, Lunge, Pankreas). Im Gegensatz zur Histologie, welche aus dem Gewebeaufbau und dem Verhalten zur Unterlage die Diagnose ableitet, wird hier nur die pathologische Zellform beurteilt. Färbung nach *Papanicolaou.* 5 Gruppen von „sicher unverdächtig" bis „mit größter Sicherheit Malignität".

Intraoperativer Schnellschnitt: Der histologische Befund ist meist innerhalb einer halben Stunde erhältlich. Besondere Bedeutung bei der Operation des Mammakarzinoms (zur Vermeidung einer Tumorzellverschleppung durch die Probeexzision wird möglichst der Tumor in toto exstirpiert: *Diagnostische Tumorexstirpation).* Wichtig aber auch zur Beurteilung der Ausdehnung des Lymphknotenbefalles.

Gefahren und Fehlerquellen der Diagnose

Ziel jeder Durchuntersuchung ist eine exakte prätherapeutische Diagnosenstellung, wenn möglich mit histologischer Absicherung.

Gefahren:

1. Mangelhafte Anamnese kann die Untersuchung bereits anfänglich auf ein falsches Geleise führen.
2. Ausgedehnte röntgenologische Durchuntersuchung kann zu einer hohen Strahlenbelastung führen.
3. Unverträglichkeit von intravenös applizierten Kontrastmitteln (anaphylaktischer Schock).
4. Bei endoskopischen Methoden besteht die Gefahr der Perforation (Karzinomgewebe sehr weich) bzw. der Blutung bei Biopsie.

Fehlerquellen:

1. Irrtümer durch mangelnde Vorbereitung (z. B. DD.: Kotrest, Polyp beim Kontrasteinlauf).
2. Berücksichtigung von Beeinflussungen durch vorangegangene Untersuchungen (z. B. Schilddrüsenszintigraphie nach Gallenblasenröntgen mit jodhaltigem Kontrastmittel).
3. Bei Biopsien Entnahme von falscher Gewebestelle (wichtig die Basis zur Beurteilung der Invasion).
4. Gewissenhafte Dokumentation zur Vermeidung von Verwechslungen.

TNM-Schema zur Einteilung der Tumoren

Sowohl für die einzuschlagende Therapie als auch für die epikritische Beurteilung einer Behandlungsmethode *(prospektive Studie)* und für die Prognose ist eine Einteilung der malignen Tumoren in Stadien erforderlich. Frühere, organbezogene Schemata (Stadieneinteilung nach Steinthal beim Mammakarzinom, nach Dukes beim Rektumkarzinom) wurden durch ein einheitliches Schema ersetzt. Zur Vermeidung einer subjektiven Beurteilung mit prognostischem Unterton (Frühstadium, Spätstadium) handelt es sich um ein rein deskriptives System. Bezugspunkte sind die Größe des Tumors, bzw. der Infiltrationsgrad (T), Lymphknotenbefall (N) und Metastasen (M). Die Festlegung erfolgt auf Grund des Befundes nach abgeschlossener Diagnose (prätherapeutischer Befund). Vom TNM-Ausschuß (Teilorganisation der WHO) wurden für jede Tumorlokalisation bestimmte Kriterien sowie die regionäre Lymphknotengruppe festgelegt und die Beurteilungsrichtlinien fixiert. Die Klassifikation muß daher im Einzelfall unter Beachtung der organspezifischen Richtlinien der UICC (Union Internationale contre le Cancer) erfolgen (TNM – Klassifikation, Springer Verlag 1979). Bei direkt zugänglichen Tumoren (Mamma, Mundhöhle,

Haut) erfolgt eine direkte Größenangabe, bei nicht zugänglichen Tumoren die chirurgisch-pathologische Befundbeschreibung nach Laparotomie (Magen, Dickdarm; Infiltrationsgrad).

Klassifikationsbeispiel Mamma-Ca

T_0 : Primärtumor nicht auffindbar
Tis: Carcinoma in situ
T_1 : Größe < 2 cm
T_2 : 2–5 cm oder eingeschränkt beweglich
T_3 : 5–10 cm oder fixiert
T_4 : > 10 cm oder Übergreifen auf die Umgebung
M_0 : Metastasen fehlen
M_1 : Metastasen vorhanden

N_0 : Keine LK tastbar
N_1 : Bewegliche homolaterale LK
N_1a: LK offenbar nicht befallen
N_1b: LK offenbar befallen
N_2 : Fixierte homolaterale axilläre LK
N_3 : Homolaterale supra- oder infraklavikuläre LK
Durch + oder − kann das histologische Resultat hinzugefügt werden.

Klassifikationsbeispiel Rektum-Ca

(Kurzfassung)

T_1: Nur Mukosa oder Submukosa befallen
T_2: Muscularis oder Serosa befallen
T_3: Ausdehnung auf angrenzende Strukturen
T_4: Ausdehnung über angrenzende Strukturen
N_1: Regionäre LK
N_4: Juxtaregionäre LK
(N_2, N_3 hier nicht anwendbar)

Wird der Klassifikation der postoperative histopathologische Befund zu Grunde gelegt, wird den Kriterien T, N, M jeweils ein p vorgesetzt: pT, pN, pM. Zusätzlich kann der Grad der malignen Entdifferenzierung durch das histopathologische Grading (G) angefügt werden.

G_1: Hoher Grad der Differenzierung
G_2: Mittlerer Grad der Differenzierung
G_3: Geringer Grad der Differenzierung bzw. Entdifferenzierung

Therapie

Krebs ist die einzige Erkrankung, die unbehandelt stets zum Tode führt (K. H. Bauer). Es kann daher prinzipiell keine Kontraindikation gegen eine Karzinomtherapie geben. Im Einzelfall ist allerdings abzuwägen, inwieweit bei hohem Operationsrisiko eine längere Überlebenszeit ohne bzw. mit palliativer Operation zu erwarten ist. Mit wenigen Ausnahmen (z. B. Prostatakarzinom: evtl. nur hormonelle Behandlung) ist die Radikaloperation die Therapie der Wahl. Falls diese nicht möglich, ist der Sinn palliativer Maßnahmen zu prüfen.

Besonderes Vorgehen bei der Chirurgie maligner Tumoren:

1. Anstreben einer möglichst weitgehenden Resektion im Gesunden.
2. Verwendung des „elektrischen Messers" zur Vermeidung von Zellverschleppung *(Koagulation)*. Gleiches kann durch Anwendung extremer Kälte erzielt werden *(Kryochirurgie)*.
3. Möglichst präliminäre Unterbindung der abführenden Gefäße.
4. Möglichst geringe Manipulation am Tumor.
5. En-bloc-Resektion des regionären Lymphknotengebietes.

Inoperabilität im Sinne einer Radikaloperation besteht bei:

1. *Manifester Metastasierung* außerhalb des mitresezierbaren regionären Lymphknotengebietes. Hier kann allerdings die Tumorexstirpation trotzdem sinnvoll sein (s. Palliativoperationen).
2. *Übergreifen* auf nicht mitresezierbare Nachbarorgane (z. B. Magenkarzinom mit Übergreifen auf den Truncus coeliacus; Bronchialkarzinom mit Übergreifen auf den Hilus).
3. Nur theoretischer Entfernbarkeit durch *ultraradikale Eingriffe* (z. B. totale Beckeneviszeration = Entfernung aller pelvinen Organe mit resultierendem Anus praeter und Harnleiterfistel bzw. Bricker-Blase aus einer ausgeschalteten Ileumschlinge; Thoraxwandresektion bei Mammakarzinom). Bei diesen forcierten, immer verstümmelnden Eingriffen ist zu erwägen, wieviel an Überlebenszeit und Lebensqualität im Durchschnitt gegenüber der Nicht-Operation zu gewinnen ist. Erfahrungsgemäß wenig!

Oft kann eine ***Zergliederung der Operation in mehrere Akte*** *(mehrzeitig)* notwendig sein (z. B. Sigmakarzinom, Ileus: 1. Akt: Transversostomie. 2. Akt: Sigmaresektion. 3. Akt: Kolostomieverschluß). Sinn: Verringerung des Operationsrisikos.

Tabelle 14–2. Radikaloperationen

Tumor			
Isoliert	Mit regionalem Lymphknotenbefall	Begrenzte Organüberschreitung	Weite Organüberschreitung
Organexstirpation (partiell, total), z. B. Nephrektomie bei Hypernephrom; Amputation bei Sarkom; subtotaler B II bzw. Gastrektomie beim Magen-Ca.	Organexstirpation mit regionalem Lymphabflußgebiet; Ablatio mammae mit axillärer Lymphadenektomie; Neck-dissection bei Larynx-Ca. Wertheim-Operation	En-bloc-Exstirpation mehrerer Organe (Magen – Milz – Pankreas), (Magen, Querkolon); vordere oder hintere Exenteration	Ultraradikale Eingriffe

Operative Therapie

Radikaloperation: Entfernung des gesamten Tumors durch Resektion oder Exstirpation unter Einhaltung von Sicherheitsabständen (Tabelle 14–2).

Palliativoperation: Behebung von Tumorfolgen bei inoperabler Situation. *Palliativresektion* (z. B. Entfernung eines stenosierenden Tumors bei Fernmetastasierung). *Umgehungsanastomose* (z. B. Ileotransversostomie bei Zökumkarzinom; Gastroenterostomie bei Magenausgangskarzinom). *Fistelanlegung* (z. B. Kolostomie bei Darmverschluß; Witzel-Fistel zur Ernährung). *Versorgung pathologischer Frakturen* (z. B. Verbundosteosynthese). *Schmerzausschaltende Operationen* (z. B. anterolaterale Chordotomie). Bei dieser Art der Operationen ist eine weitere Behandlung im Sinne von Bestrahlung bzw. Zytostatikagabe zu erwägen.

Metastasenchirurgie: Obwohl eine Fernmetastasierung prinzipiell radikale Inoperabilität bedeutet, kann in einzelnen Fällen die operative Entfernung von solitären Metastasen sinnvoll und lebensverlängernd sein (solitäre Lebermetastasen können elektrochirurgisch exzidiert werden; Lungenmetastasen können durch Lobektomie bzw. Segmentresektion entfernt werden; langsam wachsende solitäre Spätmetastasen können sinnvoll entfernt werden).

Rezidivoperationen: Rezidive können mit vieljähriger Latenz auftreten. Nur relativ selten ist eine neuerliche operative Revision erfolgreich (z. B. Gastrektomie bei Anastomosenrezidiv nach Billroth II).
Second look: Planmäßige Nachschauoperation nach Radikaloperation, um ein Frührezidiv erkennen und rechtzeitig behandeln zu können.

Strahlentherapie

Sie kann in Kombination mit vorangegangener (selten: nachfolgender) Operation oder als alleinige Therapieform indiziert sein. Die Empfindlichkeit der verschiedenen malignen Tumoren ist sehr unterschiedlich. Gute Strahlenempfindlichkeit haben z. B. der Wilms-Tumor (evtl. prä- u. postoperative Bestrahlung) oder das (chirurgisch nicht mehr radikal operierbare) Mammakarzinom. Schlechte Strahlensensibilität weist das Osteosarkom auf. Zur Verwendung gelangen korpuskuläre sowie Röntgen- bzw. Gammastrahlen.

Röntgen- und Gammastrahlen: Röntgenstrahlen (200–300 KV bei Orthovolttherapie bzw. bis 40 MeV durch Elektronenschleuder), je härter (energiereicher), desto geringer die Hautschädigung, desto größer die relative Tiefendosis. Gammastrahlung aus radioaktiven Isotopen: z. B. Co, Cs (therapeutisch genutzt wird nur die Gammastrahlung). Telekobaltbestrahlung (Gammatron). Radiumeinlage (z. B. bei Uteruskarzinom als Kontaktbestrahlung).

Korpuskuläre Strahlen: α- und β-Strahlung aus radioaktiven Isotopen (z. B. ^{182}Ta bei Hirntumoren, ^{198}Au zur Lymphknotenbestrahlung oder intrakavitär, z. B. Pleurahöhle). Elektronen aus Elektronenschleuder *(Betatron)*. Durch spezifische Generatoren können auch andere Kernbestandteile (Protonen, Neutronen) strahlentherapeutisch verwendet werden. Vorteil: Geringste Hautbelastung, genau steuerbare Eindringtiefe. Wegen großen technischen Aufwandes sind bis jetzt nur wenige Anlagen vorhanden.

Gefahren der Strahlentherapie: Hautschädigung, Schädigung von empfindlichen tiefen Organen: Rückenmark, Auge (Strahlenkatarakt), Gonaden, Epiphysenfugen.

Techniken: Um die gewünschte Tumordosis (durchschnittlich etwa bei 60 Gy) ohne übermäßige Hautschädigung applizieren zu können, kann die Einstrahlung variiert und die Dosis fraktioniert werden. Genaue Festlegung eines Bestrahlungsplanes unter Berücksichtigung der Isodosenverteilung. *Stehfelder* (ein-, mehrfeldrig), *Rotationsbestrahlung* (z. B. Pendelbestrahlung), *Rasterbestrahlung* (z. B. Siebraster zur Erhaltung kleiner, nicht bestrahlter Hautareale).

Chemo- und Hormontherapie

Jede Chemotherapie maligner Tumoren ist hinsichtlich Pharmakokinetik und Dosierung ein schwerwiegender Eingriff und bedarf daher einer strengen Indikation.

Die *adjuvante Chemotherapie,* d. h. Chemotherapie von chirurgisch radikal operierten und metastasenlosen Tumoren, ist wegen ihrer immunsuppressiven Wirkung umstritten, doch laufen in zunehmendem Maße prospektive Studien über die adjuvante Chemotherapie bei verschiedenen Tumoren (insbesondere Mammakarzinom, kolorektale Karzinome, Osteosarkom). Zahlreiche neuere Berichte lassen gerade beim Mammakarzinom mit der Anwendung von Cyclophosphamid und Adriamycin oder Cyclophosphamid-Methotrexat und 5-Fluorouracil als adjuvante Therapie eine Verlängerung der Rezidivfreiheit erkennen.

Die *palliative Chemotherapie* kommt bei Nachweis der eingetretenen Metastasierung bzw. des inoperablen Rezidivs zur Anwendung. Dabei werden Kombinationen von Medikamenten (z. B. Cyclophosphamid, Methotrexat, 5-Fluorouracil, Vincristin u. a. = Polychemotherapie) mit verschiedener Pharmakokinetik verwendet, mit dem Ziel der Dosiserniedrigung der einzelnen Komponenten (damit Erniedrigung der allgemeinen und spezifischen Nebenwirkungen) bei kumulativer Wirkung auf den Tumor.

Die *Hormontherapie* zeigt vor allem beim metastasierenden Prostata- und Mammakarzinom gute Ergebnisse. Beim mitteldifferenzierten bis anaplastischen Prostatakarzinom ist die kontrasexuelle Behandlung mit Orchiektomie und Östrogenen ein bewährtes Vorgehen. In Mammakarzinomzellen lassen sich sog. *Hormonrezeptoren* nachweisen (zelluläre Proteine), insbesondere für Östrogen und Progesteron. Der positive Nachweis des Rezeptors zeigt an, daß das Tumorgewebe für hormonelle Reize empfänglich ist. Daraus resultiert:
Rezeptorpositive Fälle werden einer ablativen Hormontherapie zugeführt. (Vor der Menopause Ovarektomie oder Radiomenolyse, nach der Menopause mit Antiöstrogen = Nolvadex).
Rezeptornegative Fälle werden einer adjuvanten Strahlen- oder Chemotherapie unterzogen.
Die Chemotherapie wird als Kombinationsbehandlung durchgeführt (s. oben).

Immunologische Therapie

Die rasch fortschreitende immunologische Forschung hat eine Reihe von Tatsachen ergeben, welche für die Zukunft eine (möglicherweise optimale) Tumortherapie wahrscheinlich erscheinen lassen. Der Nachweis von tumorassoziierten Antigenen, der Nachweis einer spezifischen Immunantwort gegen Tumorantigene, sowie Erkenntnisse, auf welche Weise Tumorzellen der Immunabwehr entgehen können, sind die tragenden Säulen für die Ausarbeitung einer Immunotherapie. Entscheidend wichtig ist die Erkenntnis, daß die Immunabwehr nur relativ kleine Tumormengen überwältigen kann (bis max. 1 g = 10^9 Zellen). Derzeit ist nur eine allgemein immunstimulierende Therapie möglich (z. B. durch die BCG-Impfung). Spezifische Therapien (aktive und passive Immunisierung) sind im Stadium der Erforschung.

Sondertherapieformen

Unter dem Eindruck der menschlichen Tragödie des inkurablen Krebspatienten wurden verschiedenste, teils rein empirisch fundierte Therapieformen entwickelt, welche von Spezialdiäten bis zur Verwendung pflanzlicher Heilmittel reichen (z. B. Iscador aus verschiedenen Mistelarten).

Prognose

Entscheidend für die Prognose ist die Art des Tumors (Osteosarkom sehr bösartig, Hautkarzinome wenig bösartig), der histologische Differenzierungsgrad (Dignität-Grading: etwa papillär gebautes Mammakarzinom günstiger als hochdifferenziertes Adenokarzinom), sowie die Tumorgröße und Ausbreitung (TNM-Schema) zu Therapiebeginn. Prognostische Aussagen sind nur statistisch, nicht jedoch individuell verwertbar.
Zur Beurteilung der Therapieeffizienz werden die Quoten an *Fünfjahresüberlebenszeiten* herangezogen, wobei entscheidend ist, daß nur statistisch signifikante Unterschiede bei gleicher Ausgangsbasis verwertet werden.

Betreuung des Krebskranken

Eine ständige lückenlose Betreuung des Krebskranken erscheint erforderlich, weil das Auftreten eines Rezidivs bzw. von Metastasen zu einer sofortigen Änderung der Therapie zwingen kann (Reoperation, Beginn der Chemotherapie, Bestrahlung). Wesentlich ist auch eine laufende psychische Betreuung.

15. Transplantation und Immunologie

Transplantationsimmunologie

Organtransplantate zwischen Individuen einer Art (allogene/homologe Transplantate) werden in jedem Fall durch eine Immunantwort des Empfängers gegen die Transplantationsantigene des Spenderorgans zerstört = abgestoßen, wobei die Heftigkeit der Abstoßungsreaktion proportional dem Grad der genetischen Disparität zwischen Empfänger und Spender ist.

Transplantationsantigene

Antigene des fremden Spenderorgans, die genetisch determiniert sind und im Empfängerorganismus eine Immunantwort induzieren, die zur Transplantatzerstörung führt.
Die Leukozytenantigene fungieren beim Menschen als Transplantationsantigene. Durch serologische Bestimmung der Leukozytenantigene des Spenders erfaßt man so die Antigenität des Transplantats.
Familienuntersuchungen haben gezeigt, daß die Leukozytenantigene einem komplexen immungenetischen System angehören, das von einer Region eines einzigen Autosomenpaares genetisch determiniert wird. Dieses System erhielt vom Nomenklaturkomitée der Weltgesundheitsorganisation die offizielle Bezeichnung: „HL-A".
4 Loci (A-Locus, B-Locus, C-Locus, D-Locus) sind bekannt. Klinisch relevant sind derzeit die HL-A-Antigene auf dem A- und B-Locus.

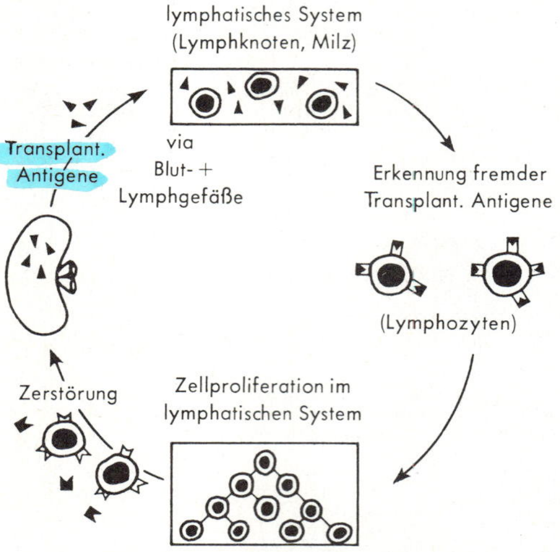

Abb. 15–1. Vereinfachte Darstellung der immunologischen Vorgänge nach Organtransplantation

Testung der HL-A-Antigene

In-vitro-Tests mit Hilfe definierter zytotoxischer Antiseren mit den verschiedenen Anti-HL-A-Aktivitäten gegen Leukozyten (z. B. Anti-HL-A-1-Serum). Bei Eintritt von Zytolyse: Positiver Test (ähnlich: Blutgruppenbestimmung!).
Gewinnung der Antiseren durch großangelegte Screeningprogramme von Schwangerenseren.

Prinzip der immunologischen Abstoßungsreaktion

Nach Anschluß des Transplantates an den Kreislauf des Empfängers werden die Transplantationsantigene (in löslicher Form) freigesetzt und gelangen auf Blut- oder Lymphweg ins lymphatische System (Lymphknoten, Milz). Dort erfolgt der Vorgang der Antigenerkennung durch bestimmte Lymphozyten mit nachfolgender massiver Proliferation und Ausdifferenzierung von speziellen lymphatischen Zellen, einmal von antikörperproduzierenden Zellen, zum anderen von Lymphozyten mit Antikörpereigenschaften, die beide – wiederum auf dem Blutweg – das verpflanzte Organ erreichen und es zu zerstören vermögen (Abb. 15–1).

Wichtig: Bei diesen zellulären Reaktionen wirken nebeneinander zwei verschiedene Populationen kleiner Lymphozyten (Abb. 15–2), die *T-Zellen* und die *B-Zellen.* Diese Zellen entwickeln sich zu spezifisch antigenerkennenden Zellen aus einer gemeinsamen immuninkompetenten Stammzelle aus dem Knochenmark, wobei eine Zellart durch den Thymus wandert (T-Zellen), die andere Zellart ein Bursa-äquivalentes Organ passiert, das beim Menschen noch nicht exakt definiert ist (ein Organ, das der Bursa Fabricii bei Vögeln entspricht). Beide Zellpopulationen bilden – unter Kooperation – die beiden Endprodukte der Immunantwort aus (Abb. 15–2):

1. Die zytotoxisch wirkenden, sensibilisierten Lymphozyten = „Killerzellen";
2. Die Plasmazellen, die die zytotoxischen Antikörper synthetisieren und sezernieren.

Anmerkung: Auf die speziellen Mechanismen der Immunantwort, insbesondere Suppressionsmechanismen (Suppressorzellen, antiidiotypische Antikörper, monoklonale Antikörper) wird hier nicht näher eingegangen; es sei auf die einschlägigen Lehrbücher für Immunologie verwiesen.

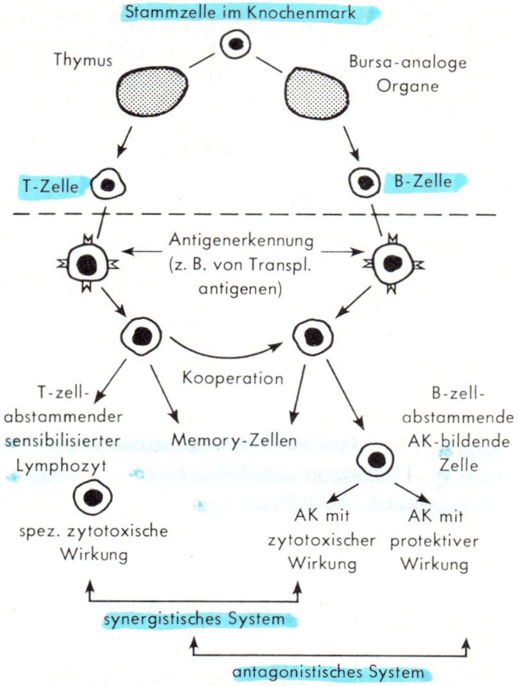

Abb. 15–2. Derzeitige vereinfachte Vorstellungen über den Ablauf der spezifischen Immunantwort

Immunologische Zerstörung des Transplantats

Bei der immunologischen Zerstörung des Transplantats (= Zerstörung der Target-Zellen = Zielzellen der Immunantwort, hier = Gewebszellen des Transplantats) durch die Endprodukte der Immunantwort werden synergistisch wirkende zelluläre und humorale Reaktionen unterschieden. Diese Reaktionen sind wiederum charakterisiert durch den Ablauf einmal von spezifischen begrenzten, zum anderen von unspezifischen erweiterten Vorgängen (Abb. 15–3 u. 15–4).

Zelluläre Reaktionen: 1. Transplantatschädigung durch Killerzellen (= spezifische Reaktion); 2. Transplantatschädigung durch unspezifische Zellen, die sekundär aktiviert werden.

Humorale Reaktionen: 1. Transplantatschädigung durch 1. zytotoxische Antikörper + Komplement; 2. indirekte Wirkung von Antikör-

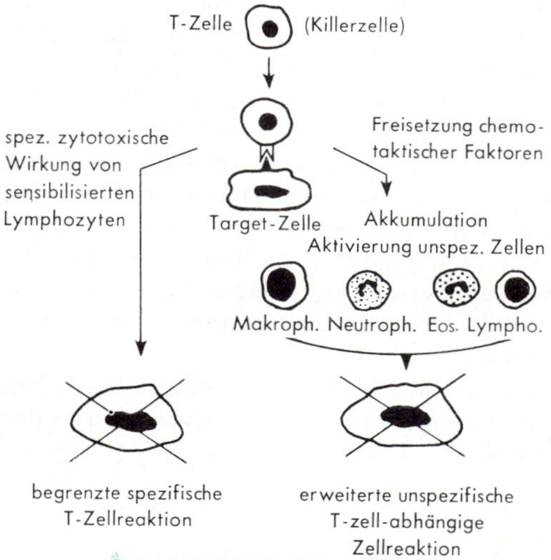

Abb. 15–3. Zelluläre Reaktionen bei der Zerstörung eines fremden Organtransplantates

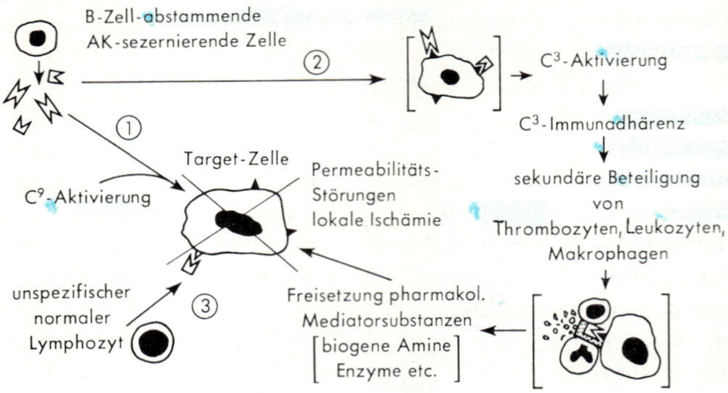

Abb. 15–4. Humorale Reaktionen bei der Zerstörung eines fremden Organtransplantats

pern unter Ausbildung einer „Immunadhärenz"; 3. Antikörper in Kooperation mit nichtsensibilisierten Lymphozyten.

Organspender/Organentnahme

Mangel an geeigneten Spenderorganen

In der Bundesrepublik Deutschland herrscht derzeit ein extremer Mangel an Spenderorganen zu Transplantationszwecken. Diese Situation ist Hauptursache für die geringe Transplantationsfrequenz in unserem Lande im Vergleich zu anderen Ländern der westlichen Welt. Am Beispiel der Nierentransplantation bedeutet dies: Im Jahre 1982 werden ca. 17000 chronisch Nierenkranke in der Bundesrepublik Deutschland existieren. Daraus errechnet sich ein Transplantationsbedarf von 1000–1500 Nierentransplantationen pro Jahr. Effektiv werden derzeit in unserem Lande ca. 700 (1980) Nierentransplantationen pro Jahr durchgeführt.
Die Ursachen für diesen eklatanten Mangel an Spenderorganen sind mannigfaltig und in der Tabelle 15–1 wiedergegeben.

Tabelle 15–1. Mangel an Spenderorganen

Folge von:
1. Mangelnder Aufklärung der Bevölkerung zur Organspende nach dem Tode
2. Fehlender gesetzlicher Regelung der Organentnahme
3. Unzureichenden organisatorischen Voraussetzungen bei der Organbeschaffung

Mitarbeit der Ärzteschaft bei der Organbeschaffung

Die Organspende nach dem Tode muß als eine Gemeinschaftsaufgabe der heutigen Gesellschaft angesehen werden. Demzufolge ist auch jeder Arzt aufgefordert, die derzeitige Situation der Organspende nach dem Tode zu verbessern, insbesondere durch folgende Maßnahmen:
1. Mithilfe bei der allgemeinen Aufklärung der Öffentlichkeit.
2. Exakte Information seiner Patienten bzw. der Angehörigen des Patienten über den Vorgang der Organspende nach dem Tode.
3. Soweit als möglich, im Rahmen seiner Position als Krankenhausarzt, aktive Mithilfe und Mitarbeit bei der Organbeschaffung.

Definition von Organspendern

Zur exakten Information der Öffentlichkeit ist eine genaue Kenntnis der Definition von Organspendern unerläßlich:
Organspender sind in erster Linie Unfallopfer mit primärem Schädel-Hirn-Trauma bei nachgewiesenem Hirntod und funktionierendem Kreislauf.
Die moderne Definition des Todes ist derzeit allgemein akzeptiert: Der Nachweis eines eingetretenen Hirntodes ist gleichzusetzen mit dem Tod des Individuums, auch wenn unter bestimmten Maßnahmen (künstliche Beatmung, künstliche Aufrechterhaltung des Kreislaufs) noch bestimmte Organsysteme funktionstüchtig sind.

Feststellung des Hirntodes: Die exakte Feststellung des Hirntodes erfolgt durch eine kombinierte Untersuchung:

a) spezielle klinische neurologische Untersuchung,
b) Durchführung eines EEG,
c) gegebenenfalls: Durchführung einer zerebralen Angiographie mit Darstellung aller vier Hirnarterien. (Nach neuesten Empfehlungen der Deutschen Bundesärztekammer nicht mehr notwendig.)

Prinzip: Der Hirntod muß durch 2 Ärzte nachgewiesen werden, die selbst keine Beziehung zur Explantation bzw. zur Transplantation von Organen haben. Im allgemeinen übernehmen ein Neurologe und ein Radiologe diese Aufgabe.

Vorgehen bei der Organentnahme zu Transplantationszwecken

1. In allen Fällen von unnatürlichem Tod (die Mehrzahl aller Organspender) ist die Einschaltung des zuständigen Staatsanwaltes sowie des Gerichtsmediziners unerläßlich, um die Interessen der Staatsanwaltschaft zu wahren.

2. In Anbetracht der augenblicklichen Rechtslage (ein Transplantationsgesetz – sei es in Form der Widerspruchslösung oder in Form der Zustimmungslösung – ist noch nicht verabschiedet) ist die schriftliche Einwilligung der Angehörigen zur geplanten Organentnahme absolut notwendig. Diese muß in einem Gespräch zwischen Angehörigen des Verstorbenen und dem Arzt eingeholt werden. Wird ein Organspenderausweis bei dem Verstorbenen aufgefunden, entfällt – zumindest juristisch – die Befragung der Angehörigen.

3. Explantation der Organe, Organkonservierung: Nach Erfüllung aller Voraussetzungen sollte die Explantation von Organen beim Organspender prinzipiell in dem Krankenhaus vorgenommen werden, in dem der Verstorbene liegt. Diese Operation, die erhebliche Erfahrung verlangt, sollte nur von Chirurgen durchgeführt werden, die die Technik der Organentnahme beherrschen. In Frage hierfür kommen einmal Transplantationschirurgen nahegelegener zuständiger Transplantationszentren bzw. Kollegen, die zuvor an einem Transplantationszentrum gearbeitet haben, bzw. mit der Technik der Explantation vertraut sind.

Prinzip der Entnahme von Nieren: Entnahme der Organe ohne Fettgewebskapsel mit langen Gefäßstümpfen, die einen Aorta- bzw. einen Cavapatch enthalten sollten. Der Ureter darf nicht ausdisseziert werden (*cave:* Verletzung der Uretergefäße). Bei Hirntod mit Kreislauffunktion: sorgfältiges Präparieren in corpore vor der endgültigen Entnahme. Unterlagen zum exakten operativen Vorgehen können bei jedem Transplantationszentrum angefordert werden.

4. Medizinische Kriterien eines Organspenders (orientierende Anhaltspunkte): Alter: 1–50 Jahre. Prolongierter Schock nicht über 2–3 h. Ausreichende Diurese, Kreatininanstieg nicht über das Dreifache der Norm.
Keine maligne Erkrankung, keine Sepsis.

5. Organkonservierung: Die Konservierung entnommener Nieren erfolgt mit geeigneten Perfusionslösungen. In Europa wird nahezu ausnahmslos die Euro-Collins-Lösung verwendet (Herstellerfirmen: Biotest, Fresenius). Die Aufbewahrung dieser Lösungen muß bei 4° C im Kühlschrank erfolgen. Nach Kaltperfusion der Nieren erfolgt eine sterile Verpackung der Organe in Plastikbeuteln unter Hinzufügung eisgekühlter Kochsalzlösung.

Möglichkeit der aktiven Mitarbeit der Krankenhausärzte

Den behandelnden Krankenhausärzten wird empfohlen, in jedem Falle eines sich abzeichnenden dissoziierten Hirntodes bei schwer Schädel-Hirn-Verletzten Patienten frühzeitig Kontakt mit dem zuständigen Transplantationszentrum aufzunehmen. Weitere Detailinformationen können von dort erfahren werden.

Spezielle Organtransplantation

Die allogene (homologe) Organtransplantation ist ein medizinisches Behandlungsverfahren, das im Prinzip darauf beruht, irreversibel insuf-

fiziente, funktionslose Organe durch vitale Organe von Organspendern der gleichen Art zu ersetzen.
Während die Nierentransplantation bei der Behandlung chronisch niereninsuffizienter Kranker inzwischen weltweit zu einem therapeutischen Standardverfahren geworden ist, kann die Verpflanzung anderer Organe (Herz, Lunge, Leber, Pankreas) derzeit noch nicht als therapeutisches Routineverfahren gewertet werden.
Insbesondere die Transplantation von Herz, Leber und Pankreas bleibt speziell ausgerüsteten Transplantationszentren vorbehalten.

Nierentransplantation

Allgemeines

Indikation: Jede terminale chronische Niereninsuffizienz, die mit konservativen Maßnahmen nicht mehr beherrschbar ist. Kontraindikationen: Malignom, unbeeinflußbare Infektionen, Psychose, schwere Systemerkrankungen, Insuffizienz anderer Organe. Die Nierentransplantation ist auf lange Sicht hin als die erfolgreichste wirklich rehabilitierende und resozialisierende sowie volkswirtschaftlich günstigste Form des endgültigen Nierenersatzes anzusehen.

Prinzip: Verpflanzung von Nieren entweder von Lebendspendern (Blutsverwandte mit passender Histokompatibilität) oder von Frischverstorbenen.
Bei Erwachsenen erfolgt die Transplantation extraperitoneal in die Fossa iliaca, bei Kindern in die rechte Fossa lumbalis mit transperitonealem Zugang.

Tabelle 15–2. Ergebnisse der Nierentransplantation. (13. Report der Human Renal Transplant Registry, USA, 1976)

Verwendung von Organen Frischverstorbener	*in %*
Überleben der Transplantate im 1. Jahr	46,3
Überleben der Patienten im 1. Jahr	72,3
Verwendung von Lebendspendern	
Eltern	
Überleben der Transplantate im 1. Jahr	66,2
Überleben der Patienten im 1. Jahr	88,2
Geschwister	
Überleben der Transplantate im 1. Jahr	72,5
Überleben der Patienten im 1. Jahr	84,8

Spender-Empfänger-Selektion: Blutgruppen-(AB0-)Kompatibilität, wenn möglich auch Kompatibilität in den Transplantationsantigenen (HLA-Antigenen). Letzteres ist nur möglich bei großem Empfängerkollektiv. Deshalb Gründung von internationalen *Organaustauschorganisationen* (Eurotransplant, Swiss-Transplant, Skandiatransplant u. a.).

Ergebnisse: Derzeit je nach Transplantationszentrum: Transplantatüberleben: 70% im 1. Jahr, 50% nach 5 Jahren. Patientenüberleben: 60–80% im 1. Jahr. Die weltweiten Ergebnisse sind in Tabelle 15–2 wiedergegeben (13. Report der Human Renal Transplant Registry, USA, 1976: Anzahl der Transplantationen: ca. 25000).
Im Jahr 1982 dürften mittlerweile > 50000 Nierentransplantationen durchgeführt worden sein.
Der Fortschritt auf dem Gebiet der Nierenverpflanzung liegt im Augenblick in einer deutlich verringerten Letalität transplantierter Patienten, an vielen Zentren bereits unter 10% im 1. Jahr nach Transplantation.

Operation

Technik der Transplantation: Bogenförmiger Leistenschnitt, Spalten der Externusaponeurose, Durchtrennung von M. obliquus externus und internus und M. transversus. Durchtrennung der Vasa epigastrica, Abschieben des Peritoneums, Freilegen der Iliakalgefäße. Transplantat in die Fossa iliaca. End-zu-Seit-Anastomose der Nierenvene an die V. iliaca externa, End-zu-End-Anastomose der Nierenarterie mit der A. iliaca interna. Freigeben der Blutzirkulation. Eröffnen der Blasenkuppe, Tunnelierung der lateralen Blasenwand und Durchziehen des Ureters. Schlitzen des Ureters und Vernähung mit der Harnblasenschleimhaut. Blasenverschluß, schichtweiser Bauchdeckenverschluß (Abb. 15–5).

Postoperative Nachbehandlung

Die postoperative Therapie nach Nierentransplantation gliedert sich in eine spezielle Behandlung sowie in eine allgemeinmedizinische Therapie.

Spezielle Behandlung: Immunsuppressive Maßnahmen zur Unterdrückung der Immunantwort des Empfängers gegen die Transplantationsantigene des Spenderorganes. Als transplantatverlängernde Maßnahme ist inzwischen die Verabreichung von Bluttransfusionen vor Transplantation als Routinemethode in die Klinik eingeführt. Bei Abstoßungsreaktion: Verstärkung dieser Maßnahmen (Tabelle 15–3, 15–4).
Ein neues, stark wirkendes immunsuppressives Medikament (Cyclosporin A) ist derzeit in klinischer Erprobung.

Allgemeiner Behandlungsplan: Antibiotika, Antazida, ggf. Antihypertensiva, bilanzierte Infusionstherapie, evtl. Dialyse. Bei nicht beherrschbarer Abstoßungsreaktion: Transplantatnephrektomie und Wiederaufnahme einer Dauerdialysebehandlung, bis ein neues Spenderorgan zur Zweittransplantation zur Verfügung steht.

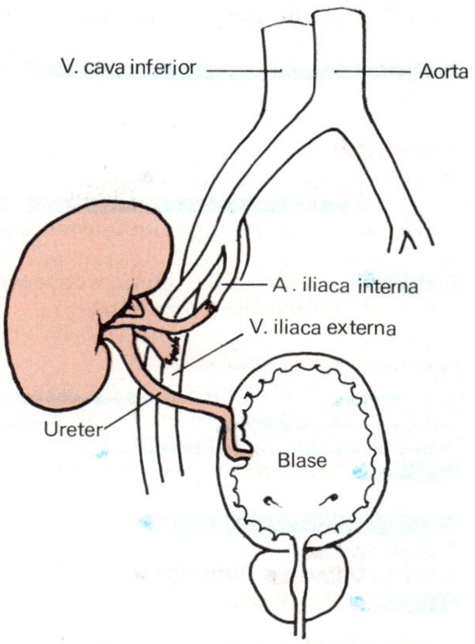

Abb. 15–5. Technik einer Nierentransplantation in die rechte Fossa iliaca

Herztransplantation

Nach der Nierentransplantation die am zweithäufigsten durchgeführte Organtransplantation (ca. 500).

Indikation: Dekompensierte Herzinsuffizienz, die weder medikamentös noch durch eine andere chirurgische Maßnahme zu beeinflussen ist. Grunderkrankungen: Koronare Erkrankungen, Kardiomyopathie u. a.; Kontraindikationen: Wie bei Nierentransplantation (s. o.).

Prinzip: Verpflanzung des Herzens eines Frischverstorbenen (primärer Hirntod mit funktionierendem Kreislauf). Durchführung einer orthotopen Transplantation = intrathorakale Lage des Spenderherzens an die ursprüngliche Stelle des Empfängerherzens.

Prinzipielle Technik: Kanülierung für kardiopulmonalen Bypass; Entfernung des Empfängerherzens unter Belassung von Vorhofmanschetten; Präparation des Spenderherzens; Anastomosierung der Vorhöfe von Spender-

Tabelle 15–3. Immunsuppressiver Behandlungsplan nach Transplantation[a]

Medikamente	Dosierung	
	Initial	Reduzierend auf
Prednison	100 mg–50 mg tgl.	15 mg–10 mg tgl.
Methylprednisolon (nur bei Abstoßung)	1 g tgl. (bis ca. 10 mal)	–
Azathioprin (Imurek)	4 mg–3 mg/kg KG	2 mg–1 mg/kg KG
Antilymphozytenglobulin	20–40 mg/kg KG pro die über 2–4 Wochen[b]	
Lokale Röntgenbestrahlung (Transplantat) (nur bei Abstoßung)	3 × 150 r	

[a] *Wird derzeit an den verschiedenen Zentren noch unterschiedlich gehandhabt*
[b] *Evtl. Wiederholung bei akuter Abstoßungsreaktion*

Tabelle 15–4. Komplikationen nach Nierentransplantation

Komplikationen infolge Nierentransplantation (Nierenversagen) und ihre Behandlung	Komplikationen infolge immunsuppressiver Therapie
Abstoßung (hyperakut, akut, chronisch) Infolge unbeherrschbarer Immunantwort des Empfängers gegen die Transplantationsantigene des Spenderorganes Therapie: Erhöhung der immunsuppressiven Therapie, evtl. Transplantatentfernung	*Infektionen* Infolge Abschwächung der immunologischen Infektabwehr durch Immunsuppression gegen Erreger aller Art: Bakterien, Viren, Pilze! Therapie: Bakterielle Infektionen: Reduktion der Immunsuppression. Virale Infektionen und Pilzinfektionen: Absetzen der Immunsuppression
Ischämischer Nierenschaden Z. B. infolge sehr langen protrahierten präterminalen Schocks des Spenders; bzw. infolge zu langer warmer Ischämiezeit bei Organentnahme Therapie: Dialyse, da meist reversibel	*Malignome* Infolge Abschwächung der immunologischen Tumorabwehr durch Immunsuppressiva Therapie: Absetzen der Immunsuppression, chirurgische Tumorentfernung
Technische Komplikationen Thrombosen in Arterie oder Vene im Anastomosenbereich; Blutung; Urinfistel u. a. Therapie: Op. Revision	*Cushing-Syndrom, Steroiddiabetes, gastrointestinale Blutung, aseptische Knochennekrosen u. a.* Infolge langdauernder hoher Cortisonapplikation Therapie: Reduktion der Cortisondosierung und spezielle Kausaltherapie
Rekurrierende Erkrankung im Transplantat z. B. Nephrose im Transplantat bei ursprünglicher Nephrose als Grundleiden Therapie: Transplantatnephrektomie	

und Empfängerorgan; Vereinigung von Spender- und Empfängeraorta (End-zu-End-Anastomose); Vereinigung von Spender- und Empfänger-A. pulmonalis (End-zu-End-Anastomose); Dekanülierung, Wundverschluß.

Nachbehandlung: Intensivtherapie mit besonderer Berücksichtigung der Herz- und Lungenfunktion; Immunsuppression; Antibiotikaprophylaxe.

Ergebnisse: 20–45% Einjahresüberleben; beste Resultate derzeit an der Stanford-Universität, USA: 58% der herztransplantierten Patienten lebten länger als 3 Monate, davon: 76% 1 Jahr; 65% 2 Jahre; 41% 3 Jahre; 33% 4 Jahre; 33% 5 Jahre.
Längste Überlebenszeit: 10 Jahre.

Haupttodesursachen: Akute und chronische Abstoßung des Transplantates, Infektionen (insbesondere pulmonale Infektionen).

Lebertransplantation

Die am dritthäufigsten durchgeführte Organtransplantation in der Klinik (ca. 400).

Indikationen: Intrahepatische oder extrahepatische kongenitale Gallenwegsatresien (durch andere chirurgische Intervention nicht korrigierbar); primäres Hepatom (ohne Metastasierung); dekompensierte Leberzirrhose. Kontraindikationen: Wie bei Nierentransplantation (s. o.).

Prinzip: Verpflanzung der Leber eines Frischverstorbenen in orthotoper Weise.

Prinzipielle Technik: Hepatektomie des Empfängers. Transplantation des präparierten Spenderorgans unter Durchführung von 5 Anastomosen in der Reihenfolge: Vereinigung der suprahepatischen V. cava inferior von Spender und Empfänger, Vereinigung der V. portae, Anastomose der A. hepatica, Vereinigung der V. cava inferior, Vereinigung der Gallenwege (Choledochocholedochostomie) evtl. unter Zwischenschaltung der Spendergallenblase als „conduit".

Nachbehandlung: Intensivtherapie unter besonderer Berücksichtigung der Leber und Lungenfunktion, der Blutgerinnung, des Kohlenhydratstoffwechsels; Immunsuppression, Antibiotikaprophylaxe, neuerdings Anwendung von Cyclosporin A.

Ergebnisse: ca. 40% Einjahresüberleben an 2 Zentren (Denver/Pittsburgh-Cambridge), Langzeitüberleben: Über 10 Jahre.

Haupttodesursachen: Akute und chronische Abstoßungsreaktion; Infektionen (insbesondere aszendierende Cholangitis); Metastasierung (bei Hepatom als Grunderkrankung).

Pankreastransplantation

Die Verpflanzung der Bauchspeicheldrüse befindet sich derzeit noch im klinischen Versuchsstadium.

Indikation: Juveniler Diabetes mit terminaler Nephropathie (chronische Niereninsuffizienz), Polyneuropathie und Retinopathie.

Prinzip:
1. Verpflanzung des Pankreas unter Belassung des exokrinen Gangsystems (weitgehend verlassen wegen nicht beherrschbarer Komplikationen).
2. Verpflanzung von isolierten Inselzellen (derzeit noch nicht erfolgreich).
3. Verpflanzung des subtotalen Pankreas nach Okklusion des Gangsystems (derzeit die erfolgversprechendste Methode).

Prinzipielle Technik: Transplantation des von der A. lienalis versorgten Pankreasanteils (= Pankreaskörper, -schwanz) in die Fossa iliaca des Empfängers. Okklusion des Gangsystems mittels „Neoprene", Prolamin, Polyisoprene u. a.
Arterielle Anastomose: A. lienalis des Spenders mit der A. iliaca externa des Empfängers.
Venöse Anastomose: V. lienalis des Spenders mit der V. iliaca externa des Empfängers.

Nachbehandlung: Allgemeine Intensivtherapie, Immunsuppression.

Ergebnisse: Bisher bei > 170 Patienten durchgeführt, zumeist gleichzeitig mit einer Nierentransplantation. 22 Patienten leben derzeit mit funktionierendem Transplantat; 1 Patient länger als 4 Jahre, 6 Patienten länger als 1 Jahr.

Lungentransplantation

Diejenige Organtransplantation mit den größten Mißerfolgen: Die routinemäßige Durchführung der klinischen Lungentransplantation ist beim derzeitigen Stand der Forschung auf diesem Gebiet noch nicht gerechtfertigt.

Indikationen: Chronische Lungenerkrankungen mit oder ohne Karzinom bei respiratorischer Insuffizienz (u. a. Fibrose, Silikose).

Prinzip: Orthotope intrathorakale Verpflanzung eines Lungenflügels von einem Frischverstorbenen (Ausnahmen: Transplantation der ganzen Lunge, bzw. von Herz und Lunge en bloc).

Technik: Anastomose von Bronchus, Pulmonalarterie und linkem Vorhof.

Ergebnisse: Nur 2 Patienten (von 37 Patienten) überlebten länger als 1 Monat. Maximales Überleben: 10 Monate (1 Fall).

Haupttodesursachen: Sepsis (insbesondere ausgehend von pulmonalen Infektionen), Abstossungsreaktionen, Thromboembolien.

Spezielle Chirurgie

16. Kopf, Gehirn, Rückenmark und periphere Nerven

Raumfordernde, intrakranielle Prozesse

Prozesse, die eine Raumnot im Schädelinneren herbeiführen, können neoplastisch (Tumoren), entzündlich (Abszesse), parasitär, blutungsbedingt, durch Liquordrucksteigerung und durch ödematöse Größenzunahme des Gehirns verursacht sein.

Arten

Tumoren: Neubildungen können von allen Gewebselementen des Schädelinneren ausgehen (Tabelle 16–1).

Tabelle 16–1. Tumoren des Schädelinneren

A. Neuroepitheliale Tumoren
1. Medulloblastom, Retino-, Pineo-, Sympathoblastom
2. Gliome: Astrozytom, Spongioblastom, Oligodendrogliom, Glioblastom
3. Paragliome: Ependymom, Plexuspapillom, Pinealom, Neurinom
4. Gangliozytom

B. Mesodermale Tumoren
Meningeom, Angioblastom (= Angioretikulom), Sarkom, Chondrom, Lipom, Osteom, Chordom

C. Ektodermale Tumoren
Kraniopharyngeom (*Erdheim*-Tumor), Hypophysenadenom, Zylindrom

D. Mißbildungstumoren
Epidermoid, Dermoid, Teratom

E. Gefäßmißbildungen und -geschwülste
Sturge-Weber; arteriovenöse Mißbildung; arterielles Aneurysma

F. Sonstige Expansivprozesse
1. Krebsmetastasen (Lunge 39,9%, Mamma → Magen → Darm → Urogenitaltrakt → Melanom)
2. Abszesse (hämato-, rhino-, otogen; traumatisch; postmeningitisch)
3. Parasiten (Cysticercus, Echinococcus)
4. Granulome (Tuberkulom, Gumma) und Mykosen
5. Narbig-reaktiv (Arachnopathia adhaesiva, Ependymitis granularis)

Ein Drittel der Gliome ist biologisch bösartig: Glioblastoma multiforme im Endhirn, Medulloblastom im Kleinhirn. Diese Tumoren weisen die Zeichen der Malignität im Feinbau und im invasiven Wachstum auf, siedeln aber in den übrigen Organen keine Metastasen ab (Unterschied gegenüber dem Körperkrebs). Gutartige Gliome können sich in allen Hirnabschnitten entwickeln, Meningeome fast ausschließlich an den Hirnober- und -unterflächen, ausnahmsweise auch in den Hirnkammern.

Abszesse sind umschriebene Eiteransammlungen, die vom umgebenden Hirngewebe durch einen Gliawall abgeriegelt wurden („Balg"). Sie entstehen durch Eiterkeime, die entweder aus den pneumatischen Höhlen oder durch eine knochen- und meninxdurchsetzende Wunde oder über die Blutbahn einwandern. Dementsprechend sitzen die Abszesse vorzugsweise über den Stirnhöhlen, in der Nachbarschaft des Felsenbeins, entlang dem Längsblutleiter oder unterhalb einer Schädelfraktur.

Liquorverschlüsse: Der Liquor zirkuliert von seiner Produktionsstätte (Plexus chorioideus) durch die Hirnkammern in die basalen Zisternen und von dort über die Hirnkonvexität zu seinen Aufsaugeflächen. Wenn sich diesem „dritten Kreislauf" ein Hindernis entgegenstellt, so bläht sich der Liquorraum stromaufwärts vom Hindernis auf und übt auf das Gehirn einen verderblichen Druck aus. Liegt das Hindernis im Bereich der Ventrikel oder an den Aperturen der 4. Hirnkammer, erweitern sich die abhängigen Partien der Hirnkammern („Hydrocephalus internus"). Sind aber die Aufsaugeflächen verödet, so ist in die Stauung auch der Subarachnoidalraum einbezogen („Hydrocephalus communicans"), das Hindernis ist meist ein Tumor (Abb. 16–1), eine postentzündliche oder posttraumatische Narbe (Aquäduktgliose, Leptomeninxfibrose) (Abb. 16–2).

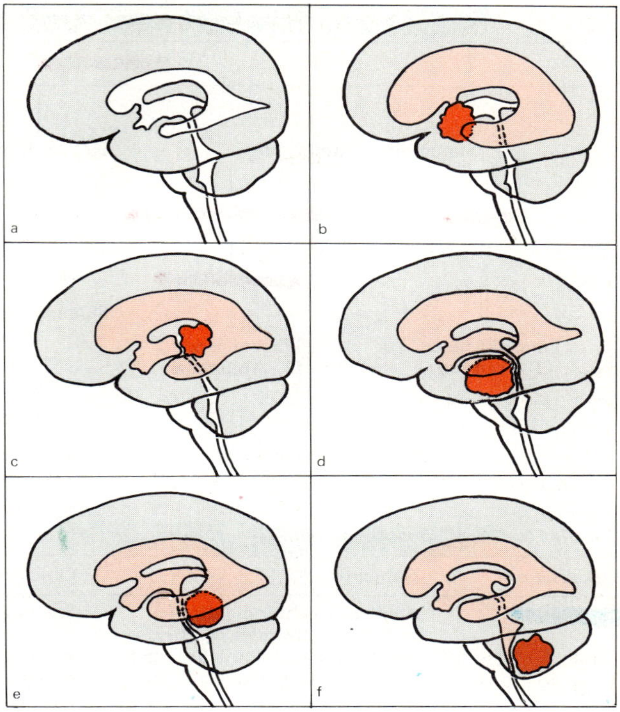

Abb. 16–1 a–f. Häufigste Hydrozephalusformen, verursacht durch Tumor. (a) Normale Verhältnisse. (b) Tumoren in den vorderen Abschnitten des 3. Ventrikels verlegen die beiden Foramina Monroi und lassen beide Seitenventrikel symmetrisch dilatieren. (c) Ein Tumor der Pinealisregion führt zu symmetrischer Aufblähung der ersten drei Hirnkammern. (d) Ein Ponstumor tut dasselbe, doch ist in die Erweiterung auch das hintere Gebiet des dritten Ventrikels einbezogen. (e) Tumor des Oberwurms. (f) Tumor des Unterwurms

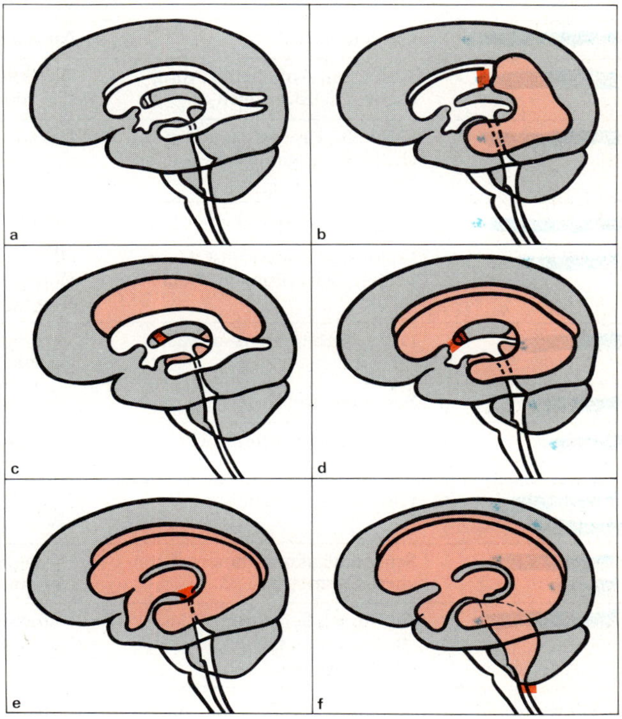

Abb. 16–2 a–f. Häufigste Hydrozephalusformen bei unterschiedlichem Sitz einer narbigen Liquorblockade. (a) Normale Verhältnisse. (b) Verschluß (▮) der einen Cella media erweitert das Hinterhorn und Unterhorn. (c) Verschluß des einen Foramen Monroi erweitert den einen gesamten Seitenventrikel. (d) Verschluß beider Foramina Monroi erweitert symmetrisch beide Seitenventrikel. (e) Verschluß des Aquädukts läßt die ersten 3 Hirnkammern symmetrisch dilatieren. (f) Verschluß der Ausgänge des 4. Ventrikels führt zu einer Aufblähung sämtlicher Hirnkammern

Tabelle 16–2. Die Pathophysiologie des tödlichen, traumatischen Hirnödems

Hirntrauma

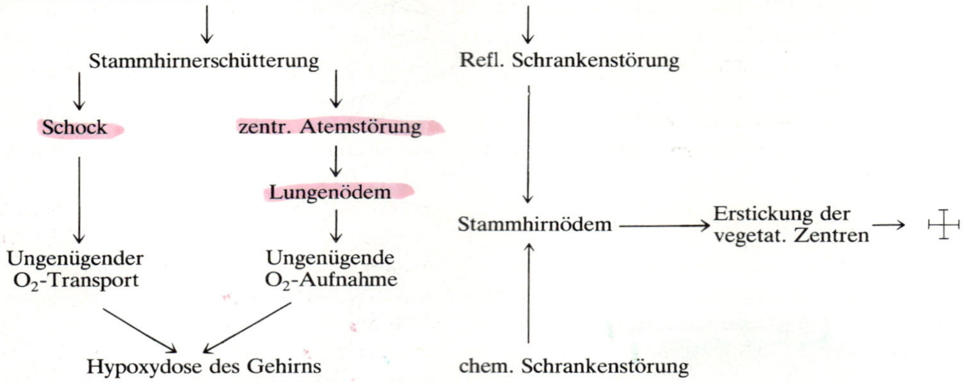

Tabelle 16–3. Symptome der raumfordernden Hirnprozesse

Lokalisation	Subjektiv	Objektiv
Allgemein	Sehverschlechterung, Kopfschmerz, Schwindel, Mattigkeit, Konzentrationsschwäche, Anfälle, Lähmungen, Doppelbilder	Stauungspapille, Gesichtsfelddefekte, neurologische Herdzeichen, intellektueller Abbau, Affektstörungen, positive Befunde im EEG, Szintigramm und Radiogramm (Röntgenleeraufnahme, Computertomographie, Pneumenzephalographie, Angiographie)
Stirnlappen	Gedächtnisschwäche	Euphorie, Witzelsucht oder Antriebsarmut, intellektueller Abbau. Viszerale Störung, generalisierte Epilepsie
Olfaktoriusrinne	Geruchsverlust	Anosmie; Foster-Kennedy-Zeichen
Schläfenlappen	Absencen, Anfälle mit Aura, evtl. Sprachstörungen	Psychomotorische Epilepsie; Hemianopsien, Aphasien (dominante Seite)
Scheitellappen	Kribbeln, Krämpfe und Schwäche in den gegenüberliegenden Extremitäten	Jackson-Epilepsie, Hemihypästhesie, -parese, -plegie, gnostische Störungen
Okzipitallappen	(keine subj. Lokalzeichen)	Hemianopsie mit Makula-Aussparung
Hypophyse	Libido-, Mensesverlust, Haarverlust, Sehstörungen, Galaktorrhöe	Hormonstatus positiv, bitemporale Hemianopsie; Röntgen: erweiterte Sella (auch Computertomographie)
3. Ventrikel	Durst, Fieber, Denkschwäche	Ventrikulographie **(Abb. 33–1)***, Computertomographie
Vierhügel	Seh- und Hörschwäche	Parinaud-Heberparese, Computertomographie
Brücke	Doppelbilder, Schlafsucht	Augenmuskelstörungen, Ataxie, andere extrapyramidale Störungen. Computertomographie
Kleinhirnbrückenwinkel	Ohrensausen, Taubheit	Trias: V-, VII-, VIII-Ausfall, Röntgen: Gehörgang erweitert, Computertomographie
Kleinhirnhemisphäre	Schwindel, Kopfschmerz, Erbrechen, Dysmetrie	Nystagmus, Ataxie, Abduzensschwäche. Computertomographie
Kleinhirnwurm	Schwindel, Sehstörung, Unsicherheit beim Gehen und Greifen, Erbrechen	Rumpfataxie, Computertomographie

* Hinweise auf entsprechende Abbildungen im Kapitel „Auswahl typischer radiologischer Befunde in der Chirurgie“ (Kapitel 33)

Hirnödem: Eine Volumenzunahme des Gehirns durch Wasseransammlung in und um die Gliazellen. Das intrazelluläre Ödem heißt „zytotoxisch“, das interstitielle „vasogen“. Die Ursache ist ein Schädel-Hirn-Trauma, eine Entzündung (Meningitis, Meningoenzephalitis), eine Stoffwechselstörung des Gehirns durch bakterielle oder chemische oder „endogene“ Toxine, ein akuter Durchblutungsmangel (Hypoxie), auch überstarke Einwirkung von Sonnen- oder harter Strahlung (Röntgen, Radium).

Hirnblutung: Massenblutung ins Gewebe durch Bersten einer wandgeschädigten (atherosklerotischen oder mißgebildeten) Arterie. Bevorzugte Stelle ist die Capsula interna („Kapselblutung“).

Seltene Expansivprozesse: Parasiten (z. B. Echinococcus), Tuberkulome, Gummata.

Symptome

Die allgemeine Drucksteigerung im Schädelinneren bewirkt eine allmähliche Mangeldurchblutung des Gehirns, bis ein vitaler Grenzwert erreicht ist. Jenseits desselben brechen die Anpassungsmechanismen zusammen und das Organ gerät in einen Circulus vitiosus: Mangeldurchblutung – Sauerstoffnot – Ödemzunahme – weitere Drucksteigerung – verschärfte Mangeldurchblutung (Tabelle 16–2).
Bei primärer Läsion neurologischer „Zentren“ treten diese Symptome sehr früh auf. Dagegen können in sog. „stummen“ Hirnregionen (z. B. der eine oder der andere Stirnlappen oder der Temporallappen auf der nichtdominanten Seite) Expansivprozesse oft zu unglaublicher Größe heranwachsen, ehe sie Alarmzeichen setzen. Hiervon sind vor allem Kinder bedroht, weil deren Hirn funktionell um so anpassungsfähiger ist, je kleiner das Kind ist, und weil bei ihnen die Schädelkapsel dem zunehmenden Binnendruck nachgibt (Tabelle 16–3).

Das klinische Bild der allgemeinen Drucksteigerung ist dadurch gekennzeichnet, daß der Betroffene die angemessene Korrespondenz des Ich auf die Umwelt verliert: Zuerst Nachlassen intellektueller Fähigkeiten, dann Schläfrigkeit (Somnolenz), dann schrittweiser Verlust des Bewußtseins (Sopor), Absacken in das zerebrale Koma mit beginnender vegetativer Entgleisung (Fieber, Schweißausbruch, Tachypnoe, Acidose, Elektrolytentgleisung), die schließlich zum Atem-, sodann zum Kreislaufstillstand führt (Tabelle 16–4). Die Prognose ist um so ernster, die Abhilfe um so dringlicher, je rascher diese Reihenfolge abläuft.

Ursache: Mit Anschwellen der Großhirnhälften drängt der Gyrus uncinatus in den Tentoriumschlitz und nimmt das obere Mittelhirn in die

Tabelle 16–4. Gradeinteilung des schwindenden Bewußtseins

Stadium	Reaktion auf Ansprache	Reaktion auf Schmerzreiz
Wachzustand	Prompt	Gezielt
Somnolenz	Verlangsamt	Gezielt
Sopor	Keine	Erweckbar, ungezielt (Massenbewegungen; Streck- oder Beugemechanismus) oder fehlend

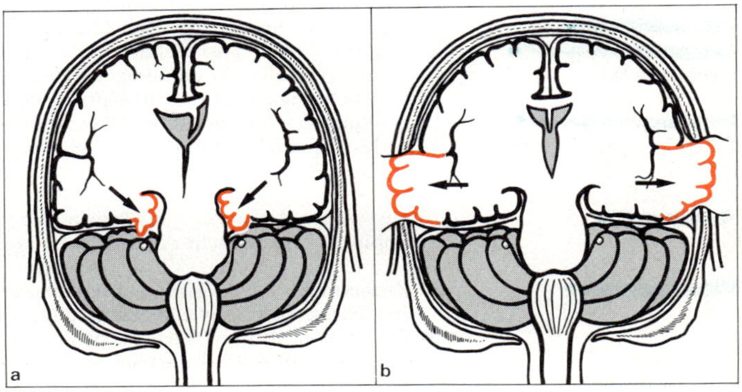

Abb. 16–3. Schädel-Hirn-Trauma. Lebensbedrohliche Schwellung des Großhirns nimmt den Hirnstamm in die Zange (a). Rechtzeitige beidseitige temporale Dekompression ermöglicht dem Großhirn nach lateral auszuweichen und befreit so den Hirnstamm (b)

Zange (Abb. 16–3). Dort treten Durchblutungsstörungen ein mit Ausfällen der Hirnnervenkerngebiete und der langen Bahnen. Als letztes erliegt der rhombenzephale Eigenapparat. Merke: Die entwicklungsgeschichtlich jüngsten Hirngebiete sind am störanfälligsten, die entwicklungsgeschichtlich ältesten Hirngebiete leisten am längsten Widerstand.

Diagnose

Für die Diagnose wesentliche apparative Ausrüstungen sind der Reflexhammer, der Augenspiegel, der Blutdruckapparat, das EEG, das Echoenzephalogramm, das Liquormanometer, das Röntgengerät, der axiale Computertomograph **(Abb. 33–2)** und der Isotopen-Scanner (Tabelle 16–5).

Leeraufnahmen des Schädels sind informativ für die Beurteilung der Schädelnähte, des Dorsum sellae, der in der Calvaria verlaufenden Gefäßfurchen, dortiger Verdünnungen (Abdruck der Hirnwindungen = Impressiones digitatae). Bei chronischem Hirndruck „Wolkenschädel" oder Appositionen. Auch Defekte im Knochen sind aufschlußreich. Auf den vorderen Projektionen kann man bei einseitiger Expansion eine Verschiebung des Pinealisschattens sehen. Beachte ferner Asymmetrien der Calvaria und schließlich Frakturen.

Cave: Bei Hirndruck ist eine diagnostische Lumbalpunktion kontraindiziert: Gefahr der Mittelhirneinklemmung im Tentoriumschlitz oder der Kleinhirneinklemmung im großen Hinterhauptsloch.

Therapie des Hirnödems

Die Flüssigkeitsanreicherung im Hirnparenchym kann durch hyperosmolare Lösungen (Eiweißkonzentrate, 10%iges Mannit, Sorbit), i. v. verabreicht, behandelt werden, indem man ein nach der Blutbahn gerichtetes osmotisches Gefälle erzeugt. Gleichzeitig müssen chemische Mediatoren des Hirnödems, vor allem Lactat, Acetylcholin und Substanzen des Kininsystems

Tabelle 16–5. Diagnose der raumfordernden intrakraniellen Prozesse

Methode	Bedeutung
Anamnese	Reihenfolge des Einsetzens der Symptome: „Längsschnitt"
Neuropsychiatrischer Befund	„Querschnitt". Erste Lokalhinweise
Ophthalmoskopie	Stauungspapille deutet auf Hirndrucksteigerung
Perimetrie	Typische Gesichtsfeldausfälle deuten auf Unterbrechung der Sehbahn an typischen Stellen
Hörprüfung, Vestibulariserregbarkeit	Vor allem für Kleinhirnbrückenwinkeltumoren
Röntgenleeraufnahme	Allgemeine Hirndrucksteigerung („Knochentrias": Wolkenschädel, Entkalkung des Dorsum sellae, Nahtsprengung), knochennahe oder den Knochen betreffende Veränderungen, Seitenverschiebung des Pinealisschattens bei einseitigem Großhirnprozeß
EEG	Herdförmige oder allgemeine Veränderungen – größte Aussage bei oberflächennahen, wenig typisch bei basisnahen Prozessen
Hirnszintigraphie	Herdförmige Speicherung: Lokaldiagnostisch wichtig
Computertomographie **(Abb. 33–2)**	Ermöglicht Lokal- und vielfach auch Artdiagnose. Entscheidend für die Erfassung intrakranieller Traumafolgen (Blutung, Ödem). Besonders wichtig für die Unterscheidung zwischen Hirnblutung und Hirninfarkt!
Luftenzephalographie (auch Ventrikulographie; evtl. mit positivem Kontrastmittel)	Darstellung der Liquorräume. Wichtig für die Beurteilung des 3. und 4. Ventrikels, des Aquädukts und der Vierhügelplatte **(Abb. 33–1)**
Angiographie	Aneurysmen, Angiome, gefäßreiche Tumoren, Compressio cerebri. Mangeldurchblutung, verursacht durch Einengungen oder Verschlüsse zerebraler Arterien
Liquordiagnostik	a) Zusammensetzung: Erkennung von Meningitis, Tumorzellaussaat, Tumoren der Hirnnerven (Eiweißvermehrung). Differentialdiagnose gegenüber MS b) Resorptionsprüfung: Hydrozephalus c) Druckmessung: Hydrozephalus; Schädelhirntrauma

gehemmt und Elektrolytimbalanzen substituiert werden. Voraussetzung für die Wirksamkeit dieser Behandlung ist Aufrechterhaltung des zerebralen Perfusionsdruckes (Blutdruck minus Hirndruck), gemessen über ein Ventrikeldrain und Arteriensonde.

Ganz wichtig: Sauerstoffzufuhr zu den Lungen und gesicherter O_2-Transport zum Gehirn via Blutstrom (Herzleistung, Erythrozyten).

Die operative Therapie von Tumoren

Sie besteht in deren möglichst frühzeitiger und möglichst gründlicher Ausrottung. Ein osteoplastisch gebildeter, d. h. mit Muskel-Periost-Stiel in Zusammenhang bleibender Knochendeckel wird aufgeklappt, ein Duralappen wird aufgeschnitten und so Zugang zum Gehirn geschaffen. Die Tumor- oder Abszeßentfernung ist von exakter Blutstillung gefolgt, die Dura wird dann sorgfältig genäht, der Knochendeckel reponiert und fixiert.

Prognose

Sofern der neoplastische Prozeß gutartig und gut abgegrenzt in einer funktionell entbehrlichen Hirnregion lokalisiert war, sind die Heilungsaussichten nach Exstirpation ausgezeichnet. Andernfalls ist mit Rezidiven oder Defektheilungen zu rechnen. Kinder nehmen insofern eine Sonderstellung ein, als bei ihnen maligne Tumoren besonders bösartig sind, andererseits aber ihr Gehirn über eine größere Reparationsbreite verfügt als das des Erwachsenen. Bei gefäßreichen und bei maligne entdifferenzierten Tumoren bzw. Tumorrezidiven kann die operative Behandlung durch Röntgen- oder Radiumbestrahlung ergänzt werden. Gegen mitosenreiche Hirngewächse werden auch Zytostatika (Antimetaboliten) angewendet, und zwar als örtliches Depot (intra operationem), als Karotisperfusion, intrathekal oder intravasal.

Gefäßmißbildungen und Gefäßkrankheiten des Zentralnervensystems

Aneurysmen, Angiome

Die Mißbildungen der Hirngefäße können jeden Gefäßabschnitt betreffen: An den Arterien *Aneurysmen* (Abb. 16–4), an den Kapillaren *Teleangiektasien* (z. B. Sturge-Weber), an den Venen *Rankenangiome* und – kombiniert – *arteriovenöse Mißbildungen.* Sie verstehen sich als Produkte einer Hemmung, von welcher der embryonale Hirnkreislauf während seines Umbaus zum definitiven Hirnkreislauf an einer bestimmten Stelle betroffen wurde. – Später im Leben können sklerotische oder endangiitische Prozesse die zerebrale Blutbahn verengen und die Durchblutung des Organs beeinträchtigen. Besonders funktionsbedrohlich sind embolische Verschlüsse von Hirnarterien, weil sie akut einsetzen.

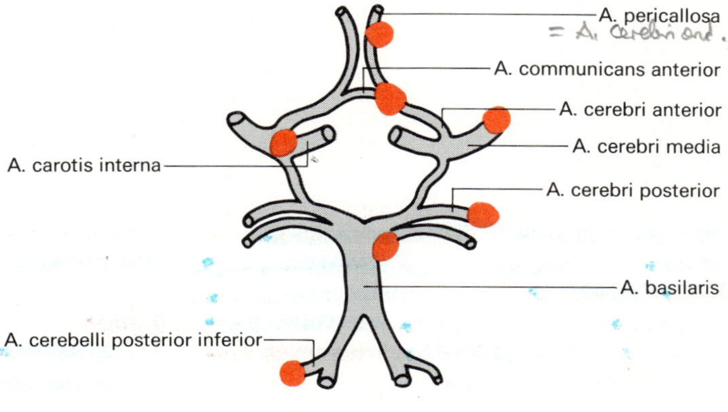

Abb. 16–4. Die arteriellen Hirnaneurysmen bevorzugen bestimmte Stellen des Circulus arteriosus und seiner Verteilergefäße

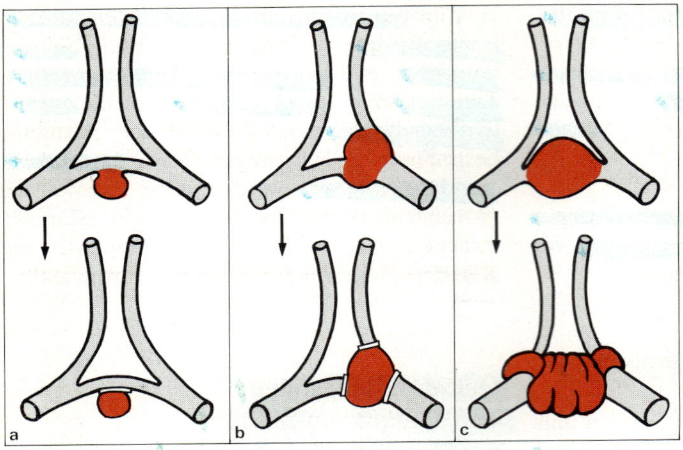

Abb. 16–5 a–c. Die drei Möglichkeiten, ein blutendes Hirnaneurysma auszuschalten (am Beispiel der A. communicans anterior). (a) Unterbindung eines gestielten Aneurysma („clipping"). (b) Einfangen eines Aneurysma zwischen Clips („trapping"). (c) Einwickeln eines Aneurysma, bei dem die anderen beiden Möglichkeiten wegfallen, mit einem Faszien- oder Muskelstück („wrapping"). Das Ziel der Operation besteht jeweils darin, die Blutungsquelle abzudichten, ohne die Durchblutung des abhängigen Hirngebiets zu gefährden oder zu drosseln

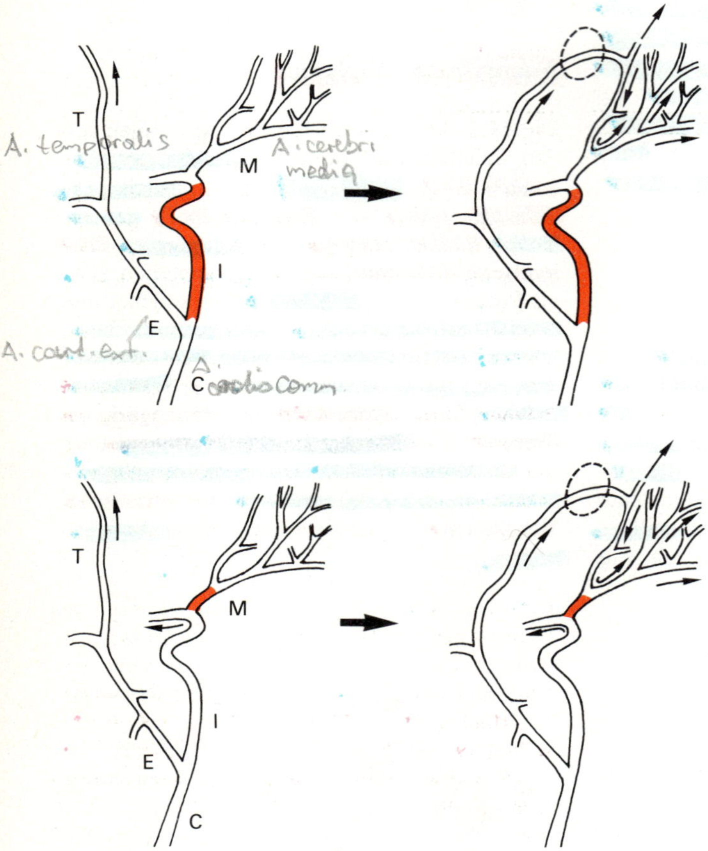

Abb. 16–6. Externa Interna Arterial Bypass = EIAB. C = Carotis communis, I = Carotis interna, E = Carotis externa, M = A. cerebri media, T = A. temporalis. Oben: Umgehung der verschlossenen Carotis interna; unten: Umgehung der verschlossenen A. cerebri media. Das punktierte Oval markiert die Trepanationsöffnung, durch welche die Schläfenarterie ins Schädelinnere geführt wird

Mißgebildete Gefäße sind wandschwach und können in jedem beliebigen Lebensalter bersten. Blutaustritt in den Subarachnoidalraum verursacht einen plötzlichen, reißenden Kopfschmerz, das Blut im Liquor ein meningitisähnliches Bild (Meningismus).

Blutungen in die Hirnkammern gehen meist mit schweren Funktionsstörungen des Stammhirns einher und lassen das Bewußtsein in zerebrales Koma absinken.

Die Diagnose eines Aneurysma oder Angioms ist nur angiographisch möglich. Die Computer-

tomographie zeigt wohl die Berstungsblutung, aber nur ausnahmsweise deren Quelle. Hingegen stellen sich mangeldurchblutete Hirngebiete im Computertomogramm deutlich dar.
Die einzig kausale *Behandlung* besteht darin, operativ die Blutungsquelle zu verschließen, d. h. ein arterielles Aneurysma abzuklippen, einzuwickeln oder einzufangen (Abb. 16–5). Ein Angiom hingegen soll in toto exstirpiert werden. In Ausnahmefällen kann die schrittweise Ligatur der einen Carotis interna angezeigt sein.

Akute Verschlüsse von Hirnarterien werden durch Embolie, chronische durch Thrombosen verursacht. Auch Hirnvenen können sich verstopfen, und zwar als Folge thrombotischer, entzündlicher oder infektiöser Wandveränderungen. Die Symptomatik richtet sich nach Sitz und Umfang des abhängigen Gefäßbereichs und läßt sich klinisch von regionalen, durch Blutdruckabfall bedingten Durchblutungsstörungen („transitorisch-ischämische Attacken") nicht, bzw. erst nach dem weiteren Verlauf abgrenzen. Differentialdiagnostische Klärung durch Doppler-Sonographie der Karotiden und das Computertomogramm.
Bei Durchströmungsbehinderung im Bereich der einen A. cerebri media kann eine Kopfschwartenarterie unter dem Operationsmikroskop freipräpariert und ins Schädelinnere geführt werden, wo man sie peripher von der Gefäßblockade mit einem Mediaast End-zu-Seit anastomosiert („Externa-Interna-Bypass", s. Abb. 16–6). Andere, bei verminderter Hirndurchblutung angezeigte vasorekonstruktive Eingriffe, S. 469 ff.

Schädel-Hirn-Verletzungen

Offene Schädel-Hirn-Verletzungen

Die Dura bildet einen wichtigen Schutz gegen eine infektiöse Invasion des Gehirns. Ihre Verletzung beim offenen Schädel-Hirn-Trauma ist deshalb immer ernst zu bewerten und operativ zu behandeln.
Eine gegen den Schädel wirkende mechanische Gewalt kann *Frakturen* erzeugen. Diese können linienförmig verlaufen (Fissur, Spalt-, Berstungsbruch) oder Splitter umgrenzen (Stück-, Trümmerbruch). Ernst zu bewerten sind Verschiebungen von Knochenstücken ins Schädelinnere (Impressionsbruch, Loch-, Schußfraktur). Im Kindesalter können die Suturen traumatisch gesprengt und ebenso wie manche Frakturlinien durch eingeklemmte Dura an der knöchernen Ausheilung gehindert werden („wachsende Frakturlinien") **(Abb. 33–3)**.
Insbesondere sind frontobasale Schädelverletzungen, wie sie durch Aufprallen der Stirn entstehen, gefährlich, weil die Verletzung der basalen Dura und die Fraktur der vorderen Schädelgrube eine Verbindung zwischen Nasennebenhöhlen und Subarachnoidalraum herstellt. Wenn *Liquor* aus der Nase *rinnt* (nasale Liquorrhöe) und auf der Röntgenaufnahme Luft im Schädelinneren sichtbar wird (Pneumatozephalus), ist diese Sonderform einer „offenen" Schädel-Hirn-Verletzung unverkennbar. – Ein prinzipiell ähnlicher Vorgang kann sich auch im Ohrbereich abspielen, doch ist dies weit seltener. Bei nasaler Liquorrhöe ist das Aufsteigen einer bakteriellen *Infektion* ins Schädelinnere und eine eitrige *Meningitis* nur eine Frage der Zeit. Deshalb muß die Liquorfistel operativ so rasch wie möglich und verläßlich verschlossen werden.

Merke: Da sich hinter jeder scheinbar harmlosen Kopfschwartenwunde eine penetrierende Schädel-Hirn-Verletzung verbergen kann, ist immer eine sorgfältige Inspektion der verletzten Stelle, Schädelröntgen und neurologische Bestandsaufnahme vonnöten.

Das wichtigste Ziel der *operativen Behandlung* ist die Entfernung von Fremdkörpern und Gewebstrümmern aus dem Schädelinneren, die Blutstillung, die Hebung oder Entfernung von Knochenimprimaten und ein möglichst dichter Verschluß der Wunde. *Spätkomplikationen* sind die Meningitis, der Hirnabszeß, die epileptogene Narbe, der Hydrocephalus male resorptivus, die Schädelosteomyelitis und die Karotis-Cavernosus-Fistel.

Die geschlossene Hirnverletzung

Die Hirnerschütterung im engeren Sinn ist eine mechanisch verursachte Funktionsstörung der Formatio reticularis des Hirnstamms mit vorübergehender Unterbrechung des Inputs an

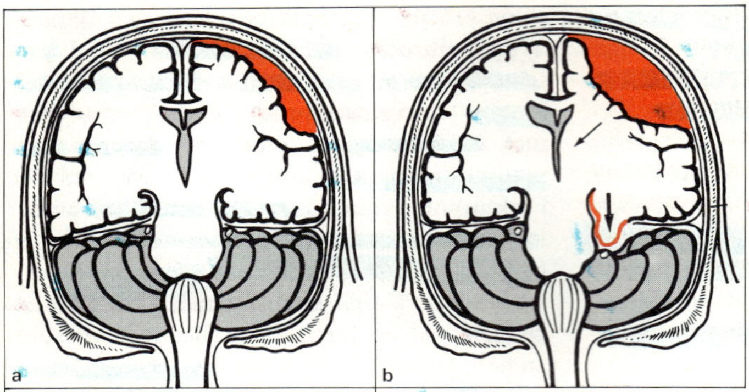

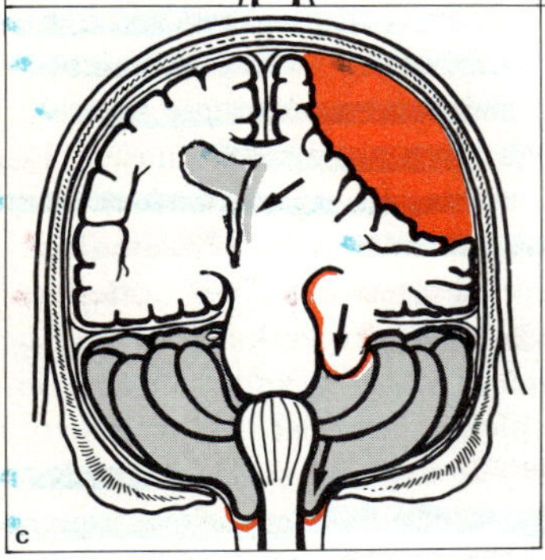

Abb. 16–7 a–c. *Auswirkung eines extrazerebralen Blutergusses auf das Stammhirn. (a) Noch keine Auswirkung. (b) Der eine Gyrus uncinatus klemmt sich zwischen freiem Tentoriumrand und Mittelhirn ein und verdrängt den N. oculomotorius. (c) Zunahme des Ergusses, wobei nun auch die Kleinhirntonsillen in das große Vorderhauptsloch quellen und das verlängerte Mark in die Zwinge nehmen. Beachte: Lumbale Liquorentnahmen sind hierbei strengstens kontraindiziert, weil infolge der Druckverschiebung die „Zisternenverquellung" zunehmen und tödlich sein könnte*

sensiblen Signalen und der amnestischen Engramme, einhergehend mit leichteren vegetativen Störungen (Brechreiz, Bradykardie, Erbrechen, Kopfschmerz). Je stärker die traumatische Gewalteinwirkung, desto schwerer diese Störungen: Bewußtlosigkeit und retrograde Amnesie. Im Gefolge als vegetative Entgleisungen: Großhirn- und Stammhirnödem, Atem-, Kreislauf-, Temperaturregelungsstörungen; Reizung und Unterbrechung der langen Bahnen (Pyramidenbahnen und extrapyramidales System – „Stammhirnkrämpfe", „Enthirnungsstarre"). Koma (S. 119, 188).

Bei Verschlechterung der Bewußtseinslage sind folgende *diagnostische Maßnahmen* wichtig (Tabelle 16–4): Neurologische Kontrollen auf etwa sich anbahnende Halbseiten- und Hirnnervenzeichen, EEG, Computertomographie, Echoenzephalographie, Schädelröntgen, Karotisangiographie. Die Ursache ist oft eine Raumnot im Großhirnbereich durch Blutansammlung im Epidural- oder Subduralraum, oder intrazerebral. Jedoch kann dieser Platzmangel auch durch das wachsende Großhirnödem mit zunehmender Mittelhirnkompression und dadurch fortschreitend gestörte Blutzirkulation verursacht sein (Abb. 16–3).

Spätkomplikationen: Chronisches Subduralhämatom, Temporallappenepilepsie, Paresen als Folge irreversibler Schädigungen der motorischen Systeme. – Psychische Wesensveränderungen mit Konzentrationsschwäche, Gereiztheit, Kopfschmerzen, Wetterfühligkeit (traumatische Hirnleistungsschwäche).

Traumatische raumfordernde Hämatome

Das akute intrakranielle Hämatom zeigt einen meist typischen Verlauf. Unmittelbar auf das Trauma folgt ein *„freies Intervall"*, nach dessen Ablauf rasch das Bewußtsein und alsbald das Leben erlischt. War der Verunfallte von Anfang an bewußtseinsgetrübt, dann besteht ein *„relativ freies Intervall"*, nach dessen Ablauf sich die Bewußtlosigkeit zum Koma vertieft und sich bedrohliche Hirnstammzeichen (S. 167) einstellen. Nur genaue und fortlaufende Beobachtung des Patienten vermag das relativ freie Intervall diagnostisch zu erfassen. Wichtig ist das meist zum Hämatom gleichseitige Auftreten einer Pupillenerweiterung (Okulomotoriusstörung) (Abb. 16–7).

Epidurale Hämatome sind für gewöhnlich arteriell und entstammen einem zerrissenen Meningealgefäß; dementsprechend vergrößern sie sich innerhalb von Stunden. Sie können aber auch Schädeldachfrakturen entstammen (Bruchhämatom) und sich sehr allmählich ansammeln: subakute Epiduralhämatome. Das *akute Subduralhämatom* hingegen entstammt meist einer abgerissenen Brückenvene und sammelt sich innerhalb von 2–3 Tagen zu bedrohlichem Umfang an. Das *chronische Subduralhämatom* ist zwar ebenfalls traumatischer Herkunft, doch braucht es für seine Entwicklung 3 Wochen bis zu manchmal vielen Jahren, wobei dann nicht mehr Nachblutungen, sondern osmotisch bedingte Flüssigkeitsvermehrungen den zunehmenden Druck auf das Gehirn ausüben. Hier also dauert das freie Intervall 3 Wochen, aber auch 10 Jahre und mehr.

Diagnostik: Klinisch-neurologischer Befund und Verlauf lassen eine Compressio cerebri vermuten. Fällt auf der Schädelleeraufnahme eine quer durch die Schläfenbeinschuppe verlaufende Fissur auf, stellt sich der Verdacht auf Meningeazerreißung. Im Echoenzephalogramm macht eine Verschiebung des Mittelechos nach der intakten Hirnseite, im Karotisangiogramm die Abdrängung der Hirnoberfläche von der Tabula interna das Hämatom erkennbar. Ist bei positivem, d. h. ein Hämatom anzeigendem Karotisangiogramm im Echoenzephalogramm die Mittellinie *nicht* verschoben, liegt ein beidseitiges Hämatom vor (jedes 6. Subduralhämatom ist beidseitig!). Die axiale Computertomographie schafft auch hier Klarheit: Intra- und extrazerebrale Hämatome, Knochenimprimate und Fremdkörper zeichnen sich infolge ihrer Dichteunterschiede deutlich ab **(Abb. 33–4)**.

Therapie: Die Compressio cerebri muß *raschest* behoben und dem verschobenen und eingeklemmten Hirnstamm muß wieder Raum geschaffen werden. Je kürzer das freie Intervall war, um so dringlicher muß operiert werden.

Beachte: Beim akuten epi- oder subduralen Hämatom darf mit keiner der erwähnten Hilfsuntersuchungen Zeit verloren, sondern muß unverzüglich, und sei es mit kühner Improvisation, schädeltrepaniert werden. Wichtiger als eine beweisende Diagnose, ja selbst wichtiger als die Aseptik, ist das Anlegen einer lebensrettenden Öffnung in Schädel und Dura – auf der

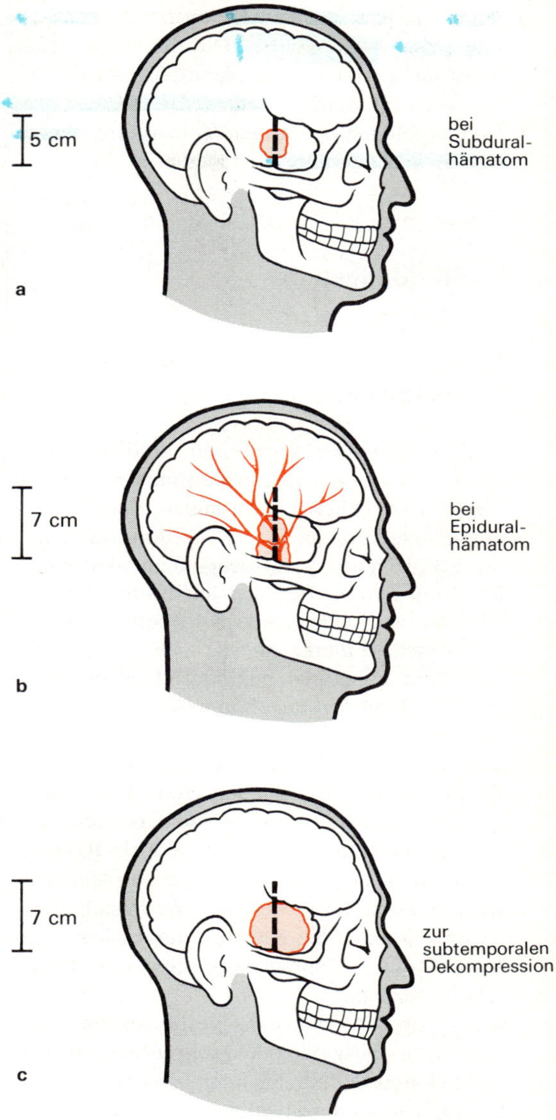

Abb. 16–8 a–c. Dringliche Schädeltrepanationen bei traumatischer Compressio cerebri. Bei atypischem Sitz des vermuteten oder diagnostizierten Extravasats (z. B. in der hinteren Schädelgrube), wird die Calvaria nicht wie hier, sondern an der entsprechenden Stelle trepaniert oder lappenförmig aufgeklappt

einen und sicherheitshalber auch auf der anderen Seite (Abb. 16–8)! Die blutende Stelle selbst kann später unter planmäßigen Umständen versorgt werden. Schonender Abtransport zur endgültigen operativen Versorgung, am besten im Hubschrauber, ist angezeigt.

Spaltbildungen

Enzephalozele, Myelomeningozele, Dermoidsinus

Spaltmißbildungen können an sämtlichen Stellen, wo die *Neuralrinne* sich normalerweise zum *Neuralrohr* schließt, vorkommen, doch gibt es bevorzugte Orte, z. B. das Nasion, das Opisthion, die Thorakolumbalregion und den sakralen Neuroporus. Bei den leichtesten Formen fehlt nur der bedeckende Knochen; sonst sind alle Schichten intakt. *Hirnhernien* sind funktionell nicht unbedingt behindernd, wenn ihnen stumme Regionen angehören; sie können aber (wie z. B. beim Dandy-Walker-Syndrom) Teil eines schweren Defektsyndroms sein. – Die Spaltbildungen im spinalen Bereich sind prognostisch günstig, wenn sie nur Knochen- und Rückenmarkshaut betreffen, jedoch Rückenmark und dessen Wurzeln aussparen *(Meningozele)*. Bei den *Myelomeningozelen* bestehen dagegen irreparable Entwicklungsschäden des Marks mit entsprechend schweren Querschnittszeichen.
Beim sog. *Dermoidsinus* verbindet eine mit Epidermis ausgekleidete röhrenförmige Bildung Haut und ZNS. Sie kann beiderseits offen, zapfenförmig oder abgekapselt sein.

Die Therapie ist operativ und wird immer eine möglichste Angleichung an die normalen Verhältnisse bezwecken: Beseitigung der Hernie und plastischer Verschluß der Bruchpforten. Wenn bei einem Neugeborenen eine nässende Myelomeningozele gefunden wird, so ist dieser plastische Verschluß dringlich, will man eine Meningitis abwenden. Ob allerdings die Rettung eines im weiteren Verlauf erbarmungswürdigen Lebens mit allen der modernen Therapie zur Verfügung stehenden Mitteln erzwungen werden soll, muß von Fall zu Fall sorgfältig erwogen und immer mit den Kindeseltern besprochen werden. Auch nach gelungener Myelomeningozelenoperation ist fast regelmäßig mit *Spätkomplikationen* zu rechnen: *Harnwegsinfekt* und *Hydrozephalus*. In die für eine Operationsindikation maßgebenden Kriterien müssen auch *begleitende Fehlbildungen* einbezogen werden: Hufeisen-, Goldblattnieren, kongenitale Herzfehler, Poly- und Syndaktylien, Phokomelie.

Pathologisches Kopfwachstum

Kraniostenosen

Unter pathologischen, noch ungeklärten Bedingungen verknöchern die Schädelnähte schon vor Abschluß des normalerweise um das 16. Lebensjahr vollendeten Größenwachstums des Kopfes. In solchen Fällen sistiert die Größenzunahme des Schädels in Richtung quer zur synostosierten Naht. Die bei prämaturer Synostose der Pfeilnaht resultierende Kopfform heißt *Skaphozephalus,* der Kranznaht heißt *Turrizephalus* (auch Brachyzephalus).
Die Röntgenbilder lassen die betreffende Sutur verknöchert und an der Calvaria manchmal vertiefte Impressiones digitatae („Wolkenschädel") erkennen. In solchen Fällen ist ein Mißverhältnis zwischen Inhalt und Fassungsraum des Schädels zu vermuten, obwohl auch heute noch ungeklärt ist, ob der Schädel sich nicht vergrößert, weil das Hirn klein bleibt, oder das Hirn sich nicht vergrößern kann, weil die Schädelkapsel klein bleibt. Funktionsstörungen des Gehirns sind keineswegs die Regel und der Wert operativer Korrekturen ist deshalb umstritten. Ausgenommen sind jene Fälle, in denen durch Verziehung der Canales optici der Visus zurückgeht. Hier ist eine Freilegung der vorderen Schädelgrube und eine ausgiebige Dekompression der Sehnerven angezeigt.

Subduraler Erguß

Frühkindlich (meist sub partum) erworbene Subduralergüsse können – wie auch die chronischen Subduralhämatome des Erwachsenen – Jahre hindurch unerkannt bleiben und um so später Hemiparesen verursachen, als der kindliche Schädel vor dem Erguß zurückweicht und sich Calvaria wie Schädelbasis auf der Ergußseite ausbuchten. Im *Röntgenbild* wird dies im anteroposterioren Strahlengang als *Asymmetrie des Schädels* deutlich: Tiefstand der mittleren Schädelgrube und Auswölbung des Schädeldachs. Differentialdiagnostisch ist hier die Hemiatrophia cerebri abzugrenzen: Sie bietet eine ähnliche Schädelasymmetrie, doch kennzeichnen hier der Tiefstand der mittleren Schädelgrube und die Auswölbung der Calvaria die *gesund* gebliebene Großhirnhälfte.

Die kindlichen Subduralergüsse können aus einem eiweißreichen *Exsudat* oder aus *Liquor* bestehen. Im ersten Fall vergrößern sie sich durch das osmotische Druckgefälle, welches Blutwasser in den Erguß zieht, im zweiten Fall dringt Liquor durch eine ventilartig wirkende Öffnung der Arachnoidea aus dem Subarachnoidalraum in den Subduralraum.

Überschreitet der von dem Erguß ausgeübte *Druck* die Kompensationsbreite des Gehirns, sind Lähmungen, geistiges Zurückbleiben, auch epileptische Anfälle die Folge. Die therapeutische Konsequenz ist einfach: Trepanation und Ablassen des Ergusses. Damit ist die Kompression beseitigt. Weniger einfach ist es hingegen, das komprimiert gewesene Großhirn zur Entfaltung, d. h. zur Einnahme des wiedergewonnenen Raumes zu bringen.

Frühkindlicher Hydrozephalus

Wenn sich dem Liquor auf seiner Zirkulation aus den Ventrikeln in den Subarachnoidalraum und zu seinen Resorptionsflächen („dritter Kreislauf") ein Hindernis entgegenstellt, so kommt es zur Auftreibung der Liquorräume stromaufwärts vom Hindernis (S. 165). Die häufigste *Ursache* solcher Blockaden ist eine postmeningitische, seltener eine posttraumatische Vernarbung des Ependyms oder der Leptomeninx, doch kommen auch Tumoren oder Fehlbildungen in Betracht.

Tritt die *Drucksteigerung allmählich* auf, treibt sie die Schädelknochen auseinander und verursacht das typische Bild des Wasserkopfs, wobei die Hirnleistung nur langsam zurückgeht. Blütenblätterartig sind die Stirn-, Schläfen- und Hinterhauptsbeinschuppen ausgewölbt, und durch Steilstellung des Orbitaldachs kommt es an den Bulbi zum „Phänomen der untergehenden Sonne". Tritt hingegen die *Drucksteigerung akut* auf — etwa durch plötzliches Zuschwellen einer Aquäduktgliose —, wird sie sofort lebensgefährlich. — Wo *primär* ein Substanzdefekt des Gehirns besteht, sammelt sich an dessen Stelle Liquor an (Porenzephalie; Hydrocephalus ex vacuo): Diese Form bietet keine chirurgischen Aspekte.

Der *angeborene Hydrozephalus* ist prognostisch ungünstig, da er oft mit anderen Mißbildungen kombiniert ist: Arnold-Chiari-Mißbildung, Porenzephalie, Lissenzephalie, Hydranenzephalus, spinale Dysraphien (S. 174).

Für die *Therapie* des Hydrozephalus ist wichtig, den intraventrikulären Druck und die noch vorhandene Hirnmantelbreite zu kennen. Ferner muß ein Tumor als Ursache ausgeschlossen werden. Die einfachste und erste diagnostische Maßnahme ist die Diaphanoskopie: Leuchtet das Licht durch den hydrozephalisch vergrößerten Kopf, kann keine Therapie mehr helfen. Andernfalls sind die Seitenventrikel durch die große Fontanelle zu punktieren. Diese Maßnahme bietet den Vorteil der intraventrikulären Druckmessung und provisorischen Druckentlastung. Ferner wird Liquor zur Laboruntersuchung gewonnen und die Möglichkeit geboten, ein Röntgenkontrastmittel oder/und einen radioaktiven Tracer in die Ventrikel einzubringen. Das Kontrastmittel macht am Röntgenbild die Hirnmantelbreite und die Passageverhältnisse am Ventrikelsystem, der Tracer die Liquorresorptionsgeschwindigkeit deutlich. Unentbehrlich ist auch hier die axiale Computertomographie, weil sie nicht nur die Hirnmantelbreite, sondern auch wesentliche Details zeigt, wie gekammerte Unterteilung, porenzephalische Zysten und andersgeartete Defekte.

Die operative Behandlung folgt zwei prinzipiellen Richtlinien: Das den Liquorstrom aufstauende *Hindernis* ist zu *beseitigen* oder, wenn das nicht möglich ist, zu *umgehen*. Heute wird meist die Ableitung des Liquors aus dem einen Seitenventrikel in den rechten Herzvorhof oder in die Bauchhöhle durchgeführt, wobei man sich eines mit Ventilen und mit perkutan zu betätigender Pumpe versehenen Drainagesystems bedient (Abb. 16–9).

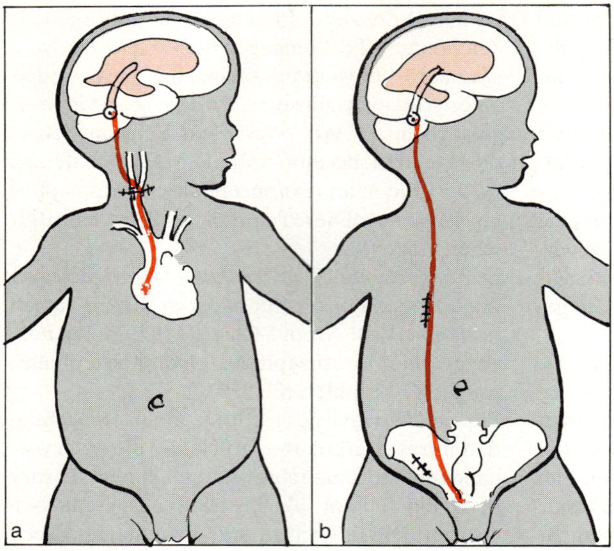

Abb. 16–9 a u. b. Hydrozephalusoperationen: Ableitung des gestauten Liquors; (a) in den rechten Herzvorhof (Aurikuloventrikulostomie); (b) in den Douglas (Ventrikuloperitonealshunt)

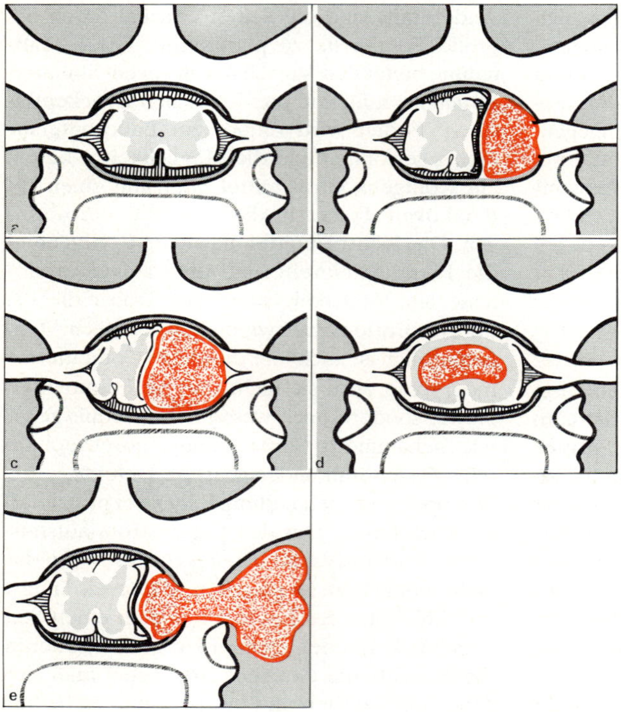

Abb. 16–10 a–e. Unterschiedlicher Sitz eines Rückenmarktumors. (a) Normale Verhältnisse. (b) Extradural. (c) Intradural (extramedullär). (d) Intradural (intramedullär). (e) „Sanduhrtumor"

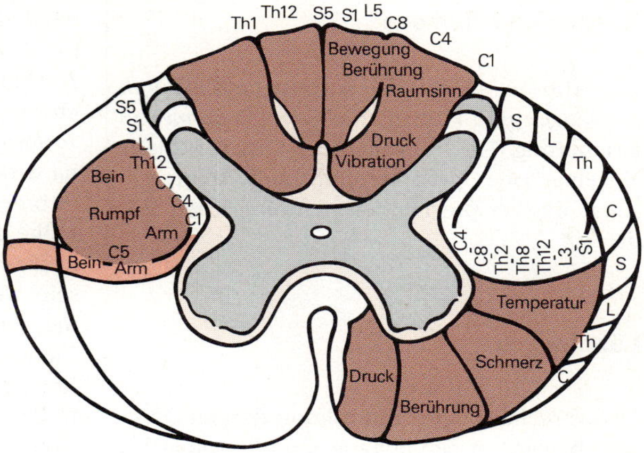

Abb. 16–11. Die Rückenmarksafferenzen. (Nach Clara 1959)

Raumfordernde Prozesse des Spinalkanals

Arten der raumfordernden Prozesse

Anatomisch werden die Rückenmarkstumoren eingeteilt in *intramedulläre* (d. h. im Rückenmark sitzende) und in *extramedulläre* (die letzteren in intra- und extradurale) (Abb. 16–10). Pathoanatomisch handelt es sich bei den intramedullären um Gliome oder Angiome, bei den extramedullären meist um Meningeome und Neurinome. Im Bereich der Cauda equina kommen auch Lipome vor. Die extraduralen Geschwülste sind in der Mehrzahl Krebsmetastasen (häufigste Herkunft: Prostata, Schilddrüse, Mamma), primäre Sarkome oder Plasmozytome, die von den Wirbelkörpern, seltener auch von den Bandscheiben, ausgehen können, sowie Hämangiomwirbel und tuberkulöse Prozesse.

Eine Sonderform der extramedullären, das Rückenmark komprimierenden Expansion stellen die zervikalen oder thorakalen *Bandscheibenbrüche* dar. Wenn ein degenerierter Anulus fibrosus platzt und der Nucleus pulposus in oder nahe der Mittellinie nach dorsal herniert, tritt er zum Rückenmark in Beziehung und verursacht Querschnittsbilder durch a) Kompression der Pyramidenvorderstränge und/oder b) der vorderen Spinalarterie (Myelopathie).

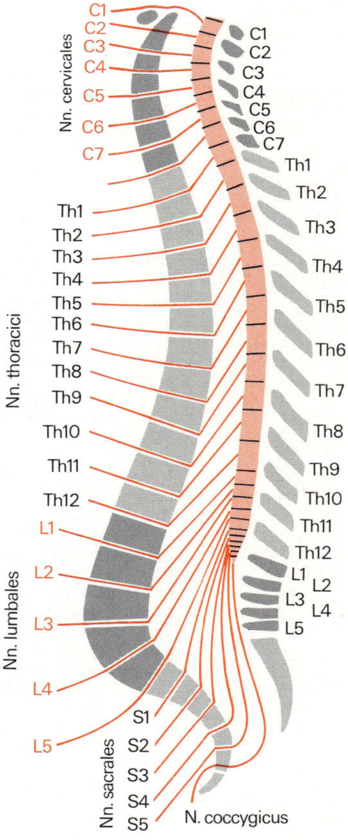

Abb. 16–12. Beziehung der Wirbel- und Rückenmarksegmente. Diese stimmen nur von C_2 bis Th_5 überein. Kaudalwärts kommt es zu einer zunehmenden Verschiebung von Rückenmarks- und Wirbelsegmenten gegeneinander. Das Rückenmark endet in Höhe der Bandscheibe L_1/L_2

Rückenmarksbahnen

Die Abb. 16–11 und 16–12 bringen die Topik der langen und kurzen *Rückenmarksbahnen* in Erinnerung. Die Reizung oder Unterbrechung einzelner oder gruppierter Strangsysteme erzeugt die entsprechenden neurologischen Bilder.

Lähmungen

Unterbrechung des zentralmotorischen Neurons bewirkt in den abhängigen Muskelpartien *spastische Lähmungen,* da die kortikale Kontrolle der motorischen Innervation fehlt (es handelt sich also um ein Enthemmungsphänomen). Zum Unterschied davon resultieren beim Ausfall der Vorderhornzellen und Unterbrechung des peripheren motorischen Neurons *schlaffe Lähmungen.* Tumoren der Cauda equina wirken auf die dort verlaufende Wurzel unterbrechend (das Rückenmark selbst ist ja in Höhe der Bandscheibe L_1/L_2 zu Ende), so daß in diesem Fall die Lähmung stets eine schlaffe sein wird. — *Sphinkterstörungen* gehören immer zum Bild des Caudatumors, aber auch des Tumors oder der Verletzung des Conus medullaris, da die für die Blasen- und Mastdarmkontrolle verantwortlichen spinalen Zentren im Conus-Epiconus-Gebiet liegen. — Je länger eine Noxe braucht, um ein Querschnittsbild herbeizuführen, desto günstiger sind die Aussich-

Tabelle 16–6. Spinale Querschnittssyndrome

	Motorik	Sensibilität	Schmerz	Vegetativ
Allgemein	In Höhe der Vorderhornschädigung schlaffe, kaudal davon spastische Lähmung	Scharfe Abgrenzung zwischen normal u. herabgesetzt: Oberflächensensibilität. Tiefensensibilität: Unscharf begrenzt	An der Obergrenze „heller" (neuralgiformer) Dermatomschmerz. Darunter würgender, dumpfer Tiefenschmerz. Kranial der Obergrenze: 1–2 Segmente hyperalgetisch	C_8–L_1: Sympathikusstörungen (Schwitzen, Horner-Syndrom, Piloarrektion). Läsion oberhalb Th_{12}: Reflexblase (Pollakisurie). Unterhalb Th_{12}: Autonome Blase (Restharn!)
Halsmark (HM)	Oberes HM: Spast. Lähmung aller 4 Gliedmaßen und Zwerchfell. C_4: Phrenikuslähmung – paradoxe Zwerchfellatmung. Vorderhornschädigung mittleres HM: Stammnahe Armmuskeln. Vorderhornschädigung unteres HM: Kleine Handmuskeln	Anästhesie: Rumpf und Beine. An den Armen dermatombezogen		C_8–Th_2 Horner-Syndrom
Brustmark (BM)	Paraparese der Beine (Arme unbeteiligt). Oberes BM: Beim Hustenstoß weichen die Bauchdecken seitlich aus. Unterhalb Th_9: Anspannen der Bauchdecken verzieht den Nabel nach oben. Unteres BM: Untere Bauchdeckenreflexe fehlen	Störung von strumpfhosenförmiger Anordnung		Th_3–L_1 Anhidrose
Lendenmark Cauda equina	Unterhalb L_1: Schlaffe Paraplegie	Reithosenbesatzartige Anordnung	Neuralgiform in Gesäß und Becken	Keine Anhidrose der Beine
Conus medullaris	Analreflex fehlt	Perianale Störung	atypisch	Stuhl- und Harninkontinenz
Brown-Séquard	Ipsilateral spastische Parese	Ipsilateral Tiefensensibilität Kontralateral Thermanästhesie	Kontralateral Analgesie	Ipsilateral: Vasokonstriktorenparese

ten auf Wiederherstellung, vorausgesetzt, die Ursache hatte sich beseitigen lassen.

Merke: Das Rückenmark hält dem wachsenden Druck eines Meningeoms erstaunlich lange stand und erholt sich um so vollständiger, je frühzeitiger der Tumor entfernt wurde. Ein akutes traumatisches Epiduralhämatom hingegen läßt dem Rückenmark keine Zeit zur Anpassung und muß deshalb ähnlich dringlich erkannt und entleert werden wie jenes, das eine Compressio cerebri ausübt.

Diagnose

Grundsätzlich ist immer dann an einen raumfordernden Spinalprozeß zu denken, wenn:
1. neurologische Störungen bestehen,
2. diese sich auf einen Rückenmarksabschnitt beziehen lassen und
3. zunehmen.

Liquordiagnose

Rückenmarkstumoren und andere Expansivprozesse, welche im Spinalbereich die Liquorzirkulation behindern oder blockieren, verursachen stets kaudal vom Hindernis eine Eiweißvermehrung. Zum Unterschied vom entzündlichen Liquor fehlt hier die Zellvermehrung (Dissociatio cyto-albuminea, „Froin-Syndrom"). – Beim Queckenstedt-Versuch wird der Liquordruck in der großen Zisterne und im kaudalen Bereich vergleichend gemessen: Kompression der Jugularvenen läßt bei freier Passage oben und unten den Liquordruck rasch ansteigen. Wenn die spinalen Liquorräume jedoch dazwischen blockiert sind, steigt der Druck nur im Bereich der Zisterne an, nicht aber kaudal vom Hindernis (Abb. 16–13).

Röntgen- und Kontrastuntersuchung

Der für die Diagnostik eines Rückenmarkstumors notwendige mechanische Faktor (Kompression, Raumnot, Liquorblockade) läßt sich meist nur durch Röntgenuntersuchung beweisend darstellen: Im Nativbild sieht man bei Kindern *Ausweitungen* des Wirbelkanals. Bei neoplastischem Befall eines Wirbels stellt sich die *Osteolyse* im Röntgenbild deutlich dar. Details an den Deckplatten der Wirbelkörper, an

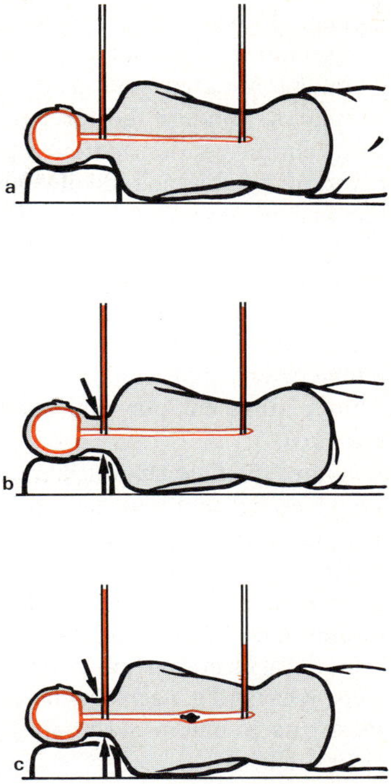

Abb. 16–13 a–c. Vergleichende Liquordruckmessung in der großen Zisterne und lumbal. (a) Normale Verhältnisse (kommunizierende Röhren). (b) Bei Kompression auf die Jugularvenen steigt der Liquordruck oben und unten rasch an (kommunizierende Röhren). (c) Bei Rückenmarkstumor und Jugularvenenkompression steigt der Druck nur oben an, bleibt jedoch unten tief (gestörte Kommunikation). Queckenstedt-Versuch

den Wirbellöchern oder am sagittalen Durchmesser des Wirbelkanals werden nur in Schichtaufnahmen (Tomographie) sichtbar. Stimmt in solchen Fällen der neurologische Segmentbefund mit dem Wirbelsegment überein, ist die Diagnose gesichert. Andernfalls muß der Spinalkanal durch Einbringen eines wasserlöslichen, schattengebenden Kontrastmittels oder auch durch Einbringen von Luft sichtbar gemacht werden *(Myelographie)*. Destruktionsherde in der Wirbelsäule lassen sich darüberhinaus auch durch radioaktive Isotopen szintigraphisch *(Knochenscan)* oder durch axiale *Computertomographie* (sog. Ganzkörperscan) nachweisen (**Abb. 33–5** und **33–6**).

Therapie

Ein Patient, bei dem ein Rückenmarkstumor diagnostiziert wurde, hat nur dann Aussicht auf

Heilung, wenn er *operiert* wird, und zwar rasch. Konservative Maßnahmen, auch Röntgenbestrahlung, schaffen keine Entlastung des Rükkenmarks, sondern kosten nur Zeit. Zudem läßt sich nur bei der operativen Freilegung die Natur und damit die radikale Operabilität eines Expansivprozesses eindeutig klären. Schließlich ist zu bedenken, daß die Symptome, welche den Patienten zum Arzt geführt hatten, bereits einem letzten Hilferuf des Rückenmarks entsprechen, dessen Kompensationsmöglichkeiten nunmehr erschöpft sind.

Abhilfe tut nicht nur not, sondern ist *höchst dringlich.*

Je akuter die Querschnittslähmung eintritt, desto unverzüglicher muß also operiert werden.

Beispiel: Eine Karzinommetastase läßt einen Wirbelkörper zusammenbrechen und verursacht lähmenden Druck auf das Rückenmark. Räumt man diese Metastase innerhalb eines halben Tages aus, erholt sich das Rückenmark meist vollständig, nach einem Tag nur noch teilweise, nach einem weiteren Tag überhaupt nicht mehr.

In der *Cauda equina* verlaufen die Nervenleitungen nicht mehr, wie im Rückenmark, in Strängen und in voneinander unterteilten Funktionsgruppen, sondern aufgesplittert nach peripheren Erfolgs- oder Herkunftsorten. Besonders wichtig und besonders verwundbar sind die vegetativen und die motorischen Innervatoren für Blase und Mastdarm; sie sind dem Conus medullaris zugeordnet und verlassen den Wirbelkanal in der Sakralregion. Akute Raumnot mit Funktionsstörung dieser Caudawurzeln entsteht bei Tumorwachstum, besonders bei Kompression durch eine im Sakrum wachsende Krebsmetastase, seltener durch traumatische Einwirkung (Sturz auf das Gesäß).

Welcher Genese auch immer: Druck auf die untersten Caudawurzeln bedarf *sofortiger Entlastung,* weil Blasen- und Mastdarmlähmungen sich – wenn überhaupt – langsamer zurückbilden als Lähmungen der Extremitätenmuskulatur.

Ein *Paraplegiker,* dessen Lähmungsursache durch Operation behoben wurde, hat zweierlei *Aussichten:* Entweder bildet sich die Lähmung zurück, oder sie war irreparabel. Die *Nachbehandlung* trägt dieser Alternative in folgender Weise Rechnung: Sie beugt zunächst sekundären, durch die Lähmung möglichen *Komplikationen* vor, durch welche die Wiederherstellung erschwert würde: Druckgeschwüre am Rücken, Infektionen der gelähmten Blase, Kontrakturen von Muskeln, Schrumpfungen von Gelenkskapseln. – So früh wie möglich muß mit *passiven Bewegungsübungen* der paretischen Extremitäten begonnen und müssen die nicht gelähmten Extremitäten durch systematisches Training gekräftigt werden. Beispiel: Bei Paraplegie der Beine Hantelübungen mit den Armen. Eine Massage der gelähmten Partien dient vornehmlich der Thromboseprophylaxe. Eine *Schwellstrombehandlung* soll der Muskelatrophie vorbeugen und die Bahnung der motorischen Reinnervation begünstigen. – Wichtig sind die *psychologischen Aspekte* des Querschnittsgelähmten: Behandlung in Rehabilitationszentren, wo er unter seinesgleichen bestimmten Wettbewerbsbedingungen ausgesetzt und im Versehrtensport ausgebildet wird. – Im *Spätstadium* kann er orthopädischer Korrekturen, bei Gliedmaßenverlust auch entsprechender Prothetik und bei unerträglichen Schmerzen (z. B. Phantomschmerz) neurochirurgischer Behandlung bedürfen.

Wurzelkompressionssyndrome

Allgemeine Symptome

Eine Raumnot im Wirbelloch betrifft die hier durchtretenden Rückenmarkswurzeln und bewirkt an Vorder- sowie Hinterwurzel eine Durchblutungs- und eine Leitungsstörung. Ein Druck auf die *Vorderwurzel* erzeugt am abhängigen Muskelgebiet zunächst faszikuläre Krämpfe, später Lähmungen. Ein Druck auf die *Hinterwurzel* bewirkt im zugehörigen Hautgebiet (Dermatom) zunächst *Parästhesien,* später *Anästhesie;* auf alle Fälle – im akuten wie im Spätstadium – quälende *Schmerzen* von bohrendem und reißendem Charakter. Dazu treten dumpfe Muskelschmerzen als Folge des erwähnten reflektorischen *Hartspanns* auf. Dieser Schmerzablauf erhält dadurch Zuzug, daß über einen vasovegetativen Reflex die Wurzelgefäße sich verengen und wanddurchlässig werden. Auf diese Weise werden Ernährung und Stoffwechsel der stenosierten Wurzel weiterhin verschlechtert, diese schwillt ödematös an und hat damit noch weniger Platz. Sie gerät damit in

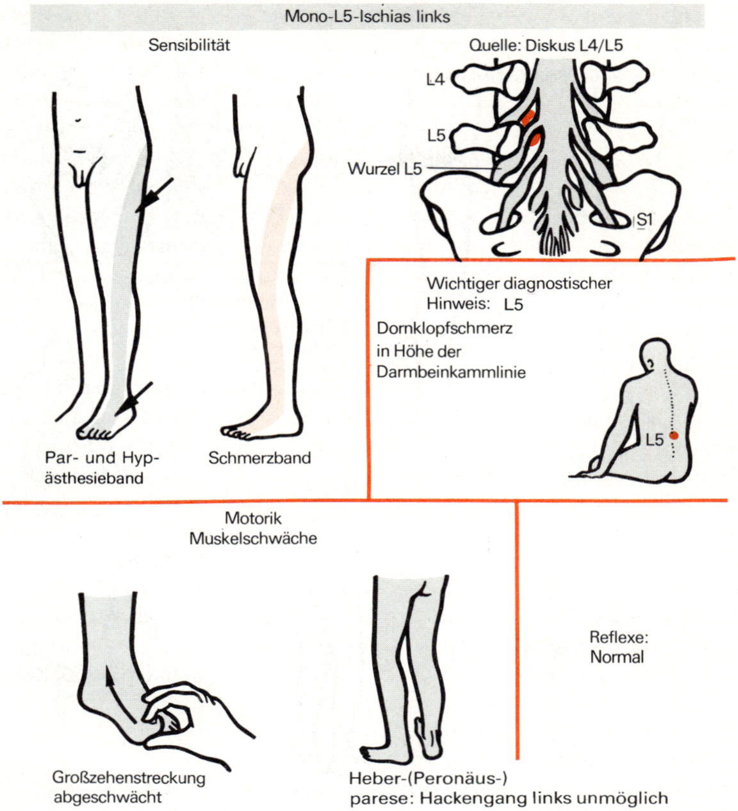

Abb. 16–14 a. Symptome der Mono-L_5 Ischias links

einen *Circulus vitiosus,* der sich nur dadurch lösen läßt, daß der Wurzel zu ausreichend Raum verholfen wird.

Brachialgien und Ischialgien

Die tiefen Zervikal- und die tiefen Lumbalsegmente der Wirbelsäule, also dort, wo ein besonders beweglicher Abschnitt an einen unbeweglichen grenzt, sind *Prädilektionsorte* für Wurzelkompressionen.

C_5-Syndrom: Schmerzareal ist die Schulter, Schmerzausstrahlung in den halben Oberarm (OA).

C_6-Syndrom: Schmerzausstrahlung Außen- und Vorderseite des OA, Daumenstrahl des Unterarms (UA), Bizepssehnenreflex abgeschwächt.

C_7-Syndrom: Schmerzband Streckseite UA, Zeige- und Mittelfingerstrahl, Trizepssehnenreflex abgeschwächt.

C_8-Syndrom: Schmerzband ulnare Kante UA, letzte 3 Finger.

Wurzelsyndrome L_5 und S_1: Abb. 16–14 a, b.

Die einem der genannten Wirbelsäulenabschnitte entstammenden Schmerzen verstärken sich bei Bewegung derselben, da hierbei die im Wirbelloch bestehende Raumnot ärger wird. Die Folge ist, daß der Kranke unwillkürlich diesen Abschnitt ruhigstellt, und zwar in einer Haltung, welche die Wurzel möglichst entlastet: Bei *Zervikobrachialgie* wird der Kopf in Mittelstellung zwischen Streckung und Beugung der Halswirbelsäule sowie nach der schmerzenden Seite zu gedreht gehalten („steifes Genick"), während der Patient den Arm in allen Gelenken gebeugt, einwärts rotiert hält und mit der anderen Hand stützt, damit das Gewicht des Armes an der Wirbelsäule nicht zieht. – Bei *Ischialgien* hingegen findet man die Lendenlordose aufgehoben, das Becken auf der schmerzenden Seite höhergestellt und das Bein bei ge-

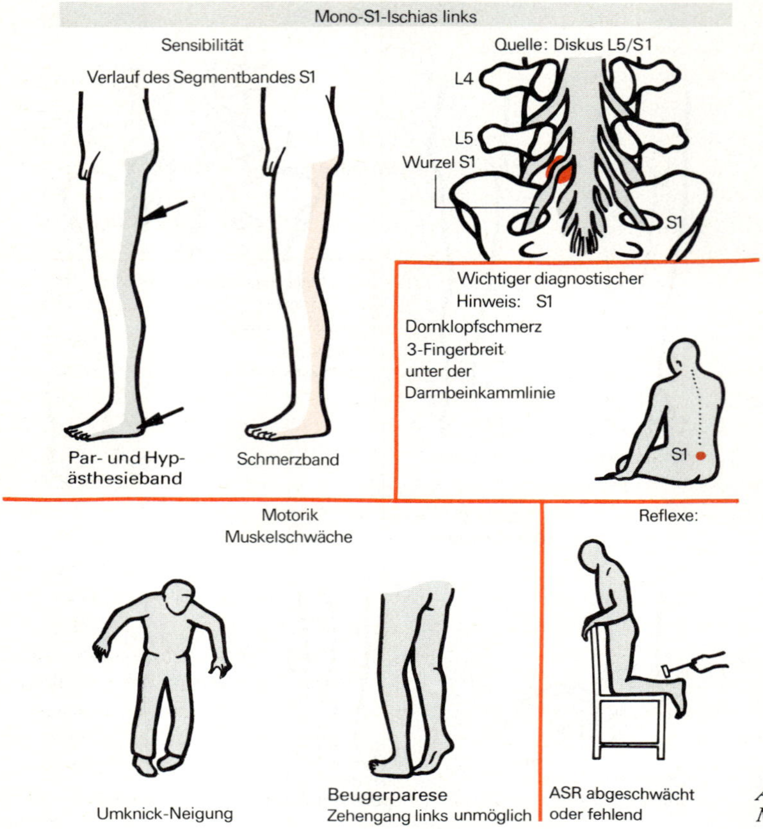

Abb. 16–14 b. Symptome der Mono-S_1 Ischias links

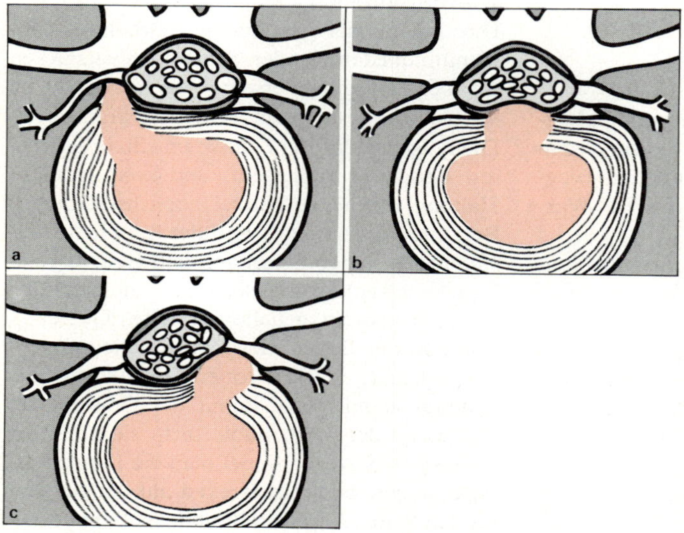

Abb. 16–15 a–c. Unterschiedlicher Sitz einer (lumbalen) Diskushernie. (a) Lateral, (b) medial, (c) mediolateral

strecktem Fuß eingezogen. Passiver Bewegungsversuch über diese Zwangshaltungen hinaus löst heftige Verstärkung des Wurzelschmerzes aus (Lasègue). – Ein Frühsymptom der bandscheibenbedingten zervikalen Myelopathie stellen Parästhesien an den unteren Extremitäten dar, die nur dann auftreten, wenn der Kopf stärker nach vorn gebeugt wird.

Die *Ursachen* dieser Wurzelsyndrome sind fast immer im *Bandscheibenbereich* zu suchen. Wie alles Knorpelgewebe im Körper verfügen auch die Disci intervertebrales über keine Blutgefäße und beginnen schon im zweiten Lebensjahrzehnt zu altern. Ihre Beanspruchung und damit ihr Verschleiß sind in den angegebenen Wirbelsäulenabschnitten am stärksten, so daß sie vorzugsweise dort auch platzen können. Tritt durch den Riß im Anulus fibrosus Pulposusgewebe nach *dorsal* aus, so verengt sich hier der *Wirbelkanal,* oder, bei mehr *lateralem* Sitz der Pulposushernie, das *Wirbelloch* (Abb. 16–15). Im ersten Fall resultiert eine Kompression des Rückenmarks bzw. der Cauda equina, im zweiten Fall eine Wurzelkompression. Zusätzlich können Rückenmark und Wurzel durch jene von den Wirbelkörperkanten ausgehenden knöchernen Wülste *(Osteophyten)* bedrängt werden, welche als Spätfolgen der Bandscheibendegeneration oft auftreten *(„Spondylarthrose“).*

Die häufigsten Ursachen von Wurzelneuralgien sind also rezente Bandscheibenbrüche und alte Osteophyten. In manchen Fällen besteht eine dauernde, relative und latente Raumnot im Wirbelloch, die mit dem Wohlbefinden der Rückenmarkswurzel so lange vereinbar ist, als nicht eine zusätzliche Noxe auftritt, welche die latente Enge in eine manifeste Kompression umwandelt: Hebetrauma, Muskelzerrung, akutes Wurzelödem, bei immunbiologisch bedingter Endothelstörung („fokale Streuung“, „rheumatischer Schub“, „grippaler Infekt“, zuweilen auch nur kalter Luftzug = „Hexenschuß“).

Differentialdiagnostisch sind anders geartete Wurzelkompressionen auszuschließen: Rükkenmarks- oder Wirbeltumor; Bandscheibenabszeß; Bandscheibentuberkulose; übersehene Halswirbelluxation; übersehene Bogenfraktur.

Die klinische Segmentdiagnostik ergibt sich aus sinngemäßer Berücksichtigung der in Abb. 16–12 und auf Tabelle 16–6 dargestellten Verhältnisse.

Auf den *Leeraufnahmen der Wirbelsäule* ist der Bandscheibenprolaps als solcher nicht zu erkennen. Im akuten Stadium sieht man allenfalls eine Streckhaltung der Halswirbelsäule oder der Lendenwirbelsäule, aber die Stenose selbst bleibt unsichtbar. Ältere Bandscheibenzermürbungen geben sich meist als Verschmälerung des Intervertebralraums und in Form der erwähnten Osteophyten zu erkennen. Diese Erscheinungen sind nichts anderes als die normalen Zeichen der Wirbelsäulenabnützung; sie sind nur dann als krankhaft zu deuten, wenn sie eindeutig ein Wurzelsyndrom verursachen. Die Leeraufnahme der Wirbelsäule bei Brachialgie und Ischialgie hat ihre hauptsächliche Bedeutung darin, daß sie einen osteolytischen Prozeß (Metastase, Tbc, Plasmozytom, Fraktur) als Ursache ausschließen lassen. – Funktionsaufnahmen der Halswirbelsäule (Seitenbilder bei extremer Flexion und Deflexion) machen gelegentlich eine Stenose des Wirbelkanals deutlich, die bei mittlerer Stellung unsichtbar bleibt. – Schrägaufnahmen der Foramina intervertebralia können die Randwülste deutlich machen. *Röntgenologisch bewiesen* werden kann eine Diskushernie nur durch *Myelographie* oder *Diskographie.* Für die Segmentdiagnostik einer Diskushernie bewährt sich die Elektromyographie der abhängigen Muskelgruppen: sie beweist den Kompressionscharakter der Noxe und gibt Auskunft über die Regenerationsfähigkeit der Wurzel (S. 179, 188).

Therapie

Trotz des geschilderten mechanisch-anatomischen Mißverhältnisses werden die Rhizopathien im allgemeinen konservativ und nur unter ganz bestimmten Bedingungen operativ behandelt: Eine *Anzeige zur Operation* besteht dann, wenn nach Ausschöpfung des gesamten konservativen Rüstzeugs die Schmerzen in einem Ausmaß anhalten, welches Lebensfreude und Berufsfähigkeit beeinträchtigt. Man wird aber auch dann operieren, wenn nicht Schmerzen, sondern allmählich sich ausprägende Lähmungen das Bild beherrschen, z. B. an den kleinen Handmuskeln beim Zervikalsyndrom oder bei akuter oder zunehmender Peronäuslähmung, letztere verursacht durch einen Bandscheibenvorfall L_4/L_5. Bei rascher Zunahme der Lähmung muß ebenso dringlich operiert werden wie bei einem durchgebrochenen Magen-Duodenal-Geschwür oder bei Extrauteringravidität.

Das *Ziel der Operation* besteht in Beseitigung des komprimierenden Gebildes, also in erster Linie des prolabierten Bandscheibenanteils, in zweiter Linie auch in Entfernung der in situ verbliebenen Reste vom degenerierten Nucleus pulposus. Im Zervikalbereich kann auch die Abtragung der seitlich in die Foramina intervertebralia vorspringenden Exostosen erforderlich sein. Der Zugangsweg ist an der Halswirbelsäule von vorn (zwischen Karotis und Ösophagus), an der Lendenwirbelsäule von hinten, und zwar *zwischen* den Wirbelbögen. Will man die durch Zermürbung der Bandscheiben gelockerten Bewegungssegmente zusätzlich festigen, kann man die Bandscheibe durch *eingepaßte Knochendübel* ersetzen.

Als *konservative Maßnahmen* kommen in Betracht: Chiropraktische Adjustierung der Wirbelsäule (jedoch niemals ohne Röntgenaufnahme!), entzündungshemmende (das sind gefäßabdichtende) Medikamente (Kortikosteroide, Amidopyrinabkömmlinge), durchblutungsfördernde Maßnahmen (Wärme, Rubefazienzien, Grenzstranginfiltrationen). Im subakuten bis chronischen Stadium bewährt sich Balneotherapie in Schwefel- oder Radiumtherme, jedoch auch Ausübung eines Gleichmaßsportes (Bergwandern, Schwimmen, Radfahren, Skilanglauf u. ä.).

Rückenmarkverletzungen

Biegende, stauchende und Scherkräfte, die einen Wirbelkörperbruch oder eine sonstige Verformung der Wirbelsäule herbeiführen, können das Rückenmark quetschen, komprimieren oder abreißen. Wenn die traumatische Querschnittslähmung *sofort* beim Unfall eintritt, ist das Rückenmark meist schon durchtrennt und somit ein irreparabler Schaden gesetzt. Hier hilft auch keine Operation. Wenn sich hingegen das Querschnittsbild erst *allmählich* oder nach einem freien Intervall einstellt – analog zur Compressio cerebri –, dann soll durch Wegnahme der Wirbelbögen (Laminektomie) das betroffene Wirbelsäulensegment freigelegt, inspiziert und entlastet werden. Die Ursache der Kompression kann ein disloziertes Bruchstück, ein Hämatom im Wirbelkanal oder eine extrem starke ödematöse Anschwellung des Rückenmarks sein, welche dessen Selbsttamponade herbeiführt. Eine den gelockerten Wirbelsäulenabschnitt restabilisierende Maßnahme (Dübeln, Verplatten, Verschrauben, Drahten) sollte am besten die Entlastungslaminektomie beenden oder – schlechter – als Zweiteingriff vorgenommen werden.

Komplikationen der Querschnittslähmung: Bei hochsitzender Läsion des Halsmarks kann das traumatische Ödem zur Medulla oblongata aufsteigen und über Atem- und Kreislaufstillstand den Tod verursachen. Traumatische Schwellung des mittleren Halsmarks betrifft die Phrenikuskerne (C_4) und lähmt das Zwerchfell: Gefahr pneumonischer Lungenanschoppung. Bei diesen, wie auch allen anderen, weiter kaudal wirkenden Querschnittsunterbrechungen ist die Willkürmotorik von Rumpf und Extremitäten aufgehoben (Tetraplegie, Paraplegie), die Sensibilität in allen Qualitäten erloschen (mit oberer Begrenzung an der spinalen Unterbrechungsstelle) und sind die Kontrollen von Blasen- und Mastdarmentleerung verloren. Da auch die Verbindung zu den zerebralen vegetativen Regulationszentren unterbrochen ist, bestehen trophische Störungen, welche jene Stellen, an denen der Patient aufliegt (Sakrum, Fersen), gefährden. *Sekundäre Komplikationen:* Harnwegsinfektion, Venenthrombosen, Dekubitalgeschwüre. Todesursachen: Urosepsis, Dekubitussepsis, Lungenembolie, paralytischer Ileus.

Zur Prognose: Die sofort beim Unfall eintretende vollkommene Querschnittslähmung ist wie erwähnt irreparabel. Wird sie überlebt, kann durch orthopädische Korrekturen, Prothesen, durch Versehrtensport u. ä. eine Erleichterung und beschränkte Berufsfähigkeit erreicht werden. Bei Wurzelausriß im oberen und im unteren Armnervengeflecht kann durch Nerventransplantation der gelähmte Arm teilweise reinnerviert werden.

Läsionen peripherer Nerven

Verletzungen

Es gibt zwei Arten von Nervenverletzungen: Die *offenen* (Durchtrennung durch Schnitt, Schuß, Stich) und die *geschlossenen* (Quetschung, Einklemmung, Überdehnung, Ausriß). Kennzeichnend für den Ausfall des Radialis ist die „Fallhand", des Ulnaris die „Krallenhand", des Medianus die „Schwurhand", des Fibularis der „Steppergang" („Hahnentritt"). Bei Tibialislähmung ist der Zehengang nicht möglich. Die klinisch-neurologische Diagnostik wird durch die auf S. 188 angeführten elektrobiologischen Untersuchungsmethoden ergänzt.
Durch Frakturen und Luxationen sowie deren blutige oder unblutige Behandlung sind am häufigsten bedroht der N. radialis am Oberarm, der N. ulnaris im Ellbogen-, der N. ischiadicus im Hüftbereich und der N. peronaeus lateral des Fibulaköpfchens. Folgende therapeutische Maßnahmen können periphere Nerven schädigen: Lagerung am Operationstisch (Narkoselähmung), Abschnürbinden („Blutleere"). Unsachgemäße intragluteale Injektion kann „Spritzenlähmung" des N. ischiadicus verursachen.

Die operative Behandlung besteht in der Auslösung und *Befreiung* eines eingeengten Nervs („Neurolyse"), in der *Resektion* eines krankhaft veränderten oder/und in der *Naht* eines unterbrochenen Nervs. Ein durchtrennter Nerv soll möglichst frühzeitig, allenfalls nach 4–6 Wochen, sekundär genäht werden. Die Reinnervationsfähigkeit eines gelähmten Nervs ist zeitlich begrenzt, da die Kabel des peripheren Stumpfs atrophieren und kleiner werden, da ferner nach 1 Jahr die motorischen Endplatten, nach 2 Jahren auch die sensiblen Endorgane der Haut degenerieren.
Defekte an peripheren Nerven, welche durch Unfall entstehen oder nach Nervenresektion verbleiben, werden durch *Transplantation* eines entsprechend langen, meist dem N. suralis entnommenen Nervenstücks überbrückt. Unter dem Operationsmikroskop wird das Transplantat kabelweise eingenäht.

Nichttraumatische Nervenschädigungen

Allmählich zunehmende Kompression eines peripheren Nervs verursacht Ernährungsstörungen, Schmerzen und Lähmungen. Beispiele: Druck des Ligamentum carpi transversum auf den N. medianus („Karpaltunnelsyndrom"), Druck einer Halsrippe auf das Armnervengeflecht („Skalenussyndrom" s. Abb. 18–4), Druck eines Knochenkallus auf benachbarte Nerven (Humerus → N. radialis). Hier hilft nur die operative Beseitigung der Stenose.

Tumoren der peripheren Nerven

Am häufigsten kommen Neurome vor (oft posttraumatisch), am zweithäufigsten Lipome. Sie erzeugen Schmerzen, Parästhesien und motorische Ausfälle; auch lassen sie sich meistens tasten und sind druckempfindlich („Trigger"). Ihre Entfernung erfolgt in mikrochirurgischer Technik unter dem *Operationsmikroskop*. Die neurombefallenen Kabel müssen im Gesunden durchtrennt und durch Naht wiedervereinigt werden. Dies erfolgt entweder direkt oder – wenn der Abstand zu groß ist – unter Zwischenschaltung eines Nerventransplantats (meist N. suralis). Lipome, weil sie verdrängend im Nerven wachsen, lassen sich für gewöhnlich herausschälen.

Schmerzleiden

Trigeminusneuralgie und symptomatische Gesichtsschmerzen

Die Ursache der Trigeminusneuralgie ist unbekannt, die des symptomatischen Gesichtsschmerzes meist im Zahn-Kiefer-Bereich zu suchen (beherdete Wurzel, Sinusitis, Okklusionsfehler, Arthrose des Kiefergelenks). Es gibt aber auch in Analogie zur Migräne oder zum „tension headache" einen vasomotorischen, oft halbseitigen Gesichtsschmerz. – Die *konservative Behandlung* der Trigeminusneuralgie besteht in Verbesserung der Hirndurchblutung, Verabreichung von Tegretal, Anticholinergika, Vitamin-B_6-Komplex, Tranquilizer. *Operativ* läßt sich die Trigeminusneuralgie durch Unter-

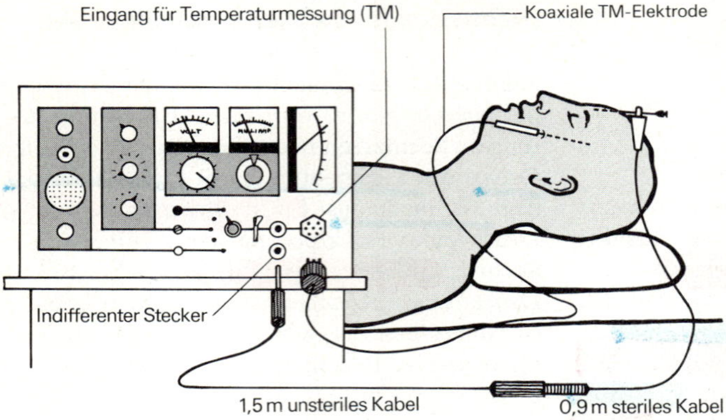

Abb. 16–16. Thermokoagulation des Ganglion Gasseri

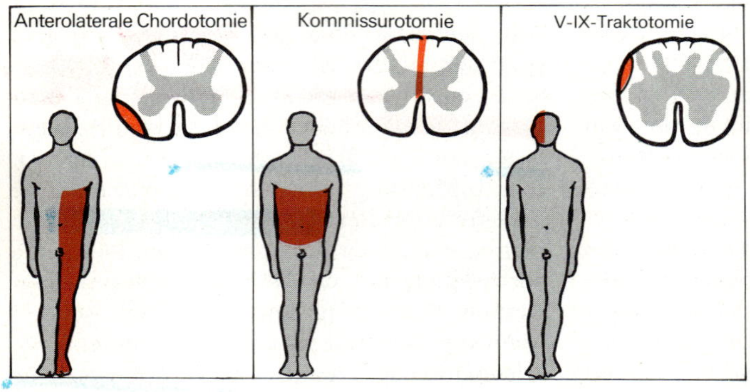

Abb. 16–17. Medulläre Unterbrechungen der Schmerzbahn (Durchtrennung des 2. schmerzafferenten Neurons). Oben: Schnittführung (rot). Unten: Ausdehnung der Analgesie

brechung des peripheren oder des zentralen Schmerzneurons beheben. Gelegentlich findet sich im Brückenwinkel eine die Trigeminuswurzeln komprimierende arterielle Gefäßschlinge; Beseitigung dieser Kompression führt oft zu Schmerzfreiheit. Neuerdings bewährt sich die Punktion des Ganglion Gasseri durch das Foramen ovale mit gezielter *Thermokoagulation des Ganglions* (Abb. 16–16). Bei kontrollierter Erhitzung auf 65 °C werden nur die schmerzleitenden Fasern stillgelegt, während die Bahnen für Berührung, Trophik und Motorik erhalten bleiben. – Für die symptomatischen Gesichtsschmerzen gilt, daß die Ursache zu eruieren und kausal zu beseitigen ist (Zahn-, Kiefer-, Gebißsanierung).

Sonstige unbeeinflußbare Schmerzen

Dazu gehören jene Schmerzen, deren *Ursache man zwar kennt, aber nicht* (mehr) *beheben kann,* z. B. der bei karzinomatöser Durchwachsung oder bei Bestrahlungsischämie des Nervenplexus auftretende unerträgliche Schmerz oder die postherpetische Zosterneuralgie. Auch der Phantomschmerz nach Gliedmaßenverlust gehört hierher. Hier schafft die Durchtrennung des 2. schmerzleitenden Neurons Abhilfe (Abb. 16–17). Die *anterolaterale Chordotomie* kann offen (per hemilaminektomiam) oder perkutan durch das Foramen intervertebrale $C_{1/2}$ (stereotaktische Elektrokoagulation) durchgeführt werden. In Sonderfällen (z. B. Kausalgie) bewährt sich die *Resektion* des segmentzugehörigen *Sympathikusgrenzstrangs.*

Schmerzen ohne somatisch faßbare Ursache

Schmerzzustände, die sich in den Integrationsorten des Schmerzerlebnisses ohne somatisch faßbare Ursachen bilden (Phantomschmerz, postapoplektischer Thalamusschmerz, aber auch Psychalgien), können in einem hohen Pro-

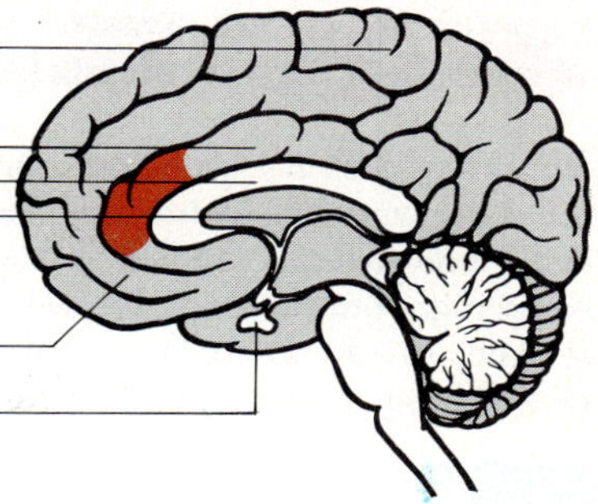

Abb. 16–18. Resektion des vorderen Gyrus cinguli bei erethischen, hyperagitierten Wesensveränderungen. Das Ausmaß der Cingulumresektion ist rot eingezeichnet

zentsatz durch Leitungsunterbrechung *im Thalamus* selbst (Nucleus parvocellularis und Centrum medianum) oder der frontothalamischen Verbindungen („rostrale Leukotomie") behoben werden. Während die frontalen Strukturen am besten unter offener Freilegung erreicht werden können, sind die Thalamuskerne nur für die sog. *stereotaktischen* Operationsmethoden zugänglich. Hierbei wird unter Verwendung eines dreidimensionalen Koordinatensystems ein in den Stammganglien gelegener Zielpunkt errechnet, durch ein kleines Bohrloch mit einer Elektrosonde angezielt und durch Hochfrequenzkoagulation ausgeschaltet.
Ebenfalls stereotaktisch können bestimmte, dem extrapyramidal-motorischen System angehörige Strukturen (ventrolaterale Thalamuskerngruppe, Pallidum internum, Subthalamus, Vestibulariskerne) stillgelegt werden, wenn *Hyperkinesen* (Paralysis agitans, Choreoathetosen, Hemiballismus, Torticollis spasticus) sich medikamentös nicht einstellen und den Patienten nicht zur Ruhe kommen lassen.

Die elektrische Neuromodulation
Sie beruht – vereinfacht gesagt – auf der Tatsache, daß elektrische Stimulation der afferenten Bahnen zweierlei Wirkung an den Synapsen von Gehirn und Rückenmark hat: Unterdrükkung nozizeptiver Impulse und vermehrte Freisetzung körpereigener schmerzhemmender Peptide („Endorphine").
Sie wird angewendet in Form der transkutanen Nervenstimulation (TNS) oder der spinalen Hinterstrangstimulation (DCS = dorsal column stimulation) oder der elektrischen Stammhirnreizung (über das zentrale Höhlengrau). Erweisen sich die beiden letztgenannten Verfahren bei einem Schmerzpatienten bei Reizung von außen her als wirksam, können die Elektroden und der Empfänger in den Körper eingebaut („internalisiert") und sodann perkutan betätigt werden. Bei allen 3 Formen nimmt der Patient selber die Stimulation vor.
Hauptvorteil der Methode: Sie arbeitet ohne strukturelle Zerstörung.

Die epileptischen Anfälle

Einer chirurgischen Behandlung sind die *fokalen Epilepsien* und die epileptischen *Wesensveränderungen* zugänglich. Die Operation tritt nur dann (!) in ihr Recht, wenn das eine oder das andere sich medikamentös nicht beherrschen läßt.

Fokale Epilepsien

Sie sind meist traumatisch bedingt, sie können aber auch Hirntumoren (Oligodendrogliome) oder arteriovenöse Mißbildungen zur Ursache haben. In allen Fällen steht die anatomische Hirnläsion in naher Beziehung zum sog. *Limbischen System* (frühen „Rhinencephalon").
Bei den traumatischen Spätepilepsien findet sich stets im EEG ein temporaler Fokus und als anatomisches Substrat eine narbige Gliose des Hippocampus-Amygdala-Massivs. Bei Versagen der antiepileptischen Therapie bewähren sich folgende 2 Operationen:

1. *Die offene Schläfenlappenamputation* mit Abtragung des gliotisch veränderten Gewebes und
2. *die stereotaktische Unterbrechung des Fornix,* über welchen die dem Hippocampus entstammenden epileptischen Entladungen auf das übrige Hirn übergreifen.

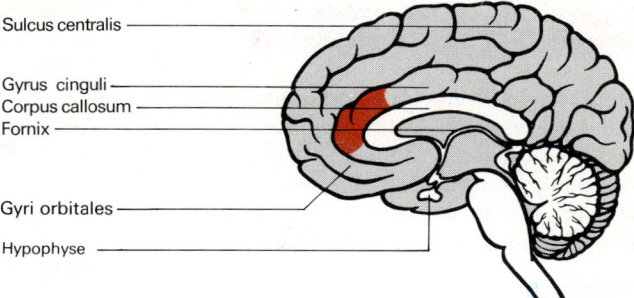

Hyperagitierte Verhaltensweisen (Erethismus) eines Epileptikers

Sie können dessen soziale Einordnung erschweren. Hier wird eine Befriedung der Persönlichkeit ohne Intelligenzeinbuße erreicht durch beidseitige *Resektion des vorderen Gyrus cinguli* (Abb. 16–18). Dieser ist im offenen Vorgehen oder auch stereotaktisch erreichbar.

Beachte: Wie stets in der funktionellen Neurochirurgie, so ist auch bei den Epilepsien die Operation erst dann indiziert, wenn die medikamentöse Therapie versagt, d. h. wenn der Zustand trotz maximaler medikamentöser Einstellung fortlaufend als unerträglich empfunden wird. Daraus geht hervor, daß z. B. Krampfanfälle, wie sie im Frühstadium nach einem Schädel-Hirn-Trauma oder bei fiebernden Kindern auftreten können, *keiner* operativen Intervention bedürfen. Mit fortschreitendem Ausbau der antiepileptischen Pharmakotherapie stellt sich die Anzeige zur operativen Behandlung eines Epileptikers immer seltener.

Bewußtseinsstörungen

Das Bewußtsein

Es ist kein Zustand, sondern ein Vorgang, bei welchem der gesamte sensible Input unter Vermittlung der *Formatio reticularis* des Mittelhirns („aktivierendes retikuläres System") zum Großhirn geleitet und von dort durch eine Fülle von Reflexen und Assoziationen beantwortet wird. Wenn dieser Prozeß unterbrochen wird, erlischt das Bewußtsein. Am häufigsten kommt es dazu durch traumatische Alteration der *Formatio reticularis* des Hirnstamms („Gehirnerschütterung"). Für die Dauer dieser Störung unterbleibt die Einspeicherung von mnestischen Signalen in die Erinnerung (Gedächtnislücke, retrograde Amnesie). Bei sehr schweren traumatischen Schädigungen des Hirnstamms, soweit mit dem Überleben vereinbar, kann diese bewußte Korrespondenz mit der Umgebung unterbrochen und über Monate verloren sein: Apallisches Syndrom. — Leichte Bewußtseinstrübung heißt *Somnolenz,* mittelgradige *Sopor,* schwere *Coma cerebrale.* Jede auch nichttraumatische Alteration des Hippocampusmassivs bewirkt eine eigenartige Störung des Ich-Bewußtseins, wobei das Individuum durch seltsame Verzerrungen des Zeit- und/oder Raumerlebnisses beunruhigt wird (Depersonalisation, dreamy states, déjà vu, déjà entendu).

Spezielle technische Diagnostik

Die klinische Untersuchung (Anamnese, neurologischer, ophthalmologischer, evtl. psychiatrischer und Hals-Nasen-Ohren-ärztlicher Befund) wird vervollständigt durch ergänzende Untersuchungsmethoden, nämlich durch:

Röntgenverfahren

Leeraufnahmen werden von Schädel und Wirbelsäule in verschiedenen Projektionen, manchmal auch in Schichten gemacht (Tomographie). Hierbei werden Hirndruckzeichen, Asymmetrien, Osteolysen, Appositionen und Verschiebungen des Pinealisschattens deutlich. Im Verdachtsfall treten die *Kontrastuntersuchungen* in ihr Recht: Angiographie und Pneumoenzephalographie. In Analogie dazu kennen wir im spinalen Bereich die Myelographie, die Diskographie und die spinale Angiographie. Bei der computerisierten axialen Tomographie (CAT, CT) werden durch Kombination von radiologischer Technik und elektronischer Datenverarbeitung die Dichteunterschiede des Schädelinhalts oder der Wirbelsäule in sehr feinen Abstufungen erfaßt und abgebildet. Durch intravenöse Injektion eines jodhaltigen Kontrastmittels werden diese Dichteunterschiede verstärkt und bei Hirntumoren sogar artdiagnostische Hinweise ermöglicht **(Abb. 33–1, 33–2, 33–4, 33–5, 33–6)**.

Ultraschall

Am Schädel angewendet, wird er, ähnlich wie beim Echolot, von den Grenzflächen verschieden dichter Medien (Knochen-Hirn-Ventrikel) reflektiert (Echoenzephalographie). Aus der Verschiebung des Mittelechos u. ä. kann auf expansive Prozesse des Schädelinneren geschlossen werden.

Elektrophysiologische Diagnose

Sie bedient sich zweier grundsätzlicher Methoden:

1. Die Ableitung und Aufzeichnung spontaner, bioelektrischer Aktivitäten, und zwar der Aktionsströme des Gehirns *(Elektroenzephalogramm, Elektrokortikogramm)*, der Muskeln *(Elektromyogramm)* und der Haut *(Elektrodermatogramm)*;
2. durch Reizung mit elektrischen Impulsen zwecks Testung der Reaktion nervaler Elemente:
   Elektrostimulation der freigelegten Hirnrinde bei Epileptikern intra operationem; an den peripheren Nerven Prüfung der *Erregbarkeit* (galvanisch und faradisch) und der Leitungsgeschwindigkeit (*Elektroneurogramm*).

Nuklearmedizinische Diagnose

Radioaktive *Isotopen*, die in die Blutbahn eingebracht werden, treten nur dort ins Gewebe (Hirn oder Knochen) über, wo im Bereich pathologischer Prozesse die Blut-Gewebe-Schranke (im besonderen Fall: die *Blut-Hirn-Schranke)* fehlt. Sie werden in dem krankhaft veränderten Bezirk eine Zeitlang gespeichert und können dort mit Kollimatoren (Bleiabschirmungen zur Verhinderung unerwünschter Störstrahlungen aus dem inkorporierten gespeicherten Isotop) aufgespürt und sichtbar gemacht werden (*Szintigraphie*). – Radioaktive Isotopen, in den Liquor eingebracht, breiten sich in ihm aus und saugen sich zusammen mit ihm auf. Ihre Ausbreitung, ihre Ausbreitungsgeschwindigkeit und ihre Resorption kann erfaßt werden und Auskunft geben über Durchgängigkeit, Blockade der Liquorwege oder Resorptionsstörung: Wichtig für die Operationswahl und Indikation bei Hydrozephalikern!

Punktion des Liquorraums

Die Liquorräume lassen sich im Bereich der Hirnkammern, der Cisterna magna und im lumbalen Wirbelkanal durch Punktion erreichen. Dabei kann der *Liquordruck* gemessen und der Liquor für *biochemische* und *zytologische* Untersuchungen gewonnen werden, er kann aber auch für röntgenologische Zwecke durch *radiopake Medien* ersetzt werden. Weiter lassen sich auf diesem Weg *Pharmaka einbringen*, von denen man sich eine möglichst unmittelbare Einwirkung auf das Zentralnervensystem wünscht.
Schließlich kann durch ***Ventrikeldrainage*** eine zeitweilige Hirndruckentlastung herbeigeführt werden.

Beachte: Wenn Verdacht auf eine Raumforderung besteht, darf nur *oberhalb* der vermuteten Engstelle punktiert oder drainiert werden!

17. Gesicht, Mundhöhle, Kiefer

Lippen-, Kiefer-, Gaumenspalten

Neben den Extremitätenanomalien die häufigsten Mißbildungen (Verhältnis bei Lebendgeburten etwa 1,8 : 1000).

Ätiologie: Endogene und exogene Faktoren.

Formen:
1. Lippenspalte: *a) subtotal, b) total.*
2. Lippen-Kiefer-Spalte.
3. Lippen-Kiefer-Gaumen-Spalte.
4. Isolierte Gaumen- und/oder Velumspalte.
5. Seltene Formen (quere und schräge Gesichtsspalte, mediane Ober-, Unterlippen-Kiefer-Spalte).
6. Kombinationen. Am häufigsten ein- oder beidseitig zwischen medialem und lateralem Nasenfortsatz des Stirnbeinfortsatzes (= Zwischenkiefer) gelegene Spaltbildungen, die, je nachdem ob Lippe, Kiefer oder Gaumen einzeln oder gemeinsam betroffen sind, Cheilognathopalatoschisis genannt werden (Abb. 17–1).

Therapie: Die Behandlung von Spaltträgern stellt ein multidisziplinäres Problem dar, das nur durch eine intensive Zusammenarbeit von Kieferorthopädie, Gesichts-Kiefer-Chirurgie, Otorhinolaryngologie, Pädiatrie, Logopädie, Psychologie und Prothetik zufriedenstellend gelöst werden kann. Der operative Spaltverschluß soll im Sinne der Sprachentwicklung frühzeitig, zur Verhinderung von Wachstumshemmungen des Oberkiefers jedoch möglichst spät vorgenommen werden. Es entstanden deshalb verschiedene Behandlungskonzepte, die beiden Faktoren Rechnung tragen. Ein diesbezügliches Verfahren zur koordinierten Therapie wurde von Hotz und Perko (Zahnärztliches Institut der Universität Zürich) entwickelt:
1. Kieferorthopädische Frühbehandlung: Unmittelbar nach der Geburt mit einer Gaumenplatte zur Bildung eines Gaumendaches und Verhinderung von Schluck- und Saugstörungen. Bei doppelseitigen Spalten auch zur Dehnung der seitlichen Alveolarsegmente, wenn nicht genügend Platz für den Zwischenkiefer vorhanden ist.
2. Lippenoperation: Im Alter von 5–6 Mona-

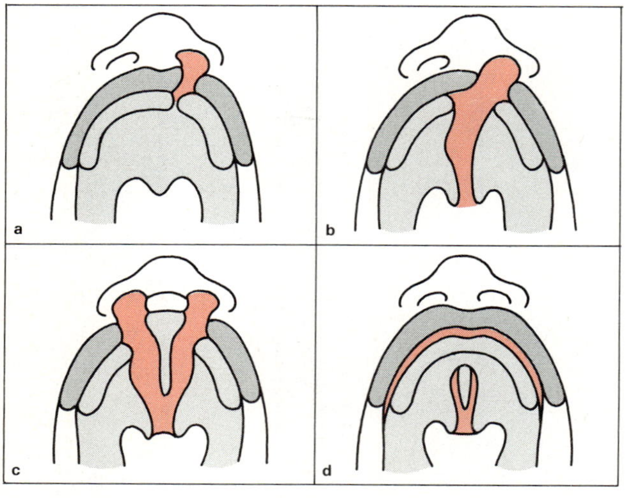

Abb. 17–1a–d. Verschiedene Formen angeborener Spaltbildungen. (a) Lippen-Kiefer-Spalte. (b) Einseitige Lippen-Kiefer-Gaumen-Spalte. (c) Doppelseitige Lippen-Kiefer-Gaumen-Spalte. (d) Gaumenspalte

ten; bei doppelseitigen Spalten zweizeitiges Vorgehen. Zunächst bilateraler Verschluß des Nasenbodens und der alveolären Spalte (Phase I), dann (im Alter von 7–9 Monaten) Verschluß der Lippe (Abb. 17–2) und Vestibulumplastik (Phase II).

3. Verschluß des weichen Gaumens (Veloplastik): 1,5 Jahre.

4. Logopädische Behandlung: Beginn mit 2,5 Jahren. Tragen einer Sprechplatte zur Abdekkung der Spalte im harten Gaumen.

5. Verschluß des harten Gaumens: Im Alter von 6 Jahren (bei einseitigen Spalten) oder später (bei doppelseitigen Spalten).

6. Kieferorthopädische Zwischenbehandlung: Im frühen Wechselgebiß (etwa 7 Jahre) zur Einordnung der spaltnahen Schneidezähne.

7. Eigentliche orthopädische Behandlung: Im späteren Wechselgebiß vor oder nach Durchbruch der Eckzähne, zweiten Prämolaren und Molaren (etwa 11 Jahre).

8. Sekundäre Korrekturoperationen.

9. Prothetische Behandlung.

(Tabelle 17–1).

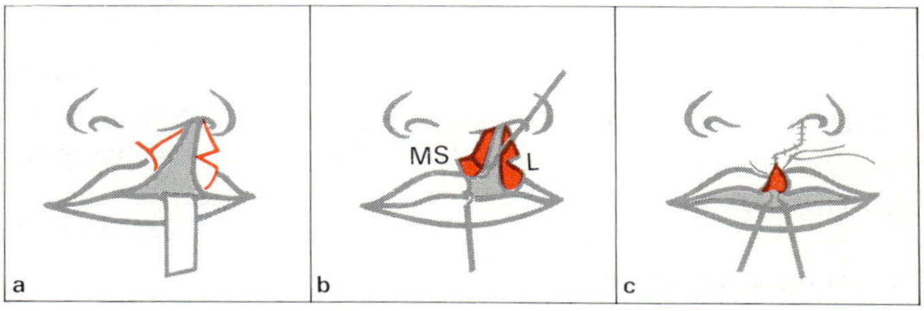

Abb. 17–2 a–c. Verschluß einer Lippenspalte. (a) Markierte Schnittführung zur Verlängerung des verkürzten medialen Spaltanteiles und Bildung eines Dreiecklläppchens im lateralen Spaltbereich. (b) Der mediale Spaltanteil nach Durchführung der Schnitte und Kaudalverlagerung des Lippenrotkörpers der gesunden Seite entsprechend verlängert. Das im lateralen Teil umschnittene Dreiecklläppchen (L) wird in den medialen Spaltbereich (MS) verlagert. (c) Zustand nach Einlagerung des dreieckigen Läppchens und Wundverschluß

Tabelle 17–1. Zeitplan für die Therapie der Lippen-Kiefer-Gaumen-Spalten

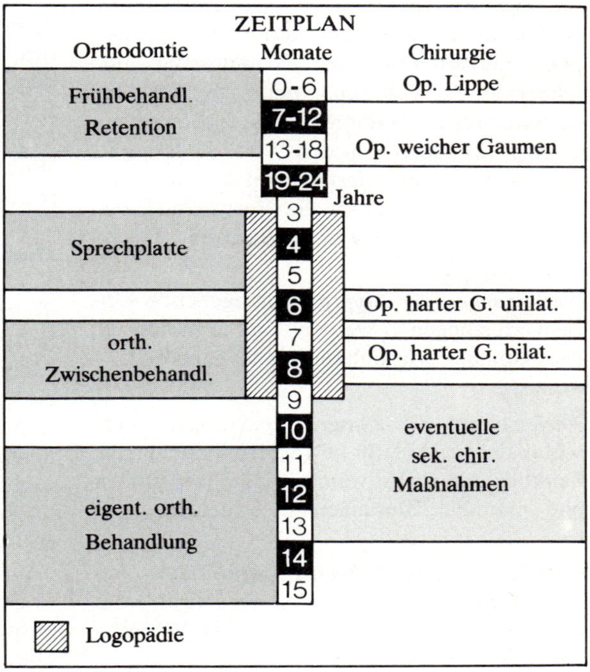
ZEITPLAN
Orthodontie
Monate
Chirurgie
0-6
Op. Lippe
Frühbehandl.
Retention
7-12
13-18
Op. weicher Gaumen
19-24
Jahre
3
Sprechplatte
4
5
6
Op. harter G. unilat.
orth.
Zwischenbehandl.
7
Op. harter G. bilat.
8
9
10
eventuelle
sek. chir.
Maßnahmen
11
12
eigent. orth.
Behandlung
13
14
15
Logopädie

Traumatologie

Verletzungen des Gesichtsschädels sind durch die Zunahme von Verkehrsunfällen häufiger und komplizierter geworden. In den meisten Fällen handelt es sich nicht mehr um isolierte Verletzungen, sondern um kombinierte Weichteil-Knochen-Schädigungen. Dementsprechend kommt der interdisziplinären Zusammenarbeit von Anäesthesisten, Neurochirurgen, Otorhinolaryngologen und Gesichts-Kiefer-Chirurgen zur optimalen Versorgung und Wiederherstellung der Verunfallten heute eine besondere Bedeutung zu.

Ätiologie: Unfälle, Gewalttaten, Hufschlag, Fall.

Weichteilverletzungen

Therapie: Exakte Wundrevision, sparsame Wundrandanfrischung. Großzügige Exzisionen sind insbesondere in unmittelbarer Augenbrauen-, Lid- und Mundwinkelnähe sowie im Nasenspitzen-, -flügel und -stegbereich zu unterlassen, da es nach dem Verschluß zu funktionellen (Ektropium des Unterlides, Stenose des Naseneinganges) und ästhetischen (Verziehungen, Asymmetrien) Störungen kommen kann. Genaue Adaptierung der Wundränder und schichtweiser Verschluß unter Verwendung atraumatischen Nahtmaterials. Einstiche nur wenige Millimeter von den Wundrändern entfernt legen; Nahtentfernung am 4. und 5. Tag. Besonders schonend ist die Verwendung von Intrakutannähten (Halsted) aus Draht.

Verletzungen der Lippen: Durchgehende Lippenverletzungen werden in 3 Schichten (Schleimhaut, Muskulatur, Haut) genäht.

Verletzungen der Zunge: Schichtweiser Verschluß der Muskulatur und Schleimhaut, um die Funktion möglichst rasch wiederherzustellen und sekundäre Blutungen zu vermeiden.

Verletzungen des Ductus parotidicus: Bei Durchtrennung Stumpfenden vereinigen oder Ende des proximalen Stumpfes in die Wangenschleimhaut einnähen.

Verletzungen des N. facialis: Nur in seltenen Fällen treten Durchtrennungen des N. facialis bzw. seiner Äste auf. Wenn dem Erstversorgenden die notwendige operative Erfahrung und das technische Rüstzeug nicht zur Verfügung stehen, primär lediglich Markierung der Nervenstümpfe mit bunten Fäden.

Frakturen

Nasenbeinfrakturen

Symptome: Deformität (Schief-, Sattel-, Plattnase), abnorme Beweglichkeit, Krepitation, Weichteilschwellung, Lividverfärbung, Nasenbluten, Behinderung der Nasenatmung und des Riechvermögens.

Diagnose: Objektivierung durch Röntgen.

Therapie: Reposition der Fragmente durch Druck mit Daumen und Zeigefinger, Aufrichtung des eingesunkenen Gerüstes und Anlegen eines Nasengipses. Bei offenen Frakturen primäre Versorgung der Haut-Schleimhaut-Wunden mit Nähten.

Jochbeinfrakturen

Symptome: Anästhesie im Versorgungsbereich des N. infraorbitalis, Weichteilschwellung über dem Jochbein, Unterlidhämatom, Stufe am Infraorbitalrand, Bulbustiefstand, Enophthalmus, Diplopie, Nasenbluten. Nach Abklingen der Weichteilschwellung Abflachung der Jochbeinregion.

Diagnose: Klinische Zeichen und Röntgen.

Therapie: Jochbeinfrakturen ohne Dislokation heilen konservativ. Bei Impression des Jochbeinmassivs perkutane Reposition mit einem einzinkigen Knochenhaken in Kurznarkose. Reposition möglichst in der ersten Woche vornehmen. Später wegen Zurücksinkens Extension mit Einzinker und Fixation an einer Gipshaube erforderlich. Bei Erfolglosigkeit operatives Vorgehen in Intubationsnarkose notwendig: *1. Drahtosteosynthese* nach Freilegung der Fragmente am lateralen und evtl. inferioren Orbitarand (Abb. 17–3). (*Indikation:* Breite Diastasen im Bereiche der Sutura frontozygomatica und zygomaticomaxillaris). *2. Transantrales Vorgehen:* Reposition über den Sinus maxillaris (*Indikation:* Trümmerfrakturen, weit abgesunkener oder zertrümmerter Orbitaboden).

Jochbogenfrakturen

Symptome: Delle im seitlichen Gesichtsbereich, Kieferklemme.

Diagnose: Klinische Zeichen und Röntgen.

Therapie: Reposition mit einzinkigem Knochenhaken; falls dies nicht möglich, Drahtosteosynthese.

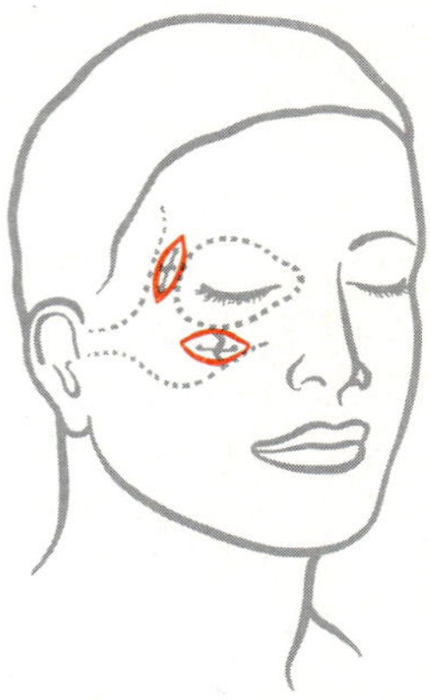

Abb. 17–3. Drahtosteosynthese des Jochbeines im Bereiche der Sutura frontozygomatica und zygomaticomaxillaris

Oberkieferfrakturen

Klassifikation

1. *Alveolarfortsatzfrakturen:* Abtrennung des zahntragenden Kieferfortsatzes in mehr oder minder großer Ausdehnung vom Kieferkörper.
2. *Le Fort I (Guerin-Fraktur):* Quere Absprengung der Maxilla oberhalb des harten Gaumens.
3. *Le Fort II:* Absprengung der Maxilla mit dem Nasenskelet.
4. *Le Fort III:* Absprengung des gesamten Mittelgesichtes von der Schädelbasis.
5. *Sagittalfrakturen:* Isoliert oder in Kombination mit den angegebenen Frakturtypen zumeist in der Medianebene.

Symptome: Okklusionsstörung (fehlender oder mangelhafter Zahnschluß), abnorme Beweglichkeit, Nasenbluten, Schachtelton (Perkussion eines Zahnes im frakturierten Kiefer ergibt einen charakteristischen dumpfen Ton).

Diagnose: Klinische Zeichen und Röntgen.

Therapie: Wichtig ist die Erzielung einer regelrechten Okklusion, d. h. eines maximalen Vielpunktkontaktes zwischen oberen und unteren Zähnen beim Kieferschluß. Zur Ruhigstellung bezahnter Kieferabschnitte *konservative Therapie* mit Drahtkunststoffschienenverbänden, die mit Ligaturen an den Zähnen des Ober- und Unterkiefers eingebunden werden (Abb. 17–4). Fixation der Schienen zueinander (intermaxillär) für 4 Wochen mittels Drahtligaturen.

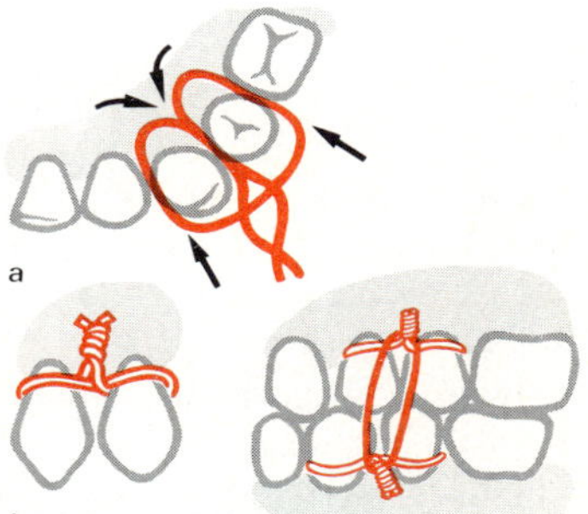

Abb. 17–4 a–c. Anlegung einer Achterligatur zur Notschienung. (a) Interdentale Führung des Drahtes, beginnend von außen. (b) Die beiden Drahtenden miteinander verdreht, gekürzt und umgebogen. (c) Intermaxilläre Fixation mit Drahtligatur

Bei teil- oder unbezahnten Fragmenten Verwendung von Prothesenschienen. *Operativ:* Intrafaziale Drahtaufhängung des Oberkiefers (Adams); je nach Lage der Frakturlinien Fixation zum Stirnbein, Jochbeinbogen oder zu einem nichtfrakturierten Teil der Maxilla (Abb. 17–5). *Indikation:* Stark mobile und dislozierte Fragmente.

Unterkieferfrakturen

Prädilektionsstellen: Paramediangegend, Eckzahnbereich, Prämolarengegend, Kieferwinkel, Collumbereich.

Symptome: Okklusionsstörung, abnorme Beweglichkeit, Krepitation, Functio laesa (Stö-

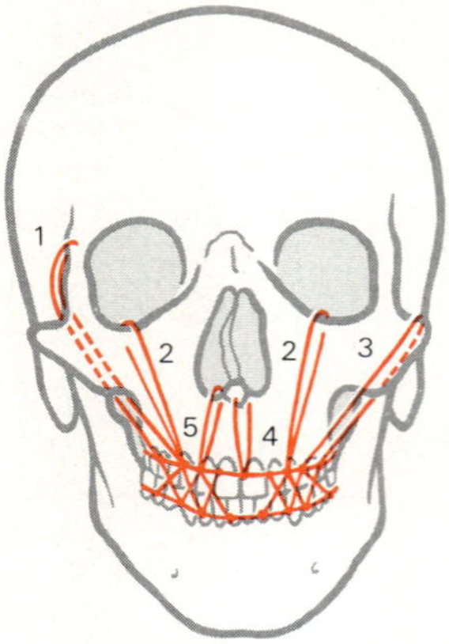

Abb. 17–5. Intrafaziale Aufhängung des Oberkiefers (1 = frontomaxilläre, 2 u. 3 = zygomaticomaxilläre, 4 u. 5 = maxillomaxilläre Fixation)

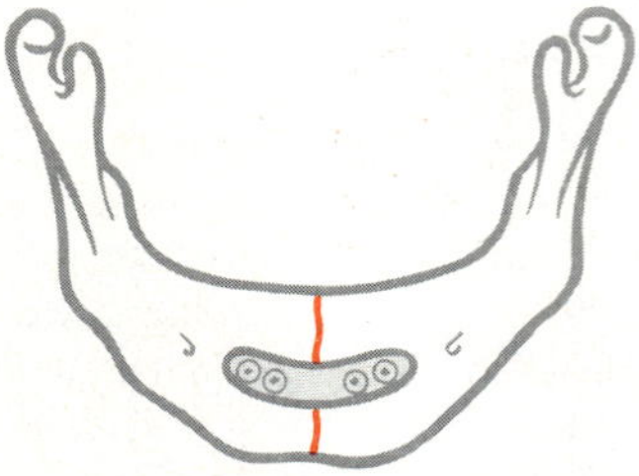

Abb. 17–6. Plattenosteosynthese zur Frakturbehandlung eines zahnlosen Unterkiefers

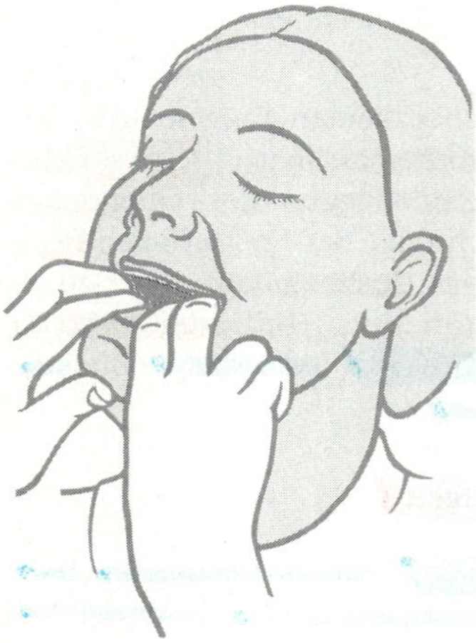

Abb. 17–7. Manuelle Reposition eines luxierten Unterkiefers. Gleichzeitiger Druck nach kaudal (dorsaler Bereich der unteren Zahnreihe) und kranial (Kinnregion)

rung der Bewegungsfunktion), Anästhesie im Versorgungsbereich des N. alveolaris inferior, Weichteilschwellung, Lividverfärbung.

Diagnose: Klinische Zeichen und Röntgen (Orthopantomogramm, **Abb. 33–7**).

Therapie: Frakturen voll- oder teilbezahnter Unterkiefer zumeist konservativ mit Drahtkunststoffschienen oder Prothesen, die im Ober- und Unterkiefer eingebunden und intermaxillär zueinander fixiert werden. Bei ungenügender Bezahnung oder Zahnlosigkeit Plattenosteosynthese (Abb. 17–6).

Unterkieferluxation

Eine Luxation (Verrenkung) des Kiefergelenkes liegt dann vor, wenn das Gelenkköpfchen aus der Pfanne tritt und in unphysiologischer Stellung bleibt.

Ätiologie: Abnorme Kieferöffnung (zahnärztliche Eingriffe, Tonsillektomien, Gähnen) bei weiter, schlaffer Gelenkkapsel oder Trauma (Collumfrakturen).

Symptome: Klinisch findet sich eine Delle als Zeichen der leeren Gelenkpfanne. Bei einseitiger Luxationsstellung des Köpfchens vor dem Tuberculum articulare Abweichung der Kinnmitte zur gesunden Seite. Doppelseitige Luxationen führen zu einer progenen Stellung des Unterkiefers, der bei geöffneten Zahnreihen fixiert ist.

Diagnose: Klinische Zeichen, Röntgen der leeren Gelenkpfanne.

Therapie: Manuelle Reposition in Kurznarkose (Abb. 17–7).

Notversorgung Kiefer-Gesichts-Verletzter

Lebensbedrohliche Zustände können infolge *Einengung bzw. Obstruktion der Atemwege* durch *Zungenrückfall* (bei Mittelstückfrakturen oder beidseitigen Collumfrakturen des Unterkiefers durch Dorsalverlagerung der Zungenmuskelansätze), *Weichteilschwellung* oder *Aspiration* (Blut, Zähne, Knochenfragmente, Prothesenteile) auftreten.

Therapie:
1. Vorbeugen des Kopfes.
2. Reinigung der Mundhöhle und des Rachens.
3. Blutstillung.
4. Vorziehen der Zunge.
5. Provisorische Schienung frakturierter Kiefer (Abb. 17–4).
6. Versorgung von Weichteilverletzungen mit einem Notverband.
7. Blutersatz.

Eine besondere Bedeutung kommt der Lagerung des Verunfallten während des Transportes in das Krankenhaus zu. Leichter Verletzte können in *sitzender Haltung* mit nach vorne gebeugtem und abgestütztem Kopf transportiert werden. Bewußtlose Patienten in *Seitenlage* bringen. Bei Rückenlage Gefahr des *Zungenrückfalles und der Aspiration!*

Tumoren

Ätiologie: Vom Bindegewebe oder Epithel bzw. beiden Geweben abstammende Geschwülste, die sich durch einen großen Formenreichtum auszeichnen (Speicheldrüsentumoren: S. 201).

Symptome: Zumeist schmerzlose Gewebsvermehrung mit scharfer oder unscharfer Abgrenzung zur Nachbarschaft und Induration mit gelegentlicher Ulzeration. Funktionelle Ausfälle (Fazialisparese, Sensibilitätsstörungen) bei malignen Tumoren. Vergrößerte, indolente regionäre (submentale, submandibuläre, zervikale) Lymphknoten von derber Konsistenz bei metastasierenden Geschwülsten.

Diagnose: Klinisches Bild, Zytodiagnostik, Röntgendiagnostik (Knochendestruktion, -auftreibung), Karotisangiographie. Endgültige Sicherung durch pathohistologische Untersuchung (Probeexzision).

Gutartige Tumoren

Fibrome, Lipome, Papillome (Fibroepitheliome). Neurinome und Neurofibrome

Therapie: Exzision.

Hämangiome

H. simplex = Naevus flammeus vasculosus (Feuermal): Oft nur kleiner roter Punkt, manchmal flächenhafte Ausbreitung auf das Versorgungsgebiet des 2. und 3. Trigeminusastes. Vorwiegend Nasen-, Lid-, Wangen-, Stirnbereich.

H. cavernosum: Blaurote Knoten durch schwammähnliche Hohlräume. Größenzunahme bei hängendem Kopf, Ausdrückbarkeit mit Spatel.

Lokalisation: Labiale und bukkale Mundschleimhaut, Gaumen, Zunge, Lippen, Parotis und Kieferknochen (Röntgenbild).

Therapie: Manche angeborenen Hämangiome zeigen Rückbildungstendenz, daher zunächst abwartendes Verhalten. Später bei *H. simplex* Exzision (evtl. stufenweise) oder operative Entfernung und plastische Defektdeckung. Bei *H. cavernosum* Verkleinerung durch mehrfache Stichelung, dann Exzision. Bei Hämangiomen im Parotis-Wangen-Bereich Exzision nach präparatorischer Darstellung der Fazialisäste. Enossale Hämangiome erfordern bei großer Ausbreitung eine Kieferresektion.

Lymphangiome

Seltener als Hämangiome.

Lokalisation: Lippe, Wange, Zunge (Makroglossie).

Therapie: Operative Entfernung.

Riesenzellgeschwülste

Epulis: Etwa kirschgroße, am Zahnfleischrand gestielte, weiche, blutreiche oder derbe (E. fibrosa) Tumoren, riesenzellhaltig.

Therapie: Exzision zusammen mit dem Desmodont, Abfräsung des Knochens und evtl. Extraktion der Nachbarzähne (Rezidivneigung!).

Enulis: Solitär oder multilokulär in der Spongiosa auftretend, führt zu Knochenauftreibungen (evtl. Kortikaliszerstörung), ohne das Periost zu durchbrechen. Zahnlockerung.

Therapie: Freilegung und Abtragung der Kortikalis, Tumorausschälung und Knochenabfräsung.

Odontome

Aus Zahnsubstanzen (Schmelz, Dentin, Pulpa, Zement) in unterschiedlichen Mengen aufgebaut (harte, weiche Odontome).

Osteome

Harte (O. eburneum) oder aufgelockerte (O. spongiosum, medullare) Formen. Langsames peripheres (Exostosen) oder zentrales (Enostosen) Wachstum.

Therapie: Operative Entfernung.

Sog. semimaligne Tumoren

Basaliome

Häufigste Tumoren der Gesichtshaut. Infiltrierendes, lokal destruierendes, zum Teil flächenhaftes Wachstum (Ulcus rodens). Übergreifen auch auf tiefere Strukturen möglich (Ulcus terebrans). Sehr langsame Ausbreitung. Tod durch Zerstörung lebenswichtiger Organe. Setzt keine Metastasen.

Therapie: Operative Entfernung und plastische Defektdeckung.

Ameloblastome (Adamantinome)

Zystische oder seltener solide (setzen manchmal lympho- oder hämatogene Metastasen) Formen und Übergänge.

Lokalisation: Vorwiegend Unterkieferknochen (Kieferwinkel). Führt zur Knochenauftreibung, evtl. Einwachsen in die Weichteile (Differentialdiagnose: Zyste).

Therapie: Je nach Größe Spangenresektion oder durchgehende Resektion des betroffenen Kieferabschnittes.

Myxome

Haselnuß- bis apfelgroße Tumoren, kugelig, weiche Konsistenz. Neigen zur Entartung (Myxosarkom!).

Chondrome

Aus embryonalem, nicht ausdifferenziertem Knorpelgewebe aufgebaute Tumoren; im Laufe des Wachstums Waben- und Zystenbildung (Röntgenbefund). Übergänge in Chondrosarkome möglich.

Therapie: Radikale operative Entfernung.

Bösartige Tumoren

Karzinome

Stellen mit Abstand die häufigsten Malignome im Gesichts-, Mundhöhlen- und Kieferbereich dar. Entwicklung auf dem Boden von Präkanzerosen.

Symptome: Derbe, infiltrativ in die Tiefe (endophytisch) oder oberflächlich (exophytisch) wachsende Tumoren mit granulierter, papillomatöser und verhornter Oberfläche. Zumeist zentrale Exulzeration mit derbem, wallartigem Rand und leicht blutendem Geschwürsgrund. Vergrößerte derbe, zunächst gut verschiebliche regionäre Lymphknoten, später Verbackung mit der Umgebung.

Lokalisation: Lippe, Zunge, Mundboden, Wange, Oberkiefer, Unterkiefer.

Diagnose: Klinisches Bild, Röntgendiagnostik (Knochendestruktion). Objektivierung durch pathohistologische Untersuchung (Probeexzision) **(Abb. 33–8 u. 33–9)**.

Therapie: Radikaloperation und Ausräumung der regionären Lymphknoten im Block (neck dissection). Je nach Größe und Lage des Defektes sowie Patientenalter primäre oder sekundäre Rekonstruktion bzw. epithetischer Ersatz.

Sarkome

Weitaus seltener als Karzinome. Im Kiefer-Gesichts-Bereich vorwiegend Fibro-, Myxo-, Chondro-, Retothel-, Retikulo-(Burkitt-) und Osteosarkome. Daneben wenig differenzierte Rundzellensarkome (Ewing-Sarkome), die bevorzugt bei Kindern auftreten.

Symptome: Massive Auftreibung des Kiefers, Zahnlockerung. Diffuse, derbe Infiltration der Weichteile bei Fehlen von entzündlichen Ursachen und Symptomen, neuralgiforme Beschwerden. Sehr rasches Wachstum und hämatogene Metastasierung.

Lokalisation: Vorwiegend Oberkiefer, maxilläre und mandibuläre Wachstumszonen, die knorpelähnliches Mischgewebe enthalten.

Therapie: Operative Entfernung mit höchster Radikalität, Nachbestrahlung, Zytostatika.

Melanome

Sehr selten auftretende, besonders bösartige Geschwülste, die oft erst viele Jahre nach der Tumorentfernung hämatogen metastasieren.

Symptome: Im Schleimhautniveau oder knollenartig darüberliegende blauschwarze Tumoren mit Neigung zu Blutungen und geschwürigem Zerfall. Bei hohen Teilungsraten keine Pigmentbildung (= amelanotisches Melanom).

Therapie: Kryochirurgische oder radiologische Vorbehandlung des Tumors, anschließend radikale Exzision. Keine Biopsie (Aussaat von Tumorzellen).

Entzündungen

Unspezifische Entzündungen

Vorwiegend vom Zahnsystem ausgehend. Seltener nichtdentogene Ursachen.

Dentogene Entzündungen

Ätiologie: Hauptsächlich akute Exazerbation einer Periodontitis apicalis chron. (Granulom). Daneben Periodontitis marginalis, Durchbruchsstörungen an unteren Weisheitszähnen (Dentitio difficilis), Extraktionswunden, infizierte Zysten, verlagerte Zähne, dentogene Tumoren, Folge traumatischer Zahn-Kiefer-Schädigungen.

Weichteilentzündungen

Subperiostale und submuköse Abszesse
Im Front-, Prämolaren-, Molarenbereich (vestibulär, palatinal, lingual).

Symptome: Bei Ausbreitung des entzündlichen Prozesses unter das Periost (subperiostaler A.) starke Schmerzen, Klopfempfindlichkeit und „Verlängerung" des Zahnes. Nach Eiterdurchbruch unter die Schleimhaut (submuköser A.) deutliche Schwellungszunahme und Nachlassen der Schmerzen. Je nach Lokalisation und Ausbreitung vestibuläre, palatinale oder sublinguale Schwellung, Druckschmerz und Fluktuation. Diffuse extraorale Weichteilschwellung mit umschriebenem Druckschmerz, evtl. Lymphadenitis.

Diagnose: Klinische Zeichen und Röntgendiagnostik (Zahnröntgen).

Therapie: Enorale Inzision bis zum Knochen, Drainage. Nach Abklingen der akuten Entzündung Sanierung des schuldigen Zahnes.

Wangenabszeß
Von oberen Eck- oder Seitenzähnen ausgehend. *Komplikationen:* Thrombophlebitis der V. angularis, Sinus-Cavernosus-Thrombose.

Differentialdiagnose: Furunkel, Oberkieferosteomyelitis, infiziertes Hämatom, Tumoren, spezifische Entzündungen, Parotitis purulenta.

Masseterabszeß
Im Spatium massetericomandibulare gelegen, mit Schwellungszentrum oberhalb des Kieferwinkels. Starke Kieferklemme und Schmerzen beim Kieferschluß.

Pterygomandibularabszeß
Zwischen Unterkieferast und M. pterygoideus medialis ausgebreitet.

Parapharyngealabszeß
Ausbreitung zwischen seitlicher Pharynxwand und M. pterygoideus medialis. *Lebensbedrohliche Komplikationen:* Fortleitung zur mittleren Schädelbasis (direkt bzw. über V. jugularis interna) oder ins Mediastinum (über Retropharyngealraum).

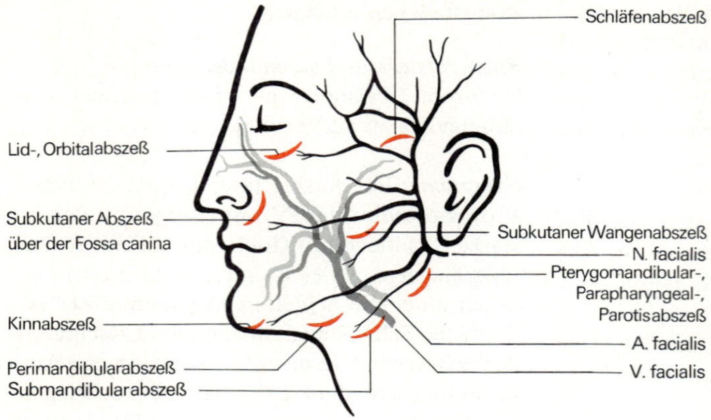

Abb. 17–8. Äußere Weichteilschnittführung zur Eröffnung von Abszessen im Gesichts-Hals-Bereich unter Schonung von A., V. und N. facialis

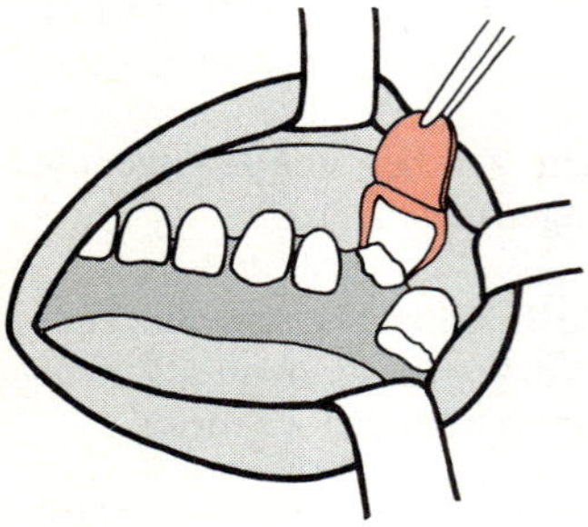

Abb. 17–9. Verschluß einer oroantralen Fistel mit vestibulärem Schleimhaut-Periost-Lappen

Submandibularabszeß, Submentalabszeß, Kinnabszeß

Therapie: (Abb. 17–8) Inzision entsprechend der Abszeßlokalisation und Drainage, Erreger- und Resistenzbestimmung! Antibiotikatherapie (bei guter Abgrenzung und Eiterentleerung nicht immer nötig).

Sinusitis maxillaris

Ätiologie: Häufiger rhinogener als dentogener Infektionsweg.

Symptome: Spontanschmerzen im Bereich der betroffenen Oberkieferseite, Druck-Klopf-Schmerz der fazialen Kieferhöhlenwand, Druckschmerz am Austrittspunkt des N. infraorbitalis, Klopfschmerz der Seitenzähne, Sekretabfluß.

Diagnose: Klinische Zeichen und Röntgen.

Therapie: *Akute Form:* Abschwellende Nasentropfen, trockene Wärme (Kopflichtbäder), Antibiotika. Bei Kieferhöhleneiterung erst nach einigen Tagen Punktion durch den unteren Nasengang, Spülung und Instillation von Rivanol oder Baneocin.

Chronische Form: Radikaloperation nach Caldwell-Luc. Bei dentogener Infektion Sanierung des schuldigen Zahnes. Oroantrale Fisteln werden mit einem Schleimhaut-Periost-Lappen verschlossen (Abb. 17–9).

Kieferosteomyelitis

Ätiologie: Im Säuglings- bzw. Kleinkindesalter hämatogene Infektion, Fortleitung von Mundschleimhautentzündungen (bei Verletzungen) und rhinogene Entstehung. Beim Erwachsenen vorwiegend dentogener Infektionsmodus.

Akute Osteomyelitis

Symptome: *Oberkiefer:* Plötzlicher Beginn mit hohen Temperaturen. Umschriebene oder diffuse Ausbreitung und Druckschmerzhaftigkeit des Oberkiefers, ausgedehnte Weichteilschwellung im Wangenbereich mit gespannter, geröteter Haut, Kollateralödem (Lider), Zahnlockerung, Abszeß- und Fistelbildung.

Unterkiefer: Fortbestand und Zunahme der Schmerzen trotz Extraktion des schuldigen Zahnes, Lockerung und Druckempfindlichkeit der Nachbarzähne, Weichteilschwellung, Lymphadenitis. Multiple Abszeß- und Fistelbildung. Par-, Hyp- oder Anästhesien im Versorgungsgebiet des N. mentalis (Vincent-Symptom). Röntgenologische Zeichen erst nach der 2.–3. Woche.

Therapie: Sofortiger Einsatz hochdosierter Antibiotika. Vitamin B und C, γ-Globulin, Eröffnung der Abszesse, Drainage, prophylaktische Schienung der Zähne.

Chronische Osteomyelitis

Häufiger sekundär-, seltener primär- (Pseudo-Paget) chronische Form. Vorwiegend im Unterkiefer lokalisiert.

Symptome: Auftreibung des Kiefers, Fistelbildung (oft multipel), Sequestration. Manchmal ausgedehnte Knochennekrosen, häufig jahrelang dauerndes, mit akuten Schüben einhergehendes Krankheitsbild.

Therapie: Unter antibiotischer Abschirmung aktiv-chirurgisches Vorgehen: Operative Ausräumung, bei größeren Herden Dekortikation der bukkalen Unterkieferkompakta.

Nichtdentogene Entzündungen

Furunkel

Differentialdiagnose: Dentogener Abszeß, Wangenphlegmone, infizierter Insektenstich.

Komplikationen: Bei Oberlippen-, Wangen-, Nasenfurunkel Übergreifen auf die V. angularis, V. ophthalmica und Sinus cavernosus (Sinusthrombose) mit folgender Meningitis möglich.

Therapie: Zunächst streng konservativ (nicht ausdrücken, keine Inzision!). Breitspektrumantibiotika, Bettruhe, Sprechverbot, breiig-flüssige Kost. Erst nach Abgrenzung und Einschmelzung Entfernung des zentralen nekrotischen Gewebspfropfes mit der Pinzette.

Erysipel (Wundrose)

Differentialdiagnose: Ekzem, Phlegmone, Furunkel, dentogene Infektionen.

Therapie: Antibiotika, kühlende Umschläge. Beim Auftreten von Abszessen und Phlegmonen rechtzeitige Inzision.

Sonstige akute und chronische Pyodermien (Impetigo contagiosa, kankriforme Pyodermie, Pyostomatitis vegetans)

Zungenabszeß

Peri-, Paratonsillarabszesse

Therapie: Inzision, Antibiotika.

Spezifische Entzündungen

Zervikofaziale Aktinomykose

Differentialdiagnose: Chronisch granulierende Parodontitis apicalis, dentogener chronischer Subkutanabszeß, akuter dentogener Abszeß, unspezifische Osteomyelitis, Fremdkörpergranulome, Tbc, Syphilis, Malignome.

Therapie: Antibiotika, breite Abszeßeröffnung und Exkochleation, kleindosige Röntgenbestrahlung. Jodiontophorese, Vakzinetherapie. Exzision kleiner Herde nach der Abgrenzung.

Tuberkulose

Differentialdiagnose: Unspezifische Lymphadenitis, Infektionskrankheiten, Malignome, Syphilis, Systemerkrankungen (Retikulose, Lymphogranulomatose), Halszysten, Erkrankungen der Speicheldrüsen, die Lymphknotenschwellungen vortäuschen, Speicherkrankheiten (Hand-Schüller-Christian).

Therapie: *Allgemeinbehandlung:* Tuberkulostatika, eiweiß- und vitaminreiche Kost, Klimakuren (Heilstätte).
Lokalbehandlung: Operative Herdentfernung (bei Halslymphknoten Ausräumung im Block, Exkochleation von Weichteilabszessen und Herden im Kieferknochen unter zusätzlicher lokaler Verabreichung von Tuberkulostatika).

Syphilis

Differentialdiagnose: Arzneimittel-, Masernexanthem, Leukoplakie, Angulus infectiosus, Tuberkulose, Malignome, Osteopathien, Osteomyelitis.

Therapie: Behandlung in entsprechender Fachabteilung. Destruktionen (Perforationen) im

Gesichts-Kiefer-Bereich sind durch operativ-plastische oder epithetische Maßnahmen zu versorgen.

Zysten

Zysten sind im Knochen oder in den Weichteilen gelegene Hohlräume, die zumeist aus einem bindegewebigen, mit Epithel ausgekleideten Balg bestehen und einen flüssigen Inhalt aufweisen. Sie zeigen ein langsames expansives Wachstum (durch Erhöhung des Innendrukkes), das eine Verdrängung, Druckatrophie oder Resorption des umgebenden Gewebes nach sich zieht.

Kieferzysten

a) Dentogene, b) nichtdentogene Zysten

Symptome: Druckgefühl im Kiefer und an den Zähnen, manchmal neuralgiforme Beschwerden, verzögerter oder verhinderter Zahndurchbruch, Zahnkippung. Bei entsprechender Größe Auftreibung des Knochens, der an dieser Stelle federnd eindrückbar ist (Pergamentknittern).

Diagnose: Klinische Zeichen, Punktion, Röntgen (Kontrastmittelfüllung).

Differentialdiagnose: Recessus alveolaris des Sinus maxillaris, Ameloblastom, Kieferdysplasie, zentraler Riesenzelltumor, Karzinom, Sarkom, Metastase.

Therapie: *1) Zystostomie (Partsch I):* Eröffnung der Zyste zur Mund-, Kiefer- oder Nasenhöhle. Der Zystenbalg wird nur im Bereich der Eröffnungsstelle entfernt und bleibt im übrigen Teil erhalten.
2) Zystektomie (Partsch II): Entfernung des gesamten Zystenbalges und dichter, primärer Wundverschluß. Bei dentogenen Zysten Sanierung des schuldigen Zahnes.

Weichteilzysten

Klassifikation (Becker):
a) Retentions- bzw. Extravasationszysten.
b) Lymphoepitheliale Zysten.
c) Zysten des Ductus thyreoglossus.
d) Branchiogene Halszysten.
e) Dermoid- bzw. Epidermoidzysten.

Symptome: Langsam an Größe zunehmende, schmerzlose, rundliche Weichteilschwellung von teigiger bis prall-elastischer Konsistenz. Schmerzhaftigkeit erst bei sekundärer Infektion.

Differentialdiagnose: Lymphangiom, Lipom, pleomorphes Adenom, Lymphom.

Diagnose: Klinische Zeichen, Punktion und Kontrastmittelfüllung.

Therapie: Vollständige Exstirpation der Zyste in gefülltem Zustand. Belassung von Zystenbalgresten führt immer zum Rezidiv. Bei allen größeren, in Beziehung zu den Speicheldrüsen (Glandula submandibularis, sublingualis) stehenden Zysten gleichzeitige Drüsenexstirpation angezeigt. Mukozelen des Sinus maxillaris werden nach operativer Eröffnung des Antrums entfernt. Wenn die übrige Kieferhöhlenschleimhaut unverändert ist, kann sie belassen werden, immer jedoch Anlegen eines Fensters zum unteren Nasengang.

Erkrankungen der Speicheldrüsen

Speichelsteine (Sialolithiasis)

Stecknadelkopf- bis kirschgroß, vorwiegend in der Glandula submandibularis bzw. deren Ausführungsgang, sehr selten in der Glandula parotis und sublingualis.

Symptome: Zu Beginn stauungsbedingte Schwellung, Spannungs- und Druckschmerz der Drüse nur während der Mahlzeiten, später häufig Zeichen der chronischen Speicheldrüsenentzündung mit bleibender Verdickung.

Diagnose: Bimanuelle (extra/intraorale) Palpation des Steines und Gangsondierung, Röntgen (Stein nicht immer sichtbar).

Therapie: Steine im Speichelgang werden chirurgisch durch Schlitzung des Ganges entfernt. Nach der Steinentfernung Versuch, die Speicheldrüsenentzündung konservativ zu behandeln. Bei Erfolglosigkeit Exstirpation der Drüse.

Speichelfisteln

Ätiologie: Verletzung einer Drüse oder ihres Ausführungsganges, Sialolithiasis.

Symptome: Vor allem während der Mahlzeiten Speichelfluß durch die Haut (Mazeration!) oder an atypischer Stelle in die Mundhöhle.

Therapie: Intraoral mündende Speichelfisteln belanglos. Extraorale Drüsenfisteln schließen sich häufig von selbst; Gangfisteln werden durch plastische Operationen zu inneren gemacht. Eindämmung der Speichelsekretion durch Röntgenbestrahlung der Drüse oder Exstirpation.

Unspezifische Speicheldrüsenentzündungen (Sialoadenitis)

Ätiologie: Infektion durch Bakterien a) aszendierend über den Ausführungsgang bei Störung des Speichelflusses durch Steine oder allgemeine Abwehrschwäche, b) hämatogen, c) per continuitatem aus der Umgebung.

Diagnose: Schwellung, Schmerzhaftigkeit der Drüse und des Ausführungsganges, Rötung der Papille, auf Druck Eiterentleerung.

Differentialdiagnose: Parotitis epidemica, dentogene Abszesse, spez. Speicheldrüsenentzündung, Lymphome, Sialoadenose, Tumoren, Arthritis.

Therapie: Entfernung der Ursache (z. B. Speichelstein), Antibiotika. Mehrmals täglich Spülungen des Ausführungsganges, Anregung der Speichelsekretion (Pilocarpin, Kaugummikauen). Bei Abszedierung sofortige Inzision je nach Lage von innen oder außen. Chronisch rezidivierende, auf eine konservative Behandlung nicht ansprechende Entzündungen sind durch operative Entfernung der Drüse zu behandeln.

Speicheldrüsentumoren (Sialome)

Sie zeigen einen großen Formenreichtum und treten vor allem in der Glandula parotis, selten in der Glandula submandibularis, sublingualis und den kleinen Mundspeicheldrüsen auf.

Adenome, Cystadenoma papilliferum
Gutartige, vom Parenchym ausgehende Tumoren, sehr selten.

Pleomorphe Adenome (Speicheldrüsenmischtumoren)
Durch Bindegewebskapsel abgegrenzte, langsam wachsende, kugelige Geschwülste von derber, glatter Oberfläche, die Haut darüber verschieblich. Keine Einschränkung der Fazialisfunktion. Rezidivneigung (Radikalität!) und potentielle Malignität (Karzinom).

Mukoepidermoidtumoren
Infiltrativ wachsende, zum Teil schmerzhafte Tumoren mit unscharfer Grenze und höckriger Oberfläche. Potentielle Malignität.

Adenoidzystische Karzinome (Zylindrome)
Vorwiegend im Gaumenbereich, seltener in den großen Speicheldrüsen lokalisierte Geschwülste. Hämato- und lymphogene Metastasierung, Rezidivneigung.

Karzinome
Adeno- und Plattenepithelkarzinome.

Sarkome
Zumeist Spindelzellsarkome, seltener Lympho- oder Retothelsarkome. Schnelles Wachstum, hämatogene Metastasierung.

Symptome der bösartigen Speicheldrüsentumoren: Zumeist schnelles Wachstum, unscharfe Abgrenzung und schlechte Verschieblichkeit gegenüber der Nachbarschaft durch infiltratives Wachstum. Häufig bestehen Schmerzen und eine Fazialisparese. Neigung zur Metastasierung (lympho- und/oder hämatogen).

Diagnose: Klinische Zeichen, Sialographie, Objektivierung erst durch histologische Untersuchung.

Differentialdiagnose: Sialoadenitis, Lymphome, Lipome, Angiome, Neurinome, Zysten.

Therapie: Adenome, pleomorphe Adenome und adenoidzystische Karzinome sprechen in der Regel nicht auf eine Bestrahlungsbehandlung an. Enukleation nur bei einfachen Adenomen zu vertreten. Pleomorphe Adenome und Mukoepidermoidtumoren werden wegen der Rezidivneigung und potentiellen Malignität mit einer Schicht gesunden, autochthonen Gewebes exzidiert. Bei Lage des Tumors im Parotisbereich zunächst präparatorische Darstellung des Fazialisstammes und seiner Äste, die geschont werden, anschließend Resektion des Tumors mit der Drüse (= konservative Parotidektomie). Malignome werden ohne Schonung des N. facialis mit einer entsprechenden Sicherheitszone im Gesunden entfernt (Rekonstruktion durch Autonerventransplantation).

Rekonstruktive Chirurgie

Weichteil- und Knochendefekte im Gesichts-, Kiefer- und Mundhöhlenbereich entstehen in erster Linie nach Tumoroperationen, als Verletzungsfolgen und nach Verbrennungen. Andere Ursachen sind durch entzündliche Vorgänge entstandene Gewebsverluste, die aus funktionellen und ästhetischen Gründen zu ersetzen sind.

Weichteildefekte

Therapie

Nase: Weichteilersatz zumeist durch Nahlappen möglich. Freie Hauttransplantate nur bei oberflächlichen, nicht bis zum Knochen reichenden Defekten. Zur Rekonstruktion der Columella und Nasenflügel Verwendung von Haut-Knorpel-Transplantaten (S. 503).

Lippe:

Oberlippe: Defekte bis zu einem Viertel der Lippenbreite können mittels Direktvereinigung der Wundränder verschlossen werden. Ausgedehntere Defekte sind durch Rotationslappen aus der Unterlippe oder Verschiebeplastiken aus dem Wangenbereich zu decken.

Unterlippe: Substanzverluste bis zu einem Unterlippendrittel sind durch direkte Vereinigung der restlichen Lippenstümpfe zu decken. Darüber hinausgehende Lippenverluste sind durch Rotationsplastiken aus der Oberlippe und/oder Transposition der Wangenweichteile ersetzbar.

Wange: Durchgehende Wangendefekte können mittels eines gedoppelten Flachlappens, Verwendung zweier getrennt angelegter Lappen (Stirn-, Hals-, Brust-, Rückenlappen) oder mit einem Rundstiellappen versorgt werden.

Mundboden: Deckung durch Wangenschleimhaut oder bei ausgedehnteren Defekten durch Hautlappen vom Stirn- bzw. Halsbereich. Rekonstruktion auch durch freie Gewebstransplantation mit mikrochirurgischen Gefäßanastomosen.

Knochendefekte

Therapie

Zur Defektversorgung kommen autologe und homologe Knorpel- bzw. Knochentransplantate sowie alloplastische Materialien (Silastik, Teflon, Metallimplantate) in Frage. Autologe Transplantate bringen die besten Ergebnisse.

Stirn: Verwendung von autologen Rippenknochen zur Defektdeckung.

Nase: Aufbau des Nasengerüstes mit autologen Knorpel- oder Knochentransplantaten.

Jochbein: Rekonstruktion der fehlenden Partien mit autologem Knorpel oder Knochen.

Oberkiefer: Verschluß kleinerer Defekte durch Weichteilplastik, bei größeren Defekten Einlagerung von Knochen.

Unterkiefer: Bei nicht durchgehenden Defekten und Atrophien Auflagerung von Knorpel-Knochen-Transplantaten. Durchgehende Defekte werden mit autologen Beckenknochentransplantaten versorgt. Als temporärer Ersatz eignen sich entsprechend geformte Metallimplantate.

Chirurgie der Kieferanomalien

Korrekturen von Kieferanomalien dienen der Behebung von Funktionsstörungen und ästhetischen Entstellungen.

Progenie

Symptome: Verkehrter Frontzahnüberbiß und vorliegendes Kinn durch Überentwicklung des Unterkiefers.

Therapie: Ostektomie im Kieferkörper, sagittale retromolare Osteotomie, Rückverschiebung des Alveolarfortsatzes.

Pseudoprogenie

Symptome: Verkehrter Frontzahnüberbiß durch Unterentwicklung oder Rücklage des Oberkiefers.

Therapie: Totale oder partielle Oberkiefervorverlagerung.

Prognathie

Symptome: Vorstehen der oberen Frontzähne, erschwerter Lippenschluß.

Therapie: Rückverlagerung der frontalen Oberkieferpartie.

Distalbiß

Symptome: Verstärkter sagittaler Frontzahnüberbiß und Kinnrücklage infolge Distallage oder Unterentwicklung des Unterkiefers.

Therapie: Vorverschiebung eines Alveolarsegmentes oder der gesamten zahntragenden Unterkieferpartie.

Offener Biß

Symptome: Die Zähne eines oder beider Kiefer erreichen nicht die Kauebene.

Therapie: Je nach Lage der Anomalie Abtrennung und Einstellung von Alveolarsegmenten des Ober- oder Unterkiefers bzw. durchgehende Osteotomien.

Kinndeformitäten

Symptome: Kinnrücklage bzw. -vorlage, hohes, niedriges Kinn, Unterentwicklung.

Therapie: Je nach Art der Anomalie Vor- oder Rückverschiebung, Abtragung, Kürzung, Erhöhung, Aufbau mit Transplantaten.

18. Hals

Kongenitale Fehlbildungen

Mediane Halszyste und Fistel

Ätiologie: Sie liegt in der Medianlinie des Halses und entsteht aus Resten des Ductus thyreoglossus.

Symptome: Die prall-elastische, kaum druckschmerzhafte Resistenz ist von wechselnder Größe und perforiert bei Infektion ihres Inhaltes nach außen, wodurch eine Fistel entsteht.

Differentialdiagnose: Dermoidzyste, Laryngozele, Lymphangiom.

Therapie: Exstirpation der Zyste mit breiter Freilegung und Resektion des Zungenbeinkörpers. Radikale Exstirpation der Fistel nach vorheriger Kontrastdarstellung des gesamten Fistelganges und Markierung mit Methylenblau (Abb. 18–1).

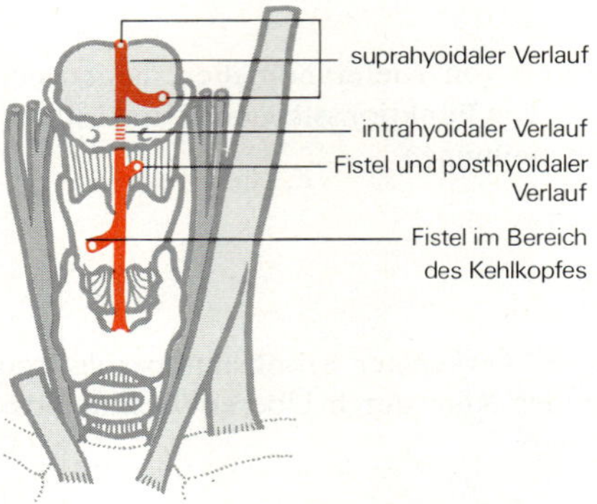

Abb. 18–1. Mediane Halsfistel und -zyste

Laterale Halszyste und Fistel

Ätiologie: Sie liegt am vorderen Rand des M. sternocleidomastoideus und ist eine Entwicklungsanomalie der Schlundtaschen und Kiemenbögen.

Symptome: Meist bei der Geburt schon feststellbar, können diese Zysten manchmal enorme Größe erreichen. Sie entwickeln sich auch in der Karotisgabel. Fisteln haben häufig eine äußere Mündung an der Haut und eine innere am Pharynx.

Differentialdiagnose: Zystisches Lymphangiom, Dermoidzyste, Lymphom, branchiogenes Karzinom.

Therapie: Radikale Exstirpation mit exakter Darstellung der Gefäße und Nerven, bei Fisteln vorher eine Kontrastfüllung (Abb. 18–2).

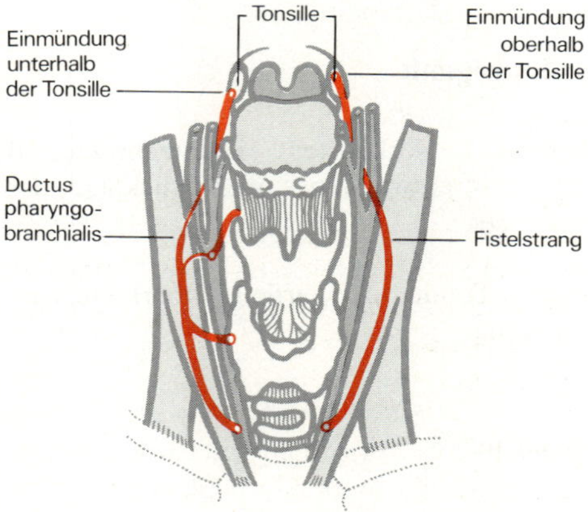

Abb. 18–2. Laterale Halsfistel und -zyste

Schiefhals

Ätiologie: Durch einseitige bindegewebige Umwandlung des M. sternocleidomastoideus. Die Ursache der bindegewebigen Degeneration ist nicht geklärt, häufig tritt der Schiefhals nach schwerer Geburt auf.

Symptome: Der Kopf ist nach der Seite des degenerierten Muskels geneigt. Das Gesicht wird nach der Gegenseite gedreht, es entsteht im

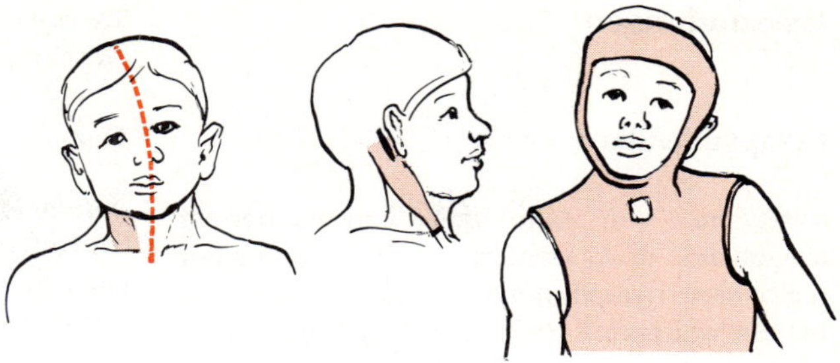

Abb. 18–3. Muskulärer Schiefhals – operative Korrektur mit Durchtrennung des Ansatzes des M. sternocleidomastoideus am Processus mastoideus. Gleichzeitig Durchtrennung des peripheren Ansatzes an der Clavicula. Postoperative Korrekturstellung im Thorax-Diadem-Gips

Laufe der Zeit eine Gesichtsasymmetrie (Abb. 18–3).

Differentialdiagnose: Narbiger, ossärer, rheumatischer, neurologischer, hysterischer, okulärer Schiefhals.

Therapie: Es wird der Ansatz und (oder) der Ursprung des M. sternocleidomastoideus durchtrennt und das Korrekturergebnis durch einen redressierenden Gipsverband fixiert. Dieser Eingriff soll möglichst frühzeitig erfolgen. Rezidive sind häufig!

Halsrippe

Ätiologie: Vom VI. oder VII. Halswirbel ausgehende, meist beidseitig, rudimentär angelegte Rippenstümpfe, die bei Frauen häufiger sind als bei Männern. Oft findet sich auch ein pathologischer Ansatz des M. scalenus anterior = *Skalenussyndrom.*

Symptome: Durch mechanische Behinderung der A. und V. subclavia und des Plexus brachialis treten Parästhesien, Ödeme, Atrophie und Pulsseitendifferenzen auf. Die überzählige Rippe ist zu tasten, im Röntgenbild zu sehen und durch den Tragetest zu beweisen: beim Heben schwerer Lasten verschlimmern sich die Beschwerden, bei Kopfdrehung nach der erkrankten Seite und tiefer Inspiration verschwindet der Radialispuls (Adson-Test).

Differentialdiagnose: Osteochondrose der Halswirbelsäule, Schulterarmsyndrom, Einengung der Skalenuslücke.

Therapie: Zunächst konservativ mit Physikotherapie, dann Resektion der Rippe *und* ihres Periostmantels, evtl. mit Durchtrennung des Ansatzes des M. scalenus anterior (Abb. 18–4).

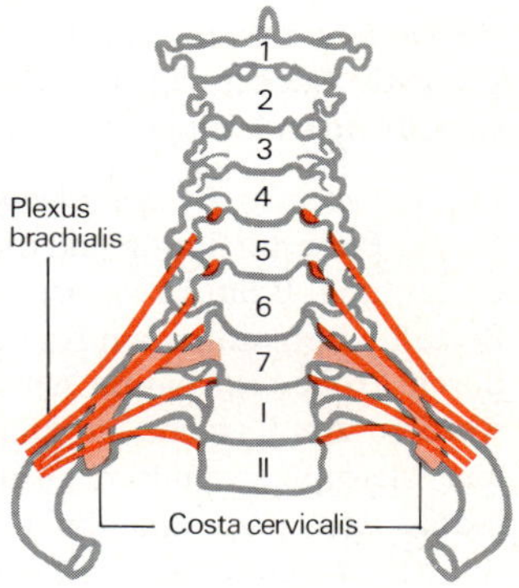

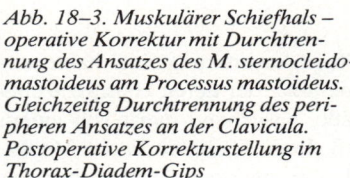

Abb. 18–4. Halsrippe

Erworbene Halsfisteln

Sie finden sich bei kariösen Zähnen, bei Osteomyelitis des Kiefers, Aktinomykose und Tuberkulose; nach Verletzung einer Speicheldrüse oder ihres Ausführungsganges kann eine Speichelfistel entstehen.

Therapie: Exstirpation der Fistel und des Krankheitsherdes. Bei Speichelfisteln Gangplastik oder Exstirpation der Drüse.

Entzündungen

Lymphadenitis

Symptome: Von Zahn- oder Tonsillenherden ausgehende druckschmerzhafte Schwellung der regionären Lymphknoten (*Lymphadenitis acuta*). Im weiteren kann es unter Temperaturanstieg und Leukozytose zu einer Einschmelzung kommen.

Therapie: Bettruhe, antiphlogistische Umschläge, evtl. Antibiotika. Bei Einschmelzung Inzision. Herdsanierung!

Die *chronische Lymphadenitis* ist bei Kindern bis zur Pubertät häufig und meist ohne klinische Bedeutung. Beim Erwachsenen müssen vergrößerte Lymphknoten am Hals ihrer Genese nach durch Probeexstirpation histologisch abgeklärt werden. Als Ursache am häufigsten: Tuberkulose, Lymphogranulom, -sarkom, Karzinommetastasen (supraklavikuläre „Virchow-Drüse“ bei Magenkarzinom) (Abb. 18–5).

Phlegmone

Oberflächlich

Ätiologie: Diffuse Ausbreitung einer bakteriellen Entzündung *auf* der tiefen Halsfaszie, ausgehend von einer Lymphadenitis, einer Tonsillitis oder einem Furunkel. Ferner bei Ausbreitung einer Mundbodenphlegmone (Angina Ludovici) nach kaudal. Man tastet eine sehr derbe Infiltration *(„Holzphlegmone“)*.

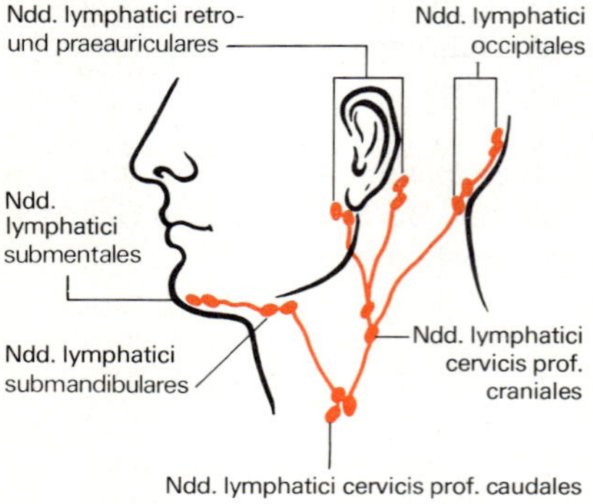

Abb. 18–5. Die Lymphknotengruppen des Halses

Therapie: Breite Spaltung unter antibiotischer Abschirmung.

Tief

Ätiologie: Diffuse Ausbreitung einer bakteriellen Entzündung *unter* der tiefen Halsfaszie entlang der Gefäße, ausgehend meist von einem Tonsillarabszeß. Beim Einbruch in das Mediastinum entsteht ein septisches Zustandsbild mit Schüttelfrost, Fieber, Leukozytose und allgemeiner Verfall. Ferner kann es zu einer Thrombophlebitis der V. jugularis interna kommen.

Therapie: Breite Spaltung bis auf die Gefäßscheide unter antibiotischer Abschirmung. Bei eingetretener Mediastinitis muß das Mediastinum breit drainiert werden. Ligatur der V. jugularis interna am Hals und an der Schädelbasis mit Entfernung des septischen Thrombus.

Nackenkarbunkel

Ätiologie: Konfluierende Ansammlung mehrerer Furunkel, die sich subkutan auf der Nackenfaszie ausbreiten und zentral nekrotisieren. Häufig bei Diabetikern!

Symptome: Schmerzen im Nacken, Temperaturen, manchmal septisch, Ausbildung zahlreicher Eiterfisteln.

Therapie: Ausgedehnte Exzision des gesamten nekrotischen Bezirkes mit dem elektrischen Messer. Lokalbehandlung bis zur Reinigung und evtl. plastische Deckung des verbleibenden Defektes. Diabeteseinstellung!

Tuberkulose der Halslymphknoten

Ätiologie: Bei Kindern und Jugendlichen auftretende Lymphknotenschwellung nach oralem Infekt (Trinkmilch) mit Tuberkelbazillen. Bei Erwachsenen häufig durch aufsteigende Infektion bei einer Lungentuberkulose.

Symptome: Die Lymphknoten sind miteinander verbacken und schmelzen ein; es entsteht eine Fistel mit livider, auf der Unterlage adhärenter Haut. Subfebrile Temperaturen und nächtliches Schwitzen.

Therapie: Unter tuberkulostatischer Abschirmung Exstirpation der (des) Knoten(s) und der evtl. vorhandenen Fistel. Anschließend Heilstättenkur.

Aktinomykose

Ätiologie: Brettharte Infiltration seitlich am Hals mit Fistelbildung, hervorgerufen durch den anaeroben, grampositiven *Actinomyces Wolff-Israel,* einen Parasiten der Mundhöhle, der durch begleitende Staphylo- und Streptokokken aktiviert wird. Extraktion kariöser Zähne oder Kieferfrakturen können auslösend wirken.

Therapie: Breite Inzision und Drainage, Fistelexzision mit histologischer und bakteriologischer Untersuchung. Bei gesicherter Diagnose hochdosierte Penicillintherapie (S. 70).

Lymphogranulom (Morbus Hodgkin)

Ätiologie: Hyalin entartetes Granulationsgewebe mit Riesenzellen zerstört bzw. ersetzt die Lymphknoten. Der Verlauf ist chronisch progredient, das gesamte Lymphsystem einschließlich der Milz ist befallen. Die Ursache der meist tödlich endenden Erkrankung ist derzeit noch unbekannt.

Diagnose: Große, mit der Umgebung nicht verbackene Lymphknotenpakete.

Differentialdiagnose: Tuberkulose.

Therapie: Exstirpation aller erreichbaren Knoten und histologische Bestätigung der klinischen Diagnose. Durch konsequente zytostatische und (oder) Strahlenbehandlung lassen sich länger anhaltende Remissionen erreichen.

Verletzungen

Arterien

Symptome: Eine vollständige Durchtrennung der A. carotis communis (Selbstmord) führt in kürzester Zeit infolge der massiven Blutung zum Tod. Bei teilweiser Wandverletzung dieses Gefäßes entwickelt sich ein pulsierendes Hämatom am Hals, das Druck auf Trachea und Ösophagus ausübt.

Diagnose: Über dem Hämatom ist ein Schwirren festzustellen, der Halsumfang nimmt pulsierend zu. Durch sekundäre Infektion kann es zur Ausbildung einer Phlegmone und (oder) Mediastinitis kommen. Kontusionstraumen der Halsregion können zu Intimarissen führen, in deren Gefolge Thrombosen der A. carotis communis entstehen. Durch Thrombusapposition kommt es u. U. zu einem tödlichen Gefäßverschluß. Wird der Truncus brachiocephalicus verletzt, entwickelt sich das pulsierende Hämatom in der Schlüsselbeingrube und führt ebenfalls bei Infektion zur Mediastinitis.

Therapie: Breite Freilegung des Gefäßes mit Ausräumung des Hämatoms. Verschluß der Gefäßwunde durch Naht oder autologen Venenstreifen. Die A. carotis interna soll nach Möglichkeit nicht ligiert werden, da u. U. zerebrale Erweichungsherde auftreten können (S. 476).

Venen

Symptome: Klafft infolge der Verletzung das Venenlumen weit, so kann Luft eindringen (*Luftembolie*). Dies kann bei entsprechender Menge tödlich sein.

Diagnose: Atemnot, Zyanose, Bewußtlosigkeit und Krämpfe sind Zeichen der eingetretenen Luftembolie. Manchmal ist auch das schlürfende Geräusch des Lufteintrittes zu hören (Strumaresektion).

Therapie: Sofortige Intubation mit Überdruckbeatmung und Punktion des rechten Herzens mit Absaugen der Luft bei gleichzeitigem Verschluß der Venenverletzung (Fingerkompression!) können evtl. den Tod verhindern.

Nerven

Symptome: Der Abriß des N. vagus führt reflektorisch zum Herzstillstand. Der Abriß von Ästen des Plexus brachialis (Schleudertrauma bei Verkehrsunfällen, Absturz aus großer Höhe u. ä.) bedingt periphere Lähmungen.

Therapie: Sofortige exakte (mikrochirurgische) Nervennaht und nach Wundheilung Physikotherapie lassen eine weitgehende Wiederherstellung erzielen. Werden die Wurzeln des Plexus brachialis an ihrem Abgang vom Halsmark ausgerissen, ist eine Wiederherstellung durch Naht nicht möglich.

Kehlkopf

Eine Kontusion des Kehlkopfes kann Frakturen im Bereich des Knorpels verursachen.

Symptome: Atemnot, Heiserkeit bis Aphonie, Druckschmerz am Kehlkopf, Hämatom, evtl. Hautemphysem.

Diagnose: Durch Endoskopie und Röntgen, evtl. Tomogramm, ist diese Verletzung feststellbar.

Therapie: Intubation oder Tracheotomie, Eiskrawatte, Sedierung, evtl. Naht der Trachea oder des frakturierten Knorpels.

Fremdkörper

Ätiologie: Verlegung der Stimmritze durch aspirierte Fremdkörper (Ventilverschluß).

Symptome: Hustenreiz, Atemnot, Stridor, Zyanose, Glottisödem. Gelangt der Fremdkörper in das Bronchialsystem, können eine Pneumonie, ein Lungenabszeß oder über ein Druckgeschwür eine Bronchusperforation entstehen.

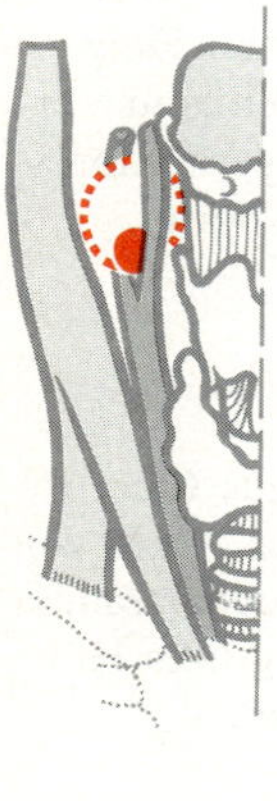

Abb. 18–6. Glomus caroticum

Therapie: Kopftieflagerung, Schleudern des an den Füßen gehaltenen Kindes, endoskopische Entfernung, u. U. Tracheo- oder Bronchotomie.

Tumoren

Gutartig

Fetthals (Madelung)

Symptome: Fettgewebsgeschwülste (Lipome) seitlich und rückwärts am Hals, meist symmetrisch, bei älteren Männern häufiger.

Therapie: Exakte Entfernung aller Lipome.

Lymphangioma colli congenitum cysticum

Ätiologie: Angeborene Mißbildung von oft beträchtlicher Größe (Geburtshindernis). Durch Kompression von Ösophagus, Trachea und Gefäßen kann ein lebensbedrohlicher Zustand entstehen.

Therapie: Sofortige Exstirpation bei Neugeborenen aus vitaler Indikation. Ist der Tumor bei der Geburt noch klein, zeigt er im weiteren Verlauf infiltratives Wachstum gegen Kehlkopf, Trachea usw. Die radikale Exstirpation sollte bis zum 2. Lebensjahr durchgeführt werden, da in diesem Alter der große Eingriff besser toleriert wird.

Fibrome

Symptome: Am Hals seltener. Meist ist ihre Entfernung aus kosmetischen Gründen notwendig (Cave aberrante Strumaknoten, Szintigramm!).

Glomuscaroticumtumor

Symptome: Der langsam wachsende Tumor geht vom Ganglion caroticum aus, liegt hinter der Karotisgabel und zeigt keinerlei entzündliche Reaktion der Umgebung.
Meist klinisch stumm können bei größeren Tumoren Druckerscheinungen auf Ösophagus, N. hypoglossus und N. recurrens auftreten.

Druck auf den Tumor (Palpation bei der Untersuchung!) kann zu Bewußtlosigkeit und Herzstillstand führen (*Karotissinusreflex*). Der Tumor läßt sich typischerweise nicht in kraniokaudaler Richtung verschieben. Maligne Degeneration wird beschrieben.

Therapie: Exstirpation des Tumors. Die einseitige Entfernung des Ganglion caroticum wird auch zur Behandlung des Asthma bronchiale angewandt (Abb. 18–6).

Bösartig

Branchiogenes Karzinom

Ätiologie: Maligne degeneriertes Epithel aus Kiemengangsresten.

Symptome: Im lateralen Halsdreieck liegende, rasch wachsende Tumoren, die in die Umgebungsgebilde einbrechen und metastasieren.

Therapie: Die *radical neck dissection* kommt meist zu spät. Strahlenbehandlung kann das Wachstum manchmal etwas verlangsamen.

Retothelsarkom

Ätiologie: Maligne Degeneration von Halslymphknoten bei Jugendlichen.

Symptome: Schmerzlose, derbe Vergrößerung eines Lymphknotens, die rasch zunimmt und oft mit benachbarten Lymphknoten zu einem Tumor verbacken ist. Die Haut darüber ist unverschieblich. Metastasierung auf dem Lymphweg, später hämatogen.

Therapie: „Radikale“ Exstirpation aller befallenen Knoten, Strahlenbehandlung, Zytostatika.

Lymphknotenmetastasen

Ätiologie: Karzinome des Larynx, der Thyreoidea, des Ösophagus, der Bronchien, der Mammae und des Gastrointestinaltraktes können Metastasen am Hals setzen („Virchow-Drüse“ supraklavikulär bei Magenkarzinom).

Symptome: Harte, höckrige, meist schmerzlose Knoten ein- oder beidseitig.

Therapie: Exstirpation einzelner Knoten (histologische Diagnose!), sonst Strahlenbehandlung, Zytostatika. Primärtumor (!?).

19. Thoraxchirurgie

Mamma

Anatomie, Physiologie

Die Brustdrüsen entwickeln sich in den ersten Fetalmonaten durch Epidermiseinstülpungen im Bereich der Milchleisten. Diese Drüsenanlagen reifen bei der Frau vollkommen aus, beim Mann kommt im Regelfall keine wesentliche Differenzierung zustande. Während der Pubertät nehmen die weiblichen Brustdrüsen an Größe zu, dabei erfolgt eine erhebliche Vermehrung des Binde- und evtl. auch des Fettgewebes. Sekretstauung, Ödem, Hyperämie und Drüsenwachstum können in dieser Zeit – vor allem bei Mädchen – zu *vorübergehender*, teils schmerzhafter Anschwellung, aber auch zu Knotenbildung führen (Mastitis adolescentium). Die endgültige Ausreifung der weiblichen Brust wird erst durch eine mehr als 7 Monate ausgetragene Schwangerschaft erreicht. Nach dem Klimakterium bildet sich das Parenchym weitgehend zurück.

Die ausgereifte Brustdrüse besteht aus 15–20 Drüsenlappen, die radiär angeordnet in Bindegewebsfächern liegen und jeweils einen an der Mamille mündenden großen Ausführungsgang – Ductus lactiferus – haben. Ein Lappen wird aus 10–15 traubenförmig angeordneten Läppchen oder Lobuli gebildet, die ebenfalls bindegewebig eingehüllt sind (Abb. 19–1).

Fehlentwicklungen

Anlagebedingt

Ein- oder beidseitige Amastie = keine Brustdrüsenanlage vorhanden; Aplasie = kein Drüsenkörper, aber Mamillen vorhanden; Athelie = Drüsenkörper ohne Brustwarze; Polythelie = akzessorische Brustwarzen vorhanden; Dysthelie = fehlgestaltete Brustwarze (z. B. Mamilla plana, fissa, circumvallata) Polymastie =

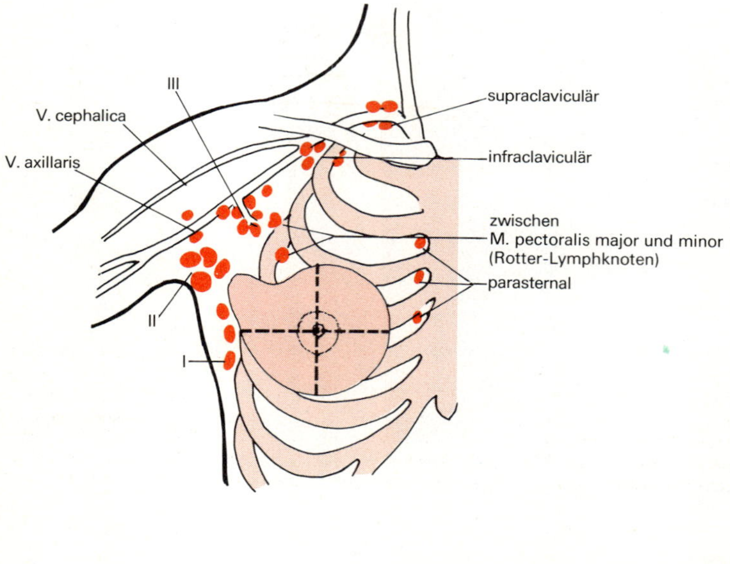

Abb. 19–1. Der Brustdrüsenkörper wird zur Befunderhebung in 4 Quadranten eingeteilt. Der obere äußere Quadrant hat jeweils einen in Richtung Axilla ziehenden Ausläufer. Die Lymphknotengruppen werden in 3 Etagen eingeteilt (I = unterste, paramammäre Etage mit Sorgius-Lymphknoten, II = tiefe axilläre, und III = hohe axilläre Gruppe – hinter dem M. pectoralis minor). (Infraklavikuläre Gruppe = Apex der Axilla). Hauptsächlich findet der Lymphabstrom zur Axilla hin statt

akzessorische Brustdrüse, meist axillär, aber auch sonst im Verlauf der Milchleisten möglich; Mamma aberrata = zusätzliches Brustdrüsengewebe, das unabhängig von, aber meist in naher Umgebung einer normalen Brustdrüse liegt. Bei Polymastie und Mamma aberrata besteht erhöhtes Entartungsrisiko!

Wachstumsbedingt

Beim weiblichen Geschlecht: Hypo- oder Hyperplasie treten meist doppelseitig auf. Hyperplasie = vorwiegend überschießendes Wachstum des Binde- und Fettgewebes der Brustdrüse und des Hautmantels bis zum Ende der Wachstumsperiode. Stark hyperplastische Mammae können zu statischen Beschwerden an der Wirbelsäule und zu Zug- und Druckbeschwerden am Schultergürtel führen (Indikation zur plastischen Korrektur, S. 504).

Beim männlichen Geschlecht: Vereinzelt in der Pubertät vorübergehende Vergrößerung mit Ödem- und Spannungsgefühl für Wochen bis wenige Monate möglich (sehr selten auch geringe Sekretion). Später kein Drüsenkörper tastbar. Eine Vergrößerung ist immer pathologisch und durch Östrogenüberschuß, Gonadenunterfunktion (z. B. Klinefelter-Syndrom), Leberschaden oder Pharmaka (Spironolacton, Isoniazid, Digitalis usw.) bedingt. Im Alter ist eine physiologische Größenzunahme möglich (zunehmender Östrogeneinfluß!).

Entzündliche Brustdrüsenveränderungen

Eitrige Entzündungen

Sie treten heute praktisch nur noch während einer Laktationsperiode auf (Mastitis puerperalis). Andere Ursachen: Mechanische Reizung oder Verletzung der Mamillen, Ekzeme, in Einzelfällen hämatogene Entzündung. Bei Einschmelzung können Abszesse in verschiedenen Abschnitten der Drüse auftreten, fast nie bilden sich Phlegmonen (Abb. 19–2). Ein Erysipel geht meist von der Mamille oder dem Warzenhof aus. Nur in Ausnahmefällen kommen heute noch Tbc-, Lues- oder Typhuskeime als Erreger in Frage.

Therapie: Breite Abszeßeröffnung mit Gegeninzision und Drainage (wenn möglich kosmetische zirkuläre Schnittführung, am besten Bardenheuer-Schnitt in der Submammärfalte) (Abb. 19–2).

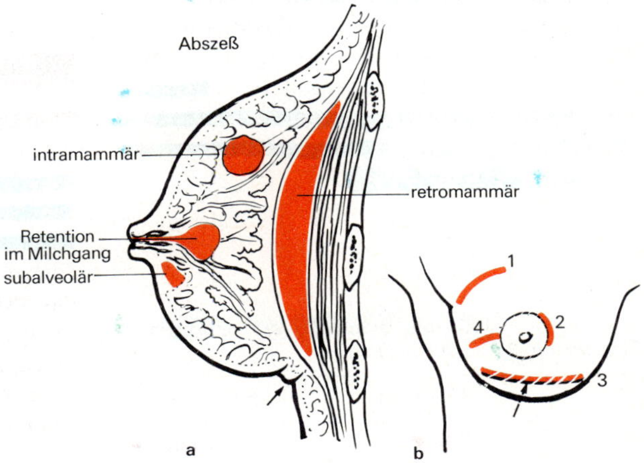

Abb. 19–2 a u. b. Brustdrüsenabszesse. (a) Die häufigsten Abszeßlokalisationen in der Brust. Abszesse der Thoraxwand (z. B. kalter Abszeß bei Rippenkaries), die die Brustdrüse miteinbeziehen, sind wegen ihrer Seltenheit nicht dargestellt. (b) Schnittführungen an der Mamma (auch bei Abszessen). Wenn möglich, sollte eine zirkuläre Inzision (1) gemacht werden (besseres kosmetisches Ergebnis). Am wenigsten sichtbar sind Narben bei periareolärer Inzision (2). 1 = Zirkulärer Schnitt bei peripheren Prozessen; 2 = Periareoläre Inzision; 3 = Inzision in der Submammärfalte (nach Bardenheuer); 4 = Radiäre Schnittführung. Bei tiefer liegenden Abszessen immer Drainage mit Gegeninzision in der Submammärfalte!

Nichteitrige Veränderungen

Sehr selten sind Pilzinfektionen. Aseptische Entzündungen können durch Traumen, Hämatombildung, Nekrose und darauf folgende Resorptionsvorgänge ausgelöst werden.

Als Mastodynie gilt die neuralgiforme, kausalgieähnliche Schmerzhaftigkeit meist einer Brust („irritable breast"). Außer Genitalerkrankungen, Tabes, HWS-, BWS-Veränderungen oder Interkostalnervenirritationen sind meist keine organischen Ursachen zu finden. Daher ist außer dem Versuch mit Lokalanästhetika meist nur eine symptomatische Therapie mit roborierenden Maßnahmen möglich.

Gutartige, knotige und zystische Veränderungen

Entsprechend der Matrix können verschiedenste gutartige Gewächse, wie Adenome, Fibrome, Lipome, Neurofibrome, Epitheliome usw., auftreten, sie sind jedoch sehr selten.

Mastopathie

Die häufigste Brustdrüsenerkrankung beim weiblichen Geschlecht ist die Mastopathie.
Der Ausdruck Mastopathie bezeichnet – unter Berücksichtigung des Lebensalters – verschiedenste dysplastische pro- und/oder regressive Veränderungen der Brust und des Brustdrüsengewebes (Tabelle 19–1).

Tabelle 19–1. Pro- und regressive Veränderungen bei Mastopathie. (Nach Prechtel)

	Progressiv	Regressiv
Stützgewebe	Ödem	Fibrosierung Sklerosierung Lipomatose
Gänge	Zentrale/periphere Proliferation	Involution Zysten
Läppchen (Lobuli)	Hypoplasie Stromadysplasie	Involution Fibrose mit Dysplasie

Je nach Dauer und Ausprägung der einzelnen Veränderungen spricht man von Mastopathia chronica und/oder fibrosa und/oder cystica. Bei über 75% der Frauen bilden sich im Laufe des Lebens einmal solche Veränderungen des Drüsenparenchyms aus.

Symptome: Es finden sich teils schmerzlose, teils druckschmerzhafte, mehr flächige Verdichtungen des Drüsenparenchyms ein- oder doppelseitig. Sind diffuse, in Bindegewebsvermehrungen eingebettete, kleinzystische, knotige Veränderungen in fettarmen Mammae vorhanden, so spricht man von „Schrotkugelbrust" (Drüsenrand dabei meist scharf abgesetzt = Untertassen- oder Kuchenform). Größere Zysten sind oft prall elastisch palpabel und meist gut abgrenzbar. Gegenüber Karzinomknoten fehlt die Einziehung der Haut, die Knoten sind nicht so hart und höckerig. Klinische Einteilung: Groß- oder kleinzystische, knotige oder diffuse Mastopathie. Histologisch sind die Größenunterschiede und Häufigkeiten der Drüsengänge sowie Epithelzellveränderungen und Bindegewebsvermehrungen maßgebend (Abb. 19–3).
Die Veränderungen des lobulären Karzinoms in situ liegen in etwa zwischen der Mastopathie Grad III und dem nichtinvasiven intraduktulären/-duktalen Karzinom oder umgekehrt (Angaben des Entartungsrisikofaktors nach Prechtel) (Tabelle 19–2).

Fibroadenom

Fibroepitheliale Mischgeschwulst, teils überwiegt Bindegewebe, teils Drüsenparenchym (häufiger bei jungen Frauen): Isolierte, pralle, verschiebliche Knoten, manchmal multipel, kann sehr groß werden.
Ein seltener, fibroepithelialer Mammatumor ist das Cystosarcoma phylloides, das papillomatös in zystische Hohlräume einwächst und über Faustgröße erreichen kann. Es besteht eine örtliche Rezidivneigung, in ca. 8–10% entartet der Tumor schließlich maligne.

Zysten

Ausschließlich zystische Veränderungen kommen nur selten vor, so gelegentlich große Zysten bei *Mastopathie („Zystenmamma"). Re-*

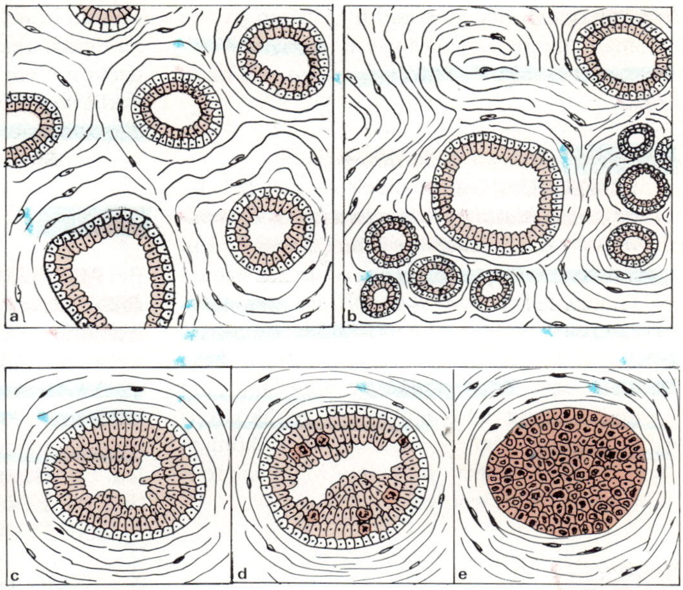

Abb. 19–3 a–e. Schematische Darstellung des Übergangs der normalen feingeweblichen Brustdrüsenstruktur in die verschiedenen Mastopathieformen bis zum intraduktulären Karzinom. (a) Normaler Aufbau der Brustdrüse mit gleichmäßiger Verteilung der angeschnittenen Drüsengänge im Gewebe. (b) Veränderungen im Sinn der Mastopathie Grad I. Areale kleinerer Gangdurchmesser und größerer zystischer Erweiterungen wechseln mit reiner Vermehrung des Stützgewebsanteils ab.
In den folgenden schematischen Abb. ist in stärkerer Vergrößerung jeweils nur der Querschnitt durch einen Drüsenausführungsgang bzw. ein Endstück dargestellt. (c) Mastopathie Grad II. Die Epithelreihen sind in mehr als 4facher Schichtung proliferiert, aber keine Zellatypien. (d) Mastopathie Grad III: Epithelproliferation wie bei c), aber mit mäßiggradigen Zell- und Zellkernatypien (rot). (e) Intraduktales, nichtinvasives Karzinom: Gegenüber d) gesteigerte Zell- und Zellkernatypien; diese ins Maligne veränderten Zellen füllen den gesamten Gang aus, haben aber die Basalmembran noch nicht gesprengt

Tabelle 19–2. Histopathologische Veränderungen der Mastopathiegrade und Übergang der Veränderungen zum Karzinom

Mastopathie	Veränderungen	Häufigkeit (Bezogen auf alle Mastopathiearten) (in %)	Faktor des Entartungsrisikos
Mastopathie Grad I	Gangerweiterungen, Bindegewebsvermehrung, Zystenbildungen, aber auch teilweise Involution mit Verkleinerung oder Verringerung der Gänge, des Stützgewebes oder der Läppchen möglich. Keine intraduktale und/oder intraduktuläre Epithelproliferation	70	Normal
Mastopathie Grad II	Wie Grad I, aber *mit* intraduktaler und/oder intraduktulärer Epithelproliferation, jedoch *ohne* Zellatypien	20	1–2
Mastopathie Grad III	Wie Grad II, jedoch *mit* mäßiggradigen Zell- und Zellkernatypien	5	2–4
Lobuläres Carcinoma in situ			30
Nicht infiltrierendes Karzinom	Wie Grad III, aber *mit gesteigerten* Atypien der intraduktalen bzw. intraduktulären Epithelproliferation bis zur Lumenausfüllung. Jedoch ist die Basalmembran noch an keiner Stelle gesprengt (Duktales Carcinoma in situ)	5	75–100

tentionszysten entstehen meistens in den großen submamillären Milchgängen; beim Abstillen zunächst ohne Entzündung (= *Galaktozele)*.

Therapie: Absaugung der Flüssigkeit.

Um Involutionszysten handelt es sich bei der *chronischen Mastitis (Komedomastitis, Plasmazellmastitis* oder „*mammary duct ectasia*"): Ein erweiterter Ductus lactiferus ist durch eingetrocknetes Sekret o. ä. verstopft, im periduktalen Gewebe besteht eine entzündliche Infiltration, evtl. schon narbige Veränderungen. Dies bewirkt eine Knotenbildung, manchmal mit Hauteinziehung und axillärer Lymphknotenvergrößerung einhergehend. Daher können diese Veränderungen mit einem Mammakarzinom verwechselt werden.

Papillom

Polypöse Wucherung in Zysten oder vergrößerten Milchgängen, kann zu seröser oder blutiger Sekretion aus der Mamille führen (in 10% maligne Entartung). Bei Papillomatose (zahlreiche, evtl. villöse Papillome) besteht ein stark erhöhtes Entartungsrisiko (ca. 30%). Daher immer zytologische Untersuchung einer Mamillensekretion und Galaktogramm (Röntgenkontrastdarstellung des Drüsenlappens über den sezernierenden Ductus lactiferus). Bei pathologischem Befund wird der betreffende Lappen exstirpiert.

Sklerosierende Adenose

Kleine, harte, höckerige Knotenbildung, die makroskopisch und mikroskopisch oft schwierig von einem Karzinom zu unterscheiden ist. Es finden sich tubuläre oder solide Drüsenwucherungen (2% der gutartigen Knotenbildungen), häufig sind in der Mammographie auch Kalkeinlagerungen sichtbar.

Diagnose

Sie besteht aus

genauer Anamnese (Risikofaktoren) ***und klinischer Untersuchung*** (Inspektion, Palpation), ***Mammographie*** (evtl. Galaktographie, Thermographie, Xerographie, Sonographie) **(Abb. 33–10 u. 33–11)**.

Führen diese diagnostischen Maßnahmen nicht zu einem klaren Befund, bzw. besteht der Verdacht auf ein Malignom, so erfolgt die Diagnoseklärung mit großzügiger Indikation durch diagnostische Tumorexstirpation.

Therapie

Bei Mastopathie I und II, Fibroadenom, einfachen Zysten, Papillom oder sklerosierender Adenose sind nach Knotenexstirpation keine weiteren Maßnahmen notwendig. Vierteljährliche Nachuntersuchung im 1. Jahr, halbjährliche im 2. Jahr, dann jährliche Kontrolle. Eine Kontrollmammographie ist nach 1 Jahr zu empfehlen. Bei Mastopathie Grad III kann prophylaktisch die *subkutane Mastektomie* (evtl. beidseitig) mit Protheseneinpflanzung erwogen werden (S. 505), wenn die Atypien hochgradig sind (CLIS oder DCIS).

Carcinoma lobulare in situ
× ductales carc. in situ

Bösartige Geschwülste der Brustdrüse

Das Mammakarzinom ist heute der häufigste Organkrebs der Frau; bei 5% entwickelt sich nach dem 35. Lebensjahr ein Mammakarzinom. Beim Mann ist der Brustdrüsenkrebs sehr selten, er macht nur 2% aller malignen Mammageschwülste aus; der Krankheitsverlauf ist aber bösartiger als bei der Frau. Die Altersverteilung zeigt einen deutlichen Anstieg der Inzidenz ab dem 35. Lebensjahr, der in der Menopause nur wenig flacher wird. Die höchste Zahl an Mammakarzinomen findet sich in Skandinavien und den angelsächsischen Ländern. Deutschland und Österreich liegen im unteren Drittel der Skala, Portugal, Chile und Japan am Ende. Die Häufigkeit des Mammakarzinoms steigt insgesamt leicht an.

Pathologische Anatomie

Das Karzinom entsteht entweder

1) ***in den Drüsenendstücken oder den Acini*** (intralobulär) oder

2) ***in den Drüsengängen der Lobuli*** oder ***in den***
3) ***Ausführungsgängen der Lobi*** (intraduktal/duktulär).

Der Morbus Paget geht vom Epithel der großen Milchgänge aus, meist verändert er zunächst lange Zeit nur die Brustwarze ekzematös und geht erst nach längerem Verlauf in ein intramammäres knotiges Wachstum über.

Nichtinvasive Karzinome

[Komedokarzinom, nichtinfiltrierende duktale Karzinome = Duktales Carcinoma in situ (DCIS), nichtinfiltrierende papilläre Karzinome].
Das sog. lobuläre Carcinoma in situ (CLIS) wird bezüglich seiner Malignität unterschiedlich beurteilt, teilweise nur als fakultative Vorstufe betrachtet und teilweise als identisch mit der Mastopathie III angenommen. Auch das präinvasive Paget-Karzinom ist hier einzuordnen.

Invasive Karzinome

(soweit möglich nach Malignitätsgrad = Dignität, Grading geordnet)

Die längste Überlebenszeit ergibt sich bei den papillär gebauten Tumoren, es folgt das Gallertkarzinom und das medulläre Karzinom mit lymphozytärer Reaktion. Die ungünstigsten Prognosen haben die entdifferenzierten Adenokarzinome, die soliden und die anaplastischen Karzinome. Gleich bösartig ist das Erysipelas carcinomatosum, ein explosionsartig in den Lymphspalten der Kutis und Subkutis sich ausbreitendes undifferenziertes Karzinom.
In 50% entsteht der Tumor im oberen äußeren Quadranten einer Brust. In 6–10% findet sich multifokales Karzinomwachstum in derselben Brust, bei bis 20% der Erkrankten sind in der Mamillenregion zusätzlich Tumorzellen nachweisbar.

Ausbreitung

Sie erfolgt hauptsächlich lymphogen. Bei Tumorentstehung in den äußeren Quadranten erfolgt sie zuerst zu den axillären Lymphknoten. Tumoren mit zentralem Sitz metastasieren gleich häufig nach axillär und parasternal, von Tumoren in den inneren Quadranten werden in 20% primär die parasternalen Lymphknoten befallen. In jedem Stadium ist auch primär eine

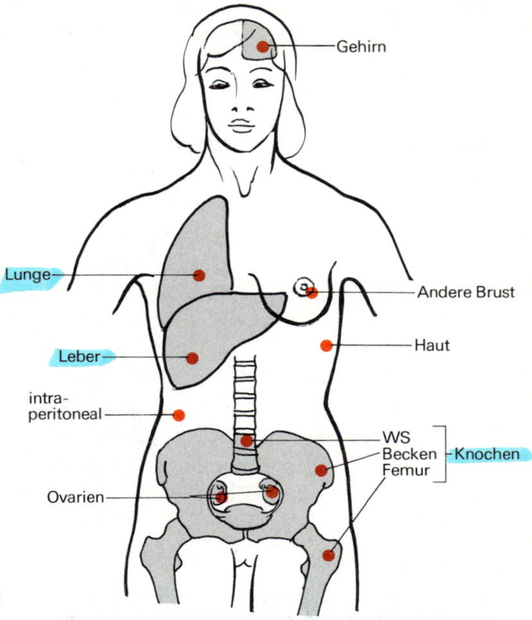

Abb. 19–4. Hämatogene Metastasierung des Mammakarzinoms. Am häufigsten werden Lunge, Pleura, Knochen und Leber befallen, dann folgen Peritoneum, Haut, Ovarien, Gehirn und verbliebene Brustdrüse

hämatogene Ausbreitung möglich. Schon bei Tumoren mit 2–3mal 10^6 Zellen (Tumorgewicht unter 1,0 g, Tumordurchmesser unter 1 cm) können Lymphknoten und Fernmetastasen entstehen. Solche Tumoren sind häufig noch nicht palpabel; enthalten sie Mikrokalzifikationen, sind sie mit der Mammographie nachweisbar (daher Vorsorgeuntersuchung wichtig!).
Fernmetastasen treten vor allem auf in: Lunge (Pleura), Knochen (Wirbelsäule, Femur, Bekken), Leber, Integument, Ovarien, Bauchhöhle sowie Gehirn (Abb. 19–4).

Symptome

80% der betroffenen Frauen entdecken den Tumor heute noch selbst. Er hat bei Diagnosestellung durchschnittlich einen Durchmesser von 2,5 cm. Der Knoten ist eher nicht druckschmerzhaft. Gegenüber der Mastopathie ist er meist härter, körniger, höckeriger, oft größer. Zeichen für Malignität (Abb. 19–5): 1. Einziehung der Haut über dem Knoten oder Einziehung der Mamille; Hochstand der Brust bei

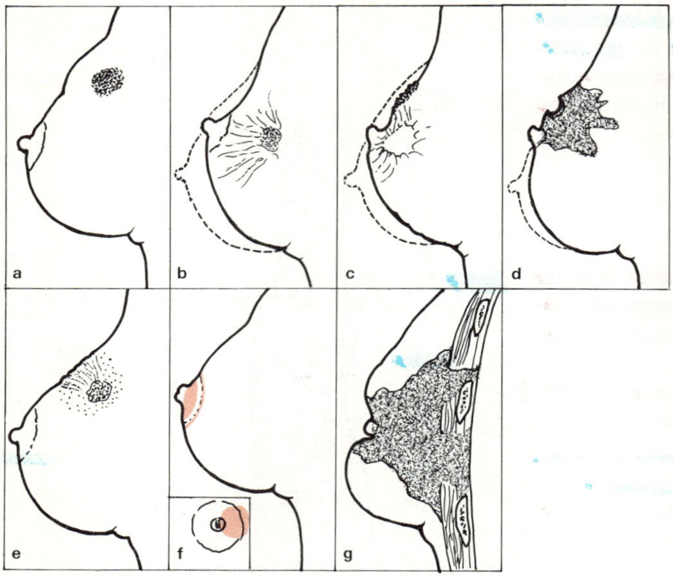

Abb. 19–5 a–g. *Klinische Erscheinungsformen des Mammakarzinoms. (a) Intramammärer Tumor ohne Beziehung zur vorgewölbten Haut. (b) Szirrhöses Karzinom, durch Tumor- und Bindegewebsschrumpfung Anhebung der Brust (Brust- und Mamillenhochstand). (c) Subkutan gelegener Tumor führt zu Hochstand der Brust und Hautinfiltration. (d) Exulzerierender Tumor. (e) Intramammäres Tumorwachstum mit Einbeziehung der Subkutis und Ödembildung, daher Orangenhautphänomen. (f) Morbus Paget im Anfangsstadium, Befall eines Milchausführungsganges und ekzemähnliche Ausbreitung auf Warzenhof und Umgebung. (g) Panzerkrebs (cancer en cuirasse) mit Durchsetzung aller Schichten der Mamma und der Brustwand*

Szirrhus. 2. Einziehung der Hautporen über dem Tumorbereich (Apfelsinenhaut = peau d'orange). 3. Nicht auf der Unterlage und/oder der Haut verschieblich. 4. Ödem, Hautinfiltration mit Rötung und Exulzeration. 5. Verfestigung von Haut, Tumor und Brustdrüse auf der Muskulatur bzw. der Thoraxwand (Panzerkrebs = tumoröse Durchsetzung aller Brustwandschichten). 6. Erysipelähnliche Hautveränderungen ohne Anhalt für entzündliche Genese = Erysipelas carcinomatosum. 7. Ekzem der Mamille, evtl. nässend (Morbus Paget).

Befallene Lymphknoten sind vergrößert, derb, können miteinander, mit der Umgebung, mit der Haut oder der Unterlage verbacken sein. In einigen Fällen besteht am Arm der befallenen Seite ein subkutanes Ödem.

Klassifikationen

Sie leiten sich jeweils vom klinischen (prätherapeutischen) Untersuchungsbefund ab. Neben dem ältesten deutschsprachigen Schema nach Steinthal und der bekanntesten angelsächsischen Columbia-Clinical-Classifikation (CCC) setzt sich immer mehr das von der WHO empfohlene TNM-Schema durch, welches im Beitrag Chirurgische Onkologie (S. 146) dargelegt ist und zur wissenschaftlichen Auswertung noch Unterteilungen zuläßt (Tabelle 19–3).

Diagnose

Jede knotige Veränderung in einer Brust muß eindeutig abgeklärt werden. Im Zweifelsfall immer Probeexstirpation (PE). Keine PE ohne vorherige Mammographie!

Klinische Untersuchung

Palpation beider Brüste, der seitlichen Thoraxregion, der Axilla, der Infra- und Supraklavikulargruben. Lungenauskultation und -perkussion, Klopfschmerz von Wirbelsäule, Becken und Trochanteren prüfen. Palpation der Leber. Laboruntersuchungen: Blutbild, BSG, Elek-

Tabelle 19–3. Stadieneinteilung, Therapie und Ergebnisse beim Mammakarzinom

Stadium	Steinthal	Stadium	T	N	M	Therapie (derzeit bevorzugte Therapie an erster Stelle)	Ergebnisse[a]
I.	Kleiner Tumor, vollständig in der Brustdrüse gelegen, keine Fixation an Haut oder Unterlage, keine suspekten axillären Lymphknoten	I.	$T_{1a,b}$	N_{0-1a}	M_0	Modifizierte radikale Mastektomie Mastektomie mit Nachbestrahlung (Bei Tumor kleiner als 2 cm ∅ evtl.: Quadrantenresektion mit Nachbestrahlung Tylektomie, alleinige Bestrahlung	60–80% Zehnjahresüberlebensdauer 40–60% Zehnjahresüberlebensdauer
II.	Größerer Tumor und/oder mit Haut verbacken, deutlich palpable, suspekte axilläre Lymphknoten	II.	T_0 T_{1a} T_{1b} T_{2a} T_{2b}	N_{1b} N_{1b} N_{1b} $N_{0-1a,\ 1b}$ $N_{0-1a,\ 1b}$	M_0	Modifizierte radikale Mastektomie evtl. mit Nachbestrahlung Radikale Mastektomie	40–60% Zehnjahresüberlebensdauer
		III.	T_1 T_2 T_3 T_4	$N_{2,3}$ $N_{2,\ 3}$ $N_{0,\ 1,\ 2,\ 3}$ $N_{0,\ 1,\ 2,\ 3}$	M_0	Radikale Mastektomie und Nachbestrahlung	30–40% Zehnjahresüberlebensdauer
III.	Der Tumor nimmt einen erheblichen Teil der Brust ein, bezieht Haut (evtl. Ulzeration) und Unterlage (evtl. Panzerkrebs) ein, die supraklavikulären Lymphknoten sind befallen und/oder es bestehen Fernmetastasen	IV.	alle T	alle N mit	M_1	In Einzelfällen Mastektomie mit oder ohne Nachbestrahlung Im allgemeinen Bestrahlung und/oder systematische Therapie (ablative oder additive Hormonbehandlung, Polychemotherapie, symptomatische Therapie)	Nach 5 Jahren leben höchstens noch bis zu 25% der Kranken

[a] *Bewertung und Vergleich der Prozentangaben ist nur bedingt möglich, da Krankengut, Stadieneinteilung, Therapieform und statistische Auswertung zu unterschiedlich sind*

trophorese, Leberfunktionsproben, alkalische Phosphatase, CEA.

Mammographie: Sie wird mit speziellen Röntgengeräten und Filmmaterial durchgeführt. Bei fachärztlicher Begutachtung 90–95%ige diagnostische Aussagekraft! Eine Mammographie ist bei Risikopatientinnen auch bei Statuserhebung indiziert, ansonsten bei unklarem oder verdächtigem Befund. Bei Patientinnen unter 35 Jahren sollte man wegen der Strahlenbelastung eher zurückhaltend sein. Die Thermographie ergibt nur ca. 50%ige diagnostische Sicherheit. Röntgenologische Zeichen des Malignitätsverdachtes: Unscharfe Begrenzung einer Verdichtung, nicht auflösbarer Kernschatten, Mikrokalzifikationen, strahlige Verzweigungen **(Abb. 33–11)**.

Probeexstirpation: Sie sollte immer bei Tumorverdacht oder unklarem Befund durchgeführt werden. Das Resultat einer *Feinnadelpunktion* ist nur dann zu verwerten, wenn der zytologische Befund Gruppe V = sicher maligne Zellen ergibt. Ein negativer Punktionsbefund ist nicht beweisend.

Therapie des Mammakarzinoms

Im Stadium I und II bzw. von $T_0 N_0$ (nur mammographischer Nachweis) bis $T_{2b} N_{2b}$ ist die

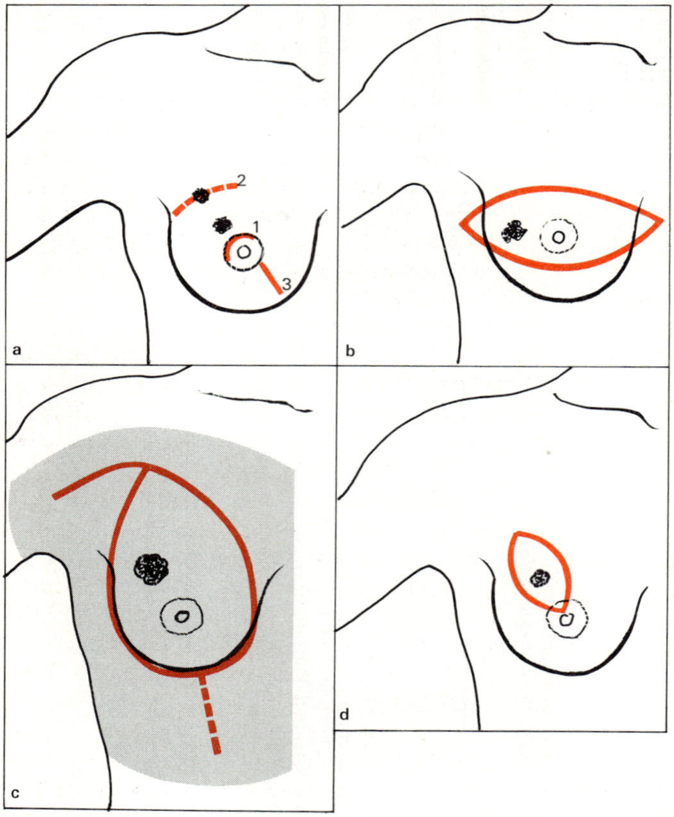

Abb. 19–6 a–d. Schnittführungen bei Mammakarzinomoperationen. (a) 1. Perialveolärer Schnitt zur Exstirpation von Knoten, die bis zu 5 cm von der Mamille entfernt im Gewebe liegen. 2. Zirkulärer Schnitt bei peripheren Prozessen. 3. Radiäre Schnittführung. (b) Quere Umschneidung der Brust bei einfacher Mastektomie und bei modifizierter radikaler Mastektomie. Liegt der Tumor weit kranial oder kaudal der Brustwarze, so wird die Schnittführung entsprechend schräg angesetzt. Die Haut wird im Bereich des schattierten Bereiches mobilisiert. (c) Alternative Schnittführung bei radikaler Mastektomie. Der Schnitt kann ggf. nach kaudal (– – – –) verlängert werden. Die Haut wird ausgedehnt mobilisiert (schattierter Bereich). (d) Schnittführung zur Tumorentfernung mittels lokaler Umschneidung (Quadrantenexzision, Tylektomie)

Therapie der Wahl die operative Entfernung der Geschwulst und etwaiger Lymphknotenmetastasen. Die primäre, ausschließliche Strahlentherapie erhält zwar die Brust, die lokale vollständige Tumorzerstörung ist aber nicht sicher erzielbar.
Die Entfernung des gesamten Drüsengewebes der betroffenen Brust ist wegen des in 6–10% multizentrischen Wachstums die sicherste Therapie. Bei erkennbarem Befall sind alle erreichbaren axillären Lymphknoten zu entfernen, desgleichen infiltrierte Anteile der Muskulatur. Sind auch die infra- oder supraklavikulären und/oder die parasternalen Lymphknoten tumorinfiltriert, so besteht eine operativ nicht mehr zu beherrschende Generalisierung; die Entfernung dieser Lymphknotengruppen verlängert nach Meinung zahlreicher Studien die Überlebenszeit nicht mehr. Hier steht die Strahlentherapie an erster Stelle. Trotzdem kann bei Patienten ab Stadium III im Einzelfall eine Indikation zur operativen Behandlung gegeben sein. Beim Erysipelas carcinomatosum muß zunächst eine kurzfristige intensive Strahlentherapie durchgeführt werden, bevor über operative Maßnahmen entschieden werden kann.

Steroidhormonrezeptoren. Wenn möglich sollte das Tumorgewebe immer auf Hormonrezeptoren geprüft werden; wichtig für das Ansprechen einer eventuellen Hormontherapie!

Operationsverfahren: Hier sollen die am häufigsten durchgeführten Eingriffe erwähnt werden (Abb. 19–6):

Supraradikale Verfahren mit zusätzlicher Ausräumung der parasternalen, der infraklavikulären und supraklavikulären oder auch der mediastinalen Lymphknoten haben keine Verbesserung der Erfolge gebracht.

Radikale Mastektomie (Rotter und Halsted): Weite Umschneidung der Brust mit senkrechter Schnittführung, die meist in die Axilla oder über die Fossa infraclavicularis zieht, großflächige Mobilisierung des Unterhautgewebes auf der äußeren Thoraxfaszie mit Bildung fast fettfreier Hautlappen. Entfernung der Mamma mit Mm. pectorales major und minor und Ausräumung des axillären Fett-, Lymph- und Bindegewebes in toto. Bei einem Drittel der so operierten Patienten ist der Wundverschluß nur mit plastischer Deckung durch einen Spalthautlappen möglich.

Modifizierte radikale Mastektomie: Quere, ovaläre Umschneidung der Brust, Bildung kleinerer und dickerer Hautlappen, evtl. Entfernung des M. pectoralis minor, Ausräumung der Axilla bis zur V. axillaris, die supraklavikuläre Lymphknotengruppe wird belassen. Wesentlich besseres kosmetisches Resultat als bei radikaler Mastektomie, die Schultergürtelsilhouette bleibt erhalten, die Beweglichkeit des Armes ist verbessert. Die Ergebnisse entsprechen denen bei radikaler Mastektomie.

Mastektomie (Ablatio mammae simplex): Querovaläre oder schräge Umschneidung der Brust, die im ganzen auf der Pektoralisfaszie abgesetzt wird; keine Ausräumung der Axilla.

Mammateilresektion (Tylektomie): Exstirpation des suspekten Knotens oder Tumors durch Quadranten-, Segment- oder ovaläre Exzision zusammen mit dem entsprechenden darüberliegenden Hautareal. Wie bei PE wird um den Knoten eine 1–2 cm breite Schicht nichtsuspekten Brustdrüsengewebes belassen.

Radiotherapie: Heute nur mehr als Megavolttherapie, d. h. hochenergetische Strahlung mit Kobalt-60 oder Betatron (verschieden harte Strahlung von 12 bis über 40 MeV). Bei subkutanem oder intrakutanem Tumor (Metastasen) ist die Verwendung schneller Elektronen (Betatron) oder schneller Neutronen (noch in den Anfängen) sehr wirksam. Die *präoperative* Bestrahlung hat keine verbesserten Ergebnisse gebracht, eine *postoperative* Bestrahlung ist indiziert, wenn operativ keine sichere radikale Tumorentfernung möglich war.

Adjuvante Chemotherapie (Definition S. 152). Kontrollierte Studien ergaben eine Verbesserung der Fünfjahresüberlebenszeit vor der Menopause, besonders bei geringem, axillärem Lymphknotenbefall (≦3) und positivem Hormonrezeptorstatus.

Polychemotherapie als erste Maßnahme kann im Stadium III in Einzelfällen (Tumorverkleinerung, Erysipelas carcinomatosum, Operation oder Bestrahlung nicht möglich) indiziert sein.

Therapie bei Tumorrezidiv

Lokalrezidiv, d. h. Wiederauftreten eines Tumors vom gleichen histologischen Typ in der Narbe, im Brustwandbereich oder in der Axilla (80% in den ersten 3 Jahren, aber auch noch nach 15–20 Jahren möglich).

Therapie: Am besten chirurgische Entfernung und/oder Strahlentherapie. Gilt auch für zweites oder späteres Rezidiv. Bei großflächiger Ausbreitung am erfolgreichsten Polychemotherapie.

Fernmetastasierung: Wenn möglich, chirurgischer Eingriff (z. B. isolierte Lungenmetastase), ansonsten bei Solitärherd (Knochen) Strahlentherapie. Bei multiplen Tochtergeschwülsten Differenzierung der Behandlung:

Vor und bis ca. 5 Jahre nach der Menopause
Der Zeitraum ist abhängig vom Östrogenspiegel (Kontrolle durch Vaginalepitheluntersuchung).

Ablative Hormontherapie (praktisch nur bei positivem Hormonrezeptorstatus erfolgversprechend): Ausschaltung der Ovarialfunktion, am sichersten operativ. Kommt hierdurch eine Remission zustande, so sprechen etwa 60% dieser Kranken bei erneutem Rezidiv positiv auf Adrenalektomie bzw. Hypophysektomie an; bei viszeralen Metastasen gleichzeitig Polychemotherapie. – Keine prophylaktische Ovarektomie!

Bei Patientinnen ohne Östrogenaktivität nach der Menopause
Additive Hormontherapie: Bei Mißerfolg der ablativen Therapie oder bei Rezidiv danach mit Androgenen, Östrogenen oder Gestagenen. Bei Bestehen ossärer und viszeraler Metastasen empfiehlt sich zusätzlich eine Polychemotherapie. Bleibt eine ablative oder additive Hormontherapie nach 2 Monaten ohne Remissionserfolg, dann am besten Polychemotherapie (2–4 Zytostatika, evtl. kombiniert mit Cortison).

Metastasierendes Mammakarzinom des Mannes

Sehr aggressives Tumorwachstum, rascher Verlauf, schlechte Beeinflußbarkeit. Jedoch in 50–60% Rückgang oder Stillstand der Metastasierung durch doppelseitige Orchiektomie. Führt die Kastration zu einer längeren Remission, kann bei erneutem Rezidiv durch Adrenalektomie bzw. Hypophysektomie ein weiterer palliativer Erfolg erwartet werden. Eine Polychemotherapie ist wenig erfolgversprechend.

Vorsorgeuntersuchung (Screening)

Zur Mammavorsorgeuntersuchung gehören klinische Untersuchung, Mammographie, evtl. Thermographie, Zytologie. Sie sollten durchgeführt werden bei:

Allen die Untersuchung wünschenden Frauen

Risikopatientinnen (Nulliparae, späte Menopause, Alter über 55 Jahre, symptomatische Mastopathie, vor allem II und III, erste Geburt nach dem 30. Lebensjahr, Mammakarzinom in der Familien- oder Eigenanamnese, vorausgegangenes Endometriumkarzinom, Patientinnen mit großen Brüsten, Zustand nach Probeexzision).
Bei diesen Bevölkerungsgruppen sollten ab 40–45 Jahren 2mal jährlich eine klinische Untersuchung und in 1- bis 3jährigen Abständen Mammographien durchgeführt werden.

Merke: Bei jeder ärztlichen Allgemeinuntersuchung einer Frau immer Mammae kontrollieren!

Nachsorge

Empfohlen sind vierteljährliche Kontrolluntersuchungen in den ersten 2 Jahren nach der Operation, im 3.–5. Jahr halbjährlich, ab dem 5. Jahr einjährlich. Die Untersuchungen sehen vor: In vierteljährlichen Abständen: Klinische Statuserhebung, Röntgenlungenaufnahme, BKS, LDH, Gamma-GT, alkalische Phosphatase, Kalzium, CEA. In längeren Zeitintervallen: Skelettszintigraphie, Lebersonographie und Mammographie der nichtoperierten Seite (erhöhtes Krebsrisiko).

Brustwand, Pleura, Lunge, Mediastinum

Brustwand

Mißbildungen

Trichterbrust, Kielbrust

Bei der *Trichterbrust* handelt es sich um eine trichterförmige Dorsaleinziehung des Brustbeins und der angrenzenden Rippenknorpel. Bei der *Kielbrust* liegt die spiegelbildlich umgekehrte Situation vor: Sternum und Rippenknorpel sind nach ventral gewölbt. Es kann auch die kombinierte Form einer Trichter-Kielbrust entstehen. Dann ist der kraniale Anteil des Sternums vorgewölbt und geht in einen distalen, mehr oder weniger tiefen Trichter über. Die Fehlbildung wird in vielen Fällen bereits in der Neugeborenenperiode beobachtet, meist aber erst Anfang des 2. Lebensjahres. In der Regel besteht eine Progredienz bis zum Abschluß des Wachstumsalters.
Als Ursache der Trichterbrust ist eine Stoffwechselstörung der parasternalen Rippenknorpel erkannt worden, die instabil werden und dem intrathorakalen Sog nachgeben. Gleichartige Untersuchungen zur Entstehung der Kielbrust liegen nicht vor.

Symptome: Während die Kielbrust keine funktionellen Störungen nach sich zieht, ist dies bei der Trichterbrust mit tiefem Trichter nachgewiesen: Durch Linksverlagerung des Herzens kommt es zur Elongation der rechten Lungengefäße, was im späteren Leben zu kardiorespiratorischen Störungen führen kann. Auffällig ist bei vielen Trichterbrustträgern die gehäufte Neigung zu Luftwegsinfekten.

Therapie: Trichterbrust- und Kielbrustträger leiden unter ihrer Fehlbildung psychisch erheblich, was bis weit in die sexuelle Sphäre hineinreichen kann. Da wir heute über kosmetisch befriedigende und risikoarme Operationsverfahren verfügen, wird die Indikation zur operativen Korrektur bei der Trichterbrust weit gestellt. Bestes Operationsalter ist das 2.–6. Lebensjahr. Es kann aber auch zu jedem späteren Zeitpunkt operiert werden. Operative Korrektur in Form der Chondrosternoplastik: Die befallenen Rippenknorpel werden keilförmig reseziert, das Sternum am Übergang Manubrium/Corpus osteotomiert, der eingezogene Sternumanteil angehoben und mit Metallbügeln in der neuen Stellung fixiert.

Hühnerbrust (Pectus carinatum)

Als Folge einer Rachitis heute seltene, erworbene Fehlbildung. Sie besteht in einer oft asymmetrischen Vorwölbung – meist des oberen Anteils des Sternum mit extrem schräg nach hinten verlaufenden Schlüsselbeinen. Aus kosmetisch-psychischen Gründen kann eine operative Korrektur durchgeführt werden.

Sternumspalte – Rippenaplasie

Sternumspalten und Rippenaplasien entstehen, wenn in der frühesten Fetalzeit die entsprechenden Myotome nicht angelegt sind. Neben dem knöchernen und knorpligen Defekt ist auch ein Defekt der Muskulatur vorhanden. Sternumspalte und Aplasien mehrerer Rippen führen zur instabilen Thoraxwand mit paradoxer Atmung (S. 292). Die Ventilation der Patienten ist erheblich gestört, sie befinden sich in der Ruhe oft gerade am Rande der Kompensation. Bei Belastungen droht die Dekompensation, was bei jedem Luftwegsinfekt und bei einer Pneumonie letal enden kann. Die *Therapie* dieser Brustwandfehlbildungen besteht bei der Sternumspalte in der operativen Vereinigung der beiden Sternumleisten; bei Rippenaplasien – fast ausschließlich einseitig – werden auf der kontralateralen Seite 1 oder 2 Rippen subperiostal reseziert, entsprechend zugeschnitten und in den Defekt zwischen Pleura und Haut (es fehlt immer die Muskulatur) implantiert. Der belassene Periostschlauch der entnommenen Rippe bildet innerhalb von einigen Wochen ein kräftiges Regenerat.

Rippendeformitäten

Einseitige Rippenverschmelzungen können im Laufe des Wachstums zu erheblichen sekundären Wirbelsäulendeformierungen (Kyphoskoliosen) mit kardiorespiratorischen Störungen führen. Rechtzeitige Resektion von fusionierten Rippen verhindert schwere Skoliosen.

Pneumatozele

Eine Pneumatozele ist eine „Lungenhernie" im Bereich eines kongenitalen oder erworbenen Thoraxwanddefektes.

Entzündungen

Ätiologie: Ausgangspunkt für Entzündungen der Thoraxwand können Infektionen der knöchernen und knorpeligen Bestandteile sowie Lymphknotenentzündungen sein. Auch fortgeleitete Infektionen aus Pleurahöhle (Empyema necessitatis) und Lunge (Aktinomykose) sind zu beobachten.

Entzündungsformen und Therapie: Pyogene Infektionen der knöchernen und knorpeligen Anteile werden initial mit Antibiotika behandelt. Bei Beteiligung der Weichteile mit Einschmelzung sind entlastende Inzisionen erforderlich. Chronische Infektionen von Sternum oder Rippen, besonders im Bereich der Knorpel (schlechte Durchblutung), werden operativ ausgeräumt oder im Gesunden reseziert. Tuberkulöse Infektionen sind selten und sprechen gut auf eine spezifische Chemotherapie an. Rippen- oder Sternumteilresektionen bei chronischen Formen der Knochentuberkulose sind heute nur in einzelnen Fällen notwendig. Eine fistelnde Strahlenpilzerkrankung der Lunge durch Actinomycesdrusen (obligate Mischinfektion) kann meist erst durch Exzision der Thoraxwandfistel und Exstirpation des befallenen Lungenabschnittes ausheilen.
Der *subpektorale Abszeß* (Ursache: eitrige Lymphknotenentzündung der Axilla) und der *subskapuläre Abszeß* (Ursache: Osteomyelitis der Scapula) liegen unter einem Muskelmantel und können daher, da oft lange Zeit nicht erkannt, in die Pleurahöhle perforieren. Zur äußeren Abszeßdrainage sind größere Inzisionen erforderlich.

Tietze-Syndrom

Rezidivierende, nichteitrige, schmerzhafte Knorpelentzündung der oberen Rippen. Ätiologie noch unklar. Besteht diese schmerzhafte Schwellung länger als 4–6 Wochen, sollte eine diagnostische Tumorexstirpation durchgeführt werden, um kein Malignom zu übersehen.

Primäre Tumoren

Entsprechend der Bauelemente der Thoraxwand werden Thoraxskelett- und Weichteiltumoren unterschieden.

Tumorformen

Die wichtigsten *benignen* Tumoren des *Thoraxskeletts* sind Chondrome (40–50% aller benignen Tumoren) und fibröse Dysplasie (Differentialdiagnose: Zystische Knochenveränderungen bei Hyperparathyreoidismus). Die häufigsten *malignen* Formen sind Chondrosarkome, osteogene Sarkome, Myelome und Ewing-Sarkome.
Bei den *Weichteiltumoren* stellen Lipome, neurogene Tumoren, kavernöse Hämangiome und Lymphangiome die gutartigen, und Fibrosarkome, Liposarkome und Neurofibrosarkome die bösartigen Formen dar.
Sanduhrförmige Weichteiltumoren, vor allem Lipome, können sich durch den Interkostalraum entwickeln und dann auch subpleural liegen. Das Neurofibrom, ein gutartiger Weichteiltumor, kann maligne entarten.

Symptome und Diagnose: Hauptsymptome sind Schwellungszustände und/oder Schmerzen. Der Schwerpunkt der Diagnostik liegt bei den Röntgenuntersuchungen (Durchleuchtung, Röntgenthorax in 2 Ebenen und Tomogramme). Stets ist eine Gewebsentnahme zur histologischen Diagnosesicherung erforderlich. Differentialdiagnostisch müssen Hämatome, Pneumatozelen, Frakturfolgezustände, Osteomyelitiden, Ossifikationszentren und das Tietze-Syndrom abgegrenzt werden.

Therapie: Sie sollte in der Regel unabhängig von der Dignität des Tumors in der radikalen Geschwulstexstirpation bestehen. Das Ausmaß der Resektion muß bei großen Tumoren dem Allgemeinzustand des Kranken und der Dignität des Tumors bzw. der Prognose der Erkrankung angepaßt werden. Die durch Resektion entstehenden Defekte der Thoraxwand können mittels Mobilisierung von Muskeln, Rippen und Zwerchfell gedeckt werden. Größere Defekte sind mit Fascia lata, lyophilisierter Dura, in Ausnahmefällen mit Kunststoffnetzen zu überbrücken. Bei instabiler Thoraxwand muß wegen der paradoxen Atembeweglichkeit eine Be-

atmung (innere pneumatische Stabilisierung) durchgeführt werden.
Eine Bestrahlung stellt bei strahlensensiblen Tumoren, wie Retikulosarkom, Myelom, Hämangiom und eosinophilem Granulom, nur dann eine Behandlungsalternative zur Operation dar, wenn eine Resektion im Gesunden nicht möglich ist, eine Operation abgelehnt wird oder wegen des schlechten Allgemeinzustandes nicht mehr in Frage kommt. Eine Übersicht über die wichtigsten primären Tumoren des Thoraxskeletts, ihre Behandlung und Prognose zeigt Tabelle 19–4.

Sekundäre, maligne Brustwandtumoren

Die häufigsten Metastasen der Thoraxwand sind im Knochenbereich lokalisiert. Als Primärtumoren kommen der Häufigkeit nach in Frage: Mammakarzinom, Bronchialkarzinom, Nierenkarzinom, Prostatakarzinom, Schilddrüsenkarzinom, Uteruskarzinom, Kolonkarzinom. Auch direkte Thoraxwandinfiltrationen sind beim Bronchialkarzinom (z. B. Pancoast-Tumor), bei malignen Pleuratumoren (S. 227), oder Mammakarzinom (Cancer en cuirasse S. 216) möglich. Neben der konservativen Behandlung (Bestrahlung, Zytostatika) kommen nur bei besonders geeigneten Tumoren zusätzlich palliative Resektionen in Frage **(Abb. 33–13)**.

Frakturen der Rippen, des Sternum und des Schultergürtels, S. 285

Pleura

Anatomie und Physiologie

Beide Pleurablätter sind gleitfähige, durchsichtige, sog. seröse Membranen. Die innere Pleura überzieht als Pleura visceralis die Lunge, die äußere kleidet als Pleura parietalis (Pleura mediastinalis, diaphragmatica und costalis) den Thoraxraum aus. Der kapilläre, mit Flüssigkeit gefüllte Spaltraum zwischen parietaler und viszeraler Pleura, in dem bei normaler Atmung ein Druck von -3 bis -10 cm H_2O (Ausatmung, Einatmung) herrscht, wird als Pleurahöhle bezeichnet.
Die Flüssigkeitsschicht ermöglicht ein reibungsloses Gleiten beider Pleurablätter und gewährleistet eine Übertragung der Atembewegungen des Thorax auf die Lunge. Neben diesen mechanischen Aufgaben hat die Pleura zusätzlich noch sekretorische und resorptive Funktionen.
Eine Störung der normalerweise ausgeglichenen Bilanz im Flüssigkeitsstrom der Pleura führt zur Ergußbildung. Eine Obliteration des Pleuraspaltes beeinträchtigt die Lungenfunktion nur gering; dagegen haben stärkere Verdickungen beider Pleurablätter (Pleuraverschwielung) besonders im Zwerchfellbereich restriktive Lungenfunktionsstörungen zur Folge.

Tabelle 19–4. Benigne und maligne Thoraxskelettumoren, Therapie und Prognose

	Tumorart	Therapieform	Prognose
benigne	Chondrom	Operation	Rezidive, gut
	Fibröse Dysplasie	Operation	gut
	Eosinophiles Granulom	Operation (Bestrahlung)	gut
	Hämangiom	Operation (Bestrahlung)	gut
maligne	Chondrosarkom	Operation	10–30% Fünfjahresüberlebensrate
	Osteogenes Sarkom	Operation	ca. 10% Fünfjahresüberlebensrate
	Myelom	Antimetaboliten (Operation)	5% Fünfjahresüberlebensrate
	Ewing-Sarkom	Bestrahlung	5% Fünfjahresüberlebensrate

Spezielle Eingriffe an Pleura und Brustwand

Thorakoplastik = Verkleinerung des Thoraxraumes durch Rippenresektionen und Mobilisierung der Thoraxwand (Abb. 19–7). Nach subperiostaler Ausschälung und Resektion bestimmter Rippen werden Periost und Thoraxwandmuskulatur bei erhaltener Gefäßversorgung als Füllmaterial zur Verkleinerung des Thoraxraumes verwendet. Ihre Indikationen sind heute noch:

Pleuraresthöhle nach ausgedehnter Lungenresektion (z. B. Bilobektomie) wegen der Gefahr der Pleurahöhleninfektion.

Schrumpfende Prozesse (z. B. alte Tbc, Zustand nach Pneumonektomie) mit Verziehung des Mediastinum (Abknickung der Gefäße) und Emphysem der kontralateralen Lunge.
Weitere kollapstherapeutische Maßnahmen, die in Einzelfällen in der Behandlung der Lungentuberkulose Anwendung finden, S. 235.

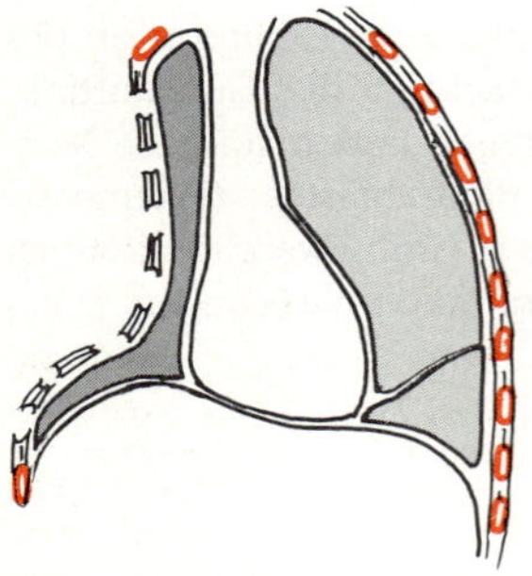

Abb. 19–7. Große Thorakoplastik rechts. Rippen 2–9 entfernt. Verbleibende Thoraxwandteile nach medial verlagert mit Kollaps des rechten Lungenflügels

Dekortikation = Entfernung schwartig verdickter Pleurablätter (Pleura visceralis und Pleura parietalis) unter Schonung der Lungenoberfläche (Abb. 19–8).
Hauptindikationen sind das konservativ in 4–6 Wochen nicht ausgeheilte Pleuraempyem (Frühdekortikation) sowie Pleuraverschwielungen (z. B. Hämothorax), die zu restriktiven Funktionsstörungen der Lunge geführt haben. Durch die Dekortikation werden Exsudat und Empyemhöhlen zwischen den verschwielten Pleurablättern meist uneröffnet entfernt und die Beweglichkeit von Lunge, Thoraxwand und Zwerchfell verbessert.

Pneumothorax

Traumatischer Pneumothorax, S. 293

Artifizieller Pneumothorax

Er entsteht bei Thorakotomien, aber auch nach Eingriffen mit unbeabsichtigter Eröffnung der Pleurahöhle (z. B. Mediastinoskopie, substernale Strumaresektion). Als weitere Ursachen kommen in Frage: Überdruckbeatmung und Punktionen (V. subclavia, Pleura, Lunge) mit Verletzungen des Lungenparenchyms.

Spontanpneumothorax

Ursachen: Defekte in der Pleura visceralis, meist infolge Ruptur subpleural gelegener Emphysemblasen, die zu einem Lufteintritt in den Pleuraspalt führen.

Symptome und Diagnose: Charakteristisch ist ein kurzer, stechender Brustkorbschmerz auf

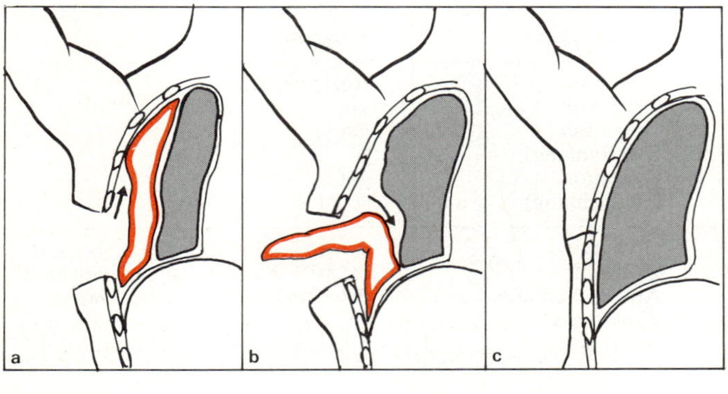

Abb. 19–8 a–c. Dekortikation bei einer Empyemresthöhle (Frontalschnitt). (a) Thoraxwand eröffnet, Beginn der extrapleuralen Lösung einer verdickten Schwiele der Pleura costalis. (b) Verdickte Pleura costalis und Pleura visceralis gelöst, verschwielte Pleura diaphragmatica noch adhärent. (c) Zustand nach Entfernung aller Pleuraschwarten. Lunge wieder ausgedehnt

der befallenen Seite. Physikalische und röntgenologische Zeichen S. 293. Auswirkungen auf Atmung und Kreislauf sind meist gering. Selten tritt ein Spannungspneumothorax (Ventilmechanismus) auf (S. 293).

Therapie: Eine geschlossene Thoraxdrainage im 6. ICR (mittlere Axillarlinie; Bülau-Drainage) oder 2. ICR (Medioklavikularlinie) führt wie beim posttraumatischen geschlossenen Pneumothorax (S. 293) meist zu einer Wiederausdehnung der kollabierten Lunge (Abb. 19–9). Die Drainage sollte 8–10 Tage belassen werden, um eine gewisse Pleuraverklebung zu induzieren.
Bei größeren Lungenfisteln dagegen muß zwecks Normalisierung der intrapleuralen Druckverhältnisse ein Sog (−20 bis −100 cm H_2O) angelegt werden. Tritt nach 8 Tagen noch keine vollständige Entfaltung der Lunge ein, ist die Thorakotomie angezeigt mit Teilresektion der Blasen und Übernähung der blasig veränderten Lungenabschnitte. Durch zusätzliche partielle parietale Pleurektomie (Ablösung und Entfernung der Pleura parietalis) wird eine bessere Verklebung von Lunge und Thoraxwand erreicht (Verminderung der Rezidivgefahr!). Selten sind segmentäre oder lobäre Resektionen der fistelnden Lungenabschnitte notwendig.
Indikationen zur vorzeitigen operativen Versorgung können in Ausnahmefällen gegeben sein bei: Rezidivspontanpneumothorax, doppelseitigem Spontanpneumothorax und einem Pneumothorax, bei dem durch Saugdrainage kein intrapleuraler Unterdruck mit Wiederausdehnung der Lunge zu erzielen ist (zu große Parenchymfistel!).

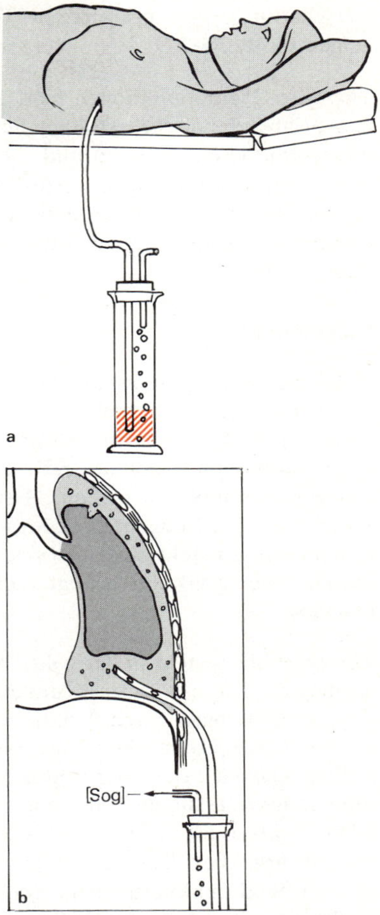

Abb. 19–9 a u. b. Prinzip der Thoraxdrainage. (a) Bülau-Heberdrainage bei linksseitigem Pneumothorax (spontan oder traumatisch) und nach Lungenresektionen. Drainageschlauch in die Pleurahöhle (6. ICR, mittlere Axillarlinie) eingelegt und unter Wasser abgeleitet. (b) Persistierender Pneumothorax links (spontan oder traumatisch). Bei inkompletter Ausdehnung der Lunge durch größere Parenchymfisteln muß zusätzlich abgesaugt werden (Wasserstrahl- oder elektrische Pumpe)

Pleuraerguß

Je nach Beschaffenheit der Flüssigkeit im Pleuraraum unterscheidet man Sero-, Hämo-, Chylo- oder Pyothorax.

Serothorax

Ätiologie: Kardiovaskuläre Erkrankungen, Hypo- oder Dysproteinämien, maligne Pleuraerkrankungen (oft hämorrhagischer Erguß), Entzündungen. Letztere können bei intrathorakalen Erkrankungen direkt, bei abdominellen Prozessen (subphrenischer Abszeß, Leberabszeß, Pankreatitis, Cholezystitis) indirekt (sympathisch, lymphogen) oder im Rahmen einer Erkrankung des rheumatischen Formenkreises entstehen.

Diagnose: Wichtige diagnostische Parameter sind perkutorisch feststellbare Dämpfung, leises oder aufgehobenes Atemgeräusch sowie Röntgenbefunde, die eine meist lageabhängige

Verschattung der erkrankten Thoraxhälfte zeigen **(Abb. 33–17)**.

Therapie: Pleurapunktionen sind zur Artdiagnose (laborchemische, zytologische und mikrobiologische Untersuchung) und zur Entlastung bei Druckerscheinungen erforderlich. Die Grunderkrankung ist dann entsprechend ihrer Genese internistisch oder chirurgisch zu behandeln.

Hämothorax

Ätiologie: Blutungen in die Pleurahöhle werden beobachtet nach Traumen (S. 294), nach Punktionen (V.-subclavia-, Pleura- und Lungenpunktion) und spontan, z. B. nach Ruptur von Emphysemblasen (selten). Dringt gleichzeitig über eine Lungenfistel Luft in den Pleuraraum ein, entsteht ein Hämopneumothorax. Durch Pleurapunktion erfolgt Sicherung der Diagnose.

Therapie: Sie besteht in der vollständigen Entfernung des Blutes aus der Pleurahöhle. Bei geringeren Blutungen durch Punktionen, bei stärkeren über eine Bülau-Drainage (bessere Kontrollmöglichkeit). Bei einer Blutungsmenge besonders nach Traumen von mehr als 200 ml/h (über mehrere Stunden) ist die Thorakotomie mit chirurgischer Blutstillung angezeigt. Ein unzureichend punktierter oder drainierter Hämothorax führt zur Ausbildung erheblicher Pleuraschwielen, die evtl. eine Dekortikation erfordern (S. 224).

Chylothorax

Ätiologie: Eine Chylusansammlung im Pleuraraum ist sehr selten. Ursachen können sein: Thoraxtraumen (S. 283), intraoperative Verletzungen des Ductus thoracicus bei intrathorakalen Eingriffen (Aorta, Ductus arteriosus Botalli u. a.), metastatische Verlegung des Lymphabflusses und bei Neugeborenen eine kongenitale Fehlanlage des Ductus thoracicus. Ein idiopathischer Chylothorax kommt oft gemeinsam mit einem Chylaskos (Chylus im Abdomen) vor.

Diagnose: Sie wird durch Punktion und Aspiration von milchigtrüber Flüssigkeit gestellt.

Therapie: Ist nach wiederholten Punktionen (evtl. auch Bülau-Drainage) unter gleichzeitiger Behandlung der Grunderkrankung kein Sistieren der Chylussekretion zu erzielen, so kann nach Thorakotomie auf der betroffenen Seite das oder die defekten Lymphgefäße durch Umstechungen verschlossen und die Pleura verödet oder nach rechtsseitiger Thorakotomie der Ductus thoracicus knapp über dem Zwerchfell ligiert werden.

Pleuraempyem, Pyothorax

Ätiologie: Infektionen der Lunge, unspezifisch (Pneumonie, Abszeß, Gangrän) und spezifisch, des Mediastinum und der Bauchhöhle (subphrenischer oder subhepatischer Abszeß, Leberabszeß) können auf den Pleuraraum übergreifen. Auch postoperative und posttraumatische Pleurainfektionen werden beobachtet. Häufigste Erreger sind Pneumokokken, Staphylokokken und Colibakterien. Die Infektion führt neben der Eiteransammlung zur entzündlichen, oft massiven Verdickung der Pleurablätter (Pleuraschwiele). Ein Übergreifen der Eiterung auf die Brustwand mit Spontanperforation nach außen (Empyema necessitatis), aber auch der Einbruch in das Bronchialsystem sind meist bei zu später und unsachgemäßer Behandlung möglich. Dringt dabei Luft in den Pleuraraum ein, entsteht ein Pyopneumothorax.

Symptome und Diagnose: Neben den akuten Infektionszeichen (Fieber, Leukozytose, BSG-Beschleunigung, Linksverschiebung) bestimmen häufig septisch-toxische Schädigungen von Blutbild, Leber, Niere bei erheblich reduziertem Allgemeinbefinden das Krankheitsbild. Metastatische Abszesse (z. B. Gehirn) kommen vor.
Klinische (Dämpfung, aufgehobenes Atemgeräusch) und röntgenologische Befunde (Verschattung) weisen auf einen Pleuraerguß hin. Die Diagnose wird durch Punktion und bakteriologische Untersuchung (Antibiotikatestung) gesichert.

Therapie: Ziel der Therapie ist die vollständige Entleerung der Pleurahöhle und frühzeitige Wiederausdehnung der Lunge mit Verklebung beider Pleurablätter. Durch wiederholte Punktionen – besonders im Kindesalter – oder Pleurasaugdrainage bei eingedickten Empyemen (Drucke bis −100 cm H_2O-Säule) kann dies oft erreicht werden. Zusätzliche Spülungen der Pleurahöhle mit physiologischer Kochsalzlösung und Antibiotikainstillationen beeinflussen das Krankheitsbild günstig. Führt eine Saugdrainage bzw. Spülbehandlung nach etwa 3–4 Wochen nicht zum Ziel und bleibt eine starre Empyemhöhle zurück, ist die Indikation zur operativen Entfernung der Pleuraschwarten (Frühdekortikation) gegeben (Abb. 19–8).

Primäre Pleuratumoren

Vom subpleuralen Gewebe ausgehende Tumoren wie Fibrome, Lipome, Sarkome sind selten. Wichtigster Tumor ist das Pleuramesotheliom.

Pleuramesotheliom

Ausgangspunkt sind die Serosadeckepithelzellen. Ein Zusammenhang zwischen Asbestexposition und Pleuramesotheliomentstehung wird diskutiert. Pathologisch-anatomisch wird zwischen benignen und malignen Tumoren sowie zwischen faserreichen und faserarmen unterschieden. Vom Wachstum her kennt man 2 Formen:

1. *Lokalisierte,* oft breitbasig oder gestielt der Pleurawand aufsitzende *Tumoren* (bessere Prognose).
2. *Diffuse,* flächenhaft wachsende *Malignome* (schlechte Prognose).

Symptome und Diagnose: Erster Hinweis ist meist ein Pleuraerguß, oft begleitet von Thoraxschmerzen. Diagnose schwierig. Der Zeitraum zwischen ersten Symptomen und endgültiger Diagnose beträgt im Durchschnitt ein Jahr.

Die diffus flächenhaften Pleurainfiltrationen sind im Gegensatz zu lokalisierten Tumoren röntgenologisch nur schwer erkennbar und von Pleuraschwarten oft nicht zu unterscheiden. Es sind daher wiederholte Pleurapunktionen mit zytologischen Untersuchungen erforderlich. Liegt ein freier Pleuraspalt vor, so kann eine Thorakoskopie (S. 230) nach diagnostischem Pneumothorax mit direkter Gewebeentnahme zum histologischen Ergebnis führen. Bei Verklebung des Pleuraspaltes ist im Verdachtsfall eine offene Pleurabiopsie durchzuführen.

Wichtige Differentialdiagnose: Neurinome (S. 176).

Therapie: Bei umschriebenen Pleuramesotheliomen ist die Resektion (partielle Pleurektomie evtl. mit Thoraxwandresektion) indiziert. „,Bei flächenhaft wachsenden Formen mit Infiltration beider Pleurablätter und der Lungen sind ausgedehnte Eingriffe bis hin zur Pleuropneumonektomie (= Entfernung von Pleura und Lunge) wegen der schlechten Prognose bei konservativer Behandlung vertretbar." Bei Inoperabilität können nach Entleerung des Ergusses Zytostatika, Radiogold oder Yttrium-90 in die Pleurahöhle instilliert werden. Auch eine tangentiale Bestrahlung mit Telekobalt oder schnellen Elektronen ist möglich. Die Überlebenszeit bei inoperablem Pleuramesotheliom beträgt etwa 1 Jahr.

Pleurametastasen

Metastatische Pleuratumoren sind häufig und werden vor allem beim Mamma- und Bronchialkarzinom beobachtet. Sie führen oft zu massiven, hämorrhagischen Pleuraergüssen mit Verdrängungserscheinungen von Lunge, Mediastinum und Zwerchfell. Operative Eingriffe sind in der Regel nicht indiziert. Bei hartnäckigen Ergüssen mit kardiopulmonalen Symptomen müssen wiederholt entlastende Punktionen durchgeführt werden. Zytostatika-, Yttrium-90- oder Radiogoldinstillationen in die Pleurahöhle können bei solchen inkurablen Kranken oft zu einem erstaunlichen Rückgang der Ergußbildung führen.

Lunge

Historisches

Ohne Gegenmaßnahme führt jede Eröffnung des intrathorakalen Pleuraraumes durch den eindringenden atmosphärischen Überdruck zum Lungenkollaps; die systematische Entwicklung der Thoraxchirurgie seit 1904 ist deshalb Sauerbruchs Verdienst, weil die von ihm entwickelte Unterdruckkammer erstmals intrathorakale Eingriffe ohne Lungenkollaps ermöglichte. Heute wird anstelle der aufwendigen Unterdruckkammer die einfachere Überdruckbeatmung mit intratrachealem Tubus benutzt (Metzeler 1909). Das heute nach jeder Thorakotomie angewandte Drainageprinzip der postoperativen Luft- und Sekretableitung wurde 1875 von Bülau eingeführt. Die erste erfolgreiche Pneumonektomie erfolgte 1931 durch Nissen; die heute nur noch übliche getrennte Versorgung der Hilusgebilde anstelle der früheren Massenligatur geht auf Brunn (1929), Churchill (1929) und Rienhoff (1933) zurück. Die Technik der Segmentresektion wurde erstmals 1947 von Overholt beschrieben.

Anatomie

Die Lunge besteht aus rechtem und linkem Lungenflügel, die in 3 (Ober-, Mittel- und Unterlappen rechts) bzw. 2 (Ober- und Unterlappen links) Lungenlappen unterteilt sind. Jeder einzelne Lungenlappen besteht aus unterschiedlich vielen Segmenten, die alle von zentral verlaufenden Segmentbronchien und -arterien versorgt werden, während die Äste der Pulmonalvenen in der Grenzzone zweier Segmente verlaufen. Durch geeignete Präparation können umschriebene Erkrankungsherde ökonomisch durch Segmentresektion ohne stärkere Blutung oder Eröffnung größerer Bronchien entfernt werden. Rechts werden 10 und links 9 Segmente unterschieden. Sie sind nach internationaler Nomenklatur von 1–10 numeriert. Die Segmente 4 und 5 des linken Oberlappens werden als Lingula bezeichnet, – rechts bilden sie den Mittellappen. Das Segment 7 ist in der Regel nur auf der rechten Seite, die übrigen Segmente sind seitengleich angelegt (Abb. 19–10).

Diagnostische Verfahren

Eine exakte Untersuchung beginnt mit Anamnese, klinischem Befund, Röntgenaufnahmen (Röntgenlunge in 2 Ebenen, Tomographie) und Sputumuntersuchung (Zytologie und Bakteriologie). Als nächster Schritt sollten vergrößerte subkutane Lymphknoten (supraklavikulär, axillär, inguinal) in Lokalanästhesie entfernt werden, weil ihre histologische Untersuchung oft schon eine Diagnosestellung ermöglicht und dem Patienten weitere diagnostische Eingriffe erspart. Prinzipiell sollte man versuchen, die

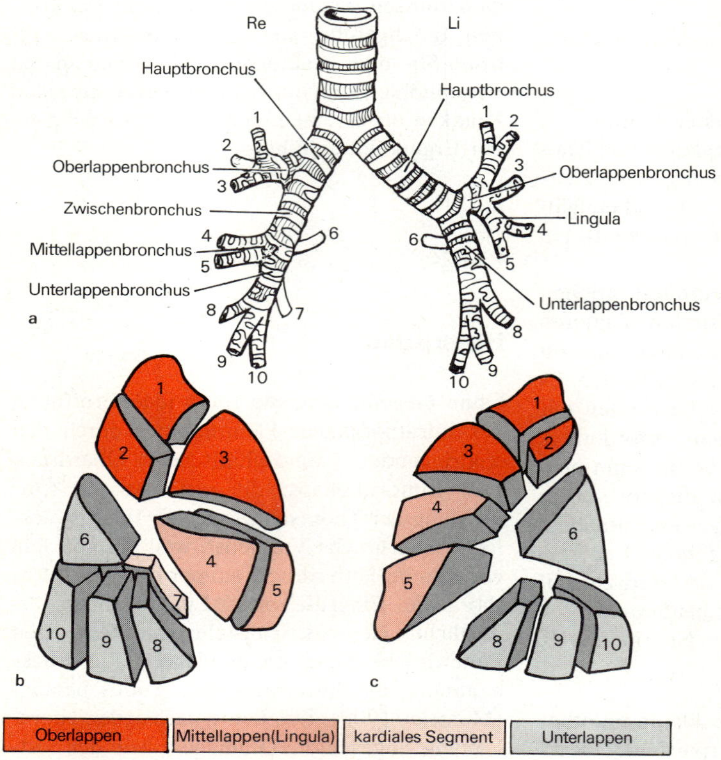

Abb. 19–10 a–c. Bronchialbaum und Lungensegmenteinteilung. (a) Zentraler Bronchialbaum und Segmentbronchien beidseits. (b) Lappen- und Segmentanatomie der rechten Lunge (3 Lappen, 10 Segmente). (c) Lappen- und Segmentanatomie der linken Lunge (2 Lappen, 9 Segmente)

Diagnose mit Hilfe der komplikationsärmsten Untersuchungsmethode zu stellen.

Mediastinale Phlebographie: Durch Kontrastmittelinjektion in beide Armvenen lassen sich der Reihe nach Vv. brachiocephalicae, V. cava superior, Lungenstrombahn und linkes Herz mit Aorta darstellen und so Verdrängungen und Infiltrationen im Bereich der großen Venen und der Pulmonalarterien erkennen.

Bronchographie: Durch Instillation eines wasserlöslichen Kontrastmittels in das Bronchialsystem (über Tubus bzw. Bronchoskop in Lokalanästhesie oder Vollnarkose) ist eine Darstellung des Bronchialbaumes möglich. Wandunregelmäßigkeiten, Verziehungen, Stenosen und Erweiterungen (Bronchiektasen) sind erkennbar. Die Bronchographie wird vor allem in der Diagnostik von Bronchiektasen angewandt.

Bronchoskopie: Mit Hilfe des Bronchoskops (30–35 cm langes starres Rohr von ca. 0,8 cm Durchmesser), das in Trachea und zentrales Bronchialsystem eingeführt werden kann, sind folgende diagnostische und therapeutische Maßnahmen möglich:

Beurteilung des zentralen Bronchialsystems, teilweise bis in den Subsegmentbronchusbereich (Abb. 19–11 a).

Absaugung von Bronchialsekret zur bakteriologischen und zytologischen Untersuchung.

Gewebsentnahmen aus dem einsehbaren Bronchialsystem zur histologischen Untersuchung (Abb. 19–11 b, c, d).

Sondierung peripher gelegener und endoskopisch nicht sichtbarer Herde unter Röntgenkontrolle mit einem kontrastgebenden Katheter. Durch Aspiration kann Material zur zytologischen und histologischen Untersuchung gewonnen werden (Kathetersaugbiopsie).

Transbronchiale Punktion von mediastinalen Lymphknoten. Das Punktat kann zytologisch untersucht werden.

Gezielte Sekret- und Schleimabsaugung bei Atelektasen (z. B. bei gestörter Expektoration nach Thoraxeingriffen oder Rippenserienfrakturen).

Entfernung von aspirierten Fremdkörpern.
Das dünne flexible Bronchoskop (Fiberskop) ist geeignet zur Inspektion und Materialgewinnung von peripheren Prozessen, die mit dem starren Bronchoskop nicht einsehbar sind.
Als Komplikationen der Bronchoskopie sind tödliche Blutungen mit Asphyxie beschrieben worden. Mit 10 Todesfällen auf 100000 Untersuchungen ist zu rechnen.

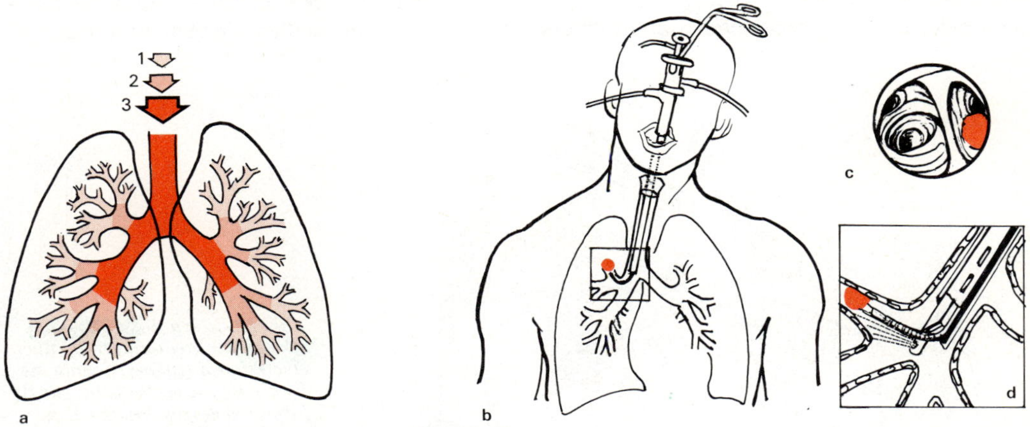

Abb. 19–11 a–d. Endoskopie des Bronchialbaumes. (a) Einsehbereiche: 1 mit flexiblem Bronchoskop, 2 mit starrer Optik, 3 direkt. (b) Bronchoskop in rechten Hauptbronchus eingeführt. (c) Bronchoskopischer Aspekt eines Tumors im 1. Segmentbronchus rechts. (d) Gewebeentnahme aus Tumor im 1. Segmentbronchus mit Hilfe einer steuerbaren Zange unter optischer Kontrolle (90° Winkeloptik)

Transthorakale Tumorpunktion: Periphere Herde, die bronchoskopisch nicht erreichbar sind, können mit einer dünnen Nadel in Lokalanästhesie transkutan-transthorakal unter Röntgenkontrolle punktiert werden (sog. Feinnadelpunktion). Das Punktat zeigt bei malignen Prozessen in 90–95% ein positives zytologisches Ergebnis. In 5–10% tritt nach der Punktion ein behandlungsbedürftiger Pneumothorax ein. Ganz vereinzelt sind sog. Impfmetastasen im Stichkanal beschrieben worden.
Indiziert ist diese Methode im allgemeinen, wenn eine Operation nicht in Frage kommt, andererseits der zytologische oder histologische Malignitätsnachweis fehlt; die Punktion ist ungefährlicher als die Mediastinoskopie oder eine diagnostische Thorakotomie.

Mediastinoskopie: Die Mediastinoskopie wurde 1959 von Carlens angegeben. In Vollnarkose wird meist im Anschluß an die Bronchoskopie nach einem 3 cm langen suprajugulären Schnitt die Tracheavorderwand dargestellt und das Mediastinoskop auf der Trachea in den mediastinalen Raum bis zur Bifurkation vorgeschoben (Abb. 19–12). Dabei können Lymphknoten aus beiden Tracheobronchialwinkeln und dem Bifurkationswinkel entnommen werden.
Die Hauptindikationen der Mediastinoskopie liegen
in der *Differentialdiagnose* der benignen und malignen *Adenopathien* des zentralen Mediastinum und in der *Operabilitätsbeurteilung* des *Bronchialkarzinoms.* Eine Tumorabsiedlung in paratrachealen Lymphknoten kontralateral zum Tumorsitz bedeutet, daß eine Lebensverlängerung durch Tumorresektion im allgemeinen nicht mehr erreicht werden kann.
Die häufigsten Komplikationen sind präparatorisch bedingte Blutungen. Die Komplikationsrate liegt bei 1,5%, die Letalität bei 0,09%.

Thorakoskopie: Nach Anlegen eines Pneumothorax wird das Thorakoskop (starres Rohr von ca. 20 cm Länge und 0,5 cm Durchmesser) mit Hilfe eines Trokars über einen kleinen Hautschnitt in die Pleurahöhle eingeführt. Pleura, Lunge, Mediastinum und große Gefäße können dann mit einer Optik betrachtet werden. Biopsien aus der parietalen Pleura und der Lungenoberfläche sind möglich.

Offene Lungenbiopsie: Über eine kleine Thorakotomie wird Lungengewebe zur histologischen Untersuchung entnommen. Bei diffusen Lungenveränderungen ist dies manchmal die einzige Möglichkeit einer feingeweblichen Diagnosesicherung.

Präoperative kardiopulmonale Funktionstests

Bei Eingriffen im Thoraxbereich werden Atmung und Kreislauf direkt beeinflußt. Genaue Angaben über die präoperative kardiopulmonale Leistungsreserve erhält man mit folgenden Funktionsprüfungen:

Blutgasanalysen: Die Sauerstoff- und Kohlendioxydpartialdrucke, in Ruhe und unter Belastung gemessen, stellen die globalsten Parame-

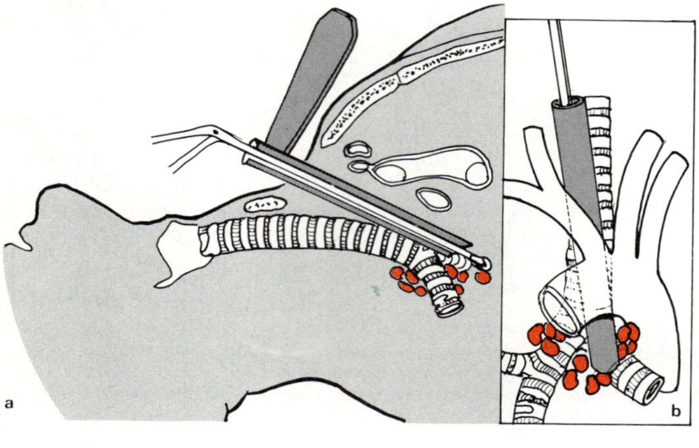

Abb. 19–12 a u. b. Mediastinoskopie. (a) Mediastinoskop über einen suprajugulären Schnitt ins Spatium praetracheale bis zur Bifurkation eingeführt. (b) Topographische Beziehung des eingeführten Mediastinoskops zu großen Arterien mit Lymphknotenentnahmestellen. Große Venen nicht eingezeichnet

ter zur Erfassung einer Lungenfunktionsstörung dar. Eine arterielle Hypoxämie mit respiratorischer Acidose (pCO_2-Anstieg, pO_2-Abfall) – häufig erst unter Belastung – wird als *Globalinsuffizienz* bezeichnet. Sie ist meist eine absolute Kontraindikation für intrathorakale Eingriffe.

Eine chronische arterielle Hypoxämie bei normalem pCO_2-Wert wird als *Partialinsuffizienz* bezeichnet. Ist sie Folge einer venösen Beimischung, die bei Durchblutung nichtbelüfteter Alveolen (z. B. Atelektase bei stenosierendem Tumor) oder einem arteriovenösen Aneurysma (Rechts-links-Shunt) auftritt, so führt eine Resektion dieser Lungenanteile zu einer Verbesserung der Sauerstoffspannung im Blut. Gasaustauschstörungen, die durch Diffusionsstörungen (Lungengerüsterkrankungen) oder Verteilungsstörungen (Mißverhältnis zwischen Durchblutung und Belüftung bei bronchialer Obstruktion oder pulmonalen Gefäßprozessen) verursacht sind, werden im Falle einer Resektion verschlechtert, da in der Regel die gesamte Lunge befallen ist.

Spirometrie: Mit Hilfe der Spirometrie werden ventilatorische Größen bestimmt, die eine Aussage über die pulmonale Leistungsreserve bei postoperativ gestörter Ventilation gestatten. Die wichtigsten Parameter sind die *Vitalkapazität,* welche die Volumendifferenz zwischen tiefster Ein- und Ausatmung darstellt und die *Sekundenkapazität* (Tiffeneau), die angibt, wieviel Prozent der Vitalkapazität innerhalb der ersten Sekunde ausgeatmet werden können. Eine Reduktion der Vitalkapazität spricht für eine Verminderung von funktionsfähigem Lungengewebe (*restriktive* Ventilationsstörung). Bei Werten unter 50% kommen intrathorakale Eingriffe erfahrungsgemäß nicht in Frage. Eine Reduktion des Tiffenau-Wertes spricht dagegen für eine Ausatmungsstörung (*obstruktive* Ventilationsstörung). Bei einem Wert von weniger als 40% sollte nicht mehr thorakotomiert werden. Eine genauere Beurteilung einer obstruktiven Ventilationsstörung setzt die Messung des Atemwegswiderstandes mit Hilfe spezieller Methoden voraus.

Inhalations- und Perfusionszintigraphie: Nach Inhalation von Xenon-133 und Injektion von markierten Eiweißstoffen kann man mit der Szintillationskamera den prozentualen Anteil von Ventilation und Perfusion einzelner Lungenabschnitte messen und so präoperativ abschätzen, wieviel Prozent an funktionsfähigem Lungengewebe durch eine Resektion entfernt werden.

Kardiologische Untersuchungen: Die Erfassung einer Herzinsuffizienz oder koronaren Herzerkrankung ist vor jeder Operation notwendig. Vor Lungenoperationen sind besonders Rechtsherzbelastungszeichen von Bedeutung, denn eine präexistente pulmonale Hypertonie wird bei Lungenresektion durch Verkleinerung des Gesamtgefäßquerschnitts unter Umständen entscheidend verstärkt. In Grenzfällen ist eine präoperative Druckmessung in der Pulmonalarterie (Swan-Ganz-Katheter) erforderlich.

Operative Maßnahmen

Chirurgischer Zugang zur Brusthöhle

Die wichtigsten Zugangswege zur Pleurahöhle sind die antero- und posterolaterale Thorakotomie (Abb. 19–13). Nach Durchtrennung der

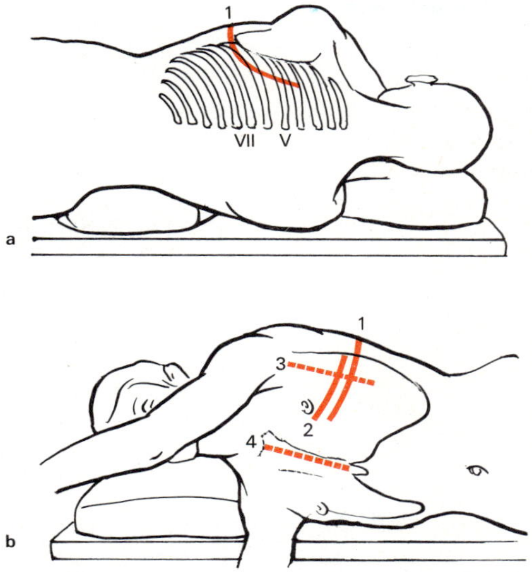

Abb. 19–13 a u. b. Schnittführungen bei intrathorakalen Eingriffen. (a) Posterolaterale Thorakotomie (1) in Seitenlagerung des Kranken. (b) Seitenlagerung (Brustansicht): 1. Fortsetzung der posterolateralen Thorakotomie von a); 2. anteriore Thorakotomie; 3. axilläre Thorakotomie; 4. mediane Sternotomie für Eingriffe im Mediastinum und Herzen, allerdings dann stets in Rückenlagerung des Patienten

verschiedenen Muskelschichten wird bei beiden Zugangsformen die Brusthöhle meist in Höhe des 4. oder 5. Interkostalraumes eröffnet.
Rippenresektionen sind in der Regel nicht erforderlich. Für Eingriffe an Lunge und Bronchien genügt die anterolaterale oder axillare Thorakotomie, bei der die für die Armbewegung wichtigen Mm. latissimus dorsi und serratus anterior nicht durchtrennt werden müssen. Die anterolaterale Thorakotomie ist für lateral gelegene Mediastinalprozesse, atypische Lungenresektionen oder Probethorakotomien geeignet.

Thoraxdrainage: 1–2 Drainagen werden in der Regel nach jeder Thorakotomie, mit und ohne Lungenresektion, in die Pleurahöhle eingelegt und unter Wasser abgeleitet, um eine Sekret- und Luftableitung mit Wiederausdehnung der Lunge zu gewährleisten (Prinzip der Thoraxheberdrainage, S. 225). Ein zusätzlicher Sog (20 – 100 cm H_2O) ist erforderlich, wenn über Parenchymfisteln vermehrt Luft von der Lunge in den Pleuraraum nachströmt (Abb. 19–9). Entfernt werden die Drainagen meist am 2.–5. postoperativen Tag, wenn die Lunge ausgedehnt (Auskultation, Röntgenlunge) und der Pleuraspalt verklebt ist.

Resektionsverfahren

Wenn durch konservative Maßnahmen eine Ausheilung herdförmiger Lungenerkrankungen nicht möglich ist, können sie durch unterschiedliche, der Erkrankung und dem Erkrankten angepaßte Resektionsverfahren (Abb. 19–14) behandelt werden. Die Operations- und Kliniketalität schwankt je nach Grunderkrankung, chirurgischem Eingriff sowie Alter und Allgemeinzustand des Patienten zwischen 5 und 15%.

Atypische Lungenresektion = keilförmige Resektion von peripheren Lungenprozessen ohne Beachtung anatomischer Grenzen. Indiziert ist diese Methode bei benignen Tumoren, entzündlichen Prozessen und Metastasen, sowie bei peripheren Bronchialkarzinomen, wenn wegen eingeschränkter Lungenfunktion eine Lobektomie ein zu hohes Risiko darstellt.

Segmentresektion = Entfernung eines Lungensegmentes. Sie wird bei Erkrankungen (spezifische und unspezifische Entzündungen, Bronchiektasen und benigne Tumoren), die nur auf einen Lappenteil beschränkt sind, durchgeführt. Die erkrankten Segmente können nach Durchtrennung der entsprechenden Arterien, Venen und Bronchien mittels Zug stumpf aus ihrem Verband gelöst werden. Die Resektion

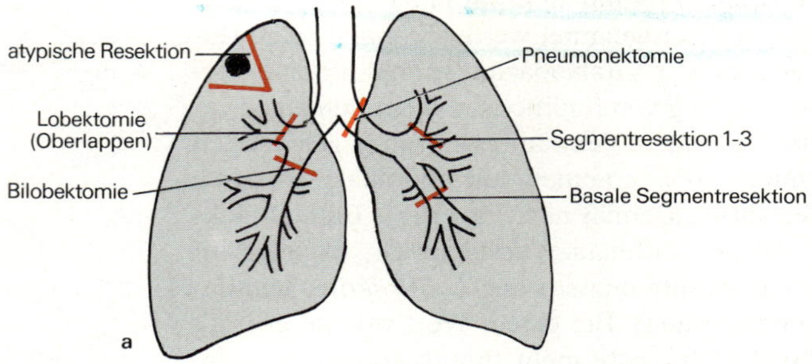

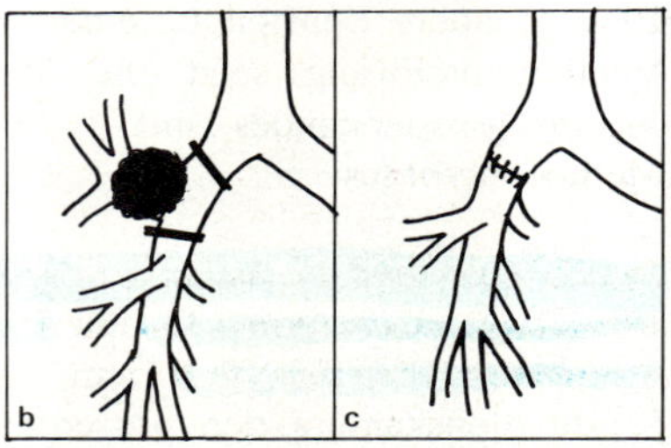

Abb. 19–14 a–c. Lungenresektionen. (a) Resektionsverfahren. (b u. c) Beispiel einer parenchymsparenden Resektion: Tumor am Abgang des rechten Oberlappenbronchus, Zustand nach Oberlappenresektion unter Mitnahme einer zentralen Bronchusmanschette und Naht des Bronchus

hinterläßt in der Regel keine nennenswerte Einschränkung der Lungenfunktion.
Da die Segmentgrenzfläche nicht mit Pleura bedeckt wird, können Parenchymundichtigkeiten (Parenchymfisteln) auftreten. Die postoperativ notwendige Pleuradrainage muß daher in der Regel länger als nach einer Lobektomie aufrecht erhalten werden. Oft ist eine zusätzliche Saugdrainage erforderlich.

Lobektomie = Entfernung eines Lungenlappens. Indiziert ist die Lobektomie bei allen auf einen Lappen beschränkten Erkrankungen. Der durch die Lappenentfernung entstehende Hohlraum wird in den meisten Fällen schon kurz postoperativ durch das verbleibende Lungenparenchym ausgefüllt.
Unter einer *Bilobektomie* versteht man die Entfernung zweier benachbarter Lungenlappen des rechten Lungenflügels (Ober- und Mittellappen oder Mittel- und Unterlappen). Anwendung findet diese Methode z. B. bei Tumoren, die in der Peripherie beide Lappen infiltriert haben. Der durch eine Bilobektomie entstehende Hohlraum kann durch das Lungenrestgewebe, trotz Höhertreten des Zwerchfells, Verziehung des Mediastinum und leichter Schrumpfung der Thoraxwand in manchen Fällen nicht ausgefüllt werden. Es bleiben sog. Pleuraresthöhlen zurück, die wegen der Infektionsgefahr oder bei Infektion weiterer chirurgischer Maßnahmen bedürfen (S. 224).

Pneumonektomie = Entfernung eines Lungenflügels (Abb. 19–15). Eine Pneumonektomie ist angezeigt bei Tumoren, die den Hauptbronchus infiltrieren, oder bei einseitig zerstörter Lunge (fortgeschrittene Tuberkulose, Bronchiektasen). Eine Drainage der Pleurahöhle nach Pneumonektomie ist nicht erforderlich. Nach wenigen Tagen füllt sich der Pleuraraum mit Exsudat, das nach Wochen und Monaten teilweise organisiert wird (Serofibrothorax). Zu starke Exsudations- oder Resorptionsvorgänge führen zu intrapleuralen Druckveränderungen mit Verschiebung des Mediastinum. Die Folgen sind Atemnot und Tachykardien bei geringster Belastung. Punktion bei Überdruck bzw. Instillation z. B. von Humanalbumin bei Unterdruck können diese Zustände beseitigen.

Plastische Eingriffe am Tracheobronchialsystem: Umschriebene gutartige, aber auch bösartige Prozesse des Tracheobronchialsystems kann man im Frühstadium durch Resektion entfernen, ohne den peripher gelegenen Lungenabschnitt zu opfern (parenchymsparende Resektion; Abb. 19–14b). Entstehen bei der Resektion sog. *Fensterdefekte,* die weniger als die halbe Zirkumferenz von Trachea oder Bronchus ausmachen, können sie mit einem Faszienstreifen oder mit lyophilisierter Dura gedeckt werden. Bei *Keilresektionen* aus dem Bronchus ist meist eine direkte Naht der gegenüber liegenden Ränder möglich. Auch die *Resektion* von zirkulären Trachea- und Bronchusabschnitten (bis zu 3–6 cm) mit anschließender Reanastomosierung kann durchgeführt werden.

Probethorakotomie = Eröffnung der Brusthöhle zur Überprüfung der Operabilität eines meist malignen Tumors.

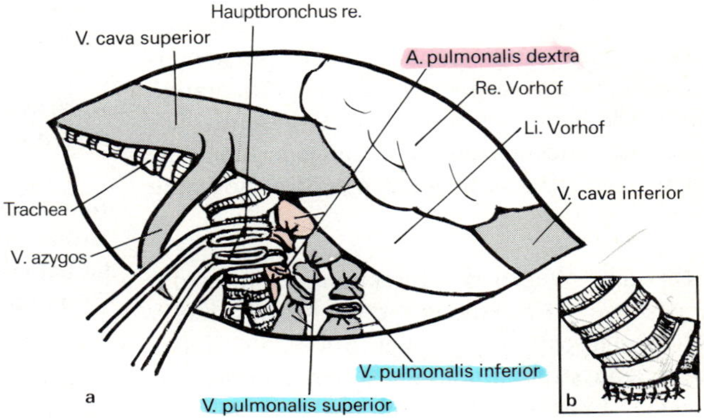

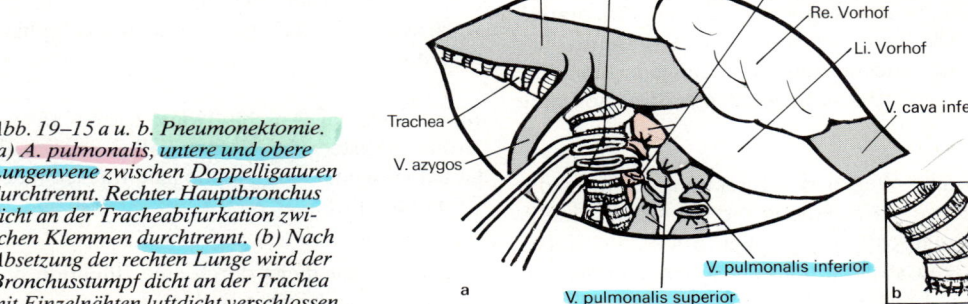

Abb. 19–15 a u. b. Pneumonektomie. (a) A. pulmonalis, untere und obere Lungenvene zwischen Doppelligaturen durchtrennt. Rechter Hauptbronchus dicht an der Tracheabifurkation zwischen Klemmen durchtrennt. (b) Nach Absetzung der rechten Lunge wird der Bronchusstumpf dicht an der Trachea mit Einzelnähten luftdicht verschlossen

Sie ist erforderlich, wenn alle diagnostischen Maßnahmen zu keiner Operabilitätsklärung führten und eine Resektionsbehandlung funktionell vertretbar ist. Die Häufigkeit der Probethorakotomie speziell beim Bronchialkarzinom wurde durch die Mediastinoskopie von 30–40% auf ca. 8% gesenkt.

Systematik der Lungenerkrankungen

Mißbildungen

Lungensequestration: Diese Fehlbildung eines umschriebenen Lungenabschnittes ist dadurch gekennzeichnet, daß

- kein Anschluß an das reguläre Bronchialsystem besteht,
- die arterielle Versorgung vom großen Kreislauf ausgeht,
- der venöse Abfluß in der Regel über die Pulmonalvenen, selten über den großen Kreislauf (V. azygos und V. hemiazygos) erfolgt.

Der sequestrierte Lungenabschnitt ist meist (85% der Fälle) zirkulär von regelrechtem Lungengewebe umgeben (sog. intralobäre Form) und nur selten (15%) mit einem eigenen Pleuraüberzug (extralobäre Form) von der übrigen Lunge getrennt. Die Sequestration kommt überwiegend im Unterlappenbereich vor, wobei rechts die arterielle Versorgung aus der Bauchaorta und links aus der thorakalen Aorta erfolgen kann.

Symptome und Diagnose: Die Hauptsymptome werden durch die Infektion im sequestrierten Lungenabschnitt bestimmt. Röntgenologisch finden sich streifenförmige Verschattungen wie bei Bronchiektasen. Auf den Schichtaufnahmen ist oft der 3–4 mm starke Gefäßschatten zu sehen, der von der Aorta in den Sequester zieht. Eine Angiographie der A. pulmonalis und der Aorta ist für eine genaue präoperative Befunderhebung erforderlich. Differentialdiagnostisch müssen tumoröse Lungenerkrankungen ausgeschlossen werden (Bronchoskopie etc.).

Therapie: Wegen der Infektionsgefahr ist die operative Entfernung der sequestrierten Lungenabschnitte angezeigt: Bei der intralobären Sequestration muß meist der sequestertragende Lungenlappen, bei der extralobären Form nur der sequestrierte Lungenabschnitt reseziert werden.

Arteriovenöse Aneurysmen

Arteriovenöse Aneurysmen sind Verbindungen zwischen arterieller und venöser Lungenstrombahn. Sie können solitär oder multipel vorkommen und sind meist im Unterlappen lokalisiert. Das Blut, das durch das Aneurysma fließt, ist am Gasaustausch nicht beteiligt und wird als Shuntblut bezeichnet (Rechts-links-Shunt).

Symptome und Diagnose: In Abhängigkeit vom Ausmaß des Rechts-links-Shunts tritt eine zentrale Mischungszyanose (M. coeruleus) auf. Komplikationen dieser a. v.-Aneurysmen sind Hirnembolien (Thromben im Aneurysmasack!) und Blutungen bei Ruptur. Auskultatorisch ist ein systolisch-diastolisches Geräusch mit Punctum maximum über dem Aneurysma hörbar. Röntgenologisch zeigt sich eine rundliche Verschattung mit Verbindung zum Hilus hin. Die angiographische Darstellung ist für die Operationsplanung wichtig.

Therapie: Nach Diagnosestellung besteht eine absolute Operationsindikation. Meist muß der aneurysmatragende Lungenanteil (Lappen oder einzelne Lungensegmente) entfernt werden. In seltenen Fällen ist nur die Resektion des Aneurysma möglich.

Lungenzysten

Lungenzysten sind angeborene, mit respiratorischem Epithel ausgekleidete Hohlräume, die in unterschiedlicher Anzahl auftreten können. Bei der sog. Wabenlunge ist die ganze Lunge mit Zysten durchsetzt.

Symptome: Die Symptome sind durch die sekundären Zystenkomplikationen gekennzeichnet, die bereits im Säuglings- oder erst im Erwachsenenalter auftreten können. Komplikationen sind:

Infektionen bei Anschluß der Zysten an das Bronchialsystem. In seltenen Fällen ist auch eine hämatogene oder lymphogene Infektion der Zysten möglich.

Blutungen, die meist durch eine Infektion mit Gefäßarrosion bedingt sind.

Ausbildung von Spannungszysten. Sie entstehen durch einen Ventilmechanismus, wenn Luft unter erhöhtem Druck (z. B. Husten) über einen engen und langen Drainagebronchus in die Zyste einströmt, aber nicht mehr entweichen kann. Spannungszysten, die sehr groß werden können, komprimieren das umgebende Lungengewebe und vermindern damit die Atmungsfläche. Auch Rupturen mit der Entwicklung eines Pneumothorax sind möglich.

Diagnose: Röntgenlungenaufnahmen mit Tomographie zeigen lufthaltige, strukturlose Hohlräume. Differentialdiagnostisch ist an einen partiellen Pneumothorax, einen spezifischen oder unspezifischen Abszeß und in manchen Fällen an Lungenrundherde zu denken.

Therapie: In der Regel sind Zysten ohne wesentliche Parenchymresektionen operativ abzutragen. Sind beidseitige Operationen erforderlich, sollen sie im Abstand von 3–6 Monaten durchgeführt werden. Zur besseren Verklebung der Lunge mit der Thoraxwand wird nach Zystenresektion eine parietale Pleurektomie empfohlen.

Entzündliche chirurgische Erkrankungen

Tuberkulose

Jede frische Tuberkulose ist auch heute noch eine Domäne der konservativen Therapie. Der chirurgischen Behandlung werden nur tuberkulostatisch vorbehandelte, tuberkulöse Restprozesse zugeführt, die erfahrungsgemäß auf keine weitere tuberkulostatische Behandlung ansprechen, andererseits aber eine dauernde Streuquelle und Gefährdung des Patienten und seiner Umwelt darstellen.

Tuberkuloseformen mit erforderlicher chirurgischer Behandlung sind:

Das Tuberkulom, ein vorwiegend aus tuberkulösen Nekrosemassen (sog. Käse) bestehender Rundherd.

Die Restkaverne, ein Hohlraum, der durch tuberkulöse Parenchymeinschmelzung entsteht und unter konservativer Behandlung keine Rückbildung zeigt. Restkavernen können einzeln oder multipel auftreten. Sie sind meist im Oberlappen lokalisiert.

Kavernöse, käsige und szirrhöse Herde als Folge der chronischen Infektion. Diese Herde können nur auf einzelne Lungensegmente beschränkt sein, aber auch einen ganzen Lungenlappen oder Lungenflügel durchsetzen („destroyed lung“).

Die narbige Bronchusstenose nach Bronchustuberkulose. Das peripher der Stenose liegende Lungengewebe ist durch rezidivierende Infekte oft zerstört. Eine Resektion ist wegen der Gefahr der Bronchusstumpfinsuffizienz nur nach ausgeheilter Bronchustuberkulose erlaubt.

Symptome und Diagnose: S. internistische Lehrbücher.

Therapie: Nach ausreichender tuberkulostatischer Vorbehandlung – meist in Form einer sog. Dreierkombination (Präparat und Dosierung, Tabelle 19–5) – wird unter tuberkulostatischem Schutz je nach Ausdehnung des Prozesses eine Segmentresektion, eine Lobektomie oder im Fall einer einseitig zerstörten Lunge eine Pneumonektomie durchgeführt. Durch die

Tabelle 19–5. Tuberkulostatika, ihre Handelsnamen und ihre Dosierung

Medikament	Handelsname	Dosierung
Isoniazid (INH)	Neoteben, Rimifon, Isozid, Tebesium, Gluronazid u. a.	5–10 mg/kg KG
Ethambutol (EMB)	Myambutol	25 mg/kg KG
Rifampicin (RMP)	Rimactan, Rifa	10–12 mg/kg KG
Streptomycin (SM)	Streptomycinsulfat, Streptothenat u. a.	15 mg/kg KG
Paraaminosalicylsäure (PAS)	Aminox, PAS, Pasalon, PAS-Kalium, PAS-Natrium u. a.	200 mg/kg KG = 12 g freie Säure
Prothionamid (PTH)	Ektebin, Peteha	15 mg/kg KG
Capreomycin (CM)	Ogostal	15 mg/kg KG
Cycloserin (CS)	Cycloserin, D-Cycloserin	15 mg/kg KG

Resektion (Gewebetrauma) kann auch nach Entfernung des Hauptherdes eine Aktivierung latenter Herde provoziert werden; deshalb muß eine tuberkulostatische Behandlung noch 3–6 Monate über den Operationszeitpunkt hinaus weitergeführt werden. Die früher üblichen Verfahren der Lungenkollapstherapie (Pneumothorax, Pneumoperitoneum, extrapleuraler Pneumothorax, Thorakoplastik) werden heute ebenso wie die äußere transthorakale Kavernendrainage (Monaldi) nur noch bei Versagen der konservativen Therapie und schlechtem Allgemeinzustand des Patienten angewendet.

Bronchiektasen

Bronchiektasen sind Erweiterungen der Luftwege im Bereich der Segment- und Subsegmentbronchien. Nach ihrer Form werden zylinderförmige von sackförmigen Erweiterungen unterschieden.

Ätiologie: Ursachen sind angeborene Defekte der Bronchuswand wie Wandschwäche oder Hypertrophie der Bronchusschleimhaut mit Behinderung der Expektoration. Aus diesen Defekten entwickelt sich meist in der Jugend, aber auch noch später, die manifeste Bronchiektasie, wenn Sekretstauungen und rezidivierende Infektionen hinzukommen. Bei diesen sog. angeborenen Bronchiektasen liegen häufiger noch weitere Mißbildungen vor, wie Situs inversus, Megaureter, Zystenniere, Hydronephrose, Pankreasfibrose und Anomalien des Herzens.

Erworbene Bronchiektasen (sekundäre) entstehen peripher von Bronchusstenosen (Tumor, Entzündung). Durch Sekretverhaltung und verminderte Ventilation kommt es zur Infektion mit Bronchuswandzerstörung und sekundärer Ektasie.

Symptome und Diagnose: Angeborene Bronchiektasen sind klinisch oft lange Zeit stumm. Erst durch rezidivierende Infektionen wird aus dem Bronchiektasenträger ein Bronchiektasenkranker. Charakteristisch sind chronisch-rezidivierende Bronchopneumonien mit eitrigem, oft fötidem Sputum (maulvolle Expektoration). Bei sekundären Bronchiektasenträgern steht die Grundkrankheit (z. B. Tuberkulose oder Bronchialkarzinom) bei kürzerer Krankheitsdauer meist im Vordergrund. Der Auskultationsbefund ist durch mittel- bis grobblasige Rasselgeräusche gekennzeichnet. Die Röntgenaufnahme läßt streifige Verschattungen am deutlichsten im Unterlappenbereich als Zeichen einer peribronchialen Gewebsinduration erkennen. Die Bronchoskopie ermöglicht bei der sekundären Bronchiektasie meist die Diagnosesicherung der Grunderkrankung. Durch die Bronchographie kann die genaue Ausdehnung von Bronchiektasen ermittelt werden.

Therapie: Als Folge der chronischen Entzündung kommt es zur chronischen Intoxikation mit Eiweißverlusten, Anämie, Amyloidose. Daher sollte die Indikation zur Operation bei lokalisierten (auch beidseitigen) Bronchiektasen rechtzeitig gestellt werden. Resektionsverfahren: Segmentresektion und Lobektomie, selten Pneumonektomie. Grundsätzlich ist die Gabe von Antibiotika nach Testung und eine intensive prä- und postoperative Inhalationsbehandlung erforderlich. Die Prognose bei lokalisierten Bronchiektasen ist nach Resektion der erkrankten Lungenabschnitte günstig.

Chronische Pneumonie

Sie entwickelt sich meist im Anschluß an eine akute Pneumonie, wenn es nicht zur sog. Lösung der Pneumonie kommt. Pathologisch-anatomisch handelt es sich um indurierte, fibrotische Herde mit kleinen eitrigen Einschmelzungsbereichen.

Symptome und Diagnose: Nach einer akuten Pneumonie bleiben Husten und Auswurf über Wochen und Monate bei gestörtem Allgemeinbefinden und chronischen Entzündungszeichen bestehen (subfebrile Temperaturen, BSG-Beschleunigung). Die Röntgenaufnahme zeigt einen inhomogenen Verschattungsbezirk der Lunge, auf dem manchmal Einschmelzungsherde sichtbar sind. Bronchoskopisch ist stets ein stenosierendes Bronchialkarzinom mit Entzündung der poststenotischen Lungenabschnitte auszuschließen. ***Wichtig:*** Die Verkleinerung eines Lungeninfiltrates unter konservativer Therapie spricht nicht gegen das Vorliegen eines Karzinoms, da perifokale Entzündungen beim Bronchialkarzinom ebenfalls auf eine Antibiotikabehandlung ansprechen.

Therapie: Bildet sich eine chronische Pneumonie nach einer konservativen Behandlung von 8–10 Wochen nicht zurück, so ist die Indikation zur Resektion des erkrankten Lungenabschnittes gegeben.

Mittellappensyndrom

Das Mittellappensyndrom ist gekennzeichnet durch rezidivierende Infektionen im Bereiche des Mittellappens. Ursache ist bei 1/4 der Kranken eine Bronchusstenose (Karzinom oder Lymphknotenkompression). Meist ist der Mittellappen nicht oder nur wenig stenosiert. Aufgrund anatomischer Besonderheiten (tiefe Lappenspalten, fehlende Kollateralen zu den angrenzenden Lungenlappen) soll dann die Ventilation und Drainage des Mittellappens im Vergleich zu den anderen Lungenlappen schlechter sein. Die bevorzugte Lokalisation der Infektion speziell im Mittellappen könnte dadurch erklärt werden. ***Wichtig:*** Endoskopischer Ausschluß eines stenosierenden Tumors oder aspirierten Fremdkörpers.

Therapie: Resektion des Mittellappens.

Lungenabszeß

Unter Lungenabszeß versteht man eine akute Parenchymentzündung mit Einschmelzung.

Ätiologie: Ursachen sind Bronchopneumonie, Aspiration von Fremdkörpern mit folgender Pneumonie, infizierter Lungeninfarkt (infizierter Embolus!). Auch multiple, sog. metastatische Lungenabszesse bei extrapulmonalen Entzündungsprozessen kommen vor. Häufigste Erreger: Staphylokokken und Pneumokokken.

Symptome und Diagnose: Hohes Fieber, Schüttelfrost, manchmal schmerzhafte Atmung, Dyspnoe und Husten sind wichtige Anfangssymptome. Bei Anschluß des abszedierenden Parenchymbezirkes an einen Bronchus kommt es zu eitrigem Auswurf. Kennzeichnend sind Hustenanfälle beim Wechsel der Körperlage, wenn eitriges Sekret in den Drainagebronchus fließt. Die Röntgenaufnahme zeigt eine Einschmelzungshöhle, meist mit charakteristischem Flüssigkeitsspiegel. Präoperativ sind bakteriologische Sputumuntersuchungen mit Resistenzbestimmungen durchzuführen **(Abb. 33–16).**

Differentialdiagnose: Stets muß ein Bronchialkarzinom mit zentraler Einschmelzung ausgeschlossen werden. In der Regel spricht ein akuter Verlauf oder eine Aspiration für einen Abszeß, während beim Karzinom der Krankheitsverlauf eher schleichend ist. Im Zweifelsfall sind weitere diagnostische Maßnahmen zu ergreifen, wie Tomographie, Sputumzytologie, Bronchoskopie und Punktion.

Therapie: Beim frischen Lungenabszeß ist die Behandlung konservativ (Antibiotika). Auch große Abszesse können unter antibiotischem Schutz durch Expektoration vollkommen ausheilen. Wenn der Kollaps der Abszeßhöhle wegen einer starren Abszeßwand (chronischer Abszeß) ausbleibt, ist bei verklebtem Pleuraspalt (sonst Gefahr des Pleuraempyems!) eine transthorakale Drainage der Abszeßhöhle mit evtl. Saugbehandlung indiziert. Zentral liegende Abszesse können unter bronchoskopischer Kontrolle punktiert, abgesaugt und mit örtlichen Antibiotikainstillationen behandelt werden. Versagt diese Behandlung, sollte der abszeßtragende Lungenabschnitt in der Regel durch Lobektomie entfernt werden.

Lungengangrän

Sie ist ein durch anaerobe Infektion bedingter brandiger Gewebszerfall bei ungenügender Abwehrkraft. Im Gegensatz zum Lungenabszeß ist der Auswurf stark fötid. Das Krankheitsbild ist progredient und therapeutisch wenig beeinflußbar. Seit Einführung der Antibiotika wird diese Krankheitsform nur noch selten beobachtet. Häufiger findet sich der *putride Abszeß*, ebenfalls ein jauchiger Parenchymzerfall, aber gegen die Umgebung abgegrenzt. Die Diagnose erfolgt aus dem stinkenden Auswurf und dem Ergebnis der bakteriologischen Untersuchung (Anaerobier). Die Behandlung entspricht den Richtlinien der operativen Therapie beim Lungenabszeß.

Aspergillom

Diese durch Aspergillus fumigatus verursachte Pilzinfektion findet sich als kugelförmige Pilzkolonie in einer präexistenten Höhle (meist tuberkulöse Kaverne). Das Röntgenbild zeigt innerhalb eines unterschiedlich kompakten Rundherdes eine charakteristische lageabhängige Luftsichel. Die Resektion des aspergillomtragenden Lungenabschnittes ist in der Regel angezeigt.

Aktinomykose
Bei umschriebenem Befall eines Lungenabschnittes (Erreger meist Actinomyces Israeli) kann durch Resektion in Verbindung mit einer medikamentösen Behandlung (Penicillin G hochdosiert) eine vollständige Ausheilung erzielt werden. Die makroskopische Unterscheidung von einem Bronchialkarzinom kann wegen der Induration der Lunge schwierig sein.

Lungenechinokokkus
Bei 10–30% aller Echinokokkusträger finden sich solitäre, seltener multiple Echinokokkuszysten in der Lunge. Die Infektion erfolgt in der Regel über den Verdauungstrakt (S. 72), sie ist jedoch prinzipiell auch durch Aspiration von Echinokokkuskeimbläschen in der Einatmungsluft möglich. Röntgenologisch erscheinen die Zysten als Rundherde. Hauptkomplikationen sind: Kompression des umgebenden Lungengewebes und – in etwa der Hälfte der Fälle – spontane Zystenperforation. Als Perforationsfolgen können auftreten:

Verschleppung und Aspiration von Keimbläschen mit Ausbildung sog. „metastatischer" Zysten.

Allergische Reaktionen auf den Zysteninhalt (evtl. allergischer Schock).
Sekundäre Infektion unvollständig expektorierter Zysten (Lungenabszeß).
Die Behandlung besteht in der operativen Entfernung der intakten Zyste. Meist ist eine Zystektomie möglich, nur selten muß eine Lungenresektion durchgeführt werden.

Bronchialkarzinom

Das Bronchialkarzinom befällt bevorzugt das männliche Geschlecht (7 : 1) und stellt die häufigste Krebsform des Mannes dar. Die rapide Zunahme in den letzten 20 Jahren ist im wesentlichen durch die steigende Zahl von Plattenepithelkarzinomen und undifferenzierten Karzinomen bedingt. Das Adenokarzinom zeigt keine wesentliche Häufigkeitszunahme und kommt bei beiden Geschlechtern gleichmäßig vor. Zusammenhänge zwischen Karzinomentstehung und exogenen Noxen, den sog. Kanzerogenen, wie sie im Tabakrauch, Luftverunreinigungen und gewerblichen Giften (Arsen, Asbest, Chrom, Isopropylöl u. a.) vorkommen, sind unverkennbar. Bei einem Zigarettenraucher (mehr als 20 Zigaretten pro Tag) ist das Krebsrisiko 15–20mal höher als bei einem Nichtraucher.

Histologische Typen: Man unterscheidet Plattenepithelkarzinome, Adenokarzinome und undifferenzierte großzellige Karzinome sowie undifferenzierte kleinzellige (Oat-Cell-)Karzinome.

Tumorstadium: Zur Beurteilung der Tumorausbreitung wird das TNM-System zu Grunde gelegt (s. Tabelle 19–7). Eine genaue Angabe des Tumorstadiums ist nur nach chirurgischer Exploration mit pathologisch-anatomischer Untersuchung des Resektionsmaterials oder bei einer Sektion möglich. Der weiterführende Schritt von der deskriptiven Klassifizierung des TNM-Systems ist die zusammenfassende und bewertende Einteilung in 3 Tumorstadien (s. Abb. 19–17). Diese Einteilung faßt jeweils einen Teil der im TNM-System deskriptiven Konstellationen zusammen und stellt mehr eine chirurgisch prognostische Wertung dar. Im Stadium I ist der Primärtumor noch auf seinem Entstehungsort begrenzt, bei noch kleinem Tumor darf die erste Lymphknotenstation betroffen sein. Im Stadium II hat der Tumor den Entstehungsort zwar überschritten, aber noch nicht die Lungengrenze. Im Stadium III ist die Lungengrenze bereits überschritten.

Symptome und Diagnose: Die klinische Symptomatik mit Husten und Hämoptyse ist meistens spärlich. Nervenlähmungen (N. recurrens, N. phrenicus), Interkostalneuralgie, Pancoast-Syndrom (Schulterschmerzen mit Ausfällen im Bereich des Plexus brachialis und Horner-Symptomenkomplex bei Tumoren der Lungenspitze), Einflußstauung und Schluckstörungen sprechen dafür, daß das Karzinom die Organgrenze überschritten hat. In manchen Fällen führen erst pathologische Befunde von seiten der Metastasen (Hirn-, Leber-, Knochenmetastasen) oder paraneoplastische Syndrome (S. 147) zur Diagnose. Der Schwerpunkt der Diagnostik liegt bei den Röntgenuntersuchungen (Übersichtsaufnahmen in 2 Ebenen und Tomographie; Abb. 19–16). Infiltrationen dürfen auf keinen Fall durch Röntgenverlaufskontrollen nach ihrem Wachstum beurteilt werden. Sie müssen sofort nach Feststellung unter Einsatz aller diagnostischen Verfahren abgeklärt werden (Tabelle 19–6). Liegen nur zytologische und keine histologischen Tumorbefunde vor, so ist in der Regel keine Aussage über die Tumorherkunft möglich. Durch weitergehende Untersuchungen muß ein extrapulmonaler Primärtumor, der möglicherweise in die Lunge metastasiert ist, ausgeschlossen werden (Schilddrüse, Mamma, Urogenitaltrakt, Magen-Darm-Trakt, Pankreas) **(Abb. 33–12 u. 33–14)**.

Allgemeine Operationsindikation: Die Indikation zur Operation ist dann gegeben, wenn durch den Eingriff eine Lebensverlängerung erzielt werden kann. Nach den Spätergebnissen ist dies nur der Fall, wenn der Tumor innerhalb der Organgrenze liegt, keine Fernmetastasen vorliegen (kontralaterale, paratracheale oder supraklavikuläre Lymphknoten, Hirn, Leber, Knochen) und dem Kranken die Resektion funktionell zumutbar ist.

Therapie: Ziel der chirurgischen Therapie des Bronchialkarzinoms ist die Entfernung des Tumors im Gesunden mit Ausräumung der Lymphabflußwege (systematische Lymphadenektomie). Dies ist nur unter der Voraussetzung der funktionellen Operabilität im Stadium I und II möglich und nur bei nichtkleinzelligen Bronchialkarzinomen sinnvoll. Je nach Ausdehnung kann ein Bronchialkarzinom durch Lobektomie, Bilobektomie oder Pneumonektomie entfernt werden (s. Abb. 19–14a). Bei Übergreifen eines Oberlappenbronchialkarzinoms auf den Hauptbronchus ist eine Lobektomie mit Bronchusmanschettenresektion unter Schonung der peripher der Infiltration gelegenen Lungenabschnitte möglich (s. Abb. 19–14b, c). Bei kleinen peripheren Tumoren kann bei besonders gefährdeten alten Patienten auch eine atypische Lungenresektion (Keil- oder Klemmenresektion) durchgeführt werden (Abb. 19–14a). Vorteil dieser Maßnahme ist die geringere Belastung des Patienten. Nachteil: Das Lymphabflußgebiet, das bei der Lobektomie oder Pneumonektomie entfernt wird, bleibt bei der atypischen Resektion außer Betracht. Im Stadium III ohne Fernmetastasen kann in Einzelfällen durch erweiterte Resektionen (Thoraxwand, Trachealbifurkation, Anteile des Vorhofes, V. cava) eine Lebensverlängerung erzielt werden.

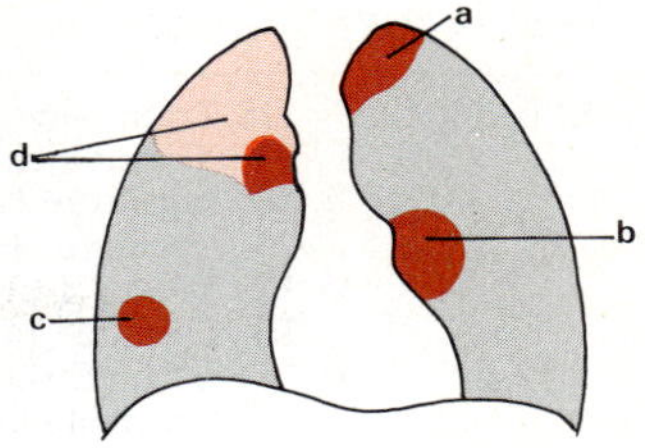

Abb. 19–16. Typische Röntgenbefunde beim Bronchialkarzinom. a) Pancoast-Tumor. b) Zentrales Bronchialkarzinom. c) Peripheres Bronchialkarzinom. d) Bronchusverschluß durch Tumor im Oberlappen mit Teilatelektase

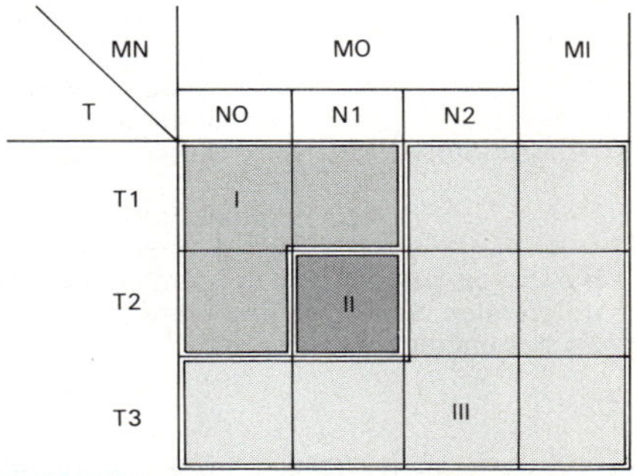

Abb. 19–17. Stadiumeinteilung des Bronchialkarzinoms

Tabelle 19–6. Treffsicherheit diagnostischer Methoden beim Bronchialkarzinom

Untersuchungsmethode	Diagnostik	Treffsicherheit (in %)
Sputum (mehrfach)	Zytologie	70–90
Transthorakale Punktion	Zytologie	90–95
Bronchoskopie	Histologie	~ 40
Kathetersaugbiopsie	Zytologie Histologie	70–80
Mediastinoskopie	Histologie	30

Durch energiereiche Strahlungen (Betatron, Telekobalt) lassen sich kurzzeitige Remissionen erzielen, die Überlebenszeit gegenüber Unbehandelten jedoch nur von 5–9 auf 12–14 Monate verlängern. Bei inoperabler Situation (Stadium III mit Fernmetastasen) können bei Vorliegen von Komplikationen, wie Atelektasen oder Schmerzen, durch die Bestrahlungsbehandlung kurzzeitige Remissionen erzielt werden. Die kombinierte Behandlung – Resektion

Tabelle 19–7. TNM-Klassifikation des Lungenkrebses

T-Klassifikation	TIS	Präinvasives Karzinom
	T1	Tumor kleiner als 3 cm, umgeben von Lunge oder Pleura visceralis, Hauptbronchus frei
	T2	Weder T1 noch T3
	T3	Direkte Infiltration benachbarter Strukturen (Brustwand, Zwerchfell, Mediastinum) oder Tumor weniger als 2 cm von Karina (Trachea) entfernt oder Pleuraerguß oder Atelektase bzw. obstruktive Pneumonie der gesamten Lunge
N-Klassifikation	N0	Kein Befall regionärer Lymphknoten
	N1	Befall peribronchialer und/oder homolateraler Hiluslymphknoten
	N2	Befall anderer mediastinaler Lymphknoten
M-Klassifikation	M0	Kein Hinweis auf Fernmetastasen
	M1	Fernmetastasen[a]

[a] Befall von paratrachealen Lymphknoten der kontralateralen Seite (Mediastinoskopie) wird bereits als Fernmetastase gewertet

und postoperative Bestrahlung – vergrößert das Kollektiv der Fünfjahresüberlebenden signifikant. Der Stellenwert einer alleinigen oder zusätzlichen zytostatischen Therapie ist dagegen bisher nicht ausreichend definiert; beim kleinzelligen Bronchialkarzinom ist dies heute allerdings die Therapie der Wahl mit Verlängerung der Überlebensrate von 9 auf über 20 Monate; vereinzelt wurden noch längeranhaltende Remissionen beobachtet.

Prognose: Die Prognose nach radikal-chirurgischer Operation ist abhängig vom histologischen Typ sowie vom Tumorstadium. Differenzierte Karzinome zeigen eine bessere Prognose als undifferenzierte. So werden für das Plattenepithelkarzinom im Stadium I eine Fünfjahresüberlebensrate von über 50% angegeben, im Stadium II von 30–40% und im Stadium III nur von ungefähr 10%. Beim Adenokarzinom wie auch bei den großzelligen undifferenzierten Karzinomen sind die Erfolgsquoten deutlich schlechter als beim Plattenepithelkrebs. Beim kleinzelligen Bronchialkarzinom ist allerdings in der Regel durch chirurgische Maßnahmen keine Lebensverlängerung zu erzielen.

Lungensarkome

Primäre Lungensarkome kommen sehr selten vor. Die Prognose ist im allgemeinen noch schlechter als bei Karzinomen.

Lungenmetastasen

Lungenmetastasen galten früher als sicheres Zeichen eines inkurablen Tumorstadiums. Dies trifft a priori nur noch für die diffuse Metastasierung zu. Bei solitären, evtl. sogar mehreren bilateralen Metastasen ist eine Resektion durchaus zu erwägen, weil sie die Fünfjahresüberlebensrate gegenüber unbehandelten bzw. bestrahlten Patienten anhebt.

Eine möglichst sparsame Resektion (Keilresektion, Segmentresektion, Lobektomie, ggf. beidseitige Resektion nach Sternotomie) kommt für eine streng ausgewählte Gruppe von Patienten unter bestimmten Voraussetzungen in Betracht, wenn:

1. der Primärtumor beherrscht ist,
2. Metastasen in anderen Organen ausgeschlossen sind [Skelettszintigramm, Lebersonogramm, Schädel-CT, Abdominal-CT (Nebennieren!)[,
3. innerhalb einer Frist von ca. 3 Monaten die Anzahl der Lungenmetastasen konstant bleibt und
4. Operabilität für die Art der geplanten Resektion(en) besteht.

Die Opferung eines Lungenflügels (Pneumonektomie) zur Beseitigung solitärer Metastasen sollte unter allen Umständen vermieden werden.

Eine weitere Indikation für die Resektion von Lungen-(residual-)herden und ihre sorgfältige histologische Untersuchung besteht für metastasierende, auf Chemotherapie ansprechende Tumoren (z. B. Hodentumoren), da bei Nachweis von tumorzellfreiem Narbengewebe die weitere eingreifende Therapie u. U. abgebrochen werden kann. Auf der anderen Seite hat sich häufig gezeigt, daß unter Chemotherapie ein Wandel in der Tumorzelldifferenzierung eintritt, so daß einzelne Metastasen dann nicht weiter auf die Therapie ansprechen.

Die besten Fünfjahresüberlebensraten werden erreicht nach Entfernung von Metastasen aus Tumoren der Nieren und Harnleiter (bis zu 50%), der männlichen Geschlechtsorgane (ca. 40%), während kolorektale Tumoren (unter

30%), Cervixkarzinome (unter 20%) und Mammakarzinome (ca. 15%) deutlich schlechter abschneiden. Osteogene Sarkome schneiden besser ab (über 40%) als maligne Melanome mit ihrer niedrigen Überlebensrate um 10% nach 5 Jahren.
Das Intervall „Primärtumorbeseitigung – Metastasenerkennung" oder die röntgenologisch bestimmbare Tumorverdoppelungszeit kann im Einzelfall nicht als ein zwingendes Kriterium für die Indikation zur Resektion herangezogen werden.

Gutartige Lungentumoren

Unter dieser Gruppe, die 2% aller Lungentumoren darstellt, werden epitheliale, mesenchymale, neurogene und dysontogenetische Lungentumoren zusammengefaßt. Vom histologischen Befund her haben sie meist benignen Charakter. Oft aber entscheidet erst der klinische Verlauf über die Diagnose gut- oder bösartig. Die häufigsten und wichtigsten Tumoren sind:

Bronchialadenom

50–75% aller benignen Lungentumoren sind Bronchialadenome. Histologisch werden in dieser Gruppe Karzinoide (häufigste Form), Zylindrome und mukoepidermoide Tumoren unterschieden. Diese Tumoren sind meist im zentralen Bronchialsystem lokalisiert. Sie können gestielt sein, breitbasig der Bronchuswand aufsitzen oder nur mit der Tumorspitze die Bronchuswand infiltrieren (sog. Eisbergtypen).

Symptome und Diagnose: Durch den zentralen Sitz führen sie zu Husten, Sekretstauung und Minderbelüftung mit sekundärer Infektion der poststenotischen Lungenabschnitte. Meist sind sie reich vaskularisiert und neigen zu Blutungen (Hämoptysen).

Prognose: Alle Adenomformen wachsen infiltrativ und destruktiv. Die durchschnittliche karzinomatöse Entartungsrate beträgt bei Karzinoiden 10%, bei Mukoepidermoidtumoren 25% und bei Zylindromen 40%.

Papillome und Polypen

Es handelt sich um fibroepitheliale Tumoren des oberen Respirationstraktes (Trachea und große Bronchien). Polypen haben eine glatte Oberfläche, Papillome sind gelappt. Möglicherweise handelt es sich um keine echten Tumoren, sondern um reaktive Granulome im Rahmen von Virusinfektionen. Die Hauptgefahren sind die Verlegung des Bronchiallumens und die Blutung. Bei kleinen Tumoren ist eine endoskopische Abtragung möglich. Ausgedehntere Prozesse müssen reseziert werden.

Hamartome

Es sind dysontogenetische Fehlbildungen mit normalen Bauelementen der Lunge, die nur in einer atypischen Mischung vorliegen. Hamartome enthalten meist Knorpelgewebe, aber auch andere mesenchymale und epitheliale Komponenten. In seltenen Fällen können sie entarten.

Mesenchymale Tumoren

Aus allen Gewebskomponenten des Mesenchyms können sich Tumoren entwickeln. Man unterscheidet Retikulozytome, Plasmozytome, Lymphozytome, Histiozytome, Fibrome, Lipome, Leiomyome, Angiome, Chondrome und Osteome. Von den einzelnen histologischen Formen sind bis jetzt jeweils nur einige Dutzend in der Literatur beschrieben worden.

Neurogene Tumoren

Neurogene Tumoren sind noch seltener als mesenchymale Tumoren. Am wichtigsten sind Neurinome und Neurofibrome. Letztere können maligne entarten.

Operationsindikation und -verfahren bei benignen Lungentumoren

Das diagnostische Vorgehen entspricht dem bei bösartigen Lungentumoren. Bei allen benignen Tumoren besteht die Notwendigkeit ihrer Entfernung, da

- in 15–20% aller Tumoren die Gefahr einer malignen Entartung besteht und
- bei stenosierenden Tumoren (Bronchialadenom) die poststenotischen Lungenanteile durch rezidivierende Infektionen zerstört werden.

Nach Sicherung der histologischen Diagnose sollten bei Befall des zentralen Bronchialsystems möglichst parenchymsparende bronchoplastische Resektionen mit nochmals intraoperativen Schnellschnittuntersuchungen durchgeführt werden. Periphere Tumoren können je nach Sitz durch Enukleation, atypische Resektion, Segmentresektion oder Lobektomie entfernt werden. Mit der Operation ist die Prognose günstig, unbehandelte gutartige Lungentumoren haben auch ohne maligne Entartung eine schlechte Prognose.

Mediastinum

Klinisch bewährt hat sich eine Dreiteilung des Mediastinum in sagittaler Richtung: Das *vordere* Mediastinum nimmt den Raum zwischen Brustbein und Herz ein, das *mittlere* den Raum des Herzens und das *hintere* Mediastinum den retrokardialen Raum bis zu den Wirbelkörpern mit angrenzenden gelenknahen Rippenanteilen. In frontaler Richtung wird wie bei der Einteilung der Lungenfelder ein *oberes, mittleres* und *unteres* unterschieden.

Entzündungen

Akute Mediastinitis

Ätiologie: Häufiger Ausgangspunkt für eine mediastinale Infektion ist eine Perforation der Speiseröhre oder des Tracheobronchialsystems. Sie kann spontan (Tumor, Ulcus oesophagi) auftreten, aber auch instrumentell (Ösophagoskopie, Bronchoskopie, Bougierung, Fremdkörperextraktion) oder traumatisch (stumpfes Thoraxtrauma) verursacht sein. Eine Nahtinsuffizienz nach Operationen an der thorakalen Speiseröhre oder am zentralen Tracheobronchialsystem führt ebenfalls zu einer lebensbedrohlichen Mediastinitis. Benachbarte Eiterungen wie Lungenabszesse, Pleuraempyeme, Osteomyelitiden der angrenzenden knöchernen Strukturen, Infektionen im Hals- und Pharynxbereich (pharyngogene Mediastinitis) können auf den mediastinalen Raum übergreifen. Die sekundäre Infektionsrate des Mediastinum nach Mediastinoskopie liegt unter 1%. Eine hämatogene Mediastinitis ist möglich, aber extrem selten.

Symptome und Diagnose: Die Symptome sind durch eine hochgradige Beeinträchtigung des Allgemeinbefindens gekennzeichnet: Fieber, Schüttelfrost, Tachykardie, Tachypnoe, Husten, Erbrechen (Vagusreiz), Singultus (Reizung des N. phrenicus oder des Zwerchfells), retrosternale Schmerzen und Schluckbeschwerden sind alarmierende Symptome. Eine akute obere Einflußstauung kann durch einen infektionsbedingten thrombotischen Verschluß der V. cava superior entstehen. Ein Hautemphysem im Halsbereich (Jugulum) ist als Zeichen eines Mediastinalemphysems anzusehen, das nach einer Perforation im Tracheobronchialsystem oder im Ösophagus auftreten kann. Gefürchtet sind Sepsis und respiratorische Insuffizienz.

Die laborchemischen Daten sind im Sinne einer akuten Entzündung verändert. Die Röntgenthoraxaufnahme zeigt häufig ein verbreitertes Mediastinum. Bei einer Perforation im Ösophagus oder Tracheobronchialsystem sind oft mediastinale Luftansammlungen (Pneumomediastinum) sichtbar. Mit der Röntgendarstellung des Ösophagus (wasserlösliches Kontrastmittel, kein Bariumsulfat!) ist bei Perforationsverdacht eine Lokalisation der Verletzungsstelle möglich. Die Bronchoskopie lokalisiert in der Regel eine Perforation in der Trachea oder im zentralen Bronchialsystem.

Therapie: Meist ist die sofortige operative Entlastung und ausgiebige Drainage des Mediastinum erforderlich. Im vorderen Mediastinum gelegene Abszesse werden vom Hals aus (kollare Mediastinotomie) oder von parasternal (parasternale Mediastinotomie) eröffnet und drainiert. Im hinteren Mediastinum gelegene Eiterherde werden auf extrapleuralem Wege, von dorsal nach Rippenteilresektion, angegangen (posteriore Mediastinotomie). Eine Perforation im Ösophagus oder im Tracheobronchialsystem muß durch einen transpleuralen Zugang umgehend verschlossen werden (Thorakotomie). Eine zusätzliche hochdosierte antibiotische Behandlung ist notwendig. Die Letalität bei konservativer Behandlung schwankt um 70%, bei chirurgischer Therapie um 30%.

Chronische Mediastinitis

Die chronische Mediastinitis zeigt einen bedeutend milderen Verlauf. Sie kann sich aus einer akuten Mediastinitis heraus entwickeln oder primär im Rahmen einer Tuberkulose, Lues, Blastomykose, Aktinomykose entstehen. Auch Fremdkörper (z. B. Projektile oder Granatsplitter) können Ursache für eine chronisch-entzündliche Verlaufsform sein. *Behandlung:* Fremdkörper müssen entfernt werden; bei Vorliegen einer Tuberkulose, Lues, Aktinomykose oder Blastomykose ist eine spezifische Behandlung der Grunderkrankung angezeigt.

Tumoren

Wegen der histologischen Vielfalt der Mediastinaltumoren soll hier nur auf die häufigsten Geschwulstarten eingegangen werden.

Tumorformen

Teratoide Tumoren
In diese Gruppe gehören die *Dermoidzysten* und die *Teratome.* Die Dermoidzysten enthalten dickflüssiges, talgiges Sekret, das mit Epithelien, Knorpel, Muskelanteilen, Haaren und Sehnen durchsetzt ist. In Teratomen, die zur malignen Entartung neigen, finden sich zusätzlich noch Magen-Darm-Epithelien und Nervengewebe. Aufgrund ihres sekretorischen Innendruckes besteht bei Teratoiden die Gefahr der Perforation.

Neurogene Tumoren
Ausgang dieser Tumoren sind die Interkostalnerven oder der N. sympathicus. *Neurinome* können durch intraspinales Wachstum zu Druckusuren der Zwischenwirbellöcher mit neurologischen Ausfallserscheinungen führen. *Neurofibrome* als mediastinale Manifestation der Recklinghausen-Neurofibromatose können durch mechanische Alterationen maligne entarten. Das *Sympathogoniom* und das *Sympathikoblastom,* die vom Sympathikus ausgehen, treten bevorzugt im Kindesalter auf und setzen lymphogene und hämatogene Metastasen.

Thymom
Thymome sind benigne oder maligne Thymusgeschwülste, die aus lymphozytären und epithelialen Zellelementen aufgebaut sind. Im Kindes- oder Jugendalter liegt bei einer *Myasthenia gravis pseudoparalytica* in ca. 15–20% der Fälle ein Thymom vor. Die genauen Zusammenhänge zwischen Thymus und Myasthenia gravis pseudoparalytica sind nicht voll geklärt. In vielen Fällen führt die Thymektomie – besonders beim Erwachsenen – nur zu einer vorübergehenden Remission.

Intrathorakale Struma
Man unterscheidet eine aberrierende intrathorakale Struma (selten), die keine Verbindung zur Schilddrüse hat, von einer ektopen, intrathorakalen Struma, die noch über einen Gefäßstiel mit der Schilddrüse verbunden ist (S. 440, **Abb. 33–60**).

Bronchialzysten
Bei Anschluß an das Bronchialsystem sind diese, mit bronchialem Epithel ausgekleideten zystischen Hohlräume teilweise oder ganz mit Luft gefüllt. Durch eine bronchogene Infektion kann ein Mediastinalabszeß entstehen.

Magenzysten
In diesen, von einem salzsäureproduzierenden Epithel ausgekleideten Zysten können Ulzerationen entstehen. Besonders bei hohem Sekretionsdruck besteht die Gefahr der Perforation. Der Nachweis von Salzsäure (Punktion) führt zur Diagnose.

Perikardzysten
Sie sind mit klarer Flüssigkeit gefüllte Hohlräume des Perikards, die meist aus differentialdiagnostischen Erwägungen zur Thorakotomie zwingen.

Hämangiom
Diese einzeln oder im Rahmen der Osler-Erkrankung vorkommenden Tumoren können oft zu einem erheblichen Shuntvolumen führen. Bei Verdacht auf ein Hämangiom muß über dem Thorax nach *Strömungsgeräuschen* gefahndet werden.

Mediastinale Lymphknotenvergrößerungen
Wichtig sind vor allem die hilären Lymphknotenvergrößerungen, wie sie bei Morbus Hodgkin, Leukosen, Lymphknotenmetastasen pulmonaler und extrapulmonaler Primärtumoren, Morbus Boeck und Tuberkulose vorkommen.

Tumorlokalisation

Entsprechend ihrer geweblichen Abstammung ist eine bevorzugte Lokalisation mancher Tumorarten festzustellen. Im vorderen oberen

Mediastinum finden sich die ektope Struma und Thymusgeschwülste, im vorderen unteren Mediastinum sind vorwiegend Teratoide und im hinteren Mediastinum neurogene Geschwülste lokalisiert (Abb. 19–18).

Symptome und Diagnose

Die allen Mediastinaltumoren gemeinsame, aber sehr variable Symptomatik, wird weniger von Tumorgröße und -art, sondern vielmehr von der Schnelligkeit des Tumorwachstums und von der Lagebeziehung des Tumors zu anderen Mediastinalorganen bestimmt. Oft sind Mediastinaltumoren Zufallsbefunde bei Röntgenuntersuchungen. Erst wenn große Gefäße, Tracheobronchialsystem, Ösophagus, Nerven oder Herz betroffen sind, kommt es zu typischen Funktionsstörungen (Tabelle 19–8).

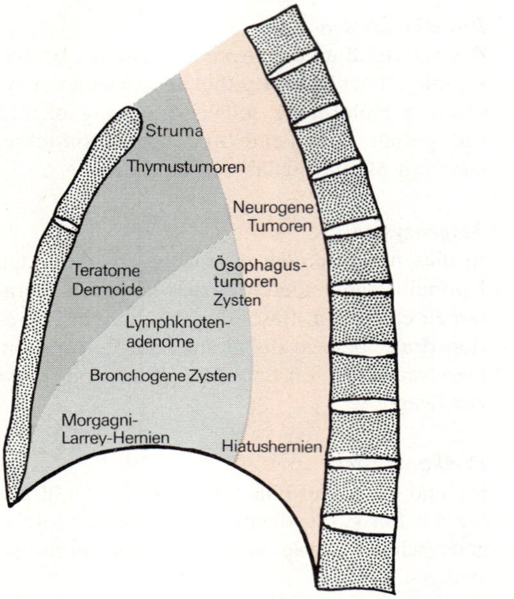

Abb. 19–18. Bevorzugte Lokalisation verschiedener Mediastinalgeschwülste

Mit Röntgenaufnahmen des Thorax in 2 Ebenen, unterstützt durch die Durchleuchtung, kann ein Tumor meist lokalisiert und in seiner Ausdehnung abgegrenzt werden (Abb. 19–19). Schichtaufnahmen in 2 Ebenen geben wertvolle Hinweise auf die Beziehung des Tumors zur Trachea und zum zentralen Bronchialsystem. Zunehmende Bedeutung hat die Computertomographie. Bewegungsabläufe von Mediastinaltumoren können mittels Kymographie erfaßt werden. Durch die Ösophagusdarstellung kann eine Verdrängung und Infiltration der Speiseröhre erkannt werden. Mit Hilfe der Schilddrüsenszintigraphie wird intrathorakal gelegenes, speicherndes Schilddrüsengewebe (substernale oder ektopische Struma) nachgewiesen. Eine Indikation zur Bronchoskopie besteht bei Verdacht auf Stenosierungen im Trachеabereich oder im zentralen Bronchialsystem. Die mediastinale Phlebographie, die durch Injektion von Kontrastmittel in beide Vv. cubitales durchgeführt wird, kann Aufschluß über tumorbedingte Verdrängungen oder Infiltrationen im Bereich der V. cava superior und der Pulmonalgefäße geben, was für

Tabelle 19–8. Typische Funktionsstörungen und deren Ursachen bei Mediastinaltumoren

Funktionsstörungen	Ursachen
Obere Einflußstauung: hochgradige Venenstauung und Venenzeichnung mit livider Hautverfärbung im Bereich der oberen Körperhälfte (Stoke-Kragen)	V.-cava superior-(Teil-)Verschluß
Husten, Stridor	Kompression oder Infiltration des Tracheobronchialsystems
Schluckstörungen	Verdrängung oder Infiltration der Speiseröhre
Horner-Symptomenkomplex (Miosis, Ptosis, Enophthalmus)	Grenzstrangschädigung
Zwerchfellparese	Lähmung des N. phrenicus, Tumorinfiltration des Zwerchfells
Singultus	
Heiserkeit	Lähmung des N. recurrens
Magen-Darm-Atonie, Diarrhö	Lähmung des N. vagus
Interkostalneuralgie	Irritation der Nn. intercostales
Herzrhythmusstörungen	Tumorinfiltration des Herzens, Lähmung des N. vagus

eine Operationsplanung besonders wichtig ist. Bei Verdacht auf Herzwand- oder Aortenaneurysma ist eine zusätzliche Angiokardiographie und Aortographie erforderlich. Durch eine transkutane transthorakale Feinnadelpunktion ist im allgemeinen Material zur zytologischen Untersuchung zu gewinnen. Die Mediastinoskopie ist zur Differenzierung mediastinaler Lymphknotenerkrankungen besonders wichtig. Aus dem Abdomen in das Mediastinum vordringende Veränderungen können durch eine Röntgendarstellung des Magens und des Kolons erkannt werden **(Abb. 33–15a u. b)**.

Differentialdiagnose

Abzugrenzen von Mediastinaltumoren sind Erkrankungen des Ösophagus (Tumor, speisegefülltes Divertikel, Megaösophagus bei Achalasie), Zwerchfellhernien (Hiatushernie, Larrey-Hernie, Morgagni-Hernie), Aortenaneurysma, Herzwandaneurysmen, Vorhoferweiterung, Brustwandtumoren.

Therapie

Liegen keine Infiltrationszeichen oder Fernmetastasen vor, so ist die Operation die Therapie der Wahl. Der chirurgische Zugang zum vorderen Mediastinum ist die mediane Sternotomie. Tumoren im hinteren Mediastinum werden über eine antero- oder posterolaterale Thorakotomie angegangen. Auch gutartige Tumoren sollten entfernt werden, da sie durch verdrängendes Wachstum lebenswichtige Strukturen im Mediastinum zerstören und auch maligne entarten können. Die Letalität der operablen Mediastinaltumoren liegt um 3%. Die Prognose ist bei gutartigen Mediastinaltumoren günstig, bei malignen trotz Nachbestrahlung und evtl. Chemotherapie fraglich.

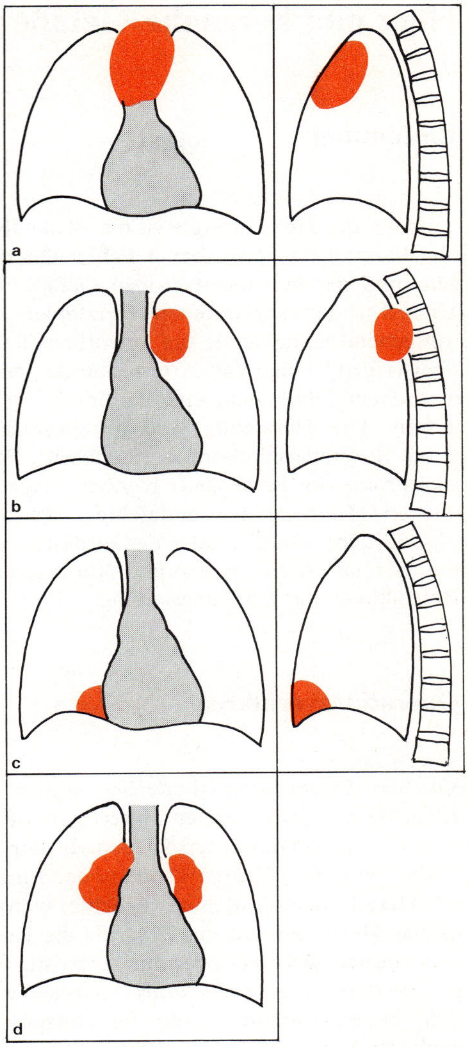

Abb. 19–19 a–d. Typische Röntgenbefunde bei Mediastinaltumoren (p.–a. und seitl. Aufnahme). (a) Retrosternale Struma, Thymom. (b) Neurinom. (c) Lipom, Perikardzyste. (d) Mediastinale Lymphome (M. Boeck, M. Hodgkin)

Herz und herznahe Gefäße

Einführung

Aufgabe der Herzchirurgie ist die Behandlung angeborener und erworbener Fehler des Herzens und der herznahen großen Gefäße. Die Ursachen der angeborenen Herzfehler sind weitgehend unbekannt, die erworbenen sind überwiegend Folge von Arteriosklerose, rheumatischem Fieber und endokarditischen Prozessen. Die Herzfehler sind gekennzeichnet durch Strömungshindernisse (Stenosen), Blutrückströme (Insuffizienzen), Kurzschlußverbindungen (Herzscheidewanddefekte, arteriovenöse Fisteln), Wandschäden des kardiovaskulären Systems (Aneurysmen) und Störungen der Reizbildung und Erregungsleitung.

Operationsverfahren

Von der Operationsmethode her werden die Eingriffe am geschlossenen Herzen von denen am offenen Herzen unterschieden. In der *geschlossenen Herzchirurgie* kann auf den Einsatz der Herz-Lungen-Maschine verzichtet werden, da das Herz während des Eingriffs die Kreislauffunktion beibehält oder nur kurzfristig aufgibt. In der *offenen Herzchirurgie* dagegen werden die Funktionen sowohl des Herzens als auch der Lungen bis zu mehreren Stunden in der Regel gänzlich durch die Herz-Lungen-Maschine übernommen. Man unterscheidet den partiellen vom totalen Bypass, je nachdem, ob nur ein Teil (am schlagenden Herzen) oder alles (am stillstehenden Herzen) Blut aus den Hohlvenen in das extrakorporale System abfließt.

Die chirurgische Therapie der Herzfehler kann *korrektiv* oder *palliativ* sein. Grundsätzlich wird als Endergebnis die anatomische oder funktionelle Korrektur angestrebt. Das kann entweder primär oder sekundär – nach palliativer Erstmaßnahme – erfolgen (zweizeitige operative Behandlung).

Palliativoperationen sind nichtkorrektive Maßnahmen, die nur das Leiden bessern, Körperwachstum gewährleisten und Sekundärschäden hintanhalten. Sie sind vor allem den komplexen oder noch inoperablen Herzfehlern vorbehalten und werden meistens im Säuglings- oder Kleinkindesalter vorgenommen. Sie müssen bei der endgültigen Korrektur, sofern sie noch effektiv sind, abgetragen werden. Ist die Korrektur nicht möglich, steht der Palliativeingriff auf Dauer zur Diskussion.

Technische Voraussetzungen

Intrakardiale Eingriffe können durchgeführt werden bei:
- kurzfristigem Kreislaufstillstand in Normo- oder leichter Oberflächenhypothermie (minimal 28 °C),
- extrakorporaler Zirkulation ohne oder mit Perfusionshypothermie von 28°–32 °C und tiefer (Abb. 19–20),
- Kreislaufstillstand in tiefer Hypothermie (16 bis 20 °C).

Einflußsperre: Herzeingriffe ohne die Verwendung der Herz-Lungen-Maschine stehen oft unter Zeitdruck und erfolgen bei ungünstigen Sichtverhältnissen. Die Sprengung einer valvulären Pulmonalstenose oder der Verschluß eines Vorhofseptumdefekts in *Einflußsperre,* einem kurzfristig durch Hohlvenenabklemmung herbeigeführten Kreislaufstillstand in Normo- oder leichter Oberflächenhypothermie, wird deshalb nur noch selten durchgeführt. Diese Einschränkung gilt auch für die geschlossene Sprengung einer reinen Mitralstenose, bei der das Herz seine Kreislauffunktion ununterbrochen beibehält.

Extrakorporale Zirkulation: Sie ist das Standardverfahren der modernen Herzchirurgie zur Korrektur angeborener und erworbener Herzfehler. Von der *Herz-Lungen-Maschine* wird die Pumpleistung des linken Ventrikels durch eine Rollenpumpe, die Atemfunktion der Lungen durch einen Oxygenator übernommen. Hierfür stehen Schaum-, Scheiben- und Membranoxygenatoren zur Verfügung, von denen

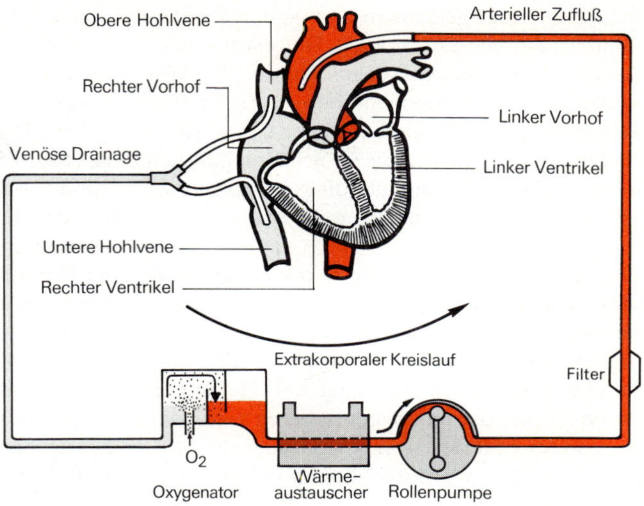

Abb. 19–20. Extrakorporaler Kreislauf mit Oxygenator, Rollenpumpe und Blut-Wärme-Austauscher

der Schaumoxygenator für den Routineeingriff am meisten verwendet wird (billig, einfache Handhabung, adäquate Oxygenierung, geringes Risiko der Luftembolie). Der Rückfluß des venösen Blutes in das extrakorporale System geschieht durch Schwerkraft, weshalb auf eine Pumpe für das rechte Herz verzichtet werden kann. Die Körpertemperatur wird mit Hilfe eines Blutwärmeaustauschers konstant gehalten, bzw. nach Bedarf in weiten Grenzen variiert. Millipore-Filter sorgen für das Abfangen von biologischen oder Fremdkörperaggregaten im Blut.

Operation in tiefer Hypothermie (16–20 °C) und Kreislaufstillstand (60–70 min): Diese Methode erfreut sich einer gewissen Beliebtheit in der Säuglingsherzchirurgie. Ihre besondere Anwendung findet sie bei sehr kleinen oder ungünstig gelegenen anatomischen Verhältnissen, bei denen eine Kanülierung der Hohlvenen nicht möglich ist oder den intrakardialen Eingriff behindert. Nach einleitender Oberflächenhypothermie ist allerdings zum Weiterkühlen und späteren Wiederaufwärmen des Körpers ein zeitlich begrenzter Anschluß an die Herz-Lungen-Maschine unumgänglich.
Wird am linken Herzen operiert, beispielsweise an der Aortenklappe, so muß die Aorta ascendens abgeklemmt sein. Als Folge besteht eine Myokardischämie, deren negative Auswirkungen durch selektive Herzunterkühlung, pharmakologische Herzlähmung (Kardioplegie) oder Perfusion beider Koronarostien verringert bzw. hintangehalten werden. Elektrisches Herzflimmern verhütet, daß das durchblutete und eröffnete Herz Luft in den Systemkreislauf auswirft. Es wird in erster Linie bei der Entlüftung des Herzens eingesetzt, sobald die Herzhöhlen am Ende des Eingriffs wieder verschlossen sind.
Eine Sonderform der extrakorporalen Zirkulation ist der oxygenatorlose Pumpenbypass vom linken Vorhof zur A. femoralis (*Linksherzbypass, LHBP*), der zur Entlastung des linken Ventrikels und Versorgung der unteren Körperhälfte mit Blut bei Eingriffen an der abgeklemmten Aorta descendens (Aortenaneurysma) oder zur temporären Kreislaufunterstützung im Herzversagen eingesetzt wird. Eine Alternativmethode dieser assistierten Zirkulation stellt der *femorofemorale Bypass* dar, bei dem aus der V. femoralis entnommenes Blut nach Arterialisierung in der Herz-Lungen-Maschine in die A. femoralis zurückgepumpt wird. Eine Kreislaufumleitung zur unteren Körperhälfte, die die herzeigene Pumpleistung ausnutzt, stellt der sog. Gott-Shunt dar, ein antithrombogener Polyäthylenschlauch, der bei Operationen an der thorakalen Aorta zwischen linkem Ventrikel oder Aortenbogen und einer Leistenarterie eingesetzt wird.

Komplikationen der extrakorporalen Zirkulation beeinträchtigen den routinemäßigen Einsatz der Herz-Lungen-Maschine über eine Perfusionsdauer von 3 h hinaus. Die Gefahrenmomente sind: Inadäquate Perfusion der Organe,

Schädigung der geformten und nichtgeformten Blutbestandteile (Hämolyse, Blutplättchendestruktion, Verbrauchskoagulopathie, Eiweißdenaturierung), Embolien (Fett, Luft, Fremdkörper) und Membranschäden der Lunge (Perfusionslunge). Ein Teil dieser Schäden läßt sich durch Verwendung der allerdings komplizierteren Membranoxygenatoren mildern.

Die Kreislaufunterstützung durch intraaortale Ballonpulsation (IABP) wird zur Entlastung eines ischämisch gefährdeten oder akut geschädigten linken Ventrikels eingesetzt. Ihr Wirkungsprinzip ist die Senkung der Herzarbeit durch Verminderung des peripheren Gefäßwiderstandes (afterload) in Systole und die Steigerung der Koronardurchblutung in Diastole.

Technisches Vorgehen: Einlegen eines mit Gas (CO_2, Helium) aufblasbaren Ballonkatheters über eine periphere Arterie oder die Aorta ascendens in das deszendierende Aortenrohr. EKG- oder Pulssteuerung bewirken Kollabieren des Ballons in Systole und Auffüllen in Diastole (Gegenpulsation).

Eine *Kontraindikation* besteht bei Aorteninsuffizienz.

Problematik der Herztransplantation: Die Herztransplantation als Ultima ratio für inoperable Herzfehler angeborener, erworbener oder koronarsklerotischer Art, ist, obwohl technisch durchführbar, ein bisher noch nicht gelöstes biologisches Problem. Unter ständiger Weiterbehandlung mit immunsuppressiven Medikamenten beträgt die Überlebensrate der nur an wenigen Kliniken in der Welt operierten Kranken derzeit (1982) 70% nach 3 Jahren.

Angeborene Herzfehler

Vorbemerkungen

Angeborene Herzfehler fallen mit einer Frequenz von 0,8% Lebendgeburten an, von denen bei vollständiger Erfassung etwa 80% zur Operation kommen. Bei dem Rest der Kranken heilt der Herzfehler entweder spontan aus (Ductus Botalli, Ventrikelseptumdefekt) oder er ist nach dem heutigen Stand der chirurgischen Technik inoperabel. Die Periode des höchsten Risikos liegt unmittelbar nach der Geburt und nimmt dann rasch ab. In den ersten 6 Monaten sterben ebenso viele Kinder mit angeborenen Herzfehlern wie in den darauffolgenden 6 Jahren. Außer den Versuchen, diese Kinder durch Palliativoperationen in ein korrekturfähiges Alter zu bringen, strebt die Frühkorrektur die Richtigstellung besonders schwerer Herzfehler bereits im Säuglings- oder Kleinkindesalter an. In aller Regel werden angeborene Herzfehler spätestens im Vorschulalter operiert. Lediglich Herzoperationen, die die Implantation künstlicher Herzklappen oder Gefäßprothesen (Conduit) einschließen, sollten aus größentechnischen Gründen erst nach dem 6. Lebensjahr erfolgen.
Die angeborenen Herzfehler können in die *zyanotischen* und *azyanotischen* und weiter in solche mit *normaler, verminderter* oder *vermehrter* Lungendurchblutung eingeteilt werden. Unter den verschiedenen Krankheitsgruppen führen die azyanotischen Vitien mit Lungenüberdurchblutung infolge Links-rechts-Shunt (ca. 50%) vor den Fehlbildungen mit Zyanose durch Rechts-links-Shunt und den azyanotischen Erkrankungen ohne Kurzschlußverbindungen (Tabelle 19–9).

Zyanotische Herzfehler

Vorbemerkungen: Bei den zyanotischen Herzfehlern liegt eine Zumischung von O_2-untersättigtem Blut in den Systemkreislauf durch Kurzschlußverbindungen im Herzen oder an den großen Gefäßen (Rechts-links Shunt) oder eine Transposition der großen Arterien vor. Die resultierende zentrale Blausucht kann verschieden stark ausgeprägt sein. Sie ist besonders an Zunge, Lippen und Konjunktiven erkennbar. Bei hochgradigen Formen bestehen Polyglobu-

Tabelle 19–9. Die häufigsten angeborenen Herzfehler (%)

Ventrikelseptumdefekt	ca.	20–30
Persistierender Ductus Botalli	ca.	10
Vorhofseptumdefekt	ca.	10
Aortenisthmusstenose	ca.	9
Tetralogie nach Fallot	ca.	7
Transposition der großen Arterien	ca.	6
Pulmonalstenose	ca.	6
Aortenstenose	ca.	4

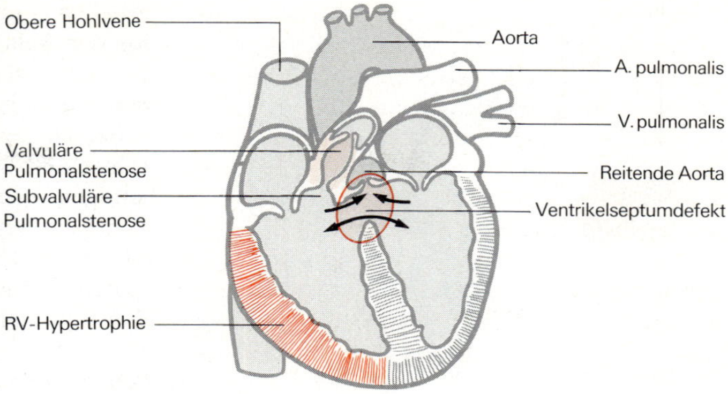

Abb. 19–21. Fallot-Tetralogie: 1. Valvuläre und subvalvuläre Pulmonalstenose, 2. subaortaler druckausgleichender Ventrikelseptumdefekt, 3. Überreiten der Aorta, 4. Hypertrophie des rechten Ventrikels

lie, erhöhte Blutviskosität, Thromboseneigung (besonders in den Hirngefäßen), Leistungsminderung und körperlicher Entwicklungsrückstand, Neigung zu Bewußtlosigkeitsanfällen (Hirnischämie) sowie Bakterienübertritt in den Systemkreislauf mit septischen Komplikationen (Hirnabszeß). Chronische Hypoxie der Finger- und Zehenendglieder verursacht Trommelschlegelbildung und Uhrglasnägel.

Sofern eine Korrekturoperation bei diesen Herzfehlern nicht primär durchführbar ist, stehen *Palliativmaßnahmen* zur Steigerung der Lungendurchblutung bzw. Besserung der Blutmischung auf Vorhofebene zur Verfügung.

Die verschiedenen Ursachen der Zyanose müssen indessen vom Eisenmenger-Syndrom abgegrenzt werden, das eine Sekundärerkrankung bei Kurzschlußvitien mit Lungenüberdurchblutung ist und auf einer Widerstandserhöhung im Lungengefäßkreislauf mit Shuntumkehr beruht. Inoperabilität ist dann die Folge.

Zyanotische Herzfehler mit verminderter Lungendurchblutung

Fallot-Tetralogie (Abb. 19–21)

Pathophysiologie und Hämodynamik: Bei der Fallot-Tetralogie besteht ein Ventrikelseptumdefekt mit Druckgleichheit zwischen den Herzkammern und eine Pulmonalstenose von so hohem Grade, daß der Austrittswiderstand aus der rechten Kammer größer ist als der Systemwiderstand. Ein Reiten der Aorta über dem Ventrikelseptumdefekt bewirkt, daß der rechte Ventrikel die wesentliche blutaustreibende Kammer auch für den Systemkreislauf ist. Dementsprechend besteht eine Rechtshypertrophie, während der linke Ventrikel hypoplastisch sein kann. Die Pulmonalstenose ist in erster Linie durch Hypertrophie der Muskulatur im Ausflußtrakt des rechten Ventrikels bedingt. Neben dieser Infundibulumstenose kann eine Pulmonalklappenstenose mit oder ohne Hypoplasie des Pulmonalklappenringes vorliegen, wobei die nur schwach durchströmten Pulmonalarterien häufig ebenfalls hochgradig unterentwickelt sind. Im Extremfall besteht eine Pulmonalatresie und der Blutfluß zu den Lungen erfolgt durch aortopulmonale Kollateralgefäße, Bronchialarterien oder einen offenen Ductus Botalli.

Klinik und Indikation zur Operation: Das Ausmaß der Zyanose variiert mit der Höhe des Rechts-links-Shunts, der von dem Grad der Pulmonalstenose bestimmt wird. Eine zunehmende Infundibulumstenose und/oder Abnahme des peripheren Gefäßwiderstandes (Belastung) erhöhen den Kurzschluß. Durch eine Hyperkontraktilität des Infundibulums kann sich die Zyanose plötzlich verstärken, so daß Synkopen auftreten. Eine Erhöhung des peripheren Gefäßwiderstandes (Hockerstellung) oder eine Reduktion des Infundibulumtonus (Sedativa, Betablocker) leiten vermehrt Blut in den Lungenkreislauf und vermindern die Zyanose.

Operationsindikationen sind mangelndes Gedeihen, eingeschränkte Leistungsfähigkeit sowie eine Zyanose mit ihren Folgen (s. o.). Bei raschem Fortschreiten der Symptomatik muß unter Umständen im Säuglings- oder Kleinkindesalter zunächst ein Palliativeingriff zur Vermehrung der Lungendurchblutung sowie zum Training des hypoplastischen linken Ventrikels durchgeführt werden. Ohne Operation erreichen nur 10% der Kranken das Erwachsenenalter.

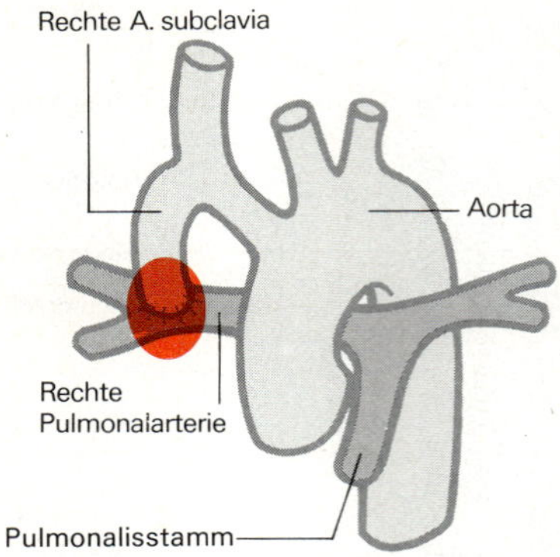

Abb. 19–22. Blalock-Taussig-Anastomose bei angeborenem Herzfehler mit Unterdurchblutung der Lunge (Rechts-links-Shunt). End-zu-Seit-Verbindung zwischen der rechten A. subclavia und Pulmonalarterie bei links absteigender Aorta

Operationsverfahren

1. *Zweizeitiges Vorgehen* bei dringlicher Operationsindikation bis zum 1. Lebensjahr sowie darüberhinaus bei stark hypoplastischen Pulmonalgefäßen. Intervall zwischen palliativer Erstmaßnahme und Korrekturoperation möglichst nicht länger als 2–4 Jahre.

Methoden in der Palliation:

a) Extrakardiale aortopulmonale Anastomose nach *Blalock-Taussig* (A. subclavia End-zu-Seit an A. pulmonalis, Abb. 19–22) oder *Waterston* (Aorta ascendens Seit-zu-Seit an rechte Pulmonalarterie).
b) Intrakardiale Infundibulektomie bzw. Valvulotomie nach *Brock*.
c) Protheseninterposition zwischen großem Kreislauf oder rechtem Ventrikel und Pulmonalarterie.

2. *Primäre Korrekturoperation* bei gut entwikkelter Pulmonalarterie ab 1. Lebensjahr, bevorzugt im Vorschulalter.

Methode: Verschluß des Ventrikelseptumdefekts mit Kunststoffflicken, Ausräumung hypertrophischer Infundibulummuskulatur und ggf. Pulmonalvalvulotomie. Bei engem Infundibulum und/oder hypoplastischer Pulmonalarterie Erweiterungsplastik durch Einnähen eines Perikard- oder Kunststoffflickens, oft unter Durchtrennung des hypoplastischen Pulmonalklappenrings.

Ergebnisse: Operationsrisiko sowohl für den Palliativ- als auch für den Korrektureingriff zwischen 5 und 10%, entscheidend beeinflußt von der Anlage und dem Entwicklungszustand des Lungengefäßsystems sowie des postoperativen Drucks im rechten Ventrikel. Dieser sollte – um ein Rechtsherzversagen zu vermeiden – weniger als 80% des systemischen Blutdrucks betragen. Eine Pulmonalinsuffizienz ist bei niedrigem Druck im kleinen Kreislauf gewöhnlich ohne hämodynamischen Nachteil. Die Spätergebnisse nach Fallot-Korrektur sind in über 70% der Fälle gut.

Pulmonalstenose mit Vorhofseptumdefekt
Pathophysiologie und Hämodynamik: Hochgradige valvuläre Pulmonalstenose oder -atresie mit intaktem Ventrikelseptum und konzentrischer Hypertrophie des rechten Ventrikels. Durch Erhöhung der diastolischen Füllungsdrucke Rechts-links-Blutübertritt auf Vorhofebene durch offenes Foramen ovale oder Vorhofseptumdefekt.

Klinik und Indikation zur Operation: Weniger stark ausgeprägte und später auftretende Zyanose als bei der Fallot-Tetralogie, dafür strenger limitiertes Herzzeitvolumen und wachsende Zeichen der Rechtsherzinsuffizienz. Häufig persistierender Ductus Botalli und Ausbildung aortopulmonaler Kollateralgefäße. Operationsindikation sofort nach Diagnosestellung wegen der Gefahr hypoxischer Synkopen.

Operationsverfahren: Das operative Vorgehen richtet sich nach der Größe des rechten Ventrikels. Bei hypoplastischem rechten Ventrikel Palliativoperation durch aortopulmonale Anastomose. Bei gut entwickeltem rechtem Ventrikel Korrekturoperation durch Kommissurotomie am kardiopulmonalen Bypass, in Einzelfällen mit Infundibulumresektion oder plastischer Erweiterung des Pulmonalklappenringes und Verschluß der Vorhofkommunikation. Operation im Erwachsenenalter kontraindiziert bei fibrosiertem rechtem Ventrikel und kleinem Restkavum.

Ergebnisse: Gesamtsterblichkeit zwischen 5 und 10% je nach Schweregrad, bei Notfalloperation im Säuglingsalter 30% und höher.

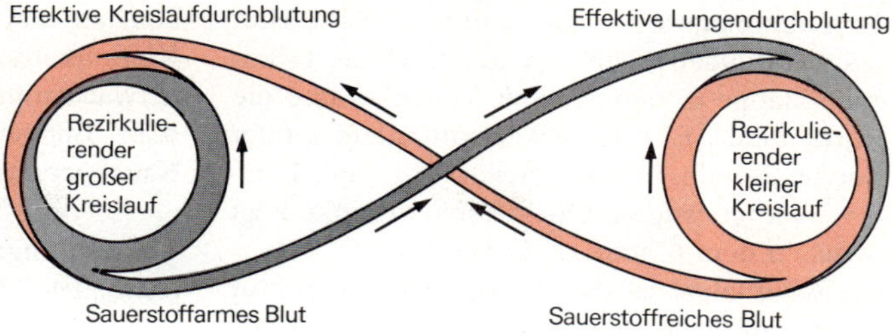

Abb. 19–23. Kreislaufsituation bei Transposition der großen Arterien: Rezirkulation des Blutes in den Parallelkreisläufen mit lebensnotwendigem Kreuzshunt

Andere Herzfehler mit Rechts-links-Shunt und Unterdurchblutung der Lunge

Zu den operablen Herzfehlern mit Mangeldurchblutung der Lunge gehören u. a. noch die *Trikuspidalatresie*, bei der infolge eines blinden Verschlusses an der Stelle dieser AV-Klappe das gesamte Venenblut transatrial in den linken Ventrikel strömt und von dort nach Maßgabe eines Ventrikelseptumdefekts unterschiedlicher Größe weiter in den rudimentär angelegten rechten Ventrikel gelangt, sowie die *Ebstein*-Anomalie, bei der eine fehlgebildete und ventrikelwärts verlagerte Trikuspidalklappe mit dünnwandigem, vergrößertem rechtem Vorhof und kleinem rechtem Ventrikel (sog. atrialisierte RV-Einflußbahn) vorliegt. Besonders kennzeichnend für die Trikuspidalatresie sind verschiedene Formen mit Normal- und Transpositionsstellung der großen Arterien mit Subpulmonalstenose. Bei der *Ebstein*-Anomalie führt ein Vorhofseptumdefekt oft zu Rechts-links-Shunt mit Zyanose, verstärkt bei Trikuspidalinsuffizienz und Herzrhythmusstörungen.

Zyanotische Herzfehler mit vermehrter Lungendurchblutung

Transposition der großen Arterien (TGA) (Abb. 19–23)

Pathophysiologie und Hämodynamik: Ursprung der Aorta anterior aus der morphologisch rechten und der A. pulmonalis posterior aus der morphologisch linken Herzkammer. Durch den Parallelverlauf von großem und kleinem Kreislauf rezirkuliert das venöse Blut im Körper und das arterielle Blut durch die Lungen. Ein Überleben ist nur durch gekreuzte Kurzschlüsse zwischen den Kreisläufen möglich, die auf der Ebene der Vorhöfe (ASD, PFO), Ventrikel (VSD) oder großen Gefäße (PDA, S. 256, 258) stattfinden können. Eine zusätzliche Pulmonalstenose kann angeboren oder erworben vorkommen und findet sich oft subvalvulär unabhängig vom Vorhandensein eines VSD. Die Kinder sind zyanotisch vom 1. Lebenstag an. Bei offenem Ductus Botalli oder Ventrikelseptumdefekt herrschen Zeichen der Linksherzinsuffizienz vor. Eine Pulmonalstenose als Schutz vor Überdurchblutung der Lungen bei TGA mit VSD läßt die Zyanose und die Herzinsuffizienz weniger ausgeprägt erscheinen.

Klinik und Indikation zur Operation: Unbehandelt sterben 90% der Kinder im 1. Lebensjahr. Die Operationsindikationen sind schwere Hypoxie und ihre Folgezustände sowie Herzinsuffizienz und Ausbildung eines Lungengefäßhochdrucks bei offenem Ductus Botalli oder großem Ventrikelseptumdefekt.

Operationsverfahren: *Palliativ:* Bessere Durchmischung der Blutkreisläufe durch Einreißen des Vorhofseptums mit dem Ballonkatheter nach Rashkind in den ersten Lebenstagen (Vorhofseptostomie). Erweist sich die Vorhofkommunikation als nicht ausreichend, chirurgische Teilresektion des Vorhofseptums nach Blalock-Hanlon ab 2. Lebensmonat (Vorhofseptektomie). Ein Ventrikelseptumdefekt mit pulmonaler Hypertension kann eine Bändelung der Pulmonalarterie (s. u.), eine hochgradige Obstruktion der linksventrikulären Ausflußbahn dagegen die Herstellung einer aortopulmonalen Anastomose erfordern.

Korrektiv: Funktionelle Korrektur nach *Mustard* oder *Senning* für TGA mit intaktem Ventrikelseptum, mit Ventrikelseptumdefekt oder mit offenem Ductus *Botalli.* Das Prinzip der Operation ist die Vorhofumkehr, wonach das sauerstoffarme Blut aus den Hohlvenen durch die Mitralklappe in den linken Ventrikel und die Pulmonalarterie, das sauerstoffreiche Blut aus den Lungenvenen dagegen durch die Trikuspidalklappe in den rechten Ventrikel und die Aorta fließt. Ein Ventrikelseptumdefekt oder Ductus Botalli werden gleichzeitig verschlossen. Der günstigste Operationszeitpunkt liegt zwischen dem 6. und 12. Lebensmonat.

Als Alternative ist die anatomische Korrektur durch Umsetzen der großen Arterien nur bei TGA plus VSD oder Ductus *Botalli* möglich, wenn der linke Ventrikel in der Lage ist, Systemdruck aufzubauen. Im Gegensatz zu diesem mit hohem Risiko verbundenen echten Korrekturverfahren hat sich als Alternativoperation für die Kombination TGA, VSD und subvalvuläre Pulmonalstenose ab 4. Lebensjahr der Verschluß des VSD unter Verbindung des linken Ventrikels mit der Aorta, Ligatur der Pulmonalarterie am Austritt aus dem linken Ventrikel und Implantation einer klappentragenden Prothese zwischen vorderem rechtem Ventrikel und Pulmonalarterie sowie Verschluß des Vorhofseptumdefekts durchgesetzt (Operation nach *Rastelli*).

Ergebnisse: Das Risiko der Operation liegt je nach Alter der Kinder und Schweregrad des Herzfehlers zwischen 5 und 20%. Postoperativ kommen in ca. 20% der Fälle Rhythmusstörungen vor, jedoch selten lebensbedrohlich. Die Spätergebnisse sind zufriedenstellend, die Fünfjahresüberlebensrate beträgt 80%. Als Komplikation können sich im Laufe des Körperwachstums Abflußbehinderungen des Hohl- oder Lungenvenenblutes einstellen, die eine Nachkorrektur erfordern.

Totale Lungenvenenfehlmündung
(Abb. 19–24)

Pathophysiologie und Hämodynamik: Zusammenfluß aller Lungenvenen in ein gemeinsames Gefäß, durch das das Blut anstatt in den linken Vorhof ausschließlich in den rechten Vorhof oder das Hohlvenensystem abfließt. Durch einen Vorhofseptumdefekt gelangt venöses Mischblut in den großen Kreislauf. Je nach dem Ort der Einmündung des Lungenvenenblutes werden der *suprakardiale* (obere Hohlvene), der *kardiale* (rechter Vorhof oder Koronarsinus), der *infrakardiale* (untere Hohlvene, V. portae) und der *gemischte Typ* unterschieden. Eine Lungenüberflutung wegen des enormen Blutangebots an den rechten Ventrikel, verstärkt durch lungenvenöse Einflußstauung, verursacht eine pulmonale Hypertension und Herzinsuffizienz.

Klinik und Indikation zur Operation: Der Herzfehler macht sich meistens im frühen Säuglingsalter bemerkbar und ist durch eine graublaßzyanotische Hautfarbe und Zeichen schwerer Herzinsuffizienz gekennzeichnet. Die drin-

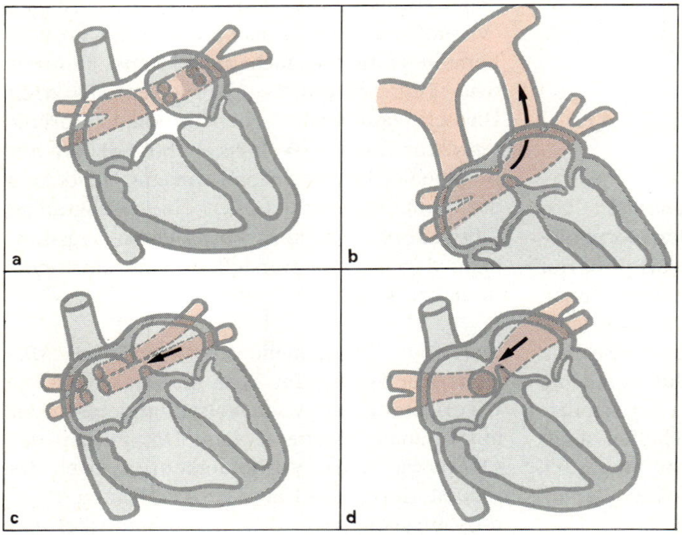

Abb. 19–24 a–d. Totale Lungenvenenfehlmündung. (a) Normale Einmündung in den linken Vorhof. (b) Fehleinmündung in die obere Hohlvene. (c) Fehleinmündung in den rechten Vorhof. (d) Fehleinmündung in den Koronarsinus

gende, meist notfallmäßige Operationsindikation ergibt sich aus dem rasch progredienten Herzversagen. Ohne Operation sterben 75% der Kinder im 1. Lebensjahr.

Operationsverfahren: Einzige Behandlungsmöglichkeit ist die operative Normalisierung der hämodynamischen Verhältnisse. Sie besteht in der Verbindung des Zusammenflusses aller Lungenvenen mit dem linken Vorhof durch direkte Anastomose (supra- und infrakardiale Formen) oder in der intraatrialen Umleitung durch Flicken (kardiale Formen) und dem Verschluß des Vorhofseptumdefekts. Eine Verbindungsvene zum Hohlvenensystem wird ligiert oder durchtrennt.

Ergebnisse: Die Operationssterblichkeit beträgt bis zu 30%. Bei großem Vorhofseptumdefekt und gering ausgeprägten Symptomen reduziert sich die Sterblichkeit im späteren Lebensalter auf unter 10%. Die überlebenden Kinder sind praktisch symptomfrei.

Cor triatriatum

Pathophysiologie und Hämodynamik: Zweiteilung des linken Vorhofs durch eine Membran mit verschieden großer Durchtrittsöffnung. Der obere Vorhofanteil erhält den Zusammenfluß aller Lungenvenen, der untere, wahre linke Vorhof steht in Verbindung mit dem linken Herzohr und der normal angelegten Mitralklappe. Kommunikation von beiden Kammern aus zum rechten Vorhof ist möglich.

Klinik und Indikation zur Operation: Das klinische Bild gleicht dem der Mitralstenose. Das Ausmaß der pulmonalen Hypertension wird von der Öffnungsfläche im vorhoftrennenden Septum bestimmt.

Operationsverfahren: Vollständige Exzision der intraatrialen Membran, wenn vorhanden auch Verschluß des Vorhofseptumdefekts.

Ergebnisse: Sehr gutes Ergebnis bei rechtzeitiger Operation.

Azyanotische Herzfehler

Azyanotische Herzfehler mit normaler Lungendurchblutung

Vorbemerkungen: Bei den azyanotischen Herzfehlern mit normaler Lungendurchblutung liegt keine hämodynamische Kommunikation zwischen den Kreislaufhälften vor. Sie sind gekennzeichnet durch Stenosen an den Ausflußbahnen der beiden Kammern bzw. an den großen Arterien. Ziel jeder chirurgischen Therapie ist die Druckentlastung der Ventrikel durch Öffnen der nachgeschalteten Stenosen.

Stenosen der rechtsventrikulären Ausflußbahn (Abb. 19–25)

Pathophysiologie und Hämodynamik: *Die Pulmonalstenose* wird meistens valvulär, seltener isoliert subvalvulär, direkt supravalvulär oder in den peripheren Gefäßen angetroffen. Bei der valvulären Pulmonalstenose handelt es sich um eine domförmige Verschmelzung der Pulmonalklappen in den Kommissuren mit zentraler Restöffnung. Durch Drucküberlastung der rechten Kammer kommt es zu konzentrischer Hypertrophie, die auch das Infundibulum erfassen kann und hier sekundäre Stenoseeffekte hervorruft. Das Foramen ovale ist meistens offen ohne nachweisbaren Shunt. Bei hohen Schweregraden der Obstruktion späteres Auftreten eines Rechts-links-Shunts mit Zyanose möglich (s. Pulmonalstenose und Vorhofseptumdefekt).

Klinik und Indikation zur Operation: Ein limitiertes Herzzeitvolumen führt zu Leistungsminderung. Die permanente Druckbelastung birgt die Gefahr der Myokardfibrose und De-

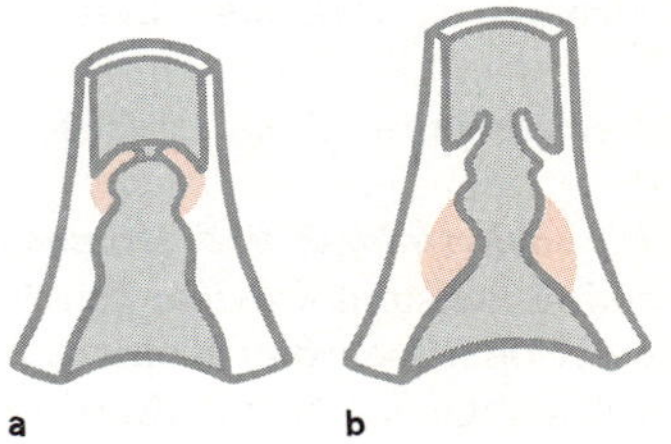

Abb. 19–25 a u. b. Obstruktion der rechtsventrikulären Ausflußbahn. (a) Valvuläre, (b) subvalvuläre Pulmonalstenose

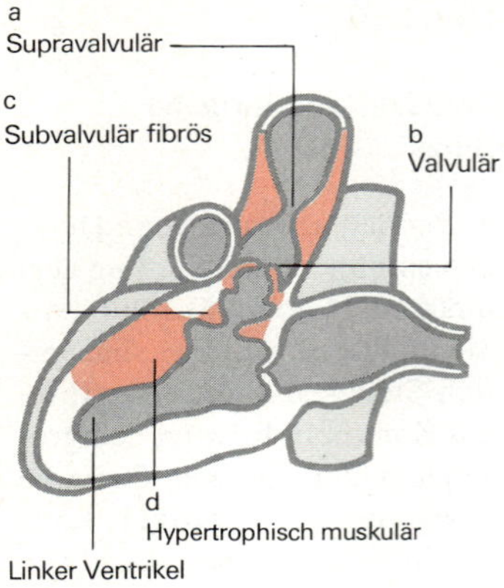

Abb. 19–26. Obstruktion der linksventrikulären Ausflußbahn. a) Supravalvuläre, b) valvuläre, c) subvalvuläre fibröse, d) subvalvuläre hypertrophische muskuläre (HOCM: Hypertrophische Obstruktive Cardio-Myopathie) Aortenstenose

kompensation des rechten Ventrikels. Die Operationsindikation ist ab einem Druckgradienten von 60 mm Hg in Ruhe gegeben.

Operationsverfahren: Durchtrennung der verwachsenen Kommissuren entweder bei kurzfristigem Kreislaufstillstand oder in extrakorporaler Zirkulation. Bei subvalvulärer Obstruktion (allein oder zusätzlich) erfolgt die Beseitigung des Strombahnhindernisses durch transventrikuläre Infundibulumresektion oder Rekonstruktion der rechtsventrikulären Ausflußbahn unter Einschaltung eines Kunststoffflickens. Analog Erweiterungsplastik bei supravalvulärer oder peripherer Pulmonalstenose.

Ergebnisse: Das Operationsrisiko liegt unter 5%, sofern nicht ein schweres Rechtsherzversagen besteht (besonders bei Notfalloperation im Säuglingsalter).

Stenosen der linksventrikulären Ausflußbahn

Aortenstenose (Abb. 19–26)

Pathophysiologie und Hämodynamik: Lokalisation meistens valvulär durch Verschmelzung einer oder mehrerer Kommissuren. Die oft unvollständig angelegten dreizipfligen Segel funktionieren als bikuspidale Klappe oder membranöser Ring mit Neigung zu späterer Verkalkung. Seltener wird die Obstruktion supravalvulär durch Einschnürung (familiär gehäuft) oder subvalvulär in Form eines fibrösen Ringes (Endokardleiste) und/oder eines muskulären Kanals (Teil des Kardiomyopathiekomplexes) angetroffen.

Klinik und Indikation zur Operation: Bei hochgradiger Drucküberlastung der linken Kammer und Myokardmangelversorgung ist das klinische Bild von Leistungsminderung, Kurzluftigkeit, synkopalen Anfällen, Pektangina und lebensbedrohlichen Herzrhythmusstörungen gekennzeichnet (akuter Herztod durch Kammerflimmern). Operationsindikation ist gegeben bei einer Druckdifferenz zwischen linkem Ventrikel und Aorta von mehr als 60 mm Hg in Ruhe, verbunden mit Hypertrophie- oder Schädigungszeichen des Myokards im EKG.

Operationsverfahren: Die Operation kann schon im frühen Lebensalter zwingend werden und besteht dann bei valvulärer Aortenstenose in der Kommissurotomie, später, bei einsetzender Klappenverkalkung, im Aortenklappenersatz. Die supravalvuläre Stenosierung verlangt eine Erweiterungsplastik der Aorta ascendens mit Perikard oder Kunststoffflicken, die subvalvuläre Stenose die transaortale Resektion oder Inzision des fibrösen Ringes bzw. Muskelwulstes in der Ausflußbahn der linken Kammer (Operation nach *Bigelow*). Liegen mehrere Stenosen gleichzeitig vor, sind Kombinationsoperationen auch unter Erweiterung des Aortenklappenringes möglich.

Ergebnisse: Operationssterblichkeit schwankt zwischen 5 und 10%. Bei Notfalloperation im Säuglingsalter mehrfach höheres Operationsrisiko. Frühprognose gut, jedoch später Klappenersatz nicht unwahrscheinlich.

Aortenisthmusstenose (Abb. 19–27)

Pathophysiologie und Hämodynamik: Verschieden lange und stark ausgeprägte Einengung des Aortenrohres distal des Abgangs der linken A. subclavia am Übergang vom Aortenbogen zum Descendensabschnitt. Je nach Lage zum Ductus *Botalli* bzw. Ligamentum arteriosum Einteilung in prä- und juxta- oder postduktale Form. Häufig finden sich weitere intrakardiale Begleitanomalien, in erster Linie ein

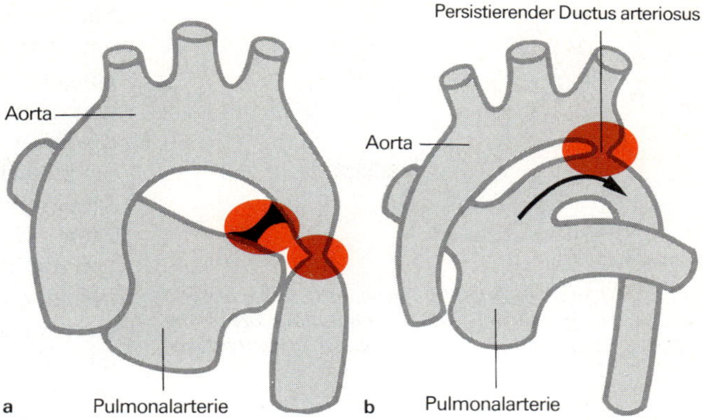

Abb. 19–27 a u. b. Aortenisthmusstenose. (a) Postligamentäre (erwachsene), (b) präduktale (infantile) Form

VSD. Pathophysiologisch besteht eine arterielle Hypertension der oberen Körperhälfte mit allen Folgen des Systemhochdrucks und ein meist asymptomatischer Niederdruck in der unteren Körperhälfte.

Klinik und Indikation zur Operation: Die Femoralispulse sind abgeschwächt oder nicht tastbar. Die Blutversorgung der unteren Körperhälfte erfolgt durch einen Kollateralkreislauf, der sich über die Äste der A. subclavia und die Interkostalarterien (Druckusuren an den Rippen) zur poststenotischen Aorta hin entwickelt. Gefahr der Aortenruptur, der zerebralen Blutung und des Linksherzversagens ab 20. Lebensjahr. Die mittlere Lebenserwartung beträgt 35 Jahre. Eine Operationsindikation ist grundsätzlich nach Diagnosestellung gegeben, sie besteht insbesondere ab einem Mitteldruckgradienten von mehr als 15 mmHg in Ruhe. Planmäßig sollte die Korrektur bis zum 14. Lebensjahr erfolgt sein.
Im Gegensatz zur postduktalen Isthmusstenose, auch Erwachsenentyp, ist bei präduktaler Isthmusstenose der Ductus Botalli meist offen mit Zufluß O_2-untersättigten Blutes aus der Pulmonalarterie in die untere Körperhälfte, so daß eine Differentialzyanose vorliegt. Drucküberlastung sowohl des linken als auch des rechten Ventrikels (pulmonale Hypertension) und mangelnde Kollateralisation führen zu kardialer Dekompensation in den ersten Lebenswochen und -monaten und erzwingen dann notfallmäßig die Operation **(Abb. 33–19)**.

Operationsverfahren: Bei kurzstreckigen Stenosen, besonders im Kindesalter, Resektion der Gefäßeinengung und End-zu-End-Vereinigung der Aortenenden. Bei langstreckigen Stenosen und degenerativen Wandveränderungen im Erwachsenenalter stehen die indirekte Isthmusplastik mit Kunststoffflicken nach *Vossschulte* bzw. Protheseninterposition oder -bypass zur Verfügung. Operationen im Erwachsenenalter können durch sekundäre Wandveränderungen der Aorta erschwert sein und, ebenso wie ungenügende Kollateralisation, den Einsatz eines extrakorporalen Umgehungskreislaufs (S. 247) verlangen.

Ergebnisse: Operationssterblichkeit unter 5%, bei Operationen im Säuglingsalter allerdings bis zu 20%; wachstumsbedingte Rezidivgefahr von 10–25%.

Aortenanomalien (Gefäßring)

Pathophysiologie und Hämodynamik: Die häufigsten Formen sind: Der doppelte Aortenbogen mit (meistens) kleinem ventralem und großem dorsalem Anteil, die rechtsabsteigende Aorta mit links verlaufendem Ductus *Botalli* oder Ligament und die links aus der Aorta descendens entspringende rechte A. subclavia (lusoria).

Klinik und Indikation zur Operation: Durch Kompression von Trachea und Ösophagus treten Stridor, Dyspnoe und Dysphagie auf. Gefahr der Tracheomalazie, gehäuftes Auftreten von Bronchopneumonien. Diagnosestellung durch Ösophagogramm, das eine entsprechende Impression rechts und hinten zeigt, sowie durch Herzkatheteruntersuchung. Operations-

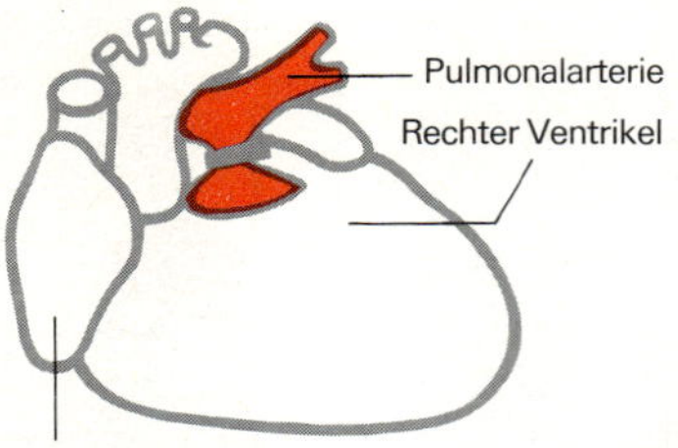

Abb. 19–28. Gebändelte Pulmonalarterie bei angeborenem Herzfehler mit Überdurchblutung der Lunge (Links-rechts-Shunt) und pulmonaler Hypertension

indikation bei klinischen Symptomen nach Diagnosestellung, bei Säuglingen oft notfallmäßig.

Operationsverfahren: Durchtrennung des einschnürenden Gefäßringes distal an der Aorta descendens und Übernähung der Stümpfe.

Ergebnisse: Operationsletalität unter 5%, gute Spätergebnisse.

Azyanotische Herzfehler mit vermehrter Lungendurchblutung

Vorbemerkungen: Bei den azyanotischen Herzfehlern mit vermehrter Lungendurchblutung liegt grundsätzlich eine Verbindung zwischen den Kreislaufabschnitten höheren Drucks und solchen niedrigeren Drucks vor. Der Kurzschluß besteht in Form des Links-rechts-Shunts, so daß arterielles Blut im Sinne eines parasitären Kreislaufs durch die Lunge rezirkuliert. Je nach Shuntgröße, zeitlicher Dauer, Blutviskosität und Druckbelastung des kleinen Kreislaufs bildet sich eine sekundäre Lungengefäßsklerose mit irreversibel stark erhöhtem Lungengefäßwiderstand aus (s. Eisenmenger-Syndrom). Ein Links-rechts-Shunt durch intrakardialen Kurzschluß kann auf Vorhofebene (Atriumseptumdefekt, ASD), Ventrikelebene (Ventrikelseptumdefekt, VSD) oder dem Niveau der großen Gefäße (persistierender Ductus arteriosus, PDA, aortopulmonales Fenster, Truncus arteriosus) bestehen. Shuntrichtung und -größe hängen von den primären Druckunterschieden, dem Defektdurchmesser und dem Verhältnis der relativen Widerstände im großen und kleinen Kreislauf ab. Die operative Beseitigung eines unkomplizierten Links-rechts-Shunts führt zu normaler Leistungsfähigkeit und Lebenserwartung. Bei beginnenden Lungengefäßveränderungen ist zwar Besserung, jedoch ein beeinträchtigtes Langzeitergebnis zu erwarten. Ausgeprägte Widerstandserhöhung im kleinen Kreislauf ($R_p/R_s \geqq 0{,}8$) bedeutet Inoperabilität.

Zum Schutz der Lungenstrombahn bei allen Herzfehlern mit Links-rechts-Shunt und pulmonaler Hypertension, die nicht primär korrigiert werden können, steht *palliativ* die Bändelung der Pulmonalarterie nach *Muller-Dammann* zur Verfügung (Abb. 19–28): Supravalvuläre Einschnürung des Truncus pulmonalis mit Teflonband auf herzfern ca. halbsystemischen Druck. Der Links-rechts-Shunt nimmt ab, die Druckbelastung des rechten Ventrikels bleibt gleich. Eingeschränkte Indikation nach dem 1. Lebensjahr bei Anzeichen einer fixierten Pulmonalhypertension ($R_p/R_s \geqq 0{,}6$).

Vorhofseptumdefekt vom Sekundumtyp (ASD II)

Pathophysiologie und Hämodynamik: Beim ASD II wird der hochsitzende *Sinus-venosus-Defekt* vom eigentlichen *Fossa-ovalis-Defekt* in der Mitte des Vorhofseptums unterschieden. Fehlt das Vorhofseptum ganz, liegt ein *Atrium commune* vor. Fehlmündung einzelner Lungenvenen in die obere Hohlvene bzw. den rechten Vorhof sind beim Sinus-venosus-Defekt häufig. Partielle Lungenvenenfehlmündungen können aber auch isoliert auftreten. Das Atrium commune geht gelegentlich mit Veränderungen an den AV-Klappen einher (Mitralinsuffizienz). Pathophysiologisch besteht beim ASD II eine mehr oder weniger starke Volumenüberlastung des rechten Herzens durch Links-rechts-Shunt auf Vorhofebene. Die Shuntrichtung wird durch die unterschiedlichen Fülldrücke der beiden Ventrikel in Diastole bestimmt, die Shuntgröße außerdem durch den Durchmesser des Defekts.

Klinik und Indikation zur Operation: Das klinische Bild ist durch relativ spät einsetzende Leistungsminderung und Herzversagen gekennzeichnet. Überdurchblutung der Lunge fördert die Neigung zu pulmonalen Infekten. Die Operationsindikation ist bei Kurzschluß von mehr als 30% des Körperkreislaufminutenvolumens gegeben. Sie erklärt sich aus der

Kenntnis des Krankheitsverlaufs, der bei Nichtbehandlung zu Widerstandserhöhung im kleinen Kreislauf, Abnahme der Dehnbarkeit des rechten Ventrikels mit Shuntumkehr, Vorhofflimmern und Rechtsherzinsuffizienz führen kann. Die Operation erfolgt planmäßig im Vorschulalter, sonst möglichst bald nach Diagnosestellung.

Operationsverfahren: Verschluß der interatrialen Verbindung durch direkte Naht oder unter Verwendung eines Flickens, der bei fehlmündenden Lungenvenen gleichzeitig deren Umleitung in den linken Vorhof bewirkt.

Ergebnisse: Die Operationssterblichkeit des unkomplizierten Vorhofseptumdefekts liegt unter 2%, das Operationsrisiko steigt bei Auftreten von Herzinsuffizienz und pulmonaler Hypertonie.

Endokardkissendefekt

Pathophysiologie und Hämodynamik: Der Endokardkissendefekt beruht auf einer Hemmungsmißbildung der Endokardkissen an der Stelle, wo Septum primum, Ventrikelseptum und Atrioventrikular-(AV-)Klappen normalerweise zusammentreffen. Man unterscheidet den *Vorhofseptumdefekt vom Primumtyp* (ASD I), den *partiellen* und den *totalen AV-Kanal.* ASD I und partieller AV-Kanal umfassen halbmondförmig den unteren Rand des Vorhofseptums und besitzen keine gewebliche Abgrenzung zum Ventrikelseptum hin. Der seltene ASD I ist niemals, der partielle AV-Kanal dagegen immer mit Anomalien der AV-Klappen verbunden (Spaltbildung und Substanzdefekte im anterioren Mitral- bzw. septalen Trikuspidalsegel). Durch Übergreifen des Endokardkissendefektes auf das Ventrikelseptum entsteht der totale AV-Kanal, bei dem die Segelklappen ihren septalen Anheftungsrand teilweise oder ganz verloren haben und hochgradig deformiert sind. Pathophysiologisch liegen neben einem Shunt auf Vorhof- bzw. zusätzlich auf Ventrikelebene unterschiedliche Grade der AV-Klappeninsuffizienz vor. Bei totalem AV-Kanal setzt rasche Entwicklung einer irreversiblen pulmonalen Hypertension ein.

Klinik und Indikation zur Operation: Das klinische Bild entspricht bei ASD I und partiellem AV-Kanal dem des Sekundumvorhofseptumdefekts. Bei höhergradiger Mitralinsuffizienz oder totalem AV-Kanal entstehen Symptome von extremer Lungenstauung bis hin zum Linksherzversagen. Durch EKG (überdrehter Linkstyp) und Angiokardiographie (schwanenhalsartige Deformierung der linksventrikulären Ausflußbahn) kann der Endokardkissendefekt vom einfachen ASD II meistens abgegrenzt werden. Operationsindikation besteht immer, besondere Dringlichkeit ergibt sich aus dem Vorliegen einer pulmonalen Hypertension und der Schwere des klinischen Bildes.

Operationsverfahren: Der ASD I wird durch Flicken verschlossen, bei partiellem AV-Kanal zusätzlich Rekonstruktion der Mitralklappe. Gelegentlich ist der Klappenersatz unumgänglich. Bei totalem AV-Kanal außerdem sehr schwieriger VSD-Verschluß durch einen zweiten Flicken mit Gefährdung des His-Bündels und komplizierte AV-Klappenrekonstruktion. Aus beiden Gründen kommt bei Notfalloperationen im Säuglingsalter alternativ zur Frühkorrektur beider Septumdefekte die Bändelung der Pulmonalarterie als Palliativmaßnahme in Frage (s. bei VSD).

Ergebnisse: Operationssterblichkeit unter 5% für den ASD I und partiellen AV-Kanal. Bei hochgradigen Formen des totalen AV-Kanals kann sie auf 30% und darüber ansteigen. Häufig Mitralrestinsuffizienz.

Ventrikelseptumdefekt (VSD) (Abb. 19–29)

Pathophysiologie und Hämodynamik: Direktverbindung zwischen den beiden Herzkammern, die sich in Abhängigkeit von ihrer Größe drucktrennend, druckreduzierend oder druckangleichend auswirkt. Bei völligem Fehlen des Kammerseptums liegt ein *gemeinsamer Ventrikel* vor. Häufig ist der VSD nur Teil einer Herzfehlerkombination. Als eigenständiger Herzfehler kann er im Laufe der ersten Lebensjahre kleiner werden und auch ganz verschwinden. Seine nachteiligen Auswirkungen auf die Lungenstrombahn können sich durch Ausbildung einer subvalvulären muskulären Pulmonalstenose verringern. Der VSD liegt gewöhnlich unterhalb der Crista supraventricularis im Bereich des membranösen Ventrikelseptums (in $^2/_3$ der Fälle subaortal oder unter dem septalen Triku-

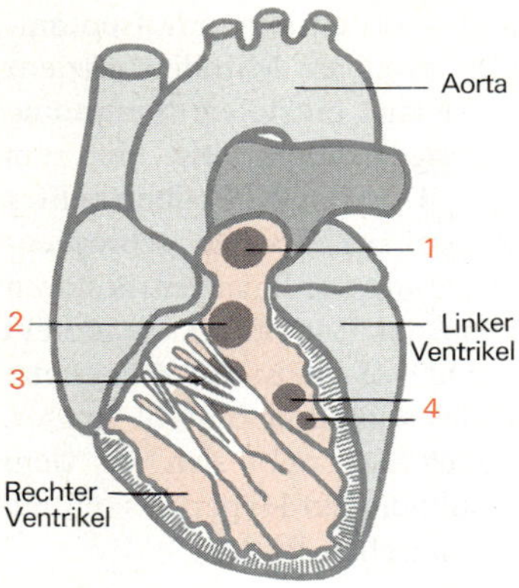

Abb. 19–29. Ventrikelseptumdefekte. 1. Subpulmonal (suprakristal); 2. subaortal (infrakristal); 3. unter dem septalen Trikuspidalsegel; 4. muskulär, oft multipel

spidalsegel), seltener subpulmonal und gelegentlich im unteren muskulären Septum, wo er auch multipel auftreten kann. Defekte, deren Durchmesser denjenigen der Aortenwurzel übersteigen, entsprechen einer freien Kommunikation zwischen beiden Kammern, so daß das Blut lediglich in Abhängigkeit von den relativen Kreislaufwiderständen in Aorta und Pulmonalarterie fließt.

Klinik und Indikation zur Operation: Das klinische Bild ist von der Größe des Septumdefekts geprägt. Kleine VSD zeigen lediglich ein lautes Geräusch und stellen keine nennenswerte Herzbelastung dar (Typ *Roger*). Große VSD führen zu pulmonaler Hypertonie und Linksherzinsuffizienz mit starker Neigung zu pulmonalen Infekten. Unabhängig von der Shuntgröße ist die Operationsindikation bei allen Ventrikelseptumdefekten gegeben, die sich bis zum Vorschulalter nicht spontan verschlossen haben (Gefahr der bakteriellen Endokarditis bei kleinem, der Linksherzüberlastung und sekundären Lungengefäßsklerose bei großem Ventrikelseptumdefekt).

Operationsverfahren: Verschluß des Ventrikelseptumdefekts je nach Größe durch direkte Naht oder Prothesenflicken, wobei das Verhältnis Lungengefäß- zu Systemwiderstand 0,8 nicht übersteigen darf. Der Zugang kann durch den rechten Vorhof und die Trikuspidalklappe oder transventrikulär erfolgen. Frühkorrektur bei singulärem VSD mit nicht beherrschbarer Herzinsuffizienz schon im Säuglingsalter indiziert. Alternative: Supravalvuläre Einengung der Pulmonalarterie mit Teflonband nach *Muller-Dammann,* und damit Drosselung der Lungenüberdurchblutung. Die Bändelungsoperation kommt außerdem für den gemeinsamen Ventrikel in Frage, der in Einzelfällen später korrigierbar ist. Anläßlich der Zweitoperation muß die künstlich gesetzte Stenose an der Pulmonalarterie wieder beseitigt werden.

Ergebnisse: Die Sterblichkeit bei der Palliativoperation, der Primärkorrektur oder dem zweizeitigen Operationsverfahren liegt jeweils unter 5%, sie steigt jedoch bei erhöhtem Lungengefäßwiderstand auf 10% und darüber an. Extreme Widerstandserhöhung verursacht Shuntumkehr und bedeutet Inoperabilität (Eisenmenger-Syndrom).

Ventrikelseptumdefekt und Pulmonalstenose

Pathophysiologie und Hämodynamik: Fehlerkombination einer Pulmonalstenose mit eher kleinem Ventrikelseptumdefekt.

Klinik und Indikation zur Operation: Gegenüber dem großen VSD und der Fallot-Tetralogie ausgewogenere Kreislaufsituation. Die Shuntgröße wird durch die meist infundibuläre Pulmonalstenose begrenzt. Nicht selten tritt Spontanverschluß des VSD ein. Operationsindikation entsprechend der einer infundibulären Pulmonalstenose.

Operationsverfahren: Vorgehen wie bei Korrektur der Fallot-Tetralogie.

Ergebnisse: Operationsrisiko unter 5%, Spätergebnisse gut.

Persistierender Ductus Botalli (Abb. 19–30)

Pathophysiologie und Hämodynamik: Aus dem Fetalkreislauf persistierende Gefäßverbindung zwischen dem Anfangsteil der Aorta descendens und der linken Pulmonalarterie am Abgang aus dem Truncus pulmonalis. Durch sie strömt im Pränatalleben ein Großteil des O_2-angereicherten Plazentarblutes, wodurch es den Lungenkreislauf umgeht. Der Ductus Botalli verschließt sich in den ersten Lebenstagen unter dem Einfluß des erhöhten Sauerstoffpartialdrucks im Blut, kann aber in unterschiedlichem

Umfang offen bleiben, so daß aufgrund des Druckunterschiedes zwischen Aorta und A. pulmonalis ständig arterielles Blut in den Lungenkreislauf übertritt.

Klinik und Indikation zur Operation: Die offene Gefäßverbindung stellt eine Volumenbelastung des linken Herzens dar und führt zu Linkshypertrophie. Selten resultiert eine dem nicht drucktrennenden VSD entsprechende Kreislaufsituation mit ihren nachteiligen Folgen für das Lungengefäßbett, Rechtshypertrophie und Shuntumkehr. Das klinische Bild entspricht in jeder Hinsicht dem Ventrikelseptumdefekt. Charakteristisch ist das Maschinengeräusch, das auf systolisch/diastolischem Blutdurchfluß beruht. Bei Nachweis eines Ductus Botalli ist die Operationsindikation grundsätzlich gegeben (Gefahr der Endocarditis lenta). Sie ist dringend bei Dekompensationsneigung, Druckerhöhung im kleinen Kreislauf und wiederholten pulmonalen Infekten.

Operationsverfahren: Doppelte Ligatur oder Durchtrennung der Gefäßverbindung mit Übernähung der Stümpfe. Der Eingriff kann im Erwachsenenalter infolge aneurysmatischer Erweiterung und Wandverkalkung schwierig sein. Im Falle einer längeren Aortenabklemmung ist der Einsatz eines passageren Umgehungskreislaufs (S. 247) unumgänglich.

Ergebnisse: Operationssterblichkeit unter 5%, sofern nicht Herzinsuffizienz oder höhere Grade der Pulmonalhypertonie vorliegen.

Andere Herzfehler mit Links-rechts-Shunt und Überdurchblutung der Lunge

Differentialdiagnostisch gehören in das Kapitel operabler angeborener Herzfehler mit Links-rechts-Shunt das *aortopulmonale Fenster* (direkte Kommunikation zwischen Aorta ascendens und Pulmonalarterie dicht oberhalb der Taschenklappen), der *Truncus arteriosus communis* [Abgang der Pulmonalarterie oder ihrer Äste an gemeinsamer Stelle (Typ I + II) oder getrennt (Typ III) aus dem Aortenrohr, immer verbunden mit großem VSD] sowie das *rupturierte Sinus-Valsalvae-Aneurysma* (Perforation des rechten oder akoronaren Aortensinus in den rechten Vorhof oder einen Ventrikel).

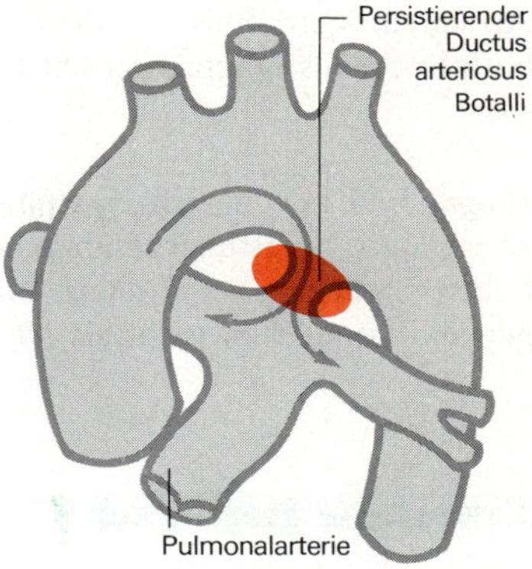

Abb. 19–30. Ductus arteriosus Botalli: Aus dem Fetalkreislauf persistierende Gefäßverbindung zwischen Aorta und Pulmonalarterie

Eisenmenger-Syndrom

Pathophysiologie und Hämodynamik: Das Eisenmenger-Syndrom bezeichnet eine Zyanose durch Anstieg des intrapulmonalen Gefäßwiderstandes und Umkehr eines Links-rechts-Shunts bei allen *primär azyanotischen Herzfehlern* (PDA, ASD, VSD etc.). Der Verlauf geschieht progressiv über einen gekreuzten in einen reinen Rechts-links-Shunt. Der zunächst funktionell bedingte Lungenhochdruck wandelt sich dabei nach längerem Bestehen durch degenerative Veränderungen an den Lungengefäßen in einen fixierten pulmonalen Hypertonus um. Bei *primär zyanotischen Vitien* mit Lungenüberdurchblutung (z. B. TGA + VSD) ist der Anstieg des Lungengefäßwiderstandes stark beschleunigt. Die Rückbildung einer in Gang befindlichen Lungengefäßreaktion ist nicht möglich, gelegentlich schreitet sie trotz Korrekturoperation weiter fort.

Klinik und Indikation zur Operation: Das klinische Bild ist durch Belastungsdyspnoe und rasche Ermüdbarkeit gekennzeichnet. Verschlimmerung der Zyanose, gelegentliche Hämoptysen und Anfälle von Bewußtlosigkeit weisen auf Schweregrad und Progredienz des Krankheitsbildes hin.

Operationsverfahren: Eine chirurgische Therapie des zugrundeliegenden Herzfehlers ist nicht mehr möglich, wenn durch die Lungengefäßsklerose der intrapulmonale Gefäßwiderstand 80% des Systemwiderstandes überschritten hat.

Ab einem Verhältnis von 40% ($R_p/R_s \geqq 0{,}4$) besteht bereits deutlich erhöhtes Operationsrisiko.

Prognose: Unter ständiger Zunahme der Zyanose und Belastungsunfähigkeit beträgt die Lebenserwartung von Patienten mit Eisenmenger-Syndrom selten mehr als 30 Jahre.

Erworbene Herzfehler

Einteilung in Schweregrade

Für die Indikation zur Operation erworbener Herzfehler, einschließlich der koronaren Herzkrankheit (KHK), hat sich nach einem Vorschlag der New York Heart Association (NYHA) eine Einteilung in 4 klinische Schweregrade bewährt:

Stadium I: Der Fehler ist nachweisbar, macht jedoch keine Symptome.

Stadium II: Symptome treten bei schwerer körperlicher Belastung auf.

Stadium III: Leichte körperliche Belastung führt zu Beschwerden.

Stadium IV: Es bestehen Beschwerden in Ruhe.

Im Gegensatz zur Chirurgie der angeborenen Herzfehler, die eine weitgehende oder völlige Normalisierung der Hämodynamik bewirkt, haben die Eingriffe bei erworbenen Herzkrankheiten überwiegend palliativen Charakter. So wird die Überbrückung einer Koronarstenose, der Ersatz von Herzklappen oder die Implantation eines Herzschrittmachers einmal vorhandene Herzmuskelschäden nicht wieder beseitigen können. Im Falle implantierter Prothesen entstehen neue Risiken für den Kranken. Dennoch ist davon auszugehen, daß in vielen Fällen die Erwerbsfähigkeit wiederhergestellt wird und bei den meisten Kranken sowohl die Lebensqualität als auch die Lebenserwartung durchgreifend verbessert werden.

Mitralklappenleiden

Mitralstenose und kombiniertes Mitralvitium

Pathophysiologie und Klinik: Der reinen Mitralstenose sowie den kombinierten Mitralvitien liegt eine mehr oder weniger ausgedehnte Immobilisierung des Mitralklappenapparates zugrunde. Beide Herzfehler sind fast immer eine Folge rheumatischer Entzündung, nur selten eine angeborene Erkrankung oder durch Vorhoftumor bedingt. Der Entzündungsprozeß erfaßt zunächst die Segelränder, die im Kommissurenbereich miteinander verkleben. Häufig ist auch die Segelsubstanz betroffen, woraus eine unterschiedliche Verhärtung und Verkürzung besonders des funktionell wichtigen anterioren Segels der Klappe mit mangelnder Adaptation der freien Segelränder entsteht. Darüberhinaus können die Sehnenfäden miterkrankt sein und schrumpfen, oder sie sind retrahiert und miteinander verschmolzen. Zusammen mit einer Verplumpung der Papillenmuskeln bilden sie das sog. subvalvuläre Stenosenelement. An den Segelrändern, besonders im Kommissurenbereich, besteht eine starke Tendenz zu Verkalkung.
Durch die Behinderung des Bluteinstroms in den linken Ventrikel (Stenose) und oftmals Blutrückstrom in den Vorhof (Insuffizienzkomponente) kommt es zum Druckanstieg im linken Atrium und Dilatation mit konsekutiv ausgelöstem Vorhofflimmern. Die Folgen der hämodynamischen Störung sind Stase im linken Vorhof mit Tendenz zur Thrombusbildung im Herzohr, übergreifend auf das ganze Vorhofendothel, und periphere arterielle Embolien, sowie Fortleitung der Stauung in die Lunge (Hämoptysen) mit pulmonalarterieller Hypertension. Diese ist zunächst rückbildungsfähig, bei langem Bestehen kommen jedoch organische Gefäßveränderungen hinzu. Ein erhöhter Pulmonalkapillardruck kann über einen fibrotischen Umbau der Lungen zu einer Erschwerung der Sauerstoffdiffusion und folglich pulmonalvenöser Untersättigung führen. Eine pulmonale Hypertonie bedingt schließlich Überlastung des rechten Herzens mit überdehnungsbedingter relativer Trikuspidalinsuffizienz und Blutrückstau in den großen Kreislauf. Die Operation ist indiziert ab klinischem Schweregrad II/III, entsprechend einer etwa 60%igen Stenosierung des Klappenostiums (∅ unter 1,4 cm^2).

Erst wenn die Öffnungsfläche weiter auf 1/4 der Normalgröße abnimmt, sinkt das Herzzeitvolumen. Die Folgen sind Leistungsminderung, Dyspnoe, Lungenödem und periphere Zyanose durch hohe Sauerstoffausschöpfung. Bei wiederholtem Auftreten arterieller Embolien ist eine Operationsindikation in jedem Falle gegeben.

Operationsverfahren: Die nichtverkalkte Mitralstenose mit schlußdichter und gut beweglicher Klappe erlaubt in Ausnahmefällen die instrumentelle Sprengung auf transventrikulärem Wege am geschlossenen Herzen. In aller Regel wird die Korrektur am eröffneten Herzen transatrial durchgeführt und besteht außer in der Kommissurenspaltung in der Mobilisierung und Auseinandertrennung verklebter Sehnenfäden und Papillarmuskeln. Verkalkungen, Immobilität des anterioren Segels, begleitende Mitralinsuffizienz oder zusätzliche Fehler an anderen Herzklappen erfordern dagegen den Einsatz der Herz-Lungen-Maschine. Ein starres Mitralostium gilt als Indikation zum Mitralklappenersatz.

Ergebnisse: Sowohl die geschlossene als auch die offene Kommissurotomie hat eine Hospitalletalität von ca. 2%. Die Fünfjahresspätletalität liegt bei 5%. Nach Kommissurotomie sind 70 bis 80% der Kranken gebessert, die Rezidivgefahr beträgt etwa 2% pro Jahr. Die Ergebnisse des Klappenersatzes sind dem höheren klinischen Schweregrad entsprechend um das Doppelte bis Dreifache schlechter. Zu den Spätkomplikationen zählen dabei außer Blutungs- oder thrombembolischen Ereignissen in ca. 5% der Fälle Störungen der Kunstklappenfunktion (s. u.). Sie erfordern in einem hohen Prozentsatz die Reintervention.

Mitralinsuffizienz

Pathophysiologie und Klinik: Die reine Mitralinsuffizienz tritt häufig als Begleiterscheinung eines diffusen Entzündungsprozesses auf, der zu Myokarddilatation und Ausweitung des Klappenrings geführt hat. Die Segelsubstanz und die Chordae können verhältnismäßig gut erhalten sein. Seltener ist die akut ausgelöste Mitralinsuffizienz eine Folge von traumatischer, rheumatischer oder bakterieller Endokarditis mit Chordaeabriß oder Segelperforation. Betrifft die rheumatische Schrumpfung hauptsächlich die Segelsubstanz selbst, so kann ebenfalls eine reine Mitralinsuffizienz entstehen. Weitere Ursachen sind Papillarmuskeldysfunktion oder -abriß bei koronarer Herzkrankheit, Kardiomyopathien verschiedener Ätiologie, mukoide Degeneration und angeborene Defekte der Segel oder deren Aufhängung. Hoher Vorhofdruck und Volumenstrom führen zur Dilatation des linken Vorhofs und linken Ventrikels. Thrombose- und Emboliegefahren sind geringer, der Rückstau in den Lungenkreislauf und seine Folgen auf Lungengefäße und rechtes Herz weniger stark ausgeprägt als bei Mitralstenose. Dagegen ist die Neigung zu Überlastung und Versagen des linken Ventrikels größer, wobei zwischen dem Insuffizienzgrad und dem enddiastolischen Ventrikelvolumen eine annähernd lineare Beziehung besteht. Die Operationsindikation bei Mitralinsuffizienz folgt den Regeln der Mitralstenose.

Operationsverfahren: Die Korrektur besteht bei Ringdilatation ohne wesentlichen Substanzverlust von Segelmaterial in der asymmetrischen Einengung des muralen Abschnitts des Klappenringes, die dieses Anulussegment dem großen aortalen Segel nähert (Anuloplastik). Gelegentlich ist die Wiederanheftung abgerissener Chordae bzw. Papillarmuskeln sowie die Exzision überschüssigen Klappengewebes und Verkürzung der Segel bis zur Schlußfähigkeit durch direkte Naht möglich. Ist die Rekonstruktion nicht durchführbar, folgt in der gleichen Operation der Klappenersatz.

Ergebnisse: Hospitalletalität zwischen 5 und 10%, abhängig vom Zustand des Myokards zum Zeitpunkt der Operation. Mehr als 80% der überlebenden Kranken sind deutlich gebessert. Die Spätsterblichkeit innerhalb von 5 Jahren beträgt etwa 10%.

Aortenklappenfehler

Aortenstenose und kombiniertes Aortenvitium

Pathophysiologie und Klinik: Die Aortenklappenstenose resultiert häufig aus einer rheumatischen Entzündung, die zuerst zu Verklebung der Kommissuren, später zu Immobilität und

weitreichender Verkalkung der Segel bis auf den Klappenring und in die Aortenbasis hinein führt. Beim kombinierten Aortenvitium hat die Aortenstenose durch Narbenschrumpfung der Segel zentral oder exzentrisch einer Insuffizienz Platz gemacht. Bakteriell-endokarditische Schübe sind möglich und führen dann oft durch Segelabriß oder -perforation zu einer überwiegenden Aorteninsuffizienz. Von den rheumatischen Formen abzugrenzen sind: 1. die valvuläre arteriosklerotische Aortenstenose im hohen Lebensalter, 2. die valvuläre angeborene Aortenstenose, die im mittleren Lebensalter allerdings von der erworbenen nicht sicher zu unterscheiden ist (wenn durch die abnorme hämodynamische Belastung der Segel eine Verkalkung eingesetzt hat), 3. die angeborene supravalvuläre und 4. die subvalvuläre fibröse sowie hypertrophische muskuläre Subaortenstenose (S. 254).
Die Obstruktion bei Aortenklappenstenose oder kombiniertem Vitium wird hämodynamisch wirksam, wenn die Öffnungsfläche etwa um die Hälfte der Norm reduziert ist. Dann kommt es zur Ausbildung eines systolischen Druckgradienten und schließlich zu einer extremen Drucküberlastung des linken Ventrikels. Nach zunächst kompensatorischer Hypertrophie treten später Zeichen der Linksherzinsuffizienz auf. Mit Abnahme der Dehnbarkeit der linken Herzkammer steigt der enddiastolische Druck und führt zu Blutstauung im kleinen Kreislauf und endlich zur Druckbelastung auch der rechten Herzkammer, wenn der Kranke nicht schon vorher einer zunehmenden Myokardischämie erlegen ist. Durch die exzessive Myokardhypertrophie kann nämlich trotz normaler Koronararterien die Myokarddurchblutung verhältnismäßig stark beeinträchtigt werden. Myokardialer Sauerstoffmangel, Infarktbilder und Arrhythmien bis hin zum Ventrikelflimmern sind dann die Folgen. Die Operationsindikation ist gegeben, sobald das Aortenleiden (weitgehend unabhängig vom Druckgradienten) symptomatisch wird: Leistungsabfall, Dyspnoe, Herzrhythmusstörungen und Angina pectoris. Besondere Dringlichkeit besteht nach Auftreten der ersten Symptome. Im EKG sind die Zeichen der Linksherzbelastung und -schädigung wichtig. Beim kombinierten Aortenvitium ist die Insuffizienzkomponente meist geringer ausgeprägt als der Stenoseanteil und hat dementsprechend weniger hämodynamische Bedeutung.

Operationsverfahren: Der Standardeingriff zur Behebung der valvulären Aortenstenose im Erwachsenenalter ist die transaortale subkoronare Implantation einer künstlichen Herzklappe. Nur selten bietet sich Gelegenheit zur scharfen Kommissurenspaltung bei nicht verkalkter Aortenstenose. Das kombinierte Aortenvitium erfordert immer den Klappenersatz.

Ergebnisse: Die Hospitalletalität des Aortenklappenersatzes wegen Aortenstenose oder kombinierten Klappenleidens liegt zwischen 4 und 8% und ist meist Folge von Linksherzversagen oder technischen Problemen an der Aortenwurzel (extreme Verkalkung, bakterielle oder mykotische Endokarditis, enge Aortenbasis). Die Letalität nach 5 Jahren beträgt etwa 10% und beruht auf Spätherzversagen und Prothesenkomplikationen.

Aorteninsuffizienz

Pathophysiologie und Klinik: In reiner Form ist die Aorteninsuffizienz Folge isolierter rheumatischer Segelschrumpfung, endokarditischer Perforation oder angeborener Segelstörung (z. B. VSD mit Aorteninsuffizienz). Weiterhin kommt sie als Folge von Dilatation des Aortenanulus bei der Lues (selten) und bei anderen, auch angeborenen Aortenwandanomalien, z. B. dem Aszendensaneurysma bei Medianekrose oder dem Marfan-Syndrom vor.
Im Vordergrund steht die Volumenüberlastung des linken Ventrikels, die energetisch weniger kostspielig als die Drucküberlastung ist. Bei schwerer Aorteninsuffizienz steigen enddiastolisches Volumen und enddiastolischer Druck an, woraus eine Einstrombehinderung an der Mitralklappe mit funktioneller Mitralstenose entstehen kann. Bei der Untersuchung imponieren neben dem bekannten Herzbefund hohe Blutdruckamplitude, Pulsus celer et altus und Kapillarpuls. Das Krankheitsbild zeichnet sich durch protrahiertes Linksherzversagen aus und ist prognostisch besonders ungünstig nach Auftreten von Synkopen. Bei bakterieller Endokarditis kann die Aorteninsuffizienz akut und katastrophal sein (Segelabriß). Die Operation wird elektiv im klinischen Schweregrad II/III durchgeführt, bei akuter Aorteninsuffizienz selbst im Lungenödem.

Operationsverfahren: In der Regel besteht die einzige Behandlungsmöglichkeit im Aortenklappenersatz. Nur selten ist Gelegenheit zur Kommissurenraffung bzw. Anheftung eines ventrikelwärts prolabierten Segels wie bei Aorteninsuffizienz + VSD gegeben. Bei zusätzlichem Aszendensaneurysma wird außer dem Aortenklappenersatz die Aorta ascendens prothetisch rekonstruiert (S. 480, 482).

Ergebnisse: Das Operationsrisiko ist abhängig vom Zustand des Myokards. Die Frühsterblichkeit bei reiner Insuffizienz beträgt weniger als 5%, bei zusätzlichem Aszendensaneurysma bis zu 20%. Die Spätergebnisse gleichen denen nach Operation einer Aortenstenose.

Trikuspidalvitien

Pathophysiologie und Klinik: Trikuspidalvitien kommen meistens zusammen mit Mitralklappenleiden vor. Während die *Trikuspidalstenose* fast ausnahmslos rheumatischer Ätiologie ist und sich durch Kommissurenverschmelzung mit oder ohne Verdickung der Segelsubstanz und subvalvulärer Schrumpfung auszeichnet, ist die *Trikuspidalinsuffizienz* in erster Linie eine Folge von Rechtsherzüberlastung bei Mitralklappenleiden und stellt somit eine relative Insuffizienz infolge Dilatation des Klappenrings dar. Nicht selten liegt das Trikuspidalvitium indessen in kombinierter Form vor. Alle Trikuspidalfehler führen zu Blutrückstau in das kapazitive Gefäßsystem des großen Kreislaufs. Sie zeichnen sich klinisch durch Leberstauung, Aszites, Anasarka sowie Leber- und positiven Jugularvenenpuls aus.

Operationsverfahren: Die chirurgische Behandlung besteht bei organischen Veränderungen meist im Trikuspidalklappenersatz. Eine bedeutsame funktionelle Klappeninsuffizienz wird durch Trikuspidalraffung korrigiert (Anuloplastik).

Ergebnisse: Frühsterblichkeit 5–20%, je nach begleitendem Mitralklappenfehler und klinischem Schweregrad der Erkrankung. Spätergebnisse ähnlich wie nach Mitralklappenoperation bzw. von diesen beeinflußt.

Multivalvuläre Herzfehler

Pathophysiologie und Klinik: Multivalvuläre Herzfehler sind fast ausschließlich die Folge einer rheumatischen Klappenerkrankung, kommen aber auch bei septischer Endokarditis vor. Hierbei sind alle denkbaren Kombinationen von Stenosen und Insuffizienzen möglich, wobei die Pulmonalklappe jedoch praktisch immer ausgespart ist **(Abb. 33–18a u. b)**.

Operationsverfahren und Ergebnisse: Die Korrekturmöglichkeiten bestehen in einer Kombination von klappenkonservierenden und -ersetzenden Eingriffen bzw. dem multiplen Klappenersatz. Die Ergebnisse sind stark abhängig davon, ob alle Klappenfehler vollständig korrigiert worden sind, sowie vom Schweregrad der myokardialen Vorschädigung. Insgesamt besteht etwa eine doppelt so hohe Früh- und Spätletalität wie nach Einklappenoperationen.

Problematik des Herzklappenersatzes
(Abb. 19–31)

Wenn immer möglich, ist auch heute noch eine klappenerhaltende Operation dem prothetischen Herzklappenersatz vorzuziehen. Ist die Klappe so stark destruiert, daß sie ersetzt werden muß, kommen ***alloplastische oder homo- bzw. heteroplastische Substitute*** in Frage. Die alloplastischen Ventile bestehen aus einem Stahl- oder Kunststoffring , der großenteils mit Kunststoffgewebe überzogen ist, an welchem sich eine Neointima ausbilden kann. Dem Verschluß des künstlichen Ostiums dient ein Ball oder Diskus, der aus Silikongummi, Metall oder Polycarbonat hergestellt ist. Unterschieden werden die Kugel- von den Scheiben- und Kippdeckelprothesen. Aufgrund ihrer Dauerhaftigkeit und hämodynamischen Vorteile (laminarer Blutstrom, wenig Turbulenzen, kleiner Druckgradient bei ausreichend groß gewählter Prothese, geringe Thrombogenizität) kommen die Kippdeckelventile heute am meisten zur Anwendung. Wegen der Gefahr der Klappenthrombose mit Embolisation thrombotischen Materials in den großen Kreislauf ist gegenwärtig noch zeitlebens eine Dauerantikoagulation für alle Kunstklappenträger unumgänglich. Solange weder mechanische noch thrombogene

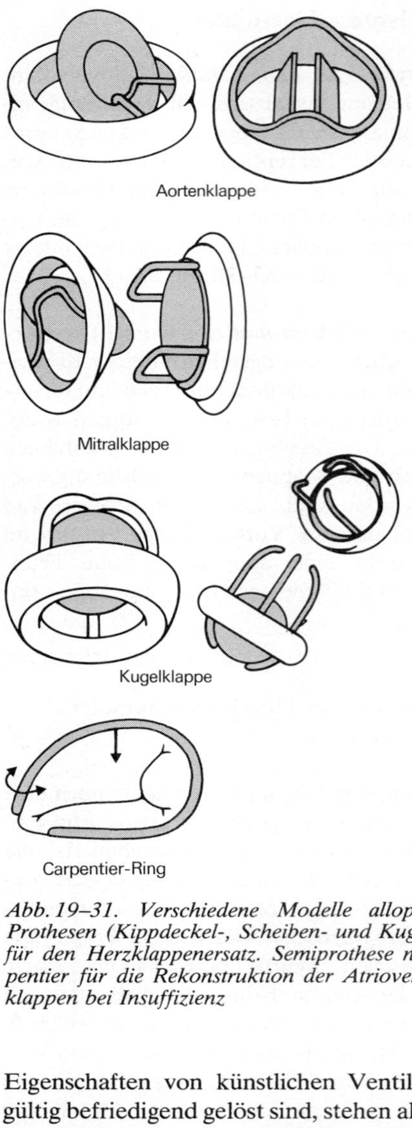

Abb. 19–31. Verschiedene Modelle alloplastischer Prothesen (Kippdeckel-, Scheiben- und Kugelventile) für den Herzklappenersatz. Semiprothese nach Carpentier für die Rekonstruktion der Atrioventrikularklappen bei Insuffizienz

Eigenschaften von künstlichen Ventilen endgültig befriedigend gelöst sind, stehen alternativ Bioprothesen zur Verfügung, die entweder aus Leichen (Homotransplantate) oder tierischen Kadavern (Heterotransplantate) entnommen worden sind. Diese biologischen Klappen weisen inzwischen zufriedenstellende Zehnjahresergebnisse auf. Neben Thrombose und Embolie sind Protheseninfektion oder -sepsis, Stenoseeffekte, paravalvuläre Lecks oder Klappenausriß sowie Hämolyse typische ***Komplikationen jeden Klappenersatzes.*** Bei hohem Schweregrad erfordern sie rasche Reintervention, meistens in Form des Klappenwechsels.
Vergleiche operierter und nichtoperierter Kranker mit erworbenen Herzklappenfehlern zeigen eine deutlich höhere Lebenserwartung der chirurgisch Behandelten. Bei einer Frühsterblichkeit zwischen 5 und 20% nach Herzklappenersatz werden 60% der Operierten dauerhaft bis um 3 klinische Schweregrade gebessert.

Koronare Herzkrankheit (KHK)

Koronarstenose

Pathophysiologie und Hämodynamik: Der koronaren Herzkrankheit liegt in aller Regel eine degenerative Koronarsklerose mit diffuser oder lokaler Stenosierung einer oder mehrerer Koronararterien zugrunde. Die segmentale Lokalisation der Erkrankung, proximale Stenosierung und distale Durchgängigkeit der Gefäße, bilden die pathologisch-anatomische Grundlage der Myokardrevaskularisation. Die Folge jeder hochgradigen Koronarobstruktion mit mangelhafter Kollateralisation ist eine regionale Ischämie, welche reversibel sein kann oder einen mehr oder weniger ausgeprägten Untergang von Herzmuskelzellen mit Ersatz durch Bindegewebe nach sich zieht.
Absolute Voraussetzung für die Chirurgie bei KHK sind Koronarangiographie und Herzkatheterisation einschließlich einer Kontrastdarstellung der linken Kammer (Ventrikulographie).

Klinik und Indikation zur Operation: Das wichtigste Symptom der KHK ist die Angina pectoris, eine Schmerzreaktion auf myokardiale Mangeldurchblutung. Die Angina kann „stabil“ sein, d. h. immer wieder einem einmal entstandenen Muster folgen, oder aber „instabil“, wobei sich Frequenz, Intensität und Charakter der Angina ändern (auch als „Crescendo“- oder „Präinfarktangina“ bezeichnet). Weiterhin kann es sich um eine Ruhe- bzw. Belastungsangina handeln. Insgesamt besteht keine enge Korrelation zwischen der Schwere der Angina und dem Infarktrisiko, so daß die Operationsindikation außer dem klinischen Bild vor allem dem angiographischen Befund folgt, der Aussagen über die Prognose des Leidens gestattet. Je nach Befall einer oder mehrerer Koronararterien beträgt die jährliche Sterberate zwischen 5 und 20%. Sie ist am höchsten bei Dreigefäßerkrankung und insbesondere bei Stenosierung des linken Hauptstamms. Eine zusätzliche Beeinträchtigung der linksventrikulären Wandfunktion erhöht das Sterblichkeitsrisiko weiter.

Operationsindikationen zur Koronarrevaskularisation sind einerseits die Angina pectoris, die keineswegs therapieresistent sein muß, andererseits die Verbesserung der Belastbarkeit und der Prognose. Die Operationsindikation erweitert sich, wenn eine schwerwiegende postinfarzielle Komplikation vorliegt: ein Aneurysma, das reseziert werden kann, eine Mitralklappendysfunktion, die sich operativ beheben läßt, oder – selten – ein VSD nach Septumperforation, welcher verschlossen werden muß. Eine Kontraindikation besteht bei diffuser Koronarsklerose oder generalisierter Einschränkung der Ventrikelfunktion auf Auswurffraktionen von weniger als 20%. Eine Revaskularisation bei frischem Infarkt ist zwar möglich, kommt aber in der Regel zu spät, um Myokard zu erhalten und hat eine hohe Operationsletalität.

Außer zur Beherrschung myokardialer Mangeldurchblutungserscheinungen und deren Folgen ist die Operation wegen KHK aus prognostischen Gründen indiziert. So wird z. B. die Absterberate bei linker Hauptstammstenose ebenso wie bei multipler Koronarstenosierung (s. o.) wesentlich gesenkt (bei Dreigefäßerkrankung nach 5 Jahren um 30%).

Operationsverfahren: Revaskularisation lokal verschlossener oder stenosierter Koronararterien durch *a*orto*k*oronaren *V*enen*b*ypass (AKVB, Abb. 19–32) oder Verbindung mit der A. thoracica interna. Spezifische Behandlung postinfarzieller Komplikationen oft in Kombination mit AKVB.

Voraussetzungen für den AKVB sind:
- Signifikante (mindestens 60%) Stenose oder Verschluß des Koronargefäßes im Verlauf der proximalen zwei Drittel mit distal durchgängiger Arterie (Zufluß über Kollateralen),
- kontraktiles Myokard abwärts der Koronarobstruktion und
- anastomosierbares peripheres Gefäß (mindestens 1 mm Durchmesser).

Die Anzahl der Venenbrücken ist abhängig von den betroffenen Koronargefäßen sowie der Lokalisation der Obstruktion. Bei Mehrgefäßerkrankungen (rechte und linke Koronararterie sowie deren Aufzweigungen) können 4 und mehr Venenbrücken zur vollständigen Revaskularisation erforderlich sein, durchschnittlich sind es 2–3 pro Patient.

Operationstechnik: Entnahme eines autologen Venensegments aus der V. saphena magna des Unterschenkels. Interposition der Venenbrükke umgekehrt zur bisherigen Flußrichtung zwischen Koronararterie distal der Obstruktion und der Aorta ascendens am kardiopulmonalen Bypass. Die Revaskularisation der rechten Kranzarterie erfordert gelegentlich gleichzeitig eine Endarteriektomie. Alternative: Überbrükkung der Koronarstenose mit Hilfe der distal

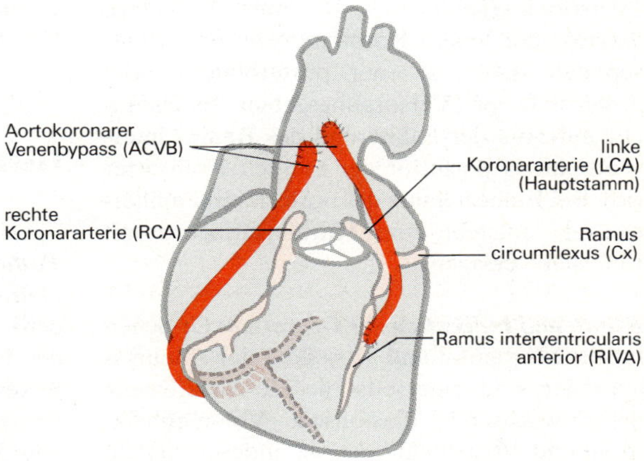

Abb. 19–32. Aortokoronarer Venenbypass zum Ramus interventricularis anterior der linken und zur rechten Herzkranzarterie

durchtrennten A. thoracica (mammaria) interna (= IMA-Bypass).

Ergebnisse: Frühsterblichkeit zwischen 1 und 3%, bei eingeschränkter Myokardfunktion oder Notfalloperation höher. Etwa 80% der Kranken sind postoperativ deutlich gebessert, 60% sind beschwerdefrei. Spätsterblichkeit bis 5 Jahre nach Bypassoperation bei Dreigefäßerkrankung und linker Hauptstammstenose 30% niedriger als bei internistisch konservativer Behandlung.

Komplikationen: Bypassverschluß und erneute Pektangina, z. T. mit Infarktfolge. In 10 bis 15% Früh-, in 5–10% Spätthrombose. Hauptursachen sind zu geringer Bluteinstrom in die Koronararterie bei dünnem Anschlußgefäß oder kleinem Versorgungsbezirk (wenig Muskelmasse), mangelhafte Anastomose, Fortschreiten der Sklerose im abhängigen Gefäßgebiet und degenerative Venenwandveränderungen. Reoperationen sind möglich.

Ventrikelaneurysma

Pathophysiologie und Hämodynamik: Aneurysmen des linken Ventrikels treten postinfarziell in 10–15% innerhalb der ersten 6 Monate nach dem Infarktereignis auf und sind durch eine dünnwandige, unbewegliche transmurale Narbe gekennzeichnet. Oft finden sich Parietalthromben im Aneurysmasack, die gelegentlich zu Embolien in den großen Kreislauf führen. Lokalisation in der Mehrzahl im Vorderwandspitzenbereich des linken Ventrikels und im anterioren Anteil des Ventrikelseptums (Versorgungsgebiet des R. interventricularis anterior der linken Koronararterie und seiner septalen Äste), seltener posterolateral oder posteroinferior (Versorgungsgebiet des Ramus circumflexus der linken und des Ramus interventricularis posterior der rechten Kranzarterie). Bei Einbeziehung des posterioren Papillarmuskels entsteht eine Mitralinsuffizienz mit Linksherzversagen.

Klinik und Indikation zur Operation: Ursachen für die Morbidität und Mortalität der Aneurysmaträger sind einerseits die Herzinsuffizienz durch wachsende diastolische Volumenbelastung und Ventrikeldilatation, andererseits die akute Arrhythmie. Eine Mangeldurchblutung des Restmyokards verursacht Schmerz und tachykarde Rhythmusstörungen in ca. 40% der Fälle. Die Operationsindikation ist, ungeachtet der Größe des Aneurysmas, bei Herzinsuffizienz, bei intraktablen Rhythmusstörungen und selten bei rezidivierenden Embolien gegeben. Voraussetzung für die Aneurysmektomie ist allerdings ein gut erhaltenes Restmyokard.

Operationsverfahren: Resektion des Aneurysmas einschließlich Thrombenentfernung und Verschluß der Ventrikulotomie durch direkte Naht der fibrösen Defektränder. Die Kombination mit AKVB ist bei zusätzlichen Koronarstenosen außerhalb des vernarbten Gebietes angezeigt. Intraktable Rhythmusstörungen erfordern eine besondere chirurgische Therapie in Form der gezielten Endokardinzision oder -resektion zur Unterbrechung der gestörten Erregungsmechanismen.

Ergebnisse: Frühsterblichkeit unter 5%; Einjahresspätletalität, abhängig von den Kontraktionsreserven des zurückgebliebenen Myokards, 10% und höher. 80% gute Spätergebnisse bei Kranken mit postoperativ gebesserter Ventrikelfunktion.

Schlußbemerkung: Diffuse Myokardfibrose oder Narbengebiete mit Hypo- oder Akinesie regionaler Teile oder des ganzen linken Ventrikels sind irreversibel. Bei Verlust von mehr als 50% kontraktiler Muskelmasse des linken Ventrikels sind Resektion oder Revaskularisationsversuche risikoreiche Operationen und in der Regel ohne therapeutischen Nutzen. In diesen Endstadien der KHK wäre die einzig wirksame chirurgische Therapie wahrscheinlich nur die Herztransplantation.

Herztumoren

Pathophysiologie und Hämodynamik: Etwa die Hälfte der (insgesamt sehr selten vorkommenden) *primär gutartigen Gewebsneubildungen* des Herzens sind *Vorhofmyxome,* in 80% im linken, in 20% im rechten Vorhof oder in einem der beiden Ventrikel lokalisiert. Die übrigen 50% der Herztumoren verteilen sich auf

Rhabdomyome, Angiome, Fibrome, Lipome und *Mesotheliome,* sowie die *primär bösartigen Sarkome. Sekundäre Gewebsneubildungen* greifen von außen auf das Herz über oder stellen metastatische Absiedlungen dar.

Klinik und Indikation zur Operation: Das typische Myxom ist ein gallertiger, sehr brüchiger Tumor, der gewöhnlich am Vorhofseptum entspringt. Bei entsprechender Größe täuscht er durch Prolaps in einen der Ventrikel intermittierend eine „akute" Mitral- bzw. Trikuspidalstenose vor. Aus seiner Brüchigkeit resultieren arterielle Tumorembolien.

Operationsverfahren: Weitestgehende Exzision der primären Gewebsneubildung, ggf. unter prothetischem Septum- bzw. Klappenersatz. Nichtresezierbare maligne Herztumoren müssen bestrahlt werden.

Ergebnisse: Operationssterblichkeit unter 5%, Rezidivgefahr des Vorhofmyxoms bei nicht vollständiger Entfernung der Tumorbasis.

Erkrankungen des Perikards

Pathophysiologie und Hämodynamik: Zu den chirurgischen Erkrankungen des Perikards zählen in erster Linie der *Perikarderguß* bei Perikarditis (bakteriell, rheumatisch, urämisch u. a. m.), das *Hämoperikard* nach Trauma (auch iatrogen), die *konstriktive Perikarditis* (Panzerherz) als postentzündliche Spätreaktion (tuberkulös, rheumatisch, abakteriell) und die *Perikardzyste* als häufigster Herzbeuteltumor.

Klinik und Indikation zur Operation: Ein *akuter Herzbeutelerguß* führt zur Perikardtamponade mit Behinderung der diastolischen Füllung (Einflußstauung) und Absinken des Herzzeitvolumens. Venöse Stauung, Tachykardie, kleiner, bei Inspiration unmerklicher (paradoxer) Puls, Blutdruckabfall und kardiogener Schock sind alarmierende Hinweise (S. 294). Je rascher der Perikarderguß eintritt, desto weniger Flüssigkeit genügt, um eine Tamponade auszulösen (wenige Milliliter). Bei langsamer Entwicklung können größere Ergußmengen verhältnismäßig geringgradige Symptome verursachen (1 l und mehr). Außer Auskultation und Perkussion (leise Herztöne, Dämpfung) sichern Echokardiographie, EKG und Röntgenbild (nur bei großem Erguß verwertbar) die Diagnose.
Bei der *konstriktiven Perikarditis* ist das klinische Bild von Zeichen der chronischen Einflußstauung und Herzinsuffizienz geprägt. Eine myokardiale Fibrose und Atrophie können dabei eine ursächliche Rolle spielen. Die Diagnose wird durch Röntgenbild (Kalkschalen) und Herzkatheteruntersuchung (gleich hohe enddiastolische Drucke in allen Herzhöhlen) gesichert. Die *Perikardzyste* bietet das Bild eines Tumors im vorderen Mediastinum mit Vergrößerungstendenz **(Abb. 33–20a u. b)**.

Operationsverfahren: Die Perikardtamponade erfordert Punktion, die bei mangelnder Entlastung oder rasch wiederkehrender Ergußbildung von einer Perikarddrainage gefolgt ist (substernaler oder apikaler Zugang). Bei chronisch rezidivierendem Erguß kann der Herzbeutel in den linken Pleuraraum gefenstert werden.
Die einzig wirksame Behandlung der konstriktiven Perikarditis ist die Resektion der Perikardschwiele über beiden Ventrikeln und dem atrioventrikulären Übergang (Dekortikation). Die Therapie der Perikardzyste besteht in der Zystenentfernung, häufig im Rahmen der Probethorakotomie.

Ergebnisse: Die erfolgreiche Entlastung einer Herztamponade führt sofort zu einer Wende des lebensbedrohlichen Zustandes. Nach Dekortikation eines Panzerherzens, deren Frühletalität zwischen 5 und 15% liegt, hängt das Spätergebnis vom Zustand des Myokards ab und bleibt gelegentlich enttäuschend, wenn bereits eine Myokardfibrose eingetreten war.

Herzschrittmacher (Abb. 19–33)

Pathophysiologie und Hämodynamik: Das normale Herz ist bestrebt, eine den jeweiligen Anforderungen angepaßte Schlagfrequenz aufrecht zu erhalten. Bei einer Anzahl von Störungen der Reizbildung, häufiger aber der Erregungsleitung, kommt es zu einer derartig hochgradigen Bradykardie, daß eine Herzinsuffi-

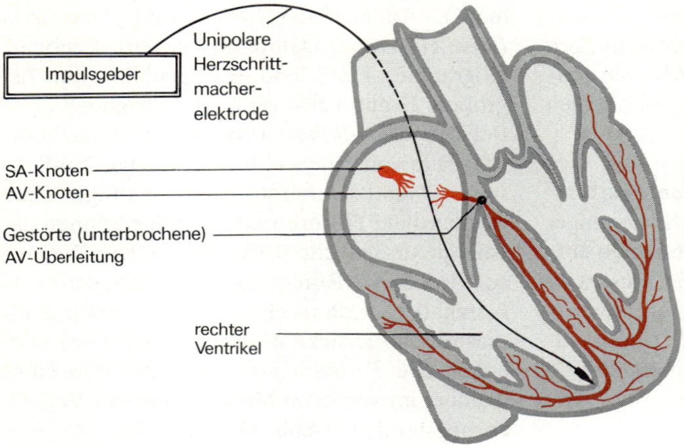

Abb. 19–33. Schema der transvenösen Herzschrittmacherimplantation

zienz entsteht, bzw. ein latentes Herzversagen manifest wird. Darüberhinaus kann die Bradykardie, die in der Regel von idioventrikulären Zentren gesteuert ist, auf Frequenzen unter 40/min bis hin zur Asystolie abfallen, so daß zerebrale Ischämiereaktionen auftreten. Diese können auch durch ein intermittierendes Ventrikelflimmern ausgelöst sein. Ursächlich liegen diesen Störungen degenerative Prozesse am Reizleitungssystem, Koronarsklerose, Herzinfarkt, entzündliche Erkrankungen (rheumatisches Fieber, Diphtherie, Syphilis), angeborene Herzfehler und traumatische sowie iatrogene Verletzungen (Herzchirurgie) zugrunde.

Klinik und Indikation zur Operation: Die erwähnten Attacken zerebraler Ischämie können die Form flüchtiger Synkopen, aber auch ausgeprägter Bewußtlosigkeitsanfälle mit Krämpfen, Selbstverletzungen und Untersichlassen (*Adams-Stokes*-Anfälle) annehmen. Eine bradykardiebedingte Leistungsunfähigkeit bzw. Herzinsuffizienz kann gleichzeitig mit oder aber auch unabhängig von zerebralen Durchblutungsstörungen bestehen.

Die Herzschrittmacherbehandlung ist indiziert bei konstant oder intermittierend auftretendem atrioventrikulärem Block III. Grades (totaler Herzblock), bei wechselndem Herzblock und bei bestimmten faszikulären Schenkelblockierungen sowie gelegentlich beim Syndrom des kranken Sinusknotens oder beim hypersensitiven Karotissinus, sofern sich zerebrale Störungen oder Zeichen der Herzinsuffizienz einstellen und ein Abfall der Herzfrequenz auf unternormale Werte nachgewiesen ist. Eine relative Indikation liegt vor bei Myokardinsuffizienz, die unter Digitalistherapie eine Bradykardie nach sich zieht.

Operationsverfahren: Ein Herzschrittmachersystem besteht aus dem Impulsgeber sowie der Reizelektrode. Ersterer kann sich außerhalb des Körpers befinden, so daß die Elektrode durch die Haut hindurchgeführt werden muß (externe, temporäre Stimulation mit bipolarer Elektrode), oder aber er kann zusammen mit der Elektrode gänzlich implantiert sein (interne, permanente Stimulation in der Regel mit unipolarer Elektrode). Die Elektrode wird durch eine periphere Vene oder die V. subclavia bei Temporärstimulation, durch die V. jugularis oder cephalica bei permanenter Reizung eingeführt, wobei sich der Elektrodenkopf nach Plazierung in den rechten Ventrikel an dessen Endokard anlagert. Läßt sich die Elektrode hier nicht ausreichend fixieren, so muß sie transthorakal in einem avaskulären Bezirk des Myokards direkt verankert werden (Einschraubelektrode). In Notfällen kommt die transthorakale Punktion der linken oder rechten Herzkammer mit einer Nadelelektrode in Betracht. Der zu implantierende Impulsgeber, dessen metallische Oberfläche die Anode im elektrischen System darstellt, wird subkutan entweder in die Pektoralisregion oder in eine tiefe Bauchdeckentasche verlegt.

Der Impulsgenerator liefert Stromstöße mit einer Spannung von etwa 5 V und einer Dauer zwischen 0,3 und 1,5 ms im häufigsten Anwendungsbereich. Die heute verwendeten Generatoren arbeiten nach dem *Bedarfsprinzip* und stimulieren immer nur dann, wenn die Herzfrequenz den vorgegebenen Wert von meistens 72/min unterschreitet. Darüberhinaus sind eine Vielzahl von multiprogrammierbaren Schrittmachersystemen verfügbar, die eine von außen vorzunehmende Veränderung ihrer Funktionsparameter zulassen. Zink-Quecksilber-Batterien (Lebensdauer 2–3 Jahre) oder Lithium-Jodid-Zellen (6–15 Jahre) liefern normalerweise den Betriebsstrom. Die Energiequelle ist mitsamt der Schaltung in einem flüssigkeitsundurchlässigen Gehäuse hermetisch gekapselt.

Die Implantation permanenter transvenöser Herzschrittmachersysteme erfolgt in Lokalanästhesie, während ein Vorgehen durch Thorakotomie Vollnarkose erfordert. Um eine ideale Elektrodenlage zu gewährleisten, müssen bei der Operation Reizschwellenwertmessungen vorgenommen werden **(Abb. 33–18a u. b)**.

Ergebnisse: Die Hospitalletalität der Schrittmacherimplantationen liegt unter 2%. Gegenüber einer Absterberate von ca. 50% ein Jahr nach Auftreten des ersten Adams-Stokes-Anfalls bei internistischer Behandlung wird durch die Herzschrittmachertherapie ein Überleben von 75–85% im gleichen Zeitraum erzielt. Die geistige und kardiale Leistungsfähigkeit der Kranken nimmt meist schlagartig zu, so daß sie Gesellschaftsfähigkeit wiedererlangen.

Da mit einer Reihe von *Früh- und Spätkomplikationen* zu rechnen ist, muß der Kranke in ständiger ambulanter Überwachung bleiben. In Betracht kommen Elektrodenfrüh- und -spätdislokationen, Kabelbruch und Störungen des Impulsgebers. Außer ihnen können Penetration der Herzwand durch die Elektrode sowie der Haut durch den Impulsgeber, aber auch ineffektive Stimulation wegen Reizschwellenanstiegs zu Revisionseingriffen Anlaß geben. Eine Infektion der Schrittmachertasche oder des Elektrodenkanals zwingt zur Entfernung des kompletten Systems und Neuimplantation an einer anderen Stelle.

Ösophagus, Kardia, Zwerchfell

Ösophagus und Kardia

Die chirurgisch bedeutsamen Ösophagus- und Kardiaerkrankungen sind in Abb. 19–34 zusammengefaßt. Leitsymptome der charakteristischen Anamnese sind Schluckbeschwerden, Sodbrennen und Regurgitation. Die gebräuchlichsten Untersuchungsmethoden wie Röntgenkontrastdarstellung und Ösophagoskopie mit Probeexzision gestatten die Artdiagnose sowie Lokalisation im oberen, mittleren oder unteren

Tabelle 19–10. Typische Symptome der Ösophaguserkrankungen

Symptome	Erkrankungen
1. Dysphagie (= Passagehemmung geschluckter Nahrung)	
a) Phase I: Von Mund in Ösophagus	Neuromuskuläre Erkrankungen
b) Phase II: Im Ösophagus	Ösophagitis, Divertikel, Ulkus, Tumoren, Gefäßanomalien, Aortenaneurysmen, Strikturen, Verätzungen, Spasmen
c) Phase III: Vom distalen Ösophagus in Magen	Achalasie, peptische Stenose, Narbenstriktur, tiefsitzender Tumor (Differentialdiagnose: Kardiakarzinom)
2. Regurgitation und Erbrechen	Peptische Stenose, Tumor, Zenker-Divertikel, Achalasie
3. Schmerz (Art und Lokalisation)	
a) Sodbrennen	Kardiainsuffizienz (gastroösophagealer Reflux)
b) Retrosternaler Schmerz	Ösophagitis, Tumor
4. Husten	Infolge Aspiration bei neuromuskulären Erkrankungen, Atresie, Achalasie, ösophagotracheale Fisteln nach bestrahlten Tumoren

Speiseröhrendrittel. Symptomatik und Untersuchungsverfahren sind eingehend in Tabelle 19–10 u. 19–11 beschrieben.

Mißbildungen der Speiseröhre, S. 417

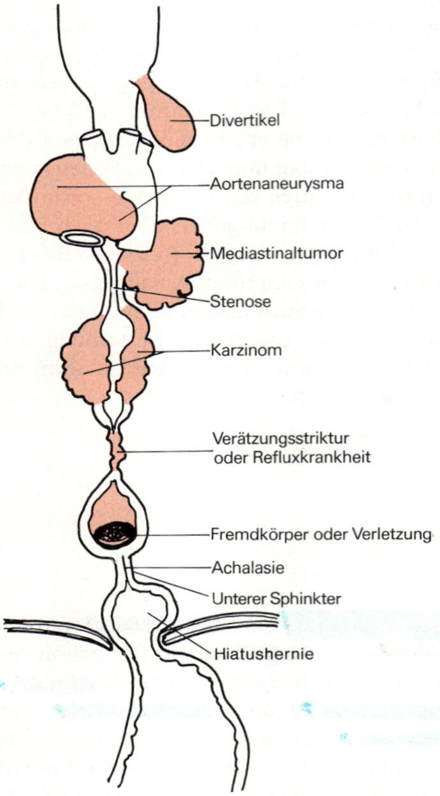

Abb. 19–34. Schema der wichtigsten chirurgischen Ösophaguserkrankungen mit Leitsymptom Dysphagie

Motilitätsstörungen

Achalasie

Bei der Achalasie handelt es sich um eine Degeneration des plexus myentericus (Auerbach-Plexus). Es fehlt die schluckreflektorische Erschlaffung des unteren Ösophagussphinkters (Kardia). Es handelt sich also nicht, wie früher zum Teil angenommen, um einen Spasmus der Kardia. Oberhalb der Verengung bildet sich ein Megaösophagus mit abgeschwächter bzw. unkoordinierter Peristaltik (Abb. 19–35a). Die Erkrankung tritt besonders im 3.–6. Lebensjahrzehnt auf.

Symptome und Diagnose: Leitsymptome der meist jahrelangen Anamnese sind Schluckbeschwerden und Regurgitation unmittelbar nach dem Essen. Schmerzen sind selten, Gewichtsabnahme infolge Mangelernährung ist ein Spätsymptom. Die Röntgenkontrastdarstellung zeigt eine 3–6 cm lange, hochgradige Enge im terminalen Ösophagus, die sich auf i. v.-Gabe von Glukagon öffnet; proximal findet sich ein weitgestellter, atonischer Ösophagus (Weinglasform) mit schwacher oder fehlender Peristaltik im Spätstadium. Infolge retinierter Speisen tritt im prästenotischen Anteil eine endoskopisch sichtbare Ösophagitis auf. Die Enge läßt sich meist mit dem Gastroskop passieren, zum Ausschluß eines Karzinoms werden sog. Etagenbiopsien entnommen. Der direkte Nachweis der fehlenden Kardiaerschlaffung gelingt durch die Manometrie im unteren Ösophagusanteil **(Abb. 33–22)**.

Tabelle 19–11. Untersuchungsverfahren bei Ösophaguserkrankungen

Art der Untersuchung	Methodik	Beurteilung
1. Röntgenuntersuchung	Darstellung mit Bariumsulfatbrei, bei Läsionen bzw. Nahtinsuffizienzen mit wasserlöslichem Gastrografin	Form, Peristaltik, Passagehindernisse, Divertikel, gastroösophagealer Reflux, Hiatushernie
2. Endoskopie mit Biopsie	Ösophagogastroduodenoskopie	Direkte Schleimhautbetrachtung, Biopsie aus Schleimhaut und Tumoren
3. Manometrie	Registrierung von Ösophagus- und Kardiadruck	Kardiafunktion, Motilitätsstörungen des Ösophagus (Achalasie, Kollagenosen, diffuse Ösophagusspasmen, neuromuskuläre Erkrankungen)
4. pH-Metrie	pH-Sonde im terminalen Ösophagus	pH-Änderungen bei gastroösophagealem Reflux

Therapie: Die medikamentöse Therapie mit Nifedipin kann versucht werden, langfristige Beobachtungen über einen Therapieerfolg stehen jedoch aus. Meist wird die wiederholte pneumatische Dehnung der verengten Kardia durchgeführt. War eine 2–3malige Dehnungsbehandlung (Abb. 19–36a) erfolglos, ist die Indikation zur sog. extramukösen Ösophagokardiomyotomie nach Heller gegeben (Abb. 19–36b). Alle Muskelschichten der Ösophagusvorderwand und Kardia bis auf den Magenfundus übergreifend werden ohne Verletzung der Mukosa durchtrennt. Da postoperativ in 20% der Fälle eine Refluxösophagitis auftritt, wird heute häufig eine Fundoplicatio nach Nissen (S. 275) in der gleichen Sitzung durchgeführt (Abb. 19–36c). Sowohl die Dehnungsbehandlung als auch operative Maßnahmen sind in 80–90% erfolgreich; der erste therapeutische Schritt ist daher immer der konservative Versuch mit einer Dehnungsbehandlung.

Diffuse Ösophagusspasmen

Diese ätiologisch bisher nicht geklärte Erkrankung ist gekennzeichnet durch Dysphagie und intermittierende retrosternale Schmerzen in wechselnder Höhe. Röntgenologisch und manometrisch läßt sich eine Hyperperistaltik im mittleren und unteren Speiseröhrendrittel mit segmentalen Spasmen nachweisen.

Die ***Therapie*** ist zunächst konservativ mit Nitroglycerin, Sedativa und Spasmolytika. Die chirurgische Therapie mit Spaltung der Ösophagusmuskulatur in ganzer Länge ist unbefriedigend.

Tumoren der Speiseröhre

Benigne Tumoren

Nur 1–2% der Neubildungen im Ösophagus sind benigne, der Häufigkeit nach: Leiomyome, enterogene Zysten, polypöse Adenome, Hamartome, Lipome oder Fibrome. Das männliche Geschlecht ist doppelt so häufig betroffen. In etwa 50% bleiben gutartige Ösophagustumoren symptomlos und werden zufällig entdeckt. Sie sind meist im mittleren oder unteren Drittel der Speiseröhre lokalisiert und von differentialdiagnostischem Interesse zur Abgrenzung von Ösophaguskarzinomen. Eine operative Indikation ist bei den meist jüngeren Patienten und dem geringen Operationsrisiko (1%) stets gegeben. Die Operationsergebnisse sind

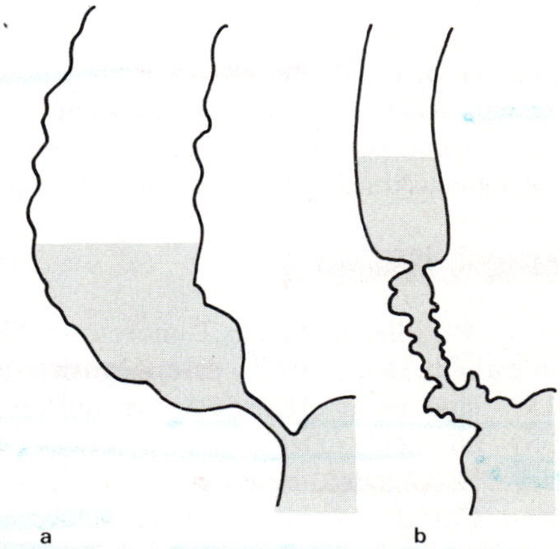

Abb. 19–35 a u. b. Typische Kardiaformen im Röntgenbild bei: (a) Achalasie, (b) Ösphagus- oder Kardiakarzinom

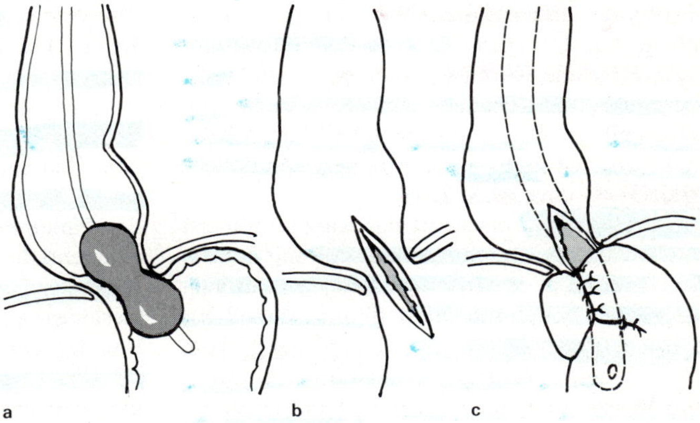

Abb. 19–36 a–c. Therapie der Achalasie. (a) Pneumatische Dehnung. (b) Extramuköse Ösophagokardiomyotomie nach Heller. (c) Fundoplicatio nach Nissen

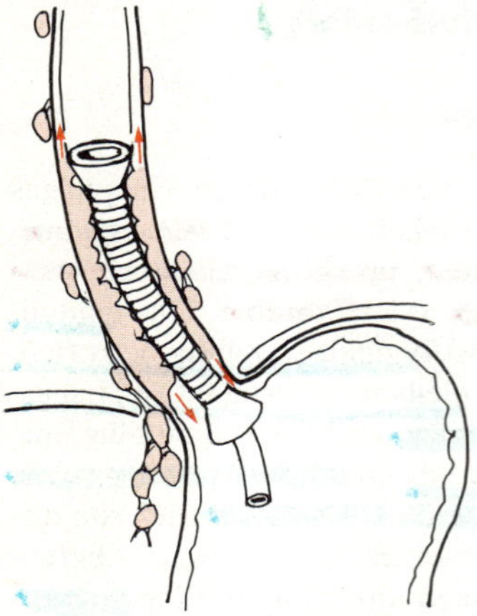

Abb. 19–37. Überbrückung eines inoperablen stenosierenden Ösophaguskarzinoms mit einem Kunststofftubus. Submuköse Karzinominfiltration und lymphogene Metastasierung nach kranial und kaudal

gut, da sich z. B. Leiomyome leicht entfernen lassen. Auch bei anderen benignen Tumoren und Zysten bleibt nach ihrer Exstirpation die Ösophaguskontinuität in der Regel erhalten.

Maligne Tumoren

Etwa 4% aller malignen Tumoren des Gastrointestinaltraktes sind Ösophaguskarzinome. 15% sind im oberen, 50% im mittleren und 35% im unteren Drittel der Speiseröhre lokalisiert. Ösophaguskarzinome treten in Skandinavien, China, Japan und Rußland häufiger als in mitteleuropäischen Ländern auf. Bei Männern sind sie 2–3mal häufiger als bei Frauen, der Altersgipfel liegt bei 50–60 Jahren. Histologisch handelt es sich meist um Plattenepithel- oder entdifferenzierte Karzinome, ganz selten um Sarkome. Adenokarzinome am gastroösophagealen Übergang sind in den Ösophagus vorwachsende Kardiakarzinome; sie sind nicht den Ösophaguskarzinomen zuzurechnen. Ein Großteil der im Ösophagus lokalisierten Adenokarzinome entsteht auf dem Boden eines Barrett-Syndroms (S. 274).

Im Frühstadium erscheint das Karzinom meist pilzförmig ins Lumen vorwachsend mit zentraler Ulzeration. Ringförmige Läsionen mit ausgeprägter Wandinfiltration führen schnell zur Obstruktionssymptomatik. Unabhängig vom Zelltyp neigen Ösophaguskarzinome zur direkten Invasion der umgebenden Wandschichten, submuköser Längsinfiltration in die Ösophaguswand, frühzeitiger lymphogener Metastasierung kranial- und kaudalwärts in paraösophageale, mediastinale sowie zöliakale und suprapankreatische Lymphknoten (Abb. 19–37). Eine hämatogene Disseminierung erfolgt vor allem in Leber, Lunge, Knochen oder Gehirn.

Symptome: Leitsymptom, gleichzeitig oft auch Spätsymptom, ist die Dysphagie. Zunächst können feste Speisen, später auch Flüssigkeiten nur schwer bzw. nicht mehr geschluckt werden. Danach folgen erst Gewichtsverlust, Anämie, Müdigkeit und Appetitlosigkeit. Schmerzen treten selten auf.

Diagnose: Am Anfang steht immer die *Röntgenuntersuchung* mit Kontrastmittelfüllung des Ösophagus (Abb. 19–35 b). Der irregulär begrenzte Füllungsdefekt wechselnder Größe ohne Peristaltik des betroffenen Wandabschnittes verschließt je nach Krankheitsdauer und Tumorwachstum das Speiseröhrenlumen. Die *Ösophagoskopie* zeigt meist einen vom Karzinom ausgehenden Schleimhautdefekt; aus dem sichtbaren Tumor der Mukosa werden Biopsien zur histologischen Klärung entnommen. Wegen der Möglichkeit einer direkten Karzinominfiltration in den Tracheobronchialbaum, besonders bei Lokalisation im mittleren Drittel, sind eine Tomographie und eine Bronchoskopie durchzuführen **(Abb. 33–23 a u. b)**.

Differentialdiagnostisch sind narbige Strikturen bzw. gutartige Tumoren durch Endoskopie und histologische Untersuchung abzugrenzen, ebenso Kardiakarzinome (S. 324). Eine achalasiebedingte Enge (Abb. 19–35 a) im terminalen Ösophagus weitet sich auf Glucagon (60 γ/kg KG i.v.) und zeigt manometrisch ein charakteristisches Druckprofil.

Therapie: Ziel jeder Behandlungsform bei einem Ösophaguskarzinom ist die rasche und sichere Wiederherstellung der Schluckfähigkeit der Patienten. In den letzten Jahren wird zunehmend die Indikation zum primären chirurgischen Eingriff häufiger gestellt, auch wenn die Gesamtprognose unbefriedigend bleibt.

Bei der chirurgischen Therapie ist zu unterscheiden zwischen der radikalen Resektion als kausaler Therapie und chirurgischen Palliativ-

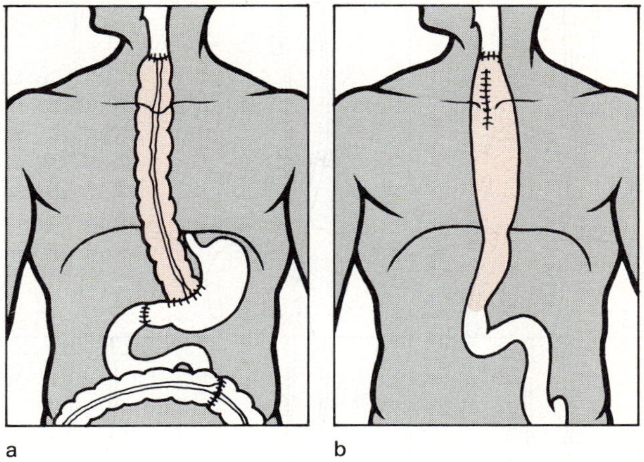

Abb. 19–38 a u. b. Rekonstruktion nach Ösophagusresektion durch Koloninterponat (a) bzw. Magenhochzug nach zervikal (b)

maßnahmen. Die radikale Resektion erfordert eine tumorfreie Zone von 6–10 cm nach kranial und kaudal; darum wird heute die Speiseröhre immer subtotal reseziert und die Kontinuität einzeitig in der Regel durch einen Magen- oder Kolonhochzug bzw. Interposition wiederhergestellt (Abb. 19–38). Es hat sich gezeigt, daß eine Pyloroplastik am nach zervikal hochgezogenen Magen (trunkuläre Vagotomie durch Ösophagusexstirpation) nicht erforderlich ist.

Die Operationsletalität beträgt im Mittel 10–15%. Die Fünfjahresüberlebensrate beträgt nur 10–15%, Fünfjahresheilungen bei Lokalisation im oberen Drittel sind selten beschrieben, im mittleren Drittel werden 10%, im unteren Drittel 20% erreicht.

Palliativmaßnahmen: Bei inoperablen tumorbedingten Stenosen am distalen Ösophagusdrittel, bzw. im Kardiabereich, kann die Speisepassage durch endoskopisches Einlegen eines Plastiktubus (Abb. 19–37) bis etwa 1 Jahr lang wiederhergestellt werden; später können Druckulzera und Perforationen auftreten. Bei kompletter Stenose ist die Nahrungsaufnahme nur durch Anlage einer Magenfistel (Gastrostomie) aufrecht zu erhalten. Gelegentlich werden Umgehungsverfahren (Magen, Kolon) unter Belassen des tumortragenden Ösophagussegmentes empfohlen.

Strahlentherapie: Eine Behandlung mit energiereicher Strahlung (z. B. Kobalt-60) wird heute durchgeführt: bei Inoperabilität des Tumors (fortgeschrittenes Tumorwachstum, diffuse Metastasierung) oder des Patienten (hohes Alter, schlechter Allgemeinzustand). Eine erfolgreiche Bestrahlung führt zu teilweiser Rekanalisation des Ösophagus im Tumorbereich und Linderung der Dysphagiebeschwerden. Typische radiogene Nebenbeschwerden sind gedeckte oder freie Perforationen (Tracheobronchialbaum). In vielen Zentren wählt man häufig die Kombination aus Vorbestrahlung (20 Gy), Operation und Nachbestrahlung in höchsten Dosen (30–40 Gy).

Zytostatische Therapie: Durch zusätzliche gezielte Applikation von Zytostatika (Bleomycin) soll die lokale Wirkung der Bestrahlung erhöht werden können, die Anwendung ist jedoch problematisch.

Prognose: Da weder die chirurgische noch die Strahlentherapie befriedigende Ergebnisse erzielt, ist z. Zt. nur durch die Früherfassung (Reihenuntersuchungen mit Endoskopie und Biopsie), wie sie z. T. in ostasiatischen Ländern praktiziert wird, eine Prognoseverbesserung zu erwarten.

Kardiakarzinom, S. 324

Kardiainsuffizienz und Refluxkrankheit

Pathophysiologie: Die Kardiafunktion ist abhängig von einem intakten Bandapparat zur Aufrechterhaltung des ösophagogastrischen Winkels im Sinne eines Ventilmechanismus und einer suffizienten „Hochdruckzone" im terminalen Ösophagus, die dem unteren Ösophagus-

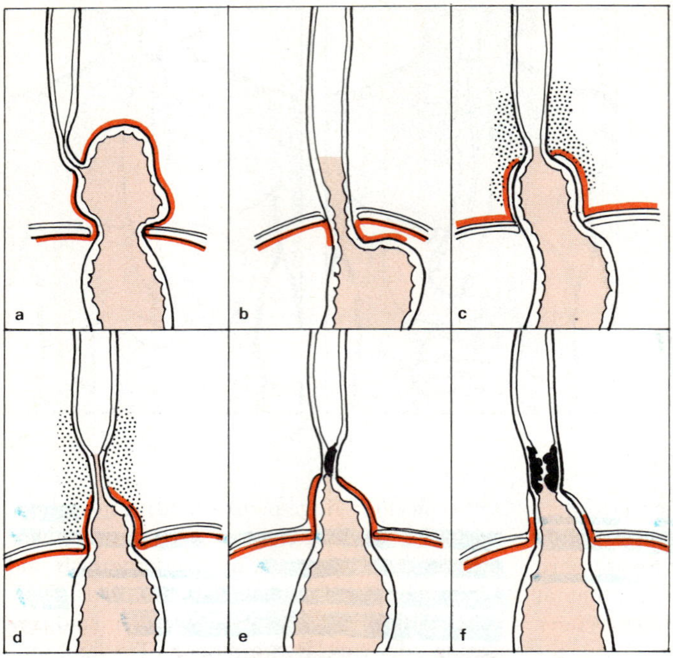

Abb. 19–39 a–f. Formen und Komplikationen der Refluxkrankheit der Speiseröhre. (a) Einfache Hiatusgleithernie mit Kardiainsuffizienz. (b) Endobrachyösophagus. (c) Sekundärer Brachyösophagus. (d) Peptische Stenose. (e) Chronisches Kardia- bzw. Barrett-Ulkus. (f) Maligne Entartung

sphinkter entspricht. Dieser kann durch Polypeptidhormone in pharmakologischen Dosen, z. B. Pentagastrin 0,6 µg/kg KG i. v. bzw. Glucagon 60 µg/kg KG i. v. stimuliert bzw. inhibiert werden. Das Gastrin scheint in physiologischen Konzentrationen keinen steuernden Einfluß auf den Kardiatonus zu besitzen. In etwa 40% der Fälle mit Hiatushernien (S. 280) findet sich eine Kardiainsuffizienz (Abb. 19–39 a). Die Folge ist eine Refluxösophagitis (Abb. 19–39 c), bedingt durch den gastroösophagealen Reflux, der begünstigt wird durch Adipositas, Bücken nach vorn, Bauchpresse oder Gravidität. Die Refluxkrankheit kann in jedem Alter, bei Männern gehäuft, auftreten; sie korreliert nicht mit einer Hypersekretion oder Hyperazidität.

Symptome: Beginn meist mit Sodbrennen, besonders im Liegen und nach Mahlzeiten; später Dysphagie mit retrosternalen Schmerzen (Ösophagitis). Im Stadium der Komplikation kennen wir unterschiedliche Schweregrade der Refluxösophagitis, besonders im unteren Drittel: Ödembildung, Erosionen, Blutungen sowie kurz- oder auch langstreckige Strikturbildungen und peptische Stenosen. Im Spätstadium kommt es zur Schrumpfung des terminalen Ösophagus (*erworbener Brachyösophagus*, Abb. 19–39 d).

Differentialdiagnostisch ist dieses Krankheitsbild vom *endogenen Brachyösophagus* (Barrett-Syndrom, Abb. 19–39 b) zu unterscheiden. Dieser ist gekennzeichnet durch atypische Zylinderepithelauskleidung im unteren Ösophagus, entsprechend der Magenschleimhaut, bei sonst morphologisch unverändertem Wandaufbau sowie normaler Blut- und Nervenversorgung. Hiervon wiederum abzutrennen sind ektopische *Magenschleimhautinseln* im Ösophagus, die sich ebenfalls entzündlich verändern und zu Ulzera (Barrett-Ulzera, Abb. 19–39 e) und Stenosen führen können. Karzinomentartungen wurden nach jahrelang bestehender chronischer Refluxösophagitis beobachtet (Abb. 19–39 f).

Diagnose: Die Anamnese ist charakteristisch. *Röntgenologisch* kann die Erkrankung durch Nachweis eines Refluxes in Kopftieflage bestätigt werden. *Manometrisch* zeigt sich ein mäßig bis stark abgeschwächter Tonus des unteren Ösophagussphinkters, in ausgeprägten Fällen ohne Reaktion auf exogen applizierte Polypeptidhormone (Pentagastrin). Die 24-h-pH-Me-

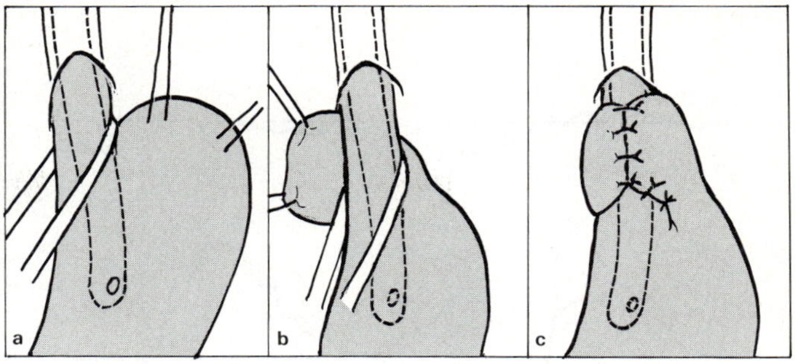

Abb. 19–40 a–c. Fundoplicatio nach Nissen. (a) Anschlingen des unteren Ösophagus mitsamt der Kardia. (b) Bildung einer Fundusmanschette. (c) Herstellung der Kardiakontinenz durch Fundoplicatio über einem 16 mm dicken Gummischlauch, der im Ösophagus liegt

trie erfaßt alle Refluxepisoden der Patienten und erlaubt exakte Aussagen zur Unterscheidung eines physiologischen und pathologischen Refluxes. *Endoskopisch* erkennt man schon oft makroskopisch eine Refluxösophagitis. Endoskopisch unterscheidet man *4 Stadien der Refluxösophagitis,* die makroskopisch definiert sind:

Stadium I: Erosive oberflächliche, nichtkonfluierende Schleimhautveränderungen.

Stadium II: Die beschriebenen Läsionen konfluieren, umfassen aber nicht die ganze Zirkumferenz; sie weisen oft einen Fibrinbelag auf.

Stadium III: Die exsudativen Erosionen umfassen den ganzen Umfang des terminalen Ösophagus.

Stadium IV: Komplikationen der Refluxösophagitis mit Ulkus (Übergangsulkus oder Barrett-Ulkus), Stenose, Brachyösophagus und Zylinderzellmetaplasien ohne Möglichkeit einer restitutio ad integrum. Aus praktischen Gründen und um den Verhältnissen beim Ersatz durch Zylinderzellepithel besser gerecht zu werden, unterscheidet man heute ein Stadium IVa (*mit* entzündlichen Veränderungen) und ein Stadium IVb (*ohne* entzündliche Veränderungen, irreversibles Narbenstadium).
Etagenbiopsien zur histologischen Sicherung der Diagnose werden in gleicher Sitzung entnommen.

Therapie: Bei jeder Refluxkrankheit werden zunächst konservative Maßnahmen versucht (Diät, Gewichtsabnahme, Schlaf mit erhöhtem Oberkörper, Antazida, Cimetidin). Erst bei fortbestehender bzw. zunehmender Symptomatik muß rechtzeitig die Indikation zur chirurgischen Therapie gestellt werden, d. h. im Stadium IV, gelegentlich im Stadium III. Eine absolute Operationsindikation besteht bei bereits eingetretenen organischen Veränderungen (Stenose, Ulkusblutung), zumal mit zunehmender periösophagealer Vernarbung das Operationsrisiko wächst.

Die heute am meisten angewandte Methode ist die transabdominale Fundoplicatio nach Nissen (Abb. 19–40). Sie hat neben der Herstellung eines Ventilmechanismus den Vorteil, daß die für die Manschettenbildung verwendete Magenfundusvorderwand in der Ansprechbarkeit auf Polypeptidhormone dem unteren Ösophagussphinkter entsprechend reagiert. Somit kann ein suffizienter Verschluß ähnlich dem einer normalen Kardiafunktion hergestellt werden (Abb. 19–41).

Bei *peptischen Stenosen* bzw. erworbenem *sekundärem Brachyösophagus* wird die Enge aufbougiert und eine Fundoplicatio als refluxverhütende Maßnahme angeschlossen. Der Eingriff erfolgt in der Regel von abdominal, von thorakal dagegen dann, wenn die Kardia weit in den Thorax hineinverlagert ist. Die Ösophagitis heilt postoperativ spontan aufgrund des aufgehobenen Refluxes narbig aus. Eine Resektion des stenosetragenden Ösophagusabschnittes mit thorakalem Magenhochzug oder plastischer Zwischenschaltung von Dünn- bzw. Dickdarmsegmenten ist heute nur noch selten nötig **(Abb. 23–24)**.

Prognose: Die Operationsergebnisse sind in etwa 90% gut, bei einer Operationsletalität von 1–2%. Rezidive bzw. operationstechnisch bedingte Störungen treten bei etwa 10% der operierten Patienten auf. Hierzu gehört das

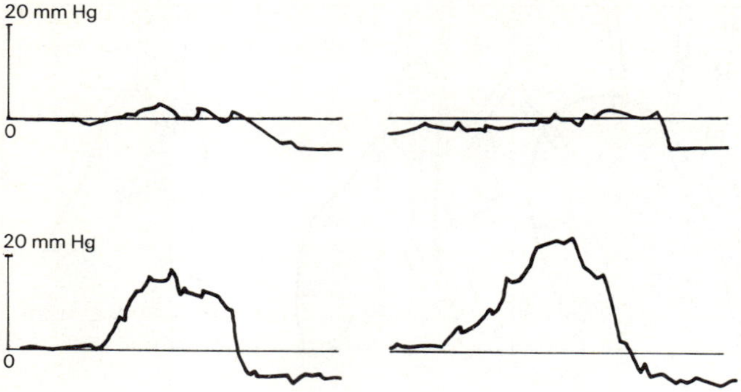

Abb. 19–41. Manometrische Durchzugskurve bei Kardiainsuffizienz. Obere Kurve: Präoperatives Druckprofil in Ruhe und nach Stimulation (stark erniedrigt). Untere Kurve: Druckprofil postoperativ (normale Werte)

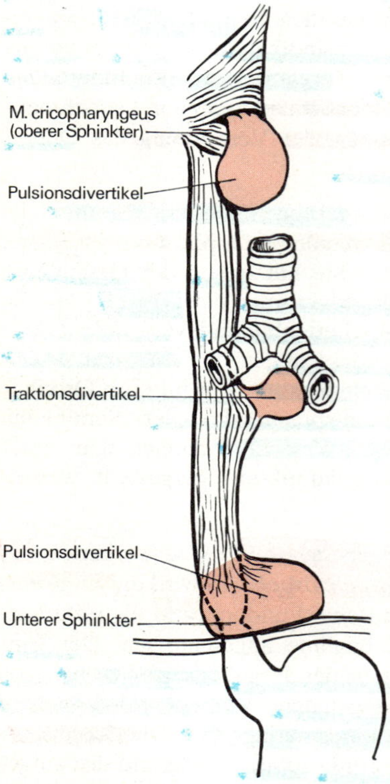

Abb. 19–42. Typische Formen und Lokalisationen von Divertikeln der Speiseröhre

sog. „*Postfundoplicatiosyndrom*", ein Roemheld-ähnlicher Beschwerdekomplex, dem sowohl funktionelle wie organische Ursachen zugrundeliegen können, z. B. falsche Operationsindikation bei präoperativ normalem Kardiadruck, zu enge Fundusmanschette, Manschette aus hinterer Magenwand und Läsion des N. vagus. Bei sorgfältiger Operationstechnik sind diese Beschwerden weitgehend zu vermeiden.

Divertikel der Speiseröhre

Im Verlauf des Ösophagus können Pulsions- und Traktionsdivertikel auftreten (Abb. 19–42).

Pharyngoösophageales Pulsionsdivertikel

Dieses häufigste (Zenker-)Divertikel tritt bei Männern 3mal häufiger als bei Frauen auf, selten unter dem 30., meist nach dem 60. Lebensjahr. Bei 10% der Kranken besteht gleichzeitig eine Refluxerkrankung (S. 273), bei etwa $^1/_3$ der Patienten eine Hiatushernie ohne Reflux.

Ätiologisch handelt es sich um eine muskuläre Wandschwäche zwischen Anteilen der Pars cricopharyngea am Übergang der willkürlichen Pharynx- zur unwillkürlichen Ösophagusmuskulatur mit Druckerhöhung des oberen Ösophagussphinkters. Zwischen diesen Muskelgruppen stülpen sich Mukosa mit Submukosa als Pulsionsdivertikel aus.

Symptome und Diagnose: Als Leitsymptom tritt eine Dysphagie in Abhängigkeit von der Divertikelgröße auf. Druckschmerzen je nach Füllungszustand des Divertikels sowie ein gurgelndes Geräusch beim Schlucken von Flüssigkeiten sind typisch; weiterhin kommt es zu Hustenreiz und Foetor ex ore. Unverdaute, nichtsaure Speisen werden meist im Liegen regurgitiert mit der Gefahr der Aspiration und nachfolgender Pneumonie. Selten können Ulzerationen im

Divertikelsack durch faulige Nahrungsreste zur Perforation führen, äußerst selten werden aus dem gleichen Grund Blutungen beobachtet. Karzinomgefahr besteht bei diesen oberen Lokalisationen nicht.
Die röntgenologische Diagnose wird mit wasserlöslichen Kontrastmitteln gestellt (Aspirationsgefahr!). Der Divertikelsack projiziert sich in der Regel nach links paravertebral. Mit der Ösophagoskopie läßt sich ggf. der Divertikeleingang genau lokalisieren. Manometrisch findet sich bei etwa 50% der Patienten eine Koordinationsstörung der Schluckperistaltik am Übergang vom Pharynx zum tubulären Ösophagus **(Abb. 33–21)**.

Therapie: Die Operationsindikation ergibt sich aus den oben genannten Komplikationsmöglichkeiten.
Operation: Kollare Freilegung des Divertikels, von einer Inzision entlang des linken M. sternocleidomastoideus; die Abtragung des Divertikels und die anschließende Zweischichtennaht mit resorbierbarem Nahtmaterial führt in der Regel zur Heilung. Dabei kann eine zusätzliche Myotomie des oberen Ösophagussphinkters zur Minderung der Rezidivgefahr durchgeführt werden.

Traktionsdivertikel

Durch Narbenzug eines mit dem Ösophagus verbackenen oder entzündlichen Bifurkations- oder paratrachealen Lymphknotens entstehen zipfelförmige Ausziehungen aller Wandschichten der Speiseröhre. Sie sind fast immer im mittleren Drittel gelegen, treten bei Männern und Frauen gleich häufig und meist jenseits des 4. Lebensjahrzehnts auf. In Bifurkationshöhe werden mit gleicher Symptomatik und Operationsindikation auch Pulsionsdivertikel beobachtet.

Symptome und Diagnose: Traktionsdivertikel bleiben häufig asymptomatisch; gelegentlich treten Hustenanfälle (durch Fixation an Trachea bzw. Bronchus) oder Dysphagien infolge entzündlicher Reaktionen im Divertikelsack auf, Perforations- und Fistelbildungen sind selten. Die Diagnose wird ebenfalls röntgenologisch durch Kontrastmitteldarstellung gestellt. Endoskopisch müssen stets Tumoren und Strikturen ausgeschlossen werden.

Therapie: Nur bei eindeutiger Symptomatik und nach Ausschluß von Begleiterkrankungen ist die operative Intervention mit Divertikelabtragung gegeben, die stets von transthorakal rechts durchgeführt wird.

Epiphrenale Divertikel

Sie sind meist dicht oberhalb des Zwerchfells lokalisiert, seltener im distalen Ösophagusdrittel. Manometrisch findet man häufig eine gestörte Ösophagusmotilität. Diese Pulsionsdivertikel gehen meist von der rechten Speiseröhrenwand aus und sind größer als die Zenker-Divertikel. Ein gehäuftes Vorkommen wird bei Achalasiepatienten beobachtet.

Die ***Diagnose*** wird oft als Zufallsbefund während einer Routineröntgenuntersuchung gestellt.

Therapie: Die Operationsindikation ist nur bei Symptomen wie Kompressionsbeschwerden, entzündlichen Spasmen, Dysphagie oder Erbrechen gegeben. Bei den seltenen Perforationen in das Mediastinum und Bronchialsystem liegen allerdings dringliche Indikationen vor. Die Operation besteht in einer posterolateralen Thorakotomie mit Abtragung des Divertikels und zweischichtiger Naht.

Verletzungen der Speiseröhre

Spontane (postemetische) Ösophagusperforation (Boerhaave-Syndrom)

Spontanperforationen können bei Menschen ohne vorhergehende Ösophaguserkrankung auftreten. Die Ruptur betrifft hierbei sämtliche Schichten der Speiseröhre. Sie ist am häufigsten im unteren Ösophagusdrittel (posterolateral links) oder in Höhe der V. azygos im mittleren Drittel (lateral rechts) gelegen. Die Entstehungsursache dieser seltenen Erkrankung ist nicht geklärt; wahrscheinlich tritt sie bei heftigem Erbrechen und Würgen infolge eines exzessiven Überdruckes in der unteren Speiseröhre auf.

Symptome: Meist findet man in der Anamnese gehäuftes Erbrechen, gelegentlich mit Hämatemesis, besonders bei Alkoholikern ab dem

50. Lebensjahr. Akutes Auftreten stärkster Schmerzen im Thoraxbereich und Oberbauch (Mallory-Weiss-Syndrom, S. 319), die rasch zum Schock führen, ist typisch.

Diagnose: Meist linksseitiger Pneumothorax. Austritt von (wasserlöslichem!) Röntgenkontrastmittel an der Rupturstelle. Eine Ösophagoskopie ist dann nicht notwendig.

Therapie: Innerhalb der ersten Stunden sollte in der Regel die Thorakotomie mit primärer Übernähung der Rupturstelle und Drainage der Pleurahöhle angestrebt werden. Bei zu später chirurgischer Behandlung kann die Perforationsstelle nur noch drainiert und durch zervikale Ösophagostomie sowie Gastrostomie als Ernährungsfistel ausgeschaltet werden. Die definitive Versorgung erfolgt dann später.

Die ***Prognose*** ist gut, wenn Diagnose und Operationsindikation früh gestellt werden. Bei zu spät erkannten Perforationen mit Schocksymptomatik, Peritonitis, Mediastinitis, Pleuraempyem und Sepsis ist sie jedoch ernst (Letalität über 50%).

Traumatische Perforation der Speiseröhre

Durch die breite Anwendung endoskopischer Untersuchungsmethoden haben besonders die instrumentellen Perforationen (Abb. 19–53) zugenommen; sie werden aber auch bei Anwendung von tamponierenden Ballonsonden (z. B. Sengstaken-Blakemore- oder Linton-Nachlas-Sonden bei blutenden Ösophagusvarizen, S. 389), nach Dehnung oder Sprengung von Achalasien, bei der Bougierungstherapie von Strikturen, sogar nach Einlegen einfacher Magensonden beobachtet. Die meisten Perforationen treten im krikopharyngealen Bereich auf.

Leitsymptome sind Schmerzen, Fieber, Dysphagie, Hypotension mit Tachykardie bis zur Schocksymptomatik und Dyspnoe. Ein Haut- und Mediastinalemphysem kann auftreten. Weitere Komplikationen sind: Fulminante Mediastinitis, Pleuraempyem, Bronchopneumonie und Sepsis.

Diagnose: Die Thoraxübersichtsaufnahme zeigt Luft im Mediastinum, später einen Pleuraerguß. Beim Probeschluck tritt wasserlösliches Kontrastmittel in die Pleurahöhle aus.

Therapie: Bei sofortiger Erkennung einer Ösophagusperforation kann eine alleinige Drainage ausreichend sein; dabei muß eine Magensonde zwecks intermittierender Dauerabsaugung des Magensaftes über die Perforationsstelle hinaus bis ins Antrum gelegt und eine parenterale Ernährung durchgeführt werden. Bei nachfolgendem Pleuraerguß kann eine Bülau-Drainage indiziert sein. Bei verschleppter Diagnose (über 24 h) und großen Längsrissen im Ösophagus kann eine sofortige Thorakotomie mit zweireihigem Verschluß der Perforationsstelle (resorbierbares Nahtmaterial) angezeigt sein. Wurde ein Ösophaguskarzinom perforiert, ist eine sofortige Ösophagektomie mit Anlage eines zervikalen Ösophagostomas und einer Magenernährungsfistel zu erwägen.

Säure- und Laugenverätzung der Speiseröhre

Säureverätzungen führen zu Koagulationsnekrosen, *Laugenverätzungen* zu tiefgreifenden Kolliquationsnekrosen. Da alkalische Lösungen zu einem reflektorischen Kardiospasmus führen (Säuren nicht!), ist bei Laugenverätzungen der Ösophagus mehr als der Magen befallen.

Diagnose: Eine exakte Anamnese ist besonders wichtig. Ätzflecken an Lippen, Mund und Rachenraum geben erste Hinweise. Als Komplikationen können Blutungen, Perforationen, Mediastinitis, tracheoösophageale Fistel sowie Strikturen auftreten.

Therapie:
Notfalltherapie: Analgetika, Einlegen einer Sonde in den Pharynx zur Spülung des Ösophagus mit großen Mengen Wasser. Verdünnte saure bzw. alkalische Lösungen zum Neutralisieren sollten entsprechend verwendet werden. Antibiotika in hohen Dosen, Kortikosteroide (bis zu 1 g/tgl.) zur Reduzierung der Strikturbildung für 8 Tage sowie Antihistaminika in maximalen Dosen gehören zur Erstbehandlung.

Bougierung: Nach 3–4 Tagen kann damit vorsichtig mit weichen elastischen Sonden für etwa 5–6 Wochen begonnen werden, ggf. auch nach Anlage einer Ösophagostomie am Hals.

Chirurgische Therapie: Schwere Verätzungen erfordern frühzeitig eine Gastrostomie zur Ernährung. Treten später Strikturen auf, so muß der betroffene Ösophagusabschnitt oft noch nach Jahren bzw. Jahrzehnten reseziert und durch ein Magen- bzw. Darmsegment auf transthorakalem, retrosternalem oder antethorakalem Wege ersetzt werden.

Fremdkörper in der Speiseröhre

Fremdkörper, wie Knochen, Gräten, Gebiß, Münzen, Kugeln u. a., können an den 3 physiologischen Engen der Speiseröhre stecken bleiben. Kinder oder geistig behinderte Patienten sind am meisten betroffen.

Symptome und Diagnose: Leitsymptom ist der Schmerz, milde bis heftig, in Abhängigkeit von der Größe des Fremdkörpers. Selten tritt eine Mediastinitis als Erstsymptom bei kleinen Perforationen (Gräte!) auf. Die Verdachtsdiagnose ist meist schon aufgrund der Anamnese zu stellen. Die Sicherung erfolgt röntgenologisch und endoskopisch.

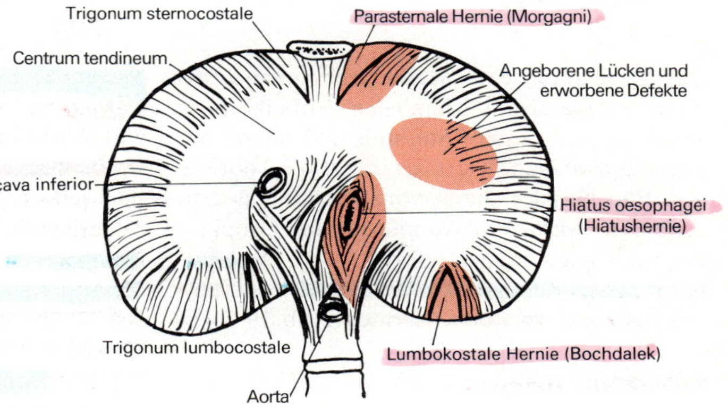

Abb. 19–43. Anatomie des Zwerchfells von ventral gesehen mit angeborenen und erworbenen Bruchpforten (rechte Bildhälfte)

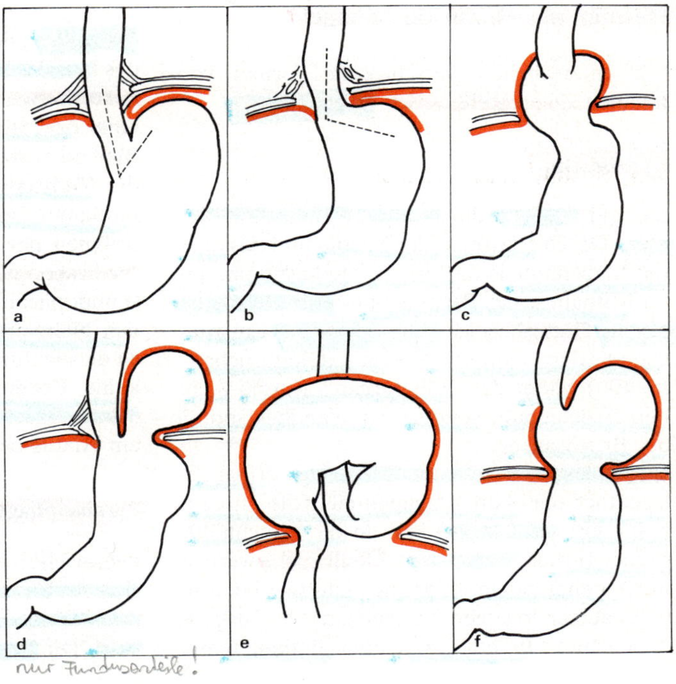

Abb. 19–44 a–f. Verschiedene Formen der Zwerchfellhernien. (a) Normalzustand. (b) Kardiofundale Fehlanlage. (c) Gleitbruch. (d) Paraösophageale Hernie. (e) Upside-down-stomach (Magenvolvulus). (f) Mischformen des Hiatusbruches

nur Fundusanteile!

Therapie: In der Regel wird sofort die Ösophagoskopie diagnostisch und therapeutisch mit dem Versuch der Extraktion des Fremdkörpers eingesetzt. Nur selten, z. B. bei Unbeweglichkeit des Fremdkörpers infolge Festhakens in der Mukosa oder bei bereits erfolgter Perforation der Ösophaguswand, ist eine chirurgische Intervention notwendig: Thorakotomie, Ösophagotomie zur Fremdkörperentfernung, zweireihiger Nahtverschluß mit resorbierbarem Nahtmaterial.

Zwerchfell

Das Zwerchfell, eine Muskelsehnenplatte, ist dorsal an die ersten 3 lumbalen Wirbelkörper, ventral an das untere Sternum und lateral an den Rippenbögen fixiert. Es trennt die Thorax- und Bauchhöhle; durch vorgegebene Lücken verlaufen Aorta, V. cava inferior und Ösophagus mit Vagusstämmen (Abb. 19–43). Die häufigsten Erkrankungen des Zwerchfells sind angeborene und erworbene Hernien (Abb. 19–44).

Kongenitale Hernien, S. 407

Hernien des Hiatus oesophagei

Wir unterscheiden verschiedene Formen von hiatalen Zwerchfellhernien (Abb. 19–44).

Gleitbrüche

Sie sind mit 90% die häufigsten Zwerchfellhernien. Durch Eintreten der Kardia und des oberen Magenanteils ins hintere Mediastinum, unter Mitnahme des Peritoneums, entsteht die typische Hiatushernie (Abb. 19–44c). Entsprechend der Definition von „Gleitbrüchen" (S. 400) bildet das „Gleitorgan" Kardia nicht den Bruchinhalt, sondern ist Wandbestandteil des Bruchsackes.
In Abhängigkeit von der Körperlage dringt gelegentlich der obere Magenanteil in die Thoraxhöhle ein (im Liegen) bzw. in die Bauchhöhle wieder zurück (im Stehen). Gleitbrüche werden mit zunehmendem Alter auch häufiger bei routinemäßiger Röntgenuntersuchung des Magens beobachtet. In etwa 40% der Patienten mit Hiatushernien findet sich eine Kardiainsuffizienz (S. 273), die in der Regel auch für die Symptome verantwortlich ist.
Bei der *kardiofundalen Fehlanlage* (Abb. 19–44b) handelt es sich um eine Vorstufe des Gleitbruches, wobei der Ösophagus infolge Lockerung des Bandapparates unter stumpfem His-Winkel in den Magen mündet. Gemeinsam mit einem insuffizienten unteren Ösophagussphinkter kann es zum gastroösophagealen Reflux kommen. Bei Säuglingen mit abnormer kardiabedingter Brechneigung ist diese Fehlanlage wesentlich deutlicher ausgebildet als bei gesunden Neugeborenen; hierbei findet sich nur eine physiologische Abflachung des His-Winkels.

Symptome und Diagnose: Hiatushernien ohne Reflux sind in 50% der Fälle asymptomatisch und werden als Zufallsbefund entdeckt. Bei gastroösophagealem Reflux mit Refluxkrankheit sind jedoch Sodbrennen und Dysphagie charakteristische Leitsymptome. Die peptische Komponente kann durch Untersuchung des Magensaftes geprüft werden. Allerdings werden Refluxbeschwerden auch bei Norm- bzw. Hypazidität beobachtet. Röntgenologisch läßt sich mit Kontrastmittel der obere Magenanteil in der Thoraxhöhle nachweisen, gelegentlich erst in Kopftieflage. Weitere Diagnostik S. 274.

Therapie: Die Behandlung des Krankheitsbildes bezieht sich auf die Refluxkrankheit – eine Hiatushernie ohne Beschwerden bedarf weder einer operativen noch konservativen Therapie. Bleiben trotz konservativer Therapie (S. 275) die Refluxsymptome bestehen, ist jedoch die Indikation zur Operation klar gegeben. Im Rahmen der *chirurgischen Therapie* einer Refluxösophagitis und ihrer Komplikationen (Fundoplicatio, S. 275) wird in der Regel auf den Nahtverschluß der Bruchlücke verzichtet, da diesem für den Aufbau einer Refluxbarriere keine Bedeutung zukommt; nur sehr ausgedehnte Bruchlücken können durch Einzelnähte am Hiatus oesophagei verschlossen werden.

Paraösophageale Hiatushernien

Dieser Hernientyp ist durch eine normale Fixation der Kardia gekennzeichnet, auch die Funktion des unteren Ösophagussphinkters ist ungestört. Die Bruchbildung erfolgt durch Eintreten eines Fundusanteiles mit peritonealem Bruchsack in die Thoraxhöhle (Abb. 19–44d). Als extreme und seltene Variante kann ein sog. *Thoraxmagen* („upside-down-stomach") auftreten, mit Rotation des Magens um seine Längsachse und Umschlagen der großen Kurvatur nach kranial (Abb. 19–44e). Weiterhin werden *Mischformen* dieses Hiatusbruches beobachtet, die Kombination einer Gleit- und paraösophagealen Hernie (Abb. 19–44f); hierbei gleiten bei einer paraösophagealen Hernie sekundär Kardia und ein Teil der kleinen Magenkurvatur zusätzlich in den Thoraxraum.

Symptome und Diagnose: Paraösophageale Hernien sind häufig asymptomatisch; sie werden aber andererseits oft erst auf Grund eingetretener Komplikationen entdeckt, da erste Symptome meist verkannt werden. Bei den unkomplizierten Formen sind Aufstoßen, Druckgefühl in der linken unteren Thoraxseite und Herzbeschwerden wichtige Hinweiszeichen. Diese druckbedingten Phänomene infolge der überfüllten Magenblase können sich nach der Nahrungsaufnahme durch den dann erweiterten Fundusanteil verstärken.
Im Komplikationsstadium treten Passagestörungen durch die Magenverlagerung und Torsion sowie Inkarzerationserscheinungen auf. Weiterhin verursachen Schleimhauterosionen und ein Ulkus am Schnürring chronische Blutungen mit Anämie. Selten können mit dem Magen andere Organe, wie Dünn- oder Dickdarm und Milz, in das Mediastinum übertreten. Die Diagnose ist stets röntgenologisch zu sichern **(Abb. 33–25)**.

Therapie: Wegen der Komplikationsmöglichkeiten ist bei den paraösophagealen Hiatushernien im allgemeinen die Indikation zur Operation gegeben, auch im asymptomatischen Stadium. Bei Inkarzeration besteht auch im hohen Alter die dringliche bzw. vitale Indikation zur Operation. Der einfachste und risikoärmste Eingriff ist die transabdominale Gastropexie. Der thorakal verlagerte Magenanteil wird in die Bauchhöhle reponiert und an der vorderen Bauchwand fixiert (Abb. 19–45). Zusätzlich kann man den Hiatus oesophagei bei großer Bruchlücke mittels Einzelnähten einengen. Der in situ verbleibende Bruchsack schrumpft dann spontan.

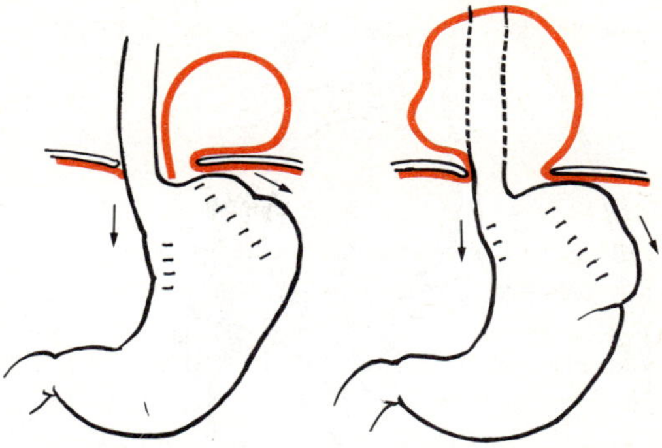

Abb. 19–45. *Operationsprinzip bei paraösophagealer Hernie (s. Abb. 19–44d) sowie eines intrathorakalen Magenvolvulus (s. Abb. 19–44e) durch Gastropexie mit in situ verbleibendem, spontan schrumpfendem Bruchsack*

Zwerchfellrupturen

Traumatische Zwerchfellrupturen

Sie entstehen in der Regel durch Abdominal-, seltener durch stumpfe Thorax- oder abdominothorakale Kombinationstraumen. Die direkte Zwerchfellverletzung durch penetrierende oder perforierende Traumen (Schuß, Stich, Pfählung) ist selten. Da die Leber stoßdämpfend wirkt, treten 90% der Rupturen links und nur 10% rechts auf; äußerst selten ist die Verletzung doppelseitig lokalisiert. Im Gegensatz zu echten Hernien liegt sie meist an atypischer Stelle im Centrum tendineum am Übergang vom sehnigen zum muskulären Teil (Abb. 19–43). Infolge des negativen intrathorakalen Druckes kommt es durch den entstehenden Sog zum Prolaps von Baucheingeweiden in die Brusthöhle (Magen, Milz, Netz, Dünndarm, Kolon oder auch Leberanteilen) (Abb. 19–46).

Symptome: Da ein Organprolaps innerhalb weniger Minuten bis mehrere Tage nach dem Unfall entstehen kann, verläuft die Ruptur zunächst u. U. symptomarm, bleibt primär unbemerkt und führt erst nach längerer Zeit (bis zu Monaten/Jahren) zu uncharakteristischen Beschwerden. Entsprechend der Schwere der Begleitverletzungen können abdominelle oder kardiovaskuläre und respiratorische Symptome im Vordergrund stehen. Eine Inkarzeration kann einen hohen Ileus hervorrufen.

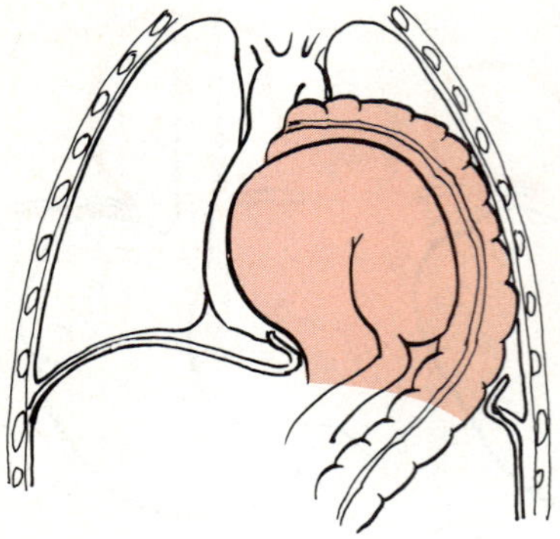

Abb. 19–46. Traumatische Zwerchfellruptur links

Diagnose: Wichtige Hinweiszeichen sind tympanitischer Klopfschall und auskultierbare Darmgeräusche im Thorax. Röntgenologisch zeigen sich auf Thoraxübersichtsaufnahmen in 2 Ebenen sowie auf der Abdomenleeraufnahme Konturunregelmäßigkeiten des Zwerchfells, Aufhellungen und Verschattungen. Die Diagnose kann nach Einführen einer Sonde in den prolabierten Magen mittels Kontrastmittelgabe gesichert werden. Ein Leber-Szintigramm-Sonogramm führt zur Klärung der Lokalisation der Leber und zur Diagnose der seltenen rechtsseitigen Zwerchfellruptur.

Therapie: Schockbekämpfung, Magenschlauch zur Entlastung des überfüllten Magens, exploratorische Laparotomie zur Erkennung und Behandlung begleitender Organverletzungen (Leber, Milz, Pankreas) und Versorgung der Zwerchfellruptur durch direkten Nahtverschluß mittels nichtresorbierbaren Nahtmaterials. Stehen im Rahmen einer Zwerchfellruptur thorakale Begleitverletzungen im Vordergrund, sollte die Ruptur von thorakal versorgt werden; ggf. ist zusätzlich noch eine Laparotomie erforderlich.

Alte Zwerchfellrupturen mit Organprolaps

Zwerchfellrupturen werden oft nicht sofort erkannt, da sie lange Zeit asymptomatisch bleiben können. Anamnestisch findet sich Monate oder Jahre zuvor ein stumpfes, selten ein penetrierendes Bauch- oder Thoraxtrauma. Der Organprolaps verursacht später meist Passagestörungen im Gastrointestinaltrakt, Strangulationen und Inkarzerationen, Blutungen und seltener eine Mediastinalverlagerung.

Diagnose: Sie wird durch Kontrastmittelfüllung des prolabierten Magens und Kolons gesichert. Wegen der Komplikationsmöglichkeiten ist in der Regel mit der Diagnose auch die Operationsindikation gegeben. Der Eingriff ist im Stadium der Inkarzeration sofort durchzuführen. Bei alten Zwerchfellrupturen ist wegen der stets vorhandenen Verwachsungen der transthorakale Nahtverschluß der Bruchlücke, nach Lösen von Adhäsionen und Reposition der Bauchorgane, die Methode der Wahl. Das Operationsrisiko ist gering, die Ergebnisse sind gut.

Relaxatio diaphragmatica

Bei ausgeprägter Relaxatio diaphragmatica findet man einen extremen Hochstand einer Zwerchfellhälfte, wesentlich höher als bei gleichseitiger Phrenikusparese. Auf Grund identischer Symptomatik kann eine hochgradige angeborene Zwerchfellrelaxation, meist linksseitig, mit einem angeborenen Zwerchfellbruch verwechselt werden. In schweren Fällen kann es zu einer kompletten Ausfüllung der Pleurahöhle mit Mediastinalverdrängung, Lungenkompression und Ateminsuffizienz kommen. Durch den extremen Hochstand der Zwerchfellseite tritt gelegentlich ein Magenvolvulus mit Überblähung der Magenblase sowie der linken Kolonflexur auf (Roemheld-Syndrom). Bei begleitenden kardiorespiratorischen Störungen ist die Operationsindikation gegeben.

Operation: Von einem transthorakalen Zugang aus wird unter Schonung des N. phrenicus eine geschlossene Faltung des Zwerchfells zur Beseitigung des Organprolapses vorgenommen. Ist die Zwerchfellmembran zu dünn und erscheint eine einfache Doppelung unzuverlässig, so ist eine Muskelplastik aus dem M. latissimus dorsi möglich. Postoperativ findet sich häufig eine geringe Zwerchfellbeweglichkeit, die jedoch nicht einer aktiven Zwerchfellfunktion entspricht.

Tumoren

Primäre Tumoren des Zwerchfells sind selten; der Anteil benigner (Lipome, Fibrome, Zysten, Angiome) und maligner Geschwülste (Sarkome) ist etwa gleich. Die Symptomatik ist unabhängig vom Tumortyp indifferent. Die meisten Tumoren werden zufällig entdeckt und erfordern den chirurgischen Eingriff zwecks histologischer Klärung. Gelegentlich finden sich *sekundäre Geschwülste* in Form von lymphogenen und hämatogenen Karzinommetastasen als Ausdruck eines disseminierten Karzinomleidens. Auf eine chirurgische Therapie wird man hierbei im allgemeinen verzichten.

Thoraxverletzungen

Fast $^2/_3$ aller Thoraxtraumen in Friedenszeiten sind Folgen von Verkehrsunfällen, der Rest entfällt auf Betriebs-, Tätlichkeits-, häusliche und iatrogene Verletzungen. Neben Intensität und Zeitdauer der Gewalteinwirkung sind die Elastizität der Thoraxwand, der Zustand der intrathorakalen Organe und das Alter des Verletzten wichtige Faktoren; zu beachten ist ebenfalls, ob eine direkte oder indirekte Gewalt unerwartet oder bei reflektorisch gespannten Muskeln in Inspirationsstellung mit geschlossener Glottis einwirkt.
Thoraxtraumen können *stumpf, penetrierend* oder *perforierend* sein. Etwa $^3/_4$ der Patienten sind äußerlich ohne Verletzungszeichen, was zu schwerwiegenden Fehlschlüssen führen kann. Auch können intrathorakale Verletzungen, z. B. Aortenrupturen, anfänglich völlig stumm bleiben und plötzlich einen tödlichen Verlauf nehmen. Deshalb sollte man bei Unfallopfern bzw. bei polytraumatisierten Patienten stets auch an Thoraxverletzungen denken!

Wichtig: Suche nach Prellmarken, gehäuftes Auftreten im Rahmen eines Polytraumas; etwa $^1/_3$ der Thoraxverletzungen findet man in Verbindung mit Schädel-, Hirn- und Bauchtraumen. Viele lebensbedrohliche Situationen sind durch einfache Mittel erkennbar und behandelbar; deshalb keine Zeit durch weitere diagnostische Abklärungen verlieren. Wiederholte Röntgenthoraxübersichtsaufnahmen sind unerläßlich.

Diagnose und Erstversorgung

Anamnese, Inspektion, Palpation, Perkussion und Auskultation ergeben erste entscheidende Hinweiszeichen. Bei schwerer respiratorischer Insuffizienz muß keine Zyanose vorliegen (massiver Blutverlust). Weitere diagnostische Verfahren sind in Tabelle 19–12 und 19–13 zu-

Tabelle 19–12. Orientierende Diagnostik bei Thoraxverletzungen

Anamnese (Unfallmechanismus, -art, Fremdkörper)
Inspektion (Anämie, Zyanose, Hautemphysem, obere Einflußstauung, Hautsugillationen, Propulsion)
Palpation (Rippen-, Sternum- und Wirbelsäulenfrakturen und -kontusionen, Hautemphysem, Krepitation)
Perkussion (Luft, Flüssigkeit)
Auskultation (Atem-, Herz- und Darmgeräusche)
Kreislauf (Puls, Blutdruck, Hautfarbe, -temperatur)
Röntgenthoraxübersichtsaufnahme
Probepunktion (Luft, Blut, Lymphe, Galle)
Hämogramm (Hb, Hk, Leukozyten)
Sorgfältige Palpation des Bauches (Leber, Milz)

Tabelle 19–13. Erweiterte Diagnostik bei Thoraxverletzungen

Rö.-Thoraxübersichtsaufnahme in 2 Ebenen
Rö.-Durchleuchtung der Brustorgane
Gastrografinschluck
Rö.-Magen-Darm-Passage
Rö.-Kontrasteinlauf
Endoskopie (V. a. Ösophagus-/Trachealverletzung)
Rö.-Schichtaufnahmen
Sonographie
Computertomographie (CT)
Angiokardiographie
Herzkatheteruntersuchung
EKG mit Brustwandableitung
Blutchemie: Enzymaktivitäten (CPK, SGOT, SLDH) Blutgase

sammengefaßt. Ein thorakaler Notzustand erfordert folgende Sofortmaßnahmen:

- *Freimachen der Atemwege*
- *Schockbehandlung* (S. 85) *und Fettemboliephrophylaxe* (S. 89),
- *Normalisierung der intrathorakalen Druckverhältnisse* [luftabdichtende Verbände, Punktions- und Drainagebehandlung, Brustwandstabilisation („innere pneumatische Stabilisierung")],
- *Schmerzausschaltung,*
- *Notthorakotomie,*
- *Reanimation.*

Thoraxdrainage

Eine geschlossene Thoraxdrainage im 6. ICR (mittlere Axillarlinie) oder 2. ICR (Medioklavikularlinie) führt beim posttraumatischen geschlossenen Pneumothorax (S. 293) meist zu einer Wiederausdehnung der kollabierten Lunge (Abb. 19–9). Über die Unterwasserableitung der Thoraxdrainage kann bei Überdruck einerseits Luft aus dem Thoraxraum entweichen (Exspiration, Husten), andererseits verhindert das Wasserschloß bei Unterdruck (Inspiration), daß Luft von außen nachströmt. Besteht nur ein geringer Luftzustrom über die innere Pleurafistel, so kann sich die Lunge schon nach wenigen Hustenstößen vollständig entfalten. Luftverlust und Blutmenge pro Zeiteinheit über die Drainage geben wichtige Hinweise für Diagnose und Therapie. Vor operativem Eingriff und maschineller Beatmung prophylaktische Drainage.

Stumpfe Thoraxtraumen

Sie werden anstelle der alten Bezeichnungen Commotio und Contusio thoracis zum sog. traumatischen Brustkorbschaden zusammengefaßt.

Commotio thoracis

Brustkorberschütterung mit rein funktionellen Störungen ohne morphologische Veränderungen: für Sekunden anhaltende Apnoe mit reflektorischer Störung im Vagus-Sympathikus-Bereich, geringe, innerhalb 20–30 min reversible Schocksymptome.

Therapie: Symptomatisch, Sauerstoffapplikation, Analgetika. Jedoch exakte Beobachtung in den ersten Tagen erforderlich.

Contusio thoracis

Ursache und Symptome ähnlich wie bei Commotio thoracis; nur ist der Verlauf stürmischer und ernster (Herz!). Beteiligung von Herz und Lunge, Parenchymzerreißungen, intrapulmonale und subpleurale Blutungen sowie begleitendes (interstitielles) Ödem führen zu Gasaustauschstörungen (S. 120). Contusio cordis: S. 290.

Symptome und Diagnose: Kleinere hämorrhagische Lungenherde sind röntgenologisch oft nicht nachweisbar und können sich innerhalb von wenigen Tagen zurückbilden. Schwere Thoraxtraumen führen zu mehr oder weniger ausgeprägten Lungenkontusionsherden, die oft erst nach Tagen röntgenologisch erkennbar sind. Klinisch stehen im Vordergrund Dyspnoe, stechende Schmerzen und Schonatmung, Hämoptoe, Dämpfung, feinblasige Rasselgeräusche, geringer Temperaturanstieg. Es besteht die Gefahr der Bronchopneumonie.

Therapie: Pneumonieprophylaxe, Schmerzbekämpfung, Sauerstoffapplikation, Bronchialtoilette. Bei respiratorischer Insuffizienz Beatmung, S. 124.

Compressio thoracis

Kompression des Brustkorbes (Perthes-Syndrom), z. B. beim Überrollen durch ein Fahrzeug, mit intrathorakaler Druckerhöhung und Rückstau des venösen Blutes (Kompressionszyanose), insbesondere in Hals und Kopf. Bleibende neurologische Ausfälle selten, da Venensinus an der Hirnbasis den Druck abfangen. Krankheitsbild im allgemeinen innerhalb von 2–3 Wochen reversibel.

Symptome und Diagnose: Traumatische *Asphyxie* mit rötlich-livider Hautverfärbung im Gesichts-, Hals- und oberen Thoraxbereich. Stellen mit anliegender Kleidung (z. B. Hutband) bleiben ausgespart. Petechiale Blutungen in Nasen- und Mundschleimhaut, in Bindehäuten, Glaskörper und Sehnerven, Netzhautablösung (Sehstörung), Papillenödem, Gesichtsödem und Blutsugillationen im Gehirn (vorübergehende Bewußtlosigkeit). Schockzustand.

Therapie: Schockbekämpfung, Überwachung und Intensivbehandlung. Evtl. Intubation und maschinelle Beatmung (S. 124), Hirnödemtherapie. Prognose abhängig von Begleitverletzungen.

Penetrierende Thoraxtraumen

Stich- und Schußverletzungen erfordern stets sofortige Klinikeinweisung, rasche Diagnose der Verletzungsart und in der Regel operative Freilegung und Versorgung der Thoraxwand-, Organ- bzw. Gefäßverletzungen, S. 479. Penetrierende Gegenstände bis zur Operation stekken lassen.

Einteilung nach Verletzungsgruppen

Thoraxverletzungen kann man nach topographisch-anatomischen Gesichtspunkten und Organbereichen in 3 Gruppen einteilen. Sie zeichnen sich durch eine bestimmte *Leitsymptomatik* aus, können allerdings auch kombiniert auftreten und zu sog. thorakalen Notzuständen (S. 291) führen. Zum besseren Verständnis sollen die einzelnen Verletzungsgruppen getrennt dargestellt werden:

Verletzungen des thorakalen Muskel- und Skelettsystems

(Abb. 19–47)

Weichteile

Oberflächliche Wunden (Haut, Fettgewebe, Muskeln) stellen die einfachste Form der Brustkorbverletzungen dar. Die Diagnostik und die Therapie unterliegen den allgemeinen Richtlinien chirurgischer Wundversorgung (S. 50). Wichtig ist die Erkennung weiterer äußerer und innerer Traumafolgen.

Rippenfrakturen (Abb. 19–47, 19–48)

Mit Ausnahme der Thoraxprellung stellen sie die häufigste Form der stumpfen Brustkorbverletzungen dar, oft zahlreicher als im Röntgenbild sichtbar. Bei Kindern: Grünholzfrakturen. 10% Infraktionen. Sind mehr als 3 Rippen oder mindestens 2 benachbarte gebrochen, liegt eine *Rippenserienfraktur* vor. Mittlere Rippen sind dabei am häufigsten betroffen, die ersten 3 (geschützte Lage) und die beiden letzten (große Beweglichkeit) dagegen seltener. Nebenverletzungen bei Fraktur der 1.–3. und der basalen Rippen. Rippenstück- und Rippenserienfrakturen, die prognostisch ungünstiger sind, können zum sog. *instabilen Thorax* (Abb. 19–48 u. 19–49) führen.

Symptome und Diagnose: Stechende Schmerzen besonders bei Husten und Lagewechsel.

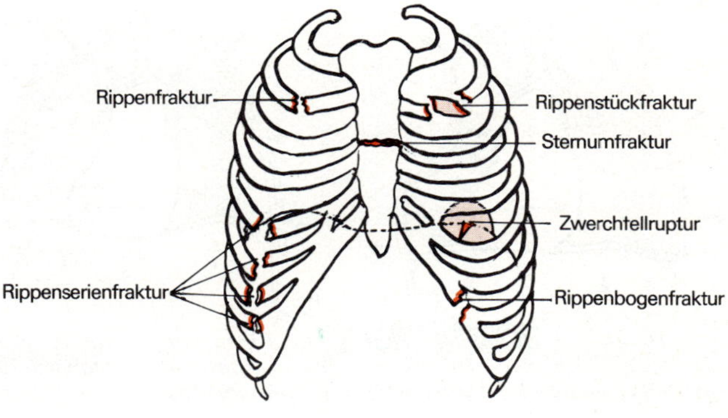

Abb. 19–47. Verletzungen des thorakalen Muskel- und Skelettsystems

Lokalisierter Druck-, sagittaler und seitlicher Thoraxkompressionsschmerz. Die Komplikationsrate steigt mit der Zahl der gebrochenen Rippen. Komplikationen: Ventilationsstörungen, paradoxe Atmung, Hautemphysem, Hämo- und Pneumothorax. Röntgenaufnahme des thorakalen Skelettsystems. Ohne isolierte Nebenverletzungen Röntgenkontrolle 2–4 Tage später **(Abb. 33–27)**.

Therapie: Zunächst Schmerzausschaltung (Analgetika, paravertebrale oder interkostale Nervenblockade mit Lokalanästhetikum; bei Rippenserien- oder Stückfrakturen evtl. auch Anwendung der Periduralanästhesie); Ruhigstellung der im allgemeinen nicht dislozierten Frakturen mit Dachziegelverband oder Rippenbruchgürtel für 2–3 Wochen. Von Beginn an intensive krankengymnastische Behandlung, um Atelektasen und Pneumonien vorzubeugen. Unterstützende Inhalationstherapie mit IPPB (intermittierende positive Druckbeatmung), (S. 125).

Bei Rippenserienfrakturen und Stückbrüchen tritt häufig ein thorakaler Notzustand mit paradoxer Atmung (S. 292) auf, der eine entsprechende Intensivtherapie mit innerer pneumatischer Stabilisierung durch maschinelle Überdruckbeatmung mit PEEP (positiver endexspiratorischer Druck) (S. 125), gelegentlich eine operative Fixation (Plattenosteosynthese, intramedulläre Nägel etc.) erfordert.

Beachte Erkennung und Behandlung der häufigen Komplikationen:

Pneumothorax, Hämothorax, S. 293, 294.

Sternumfrakturen

Symptome und Diagnose: Ähnlich wie bei Rippenfrakturen, werden oft übersehen. *Lokalisa-*

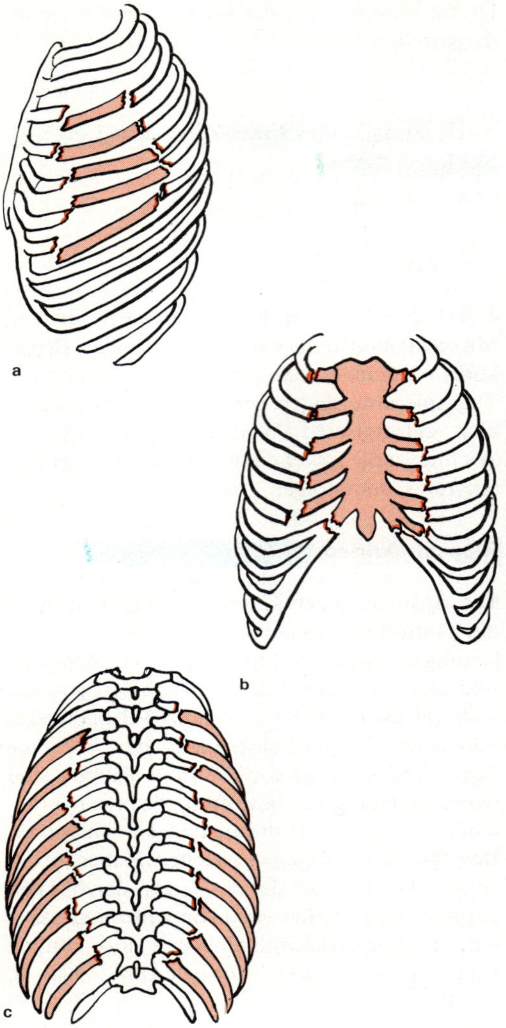

Abb. 19–48 a–c. Instabiler Thorax mit Aussprengung von Brustwandteilen und Rippenserienfrakturen. (a) Seitlicher, (b) vorderer und (c) doppelseitiger Typ

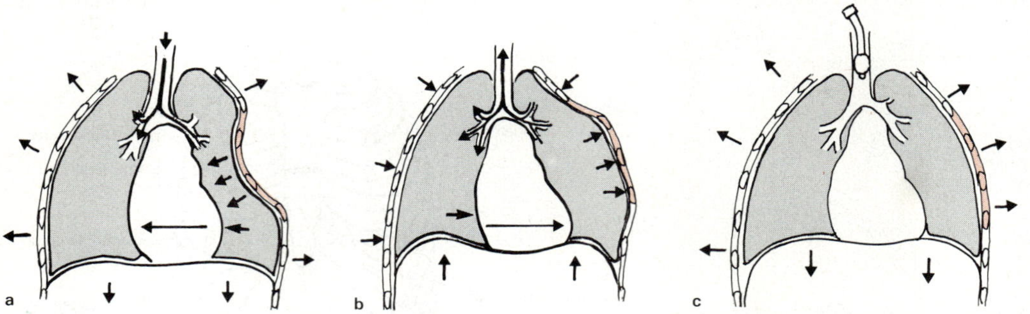

Abb. 19–49 a–c. Instabiler Thorax. (a) Einziehung der ausgesprengten Brustwand bei Inspiration. (b) Entgegengesetztes Verhalten bei Exspiration (paradoxe Atmung). (c) Intubation, innere pneumatische Stabilisierung durch Überdruckbeatmung mit PEEP

tion: am häufigsten unterhalb des Manubriums. *Rö:* Sternum in p.-a. und seitlicher Richtung. Nach Nebenverletzungen suchen!

Therapie: Schmerzbekämpfung, evtl. innere pneumatische Stabilisierung, selten Osteosynthese.

Traumatische Zwerchfellruptur, S. 281

Verletzungen der Atmungsorgane
(Abb. 19–50)

Verletzungen von Trachea und großen Bronchien

Sie können inkomplett oder komplett sein; Bronchusfraktur = Bronchialknorpelbruch mit oder ohne Schleimhautverletzung.

Symptome und Diagnose: Charakteristisch ist der Luftaustritt aus einer Verletzungsstelle mit den leicht zu erkennenden Leitsymptomen Haut- und Mediastinalemphysem. Hierbei wird die Luft im Mediastinum in die obere Thoraxapertur gepreßt und kann als knisterndes subkutanes Luftkissen über dem Jugulum gefühlt werden. In Extremfällen führt das Spannungsmediastinalemphysem zu ausgedehnten Schwellungen der Weichteile von Kopf-Hals über Thorax-Abdomen bis zum Skrotum. Seltene extraperikardiale Herztamponade. Auch röntgenologisch kann eine perikardiale Luftsichel zu erkennen sein.

Weiterhin können speziell bei der Bronchusverletzung Hämothorax, Hämoptoe und Atelektasen der Lunge mit Verlagerung des Mediastinums zur verletzten Seite hin auftreten. Wichtig ist, überhaupt an die Möglichkeit einer tracheobronchialen Verletzung zu denken. Die Sicherung der Diagnose erfolgt dann durch sofortige Bronchoskopie in Operationsbereitschaft.

Therapie: Zunächst Beseitigung des thorakalen Notzustandes, nur in grotesken Fällen ist beim Mediastinalemphysem eine kollare Mediastinotomie erforderlich (Abb. 19–51). Nach Sicherung von Diagnose und Lokalisation der Verletzungsstelle erfolgt so früh wie möglich die operative Herstellung der Trachea- bzw. Bronchuskontinuität durch End-zu-End-Anastomose bzw. direkte Naht der Rupturstelle. Bei späteren Verletzungsfolgen, wie Bronchusstenose, Lungenatelektase, Abszedierung und Bronchiektasen, kann eine Lobektomie oder Pneumonektomie erforderlich werden.

Aspiration: Primär bei Schädelverletzung, Bewußtlosigkeit und schwerer Lungenverletzung. Aspiration von Fremdkörpern, Blut, Erbrochenem (saurer Magensaft). Lebensbedrohliches Zustandsbild.

Therapie: Bronchoskopische Fremdkörperentfernung, Heimlich-Handgriff (bimanuelle Kompression des Epigastrium), Intubation und Bronchialspülung (S. 122), Beatmung, Cortison.

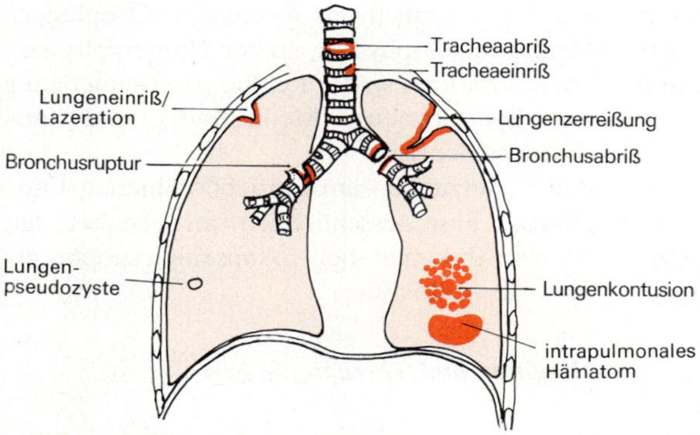

Abb. 19–50. Verletzungen der Atmungsorgane

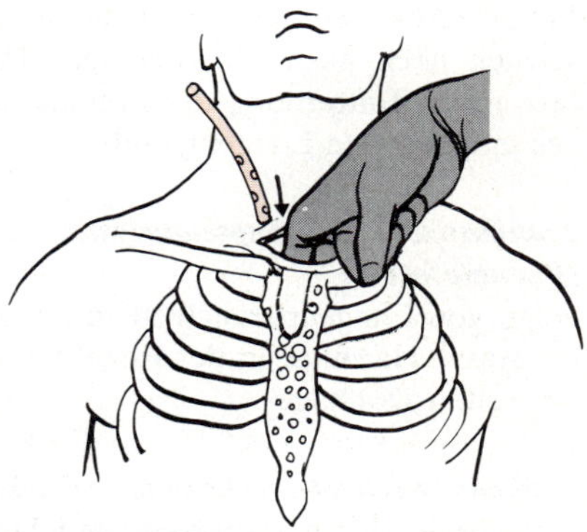

Abb. 19–51. Kollare Mediastinotomie in Lokalanästhesie: Hautschnitt in der Fossa jugularis, Spaltung der Faszie, digitale Erweiterung des retrosternalen Raumes und Drainage

Verletzungen der Lunge

Nach penetrierenden, aber auch nach stumpfen Thoraxtraumen können Einrisse, größere Zerreißungen (durch dislozierte Rippenfrakturen) und Kontusionen der Lunge entstehen.

Symptome und Diagnose: Luft- und Blutaustritt führen zu Pneumothorax, Hämothorax, Atelektase — zu einem sog. thorakalen Notzustand, der eine rasche Klärung (Punktion!) und Behandlung erfordert (S. 291). Respiratorische Insuffizienz, ihre Erkennung, s. S. 120ff.

Therapie: Nicht die Verletzungen, sondern deren funktionelle Folgen sind für ein konservatives oder operatives Vorgehen entscheidend. Beim Lungeneinriß kommt es meist zur spontanen Blutstillung, eine größere Zerreißung kann die Thorakotomie und operative Blutstillung, ggf. sogar eine Lungenresektion erfordern.
Ein intrapulmonaler Fremdkörper infolge einer Schußverletzung stellt in der akuten Phase keine absolute Operationsindikation dar. Ein- und Ausschußwunde in L. A. exzidieren und verschließen; Redon-Drainage. Eine Indikation zur Thorakotomie und Projektilentfernung ergibt sich nur bei:
Versagen der Punktions- und Drainagebehandlung,
Anhaltender Hämoptoe,
großen Fremdkörpern (über 1,5 cm Durchmesser),
phosphorhaltigen Steckschüssen,
Verdacht auf abdominelle Verletzungen,
größeren Brustwanddefekten.
Spätere Infektionen und Fremdkörper in der Lunge (Abszesse, sekundäre Bronchiektasen) können noch nach Monaten und Jahren zur operativen Entfernung des Fremdkörpers und des umgebenden Lungengewebes zwingen.

Traumatische Lungenpseudozyste (Pneumatocele)
Folge von Lungenparenchym- oder Bronchiolusruptur. Harmlos, in der Regel keine Therapie, selten Drainage.

Explosions-(Blast-)verletzungen der Lunge
Druckwelle durch Explosion und Detonation führt zu schwersten Schäden an der Lunge, Kombination zwischen Rupturen und Kontusionen.

Symptome und Diagnose: Progressive respiratorische Insuffizienz mit interstitiellem und alveolärem Lungenödem, Gefahr der arteriellen Luftembolie (Gehirn, Koronararterien!). Dyspnoe, Hämoptoe, Pneumo- und Hämothorax. Abdomen!

Therapie: Wie Lungenkontusion mit respiratorischer Insuffizienz (Cave Luftembolie!), Drainage.

Verletzungen der Mediastinalorgane (Abb. 19–52)

Auch sie können zu typischen Leit- bzw. Hinweissymptomen führen.

Verletzungen des Ösophagus (19–53)

Die iatrogene Form (Endoskopie) stellt neben den penetrierenden und stumpf-traumatischen die häufigste Ösophagusläsion dar. Nach stumpfem Thoraxtrauma treten Rupturen vorwiegend im unteren Ösophagusdrittel auf, bei iatrogenen Verletzungen an den 3 physiologischen Engen, an tumorbedingten Stenosen und Divertikeln.

Symptome: Häufig wird eine thorakale Symptomatik bei der zervikalen, und eine abdominelle bei der intrathorakalen Verletzungsform gefunden (Abb. 19–53). Klinische Hinweiszeichen können sein:
Bei Verletzungen am zervikalen Ösophagus: Hautemphysem, Dysphagie, heisere Stimme bis zur Aphonie, allgemeine Entzündungszeichen.
Bei Verletzungen am thorakalen Ösophagus: Mediastinalemphysem, später Hautemphysem, Pneumothorax, später Pyothorax (Beimengung von Speiseresten), Mediastinitis und foudroyante Sepsis.
Bei Verletzungen am intraabdominellen Ösophagus: Fast ausschließlich iatrogen bedingt. Akutes Abdomen, bei Abkapselung subphrenische Abszeßbildung.

Diagnose und Therapie, S. 278

Ösophagotrachealfistel

Seltene Komplikation innerhalb der ersten Tage nach stumpfem Thoraxtrauma. Frühsym-

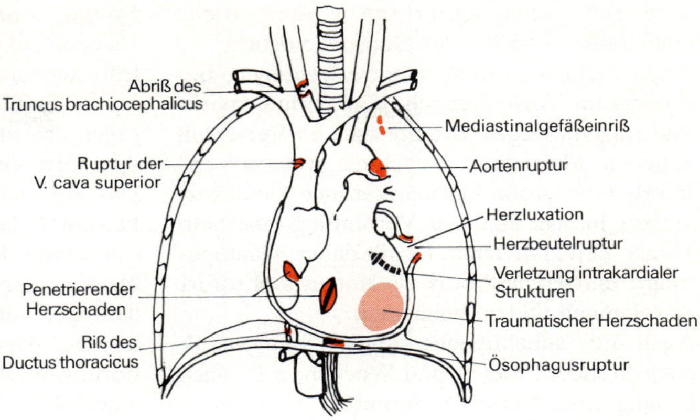

Abb. 19–52. Verletzungen der Mediastinalorgane

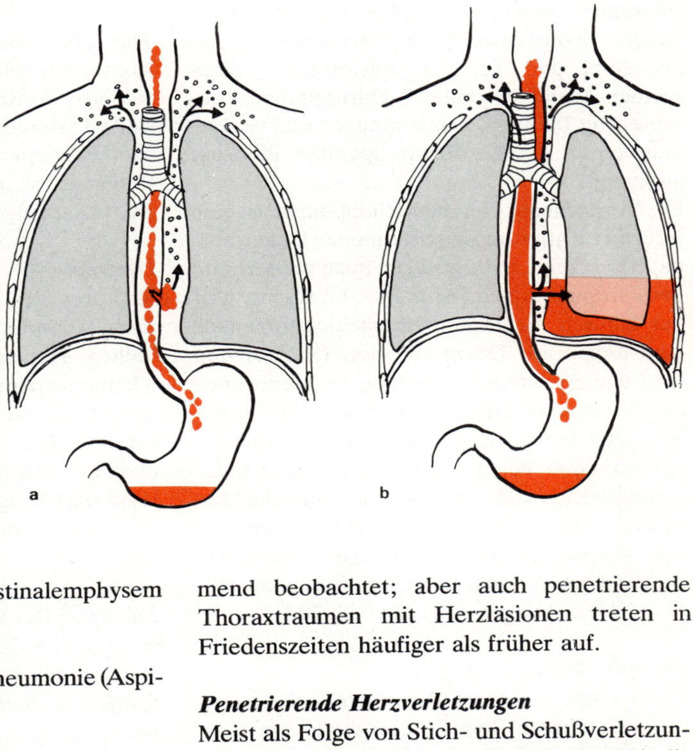

Abb. 19–53 a u. b. Perforation des Ösophagus. (a) Blutung in Ösophagus, Magen und Mediastinum mit Mediastinal- und Hautemphysem (evtl. Pleuraerguß). (b) Hämo-, Pyo-, bzw. Pneumothorax, evtl. Beimengung von Speiseresten

ptome: Pneumothorax, Mediastinalemphysem (nicht immer vorhanden).

Spätsymptome: Mediastinitis, Pneumonie (Aspiration!), Pleuraempyem.

Therapie: Durchtrennung der Fistel, Naht von Trachea und Ösophagus.

Verletzungen des Herzens (Abb. 19–52)

Man kann auch hierbei penetrierende und stumpfe Verletzungen des Herzens unterscheiden. Besonders letztere werden im Rahmen eines Polytraumas durch Verkehrsunfälle zunehmend beobachtet; aber auch penetrierende Thoraxtraumen mit Herzläsionen treten in Friedenszeiten häufiger als früher auf.

Penetrierende Herzverletzungen

Meist als Folge von Stich- und Schußverletzungen. 70% betreffen beide Ventrikel, 10% die Vorhöfe, 20% den Herzbeutel sowie intraperikardiale Gefäße einschließlich Koronararterien.

Symptome und Diagnose: Isolierte Verletzungen des Perikards sind klinisch häufig stumm. Um so wichtiger sind ihre möglichen Komplikationen: Hämoperikard, Herzbeuteltamponade, Hämomediastinum, Hämothorax, Pneumoperi-

kard. Bei größeren Einrissen ist die partielle oder totale Luxation des Herzens möglich.
Auch kleinere, offene Herzverletzungen, besonders im Vorhofbereich, können unbemerkt und folgenlos nach thrombotischem Verschluß abheilen. Meist führt jedoch die größere Ventrikel- oder große intraperikardiale Gefäßverletzung infolge massiver Verblutung innerhalb kurzer Zeit zum Tode. Es gilt daher, Hämoperikard und Hämothorax als Notzustand sofort zu erkennen und zu behandeln.
Auch eine subakut einsetzende Symptomatik nach Stunden, Tagen und Wochen, z. B. nach Lösung eines Verschlußthrombus, ist möglich. An weitere Spätfolgen ist zu denken, wie Septumdefekte und Klappeninsuffizienzen.

Therapie: Asymptomatische Perikardverletzungen bedürfen nach der Thoraxwandexzision, Naht und Tetanusprophylaxe im allgemeinen keiner besonderen chirurgischen Therapie. Nur bei stärkeren Blutungen und bei Luxatio cordis ist die sofortige operative Revision angezeigt.
Bei Verdacht auf Herzbeuteltamponade ist eine sofortige Entlastungspunktion oder Dauerdrainage angezeigt, evtl. genügen auch wiederholte Perikardpunktionen (Abb. 19–54). Dagegen ist bei klinisch manifester Herzbeuteltamponade eine temporäre Dekompression (S. 294) und sofortige operative Versorgung der Herzwunde durch mediane Sternotomie oder Thorakotomie erforderlich. Ein Versuch der Fremdkörperextraktion bei der Primärversorgung einer penetrierenden Herzverletzung sollte dagegen speziell erfahrenen Herzchirurgen vorbehalten sein, ebenso die spätere Korrektur von Begleitverletzungen intrakardialer Strukturen mit Hilfe der Herz-Lungen-Maschine (S. 247).

Stumpfe Herzverletzungen

Unter einem *traumatischen Herzschaden* fassen wir die früheren Begriffe *Commotio und Contusio cordis* (sehr häufig) zusammen. Es sind traumatisch bedingte funktionelle (Commotio) oder mit einem morphologischen Substrat einhergehende (Contusio) Herzveränderungen mit subepikardialen, subendokardialen und myokardialen Blutungen ohne primäre Eröffnung des Herzens oder Zerstörung intrakardialer Strukturen.

Symptome und Diagnose: Die Commotio cordis als rein funktionelle Störung ist im EKG an der früh auftretenden ST-Senkung (Ischämie!) zu erkennen. Sie bedarf nur der Beobachtung. Dagegen erfordert die Contusio cordis vermehrte Aufmerksamkeit in Diagnose und Therapie. Das Ausmaß der Prellungsherde am Herzen bestimmt das klinische Bild. Kleinere Kontusionsherde können zunächst klinisch stumm bleiben oder nur vorübergehende EKG-Veränderungen verursachen. Bei stärkeren Herzkontusionen dagegen sind im EKG von Rhythmusstörungen über Rechts- oder Linksschenkelblockbilder bis zur totalen AV-Dissoziation, seltener ein posttraumatischer Infarkt infolge Läsion einer Koronararterie oder eine Herzinsuffizienz zu beobachten.

Therapie: Zunächst Überwachung mit EKG-Kontrollen erforderlich. Bei Rhythmusstörungen oder Auftreten einer Herzinsuffizienz spezielle kardiologische Behandlung. Beim Sero- oder Hämoperikard Entlastungspunktion. Die Prognose ist abhängig vom Ausmaß der Begleitverletzungen.

Herzruptur

Rupturen der Herzwand (Vorhöfe, Ventrikel) nach stumpfen Herzverletzungen sind meist tödlich, Rupturen innerhalb des Herzens, am Klappenapparat und an Vorhof- und Ventrikelsepten können dagegen überlebt werden und zu ernsten Spätfolgen wie Rhythmusstörungen und Herzinsuffizienz führen. Ihre Symptomatologie und Diagnostik ähnelt den entsprechenden, nicht traumatisch bedingten Herzschäden.

Therapie: Bei Rupturen, Herztamponade, Hämothorax, S. 294, Abb. 19–52.

Spätfolgen nach Herzverletzungen

Als Spätfolgen nach stumpfen und penetrierenden Herzverletzungen kommen in Frage: Posttraumatischer Infarkt, Herzwandaneurysma, arteriovenöse Fistel nach Verletzungen der Koronararterie. Stets sollte man bei Herzinsuffizienz und Rhythmusstörungen auch an Binnenverletzungen des Klappenapparates, des Reizleitungssystems und der Vorhof- und Ventrikelsepten denken. Schwere der Symptome und Alter des Verletzten bestimmen Indikation zur kardiologischen Spezialuntersuchung und ggf.

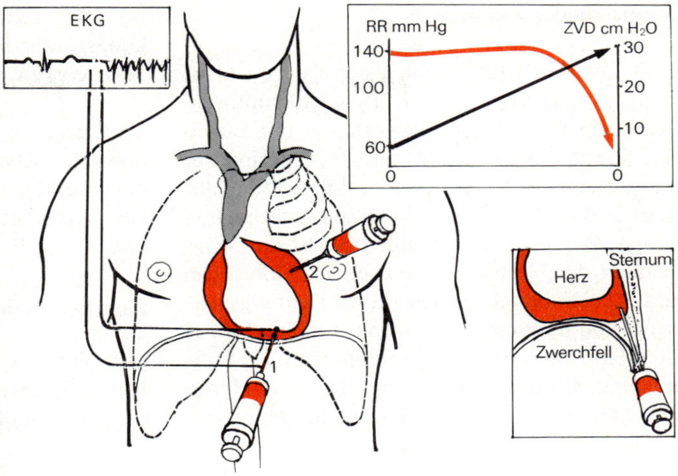

Abb. 19–54. Herzbeuteltamponade durch Hämoperikard. Massive venöse Einflußstauung (erhöhter ZVD), Abfall des arteriellen Blutdrucks in der Spätphase. EKG-Veränderung bei Myokardberührung durch Punktionsnadel. Typische Punktionsstellen des Herzbeutels: 1. Winkel zwischen Schwertfortsatz und linkem Rippenbogenrand. 2., 4. oder 5. ICR parasternal links, Nadel mit EKG-Monitor verbunden

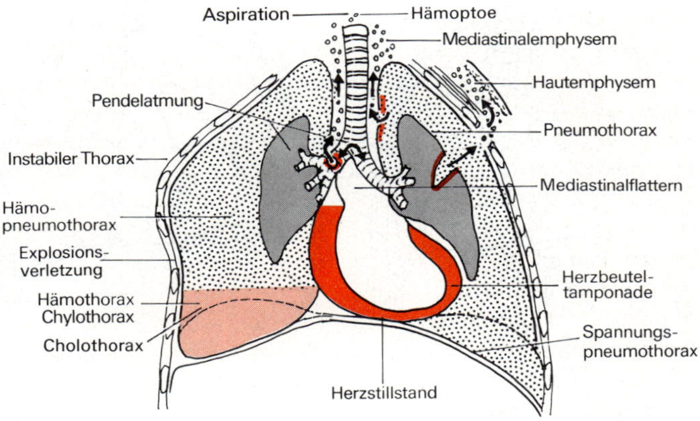

Abb. 19–55. Traumatische thorakale Notzustände (akuter Thorax)

den Zeitpunkt zur operativen Korrektur von Herzbinnenschäden mit Hilfe der Herz-Lungen-Maschine.

Traumatische thorakale Notzustände (akuter Thorax) (Abb. 19–55)

Bei thorakalen Notzuständen werden unterschieden:

Verletzungen der großen thorakalen Gefäße, S. 479

Hämoptoe

Therapie: Lagerung auf die verletzte Seite, Doppellumentubus, Beatmung, endobronchiale Absaugung von Koageln, Bronchoskopie, im allgemeinen keine OP-Indikation.

Hautemphysem

Luftansammlung im Subkutanraum des Brustkorbes und des Kopf- und Halsbereiches. Palpatorisch: Sog. Schneeballknirschen, röntgenologisch: Streifige Luftaufhellungen! Hinweise auf Verletzungen der Atmungswege und des Ösophagus.

Therapie: Kausal denken und (z. B. Lungenfistel) behandeln. Evtl. Einstechen von Nadeln in den Subkutanraum.

Mediastinales Emphysem

Luft im Mediastinalraum als Folge von Ösophagus-, Trachea- oder Bronchusrupturen. Auch ein Spannungspneumothorax mit Einriß der Pleura mediastinalis oder ein peripherer Lungeneinriß mit zentripetaler Ausbreitung der Luft in das Mediastinum kommen ursächlich in Frage. Bei Zwerchfellruptur besteht die Möglichkeit der Verbindung mit einem Hohlorgan des Bauchraumes. Diagnostisch richtungsweisend sind herzschlagsynchrones Geräusch über dem Herzen, retrosternale Schmerzen, Einflußstauung, Blutdruckabfall, Dyspnoe und Hypoxie, die zur sog. extraperikardialen „Herztamponade" führen können. Eine akute Erstikkungsgefahr besteht bei Übergreifen eines exzessiven Emphysems auf den Rachen.

Therapie: Als Notmaßnahme kollare Mediastinotomie (Abb. 19–50). Operative Behandlung des kausalen Geschehens, z. B. einer Ösophagus-, Trachea- bzw. Bronchusruptur (S. 287, 288).

Paradoxe Atmung

Instabilität des Thoraxskeletts durch multiple Rippenbrüche (Serienfrakturen), Rippenstück- oder Sternumfrakturen (Lenkradanprall). Ein-

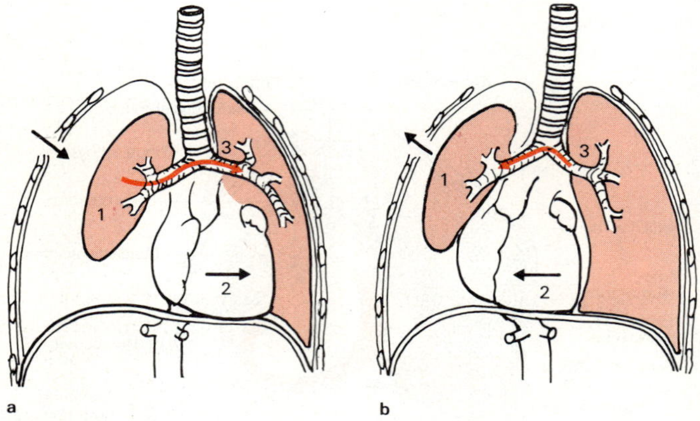

Abb. 19–56 a u. b. Offener Pneumothorax rechts mit Lungenkollaps (1), Mediastinalflattern (2) und Pendelluft (3). (a) Inspiration, (b) Exspiration. Lungenkollaps auf verletzter Seite, Verlagerung des Mediastinum mit Kompression der kontralateralen Lunge und Pendelluftbewegungen führen zur kardiopulmonalen Insuffizienz

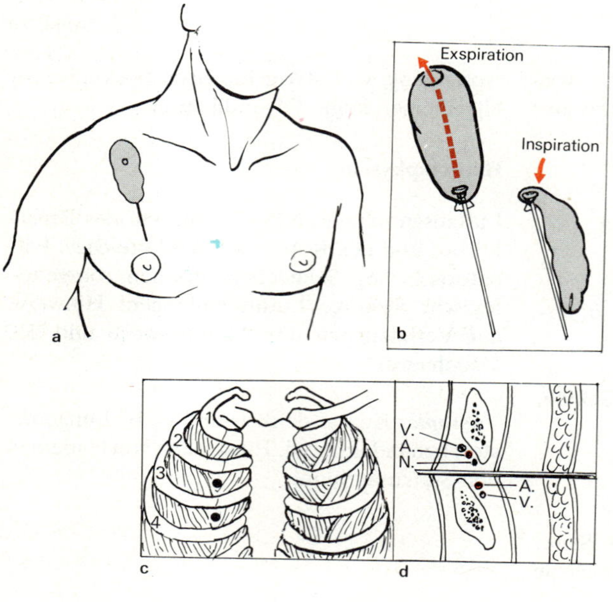

Abb. 19–57 a–d. Spannungspneumothorax nach geschlossenem Trauma. (a) Thoraxpunktion mit einer Nadel. (b) Mit einem Fingerling armierte Nadel, In- und Exspiration. (c) Einstichstelle im 2. oder 3. ICR in der Medioklavikularlinie. (d) Nadel liegt in der Mitte des Interkostalraums, um Gefäßverletzungen zu vermeiden

ziehung der *instabilen Brustwand* bei Inspiration und entgegengesetztes Verhalten bei Exspiration (Abb. 19–49). Häufig zusätzliche Lungenkontusionsherde, Hautemphysem. Große Mammae und oberflächliche Schonatmung können sie verbergen. Pendelluft umstritten (eher zwischen einzelnen Segmenten und Lappen).

Symptome: Restriktive Atemstörung, Diffusionsstörung und Kurzschlußdurchblutung der Lunge, Hypoxie und Hypoxämie, Hyperkapnie, respiratorische Acidose, verstärkter Einsatz der auxiliären Atemmuskulatur, Unvermögen der aktiven Expektoration, Atelektasen.

Therapie: Zunächst vorübergehende Schienung durch manuellen Druck gegen die bewegliche Thoraxwand und Lagerung auf die instabile Seite. Meist sog. „innere pneumatische Stabilisierung" durch Überdruckbeatmung (Abb. 19–49), evtl. operative Rekonstruktion des Thoraxskeletts.

Pneumothorax

Luft im Pleuraraum, Aufhebung des relativen Unterdrucks durch Druckausgleich mit der Außenluft. Folgen: Partieller oder totaler bzw. ein- oder doppelseitiger Lungenkollaps.

Offener Pneumothorax (Abb. 19–56)
Nach Defektwunde des Brustkorbs. Folgen: Druckausgleich im Pleuraspalt führt zum Lungenkollaps. Bedrohliche Komplikationen sind Mediastinalflattern, Pendelluft, Mediastinal- und Hautemphysem oder Spannungspneumothorax.

Diagnose: Klaffende Wunde, hörbares zischendes Geräusch bei der Inspiration durch Lufteinsaugung in den Pleuraraum, mit der Hand spürbarer Luftaustritt aus der Wunde bei Exspiration. Abhusten nicht möglich.

Therapie: Sofortige Thoraxabdichtung (Hand, Pflaster, Kompressen, weichteilfassende Tuchklemmen), auf Spannungspneumothorax achten, Schmerzbekämpfung, rasche operative Wundversorgung mit Bülau-Drainage. Intubation und Beatmung.

Geschlossener Pneumothorax
Meist als Folge einer Lungenverletzung bei Rippenfrakturen, auch nach Trachea- bzw. Bronchusruptur, evtl. bei Überdruckbeatmung.

Symptome und Diagnose: Plötzlicher Brustschmerz, Dyspnoe, Zyanose, Tachykardie, hypersonorer Klopfschall und abgeschwächtes bzw. aufgehobenes Atemgeräusch. Auch Haut- und Mediastinalemphysem sind möglich **(Abb. 33–26)**.

Therapie: Thoraxpunktion im 2. bzw. 3. Interkostalraum mit einer Nadel (Abb. 19–57), evtl. Bülau-Drainage.

Spannungs- oder Ventilpneumothorax
Respiratorischer Ventilmechanismus im Bereich der Lufteintrittsstelle nach äußerer oder innerer Verletzung (Lunge, Trachea, Bronchus). Sie führt zum Überdruck im Pleuraraum mit Lungenkollaps, Mediastinal- und Zwerchfellverdrängung (Abb. 19–57). Die bei jedem Atemzug in den Pleuraraum einströmende Luft kann in der Exspiration nicht entweichen, sie führt zur Kompression der kontralateralen Lunge mit lebensgefährlicher Ventilationsstörung bzw. kardiopulmonaler Insuffizienz (Abb. 19–57).

Symptome und Diagnose: Dyspnoe, Zyanose, Todesangst, Verschiebung des Herzspitzenstoßes, erweiterte Interkostalräume. Ansteigen des Venendrucks infolge Drosselung des venösen Rückflusses bei sinkendem systolischem und gleichbleibendem diastolischem Blutdruck (Konvergenzsyndrom). Am Unfallort und beim Krankentransport bereits Auskultation und Perkussion: Hypersonorer Klopfschall (Schachtelton) und aufgehobenes Atemgeräusch (Ausnahme bei großer Lungen- bzw. Bronchusfistel, nicht ganz kollabierte Lunge bei intrapulmonaler Blutung) auf der verletzten Seite. Häufig gleichzeitig Haut- und Mediastinalemphysem. In der Klinik Röntgenaufnahme, wenn dazu Zeit bleibt, evtl. Probepunktion.

Therapie: Dringende Entlastungspunktion im 2. oder 3. Interkostalraum in der Medioklavikularlinie mit dicker Kanüle bzw. Ventilkanüle (Abb. 19–57). Definitive Versorgung durch Thoraxdrainage. Notfalls sofortige operative Behandlung der Ventilursache (z. B. Lungenparenchym-, Bronchus- oder Thoraxwandnaht).

Mediastinalflattern

Besonders ausgiebige Rechts-links-Bewegungen des Mediastinum (Flattern) bei einseitigem offenem Pneumothorax (Abb. 19–56) oder bei instabilem Brustkorb (Abb. 19–49). Gefahren: Temporäre Behinderung des venösen Zustroms zum Herzen durch Knickung der V. cava inferior und Verstärkung der respiratorischen Insuffizienz infolge Pendelluft (sauerstoffarm zwischen beiden Lungen) (Abb. 19–57).

Therapie: Luftdichter Verschluß des Thoraxwanddefektes durch stabilen Verband, Pflaster oder Operation. An Spannungspneumothorax denken, dann Pleuraentlastungspunktion (Abb. 19–57)!

Hämo- und Chylomediastinum

Ansammlung von Blut bzw. (selten) Lymphe im Mediastinum als Folge von Verletzungen von im Mediastinum gelegenen Organen bzw. Gefäßen (z. B. Mammariagefäße). Ihre Symptome, Diagnose und Therapie, S. 479. *Chylomediastinum oder Chylothorax* infolge Schuß- oder Stichverletzungen des Ductus thoracicus. Oft längeres Intervall zwischen Verletzung und Chylusergußbildung. Diagnose durch Punktion einer milchigen Flüssigkeit im Thorax. Die Therapie besteht dann in einer Bülau-Drainage. Nur selten ist nach 3–5 Wochen bei weiterem Chylusfluß eine operative Unterbindung des Ductus thoracicus auf thorakalem Wege erforderlich.

Hämothorax

Blutansammlung im Pleuraraum, Hämopneumothorax = Kombination mit einem Pneumothorax. Nach penetrierenden Thoraxtraumen Blutungsquelle aus Thoraxwand (Interkostal-, Mammariagefäße) oder durch Verletzungen intrathorakaler Organe und Gefäße! Bis 400 ml Blut können dem physikalischen Befund entgehen. Gesamtfassungsvermögen einer Brustkorbhälfte etwa 3 l (60% des Blutvolumens!).

Symptome und Diagnose: Hypovolämie, Lungen- und Mediastinalverdrängung, Blässe, Dyspnoe, Apathie sowie Schwere der Begleitverletzung bestimmen die klinische Symptomatik:
Positiver Schockindex, Dämpfung der unteren Thoraxpartie, abgeschwächtes Atemgeräusch, diffuse Verschattung oder Verschleierung der Lungenzeichnung sowie Spiegelbildung im Röntgenbild. Sicherung der Diagnose durch Punktion **(Abb. 33–27 u. 33–28)**.

Therapie: Nach Schockbehandlung (S. 85) vollständige Entleerung des Blutes aus dem Pleuraraum durch wiederholte Punktionen oder Drainagebehandlung für mehrere Tage (Abb. 19–9). Bei größeren Blutverlusten (mehr als 200 ml/h über mehrere Stunden) Thorakotomie und operative Blutstillung angezeigt.

Hämoperikard und Herzbeuteltamponade

Meist nach Herz- und Herzbeutelverletzungen in $^1/_3$ der Fälle spätere Todesursache. Bei akuter Flüssigkeitsansammlung im Perikard von mehr als 150–200 ml steigt der intraperikardiale Druck steil an und erreicht rasch den niedrigen Druck der Vv. cava inferior und superior sowie der Vorhöfe. Hierdurch Kompression und Blockierung des venösen Rückflusses zum Herzen, Behinderung der Ventrikeldilatation in der Diastole.

Symptome und Diagnose: Unruhe, Dyspnoe und Schock beherrschen das klinische Bild. Richtungsweisend sind: Gestaute Halsvenen bzw. erhöhter Venendruck an den oberen Extremitäten (kann bei gleichzeitigem hohem Blutverlust fehlen), Tachykardie (Kompensation zur Aufrechterhaltung des HZV bei eingeschränkter Diastole), verminderter systolischer Blutdruck und verkleinerte Blutdruckamplitude (Überschreiten der peripheren Kompensationsmöglichkeiten bei jetzt herabgesetztem HZV). Leise Herztöne. Röntgen: Fehlende Pulsationen bei normaler oder nur leicht vergrößerter Herzsilhouette. Sonographie, CT, Phonokardiographie. Stets Diagnosesicherung durch Herzbeutelpunktion (Abb. 19–54). EKG-Niedervoltage. Pulsus paradoxus. Wundlokalisation im Präkordium.

Therapie: Herzbeutelpunktion bzw. dünner Plastikkatheter zur temporären Entlastung des Herzens bis zur endgültigen operativen Versorgung. Die Entfernung kleinerer Blutmengen (10–20 ml) kann schon zur Besserung des Kreislaufs führen (Dehnungskurve!, Volumen-Druck-Beziehung des Herzbeutels). Bei Epikardberührung der mit einem EKG-Monitor verbundenen Nadel Änderung des EKG-Typs (S. 291, Abb. 19–54).

Herzstillstand

Nach Herzverletzungen ist die sofortige Reanimation erforderlich.

20. Bauch

Akutes Abdomen und Verletzungen der Bauchhöhle

Zugänge zur Bauchhöhle

Die Schnittführung zur Eröffnung der Bauchhöhle sollte einen raschen Zugang zum Krankheitsherd gestatten und dem Operateur eine gute Übersicht und die Möglichkeit einer Schnitterweiterung bieten. Der Bauchdeckenschnitt soll ferner so angelegt bzw. verschlossen werden, daß möglichst kein Bauchwandbruch entsteht und er soll kosmetische Gesichtspunkte berücksichtigen, soweit sie ohne Gefährdung intraoperativer Sicherheit anzuwenden sind. Stets ist auf den Verlauf von Nerven und Gefäßen zu achten. Wenn immer möglich, sind die Langer-Spaltlinien der Haut in die Schnittrichtung einzubeziehen. Bei offenen Bauchverletzungen und bei allen ungeklärten Situationen ist der mediane Längsschnitt evtl. vom Xiphoid bis zur Symphyse angezeigt, um eine vollständige Bauchrevision vornehmen zu können. Neben dem oberen und unteren medianen Längsschnitt (Ober- bzw. Unterbauchmittelschnitt) kommen laterale Längsschnitte, Längs-Schräg-Schnitte, Schrägschnitte sowie Quer- und Bogenschnitte zur Anwendung (Abb. 20–1).

Akutes Abdomen

Definition und Problematik

Definition: Das akute Abdomen ist eine akut einsetzende oder eine sich rasch verschlimmernde, meist lebensbedrohliche Erkrankung der Bauchhöhle, die eine rasche Entscheidung und meist auch eine baldige operative Therapie erfordert. Ihre wichtigsten Ursachen sind:
- Infektion,
- Organperforation,
- Darmverschluß,
- Blutungen.

Problematik: Leitbild des akuten Abdomen im engeren Sinne ist die eitrige Peritonitis, d. h. ein relativ leicht zu erkennender Endzustand. Diagnostisches Ziel ist jedoch die Erfassung eines akuten Abdomen, bevor es zum ausgeprägten Krankheitsbild kommt. Deshalb ist die Ausweitung des Begriffes auf alle akuten abdominellen Notfälle sinnvoll. Eine Vielzahl chirurgisch nicht zu behandelnder Erkrankungen kann ein akutes Abdomen vortäuschen. Die oft schwierige Differentialdiagnose zwingt zu einer sorgfältigen und systematischen Anamnese und Un-

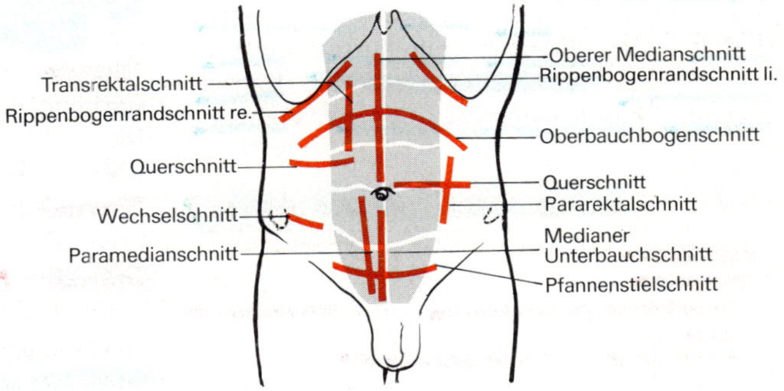

Abb. 20–1. Die häufigsten Schnittführungen bei der Eröffnung der Bauchhöhle

tersuchung. Entscheidend ist zunächst die sichere Feststellung oder der Ausschluß eines akuten Abdomens (*Globaldiagnose*). Deshalb zielt der erste diagnostische Schritt auf die Erfassung der *Leitsymptome* und auf die Beurteilung der Dringlichkeit eines chirurgischen Eingriffs. Die Analyse des ursächlichen Pathomechanismus, der zum akuten Abdomen geführt hat, steht an zweiter Stelle. Nicht selten zwingt das akute Abdomen zur sofortigen Laparotomie ohne sichere Organdiagnose. Fehldiagnosen werden hierbei am ehesten durch gewissenhafte und wiederholte Untersuchung des Kranken vermieden. Die unter Umständen folgenschwere Entscheidung zur Operation oder zur abwartenden Therapie wird am besten durch frühzeitiges Konsil mit dem Chirurgen und Internisten getroffen bzw. überprüft.

Leitsymptome – Diagnose – Erstmaßnahmen (Tabelle 20–1)

Leitsymptome

Schmerzen

Das wichtigste Symptom des akuten Abdomens, vor allem wenn es mit Beeinträchtigung des Allgemeinbefindens verknüpft ist, ist der Schmerz. Im Zentrum der Diagnostik steht daher eine ausführliche *Schmerzanamnese* und *-analyse*: Schmerzbeginn und -lokalisation, zeitlicher Ablauf und Änderung der Schmerzen sowie Schmerzcharakter und -intensität sind auch in Notsituationen immer zu erfragen bzw. schriftlich oder telefonisch dem Klinikarzt zu übermitteln. Für die Interpretation von Bauchschmerzen ist eine vereinfachte Einteilung der wichtigsten Schmerzphänomene hilfreich:

Viszeraler Schmerz (Eingeweide, viszerales Peritoneum): Er ist diffus, dumpf, schlecht lokalisierbar oder kolikartig, krampfartig, meist intermittierend. Auslösende Ursachen: Kapselspannung parenchymatöser Organe, Dehnung bzw. spastische Kontraktion der glatten Muskulatur und Durchblutungsstörung. Die Leitung erfolgt im autonomen Nervensystem (Nn. splanchnici). Häufige vegetative Begleitphänomene sind: Übelkeit, Blässe, Schweißausbruch und Unruhe.

Somatischer, parietaler Schmerz (Peritoneum parietale, Mesenterium, Retroperitoneum): Er ist scharf, brennend, gut lokalisiert, kontinuierlich. Er wird ausgelöst durch direkte Irritation wie Entzündung und Tumorinfiltration oder als fortgeleiteter Schmerz nach Organperforation. Die Leitung erfolgt segmental und seitengetrennt über sensible Nn. intercostales. Häufige Begleitphänomene sind: Schmerzsteigerung durch Bewegung und Palpation, Behinderung der Atmung, deshalb Schonhaltung. Eine gespannte Bauchdecke (Abwehrspannung) entsteht durch Reizung efferent-motorischer Fasern gleicher oder benachbarter Rückensegmente.

Schmerzübertragung in die Peripherie (referred pain): Hierunter wird ein schmerzhafter Haut- oder Muskelfaszienbezirk (Head-Zone, Mackenzie-Zone) verstanden, der zum Teil weit entfernt vom Ort des Schmerzreizes liegt, entsprechend dem Eintritt afferenter Nervenfasern ins Rückenmark.

Projizierter Schmerz und Schmerzausstrahlung: Der sensible Anteil des N. phrenicus leitet Schmerzen aus dem Zwerchfellbereich, der Leber und Milzkapsel und aus den extrahepatischen Gallenwegen, die via C_4 in die entsprechende Schulterregion projiziert werden. Klinisch-empirische Kenntnisse über die typische Schmerzausstrahlung erkrankter innerer Organe sind oft wegweisend für die Diagnose (Abb. 20–2). Unerläßlich ist die Feststellung und Differenzierung folgender Schmerzformen und ihrer Lokalisation: Spontanschmerz, Druckschmerz, Provokationsschmerz (Schmerzverstärkung durch Palpation), Kolikschmerz und freies Intervall, Loslaßschmerz, lokalisierte oder generalisierte Abwehrspannung der Bauchdecke.

Erbrechen

Beim akuten Abdomen ist Erbrechen in der Regel von Schmerz begleitet oder gefolgt. Zwei Ursachen sind zu differenzieren:

Tabelle 20–1. Leitsymptome des akuten Abdomens

1. *Schmerzen*
2. *Erbrechen*
3. *Schlechter Allgemeinzustand und Schocksymptomatik*
4. *Meteorismus und Peristaltikänderung*

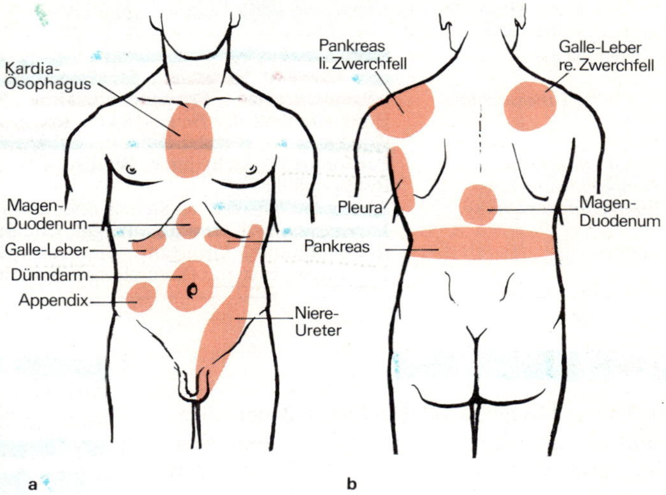

Abb. 20–2 a u. b. Schmerzausstrahlung erkrankter intraabdomineller Organe. (a) Ventral, (b) dorsal

a) Peritonealer Reizzustand und
b) Passagestörung (Darmverschluß).

Mehrfaches reflektorisches Erbrechen ist ein typisches Begleitsymptom schwerer Gallen- und Nierenkoliken und der Pankreatitis, sowie ein häufiges Initialsymptom von Appendizitis, Peritonitis oder intraabdominellen Abszessen. Auch beim akuten Dünndarmverschluß ist das initiale Erbrechen reflektorischer Natur. Mit zunehmender Darmatonie kommt es zum Überlauferbrechen. Die Lokalisation einer Darmunwegsamkeit läßt sich etwa aus der Beurteilung des Erbrochenen schätzen (Galle, Dünndarminhalt, Koterbrechen). Erbrechen bei Passagestörungen führt zu vorübergehender Erleichterung, Erbrechen bei entzündlichen Erkrankungen meist nicht. Wichtiges Frühsymptom gestörter Peristaltik und häufig Vorbote des Erbrechens ist der Singultus.

Schlechter Allgemeinzustand und Schocksymptome

Ein peritonealer Reizzustand ist immer mit schwerem Krankheitsgefühl und rascher Verschlechterung des Befindens verbunden. Selten fehlen Übelkeit, Angst, Tachykardie, Schwitzen, Exsikkose und Fieber. Bei diffuser, eitriger Peritonitis entwickelt sich ein charakteristischer Gesichtsausdruck mit fahlem Aussehen, spitzer Nase, halonierten Augen (Facies hippocratica). Die fortgeschrittene Peritonitis bietet schließlich die Symptomatik des septischen Schocks (S. 81). Fehlende oder schwache Beeinträchtigung des Allgemeinzustandes in Verbindung mit abdominellen Schmerzen deuten auf retroperitoneale Ursachen, auf nichtentzündliche Organerkrankungen oder auf einen Darmverschluß im Frühstadium. Zur Symptomatik einer bedrohlichen abdominellen Blutung (S. 307).

Meteorismus, Peristaltikänderung, Stuhl- und Windverhaltung

Die meteoristische abdominelle Auftreibung in Verbindung mit einer auskultatorisch feststellbaren „Totenstille" ist Leitsymptom des paralytischen Ileus (S. 306). Eine lokalisierte Auftreibung (Tympanie), kombiniert mit Hyperperistaltik und Kolikschmerz ist häufig Frühsymptom des akuten *mechanischen Dünndarmverschlusses.* Meteorismus der Flanken deutet auf einen Dickdarmverschluß (Rahmentympanie). Bei hohem Dünndarmverschluß fehlt dagegen der Meteorismus völlig. Eine vermehrte Flüssigkeits- und Luftansammlung im Darm erkennt man leicht durch kollernde und gurrende Geräusche bei der Auskultation. Die Verlaufsbeobachtung auskultatorischer Phänomene, wie Widerstandsperistaltik, klingende, metallische Geräusche und Durchspritzgeräusche, erlaubt eine zuverlässige klinische Beurteilung über den Darmzustand (gespannte Darmwand, Stenose). Im Vergleich zu Schmerzen und Erbrechen sind Stuhl- und Windverhaltung wenig aussagefähig. Nur beim tiefen Dickdarmverschluß sind sie Frühsymptome. Stuhl- und Windabgang schließen beim akuten Abdomen einen Darmverschluß niemals aus!

Tabelle 20–2. Diagnostische Maßnahmen beim akuten Abdomen

Vorgeschichte:	Schmerzanamnese und -verlauf, Voroperationen, Zyklusanamnese, letzte Mahlzeit, Übelkeit, Erbrechen, Stuhlgewohnheiten
Klinische Untersuchung:	Allgemeinzustand, Dyspnoe, Exsikkose, Schocksymptome, Beschaffenheit der Bauchdecken, lokale Abwehr? Bruchpforten, rektaler Befund, tastbare Resistenz, Peristaltik, Lungenbefund
Kreislaufuntersuchung:	Pulsfrequenz, Arrhythmie, Blutdruck, Venendruck, EKG
Temperaturmessung:	Rektal-axillär
Röntgenuntersuchung:	Abdomenübersicht im Stehen oder in linker Seitenlage, Lungenübersicht, i. v. Urogramm, evtl. Sonogramm, ggf. Computertomogramm
Labor:	Routineblutbild, Urinstatus, Blutzucker, Bilirubin, Elektrolyte, Kreatinin, Blutgasanalyse, Enzyme (Serumlipase, Kreatinphosphokinase)

Diagnose (Tabelle 20–2)

Mit dem Nachweis oder Ausschluß der angeführten Leitsymptome ist fast immer eine Aussage über die Globaldiagnose akutes Abdomen und damit über die Operationsindikation möglich. Die Vorgeschichte sollte u. a. Auskunft geben über frühere Operationen, Ulkusleiden, interne und gynäkologische Erkrankungen, Speisenverträglichkeit und Stuhlgewohnheiten. Die vollständige *klinische Untersuchung* steht im Mittelpunkt: Auskultation vor Palpation und Perkussion! Routinemäßige Überprüfung der Bruchpforten und etwa vorhandener Narben. Sorgfältige Palpation zur Erkennung pathologischer Resistenzen wie Tumor, Infiltrat, Hydrops, Zyste, Walze oder Konglomerat. Rektale Untersuchung des Douglas-Raumes zur Erkennung von Flüssigkeitsansammlungen bzw. peritonealen Schmerzen. Einziger Schutz vor Fehldiagnosen ist die wiederholte Untersuchung und die Erkennung von Verlaufsänderungen. Beispiel: Der Wechsel bzw. die Überlagerung von viszeralen durch somatische Schmerzen mit Nachweis einer lokalisierten Abwehrspannung der Bauchdecken ist beweisend für das Fortschreiten eines entzündlichen Prozesses und bedeutet Perforationsgefahr.

Erstmaßnahmen

Bettruhe, vollständige Nahrungs- und Flüssigkeitskarenz, keine Antibiotika. Bringt die wiederholte Untersuchung keine Klarheit, muß die Klinikeinweisung erfolgen. Eventuell transnasale Magensonde zur Dekompression und Katheterisierung zum Ausschluß einer Retentionsblase. Analgetika dürfen nur unter folgenden Voraussetzungen verabreicht werden:

1. Befunderhebung am Abdomen vor Analgetikawirkung.
2. Absolute Operationsindikation gegeben, bzw. kein Zweifel an extraabdomineller Ursache (z. B. Herzinfarkt).
3. Überprüfung eines unklaren Abdominalbefundes, 2–3 h nach Schmerzmittelgabe durch Hausbesuch oder Klinikeinweisung sichergestellt.
4. Mitteilung über Zeitpunkt, Art und Dosis der Schmerzmittelgabe an den weiterbehandelnden Arzt.

Kurzwirkende Spasmolytika sind unter diesen Bedingungen immer erlaubt. Bei schwerem Krankheitsbild sofortiges Anlegen eines i. v. Zugangs zur Infusionstherapie, ggf. Schockbekämpfung.

Abdominelle Ursachen

Entzündliche Organerkrankungen

Für die differentialdiagnostische Klärung eines akuten Abdomen sind zwei Faustregeln hilfreich:

1. Häufigkeitsregel: Seltenes kommt zwar vor, Häufiges ist häufig. Bei Kindern, Greisen, schwangeren Frauen und adipösen Patienten ist eine atypische Symptomatik zu erwarten.
2. Lokalisationsregel: Das Zentrum der Schmerzsymptomatik (Schmerzmaximum und Schmerzausstrahlung) weist in der Regel auf den erkrankten Organbezirk.

Zur systematischen Untersuchung empfiehlt sich daher eine Einteilung des Bauchraumes nach topographisch-anatomischen Gesichtspunkten und nach der Häufigkeit der Erkrankungen.

Schmerzen im rechten Oberbauch

Gallenerkrankungen: Akute Cholezystitis, Gallenblasenempyem, Kolik durch Steineinklemmung und Gallenblasenperforation im Frühstadium zeigen charakteristische rechtsgerichtete epigastrische oder subkostale Schmerzen, häufig in Rücken und Schulter ausstrahlend. Suche nach tastbarer, schmerzhafter Resistenz, Druckschmerz und Abwehrspannung im rechten Oberbauch, Murphy-Zeichen (Abb. 20–3). Erbrechen, Übelkeit, Fieber, Leukozytose, Schüttelfrost, evtl. Subikterus. Bei adipösen Kranken schwierige Differentialdiagnose zur subhepatischen Appendizitis, zur akuten Hepatitis und Pankreatitis.

Duodenalulkus: Rechtsgerichtete Penetration oder gedeckte Perforation, Magen- bzw. Ulkusanamnese. Teerstuhl? Ausschluß einer freien Perforation!

Subhepatische Appendizitis: Immer in Erwägung ziehen, wenn peptisches Geschwür und Gallenerkrankung unwahrscheinlich ist.

Seltenere Ursachen: Kopfpankreatitis, entzündliche oder steinbedingte Nierenerkrankungen rechts, Abszesse S. 303.

Schmerzen im Epigastrium

Akute Appendizitis: Im Frühstadium häufig epigastrisch mit Übelkeit oder Erbrechen beginnend, nach rechts unten wandernder Schmerz (S. 338).

Magen- und Duodenalulkus: Je nach Penetrationstiefe Schmerzen wechselnder Intensität, oft mit Schmerzen zwischen den Schulterblättern verknüpft. Besonders heftige Schmerzen finden sich bei dorsal penetrierendem Ulkus und Ulcus pepticum jejuni. Magenanamnese S. 317.

Akute Cholezystitis: Speisenunverträglichkeit, Druckgefühl und Schmerzen mit Fieber, Dauerschmerzen, Leukozytose; häufig Erbrechen.

Akute Pankreatitis: Plötzlich einsetzender, oft diffuser oder gürtelförmiger Oberbauch- und Rückenschmerz. Linksgerichtete Ausstrahlung, Erbrechen, Meteorismus, Tachykardie, rasche Verschlechterung des Allgemeinzustandes. Lipaseerhöhung im Blut. Stehen Allgemeinintoxikation und Schocksymptomatik im Vordergrund, ist an eine *Pankreasnekrose zu denken.* Verlaufskontrolle von Serumkalzium.

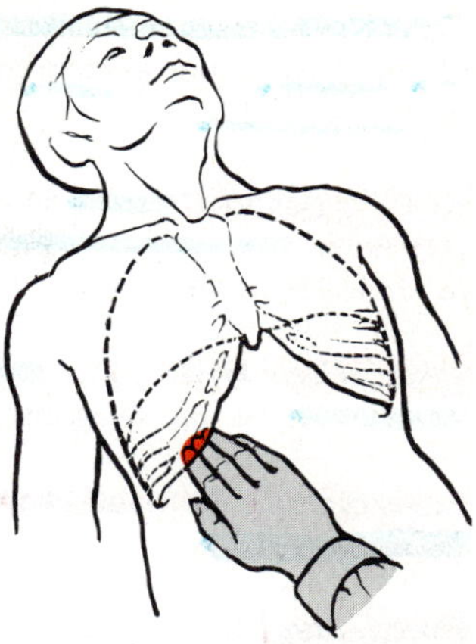

Abb. 20–3. Das Murphy-Zeichen ist positiv, wenn bei Palpation der Gallenblasengegend durch tiefe Inspiration Schmerzen ausgelöst werden

Schmerzen im linken Oberbauch

Pankreatitis: Linksseitiger Rücken- und Schulterschmerz, nicht selten gürtelförmig. Boas-Druckpunkt in Höhe der 12. Rippe paravertebral häufig positiv. Die Schocksymptomatik ist meist ausgeprägter als die Abwehrspannung. Gallenanamnese? Nahrungs- oder Alkoholexzeß?, Leukozytose, Lipaseerhöhung.

Ulcus ventriculi: Bei entsprechender Lokalisation ist ein linksseitiger Schmerz nicht ungewöhnlich. Bei freier Perforation Anamnese mit schlagartigem Beginn, Abwehrspannung und röntgenologisch Nachweis freier Luft.

Inkarzerierte Zwerchfellhernie: Anamnestisch oft Dysphagie, Refluxsymptomatik, thorakal ausstrahlende Schmerzen. DD: Myokardinfarkt.

Seltene Ursachen: Divertikelperforation, toxisches Megakolon bei Colitis ulcerosa.

Schmerzen im rechten Unterbauch

Akute Appendizitis: Sie ist die absolut häufigste Ursache bei Schmerzen im rechten Unterbauch (S. 338).

Adnexitis: Das Schmerzmaximum ist in der Regel retropubisch und von Kreuzschmerzen begleitet. Zyklusanamnese. Fieber- und Leukozytose sind meist höher als bei Appendizitis.

Entzündung oder Perforation eines Meckel-Divertikels: Für die Operationsindikation ist nur der Lokalbefund entscheidend. Die Symptomatik entspricht einer akuten, atypisch lokalisierten Appendizitis.

Ileitis regionalis: Häufig ist eine schmerzhafte Resistenz im rechten Unterbauch zu tasten (S. 334, 430). Anamnese.

Inkarzerierte Hernie: Der Palpationsbefund ist wegweisend für die Diagnose.

Tubarruptur: Kreislaufkollaps, Rektalbefund, Zyklusanamnese.

Invagination, S. 305, 425

Seltene Ursachen: Ileozäkal-Tbc, stielgedrehte Ovarialzyste, Zäkalvolvulus.

Schmerzen im linken Unterbauch

Sigmadivertikulitis: Oft ist bei den meist älteren Kranken eine druckschmerzhafte Walze tastbar. Symptome eines inkompletten Ileus. Häufig findet man einen klassischen Appendizitisbefund (Linksappendizitis), suprapubische Schmerzen, Stuhlunregelmäßigkeit.

Kolon-Rektum-Tumore

Seltene Ursachen: Colitis ulcerosa, Megakolon, Sigmavolvulus.

Organperforationen

Die Perforation eines Hohlorganes in Verbindung mit der peritonealen Reaktion hat den Begriff des „akuten Bauches" geprägt und muß wegen der lebensbedrohlichen Folgen einer Fehldiagnose oder verzögerten Diagnose im Mittelpunkt aller Überlegungen stehen. Zunächst ist nach den häufigsten Ursachen einer Organperforation zu suchen (Tabelle 20–3).

Tabelle 20–3. Ursachen und Grundleiden einer Organperforation

Häufig	*Selten*
Ulcus duodeni	Meckel-Divertikel
Ulcus ventriculi	Pankreaszyste, -abszeß
Appendizitis	Kolondivertikel
Akute Cholezystitis, Gallenblasenempyem	Mechanischer Ileus im Spätstadium
Tumorperforation (Magen, Kolon)	Leberabszeß
	Säure- und Laugenverätzung
	Fremdkörperperforation
	Instrumentelle Perforation
	Toxisches Megakolon
	Ischämische Enteropathie
	Spontane Ösophagusperforation

Frühsymptome:

1. Schlagartiger Schmerzbeginn, messerstichartig, sehr heftig und anhaltend bei freier Perforation. Rasch zunehmende Bauchdeckenspannung (evtl. Kahnbauch) mit ausgeprägter Abwehr.
2. Reflektorisches Erbrechen (inkonstant).

Spätsymptome, s. Peritonitis.

Diagnose: Die wichtigste Hilfe ist eine exakte *Anamnese!* Bei sog. leerer Anamnese gelingt es meist durch die klinische Untersuchung, die richtige Organdiagnose zu stellen. Gedeckte Perforationen bereiten dagegen größte diagnostische Schwierigkeiten. *Laboruntersuchungen* dienen in der Regel nur als Ausgangswerte. Sie haben lediglich ergänzende diagnostische Bedeutung. Bedeutsamer ist die Änderung im Verlauf und ihre differentialdiagnostischen Hinweise (Lipase, CPK).

Röntgen: Der Nachweis freier Luft beim stehenden oder liegenden Patienten gelingt in rund 70% freier Organperforationen.

Therapie: Bei der Perforationssymptomatik ist grundsätzlich eine operative Revision unverzüglich auch ohne sichere Organdiagnose angezeigt.

Peritonitis

Parietales und viszerales Peritoneum umfassen eine Fläche von rund 2 m^2. Seine glatte Oberfläche gewährleistet eine gute *Verschieblichkeit* intraabdomineller Organe. Ein dichtes Netz von Kapillar- und Lymphgefäßen erklärt die hohe *Resorptionskraft,* das *Exsudationsvermögen* sowie die antibakterielle Eigenschaft des Bauchfells, die durch Makrophagen in der Peritonealflüssigkeit verstärkt wird. Andererseits ist das Absorptionsvermögen des Peritoneums die Ursache für die rasche Intoxikation des Organismus bei unbehandelter Peritonitis. Das große Netz bewirkt in der Regel eine Trennung von Ober- und Unterbauchinfektionen und spielt eine bedeutsame Rolle in der Abkapselung von Infektionsherden. Das Überschreiten dieser funktionellen Barriere (diffuse Peritonitis) bedeutet höchste Gefährdung des Patienten.

Ätiologische Einteilung:
Perforationsperitonitis, entzündlich oder traumatisch, tumorbedingt, meist als diffuse Peritonitis.

Postoperative (Sekundäre) Peritonitis nach intraabdomineller Infektion, Nahtbruch.

Durchwanderungsperitonitis bei ischämischer Darmwand (S. 306).

Primäre Peritonitis infolge hämatogener Streuung.

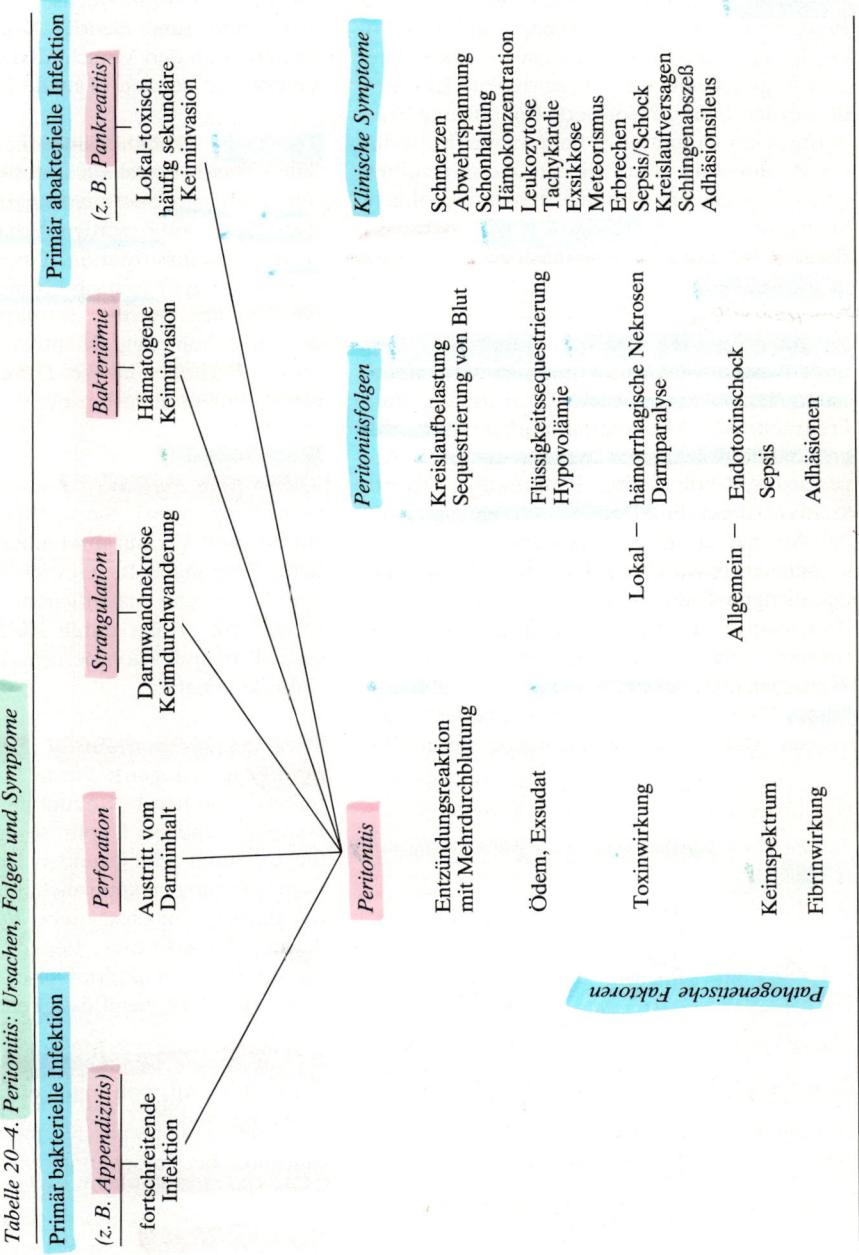

Tabelle 20–4. Peritonitis: Ursachen, Folgen und Symptome

Primär bakterielle Infektion			Primär abakterielle Infektion	
(z. B. Appendizitis)	*Perforation*	*Strangulation*	*Bakteriämie*	*(z. B. Pankreatitis)*
fortschreitende Infektion	Austritt vom Darminhalt	Darmwandnekrose Keimdurchwanderung	Hämatogene Keiminvasion	Lokal-toxisch häufig sekundäre Keiminvasion

Peritonitis	*Peritonitisfolgen*	*Klinische Symptome*
Entzündungsreaktion mit Mehrdurchblutung	Kreislaufbelastung Sequestrierung von Blut	Schmerzen Abwehrspannung Schonhaltung Hämokonzentration
Ödem, Exsudat	Flüssigkeitssequestrierung Hypovolämie	Leukozytose Tachykardie Exsikkose Meteorismus
Toxinwirkung	Lokal – hämorrhagische Nekrosen Darmparalyse	Erbrechen Sepsis/Schock
Keimspektrum	Allgemein – Endotoxinschock Sepsis	Kreislaufversagen Schlingenabszeß
Fibrinwirkung	Adhäsionen	Adhäsionsileus
Pathogenetische Faktoren		

Zu unterscheiden ist die umschriebene, *lokale Peritonitis* (z. B. Pelveoperitonitis) – häufig mit Abszeß –, von der *diffusen* oder *generalisierten Peritonitis.* Eine peritoneale Reizung wird bei der sog. aseptischen Peritonitis (z. B. Hämoperitoneum), bei gedeckter Perforation und in der Umgebung entzündeter Organe (z. B. Periappendizitis) gefunden.

Prognose: Prognostische Faktoren sind: Ausbreitung der Peritonitis, Menge und Virulenz der Erreger, die Peritonitisursache sowie Alter und Begleitkrankheit. Umschriebene Eiterherde werden häufig resorbiert. Bei diffuser Erregerinvasion kommt die bakterizide Kapazität des Peritoneums zum Erliegen und es resultiert eine in wenigen Stunden lebensbedrohliche Schocksituation. Spätfolgen sind: Abszesse, Briden, Adhäsionen, Passagestörung und Ileus (Tabelle 20–4).

Verwachsungsstrang

Symptome und Diagnose: s. Tabelle 20–4. Je nach Peritonitisursache findet sich ein dramatischer Beginn und Verlauf (Perforation, Pankreasnekrose, Mesenterialinfarkt) oder eine progrediente Zunahme der Beschwerden (Appendizitis, Cholezystitis, Pankreatitis, Divertikulitis). Allein die klinische Untersuchung läßt das Ausmaß der Gefährdung erkennen. Im Gegensatz zur peritonealen Reizung kommt es bei der eitrigen Bauchfellentzündung ohne große Provokation zu Schmerzen (z. B. Erschütterungsschmerz). Hieraus resultieren die diagnostisch wichtige Schonhaltung und Schonatmung. Eine Leukopenie oder fehlendes Fieber ist kein Beweis für eine fehlende Peritonitis.

Tabelle 20–5. Symptomatik nach Mesenterialgefäßverschluß

Initial 1–2^{h}	Stummes Intervall (sog. fauler Frieden) 2–12^{h}	Endstadium 12–24^{h}
Akuter Schmerz	Angst	Durchwanderungsperitonitis
Darmkrämpfe	Dauerschmerz	Paralytischer Ileus
Übelkeit, Erbrechen	Zunehmende Verschlechterung des AZ	
Schocksymptome	Geringer abdomineller Befund	Intoxikation

Bei Schwangeren bzw. bei gedehnten Bauchdecken post partum, bei Bewußtlosen, bei Patienten im Greisenalter und bei Aszites ist die Bauchdeckenspannung häufig nicht beurteilbar. Fehlende Peristaltik, Meteorismus und Schocksymptome können wegweisend für die Diagnose sein.

Differentialdiagnose: s. Tabelle 20–9. Bei älteren Menschen mit wechselnder Bauchsymptomatik und zunehmender Kreislaufinsuffizienz ist immer an den Verschluß der A. mesenterica superior zu denken (Tabelle 20–5).

Therapie: Schockbekämpfung, Korrektur des Säure-Basen-Haushaltes, Antibiotika, Magensonde, obligate operative Revision bei Peritonitisverdacht und Beseitigung der Peritonitisursachen (Organexstirpation, Übernähung, Resektion, Drainage) je nach Grundleiden. Dekompression des Darmes. Intraoperative Spülung der Bauchhöhle, ggf. Maßnahmen zur postoperativen Peritoneallavage. Drainage intraperitonealer Entzündungsbezirke.

Sonderformen

Tuberkulöse Peritonitis (hämatogen, aszendierend, lymphogen): Sie zeichnet sich aus durch chronischen Verlauf mit Fieber, Aszites mit hohem Proteingehalt, Gewichtsverlust, Bauchschmerzen und nächtlichem Schwitzen. Die Diagnostik erfolgt durch Kultur und Tierversuch (Probepunktion peritoneal). Therapie mit Tuberkulostatika.

Pneumokokkenperitonitis, Streptokokkenperitonitis (hämatogen): Diese Form der Bauchfellinfektion tritt bevorzugt im Kindesalter und komplizierend bei Nephrose und Zirrhose auf. Sie ist durch schleichenden Verlauf ohne Abwehrspannung gekennzeichnet. Es findet sich ein diffuser Bauchschmerz, Peristaltikverminderung, Meteorismus, Leukozytose. Die Diagnostik erfolgt bakteriologisch durch Untersuchung der Peritonealflüssigkeit.

Aszendierende Gonokokkenperitonitis: Seltene Peritonitisform, von einer eitrigen Vulvovaginitis ausgehend.

Mekoniumperitonitis, S. 429

Bariumperitonitis

Intraabdominelle Abszesse

Ätiologie: Intraabdominelle Abszesse entstehen im Rahmen von Organinfektionen und einer lokalen Peritonitis z. B. nach gedeckter Perforation, im Verlauf einer diffusen Peritonitis oder postoperativ bei Nahtinsuffizienz und infiziertem Hämatom.

Symptome: Pathognomonisches Zeichen ist andauerndes oder steigendes Fieber, vor allem vom septischen Typ in Verbindung mit abdominellen Beschwerden. In der Regel finden sich eine Leukozytose mit Linksverschiebung im Blutbild, hohe BKS, Schüttelfrost und mäßig starke Schmerzen über Bauch, Rücken oder Schulter, je nach Lokalisation der Eiteransammlung. Reduzierter Allgemein- und Kräftezustand.

Prädilektionsstellen (Abb. 20–4)

Subphrenischer Abszeß: Diagnose aus Anamnese, Symptomen (thorakale Schmerzen, Phrenikusschmerz, Atemeinschränkung, Singultus), Sonogramm. Im Röntgenbild: Aufhebung der Zwerchfellbeweglichkeit, Zwerchfellhochstand, Nachweis eines Flüssigkeitsspiegels, reaktiver Pleuraerguß bzw. basale Atelektase. Computertomogramm bzw. Diagnosesicherung durch Punktion.

Therapie: Chirurgische Eröffnung und Drainage am besten extrapleural und extraperitoneal. Ohne operative Entlastung besteht die Gefahr der Sepsis und der Abszeßperforation in die freie Bauchhöhle oder transdiaphragmal.

Subhepatischer Abszeß: Schmerzhafte subkostale Palpation und röntgenologisch nachweisbare Kompressionsphänomene führen zur Diagnose. Abszeßeröffnung und Drainage durch Inzision am Rippenbogenrand.

Darmschlingenabszeß: Meteorismus, anhaltendes Fieber, Peristaltikverzögerung und tastbarer schmerzhafter Tumor sind nicht regelmäßig nachweisbar.

Therapie: Häufig klärt erst die Laparotomie den schlechten Allgemeinzustand. Abszeßeröffnung und Drainage. Evtl. Antibiotikatherapie nach Testung.

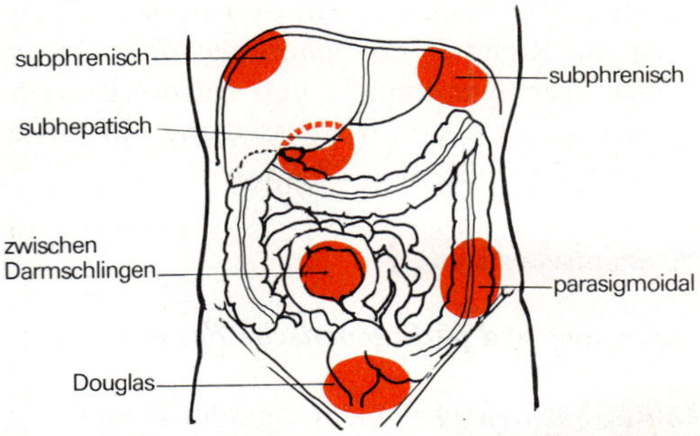

Abb. 20–4. Prädilektionsorte intraabdomineller Abszesse

Perityphlitischer Abszeß: Schmerzhaftes Infiltrat rechts ileozäkal im Rahmen einer Appendizitis (S. 339).

Perisigmoidaler Abszeß: Bei Divertikulitis bzw. nach gedeckter Divertikelperforation (S. 352).

Douglas-Abszeß: Die Hinweissymptome sind: Stuhldrang und Diarrhöe.
Wichtigster Hinweis ist der rektale Tastbefund mit schmerzhafter Douglas-Vorwölbung und der Punktionsbefund. Häufig Entlastung transrektal, seltener vaginal notwendig.

Darmverschluß

Problematik: Der Ileus gehört in allen Lebensaltern zu den gefährlichsten Abdominalerkrankungen, da er nicht nur verhängnisvolle lokale Komplikationen, sondern einen Circulus vitiosus gestörter Organfunktion verursacht. Etwa 20% des Syndroms „akutes Abdomen" betreffen Krankheitsbilder mit Darmverschluß. Die ätiologische Vielfalt – entwicklungsgeschichtlich, mechanisch, entzündlich, parasitär – ist zunächst oft nicht unterscheidbar. Unbehandelt führt jeder komplette Ileus zum Tode (Gesamtletalität 10–20%). Die Letalität wird bestimmt von der Dauer des Verschlusses bis zur Therapie, vom Lebensalter, von der Verschlußursache, vom Allgemeinzustand sowie von allgemeinen Risikofaktoren. Eine Senkung der Sterblichkeit ist folglich durch einen dreifachen Ansatz zu erwarten:

1. Verkürzung des diagnostischen Intervalls (Frühdiagnose)
2. Rasche und schonende Beseitigung der Ileusursache.

3. Intensivmedizinische Überwachung. Hierzu ist die Kenntnis der *häufigsten Ileusformen* mit ihrer Symptomatik und entsprechenden Pathophysiologie Voraussetzung (Tabelle 20–6, 20–7, 20–8 u. 20–9).

Mechanischer Ileus

Definition und pathogenetische Faktoren

Okklusionsileus: Behinderung oder kompletter Stop der Darmpassage infolge mechanischer Verlegung des Darmlumens ohne Durchblutungsstörung der Darmwand oder des Mesenteriums. Als pathogenetische Faktoren kommen in Betracht: Striktur, Entzündung (Tbc, Ileitis), Mißbildung, Kompression zystisch oder tumorös, Abknickung durch Adhäsionen und Stenosen, angeboren, tumorös oder postoperativ **(Abb. 33–39)**.

Obturations- oder Obstruktionsileus: Wie beim Okklusionsileus, jedoch infolge Verlegung des Lumens von innen durch Tumoren, Fremdkörper, Gallensteine, Kotsteine oder Würmer **(Abb. 33–40)**.

Strangulationsileus: Mechanischer Stop der Darmpassage, welcher primär mit einer Zirkulationsstörung der Darmwand oder/und des

Tabelle 20–6. Die häufigsten Ileusursachen

1. Briden (Strangulation), Adhäsionen und Mißbildungen
2. Hernien
3. Tumoren
4. Invagination
5. Volvulus
6. Darminfarkt
7. Parasiten
8. Kotsteine, Gallensteine, Fremdkörper

Tabelle 20–7. Einteilung des Syndroms Ileus nach der Verschlußlokalisation

	Lokalisation	*Beispiele*
1. Hoher Magen-Darm-Verschluß	Magenausgangsstenose Duodenalatresie Duodenalstenose Jejunum, oberes Ileum	Ulkus/Tumor Mißbildung Tumor/Mißbildung Adhäsion Inkarzeration
2. Dünndarmileus	Distales Dünndarmdrittel	Bride, Strangulation, Tumor Inkarzeration Invagination M. Crohn Gallensteine
3. Dickdarmileus	Kolon	Tumor Divertikulitis Sigmavolvulus Megacolon congenitum

Tabelle 20–8. Einteilung des Syndroms Ileus nach altersspezifischen Ursachen

Neugeborene	Atresie, Stenose, Malrotation des Duodenums Atresien und Stenosen des Dünndarms Megacolon congenitum Rektum- und Analatresie Mekoniumileus
Säugling und Kleinkinder	Invagination, inkarzerierte Hernie, Bridenileus
Schulalter	Inkarzerierte Hernie, Briden- und Adhäsionsileus, Invagination, Meckel-Divertikel
Jüngere Erwachsene	Inkarzerierte Hernie, Briden und Adhäsionen Volvulus, Morbus Crohn Invagination durch Polypen Pylorusstenose, Duodenalstenose bei Ulkusleiden
Ältere Erwachsene	Inkarzerierte Hernie Briden und Adhäsionen Maligne Tumoren Volvulus Mesenterialarterienverschluß

Tabelle 20–9. Differentialdiagnose bei den Symptomen eines akuten Abdomens

1. *Pulmonale und kardiovaskuläre Erkrankungen*
   Pneumonie, vor allem basale Pneumonie (Auskultation, Röntgen)
   Pleuritis diaphragmatica, Lungenembolie (Schmerzen mit Dyspnoe)
   Pneumothorax (Dyspnoe, abnehmender Schmerz)
   Thoraxtrauma, distale Rippenfrakturen (DD: Milzruptur)
   Herzinfarkt, Angina pectoris (Schmerzen mit Dyspnoe, EKG)
   Perikarditis
   Ruptur eines Bauchaortenaneurysma (Tastbefund, Schocksymptome, S. 483)
   Aneurysma dissecans der Aorta, S. 483
2. *Urologische Erkrankungen*
   Steinerkrankung von Niere und Ureter (Mikrohämaturie, Röntgen)
   Pyelonephritis, Hydronephrose (Schmerzlokalisation, hohes Fieber, Urinbefund)
   Paranephritischer Abszeß (Tastbefund kostovertebral, hohes Fieber)
   Harnsperre (Tastbefund)
3. *Stoffwechselkrankheiten*
   Diabetische Acidose (Blutzucker)
   Essentielle Hyperlipidämie (Serum)
   Urämische Gastroenteritis (Harnstoff)
   Akute, intermittierende Porphyrie (Porphyrinurie)
   Nebenniereninsuffizienz (Schocksymptomatik, weiches Abdomen)
4. *Seltene Erkrankungen mit abdominalen Schmerzen*
   Anaphylaktische Purpura Schoenlein-Henoch (Petechien, Blutstuhl)
   Periarteriitis nodosa, Lupus erythematodes
   Tabes dorsalis (Argyll-Robertson-Phänomen)
   Herpes zoster (segmentaler Schmerz vor Exanthem)
   Vergiftungen mit Arsen, Blei, Quecksilber (Anamnese)

Mesenteriums einhergeht. Die Entwicklung der Strangulation erfolgt durch Inkarzeration bei äußerer oder innerer Brucheinklemmung oder durch Briden mit nachfolgender Zirkulationsstörung der abgeschnürten Teile.

Wichtige Sonderformen des Strangulationsileus sind die Invagination und der Volvulus. Die *Invagination* tritt vor allem im Kindesalter auf. Beim Erwachsenen wird sie durch gestielte Polypen verursacht. Invaginiert sich auch das zugehörige Mesenterium, erfolgt durch Drosselung der zuführenden Gefäße eine Zirkulationsstörung und damit ein Strangulationsileus. Beim *Volvulus* handelt es sich um die Drehung einer Darmschlinge um ihre Mesenterialachse. Je nach Ausmaß der Torsion (bis 360°) resultiert eine Durchblutungsstörung.

Pathophysiologie der Ileuskrankheit

Der Passagestop im Darm führt zu einer Kette lokaler und allgemeiner Funktionsstörungen, die sich ohne therapeutisches Eingreifen rasch vermehren und gegenseitig verstärken (Abb. 20–5).

Motilitätsstörungen: Bei einer Passagestörung im Darmlumen führt der prästenotische Dehnungsreiz zu einer Hyperperistaltik (Widerstandsperistaltik), die durch eine vagotone Gegenregulation verstärkt wird. Charakteristisch sind kolikartige Schmerzen mit freiem Intervall bei fehlender Abwehrspannung der Bauchdekken. Ohne therapeutisches Eingreifen kommt es infolge erhöhten Sympathikotonus (reflektorische Hemmung) zur Darmlähmung und zum Verlust der Kontraktionsfähigkeit infolge Überdehnung der Darmwand. Die Motilitätsstörung wird durch Eiweißmangel und Darmwandödem sowie durch Elektrolytstörungen verstärkt. Dabei ist eine verminderte Muskelkontraktilität bei Hypokaliämie von ausschlaggebender Bedeutung.

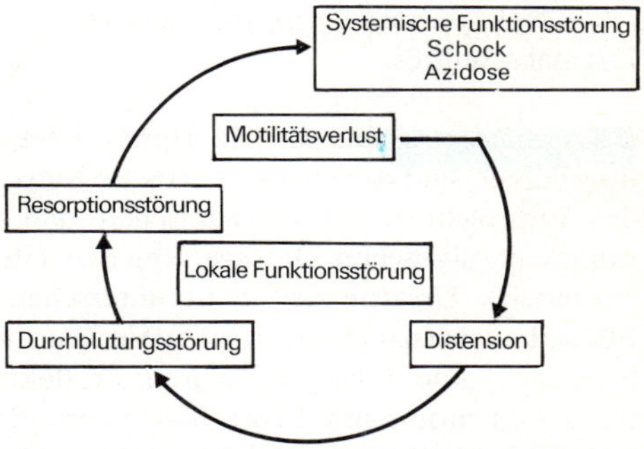

Abb. 20–5. Lokale und systemische Funktionsstörungen bei Darmverschluß

Distension des Darmes: Durch Flüssigkeitsvermehrung und vermehrte Darmgase (Fäulnis) kommt es zu lokalen und allgemeinen Folgen der Distension: Kontraktilitätsverlust und mechanische Mikrozirkulationsstörung. Die allgemeinen Folgen der Distension bestehen in der Erhöhung des intraabdominellen Druckes mit Zwerchfellhochstand, Dyspnoe und Aspirationsgefahr.

Lokale Zirkulationsstörungen: Zirkulationsstörungen als primäre Ileusursache (Embolie, Thrombose) führen innerhalb weniger Stunden zur totalen Nekrose. Sie sind wegen der großen Flüssigkeits- und Blutverluste durch rasch zunehmende Kreislaufinsuffizienz gekennzeichnet.
Nach Strangulation, bei Invagination und bei starker Distension führen lokale Zirkulationsstörungen nicht nur zur Permeabilitätsstörung, Ödembildung und metabolischen Acidose, sondern reichen je nach ihrem Ausmaß von der Hypoxie der Darmwand mit Intoxikation und Durchwanderungsperitonitis bis zur ischämischen Nekrose und Perforation des betroffenen Darmabschnittes.

Bilanzstörungen: Die gestörte Homöostase und ihre Folgen sind das charakteristische Merkmal des fortgeschrittenen mechanischen und des primär paralytischen Darmverschlusses (Ileuskrankheit). Ursache der meist unterschätzten Flüssigkeitsverschiebungen und Verluste sind Nahrungs- und Flüssigkeitskarenz, reflektorisches und atonisches Erbrechen, verminderte oder fehlende Resorptionsleistung der Schleimhaut (normal 6–8 l/24 h), Plasma-, Eiweiß- und Elektrolytverlust vor allem der durchblutungsgestörten Darmwand sowie Aszites. Hieraus resultieren Hypovolämie und Exsikkose und der Verlust von Na, Cl und K. Als Folgen der Bilanzstörungen finden sich eine metabolische Acidose, Hypotonie, Schock, Oligurie, Katabolismus (S. 114ff.).

Operationsziele
Beseitigung oder Umgehung eines mechanischen Hindernisses und Wiederherstellung der Passage. Rasche Wiederherstellung normaler Durchblutungsverhältnisse an Darm und Mesenterium. Dekompression des distendierten Darmes durch Absaugen, Sondenschienung, Fistel bzw. Anus praeter.

Paralytischer Ileus

Definition: Beim paralytischen, funktionellen oder dynamischen Ileus (Darmlähmung) handelt es sich um eine unspezifische Reaktion des Darmtraktes auf schwere lokale oder systemische Schädigungen.

Ätiologie: Die diffuse bakterielle oder chemisch-toxische Peritonitis, intraabdominelle Abszesse und generalisierte Sepsis sind die häufigsten Ursachen des *primär paralytischen Ileus*. Außer entzündlichen Ursachen kommen in Betracht:

Vaskulär: Thrombose bzw. Embolie der Mesenterialgefäße (S. 471).

Reflektorisch: Im Rahmen von Koliken und Torsionen.

Metabolisch: Diabetische Acidose, Urämie, Hypokaliämie.

Traumatisch: Stumpfes Bauchtrauma, Wirbelfraktur, retroperitoneale Hämatome.

Sekundär paralytischer Ileus: Durchwanderungsperitonitis mit Darmlähmung als Endzustand eines Strangulationsileus. Manche Autoren fassen unter diesem Begriff die reflektorischen und traumatischen Ursachen zusammen oder kennzeichnen damit den postoperativen Ileus.

Pathophysiologie, S. 305

Symptome: Starker Meteorismus, absolutes Fehlen von Darmgeräuschen. Passive, metallischklingende Plätschergeräusche. Hörbarer Aortenpuls, gespannte Bauchdecken; evtl. Abwehrspannung. Kein Kolikschmerz. Zwerchfellhochstand. Dyspnoe. Singultus und Erbrechen. Bedrohliche Hypovolämie. Lebensbedrohlicher Zustand, insbesondere bei infektiöser und vaskulärer Ursache.

Therapie: Bei Peritonitis, Abszeß, bei vorhandener mechanischer Komponente (gemischter Ileus) absolute Operationsindikation. Explorative Laparotomie. Drainage. Evtl. Peritonealspülung. Vorrangig ist die Dekompression des überblähten Darmes durch Sonden (Miller-Abbot-Sonde) oder Anlage einer Fistel. Bilanzierte Infusionstherapie, Antibiotika. Bei reflektorischem Ileus Hebe-Senk-Einläufe und medikamentöse Anregung der Peristaltik, z. B. mit Cholinesterasehemmern, Sympathikolytika oder hyperosmolaren Lösungen.

Akute intraabdominelle Blutung

Intraperitoneale, extraluminale Blutungen:
Rupturiertes Aneurysma (Aorta, A. lienalis, A. hepatica), S. 483;
Milzruptur, spontan, traumatisch, postoperativ, S. 309;
Leberruptur, traumatisch, S. 310;
Mesenterialblutungen nach stumpfem Trauma, S. 310;
Blutungen unter Antikoagulantientherapie, bzw. Psoasblutungen bei Hämophilie.
Tubarabort, Tubarruptur;
Corpus-luteum-Zyste, Follikelzyste;
Endometriose.

Gastrointestinale Blutungen, S. 319, 330

Symptome: Bei akuter intraabdomineller Blutung stehen die Zeichen des hämorrhagischen Schocks im Vordergrund (S. 80). Das Fehlen einer sichtbaren Blutung (Hämatemesis, Melaena) schließt eine intraabdominelle Blutung nie aus; deshalb ist die Überwachung und Befundkontrolle wichtig. Von profusen Blutungen abgesehen, sind die abdominellen Beschwerden eher diskret und unbestimmt:
Schmerzen, ausgehend vom Grundleiden,
peritoneale Reize (Hämoperitoneum),
Phrenikusschmerz,
Meteorismus,
Flankendämpfung,
zunehmender Leibesumfang,
Hyperperistaltik bei intestinaler Blutung,
Darmparalyse bei extraluminaler Blutung.
Bei älteren Kranken ist die Kombination von plötzlich einsetzenden Bauch- bzw. Rückenschmerzen und Schock immer Anlaß zur Überprüfung, ob ein penetrierendes Aneurysma der Aorta vorliegt. Starke, wehenartige Schmerzen in Verbindung mit Schocksymptomen sind bei jüngeren Frauen verdächtig auf Extrauteringravidität.

Diagnose und Erstmaßnahmen: Für den gesamten Verlauf entscheidend ist das Erkennen der inneren Blutung an den Zeichen des hämorrhagischen Schocks. Diagnostik und Erstmaßnahmen müssen bereits beim Hausbesuch, auf dem Transport und in der Klinik synchron ablaufen: Autotransfusion durch entsprechende Lagerung, Volumentherapie, Sauerstoffzufuhr, ggf. künstliche Beatmung. Rascher Transport in die Klinik, dort je nach anamnestischen Hinweisen und Befunden Peritoneallavage, Endoskopie oder Angiographie zur Lokalisation der Blutungsquelle.

Besonderheiten des akuten Abdomens

Bei Kindern, Greisen, schwangeren Frauen und bei adipösen Patienten ist eine atypische Symptomatik akuter abdomineller Erkrankungen zu erwarten. Im Kindesalter ist stets ein anderes Spektrum abdomineller Krankheitsursachen zu berücksichtigen: z. B. Atresie, Mekoniumileus, Invagination, Volvulus und die Komplikationen eines Meckel-Divertikels. Mehr als beim Erwachsenen täuschen eine Vielzahl extraabdomineller Krankheiten, vor allem Infektionen, ein akutes Abdomen vor. Andererseits ist bei intraabdominellen Entzündungen ein innerhalb Stunden rasch fortschreitender Krankheitsverlauf speziell bei der Appendizitis zu erkennen.
Besondere Sorgfalt verlangt auch die Beurteilung des Symptoms Bauchschmerz im *Greisenalter,* sowie bei Patienten mit schlaffen oder stark adipösen Bauchdecken, da sich hier hinter einer geringen lokalen Symptomatik oft eine hochakute Organerkrankung verbirgt. Wegweisend ist aber häufig eine anderweitig nicht erklärbare Verschlechterung des Allgemeinzustandes. Nicht selten fehlen die Anfangssymptome Oberbauchschmerz, Übelkeit und Erbrechen bei der akuten Appendizitis. Auch während einer *Gravidität* kann die Abwehrspannung wegen der veränderten Verhältnisse bei akuter Appendizitis fehlen. Der typische Schmerzpunkt wandert im Laufe der Schwangerschaft nach oben außen.

Extraperitoneale Ursachen des akuten Abdomens

An erster Stelle stehen pulmonale und kardiovaskuläre Erkrankungen sowie urologische Krankheiten (Tabelle 20–9). Hinsichtlich der

S 305

Diagnostik konservativ zu behandelnder Erkrankungen mit abdomineller Symptomatik s. Lehrbücher der Inneren Medizin.

Verletzungen der Bauchhöhle

Offene, penetrierende und perforierende Abdominalverletzungen

Problematik: Schuß-, Stich- oder Pfählungsverletzungen sind die häufigsten Ursachen offener Abdominalverletzungen. Häufig besteht eine Diskrepanz zwischen der äußeren Verletzung – z. B. Größe der Stichwunde – und dem Ausmaß innerer Verletzungen. Wegen der stets anzunehmenden Gefahr einer inneren Verblutung als Folge von Gefäßverletzungen oder einer Perforationsperitonitis als Folge von Darmverletzungen ist bei jeder offenen Bauchverletzung ein rascher Transport zur chirurgischen Versorgung und Überwachung der Vitalfunktion notwendig. Auch bei gering erscheinenden Stichverletzungen ist die sofortige Einweisung und operative Revision geboten.

Erstversorgung: Anlegen eines i. v. Zuganges für den Transport und ggf. Schockbekämpfung (S. 85). Intubation bei Bewußtlosen. Bei ventraler Wunde erfolgt die Lagerung auf dem Rücken mit Knierolle und Kopfpolster. Prolabierte Eingeweide sind ohne Repositionsversuch abzudecken (Tuchverband). Perforierende Fremdkörper sind bis zur definitiven Versorgung zu belassen. Ausreichend Schmerzbekämpfung i. v. z. B. mit Dolantin 50–100 mg, soweit die Atemfunktion nicht beeinträchtigt wird. Nahrungs- und Flüssigkeitsverbot!

Definitive Versorgung: Vom Notarzt und vom Klinikarzt ist darauf zu achten, daß durch länger dauernde diagnostische oder organisatorische Maßnahmen kein Zeitverlust entsteht. Nur bei stabilen Kreislaufverhältnissen sollte eine Röntgendiagnostik zum Nachweis freier Luft im Abdomen oder zur Suche nach einem Projektil durchgeführt werden. Laborwerte: Hämoglobin, Hämatokrit, Leukozyten, Testblut zur Kreuzprobe. Bei den Anzeichen eines hämorrhagischen Schocks ist das Einbringen eines Urinkatheters und die Anlage eines zentralvenösen Zuganges im Rahmen der Narkose- und Operationsvorbereitung obligat. Eine Sondierung von Stich- und Schußkanälen ist zu unterlassen. Die Exzision der Wundränder oder eine Fremdkörperentfernung hat stets unter aseptischen Bedingungen zu erfolgen. Nach schrittweiser Exploration ggf. diagnostische Laparotomie, Blutstillung und Revision des gesamten Bauchraumes. Antibiotikatherapie bei bakterieller Kontamination. Tetanusprophylaxe S. 51.

Stumpfes Bauchtrauma

Problematik: Als Ursache stumpfer Bauchverletzungen kommen in Frage: Schlag-, Stoß-, Lenkradkontusion, Sturz und Einklemmung. Rund 40% der geschlossenen Bauchtraumen sind mit anderen Verletzungen wie Frakturen, Schädel- und Thoraxverletzungen kombiniert. Im Gegensatz zu den selteneren, die Bauchdecke perforierenden Verletzungen ist die Diagnostik schwierig, da pathognomonische Zeichen fehlen. Vor allem bei bewußtlosen und polytraumatisierten Patienten muß daher ein stumpfes Bauchtrauma ausgeschlossen werden. Fehlende äußere Verletzungszeichen sind kein Beweis für ein Bagatelltrauma. Die Letalität bei stumpfem Bauchtrauma ist doppelt so hoch wie bei offenen Verletzungen! Die klinischen Konsequenzen ergeben sich aus der Kenntnis der Todesursachen:

1. Intraabdominelle Blutung
2. Peritonitis durch Organperforation.

Alle Maßnahmen konzentrieren sich auf die Suche nach Symptomen der Blutung und der Peritonitis (Tabelle 20–10).

Erstversorgung: Nach jedem relevanten abdominellen Trauma ist eine klinische Untersuchung zu veranlassen, auch bei momentaner Beschwerdefreiheit. Bei Schwer- und Mehrfachverletzten hängt die Prognose zunächst von der Aufrechterhaltung der Vitalfunktionen ab. Die Erstmaßnahmen richten sich daher nach der vorherrschenden Störung und beinhalten z. B. Intubation und Schockbekämpfung. Stets ist für einen raschen, ärztlich überwachten Transport zu sorgen. Analgetika sollten nur bei sicherer Operationsindikation oder bei längerem Transport verabreicht werden. Nahrungs- und Flüssigkeitsverbot. Das Einlegen einer Magensonde ist in jedem Fall eines relevanten, stumpfen Bauchtraumas sinnvoll.

Tabelle 20–10. Symptome einer bedrohlichen intraperitonealen Blutung und einer Organperforation mit Peritonitis

Blutung	Peritonitis
Durst, Unruhe	Nach starkem Initialschmerz gelegentlich freies Intervall über Stunden. Danach rasche Verschlechterung mit Übelkeit.
Blässe, kalter Schweiß	Erbrechen, Meteorismus
Tachypnoe, Zyanose	Schonhaltung, Schulterschmerz
Tachykardie	Abwehrspannung, bretthartes Abdomen, Tachykardie
Blutdruckabfall	Fieber, Leukozytose
Schockindex über 1	Abnehmende Peristaltik
Oligurie	Douglas-Schmerzen
Bewußtseinstrübung	Darmparalyse
Hämoglobin- und Hämatokritabfall	Nachweis freier Luft
Leibesumfang zunehmend	Exsikkose
Flankendämpfung	Somnolenz
Douglas-Vorwölbung	Schocksymptomatik
Phrenikusschmerz	

Diagnose: Vordringlich ist die vollständige Untersuchung des Verletzten, um Begleitverletzungen zu erfassen. Stets ist nach Kontusionsmerkmalen und extraabdominellen Verletzungen zu suchen. Prellmarken an der Bauchwand weisen immer auf eine starke Kompression und damit auf eine mögliche, innere Verletzung hin. Die in kurzen Abständen wiederholte Auskultation, Perkussion und Palpation des Abdomens sowie die sorgfältige Beobachtung des Allgemeinzustandes stehen im Mittelpunkt klinischer Diagnostik. Wichtig ist die rektale Untersuchung zur Erfassung von Flüssigkeitsansammlungen im Douglas-Raum. Obligat ist die Überwachung von Puls und Blutdruck, zentralem Venendruck, Hämoglobin, Hämatokrit und Leukozyten sowie der Urinausscheidung, ggf. in stündlichem Abstand. Im Urinsediment ist immer nach Erythrozyten zu suchen. Bei allen Patienten mit stumpfem Bauchtrauma und positivem Urinbefund ist ein i. v. Urogramm vorzunehmen.
Als einfachste und schnellste diagnostische Maßnahme zur Erfassung einer intraabdominellen Blutung hat sich die diagnostische Peritonealspülung (Peritoneallavage) bewährt. Dagegen ist die Messung des Leibesumfanges unzuverlässig.

Operationsindikation: Die Indikation zum chirurgischen Eingriff besteht entweder bei positiver Peritoneallavage oder bei entsprechender klinischer Symptomatik. Bei nichtbeherrschbarem Volumenmangelschock ist sie aus vitaler Indikation, z. B. bei Kavaverletzung oder Mesenterialeinriß, gegeben. Bei erneutem Schockzustand nach anfänglicher Besserung (z. B. nach Leber- und Milzverletzung) oder bei Hinweissymptomen auf Peritonitis (z. B. nach Magen-Darm-Verletzungen) besteht eine absolute und dringliche Operationsindikation. Bei fraglichem klinisch-technisch nicht klärbarem Befund muß eine diagnostische Laparotomie vorgenommen werden.

Differentialdiagnose: Prellung und Hämatom der Bauchdecke. Distale Rippenserienfraktur. Zwerchfellruptur. Lumbalwirbelfraktur. Bekkenfraktur, retroperitoneales Hämatom.

Spezielle Organverletzungen

Milzverletzungen

Vorkommen: Die häufigste Organverletzung nach stumpfem Bauchtrauma, bzw. direkter linksseitiger Gewalteinwirkung, ist die Milzruptur. Bei linken distalen Rippenserienbrüchen wird in 20% eine Milzruptur als Begleitverletzung beobachtet. Bagatelltraumen führen dann zur Milzruptur, wenn eine Splenomegalie oder ein subkapsuläres Hämatom vorliegt.

Symptome: Die klinischen Zeichen der *einzeitigen Milzruptur* (kompletter Parenchymkapselriß) können anfänglich diskret sein, je nach Ausmaß der Organverletzung. Deshalb sollte bei entsprechendem Unfallhergang und Verdacht grundsätzlich die stationäre Überwachung angeordnet werden. Bei starker Blutung klärt ein heftiger Oberbauchschmerz links, der in der Regel in die linke Schulterregion ausstrahlt, in Verbindung mit einem Volumenmangelschock die Situation. Wegweisend sind folgende Symptome:

Spontan- und Druckschmerz links subkostal,
Blässe, Angst, Unruhe,
Pulsbeschleunigung, Leukozytose,
Schulterschmerzen,
Schonatmung,
Hämoglobin- und Hämatokritabfall. Positive Peritoneallavage in 98%.
Subkapsuläre Blutungen führen gelegentlich nach einem Intervall von Stunden bis Tagen zur sog. *zweizeitigen Milzruptur*. Sie gilt es durch Erkennung ihrer klinischen Symptome zu vermeiden. Nachweis sonographisch.

Therapie: Bei beiden Formen der Milzruptur ist in der Regel die Splenektomie sowie die Ausräumung des Blutes aus der Bauchhöhle notwendig. Kleine Kapselrisse können durch Infrarotkoagulation versorgt werden. Neuerdings wird aus immunologischen Gründen nach der Exstirpation die heterotope autologe Milzreplantation durchgeführt.

Leberverletzungen

Bei unterem Thoraxtrauma, speziell bei distalen Rippenfrakturen der rechten Seite und bei stumpfem oder perforierendem Oberbauchtrauma mit hämorrhagischem Schock ist die Möglichkeit einer Leberverletzung gegeben. Überwiegend ist der rechte Leberlappen betroffen. Die Verletzungsart reicht vom subkapsulären Hämatom über die zentrale Ruptur bis zur Zerreißung der Leberkonvexität.

Diagnose: Je nach Ausmaß der Verletzungen stehen die Zeichen des hämorrhagischen Schocks im Vordergrund. Wichtige Hinweissymptome sind Schulterschmerz, Zwerchfellhochstand, Flankendämpfung und Abwehrspannung im rechten Oberbauch. Bei freier Ruptur entwickeln sich durch den Austritt von Galle rasch peritonitische Symptome mit starker Leukozytose. Ein positiver Blut- bzw. Gallenachweis bei der Peritoneallavage ist beweisend. Bei zentraler Ruptur und Hämatombildung, die am besten sonographisch und angiographisch nachgewiesen wird, ist ein freies Intervall von Stunden bis Wochen typisch.

Therapie: Peritoneale Symptomatik in Verbindung mit hämorrhagischem Schock sowie eine positive Peritoneallavage sind eine absolute Operationsindikation. Die operative Behandlung umfaßt Blutstillung, Entfernung von Nekrosen, Leberparenchymnähte bzw. Leberteilresektion und ausgiebige Drainage.

Spätkomplikationen: Nach zentraler Ruptur kommt es häufig zu einer arteriobiliären oder portobiliären Fistel, die sich als intestinale Blutung (Hämobilie) äußert. Gallige Peritonitis und Abszesse S. 303.

Nieren- und Blasenverletzungen, S. 542

Darm- und Mesenteriumverletzungen

Magen und Duodenum

Pathogenese: Eine Magenberstung nach stumpfem Bauchtrauma ist ein relativ seltenes Ereignis. Es wird durch einen vollen Magen zum Zeitpunkt des Unfalls begünstigt. Pathogenetisch ist der Anprall des Magens und Duodenums gegen die Wirbelsäule entscheidend (z. B. durch Steuerradverletzung). Entsprechend den topographischen Verhältnissen sind beim Duodenum vor allem Pars II und III betroffen.

Quetschverletzungen mit intramuralem Hämatom der Magen- und Darmwand sind die häufigsten Verletzungsarten. Wichtig ist die Kenntnis ihrer zwei Verlaufsmöglichkeiten:
1. Ausheilung, u. U. mit fortschreitender Stenosierung des verletzten Darmabschnittes,
2. zunehmende Nekrose der Quetschungszone mit sekundärer Perforation nach relativ symptomarmem Intervall von Tagen.

Symptome: Die intraperitoneale Magen- und Duodenalruptur (Berstung oder Abriß) führt rasch zur Peritonitis und ist der Symptomatik der freien Ulkusperforation vergleichbar. Im Vordergrund stehen Vernichtungsschmerz, Abwehrspannung, Nachweis freier Luft, Douglas-Schmerz, Leukozytose und Schocksymptome. Die extra- bzw. retroperitoneale Duodenalruptur zeigt dagegen eine langsame Entwicklung mit unbestimmten Schmerzen und Fieber; sie ist schwer zu diagnostizieren. Der Nachweis eines Pneumoretroperitoneum ist beweisend. Gelegentlich kann ein Emphysem bei rektaler Untersuchung getastet werden. Eine Röntgenkontrastdarstellung des oberen Verdauungstraktes läßt Einengungen oder Wanddefekte mit Fistelbildung erkennen. Stets ist eine Kombination mit einer Pankreasverletzung auszuschließen. Im Zweifelsfall muß eine diagnostische Laparotomie erfolgen.

Therapie: Bei intraperitonealer Ruptur von Magen und Duodenum ist die sofortige operative Versorgung mit End-zu-End-Anastomose bzw. Übernähung vorzunehmen. Dauerabsaugung des Magens, Drainage der Bauchhöhle, Antibiotika, parenterale Ernährung. Bei Quetschverletzungen und intramuralem Hämatom wird eine konservative Therapie unter entsprechender Überwachung und Röntgenkontrolle eingeleitet.

Dünndarm
Bei stumpfem Bauchtrauma sind das obere Jejunum und das untere Ileum am häufigsten betroffen, da sie fixiert sind. Eine rasch zunehmende Schocksymptomatik, Leukozytose und Abwehrspannung sowie die Zeichen einer inneren Blutung verlangen eine sofortige Laparotomie. Die chirurgische Versorgung erfolgt durch Übernähung kleiner Perforationsöffnungen oder durch partielle Dünndarmresektion mit End-zu-End-Anastomose bei ausgedehnten Verletzungen. Auch bei Quetschungsverletzungen des Dünndarms ist ein symptomarmes Intervall zu beachten.

Mesenterium
Zwei Verlaufsformen der Mesenterialverletzungen sind möglich:

1. Zunehmender hämorrhagischer Schock, Flankendämpfung und Douglas-Vorwölbung kennzeichnen die abdominelle Blutung. Sofortige Operation mit Ligatur der verletzten Gefäße; evtl. partielle Darmresektion bei nachweisbarer Durchblutungsstörung.
2. Eine peritoneale Symptomatik nach symptomarmem Intervall erweckt den Verdacht auf eine sekundäre Darmwandnekrose durch Verletzung der ernährenden Mesenterialgefäße. Bestätigt sich dieser Verdacht bei der diagnostischen Laparotomie, so ist eine Dünndarmteilresektion mit End-zu-End-Anastomose vorzunehmen.

Kolon und Rektum
Bei offener oder penetrierender Verletzung (Pfählung des Analkanals) sorgfältige Rekonstruktion des Schließmuskelapparates unter Anlage einer Kolostomie (S. 356). Bei stumpfem Trauma gilt die gleiche Problematik wie bei Dünndarmverletzungen, jedoch ist die Prognose wegen der fäkulenten Kontamination schlechter. Treten nach einem Reinigungseinlauf, nach Kolonkontrastuntersuchung oder nach Rektoskopie die Zeichen eines akuten Abdomens auf, so ist stets an eine Dickdarmverletzung zu denken. Die instrumentellen Perforationen sind meistens am rektosigmoidalen Übergang lokalisiert. Therapie S. 356.

Pankreasverletzungen

Verletzungen der Bauchspeicheldrüse finden sich häufig in Verbindung mit Magen-, Duodenal-, Leber- oder/und Milzverletzungen.

Einteilung:

a) Komplette Ruptur (perforierende Pankreasverletzung)
b) Subkapsuläre Parenchymverletzung (stumpfe Verletzung) mit Läsion des Ductus Wirsungianus
c) Pankreaskontusion ohne Gangverletzung.

Symptome: Je nach Ausmaß der Verletzung entspricht das klinische Bild der akuten oder subakuten Pankreatitis. Die Symptome werden häufig von Begleitverletzungen überdeckt. Charakteristisch sind Rückenschmerzen, zunehmende peritoneale Reizung, Schocksymptome, Flankendämpfung, Durchwanderungspleuritis.

Diagnose: Bei jedem schweren Oberbauchtrauma ist die Bauchspeicheldrüsenverletzung in die differentialdiagnostischen Überlegungen miteinzubeziehen. Wiederholte Lipase- und Blutzuckerbestimmungen sind die wichtigsten laborchemischen Untersuchungsmethoden. Röntgenologisch ist nach einer Pelottierung oder Kompression des gastroduodenalen Darmabschnittes durch Exsudat oder Zystenbildung zu suchen. Wertvolle diagnostische Hinweise ergeben sich aus Sonogramm bzw. Computertomogramm.

Verletzungsfolgen: Bei der kompletten Ruptur kommt es zur akuten posttraumatischen Pankreatitis und Peritonitis, zur Pankreasnekrose, Sepsis und zu retro- und intraperitonealen Abszeßbildungen. Bei der stumpfen Pankreasverletzung ist die Ausbildung einer Pankreaspseudozyste als Spätkomplikation charakteristisch. Gelegentlich kommt es noch spät zur Pankreasabszeßbildung.

Therapie: Bei der Pankreasruptur ist die sofortige Operation mit Naht oder Teilresektion und ausgiebiger Drainage allein erfolgversprechend. Zur Behandlung der stumpfen Verletzung ohne Ruptur genügt oft Dauerabsaugung, Nahrungskarenz, Antibiotika und Analgetika oder die alleinige Drainage. Die Operation einer Pseudozyste wird 4–6 Wochen nach der Verletzung durchgeführt (S. 384).

Gefäßverletzungen, S. 477

Zwerchfellruptur, S. 281

Verletzungsfolgen

Die häufigsten Komplikationen und Folgeschäden nach Bauchverletzungen sind:
primäre oder sekundäre Peritonitis (Sepsis);
intraabdominelle bzw. Darmschlingenabszesse;
Durchwanderungspleuritis, Pneumonie;
Bauchdeckendehiszenz;
enterokutane Fistelbildung;
übersehene Zwerchfell- oder Pankreasruptur;
mechanischer Ileus;
primäre oder sekundäre Blutung einschließlich Streßulkusblutung und Hämobilie.

Magen und Duodenum

Physiologische Grundlagen der Magensaftsekretion

Die wichtigsten Mechanismen der gastroduodenalen Schleimhaut zum Schutz vor Autodigestion sind eine intakte neurohumorale Steuerung der Magensaftsekretion und -motorik, eine hohe Regenerationskraft des Oberflächenepithels und eine physikalisch-chemisch wirksame Schleim-Epithel-Barriere (Tabelle 20–11). Die proportionierte Entleerung der Nahrung aus dem Magenreservoir ist an ein kompliziertes Zusammenspiel nervaler Faktoren und gastrointestinaler Hormone gebunden, dessen Mechanismen nur unvollständig geklärt sind.

Regulation der Säuresekretion

Vagaler Reiz und Gastrinfreisetzung sind die entscheidenden Impulse der Magensaftsekretion. Das Polypeptid Gastrin wird in den G-Zellen des Magenantrums gebildet. Als physiologische Wirkung des Gastrins gilt neben der Belegzellenstimulation ein trophischer Einfluß auf die Schleimhaut. Beim Gesunden sezerniert die Magenschleimhaut unter Ruhebedingungen nur gering. Die Nüchternsekretion (Basalsekretion) zeigt deshalb an, ob die neurohumorale Sekretion außer Kontrolle geraten ist. Das Magenantrum stellt die entscheidende Regelstrekke der Autoregulation dar. Fällt der pH-Wert an der Antrumschleimhaut unter 2,5, so wird die Säuresekretion im Fundus-Korpus-Gebiet gehemmt. Die Säure selbst, d.h. die aktuelle Azidität der Antrumschleimhaut, reguliert über den Mechanismus der Gastrinfreisetzung die Säuresekretion. Das Duodenum ist ein wichtiger Bestandteil des Regelkreises, da saurer Magensaft die Ausschüttung von Sekretin bewirkt, das die gastrinbedingte Säuresekretion hemmt. Analog wird die Peristaltik des Magens durch sauren Chymus und durch Fettemulsion im Duodenum verringert.

Parietalzellrezeptoren und Sekretionsphasen

Die Stimulierung der Parietalzellen erfolgt nach neueren Erkenntnissen über 3 Mediatoren (Abb. 20–6): Azetylcholin, das unter vagaler Erregung freigesetzt wird; Histamin und Gastrin, das überwiegend von der Magenschleimhaut (Mastzellen bzw. Antrum) stammt. Durch spezifische Antagonisten lassen sich die Rezeptoren für diese Überträgerstoffe blockieren.
Bei der Nahrungsaufnahme und Verdauung überlappen sich 3 Sekretionsphasen: die kephale, *vagale Phase* führt sowohl cholinerg zur direkten Belegzellreizung als auch indirekt über die Gastrinfreisetzung.

Tabelle 20–11. Herkunft und Funktion der wichtigsten Sekrete des menschlichen Magens

Sekretionsort	Zelltyp	Sekret	Funktion
Kardia	Mukoide Drüsen	Schleim	Gleitmittel
Fundus-Korpus-Region	Belegzellen	H^+Cl^- Gastroferrin	Aktivierung von Proteasen, Denaturierung von Proteinen, Eisenresorption, Bakterizidie
Fundus-Korpus-Region	Belegzellen	Intrinsic-Faktor	Vitamin-B_{12}-Bindung/Transport/Resorption
Fundus-Korpus-Region	Hauptzellen	Proenzyme (Pepsinogen) pH 2,0 Pepsin	Peptische Verdauung durch Hydrolyse
Gesamtmagen	Oberflächenepithel und Nebenzellen	Schleim	Schutz vor Autodigestion, Säurepufferung, Gleitmittel

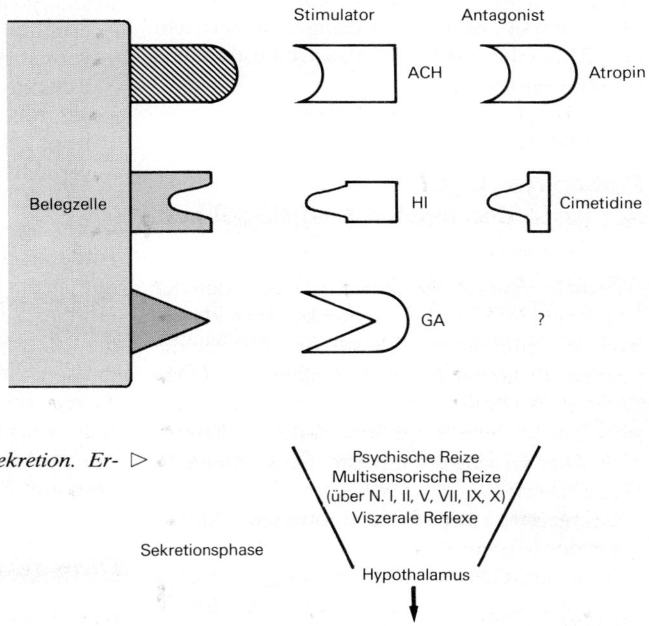

Abb. 20–6. Mögliche Mediatoren der Magensaftsekretion und ihre Antagonisten an der Belegzelle. ACH = Acetylcholin, HI = Histamin, GA = Gastrin

Abb. 20–7. Regulation der Magensaftsekretion. Erläuterung s. Text ▷

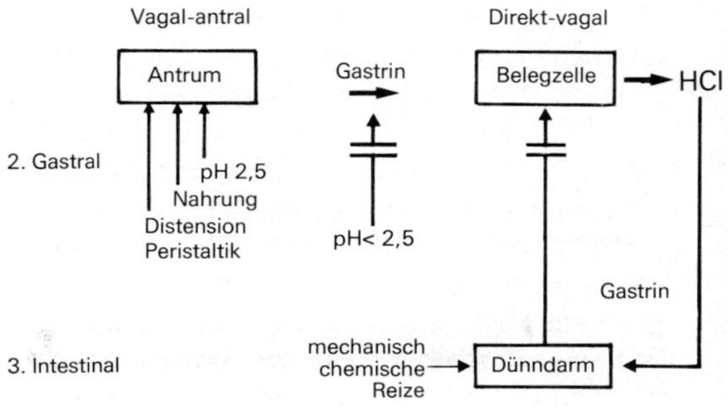

Bei der gastralen Phase kommt es zur Gastrinfreisetzung, das über den Blutweg auf die Belegzelle wirkt. Antrumdehnung, Nahrungsbestandteile (Fleischmahlzeit), Peristaltik und alkalisches Milieu sind die wichtigsten Gastrinliberatoren (Abb. 20–7).

Bei der intestinalen Phase wird durch duodenale Ansäuerung und durch den Fettgehalt der Nahrung eine Freisetzung von Sekretin, Cholezystokinin und Hemmhormonen der Magensaftsekretion (Enterogastron) ausgelöst.

Sekretionstestung

Ziel der Funktionsprüfung ist die Messung der Sekretionsleistung des Magens in Ruhe (basal acid output) und nach Stimulation (maximal acid output) in der Regel mit Pentagastrin (6 μg/kg KG i. m.). Normalwerte: BAO 2–5 mval/h, MAO 16–25 mval/h. Da die Säuresekretion mit der Zahl der Belegzellen korreliert, wird die Sekretionskapazität des Magens zum indirekten Maß der Belegzellenzahl.
Die Sekretionstestung wird überwiegend als Kontrolle nach chirurgischen Eingriffen bei der Ulkuskrankheit vorgenommen. Die diagnostische Bedeutung der Teste ist mit Ausnahme des Zollinger-Ellison-Syndroms (ZES) gering. Bei Nüchternsekretionswerten von mehr als 15 mval/h BAO, bzw. mehr als 5 mval/h BAO nach vorausgegangener Magenoperation, vor allem aber, wenn der BAO mehr als 60% vom MAO beträgt, besteht der dringende Verdacht auf ZES, der eine Serumgastrinbestimmung veranlassen muß.

Pathophysiologie der gastroduodenalen Ulkuskrankheit

Ätiologie und Pathogenese gastroduodenaler Ulzerationen sind im Einzelfall kaum zu klären. Von den zahlreichen Ulkustheorien wurde die peptische Theorie mit dem Schlagwort „Ohne Säure kein Ulkus" am meisten anerkannt. Inzwischen gilt eine multifaktorielle Entstehung peptischer Geschwüre mit zwei Schwerpunkten als gesichert:
- Säureeinwirkung und proteolytische Aktivität des Magensaftes,
- gestörtes Gleichgewicht zwischen protektiven und aggressiven Faktoren (Abb. 20–8).

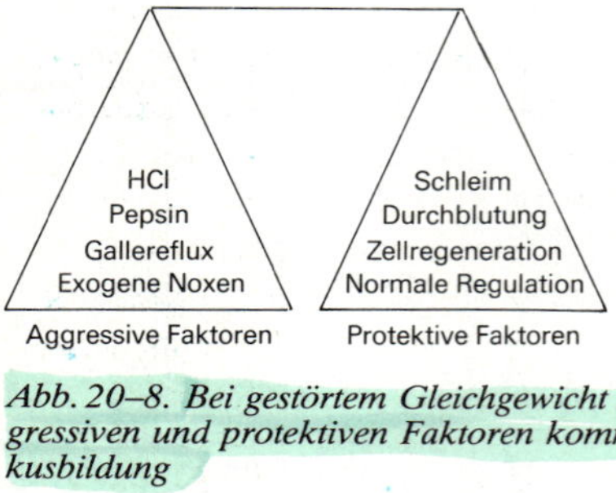

Abb. 20–8. Bei gestörtem Gleichgewicht zwischen aggressiven und protektiven Faktoren kommt es zur Ulkusbildung

Hiermit ist auch die Entstehung von Ulzera trotz verringerter Magensaftsekretion verständlich. Nach klinischer Erfahrung ist ein weiteres übergeordnetes Prinzip psychischer und genetischer Faktoren bei der Ulkuskrankheit mitbeteiligt. Für einzelne Ulkusformen und Lokalisationen lassen sich beträchtliche pathophysiologische Unterschiede feststellen, die bei der Therapie zu berücksichtigen sind.

Ulcus duodeni

Beim Ulcus duodeni findet sich häufig eine erhöhte Säuresekretionskapazität, die mit der Zahl der Belegzellen korreliert. Die Nüchternsekretion und die Sekretion nach Reiz sind vermehrt, d. h. die Schleimhaut ist ständig einer erhöhten Azidität ausgesetzt. Als *Ursachen der Sekretionssteigerung* kommen in Betracht:
- erhöhter Vagotonus,
- vermehrte Gastrinfreisetzung (erhöhte G-Zellaktivität),
- vergrößerte Belegzellenzahl (genetisch oder trophisch),
- vermehrte Ansprechbarkeit auf stimulatorische Reize,
- Versagen der Hemmechanismen.

Andererseits zeigt nur die Hälfte der Patienten mit Ulcera duodeni signifikante, über die Norm erhöhte Säurewerte, so daß weitere Faktoren der Ulkusbildung in Betracht gezogen werden müssen: Störung der Autoregulation, exogene Noxen, gesteigerte Motilität, Mangel oder Defekt an schleimhautschützenden Mechanismen, wie Schleimbildung und -qualität, Durchblutung und Zellregeneration (Abb. 20–8).

Ulcus ventriculi

Das Ulcus ventriculi wird entsprechend seiner Lokalisation in 3 Typen eingeteilt (Tabelle 20–12). Die Säuresekretion korreliert mit der Lokalisation des Ulkus. Das benigne Magengeschwür liegt meist an der Übergangszone zwischen antraler und säurebildender Schleimhaut. Mit zunehmender Distanz des Ulcus ventriculi vom Pylorus in Richtung Kardia ist die Säurekapazität des Magens verringert; Ursache ist die altersabhängige, pyloro-kardial fortschreitende Antrumgastritis unter Verringerung der Belegzellmasse. Für diese Entwicklung sind folgende Faktoren entscheidend:

Tabelle 20–12. Einteilung des Ulcus ventriculi nach Johnson

Typ	Lokalisation	Säuresekretion
I	Kleine Kurvatur	Subacid
II	Gastroduodenales Kombinationsulcus	Normal-hyperacid
III	Präpylorisch	Normal-hyperacid

– Morphologische Magenwandveränderungen,
– Magenentleerungsstörung (Stase, Gastrinfreisetzung),
– H^+-Ionen-Rückdiffusion,
– Duodenogastraler Reflux.

Die Schutzbarriere der Magenschleimhaut wird durch längere Einwirkung folgender Substanzen über den Mechanismus einer H^+-Ionen-Rückdiffusion geschädigt: Fettsäuren, Galle, Alkohol, Harnstoff und verschiedene Arzneimittel, speziell Azetylsalicylsäure. Der häufig nachzuweisende *duodenogastrale Reflux* schädigt die Schleimhaut nicht nur direkt, sondern wird auch über eine andauernde Gastrinfreisetzung pathogenetisch wirksam. Unter diesen besonderen lokalen Bedingungen genügen auch subnormale Säuremengen, um eine Autodigestion auszulösen. Säurereduzierende Maßnahmen allein sind deshalb nur bedingt als therapeutisches Prinzip geeignet.

Arzneimittelulzera

Arzneimittelulzera treten bevorzugt in der Magenschleimhaut auf. Meist ist eine Beeinträchtigung der Schutzmechanismen nachzuweisen: Qualitative und quantitative Veränderungen der Schleimproduktion des Magens, gesteigerte Exfoliationsrate des Oberflächenepithels, erhöhte H^+-Ionen-Rückdiffusion mit nachfolgender Erosionsbildung, verringerte Zellerneuerungsrate. Nur selten liegt dem Arzneimittelulkus eine Hypersekretion zugrunde. Klinisch bedeutsam sind arzneimittelbedingte Thrombozytenfunktionsstörungen.

Ulkusrezidiv, Zollinger-Ellison-Syndrom

Das postoperative Ulkus und Ulzerationen bei gastrinproduzierendem Tumor sind der Prototyp peptischer Ulzera unter dem Einfluß einer hohen und andauernden Sekretion von HCl und Pepsin.

Beim *Ulkusrezidiv* liegt stets eine relative Hyperazidität vor, sei es durch unzureichende operative Säurereduktion (z. B. inkomplette Vagotomie oder zu kleine Resektion), durch weniger resistente Schleimhaut (Ulcus pepticum jejuni nach B II) oder durch zurückgelassene Antrumschleimhaut im Duodenalstumpf. Im letzteren Fall resultiert eine von der Autoregulation der Säuresekretion autonome Gastrinfreisetzung mit entsprechender Sekretionsantwort der Belegzellen.

Beim Zollinger-Ellison-Syndrom führt die ungezügelte Gastrinfreisetzung aus einem Gastrinom zu exzessiver Säuresekretion und damit zu Ulzerationen. Differentialdiagnostisch müssen folgende Krankheitsbilder mit Hypergastrinämie berücksichtigt werden: Niereninsuffizienz, Zustand nach Dünndarmteilresektion, atrophische Gastritis, benigne Magenausgangsstenose, G-Zellhyperplasie und zurückgelassene Antrumschleimhaut im Duodenalstumpf (S. 319).

Streßbedingte, akute Schleimhautdefekte

Für die meisten akuten Erosionen und Ulzera sind Mikrozirkulationsstörungen der Schleimhaut ausschlaggebend. Ob es sich dabei um eine Vasokonstriktion im Rahmen einer sympathikoadrenergen Reaktion, z. B. bei hämorrhagischem Schock, handelt, oder um eine kapilläre Stase unter Histamineinfluß, ist im Einzelfall ungeklärt. Alle bereits angeführten pathophysiologischen Mechanismen, insbesondere duodenogastraler Reflux, aber auch extrem hohe Dauersekretion, z. B. nach Schädel-Hirn-Trauma, kommen in Betracht.

Chirurgische Therapie gastroduodenaler Ulzera

In Anbetracht der multifaktoriellen Pathogenese peptischer Ulzera ist eine kausale chirurgische Therapie nicht immer möglich. Der therapeutische Ansatz chirurgischer Eingriffe ist im wesentlichen auf die Säure-Pepsin-Sekretion beschränkt. Darüber hinaus bieten operative Maßnahmen praktisch die einzige Möglichkeit, Stenosen zu beseitigen, Blutungen sicher zu stillen und perforierte Geschwüre zu versorgen. Zwei Operationsprinzipien stehen zur Verfü-

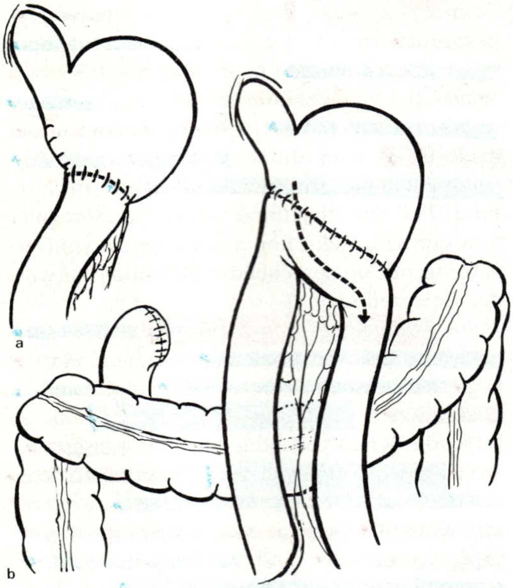

Abb. 20–9 a u. b. Distale ²/₃-Resektion des Magens. (a) Gastroduodenostomie Billroth I. (b) Duodenalstumpfverschluß, Gastrojejunostomie, antekolisch, Billroth II

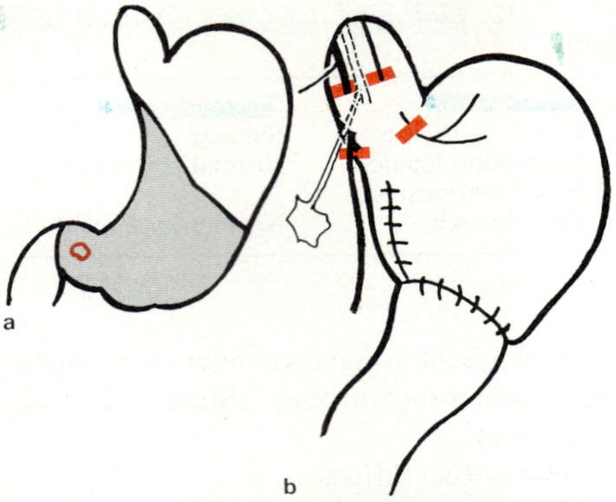

Abb. 20–10. (a) Distale Hemigastrektomie (Antrektomie) bei präpylorischem Ulcus ventriculi. (b) Selektive gastrale Vagotomie und Gastroduodenostomie (Billroth I)

Tabelle 20–13. Zur Geschichte der ersten erfolgreichen Magenoperationen

Zeitraum	Autor	Operationsmethode
1879–1882	Péan, Rydygier Billroth	Terminoterminale Gastroduodenostomie
1885	Billroth	Magenteilresektion und Gastrojejunostomie
1892	Häusner	Einfache Übernähung bei Ulkusperforation
1894	Küster	Koagulation bei Ulkusblutung
1897	Schlatter	Gastrektomie und Ösophagojejunostomie
1898	Roux	Umstechung bei Ulkusblutung
1917	Finsterer	²/₃-Resektion des Magens

gung: *Resektionsverfahren* und *Vagotomieverfahren* einschließlich der sog. kombinierten Operation. Die wichtigsten Operationsziele sind:
- Entfernung bzw. Ausheilung des Geschwürs,
- Verhütung eines Ulkusrezidivs,
- geringe Beeinträchtigung bzw. Wiederherstellung der normalen Magenfunktion.

Resektionsverfahren

Die Durchführbarkeit der Magenteilresektion und die Wiederherstellung der Kontinuität des Verdauungstraktes war bereits zu Beginn dieses Jahrhunderts bewiesen (Tabelle 20–13). Aus einer Vielzahl von Methoden haben sich 3 Verfahren bewährt:

1. Distale ²/₃-Resektion des Magens mit Entfernung des Magenantrums und Verkleinerung der säureproduzierenden Belegzellfläche, Anastomosierung als terminoterminale oder terminolaterale Gastroduodenostomie (Billroth I, Abb. 20–9 a). Durch Aufhebung der antralen Gastrinfreisetzung und zusätzlicher Verringerung der Beleg- und Hauptzellen wird die Sekretion um ca. 80% reduziert. Hauptindikation: Ulcus ventriculi. Beim Ulcus duodeni wird nach B I eine höhere Rezidivquote festgestellt. Als Ursache kommt eine unzureichende Resektion oder extragastrale Gastrinfreisetzung in Frage.
2. Distale ²/₃-Resektion wie bei 1 (Abb. 20–9 b). Anastomosierung als antekolische oder retrokolische Gastrojejunostomie (Billroth II). Indikation: Ulcus ventriculi, Ulcus duodeni. Wegen der aufgehobenen Duodenalpassage und in Abhängigkeit von der Resektionsgröße sind hierbei häufiger Funktionsstörungen möglich (S. 320).
3. Antrektomie (30–50%-Resektion) + selektive Vagotomie, die in der Regel als Gastroduodenostomie abgeschlossen wird (sog. kombinierte oder AV-Operation) (Abb. 20–10 a, b). Das Verfahren hat die geringste Rezidivquote aller Ulkusoperationen, da es nicht nur die antrale Gastrinfreisetzung auf-

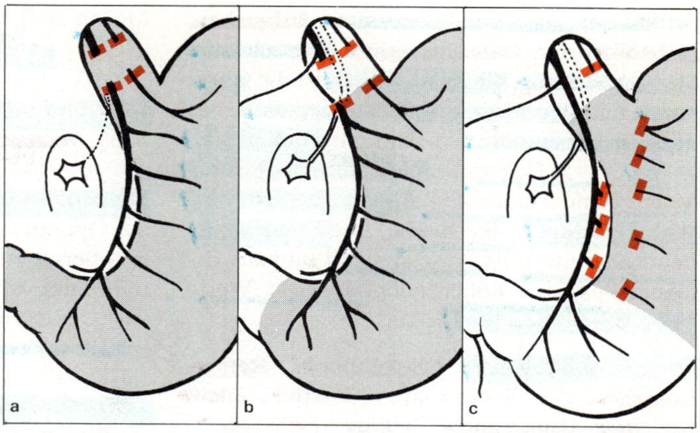

Abb. 20–11 a–c. *Vagotomieverfahren (a) trunkulär, (b) selektiv gastral, (c) proximal-selektiv*

hebt, sondern auch die vagale Phase der Säuresekretion unterbindet. Indikation: Ulcus ventriculi, Ulcus duodeni.

Vagotomieverfahren

Seit 1943 (Dragstedt) wurden 3 *nichtresezierende Operationsverfahren* entwickelt, deren Ansatzpunkt die Aufhebung der vagalen Sekretionsphase ist. Hierdurch werden direkte vagale Belegzellreize unterbunden und die Belegzellempfindlichkeit auf humorale Reize herabgesetzt. Die Säurereduktion beträgt bei allen Vagotomieformen 60–70%. Dem Vorteil geringerer Operationsletalität bei nichtresezierenden Verfahren (0–1%) steht der Nachteil einer höheren Ulkusrezidivquote (5–15%) gegenüber.

1. *Die trunkuläre Vagotomie und Pyloroplastik* (Abb. 20–11 a) wird subdiaphragmal am distalen Ösophagus oder – als Korrektureingriff – thorakal vorgenommen und führt zu einer vagalen Denervierung der Oberbauchorgane. Neben der Säurereduktion werden auch Peristaltik und Tonus und damit die Entleerung des Magens vermindert, so daß stets eine Drainageoperation des Magens, in der Regel als plastische Erweiterung des Pyloruskanals zugefügt werden muß (Abb. 20–12). Indikation: Nur noch bei Notfällen oder beim Ulcus pepticum jejuni, evtl. ergänzt durch Nachresektion.

2. Zu einer vagalen Denervierung des gesamten Magens führt die *selektiv-gastrale Vagotomie,* die ebenfalls mit einer Pyloroplastik kombiniert wird. Infolge Schonung der extragastralen Vagusäste (Abb. 20–11 b) bleibt die vagale Innervation der übrigen Oberbauchorgane erhalten. Indikation: Ulcus pepticum jejuni.

• Pollerower Frage

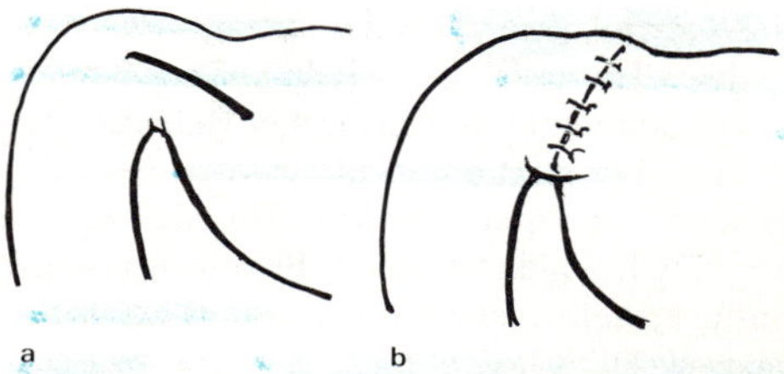

Abb. 20–12 a u. b. *Erweiterungspyloroplastik. (a) Längsschnitt, (b) Quervernähung*

3. Die *proximal-selektive Vagotomie* (PSV) denerviert nur Magenfundus und -korpus, d. h. das säurebildende Areal (Abb. 20–11 c). Da die Antruminnervation intakt bleibt, ist die Entleerungsfunktion nicht beeinträchtigt. Deshalb kann bei fehlender Stenose die PSV ohne Pyloroplastik vorgenommen werden. Das Verfahren wird zu Recht als schonendster Eingriff beim Ulkuskranken bezeichnet (geringste postoperative Früh- und Spätstörungen). Indikation: Wahleingriff beim Ulcus duodeni.

Klinik und Therapie der gastroduodenalen Geschwürskrankheit

Ulcus duodeni

Symptome und Diagnose: Epigastrische Schmerzen, nachts und nüchtern, die sich nach Säurepufferung bessern. Rückenschmerzen deuten oft auf eine Penetration. Erbrechen, Aufstoßen und Gewichtsverlust kennzeichnen die Stenosierung. Charakteristisch ist die Chronizität und Periodizität des Duodenalulkus, das in allen Lebensaltern vorkommt: Häufigkeitsgipfel 3.–5. Dekade. Geschlechtsverhältnis Männer und Frauen 4:1. Diagnose durch Magenbreipassage (Ulkusnische) und Endoskopie. Pentagastrintest als Ausgangswert und zur Erfassung exzessiv hoher oder niedriger Werte **(Abb. 33–30 u. 33–35)**.

Differentialdiagnose: Cholelithiasis, Refluxkrankheit der Speiseröhre, Gastritis, Ulcus ventriculi, Pankreatitis, Zollinger-Ellison-Syndrom.

Operationsindikation: Nach erfolgloser konservativer Therapie, bei wiederholten Rezidiven trotz adäquater internistischer Behandlung, aber auch bei starkem Leidensdruck liegt die Indikation zur Operation vor. Sie wird ferner durch die Lokalisation und Penetrationstiefe beeinflußt; selbstverständlich bei allen nachweisbaren Ulkuskomplikationen. Die prophylaktische Gabe von Cimetidin sollte nur im Ausnahmefall länger als 1 Jahr fortgeführt werden.

Operationswahl: Hierfür sind drei Gesichtspunkte bestimmend:
Sicherheit für den Patienten, postoperative Morbidität und Rezidivgefährdung.
Als Operation der Wahl gilt heute die proximal selektive Vagotomie mit und ohne Pyloroplastik. Das Operationsrisiko (unter 1%) und postoperative Störungen sind gering. Speziell bei jüngeren Kranken mit unkompliziertem Ulcus duodeni sollte man die ²/₃-Resektion nach Möglichkeit vermeiden wegen der späteren Entwicklung einer atrophischen Gastritis im Restmagen (S. 327). Mit einer höheren Ulkusrezidivgefährdung (5–10%) ist allerdings zu rechnen. Resektionsverfahren bzw. die kombinierte Operation kommen bei Narbenstenosen in Frage (Letalität 1–2%).

Ulcus ventriculi

Symptome und Diagnose: Nahrungsunabhängige Oberbauchschmerzen oder Schmerzen nach dem Essen, Völlegefühl und Speisenunverträglichkeit. Fehlende Periodizität. Häufigkeitsgipfel 4.–7. Dekade. Jeder ulzerierende Defekt im Magen muß endoskopiert und biopsiert werden (S. 325) **(Abb. 33–29)**.

Differentialdiagnose: Magenkarzinom (S. 323), Magendivertikel (S. 322).

Operationsindikation: Frühzeitiger Entschluß zur Operation wegen der Gefahr, ein Karzinom zu übersehen. Eine abwartende Therapie ist nur unter wiederholter bioptischer Kontrolle des Ulkus zu rechtfertigen. Jedes Rezidivgeschwür sollte operiert werden.

Operationswahl: Im Gegensatz zu früheren Anschauungen werden alle 3 Typen des Ulcus ventriculi durch Resektionsverfahren behandelt. Die lokale Exzision eines Magengeschwürs in Verbindung mit Vagotomie sollte noch speziellen Zentren vorbehalten werden. Wegen der Vorteile der Duodenalpassage wird die Gastroduodenostomie (B I) angestrebt.

Ulkuskomplikationen

Perforation und Blutung eines Geschwürs erfordern die sofortige Abklärung, simultan hierzu Schockbekämpfung, Magensonde und Operationsvorbereitung. Bei beiden Komplikationen steigt die Sterblichkeit mit höherem Lebensalter und mit zunehmendem Intervall zwischen Komplikationsbeginn und definitiver Versorgung.

Ulkusperforation

Symptome: Heftigste messerstichartige Schmerzen bei der freien Perforation mit zunehmender Peritonitis. Bei der gedeckten Perforation ist der Schmerz mehr lokalisiert, der Verlauf nicht so dramatisch. In 80% läßt sich durch eine Abdomenübersichtsaufnahme freie Luft nachweisen.

Therapie: Absolute Operationsindikation. Bei fortgeschrittener Peritonitis einfache Übernähung, Drainage, Antibiotika und Intensivpflege. Bei wenig ausgeprägter Peritonitis kann eine definitive Versorgung (z. B. Vagotomie) vorgenommen werden.

Prognose: Die häufigste Komplikation frei und gedeckt perforierter Geschwüre sind intraabdo-

minelle subphrenische und subhepatische Abszesse. Nach einfacher Übernähung perforierter Geschwüre ist bei 30–50% der Patienten mit einem Ulkusrezidiv zu rechnen. Eine regelmäßige Nachuntersuchung, einschließlich Sekretionstestung, ist deshalb notwendig, um die Indikation zur definitiven Versorgung rechtzeitig stellen zu können.
Die tiefe *Ulkuspenetration,* ulkusbedingte *Stenosen* am Pylorus und Duodenum sowie der *Sanduhrmagen* sind dringliche Operationsindikationen. Eine sorgfältige präoperative Vorbereitung unter besonderer Berücksichtigung von Säure-, Basen- und Elektrolythaushalt ist notwendig. Der operative Eingriff hat die Beseitigung der Stenose und die Säurereduktion zum Ziel. Die Operationswahl richtet sich nach dem Lokalbefund.

Ulkusblutung

Symptome: Eine Blutungskomplikation ist bei 1/4 aller Kranken mit chronischem Ulkus zu erwarten. Die Symptomatik umfaßt Hämatemesis, Melaena und bei profuser Blutung, z. B. aus der arrodierten A. gastroduodenalis, Blutstuhl. Je nach Blutungsintensität liegt eine Blutungsanämie oder ein hämorrhagischer Schock vor. Die wichtigste diagnostische Maßnahme ist die Endoskopie bzw. Notfallendoskopie. Sie erlaubt eine zuverlässige Aussage über Lokalisation und Art der Blutungsquelle.

Differentialdiagnose: Ösophagusvarizenblutung, streßbedingte Blutungen, Tumorblutungen, Blutungen aus Polypen, Hämobilie. Erbringt die Endoskopie keine Klärung, so kann die Angiographie vor allem bei tief sitzenden Blutungen die Diagnose sichern.

• Blutg. aus Gallenwegen über Papilla vateri in Magen-Darm-Trakt

Therapie: Die chirurgische Therapie der Ulkusblutung hat die Operation im blutungsfreien Intervall zum Ziel. Bei anhaltend starker Blutung und bei kurzfristig rezidivierender Blutung darf die Operationsindikation durch diese Richtlinie nicht verzögert werden. Der Einsatz der endoskopischen Laserkoagulation bietet eine weitere Möglichkeit, die Notoperation mit ihrer doppelt so hohen Sterblichkeit im Vergleich zum elektiven Eingriff zu umgehen. Bei blutendem Ulcus duodeni erfolgt zunächst eine Blutstillung durch Umstechung und – bei bekannter Ulkusanamnese – die proximal selektive Vagotomie. Blutungsquellen im Magen werden in der Regel durch Magenteilresektionen beseitigt. Blutende streßbedingte Erosionen und Ulzera sowie Arzneimittelulzera sind in der Regel konservativ zu behandeln: Wasserspülung, Antazida, Somatostatin; H_2-Rezeptorenblokker in hohen Dosen (1,6–2 g/die), oder Pirenzepin als Blutungsprophylaxe.

Prognose: Die Prognose ist abhängig von Alter, Blutverlust und Begleitkrankheiten.
Blutende Längsrisse der Schleimhaut in der Kardia und subkardial *(Mallory-Weiß-Syndrom),* die bevorzugt nach Würgen und Erbrechen beobachtet werden, erfordern Umstechungsligaturen von einer Gastrotomie aus. Auch das *Ulcus simplex Dieulafoy* (Arrosion submukös verlaufender Magenwandgefäße) kann durch eine einfache Umstechung sicher versorgt werden.

Zollinger-Ellison-Syndrom

Symptome: Der Verdacht auf ein Zollinger-Ellison-Syndrom ergibt sich bei schwerem, therapieresistentem Ulkusleiden, bei multiplen und atypisch lokalisierten Ulzera und bei ungeklärter Diarrhöe. Besonders verdächtig sind hartnäckige Ulkusrezidive nach Magenteilresektion.

Diagnose: Beweisend ist ein erhöhter Serum-Gastrin-Wert (über 250–500 pg/ml) trotz Hyperazidität und Hypersekretion. Die Gastrinbestimmung erfolgt radioimmunologisch. Bei grenzwertigen Befunden gelingt die Sicherung der Diagnose bzw. die Abgrenzung gegenüber zurückgelassenem Antrumrest durch Gastrinprovokationsteste mit Sekretin.

Therapie: Die hohe Quote maligner Formen (60%), die kaum die Chance einer Radikaloperation zuläßt, und die Differenzierung der Hypergastrinämie bestimmen das Vorgehen. Bei der Konstellation Hypergastrinämie ohne Tumornachweis ist eine Magenteilresektion (Antrektomie) + Vagotomie sinnvoll. Bei dieser Form kann eine Hyperplasie antraler G-Zellen vorliegen, so daß die Antrektomie die kausale Behandlung darstellt. In jedem Fall ist die sofortige medikamentöse Behandlung mit Cimetidin angezeigt. Nur bei Therapieversagen sollte eine Gastrektomie durchgeführt werden (Tabelle 20–14).

Pathophysiologie des operierten Magens

Nach Magenteilresektion und Vagotomieverfahren tritt in 70–90% eine Ausheilung des Ulkusleidens ohne funktionelle Störungen ein. Bei etwa 10–20% magenoperierter Kranker ist mit leichten oder vorübergehenden Beschwerden zu rechnen: Völlegefühl, Diarrhöe, Gewichtsverlust, Dumping, Steatorrhoe, Anämie, Calciumstoffwechselstörungen. Bei fast 10% liegen erhebliche Störungen vor, die eine laufende Überwachung und evtl. eine Reintervention erfordern. Die eingeschränkte Reservoirfunktion und die unproportionierte, rasche Entleerung des Magens stehen hierbei im Vordergrund. Sie erschweren oder verhindern, z. B. nach B II, Teilfunktionen des Verdauungsvorganges: Ausreichende Stimulation von Galle und Pankreassekretion,
vollständige Durchmischung der Ingesta mit intestinalen Sekreten,
ausreichende Zeit für Digestion und Absorption.
Die schwerwiegendsten Störungen des operierten Magens sind: Ulkusrezidiv, Dumping-Syndrom, Afferent-loop-Syndrom, Motilitätsstörung und Diarrhöe nach Vagotomie und agastrisches Syndrom.

Tabelle 20–14. Therapiekonzept bei G-Zellhyperplasie und Gastrinom

Diagnose	Therapie
G-Zellhyperplasie	Antrektomie (B I)
ZES – isoliertes Adenom	Enukleation
– multiple Adenome	Enukleation ggf. distale Resektion + SPV + Cimetidin
– maligne	s. o. nur bei Versagen Gastrektomie

Ulkusrezidiv

Ursachen und Häufigkeit: Gemeinsame Ursache ist eine relative Hyperazidität (S. 313, 314). Postoperative Ulkusrezidive finden sich in Abhängigkeit vom Primärleiden (Ulcus duodeni), bei ungeeigneter Verfahrenswahl (Noteingriff) von der Art des Primäreingriffs und bei endokrinen Tumoren (Tabelle 20–15). Am häufigsten (20–40%) tritt das Ulkusrezidiv in Form des Ulcus pepticum jejuni (Anastomosenulkus) nach alleiniger Gastroenterostomie auf; nach unvollständiger Vagotomie in 5–15% der Fälle.

Diagnose: Im Vordergrund der Symptome stehen starke Oberbauchschmerzen, häufig Gewichtsabnahme und Erbrechen. Gefürchtete Komplikationen sind: Blutung, Perforation und gastrojejunokolische Fistelbildung. Bei Patienten mit heftigen Durchfällen und Malabsorption nach Magenteilresektion ist stets eine gastrojejunokolische Fistel auszuschließen. Die Endoskopie sichert die Diagnose und ist der Röntgenuntersuchung überlegen. Die Labordiagnostik klärt bei Hypergastrinämie durch Gastrinprovokationstests, ob ein Zollinger-Ellison-Syndrom vorliegt (Tabelle 20–16). Mit Ausnahme des Ulkusrezidivs nach Vagotomie, das zunächst konservativ mit H_2-Rezeptorenblockern und Antazida behandelt wird, ist die Indikation zur Operation gegeben; bei Eintritt von Komplikationen ist sie eine absolut vitale.

Therapie: Beim Ulkusrezidiv nach Magenresektion (Ulcus pepticum jejuni) reicht in der Regel die selektiv gastrale Vagotomie zur Abheilung aus. Bei Verdacht auf zurückgelassene Antrumschleimhaut ist die Duodenalstumpfrevision notwendig. In Abhängigkeit vom Lokalbefund wird beim Ulcus pepticum jejuni auch selten einmal eine Nachresektion mit Vagotomie vorgenommen. Zollinger Ellison-Syndrom, S. 319. Ein Ulkusrezidiv nach Vagotomie, das

Tabelle 20–15. Ursachen postoperativer Ulkusrezidive

Chirurgisch-technisch:	Alleinige Gastrojejunostomie, unvollständige Vagotomie, Magenrest größer als 1/3, Antrumschleimhaut im Duodenalstumpf, Magenausgangsstenose, lange zuführende Schlinge
Endokrin:	Gastrinom (ZE-Syndrom), G-Zellhyperplasie, selten Hyperparathyreoidismus, Nebennierenrindentumor
Exogen:	Arzneimittel

Tabelle 20–16. Diagnostische Maßnahmen

Anamnese	Voroperationen
	Symptomatik,
	Schmerzmittel
	Alkohol
Endoskopie	evtl. Biopsie
Radiologie	Entleerungszeit
	Fistel?
Sekretionsanalyse	Pentagastrintest
Gastrinbestimmung	1. basal
	2. Testmahlzeit
	3. Sekretintest

durch konservative Maßnahmen nicht abheilt, sollte einer B-I-Resektion zugeführt werden.

Dumpingsyndrom

Das postalimentäre Frühsyndrom – Dumpingsyndrom im engeren Sinne – wird in leichter Form bei 15–30%, in schwerer Form bei nur etwa 2% magenresezierter Patienten beobachtet. Durch eine überstürzte Magenentleerung wird der Dünndarm einem hyperosmolaren Milieu ausgesetzt. Über die Dehnung der betroffenen Darmabschnitte kommt es zur Freisetzung humoraler Substanzen und zu vermehrter Peristaltik. Entscheidend für die Symptomatik ist die Tatsache, daß es postprandial, vor allem nach Kohlenhydraten, zu einer Reduzierung des Plasmavolumens um bis zu 15% kommt.

Symptome: Vasomotorische und intestinale Symptome, wie Schwäche, Hitzegefühl, Schwitzen, Unruhe, Übelkeit, Tachykardie, Hypotension, selten Kollaps 10–30 min nach der Nahrungsaufnahme.

Differentialdiagnose: Postprandiales Völlegefühl und Erbrechen bei kleinem Restmagen. Psychische Störungen.

Therapie: Durch diätetische Umstellung unter Vermeidung süßer und flüssiger Speisen ist fast immer eine Besserung zu erzielen. Nur selten ist eine Operation, z. B. Umwandlungsoperation BII → BI oder Jejunuminterposition, angezeigt.

Beim postalimentären *Spätdumping,* das sehr viel seltener beobachtet wird, kommt es 1–3 h p. c. zu einem ähnlichen Symptomenkomplex. Auslösender Faktor ist eine hohe und rasche Kohlenhydratresorption im Dünndarm, die reaktiv zu einer überschießenden Insulinfreisetzung und Hypoglykämie führt (Glucosetoleranztest!). Im akuten Stadium hilft Kohlenhydratzufuhr. Diätetische Beratung erforderlich!

Afferent-loop-Syndrom

Beim Syndrom der zuführenden Schlinge kommt es an der B-II-Anastomose durch Striktur, Abknickung oder Anastomosenulkus zum Aufstau von Galle und Pankreassekret. Charakteristisch sind Druckgefühl im Oberbauch nach Mahlzeiten, Übelkeit, schwallartiges und galliges Erbrechen, das sofortige Erleichterung bringt. Die Diagnose wird klinisch gestellt und radiologisch-endoskopisch bestätigt. Vor einer meist angezeigten chirurgischen Revision ist eine Stenose an der abführenden Schlinge auszuschließen.

Selten wird ein *akutes Syndrom der zuführenden Schlinge* beobachtet; dem lebensbedrohlichen Krankheitsbild liegt ein Totalverschluß der Schlinge durch Invagination oder Strangulation zugrunde (akutes Abdomen). Sofortige Operation.

Postvagotomiesyndrom

Nach Vagotomieverfahren werden postoperativ häufig leichte Entleerungsstörungen des Magens mit Völlegefühl und vermehrtem Aufstoßen beobachtet (Motilitätsverlust). Außerdem kann es zu vorübergehender *Dysphagie* und Refluxbeschwerden kommen. Nach trunkulärer, selten selektiv-gastraler Vagotomie mit Pyloroplastik treten in einem relativ hohen Prozentsatz Änderungen der Stuhlgewohnheiten auf. Bei 20–30% kommt es zu Durchfällen und leichtem Gewichtsverlust. Bei etwa 10% dieser Patienten führt eine *episodische Diarrhö* mit 5–10 flüssigen Stühlen zur schweren Beeinträchtigung und Arbeitsunfähigkeit. Folgende Faktoren werden als auslösend angesehen:

Beschleunigte Darmpassage,
Störung des Gallensäurestoffwechsels (chologene Diarrhöe),
Änderung der intestinalen Bakterienflora.

Differentialdiagnose: Auch nach Vagotomieverfahren mit Pyloroplastik wird das postalimentäre Frühsyndrom mit vermehrter Darmbewegung beobachtet. Auszuschließen sind exkretorische Pankreasinsuffizienz und Laktasemangel.

Therapie: Eine sichere Behandlungsform gibt es nicht. Symptomatisch helfen Anticholinergika, Reasec und eine Ernährungsumstellung. Die Bindung freier Gallensäure mit Cholestyramin scheint erfolgversprechend. Die wichtigste Konsequenz zur Verhütung eines Postvagotomiesyndroms ist die Zurückhaltung mit der Indikation zur trunkulären Vagotomie. Bei proximal-selektiver Vagotomie ohne Pyloroplastik werden weder schwere Durchfälle noch Früh- und Spätdumping beobachtet.

Zustand nach Gastrektomie

Symptome und Therapie: Eine unzureichende Nahrungsaufnahme aus Angst vor Schmerzen oder wegen postprandialem Dumping ist die häufigste und entscheidende Ursache für Postgastrektomieprobleme. Anorexie, ausgeprägte Refluxbeschwerden, Dumping, Diarrhöe, Malassimilation, Gewichtsverlust und allgemeine Schwäche kennzeichnen das *agastrische Syndrom.* Adynamie, Haarausfall, Mundwinkelrhagaden und Kopfschmerzen sind Hinweissymptome auf einen *Eisenmangel.* Parästhesien, Zungenbrennen und Gangstörung sowie psychische Störungen deuten auf einen *Vitamin-B_{12}-Mangel,* der erst nach Jahren auftritt. Eine lebenslange Substitutionstherapie mit Hydroxycobalamin 200–1000 µg/Quartal ist notwendig. Bei allgemeinen Beschwerden nach Gastrektomie ist stets für eine ausreichende Zufuhr von Folsäure (0,5–1 mg tgl.) und Vitamin C zu sorgen. Glossitis, Stomatitis, Konjunktivitis lassen einen Vitamin-B_{12}-Mangel vermuten, der die Zufuhr von zunächst 100 µg Cyanocobalamin tgl. erfordert.
Eine verminderte intestinale Calciumresorption kann über einen sekundären Hyperparathyreoidismus zur *Osteopathie* führen (S. 322). Ein Therapieversuch mit 50–100 mg Natriumfluorid ist angezeigt. Zu einer Osteopathie kann es auch über eine schwere Steatorrhöe mit Vitamin-D-Mangel kommen.

Prognose: Bei lebenslangen und kurzfristigen Nachuntersuchungen mit entsprechender Substitutionstherapie, unterstützt durch wiederholte parenterale Ernährung, vor allem Eiweißzufuhr, zufriedenstellend.

Divertikel

Am Magen treten Divertikel nur selten auf. Prädilektionsstelle der taschenförmigen, alle Wandschichten ausbuchtenden Anomalie ist die Fundushinterwand. Endoskopisch ist stets ein tief penetrierendes subkardiales Ulkus auszuschließen.

Therapie: Die Indikation zur Divertikelabtragung mit Naht des Wanddefektes ist nur bei nachgewiesener Speisenretention mit Beschwerden oder bei Komplikationen (Entzündung, Blutung) gegeben.

Am Zwölffingerdarm werden Divertikel dagegen häufiger beobachtet. Zu unterscheiden sind Verziehungen der Duodenalwand in der Nähe chronischer Ulzera und Narben (funktionelle Divertikel) von Divertikeln mit *transmuskulärem Prolaps* von Mukosa und Muscularis mucosae. Letztere finden sich häufig multipel und überwiegend an der Innenseite der Pars descendens und ascendens duodeni.

Symptome und Diagnose: In der Regel werden Divertikel relativ spät manifest und als Zufallsbefund bei der Magenbreipassage entdeckt. Klinische Symptome und Komplikationen, wie Schmerzen, Erbrechen, Ikterus, Blutung oder Perforation, sind nur in 5–10%, bei mechanischer Kompression oder Infektionen zu erwarten. Besondere diagnostische Sorgfalt verlangt die Abklärung papillennaher Divertikel mit der Frage einer intermittierenden Kompression von Gallen- und Pankreasgang.

Therapie: Die Indikation zur Divertikelabtragung mit Verschluß des Wanddefektes ist entsprechend kritisch zu erwägen; andere Ursachen, insbesondere peptische Ulzera, Leber-, Galle- und Pankreaserkrankungen, sind vorher stets auszuschließen.

Tumoren des Magens und Zwölffingerdarms

Gutartige Tumoren incl. Morbus Ménétrier

Von den *epithelialen Formen* sind Pseudopolypen und solitäre oder multiple adenomatöse Polypen am häufigsten, selten Karzinoide. *Mesenchymalen Ursprungs* sind die relativ häufigen submukös oder subserös liegenden Leiomyome. Fibrome, Lipome, Angiome und Neurinome werden seltener beobachtet.

Symptome und Diagnose: Meist uncharakteristische Beschwerden, leichte, chronische, aber auch starke Blutungen infolge Ulzerationen der Schleimhaut, seltener Hämatemesis; Obstruktion z. B. durch transpylorischen Polypenprolaps oder ein großes Leiomyom. Maligne Entartungsrate der Leiomyome oder Neurinome 10–30%, der sog. Polyposis des Magens wesentlich höher.
Durch Röntgenuntersuchungen, Endoskopie und Biopsie ist die exakte Diagnose rasch zu klären; peptische Ulzera, Divertikel und Malignome sind dabei auszuschließen.

Differentialdiagnose: Diagnostische Schwierigkeiten kann das relativ seltene *Ménétrier-Syndrom* bereiten, eine echte, foveoläre Hyperplasie der Schleimhaut, gelegentlich verbunden mit exsudativer Gastroenteropathie (Hypoproteinämie, Ödeme). Die endoskopisch-bioptische Untersuchung klärt, ob es sich nur um vergrößerte Schleimhautfalten handelt oder um eine echte Hyperplasie. Bestimmung des Gesamteiweißes.

Therapie: Solitäre, auch multiple Magenpolypen müssen endoskopisch entfernt und histologisch untersucht werden. Bei der Magenpolyposis ist die subtotale Magenresektion oder Gastrektomie zu erwägen. Gutartige Tumoren werden exstirpiert oder durch Magenteilresektion entfernt, Leiomyome z. B. auch ausgeschält. Beim Ménétrier-Syndrom mit starken Eiweißverlusten und Ödemen ist die subtotale Magenresektion, ggf. die Gastrektomie, indiziert.

Maligne Lymphome und Sarkome

Zu unterscheiden sind lymphoretikuläre Sarkome, differenzierte (Fibro- oder Leiomyosarkome) und entdifferenzierte Sarkome (Spindelzellsarkome). Sarkome des Magens treten nur in 5% aller Magenmalignome, entweder diffus infiltrierend, polypös wuchernd oder exulzerierend in Erscheinung.

Symptome und Diagnose: Fieber, Blutungen und rasches Wachstum sind häufiger zu beobachten als beim Magenkarzinom. Diagnose durch Röntgen, Endoskopie und Biopsie. Dabei ist schon makroskopisch eine lymphatische Hyperplasie (Pseudolymphom) von den meist mehrknotigen Geschwülsten abzugrenzen.

Therapie: Wie beim Karzinom subtotale oder totale Magenresektion, evtl. Palliativresektion. Die Prognose der primären malignen Lymphome ist nach radikaler Entfernung, Nachbestrahlung und/oder chemotherapeutischer Zusatztherapie relativ gut; bei generalisiertem Befall sind Zytostatika und Prednison einzusetzen. Dagegen ist die Prognose bei differenzierten und entdifferenzierten Sarkomen schlecht.

Magenkarzinom

Häufigkeit und Ätiologie: Im Magen sind 95% aller bösartigen Neubildungen epithelialen Ursprungs (Adenokarzinom). Die Morbiditätsrate des Magenkarzinoms ist zwar insgesamt rückläufig, sie zeigt andererseits beträchtliche geographische Schwankungen und Unterschiede, je nach Alter, Geschlecht und Rasse. In der BRD steht die Todesursache „Magenkarzinom“ (nach Bronchial- und kolorektalem Karzinom) noch an dritter Stelle aller Karzinome, es hat also eine große medizinische und soziale Bedeutung. Als Risikoalter gilt das 5.–7. Lebensjahrzehnt, wobei Männer häufiger erkranken als Frauen. In 10% der Fälle wird das Magenkarzinom bei jugendlichen Kranken unter 40 Jahren beobachtet. Nach epidemiologischen Untersuchungen kommen neben genetischen Faktoren vor allem Umwelteinflüsse (Ernährungsfaktoren) und folgende disponierende Risikoerkrankungen als Entstehungsursache in Betracht:
Chronische atrophische Gastritis, chronisches Magengeschwür, Adenome und primär gutarti-

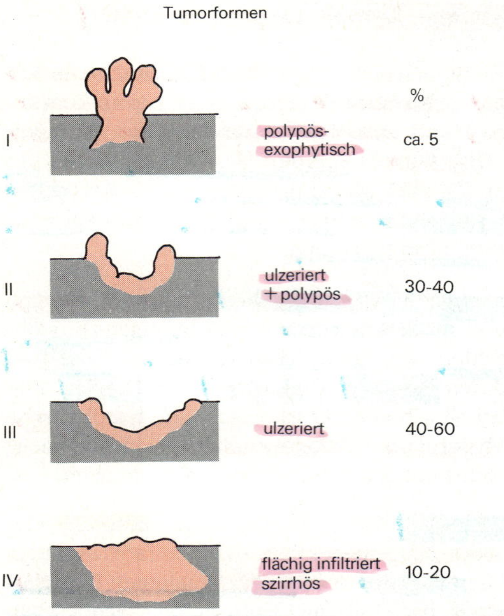

Abb. 20–13. Klassifikation der Magenkarzinome nach makroskopischem Aspekt. (Borrman 1926)

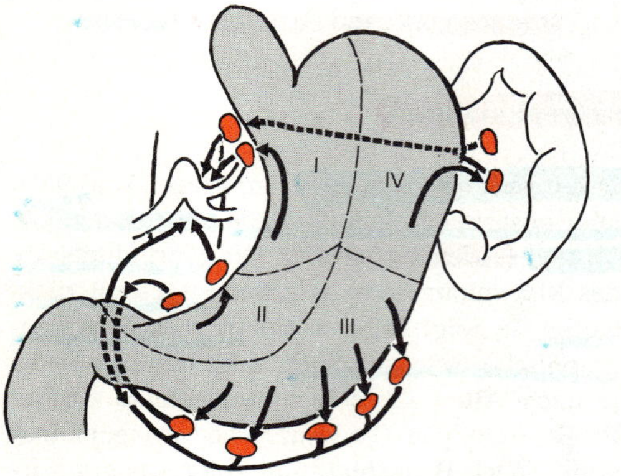

Abb. 20–14. Lymphabflußzonen des Magens. I–IV mit Pfeilen markiert, die bei der Operation besonders berücksichtigt werden müssen

ge Magentumoren, perniziöse Anämie; auch an ein sog. Magenstumpfkarzinom nach Resektion eines früher benignen Befundes (S. 327) ist zu denken. Neuere Untersuchungen sprechen dafür, daß die Karzinome langsam, zum Teil innerhalb von Jahren entstehen. Die Erkenntnis ist in Zukunft diagnostisch zu nützen.

Klassifikationen: Die Einteilung der Magenkarzinome nach ihrem makroskopischen Erscheinungsbild zeigt Abb. 20–13; für Therapie und Prognose wichtiger sind weitere Differenzierungsgrade und Ausbreitungsgrad des Tumors. Die Erfassung des Tumorstadiums als prognostischer Parameter kann jedoch nur durch histologisch objektivierte Befunde wie Penetrationstiefe, Lymphknotenbefall und Fernmetastasen erfolgen (Staging). Hierzu hat sich das TNM-System bewährt (S. 149). Einteilung des Magenfrühkarzinoms, S. 326.

Tumorsitz und -ausbreitung: Häufigste Lokalisationen des Magenkarzinoms sind Antrum, kleine Kurvatur und Fundus. Die große Kurvatur ist selten befallen.
Wie an anderen Organen gibt es *4 Ausbreitungswege:*

1. Per continuitatem → intramural und zur Serosa,
2. nach Infiltration der Magenwand → intraperitoneal,
3. lymphogen,
4. nach Veneneinbruch hämatogen.

Für die Festlegung der Resektionsgrenzen ist die Kenntnis der *intramuralen Ausbreitung* wichtig. Sie ist in oraler Richtung zwei- bis dreifach größer (5–10 cm) als in aboraler (3 cm). Im Stadium T_4 (S. 326) ist die Gefahr einer peritonealen Tumorzellverschleppung mit der Folge einer Carcinosis peritonei groß. Die peritoneale Metastasierung kann sowohl durch Direktimplantation als auch über den Lymphweg erfolgen (rektal-digitale Austastung des Douglas-Raumes). Der *lymphogenen Metastasierung* kommt für die Therapie und Prognose des Magenkarzinoms eine große Bedeutung zu. Da bei der Hälfte aller Magenkarzinompatienten mit Lymphknotenmetastasen gerechnet werden muß, ist die Kenntnis der regionalen und weiteren Abflußzonen wichtig (Abb. 20–14). Die *hämatogene Aussaat des Tumors* erfolgt zuerst in die Leber, dann in die Lunge und weitere Organe.

Symptome: Keine typischen Symptome. Häufig finden sich unbestimmte Oberbauchbeschwerden, Druck- bzw. Völlegefühl, Appetitlosigkeit, Abgeschlagenheit und Leistungsknick. Spätsymptome sind Abneigung gegen Fleisch, Gewichtsverlust, Anämie und Teerstuhl. Etwa 1/3 der Patienten ist bereits bei der Erstuntersuchung im Zustand der Kachexie und man kann schon eine tastbare Geschwulst erkennen.

Brechreiz und Erbrechen kann sowohl Früh- als auch Spätsymptom bedeuten. Eine frühe Symptomatik ist u. U. bei kardianaher Lokalisation des Tumors (Dysphagie) und beim Tumorsitz präpylorisch-pylorisch (Stenose) zu erwarten.

Diagnose: Trotz eines meist symptomarmen Verlaufs ist eine sorgfältig erhobene *Anamnese* sehr wichtig. Nach der klinischen Untersuchung und Beurteilung von Oberbauch (Lebervergrößerung) und Unterbauch (Tumorinfiltration des Netzes oder auch des Nabels, Impfmetastasen im Douglas) und Ausschluß einer Virchow-Drüse links supraklavikulär ist die *Röntgenuntersuchung* des Magens und der Lunge indiziert. Von ihr ist eine Treffsicherheit der Diagnose in 70–90% zu erwarten (Wandstarre, Plateaubildung, später Krater und Füllungsdefekte). Jeder radiologisch verdächtige Magenbezirk sollte sofort *endoskopisch-bioptisch* weiter abgeklärt werden, die diagnostische Sicherheit wird durch Biopsien aus mehreren Stellen des Tumorgrundes und -randes auf 95% erhöht. Aus der häufig stark erniedrigten und fehlenden Säuresekretion sind keine diagnostischen Schlüsse möglich. Entscheidend ist der konsequente, evtl. wiederholte Einsatz der Gastroskopie bei allen radiologisch ungeklärten oder verdächtigen Befunden **(Abb. 33–32, 33–33 u. 33–34)**.

Differentialdiagnose: Atrophische Gastritis, Ulcus ventriculi, benigne Magentumoren, Lymphome, Pseudolymphome und Sarkome des Magens.

Therapie: Unbehandelt führt der Magenkrebs innerhalb eines Jahres zum Tode. Die ausgedehnte, evtl. totale Magenentfernung nach den Regeln der Radikalität ist die einzige erfolgversprechende Maßnahme, d. h. radikale Tumorentfernung unter Mitnahme der entsprechenden Lymphabflußwege. Bei Stenose und Tumorblutung kann eine palliative Entfernung indiziert sein, auch wenn Metastasen zurückbleiben. Die Operabilität ist nicht von der Größe eines Tumors, sondern vom Grad seiner Metastasierung abhängig. Die *Operationswahl* wird daher im wesentlichen bestimmt von: Lokalisation des Tumors, Tumorstadium (Grading und Staging), Ausmaß der Metastasierung, Alter und Allgemeinzustand. Mit der Voraussetzung eines Sicherheitsabstandes von wenigstens 6 cm

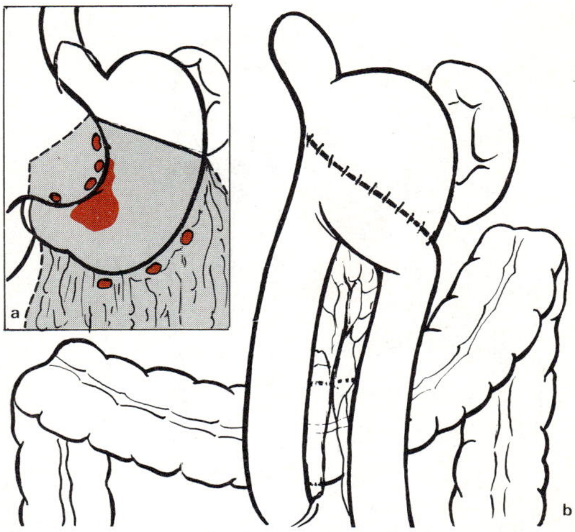

Abb. 20–15 a u. b. Chirurgische Therapie eines Magenantrumkarzinoms mit regionalen Lymphknotenmetastasen. Subtotale Magenteilresektion unter Mitnahme der Lymphabflußzonen (a). Antekolische Gastrojejunostomie (b)

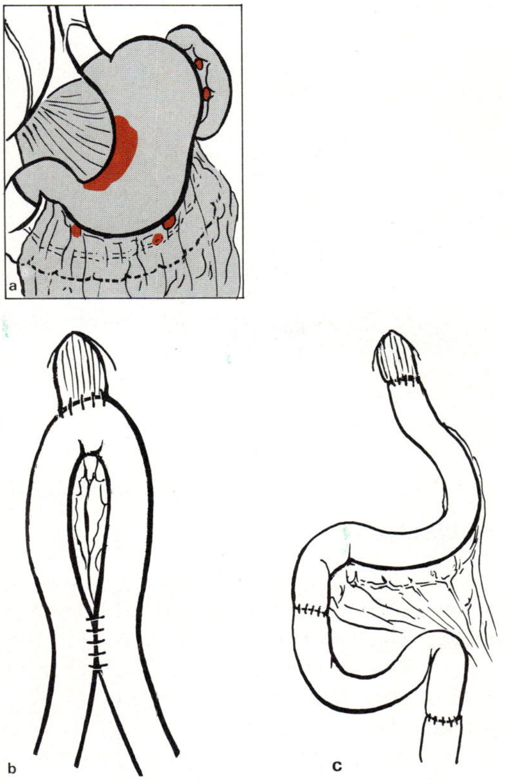

Abb. 20–16. (a) Gastrektomie unter Mitnahme der perigastrischen Lymphabflußzone. (b) Ersatzmagenbildung durch Ösophagojejunostomie. (c) Ersatzmagenbildung durch Interposition einer Jejunumschlinge

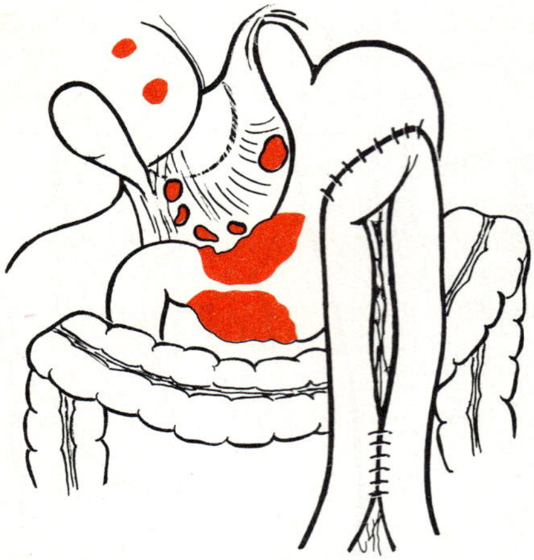

Abb. 20–17. Gastrojejunostomie als Palliativeingriff bei inoperablem Magenkarzinom

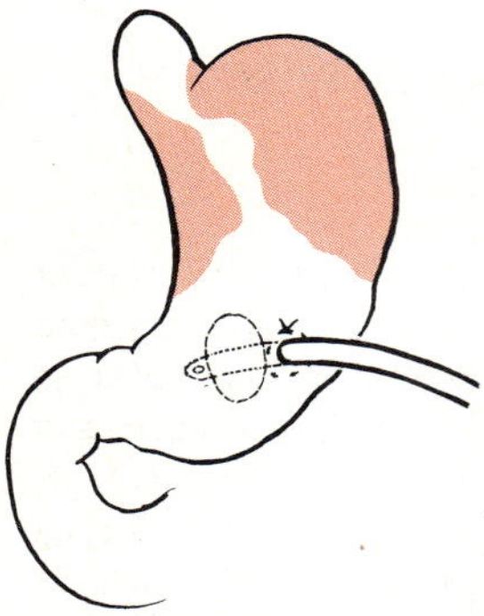

Abb. 20–18. Ernährungsfistel bei inoperablem stenosierendem Magenkarzinom

oral und 3 cm aboral kann beim Antrumkarzinom eine subtotale Magenteilresektion – in der Regel nach B II – mit Wegnahme des großen und kleinen Netzes ausreichend sein (Abb. 20–15). Beim Korpuskarzinom und beim sog. Magenstumpfkarzinom dagegen ist die Totalentfernung des Magens (Gastrektomie) unter Mitnahme von großem und kleinem Netz, Milz, evtl. auch Pankreasschwanz, die einzig mögliche kurative Maßnahme (Abb. 20–16 a). Kardianahe Tumoren erfordern in der Regel einen abdominothorakalen Eingriff. Nach Gastrektomie kann die Wiederherstellung der Kontinuität entweder als Ösophagojejunostomie mit Braun-Anastomose oder durch Jejunuminterposition zwischen Ösophagus und Duodenum erfolgen (Abb. 20–16 b, c). Von den *Palliativoperationen* wird die Gastroenterostomie bei tumorbedingter Magenstenose am häufigsten angewandt (Abb. 20–17). Inoperable, den Mageneingang oder -ausgang verschließende Tumoren erfordern das Einführen einer Endoprothese (S. 272) oder die Anlage einer Ernährungsfistel an Magen bzw. Jejunum (Abb. 20–18).

Prognose: Kaum die Hälfte der diagnostizierten Magenkarzinome ist resezierbar. Die Operationsletalität beträgt bei Teilresektion 3–5%, bei abdominaler Gastrektomie 5–10% und bei abdominothorakalen Eingriffen 10–15%. Mit einer adäquaten Ernährung können Patienten auch nach totalem Magenverlust wieder arbeitsfähig werden. Die Fünfjahresüberlebensquote beträgt allerdings bei fortgeschrittenem Tumorstadium nur 10–25%. Auch eine polychemotherapeutische Nachbehandlung oder Nachbestrahlung konnte diese Ergebnisse bisher nicht verbessern. Deshalb ist die Forderung

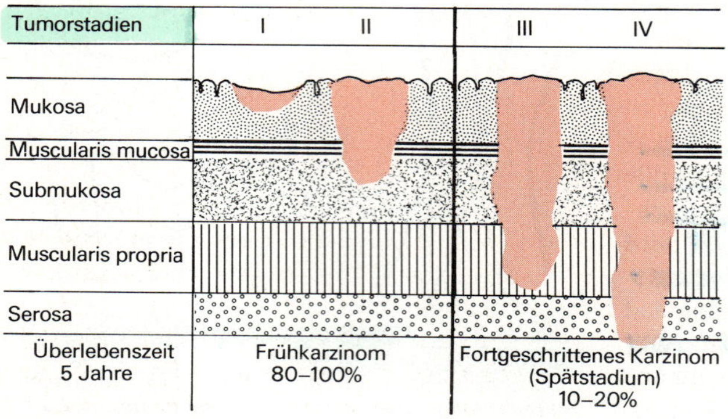

Abb. 20–19. Abhängigkeit der Fünfjahresüberlebenszeit vom Tumorstadium zum Zeitpunkt der Operation

nach Früherkennung und Frühoperation sehr wichtig.

Magenfrühkarzinom

Beim Magenfrühkarzinom handelt es sich um einen Tumor, der auf Mukosa und Submukosa beschränkt ist (Abb. 20–19). Er ist weder identisch mit dem kleinen Tumor, noch liegt ein initiales Krebsstadium vor. Das Magenfrühkarzinom kann jahrelang bestehen und großflächig sowie multifokal auftreten. Regionale Lymphknotenmetastasen werden in ca. 5–15% beobachtet. Die Säuresekretion ist in der Regel normal. Mehr als die Hälfte der Patienten klagt über ulkusähnliche Beschwerden (Schmerzen). Blutungen aus Frühkarzinomen finden sich in ca. 15–20%. Makroskopisch imponiert es überwiegend als ulzerierender Defekt, seltener als flache Vorwölbung. Die chirurgische Therapie ist mit der bei fortgeschrittenem Tumor identisch. Die Prognose ist hinsichtlich der Fünfjahresüberlebensquote mit 80–100% sehr gut (Abb. 20–19).

Atrophische Gastritis, Magenstumpf- und Anastomosenkarzinom

Nach der Magenresektion wegen eines gutartigen Befundes kann nach 15–20 Jahren infolge eines Refluxes des alkalischen Duodenalsaftes eine chronisch-atrophische Gastritis entstehen, die für eine Krebsentwicklung disponierend sein kann. Das Karzinom im Restmagen soll bei etwa 6% der wegen Ulcera duodeni und bei etwa 12% aller wegen Ulcera ventriculi operierten Kranken auftreten. Bei geringfügigen Symptomen viele Jahre oder Jahrzehnte nach der Magenresektion sollte an diese Möglichkeit gedacht und die Magenschleimhaut durch Endoskopie und Biopsie kontrolliert werden.

Therapie: Bei rechtzeitiger Erkennung eines Magenstumpfkarzinoms Gastrektomie. Prognose im allgemeinen schlecht.

Konsequenzen für Praxis und Klinik

Die unbefriedigenden Behandlungsergebnisse des fortgeschrittenen Magenkarzinoms sind auf chirurgisch-technischem Wege und durch Strahlen- und Chemotherapie derzeit kaum zu verbessern. Nur durch die Erfassung von Patienten mit erhöhtem Krebsrisiko und initialen Tumorstadien sowie durch die Erkennung eines Magenfrühkarzinoms ist dies zu erreichen. Deshalb sind folgende Maßnahmen notwendig:

- Aggressive Diagnose bei allen ungeklärten Oberbauchsymptomen im Krebsrisikoalter. Regelmäßige Überwachung von Kranken mit bekanntem Krebsrisiko im Magen (Perniziosa, chronisch-atrophische Gastritis, Zustand nach Magenteilresektion, Polyposis des Magens, therapieresistentes Ulcus ventriculi).
- Obligate endoskopisch-bioptische Überprüfung jedes röntgenologisch erkennbaren ulzerierenden Schleimhautdefektes im Magen.
- Zurückhaltende Indikation zur Magenteilresektion bei jungen Patienten mit benignem gastroduodenalem Ulkusleiden (S. 315).

Spezifische und unspezifische Entzündungen

Tuberkulose und *Syphilis* des Magens werden heute kaum noch beobachtet, dafür muß man bei entzündlichen Veränderungen im oberen Gastroduodenaltrakt (Ösophagus, Magen und Duodenum) an einen *Morbus Crohn* denken und ggf. die endoskopisch-bioptische Klärung herbeiführen (S. 334, 354). Nur bei entsprechenden Komplikationen (Blutungen, Stenose, Fistelbildung) ist die Operationsindikation zur Resektion oder auch Umgehungsoperation zu stellen, ähnlich wie beim Morbus Crohn des Dünn- und Dickdarmes (S. 334, 354).

Verletzungen von Magen und Duodenum, S. 310

Fremdkörper

Diagnose und Therapie: Bei Fremdkörpern im Verdauungstrakt sollte so rasch wie möglich eine Lokalisationsdiagnose röntgenologisch erfolgen. Befindet sich der verschluckte Gegenstand noch in endoskopischer Reichweite, so ist – kantig-spitze Objekte ausgenommen – eine Bergung mit dem Endoskop angezeigt. Keine

Abführmittel. Große, vor allem längliche Gegenstände sollten operativ entfernt werden.

Komplikationen: Perforation, Blutung, Ileus.

Verätzungen des Magens

Diagnose: Bereits kleine Mengen konzentrierter Säure, wie 10–20 ml HCl oder 5 ml H_2SO_4, können zur Magenperforation führen. Laugen haben eine größere Tiefenwirkung als Säuren. Wichtig ist daher die Sicherstellung der bei Kindern irrtümlich oder bei Erwachsenen meist in suizidaler Absicht eingenommenen Flüssigkeit (Fremdanamnese). Nachweis von Ätzflecken in Mund und Rachen. Bei Verdacht sofortige Klinikeinweisung.

Therapie: Im akuten Stadium, bei kurzem Intervall zwischen Verätzung und Therapiebeginn, soll eine ausgiebige Magenspülung und eine Endoskopie vorgenommen werden. Antibiotika und Kortikosteroide. Bei längerem Intervall sind lokale Maßnahmen kontraindiziert (Perforationsgefahr). Die Symptome eines akuten Abdomens zwingen zur Notoperation mit Magenteilresektion (S. 299). In späteren Stadien muß mit Strikturbildung und Magenausgangsstenose gerechnet werden. Diese Komplikationen sind ebenfalls eine dringliche Indikation zur chirurgischen Versorgung.

Dünndarm (Jejunum, Ileum)

Pathophysiologie

Die wichtigsten Funktionen des Dünndarms innerhalb des Verdauungstraktes sind, neben mechanisch peristaltischem Transport, vor allem die Resorption von Nahrungsbestandteilen (Wasser, Elektrolyte, Vitamine, Gallensäure etc.) sowie Enzymsekretion und Hormonproduktion speziell im oberen Dünndarmabschnitt (Abb. 20–20). Amylasen und Proteinasen werden sowohl im Pankreas wie Dünndarm gebildet, Lipasen dagegen ausschließlich im Pankreas (Steatorrhöe bei Pankreasinsuffizienz). Fehlt eines dieser Enzyme, sind Resorptionsstörungen (Malassimilation) die Folge. Die im oberen Dünndarmabschnitt gebildeten Hormone Cholecystokinin-Pankreozymin und Sekretin regulieren die Tätigkeit vorgeschalteter Verdauungsorgane wie Magen, Galle und Pankreas. Während die Krankheitsbilder unter dem Begriff *Malassimilation* (Abb. 20–21) internistisch-konservativ bzw. durch Substitution fehlender Enzyme behandelt werden, erstreckt sich die chirurgisch-operative Behandlung auf 4 *typische Komplikationen* ätiologisch unterschiedlichster Dünndarmerkrankungen: Ileus, Blutung, Perforation, Fistel. Die operative Behandlung besteht heute nach Möglichkeit in der Resektion des befallenen Darmabschnittes mit End-zu-End-Anastomose. Umgehungsoperationen haben sich in der Vergangenheit weniger bewährt.

Tabelle 20–17. Diagnostische Verfahren zur Klärung von Dünndarmerkrankungen

Röntgen:	Abdomenleeraufnahme, Magen-Dünndarm-Passage, Fistelfüllung, selektive Angiographie **(Abb. 33–38 a u. b)**
Endoskopie:	Enteroskopie, Koloskopie retrograd
Biopsie-Histologie:	Endoskopie, Biopsiesonde, diagnostische Laparotomie, Laparoskopie, Enterotomie
Computertomographie Sonographie	
Bakteriologie:	Mikroskopie (Parasiten), Stuhlkultur, Jejunalsekretkultur
Stuhl:	Blut, unverdaute Fasern, Fett- und Stickstoffgehalt
Funktionsdiagnose:	Bilanzuntersuchung, Enzymaktivitätsmessung, Isotopenaktivitätsbestimmung im Stuhl, Ausscheidungstests, Toleranztests, Isotopenverfahren, Stuhldünnschichtchromatographie

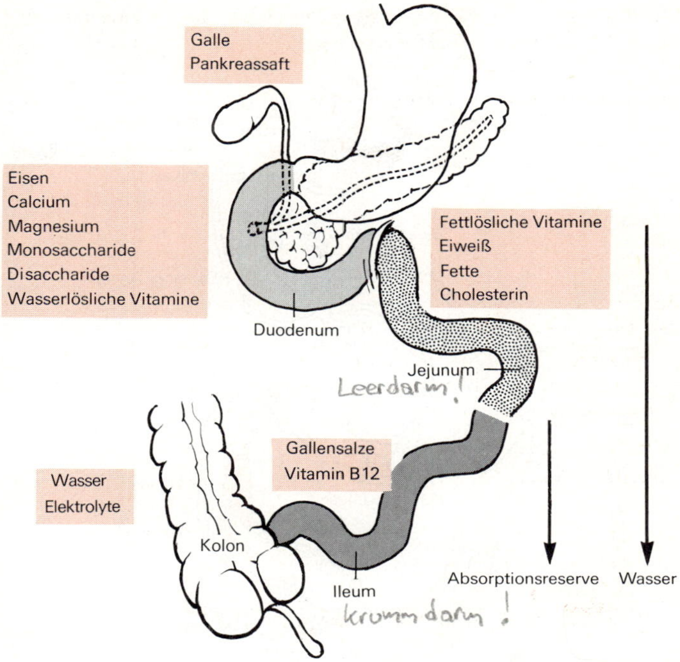

Abb. 20–20. Schematische Darstellung wichtiger Resorptionsareale des Dünndarms

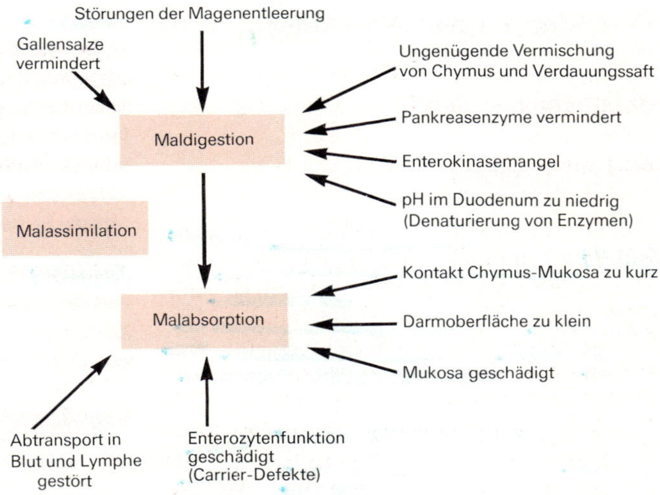

Abb. 20–21. Ursachen der Maldigestion und Malabsorption. (Nach Goebell u. Dollinger 1975)

Allgemeinsymptome und Diagnose: Bei Dünndarmerkrankungen des chirurgischen Krankenguts stehen die durch Mißbildungen, Passagestörungen, Tumoren, Divertikel, Fisteln und Blutungen hervorgerufenen Symptome im Vordergrund; die exakte Diagnose läßt sich nur durch spezielle Untersuchungsmethoden (Tabelle 20–17) sichern. Bei klinischem Verdacht auf eine Blutung aus dem Dünndarm sind Blutungsursachen zunächst im Ösophagus, Magen und Duodenum sowie Kolon und Rektum auszuschließen (Abb. 20–22).

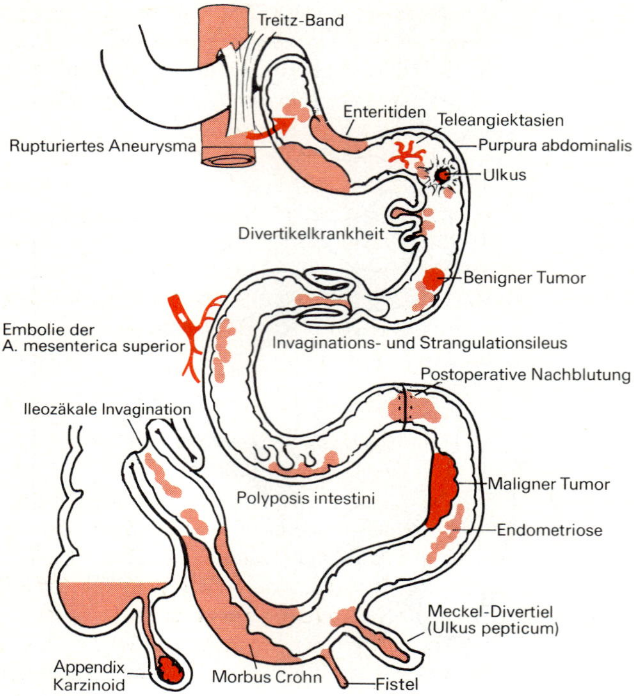

Abb. 20–22. Blutungsursachen im Dünndarm

Mißbildungen und Anomalien, S. 412ff.

Dünndarmdivertikel

Meckel-Divertikel

Man findet es bei 2–4% der Menschen. Lokalisation: 40–100 cm oral der Bauhin-Klappe am antimesenterialen Ileumrand, 2–15 cm lang mit freier Kuppe oder Fortsetzung in einen fadenförmigen Strang, der am Nabel festhaftet, frei flottiert oder sekundär irgendwo anwächst. Normalerweise entspricht die Schleimhaut der des Ileums, zuweilen findet sich aber Magen-, Duodenal- oder Kolonschleimhaut bzw. Pankreasgewebe. Dann können Sekrete zu Ulzerationen und Blutungen, besonders im Kindesalter, führen.

Symptome: Symptome ergeben sich nur bei einer der vielfachen Komplikationsmöglichkeiten: So können Entzündungen des Meckel-Divertikels von einer Appendizitis kaum unterschieden werden. Weitere Komplikationsmöglichkeiten sind peptische Ulzera, Blutung, Anämie, Perforation, ileoileale oder ileokolische Invagination, Strangulationsileus, Volvulus, Spornbildung mit Darmkompression, einfache Darmobstruktion, gut- oder bösartige Geschwulstbildung, Nabelfistel, Fremdkörper, Inkarzeration bei Hernien, Pankreas- und Fettgewebsnekrose, traumatischer Abriß.

Therapie: Exstirpation oder Resektion des divertikeltragenden Darmabschnittes. Laparotomie auch bei rezidivierenden unklaren Blutungen (Ulkus im Divertikel).

Dünndarmdivertikel

Die multipel in Form einer Divertikulose auftretenden Divertikel sind an der Mesenterialseite (Locus minoris resistentiae) des Duodenums und insbesondere des oberen Jejunums lokalisiert. Oft werden sie erst jenseits des 50. Lebensjahres erkannt. Als Badenosch-Trias sind bekannt: Jejunumdivertikulose, Fettstuhl, Megaloblastenanämie **(Abb. 33–31)**.

Symptome und Diagnose: Auch hier wird die Diagnose häufig erst bei Eintreten von Komplikationen möglich: Dyspepsie, Koliken und Stuhlunregelmäßigkeiten, Entzündung, Malabsorption, lokale oder diffuse Peritonitis, Perforation, Ileus, Volvulus, Blutung, Ulkus, Darmfistel, Peridivertikulitis, Koprolithen, Pneumoperitoneum, Syndrom der blinden Schlinge.

Operative Therapie: Abtragung und quere Darmnaht. Beim blutenden multiplen Divertikel Darmresektion.

Dünndarmgeschwülste

Gutartige Dünndarmtumoren

An gutartigen Tumoren sieht man Leiomyome, Lipome, Polypen, Angiome, Fibrome, angioblastische Tumoren (Teleangiektasien, kavernöse Hämangiome, umschriebene polypöse Hämangiome, stecknadelkopfgroße Venenerweiterungen), heterotopes Pankreasgewebe u. a. Sie treten in jedem Lebensjahrzehnt, gehäuft zwischen 3. und 6., auf.

Peutz-Jeghers-Syndrom: Familiäres Auftreten intestinaler Polyposis, vorwiegend im Jejunum und proximalen Ileum (Magen 10%, Kolon 40%, abnorme Lippen- und Gesichtspigmentation). Die Melaninflecken sind bereits in früher Kindheit nachweisbar, gelegentlich auch im Gelenk- und Genitalbereich. Häufige Komplikation: Invagination, maligne Entartung.

Gardner-Syndrom: Intestinale Polyposis mit vereinzeltem Dünndarmbefall. Weichteiltumoren, Osteome.

Cronkhite-Canada-Syndrom: Polyposis des Dünndarms, Magens, Kolons und Rektums; Hautpigmentierung, Alopezie, Hypoproteinämie, Fingernagelatrophie.

Morbus Recklinghausen: Kombination mit Dünndarmneurofibromatose möglich.

Dünndarmendometriose: Wird zu den Hamartomen gezählt. Das Endometrium durchwächst alle Darmschichten. Klinisch stehen röntgenologisch nicht abklärbare Darmblutungen im Vordergrund. Die gynäkologische Anamnese gibt Hinweise.

Symptome und Diagnose: Die Blutungen sind häufig stärker als bei malignen Tumoren. Häufig Kombination mit anderen Abnormitäten. 45% sind asymptomatisch. Bei Invagination an Dünndarmtumoren denken.

Therapie und Prognose: Die Prognose ist bei rechtzeitiger Operation günstig, sonst besteht die Gefahr der malignen Entartung. Die Therapie der Wahl ist die umschriebene Dünndarmresektion des tumortragenden Abschnittes mit End-zu-End-Anastomose; selten ist eine lokale Exzision möglich.

Karzinoide und Karzinoidsyndrom

Karzinoide sind epitheliale Neoplasmen mit histologisch-histochemisch und biochemisch unterscheidbarem Verhalten gegenüber Adenomen und Karzinomen. Sie werden teilweise endokrin wirksam und verursachen dann ein Karzinoidsyndrom. Ihr Mutterboden ist das Helle-Zellen-System mit dem Wirkstoff Serotonin (5-Hydroxytryptamin). Im Gastrointestinaltrakt können sie von der Kardia bis zum Anus vorkommen, maligne entarten und metastasieren.

Karzinoide des Jejunum und des Ileum

Im Dünndarm ist vorwiegend das terminale Ileum (23%) befallen; submukös wachsende Tumoren bleiben viele Jahre asymptomatisch. Häufig multiples Vorkommen. Bei abdominellen Symptomen bzw. Komplikationen in der Regel schon Metastasierung. Am häufigsten metastasieren Karzinoide des Ileums. Sie sind in jedem Lebensalter anzutreffen, am Dünndarm am häufigsten zwischen dem 4. und 5. Dezennium. Das männliche Geschlecht ist bevorzugt befallen.

Das Karzinoidsyndrom: Es beruht auf einer vermehrten Serotoninausschüttung in die Blutbahn mit Erscheinungen an der Haut und Störungen des Magen-Darm-Traktes, der Atmung und des Herz-Kreislauf-Systems sowie des Wasserhaushaltes (Abb. 20–23). Ein ausgeprägtes Karzinoidsyndrom tritt beim Dünndarm erst nach Metastasierung auf, nämlich dann, wenn Serotonin unter Umgehung der Lebersinusoide in den Kreislauf gelangt (Mono-

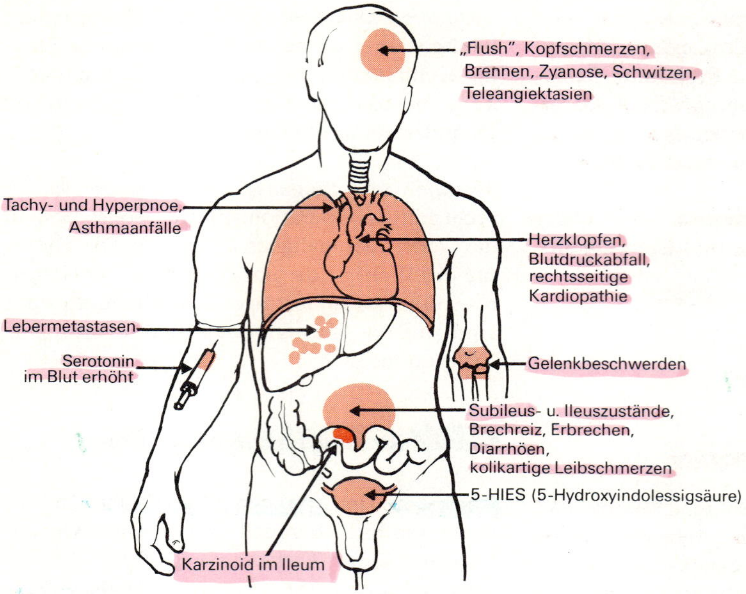

Abb. 20–23. Das Karzinoid-syndrom

aminooxydasen der Leber bauen Serotonin ab). Differentialdiagnostisch ist ein endokrines paraneoplastisches Karzinoidsyndrom auszuschließen.

Therapie: Operative Tumor- und Metastasenentfernung. Auch bei fortgeschrittener Metastasierung palliative Maßnahmen (Darmteilresektion, Resektion von Metastasen, Umgehungsanastomosen). Konservative Therapie: Serotoninantagonisten, Kallikreininhibitoren, Zytostatika.

Prognose: Abhängig vom Zeitpunkt des Eingriffes. Auch bei Palliativmaßnahmen im Einzelfall lange Überlebenszeiten bis über 15 Jahre.

Primär bösartige Dünndarmtumoren

Karzinome, Sarkome und Karzinoide sind mit 0,5–6% an der Gesamtzahl der malignen Darmgeschwülste beteiligt. Gleicher Befall beider Geschlechter; Sarkome sind gleichmäßig verteilt über alle Altersstufen und meist im distalen Dünndarm lokalisiert. Karzinome treten meist um das 50. Lebensjahr und im proximalen Dünndarm auf.

Symptome und Diagnose: Erstmanifestation häufig durch Komplikationen, die zur Operation zwingen: Blutung, Ileus und Perforation. Klinisch richtungsweisend sind unklare Bauchschmerzen, Gewichtsverlust, Darmblutung, Anämie, Änderung der Stuhlgewohnheiten und Erbrechen. Röntgenologisch fraktionierte Dünndarmdarstellung mit Kontrastmittel und Luft, Dünndarmendoskopie, Arteriographie, Computertomographie, Sonographie **(Abb. 33–37)**.

Differentialdiagnose: Sekundäre Geschwülste als metastatische Absiedlung (z. B. Melanome!) eines bisher unbemerkt gebliebenen Primärtumors; benigne Dünndarmtumoren, perforierte Gallensteine (Gallensteinileus), Lymphogranulomatose, leukämische Infiltrate u. a.

Therapie: Bei Verdacht Probelaparotomie angezeigt. Dünndarmresektion unter Mitnahme des Mesenteriums weit im Gesunden und der mesenterialen Lymphknoten, End-zu-End-Anastomose (Abb. 20–24). Bei Inoperabilität Palliativeingriff, z. B. Umgehungsanastomose.

Prognose: Ungünstiger als bei Dickdarmkarzinomen. Zum Zeitpunkt der Operation Metastasierung bei zwei Drittel der Patienten nachweisbar. Fünfjahresüberlebensrate 10–20%.

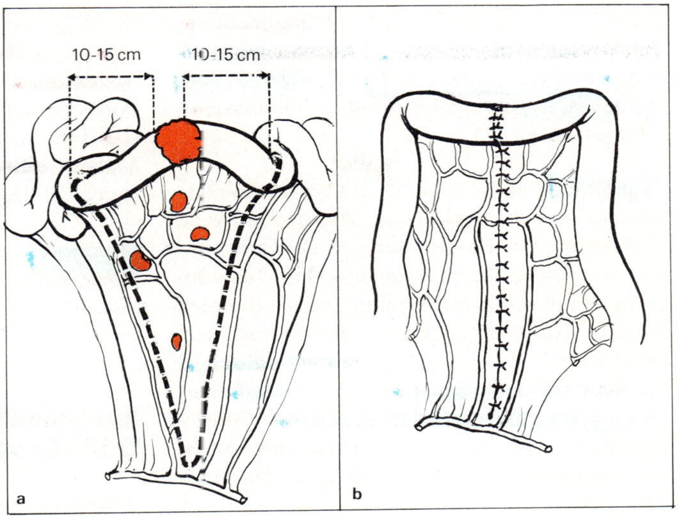

Abb. 20–24. (a) Dünndarmtumor mit regionalen Lymphknoten. (b) Zustand nach Resektion eines Dünndarmsegmentes mit End-zu-End-Anastomose

Mesenterialtumoren und -zysten

Solide Primärtumoren, ausgehend vom Mesenterium des Dünndarms, sind Fibrome, Lipome, Myxome und deren Mischformen. Eine sarkomatöse Entartung ist möglich.
Bei Mesenterialzysten, deren Genese nicht einheitlich ist, unterscheidet man echte dysplastische und parasitäre Zysten sowie falsche Zysten.

Symptome und Diagnose: Bei Mesenterialtumoren und -zysten treten Beschwerden erst durch Verdrängungserscheinungen von Nachbarorganen auf. Allmähliche Zunahme des Bauchumfanges. Störungen der Darmpassage erfolgen sekundär durch Druck oder Infiltration von außen. Palpabler Tumor, Sonogramm, Computertomographie, Zöliakographie und Probelaparotomie führen zur Diagnose.

Therapie: Tumorexstirpation meist nur unter Mitnahme des zuführenden Dünndarmabschnittes möglich, nach Resektion End-zu-End-Anastomose des Darms. Zystenexstirpation, bei Inoperabilität Zystoenterostomie.

Lokale Dünndarmerkrankungen

Pneumatosis cystoides intestini (Emphysema intestini, Luftblasengekröse)

Chronische Erkrankung mit Ausbildung von submukös, mukös oder subserös gelegenen zahlreichen Gasbläschen unbekannter Ätiologie, die dem Lymphgefäßsystem angehören, meist im unteren Ileum lokalisiert. Spontanpneumoperitoneum mit Diskrepanz gegenüber geringen peritonealen Zeichen. Rö-Abdomenübersicht: traubenförmige Luftansammlung. Dünndarm zu 80% und Dickdarm zu 20% befallen. Jedes Lebensalter kann befallen sein. O_2-Atmung zur Resorption der N_2-Gasfüllung der Zysten, ausnahmsweise Resektion des Darmabschnitts. Rarität.

Spontane oder traumatische Dünndarmfisteln

Innere und äußere Fisteln treten als Komplikationen auf bei: Bauchverletzungen, Gallenblasenperforation, Morbus Crohn, Tuberkulose, Aktinomykose, Karzinom, Divertikelperforationen, Naht- bzw. Stumpfinsuffizienz oder als kongenitale Nabelfistelbildung (S. 415).

Symptome und Diagnose: Bei äußerer Fistel: Sekretentleerung. Mazerierte Bauchhaut im

Bereich der Fistelöffnung. Malabsorption. Analyse des Fistelsekretes, Fistelgangsdarstellung (Röntgen, Farbstoff), Röntgen-Dünndarmpassage. Innere Fisteln nach Gallensteinperforation, S. 371.

Therapie: Konservativ mit parenteralem Flüssigkeits- und Mineralersatz, Astronautenkost, Verklebung der Fistelöffnung (z. B. Karayapaste) und oraler Dauerabsaugung der Magensekrete. Hautschutz der Fistelumgebung (Salben, Pasten, Kolostomiebeutel). Instillation von Milchsäure in den Fistelgang zur Neutralisation des alkalischen Darmsaftes mit dem Ziel eines eventuellen Spontanfistelverschlusses. Exstirpation des äußeren Fistelganges und Darmnaht oder Resektion des fisteltragenden Darmabschnittes.

Fremdkörper

Verschluckte Fremdkörper können in adhäsionsbedingten Abknickungen und Divertikeln des Dünndarms, vor allem an der Flexura duodenojejunalis und Ileozäkalklappe hängenbleiben. Seltener dringen Gallensteine, Nierensteine sowie Fremdkörper nach Schuß-, Stich- und Pfählungsverletzungen bis in den Darm ein.

Symptome und Diagnose: Die klinischen Symptome sind abhängig von den Komplikationen (Perforation, Penetration, Ileus, Peritonitis). Anamnese und bekannte Fremdkörper, unklare Bauchbeschwerden. Akutes Abdomen. Röntgenologischer Fremdkörpernachweis (Übersicht-Rö!).

Therapie. Fehlen peritoneale Zeichen, dann evtl. zunächst konservative Maßnahmen (z. B. Sauerkraut, Kartoffelbrei) mit fortlaufender klinischer Kontrolle. Ist ein Spontanabgang nicht zu erwarten, dann Laparotomie, Enterotomie und Fremdkörperentfernung. Stets sofortige Laparotomie bei „akutem Abdomen" und Ileus.

Strahlenschäden

Strahlenschäden (aktinische) sind am Dünndarm, vor allem nach Behandlung des weiblichen Genitalkarzinoms, möglich, aber meist im Kolon descendens und Sigmabereich lokalisiert (S. 355). Sie äußern sich in Schleimhautnekrosen und Ulzera mit der Gefahr einer Durchwanderungs- bzw. Perforationsperitonitis. Die Ausheilung der Ulzera kann zu narbigen Stenosen führen. Darmblutung, Ileus, Peritonitis, Malabsorption stehen im Vordergrund. Rö: starre Schlingen.

Therapie: Laparotomie mit dem Ziel der Darmresektion, seltener Umgehungsanastomose.

Entzündliche und parasitäre Dünndarmerkrankungen

Akute Enteritis: Harmlose Schleimhautentzündung des gesamten Dünndarms. Behandlung konservativ.

Morbus Crohn (Enteritis regionalis, Ileitis terminalis)

(s. auch S. 354, 430)

Unspezifische Entzündung mit akutem, subakutem oder chronischem Verlauf, die im gesamten Gastrointestinaltrakt von Mundhöhle bis Anus lokalisiert sein kann (S. 354). Bevorzugter Sitz ist das terminale Ileum (80%), in 4% findet sich ein multilokuläres Vorkommen in Ileum und Jejunum. Der Krankheitsbeginn ist in allen Altersstufen möglich, besonders bevorzugt ist der Zeitraum 20.–30. Lebensjahr, die Genese ist ungeklärt. Große Rezidivneigung (60–80% nach 10 Jahren). Eine maligne Entartung ist möglich.

Symptome und Verlauf:
Akute Form der Ileitis regionalis: Verläuft ähnlich wie Appendicitis acuta oder inkompletter akuter Ileus mit krampfartigen Schmerzen im rechten Unterbauch, Temperaturen 38° bis 39° C rektal, evtl. Brechreiz und Erbrechen sowie Durchfälle und tastbare Resistenz im rechten Unterbauch. Selten sind gleichzeitig Gelenkschmerzen, ein Erythema nodosum und eine Purpura haemorrhagica vorhanden.

Chronische Form der Ileitis regionalis: Bei der chronischen Verlaufsform können die ersten Beschwerden und der Behandlungsbeginn Wo-

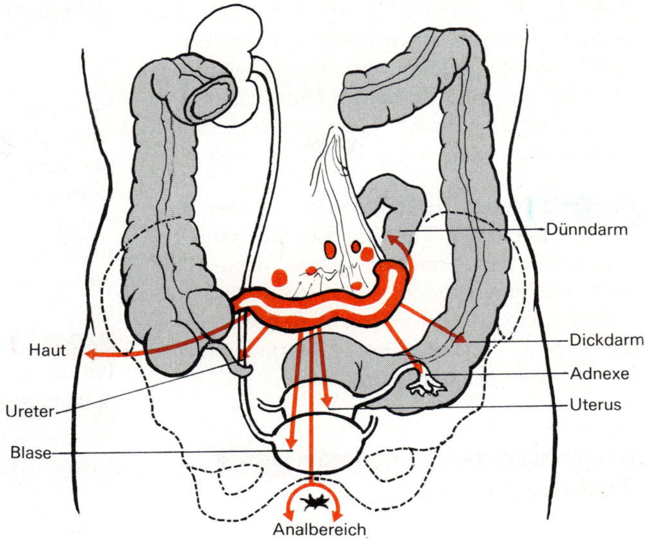

Abb. 20–25. Morbus Crohn des Dünndarms mit möglichen Fistelbildungen (Dünndarm, Dickdarm, Blase, Ureter, Uterus, Adnexe, Analbereich, Haut)

chen bis Jahre auseinanderliegen, da erst auftretende Komplikationen den Kranken zum Arzt führen: Subileus, Ileus, Fistelbildung (Abb. 20–25), Perforation des Ileums, Darmblutung, Malassimilation, Beckenvenenthrombose, Thrombose der V. cava inferior, Amyloidose und Abszesse.

Diagnose: Bei klinisch-anamnestisch begründetem Verdacht wird die Diagnose durch folgende Untersuchungen gesichert:
Im Röntgenkontrastbild (DDP) Insuffizienz der Bauhin-Klappe sowie Stenose und Entzündungszeichen des terminalen Ileums (Pflastersteinrelief). Die röntgenologische Fisteldarstellung läßt ein fuchsbauartiges Gangsystem erkennen. Histologie der mesenterialen Lymphknoten, endoskopisch entnommene Probeexzision aus dem Darm sowie die typisch makroskopisch erkennbaren Veränderungen des Darmes und des Mesenteriums führen zur Diagnose **(Abb. 33–36)**.

Differentialdiagnose: Akute terminale Ileitis durch Yersinia enterocolitica, akute Appendizitis, perityphlitischer Abszeß, Ileozäkaltuberkulose, Aktinomykose, Morbus Boeck, Morbus Hodgkin, Endometriose, benigne und maligne Dünndarmtumoren, Colitis ulcerosa.

Therapie: Die konservative Therapie der unkomplizierten Verlaufsform erfolgt durch Sulfonamide (Azulfidine), Antibiotika, Cortison, ACTH und Diät bzw. Astronautenkost, parenterale Hyperalimentation; neuerdings werden auch Immunsuppressiva versucht. Die operative Behandlung tritt bei Komplikationen in ihr Recht: Bei Fistel- und Abszeßbildung, schwersten Malnutritionszuständen, Ileus und Blutung wird heute die Dünndarmresektion, evtl. auch die Ileozäkalresektion, mit End-zu-End-Anastomose unter Vermeidung von Blindsackbildung durchgeführt. Umgehungsoperationen haben sich nicht bewährt. Findet sich bei Laparotomie unter Appendizitisverdacht als Überraschungsdiagnose bei eröffnetem Abdomen ein Morbus Crohn, so soll die Appendektomie nur dann durchgeführt werden, wenn das Zäkum einwandfrei nicht befallen ist.

Darmtuberkulose

Zu unterscheiden ist eine primär enterogene Darmtuberkulose durch Nahrungsmittel von sekundär enteraler durch Verschlucken von tuberkulösem Sputum und schließlich der seltenen hämatogen-lymphogenen Form. Prädilektionsstelle ist das Ileozäkum.

Symptome und Diagnose: Eine durchgemachte Lungentuberkulose kann ein anamnestisch bedeutsamer Hinweis sein. Die Diagnose wird jedoch auch hier erst häufig in fortgeschrittenem Stadium gestellt bei: Durchfällen, Leibschmerzen, Entkräftung, Darmblutungen, Malabsorption und tastbarem Tumor im Unterbauch. Die Folgezustände sind: Geschwürperforation, Darmstriktur sowie tuberkulöser Darmtumor.

Therapie: Neben der allgemeinen konservativen Therapie mit Tuberkulostatika kann bei Strikturen und Stenosen sowie drohendem Ileus eine Laparotomie mit Resektion und Ileotransversostomie erforderlich werden. Freie Perforation tuberkulöser Darmgeschwüre zwingt zur sofortigen Laparotomie.

Mesenteriallymphknotentuberkulose (Tabes mesaraica)

Tuberkulös bedingte Lymphknotenschwellungen im ileozäkalen Mesenterium mit der Symptomatologie einer subakuten Appendizitis. Histologie von Probeexzisionen aus dem Lymphknoten sowie Erregernachweis im Tierversuch sichern die Diagnose. Die Behandlung ist konservativ tuberkulostatisch.

Typhus

Meist 2. und 3. Erkrankungswoche.
Die Perforation eines typhösen Darmgeschwürs, vorwiegend im unteren Ileum mit dem Bild einer Perforationsperitonitis, erfordert eine operative Therapie mit Ulkusübernähung. Eine typhöse Darmblutung steht dagegen in der Regel mittels konservativer Maßnahmen.

Aktinomykose

Sie kommt fast nie allein am Dünndarm vor. Es kann sich ein aktinomykotischer Ileozäkaltumor entwickeln mit multiplen Fistelbildungen und bräunlicher Verfärbung der Bauchhaut. Zusätzliche Symptome sind Hepatomegalie, Hautfistel mit gelbkörniger Eiterung und Zeichen ähnlich einer chronischen Appendizitis.
Die Diagnose wird durch Actinomycesnachweis im Fistelabstrich erbracht. Neben der obligaten Chemotherapie besteht die operative Behandlung in der ileozäkalen Resektion.

Seltenere Dünndarmerkrankungen

Den chirurgisch bedeutsamen Komplikationen Ileus, Perforationsperitonitis und Blutung können neben den bisher genannten Krankheitsbildern auch die im folgenden zusammengefaßten seltenen Erkrankungen zugrundeliegen, welche nicht durch klinische Symptome, sondern nur durch spezielle Labormethoden voneinander getrennt werden:

Syphilis: Häufig als kongenitale Form mit Befall des Jejunums.

Askaridiasis: Tumor im rechten Unterbauch, Askaridennachweis im Stuhl und Erbrochenen.

Morbus Whipple: Polyarthritis, Hautpigmentierung, Lymphknotenvergrößerung, Gewichtsverlust, Malabsorptionssyndrom, sprueartige Diarrhöe, Histologie der Dünndarmbiopsie, Glykoproteinnachweis.

Exsudative Enteropathie (Gordon): Keine einheitliche Erkrankung, Symptom verschiedener Krankheitsbilder. Ursache abklären. Eiweißverlust über Gastrointestinaltrakt: Hypoproteinämie, Ödeme, Aszites, Pleuraerguß. Albuminnachweis im Darm durch Polyvinylpyrrolidon-Test.

Purpura abdominalis (Schönlein-Henoch): Primär vaskulär bedingter Hämostasedefekt mit verlängerter Blutungszeit und positivem Rumpel-Leede-Zeichen. Ileussymptome, kolikartige Leibschmerzen, blutige Stühle. Die Therapie ist konservativ.

Panarteriitis nodosa: Ungeklärte Arteriopathie mit Befall mehrerer Organkreisläufe wie Herz, Nieren, Leber, Pankreas, Ileum. Unklare Verdauungsbeschwerden, Gewichtsabnahme, krampfartiger Leibschmerz mit Darmperforation und Peritonitis möglich.

Ulcus simplex: Solitäres Ulkus im oberen Jejunum bzw. unteren Ileum. Orale Langzeitgabe von Kaliumpräparaten, Endangiitis, Thrombangiitis, versprengte Magenschleimhaut. Diagnose nur bei Blutung bzw. Perforation.

Enteritis phlegmonosa (Darmbrand): Seltene Darmwandphlegmone durch mechanische Läsion bzw. chronisch-toxischer oder bakterieller (Clostridium perfringens) Schleimhautschädigung. Akuter Verlauf mit Ileus und Peritonitis.

Jejunitis: Unterschiedliche Genese. Behandlung konservativ.

Sklerodermie: Darmwandsklerosierung im Rahmen der generalisierten Kollagenose. Chronischer Ileus. Malabsorption.
Sprue: Einheimische Sprue des Erwachsenenalters, entspricht der Zöliakie des Säuglings und Kindes. Tropische Sprue vorwiegend im Erwachsenenalter. Glutenfreie Ernährung nicht so wirksam.

Dünndarmoperationen

Die häufigste Indikationsstellung der operativen Behandlung des Dünndarms sind Ileus, Perforation und Blutung. Entsprechend ist die am häufigsten durchgeführte Operation die Entfernung befallener Dünndarmabschnitte aus der Darmkontinuität mit zugehörigem Mesenterium und anschließender End-zu-End-Anastomosierung der zurückgelassenen offenen Darmenden. Bei bösartigem Grundleiden wird nach Möglichkeit eine orale und aborale Sicherheitszone von 10–15 cm eingehalten, unter Mitnahme des dazugehörigen Mesenteriums. Eine Resektion bis zu 20% der Gesamtlänge bleibt symptomlos. Eine radikale Resektion (Entfernung bis zu 80% und mehr) macht zunächst eine parenterale Ernährung, Sondennahrung sowie Flüssigkeits- und Elektrolytüberwachung erforderlich. Ohne entsprechende spätere Dauersubstitution entstehen Diarrhöe, Kachexie und Steatorrhöe.

Blindsacksyndrom (blind-loop-syndrome)

Blindsackbildungen (im Nebenschluß der Passage liegende Dünndarmabschnitte), die zu Krankheitserscheinungen Anlaß geben können, sind: Blindsäcke nach laterolateraler oder terminolateraler Darmanastomosierung, ileo- oder jejunokolische Fistel mit Umgehung des terminalen Ileums, Dünndarmstenosen und Divertikel (Abb. 20–26). Infolge sekundärer pathologischer Bakterienbesiedlung und Milieuveränderung mit Gärungsprozessen entsteht ein globales Malabsorptionssyndrom mit Hyperperistaltik, Hypoproteinämie, Anämie und Resorptionsstörung von Vitaminen und Gallensäuren.

Therapie: Nach unbefriedigender konservativer Substitutionsbehandlung Wiederherstellung der Darmkontinuität durch Beseitigung des

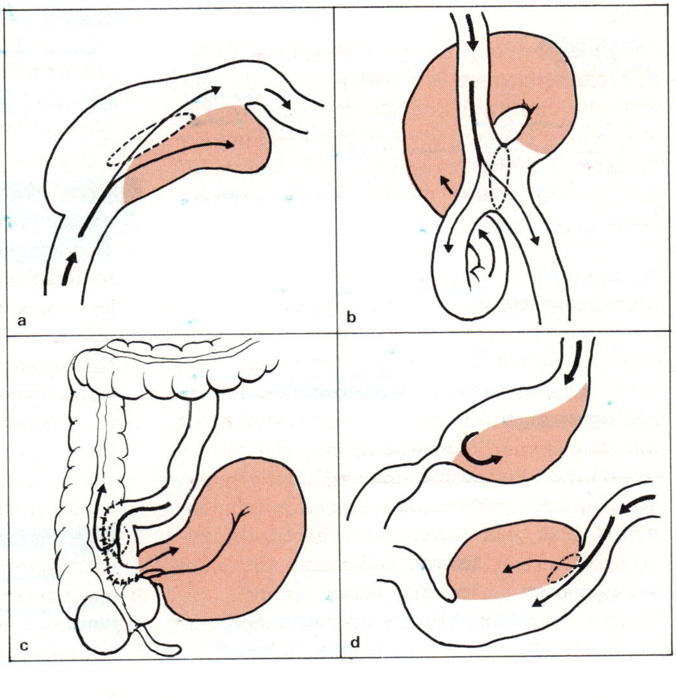

Abb. 20–26 a–d. Blindsackbildungen im Dünndarmbereich. (a) Laterolaterale Enteroanastomose. (b) Umgehungsanastomose. (c) Ileokolische Fistel mit Umgehung des terminalen Ileums. (d) Divertikel und gedoppelte Darmanlage

Blindsackes. Da Umgehungsoperationen heute weitgehend durch Resektion und anschließender End-zu-End-Anastomose ersetzt sind, ist ein Häufigkeitsrückgang dieser Erkrankung zu erwarten.

Enterostomie des Dünndarms

Sie wird als enterale Dekompression heute nur noch durchgeführt, wenn zur Zeit der Operation eine Resektion mit End-zu-End-Anastomose zu belastend erscheint. Zur Einführung flüssiger Nahrung anstelle einer Magenfistel ist die Katheterfistel nach Kader oder Witzel gebräuchlich (S. 326).

Kotfisteln des Dünndarms

Sie können heute als nichtkontinente, bzw. kontinente Ileostomien nach Kock angelegt werden. Ihrer Indikation liegt meist eine Dickdarmerkrankung zugrunde (S. 350).

Dünndarmverschluß, S. 304

Appendix

Appendicitis acuta

Ätiologie: In Frage kommen a) *Sekretstauung* mit Wandschädigung, besonders durch Kotsteine, Fremdkörper, alte Narben und Knickungen bei Adhäsionen, b) *enterogene Infektion* und c) *hämatogen,* z. B. bei Tonsillitis, Grippe, Masern, Scharlach.

Symptome: Sie beginnen mit ziehenden, später mehr krampfartigen Schmerzen, die in der Magengrube einsetzen können und sich dann in den rechten Unterbauch verlagern. Es kommen Übelkeit und Brechreiz, öfter ein- und mehrmaliges Erbrechen hinzu. Häufig sistieren Stuhl- und Windabgang.

Diagnose: Im rechten Unterbauch ist eine Druck- und Klopfschmerzhaftigkeit mit reflektorischer Muskelspannung *(défense musculaire)* nachweisbar; bei angehobenem Bein rechts verstärkt sich die Druckschmerzhaftigkeit beträchtlich. Dazu kommen Fieber mit axillarer/rektaler Temperaturdifferenz von 0,8 bis 1,5 Grad, Pulsbeschleunigung, häufig belegte Zunge und Leukozytose. Das Harnsediment ist meist o. B., manchmal sind einige Erythrozyten nachweisbar. Rektal findet man oft einen Druckschmerz im Douglas-Raum rechts.
Folgende charakteristische *Druckpunkte* sind für die Untersuchung wichtig (Abb. 20–27):

1. *Mc Burney:* Etwa in der Mitte zwischen Nabel und Spina iliaca anterior superior rechts.
2. *Lanz:* Zwischen äußerem und mittlerem Drittel rechts auf der Linie zwischen beiden Spinae.
3. *Blumberg:* Bei Druck und raschem Loslassen der kontralateralen Seite entstehen Schmerzen im Appendixbereich (Loslaßschmerz).
4. *Rovsing:* Bei retrogradem Ausstreichen des Dickdarmes Schmerzen zum Colon ascendens und Zäkum hin.
5. *Douglas-Schmerz* bei rektaler bzw. vaginaler Untersuchung.

Differentialdiagnose (Abb. 20–28): *Andere Erkrankungen* und zwar

1. *Vornehmlich in der Ileozäkalgegend* wie akute Gastroenteritis, Kolitis, Enteritis regionalis Crohn, Ileusformen (Adhäsionen, Invagination, Netztorsionen), Meckel-Divertikel, Karzinoidsyndrom, Cäcum mobile dolorosum, Typhus und Paratyphus, Sigmoiditis und Sigmadivertikulitis, insbesonders nach Perforation bei nach rechts liegender Sigmaschlinge, Askariden und Oxyuren (Appendicopathia oxyurica).
2. *Im Unterbauch* kommen in Frage Adnexitis (der Druckschmerz liegt tiefer beckenwärts, meist beidseitig, axillar besteht höheres Fieber sowie eine ausgeprägte Leukozytose; bei vaginaler Untersuchung ist die Uterusbewe-

gung sehr schmerzhaft), Tubargravidität, stielgedrehte Ovarialzyste, Schmerzen zur Zeit der Ovulation, Pneumokokkenperitonitis bei kleinen Mädchen.

3. *Im Oberbauch* sind zu nennen Cholezystitis, Cholelithiasis, Ulcus ventriculi und Ulcus duodeni mit oder ohne Perforation, Pankreatitis, Pleuritis, basale Pneumonie (wichtig bei Kindern!) und der Koronarinfarkt.
4. *Retroperitoneal* als Pyelitis, Ureterstein (typische „Ureterkolik" mit Erythrozyten im Harn und Stop im i. v. Urogramm), intermittierende Hydronephrose, Psoasabszeß.

Besondere Schwierigkeiten bieten atypische Fälle: Hierzu gehören:

Die abnorm liegende Appendix, z. B. subhepatisch, retrozäkal, bei Situs inversus viscerum und bei Schwangeren; je nach Dauer der Schwangerschaft kommt es durch die Uterusvergrößerung zur Verlagerung des Zäkum nach rechts oben; damit liegt auch der Schmerzpunkt rechts höher.

Fälle mit Durchfällen (Verwechslung mit Gastroenteritis, Pneumokokkenperitonitis und Douglas-Abszeß).

Die Pseudoappendizitis beim Diabetiker mit Acidose und drohendem Koma, die mit diffusen Bauchschmerzen, Meteorismus und Bauchdeckenspannung einhergeht.

Schwierig ist die *Differentialdiagnose* ferner bei *Kleinkindern* (Infekte von der Enteritis bis zu Masern mit hochgradig gestörtem Allgemeinbefinden und nächtlicher Unruhe) und bei *alten Leuten* (wegen schlaffer Bauchdecken und torpider Reaktion oft larviertes klinisches Bild trotz fortgeschrittener Entzündung).

Die Arten der Appendizitis und ***die verschiedenen Verlaufsformen*** zeigt Tabelle 20–18.

Kommt es zur Abszeßentwicklung, unterscheiden wir je nach Lage der Appendix folgende ***Abszeßlokalisationen*** (Abb. 20–29):

- *Perityphlitischer* bzw. *Ileoinguinalabszeß* bei freier Lage vor dem Zäkum (a).
- *Douglas-Abszeß* bei Kaudalposition im kleinen Becken in Blasen- und Rektumnähe (b). *Symptome:* Blase: Pollakisurie, dann Blasenatonie, Zystitis. Mastdarm: Häufiger Stuhldrang, Schleimabgang, Sphinkterlähmung (schlaffer Sphinkter) und fluktuierende Vorwölbung bei schmerzhafter rektaler Untersuchung.

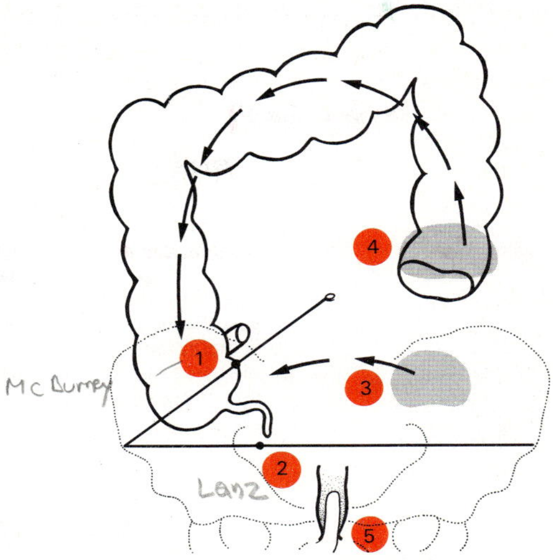

Abb. 20–27. Charakteristische Druckpunkte (s. Text)

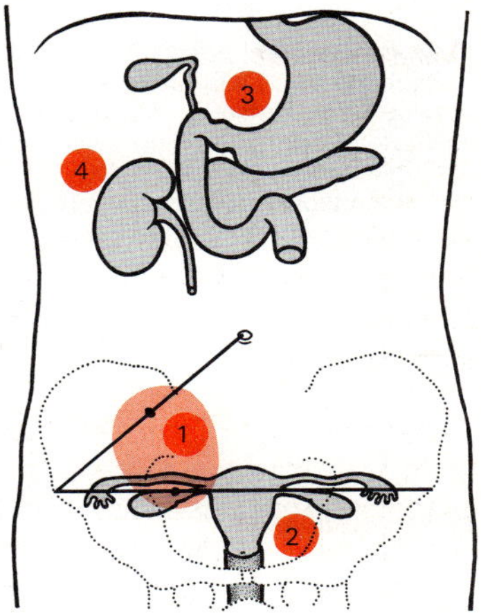

Abb. 20–28. Differentialdiagnose (s. Text)

- *Lumbalabszeß* bei Lateralposition oder auch bei retrozäkaler Lage; er wird auch „paranephritischer Abszeß" genannt, da die lumbalen Abszesse häufiger durch die Niere verursacht werden. Die Peritonealsymptome sind anfangs gering, werden jedoch bei Fortschreiten des Prozesses ausgeprägter.
- *Subphrenischer Abszeß* bei kraniodorsaler Lage oder bei kongenital abnormem Hochstand des Zäkums. *Symptome:* Es bestehen Druckempfindlichkeit entlang der unteren Thoraxapertur, Schmerzen im Hypochondrium, in die Schulter ausstrahlend, Hoch-

Tabelle 20–18. Verlaufsformen der Appendicitis acuta

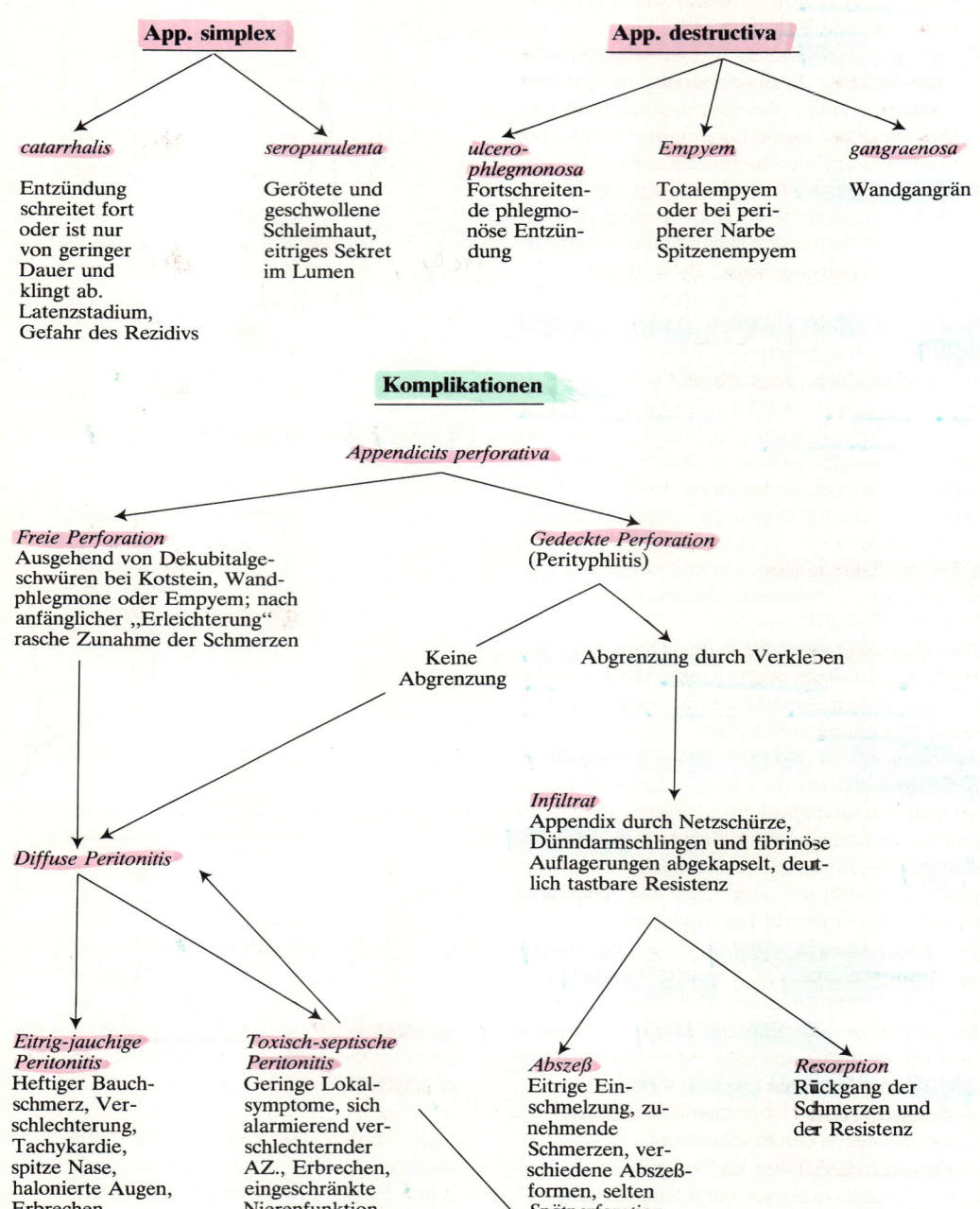

App. simplex

- *catarrhalis*
  Entzündung schreitet fort oder ist nur von geringer Dauer und klingt ab. Latenzstadium, Gefahr des Rezidivs
- *seropurulenta*
  Gerötete und geschwollene Schleimhaut, eitriges Sekret im Lumen

App. destructiva

- *ulcero-phlegmonosa*
  Fortschreitende phlegmonöse Entzündung
- *Empyem*
  Totalempyem oder bei peripherer Narbe Spitzenempyem
- *gangraenosa*
  Wandgangrän

Komplikationen

Appendicits perforativa

- *Freie Perforation*
  Ausgehend von Dekubitalgeschwüren bei Kotstein, Wandphlegmone oder Empyem; nach anfänglicher „Erleichterung“ rasche Zunahme der Schmerzen
  → *Diffuse Peritonitis*
- *Gedeckte Perforation*
  (Perityphlitis)
  - Keine Abgrenzung → *Diffuse Peritonitis*
  - Abgrenzung durch Verkleben → *Infiltrat*
    Appendix durch Netzschürze, Dünndarmschlingen und fibrinöse Auflagerungen abgekapselt, deutlich tastbare Resistenz
    - *Abszeß*
      Eitrige Einschmelzung, zunehmende Schmerzen, verschiedene Abszeßformen, selten *Spätperforation* (→ *Toxisch-septische Peritonitis*)
    - *Resorption*
      Rückgang der Schmerzen und der Resistenz

Diffuse Peritonitis

- *Eitrig-jauchige Peritonitis*
  Heftiger Bauchschmerz, Verschlechterung, Tachykardie, spitze Nase, halonierte Augen, Erbrechen
- *Toxisch-septische Peritonitis* (↔ *Diffuse Peritonitis*)
  Geringe Lokalsymptome, sich alarmierend verschlechternder AZ., Erbrechen, eingeschränkte Nierenfunktion, kalte Extremitäten, toxischer Ikterus

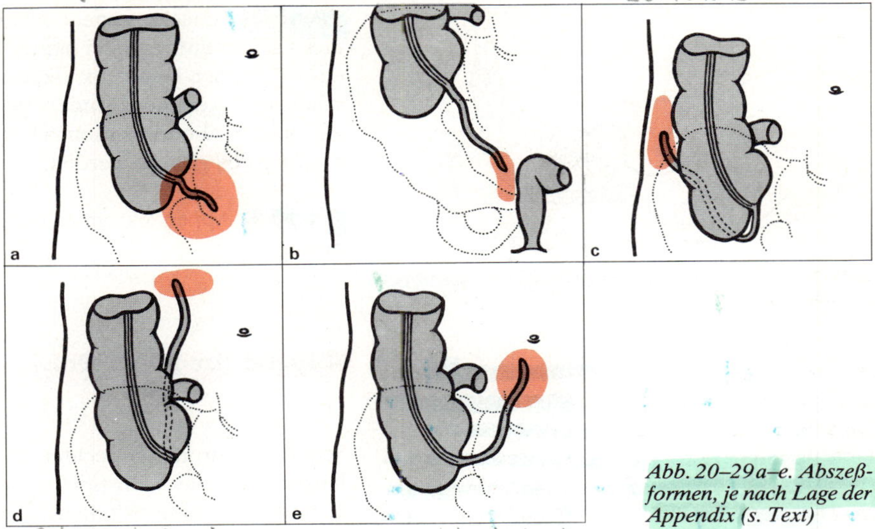

Abb. 20–29a–e. Abszeßformen, je nach Lage der Appendix (s. Text)

stand des Zwerchfells und kollateraler Pleuraerguß (d).

- *Mesozäliakaler Abszeß* (Schlingenabszeß) bei medialer Position, selten; meist Resorption (e).

Therapie: *Bei jeder* diagnostizierten *Appendizitis* besteht die *Indikation zur Appendektomie im Frühstadium,* da bei verschleppten Fällen eine rapide Verschlechterung der Prognose zu erwarten ist.

Bei beginnender Peritonitis besteht *dringliche Operationsindikation*.

Beim Infiltrat wartet man vorerst zu: Bettruhe, Eisblase, Nulldiät, parenterale Ernährung.

Entwickelt sich ein Abszeß, ist die *Indikation* zur *operativen Eröffnung und Drainage* gegeben. Beim *Douglas-Abszeß* erfolgt zunächst eine Probepunktion der mit dem Finger rektal getasteten fluktuierenden Vorwölbung, bei Eiter Eröffnung und Drainage. Der *subphrenische Abszeß* wird je nach Lage mit Resektion der 12. Rippe oder vom Hypochondrium aus transperitoneal eröffnet.

Nach Abklingen der *Entzündungserscheinungen* (Infiltrat, Abszeß) wird die *Indikation zur Intervallappendektomie* 2–3 Monate später gestellt, da immer wieder mit Rezidiven, oft unter ungünstigen Verhältnissen, zu rechnen ist.

Nach Möglichkeit sollte immer eine histologische Untersuchung der Appendix durchgeführt werden (Wurmbefall, Karzinoid, Tuberkulose u. a.).

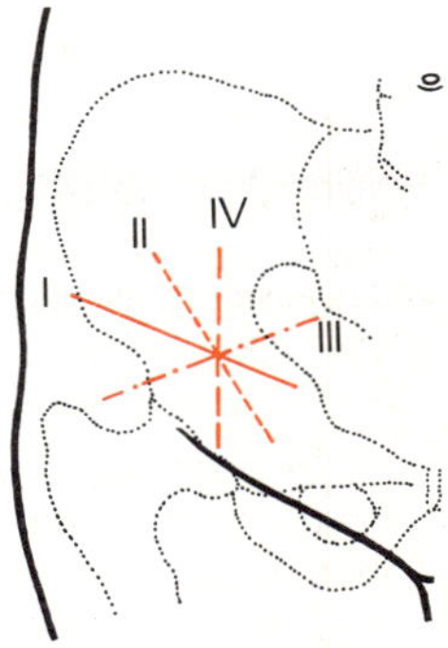

Abb. 20–30. Appendektomie: Schnittführung

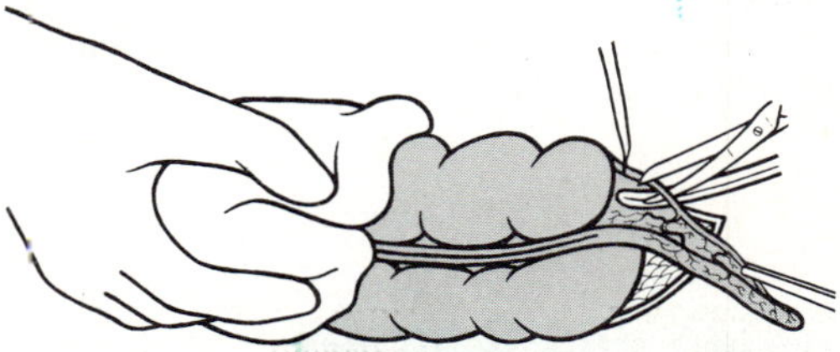

Abb. 20–31. Appendektomie: Unterbinden der Gefäße

***Merke:* Bei allen unklaren entzündlichen Bauchaffektionen zuerst an die akute Appendizitis denken. Im Zweifelsfall ist die Laparotomie angezeigt!**

Appendektomie: Wechselschnitt (Abb. 20–30 mit Durchtrennung der Haut I, der Externus-

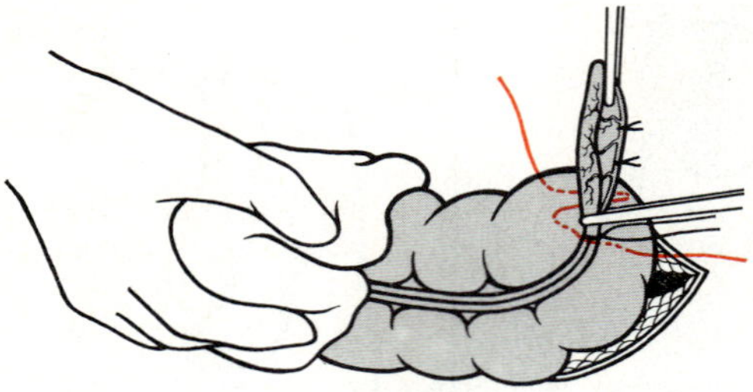

Abb. 20–32. Appendektomie: Abtragung und Anlegen der Z-Naht

aponeurose II, des M. obliquus internus III und des Peritoneums IV) oder Pararektalschnitt. Darstellung und Abtragung der Appendix mit Unterbindung der Gefäße des Mesenteriolum (Abb. 20–31). Versenkung des ligierten Stumpfes (Abb. 20–32) durch eine Z-Naht (oder Tabaksbeutelnaht) und mehrere Serosanähte. Schichtweiser Bauchdeckenverschluß.

Appendicitis chronica recidivans

Meist handelt es sich um *Endzustände nach akuten Entzündungsschüben* mit Obliteration, Kotsteinen, Adhäsionen oder Mukozele (komplette Stenose mit Schleimansammlung, beim Platzen Pseudomyxoma peritonei), um eine Appendicitis fibroplastica (besonders starke Bindegewebswucherung), manchmal liegt gleichzeitig ein Zäkum mobile vor.

Röntgen: Füllungsdefekte, Verziehungen durch Adhäsionen, fixierte Appendix oder kompletter Füllungsausfall.

Therapie: Zunächst genaue Abklärung. Wegen meist später auftretender akuter Schübe und eines sich in der Appendix lokalisierten Herdgeschehens Appendektomie, ggf. gleichzeitig Zäkopexie. Die Indikation zur Appendektomie muß rigoros gestellt werden.

Therapie: Appendektomie, notfalls mit Zäkopexie.

Appendicite neurogène

Schmerzsyndrom im rechten Unterbauch mit langer Anamnese, Obstipation, selten Diarrhöen und uncharakteristischen Temperaturen. Histologisch: Vermehrte Wucherung vegetativer Nervenfasern (Masson).

Therapie: Appendektomie.

Karzinoid, S. 331

Es findet sich eine meist im distalen Teil gelegene, derbe kugelige Geschwulst mit argentaffinen Granula (gastroenterales „Gelbzellenorgan“ nach Feyrter) und hormonaler Funktion; Metastasierung selten (5-HIES, Flush-Syndrom, häufige Durchfälle).

Therapie: Appendektomie

Kolon und Rektum

Pathophysiologie

Das Kolon beginnt an der Ileozäkalklappe und ist einschließlich des Rektums etwa 135 cm lang. Der größte Teil der Längsmuskulatur ist in den 3 Tänien zusammengezogen. Dadurch wird die Darmwand zwischen den Tänien dünn, verformt sich zu Haustren und Falten und kann bei Passagebehinderung sehr stark dilatiert werden. Die Funktion des Kolons besteht überwiegend in der Resorption von Wasser und Elektrolyten mit dem Ziel einer Eindickung und fraktionierten Entleerung der im Magen und Dünndarm verflüssigten Ingesta.
Der Mensch kann ohne wesentliche Funktions-

einbuße mehr als die Hälfte des Kolons verlieren. Bei vollständigem Verlust von Dick- und Mastdarm kann das terminale Ileum die Resorptionsaufgaben des Kolons so weit übernehmen, daß Flüssigkeitsaufnahme und -verlust im Gleichgewicht bleiben.

Die Hauptfunktionen des etwa 16 cm langen Rektums sind die Stuhl- und Windkontinenz sowie die regelmäßige Stuhlentleerung. Das sog. Kontinenzorgan setzt sich zusammen aus dem unwillkürlich innervierten M. sphincter ani internus, den willkürlich innervierten M. levator ani und M. sphincter ani externus sowie dem Corpus cavernosum recti (Hämorrhoidalregion) mit dem hochsensiblen Analschleimhautüberzug (Abb. 20–44). Wesentlichster Teilfaktor ist dabei die winkelförmige Abknickung des Rektums gegen den Analkanal durch die Puborektalisschlinge. Dehnung der Rektumampulle führt reflektorisch entweder zur aktiven Austreibung des Rektuminhalts oder über verstärkte Anspannung der willkürlichen Sphinkteranteile zu einem erhöhten Sphinkterverschluß.

Jeder der einzelnen Funktionspartner des Kontinenzorgans kann ohne wesentliche Ausfälle bis auf die Hälfte seiner Masse reduziert werden. Der komplette Ausfall eines Funktionspartners kann durch die anderen kaum ersetzt werden. Daher sind sehr tiefe Rektumresektionen mit Opferung von mehr als der Hälfte der Rektumampulle oder die sog. Durchzugsverfahren bezüglich der Kontinenzerhaltung problematisch. Die starke bakterielle Besiedlung des Kolons stellt eine besondere Gefahr bei allen Erkrankungen und operativen Eingriffen an diesem Darmabschnitt dar. Deshalb muß der Dickdarm vor jedem Eingriff sehr sorgfältig gereinigt werden.

Fehlbildungen

Megakolon, S. 432

Das Krankheitsbild des Megakolon kann man nach seinen Entstehungsursachen in 3 Formen gliedern:

1. *Megacolon congenitum (Morbus Hirschsprung)* als Folge eines aganglionären engen Darmsegmentes, meist am rektosigmoidalen Übergang.
2. *Funktionelles oder sekundäres Megakolon* bei organischen Stenosen im unteren Rektum oder Analbereich.
3. *Idiopathisches oder generalisiertes Megakolon* infolge eines erhöhten Tonus des inneren Sphinkters oder auch ohne sicher nachweisbare Ursache.

Symptome und Diagnose: Hauptkennzeichen des *Megacolon congenitum* sind Blähbauch und Obstipation bis zum inkompletten Ileus und Entwicklungsstörungen bei Kindern (S. 432). Ein idiopathisches oder sekundäres Megakolon kann auch erst im Erwachsenenalter klinisch manifest werden.

Anamnese und Röntgenuntersuchung des Dickdarms sichern die Diagnose Megakolon. Endoskopie, evtl. mit tiefer Biopsie und Manometrie, ermöglicht die Abgrenzung der einzelnen Formen gegeneinander.

Therapie: Bei Versagen konservativer Methoden mit Darmtraining, schlackenreicher Kost und Laxantien wird beim Morbus Hirschsprung das enge Segment reseziert und eine End-zu-End-Anastomose ausgeführt (S. 433).

Das sekundäre Megakolon bildet sich nach Beseitigung der meist im Sphinkter- oder Analbereich gelegenen Stenose (Dehnung, Sphinkterotomie) spontan zurück. *Das idiopathische Megakolon* kann häufig nur durch eine ausgedehnte linksseitige Hemikolektomie mit Transversorektostomie geheilt bzw. gebessert werden. Bei komplettem Ileus wird ein dreizeitiges Vorgehen mit primärer Entlastungskolostomie und späterer Sanierung erforderlich.

Rektumatresie, Analatresie, S. 435

Gutartige Kolon- und Rektumtumoren

Die weitaus häufigsten gutartigen Geschwülste im Dickdarm sind polypöse Adenome, sog. Polypen. Seltener finden sich Leiomyome, Fibrome, Lipome und Karzinoide.

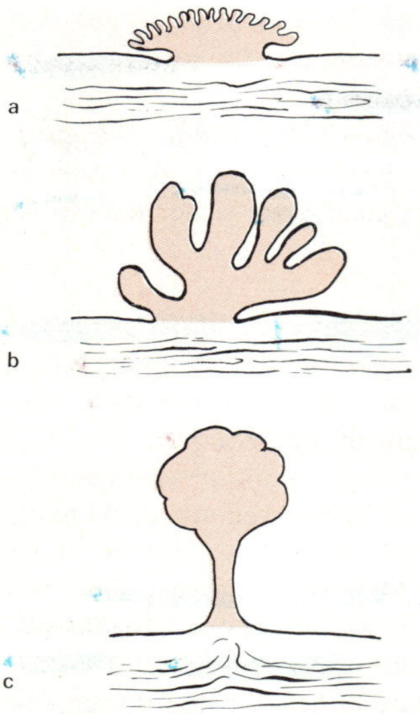

Abb. 20–33 a–c. *Hauptformen der Kolon- und Rektumadenome. (a) Breitbasig, (b) villös oder zottig, (c) gestielt*

Tubuläre Adenome

Es sind primär gutartige, drüsenbildende Geschwülste der Schleimhaut, die breitbasig, gestielt oder mehr zotten- bzw. rasenförmig wachsen (Abb. 20–33). Sie werden bei etwa 7–10% aller Menschen beobachtet. Die Bedeutung der Adenome liegt in ihrer Tendenz zur malignen Entartung (6–7%): Fortschreitende Zellatypien, Infiltration der Muscularis mucosae innerhalb des Polypen, Infiltration der Basis. Je breitbasiger der Stiel, desto höher die Entartungsmöglichkeit. Da die Lymphbahnen im Dickdarm erst in der Submukosa beginnen und die Schleimhaut somit keinen direkten Anschluß an das Lymphgefäßsystem hat, wurde die WHO-Einteilung der Dickdarmtumoren unter Berücksichtigung dieses Unterschieds gegenüber anderen Intestinalbereichen geändert. Danach werden Adenome mit auf die Schleimhaut begrenzter maligner Entartung nicht mehr als fokale oder Mukosakarzinome bezeichnet, sondern heißen jetzt wegen der fehlenden Möglichkeit der lokalen Metastasierung Adenome mit schwerer Atypie. Ist die Submukosa bereits infiltriert, so spricht man von einem Adenom mit Adenokarzinom. Etwa 50% aller Dickdarmkarzinome entwickeln sich aus Adenomen.

Eine Sonderform stellen die fast ausschließlich im Sigma und Rektum vorkommenden, meist rasenartig wuchernden *villösen Adenome* mit besonders hoher Entartungsrate (30%) dar.

Symptome und Diagnose: Erste Symptome bei Adenomen sind stets rektale Blut- und Schleimabgänge. In der Nähe des analen Schließmuskels gelegene, gestielte Polypen können intermittierend nach außen prolabieren. Villöse Adenome bzw. Papillome können bei entsprechender Größe durch verstärkte Sekretion zu lebensbedrohlichen Eiweiß-, Wasser- und Elektrolytverlusten führen. Im Rektum und unteren Sigma werden die Adenome rektoskopisch, im übrigen Dickdarm röntgenologisch bzw. koloskopisch nachgewiesen. Wegen der fraglichen Dignität und Infiltrationstiefe sollten Dickdarmpolypen möglichst nicht biopsiert, sondern primär als Gesamtpräparat entfernt und zur histologischen Untersuchung gegeben werden **(Abb. 33–42)**.

Therapie: Alle endoskopisch erreichbaren, gestielten und nicht zu breitbasigen, gutartigen Polypen des Rektums und Kolons werden mit Ausnahme der villösen Adenome elektrochirurgisch mittels Endoskop abgetragen. Endoskopisch nicht erreichbare oder nicht ausreichend sicher entfernbare Polypen von mehr als 1,5 cm Durchmesser sollten operativ exstirpiert werden.

Villöse Adenome

Sie müssen wegen ihrer hohen Rezidivneigung und Entartungsrate (Präkanzerose) durch eine sicher in die gesunde Schleimhaut reichende Mukosektomie entfernt werden. Der Eingriff kann je nach Sitz und Größe des villösen Adenoms von einem abdominalen, posterioren (transrektal) oder peranalen Zugang aus erfolgen. Da im Dickdarm die Lymphbahnen nur bis in die Submukosa reichen, können auf die Mukosa begrenzte, maligne Adenome ebenfalls durch eine Mukosektomie radikal entfernt werden. Bei intraoperativem Verdacht auf Infiltration in die Submukosa oder bei Malignität im Stiel eines endoskopisch abgetragenen Polypen (Frühkarzinom) ist eine lokale Darmwandresektion, bei Infiltration sämtlicher Darmwand-

schichten eine ausgedehnte Segmentresektion erforderlich.
Nach Abtragung gutartiger Polypen sind jährliche, nach Mukosektomie wegen villöser Adenome im 1. Jahr 4mal, im 2. Jahr 3mal, im 3. Jahr 2mal und im 4. und 5. Jahr je 1mal endoskopische und/oder röntgenologische Kontrolluntersuchungen angezeigt.

Familiäre Polyposis

Bei der seltenen familiären Polyposis sind Kolon und Rektum mit zahlreichen Polypen unterschiedlicher Größe übersät. Das Leiden wird dominant vererbt und ist eine der typischsten Krebsrisikoerkrankungen (obligatorische Präkanzerose). Eine maligne Entartung kann bereits zwischen dem 10. und 15. Lebensjahr beginnen, oft an mehreren Stellen gleichzeitig; sie ist nach dem 30. Lebensjahr fast obligat. Die Diagnose ergibt sich meist aus Familienanamnese und den für Polypen typischen Blut- und Schleimabgängen.

Die ***Therapie*** besteht in einer frühzeitigen Proktokolektomie mit endständigem Ileumafter (kontinente Ileostomie S. 350) oder einem ileorektalen Durchzug nach Mukosektomie des Rektums. Nur in Ausnahmefällen kann ein kurzer Rektumstumpf erhalten und eine Ileorektostomie ausgeführt werden. Kurzfristige endoskopische Kontrollen sind nach einem solchen kontinenzerhaltenden Eingriff erforderlich; ggf. mit elektrochirurgischen Abtragungen von weiteren Polypen im Rektumstumpf.

Bösartige Kolon- und Rektumtumoren

Kolon- und Rektumkarzinom

Die Adenokarzinome des Dickdarms zeigen eine deutliche Zunahmetendenz und haben in der BRD die Tumoren des Magens an Häufigkeit übertroffen. Für die zunehmende Häufigkeit des Dickdarmkarzinoms dürften Umweltfaktoren und Ernährungsweise von besonderer Bedeutung sein, denn diese Krebsform nimmt mit der sozioökonomischen Entwicklung zu. Mit den Lungen- und Magenkarzinomen stellen sie

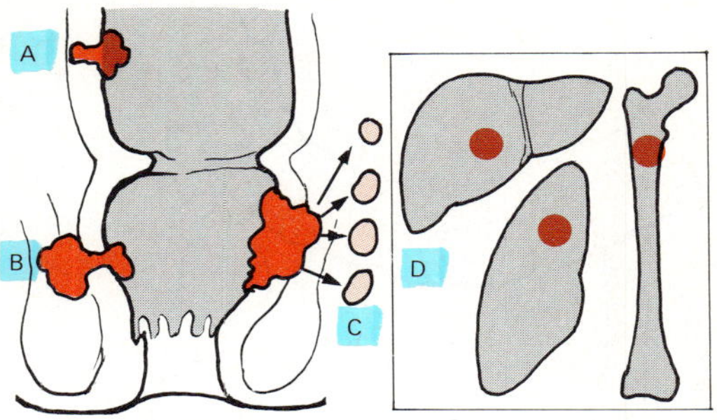

Abb. 20–34. Tumorinvasionsstadien nach Dukes (1932) A – D (s. Text)

den chirurgisch wichtigsten Organkrebs mit einer bei rechtzeitiger Exstirpation günstigen Prognose dar. Daraus erwächst die Bedeutung der Früherkennung und Krebsvorsorgeuntersuchung für alle Frauen und Männer ab 45. Lebensjahr. Fibro- und Lymphosarkome des Dickdarms sind ausgesprochen selten.
Adenokarzinome wachsen meist polypös ulzerierend und sind in 5–7% als Doppeltumoren anzutreffen. Das bevorzugte Lebensalter liegt zwischen 50 und 70 Jahren, allerdings beobachten wir zunehmend auch schon Kranke im 3. und 4. Lebensjahrzehnt. Disponierende Erkrankungen sind familiäre Polyposis, Einzelpolypen – insbesondere villöse Adenome – Colitis ulcerosa und Ruhr, seltener Colitis Crohn.
Das Ausmaß der Tumorinvasion wird meist noch in der Stadieneinteilung nach Dukes (Abb. 20–34) angegeben:
Stadium A: Tumor auf Kolon- bzw. Rektumwand begrenzt.
Stadium B: Tumor infiltrierend ins umgebende Gewebe eingebrochen.
Stadium C: Metastasen in den regionären Lymphknoten.
Stadium D: Fernmetastasen.
Eine einheitlichere Beurteilung der Ausgangsbefunde und Operationsergebnisse erlaubt die TNM-Klassifizierung (S. 149), wobei im Dickdarmbereich weniger die Tumorgröße als die Infiltration der einzelnen Darmwandschichten von entscheidender prognostischer Bedeutung sind. Deshalb sollte hier T1 Beschränkung auf Mukosa oder Mukosa und Submukosa, T2 Ausdehnung auf Muskularis oder auf Muskularis und Serosa, T3 Ausdehnung auf unmittelbar angrenzende Strukturen (Fettgewebe) und T4 Ausdehnung über unmittelbar angrenzende Organe oder Gewebe hinaus entsprechen.

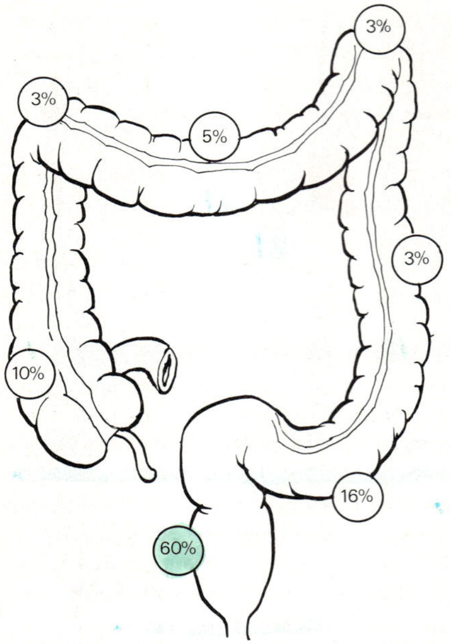

Abb. 20–35. Häufigkeit der Karzinomlokalisationen in den einzelnen Kolon- und Rektumabschnitten

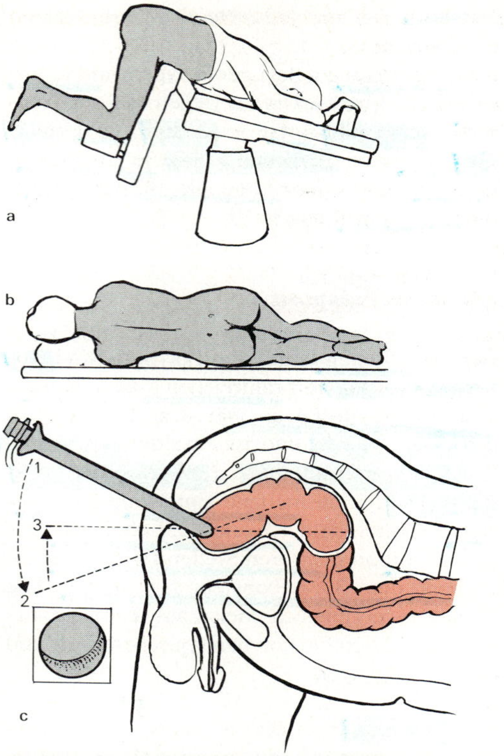

Abb. 20–37 a–c. Rektosigmoidoskopie. (a) Die Knie-Brust-Lage ermöglicht die beste Übersicht und Darmentfaltung. (b) Die linke Seitenlage ist für den Patienten angenehmer, für den Untersucher etwas beschwerlicher, aber ähnlich effektiv. (c) Durch Änderung der Richtung beim Einführen des starren Rektoskops (1,2, 3) lassen sich nacheinander die verschiedenen Enddarmabschnitte einsehen und nicht fixierte Darmfaltungen strecken

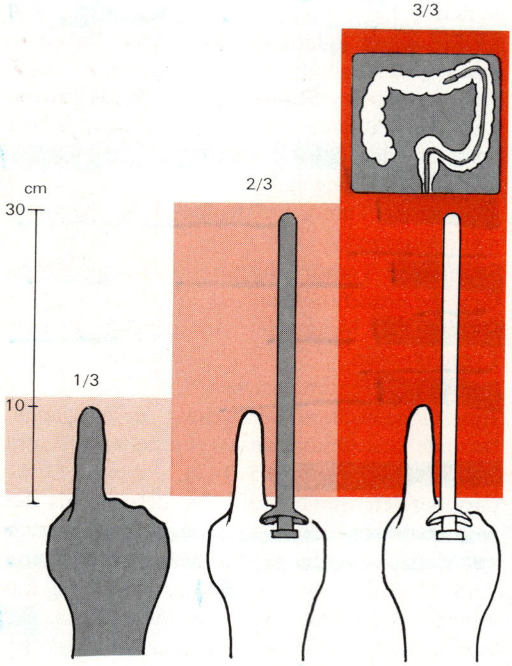

Abb. 20–36. Diagnostische Erfassung von Kolon- und Rektumtumoren: Digital-palpatorisch (1/3), rekto-sigmoidoskopisch (2/3) und röntgenologisch bzw. koloskopisch (3/3)

N_1–N_3 zeigen die erste bzw. weitere Etagen der lokalen Lymphknotenbeteiligung an.

Weitgehend identisch mit den Invasionsstadien T_1–T_4 ist die bei Rektumtumoren gerne als Entscheidungshilfe für die Wahl des Operationsverfahrens (Mukosektomie, lokale Tumorexstirpation, Rektumresektion oder -exstirpation) herangezogene Einteilung nach der Tumorbeweglichkeit (clinical staging): CS I = Tumor mit der Schleimhaut verschieblich, CS II = Tumor mit der Darmwand verschieblich, CS III = Tumorverschieblichkeit eingeschränkt, und CS IV = Tumor fixiert.

Symptome und Diagnose: Bei Tumorsitz in der rechten Kolonhälfte treten typische Symptome relativ spät auf, der flüssige Stuhl kann lange

Zeit auch größere Hindernisse gut passieren. Intermittierendes Druckgefühl im Tumorbereich, Flatulenz und Leistungsknick sind die für die Praxis wichtigen ersten Anzeichen. Leider ist die Mehrzahl der Tumoren des Colon ascendens bei ihrer Erkennung bereits durch die Bauchdecken tastbar. Für eine Frühdiagnose sind daher im Rahmen der Krebsvorsorge regelmäßige Stuhluntersuchungen auf okkultes Blut eine wesentliche Hilfe (Haemoccult-Test). In etwa 3% der Fälle ist mit einem positiven Ergebnis zu rechnen. Von diesen wiederum sind etwa 5% falsch-positiv. Falsch-negative Befunde werden in ca. 20% beobachtet. Andere Screeningmethoden, wie z. B. die Bestimmung der Serumtiter des karzinoembryonalen Antigens (CEA), haben sich bei der Primärtumorsuche nicht, dagegen bei der Früherfassung lokaler Rezidive oder späterer Metastasen gut bewährt (S. 148).

Bei Tumorsitz im Colon descendens stehen Blut- und Schleimabgänge mit dem Stuhlgang als Frühsymptom sowie Zeichen einer zunehmenden Obstipation, eines Subileus bzw. Ileus, im Vordergrund. Stark stenosierende Tumoren führen auch zu einem unregelmäßigen Wechsel zwischen Verstopfung und Durchfällen, sog. paradoxen Diarrhöen. Als Tumorkomplikationen treten Obturationsileus, Blutung und Peritonitis nach Tumorperforation auf. Die Siche-

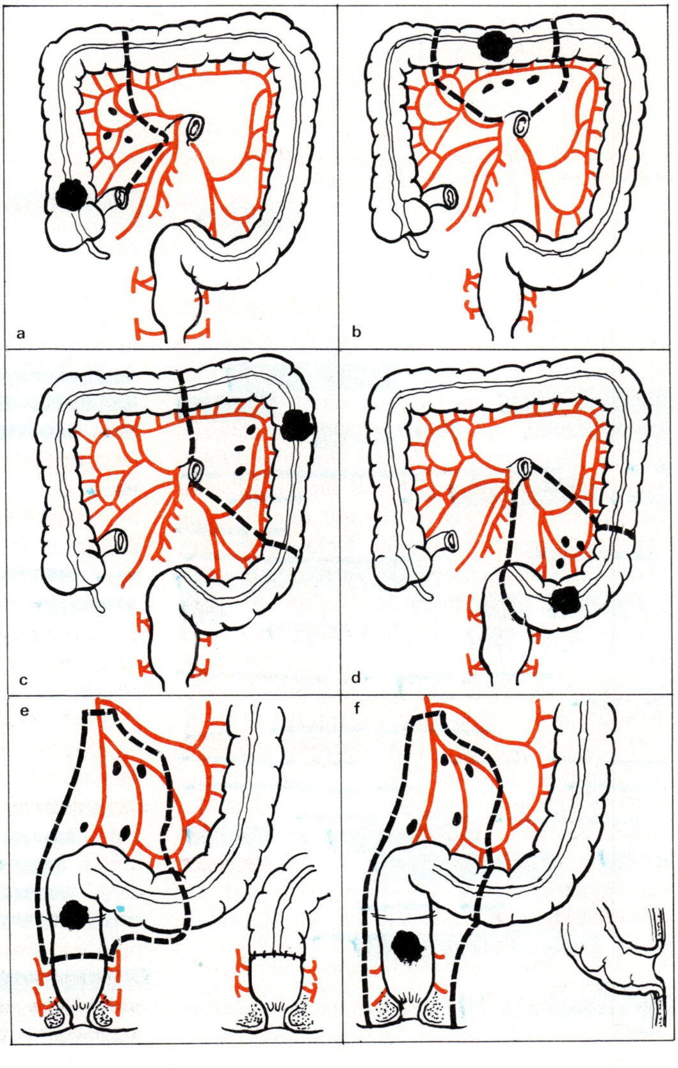

Abb. 20-38 a–f. Resektionsverfahren bei Kolon- und Rektumtumoren unterschiedlicher Lokalisation. (a) Hemikolektomie rechts. (b) Transversumresektion. (c) Hemikolektomie links. (d) Sigmaresektion. (e) Anteriore Rektumresektion. (f) Rektumexstirpation

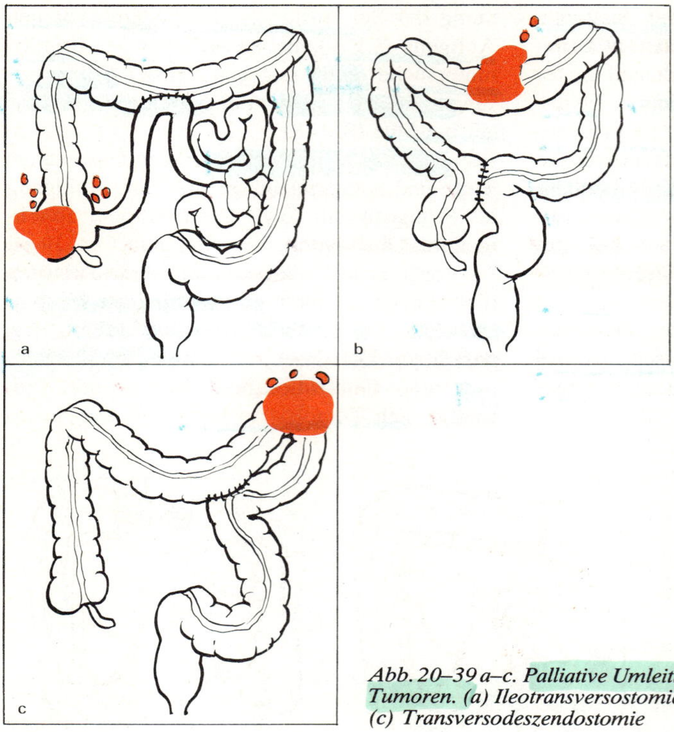

Abb. 20–39 a–c. Palliative Umleitungsverfahren bei inoperablen Tumoren. (a) Ileotransversostomie. (b) Aszendosigmoidostomie. (c) Transversodeszendostomie

rung der Diagnose und die Lokalisation der Kolontumoren erfolgen röntgenologisch oder kolonoskopisch, im Rektum durch Rektosigmoidoskopie mit Probebiopsie. Annähernd 70% der Tumoren sind im Rektosigmoid lokalisiert (Abb. 20–35). Mehr als die Hälfte aller Rektumkarzinome ist allein mit der digitalen Untersuchung des unteren Rektum tastbar. Daraus erwächst eine große Verantwortung für jeden Arzt, Inspektion (Analkarzinom), digitale Untersuchung und Endoskopie beim geringsten klinischen Verdacht regelmäßig anzuwenden (Abb. 20–36). Nur dadurch können die auch heute noch üblichen Intervalle bis zu 12 Monaten zwischen dem Auftreten der Erstsymptome und dem Zeitpunkt der chirurgischen Therapie reduziert werden. Denn lediglich bei einer Frühdiagnose und Frühoperation sind Dauerheilungen, z. B. des Rektumkarzinoms von 60% (T_1–T_2 N_o M_o) und des Kolonkarzinoms von 70% (T_1–T_2 N_o M_o) zu erzielen **(Abb. 33–41 u. 33–43)**.

Operative Therapie: Für den Operationserfolg ebenso entscheidend wie die eigentliche Operationstechnik ist eine gründliche Vorbereitung des Dickdarms. Diese besteht in einer Reduktion des Keimgehalts durch schlackenfreie, bereits im Dünndarm resorbierbare Nahrung (Astronautenkost) mindestens 4 Tage präoperativ oder in der Verabreichung nichtresorbierbarer Antibiotika bzw. darmwirksamer Sulfonamide (z. B. Paramomycin oder Neomycin) über mindestens 48 h vor der Operation. Beide Verfahren können auch kombiniert werden. Zusätzlich erfolgt eine gründliche Reinigung des Dickdarms mit Abführmitteln, um intraoperativ eine saubere Schleimhaut und postoperativ möglichst wenig Ausgangsmaterial für eine intraluminale Gasbildung zu schaffen. Eine gute Alternative stellt die mechanische Intestinalspülung mit einer Elektrolytlösung über eine Magen- oder Duodenalsonde dar. Hierbei laufen innerhalb von 3–4 h 10–12 l dieser Lösung durch den Darmtrakt, bis die Entleerungen völlig klar erfolgen. In die letzten 2 l kann man nichtresorbierbare Antibiotika zusetzen. Kontraindikationen für die Spülung sind Herzinsuffizienz, Hochdruck, Niereninsuffizienz und hochgradige Darmstenosierung.

Die *Resektion* der tumortragenden Kolonabschnitte soll möglichst radikal sein, d.h. die Lymphabflußwege im Mesokolon miterfassen. Aufgrund der Gefäßversorgung und der entlang den Gefäßen verlaufenden Lymphbahnen ergeben sich für die verschiedenen Tumorlokalisationen im Kolon jeweils unterschiedliche Resektionsgrenzen (Abb. 20–32). Immer muß so viel an Dickdarm mobilisiert werden, daß nach der Resektion eine sicher spannungsfreie End-zu-End-Anastomose möglich wird. Die Anastomosen selbst werden zweckmäßigerweise zur Vermeidung von Stenosen und Fistelbildungen einreihig mit resorbierbarem Nahtmaterial ausgeführt.

Inoperable Tumoren sind breitflächig in eine Umgebung eingebrochen, die nicht mitentfernt werden kann. In solchen Fällen werden, so weit eben möglich, *palliative Seit-zu-Seit-Kurzschlüsse* zwischen dem prä- und poststenotischen Darmabschnitt vorgenommen (Abb. 20–39); nur bei Tumorlokalisation im distalen Kolon wird ein doppelläufiges Entlastungskolostoma vor dem Tumor angelegt.

Eine Sonderstellung nehmen die *Karzinome des Rektums* ein, da Resektionen in diesem Bereich die Kontinenzfunktion beeinträchtigen können. Die bisherigen Erfahrungen haben gezeigt, daß der Lymphabfluß in der oberen Rektumhälfte ausschließlich nach kranial, im folgenden Viertel nach kranial und lateral, und im distalen Viertel nach kranial, lateral und kaudal zu den Leistendrüsen erfolgt (Abb. 20–40). Außerdem ist für eine ausreichende Kontinenz die Erhaltung der distalen Hälfte der Rektumampulle erforderlich.

Dementsprechend können Tumoren, deren untere Grenze mindestens 8–10 cm oberhalb der analen Haut-Schleimhaut-Grenze liegt, unter Mitnahme einer 4–5 cm breiten, distalen Sicherheitszone meist *kontinenzerhaltend reseziert* werden (anteriore Resektion). Tiefer als 8–10 cm sitzende Geschwülste sind nur durch eine *Exstirpation des gesamten Rektum* und Anlage eines endständigen Anus praeter sigmoidalis ausreichend radikal zu operieren (Abb. 20–38).

Bei ausgedehntem Einbruch eines Rektumkarzinoms in die Wände des kleinen Beckens kommt in der Regel ein doppelläufiger Sigmaanus als Palliativmaßnahme in Betracht. Oft kann man besonders bei älteren oder auch inoperablen Kranken durch intraluminale Ver-

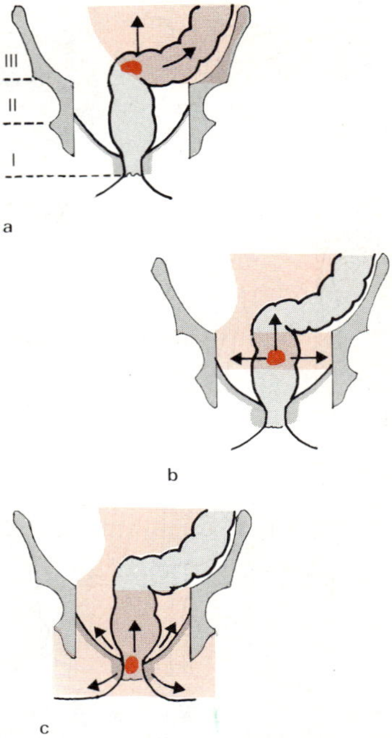

Abb. 20–40 a–c. Metastasenstraßen bei Rektum- und Analkarzinom unterschiedlicher Höhe. (a) Etage III: 8–16 cm, (b) Etage II: 4–8 cm, (c) Etage I: 0–4 cm oberhalb der analen Haut-Schleimhaut-Grenze. (Nach Stelzner 1955)

kleinerung des Tumors mittels Vereisung (Kryochirurgie) oder Hitzekoagulation (Fulguration) eine ausreichende Passage erhalten und damit dem Patienten einen Kunstafter ersparen.

In besonderen Situationen (hohes Operationsrisiko durch Begleiterkrankungen, unbedingte Kontinenzerhaltung) können sehr kleine, nur oberflächlich infiltrierende Geschwülste mit relativ hoher Zelldifferenzierung (T_1–T_2 N_o M_o) auch einmal mit einer lokalen Rektumwandresektion und engmaschigen postoperativen Kontrollen ähnlich wie villöse Adenome (S. 344) behandelt werden.

Im *Ileuszustand* und bei *Tumorperforation* wird zunächst zur Stuhlableitung eine doppelläufige Kolostomie angelegt, nach Erholung des Patienten die Resektion des tumortragenden Kolonabschnitts vorgenommen und später das Kolostoma wieder verschlossen (dreizeitige Operation). Die Entlastungskolostomie soll möglichst weit proximal des Tumors liegen, um die bei der radikalen Resektion notwendige Dickdarmmobilisation nicht zu behindern. Bei in-

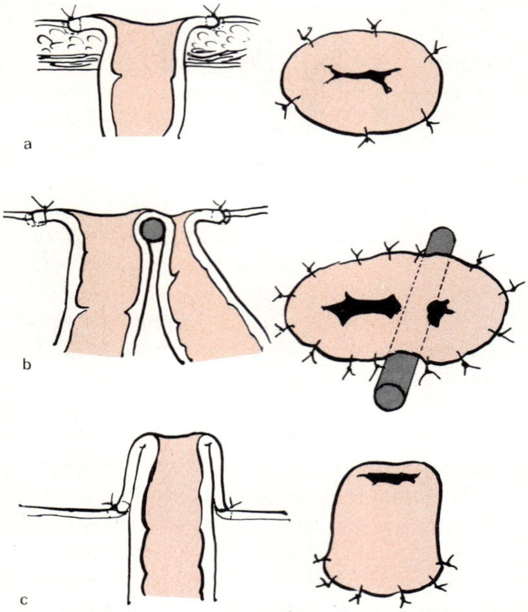

Abb. 20–41 a–c. Möglichkeiten der Stuhlableitung. (a) Endständige Kolostomie, (b) doppelläufige Kolostomie, (c) endständige Ileostomie

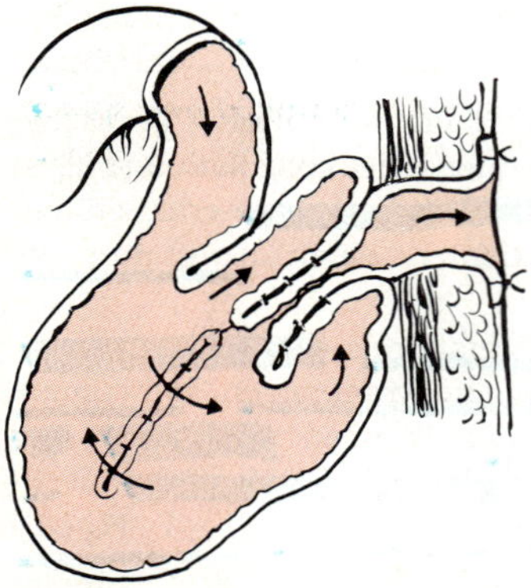

Abb. 20–42. Kontinente Ileostomie. (Nach Kock 1969)

operablen Geschwülsten des oberen und mittleren Dickdarms strebt man auch im Ileus die palliative Kurzschlußoperation an (Abb. 20–39), um weitere, letztlich erfolglose Eingriffe zu vermeiden. Das inoperable Rektumkarzinom verlangt im Ileus eine doppelläufige Sigmoidostomie.

Die Kolostomie (Anus praeter naturalis) wird als vorübergehende (meist doppelläufige) oder endgültige (oft einläufig-endständige) Stuhlableitung angelegt (Abb. 20–41 a und b). Ihr Sitz sollte vor allem bei geplanter Dauerableitung bereits präoperativ am stehenden Patienten festgelegt werden. Damit wird für die spätere Versorgung mit Klebebeuteln in den häufigsten Körperhaltungen eine ebene Haftfläche mit geruchssicherem Beutelschluß gesichert. Der Dickdarm wird durch einen 2–3 cm weiten, sorgfältig gebildeten Bauchdeckenkanal nach außen geleitet und die doppelläufige Schlinge zur Vermeidung eines Stuhlübertritts in den abführenden Schenkel für 10–14 Tage auf einem Gummi-, Glas- oder Kunststoffreiter vorgelagert. Beim endständigen Kolostoma erfolgt die einfache Ausleitung des Darmendes durch einen etwas engeren Kanal. Sowohl beim doppelläufigen als auch beim endständigen Kolostoma wird der Darm sofort eröffnet und durch eine enterokutane Nahtreihe eine in der Regel primär heilende, direkte Verbindung zwischen Darmwand und Haut erzielt, welche bereits intraoperativ die Versorgung mit Klebebeuteln ermöglicht. Bei einem gut angelegten Anus praeter naturalis lernen die Patienten im allgemeinen rasch, mit der zusätzlichen psychischen und hygienischen Belastung fertig zu werden. Künstliche (Magnetverschluß) oder organische (Muskelring) Möglichkeiten eines wasser- und luftdichten Verschlusses endständiger Kolostomien befinden sich noch im Experimentierstadium.

Spezielle pflegerische Anforderungen stellt häufig ein *endständiges Ileostoma* nach Kolektomie bzw. Proktokolektomie wegen Colitis ulcerosa oder familiärer Polyposis, da der Dünndarm mehrmals täglich flüssigen Stuhl mit noch verdauungsaktiven Enzymen entleert. Aus diesem Grund wird die Ileostomie nicht in Hautniveau wie ein Kolostoma, sondern 2–3 cm vorspringend angelegt (Abb. 20–41 c). Eine wesentliche Erleichterung kann durch Anlage eines Ileumreservoirs mit *kontinenter Ileostomie* erreicht werden, bei welchem die letzten beiden Ileumschlingen serpentinenartig aneinandergenäht und die Zwischenwände durchtrennt werden. Auf diese Weise resultiert eine peristaltikfreie Darmkammer, in die das nach außen führende Ileumende nippelförmig hineinragt und so ein gas- und flüssigkeitskontinentes Ventil bildet (Abb. 20–42). Die Entleerung erfolgt mehrmals täglich mittels eines vom Patienten eingeführten Spezialkatheters.

Die große Zahl der Ileo- und Kolostomieträger

mit ihren speziellen Problemen hat zu einem vereinsartigen Zusammenschluß in Form der deutschen ILCO geführt.

Nachsorge: Nach Resektion kolorektaler Karzinome werden in 30–40% lokale Tumorrezidive beobachtet, von denen etwa 80% innerhalb der ersten 2 Jahre nach der Tumorresektion auftreten. Da eine operative Behandlung im Kolonbereich, bzw. eine kombinierte radiologisch-chirurgische Therapie im kleinen Becken nur bei frühzeitiger Erfassung der Rezidive erfolgversprechend ist, müssen tumorresezierte Patienten postoperativ systematisch überwacht werden. Je weniger weit im Gesunden reseziert wurde (lokale Tumorexzision, ausgedehnte Infiltration der Umgebung), desto engmaschiger müssen die Kontrolluntersuchungen sein. In der Regel sollten sie bis zum 5. Jahr vorgenommen werden (Richtlinien s. Tabelle 20–19).

Prognose: Die Heilungschancen nach Operation der Kolon- und Rektumkarzinome sind insgesamt günstiger als bei der Mehrzahl aller anderen malignen Tumoren. So beobachtet man eine Fünfjahresrezidivfreiheit von 70–80% bei $T_1\ N_o\ M_o$, von etwa 60% bei $T_2\ N_o\ M_o$ und von 20–40% bei T_3-$T_4\ N_o\ M_o$. Selbst bei $T_4N_3M_1$ ist mit der Entfernung des Primärherdes und solitär erscheinender Fernmetastasen eine deutliche Lebensverlängerung zu erreichen. Bei Tumoren des Colon ascendens und des Rektum liegen die durchschnittlichen Heilungschancen etwas niedriger. Die Operationsletalität infolge allgemeiner (Pneumonie, Myokardinfarkt, Herzinsuffizienz, Lungenembolie) und lokaler (Peritonitis, Anastomoseninsuffizienz) Komplikationen liegt um 4%. Der Wert einer alternativen oder zusätzlichen Strahlen- oder Zytostatikabehandlung ist umstritten. Aufgrund der 5-Jahres Überlebensrate nach Entfernung solitärer Lebermetastasen wird die Indikation zur Metastasenentfernung heute weiter gestellt. Nach Entfernung einer Lebersolitärmetastase beim Kolonkarzinom können 25% und beim Rektumkarzinom 50% 5-Jahres Überlebensraten erreicht werden.

Analkarzinom

Es entwickelt sich im eigentlichen Analkanal und ist dementsprechend meist ein Plattenepithelkarzinom. Es wächst weniger polypös als die Kolontumoren und metastasiert sowohl nach kranial als auch nach lateral und kaudal in die Leisten- und Iliakalregion (Abb. 20–40c). Die Therapie entspricht der des tiefsitzenden Rektumkarzinoms mit evtl. zusätzlicher Ausräumung der Leistenlymphdrüsen, Nachbestrahlung und adjuvanter Chemotherapie. Obwohl früh erkannte Tumoren wegen der relativ geringen Malignität lokal exzidiert werden können, beträgt die durchschnittliche Fünfjahresüberlebenszeit wegen der geringen und späten Symptomatik sowie der ungünstigen Metastasierung nur ca. 30%.

Tabelle 20–19. Nachsorge bei kolorektalem Karzinom

	Jahr				1				2		3		4	5
	Monat	2	4	6	9	12	15	18	21	24	30	36	42	48	60
Klinische Untersuchung, CEA, BKS		●	●	●	●	●	●	●	●	●	●	●	●	●	●
Haemoccult und Labor (γ-GT, GPT, alkalische Phosphatase				●				●				●		●	●
Röntgenthorax						●				●		●		●	●
KE, Lebersonogramm						●				●					●
Zusätzlich nach															
Ant. Resektion (Sigmaresektion, Hemikolektomie, links, lokale Exzision)	CT[a]					●				●					●
	Rektoskopie	●		●	●	●		●		●	●	●		●	●
Abd.-perineale Exstirpation	CT[a]					●				●					●
	Stomasprechstunde			●		●				●					●
Hemikolektomie rechts (Transversumresektion)															
	Rektoskopie									●					●
	Koloskopie[a]			●		●									

[a] Nicht unbedingt für routinemäßiges Nachsorgescreening notwendig

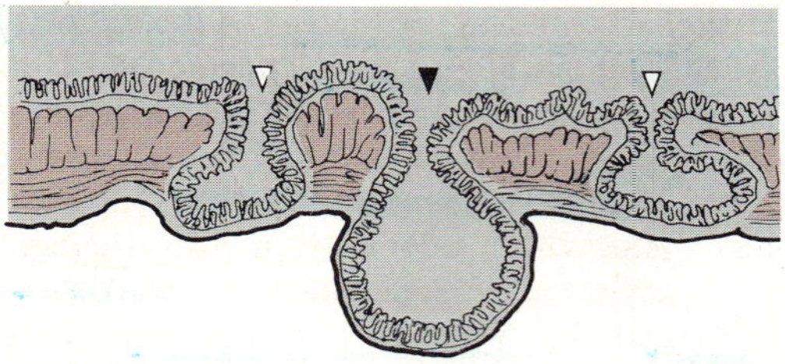

Abb. 20–43. *Entstehung der Kolondivertikulose. Inkomplette (▽) und komplette (▼) Divertikel dicht nebeneinander*

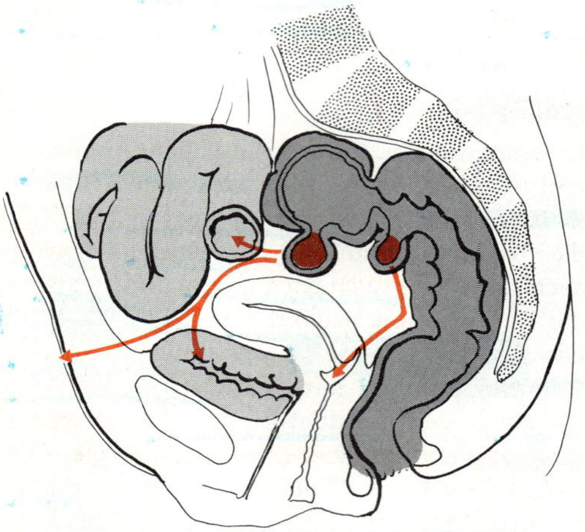

Abb. 20–44. *Fistelbildung bei perforierter Sigmadivertikulitis in benachbarte Darmschlingen, Blase, Scheide und durch die Bauchdecken*

Entzündliche Kolon- und Rektumerkrankungen

Divertikulose – Divertikulitis

Kolondivertikel sind – möglicherweise auch auf dem Boden einer kongenitalen Disposition – Folge einer meist spastischen intraluminalen Druckerhöhung bei gleichzeitiger Involution der Muskulatur mit zunehmendem Alter. Jenseits des 70. Lebensjahres sind sie bei etwa 80% aller Menschen mehr oder weniger deutlich nachweisbar. Hauptlokalisation ist der Sigmabereich. Divertikel entwickeln sich als transmuraler Schleimhautprolaps entlang der Gefäßkanäle am Ansatz der Darmwurzel und weisen daher einen engen Hals auf (Abb. 20–43). Ein Stuhlstau in einzelnen Divertikeln kann zu einer lokalen Entzündung, einer Divertikulitis, führen, welche infolge der dünnen Divertikelwand rasch auf die Umgebung übergreift (Peridivertikulitis).

Symptome und Diagnose: Die Divertikulose ist bis auf gelegentlich auftretende, manchmal massive Divertikelblutungen symptomlos. Divertikulitis und Peridivertikulitis führen dagegen zu schmerzhaften Infiltrationen im linken Unterbauch, dem Divertikulitistumor bzw. der sog. Linksappendizitis. Sie kann akut, subakut und chronisch verlaufen. Subfebrile Temperaturen, Leukozytose, erhöhte BSG sowie rezidivierende Schmerzattacken bzw. leicht ziehende Beschwerden oberhalb der linken Leisten- und Blasengegend sind in der Praxis wichtige Hinweiszeichen. Oft ist bei einer gedeckten Divertikelperforation der Divertikulitistumor als Walze vor dem linken Beckenkamm zu tasten. Eine diffuse Peritonitis als Folge einer freien Divertikelperforation ist selten; eher kommt es zu lokaler Abszedierung mit innerer und/oder äußerer Fistelbildung (Abb. 20–44). Innere Fisteln entwickeln sich in benachbarte Darmschlingen, zur Blase (Sigmablasenfistel mit kotig riechendem Harn und Luftabgang durch die Harnröhre) oder zur Scheide hin (Sigmascheidenfistel mit Stuhlabgang über die Vagina). Divertikulose und Divertikulitis werden röntgenologisch, seltener endoskopisch nachgewiesen. Bei der Divertikulitis besteht häufig eine Engstellung eines umschriebenen, dem Tastbefund entsprechenden Sigma- oder Deszendensabschnitts mit meist gut dargestellten Divertikeln in den angrenzenden Dickdarmabschnitten. Stets ist bei einer Peridivertikulitis auch auf innere Fistelgänge zu achten. In ca. 5% findet man die Kombination einer Divertikulitis mit einem Sigmakarzinom **(Abb. 33–44)**.

Therapie: *Die Divertikulose* ist häufig ein Zufallsbefund, keine Krankheit. Sie bedarf außer einer schlackenreichen Kost (z. B. Kleiezusätze) und Verdauungsregelung keiner besonderen Behandlung. Entsteht aus der Divertikulose eine *Divertikulitis,* so ist in den verschiedenen Krankheitsstadien die entsprechende Operationsindikation zu erwägen (Tabelle 20–20).

Die akute, progrediente Divertikulitis und Peridivertikulitis mit Fieber, Leukozytose und entsprechendem palpablem Lokalbefund wird zunächst streng konservativ behandelt: Bettruhe, lokale Kälteapplikation (Eisblase), Nahrungskarenz bzw. schlackenfreie Diät (Astronautenkost) und nichtresorbierbare Antibiotika. Bleibt diese Therapie über 48 h erfolglos oder schreitet die Symptomatik fort, muß der Stuhl durch eine Kolostomie abgeleitet werden (dringliche Indikation). Sie ist weit vor dem Entzündungsherd am rechten Abschnitt des Colon transversum anzulegen, so daß die 4–8 Wochen später stets erforderliche Dickdarmresektion gut möglich ist. 2–3 Monate nach der Resektion wird dann die Kolostomie in einer dritten Sitzung verschlossen (dreizeitige Operation).

Häufig wird auch im Stadium *akuter Komplikationen,* der gedeckten und freien Perforation, die primäre chirurgische Entfernung des Divertikulitistumors, meist in Verbindung mit einem weiter oral angelegten doppelläufigen Anus praeter am Transversum, angestrebt. Die Kolostomie kann im allgemeinen 3–4 Wochen später verschlossen werden (zweizeitige Operation). Im Hinblick auf die Rezidivneigung und Komplikationsmöglichkeiten sollte eine *chronisch-rezidivierende Divertikulitis* nach 2–3 subakuten Schüben chirurgisch behandelt werden. Dabei wird der divertikeltragende entzündete Kolonabschnitt (etwa 25 cm lang) entfernt. Nur bei diesem Wahleingriff (elektive Indikation) kann man in der Regel auf eine Kolostomie verzichten.

Prognose: Das Operationsrisiko bei unkomplizierter Divertikulitis beträgt etwa 3%, nach Eintritt lebensbedrohlicher Komplikationen steigt es auf 20–30% an. Auch deshalb ist heute die Frühoperation der Divertikulitis, d. h. vor Eintritt von Komplikationen, zu empfehlen (ähnlich wie beim Gallensteinleiden S. 370).

Tabelle 20–20. Operationsindikationen bei Kolondivertikulitis

Indikation	Befund	Operation
Absolut	Lokale Peritonitis, Perforation	Entlastungskolostomie, lokale Drainage, spätere Resektion (dreizeitig)
Dringlich	Divertikulitistumor, innere und äußere Fistelbildung	Resektion mit vorgeschalteter Kolostomie (zweizeitig)
Relativ	Rezidivierende Entzündungsschübe im Intervall, subakute Divertikulitis	Resektion (einzeitig)

Tabelle 20–21. Klinische Unterscheidungsmerkmale zwischen Colitis ulcerosa und Enterokolitis Crohn

Colitis ulcerosa	Enterokolitis Crohn
Kontinuierliche Ausbreitung	Segmentaler Befall
Ulzerationen	Fissuren
Pseudopolypen	Ödem mit Kopfsteinpflasterrelief der Schleimhaut
Entzündung der Mukosa und Submukosa	Beteiligung aller Darmwandschichten
Selten Fistelbildung	Fistelbildung häufig
Analläsionen selten	Analläsionen häufig (Fisteln, Fissuren, Ulzera)
Blutige Stühle häufig	Blutungen selten
Stenosesymptomatik selten	Stenosesymptomatik häufig
Bei langer Krankheitsdauer zunehmende Karzinomdisposition	Keine wesentliche Karzinomdisposition

Colitis ulcerosa (s. auch S. 429)

Die Ätiologie der Colitis ulcerosa ist nicht geklärt. Vieles spricht für eine Autoimmunerkrankung. Allerdings sind bei Beginn und bei der schubweisen Verschlimmerung der Erkrankung psychische Faktoren wie Streß und Konflikterlebnisse von Bedeutung. Morphologisch äußert sie sich als eine ulzerative Entzündung primär nur der Mukosa mit zahllosen Geschwüren, zwischen denen im späteren Verlauf die verbliebenen Schleimhautreste Regenerationshyperplasien, sog. Pseudopolypen, bilden. Differentialdiagnostisch ist sie stets vom Morbus Crohn (Tabelle 20–21) abzugrenzen, der mehr eine transmurale Entzündung ist, d. h. Mukosa, Submukosa, Muskularis und regionale Lymphdrüsen befällt. Oft bereitet die Differentialdiagnose sowohl klinisch als auch pathologisch-histologisch Schwierigkeiten.

Die Erkrankung beginnt in der Regel jenseits des 20. Lebensjahres, es können aber auch Kinder befallen sein. In etwa 90% beginnt die Erkrankung im Rektum, später erfaßt sie teilweise oder ganz das Kolon (aszendierende Form). Seltener beginnt der Prozeß im Colon ascendens und greift auf das Transversum über (deszendierende Form). Auch ein rein

segmentaler Befall des Kolons wird beobachtet.
Das Krankheitsbild tritt in *zwei Verlaufsformen* auf: Akut und chronisch-rezidivierend.

Symptome und Diagnose: Hauptmerkmal der Erkrankung ist die oft schmerzhafte Diarrhöe (evtl. bis zu 100 Entleerungen pro Tag) mit Schleim- und Blutbeimengungen. Eine fortschreitende Malnutrition führt zu Gewichtsverlust und Minderung der Abwehrlage bis zur Allgemeinintoxikation.
Häufigste *Komplikationen* sind: Freie oder gedeckte, häufig multiple Kolonperforationen, Kolonstenosen, die akute extreme Dilatation des Dickdarms (toxisches Megakolon), massive Blutung und die bei langjährigem Bestehen der Erkrankung zunehmende Gefahr der malignen Entartung (mehr als 25% nach über 20jähriger Krankheitsdauer).
Bei massivem Befall des Rektums treten auch, allerdings weniger als beim Morbus Crohn, periproktitische Abszesse, Analfisteln und -fissuren auf.
Die *Diagnose* der Colitis ulcerosa wird stets rektoskopisch bzw. koloskopisch nach Entnahme von Gewebeproben histologisch gesichert. Differentialdiagnostisch ist an Sprue, Ruhr, irritables Kolon und Enterokolitis Crohn zu denken **(Abb. 33–46 u. 33–47)**.

Therapie: Grundsätzlich wird die Colitis ulcerosa zunächst konservativ medikamentös mit Salazosulfapyridin, Kortikoiden, Antibiotika und evtl. Immunsuppressiva behandelt. Erst bei Exazerbation unter konservativer Behandlung, bei Eintritt von Komplikationen oder Ausbleiben von Remissionen sind operative Maßnahmen angezeigt.
Wir unterscheiden *absolute* bzw. *dringliche* Operationsindikationen bei akuten Komplikationen wie Perforation, massive Blutung, toxisches Megakolon und *relative,* aber oft ebenso eindeutige Operationsindikationen bei Rezidiven bzw. bei schubweiser Verschlimmerung des Leidens.
Abhängig vom Befall und dem Krankheitsstadium stehen verschiedene Operationsverfahren zur Verfügung. Ist der ganze Dickdarm befallen, so ist eine Heilung am schnellsten und sichersten durch eine vollständige Proktokolektomie mit endständigem Ileostoma zu erzielen. Auch eine kontinente Ileostomie nach Kock (S. 350) kann in gleicher Sitzung oder später angelegt werden. Subtotale Resektionen und die Erhaltung des Rektumstumpfes führen hierbei nur selten zur Heilung und erfordern meist die spätere Entfernung des Restkolons. Bei schwerer Intoxikation und sehr schlechtem Allgemeinzustand kann man auch zunächst das Kolon subtotal resezieren. Der blind verschlossene Rektumstumpf wird später nach Erholung des Patienten exstirpiert. Ein toxisches Megakolon sollte man, je nach Ausdehnung, sofort durch eine oder mehrere Kolostomien entlasten. Kolon und Rektum werden später in der Regel total entfernt.
Nur bei dem seltenen partiellen oder segmentalen Befall können Hemikolektomien bzw. Segmentresektionen durchgeführt werden. Eine Ileorektostomie kommt selten, bei sehr geringem Befall des Rektum, primär oder sekundär in Frage.

Prognose: Bei jahrelangem Verlauf ohne schwere Komplikationen muß kritisch gegeneinander abgewogen werden, ob die Erkrankung einschließlich ihres Malignitätsrisikos oder die Kolektomie eine größere Gefahr und Belastung für den Patienten darstellt. Das Operationsrisiko beträgt für die Intervalloperation 3–5%, im komplizierten Stadium 15–30%.
Es ist überraschend, wie schnell sich kachektische Kranke mit Colitis ulcerosa gravis bzw. einem toxischen Megakolon nach Sanierung durch Proktokolektomie erholen. Auch ohne Dickdarm sind die Patienten mit einem gut funktionierenden Ileostoma berufsfähig. Auf Komplikationsmöglichkeiten von seiten des Ileostoma (Stenose, Bridenileus) ist zu achten. Die Spätprognose ist gut.

Colitis regionalis Crohn (s. auch S. 334, 430)

Im Gegensatz zur Colitis ulcerosa tritt die Enterokolitis Crohn immer segmental auf. Nicht selten sind mehrere Darmsegmente gleichzeitig befallen. Die granulomatösen Veränderungen betreffen primär die ganze Darmwand. Hinsichtlich Ätiologie und Verlaufsformen der Colitis Crohn einschließlich der Enteritis regionalis s. S. 334.
Häufigste Komplikationen sind Stenosierungen mit Subileus und gedeckter Perforation mit in-

neren (meist in benachbarte Darmschlingen und Blase) und äußeren Fistelbildungen (s. Abb. 20–25). Bei Darm- und Analfisteln ist daher immer an eine Crohn-Erkrankung und erst sekundär an eine Colitis ulcerosa oder Divertikulitis zu denken. Nach langer Krankheitsdauer ist eine maligne Entartung als Folge einer Colitis Crohn im Dickdarm möglich.

Symptome und Diagnose: Die Symptomatik der Colitis Crohn ähnelt derjenigen der Colitis ulcerosa, jedoch stehen die Stenosezeichen mit Krämpfen mehr im Vordergrund. Blut- und Schleimabgänge sind dagegen weniger intensiv. Die Progredienz des Leidens führt ebenfalls zur Malnutrition und Abwehrschwäche (Tabelle 20–20).
Die Diagnose des Morbus Crohn (Colitis regionalis, Ileokolitis, Enterokolitis) wird röntgenologisch und endoskopisch durch den Segmentbefall, das typische Pflastersteinrelief der Schleimhaut und histologisch anhand tiefgreifender Schleimhautbiopsien gesichert. Differentialdiagnostisch muß an eine segmentäre Colitis ulcerosa, eine stenosierende Divertikulitis, aber immer auch an ein Kolonkarzinom gedacht werden **(Abb. 33–45)**.

Therapie: Die initiale Behandlung des Morbus Crohn ist auch im Dickdarmbereich stets medikamentös-konservativ (Salazosulfapyridin, evtl. Antibiotika mit Cortisonpräparaten). Allerdings müssen Komplikationen mit Passagebehinderungen, intra- oder retroperitoneale Abszesse und chronische Fistelungen durch sparsame Resektion der befallenen Darmsegmente angegangen werden.
Perianale Fisteln dürfen bei Crohn-Befall des Mastdarms niemals radikal gespalten werden, da so ein Spinkterschaden, aber keine Heilung zu erwarten ist. Die Therapie beschränkt sich auf schonende Eröffnung eventueller Abflußhindernisse. Lediglich bei sekundärem Einbruch der Fisteln in ein nicht erkranktes Rektum ist eine lokale Fistelelexzision erfolgversprechend.

Prognose: Der Eingriff hat keinen Einfluß auf die Grunderkrankung. Er kann den erneuten Befall weiterer Darmabschnitte nicht verhindern und dient lediglich der Beseitigung von Komplikationsfolgen. Das Operationsrisiko ist mit etwa 5% anzusetzen. Auf eine postoperative Nachsorge mit endoskopischen Kontrollen sowie eine p. op. internistische Nachbehandlung ist zu achten. Die Rezidivrate ist geringer als bei der Enteritis regionalis (S. 334).

Endometriose, Strahlenschäden und Verletzungen

Endometriose

Relativ häufig findet sich bei Endometrioseherden im kleinen Becken auch eine Beteiligung von Sigma und/oder Rektum. Daher sollte vor jeder wegen Beckenendometriose geplanten Operation unbedingt eine Darmspiegelung vorgenommen werden, um einen Endometrioseeinbruch bis in die Schleimhaut oder eine Stenosebildung auszuschließen.
Oberflächliche, nur die Seromuskularis betreffende Endometrioseherde lassen sich selbst bei relativ weiter Ausdehnung extramukös ohne Eröffnung des Darmlumens abpräparieren. Der entstandene Muskeldefekt kann unter Raffung der Schleimhaut in querer Richtung wieder verschlossen werden. Bei zirkulärem Befall oder Einbruch in die Schleimhaut dagegen sind die Endometrioseherde nur durch eine Dickdarmsegmentresektion ausreichend sicher zu beseitigen.

Strahlenschäden

Als Spätfolgeerscheinungen nach lokaler Bestrahlung, besonders gynäkologischer Erkrankungen, kommt es nicht selten zu fibrotischen Stenosen des benachbarten Sigma oder Rektum, bzw. zu Fistelbildungen zwischen unterem Dickdarm und Scheide. Diese Veränderungen können wegen der irreversiblen Vorschädigung der Gewebe durch die Strahlen therapeutisch große Schwierigkeiten bereiten. Das sicherste Vorgehen besteht in der Anlage eines blockierenden Kolostomas oberhalb des veränderten Kolonabschnittes, meist im Sigma- oder linken Querkolonbereich. Nur bei günstigen Voraussetzungen kann man die Resektion der Stenose oder Fistelregion unter dem Schutz einer vorgeschalteten Kolostomie versuchen.

Verletzungen

Kolon- und Rektumverletzungen sind seltener Folgen stumpfer Bauchtraumen, sondern werden meist durch in den Darm eingeführte Instrumente bzw. eingedrungene Fremdkörper verursacht. Nichtperforierende Läsionen bedürfen meist keiner besonderen Therapie. Intraperitoneale Perforationen müssen unmittelbar operativ versorgt werden. In Abhängigkeit vom Zeitintervall zwischen Läsion und Operation sowie der Ausdehnung der Verletzung bzw. der bereits eingetretenen Peritonitis erfolgt der Nahtverschluß am Darm mit oder ohne vorgeschaltete Entlastungskolostomie. Auch die vorübergehende Vorverlagerung der Verletzungsstelle selbst als Kolostoma ist ein günstiges Verfahren. Bei kleinen Perforationen im Analkanal und im extraperitonealen Rektumabschnitt kann man zunächst unter stationärer Beobachtung abwarten.

Zunehmende Entzündungszeichen (lokaler Schmerz, Infiltration, Fieber, Leukozytenanstieg) erfordern ebenso wie größere Perforationen die sofortige Stuhlableitung über eine oral der Verletzung angelegte doppelläufige Kolostomie.

Pfählungsverletzungen des Enddarms führen häufig zu weitgehender Zerstörung des Analsphinkterapparates, welcher unter dem Schutz einer vorgeschalteten Kolostomie umgehend so exakt wie möglich rekonstruiert werden soll. Kleinere, ins Rektum eingebrachte *Fremdkörper* können in der Regel endoskopisch, größere manchmal nur über eine Laparotomie mittels Rekto- bzw. Kolotomie entfernt werden.

Analkanal

Mißbildungen, S. 435

Verletzungen, S. 356, 311

Fremdkörper, S. 356

Pruritus ani

Dabei besteht ein lästiger, oft qualvoller Juckreiz an der perianalen Haut mit ekzematösen Veränderungen.

Ätiologie: Tabelle 20–22

Diagnose: Im *akuten Stadium* ist die Zone um die Linea anocutanea gerötet, die Haut feucht mit oft blutenden Rhagaden und geschwollenen perianalen Falten. Im *chronischen Stadium* ist die Haut weißfleckig und haarlos, manchmal feucht, manchmal trocken und gegen die gesunde Haut scharf abgegrenzt.

Therapie: Soweit möglich, Beseitigung der Ursachen. Keine Verwendung von Seifen, kühle anale Duschen, regelmäßige Reinigung, beim Abtrocknen nie reiben, sondern nur tupfen, Rasur bei starker Behaarung, Lotionen oder Cremes, evtl. mit Kortikoidzusatz, Antihistaminika, Darmregulation, Sedativa. Bei Versagen Unterspritzen der perianalen Region mit etwa 20 ml 0,5%iger Xylocainlösung. In Ausnahmefällen Exzision der perianalen, chronisch entzündeten Haut.

Analfissur

Als Folge chronischer Entzündungen und Sphinktersklerose durch Dehnung bei der Defäkation, besonders bei verhärtetem Stuhlgang, entsteht ein Schleimhautriß vorwiegend in der hinteren Kommissur, aus dem sich ein ovaläres Ulkus mit entzündlicher Infiltration der Umgebung und äußerster Schmerzhaftigkeit entwikkelt.

Tabelle 20–22. Ätiologie des Pruritus

Krankheiten im anorektalen Bereich	Allgemeine Erkrankungen	Hautkrankheiten	Allergien	Psychisch	Anatomisch
Fisteln Fissuren Hämorrhoiden Hypertrophische Hautfalten (Marisken) ° Sphinkterspasmus Kondylome	Diabetes mellitus Colitis ulcerosa Gicht Lues Leukämie Tuberkulose Ikterus Oxyuriasis	Mykosen chronisches nässendes Ekzem	Nahrung Gewürze Alkohol geripptes Toilettenpapier wollene Unterwäsche	Anorektalphobie Hysterie	Trichteranus

Pschy 726 ° Restzustand einer abgeheilten Hämorrhoidalthrombose
Analfalten, Hautzipfel.
Sie füllen sich im Ggs. zu Hämorrh. bei d. Bauchpresse nicht!

Symptome: Der Schmerz beginnt mit der Defäkation, läßt dann nach und steigert sich bald darauf zu einem heftigen krampfartigen Nachschmerz, so daß der Patient vor jeder Defäkation Angst hat. Der Allgemeinzustand kann dadurch empfindlich gestört sein. Weitere Symptome sind Blutungen und schmerzbedingte Obstipation. Als Komplikation ist die *Pektenosis* (ringförmige narbig-fibröse Stenose des M. sphincter internus, besonders bei älteren Kranken) anzuführen, die durch Durchtrennung dieses Ringes behoben werden kann.

Diagnose: Schon beim Auseinanderziehen der Gesäßhaut findet man an der hinteren Kommissur die sog. *Vorpostenfalte,* hinter der die hochrote Fissur liegt. Bei behutsamer Palpation findet man einen ausgeprägten Sphinkterhypertonus. Proktoskopie.

Therapie: Bei oberflächlichen akuten Fissuren *konservativ* mit Salbeneinlagen, Suppositorien und Sitzbädern. Bei Versagen *chirurgische Intervention:* 1. Anale behutsame Dilatation in Allgemeinanästhesie durch etwa 3–5 min. 2. Submuköse laterale *Sphinkterotomie,* bei der durch einen Schnitt außerhalb des Analrandes der M. sphincter internus in einer Breite von etwa 1–1½ cm durchtrennt wird. 3. Manchmal genügt eine Teilspaltung des M. sphincter internus im Bereich der Fissur.

Kondylome

Condylomata lata: Lues im 2. Stadium mit multiplen Papillen.

Condylomata acuminata: Virusbedingte peri- und intraanal lokalisierte Papillome.

Therapie:
Konservativ: Pinselung mit 25% Podophyllin in Benzointinktur oder Viru-Merz-Salbe.
Operativ: Elektrochirurgische Abtragung, die Rezidivneigung ist groß.

Prolaps

Allgemein wird zwischen *Analprolaps* und *Rektumprolaps* unterschieden.

Analprolaps (s. auch S. 438)

Er tritt bei prolabierenden, drittgradigen Hämorrhoiden oder bei Sphinkteratrophie auf. Auch der Mukosaprolaps des Kindes gehört hierher.

Diagnose: Radiäre Fältelung der prolabierten Schleimhaut.

Differentialdiagnose: Mukosaprolaps an der vorderen Kommisur, Polypen, Analkarzinom.

Therapie: Beim *Kind,* S. 438. Beim *Erwachsenen operativ:* 1. Vorziehen des Prolaps und elektrochirurgische Verschorfung an 3 Stellen, oder 2. dreifache Ligatur nach Durchstechung des Prolaps beidseits. 3. Bei Vorliegen von Hämorrhoiden werden diese operativ beseitigt.

Rektalprolaps

Hier stülpt sich das Rektum mit allen Wandschichten bei meist atonischem Sphinkter oft bis zu 20 cm nach außen.

Diagnose: Zirkuläre Schleimhautfältelung des vorgefallenen Rektumanteiles, dieser ist geschwollen, gerötet, leicht blutend und manchmal mit oberflächlichen Geschwüren bedeckt. *Begünstigend* sind chronische Obstipation, Überdehnung der Beckenbodenmuskulatur, bzw. Insuffizienz der Aufhängevorrichtung des Beckenbodens und Enteroptose.

Komplikationen: Spannungsnekrose, Dünndarminkarzeration.

Therapie: Beim Kind S. 438. Beim Erwachsenen 1. Sigmoidopexie, 2. Rektopexie mit Ivalonschwamm 3. Rektumresektion mit dorsalem Zugang, sowie 4. Resektion des vorgefallenen Darmabschnittes (*v. Mikulicz*) mit oder ohne Beckenbodennaht.

Entzündungen

Kryptitis

In der Linea dentata (pectinea) an der Grenze zwischen Proktodeum und Rektum können sich in den Morgagni-Krypten durch Kotstauung oder Fremdkörper Entzündungen entwickeln, die für die Entstehung von Abszessen und Fisteln große Bedeutung haben (S. 359, 360 und Abb. 20–45 und 20–46). Sie verursachen einen kurzdauernden Schmerz während der Defäkation. Beim Spreizen des Analkanals entleert sich ein Eiterpfropf.

Therapie: Abtragung oder Spaltung der entzündeten Krypte mit dem gebogenen Skalpell.

Papillitis

Es handelt sich um eine Entzündung hypertrophischer Analpapillen, die isoliert vorkommen kann. Bei Einklemmung einer solchen elongierten entzündeten Papille im Analkanal besteht beim Kranken das Gefühl der unvollständigen Entleerung.

Therapie: Abtragung.

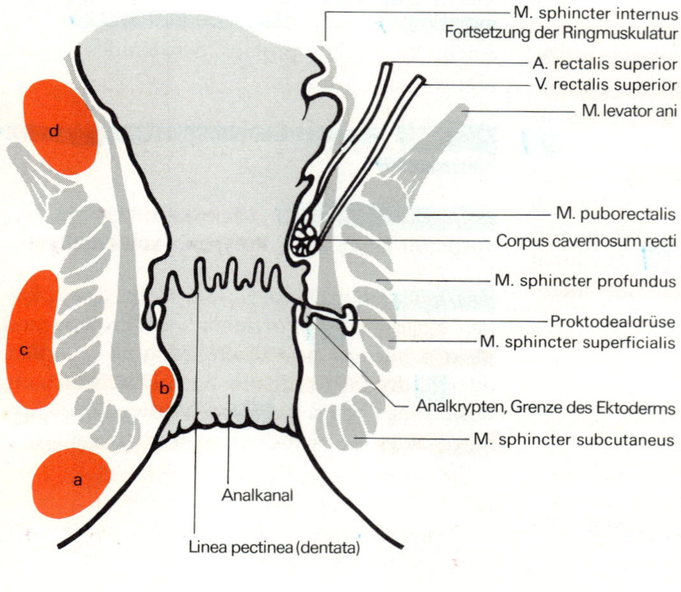

Abb. 20–45. Links periproktitische Abszesse, rechts schematischer Frontalschnitt durch das Kontinenzorgan. a) Subkutaner perianaler Abszeß, b) submuköser Abszeß, c) ischiorektaler Abszeß, d) pelvirektaler Abszeß

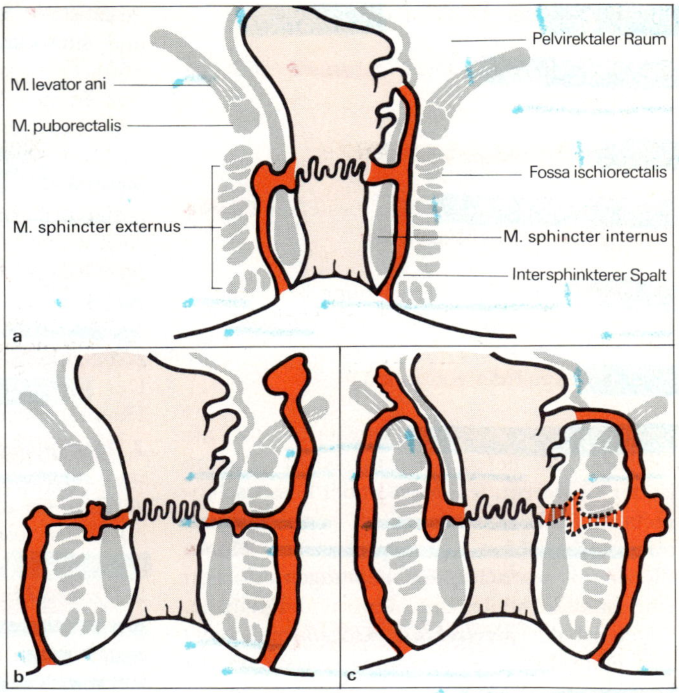

Abb. 20–46 a–c. Analfisteln. (a) Links intersphinktere Fistel, am äußeren Analrand mündend; rechts intersphinktere Fistel, bis in das Rektum reichend. (b) Links transsphinktere Fistel, zur Fossa ischiorectalis und zur Haut verlaufend; rechts transsphinktere Fistel, durch die Levatormuskeln in den pelvirektalen Raum reichend. (c) Links suprasphinktere Fistel, rechts extrasphinktere Fistel

Proktitis

Sie kann akut oder chronisch auftreten.

Symptome: Tenesmen, häufig blutig-schleimige dünnflüssige Stühle, im akuten Stadium Fieber. Die Schleimhaut ist hochrot gequollen, leicht blutend und zeigt fetzige Beläge bzw. ulzeröse Veränderungen. Manchmal besteht eine Sphinkterinsuffizienz und Inkontinenz.

Diagnose: Rektoskopie und Probeexzision.

Differentialdiagnose: 1. Enteritis regionalis granulomatosa *Crohn* (S. 334) mit verzweigten Fisteln und Abszessen. 2. Aszendierende Proctocolitis ulcerosa (S. 353). 3. Radiologische Proktitis nach Röntgentherapie bei Genitalkarzinomen, die als chronische Entzündung oder als Ulkus auftritt und mit unangenehmen Strikturen einhergeht. 4. Lymphogranuloma inguinale, eine venerische Infektion, die durch das Bakterium Chlamydia lymphogranulomatosis hervorgerufen wird, das früher zu den „großen Viren" gerechnet wurde; im weiteren Verlauf führt das Lymphogranuloma inguinale zur Ausmauerung des Beckens und hochgradiger Stenose mit hartnäckigen Fisteln. 5. Das seltene Ulcus callosum recti, das häufig mit einem Karzinom verwechselt wird, daher Probeexzision. 6. Lues. 7. Gonorrhöe.

Therapie: Reizlose, gewürzarme Diät, Tropfeinläufe mit Kamille, Cortison. Vor einer Sanierung der Analregion bei Enteritis regionalis granulomatosa Crohn Entfernung des Primärherdes mit Ileumresektion oder Hemikolektomie. Bei aszendierender Proktokolitis S. 353.

Periproktitis, periproktitischer Abszeß

Ursachen: Häufig liegt der Ausgangspunkt in den apokrinen Drüsen, die im intersphinkteren Raum liegen, durch den M. sphincter internus treten und in den Morgagni-Krypten in den Darm münden (Abb. 20–44). Eine Infektion führt zur Abszeßbildung im intersphinkteren Raum, wobei konsumierende Krankheiten oder Stoffwechselleiden begünstigend wirken. Seltenere Ursachen sind chronische Proktitis, Analfissur und Schleimhautläsionen.

Lokalisation der Abszesse (Abb. 20–45)

Subkutan perianal: Diese Abszesse sind von außen sichtbar.

Therapie: Spaltung von außen.

Submukös intrarektal: Hier bestehen Fieber, Schmerzen und Leukozytose.

Diagnose: Digitale Untersuchung bzw. Rektoskopie, bei starken Schmerzen in Narkose.

Therapie: Spaltung von innen.

Andere Lokalisationen: Schwieriger ist die Diagnose der tiefen Abszesse. Nicht so selten ist der ***ischiorektale Abszeß*** in der Fossa ischiorectalis. Er kann nach außen, zum Darm hin oder nach beiden Seiten perforieren. Hohes Fieber mit septischen Erscheinungen erfordert eine baldige breite Eröffnung und Drainage. Selten ist der ***pelvirektale Abszeß,*** manchmal von einer Prostataerkrankung ausgehend. Er liegt im Levatortrichter. Seine Diagnose ist wegen der tiefen Lage schwierig.

Therapie: Frühzeitige breite Spaltung durch einen bogenförmigen Schnitt in der vorderen Dammgegend oder durch parasakrale Schnitte, unter Umständen transrektales Vorgehen. Ausgiebige Drainage. Fast immer kommt es bei mangelhafter Sanierung der Ursache des periproktitischen Abszesses zur unvollkommenen Ausheilung und damit zur Ausbildung einer Analfistel.
Selten ist der ***intersphinktere Abszeß,*** der zwischen innerem und äußerem M. sphincter liegt. Ausgangsort meist von einer Krypte. Man tastet in der Wand des Analkanals eine schmerzhafte Vorwölbung.

Therapie: Transanale Eröffnung mit Durchtrennung der Mukosa und des M. sphincter internus. Auslegen mit Gaze.

Analfistel

Der Abszeß stellt das akute, die Fistel das chronische Stadium dar, so daß beide eigentlich ein und dieselbe Erkrankung sind. So nehmen Analfisteln ihren Ausgang von den Krypten und sind die Folge von Abszessen (S. 359, 360). Dazu kommt, daß die Proktodäaldrüsen weit in den Sphinkter hineinreichen und als Schrittmacher die Ausbreitung der Fistel erleichtern (Abb. 20–45).
Besteht nur eine Fistelöffnung, entweder in der perianalen Haut oder in der Schleimhaut, sprechen wir von einer *äußeren* oder *inneren inkompletten Fistel.* Findet sich ein durchgehender Fistelgang mit einer Fistelöffnung in der Haut und in der Rektumschleimhaut, liegt eine *komplette Analfistel* vor.
Der *Lokalisation* nach unterscheiden wir 4 Hauptgruppen:

1. ***Intersphinktere Fistel:*** Sie ist am häufigsten und mündet am äußeren Analrand, seltener verläuft sie als inkomplette Fistel nach oben oder als komplette Fistel in das Rektum (Abb. 20–46 a).

2. ***Transsphinktere Fistel:*** Sie verläuft vom intersphinkteren Spaltraum des mittleren Analkanals durch den M. sphincter externus in die Fossa ischiorectalis bzw. bis zur Haut oder sie endet mit einem hohen blinden Gang, der durch die Levatormuskeln bis in die Beckenhöhlung pelvirektal reichen kann (Abb. 20–46 b).

3. ***Suprasphinktere Fistel:*** Ausgehend vom intersphinkteren Spalt, verläuft sie in diesem nach oben, umkreist den M. puborectalis, durchsetzt den M. levator und zieht dann nach unten in die Fossa ischiorectalis und zur Haut (Abb. 20–46 c).

4. ***Extrasphinktere Fistel:*** Diese Fistel verläuft von der perinealen Haut außerhalb der Sphinktermuskeln durch die Fossa ischiorectalis und den M. levator in das Rektum (Abb. 20–46 c). Sie kann aus einer intersphinkteren Fistel oder infolge eines Trauma (Pfählungsverletzung, Fremdkörper) entstehen (Abb. 20–46 c, punktierte Linie). Weitere Ursachen für diese oft weitverzweigten Fisteln sind intraabdominelle Erkrankungen wie Colitis ulcerosa, Divertikulitis, Karzinom und Morbus Crohn.

Symptome: Bei äußeren Fisteln ist die Fistelöffnung sichtbar, es besteht Nässen und Jucken; innere Fisteln gehen mit Tenesmen und Schmerzen einher. Bei kompletten Fisteln ist infolge des intrarektalen Druckes manchmal der Abgang von Stuhl nachweisbar.

Diagnose: Vorsichtige Sondierung und gleichzeitige rektale Untersuchung. Bei tiefreichenden Fisteln wird durch Einspritzen einer mit Methylenblau gefärbten Milch und deren Erscheinen in der Ampulle die komplette Fistel nachgewiesen. Die Röntgenkontrastfüllung wird gleichfalls zur Fisteldarstellung benützt, aber auch um Divertikulitis, Morbus Crohn, Karzinom und Colitis ulcerosa auszuschließen.

Differentialdiagnose: Tuberkulöse Fistel mit schlaffen Granulationen: Histologie und Erregernachweis. Osteomyelitische Fistel, vom Sakrum ausgehend. Rektovaginale und rektourethrale Fisteln. Fisteln bei Divertikulitis, M. Crohn, Colitis ulcerosa.

Therapie: Wichtig ist, das Risiko einer Inkontinenz zu vermeiden. Die einfache *intersphinktere* und die nach oben reichende intersphinktere Fistel werden einschließlich des M. sphincter internus über einer eingeführten Sonde gespalten und der Ursprungsherd saniert. Bei der *transsphinkteren* Fistel mit hochreichendem Fistelgang wird dieser unter gleichzeitiger Durchtrennung des unteren Teiles des M. sphincter internus und externus durchgespalten. Schwierig ist die Behandlung der *suprasphinkteren* Fistel. Diese Fistel wird unter Durchtrennung des M. sphincter internus und externus breit eröffnet und tamponiert, wobei der *M. puborectalis erhalten werden muß.* Die *extrasphinktere* bzw. pelvirektale Fistel darf nicht radikal gespalten werden, da die einzeitige Durchtrennung des M. puborectalis eine irreversible Inkontinenz bedeutet. Sie erfordert 1. für die Ausheilung der hohen intrarektalen Fistelöffnung eine protektive Kolostomie und 2. eine Spaltung des primären Ausgangsortes und Fistelganges durch den M. sphincter internus und externus von perineal her. Für den Erfolg ist in jedem Fall ausschlaggebend die Sanierung des primären, im Analbereich gelegenen Ausgangspunktes der Fistel, da es sonst unweigerlich zum Rezidiv kommt.

Fisteln ohne anale und rektale Verbindung

Infizierter Pilonidalsinus und Pilonidalfistel

Dieses sog. *Haarnestgrübchen* liegt als persistierender Neuroporus in der Medianlinie oberhalb des Sakrokokzygealgelenkes; es kann auch erworben sein. Schwitzen, Reiben rauher Wäsche und starke Behaarung führen zur Infektion des Sinus und zur Abszeßbildung. Der Abszeß sitzt meist paramedian.

Therapie: Spaltung des Abszesses und radikale Exzision des Pilonidalsinus mit allen Fistelgängen, Zelldetritus und Haarbüschel, da sonst jahrelang Rezidive auftreten.

Dermoidfistel

Sie liegt median episakral oder parakokzygeal. Bei Infektion besteht oft ein ausgedehntes Fistelsystem, selten mit Haaren. Häufig wird der entzündlich veränderte Pilonidalsinus als erweiterte Dermoidzyste bezeichnet.

Therapie: Totalexstirpation des Dermoids weit im Gesunden.

Perianales Hämatom

Dieser schmerzhafte Knoten wurde früher als äußerer Hämorrhoidalknoten bezeichnet, obgleich kein pathomorphologischer Zusammenhang mit diesem besteht.
An der Linea anocutanea findet sich ein äußerst schmerzhafter, bläulich verfärbter, prall gespannter, plötzlich auftretender Knoten, der nicht reponibel ist. Er entsteht nach körperlicher Anstrengung aus einer rupturierten perianalen Vene. Der bläulich-schwarze Knoten kann Pflaumengröße erreichen. Manchmal platzt das Hämatom und es entleert sich geronnenes Blut zum Unterschied von hellrotem Blut bei Hämorrhoiden.

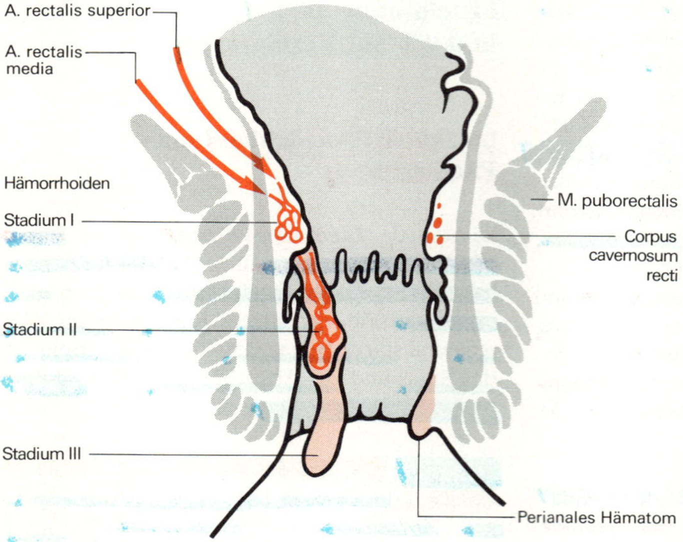

Abb. 20–47. Hämorrhoiden und perianales Hämatom. Links die verschiedenen Stadien, rechts das perianale Hämatom

Therapie: Zunächst Bettruhe, adstringierende Umschläge, kühlende Salben, Suppositorien sowie Analgetika. Bei starken Schmerzen ist in Lokal- oder Allgemeinanästhesie eine entlastende radiäre Inzision und Ausräumung des Hämatoms angezeigt. Salbenverband.

Als Restzustand können *hyperplastische Hautfalten* auftreten, die bei der Reinigung stören und als unangenehm empfunden werden; außerdem kommt es häufig zur Irritation durch mechanische Reizung.

Therapie: Zunächst antiphlogistische Maßnahmen; wenn erfolglos, Exzision der Hautfalten bei Belassung von dazwischenliegenden Hautbrücken, keine Naht.

Hämorrhoiden

Hämorrhoiden sind knotenartige Vergrößerungen des arteriovenösen Schwellkörpers im oberen Analkanal (Abb. 20–47).

Ätiologie: Diese Hyperplasie des Corpus cavernosum recti ist auf eine Behinderung des transsphinkteren Schwellkörperabflusses infolge Pressens bei jahrelanger Obstipation zurückzuführen. Einseitige ballastarme Ernährung oder reichlicher Alkoholgenuß wirken begünstigend. Manchmal ist das Hämorrhoidalleiden durch hormonelle (Gravidität) oder erbliche Faktoren bedingt.

Symptome: *Stadium I* – Vorwölbung der dunkelroten Mukosa durch einen oder mehrere Knoten oberhalb der Kryptenlinie. Nur mit Hilfe des Proktoskops eindeutig nachweisbar. Die *Primärknoten* finden sich entsprechend den Ästen der A. rectalis superior bei 3^h, 7^h und 11^h (Steinschnittlage); bei 2^h und 5^h können sich *Satellitenknoten* entwickeln (Abb. 20–48). Abgang von hellrotem Blut ohne Schmerzen, da die Hämorrhoiden unter der nicht sensiblen Analschleimhaut liegen, manchmal Stuhldranggefühl. *Stadium II* – Zunahme der Hyperplasie mit erweiterten Gefäßkonvoluten. Blutung seltener, dafür heftige Schmerzen durch den intermittierenden Prolaps des hyperplastischen Schwellkörpers bei der Defäkation unter die sensible Analkanalhaut. Beginnende fibrotische Umwandlung der Knoten. Sie sind rektal tastbar, beim Prolaps auch sichtbar, die Proktoskopie sichert die Diagnose. *Stadium III* – Permanenter Vorfall des mächtig ausgeweiteten Schwellkörpers mit Schleimsekretion und dadurch bedingtem Analekzem bzw. Pruritus (S. 356). Die bläuliche Verfärbung der Knoten ist auf den gestörten venösen Abfluß aus dem prolabierten Schwellkörper zurückzuführen. Schmerzen beim Gehen und Stehen, Blutabgang seltener. Weitere Fibrosierung.

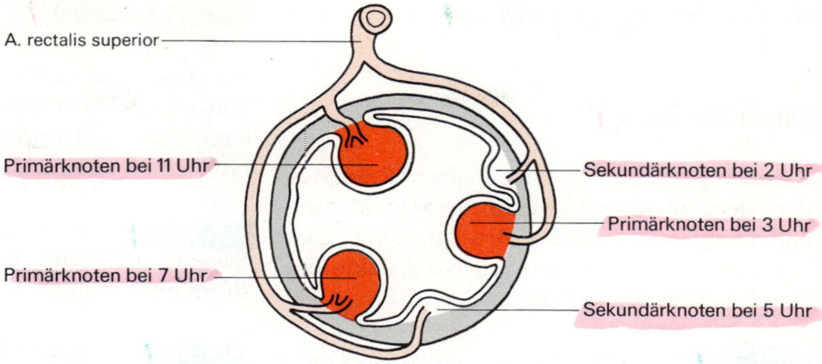

Abb. 20–48. Die Lage der drei Primärknoten bei Hämorrhoiden (schematisch)

Differentialdiagnose: Rektumprolaps, Mukosavorfall, prolabierende Analpapille, perianales Hämatom, Analfissur, villöser Tumor, Rektumkarzinom, Analkarzinom.

Komplikationen: Massive Blutung im Stadium I, schmerzhafte Inkarzeration eines prolabierten Knotens im Stadium II und III, Infektion mit Abszeß und Fistel.

Leitsatz: Keine Therapie, außer bei akutem Geschehen, solange ein höhersitzender Krankheitsherd nicht ausgeschlossen werden kann (gleichzeitig Hämorrhoiden und höhersitzendes Rektum- oder Kolonkarzinom). Daher *Rektoskopie* und *Kolonkontrasteinlauf* angezeigt!

Therapie: *Allgemeine Ratschläge:* Gewichtsreduktion, Vermeiden von blähenden Speisen und Alkoholexzessen, Stuhlregelung mit einfachen diätetischen Maßnahmen und milden Laxanzien, Analhygiene mit Waschungen und kühlen Analduschen. *Konservative Behandlung:* Lokal Salben mit Adstringenzien und Lokalanästhetika, Suppositorien mit und ohne Cortisonzusatz, Umschläge mit Borwasser oder Kamille, Sitzbäder nach dem Stuhlgang. Im *Stadium I und II Sklerosierungstherapie* (mit 5%iger Phenol-Mandelöl-Lösung oder 5% Chininlösung: Über das Proktoskop Injektion von je 3 ml submukös bei 3, 7 und 11^h in die Umgebung der Arterienäste oberhalb des Knotens, bei Chininlösung je 0,2–0,5 ml) oder einfache Katgutligatur bei elongiertem Knoten. Im *fortgeschrittenen Stadium II und III operative Behandlung.* Folgende Methoden kommen zur Anwendung: (1) Submuköse Hämorrhoidenexstirpation (*nach Milligan-Morgan oder Parks*) mit Präparation der 3 Hauptknoten, Katgutumstechung der zuführenden Arterie und submuköse Abtragung der Knoten, wobei die dazwischenliegende Analschleimhaut unversehrt erhalten bleibt. Salbenstreifen. Ein fibrotischer Sphinkter wird eingekerbt. (2) Punktförmige Kauterisation mit isolierter Nadel. (3) Kryotherapie mit Kurzzeitvereisung. (4) Bei rigidem M. sphincter ani internus mit nachgewiesener Verminderung der analen Dehnbarkeit kann bei jungen Patienten im Stadium II und III mit der maximalen Analdilatation in Allgemeinanästhesie ein guter Behandlungserfolg erzielt werden.

Marisken

Marisken sind perianale schlaffe Hautfalten, die meist belanglos sind, manchmal jedoch ein Ekzem oder einen Pruritus unterhalten. Gegen äußere Hämorrhoiden grenzen sie sich dadurch ab, daß sie sich beim Pressen nicht füllen. Bei rigiden, entzündlich veränderten Marisken bestehen Schmerzen, besonders während der Defäkation. Blutabgang weist auf eine Fissur hinter der Mariske, die dann als sog. Vorpostenfalte bezeichnet wird.

Therapie: Abtragung der Marisken elektrochirurgisch oder mit dem Skalpell, die dabei entstandenen Defekte kann man primär verschließen oder auch auf einen Verschluß verzichten, Salbenverband.

Andere Schmerzzustände

Proctalgia fugax

Besonders nachts Auftreten eines Krampfes der Beckenbodenmuskulatur mit Stuhldrang und dumpfen Schmerzen, vorwiegend bei Männern, ursächlich psychisch-vegetative Faktoren, manchmal Prostataerkrankung.

Therapie: Heißes Sitzbad, Spasmolytika, Tranquilizer.

Kokzygodynie

Anfallsweise Schmerzhaftigkeit im Steißbeinbereich, meist nach vorausgegangenem Sturz, aber auch bei kongenitaler Schief- oder Winkelstellung am Übergang vom Sakrum zum Kokzygis.

Therapie: Blockade des Plexus coccygealis und Infiltration der Steißbeinligamente mit 5–10 ml einer 1%igen Xylocainlösung. Diathermie, Strahlentherapie, Antirheumatika, Spasmolytika und Einrenkungsmanöver des Steißbeins nach dorsal zwischen Zeigefinger im Rektum und Daumen außen.

Strikturen

Ringförmig-narbige Stenosen

Sie treten als Folge rezidivierender Fisteln, nach Operationen ausgedehnter Fisteln oder Hämorrhoiden und nach Strahlentherapie auf.

Symptome: Schmerzhafte Defäkation mit Bleistiftstühlen, krampfartige Schmerzen, Obstipation.

Therapie: Längsinzision bis in den M. sphincter ani internus und quere Vernähung, langdauernde Dehnungsbougierung.

Röhrenstenosen

Sie entwickeln sich nach chronischen Entzündungen bei Proctocolitis ulcerosa, nach Strahlentherapie, Lymphogranuloma inguinale, Gonorrhöe und Lues.

Symptome: Tenesmen, Abgang von Blut, Schleim und Eiter, häufig Defäkationen bleistiftdünner Stühle.

Therapie: Bougierung, Antibiotika, Kolostomie, ggf. Resektion bzw. Amputation.

Inkontinenz

Bei *Sphinkterschwäche* können Gase oder dünnflüssiger Stuhl nicht sicher, bei *völliger Inkontinenz* kann auch konsistenter Stuhl nicht gehalten werden; der Patient ist gezwungen, dauernd eine Vorlage zu tragen.

Ursachen: Sie tritt auf bei Mißbildungen der anorektalen Region und des Rückenmarks, bei Störungen des Zentralnervensystems, nach Verletzungen des Analkanals und Beckenbodens (Pfählungsverletzungen, Geburtstraumen) bzw. des Rückenmarks (Querschnittslähmung). Weiter finden wir Inkontinenz bei schwerem Anal-Rektal-Prolaps, bei Strikturen und beim tiefsitzenden Rektum- oder Analkarzinom, ferner als Folgezustand nach Operationen ausgedehnter Fisteln und Hämorrhoiden sowie nach erzwungener Rektumresektion und als altersbedingte Inkontinenz.

Therapie: Konservative Behandlung durch Diät mit schlacken- und flüssigkeitsarmer Kost, Rektumspülungen, tägliches Schließmuskel- bzw. Beckenbodentraining, Elektrofaradisation.

Operative Therapie: Die primär neural bedingte Inkontinenz ist chirurgisch schwierig zu korrigieren. Eingriffe mit Ersatz der gelähmten Muskeln (M. sphincter ani internus und externus, M. puborectalis) durch eine *Muskelplastik* (M. gracilis, M. glutaeus) oder eine *Faszienplastik* (Faszienring bzw. Faszienstreifen in Achterform um den Analkanal) oder durch Einle-

gen eines Drahtringes um den Beckenboden bessern den beklagenswerten Zustand, führen aber nicht zu vollständiger Kontinenz. Neuerdings kann die anale Inkontinenz und die Inkontinenz der endständigen Kolostomie durch eine Sphinkterplastik mit autologer, frei transplantierter Dickdarmmuskulatur beseitigt werden.
Hauptindikation ist die mechanische Läsion des Sphinkterapparates. Zu ihrer Beseitigung dient die *Naht* bzw. *Raffung* des lädierten M. sphincter ani internus und externus (Sphinkterplastik). Rekonstruktive Maßnahmen sollten unter dem Schutz einer Kolostomie erfolgen. Ein weiteres Verfahren ist die Wiederherstellung des Beckenbodens durch Naht. Dabei werden der Reihe nach die Levatoren, der M. puborectalis und die Sphinkteren vernäht, wodurch der auch für die Kontinenz wichtige *anorektale Winkel* wiederhergestellt wird. Dieses Vorgehen kann auch bei hochgradiger altersbedingter Inkontinenz zur Anwendung kommen. In manchen Fällen von Inkontinenz bei Lähmungen kann eine Kolostomie erträglicher sein als ein verschlußunfähiger Analkanal.

Tumoren, S. 351

Leber, Gallenblase und Gallenwege

Pathophysiologie

Die exkretorische Funktion der Leber und die Steuerung der ableitenden Gallenwege sind durch Enterohormone mit der Sekretions- und Motilitätsleistung des Magens, Duodenums und Pankreas zur funktionellen Oberbauchverdauungseinheit zusammengeschlossen, so daß ihre isolierte Betrachtung nur mit Vorbehalt möglich ist.
Die tägliche Produktion an Lebergalle (Tabelle 20–23) beträgt etwa 500–1500 ml, wobei die Natrium- und Kaliumsalze der an Glycin oder Taurin konjugierten Gallensäuren als Glykochol- oder Taurocholsäure mit Lipiden die Bildung sog. Mizellen eingehen und durch Veränderung der Oberflächenspannung die Fette – und fettlöslichen Vitamine – in die resorbierbare emulgierte Form überführen. Außerdem aktivieren sie die Lipasen des Darmes und des Pankreas.
Die zweite wesentliche Komponente der Lebergalle, der Gallefarbstoff, hat als Abbauprodukt des Hämoglobins keine Bedeutung für die Verdauungsleistung, doch ist sein differentes Verhalten – und das seines Metaboliten, des Urobilinogens – bei den verschiedenen Ikterusformen ein wichtiges diagnostisches Kriterium (s. Tabelle 20–25, S. 374).

Beim Ikterus durch posthepatischen Verschluß („chirurgischer Ikterus“) ist bei anfänglich wenig gestörter Leberzelleistung die Glukuronidkonjugierung des Bilirubins normal, die Exkretion desselben in den Darm jedoch behindert, so daß das direkte Bilirubin im Serum erhöht, das indirekte normal ist. Das Bilirubin ist im Harn positiv (direktes Bilirubin ist wasserlöslich), das Urobilinogen fehlt, da kein Bilirubin in den Darm gelangt (Vorstufe des Urobilinogens). Die alkalische Phosphatase ist infolge Verlegung ihres normalen Ausscheidungsweges mit der Galle im Serum stark erhöht. Bezüglich des Verhaltens von GOT, GPT, LAP, LP-X etc. s. Tabelle 20–25, S. 374.
Die Gallenblase besorgt durch Wasserrückresorption eine Konzentration der Lebergalle auf

Tabelle 20–23. Zusammensetzung der Lebergalle

	[in %]
Wasser	etwa 98
Gallensaure Salze	0,7
Gallefarbstoffe	0,2
Cholesterin	0,05
Anorganische Salze	0,7
Fettsäuren	0,15
Lecithin	0,1
Fett	0,1
pH	7,8–8,6

etwa 10–12% feste Substanzen bei einem pH von 7,0–7,4. Die Löslichkeit der festen Gallebestandteile, insbesondere des Cholesterins, hängt von ihrer Konzentration und ihrer Relation zueinander ab und kann bei Übersteigen des kritischen Wertes zur Auskristallisation (Steinbildung) führen.
Die *Lithogenität* der Galle kann medikamentös geändert werden. Reine Cholesterinsteine können durch perorale Langzeiteinnahme von Chenodesoxycholsäure wieder aufgelöst werden.
Der Entleerungsreiz der Gallenblase erfolgt durch die enteralen Polypeptidhormone Chole-Zystokinin-Pankreozymin, welche durch Kontakt der Duodenalschleimhaut mit sauren Ingesta produziert werden, wobei gleichzeitig auch der M. sphincter Oddi erschlafft.
Choleretika sind Substanzen, die die Gallensekretion der Leberzellen anregen. *Cholagoga* sind Mittel, die auf die Motilität der Gallenwege wirken und die Entleerung aus der Gallenblase fördern.

Leber

Verletzungen, S. 310

Pyogener Abszeß

Ätiologie: Zum Leberabszeß können entzündliche Erkrankungen der Gallenwege und Gallenblase mit aszendierender eitriger Cholangitis führen, ferner entsteht er hämatogen-metastatisch, ausgehend von entzündlichen Erkrankungen des Pfortadergebietes (z. B. Appendizitis, Typhus, Kolitis, Nabelvenensepsis) oder von einer Tonsillitis, Osteomyelitis und Furunkulose.

Symptome: Fieber, Schüttelfrost, Erbrechen, Anämie, dann peritoneale Reizerscheinungen und Schmerzen, leichter Ikterus und schließlich Verfall des Allgemeinbefindens.

Diagnose: Es findet sich eine Lebervergrößerung mit Druckschmerz im rechten Oberbauch; die Leberfunktionsproben sind anfangs uncharakteristisch, das Röntgenbild zeigt einen Zwerchfellhochstand rechts mit sympathischem ? Pleuraerguß, bei gashaltigem Abszeß einen Flüssigkeitsspiegel mit darüberliegender Luftblase. In Zweifelsfällen kann die Cholangiographie mit Tomographie, Leberszintigramm, Arteriographie, Computertomographie, Sonographie, ggf. die Splenoportographie, evtl. auch die Laparoskopie, zur Diagnose führen.

? serös !?

Komplikationen: Perforation in die Bauchhöhle, in den Darm oder in den subphrenischen Raum. Sepsis. Bei multiplen Leberabszessen ist die Prognose ungünstig.

Therapie: Operative Eröffnung je nach Sitz des Abszesses transperitoneal oder transthorakal unter Antibiotikaschutz, Drainage. Die extraperitoneale Punktion mit Antibiotikainstillation ist wenig erfolgversprechend. Bei abgekapselten chronischen Abszessen mit starrer Wand ist eine entsprechende Teilresektion anzustreben (S. 367).

Zysten

Es wird zwischen *angeborenen echten, mit Epithelauskleidung versehenen Zysten* und *erworbenen, meist parasitären Pseudozysten* unterschieden.

Echte Zysten

Sie sind selten. Durchsetzen sie multilokulär das ganze Organ, liegt eine *Zystenleber* vor; diese Zysten entstehen als Retentionszysten aus fehlentwickelten intrahepatischen Gallengängen. Häufig ist die Kombination mit Zysten in Niere, Pankreas und Lunge.

Solitärzysten können infolge ihrer Größe Verdrängungserscheinungen verursachen. Sie werden dann abgesaugt, die parietale Wand reseziert und der leberseitige Anteil elektrochirurgisch gestichelt.

Pseudozysten

Echinococcus cysticus
Diese parasitäre Zystenbildung entsteht durch Infektion mit dem Hundebandwurm. Die Eier gelangen aus dem Darm über die Pfortader in die Leber. Hier entwickelt sich der bis mannskopfgroße Echinococcus cysticus (S. 72).

Symptome: Nach langer Symptomlosigkeit Druckgefühl, Schmerzen und Hochstand des Zwerchfells durch Größenzunahme. Ikterus entsteht bei direktem Druck der Zyste auf den Gallengang, Aszites bei Kompression auf die Pfortader. Nach Absterben des Echinokokkus kann es zur Verkalkung der Zyste kommen (Röntgenaufnahme).

Diagnose: Jede glatt begrenzte Geschwulst der Leber, insbesonders mit Verkalkung, ist auf einen Echinokokkus verdächtig. Eosinophilie, indirekte Hämagglutination (IHA), kombiniert mit dem Immunfluoreszenztest (IFT), tragen zur Diagnose bei, ebenso Sonographie, Computertomographie, Laparoskopie und Splenoportographie. Eine Probepunktion ist wegen der Gefahr der Aussaat kontraindiziert! **(Abb. 33–53).**

Komplikationen: Perforation in die freie Bauchhöhle mit Aussaat und anaphylaktischem Schock, eitrige Infektion und Abszeßbildung.

Therapie: Möglichst frühzeitige Enukleation der geschlossenen Zyste aus der Wirtskapsel nach Abtöten des Parasiten mit Formalin, ggf. Entfernung der Zyste durch Leberresektion. Nachbehandlung mit Mebendazol.

Echinococcus alveolaris

Er kommt in der Schwäbischen Alb, im Schweizer Jura und in Südosteuropa vor und zeigt das Bild des infiltrierend wachsenden Tumors mit zahlreichen derben Knoten.

Therapie: Ausgedehnte anatomiegerechte Leberresektion (S. 367). Als Palliativmaßnahme kann zur Beseitigung des Ikterus bei Hilusinfiltration und Gallengangskompression eine hepatodigestive Anastomose (Hepatocholangio- oder Hepatojejunostomie) angezeigt sein, ferner die Mebendazolbehandlung.

Gutartige Geschwülste

Am häufigsten sind *Hämangiome* (Kavernome), seltener *Fibrome, Lipome, Myxome, Hamartome* und *Adenome.* Eine histologische Klärung ist angezeigt. Beim Hämangiom besteht die Gefahr einer Ruptur und Blutung in die freie Bauchhöhle. Seine Entfernung ist daher durch Enukleation oder bei entsprechender Größe durch Resektion (Lobektomie, s. u.) erforderlich.

Bösartige Geschwülste

Die primären Malignome sind *hepatozellulären (Hepatom)* oder *cholangiozellulären (Cholangiom)* Ursprungs; es gibt auch Mischformen. Äußerst selten sind Sarkome, während Karzinome auf dem Boden einer Leberzirrhose zunehmen. Am *häufigsten* ist die Leber *Sitz* von *sekundären Malignomen* als *Metastasen* oder durch *Übergreifen* von *Tumoren der Nachbarorgane.*

Symptome: Anfangs uncharakteristisch; später treten Völlegefühl, bei Größenzunahme Schmerzen (Kapselschmerz) auf, ferner Anämie, Gewichtsverlust, Verdrängungserscheinungen, Aszites und Ödeme, schließlich tritt Ikterus hinzu.

Diagnose: Leberfunktionsproben, die allerdings oft im Stich lassen; Nachweis von α-Fetoprotein und erhöhter alkalischer Phosphatase, tastbarer Tumor, Sonographie, Computertomographie, Szintigraphie, selektive Arteriographie (A. coeliaca), Laparoskopie **(Abb. 33–54).**

Therapie: Randständige Solitärmetastasen können durch Keilresektion, größere Tumoren durch anatomiegerechte Leberresektion entfernt werden. Die Leber besteht aus 8 Segmenten (Couinaud) mit den zugehörigen Arterien, portalen und hepatischen Venen und Gallengängen; die sagittale Trennungslinie in rechte und linke Leberhälfte entspricht der Verbindung zwischen Gallenblase und V. cava inferior (Abb. 20–49).

Es kann je nach Sitz entweder die rechts- oder linksseitige *Hemihepatektomie* mit Unterbindung des zugehörigen Astes der A. hepatica propria, der portalen Venenäste und des D. hepaticus ausgeführt werden. Die von der Zirkulation ausgeschlossenen Leberbezirke lassen sich dann elektrochirurgisch vom gesunden vaskularisierten Lebergewebe unter Versorgung der ableitenden Lebervenen gut abtrennen, Matratzennähte des Parenchyms.

Diffuse Lebermetastasen und ein ausgedehntes primäres Leberkarzinom sind meist inoperabel;

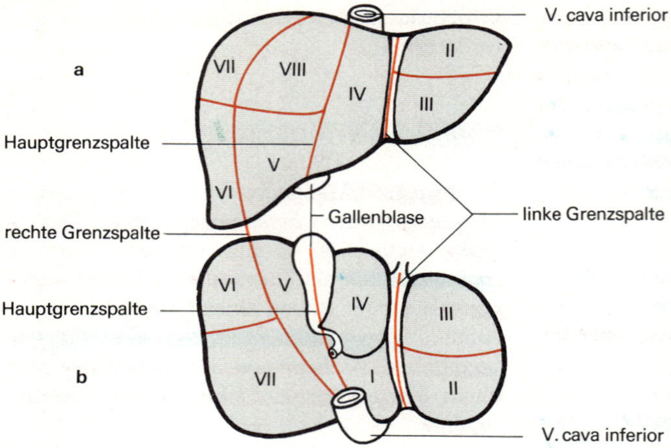

Abb. 20–49 a u. b. Segmenteinteilung der Leber nach Couinaud. (a) Leberoberfläche, (b) Leberunterfläche

Lappen		Segment	
Lob. sin. anat.-funct.		caudatus	I
	Lob. sin. anat.	posterior	II
		anterior	III
		quadratus	IV
Lob. dext.		centro-superior-anterior	V
		latero-inferior-anterior	VI
		latero-inferior-posterior	VII
		centro-superior-posterior	VIII

in Frage kommt die Kryotherapie und je nach dem Primärtumor eine zytostatische Behandlung.

Gallenblase und Gallenwege

Mißbildungen

Kongenitale Gallengangsatresie

Je nach Lage unterscheiden wir folgende Formen der kongenitalen Gallengangsatresie (Abb. 20–50).

Symptome: Schwerer zunehmender Obstruktionsikterus, vergrößerte Leber, Aszites.

Therapie: Nach Diagnosestellung Laparotomie und operative Revision, wenn möglich Cholangiographie; biliodigestive Anastomose zur Ableitung der Galle (Abb. 20–50 d, e) (S. 376), bei den übrigen gezielte Lobus-quadratus-Resektion mit Darstellung eines intrahepatischen Gallenganges und Anlegen einer Anastomose.

Idiopathische Choledochuszyste

Es handelt sich um eine große sackförmige Erweiterung des D. choledochus bis Faustgröße, für die teils mechanische Hindernisse wie Stenose, Klappenbildung und Abknickung, teils lokale Entwicklungsstörungen der Choledochuswand verantwortlich gemacht werden.

Symptome: Bauchschmerzen, Ikterus, tastbarer, zystischer, prall elastischer Tumor im rechten Oberbauch, bei Cholangitis Fieber.

Therapie: Wenn möglich Resektion, andernfalls Anastomose zwischen Zystensack und Duodenum.

Cholezystolithiasis

Erkrankungshäufigkeit in Ländern mit hohem Lebensstandard zwischen 8 und 12%, vorwiegend bei Frauen (etwa 3mal häufiger als bei Männern). Es gibt zahlreiche Menschen mit Gallensteinen ohne Beschwerden; treten diese auf, werden aus den Gallensteinträgern Gallensteinkranke. So ist der Stein die Ursache fast aller Gallenleiden. Hauptsitz ist die Gallenblase, während die extra- und intrahepatischen Gallengänge seltener betroffen sind (Abb. 20–51).

Pathogenese der verschiedenen Steinarten

Zu den allgemeinen Faktoren gehören Fettsucht, Obstipation, Diabetes, Gravidität; zu den örtlichen Gallestauung und Entzündung.

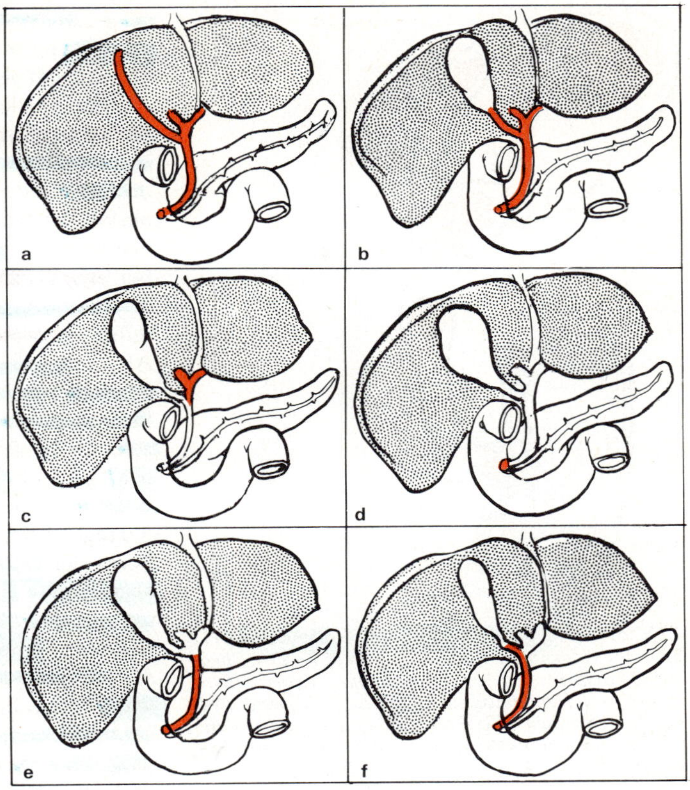

Abb. 20–50a–f. Gallengangsatresien. (a) Komplette Atresie, (b) Atresie des D. hepaticus, cysticus und choledochus, (c) Atresie des D. hepaticus, (d) Atresie an der Papilla Vateri, (e) Atresie des D. choledochus, (f) Atresie des D. choledochus und cysticus

Wir unterscheiden:

Pigmentsteine: *Bilirubinsteine* (etwa 10%) sind braun, klein, unregelmäßig geformt und meist von weicher bröckeliger Konsistenz. *Bilirubinkalksteine* (etwa 30%) weisen durch Calciumsalze eine harte Konsistenz auf und sind röntgenologisch erfaßbar (direkter Steinnachweis). Das direkte, an die Glukuronsäure gekoppelte Bilirubin ist wasserlöslich. Bei den Pigmentsteinen kommt es zu einem Überschuß an wasserunlöslichem, nichtglukuronisiertem Bilirubin, das als Calciumsalz ausfällt. Das Überangebot liefert eine vermehrte Leberausscheidung, z. B. Hyperbilirubinämie (chronische hämolytische Anämien, hämolytischer Ikterus) oder die vermehrte Bildung in den Gallenwegen durch Deglukuronisation bei bakteriellem Infekt.

Cholesterinsteine (etwa 20%). Es sind gelblichgraue Steine von fester Konsistenz mit granulierter Oberfläche, die im Schnitt glänzende Cholesterinkristallnadeln erkennen lassen; sie sind nur als Aussparung im Cholezystogramm zu erkennen (indirekter Steinnachweis). Ihre Entstehung hängt von den Löslichkeitsverhältnissen der 3 wichtigsten Gallenlipide – Gallensäuren, Cholesterin und Lezithine (Phospholipide) – ab. Die wasserlöslichen Gallensäuren bilden kleine Aggregate, sog. Mizellen. Cholesterin und die Lezithine – beide wasserlöslich – werden durch Einbau in die Gallensäuremizellen in Lösung gehalten, während Gallensäuren und Lezithine als gemischte Mizellen das Lösungsmittel für das Cholesterin bilden.

Zur *Störung* dieses *Gleichgewichtes* kommt es *1. bei Erhöhung* des *Cholesterins* in der Galle (übersättigte Lösung mit Ausfallen des Cholesterins, *sog. lithogene Galle*), z. B. durch eine vermehrte Leberausscheidung bei Adipositas, ferner durch Gravidität und Diabetes, und *2. bei Erniedrigung* von *Gallensäuren* in der Galle,

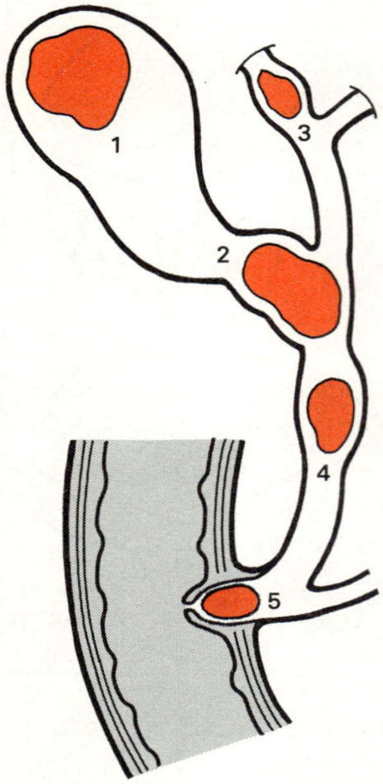

Abb. 20–51. Lokalisationen des Gallensteins. (1) Stein im Gallenblasenfundus; (2) Stein im D. cysticus mit Durchtritt in den Choledochus (Mirizzi-Syndrom); (3) Hepatikusstein (Koliken, Subikterus); (4) Choledochusstein (Koliken, Cholangitits, intermittierender Verschlußikterus); (5) Papillenstein (Koliken, Cholangitis, Pankreatitis, Verschlußikterus)

die durch chronische Verluste im Darm bei ausgedehnter Ileumresektion oder Ileumbypass sowie durch Rückresorption oder Abbau der Gallensäuren in der chronisch entzündlich veränderten Gallenblase eintritt. Darauf beruht auch die therapeutische Anwendung von Gallensäuren (Chenodesoxycholsäure), um Cholesterinsteine – und nur diese – durch Erhöhung des Gallensäureanteils aufzulösen.

Schließlich erleichtert die entzündete Gallenblasenwand die Diffusion von Calcium in die Galle.

Kombinationssteine (mit etwa 40% am häufigsten). Sie sind von variabler Gestalt, facettiert, hellbraun und zeigen auf der Schnittfläche ein dunkles Zentrum, das von Cholesterin- und Calciumschichten umgeben ist (direkter Steinnachweis). Selten sind *Steine aus kohlensaurem Kalk.*

Röntgen: Wichtigste diagnostische Untersuchung! Kalkhaltige Steine sind bereits in der Abdomenleeraufnahme sichtbar *(röntgenpositiv = direkter Steinnachweis).* Die Cholezystographie (peroral oder intravenös) ergibt entweder eine gut gefüllte und auf Reizmahlzeit kontraktile Gallenblase ohne sichtbare Steine, Steinaussparungen bei Cholezystolithiasis *(positives Cholezystogramm = indirekter Steinnachweis)* oder einen pathologischen Füllungsausfall der Gallenblase bei Kontrastfüllung der Gallengänge *(negatives Cholezystogramm)* etwa bei Steinverschluß im D. cysticus oder Verlust der Konzentrationsfähigkeit der Gallenblase infolge schwerer Entzündung.

Als ein *positives Cholezysto- und Cholangiogramm* bezeichnet man den kombinierten Steinnachweis in Gallenblase und Gallengängen. Als Ergänzung Röntgenaufnahme im Stehen, ggf. mit Tomographie. Bei unklaren Resultaten und Serumbilirubinwerten über 3,0 mg% kommen instrumentelle Verfahren in Form der perkutanen transhepatischen Cholangiographie (PTC) und der endoskopischen retrograden *Cholangiographie* (ERC) zur Anwendung **(Abb. 33–49 u. 33–50)**.

Als *nichtinvasive Methode* hat sich die *Sonographie* (Ultraschalldiagnostik) besonders bei erhöhten Serumbilirubinwerten bewährt. Gallensteine besitzen einen hohen Reflexionsgrad und sind ab einer Größe von 5 mm nachweisbar, Treffsicherheit bei 80–90%. Je nach dem Verlauf finden wir eine ***stumme, unkomplizierte*** und ***komplizierte Cholezystolithiasis.***

Der ***stumme Stein*** in der Gallenblase macht keine Schmerzen und wird häufig im Rahmen einer Untersuchung zufällig entdeckt (Abb. 20–51, 1). Da früher oder später mit Komplikationen zu rechnen ist, insbesonders bei kleinen Steinen mit Abgang in den D. choledochus, bei einem großen Ausgußstein und bei scharfkantigen Bilirubinkalksteinen mit Ausbildung einer Schrumpfgallenblase und möglicher Karzinomentwicklung, ist die *Präventivcholezystektomie* auch bei Beschwerdefreiheit empfehlenswert.

Bei der ***unkomplizierten Steincholezystitis*** liegt eine katarrhalische Entzündung der Mukosa vor.

Symptome: Geringgradige Schmerzen im rechten Ober- und Mittelbauch, besonders nach fettreichen Speisen, Druckschmerzhaftigkeit am Leberrand; Serumwerte, BSG und Leukozyten sind nicht auffallend verändert.

Diagnose: Cholezystographie, Sonographie.
Bei Fortschreiten des Prozesses mit Beteiligung aller Wandschichten tritt der typische Rechtsschmerz mit Ausstrahlung in die rechte Schulter auf. Bei akuter Cholezystitis sind die Schmerzen besonders heftig, dazu kommen lokale Bauchdeckenspannung, Fieber und Leukozytenanstieg **(Abb. 33–48a u. b)**.

Therapie: Bei den genannten Entzündungsformen ist die Indikation zur Cholezystektomie gegeben, da erfahrungsgemäß bei Unterlassung Komplikationen auftreten. Besteht eine Kontraindikation aus anderen Gründen, kann durch fettfreie Diät, Spasmolytika und Analgetika die Progredienz hinausgeschoben werden. Auch wenn das Krankheitsbild jahrelang symptomlos bleiben sollte, ist wegen der Rezidivgefahr die Cholezystektomie in einem günstigen Intervall angezeigt.
Bei der ***komplizierten Cholezystolithiasis*** kommt es durch Steinwanderung in den Gallenblasenhals und D. cysticus zur ***Gallenkolik*** (Abb. 20–50, 20–51).

Symptome: Neben Druckgefühl im Oberbauch und Übelkeit ist dieser steinbedingte Kolikanfall das hervorstechendste Symptom. Heftige, bis zur Unerträglichkeit sich steigernde Schmerzen, die vom rechten Oberbauch in den Rücken und zwischen die Schulterblätter ausstrahlen, können sich wieder beruhigen oder bald danach neuerlich mit Schweißausbruch, Erbrechen und kollapsartigem Zustand auftreten. Die Anfälle sind in ihrer Zeitfolge und Zeitdauer unberechenbar.

Diagnose: Anamnese mit den geschilderten Symptomen, Druckschmerzhaftigkeit und Abwehrspannung im rechten Oberbauch, Röntgen **(Abb. 33–49)**.

Differentialdiagnose: Ulkusschmerz bei Magen-Duodenal-Geschwür, Nierenkolik, intermittierende Hydronephrose, Appendizitis, Darmkolik bei Stenose, akute Leberstauung bei plötzlicher Dekompensation, stenokardische Anfälle.

Therapie: Bettruhe, feuchte Wärme, Nahrungskarenz bzw. strenge Diät, Infusionen, Spasmolytika und Analgetika i. v. oder i. m., wegen Larvierung der Symptomatik und Spasmen des M. sphincter Oddi *keine Alkaloide!*
Die Erkrankung kann in ein Latenzstadium übergehen oder durch Fortschreiten zu weiteren ***Komplikationen in der Gallenblase*** führen (Tabelle 20–24):

1. Steinverschluß des Gallenblasenhalses oder des D. cysticus mit *Hydrops* der Gallenblase und Tastbefund eines birnförmigen Tumors *(sog. ausgeschlossene Gallenblase, negatives Cholezystogramm)*.
2. *Innere Fistel mit Gallensteinileus.* Durch Wanddekubitus gelangt ein Stein über einen pericholezystitischen Abszeß und innere Fi-

Tabelle 20–24. Verlaufsformen und Komplikationen der Gallensteinerkrankung

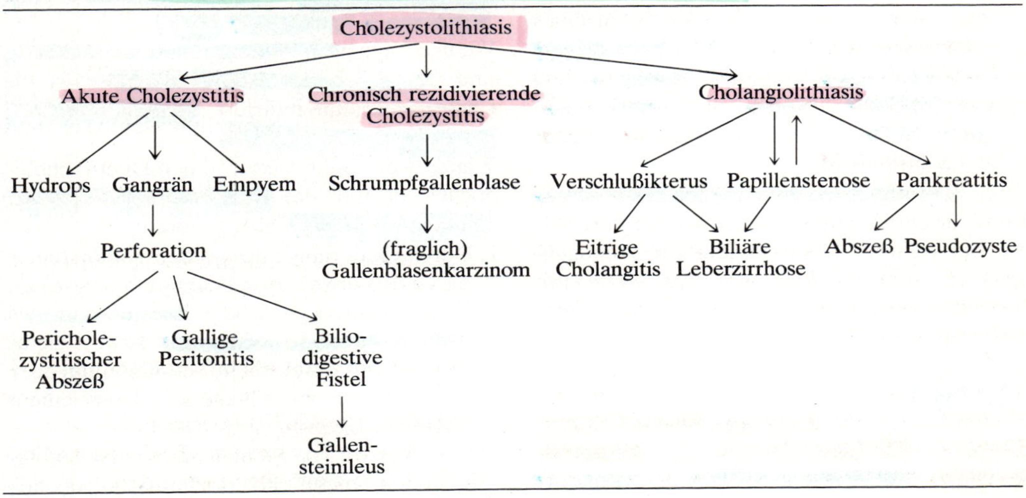

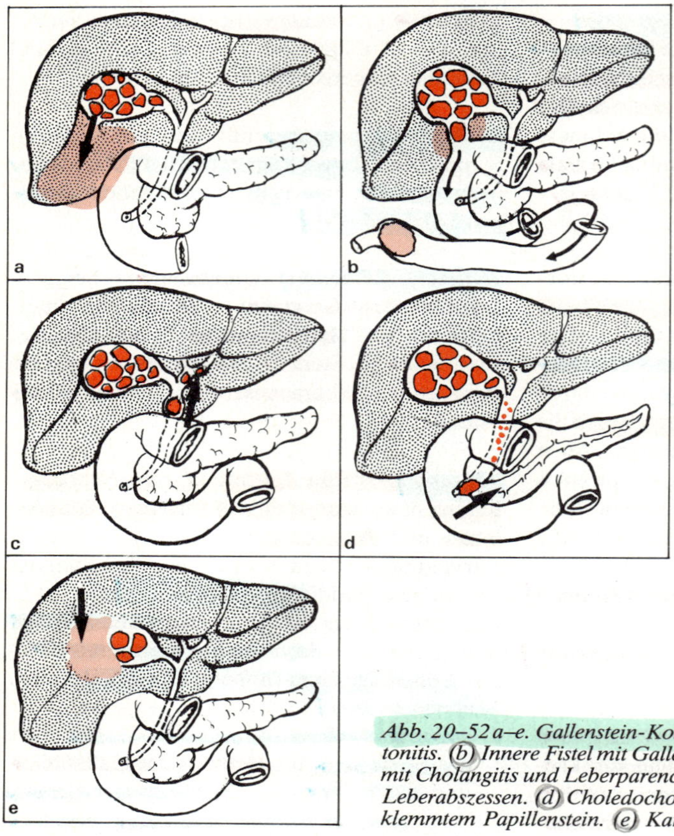

Abb. 20–52 a–e. Gallenstein-Komplikationen. (a) Perforation mit Peritonitis. (b) Innere Fistel mit Gallensteinileus. (c) Choledocholithiasis mit Cholangitis und Leberparenchymschaden, u. V. mit cholangitischen Leberabszessen. (d) Choledocholithiasis mit Pankreatitis bei eingeklemmtem Papillenstein. (e) Karzinom

stel in den Darm (vorwiegend Duodenum oder Dünndarm), wo er bei entsprechender Größe zum mechanischen Ileus führen kann (Abb. 20–52 b).

3. Bakterielle Infektion des Hydrops (aszendierend oder hämatogen) mit Auftreten eines *Gallenblasenempyems* (Infektionserreger: Escherichia coli, seltener Staphylo- und Streptokokken, Typhus- und Parathyphussalmonellen, S. 336), Leukozytose, Fieber und Schüttelfrost.

Die Stauungsüberdehnung der Gallenblase führt zur Durchwanderung mit lokaler Peritonitis, bei weiterer Überdehnung zur Wandgangrän und zum *pericholezystitischen Abszeß* mit *gedeckter* oder *freier Perforation* und *diffuser Peritonitis* (Abb. 20–52 a).

Therapie: Bei peritonealen Symptomen mit ***Perforationsgefahr dringliche Operationsindikation*** mit Cholezystektomie unter Antibiotikaschutz. Bei Fehlen peritonealer Symptome stationäre Behandlung mit Bettruhe, Eisblase, Infusionen, strenge bzw. Nulldiät, antibiotische Abschirmung, Spasmolytika und Analgetika i. v. oder i. m. (keine Alkaloide!). Laufende Therapiekontrolle: Abdominalpalpation, Puls, Temperatur, Leukozyten, BSG.

Wenige Tage nach Abklingen der akuten Phase und bei gesicherter Röntgendiagnose ist die Cholezystektomie indiziert *(Operation mit aufgeschobener Dringlichkeit)*.

Wandert der Stein weiter in den Ductus choledochus, beginnt der ***Komplikationsablauf der Cholangiolithiasis.*** Dazu gehören:

1. Durchwanderung eines großen Solitärsteines durch den erweiterten Ductus cysticus in den Ductus choledochus oder Kompression des Ductus hepaticus communis bzw. Ductus choledochus durch ein im Infundibulum oder im Ductus cysticus liegendes Konkrement (*Mirizzi-Syndrom,* Abb. 20–51, 2).
2. Bei Übertritt von Steinen aus der Gallenblase in den Ductus choledochus (Choledocho-

lithiasis) *passagere Gallenrückstauung, eitrige Cholangitis* bei Infektion und intermittierender oder permanenter *Verschlußikterus* bei Steineinklemmung (Papillenstein, Abb. 20–51, 4, 5; Abb. 20–52c). Die Folgen sind Leberparenchymschaden, cholangitische Leberabszesse und biliäre Zirrhose.

3. Beim eingeklemmten Papillenstein Gefahr der *akuten Pankreatitis* (Abb. 20–51, 5; und Abb. 20–52d), S. 380.

Verschlußikterus

Der Ikterus führt zur Anreicherung von Gallenfarbstoffen im Serum und zur Störung des Gallensäurestoffwechsels mit Juckreiz. Gleichzeitig besteht eine Hypercholesterinämie, Hypoproteinämie und eine Mangelresorption der fettlöslichen Vitamine, besonders des Vitamins K. Der Ikterus wird ab einem Serumbilirubinwert von 1,5 mg% klinisch erkennbar.

Entscheidend ist die *differentialdiagnostische Frage,* ob es sich um einen *chirurgisch zu behandelnden mechanischen posthepatischen* oder um einen *chirurgisch nicht zu behandelnden prä- oder intrahepatischen Ikterus* handelt. Die *Differentialdiagnose des Ikterus* mit seiner Ätiologie, klinischen Symptomatik und seinen Untersuchungsresultaten zeigen Tabelle 20–25 und Abb. 20–52. Dabei ist die kritische Wertung einer genauen Anamnese unerläßlich.

Neben dem Stein kann eine ***Gallengangsstriktur*** zum Verschlußikterus führen, die durch Steindekubitus oder meist durch narbige Schrumpfung einer operativen Gallengangsverletzung entsteht (etwa 0,05%).

Symptome: Postoperativer Ikterus, Gallengangsfistel, Schüttelfrost, Acholie, Dyspepsie.

Diagnose: Anamnese, Ikterus, erhöhte alkalische Phosphatase, Sonographie, Röntgen: PTC oder ERC.

Therapie: Operative Rekonstruktion des Gallenganges mit Plastik oder Resektion der Striktur, biliobiliäre Anastomose über einem Drain oder biliodigestive Anastomose des leberwärts dilatierten Gallenganges mit einer nach Roux y-förmig ausgeschalteten Jejunumschlinge (S. 377).

Der ***primären gutartigen Papillenstenose*** liegt eine Papillenhyperplasie oder ein Adenom zu-

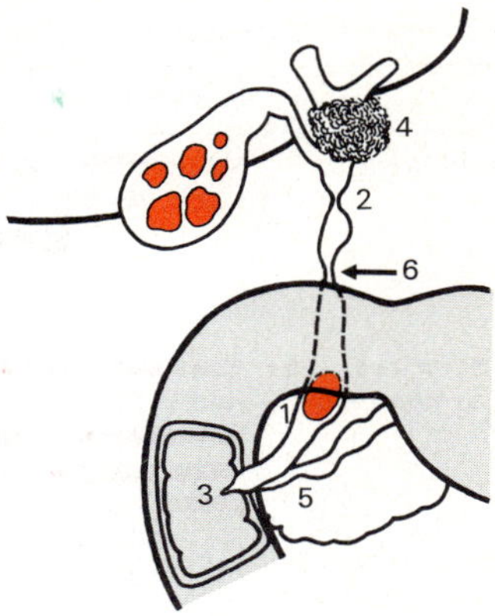

Abb. 20–53. Ursachen des mechanischen Ikterus. 1. Stein; 2. Striktur; 3. Papillenstenose; 4. Tumor; 5. chronische Pankreatitis (durch Schrumpfung); 6. Kompression von außen (durch entzündliche oder metastatische Lymphknoten); 7. Mißbildungen (Abb. 20–50)

grunde. Die sekundäre Stenose ist durch Narbenschrumpfung nach spontanem Steinabgang oder durch ein Ödem bedingt. Das klinische Bild entspricht einem inkompletten Verschluß (weiteres s. auch S. 385).

Steinlose Gallenblase

Stauungsgallenblase (Cholezystopathie)

Spasmen am Gallenblasenhals bzw. am M. sphincter Oddi (Dyskinesien) sowie Abknikkungen und Stenosen am Ductus cysticus führen zu Entleerungsbehinderungen und damit zu Beschwerden. Das Cholezystogramm ist meist normal. Eine Operationsindikation ist mit Zurückhaltung zu stellen.

Stippchengallenblase (Erdbeergallenblase, Lipoidose oder Cholesteatose).

Durch Lipoideinlagerungen in der Schleimhaut entsteht ein feines Netz gelblicher Stippchen, die oft als ein Vorstadium des Steinleidens anzusehen sind.

Ätiologie: Störungen des Lipoidstoffwechsels bei Hypercholesterinämie und Infektion.

Symptome: Sie gleichen weitgehend denen der Cholezystitis bzw. Cholelithiasis. Wegen meist unauffälliger Cholezystographie wird die Lipoidose häufig verkannt.

Therapie: Cholezystektomie.

Tabelle 20–25. Differentialdiagnose des Ikterus

	Posthepatisch	Intrahepatisch	Prähepatisch
Ätiologie	Mechanisches Abflußhindernis (Abb. 20–58)	Hepatitis, idiopathischer Ikterus (Dubin-Johnson), Drogenikterus	Hämolyse (Transfusionen, hämolysierende Gifte, hämolytische Anämien, Resorption großer Hämatome)
Klinische Symptomatik	Acholische Stühle, oft Koliken (außer bei Tumor), oft Fieber, Schüttelfrost, Leber und Milz nicht palpabel, entzündlicher Prozeß: „stehende Gallenblase", nicht entzündlicher Prozeß: „Courvoisier"	Allgem. Krankheitsgefühl, Kapselschmerz, Leber druckschmerzhaft, Milz evtl. vergrößert	Fehlende lokale Oberbauchsymptomatik, „Rubinikterus"
Labor	Bilirubin i. S. erhöht, Bilirubin i. H. erhöht, Urobilinogen i. H. fehlend, Transaminasen normal (GOT, GPT), alkalische Phosphatase stark erhöht, Lipoprotein X positiv, LAP stark erhöht, Serum-Fe erniedrigt, Serum-Cu erhöht	Bilirubin i. S. erhöht, Bilirubin i. H. erhöht, Urobilinogen: positiv, Transaminasen (GOT, GPT) stark erhöht, alk. Phosphatase normal, LPX negativ, LAP normal, Serum-Fe erhöht, Serum-Cu normal	Bilirubin i. S. (indirekt) stark erhöht, Bilirubin i. H. negativ
Spezielle Untersuchungsverfahren	*Röntgen:* Abdomen-Leerbild: evtl. Konkrement, Cholangiographie (nur bei geringem Ikterus sinnvoll): Stop, ERCP (endoskopische retrograde Cholangiopankreatikographie): Stop, perkutane transhepatische Cholangiographie (nur bei starkem Ikterus sinnvoll): Stop, intraoperative Cholangiographie: Stop *Leberszintigraphie:* indirekter Metastasennachweis *Laparoskopie:* grüne Leber, Biopsie: Cholostase *Sonographie:* erweiterte Gallengänge, Steine in der Gallenblase oder in den Gallengängen	*Leberblindpunktion und Histologie:* Entzündung *Laparoskopie:* Rote entzündliche Leber *Sonographie:* keine erweiterten Gallengänge, keine Stenose *Computertomographie:* Tumornachweis	Antikörpernachweis durch Coombs-Test, Erythrozytenresistenzbestimmung

Cholezystitis

Die Cholezystitis kann katarrhalisch, eitrig, ulzerös, phlegmonös oder gangränös verlaufen. Sie ist fast immer mit einer Cholelithiasis vergesellschaftet (über 90%). *Bakteriologisch* lassen sich Escherichia coli, Enterokokken, Proteus, Staphylo- und Streptokokken, selten auch Gasbranderreger, nachweisen.

Die ***Symptome*** sind mit Ausnahme von Koliken weitgehend denen der Cholezystolithiasis ähnlich, desgleichen der Verlauf und die Therapie (s. dort). Beruhigt sich das noch nicht fortgeschrittene Krankheitsbild, so geht die akute in eine *chronisch-rezidivierende Cholezystitis* über, wobei die Gefahr weiterer späterer Schübe besteht.

Eine besondere Form ist die *Cholezystitis* mit *Salmonella typhi oder paratyphi* als Infektionserreger. Da die Streuquelle in der Gallenblase lokalisiert ist, können diese Patienten ***Salmonellendauerausscheider*** sein.

Therapie: Cholezystektomie, da nur dadurch eine Sanierung möglich ist.

Operatives Vorgehen

Cholezystektomie: Rippenbogenrandschnitt rechts; verschiedentlich wird auch ein Querschnitt oder ein Transrektalschnitt verwendet. Das Vorgehen kann zystikofundal (*retrograd,* Abb. 20–54) oder fundozystikal *(antegrad)* erfolgen. Nach Darstellung des Ductus cysticus Einführen der Kanüle für die Cholangiomanometrie und Cholangiographie. Dann Unterbindung des Ductus cysticus und der A. cystica und Präparation der Gallenblase aus dem Leberbett unter Erhaltung eines peritonealen Serosasaumes. *Leberpunktion* vom Gallenblasenbett aus, um auf Grund des histologischen Ergebnisses eine gezielte Nachbehandlung anzuschließen. Serosierung des Leberbettes und des Zystikusstumpfes.

Der Schlüssel zu Erfolg oder Mißerfolg in der Gallenchirurgie liegt in der stets notwendigen Beurteilung der *Papillenfunktion* mit der ***Cholangiomanometrie:*** In der Gallenblase herrschen Druckwerte bis zu 25 cm H_2O (≈ 1500 Pa), im Ductus choledochus normalerweise bis 15 cm H_2O (≈ 1500 Pa). Diese Druckwerte sind abhängig von der Funktion der Papille; Vagolytika wie Atropin setzen den Druck herab, während Morphinderivate ihn durch Kontraktion der Papille erhöhen. Die lichte Weite der Sphinkterzone und der Papille liegt zwischen 0,5 und 1,2 mm. Das Cholangiometer nach Brücke (Abb. 20–55) erlaubt über einen kalibrierten Meßhahn die Feststellung des Durchflusses bei konstantem Druck als Maß der lichten Weite, und des Residualdruckes als Maß für die elastischen Verschlußkräfte an der Papille. Ein Durchfluß von weniger als 12 ml/min (lichte Weite der Papille unter 0,5 mm) und/oder ein Residualdruck von mehr als 15 cm H_2O (≈ 1500 Pa) erfordert wegen organischer Stenosierung im Papillenbereich die Eröffnung des Duodenums und die ***Papillotomie*** (Abb. 20–56).

Mit der Manometrie ist die *intraoperative Cholangiographie* kombiniert, die über den Rö.-Bildwandler und über die Rö.-Aufnahme zur Dokumentation eine genaue Darstellung der Verhältnisse im Bereich des Ductus choledochus einschließlich der intrahepatischen Aufzweigungen und der Papille erlaubt (Steine, Tumoren, Papillenfunktion).

Bei stärker erweitertem Gallengang kann man mit dem ***Choledochoskop*** die Teilungsstelle in

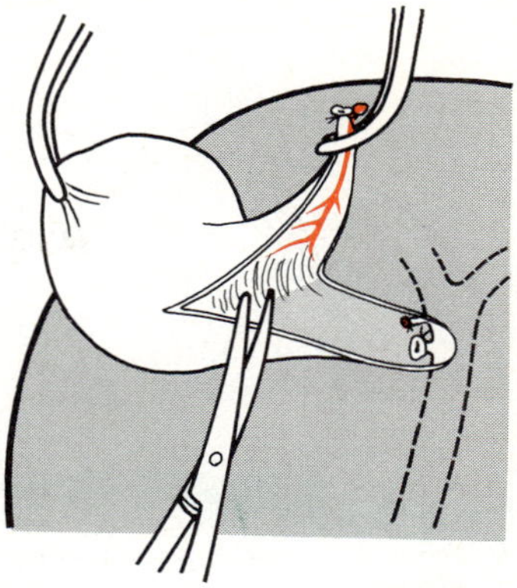

Abb. 20–54. Retrograde Cholezystektomie mit Unterbindung und Durchtrennung der A. cystica und des Ductus cysticus, subseröse Ausschälung der Gallenblase aus dem Leberbett

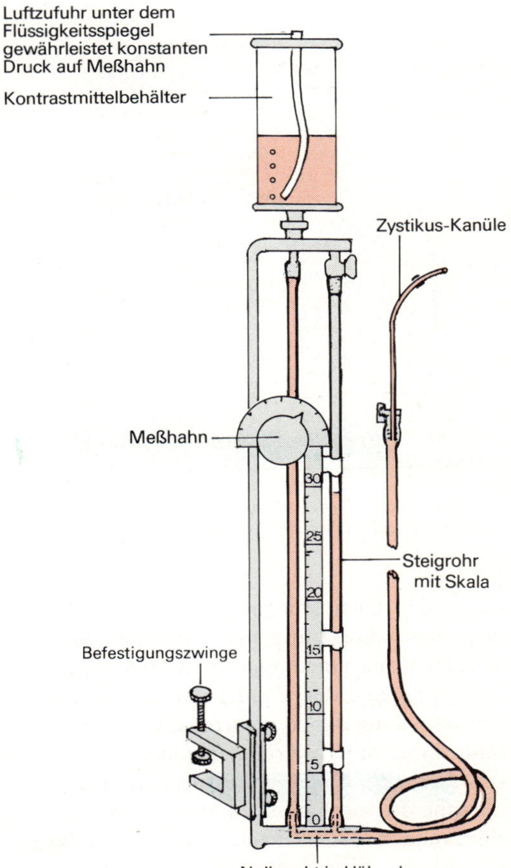

Abb. 20–55. Cholangiometer nach Brücke

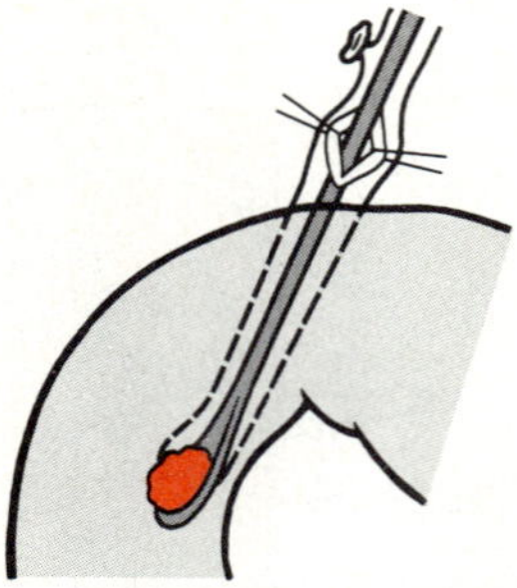

Abb. 20–56. Supraduodenale Choledochotomie nach Cholezystektomie. Eröffnung des erweiterten D. choledochus durch eine Längsinzision zwischen zwei Haltefäden und Einführung eines Steinlöffels oder Ballonkatheters zur Entfernung des Steines

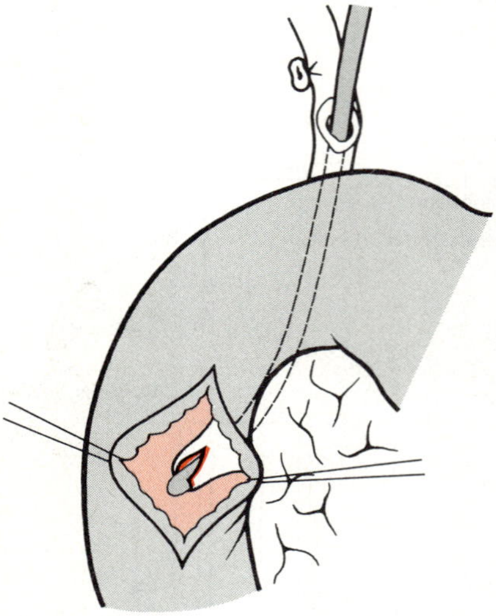

Abb. 20–57. Transduodenale Papillotomie bei narbiger Papillenstenose. Durch eine supraduodenale Choledochotomie Einführen einer gebogenen Sonde, Eröffnung des Duodenums und ausreichende Spaltung der Papille über der Sonde

die beiden Ductus hepatici und die Papille intraoperativ direkt inspizieren und ggf. ein verstecktes Konkrement entfernen, bzw. eine Probeexzision aus der Papille zur histologischen Klärung entnehmen (chronisch-entzündliche Infiltration, Sklerosierung, Tumor).

Das ***chirurgische Vorgehen*** nach Klärung der Ursache des mechanischen Hindernisses in den abführenden Gallenwegen besteht in der *Beseitigung* oder *Umgehung:* Entfernung des oder der Choledochussteine durch supraduodenale Choledochotomie (Abb. 20–56), bei narbiger Papillenstenose transduodenale Papillotomie (Abb. 20–57). Die Papillotomie kann bei Patienten in schlechtem Allgemeinzustand sowohl bei Stenose wie auch beim Verschlußikterus zur Steinentfernung auf endoskopischem Wege (*e*ndoskopische *r*etrograde *P*apillotomie) mittels Gastroduodenoskops und Hochfrequenzdiathermieschlinge unter Verzicht auf eine Laparotomie durchgeführt werden (Abb. 20–58). Bei operablem Papillen- oder Pankreaskopfkarzinom erfolgt die Duodenopankreatektomie, bei inoperablem Tumor eine biliodigestive Anastomose je nach Sitz: Cholezystoduodeno- oder -jejunostomie, Choledocho- bzw. Hepatikojejunostomie mit ausgeschalteter Schlinge (Abb. 20–59), ausnahmsweise Choledochoduodenostomie, ferner intrahepatische Cholangiojejunostomie und Hepatojejunostomie (Resektion eines Parenchymkeils am linken Leberlappen vorne und Anastomosierung der gesamten Leberresektionsfläche mit einer oberen Jejunumschlinge, Abb. 20–60). Bei Stenosen ggf. Einlegen einer Gallengangsendoprothese oder eines „verlorenen" Drains als innere Gallengangsdrainage bzw. einer transhepatischen Endlosdrainage.

Das sog. „Postcholezystektomiesyndrom"

Ursprünglich wurden unter diesem Begriff weiterbestehende oder neu hinzugekommene Beschwerden nach Cholezystektomie zusammengefaßt. Beim überwiegenden Teil liegen diese Beschwerden bei von der Cholezystektomie unabhängigen Ursachen; als solche sind zu nennen: Biliäre Leberzirrhose, Restzustände nach Hepatitis, Gastritis, Magen-Duodenal-Geschwüre, Sub- oder Anacidität, chronische Pankreatitis, Diabetes, rezidivierende Appendizitis, Kolitis, Divertikulitis, Obstipation, Affektionen des Harntraktes (Nephrolithiasis, Pyelonephritis, Ureterolithiasis), Narbenbruch nach anderen Eingriffen, epigastrische Hernie, Hiatushernie, Refluxösophagitis, Wirbelsäulensyndrom. Bei diesen Erkrankungen ist der Ausdruck „Postcholezystektomiesyndrom" unpassend und ein unbrauchbarer Begriff, der die chirurgische Leistung bei einer indizierten und korrekt durchgeführten Cholezystektomie herabsetzt.

Zu den wenigen Ursachen für postoperative Beschwerden nach Cholezystektomie, bei de-

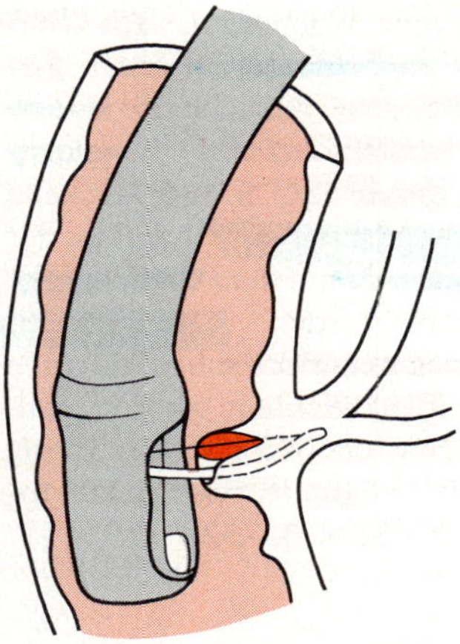

Abb. 20–58. Endoskopische Papillotomie mit Diathermieschlinge (die durchtrennte Papille genau im Schnitt)

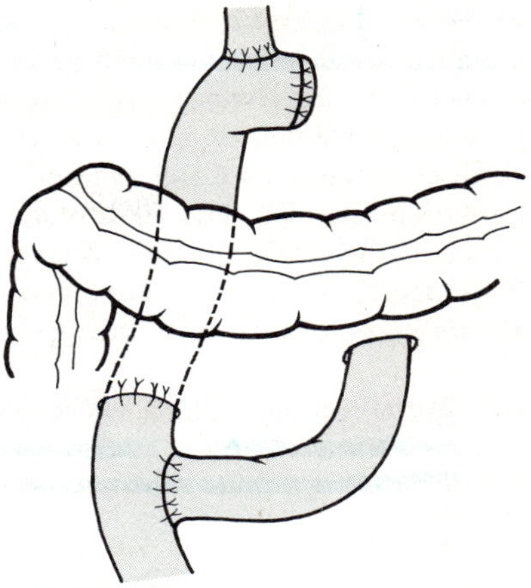

Abb. 20–59. Choledocho- bzw. Hepatikojejunostomie Seit-zu-Seit retrokolisch mit Y-Anastomose nach Roux und Naht des Mesokolonschlitzes an den Darm (x)

nen dieser Ausdruck eher zu akzeptieren ist, gehören Abflußbehinderungen im Ductus choledochus durch übersehene Steine, Papillenstenose und Striktur, ferner eine persistierende Cholangitis, der lange Zystikusstumpf, u. U. mit einer Zystikolithiasis oder mit Neurombildungen, und die Narbenhernie nach Cholezystektomie. Diese Ursachen müssen nach genauer diagnostischer Abklärung durch eine Zweitoperation oder gezielte Behandlung (Cholangitis) beseitigt werden.

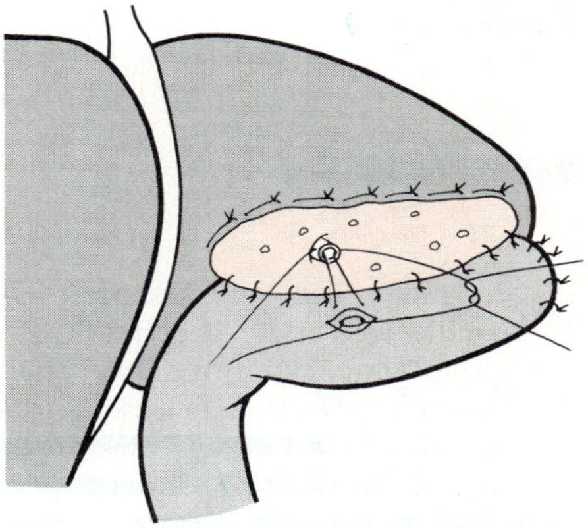

Abb. 20–60. Hepatocholangiojejunostomie mit endständiger Jejunumschlinge nach Resektion eines Parenchymkeiles am linken Leberlappen und Y-Anastomose nach Roux (s. Abb. 20–59)

Tumoren

Unter den seltenen gutartigen Tumoren finden sich sowohl in der Gallenblase wie in den Gallengängen *Papillome, Neurome, Fibrome* und *Adenome,* die meist erst intraoperativ festgestellt und bei der Cholezystektomie mitentfernt werden.

Das ***Gallenblasenkarzinom*** tritt bei Frauen wesentlich häufiger als bei Männern auf und sitzt überwiegend im Gallenblasenfundus (zusammen bei etwa 2% der Gallensteinträger). Da die Kombination von Gallenstein und Gallenblasenkarzinom in einem hohen Prozentsatz angetroffen wird, ist ein ätiologischer Zusammenhang in Form des chronischen Reizes wahrscheinlich. Das symptomfreie Intervall nach dem ersten Gallensteinanfall beträgt oft 15 und mehr Jahre. Immer sind es ***Spätsymptome:*** Kontinuierlich zunehmender Ikterus mit oder ohne Schmerzen und vor allem ein Leistungsknick. Wegen dieser mangelhaften spezifischen Symptomatik, die der bei Cholezystitis und Cholelithiasis ähnlich ist, weist das Gallenblasenkarzinom eine besonders schlechte Prognose auf.

Diagnose: Tastbarer Tumor, pathologische Leberfunktionswerte mit stark erhöhter alkalischer Phosphatase, Sonographie und Computertomographie.

Therapie: Cholezystektomie, oft mit breiter keilförmiger Exzision des angrenzenden Leberbezirkes oder mit gleichzeitiger Leberresektion. Eine Dauerheilung ist meist nur zu erwarten, wenn es sich um ein Carcinoma in situ als Zufallsbefund handelt. Die Entfernung einer Beschwerden verursachenden Steingallenblase, besonders bei jüngeren Patienten, kann als *Karzinomprophylaxe* angesehen werden.

Das Karzinom der tiefen Gallenwege findet sich im Choledochus oder an der Papilla Vateri. Bei oft langer stummer Anamnese ist der Ikterus das erste Symptom. Während das *Choledochuskarzinom* nur im Frühstadium durch Resektion und biliodigestive Anastomose operabel ist, zeigt das *Papillenkarzinom* eine günstigere Prognose („Courvoisier", S. 386). Es kann präoperativ im Cholangiogramm oder in der ERCP bzw. intraoperativ mit dem Choledochoskop nachgewiesen werden. Therapeutisch können kleine Papillenkarzinome bei Patienten in höherem Alter lokal exzidiert werden, evtl. auch auf retrogradem endoskopischem Wege, radikaler ist jedoch die Duodenopankreatektomie (S. 384, **Abb. 33–51 u. 33–52**).

Pankreas

Pathophysiologie

Die Exkretion des Pankreassaftes (tgl. ca. 10–20 ml/kg KG) erfolgt über das Gangsystem in das Duodenum und wird durch vagale Einflüsse stimuliert. Die Zusammensetzung aus bikarbonatreicher alkalischer Elektrolytlösung und den Enzymen Trypsin, Chymotrypsin, Elastase, Carboxypeptidase, Lipase und Amylase wechselt entsprechend den Erfordernissen und wird durch intestinal-hormonelle Faktoren gesteuert: Sekretin und Pankreozymin werden aus der Mukosa von Duodenum und Antrum unter dem Einfluß von salzsaurem Speisebrei freigesetzt und fördern die Bildung der bikarbonatreichen Elektrolytlösung bzw. die Enzymsekretion. Der Enzymübertritt in die Blutbahn ist nur in sehr geringem Umfang möglich, unter pathologischen Bedingungen kann er stark ansteigen (Enzymentgleisung) und wird damit diagnostisch verwertbar.

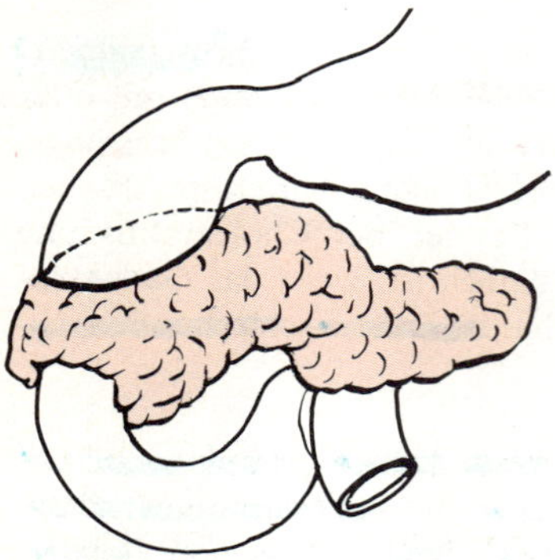

Abb. 20–61. Pancreas anulare

Das Pankreas wird von den eigenen Enzymen nicht angegriffen, da diese teilweise als inaktive Vorstufen gebildet und erst im Duodenum aktiviert werden (Trypsin, Phospholipase A). Lipase und Amylase sind an ihrem Bildungsort durch eine umgebende Membran isoliert. Unter pathologischen Bedingungen, z. B. bei Eindringen von Galle oder Duodenalsaft in den Ductus pancreaticus, erfolgt die Enzymaktivierung bereits intrapankreatisch, wobei der Phospholipase A, welche die Membranproteine Lecithin und Kephalin in die zytotoxischen Substanzen Lysolecithin und Lysokephalin spaltet, Bedeutung zukommt. Proteolytische Enzyme bewirken zwar Kapillar- und Gefäßschädigungen, jedoch nicht die bekannten ausgedehnten Nekrosen, wie sie von der hämorrhagisch-nekrotisierenden Pankreatitis bekannt sind.

Mißbildungen

Pancreas anulare

Definition: Zirkuläre Umschließung der Pars descendens duodeni durch Pankreasgewebe mit Duodenalstenose unterschiedlicher Ausprägung (Abb. 20–61).

Embryologie: Das Pancreas anulare entstammt wahrscheinlich der vorderen Pankreasanlage. Die Ringbildung ist Folge von Rotationsstörungen oder überschießendem Wachstum im ventralen Teil.

Symptome und Diagnose: Das Pancreas anulare wird in jedem Lebensalter gefunden. Je nach Stenosegrad zeigen sich Symptome schon in den ersten Lebenstagen, selten bleibt es bis ins hohe Alter asymptomatisch. Die Kombination mit anderen Mißbildungen (Rotationsfehler des Darms, Analatresie, Ösophagusatresie, Herzfehler) ist nicht selten. Bei Duodenalstenose besteht Erbrechen, der Magen ist erweitert, peristaltische Wellen können sichtbar sein. Im Röntgenübersichtsbild ist als typisches Zeichen der Duodenalstenose eine „Doppelblase" durch Luftansammlung in Magen und Bulbus duodeni sichtbar. In Zweifelsfällen kann die röntgenologische Darstellung mit Kontrastmittel weiterhelfen.

Differentialdiagnose: Duodenalatresie, Duodenalkompression bei Malrotation, Volvulus mit Rotationsfehler und Pylorusstenose.

Therapie: Bei Duodenalstenose besteht eine dringliche Operationsindikation. Wegen der Gefahr einer Pankreasfistel darf der Ring nicht durchtrennt werden; statt dessen kommt eine Umgehung der Stenose durch Anastomose zwischen dem proximal und distal der Stenose gelegenem Duodenum, oder eine Duodenojejunostomie, bei Stenosen oberhalb der Papille auch die Magenresektion (B II) in Frage.

Ektopisches Pankreasgewebe

Definition: Exokrines Pankreasgewebe außerhalb der Bauchspeicheldrüse.

Embryologie: Abtrennung von Zellen aus der embryonalen Pankreasanlage oder abnorme Differenzierung multipotenter Zellsysteme.

Lokalisation: Meist in Magen, Duodenum, Jejunum und Meckel-Divertikel, selten in Ösophagus, Ileum, Kolon, Gallenwegen, Peritoneum, Milz, Leber, Omentum, Mediastinum und Lunge.

Symptome und Diagnose: Ektopisches Pankreasgewebe kann asymptomatisch bleiben. Die Symptomatik richtet sich nach der Lokalisation: Ikterus bei Lokalisation in den Gallenwegen, Stenosen im Magen-Darm-Kanal mit oder ohne Blutung. Invagination bei polypösem Wachstum im Darmlumen, Hyperinsulinismus bei Inselzellversprengung. Eine karzinomatöse Entartung ist möglich. Die Diagnose gelingt histologisch aus Biopsiematerial.

Therapie: Sie ist nur indiziert bei Auftreten von Komplikationen und besteht in der operativen Entfernung des ektopischen Gewebes.

Zystische Pankreasfibrose

Teilerscheinung einer allgemeinen Störung der Sekretproduktion, die unter dem Oberbegriff Mukoviszidose zusammengefaßt ist. Chirurgisch wichtige Komplikationen sind: Mekonium-Ileus und Bronchiektasen (S. 428, 236).

Entzündungen

Entzündungen der Bauchspeicheldrüse sind sowohl pathologisch-anatomisch und funktionell als auch in ihrem klinischen Verlauf sehr vielgestaltig. Ausgehend von klinischen und funktionellen Parametern sind die akuten Formen mit folgenloser Abheilung von den chronischen Erkrankungen, die schrittweise (chronisch-rezidivierende Pankreatitis) oder schleichend (chronische Pankreatitis) zu fortschreitendem Untergang des exokrinen, später auch des endokrinen Drüsengewebes führen, zu unterscheiden (Abb. 20–62).

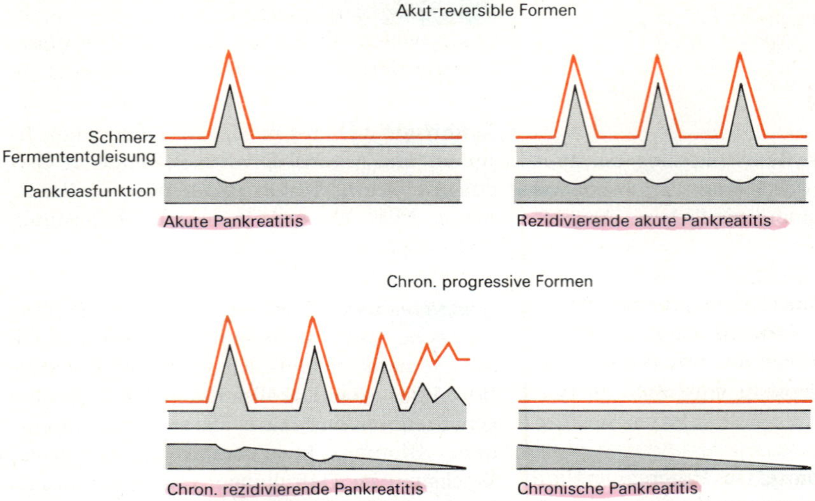

Abb. 20–62. Klassifikation der Pankreatitis (Marseille 1963). Beachte das Verhalten von Schmerz, Fermententgleisung und Pankreasfunktion! (Nach Amman R (1968) Schweiz Med Wochenschr 98: 744)

Die akute Pankreatitis

Pathologische Anatomie: Es sind zwei unterschiedliche Formen bekannt:

1. Die seröse oder serofibrinöse Entzündung (ödematöse Form) mit ödematösen Auflokkerungen des Drüseninterstitiums. Sie kann überleiten zur
2. hämorrhagisch-nekrotisierenden Pankreatitis (autodigestiv-tryptische Pankreatitis) mit enzymatischer Selbstandauung des Organs und mit Blutungen.

Pathogenese: Die Selbstandauung der Bauchspeicheldrüse wird durch mehrere Schutzfaktoren verhindert (Inaktivierung der Enzyme in Pankreas und im Blut, Schutz der Gangepithelien durch Mukopolysaccharide, intakte Zellmembran). Abflußbehinderung (Konkrement, Tumor, Papillenstenose etc.) und Sekretionsreiz oder Eindringen von Gallensaft bzw. Duodenalinhalt in den Pankreasgang zerstören die Schutzfaktoren und führen zur akut auftretenden Autodigestion, wobei den Enzymen Elastase, Kollagenase und Phospholipase eine besondere Bedeutung zukommt; letztere bildet aus dem Lecithin das toxisch wirkende Lysolecithin.

Ätiologie: Häufigste Ursachen sind Gallenwegserkrankungen und Alkoholabusus. Weitere Ursachen: Gangobliterierendes Pankreaskarzinom, Ulcus duodeni, Duodenaldivertikel, Mumps, Traumen, Hyperparathyreoidismus, Steroidbehandlung, Hypothermie, Durchblutungsstörungen u. a.

Symptome und Verlauf sind entsprechend der Schwere der Erkrankung unterschiedlich stark ausgeprägt: Akut auftretende, starke Schmerzen im Epigastrium, gelegentlich gürtelförmig mit linksseitiger oder rechtsseitiger Betonung oder in den Rücken ausstrahlend. Bei schweren Formen breitet sich der Schmerz innerhalb von Stunden im gesamten Abdomen aus, die Bauchdeckenspannung nimmt zu, das Abdomen ist druckschmerzhaft mit Abwehrspannung (peritoneale Symptomatik!). Die Darmperistaltik ist vermindert bis zur Darmparalyse. Die Temperatur steigt an, eine Leukozytose bildet sich aus. Röntgenologisch finden sich im Thorax unter Bevorzugung der linken Seite streifenförmige Atelektasen und evtl. Pleuraergüsse. Das Auftreten einer respiratorischen Insuffizienz gilt als ungünstiges Zeichen. Als Folge der Ödembildung im Pankreas und im peripankreatischen Gewebe sowie der Freisetzung vasoaktiver Substanzen (Kinine) kann ein Schock auftreten. Die Nierenfunktion kann im weiteren Verlauf eingeschränkt sein und ein Diabetes mellitus sich entwickeln. Bei schweren Formen der Pankreasnekrose finden sich zyanotische Verfärbungen der Flanken (Grey-Turner-Zeichen) oder um den Nabel (Collen-Zeichen).

Diagnose: Eine starke Erhöhung der Amylase – und Lipasekonzentration in Serum, Urin, Aszites und Pleuraerguß auf das 10–30fache der Norm sind für das Vorliegen einer Pankreasaffektion beweisend, mäßige Erhöhungen werden auch bei anderen akuten abdominellen Erkrankungen gefunden. Normalwerte schließen jedoch eine akute Pankreatitis nicht aus. Die Enzymwerte normalisieren sich nach wenigen Tagen, fortbestehende Erhöhungen lassen an Komplikationen denken. Als prognostisch ungünstig gilt die Erniedrigung der Serum-Calcium-Konzentration (Cave Tetanie!) unter 3,5 mval/l sowie das Auftreten von Methämalbumin. Sonographisch und im CT ist das Pankreas vergrößert, evtl. auftretende Komplikationen (Pseudozysten, Abszesse) lassen sich so frühzeitig nachweisen.
Differentialdiagnostisch sind andere akute abdominelle Erkrankungen abzugrenzen (s. akutes Abdomen, S. 295).

Therapie: Die Behandlung ist primär konservativ. „Ruhigstellung" des exokrinen Drüsenparenchyms durch Nulldiät, Dauerabsaugung des Magensaftes, Vagolyse (Atropin 0,5 mg subkutan) und Calcitonin (5–10 E/kg KG · 24 h i. v.) werden empfohlen, ihre Wirksamkeit ist jedoch fraglich. Antibiotika sollen spätestens gegeben werden, wenn komplizierende Infektionen z. B. an Gallenwegen, Pankreas oder Lunge auftreten. Trasylol hat möglicherweise einen positiven Effekt (400000 E 6stdl. i. v.). Zur Schmerzstillung dürfen Morphin und seine Derivate wegen konstriktorischer Wirkung an der Papilla Vateri nicht eingesetzt werden, besser eignen sich Spasmolytika, Procain (10–20 ml 1%-Lösung als Infusion über 30 min i. v., cave Herzwirkung von Procain! oder Pethidin). Wichtig ist die sofortige Volumensubstitution bei Hypovolämie (S. 302) unter ständiger Kontrolle der Serum-Elektrolyt-Konzentration (auch Ca^{++}!), des zentralen Venendrucks und der Urinausscheidung. Die Behandlung einer Hyperglykämie, Hyperlipämie oder eines Nierenversagens erfolgt nach den Richtlinien der inneren Medizin.
Kommt es trotz dieser Behandlung zur Verschlechterung der Initialsymptome innerhalb von 48 h, so kann eine Spülung der Peritonealhöhle durch 10–20 l Ringer-Lösung täglich mit dem Ziel der Entfernung von Abbauprodukten des Pankreas, von Toxinen und Enzymen durchgeführt werden.
Ein Konkrement in der Papilla Vateri (Anamnese, Gallenkolik, zunehmender Ikterus, entfärbter Stuhl, evtl. Steinnachweis im Ultraschallsonogramm) muß frühzeitig operativ oder endoskopisch entfernt werden. Bei hämorrhagisch nekrotisierender Pankreatitis, erkennbar an der Zunahme der Symptome trotz Therapie, kann nach 3–4 Tagen die Exstirpation des nekrotischen Gewebes berechtigt sein.

Prognose: Die Sterblichkeit der akuten Pankreatitis wird allgemein mit 10–20% angegeben. Sie liegt bei der ödematösen Form unter 5% und erreicht bei der hämorrhagisch-nekrotisierenden Pankreatitis 60–95%. Peritoneallavage und operative Behandlung werden vielleicht einen Rückgang der Sterblichkeit auf ca. 30–50% erreichen.

Die chronische Pankreatitis

Pathologische Anatomie: Makroskopisch ist die Drüse vergrößert und verhärtet mit derben Verwachsungen zur Umgebung. Die Gänge sind erweitert und mit zahlreichen narbenbedingten Einziehungen versehen (chain of lakes). Häufig lassen sich intra- oder extrapankreatische Flüssigkeitsansammlungen unterschiedlicher Größe finden. Das histologische Bild ist vielgestaltig, weil unterschiedliche Folgen rezidivierender tryptischer Episoden (Nekrosen, Atrophie von in- und exkretorischem Parenchym, Narben mit Rundzellinfiltraten, interstitielle Fibrose) mit kleinen Herden eines akuten entzündlichen Schubes abwechseln können (Ödem, Nekrose, Blutung). Im Endstadium kann eine völlige Vernarbung der Drüse bestehen. Anhäufungen von Kalkkonkrementen im Pankreasgang scheinen bei der alkoholisch bedingten Pankreatitis besonders häufig zu sein.

Ätiologie: Für die Entwicklung der chronischen Pankreatitis sind in Europa, Amerika und Australien ähnliche Faktoren wie bei der akuten

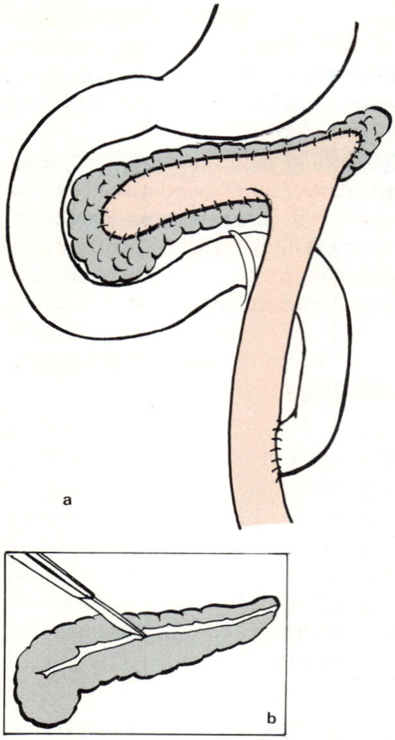

Abb. 20–63 a u. b. Nach Längseröffnung (b) wird der Ductus pancreaticus Seit-zu-Seit mit einer Y-förmig ausgeschalteten Jejunumschlinge anastomosiert

Form maßgeblich. Von besonderer Bedeutung ist der Alkoholismus, die kritische Dosis liegt bei Männern bei 70 g Alkohol/die, bei Frauen um 30–40 g/die; Gallenwegserkrankungen treten demgegenüber in den Hintergrund. In Afrika und Asien liegt der chronischen Pankreatitis meist ein Eiweißmangel zugrunde.

Symptome und Verlauf: Häufigstes Symptom ist der Schmerz im Epigastrium, der schubweise oder als Dauerschmerz empfunden wird. Er kann links- oder rechtsseitig betont oder auch gürtelförmig auftreten. Über Meteorismus, Völlegefühl, Übelkeit und gelegentliches Erbrechen wird schon sehr früh geklagt. Ein Gewichtsverlust ist Folge der schmerzbedingten Verweigerung der Nahrungsaufnahme und auch Ausdruck der Maldigestion. Ein Diabetes entwickelt sich meist erst nach mehreren Jahren. Die Pankreasfunktion ist unterschiedlich stark eingeschränkt, eine Steatorrhöe tritt erst im Endstadium auf.

Der Verlauf der chronischen Pankreatitis ist progredient. Mit jedem neuen Schub geht funktionstüchtiges Pankreasgewebe zugrunde, bis schließlich die Drüse vollständig narbig umgewandelt und funktionslos ist. Die Patienten können dann schmerzfrei werden. Ein Diabetes ist im fortgeschrittenen Stadium fast immer vorhanden.

Diagnose: Die körperliche Untersuchung zeigt einen leichten Druckschmerz im Epigastrium und subkostal links. Eine prall elastische Resistenz evtl. wechselnder Größe kann Ausdruck einer Pseudozyste sein. Verstärkte Venenzeichnung der Bauchwand und Vergrößerung der Milz weisen auf das Vorliegen einer Milzvenenthrombose hin. Ein Ikterus findet sich bei pankreasbedingter Einengung des terminalen Choledochus („Röhrenstenose"). Die Röntgenuntersuchung kann bei der Abdomenleeraufnahme Kalkansammlungen im Oberbauch zeigen. Die Darstellung der Gallenwege, bei Cholostasezeichen durch perkutane transhepatische Cholangiographie (PTC) oder endoskopische retrograde Cholangiographie (ERC), mag eine Cholelithiasis nachweisen, evtl. zeigt die terminale Einengung des Ductus choledochus die Kompression durch den geschwollenen Pankreaskopf an. Magen und Kolon können nach vorne verdrängt oder imprimiert werden. Gelegentlich finden sich Stenosen am Colon transversum oder der linken Flexur. Das duodenale C ist häufig erweitert, in der hypotonen Duodenographie ist die mediale Duodenalwand verstrichen und starr, evtl. ist das Duodenallumen eingeengt. Die Sonographie und Computertomographie lassen Vergrößerungen der Drüse (und der Milz) deutlich werden, sie sind die Methoden der Wahl zur Entdeckung von Pseudozysten.

Die Prüfung der exokrinen Pankreasfunktion mit Bestimmung der Pankreassekretmenge, der Konzentration an Bikarbonat, Amylase, Lipase und Trypsin nach Stimulation der Drüse mit Sekretin und Cholezystokinin zeigt Abweichungen von der Norm, wobei die Verminderung der Enzymsekretion der feinste Parameter ist. Die Funktionseinschränkung nimmt mit fortschreitendem Parenchymausfall oder bei Behinderung des Abflusses aus dem Ductus pancreaticus zu, eine Artdiagnose der Erkrankung bzw. die differentialdiagnostische Abgrenzung gegenüber einem Tumor ist nicht möglich. Die endoskopische retrograde Cholangiopankreatikographie (ERCP) ist die diagnostische Methode der Wahl: Nach endoskopischer Darstellung der Papilla Vateri wird ein Katheter in den Pankreas- und Gallengang eingeführt und durch Injektion von Kontrastmittel röntgenologisch dargestellt. Beweisend für das Vorliegen einer chronischen Pankreatitis ist die meist unregelmäßige Erweiterung des Ductus pancreaticus mit zahlreichen Einschnürungen.

Differentialdiagnostisch ist die Abgrenzung vom Pankreaskarzinom wichtig, für die sowohl die Angiographie als auch die ERCP Hinweise zu geben vermögen. Eine sichere Unterscheidung ist nur histologisch bzw. zytologisch am Biopsiematerial möglich.

Therapie: Der konservativen Behandlung sind enge Grenzen gesetzt. Wichtig ist die Beseitigung der ursächlichen Noxe (Alkohol, Cortison, Hyperlipidämie, Hyperparathyreoidismus, Kolitis). Die Schmerzbekämpfung erfolgt mit Spasmolytika. Bei exokriner Insuffizienz müssen Enzyme substituiert werden, wobei die Dosierung dem individuellen Bedarf anzupassen ist. Die Kost soll eiweißreich und schlackenarm sein, der Fettgehalt ist auf 20–25% der täglichen Kalorienzufuhr zu reduzieren.
Eine operative Therapie ist angezeigt, wenn die Schmerzen durch konservative Behandlung nicht beherrscht werden können. Sind Erkrankungen der Gallenwege (Cholelithiasis, Choledocholithiasis, rezidivierende Cholangitiden, Papillenstenose) verantwortlich, kann durch deren Beseitigung die Begleitpankreatitis ausheilen. Anderenfalls müssen Eingriffe am Pankreas selbst durchgeführt werden, wobei ableitende und resezierende Verfahren unterschieden werden. Bei den *ableitenden* Methoden wird der erweiterte Ductus pancreaticus in ganzer Länge eröffnet und mit einer ausgeschalteten Jejunumschlinge anastomosiert (Abb. 20–63 a u. b). Unter den *resezierenden* Operationsverfahren sind 3 Varianten zu unterscheiden: Bei der Linksresektion wird das distale Pankreas links der V. mesenterica superior, einschließlich der Milz, exstirpiert (Abb. 20–64 a). Unter der subtotalen Resektion versteht man die Resektion des Pankreas bis auf einen kleinen Saum am Rande des Duodenums (Abb. 20–64 b). Es resultiert bei diesem Verfahren regelmäßig eine endokrine und exokrine Insuffizienz. Der größte Eingriff ist die partielle

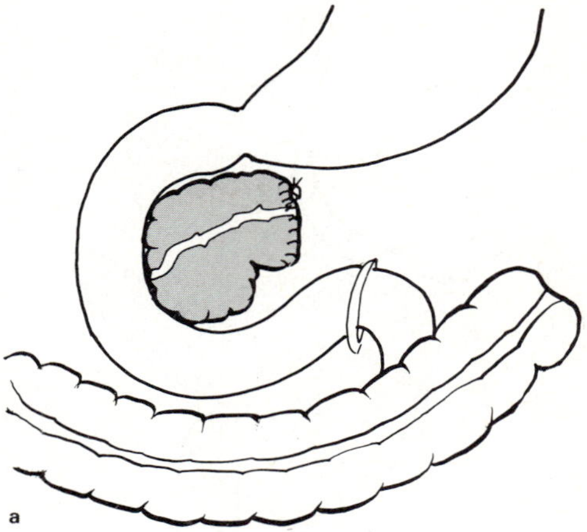

a

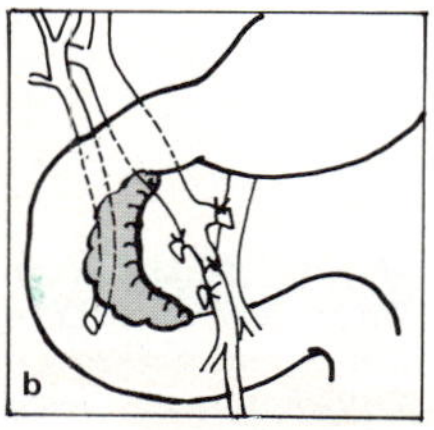

b

Abb. 20–64 a u. b. Teilresektion des Pankreas. (a) Die distale Pankreasresektion („Linksresektion") wird nur bis zur Kreuzung mit der V. mesenterica superior geführt. (b) Bei der subtotalen Resektion wird die Bauchspeicheldrüse von der V. mesenterica superior abpräpariert und unter Schonung des Ductus choledochus bis auf einen schmalen Saum am Duodenum reseziert

Duodenopankreatektomie, bei der Pankreaskopf, Antrum des Magens, Duodenum und terminaler Choledochus entfernt werden. Dieser Eingriff mit einer Operationsletalität von 10% ist angezeigt, wenn die entzündlichen Veränderungen besonders den Pankreaskopf betreffen und evtl. Gallengang und Duodenum komprimieren. Verbesserungen der Operationstechnik (Verzicht auf Magenresektion zugunsten der PSV und Duodenojejunostomie) sowie die Okklusion des Pankreasganges mit selbsthärtender Aminosäurelösung (Prolamin) haben neuerdings zu einer Verbesserung der Frühergebnisse und Senkung der Operationsletalität auf ca. 5% geführt.
Die Wahl des Operationsverfahrens muß den individuellen Bedürfnissen angepaßt werden. Die alleinigen ableitenden Operationsverfahren werden zunehmend wegen unbefriedigender Langzeitergebnisse (befriedigendes Ergebnis in ca. 60%) zugunsten der resezierenden

juxtaglomerulare Papillome, perampull. Ca

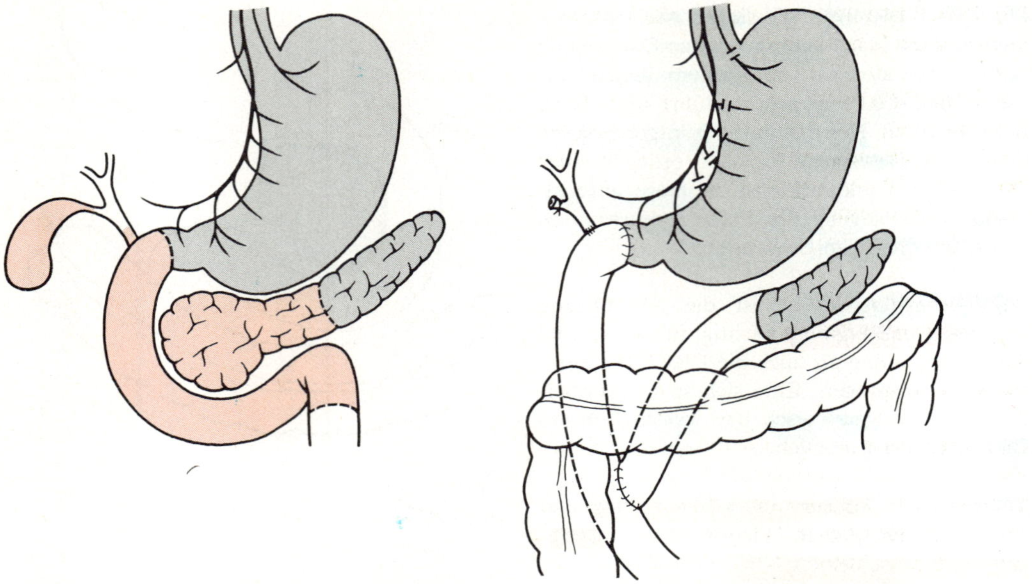

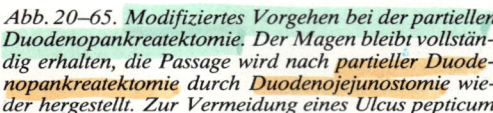

Abb. 20–65. Modifiziertes Vorgehen bei der partiellen Duodenopankreatektomie. Der Magen bleibt vollständig erhalten, die Passage wird nach partieller Duodenopankreatektomie durch Duodenojejunostomie wieder hergestellt. Zur Vermeidung eines Ulcus pepticum jejuni ist die proximal selektive Vagotomie notwendig. Der Pankreasstumpf wird durch ein ausgeschaltetes Jejunuminterponat mit der hochgezogenen Jejunumschlinge verbunden

Verfahren verlassen, die in ca. 70–80% zu guten Langzeitergebnissen führen. Voraussetzung für eine Beschwerdefreiheit ist die vollständige Aufgabe des Alkohols.

Komplikationen der akuten und chronischen Pankreatitis

Pseudozysten des Pankreas

Pathologische Anatomie: Pseudozysten sind Ansammlungen von Pankreassekret außerhalb oder innerhalb der Drüse. Die bindegewebige Zystenwand ist ohne epitheliale Begrenzung. Sie entstehen intrapankreatisch durch resorbierte Nekrosen und können Anschluß zum Gangsystem haben. Die Wandung der extrapankreatischen Pseudozysten wird von intraabdominellen oder retroperitonealen Strukturen gebildet (z. B. Magen, Milz, Mesokolon, Colon transversum, Ligamentum gastrocolicum etc.). Die Zysten können sich in ihrer Größe verändern (Abfluß in den Ductus pancreaticus) oder rupturieren. Ursächlich liegt eine akute oder chronische Pankreatitis oder ein Pankreastrauma (besonders bei Kindern) zugrunde.

Symptome: Kleine Zysten können symptomlos bleiben. Sonst besteht ein spontaner Schmerz mit Völlegefühl. Linderung ist durch sitzende Haltung mit angezogenen Beinen möglich. Rückenschmerzen sind besonders bei retroperitonealer Entwicklung vorhanden. Ein Aszites und Pleuraergüsse sind möglich. Erhöhung von Lipase und Amylase im Serum weisen auf eine Pankreatitis hin.

Diagnose: Große Zysten lassen sich gelegentlich palpatorisch entdecken. Röntgenologisch sind Zeichen eines raumfordernden Prozesses mit Verdrängung der umliegenden Organe zu sehen (Seitenaufnahme des Magens!). Die selektive Arteriographie des Truncus coeliacus und der A. mesenterica superior zeigt verdrängte Gefäße. Diagnostische Methode der Wahl ist die wenig eingreifende Sonographie, mit der auch kleinere Zysten zu entdecken sind.

Die ERCP ist wegen der Gefahr der Infektion nicht indiziert **(Abb. 33–55)**.

Therapie: Stets operativ, bei infizierten und bei frischen (jünger als 3–4 Wochen) Pseudozysten erfolgt die Drainage mit einem Drain nach außen, sonst ist die innere Drainage in das Jejunum (Zystojejunostomie) vorzuziehen. Bei Lokalisation im Pankreasschwanz können zystentragender Pankreasteil und Milz reseziert werden. Gute Langzeitergebnisse sind bei 80% der Kranken zu erwarten.

Pankreasabszeß

Die Infektion nekrotischen Drüsengewebes ist eine gefürchtete Komplikation der hämorrhagisch-nekrotisierenden Pankreatitis. Leukozytenanstieg auf über 20000/mm^3 und septische Temperaturen kündigen die Abszedierung an, die unbehandelt rasch in eine Sepsis übergeht. Die Therapie besteht in der operativen Entfernung des nekrotischen Gewebes (Nekrosektomie) und ausreichender Drainage des infizierten Gebietes nach außen. Zusätzliche allgemeine Maßnahmen zur Behandlung der Sepsis. Die Prognose ist ungünstig, die Letalität beträgt bis zu 50%.

Röhrenstenose des Ductus choledochus
(s. auch S. 382)

Definition: 2–10 cm lange Stenose des retroduodenalen Choledochus, bedingt durch eine Kompression im entzündlich veränderten Pankreaskopf.

Symptome und Diagnose: Gelegentliche Schmerzen, meist jedoch Ikterus. Erhöhung der alkalischen Phosphatase im Serum. Läßt sich eine Cholangiographie wegen Gallestau nicht durchführen, müssen die Gallenwege retrograd (ERCP) oder transhepatisch (PTC) dargestellt werden.

Therapie: Bei hochgradiger Enge infolge einer Kopfpankreatitis wird die partielle Duodenopankreatektomie empfohlen (Abb. 20–64 a–c). Ist ein großer Eingriff nicht möglich, kommt nur eine entlastende Hepatikojejunostomie (S. 376) in Frage.

Milzvenenthrombose

Pathogenese: Kompression der V. lienalis durch ein vergrößertes Pankreas oder durch Thrombose bei übergreifenden entzündlichen Veränderungen (S. 386).

Duodenalstenose

Pathologische Anatomie: Langstreckige Kompression des Duodenum in der Pars descendens durch den vergrößerten Pankreaskopf.

Symptome und Diagnose: An Symptomen treten krampfartige postprandiale Schmerzen auf, später Erbrechen.

Diagnose: Durch Röntgenuntersuchung von Magen und Duodenum oder durch Endoskopie.

Therapie: Es kommt die partielle Duodenopankreatektomie in Frage. Ist sie wegen allgemeiner Kontraindikationen nicht angezeigt, wird die Entleerung des Magens durch Gastroenteroanastomose sichergestellt.

Verletzungen des Pankreas, S. 311

Pankreastumoren

Gutartige Tumoren der Bauchspeicheldrüse (Zystadenome, Inselzelladenome) sind selten; sie betreffen meist das Inselorgan und sind entsprechend dem Muttergewebe hormonell aktiv (S. 453). Unter den malignen Geschwülsten ist das Karzinom von klinischer Bedeutung.

Pankreaskarzinom

Pathologische Anatomie: Das Pankreaskarzinom ist ein bindegewebsreiches Adenokarzinom (szirrhöses Karzinom), das seinen Ausgang in über 90% vom Epithel kleinerer Pankreasgänge nimmt.

Symptome und Diagnose: Es wächst lange Zeit unbemerkt und wird erst durch Übergreifen auf

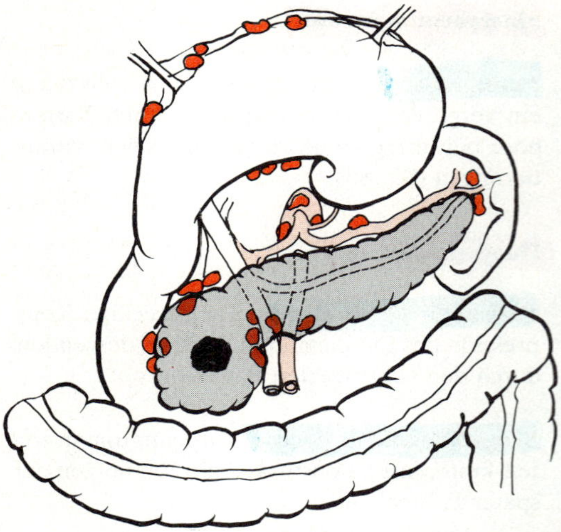

Abb. 20–66. Mögliche Lymphknotenmetastasen beim Pankreaskopfkarzinom

andere Strukturen (Gallengang mit Ikterus, Duodenum mit Passagebehinderung, Milzvenen mit Thrombose) symptomatisch. Häufig entwickelt sich distal des Tumors eine Pankreatitis oder eine Retentionszyste. Tumoren des Pankreasschwanzes können ohne Symptome bleiben.
Die Diagnose ist schwierig. Palpatorisch ist die vergrößerte Gallenblase häufig tastbar (Courvoisier-Zeichen). Im Ultraschallsonogramm und Computertomogramm läßt sich lediglich die Vergrößerung des Pankreas feststellen. Röntgenologisch ist das duodenale C erweitert. Arteriographisch sind Tumorzeichen (Gefäßabbrüche, Gefäßverlagerung, Lakunenbildung etc.) nachweisbar, eine Sicherung der Diagnose erfolgt gelegentlich zytologisch aus dem Pankreassekret, sonst histologisch oder zytologisch aus intraoperativ entnommenen Gewebsproben **(Abb. 33–56)**.

Therapie: Pankreaskarzinome sind nur zu 20% zum Zeitpunkt der Diagnose noch operabel, da sehr früh Metastasen in Lymphknoten (Abb. 20–66) und Leber auftreten. Die Duodenopankreatektomie kann partiell oder total ausgeführt werden (Operationsletalität etwa 20%). Die Prognose ist ungünstig, mit einer Fünfjahresheilung kann nur in 5–10% gerechnet werden. Bei Inoperabilität können Palliativeingriffe (biliodigestive Anastomose, Gastroenterostomie) lebensverlängernd sein. Stehen pankreatitische Schmerzen im Vordergrund, kann eine Pankreatikojejunostomie Linderung bringen (Abb. 20–63).

Peripapilläres Karzinom, S. 378

Portale Hypertension

Eine Behinderung im Abstrombereich der Pfortader führt zu einem Überdruck in den ihr vorgeschalteten Venen (V. mesenterica, V. lienalis). Ein Pfortaderhochdruck kann verursacht sein durch einen
a) prähepatischen,
b) intrahepatischen und
c) supra- bzw. posthepatischen (Lebervenen- oder V.-cava-inferior-) Block.

Prähepatischer Block

Eine Behinderung des Pfortaderstroms vor der Leber kann bedingt sein durch eine Pfortaderthrombose oder eine sich in die Pfortader hinein entwickelte Milzvenenthrombose. Auch nach einer eitrigen Nabelinfektion mit Beteiligung der Umbilikalvenen oder durch eine überschießende Obliteration der Nabelvene, bzw. des Ductus venosus im Kindesalter kann es zu einer Thrombosierung kommen. Selten kann auch eine eitrige Phlebitis im Zusammenhang mit einem entzündlichen Bauchabszeß ursächlich sein.
Pfortaderkompressionen von außen (selten!) kommen durch Lymphknoten oder Tumoren im Bereich des Ligamentum hepatoduodenale zustande. Auch angeborene Mißbildungen am Leberhilus können den Pfortaderstrom beein-

trächtigen. Eine pathogenetisch unklare portale Hypertension, meist kombiniert mit einer Splenomegalie, wird als essentieller bzw. idiopathischer Pfortaderhochdruck bezeichnet. Auch arteriovenöse Kurzschlußverbindungen im Splanchnikusbereich können eine Hypertonie bedingen.

Intrahepatischer Block

Weitaus am häufigsten wird ein Pfortaderhochdruck verursacht durch einen intrahepatischen Stop, meist eine Leberzirrhose. Sie ist selten Folge einer früheren Infektion (Virushepatitis, Bilharziose, Schistosomiasis u. a.), sondern viel öfter alkoholischer Genese. Für eine portale Hypertension von nur geringer Bedeutung sind: Cirrhose cardiaque, biliäre Zirrhose, granulomatöse Erkrankungen, wie M. Hodgkin oder M. Boeck, kongenitale Leberfibrose oder Wilson-Krankheit.

Beim intrahepatischen Block kann unterschieden werden zwischen einer präsinusoidalen Widerstandserhöhung und dem häufiger vorkommenden postsinusoidalen Block. Bei der fortgeschrittenen Leberzirrhose besteht meist eine Kombination von beiden Formen.

Posthepatischer Block (Budd-Chiari-Syndrom)

Der Verschluß der posthepatischen Venen, d. h. der großen Lebervenen oder der unteren Hohlvene, kann Folge einer spontanen Thrombose, z. B. im Zusammenhang mit einer Polycythaemia vera, nach langzeitiger Einnahme von Ovulationshemmern oder auch nach einer rheumatischen oder luischen Phlebitis sein. Auch eine Rückstauung aus dem Herzen oder eine tumorbedingte Veneneinengung, selten auch abdominelle Traumen oder kongenitale Anomalien der V. cava inferior mit Membranbildungen kommen als Ursachen in Frage.

Symptome und Diagnose

Folge einer Strömungsbehinderung im portalen System ist die Entstehung von Kollateralkreisläufen, vor allem dort, wo eine enge anatomische Beziehung zwischen Venen des Pfortadersystems und solchen, die in die V. cava abfließen, besteht. Eine portale Hypertension kann pathologische Veränderungen im prähepati-

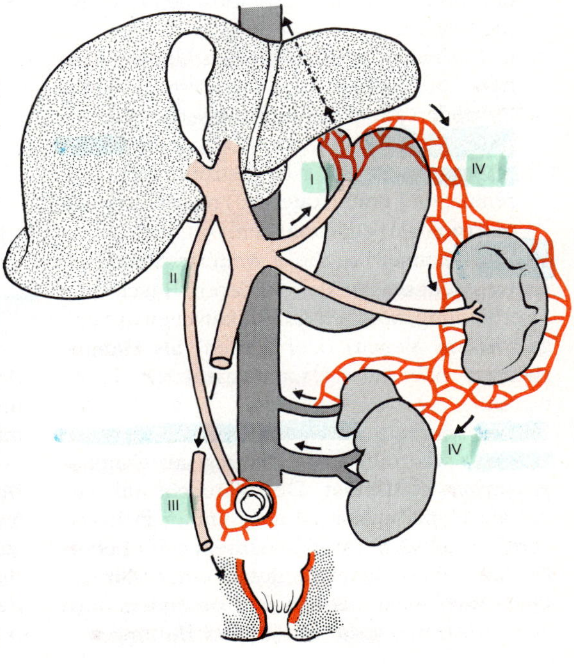

Abb. 20–67. Umgehungen vom portalen zum kavalen Venensystem. I. Porto-gastro-ösophageal. II. Umbilikal. III. Mesenteriko-hämorrhoidal. IV. Gastro-phreno-suprarenal-renal

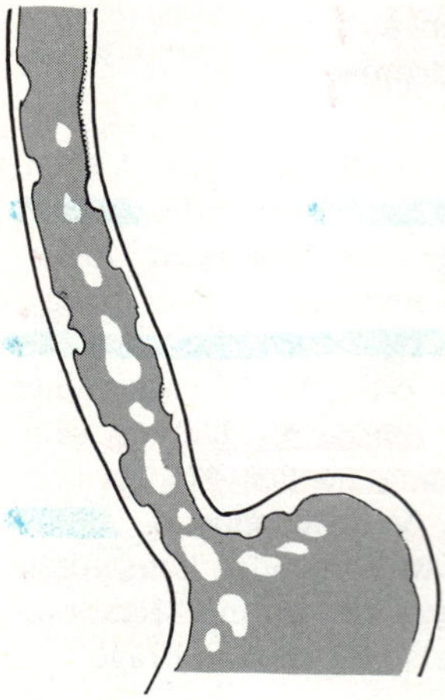

Abb. 20–68. Ösophagus-, seltener kardianahe Magenvarizen stellen sich bei der Durchleuchtung und Röntgenkontrastfüllung als geschlängelte Aussparungen dar

schen Bereich auslösen, die u. U. einen bedrohlichen Krankheitswert erhalten:

a) Splenomegalie mit Anämie und Thrombozytopenie.
b) Aszites (besonders bei intra- und posthepatischem Stop, selten bei prähepatischem Stop), vor allem, wenn bei Hypalbuminämie der intravasale kolloidosmotische Druck erniedrigt ist.
c) Entstehung von portokavalen Umwegsbahnen, die venöses Blut aus dem gestauten Pfortadersystem in das Cavasystem ableiten [Abb. 20–67: c–a gastroösophageale (V. coronaria ventriculi), c-b) gastrophrenosuprarenale, c-c) umbilikale, c-d) mesenterikohämorrhoidale Venenbahnen.]

Klinisch können solche erweiterte Venen als Caput Medusae an der vorderen Bauchwand (Verbindung zwischen Umbilikalvenen mit epigastrischen Venen) oder (selten) als Hämorrhoiden oder als Ösophagusvarizen imponieren.

Häufig wird ein Pfortaderhochdruck erst erkennbar, wenn die erste Blutung aus Ösophagusvarizen stattfindet. Der Verdacht auf eine portale Hypertension ist aber immer in Erwägung zu ziehen bei Vorhandensein einer Leberzirrhose, eines Caput Medusae, einer Milzvergrößerung, eines Aszites und besonders auch beim Auftreten gastrointestinaler Blutungen.

Der Nachweis einer portalen Hypertension bzw. von Ösophagusvarizen ergibt sich:

a) Durch Ösophagoskopie, mit der eine Ösophagusvarikose einfach und gefahrlos nachweisbar ist.
b) Aus dem Vorhandensein rundlicher Kontrastmittelaussparungen am Ösophagus, evtl. noch am Magenfundus bei einem Röntgenkontrastbreischluck (Abb. 20–68).
c) Durch indirekte Splenoportographie – eine schonende und heute viel geübte Methode (Erfassung der venösen Phase nach Kontrastmittelgabe in die A. mesenterica superior bzw. Milzarterie, **Abb. 33–57**).
   Die röntgenologische Darstellung des Pfortadersystems, einschließlich der intrahepatischen Venenbahnen, lokalisiert einerseits die Höhe des Stops, andererseits erlaubt sie eine Aussage über die operativ-technischen Möglichkeiten.
d) Durch direkte Splenoportographie (entweder durch „blinde“ oder gezielte Milzpunktion unter Sicht des Auges im Zusammenhang mit einer Laparoskopie). Bei der relativ risikoreichen Milzpunktion läßt sich allerdings auch der Venenabflußdruck messen. Normalerweise liegt der Pfortaderdruck bei 5–12 cm H_2O bzw. 3,5–9 mmHg. Bei einer portalen Hypertension kann der Druck sogar auf 50 und mehr cm H_2O erhöht sein **(Abb. 33–58)**.
e) Eine Messung des Pfortaderdrucks ist auch über die Kanülierung einer evtl. noch offenen V. umbilicalis möglich. Weiter kann eine Druckmessung im Rahmen einer Laparotomie über kleine Mesenterialvenen, bzw. auch durch Einführen eines Herzkatheters in die Lebervene, durchgeführt werden (Lebervenenverschlußdruck).

Differentialdiagnose

Außer an blutende Ösophagusvarizen ist bei einer massiven oberen gastrointestinalen *Blutung* mit Hämatemesis noch zu denken an: Magen- oder Duodenalulkus, benignen oder malignen Magentumor, Polypen, erosive Gastritits, Mallory-Weiss-Einrisse, Ösophagitis, paraoesophageale Hernie und eine allgemeine Blutungsdiathese.

Bei jedem *Aszites* ist grundsätzlich an eine Leberzirrhose mit portaler Hypertension zu den-

ken. Weitere Ursachen können sein: Nierenerkrankungen (nephrotisches Syndrom), Herzleiden (Herzinsuffizienz, Panzerherz etc.), Peritonealkarzinose, Meiggs-Syndrom, Polyserositis bei rheumatischem Leiden sowie spezifische und unspezifische Bauchfellentzündungen.
Bei *Splenomegalien* sind abzugrenzen entzündlich-infektiöse Formen oder Milzvergrößerungen bei neoplastischen bzw. hämatologischen Erkrankungen, selten auch bei kongenitalen Speicherkrankheiten.

Klinischer Verlauf

Häufig bleiben Ösophagusvarizen lebenslang klinisch stumm; das Grundleiden, z. B. eine Leberzirrhose, bestimmt dann den Krankheitsverlauf. Bei nur etwa 40% der Leberzirrhosekranken mit portaler Hypertension sind Ösophagusvarizen nachweisbar. Aber auch nur bei einem Drittel dieser Patienten muß mit einer Varizenblutung gerechnet werden. Dieses Leiden wird in Zukunft infolge des steigenden Alkoholabusus noch zunehmen. Die Blutungsgefahr bei Ösophagusvarizen hängt wohl mehr von der Größe der Varizen als vom Pfortaderdruck selbst ab. Nur selten aber entsteht die Blutung nach mechanischer Verletzung der Ösophagusschleimhaut im Varizenbereich. Meist kommt es zu spontanen Einrissen an den dünnen Venenwänden infolge Überdrucks. Ösophagusvarizen im distalen Bereich der Speiseröhre (5–10 cm oberhalb der Kardia), die dicht unter der Schleimhaut liegen, sind besonders blutungsgefährdet. Blutungsauslösend können sein: eine akute Verschlechterung der Leberfunktion, schwere körperliche Arbeit, Pressen beim Stuhlgang, evtl. auch die Arrosion dilatierter Venen bei Refluxösophagitis.

Behandlung

Bei der Therapie der portalen Hypertension ist zu unterscheiden zwischen

- Notfallmaßnahmen bei akuter Varizenblutung und
- Wahleingriffen zur Dekompression des Pfortaderkreislaufs bzw. zur Verhinderung weiterer Varizenblutungen.

Notfallmaßnahmen

a) Häufig ist eine Ösophagusvarizenblutung derart massiv, daß es alsbald zum Volumenmangelschock kommt. Blutdruckwerte unter 100 mm Hg und eine Pulsfrequenz über 120/min zeigen einen lebensbedrohlichen Zustand an. Erste Aufgabe ist daher ein ausreichender Volumenersatz, am besten mit Frischblut. Dabei ist einzukalkulieren, daß beim Zirrhosekranken sowohl eine zusätzliche Mangeldurchblutung als auch größere Mengen von Fremdblut die geschädigte Leber zusätzlich belasten. Dadurch wächst die Gefahr eines Leberkomas.

b) Eine weitere Aufgabe ist es, die Blutgerinnung zu verbessern. Außer Frischblut kommen daher zur Infusion auch noch Erythrozytenkonzentrate und Fresh-frozen-Plasma (FFP) in Frage. Ist das Antithrombin III – wie es bei Leberzirrhose häufig der Fall ist – erniedrigt, sollte es, um einer Verbrauchskoagulopathie entgegenzuwirken, substituiert werden.
Eine medikamentöse Erniedrigung des Pfortaderhochdrucks wird bewirkt durch Substanzen, die eine Tonusvermehrung der arteriellen Splanchnikusgefäße bewirken (z. B. Vasopressin intravenös) und dadurch den Zufluß zum Portalkreislauf mindern.

c) Nach endoskopischer Sicherung der Blutungsquelle erfolgt die lokale Behandlung der Blutung in der Regel zunächst mit *Ballonkompressionssonden,* entweder mit der Doppelballonsonde nach Sengstaken-Blakemore oder der Einballonsonde nach Linton-Nachlas. Bei der Sengstaken-Blakemore-Sonde wird der Magenballon mit 140 ml Luft, und der längsovale Ösophagusballon bis zu einem Kompressionsdruck zwischen 40 und 50 mmHg gefüllt (Abb. 20–69). Bei Blutung aus Fundusvarizen oder geplatzten Venen nahe der Kardia hat sich die Einballonsonde mit dem birnenförmigen Ballon (Füllung mit 400–600 cm^3 Luft und nach oral wirksamem Zug mit einem Gewicht zwischen 500 und 1000 g) besser bewährt. Keinesfalls dürfen Ballon-

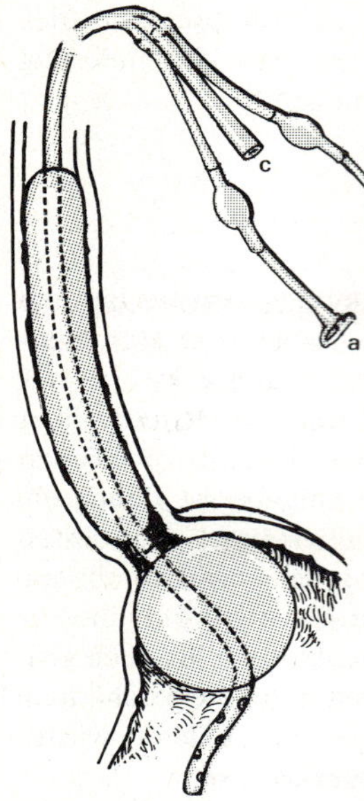

Abb. 20–69. In Ösophagus und Magen liegende Ballonsonde nach Sengstaken-Blakemore. Großer und kleiner Ballon zur Tamponade von Ösophagus und Kardia werden mittels getrennter Zufuhrwege (a u. b) mit Luft gefüllt. Der dritte, durchgehende Schlauch (c), kann als Magensonde entweder zum Absaugen oder auch zur Ernährung benutzt werden

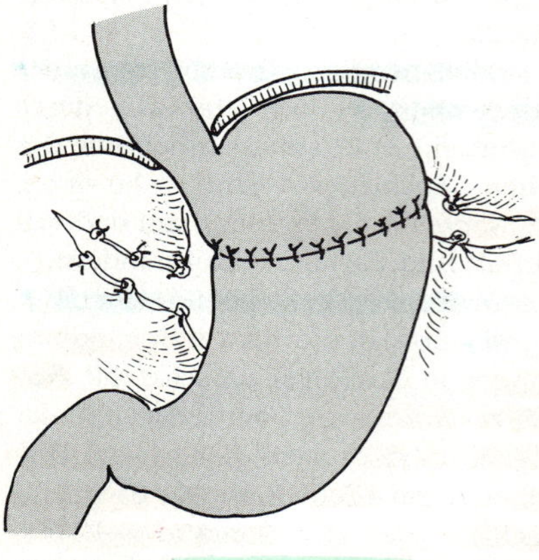

Abb. 20–70. Dissektionsligatur. Nach querer Durchtrennung des Magens und Ligatur seiner Gefäße an großer und kleiner Kurvatur wird der Magen reanastomosiert

sonden länger als 48 h aufgebläht liegen bleiben, weil sonst eine Ösophaguswandnekrose zu befürchten ist. Müssen Ösophagusballonsonden länger liegen bleiben, kann nach vorübergehender Dekompression eine erneute Luftfüllung durchgeführt werden.

d) Eine massive intestinale Blutung führt beim Zirrhotiker zu einer starken Eiweißbelastung mit Ammoniakanstieg und möglicher portosystemischer Enzephalopathie. Das Kolon ist deshalb baldmöglichst durch wiederholte hohe Einläufe von älterem Blut zu reinigen. Die bakterielle Enzymwirkung, durch die im Darm aus Bluteiweiß Ammoniak und andere toxische Metabolite gebildet werden, kann entweder durch schwer resorbierbare Antibiotika (Neomycin, Paromycin, 2–6 g) und auch durch Ansäuerung des Darminhalts mit Laktulose erreicht werden.
   Kommt eine Ösophagusvarizenblutung nach Kompressionsbehandlung (evtl. wiederholter!) nicht zum Stillstand, sind aktive Maßnahmen erforderlich.
e) In erster Linie hat sich in letzter Zeit die *Sklerosierungstherapie* zur lokalen Blutstillung bewährt. Sie ist relativ einfach durchzuführen, evtl. sogar schon zusammen mit der diagnostischen Endoskopie. Sie vermag in 80–90% der Fälle im Blutungsstadium eine vorübergehende Blutstillung zu erreichen.
f) Der Versuch, im Blutungsstadium durch operative Drucksenkung im Pfortadersystem mittels einer *Notshuntoperation* (portokavale, splenorenale, mesenterikokavale Anastomose) das Weiterbluten zu verhindern, wurde allgemein wegen der hohen Letalität weitgehend verlassen.
g) Als weitere operative Notmaßnahme kommt, nach transthorakaler Freilegung und Eröffnung des Ösophagus, die *Umstechung blutender Ösophagusvarizen* in Frage – auch ein nur palliativ wirksames Verfahren, das ebenfalls mit hoher Letalität belastet ist. Beim Zugang von abdominal sind zwar die Fundusvarizen erreichbar, aber nicht die Ösophagusvarizen.
h) Als *Venensperroperationen* sind möglich: entweder die zirkuläre Magendissektion mit Durchtrennung auch der Venen an der kleinen und großen Kurvatur (Abb. 20–70), die Ösophagusdissektion auf transthorakalem oder abdominellem Wege, ggf. auch mit einem maschinellen Nähapparat, oder eine abdominelle Ösophagusdissektionsligatur, die über eine zirkuläre Nekrose der Ösophaguswand zur Thrombosierung der Öso-

phagusvarizen führt (3teiliger Ring nach Vosschulte oder Quetschknopf nach Boerema).

i) *Fundektomie* und *Ösophagogastrostomie.*

k) *Subdiaphragmale Venenligatur.*

l) Zur Beherrschung einer akuten Blutung kommt noch in Frage die transhepatische *Venenokklusion,* bzw. *Embolisation* durch Injektion eines gefäßthrombosierenden Präparates und evtl. die endoskopische Blutstillung mittels *Laserkoagulation.*

Alle diese am Ort der Blutung (Ösophagus- oder Fundusvarizen) wirksamen Maßnahmen stellen keine kausale Therapie dar, denn die portale Hypertension besteht weiter. Die Gefahr einer Rezidivblutung ist hochgradig. Vordergründige Aufgabe aller Notfallmaßnahmen ist es, die Blutungsphase zu überwinden, um die Kranken in ein Stadium zu retten, in dem mit deutlich geringerem Risiko – evtl. nach strenger Selektion – ein den Hochdruck im portalen System ausgleichender Eingriff vorgenommen werden kann. Unvermeidbar allerdings resultiert aus jedem Eingriff, der Blut aus dem portalen in das kavale System ableitet, entsprechend der Druckminderung eine Verringerung der Leberdurchblutung und damit der Sauerstoffversorgung. Gleichzeitig fehlt der Zustrom portalvenöser hepatotropher Substanzen. Wenn eine Shuntoperation nicht in Frage kommt, bietet sich die Dauertherapie durch Sklerosierung als Alternative an.

Shuntoperationen im blutungsfreien Intervall (Wahleingriffe)

Eine kausale Therapie von Ösophagusvarizen kann nur durch die Entlastung des Überdrucks im portalen Gefäßsystem erzielt werden. Verschiedene Verfahren, alle mit relativ hohem Risiko, sind möglich. Eine therapeutische Indikation ist bei jedem Kranken individuell zu erwägen. Dabei ist eine enge interdisziplinäre Kooperation erforderlich. Aszites, sehr schlechte Leberfunktion, niedrige Quick-Werte, Alter über 60 Jahre, Zustand nach mehreren Rezidivblutungen und chronischer Alkoholismus weisen auf eine vermehrte Gefährdung hin. Vor allem wegen der Notwendigkeit intraoperativer Blutgaben und daher zusätzlicher Leberbelastung und wegen der operationsbedingten späteren Minderdurchblutung der Leber ist ein relativ hohes Operationsrisiko einzukalkulieren. Die verminderte Sauerstoffperfusion der Leber hat häufiger noch Wochen und Monate nach der Operation ein Leberversagen oder Enzephalopathien zur Folge. Erreichen aber läßt sich durch die Shuntoperation eine dauerhafte Minderung der Blutungsgefahr aus Varizen. Die Indikation für eine prophylaktische Shuntoperation bei noch blutungsfreien Ösophagusvarizen ist nach unserer Auffassung nicht gegeben, denn nur bei etwa $^1/_3$ der Varizenträger kommt es jemals zu einer Blutung. In kontrollierten Studien konnte keine lebensverlängernde Wirkung des prophylaktischen Shunts nachgewiesen werden. Darüberhinaus ist bei der Indikationsstellung die Möglichkeit von postoperativen Persönlichkeitsveränderungen zu berücksichtigen. Eine Shuntoperation ist unserer Auffassung nach daher grundsätzlich erst nach der ersten massiven Blutung gerechtfertigt, weil bei diesen Patienten immer mit Rezidivblutungen gerechnet werden muß. Eine therapeutische Indikation sollte deshalb unter Bewertung aller Risikofaktoren möglichst bald im freien Intervall nach der ersten massiven Blutung diskutiert werden.

Offen ist z. Z. noch, ob die Überlebensrate nach Shuntoperationen durch eine bessere Selektion der Patienten nach klinischen und hämodynamischen Parametern verbessert werden könnte. Die Senkung der Frühletalität der Operation ist wahrscheinlich möglich, wenn nur Kranke mit kompensierter Leberfunktion zur Operation kommen. Trotz zahlreicher Versuche aber konnten bisher keine signifikant gültigen Selektionskriterien erarbeitet werden.

Wahl der operativen Verfahren

Die Technik einer Shuntoperation ist u. a. auch von der Lokalisation des Stops abhängig. So kommt bei einer Pfortaderthrombose eine portokavale Anastomose nicht in Frage, ebensowenig eine splenorenale Anastomose bei primärer Milzvenenthrombose. Bei Kindern unter 10 Jahren sind die Gefäße so kleinlumig, daß die Gefahr eines spontanen Anastomosenverschlusses groß ist. Der Operationszeitpunkt sollte daher nach Möglichkeit in die Pubertätsphase verschoben werden.

Die beste Art der Herstellung eines Kurzschlusses zwischen portalem und kavalem System zur Entlastung der portalen Hypertension

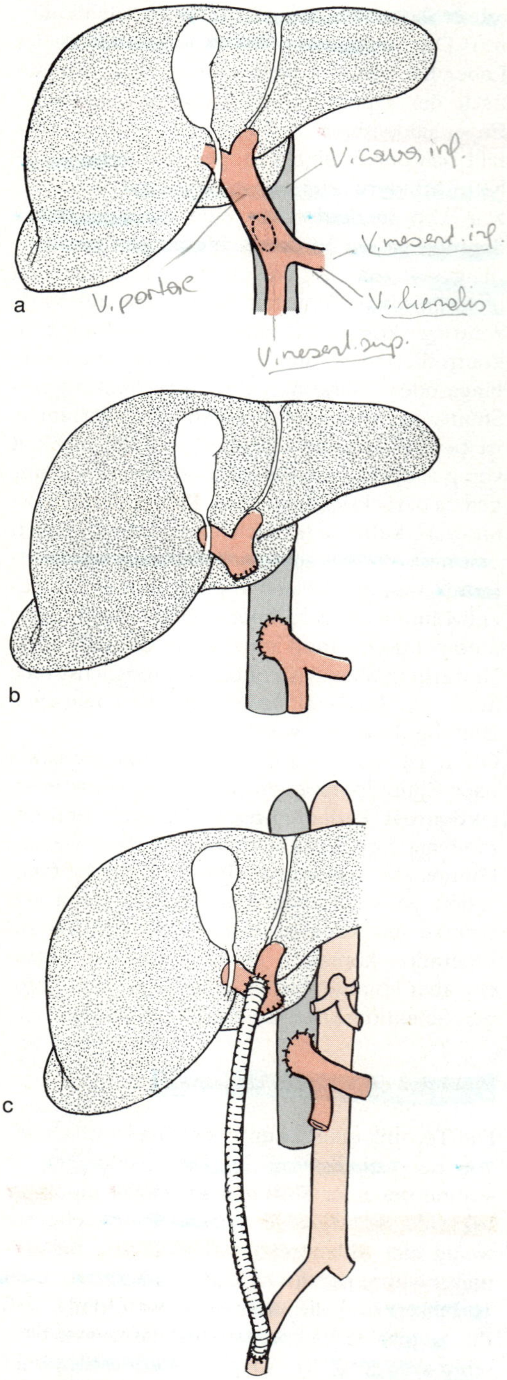

Abb. 20–71. (a) Portokavale Seit-zu-Seit-Anastomose. (b) Portokavale End-zu-Seit-Anastomose. (c) Portokavale End-zu-Seit-Anastomose mit Arterialisation des lebernahen Pfortaderstumpfes aus der rechten A. iliaca comm. mit Hilfe eines autologen Venentransplantates oder einer Dacronprothese

ist noch umstritten. Je weiter entfernt von der Leber der Kurzschluß hergestellt wird, um so geringer ist deren Minderdurchblutung, um so schwieriger aber ist der technische Operationsvorgang und um so größer die Gefahr eines thrombotischen Verschlusses der Anastomose. Das klassische Verfahren (Eck-Fistel) ist die Anastomose zwischen Pfortader und V. cava inferior, entweder Seit-zu-Seit (Abb. 20-71 a) oder End-zu-Seit (Abb. 20-71 b). Bei der End-zu-Seit-Anastomose wird der venöse Durchstrom durch die Leber völlig aufgehoben, was Ursache für eine postoperative Leberzellnekrose sein kann. Die Leber wird nur noch über die A. hepatica versorgt. Bei der Seit-zu-Seit-Anastomose, bei der der portale Weg zur Leber noch frei ist, besteht andererseits die Gefahr, daß das der Leber über die A. hepatica zugeführte Blut infolge des intrahepatischen Staus über den Weg des geringsten Widerstands rückläufig durch die Pfortader und die portokavale Seit-zu-Seit-Anastomose zur V. cava abströmt; so könnte evtl. auch noch die arterielle Leberdurchströmung gestört werden.

Um die Leberdurchblutung bei der End-zu-Seit-Anastomose zu verbessern, hat Matzander eine Arterialisation des unterbundenen lebernahen Pfortaderstumpfes aus der A. iliaca communis rechts mit Hilfe eines Venentransplantates oder einer Dacronprothese empfohlen (Abb. 20-71 c).

Auch splenorenale Anastomosen entweder mit oder ohne Entfernung der Milz, können eine Entlastung des Pfortaderhochdrucks herbeiführen (Abb. 20-72 a, b). Mit der distalen splenorenalen Anastomose nach Warren, in Verbindung mit einer Venensperre entlang der kleinen Kurvatur des Magens, wird die portale Leberdurchblutung und der mesenteriale Perfusionsstrom nicht unterbrochen.

Zur Pfortaderentlastung kommt auch noch die Interposition eines großlumigen Kunststoffrohres zum Kurzschluß zwischen V. mesenterica superior und V. cava inferior (Drapanas-Shunt) (Abb. 20-72 c) in Frage. Dieser mesenterikokavale Shunt nach strenger Selektion der Kranken wird in jüngerer Zeit von manchen Autoren als relativ risikoarmes und doch kausal gut wirksames Verfahren besonders empfohlen. Problematisch aber ist die Gefahr einer Abknickung oder Einengung des Interponats zwischen V. mesenterica und V. cava durch das nahegelegene Duodenum.

Endgültige Beweise dafür, daß andere Shuntverfahren der klassischen portokavalen Anastomose wirklich überlegen sind, liegen derzeit noch nicht vor. Der portokavale Shunt ist technisch am einfachsten, effektiv und mit der geringsten Thrombosierungsrate behaftet. Allerdings ist beim Warren-Shunt und beim Drapanas-Shunt die Enzephalopathierate etwas niedriger.

Dauersklerosierung

Die insgesamt trotz zahlreicher Erfolge noch keineswegs befriedigende Shuntchirurgie führte dazu, daß in jüngster Zeit die schon länger bekannte, aber bislang wenig verbreitete Verödungsbehandlung von Ösophagusvarizen mehr und mehr Anhänger gewann; vor allem die Entwicklung flexibler Endoskope trug dazu bei. Zur Verödungsbehandlung ist i. d. R. keine Narkose erforderlich. Es werden um und in die varikösen Venenstränge zirkulär in 2–3 Etagen Depots einer alkoholischen oder öligen Sklerosierungssubstanz gesetzt (Abb. 20-73). Dadurch kommt es zur Thrombosierung bzw. Verödung der Varizen. Gleichzeitig entwickelt sich eine Entzündungsreaktion in der Umgebung, die eine Vernarbung und Schleimhautverdikkung im distalen Ösophagus bewirkt. Die Sklerosierungstherapie mit einem, wie früher üblichen, starren Ösophagoskop in Narkose wurde wegen der größeren Belastung für den Patienten weitgehend verlassen, sie kommt allenfalls noch bei schweren unstillbaren Blutungen in Frage. Seltene Komplikationen der Sklerosierungstherapie sind Ösophagusperforationen bzw. Mediastinitis, Pleuraergüsse und als Spätfolgen narbige Ösophagusstenosen. Die Kliniketalität der Sklerosierungstherapie liegt zwischen 20 und 30%. Nicht übersehen werden darf allerdings, daß die Sklerosierungsbehandlung die ursächliche portale Hypertension nicht beeinflussen kann, weshalb laufende Nachkontrollen bzw. Nachinjektionen erforderlich sind. Nach bisheriger Erfahrung empfiehlt es sich, in der Phase der ersten Ösophagusvarizenblutung eine Sklerosierungsbehandlung durchzuführen. Wenn es allerdings später wiederholt zu Rezidivblutungen kommt, dann sollte eine der angegebenen Shuntoperationen in Erwägung gezogen werden, wenn unter strenger Überprüfung aller einschlägigen Parameter das Operationsrisiko dem jeweiligen Patienten zumutbar erscheint. Bei Kranken, die sich einer regelmäßigen Sklerosierungstherapie und Nachsorge entziehen – wodurch die Rezidivblutungsgefahr besonders groß ist – wird man sich leichter für eine Shuntoperation entschließen. Bei schwer dekompensierten Leberzirrhosepatienten mit Ösophagusvarizenblutung allerdings kommt eine Shuntoperation kaum in Betracht; jedoch kann auch eine noch so konsequente Sklerosierungsbehandlung bei diesen Kranken letztlich –

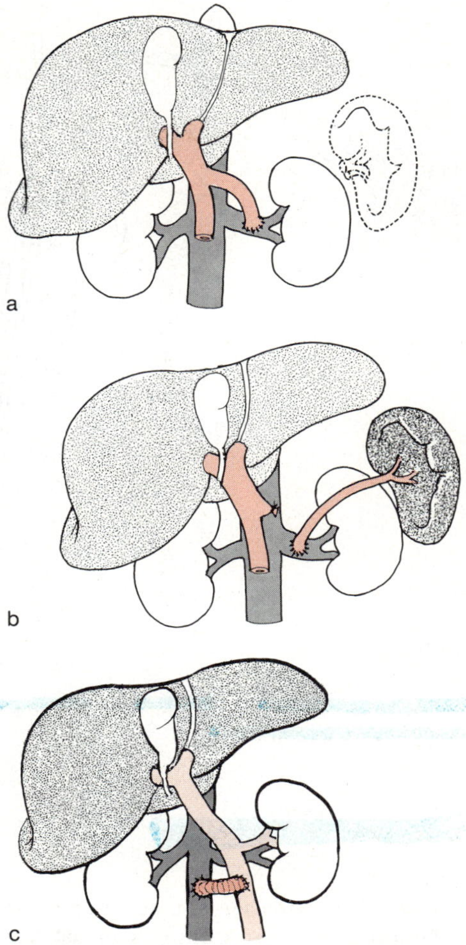

Abb. 20–72. (a) Zentrale splenorenale Anastomose End-zu-Seit nach Splenektomie (Anastomose der am Milzhilus durchtrennten V. lienalis mit der linken V. renalis). (b) Distale splenorenale Anastomose unter Erhaltung der Milz. Die nahe ihrer Einmündung in die Pfortader durchtrennte Milzvene wird mit der linken V. renalis End-zu-Seit anastomosiert, um den Blutstrom aus der Milz in das Kavasystem abzuleiten. (c) Zwischen dem Hauptstamm der V. mesenterica und der V. cava wird ein relativ großlumiges Kunststoffrohr interponiert

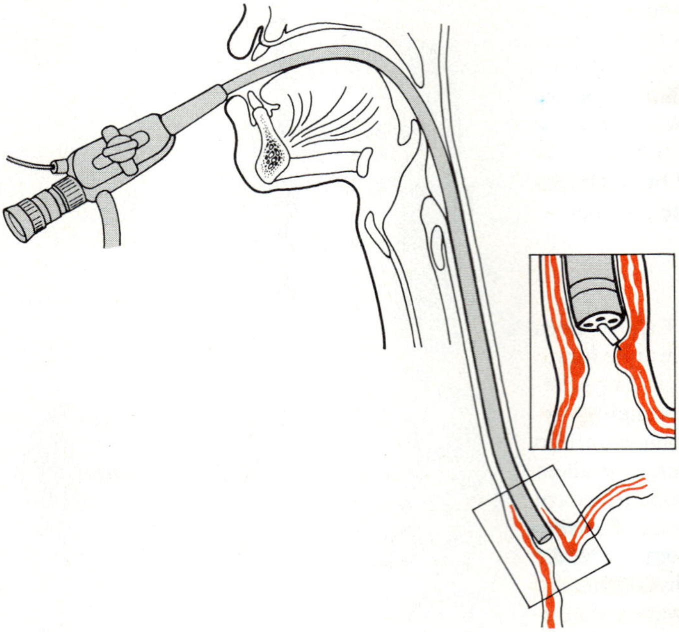

Abb. 20–73. Technik der Sklerosierungstherapie von Ösophagusvarizen mit dem flexiblen Endoskop

ebenso wie der Shunt – lediglich die Blutungskomplikation beeinflussen.

Postoperative Nachsorge

Nach einer erfolgreichen Shuntoperation kann die Druckentlastung so wirksam sein, daß Varizenblutungen nie mehr auftreten. Das weitere Schicksal des Patienten hängt dann allein vom Verlauf seines Leberleidens ab. Auch bei konsequenter Sklerosierungstherapie können Ösophagusvarizenrezidivblutungen ausbleiben. Nach Shuntoperationen ist allerdings zu bedenken, daß die veränderten Durchströmungsverhältnisse der Leber nicht nur in der unmittelbaren postoperativen Phase, sondern auch noch nach Monaten zu weiteren Störungen der Leberfunktion führen können. Eine Postshuntenzephalopathie bzw. stuporöse Zustände sind in etwa 30% der Fälle als Spätkomplikation zu beobachten – ein schwerwiegendes Argument vor allem gegen eine *prophylaktische* Shuntoperation. Als Vorbeugung gegen die Enzephalopathie wird die Reduktion der Eiweißzufuhr (20–40 g/die), die Gabe schwerlöslicher Antibiotika (Neomycin oder Paromycin ca. 3 g/die) oder Lactulose (50–60 g/die) zur Verhinderung der Entstehung toxischer Metaboliten im Darm empfohlen.

Auch die Zunahme oder Ausbildung eines Aszites nach Shuntoperationen ist öfter zu beobachten, was durch saluretische Maßnahmen bzw. Aldosteronantagonisten jedoch gut beherrschbar ist.

Rezidivblutungen nach Shuntoperationen sind meist Folge einer Anastomosenthrombosierung (ca. 5–10%). Entdeckt man diese frühzeitig, so kommt evtl. eine Thrombektomie in Frage.

Alle Behandlungsmaßnahmen bei Ösophagusvarizenblutungen befassen sich mit den Folgen der portalen Hypertension und nicht mit dem kausalen Grundleiden, der Leberzirrhose. Diese ist meist nicht beeinflußbar und bestimmt den weiteren Verlauf. Das Problem der operativen Behandlung einer portalen Hypertension, die allein durch eine Druckentlastung im Pfortaderkreislauf möglich ist, ist derzeit aber noch nicht befriedigend gelöst. Nur eine strengere Indikationsstellung und eine dem jeweiligen Patienten entsprechende Wahl des Behandlungsverfahrens können die bisherigen Ergebnisse in Zukunft verbessern.

Milz

Trauma, S. 309

Splenomegalie

Von einer Milzvergrößerung (fälschlich Milztumor) spricht man, wenn das Organ über dem linken Rippenbogen tastbar ist und sich mit der Atmung von links laterodorsal nach medioventral-kaudal verschiebt. Manchmal füllt die Milz nahezu das ganze Abdomen aus.

Entzündung

Diese ist nur ein Teilsymptom im Rahmen akuter Infekte, bei septischen Krankheitsbildern, Tuberkulose, Typhus u. a. Die Therapie richtet sich nach der Grundkrankheit, die Entfernung der Milz ist nicht indiziert. Selten kommt es zum Auftreten von Milzabszessen – entweder auf embolischem Wege oder durch Übergreifen von der Umgebung –, die die Milzexstirpation erforderlich machen.

Zysten

Neben Echinokokkuszysten können Dermoidzysten, kavernöse oder lymphangiomatöse Zysten und sog. Hämatomzysten vorkommen. Die Diagnose wird meist erst dann gestellt, wenn die Zysten eine solche Größe erreicht haben, daß sie die Nachbarorgane verdrängen.

Therapie: Splenektomie.

Tumoren

Gutartige Tumoren sind selten und erlangen meist erst dann klinische Bedeutung, wenn sie durch ihre Größe Beschwerden machen oder wenn sie zu einem *Hyperspleniesyndrom* führen (*Hyperspleniesyndrom:* Stark gesteigerte Milzfunktion mit Blutzellverminderung im peripheren Blut, Milzvergrößerung und Knochenmarkhyperplasie). Meist liegen große Hämangiome oder Lymphangiome vor.

Therapie: Splenektomie.

Prognose: Günstig.

Wesentlich ungünstiger ist die Prognose bei den allerdings selten vorkommenden ***bösartigen Tumoren.*** Sie sind histologisch meist Sarkome.

Therapie: Splenektomie.

Splenomegalie bei hämatologischen Krankheiten

Hämolytische Anämien

Die häufigste Form ist der familiäre hämolytische Ikterus.

Diagnose: Sphärozyten im Blutausstrich, Linksverschiebung der *Price-Jones-Kurve* für Erythrozytendurchmesser. Die Anämie schwankt je nach Krankheitsphase (Hämolyseschübe). Weiter Retikulozytose, erhöhte Blutsenkung mit unscharfer Abgrenzung zwischen Serum und Blutkörperchen (*Schleiersenkung*). Erniedrigung der osmotischen Resistenz der Erythrozyten (Resistenzbreite 0,4–0,7% NaCl). Urobilinogen im Harn positiv.

Symptome: Milztumor, Turmschädel, symmetrische Unterschenkelgeschwüre, Gallensteine, zeitweise auftretender Ikterus (abhängig von der Intensität des Blutzellzerfalles) und Infantilismus.

Therapie: Splenektomie. Besteht zusätzlich ein Gallensteinleiden, dann evtl. gleichzeitig Cholezystektomie. Jedoch niemals diese zuerst, da dadurch eine hämolytische Krise ausgelöst werden kann.

Essentielle Thrombozytopenie (Morbus Werlhof)

Ursache entweder verstärkter Thrombozytenzerfall in der Milz oder hormonale Reifungsstörung der Thrombozyten im Knochenmark. Die Erkrankung befällt vorwiegend Jugendliche bis zum 15. Lebensjahr und verläuft in Schüben. Die Hämorrhagie tritt nicht immer nur in Haut und Schleimhaut auf, sondern gelegentlich auch in den inneren Organen (apoplektischer Insult, meningeale Blutungen).

Diagnose: Verminderung der Thrombozyten im Ausstrich mit unreifen Thrombozytenformen. Im Sternalpunktat Megakaryozyten vermehrt. Bei normaler Gerinnungszeit ist die Blutungszeit verlängert. Thrombelastogramm verzögert.

Therapie: Nach Ausschluß einer primären Knochenmarkserkrankung ist die Splenektomie indiziert.

Splenomegalie bei Milzvenenthrombose

Definition: Lienale Form des prähepatischen Blocks, verursacht durch Milzvenenthrombose oder Milzvenenstenose. Sie tritt vor allem bei jungen Patienten auf (15–17 Jahre), welche einen früheren Infekt im Pfortaderbereich (Nabeleiterung, Perityphlitis etc.) oder ein Trauma mit Beteiligung dieser Region durchgemacht haben.

Symptome: Milzvergrößerung, Ösophagusvarizen mit nicht selten auftretender abundanter Blutung, Hyperspleniesyndrom.

Therapie: Splenektomie nach Lokalisation des Hindernisses mittels Splenoportographie.

Splenomegalie bei Erkrankungen der Leber

Wenn bei chronischer Hepatitis gleichzeitig ein Hyperspleniesyndrom vorliegt, kann die Splenektomie zur Besserung führen. Je weiter die Leberveränderungen in Richtung Zirrhose fortgeschritten sind, um so geringer ist der Effekt der Milzexstirpation.

Bantisyndrom

G. Banti beschrieb 1894 ein Krankheitsbild, das durch Splenomegalie mit Anämie und später durch Leberzirrhose, Aszites und Kachexie gekennzeichnet ist. Er nahm eine primäre Milzerkrankung (Milzfollikelverödung, Fibroadenie) als Ursache einer sich entwickelnden, durch „Milztoxine" bedingten Pfortaderaffektion und späteren Leberzirrhose an. Das Banti-Syndrom als selbständiges Krankheitsbild wird heute abgelehnt und gilt nur für die Feststellung, daß die Splenomegalie im Vordergrund des Syndroms des Pfortaderhochdruckes steht. Diese ist im Kinderalter häufig das erste hinweisende Symptom.

Splenektomie

Linksseitiger Rippenbogenrandschnitt oder zunächst mediane Oberbauchlaparotomie und dann im rechten Winkel dazu linksseitiger Querschnitt in Nabelhöhe (Abb. 20–1). Sodann nach Lösung evtl. vorhandener Verwachsungen unter Schonung des Pankreasschwanzes Darstellung des Milzstieles mit getrennter Unterbindung zuerst der A. und danach der V. lienalis.

Frühkomplikationen nach Splenektomie

Häufig Magen-Darm-Atonien (Magensonde!), Thrombozytose, Pankreatitis, Begleitpleuritis und basale Pneumonie.

Retroperitonealraum

Hämatome

Ätiologie: Trauma, pathologische Gefäßveränderungen (Periarteriitis nodosa, rupturierte Aneurysmen), Blutungen aus retroperitonealen Geschwülsten, Blutungen unter Antikoagulanzienbehandlung.

Retroperitoneale Fibrose

Diese Erkrankung wurde erstmals von *Ormond 1948* beschrieben.

Ätiologie: Autoimmunologische Prozesse, Arzneimittelschäden, intra- und retroperitoneale Entzündungen, Reaktionen auf Röntgenbestrahlungen und andere Ursachen. Man unterscheidet die idiopathische Form (*Ormond-Krankheit*) von einer sekundären, symptomatischen (*Ormond-Syndrom*). Es kommt bei dieser Erkrankung zu typischen Veränderungen: Im Bereiche der Gerota-Faszie entwickelt sich plattenförmiges Kollagengewebe mit Hyalinisierungsneigung. Dabei finden sich diese Veränderungen hauptsächlich in Höhe des III.–V. LWK im Bereich der Ureteren und Gefäße, die umscheidet werden. In den klassischen Fällen sind diese Veränderungen symmetrisch lokalisiert.

Symptome: Lumbale und uncharakteristische abdominelle Schmerzen. Anämie, Blutsenkung erhöht, Nierenfunktion eingeschränkt, häufig auch Pyelonephritis. Endstadium: Urämie.

Therapie: *Konservativ:* Absetzen des für die Schädigung verantwortlichen Medikamentes, Cortison, Antibiotika und Antiphlogistika.
Operativ: Möglichst frühzeitig Ureterolyse mit Intraperitonealverlegung des Ureters; durch die gleichzeitig erfolgende Probeexzision wird die Diagnose gesichert.

Entzündung

Retroperitoneale Abszesse: Entstehung durch Entzündungen, Traumen oder Tumoren der Nachbarorgane. Frühdiagnose nur selten möglich (z.B. tuberkulöser Senkungsabszeß wird erst dann diagnostiziert, wenn er eine Vorwölbung in der Inguinalregion verursacht).

Therapie: Eröffnung und Drainage; beim tuberkulösen Senkungsabszeß Punktion. Zusätzlich nach Kultur- und Resistenzbestimmung antibiotische Abschirmung.

Komplikationen: Perforation in die freie Bauchhöhle, den Pleuraraum, das Mediastinum, den Darm, die Vagina oder in die Gefäße.

Zysten

Sie entstehen nach retroperitonealen Blutungen, aber auch nach Nierentraumen mit Eröffnung der Nierenhohlräume bzw. nach Ureterenverletzungen. Sie sind mit dem Epithel der oberen Harnwege ausgekleidet. Weiter können Zysten infolge Andauung des perirenalen Fettgewebes durch ektopisches Pankreasgewebe entstehen.

Tumoren

Primäre Tumoren: Sind relativ selten. Sie gehen vom Binde-, Fett-, Muskel- oder Nervengewebe, vom Lymph- und Blutgefäßsystem oder von versprengten Embryonalkeimen aus. Weitaus häufiger sind sie maligne. Davon wiederum überwiegen bei weitem die Sarkome (Liposarkome, Fibrosarkome, Leiomyosarkome, Rhabdomyosarkome). Die retroperitonealen Tumoren treten am häufigsten im 5. und 6. Lebensjahrzehnt auf. Jedoch finden sie sich auch bei Kindern unter 10 Jahren auffallend häufig.

Sekundäre Tumoren: Sie treten entweder als Metastasen auf oder wachsen, per continuitatem die Organgrenzen überschreitend, in das Retroperitoneum ein.

Symptome: Sie werden durch Lage und Ausdehnung der Tumoren bestimmt und treten erst bei einer gewissen Tumorgröße auf. Erstes Symptom ist meist der abdominelle Schmerz, daneben treten jedoch auch Übelkeit, Erbrechen, Diarrhöen, Obstipation und Ileuserscheinungen auf. Weitere allgemeine Symptome sind Leistungsknick, Gewichtsverlust und Fieber.

Diagnose: Zunächst exakte Anamnese, danach sorgfältige Palpation des Abdomens, des lumbosakralen Gebietes und des Beckenraumes (rektal und vaginal). Weiter neurologischer Status (Sensibilitätsstörungen, Ausfälle der Motorik und der Muskeldehnungsreflexe). Von großer Wichtigkeit sind röntgenologische Untersuchungsmethoden (Thorax-, Wirbelsäulen- und Beckenrö., Abdomenleeraufnahme, Ausscheidungsurographie, retrograde Pyelographie, Tomographie mit Pneumoretroperitoneum, Angiographie, Lymphographie, Magen-Darm-Darstellung, CT). Außerdem ist die endoskopische Abklärung (Zystoskopie, Rektoskopie, Koloskopie, Gastroskopie) erforderlich. Nicht selten bringt erst die Probelaparotomie eine gesicherte Diagnose.

Therapie: Sie kann nur durch interdisziplinäre Zusammenarbeit von Chirurgen, Urologen, Gynäkologen und Radiologen zu einem Erfolg führen und richtet sich nach dem befallenen Organ, der Ausdehnung und dem histologischen Befund.

Hernien

Allgemeines

Definition

Unter Hernie versteht man das Vortreten von Eingeweideteilen in eine abnorme Peritonealausstülpung (*Hernia vera*); im Gegensatz dazu steht der *Eingeweideprolaps (Hernia spuria)* mit Fehlen einer peritonealen Auskleidung, z. B. nach spitzstumpfen Bauchtraumen (Kuhhornstoß) oder beim Platzbauch.

Häufigkeit der Hernie 3–5%, davon Leistenhernien 75%, Nabelhernien 10% und Schenkelhernien 8%, der Rest verteilt sich auf die übrigen Hernien. Von den Leistenhernien sind 95% männlich: Anatomische (Hodendeszensus), soziale (Berufsbeanspruchung) und Geschlechtsdisposition. Von den Schenkelhernien entfällt ein Drittel auf Männer und zwei Drittel auf Frauen.

Bei den äußeren Hernien entwickeln sich die Ausstülpungen durch Lücken der Bauchwand, ***bei den inneren*** Hernien befindet sich der Bruchsack bzw. die Bruchpforte in der Bauchhöhle.

Hernia congenita: Z. B. angeborene indirekte Leistenhernie (offener Processus vaginalis peritonei: Hoden im Bruchsack; oder Teilverschluß des Processus vaginalis: Samenstrang läßt sich vom Bruchsack schwer trennen), Zwerchfellhernie oder Nabelschnurbruch mit fließenden Übergängen zu Mißbildungen.

Hernia acquisita: Später erworbene Hernie. Die erworbene Hernie entsteht fast immer durch Erhöhung des intraabdominellen Drukkes: Pressen (chronische Obstipation), Heben schwerer Lasten, Schwangerschaft, intraabdominelle Tumoren, Aszites, chronische Bronchitis, Bläser (Horn, Glas), erschwertes Harnlassen (Phimose, Striktur, Prostatahypertrophie).

Dazu gehört ein Nachgeben des Stützgewebes an anatomisch schwachen Stellen. *Traumen* sind als *Ursache* nur bei starker direkter Gewalteinwirkung und unmittelbar nachweisbarer Schädigung der Bauchwand vertretbar, z. B. durch Verschüttung oder durch Überfahren.

Diagnose

Bruchpforte: Danach der Name. Form (Ring, Weite, Straffheit) und Verlauf (gerade, schräg) werden bei völliger Entspannung nach Reposition des Bruches durch vorsichtige Einstülpung der äußeren Haut mit dem Klein- oder Zeigefinger untersucht.

Bruchkanal: Weg zwischen innerer und äußerer Bruchpforte.

Bruchsack: Er besteht aus Peritoneum parietale. Wir unterscheiden dabei *Hals, Körper* und *Grund* (Abb. 20–74 a); möglich sind doppelter Bruchsack (Abb. 20–74 b), Hernia bilocularis (Abb. 20–74 c): Zwerchsackform, wobei ein Teil zwischen oder innerhalb der Bauchwandschichten und ein Teil skrotal liegt, gekammerter Bruchsack und Zysten- bzw. Divertikelbildung (Abb. 20–74 d). Ein Sonderfall mit teilweise fehlendem Bruchsack ist der *Gleitbruch.* Durch „Tiefergleiten" des parietalen Bauchfells liegt auch das Zäkum bzw. Sigma selbst im Bruchsack, wobei ein Teil des Bruchsackes aus der Darmwand gebildet wird (Abb. 20–75). Gefahr operativer Eröffnung der Darmwand!

Bruchsackinhalt: *Darm,* meist Dünndarm, erkennbar an tympanitischem Klopfschall und glucksenden Darmgeräuschen bei der Reposition.
Netz, das leeren Klopfschall gibt und oft an seiner feinlappigen Struktur im Bruchsack tastbar ist.
Seltener Appendix (Appendizitis im Bruchsack, Abb. 20–75), *Appendices epiploicae, Harnblase, Adnexe* u. a.

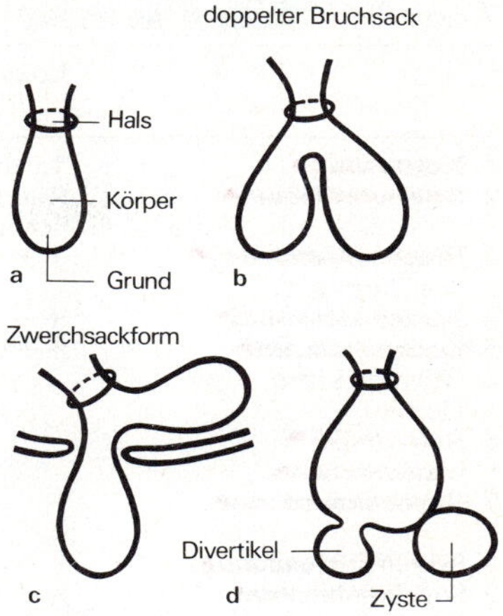

Abb. 20–74 a–d. Bruchsackformen

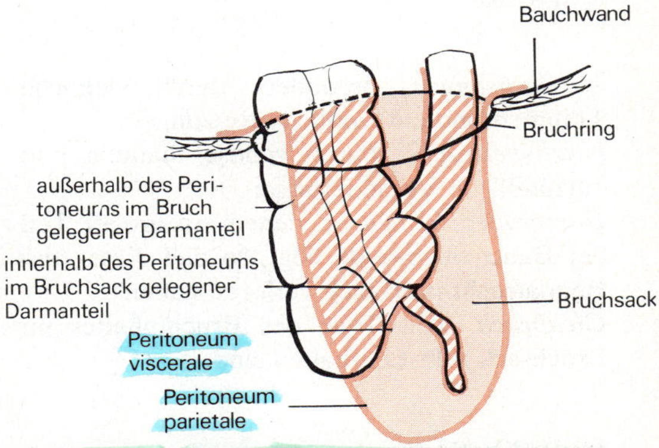

Abb. 20–75. Gleitbruch. Retroperitoneal gelegener Teil des Zäkum ohne peritonealen Bruchsack

Symptome

Bei einfachen reponiblen Hernien: Deutlicher Hustenanprall und leichte Reponibilität. Bruchpforte, Bruchsack und Bruchinhalt lassen sich eindeutig feststellen. In der Umgebung der Bruchpforte, besonders bei beginnenden Hernien, leichte ziehende Schmerzen, beim Abtasten der Bruchpforte stärkere Schmerzen, manchmal uncharakteristische Bauchbeschwerden und Verdauungsstörungen.

Bei irreponiblen Hernien: Bruchpforte und Bruchsack nicht mehr eindeutig feststellbar, Vergrößerung beim Hustenanprall und stärkere Beschwerden mit Bauchkoliken.

Ursachen der Irreponibilität: *Inkarzeration,* S. 400.

Tabelle 20–26. Synopsis der Hernienkomplikationen

	Lokalsymptome	Darmverlegung	Inkarzerationsschock
1. Kotstauung	Tastbefund	+	Ø
2. Bruchentzündung	Rötung, Schwellung Schmerz, Hautödem	Parese	Ø
3. Brucheinklemmung des Darmes	++	++	++
4. Netzeinklemmung	++	−	+−
5. Darmwandbruch (Richter-Littré Hernie)	++	+−	+−
6. Retrograde Inkarzeration	−	+	+−
7. Reposition en bloc	−	++	++
		Aus anderen Gründen:	
8. Scheineinklemmung	+−	+	++
9. Sog. kombinierter Ileus	+−	++	++

++ Stark vorhanden, + vorhanden, +− manchmal nachweisbar, − normalerweise nicht vorhanden, Ø nicht nachweisbar

Verwachsungen, besonders durch vielfache Traumen und entzündliche Reizungen.
Netzhypertrophie durch venöse Stauung und entzündliche Veränderungen.
Übergroße Hernien, in denen ein großer Teil der Baucheingeweide liegt, so daß diese „das Heimatrecht im Bauch verloren haben".
Gleitbruch, weil Teile des Bruchinhaltes im Bruchsack selbst enthalten sind.

Komplikationen des Bruches

(Tabelle 20–26)

Kotstauung

Durch Ein- und Austritt des Darmes in den Bruchsack Erschwerung der Peristaltik; meist neben Narbenverziehungen und Adhäsionen Muskelhypertrophie der Darmwand. Verlangsamung der Darmpassage führt zur Koteindickung und Kotstauung, die bis zum Ileus führen kann.

Symptome: Im Bruchsack tastet man eine knetbare Masse mit zunehmendem Meteorismus, Hyperperistaltik und kolikartigen Schmerzen.

Therapie: Bei rechtzeitiger Erkennung darmentleerende Maßnahmen, vor allem mit hohen Einläufen, Laxanzien und behutsamer Massage. Nach Abklingen des Zustandes Operation.

Bruchentzündung

(Appendicitis acuta im Bruchsack, fortgeleitete Entzündung bei Peritonitis, traumatische Reizung bei schlecht passendem Bruchband, Bruchsackabszeß bei Inkarzeration)

Symptome: Tumor, Calor, Rubor, Dolor und schließlich eitrige Einschmelzung, allenfalls mit Spontanperforation.

Therapie: Operative Eröffnung, weiteres Vorgehen je nach Befund.

Brucheinklemmung des Darmes (Abb. 20–76)

Mehr oder minder plötzliche Abschnürung einer Darmschlinge am Bruchsackhals.

Elastische Einklemmung (Incarceratio elastica): Bei akuter Erhöhung des intraabdominellen Druckes (Husten, Pressen) dehnt sich die Bruchpforte aus. Die dadurch in den Bruchsack hineingedrängten Baucheingeweide können sich nicht mehr in die Bauchhöhle zurückziehen, wenn sich die Bruchpforte durch elastisches Zurückschnurren wieder verkleinert. Sofort setzt infolge Stauung des venösen Rückflusses die ödematöse Schwellung des Bruchinhaltes ein.

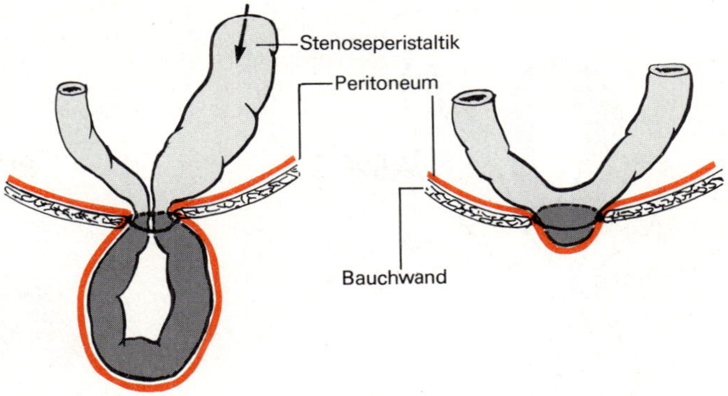

Abb. 20–76 Abb. 20–77

Abb. 20–76. Inkarzerierte Hernie (inkarzerierte Dünndarmschlinge rot)

Abb. 20–77. Darmwandbruch (Richter-Littré-Hernie)

Koteinklemmung (Incarceratio stercoracea): Sie kommt durch die zunehmende Kotfüllung der zuführenden Darmschlinge zustande, die zu Kompression und Abklemmung der abführenden Schlinge im Bruchsackhals führt. Meist wirken elastische und kotige Einklemmung zusammen.

Symptome

Lokal: Der eingeklemmte Bruch ist irreponibel, schmerzhaft, gespannt und vergrößert (mehr Baucheingeweide im Bruchsack als vor der Inkarzeration, Bildung von Bruchwasser durch Transsudation infolge Sperre des venösen Abflusses) und zeigt keinen Hustenanprall, da die Verbindung mit dem intraperitonealen Raum aufgehoben ist.

Allgemein: *Ileus:* Stuhl- und Windverhaltung, kolikartige Schmerzen, Hyperperistaltik, Meteorismus und Erbrechen, in weiterer Folge Darmnekrose, Darmperforation und Peritonitis.
Schocksymptome durch die Strangulation der Gefäße und Nerven der Darmwand und des Mesenteriums (S. 304).

Netzeinklemmung

Im Bruch ist keine Darmschlinge, sondern nur ein Netzanteil eingeklemmt, daher geringere Schmerzhaftigkeit, kaum Schocksymptome und kein Ileus. Operationsanzeige nicht so dringlich wie bei der Darminkarzeration.

Darmwandbruch (Richter-Littré-Hernie) (Abb. 20–77).

Im Gegensatz zum Vorfall einer ganzen Darmschlinge samt Mesenterium liegt nur ein Teil der Darmwand im Bruchsack (meist bei kleinen Femoralhernien). Schocksymptome geringgradiger; trotz eingeklemmten Darmwandbruches bleibt die Passage mehrere Tage frei. Gefahr der Darmgangrän besonders groß. ***Operationsindikation dringlich!***

Retrograde Inkarzeration

Durch zwei- bzw. mehrfache Knickungen des Mesenteriums einer vorgefallenen, mit der Kuppe wieder in den Bauchraum zurückgeschlüpften Dünndarmschlinge kann es zur Nekrose der intraabdominal gelegenen Schlingenkuppe kommen, ohne daß an der im Bruchsack gelegenen Darmschlinge die klassischen Zeichen der Einklemmung zu erkennen sind (Abb. 20–78).

Reposition en bloc

Der Bruchsack samt inkarzerierter Darmschlinge wird nicht in die Bauchhöhle, sondern präperitoneal zurückgeschoben (Scheinreposition); bei Reposition durch stärkere Gewalt kann der einklemmende Bruchring ausgerissen und präperitoneal zurückverlagert werden. Trotz Reposition daher Bestehenbleiben der Inkarzeration mit Ileus, Darmnekrose und Peritonitis (Abb. 20–79).

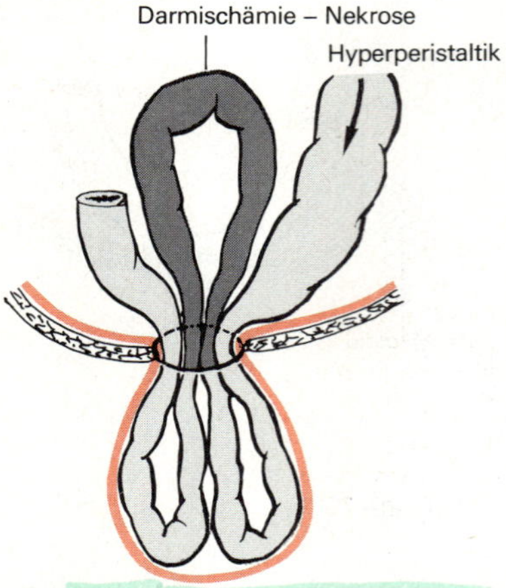

Abb. 20–78. Retrograde Inkarzeration

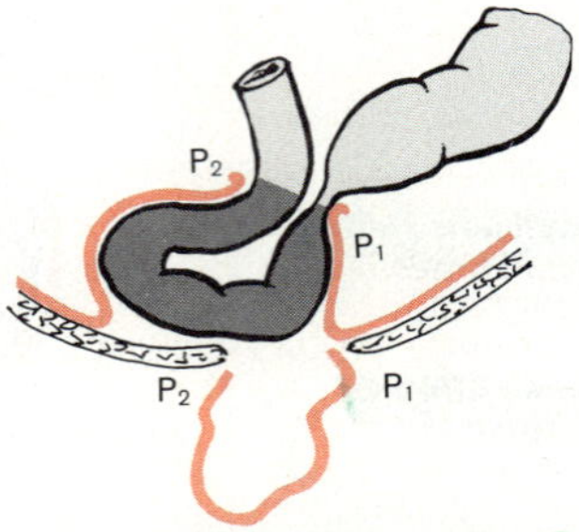

Abb. 20–79. Reposition en bloc (Scheinreposition). P = Peritoneum

Scheineinklemmung

Tritt bei einem Hernienträger, besonders bei irreponibler Hernie, eine intraabdominelle Erkrankung mit ileusartigem Bild auf, wird wegen der Steigerung des intraabdominellen Druckes eine Hernieninkarzeration vorgetäuscht, z. B. bei Ulkusperforation, Cholezystitis, Pankreatitis, Appendizitis u. a.

Kombinierter Ileus

Hier ist auch der sog. kombinierte Ileus zu erwähnen, bei dem durch leichte Rückstauung infolge eines Hindernisses, z. B. Kolonkarzinom, die Durchgängigkeit einer Bruchpforte für die darin liegende Darmschlinge zu eng wird.

Therapie

Taxis (Reposition)

Nur in den *ersten Stunden der Inkarzeration erlaubt.* Später Gefahr der Darmperforation, Reposition von gangränösem Darm, Reposition en bloc.
Sie wird erleichtert durch Entleerung von Blase, Magen und Darm, durch Analgetika, im Krankenhaus evtl. Spinal- oder Epiduralanästhesie, durch zweckmäßige Lagerung mit angezogenem Knie zur Entspannung der Bauchdecken und durch einen Taxisversuch im warmen Bad. Bei der Taxis trichterförmiges Umgreifen der Bruchpforte mit den Fingern der linken Hand, vorsichtiges Auspressen des Inhaltes der Darmschlingen, dann unter allmählichem Druck auf die ganze Bruchsackfläche von verschiedenen Richtungen her Repositionsversuch des Bruchinhaltes durch die Bruchpforte mit der rechten Hand durch leicht massierende Bewegungen. Spätfolge: Sekundäre Stenose durch Schädigung der eingeklemmten Schlinge mit Geschwürbildung und später nachfolgender Narbenschrumpfung.

Operation

Einkerbung des Inkarzerationsringes unter Berücksichtigung der Gefäßanatomie. Eine Darmresektion ist notwendig, wenn a) die dunkelblaue Verfärbung auch nach Lösung der Inkarzeration und Bespülung mit heißer physiologischer NaCl-Lösung nicht schwindet; b) die Oberfläche nicht spiegelnd, sondern matt ist; c) die Kontraktionsfähigkeit auch nach zarter mechanischer Irritation mit dem Finger oder Stieltupfer aufgehoben bleibt; d) die Pulsation der Gefäße fehlt und e) das Bruchwasser trüb und übelriechend ist. Zur Klärung Anwendung der Fluoresceinprobe (i. v.): Ist der Darm gesund, kommt es durch Fluorescein zu einer Grünblaufärbung, im gegenteiligen Fall zu einer Rotfärbung, dann ist die Resektion notwendig. Bei schlechter Allgemeinlage: Vorlagerung der gangränösen Darmschlinge und Sekundäroperation nach Erholung.

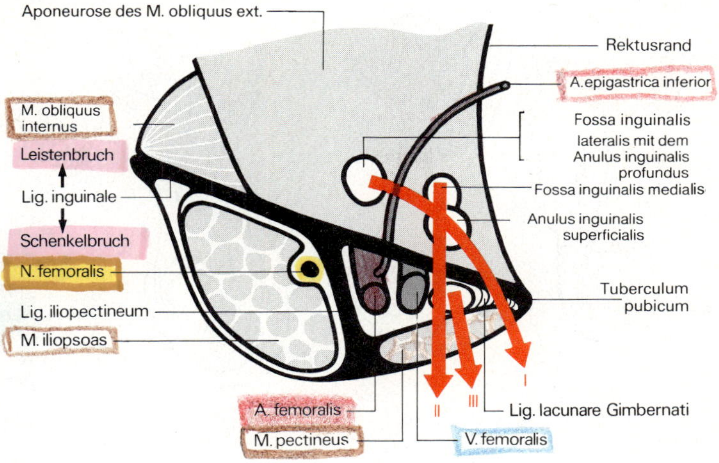

Abb. 20–80. Bruchpfortenschema (über dem Lig. inguinale schematische Aufsicht, unter dem Lig. inguinale Querschnitt durch die Lacuna musculorum und vasorum). I. Weg der Hernia inguinalis indirecta oder obliqua. II. Weg der Hernia inguinalis directa. III. Weg der Hernia femoralis

Allgemeine Nachbehandlung nach Bruchoperationen

Die Heilung der Hautwunde erfolgt in 6–8 Tagen; frühestens nach 4 Wochen wird das Bindegewebe (Muskel- und Fasziengewebe) zug- und druckfest. Leichte körperliche Arbeit kann nach 3–4 Wochen ausgeführt werden, schwere körperliche Arbeit sowie sportliche Tätigkeit ist je nach Befund und Operationsergebnis erst nach 3–4 Monaten empfehlenswert.

Einzelne Bruchformen

Leistenbruch (Hernia inguinalis)

Zu beiden Seiten der Bauchfellfalte, die der A. epigastrica inferior entspricht, liegt, von innen her gesehen, die Fossa inguinalis medialis und lateralis (mediales und laterales Leistengrübchen). Der Fossa inguinalis lateralis entspricht der Anulus inguinalis profundus (innerer Leistenring). In der äußeren Schicht, der Aponeurose des M. obliquus externus, kommt dabei die Durchtrittsstelle des Samenstranges, der äußere Leistenring (Anulus inguinalis superficialis), direkt über der Fossa inguinalis medialis zu liegen (Abb. 20–80). Die Narbe des Processus vaginalis peritonei, mit dem der Samenstrang verläuft, hat ihre Wurzel lateral von der A. epigastrica inferior an der Fossa inguinalis lateralis.

Hernia inguinalis indirecta lateralis = obliqua: Die *Bruchpforte* befindet sich *oberhalb des Lig. inguinale, lateral der epigastrischen Gefäße* und der *Bruchsack innerhalb der Kremasterfasern,* die den Samenstrang als Ausläufer des M. obliquus internus bis in den Hodensack umhüllen. Der *Bruchkanal* verläuft schräg und der *Bruchsack* zieht entlang des Samenstranges *von lateral oben nach medial unten* durch den Anulus inguinalis superficialis über das Tuberculum pubicum in das Skrotum. *Vordere Wand des Leistenkanals:* Aponeurose des M. obliquus externus, *hintere Wand:* Fascia transversalis und Peritoneum parietale, *obere Wand:* Unterrand des M. obliquus internus und transversus, *Boden:* Lig. inguinale. Diese Hernie kommt in jedem Alter vor, angeboren bei offenem Processus vaginalis peritonei nach dem Hodendeszensus (Abb. 20–81). Dabei bildet dieser offene Processus die Peritonealausstülpung, die partiell in den Leistenkanal (b) oder total bis zum Hoden hinunterreichen kann (c).

Je nach Größenzunahme des Bruches unterscheiden wir: *Hernia incipiens* (Vorstufe: Anulus inguinalis apertus), *schwache Leiste, Hernia interstitialis* (aus dem Leistenring noch nicht hervorgetreten). Von diesem Zeitpunkt ab *Hernia completa: Hernia scrotalis bzw. labialis, Hernia inguinalis permagna,* wenn beträchtliche Teile von Baucheingeweiden im Bruchsack liegen.

Hernia inguinalis directa: Die Bruchpforte befindet sich *oberhalb des Lig. inguinale, medial*

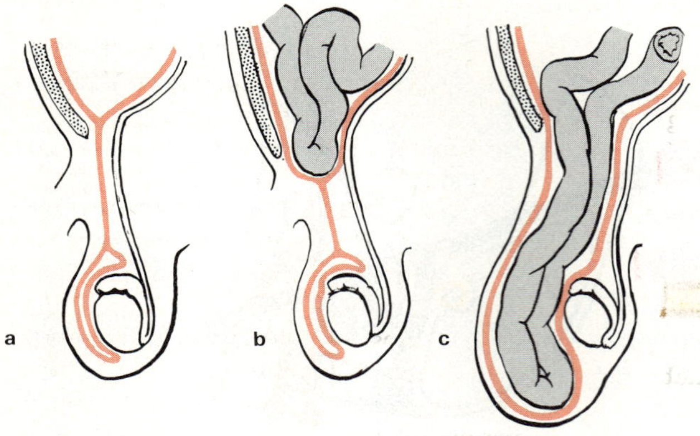

Abb. 20–81 a–c. Angeborene Leistenhernie. (a) Normalbefund. (b) Partiell offener Processus vaginalis peritonei. (c) Total offener Processus vaginalis peritonei

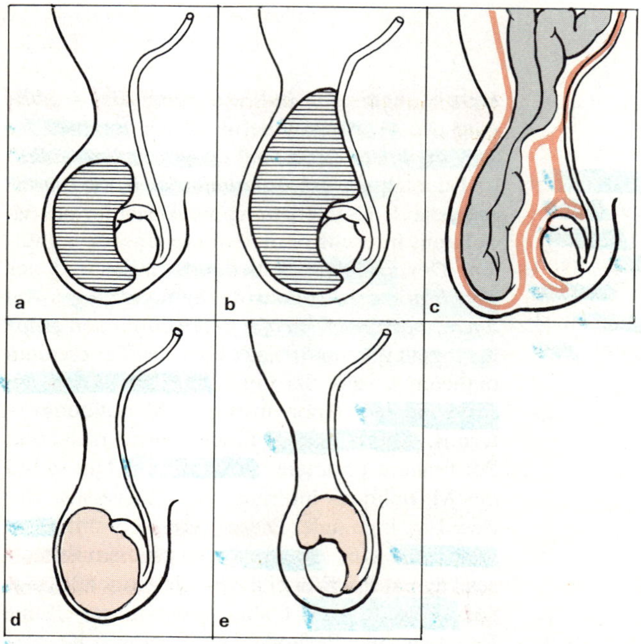

Abb. 20–82 a–e. Differentialdiagnose bei „Skrotaltumoren". (a) Hydrocele testis. (b) Hydrocele testis et funiculi. (c) Erworbene Skrotalhernie. (d) Hodentumor (z. B. Seminom) oder Orchitis. (e) Epididymitis

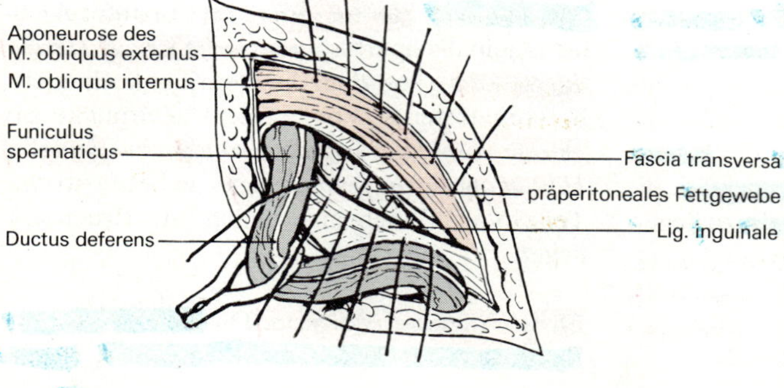

Abb. 20–83. Leistenbruchoperation. Verschluß der Bruchpforte durch Naht des M. obliquus internus und transversus an den inneren Rand des Lig. inguinale unter Mitnahme des Lig. pubicum Cooperi medial nach Bassini-Lotheissen

der epigastrischen Gefäße und der *Bruchsack ohne Zusammenhang und medial vom Samenstrang.* Der *Bruchkanal* verläuft senkrecht durch die Bauchwand von der Fossa inguinalis medialis zum Anulus inguinalis superficialis. Vorkommen meist in höherem Alter, nicht so selten Beteiligung der Harnblase, Inkarzeration selten.

Differentialdiagnose: Wenn reponibel, bei großen Skrotalhernien leicht. Schwierige Abgrenzung irreponibler Skrotalhernien gegenüber anderen „Skrotaltumoren", besonders wenn es sich um Hodentumoren, Hydrozelen oder um Kombinationen mit solchen handelt (Abb. 20–82).

Therapie:
Konservativ nur bei Kontraindikation einer Operation angezeigt (sehr selten): Gut angepaßtes Bruchband (*Bracherium*). Es bezweckt, den Bruchinhalt am Austritt in den Bruchsack durch eine passende gepolsterte Platte (Pelotte) und eine gepolsterte Stahlfeder zu hindern.
Operativ: Bei der *indirekten Leistenhernie* Präparation und Eröffnung des Bruchsackes, Reposition des Bruchinhaltes, Naht des Bruchsackhalses und Abtragung des Bruchsackes, Verschluß der Bruchpforte durch Naht des M. obliquus internus und transversus an den inneren Rand des Leistenbandes unter Mitnahme des Lig. pubicum superius Cooperi bei den medialen Nähten nach Bassini-Lotheissen (Abb. 20–83), Verschluß der Externusaponeurose. Häufigste Methode, von der sich zahlreiche andere Modifikationen ableiten.
Bei der *direkten Leistenhernie* meist nur Einstülpung des Bruchsackes, nur bei großer Hernie Resektion. Verschluß der Bruchpforte wie bei der indirekten Leistenhernie beschrieben (Abb. 20–83).

Hernia femoralis

Bruchsack unterhalb des Lig. inguinale zwischen *V. femoralis lateral, M. und F. pectinea unten* und *Lig. lacunare Gimbernati medial,* in der Fossa ovalis austretend (Abb. 20–80). Vorwiegend bei Frauen, Darm- und Netzinkarzeration häufig. Manchmal zusätzlich Blasenbeschwerden mit erschwerter verzögerter Entleerung und Mikrohämaturie.

Differentialdiagnose:
1. Zur Leistenhernie (Abb. 20–80 u. 20–81).
2. Freie kleine Femoralhernie zum Varixknoten und zur V. saphena magna.
3. Irreponible Femoralhernien zu Zysten des Lig. teres uteri, zu Lipomen u. a.
4. Inkarzerierte Hernie zu entzündlich vergrößerten Lymphknoten bei unspezifischen Entzündungen im Bereich der unteren Extremitäten.
5. Tumormetastasen in den Leistenlymphknoten (Analkarzinom), maligne Lymphome.
6. Senkungsabszeß bei Tbc. Im Zweifelsfall lieber die Inkarzeration annehmen und danach handeln.

Therapie: Der *Bruchpfortenverschluß* kann auf *inguinalem Weg* nach Verlagerung des Bruchsackes aus dem Schenkelkanal nach oben und Verschluß der Bruchpforte durch eine Plastik nach Bassini-Lotheissen (s. oben) oder auf *femoralem Weg* (unterhalb des Leistenbandes) durch Naht des Leistenbandes an die Fascia pectinea und das Lig. pubicum superius *Cooperi* (Payr-Kleinschmidt) erfolgen.

Hernia umbilicalis

Nabelschnurbruch (Omphalozele), S. 415

Nabelbruch beim Kleinkind, S. 414

Nabelbruch beim Erwachsenen

Meist bei älteren Frauen; oft Paraumbilikalhernien in Faszienlücken neben oder oberhalb vom Nabel, der dann sekundär miteinbezogen wird. Fast stets mehrkammerig und mit Verwachsungen des Bruchinhaltes (Hernia accreta), daher selten reponibel.

Therapie: Da ein Bruchband nutzlos ist und eine Einklemmung oft erst spät erkannt wird, operative Behandlung indiziert: Abtragung des Bruchsackes und Verschluß der Bruchpforte durch eine Doppelung der Rektusscheide in querer Richtung nach *Menge* oder Fasziendoppelung nach *Mayo.*

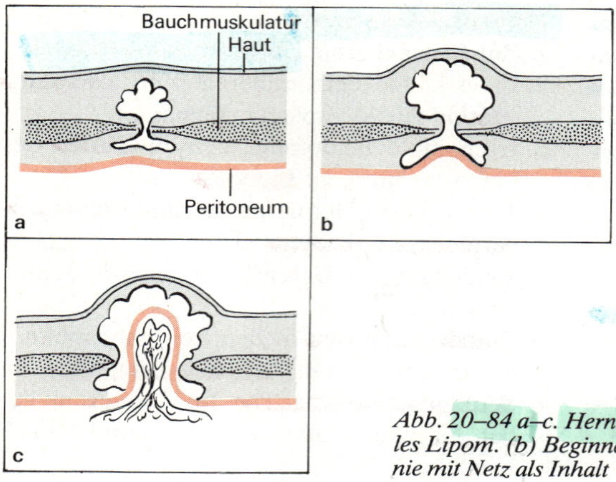

Abb. 20–84 a–c. Hernia epigastrica. (a) Kragenknopfartiges präperitoneales Lipom. (b) Beginnende peritoneale Ausstülpung. (c) Ausgebildete Hernie mit Netz als Inhalt

Hernia epigastrica (s. auch S. 415)

Zwischen Schwertfortsatz und Nabel Bruchsackbildung durch Faszienlücken in der Linea alba, zunächst präperitoneales Fettgewebe oder Lipom, dem das Peritoneum folgt. (Abb. 20–84). Nicht selten Zusammentreffen mit Erkrankungen des Magens bzw. Duodenums und der Gallenwege; daher stets präoperative Abklärung des Gastrointestinaltraktes!

Symptome: Druckempfindliche haselnuß- bis pflaumengroße Geschwulst, Magenbeschwerden, Aufstoßen, Völlegefühl.

Therapie: Verschluß durch durchgreifende Knopfnähte oder U-Nähte, evtl. Fasziendoppelung je nach Größe.

Rektusdiastase (s. auch S. 412)

Diese ist kein echter Bauchwandbruch, sondern eine angeborene oder erworbene Verbreiterung der Linea alba oberhalb und unterhalb des Nabels mit Auseinanderweichen der Rektusmuskulatur. Die ovaläre Vorwölbung der Bauchwand ist besonders eindrucksvoll, wenn der liegende Kranke seinen Oberkörper anhebt. Behinderung des Kranken bei körperlicher Arbeit.

Therapie: Durch eine Bauchbinde oder ein Korsett teilweise Beseitigung der Beschwerden. In Ausnahmefällen Direktverschluß mit Bauchdeckendoppelung durch U-Nähte oder schichtweiser Bauchdeckenverschluß mit Entfernung der Mittelaponeurose, ferner durch Kutisstreifenplastik nach Lezius oder Drahtplattennaht nach Köle.

Narbenhernie (Hernia cicatricea)

Auftreten in Operationsnarben nach Sekundärheilung (Wundinfektion) oder nach drainierten Wunden, aber auch nach primär geheilten Laparotomiewunden etwa bei unphysiologischen Schnitten oder nach Verletzungen, begünstigend postoperatives Pressen oder heftige Hustenanfälle sowie Eiweiß- und Vitaminmangel. Bruch oft gekammert, Bruchring deutlich tastbar, Eingeweide meist verwachsen, Inkarzerationsgefahr groß.

Therapie: Operativer Verschluß nicht vor Ablauf mehrerer Monate nach der ersten Operation. Resektion des Bruchsackes und a) schichtweiser Bauchdeckenschluß, bei *großen Narbenbrüchen* b) mit Faszienwulstplastik nach Köle, c) durch Verschnürung der Bruchpforte mit einem Streifen aus der Fascia lata, bei besonders großen Bauchwanddefekten d) durch osteoplastische Mobilisierung des Darmbeinkammes nach Brücke und e) durch eine Kutislappenplastik.

Seltene Hernien

Sie entstehen auf anatomisch vorgezeichneten Wegen.

Hernia obturatoria

Der Bruch dringt mit dem N. obturatorius und den Vasa obturatoria durch das Foramen obturatum unter dem horizontalen Schambeinast bis unter den M. pectineus. Bei älteren Frauen nicht ganz selten. Hochgradige Einklemmungsgefahr, besonders durch Darmwandbruch. Schmerzen im Bereich des N. obturatorius mit Ausstrahlung zur Innenseite des Oberschenkels.

Therapie: Operativer Verschluß von außen oder besser von der Bauchhöhle aus.

Hernia ischiadica

Bruch tritt durch das Foramen ischiadicum majus oder minus aus und liegt unter dem M. glutaeus maximus; manchmal an seinem unteren Rand nachweisbar. Ischialgiforme Beschwerden. Operation auf glutaealem oder besser transperitonealem Weg angezeigt.

Hernia lumbalis

Bruch tritt durch das obere Lendendreieck (*Grynfeltti*) zwischen 12. Rippe und M. sacrospinalis oder durch das untere Lendendreieck (*Petiti*) oberhalb der Crista iliaca nach außen; selten.

Differentialdiagnose: Lipome, Senkungsabszesse, Fibrome und Muskelhernien.

Therapie: Operation empfehlenswert.

Hernia perinealis

Sie entwickelt sich in der Fossa ischiorectalis und kann am Damm (Hernia ischiorectalis) oder bei der Frau im Labium majus (Hernia labialis posterior) zum Vorschein kommen.

Differentialdiagnose: Abszeß, Zyste, Lipom. Cave vor Inzisionen bei Abszeßverwechslung!

Therapie: Operativer Verschluß abdominal, perineal oder kombiniert.

Hernia Spigeli

Kleine präformierte Lücken für Gefäße und Nerven an der Übergangslinie der Aponeurose des M. obliquus internus in den Außenrand der Rektusscheide können sich durch den intraabdominellen Druck zu Hernien ausweiten. Ähnliche Entwicklung wie bei der Hernia epigastrica (S. 406). Meist sehr schmerzhaft.

Therapie: Operativer Verschluß mit Abtragung des Bruchsackes und Naht der Aponeurose.

Innere Hernien

Verlagerung von Darmschlingen oder Netz in vergrößerte Bauchfelltaschen, z. B. an der Flexura duodenojejunalis (Treitz-Hernie), am Zäkum, Mesokolon und am Sigma (eigentlich keine Hernien, da sie keinen eigenen Bruchsack besitzen). Häufig entstehen solche sog. „innere Hernien" auch durch Adhäsionen oder durch nicht exakt verschlossene Schlitze im Mesenterium nach Darmresektionen, wodurch sich Taschen bilden, in denen es zur Einklemmung kommen kann (inkompletter oder kompletter Ileus).

Therapie: Operative Reposition und Verschluß der Taschen bzw. Lücken.

Zwerchfellhernie

Zwerchfellbrüche des Neugeborenen

Sie gehören mit einem Vorkommen von 1 auf 2200 Geburten zu den häufigsten Hemmungsmißbildungen. Unbehandelt sterben 75% der Neugeborenen durch Verdrängung der Thoraxorgane und Beeinträchtigung ihrer Funktion. Auskultatorisch findet man Darmgeräusche in der Brusthöhle und röntgenologisch Mediastinalverdrängung und luftgefüllte Magen- und Darmanteile in der Pleurahöhle.

Lumbo-kostale Hernie (Bochdalek)

Sie ist die häufigste Zwerchfellhernie im Kindesalter. Symptome und Diagnose sind ähnlich wie bei anderen angeborenen Hernien.

Parasternale oder retrosternale Hernie (Morgagni)

Obwohl es sich ebenfalls um eine angeborene Fehlbildung handelt, treten Symptome wie retrosternale Schmerzen und Druckgefühl oder unspezifische gastrointestinale Beschwerden meist erst im Erwachsenenalter auf. Charakteristisch sind retro- oder parasternaler Schatten, evtl. eine gas- oder flüssigkeitsgefüllte Kolonschlinge in der Thoraxaufnahme. Nach Verschluß der Bruchlücke sind die Spätergebnisse gut.

21. Kinderchirurgie

Allgemeinchirurgische Besonderheiten des Kindesalters

Die *allgemeinen Untersuchungsprinzipien* sind beim Kleinkind, Säugling und Neugeborenen gekennzeichnet durch die fehlende Information durch den Patienten. Der Arzt ist auf die eigene Beobachtung, die Angaben der Mutter und des Pflegepersonals angewiesen. Bei der Untersuchung hat der Arzt oft mit dem Widerstand und der Abwehr des kleinen Patienten zu rechnen. Häufig ist erst bei wiederholter Untersuchung und beruhigtem Kind eine Beurteilung des Abdomens möglich. Das schreiende Kind erschwert die auskultatorische Beurteilung von Herz, Lunge und Darmgeräuschen. Dies ist nur in den kurzen Phasen der Inspiration möglich. Maß- und Gewichtsbestimmungen, sowie Funktionsprüfungen unterliegen als biologische Größen einem ständigen Wandel, und zwar um so rascher, je jünger das Kind ist. Bei der Beurteilung chirurgischer Erkrankungen, Fehlbildungen oder Verletzungen im Kindesalter ist die sorgfältige Allgemeinuntersuchung mit kinderärztlichem Wissen unverzichtbar.

Besondere Schwierigkeiten bildet z. B. die Beurteilung von Röntgenbildern bei Kindern. Die Kenntnis über die Knochenbildung und das Knochenwachstum (Beurteilung der Epiphysenfugen) ist dabei von großer Wichtigkeit.

Chirurgische Infektionen sind bei Neugeborenen und jungen Säuglingen die gefürchtetsten postoperativen Komplikationen. Eine Analyse der postoperativen Todesfälle zeigte in 80% eine Beteiligung einer Infektion. Bei vollständigem Rüstzeug der Infektabwehr kann das Neugeborene dieses System noch nicht kompetent nützen. Diese Hilflosigkeit des Neugeborenen gegenüber chirurgischen Infektionen zwingt zu besonders sorgfältiger Infektprophylaxe (Sterilst-OP mit Lamina-air-flow, Beachtung der Gesetze der Asepsis im OP, auf Intensiv- und allgemeinen Pflegestationen).

Jede Infektion kann bei einem Säugling rasch in eine allgemeine Sepsis übergehen. Eine Laparatomie oder Thorakotomie allein, auch ohne Eröffnung des Intestinaltraktes, führt leider in sehr vielen Fällen schon zur Sepsis. Ihre frühzeitige Erkennung gehört zu den wesentlichsten Aufgaben der postoperativen Betreuung von Neugeborenen und jungen Säuglingen. Trinkunlust, „graues" Aussehen oder schlaffe Extremitäten sind hier Frühzeichen und sollten zur sofortigen Anlage einer Blutkultur führen. Erhöhung des Bilirubins, Thrombozytensturz und Linksverschiebung im Differentialblutbild erfordern eine sofortige Sepsistherapie, auch wenn der Keim in der Blutkultur noch nicht bestimmt ist. Neben der Antibiotikatherapie ist die Blutaustauschtransfusion die entscheidende Maßnahme in der Sepsistherapie und führt zur deutlichen Verbesserung der Überlebenschance. Durch den Blutaustausch werden Toxine und Keime eliminiert, immunkompetentes Serum und Zellen dem Organismus zugeführt. Der Blutaustausch wird mit der zweifachen Menge des Blutvolumens des Patienten durchgeführt.

Das Schockgeschehen gehorcht beim Neugeborenen und jungen Säugling besonderen Gesetzen und führt zum Teil zu gegensätzlichen Reaktionen gegenüber dem Erwachsenen. So fallem im Schock bei Neugeborenen und jungen Säuglingen Herzfrequenz, Rektaltemperatur, Atemfrequenz und Hämatokrit, während sie beim Erwachsenen ansteigen (Tabelle 21-1).

Im Elektrolyt-, Wasser- und Säure-Basen-Haushalt kommt es sehr früh zu Entgleisungen mit rasch einsetzenden irreversiblen Schädigungen. So führt z. B. ein pH-Wert von 7,0 und darunter über einige Stunden mit Sicherheit zum Tode.

Letzten Endes bedeutet Schock stets: Verminderte Sauerstoffversorgung des Organismus durch mangelndes Volumen. So stehen in der Schocktherapie der Volumenersatz und die Sauerstoffgabe im Vordergrund. Als Initialdo-

Tabelle 21-1. Unterschiedliches Verhalten von Herzfrequenz, Rektaltemperatur, Atemfrequenz und Hämatokrit bei Neugeborenen und jungen Säuglingen gegenüber dem Erwachsenen beim Schockgeschehen

	Herzfrequenz	Rektaltemperatur	Atemfrequenz	Hämatokrit
Neugeborene u. junge Säuglinge	↓	↓	↓	↓
Erwachsene	↑	↑	↑	↑

sis ist im Volumenmangelschock 20–30 ml/kg KG in der ersten Stunde, im kardiogenen Schock aber nur 5–10 ml/kg KG in der ersten Stunde zu applizieren, etwa eine 5%ige Humanalbuminlösung oder eine Albumin-Glucose-Salz-Lösung (ein Drittel 20%iges Humanalbumin, 2 Drittel 5%ige Glucose, 0,9%ige Natriumchloridlösung im Verhältnis 2:1), oder ein Plasmaexpander bzw. Blut zu infundieren. Auf die Gefahr einer Überdosierung ist sehr zu achten.

Wasserhaushalt

Flüssigkeitsdefizit und Überwässerung liegen bei einem Säugling sehr nahe beieinander und gefährden den Patienten in gleicher Weise. Gewichtskontrollen, Prüfung der Hautbeschaffenheit, Messung der Urinausscheidung, Kontrolle des Hämatokrits und der Elektrolyte, ferner die Messung des zentralen Venendrucks und Blutvolumens erlauben es, die aktuelle Situation sowie die Veränderungen im Wasserhaushalt zu erkennen. In der postoperativen Phase gelten folgende Anhaltswerte für die parenterale Substitution:

Früh- und Neugeborene	150–120 ml/kgKG/24 h
Säuglinge	120–100 ml/kgKG/24 h
1–3 Jahre	100– 80 ml/kgKG/24 h
3 Jahre und älter	80–60–50 ml/kgKG/24 h

Dabei müssen Urinausscheidung, Stuhlmenge, Drainagen und Magensaft ständig mitberücksichtigt werden.

Elektrolythaushalt

Natrium, Kalium, Chlor und Calcium sind regelmäßig zu messen, wobei das Calcium in der Kinderchirurgie seltener zu Problemen führt. Bei Störungen des Natrium-, Kalium- und Chlorhaushaltes dominieren die Mangelzustände. Der Tagesbedarf an *Natrium* beträgt 2–3 mval/kgKG/24 h. Natriumnormalwert 135–147 mval. Zur Substitution gilt die Formel: mval Natrium = Defizit · K · KG. Defizit = 140 minus gemessener Natriumwert · K (entsprechend dem Extrazellulärraum) bei Frühgeborenen 0,5; bei Neugeborenen 0,4; bei Kleinkindern und älteren Patienten 0,3. Zur Substitution empfiehlt sich der Gebrauch der 5,8%igen Lösung (1 mval = 1 ml). Substitutionsbeispiel: Neugeborenes von 3000 g Gewicht, gemessenes Natrium = 128 mval. Substitution in 24 h: 14,4 ml der 5,8%igen Lösung.
Kalium (3,5–5,3 mval Normalwert) Tagesbedarf 1 mval/kgKG/24 h.
Bei Hypokaliämie langsame Substituion per infusionem bis höchstens 5 mval/kgKG/24 h bei ständigen Kontrollen.
Chlor (25–110 mval Normalwert), Tagesbedarf 2–3 mval, bei Hypochlorämie Substitution nach der Berechnung wie Natrium.

Säure-Basen-Haushalt

Die häufigste Störung ist die Acidose, metabolisch oder respiratorisch bedingt. Bei beatmeten Kindern ist stets zu prüfen, ob das Beatmungsgerät optimal eingestellt ist. Für die Pufferung gilt nach wie vor eine 8,4%ige $NaHCO_3$ als Mittel der Wahl (1 ml = 1 mval).
Bei Frühgeborenen sollte wegen der Gefahr von Hirnblutungen eine Natriumbikarbonatzufuhr von 8 mval/kgKG/24 h nicht überschritten werden. Die Dosierung von $NaHCO_3$ ist wie folgt zu errechnen: Basendefizit · K · kgKG = ml $NaHCO_3$.

Die Konstante *K* ist wie bei der Berechnung der Elektrolytsubstitution einzusetzen.
Der beste Parameter für die Sauerstoffversorgung des Organismus ist die Messung des Sauerstoffpartialdruckes im Blut (Normalwert 8,0–10,7 kPa im arteriellen Blut); die transkutane Messung gestattet in der postoperativen Phase eine kontinuierliche Registrierung und somit optimale Überwachung der Neugeborenen und Säuglinge.

Allgemeine Operationsindikation und Kontraindikation

Eine *absolute* Operationsindikation besteht bei Erkrankungen und Fehlbildungen, die ohne chirurgisches Eingreifen zum Tode führen, wie z. B. beim mechanischen Ileus, der rupturierten Omphalozele oder der diffusen Perforationsperitonitis. Diese absolute Operationsindikation gilt für alle Kinder, auch für jene mit schweren zusätzlichen Fehlbildungen. Auch der Mongolismus gilt nicht als Kontraindikation! Hier gilt der Grundsatz, daß der Arzt nicht Schicksal spielen soll; seine Aufgabe lautet vielmehr: zu heilen, zu helfen oder zumindest zu lindern. Bei allen anderen Eingriffen der *relativen* Operationsindikation ist zu prüfen, ob das Operationsrisiko in einem vernünftigen Verhältnis zum Krankheitsrisiko steht. Das trifft besonders für plastische Eingriffe zu. Bei der Abwägung des Operationsrisikos ist zu bedenken, daß es keine Operation ohne Risiko gibt, wie auch ein Leben ohne Risiko nicht denkbar ist. Als allgemeine *Kontraindikation* für solche Patienten, bei denen eine relative Operationsanzeige besteht, sind zu nennen: zusätzliche schwere Fehlbildungen, weitere Erkrankungen, wie z. B. Rachitis oder Infektionen der Atemwege, des Darmes, der Niere, der Blase, sowie bei Neugeborenen ein Geburtsgewicht unter 2500 g. Bei der Korrektur lebensbedrohlicher Fehlbildungen oder Schwersterkrankungen muß auch geprüft werden, ob die Gesamtkorrektur in einer Sitzung sofort im Neugeborenenalter durchgeführt werden muß (z. B. bei Ösophagusatresie), oder ob der Eingriff in 2 Abschnitte unterteilt werden kann (z. B. bei Analatresie).

Allgemeine Operationsvorbereitung

Hier gelten folgende Regeln:

1. Der Magen soll leer sein (letzte Mahlzeit 6 h vor Narkosebeginn). *Grund:* Gefahr des Erbrechens mit Aspiration bei der Narkoseeinleitung oder beim Aufwachen. Säuglinge, die nicht lange dursten dürfen, erhalten vor der Operation eine Tropfinfusion.
2. Der Darm soll weitgehend leer sein. *Grund:* Weniger Blähbeschwerden, insbesondere nach Laparotomien am 1. postoperativen Tage. Deshalb am Tage vor der Operation nur flüssige Kost, am Abend zuvor und am Morgen der Operation ein Einlauf. Bei Operationen am Kolon wird 48 h vor der Operation nur Tee gefüttert und es werden Einläufe nach folgendem Schema durchgeführt: Spülflüssigkeit: 500 ml enthalten 400 ml 0,9%iges NaCl; 40 ml Kamillosan, 40 ml Gastrografin, 20 ml Olivenöl. Davon werden bei Säuglingen 100 ml, bei Kleinkindern 200 ml, bei Kindern ab 3 Jahren 300 ml gegeben.
3. Der Patient soll sauber sein. *Grund:* Verminderung der Wundinfektionsgefahr. Deshalb sollten die Patienten am Morgen des Operationstages baden. In akuten Fällen ist es meist möglich, die Kinder vor dem Eingriff zumindest zu waschen. Bei Operationen mit besonderer Infektionsgefährdung (Eingriffe am Genitale, am Anus und bei Anus praeter) wird die Operationsregion 12 h vorher mit einem Beta-Isodona-Verband behandelt.
4. Die Mundhöhle soll leer sein. *Grund:* Aspirationsgefahr. Deshalb ist die Mundhöhle genau zu inspizieren, bevor das Kind in den Operationstrakt gebracht wird (Kieferregulationsklammern, Kaugummi, Bonbons).
5. Die Kinder sollen dem Alter entsprechend orientiert sein, was mit ihnen geschieht. *Grund:* Einschlafen und Aufwachen gestalten sich meist wesentlich ruhiger, die Angst vor den Schrecken und Unbillen des Krankenhauses wird zumindest teilweise genommen.
6. Bei Eingriffen mit erhöhter Infektionsgefährdung, z. B. Operationen am Skelettsystem, Kolon oder Rektum, ist eine antibiotische Kurzzeitprophylaxe nach folgendem Schema durchzuführen: Operationen am Skelettsystem: Cefamandol 150 mg/kg KG,

aufgeteilt auf 4 Dosen in 24 h. Beginn 1 h vor dem Eingriff. Operationen am Kolon: Cefotaxim 100 mg/kg KG, aufgeteilt auf 3 Dosen plus Metronidazol 20 mg/kg KG, aufgeteilt auf 3 Dosen. Beginn 1 h vor dem Eingriff, Dauer 24 h.

Allgemeine Operationsnachsorge

1. Die Kinder sollen nach einer Operation in ihrem Bett so fixiert werden, daß sie beim Aufwachen nicht aus dem Bett fallen, sich bei Exzitationen nicht verletzen, und Verbände, Drainagen und Ableitungen nicht ab- oder herausreißen können.
2. Regelmäßige, nach größeren Eingriffen apparative Überwachung von Puls, Atmung, Blutdruck und Temperatur; Kontrollen der Urinausscheidung, der aus Drainagen und Ableitungen geförderten Flüssigkeitsmengen, nach großen Operationen ferner Säure-Basen-Haushalt, Elektrolyte, Hämoglobin, Hämatokrit. Auch bei kleinen Eingriffen sind Infusionen so lange erforderlich, bis ausreichend peroral Flüssigkeit zugeführt werden kann.
3. Die Kinder sollen nach Möglichkeit so gelagert werden, daß bei einem eventuellen Erbrechen keine Aspiration erfolgen kann.
4. Kinder, auch Säuglinge, haben wie Erwachsene Schmerzen. Man soll sie ihnen durch analgetische Zäpfchen, evtl. auch durch Injektionen, nehmen. Eine Beeinträchtigung der Respiration darf dadurch nicht erfolgen. Sind kräftigere Medikamente notwendig, so gilt z. B. für Dolantin folgende Dosierung: Säuglinge bis zu 1 Jahr: 1 mg/kg KG, Kleinkinder und Schulkinder 1,5 mg/kg KG.
5. Vor der Operation sollen die Patienten Wasser gelassen haben; wenn nicht, soll versucht werden, die Miktion durch psychische Stimulierung (laufender Wasserhahn), durch spasmolytische Zäpfchen, evtl. Doryl-Gabe, zu erreichen. Erst wenn dies nicht zum Ziel führt, erfolgt Katheterisierung.

Postoperativer Nahrungsaufbau

Hier gilt der Grundsatz, daß in der Anfangszeit des Nahrungsaufbaus Quantität vor Qualität geht. Es ist also weniger wichtig, *was* man gibt, als *wie viel* man gibt.

Mit der peroralen Ernährung wird nach extraabdominellen Eingriffen 6 h nach Narkoseende begonnen, wenn eine Magen-Darm-Passage gewährleistet ist.

Die Nahrungsmenge nach abdominellen Eingriffen richtet sich nach dem Alter der Kinder. Ausgetragene Neugeborene erhalten anfangs 2stündlich 3 g, Säuglinge 2stündlich 5 g, Kleinkinder 2stündlich 10 g, größere Kinder 2stündlich 20 g Glukose 5%. Gesteigert wird i. d. R. täglich um die Anfangsmenge, also bei Neugeborenen auf 2stündlich 6 g, bei größeren Kindern auf 2stündlich 40 g. Je nach Art des Eingriffes und Zustand des Patienten kann schneller oder langsamer gesteigert werden.

Qualitativ wird der tägliche Nahrungsaufbau i. d. R. wie folgt durchgeführt: Beginn mit Tee oder 5%iger Traubenzuckerlösung, dann 5%iger Hafer- oder Reisschleim oder Muttermilch, danach Halbmilch, es folgen Vollmilch, Brei und leichte Kost.

Die Steigerung erfolgt bis zu derjenigen Menge, die dem Alter des Kindes entspricht. Hier gelten folgende Regeln:

1. Lebensmonat:	$^1/_5$ KG
2.–6. Lebensmonat:	$^1/_6$ KG
3. Trimenon:	$^1/_7$ KG
4. Trimenon:	$^1/_9$ KG

Man kann auch die grobe Anhaltsregel verwenden: 150 ml/kg KG. Der Nahrungsaufbau bei Neugeborenen geschieht in der ersten Lebenswoche immer nach der alten Finkelstein-Regel: Lebenstage – 1 · 70 ml. Es kann aber auch schon nach 12 h gefüttert werden, dann heißt die Formel: Lebenstage – 0,5 · 70 ml. Dieser Nahrungsaufbau von Neugeborenen erfolgt bis zu $^1/_5$ des Körpergewichtes.

Risikofaktoren in der Kinderchirurgie

Im Gegensatz zum erwachsenen Menschen bestehen im Kindesalter ganz andere Risikofaktoren.

Für das *Neugeborenenalter* kennen wir eine physiologische „Risikophase“ ab der 1. Lebenswoche bis etwa zur 5. Lebenswoche. Innerhalb der ersten 5–6 Lebenstage besteht bei Neugeborenen eine sog. „Geburtsvitalität“ noch von der Mutter her. In den nächsten 3–4 Wochen erfolgt die Anpassung an das eigenständige extrauterine Leben mit einem

deutlichen Vitalitätsverlust, der erst ab 5.–6. Lebenswoche wieder ausgeglichen ist.
Bei Neugeborenen ist der wichtigste Risikofaktor die Untergewichtigkeit. So hat z. B. ein Neugeborenes mit einem Geburtsgewicht von über 2500 g und einer Ösophagusatresie eine Überlebenschance von 96%; ist es mit 1500 g untergewichtig, so sinkt die Überlebenschance auf unter 60%.

Weitere Risikofaktoren für die Neugeborenenchirurgie sind zusätzliche Fehlbildungen. Während ein Neugeborenes mit einer isolierten Fehlbildung, etwa an Magen-Darm-Kanal, Harnwegssystem oder Brust- und Bauchwand, eine 95%ige Chance besitzt, am Leben erhalten zu werden, sinkt diese Hoffnung bei zusätzlichen Fehlbildungen (je nach Schwere, Art und Zahl) bis unter 10%. Zusätzliche Fehlbildungen mit negativer Auswirkung auf die Überlebenschance von Neugeborenen, mit an und für sich gut korrigierbaren anatomischen Fehlbildungen, sind nicht nur weitere anatomische Mißbildungen (etwa Ösophagusatresie, kombiniert mit Transposition der großen Herzgefäße), sondern auch Fehlbildungen im Bereich der Genetik (Mongolismus, Down-Syndrom, Edwards-Syndrom, Stoffwechselstörungen), Phenylketonurie, Mukoviszidose oder Hypothyreose.
Bei Säuglingen treten Infektionen, Störungen des Immunsystems und der Gerinnung als Risikofaktoren auf. Letztlich müssen auch Ernährungsstörungen – die Infektion des Magen-Darm-Kanals – als wichtige Risikofaktoren genannt werden.
Jenseits der Säuglings- und Kleinkinderperiode nehmen die Risikofaktoren ab. Hier sind es vornehmlich Allgemeinerkrankungen, z. B. Masern, Scharlach oder Windpocken und Stoffwechselstörungen wie Diabetes mellitus sowie Vorschäden von Seiten des Herzens und der Niere, die beachtet werden müssen.

Erkrankungen der Bauchwand

Zwischen 6. und 10. Gestationswoche entwickelt sich der Gastrointestinaltrakt teilweise außerhalb des Embryos in der extraembryonalen Zölomhöhle der Nabelschnur. Die Eingeweide werden in der 10. Gestationswoche in die Körperhöhle zurückverlagert. Innerhalb der 12. Gestationswoche verschmelzen die beiden Rektusmuskeln in der Mittellinie mit Ausnahme des Umbilikalringes, wo die Muskeln durch undifferenziertes somatopleurales Gewebe weiterhin getrennt bleiben. Bei der Geburt besteht lediglich ein bleistiftgroßer Nabelring, welcher die V. umbilicalis, 2 Umbilikalarterien sowie die fibrösen Reste des Urachus (Allantois) und des Ductus omphalomesentericus enthält. Nach Ligatur der Nabelschnur thrombosieren die Gefäße; der Nabelgrund trocknet aus, granuliert und heilt in Form einer mit Epithel bekleideten Narbe ab. Durch Narbenkontraktion und Retraktion des Nabelgrundes in das Niveau der Aponeurose wird die Bauchwand auch hier fest verschlossen.

Fehlbildungen der Bauchwand

Rektusdiastase (s. auch S. 406)

Eine Diastase der Mm. recti abdominis wird häufig bei Kindern beobachtet und ist unbedeutend. Eine Operationsindikation ist nur gegeben bei gleichzeitigem Auftreten einer kleinen ventralen Hernie mit Vordringen von präperitonealem Fett durch eine Faszienlücke zwischen den Rektusmuskeln (epigastrische Hernie).

Agenesie der Bauchwandmuskulatur

Die Agenesie der Bauchwandmuskulatur ist eine seltene Fehlbildung. Häufiger ist eine Aplasie, d. h. ein Fehlen mehrerer Muskelgruppen. Knaben sind häufiger betroffen als Mädchen. Das Krankheitsbild ist meist vergesellschaftet mit Fehlbildungen der ableitenden Harnwege. Die Kinder sterben früh an Komplikationen dieser Fehlbildungen oder an respiratorischen Problemen; diese sind bedingt durch Ausfall der Bauchatmung, die beim Säugling von größerer Bedeutung ist als die Thoraxatmung. Die Kinder sollten daher frühzeitig operiert werden. Dabei sind elektromyographisch zunächst die bestehende Bauchwandmuskelgruppen zu identifizieren; ihre Ränder sind nach Exzision des fibrösen minderwertigen Bindegewebes miteinander zu vereinigen. Frühzeitig müssen auch die Fehlbildungen der ableitenden Harnwege korrigiert werden.

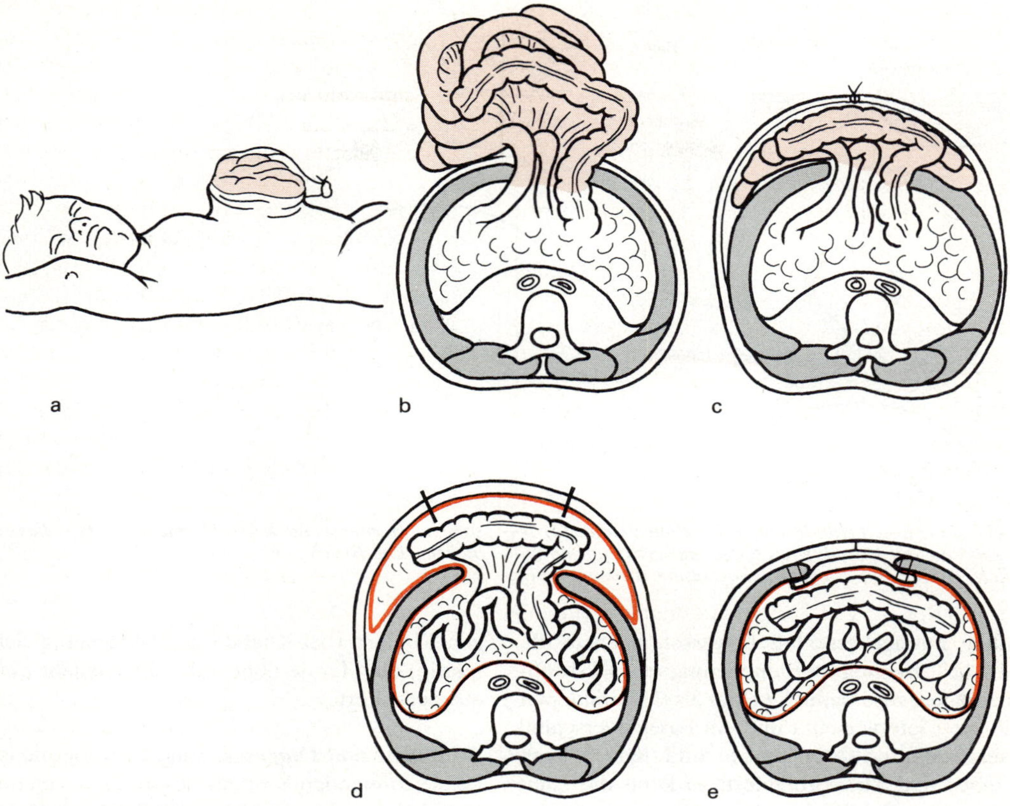

Abb. 21-1 a–e. Omphalozele und Gastroschisis. (a) Gedeckte Omphalozele mit median ansetzender Nabelschnur. (b) Eventration der Darmschlingen bei Gastroschisis. (c) Mobilisation der Haut und Verschluß der Haut über den Darmschlingen nach teilweiser Reposition der Eingeweide in die Bauchhöhle. Die Faszie bleibt offen. Falls Plazenta zur Verfügung steht, wird zwischen die Faszienränder Eihaut eingenäht. (d) Ausschneiden eines umschriebenen Hautbezirkes, Entfernung der Epidermis und Versenkung in die Tiefe. (e) Der entstandene Coriumlappen wird in die Faszienlücke eingepaßt ohne Eröffnung der Bauchhöhle. Darüber: Hautverschluß

Gastroschisis

Hier besteht in der Medianlinie ein unvollständiger Verschluß der vorderen Bauchwand (Abb. 21-1 a). Die Nabelschnur liegt lateral des Defektes, durch den sämtliche Eingeweide (Magen, Dünndarm, Dickdarm, Milz, Leber und Gonaden) vorgefallen sein können. Da es sich um keine Hernie handelt, sondern um einen unzureichenden Bauchwandverschluß, sind die Eingeweide nicht von einem Sack umhüllt. Die Darmschlingen liegen bereits in utero extraabdominell, in der eiweißhaltigen Amnionflüssigkeit. Das Eiweiß dringt in die Darmschlingen ein und zieht Wasser nach sich. Aus diesem Grunde sind die Darmschlingen ödematös verdickt, und in ihrer Motilität beeinträchtigt. Die Reposition der Eingeweide ist häufig schwierig. Die Gastroschisis ist nicht selten mit weiteren gastrointestinalen Fehlbildungen, wie Atresien und Meckelschem Divertikel, kombiniert. Oft handelt es sich um unreife Frühgeborene.

Therapie: Operationszeitpunkt unmittelbar nach Geburt.
Das Hauptproblem des Eingriffes besteht darin, die vorgefallenen Eingeweide in die meist zu kleine Bauchhöhle zurückzuverlagern und einen zumindest provisorischen Bauchwandverschluß herzustellen. Sind nur die Darmschlingen ohne Leber und Milz prolabiert, so läßt sich der Verschluß durch manuelle Dehnung der Bauchhöhle und isolierten Verschluß der Haut

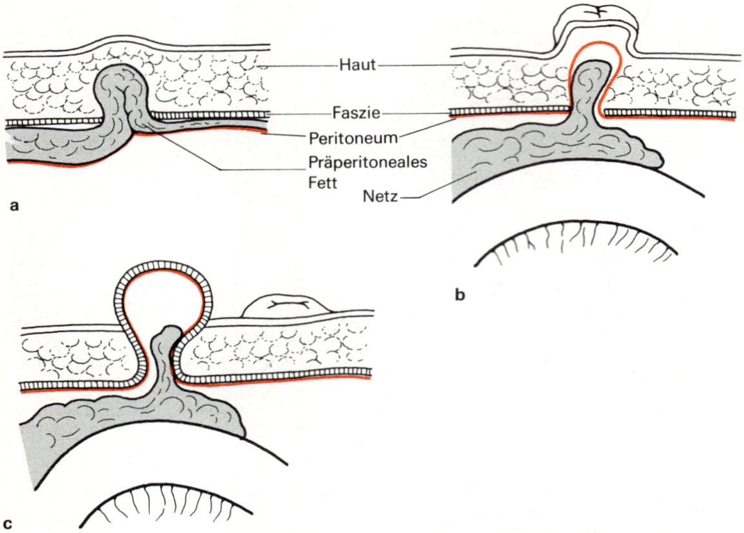

Abb. 21-2 a–c. Fehlbildungen der Bauchwand. (a) Nabelhernie mit Vorfall eines Netzzipfels. (b) Supraumbilikale Hernie. (c) Epigastrische Hernie (beachte: epigastrische Hernien sind keine Hernien, sondern Faszienlücken ohne Bruchsack)

ohne Faszienverschluß bewerkstelligen (Abb. 21-1 b). In einer zweiten Sitzung, etwa 1,5 Jahre später, wird dann die Haut als Coriumlappen in die Tiefe versenkt und ein Faszienverschluß hergestellt (Abb.21-1 c–e). Sind jedoch auch Leber und Milz prolabiert, so kann die Haut nur unter Zuhilfenahme von seitlichen Entlastungsschnitten und Bildung von Brückenlappen verschlossen werden. Falls auch dies nicht möglich ist, werden die vorgefallenen Eingeweide in einen vorgefertigten Silastikbeutel eingehüllt, und dieser mit Faszie und Haut vernäht. Postoperativ wird dann der Inhalt des Silastikbeutels durch schrittweises Zurückdrängen der Eingeweide in die Bauchhöhle verkleinert, so daß nach etwa 8 Tagen ein sekundärer Hautverschluß möglich ist.

Hernien der Bauchwand

Nabelhernie

Die Nabelhernie ist eine der häufigsten Erkrankungen im Kindesalter (Abb.21-2 a). Frühgeborene zeigen dafür eine Prädisposition. Über 80% aller Kinder mit einem Geburtsgewicht zwischen 1000 und 1500 g, sowie 20% aller Kinder über 2500 g haben eine Nabelhernie. Die Hernie zeigt eine deutliche Tendenz zur spontanen Rückbildung, so daß nur bei wenigen Kindern (bei Knaben und Mädchen gleich häufig) die Hernie über das 3. Lebensjahr hinaus persistiert.

Symptome und Diagnose: Eine Nabelhernie ist beim schreienden Kind, insbesondere wenn der Nabelring mehr als bleistiftgroß ist, leicht zu diagnostizieren. Beim älteren Kind kann eine persistierende Nabellücke oft nur im Liegen bei erschlafften Bauchdecken palpiert werden. Sie kann für rezidivierende chronische Bauchschmerzen verantwortlich sein, wenn Netzzipfel durch die schmale Bruchpforte prolabieren und vorübergehend eingeklemmt werden.

Therapie: Bei Kindern unter 1 Jahr zunächst konservative Behandlung. Heftpflasterverbände, welche die Bauchwandmuskulatur über der Nabellücke adaptieren sollen, nützen wenig, da meist nur Haut und subkutanes Fettgewebe gerafft werden. Noch unnützer und schädlicher sind Nabelpelotten, da der Bruchring unter Pelottendruck noch erweitert wird. Die spontane Neigung des Nabelringes zur Verkleinerung und Narbenbildung kann über das 1. Lebensjahr hinaus andauern. Eine Operation sollte nur erwogen werden bei überdurchschnittlich großen Nabelhernien (größer als 1 Zehnpfennigstück), da hier die Regression des Nabelringes nicht zum Verschluß ausreicht, sowie bei Einklemmungsgefahr. Weiterhin ist eine Operation bei Bestehen des Nabelbruches über das 1. Lebensjahr hinaus angezeigt. Von einem kleinen subumbilikalen, in die Nabelnarbe fallenden Hautschnitt wird der Bruchsack entfernt und die Faszie verschlossen.

Supraumbilikale Hernie

Bauchdeckenlücken oberhalb des Nabels werden als supraumbilikale Hernien bezeichnet (Abb. 21-2b). Sie können isoliert oder mit einer Nabelhernie auftreten. Im Gegensatz zur Nabelhernie ist der Bruchsack der supraumbilikalen Hernie nicht mit der Haut verlötet. Bei der Operation muß der sich flach vorwölbende Bruchsack nicht notwendigerweise abgetragen werden; es genügt, die Faszienlücke mit einigen Zwirnnähten zu verschließen.

Epigastrische Hernie

Epigastrische Hernien sind Faszienlücken in der Linea alba. Sie werden bei Kindern häufig beobachtet (Abb.21-2c) und liegen zwischen Processus ensiformis und Nabel. Sie treten gelegentlich multipel auf, wobei durch eine kleine schlitzförmige Öffnung das präperitoneale Fettgewebe wie ein Lipom unter die Haut gepreßt wird. Epigastrische Hernien können bei Betätigung der Bauchpresse krampfartige Schmerzen im Sinne von Nabelkoliken verursachen. Sie werden gelegentlich als kleine subkutane Lipome fehldiagnostiziert. Die Operationsindikation ist praktisch immer gegeben. Von einer kleinen Inzision aus werden die Faszienränder dargestellt, das Fettgewebe nach Ligatur seines Stieles entfernt und die Faszienlücke verschlossen.

Omphalozele

Hemmungsmißbildung der 6.–10. Fetalwoche, bei der sich die im extraembryonalen Zölom entwickelnde primitive Darmschleife nicht in die sich ausweitende Bauchhöhle zurückgezogen hat. In der Folge entwickeln sich (wie bei der Gastroschisis) die Darmschlingen außerhalb der Abdominalhöhle, die Zölomhöhle bleibt erhalten. Die Eingeweide sind hier jedoch im Gegensatz zur Gastroschisis von einem transparenten Sack aus Amnion, Peritoneum und Wharton-Sulze umgeben. Die Nabelschnur inseriert in der Mitte dieses Bruchsackes. Der Sack kann bei der Geburt rupturieren. Kinder mit einer Omphalozele sind durch drei Komplikationen bedroht: Mechanischer Ileus, insbesondere bei kleiner Bruchpforte, Ruptur des Omphalozelensackes und Durchwanderungsperitonitis. Weitere Fehlbildungen kommen vor.

Therapie: Die vorgefallenen Darmschlingen sind in ein feuchtes, mit Kochsalz getränktes Tuch einzuwickeln; außerdem ist der gesamte Rumpf des Neugeborenen in eine Aluminiumfolie zu kleiden, um das Baby gegen Wärmeverluste zu schützen. Es gilt dann, möglichst rasch einen vollständigen Verschluß der Bauchwand zu erzielen. Da meist nur Darmschlingen vorgefallen sind, gelingt hier der Verschluß oft leichter als bei der Gastroschisis. Nützlich hat sich uns die Implantation von Amnionhaut aus der Plazenta des Kindes erwiesen. Auf diese Weise kann ein Peritonealersatz geschaffen werden, der zur Festigkeit der Bauchwand beiträgt und Verwachsungen des Darmes mit der darüber verschlossenen Haut verhindert.
Bei größeren geschlossenen Nabelschnurbrüchen wird gelegentlich eine konservative Behandlung bevorzugt: Der Bruchsack wird mehrmals täglich mit einer adstringierenden Flüssigkeit (z. B. Tannin) bepinselt. Die frühere Anwendung von Mercurochrom wurde wegen der Gefahr einer Quecksilberintoxikation verlassen. Durch Adstringierung bildet sich ein trockener Schorf, der den Omphalozeleninhalt durch Schrumpfung in die Bauchhöhle zurückdrängt. Unter dem trockenen Schorf bilden sich vom Hautrand her Granulationen, so daß die verkleinerte Bruchpforte oft auffallend rasch epithelisiert wird. Gefahr des konservativen Vorgehens: Auftreten einer Durchwanderungsperitonitis sowie Ruptur des Bruchsackes.

Persistierender Ductus omphaloentericus

Der Ductus omphaloentericus oder Ductus vitellinus, der im frühembryonalen Stadium den Scheitel der fetalen Nabelschleife mit dem Dottersack verbindet, obliteriert und verschwindet normalerweise in der 7. Fetalwoche. Er kann jedoch ganz oder teilweise persistieren. Bleibt

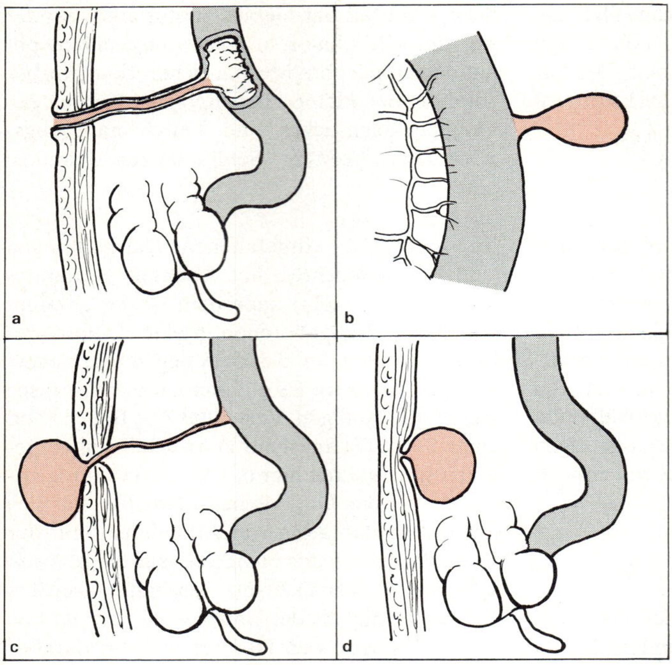

Abb. 21-3 a–d. Mißbildungen des nicht völlig zurückgebildeten Ductus omphaloentericus. (b) Meckel-Divertikel. (a) Ductus omphaloentericus. (c) Unvollständige Nabelfistel mit Prolaps. (d) Dottergangscyste

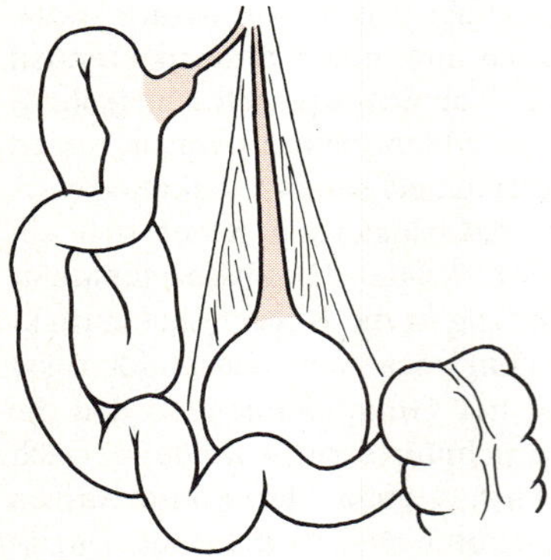

Abb. 21-4. Urachusfistel. Dieselben Variationen wie beim Ductusomphaloentericus können auch beim Ductus urachus vorliegen

nur sein proximales, darmnahes Ende erhalten, so entsteht ein Meckel-Divertikel (S. 329); persistiert nur sein distales, nabelwärts gelegenes Ende, so entwickelt sich eine mit Schleimhaut ausgekleidete, am Nabel endende unvollständige Fistel (Abb. 21-3 a–d). Stülpt sich diese infolge des intraabdominellen Drucks nach außen, so spricht man von einem Nabeladenom oder Nabelpolyp. Bleibt nur der mittlere Abschnitt des Ductus omphaloentericus erhalten, so entwickelt sich eine sog. Dottergangszyste, die entweder intra- oder extraperitoneal unterhalb des Nabels (Roser-Zyste) liegen kann. Gelegentlich findet man jedoch als Überrest des Ductus omphaloentericus auch nur einen bindegewebigen Strang, der vom unteren Ileum zum Nabel zieht und Ursache für einen „Briden"-Ileus sein kann. Persistiert der Ductus jedoch in ganzer Ausdehnung, so verbindet ein mehr oder weniger breiter Fistelgang das untere Ileum mit dem Nabel. Aus dem Nabel entleert sich dann Dünndarminhalt. Gelegentlich können in diesem Fistelgang, wie auch im Mekkel-Divertikel, heterotope Schleimhautbezirke aus Magen, Duodenal- oder Kolonschleimhaut enthalten sein. Auch Pankreasgewebe wurde nachgewiesen.

Symptome und Diagnose: Bei Verdacht auf einen Ductus omphaloentericus sollte eine Fistelfüllung mit wasserlöslichem Kontrastmittel durchgeführt werden. Die Persistenz des Ductus ist bei Stuhlaustritt aus dem Nabel immer nachgewiesen. Über Dottergangszysten gibt die Sonographie am besten Auskunft. Eine Verwechslung mit einem Nabelgranulom bei verzögerter Nabelabheilung ist möglich, da auch dieses ein hellrotes, polypartiges Gebilde darstellt, in dem allerdings keine Fistelöffnung nachweisbar ist.

Therapie: Die operative Indikation ist mit der Diagnosestellung gegeben. Nach Einspritzen von Methylenblau in den Fistelgang wird dieser, je nach Ausdehnung von einem kleinen subumbilikalen Hautschnitt aus exstirpiert oder bei Persistenz des gesamten Ductus von einer medianen Inzision aus am terminalen Ileum abgetragen und reseziert.

Urachusfistel

Der Urachus entwickelt sich aus dem kranialen Abschnitt der Allantois und stellt die fetale Verbindung zwischen Blasenscheitel und Nabel dar (Abb. 21-4). Er obliteriert normalerweise zum Lig. vesicoumbilicale mediale. Bleibt er in seiner gesamten Ausdehnung erhalten, so resultiert eine Urinfistel am Nabel.

Symptome und Diagnose: Charakteristisch für die Urachusfistel ist der nässende Nabel. Durch Druck auf die Blase kann tropfenweise oder im Strahl Urin aus dem Nabel gepreßt werden. Die Diagnose wird durch eine Kontrastmittelfüllung mit einem wasserlöslichen Kontrastmittel gesichert. Auch der Urachus kann nur teilweise verlötet sein und blasenwärts oder nabelwärts persistieren. Persistiert der Urachus blasenwärts, so entsteht ein Urachusdivertikel am Blasenscheitel. Persistiert der Urachus partiell, so entsteht eine Urachuszyste, die beträchtliche Größe erreichen kann und von schleimiger Flüssigkeit ausgefüllt ist. Sie ist wie die Blase mit Übergangsepithel ausgekleidet.

Therapie: Die operative Indikation ist mit der Diagnosestellung gegeben. Persistiert nur der distale, nabelwärts gelegene Urachusanteil, so verbleibt ein nichtnässender, blindmündender Fistelanteil, der von einem kleinen subumbilikalen Hautschnitt aus reseziert werden kann. Bei größeren Urachusrelikten wird eine mediane Inzision erforderlich.

Zwerchfellhernien, S. 407

Gastrointestinaltrakt

Ösophagusatresie

Aus dem primären Vorderdarm differenzieren sich in der frühen Fetalperiode der Ösophagus, die Trachea und die Lunge. Im Rahmen dieser Differenzierung kann es zu Störungen kommen, aus denen mannigfaltige Fehlbildungen resultieren, u. a. die Ösophagusatresie mit variablen Möglichkeiten der Fistelbildung in Trachea oder große Bronchien.
Die Einteilung der wesentlichen Formen geschieht am zweckmäßigsten nach Vogt (Abb. 21-5). Hier ist der Typ IIIb mit über 90% der häufigste.

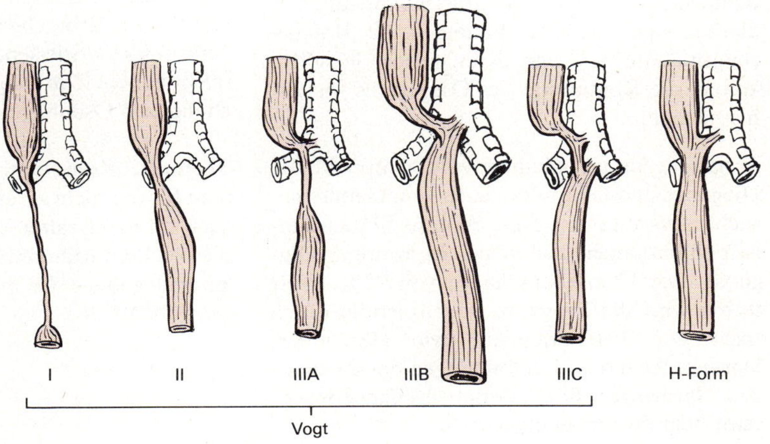

Abb. 21-5. Einteilung der wichtigsten Formen der Ösophagusatresie. (Nach Vogt)

Symptome: Man kann die Diagnose bereits intrauterin stellen durch Nachweis eines Hydramnions, welches bei allen Ösophagusatresien und Verschlüssen des oberen Magen-Darm-Kanals gefunden wird. Nach der Geburt sind wichtige Hinweiszeichen: schaumige Fruchtwasseransammlung in Mund, Rachen und Nase, mit Zyanose einhergehende Hustenanfälle sowie die Unmöglichkeit der Nahrungsaufnahme.

Diagnostik: 1. Sondierung der Speiseröhre mit einem feinen Plastikernährungsschläuchlein; nach etwa 10–12 cm Tiefe findet sich ein Stop. 2. Durch die Magensonde kann Luft eingeblasen werden: mit dem Stethoskop ist am Rükken, zwischen den Schulterblättern oder unterhalb des Jugulums ein gurgelnder Rückstrom der Luft zu hören. Bei intakter Speiseröhre fließt dagegen die Luft ohne wesentliches Geräusch in den Magen. 3. Die Röntgenuntersuchung zeigt bei der Leeraufnahme den erweiterten oberen Ösophagusblindsack sowie die luftgefüllten Därme (bei dem häufigsten Typ IIIb). Eine Röntgenkontrastdarstellung ist nur notwendig, wenn die Leeraufnahme keine klare Diagnose erkennen läßt. Die Tracheoskopie, die in jedem Fall durchzuführen ist, zeigt klar die Höhe der Fistelmündung sowie das evtl. Vorhandensein mehrerer Fisteln **(Abb. 33–108a u. b)**.

Therapie: Das Ziel ist, die pathologische Verbindung zwischen Ösophagus und Trachea zu durchtrennen und eine End-zu-End-Anastomose der Ösophagusenden herzustellen. Bei langstreckigen Ösophagusatresien kann das sehr schwierig bzw. unmöglich sein. Koloninterposition, Verwendung eines Segments aus dem Magen, freie Dünndarmschleimhauttransplantationen sowie Dehnungs- und Bougierungsmaßnahmen sind dann weitere Möglichkeiten, die Kontinuität des Ösophagus wiederherzustellen.

Prognose: Sie ist abhängig vom Zeitpunkt der Diagnose und Operation, auch vom Geburtsgewicht. Ausgetragene Neugeborene ohne weitere Fehlbildungen haben bei frühzeitiger Diagnose eine Überlebenschance von 95%. Weiterhin wird die Prognose beeinträchtigt durch zusätzliche Fehlbildungen (wie Herzfehler, Darmatresien oder Fehlbildungen der ableitenden Harnwege). Die Überlebenschance insgesamt liegt daher bei etwa 70%.

Kongenitale Ösophagusstenose

Im Rahmen der Differenzierungsstörungen des primären Vorderdarms sind auch Ösophagusstenosen möglich, die zum Teil durch Trachealknorpelteile innerhalb der Speiseröhrenwand bedingt sind. Im Gegensatz zur Ösophagusatresie wird die Ösophagusstenose i. d. R. erst einige Wochen oder Monate nach der Geburt diagnostiziert. Leitsymptom ist die Dysphagie. Die Diagnose ist röntgenologisch und endoskopisch zu stellen. Die Therapie besteht in der Beseitigung der Stenose: entweder durch sparsame Resektion oder Plastik (Längsinzision der Stenose und quere Naht).
Die Prognose ist gut.

Dysphagia lusoria

Sie beruht auf Gefäßanomalien wie doppeltem Aortenbogen und aberrierender rechter A. subclavia.

Kardiaachalasie oder „Kardiospasmus“
(s. auch S. 270)

Es handelt sich offensichtlich um einen sekundären Ganglienzellenverlust, denn die Störung tritt frühestens im Schulalter auf, meist zu Beginn der Pubertät. Warum es zu diesem Ganglienzellenverlust kommt, ist unbekannt.

Symptome und Diagnose: Die Folge der terminalen Ösophagusstenose ist eine Dilatation der Speiseröhre, die als Megaösophagus bezeichnet wird. Das Leitsymptom ist die Dysphagie, das *nicht* saure Erbrechen, also ein Regurgitieren verschluckter Speisen, die den Magen nicht erreicht haben. Zur Diagnostik, Röntgenuntersuchung und Ösophagoskopie, S. 270.

Therapie: Konservative Bougierungsmaßnahmen führen nicht zu einem Dauererfolg, so daß auch im Kindesalter die Behandlung der Wahl die von dem früheren Leipziger Chirurgen Heller angegebene Ösophagokardiomyotomie ist (s. Abb. 19–36).

Ösophagusverätzung (s. auch S. 278)

Durch Trinken aus Salzsäure-, Salmiak-, Laugen- und Essigessenzflaschen kommt es zu Verätzungen der Speiseröhre. Die meisten Kinder verspüren beim Schlucken bereits heftige Schmerzen mit Brennen unter dem Brustbein, was i. d. R. zum sofortigen Aufsuchen eines Arztes führt. Ältere Kinder versuchen das Ereignis zu verschweigen, bis hochgradige dysphagische Beschwerden auftreten.

Diagnose: Sie kann bereits unmittelbar nach der Verätzung durch Inspektion von Mund und Rachen gesichert werden: Tiefe Röte und bereits bestehende Nekrosen mit weißen Belägen. Endoskopie und Röntgenuntersuchungen sind weitere diagnostische Verfahren. Wurde eine größere Menge ätzender Flüssigkeit verschluckt, besteht die Gefahr einer Magen-, besonders Pylorusbeteiligung.
Drei Stadien pathologisch-anatomischer Veränderungen werden unterschieden.
Grad I: Schwellung und Rötung der Schleimhaut, entzündliche Veränderungen im Bereich der Mukosa, keine Epitheldefekte.
Grad II: Schleimhautulzera, Fibrinausschwitzungen, Mukosanekrosen.
Grad III: Ulzera und Gewebsnekrosen der gesamten Ösophaguswand, mit Gefahr von Perforation in Nachbarorgane.
Um den Verletzungsgrad festzustellen, ist stets eine Ösophagoskopie in der Anfangsdiagnostik durchzuführen.

Therapie: In der Sofortbehandlung jeder Ösophagusverätzung ist zu beachten:
1. Neutralisation des Ätzmittels (Laugen durch Zitronensaft oder Haushaltsessig 1:4 verdünnt, Säure durch Aufschwemmung von Milch in Magnesia usta). Ist das Ätzmittel unbekannt, Gaben von Milch.
2. Behandlung durch Infusionen, Schmerzbehandlung, Steroide.
3. Ruhigstellung des Ösophagus durch i.v. Ernährung, bei ausgedehnten Prozessen evtl. Anlage einer Magenfistel.
4. Antibiotika bei zweit- und drittgradigen Verätzungen.

Nach den jeweiligen Schweregraden richtet sich die spezielle Therapie:
Grad I: Keine Bougierung, Steroidbehandlung soll nur in der Ödemphase unter ösophagoskopischer oder Röntgenkontrolle durchgeführt werden.
Grad II: Steroidtherapie unter ösophagoskopischer Kontrolle; bei nachgewiesener überschüssiger Granulationsgewebsbildung Bougierungsbehandlung. Nie blind bougieren! Bougierung nur unter Verwendung eines Leitfadens, was eine Gastrostomie voraussetzt.
Grad III: Auf mögliche Perforation achten; in jedem Fall eine Magenfistel anlegen und mit der Frühbougierung 5–8 Tage nach der Verätzung beginnen.
Kommt es zu keiner Ausheilung und zeichnet sich die Notwendigkeit einer Dauerbougierung ab, sind *operative Maßnahmen* erforderlich: Bei vollständiger Strikturierung der Speiseröhre entweder Koloninterposition oder Hochbringen des Magens mit Anastomose des zervikalen Ösophagus; bei zirkumskripten Prozessen Resektion oder gestielter Kolonpatch.

Kardiainsuffizienz mit und ohne Hiatushernie (s. auch S. 324)

Der gastroösophageale Reflux ist im Säuglingsalter nicht primär-pathologisch. „Speikinder – Gedeihkinder", woraus abzuleiten ist, daß of-

Tabelle 21-2. Alle Patienten mit gastroösophagealem Reflux. (Modifiziert nach Leape, S. 420)

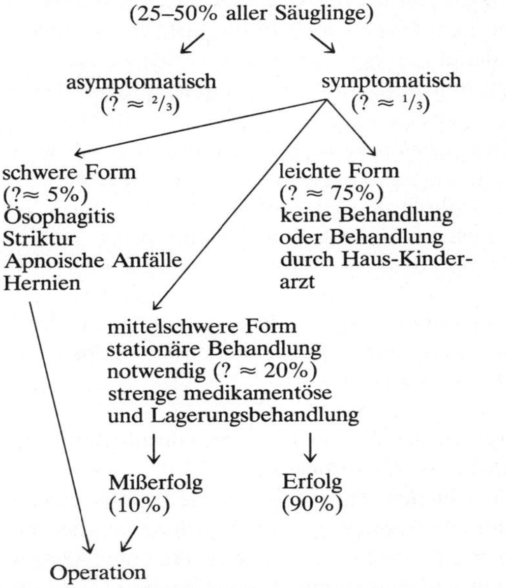

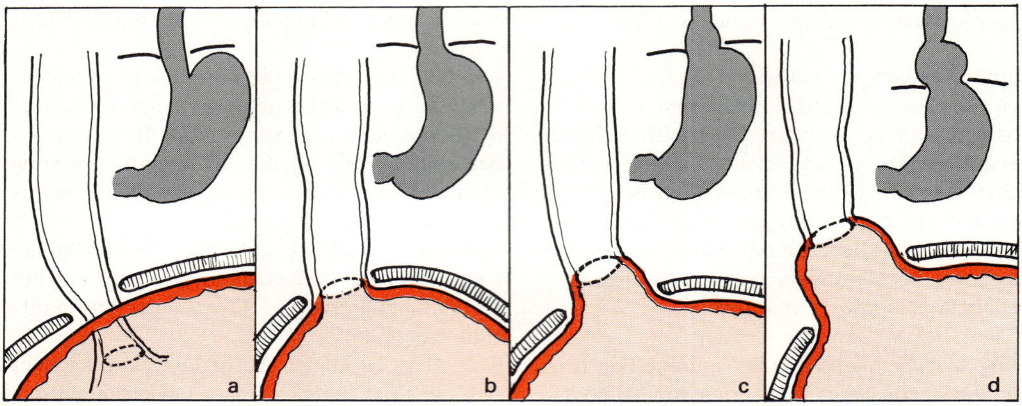

Abb. 21-6a–d. Röntgenbefunde bei Kardiainsuffizienz mit und ohne Hiatushernie. (a) Normale Situation, (b) Kardiainsuffizienz, (c) Hiatushernie, (d) Hiatusgleithernie

fensichtlich viele gelegentlich speiende Kinder glänzend gedeihen. Die Anzahl der pathologischen Refluxe im Gesamtkontingent der speienden Kinder kann nur geschätzt werden (Tabelle 21-2).

Pathophysiologie: Normalerweise finden wir die Kardia beim Neugeborenen distal des Hiatus oesophagei. Es besteht daher immer ein kleiner intraabdomineller Ösophagusanteil, der spitzwinklig in den Magen mündet (Abb. 21-6). Dieser spitzwinklige Übergang der Speiseröhre in den Magen, zusammen mit einer gewissen Straffheit des Ösophagus, bedingt die Schlußfähigkeit der Kardia, d. h. daß auch in Kopftieflage kein Mageninhalt in die Speiseröhre fließt. Gleitet nun die Kardia nach kranial in den Hiatus hinein, so wird aus dem spitzen Hiss-Winkel ein stumpfer, der Ösophagus verliert seine Längsspannung und die Kardia ist nicht mehr schlußfähig. Tritt die Kardia weiter nach kranial durch den Hiatusschlitz in den Thorax, so sprechen wir von einer Hiatushernie. Neben dieser Hiatusgleithernie unterscheiden wir noch die paraösophageale Hernie und den sog. „short oesophagus". Bei letzterem handelt es sich um eine kongenitale Fehlbildung (s. Abb. 19–44).

Symptome: Folgen der Kardiainsuffizienz mit und ohne Hiatushernie: S. 325.
Den kleinen Patienten – meist handelt es sich um junge Säuglinge – drohen durch das permanente Erbrechen Dystrophie, Anämie, Aspiration und Pneumonie. Ferner können Mediastinalverdrängung durch Prolaps des Magens in den Thoraxraum sowie Mageninkarzeration auftreten. Neben diesen Komplikationsmöglichkeiten werden auch der sog. plötzliche Kindstod sowie zyanotische Apnoeanfälle der jungen Säuglinge mit der Kardiainsuffizienz in Zusammenhang gebracht.
Leitsymptome der Hiatushernie und Kardiainsuffizienz sind auch im Kindesalter Erbrechen von Mageninhalt mit und ohne Hämatin sowie Anämie. Im Gegensatz zu dem spastischen Erbrechen im Schwall bei der Pylorusstenose ist das Erbrechen hier mehr durch ein Herauslaufen der Nahrung charakterisiert.

Diagnose: Bei rezidivierendem Erbrechen ist zunächst die Existenz eines Refluxes nachzuweisen, am besten durch das sog. 24-h-pH-Monitoring des Ösophagus. Die Ösophagusmanometrie ist – im Gegensatz zum Erwachsenenalter – bei Säuglingen und Kleinkindern nicht beweiskräftig. Die Röntgenuntersuchung ist die wichtigste Methode und zeigt eindeutig mögliche Folgen der Kardiainsuffizienz (Strikturen und Ulzerationen des Ösophagus) sowie Größe und Art der Hernie. Die wichtige Endoskopie gibt Auskunft über Art der Stenose und Grad der Ösophagitis.

Therapie: Die *konservative* Therapie ist nur geeignet für Säuglinge mit Mineurrefluxen: sitzende Position, eingedickte Nahrung, häufige kleine Mahlzeiten, Antazida, Parasymphatikolytika, Sedierung, Magensondenernährung. Wenn nach 6 Wochen die Symptome nicht si-

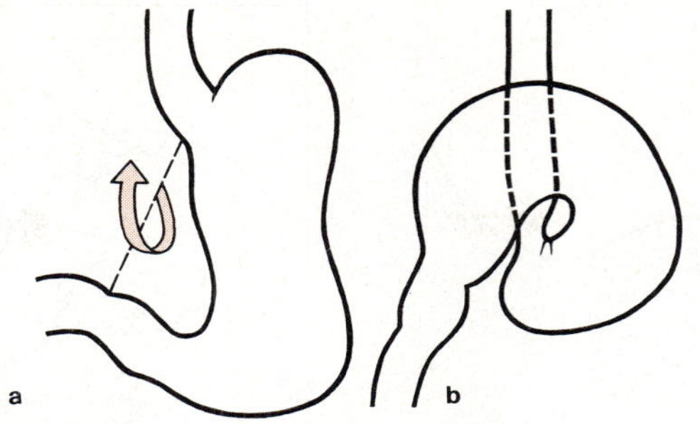

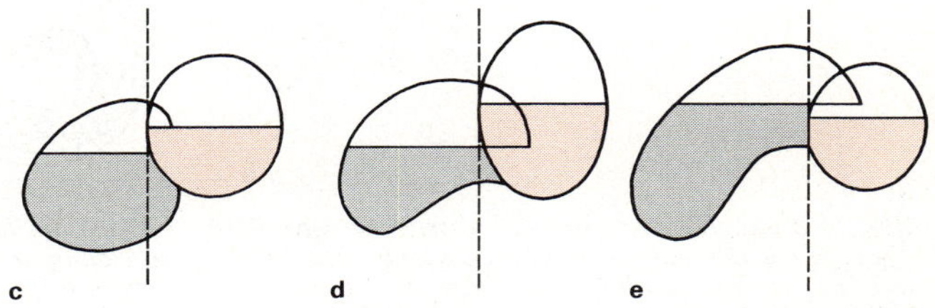

Abb. 21-7a–e. Magenfelddrehungen beim Retortenmagen. (a) Darstellung des Mechanismus der Verdrehung. (b) Die große Kurvatur ist nach kranial gerichtet beim Retortenmagen. (c) Röntgensilhouette beim Kaskadenmagen. (d) Röntgensilhouette bei der Magenplikatur. (e) Röntgensilhouette beim Torsions- oder Retortenmagen

stieren, ist i. allg. die Operationsindikation gegeben. Die meisten peptischen Ösophagusstrikturen lassen sich aufbougieren. Gelingt das einmal nicht, so ist ebenfalls die Operationsindikation gegeben. Bei ausgeprägter Ösophagitis mit Striktur (Majeurrefluxen) sowie bei allen Formen der supradiaphragmal fixierten Hernien (epiphrene Magentasche) sind die *operativen* Maßnahmen wie Fundoplikation oder retroösophageale Hiatusplastik mit Gastropexie indiziert. Selten ist eine Ösophagogastrostomie oder die Resektion einer Stenose notwendig. Dabei ist der Verschlußmechanismus zu erhalten oder wiederherzustellen.

Lageanomalien des Magens

Die normale Position des Magens kann durch verschiedene Arten von Torsionen und Torquierungen gering bis schwer verändert werden. Je nach Lage spricht man vom Upside-down-Magen, bei dem der Pylorus kranial der Kardia zu finden ist (Abb. 21-7), vom Kaskaden- oder Retortenmagen. Das Leitsymptom dieser Magenanomalien sind rezidivierende Leibschmerzen, im Zusammenhang mit der Nahrungsaufnahme, sowie Erbrechen. Die Diagnose wird röntgenologisch gestellt. Die notwendige operative Korrektur bringt den Magen in seine physiologische Position, fixiert den Fundus am intraabdominellen Ösophagus und die kleine Kurvatur des Magens an die vordere Bauchwand (Gastropexie).

Spastisch-hypertrophische Pylorusstenose

Es handelt sich hierbei um eine kongenitale Hypertrophie nicht des Pylorus, sondern der Antrummuskulatur, zu der sekundär eine spastische Komponente hinzutritt (Abb. 21-8). An dieser Störung erkranken 0,3% aller Neugeborenen und Säuglinge. Die Pathogenese ist letztlich unklar.
Auffällig ist eine familiäre Disposition sowie eine 4- bis 5mal häufigere Beteiligung von Knaben als von Mädchen.

Symptome und Diagnose: Bei den meisten Patienten beginnt die Erkrankung zwischen 3.–6. Lebenswoche. Leitsymptom ist spastisches Erbrechen, gelegentlich mit Beimengungen von Hämatinblutungen aus Schleimhautläsionen infolge Überdehnung des Magens. Das pausenlose Erbrechen führt zu Wasser- und Elektrolytverlusten mit schwerer Dystrophie

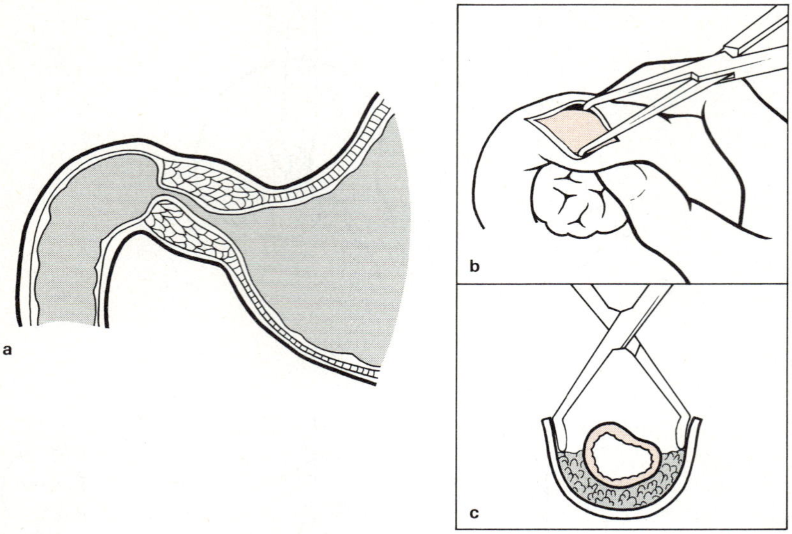

Abb. 21-8a–c. Hypertrophe Pylorusstenose. (a) Die Hypertophie der Antrummuskulatur zieht den Pyloruskanal in die Länge und engt ihn stark ein. (b) Stumpfe Spreizung der hypertrophen Muskulatur bis auf die Schleimhaut. (c) Situs nach der Antrumspreizung im Querschnitt. Ein Drittel der Schleimhaut liegt nun frei

und Alkalose sowie Gewichtsstillstand bzw. Abnahme.

Die Diagnose ist in der Regel leicht durch Nachweis der sichtbaren wellenförmigen Hyperperistaltik des Magens zu stellen. Da die spastisch-hypertrophische Pylorusstenose mit einer Hiatushernie kombiniert sein kann – sog. Roviralta-Syndrom –, die Symptomatik durchaus der einer Membranstenose des Antrums oder des Duodenums oral der Papilla Vateri entspricht, muß eine Röntgenuntersuchung die differentialdiagnostisch wichtigen Erkrankungen abgrenzen. Auch der mögliche tastbare Pylorustumor schließt die notwendige Röntgenuntersuchung nicht aus, um keine Hiatushernie zu übersehen. Ferner ist die Abklärung gegenüber einem adrenogenitalen Syndrom mit Salzverlust wichtig, das eine ähnliche Symptomatik bieten kann. Ionogramm und Elektrokardiogramm führen hier zur richtigen Diagnose.

Therapie: Zeigt ein konservativer Behandlungsversuch mit Sedativa, Spasmolytika und Sondenernährung sowie häufigen kleinen Mahlzeiten in wenigen Tagen keinen Erfolg, sollte operiert werden. Der Eingriff besteht in der Spaltung der hypertrophischen Antrummuskulatur bis auf den Mukosazylinder (Pyloromyotomie nach Weber-Ramstedt). Das Operationsrisiko ist gering, die Prognose gut.

Ileus

Neben der Appendizitis ist der Ileus im Kindesalter die bedeutungsvollste und häufigste chirurgische Abdominalerkrankung. Wie bei der Appendizitis steht und fällt die Prognose des Patienten mit der frühzeitigen Erkennung der Erkrankung und Frühoperation. Ileus heißt Darmunwegsamkeit, bedingt durch viele Ursachen. Man kann zwei große Gruppen unterscheiden: den mechanischen und den funktionell-paralytischen Ileus. Wie in Tabelle 21-3 dargelegt, können sich die einzelnen Formen überschneiden. Jeder mechanische Ileus – wenn er nur lange genug besteht – kann durch eine Durchwanderungsperitonitis in die funktionelle – also paralytische – Form übergehen.

Pathophysiologie: Jeder Ileus führt zu einer Distension des Darmes mit nachfolgender Durchblutungsstörung der Darmwand. Folgende pathophysiologische Komplexe, die miteinander verflochten sind und sich gegenseitig beeinflussen, sind von Bedeutung: Minderdurch-

Tabelle 21-3. Einteilung des Ileus im Kindesalter

1. Embryologisch und mechanisch	2. Tumoren	3. Parasitär	4. Dysfunktion der Darmmortilität	5. Entzündlich
Atresien	Polypen	Askariden	Invagination	Abszesse
Stenosen	Sarkome	Echinokokkus	Megakolonformen	Perforationen
Malrotation	Lymphangiome		left	Peritonitis
Volvulus	Metastasen		small colon Syndrom	
Ductus omphaloentericus			kongenitales Mikrokolon –	
Mesenteriallücken			Hypoperistaltiksyndrom	
Mukoviszidose				
Duplikaturen				
Hernien				
Adhäsionen				

blutung der Darmwand, Störung des Wasserhaushaltes, Störung der Darmmotorik, intraabdominelle Drucksteigerung und Durchwanderungsperitonitis. Die Behandlung jedes Ileus – ganz gleich, ob mechanisch oder paralytisch – ist nicht ein rein mechanisches, also chirurgisches Problem; es muß in gleichem Maße neben der Beseitigung des Hindernisses auch in das pathophysiologische Geschehen eingegriffen werden. Die wichtigsten Prinzipien der allgemeinen Ileusbehandlung sind: Beseitigung des Hindernisses, Ausgleich des Wasser- und Elektrolythaushaltes, Ausgleich der Störung im Säure-Basen-Haushalt, Entleerung des Darmes und damit Beseitigung der Distension, Ingangsetzen oder Aufrechterhalten der Diurese, Bekämpfung der Infektion (Peritonitis).

Symptome: Leitsymptom ist die klassische Ileustrias: Erbrechen, intermittierende Schmerzen, Stuhlverhaltung. Zu Beginn wird lediglich reiner Mageninhalt, später Galle erbrochen. Die Schmerzen sind wehenartig und von Ruhephasen unterbrochen. Die Stuhlverhaltung ist um so ausgeprägter, je tiefer das Hindernis sitzt. In der Folgezeit stellt sich bei tieferen und mittelhohen Ileusformen ein aufgetriebenes Abdomen ein.

Diagnose: Beim mechanischen Ileus ist durch Inspektion bei Patienten mit dünneren Bauchdecken die peristaltische Wellenbewegung der Därme zu erkennen. Die gegen das Darmhindernis ankämpfende Peristaltik führt im Stadium der Kontraktion zu Versteifungen der jeweiligen Darmschlingen, die durch die Bauchdecken gut zu tasten sind (Darmsteifungen). Eine Druckschmerzhaftigkeit im Abdomen ist nur dann zu palpieren, wenn die heftige Peristaltik krampfartig gegen das Hindernis ankämpft. Sind Tumor oder Invagination Ursachen des Ileus, so ist der Tastbefund klärend. Beim verschleppten Ileus mit aufgetriebenem Abdomen kann man eine Abwehrspannung bis zum sog. „bretthharten Bauch" fühlen. Die Auskultation des Darmes läßt anfangs die Hyperperistaltik als Plätschergeräusche erkennen, ähnlich einem rasch über Kieselsteine fließenden Bach. Bei eingetretener Darmlähmung und Peritonitis ist „Grabesstille" im Abdomen. Die Perkussion zeigt bei aufgetriebenen Därmen eine deutliche Tympanie; bei Perkussion mit dem Plessimeter (z. B. mit einem Fingerhut auf einem auf das Abdomen gelegten Holzspatel) ist über den stark geblähten Darmschlingen ein deutliches metallenes Geräusch wahrzunehmen (der Perkussionston klingt, als ob zwei Münzen gegeneinander schlagen). Die Röntgenübersichtsaufnahme des Abdomens im Hängen oder Stehen zeigt neben den stark mit Luft gefüllten Darmschlingen Spiegelbildungen (d. h. Luftspiegel über der Flüssigkeit im Darm).

Symptome und allgemeine Untersuchungsbefunde können bei Neugeborenen und jungen Säuglingen z. T. ganz anders, z. T. diskreter, z. T. dramatischer verlaufen. Bei Peritonitis mit allgemeiner Sepsis kann das Abdomen bei einem im Schock befindlichen Neugeborenen völlig weich sein. *Regel:* Beim galligen Erbrechen – bis zum Beweis des Gegenteils – an Ileus denken!

Spezielle Ileusformen

Angeborene Verschlüsse des Duodenums

Wir unterscheiden hier 4 Hauptformen (Abb. 21-9): Intraluminale Membranverschlüs-

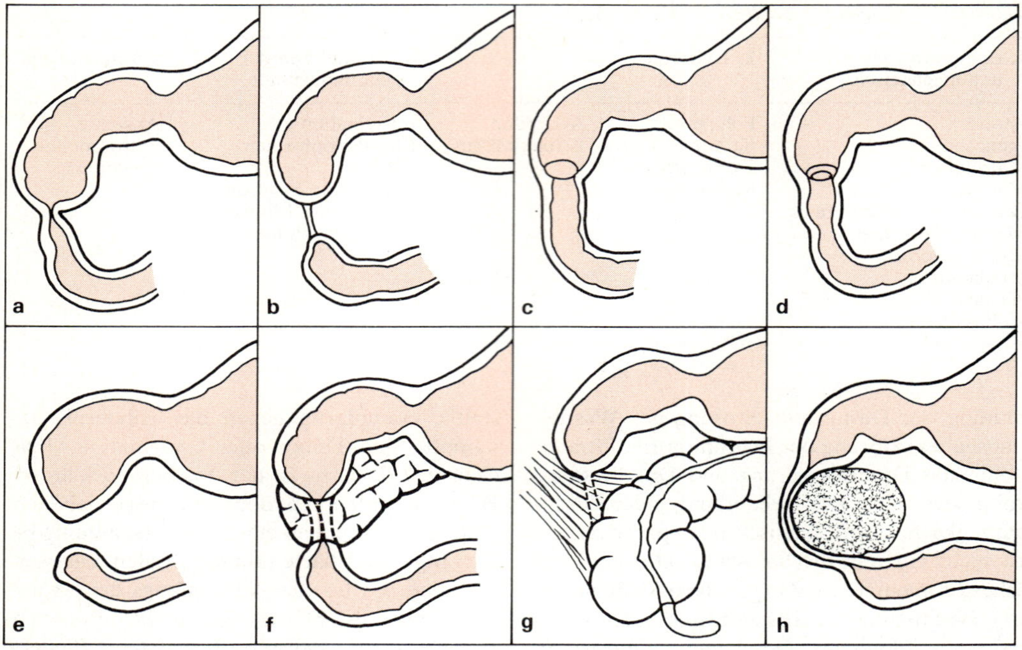

Abb. 21-9a–h. Formen der mechanischen Obstruktion beim Duodenalileus. (a) Duodenalstenose, (b) Duodenalatresie, (c) Membranatresie, (d) Membranstenose, (e) vollständige Kontinuitätstrennung, (f) Pancreas anulare, (g) Adhäsionen durch Malrotation, (h) Duodenalduplikatur

se und Stenosen, vollständige Kontinuitätsdurchtrennung mit oberem und unterem Blindsack, Pancreas anulare (durch eine Entwicklungsstörung kommt Pankreasgewebe ringförmig um das Duodenum zu liegen und komprimiert das Darmlumen vollständig). Bei der Malrotation ist die physiologische frühfetale Darmdrehung, bei der das Zäkum aus der Mittelstellung entgegengesetzt dem Uhrzeigersinn in den linken Oberbauch zum rechten Oberbauch und dann zum rechten Unterbauch wandert, gestört. Meist kommt es zu einem Drehungsstop des Zäkums im rechten Oberbauch, kombiniert mit einem Volvulus, der zu einer Kompression des Duodenums führt. Es kann die frühfetale Darmdrehung aber auch zu jedem Zeitpunkt stoppen und dann rückwärts weiterlaufen, d. h. also im Uhrzeigersinn. Alle Gangformen der Malrotation führen aber letztlich wegen der dabei immer stattfindenden Torsion zu einem Stop im unteren Duodenum.

Symptome und Diagnose: Das Leitsymptom der Verschlüsse des Duodenums ist das Erbrechen. Liegt das Hindernis oral der Papilla Vateri, ist das Erbrochene nicht gallig; befindet sich das Hindernis aboral der Papilla Vateri, ist das Erbrochene immer gallig.

Das diagnostische Charakteristikum des Duodenalileus ist der isoliert aufgetriebene Oberbauch. Im Röntgenbild sind neben einem luftleeren Abdomen 2 Luftblasen im Oberbauch, eine im Magen und eine im Duodenum, zu erkennen.

Therapie: Bei Verschlußatresie und hochgradiger Stenose ist die sofortige Operation indiziert: Duodenoduodenostomie oder -jejunostomie bzw. Membranexzision. Bei Teilstenosen des Duodenallumens besteht eine aufgeschobene Dringlichkeit der Operation.

Duplikaturen am Gastrointestinaltrakt

Es handelt sich um zystische oder langgestreckte tubuläre Gebilde, die dem gesamten Intestinaltrakt – vom Hypopharynx bis zum Rektum – im Bereich des Mesenteriums, bei thorakaler Lokalisation prävertebral, anliegen (Abb. 21-10). In über 70% sind sie am Dünndarm lokalisiert. Synonyma: enterogene Zyste, Enterocystom, „giant diverticula".

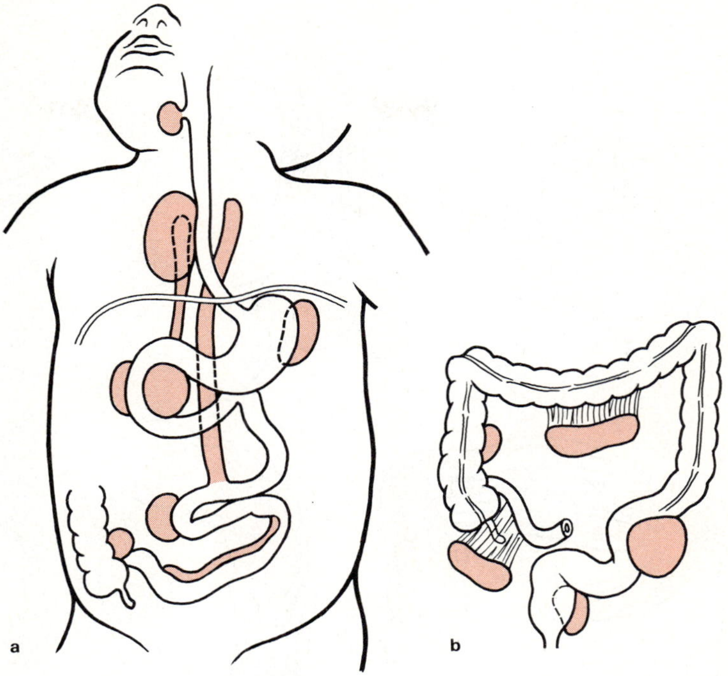

Abb. 21-10 a u. b. Lokalisationsmöglichkeiten von intestinalen Duplikaturen

Symptome und Diagnose: Sitz, Größe, Form und Inhalt sowie Schleimhautauskleidung bestimmen das klinische Bild. 65% der Fälle machen sich bereits im 1. Lebensjahr durch unklare Bauchbeschwerden bemerkbar. Komplikationen führen dann zur Diagnose: Ileus, Meteorismus, Darmsteifung, Invagination, Volvulus, Blutung, Perforation, Strangulation der Mesenterialgefäße mit Darmgangrän, Kompression des Darmlumens, sowie tastbarer, prall elastischer Tumor.

Therapie: Resektion der Duplikatur mit anliegendem Darmabschnitt und Enteroanastomose.

Invagination (S. 305)

Die Darminvagination ist eine typische Affektion des 1. (75%) und 2. (13%) Lebensjahres. Häufigkeitsgipfel im 2. und 3. Trimenon.

Pathologische Anatomie: Es handelt sich um eine Einstülpung eines Darmteiles in das Lumen des kaudal anschließenden Darmabschnittes, wobei der eingestülpte Darm durch die Peristaltik in analer Richtung vorgeschoben wird. Der eingestülpte Darm bildet so ein zapfenartiges Gebilde (Invaginat). Infolge Abschnürung der Mesenterialgefäße an der Invaginationspforte entwickelt sich ein venöser Stau, der zu ödematöser Schwellung, Stauungsblutungen, blutiger Transsudation und später zu Nekrose des Invaginates führt. Die aufeinanderliegenden Serosaflecken des invaginierten Darmes verkleben mit der Zeit unter sich, so daß mit zunehmendem Abstand vom Zeitpunkt der Invagination keine spontane Reposition möglich ist.

Die Ursache der Invagination ist meist nicht bekannt. Auch physiologischerweise können am Dünndarm Invaginationen auftreten, die nicht selten bei Laparotomien als Zusatzbefund beobachtet werden. Sie treten besonders bei leerem, stark kontrahiertem Dünndarm und oft multipel auf. Die meist nur 1–2 cm langen Ausstülpungen lösen sich bald wieder spontan. Möglicherweise liegen hier Koordinationsstörungen im Ablauf der Peristaltik zugrunde. In vielen Fällen bildet jedoch ein durch kräftige peristaltische Kontraktionen nicht zu überwindendes Hindernis den Ausgangspunkt der Invagination. Hierzu gehören: Meckel-Divertikel, Darmpolyp, kleine enterogene Zysten, Lymphosarkom, vergrößerte Peyer-Plaques, ver-

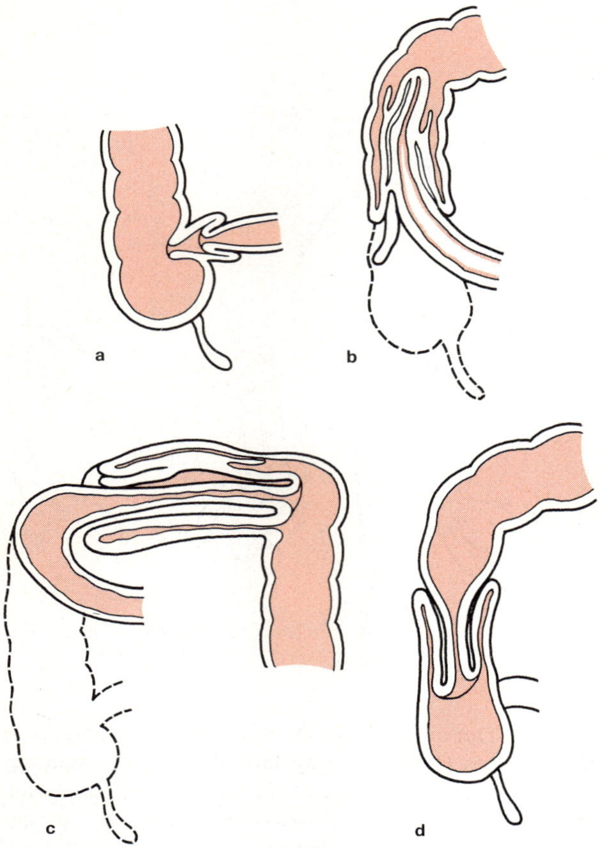

Abb. 21-11 a–d. Invagination. (a) Ileo-ileale Invagination; (b) ileokolische Invagination ohne Beteiligung der Appendix; (c) ileozäkale Invagination mit Beteiligung der Appendix und des Zäkums; (d) kolokolische Invagination

größerte mesenteriale Lymphknoten, die der Darmwand anliegen, stärker entwickeltes mesenteriales Fettgewebe u. a.
Je nach Lokalisation unterscheidet man verschiedene Invaginationsformen (Abb. 21-11). Am häufigsten (in 80% der Fälle) wird die ileokolische und ileozäkale Invagination beobachtet.

Symptome und Diagnose: Die Symptome sind für das Krankheitsbild typisch. Die Invagination beginnt plötzlich aus voller Gesundheit, häufig bei eutrophen und adipösen Säuglingen mit krampfartigen Bauchschmerzen und Erbrechen. Die kolikartigen Schmerzattacken wiederholen sich mit zunehmender Intensität in immer kürzer werdenden Intervallen. Es entwickelt sich das Bild eines Subileus. Bei der Untersuchung tastet man das Invaginat als walzenförmigen Tumor im Bereich des rechten Unter- oder Mittelbauches. Man muß bei der Untersuchung allerdings streng darauf achten, daß das Kind nicht schreit und somit die Bauchdecken reflektorisch anspannt. Bei der rektalen Untersuchung bemerkt man zunächst keine Besonderheiten. Erst beim Spätbild der Invagination, mit Schädigung des Invaginates, wird hellrotes Blut am Finger beobachtet; es kommt zu hellroten, blutigen Stühlen **(Abb. 33–110)**.

Therapie: Bei frühzeitiger Erkennung des Krankheitsbildes ist eine konservative Behandlung möglich. Bereits bei Verdacht auf Invagination (walzenförmiger Tumor), sollte ein Kolonkontrasteinlauf mit Barium durchgeführt werden. Dabei stellt sich die gelegentlich auch auf der Leeraufnahme typische Becherform, gelegentlich auch eine Amputations-, Zapfen- oder Kokardenform der Invagination dar. Mittels Kontrasteinlauf wird versucht, den oralen invaginierten Darmabschnitt aus dem distalen Segment zu schieben. Eine Reposition ist geglückt, wenn der Bariumbrei über die einwandfrei dargestellte Ileozäkalklappe und das Zäkum hinweg das terminale Ileum erreicht. Zur Sicherung der vollständigen Invagination, aber auch zur Wiederherstellung der Magen-Darm-Passage werden gelegentlich nach der Reposition 2 Teelöffel Kohlepulver gegeben, deren Erscheinen im Stuhl nach spätestens 12 Std. abgewartet wird. Liegt das Invaginationsereignis anamnestisch mehr als 24 Std. zurück, bestehen bereits peritonitische Zeichen oder läßt sich röntgenologisch das Invaginat nicht vollständig reponieren, muß operiert werden. Dabei wird versucht, das Invaginat vorsichtig aus dem distalen Darmabschnitt herauszumassieren (Hutchinson-Handgriff). Bei nichtreponierbarer Invagination oder hämorrhagischem Darminfarkt wird der gesamte Invaginationstumor reseziert und die Darmkontinuität durch eine End-zu-End-Anastomose wiederhergestellt. Zur Vermeidung einer Reinvagination wird das terminale Ileum mit seroserösen Nähten am Colon ascendens fixiert.

Intestinale Polypen, S. 344

Eine rektale Blutung im mittleren Kindesalter beruht zu 80% auf Polypen, gelegentlich auch polypoiden Schleimhautveränderungen, blutenden Läsionen bei gastrointestinalen Neurofibromen, Hämangiomen oder ektopem Drüsengewebe in der Darmwand (Meckel-Divertikel). 80% der intestinalen Polypen sind sog. juvenile Polypen, ca. 15% lymphoide Polypen. Echte adenomatöse Polypen mit möglicher späterer maligner Entartung liegen nur bei ca. 3% aller Kinder vor; die restlichen 2% beschränken sich auf seltene Polypenformen (hamartöse Polypen, verbunden mit Peutz-Jeghers-Syndrom oder Polypen auf entzündlicher Grundlage). Während juvenile Polypen zwischen dem 3. und 10. Lebensjahr dominieren, treten die lymphoiden Polypen bereits im früheren Alter auf und verschwinden nach dem 5. Lebensjahr fast vollständig. Sie sind in 70% der Fälle im Rektum lokalisiert (Abb. 21-12).

Symptome und Diagnose: Die Polypen äußern sich durch rektale Blutungen unterschiedlichen Ausmaßes, wobei Blut dem Stuhl beigemengt ist (nicht daraufliegt, wie bei Hämorrhoiden oder Fissuren), gelegentlich auch durch Vorfall vor den Anus, oder durch Füllungsdefekte beim Bariumröntgenkontrasteinlauf. Sie lassen sich

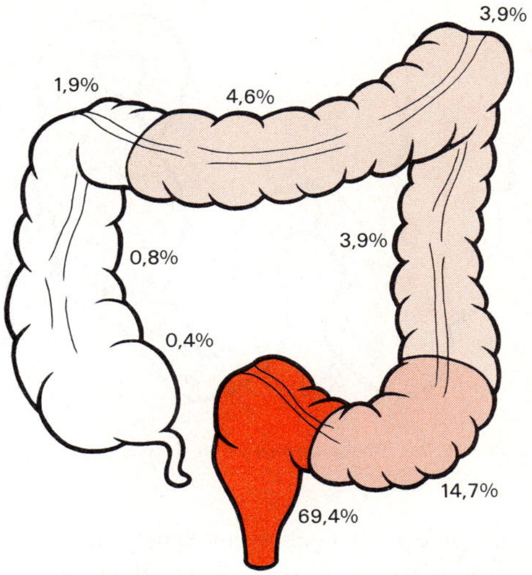

Abb. 21-12. Häufigkeitsverteilung der Dickdarmpolypen

proktoskopisch und koloskopisch gut darstellen, und bei diesem Eingriff entfernen.

Therapie: Höher gelegene Polypen verlangen gelegentlich eine Kolotomie, selten auch Teilresektionen des Kolons. Bei familiärer Polyposis coli (S. 345) ist eine Resektion des gesamten polypentragenden Darmabschnittes notwendig. Im Kindesalter kann der Versuch einer abdominalen Kolektomie mit tiefer ileorektaler Anastomose gemacht werden. Polypen im tiefen Rektumabschnitt werden einzeln entfernt bzw. elektrokoaguliert; der Patient muß sich einer lebenslangen regelmäßigen rektoskopischen Kontrolle unterziehen. Die sicherste Therapie wäre die Entfernung sämtlichen adenomatoiden und damit potentiell karzinogenen Gewebes durch Koloproktektomie mit Ileostoma.

Mekoniumileus

Das Krankheitsbild stellt eine intestinale Manifestation der Mukoviszidose dar. Dabei handelt es sich um einen Defekt in der Schleimbildung verschiedener Organe, wie Lunge, Pankreas sowie Drüsen des Intestinaltraktes. Der sezernierte zähe Schleim haftet der Darmwand fest an, so daß es zur Obstruktion kommt, die bereits intrauterin auftreten kann (Abb. 21-13). Der Mekoniumileus ist eine der häufigsten Ur-

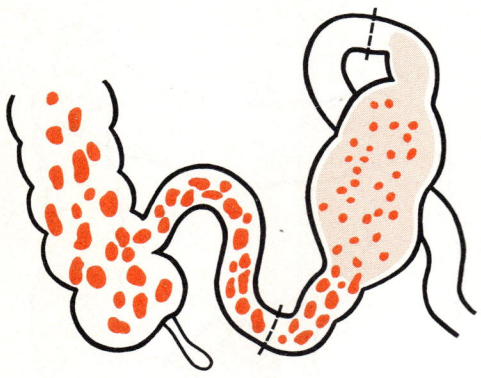

Abb. 21-13. Mekoniumileus

sachen des Neugeborenenileus (18 von 100 Ileusfällen). Er ist in 95% mit einer zystischen Fibrose (Mukoviszidose) vergesellschaftet, nur in 5% der Fälle tritt er ohne zystische Fibrose auf. Andererseits kommt es nur bei 10–15% aller Patienten mit Mukoviszidose zu einem Mekoniumileus.

Symptome und Diagnose: Diagnose auf Grund typischer Ileussymptome des Neugeborenen: galliges Erbrechen bzw. galliger Rückfluß aus der Magensonde, aufgetriebenes Abdomen, fehlendes Mekonium, sowie röntgenologisch Spiegelbilder im Sinne eines unteren oder mittleren Dünndarmileus auf der Abdomenleeraufnahme im Hängen. Besonders typisch für den Mekoniumileus sind Kalkablagerungen im rechten Mittel- bis Unterbauch, die auf einen komplizierten Verlauf mit Perforation des Darmes in der pränatalen Periode hinweisen. In diesen Fällen kommt es zu einer aseptischen Mekoniumperitonitis und Kalzifizierung des Mekoniums.

Die Perforationsstelle kann in Form einer Dünndarmatresie ausheilen. Beweisend für einen Mekomiumileus ist ein positiver BM-Test (Böhringer, Mannheim: Mekoniumtest). Dieser wird als Neugeborenen-Screening-Test bei allen Neugeborenen mit Verdacht auf Mukoviszidose, d. h. bei allen Neugeborenen mit pulmonalen Affektionen oder Ileuserscheinungen, durchgeführt. Allerdings muß man bei 15% der Fälle von Mukoviszidose mit einer falsch-negativen Aussage des Screening-Tests rechnen, da ein entsprechender Prozentsatz von mukoviszidosekranken Kindern z. Z. der Geburt noch eine normale Pankreasaktivität besitzt. Falsch-positive Befunde liegen in 0,2–0,6% vor. Der BM-Test kann jedoch nur angewandt werden, solange das Kind Mekonium ausscheidet. Später sind erhöhte Natrium- und Chloridwerte (mehr als 70 mmval/l) in der Pilocarpiniontophorese (Schweißtest) für die Mukoviszidose beweisend. Werte zwischen 40 und 70 mmval/l verlangen eine Wiederholung der Untersuchung.

Lassen sich auf Grund der klinischen Untersuchung und der Abdomenleeraufnahme Komplikationen des Mekoniumileus ausschließen (keine Verkalkungen, keine freie Luft als Anhalt für Darmperforationen, keine Peritonitis), so ist eine weitere Ileusdiagnostik mittels Kolonkontrasteinlaufes durchzuführen. Dabei zeigt sich ein Mikrokolon mit knapp bleistiftdickem Lumen, wobei zähe Mekoniummassen perlschnurartig vom Kontrastmittel umflossen werden.

Bereits auf der Abdomenleeraufnahme kann man diese Mekoniumfiguration durch den Kontrast zwischen Luftblasen und eingedicktem Mekonium im Darmlumen häufig erkennen. Der Dickdarm erscheint so granuliert.

Therapie: Da die Darmobstruktion teilweise mild und unvollständig ist, kann bei unkompliziertem Mekoniumileus zunächst ein konservativer Therapieversuch mittels Kolonkontrasteinlauf mit Gastrografin durchgeführt werden. Mit hyperosmolarem Kontrastmittel wird versucht, das zähe Mekonium aus dem Dickdarm auszuwaschen. Gelegentlich kann es dabei zu einer Darmperforation kommen. Der konservative Auswaschversuch sollte daher immer in Operationsbereitschaft erfolgen.

Bei der Operation wird der Darm am Übergang des dilatierten prästenotischen Darmabschnittes zum obstruierten bleistiftstarken terminalen Ileum eröffnet. Die zähen Mekoniummassen werden vollständig entleert und der distale Darmschenkel so lange gespült, bis kein Mekoniumrest mehr im terminalen Ileum oder Kolon nachzuweisen ist. Zum Durchspülen eignet sich eine Lösung von Acetylcystein-S (Fluimucil, 1 Beutel in 10 ml physiologischer Kochsalzlösung). Die Spülung kann durch die Enterostomie, von anal, und postoperativ auch von oral aus vorgenommen werden. Nach Freispülen des Darmes wird der dilatierte prästenotische Darmabschnitt reseziert und eine End-zu-Seit-Enterostomie angelegt (Abb. 21-13). Auf diese

Weise sind postoperativ weitere Spülmaßnahmen durchzuführen. Der Nahrungsaufbau kann ohne die Nachteile einer Dünndarmfistel durchgeführt und das Mikrokolon langsam erweitert werden.
Die Überlebensrate hinsichtlich des Mekoniumileus liegt heute bei 70–80%, hinsichtlich der Mukoviszidose erreichen 50% der Kinder dank der intensiven, auch die pulmonalen Komplikationen berücksichtigenden Therapie das Erwachsenenalter.

Mekoniumpfropfsyndrom
1956 wurde von Clatworthy erstmals von einer funktionellen, angeborenen Kolonobstruktion berichtet, die nicht auf eine Mukoviszidose zurückzuführen war. Das Krankheitsbild wird auch als Small-left-colon-Syndrom oder linksseitiges Mikrokolonsyndrom bezeichnet. Als Ursache wird eine Unreife des Plexus myentericus in Zusammenhang mit einem Diabetes der Mutter diskutiert, die zu einer vorübergehenden Hypomotilität des Kolons und damit zur Bildung von Mekoniumpfropfen führt. Klinische Symptomatik und Therapie entsprechen der des Mekoniumileus. Durch Gastrographineinlauf gelingt es fast immer, die Obstruktion zu beseitigen.

Mekoniumperitonitis
Eine pränatale Darmperforation mit Mekoniumperitonitis kann bereits im 4. Schwangerschaftsmonat auftreten, wenn das erste Mekonium die Ileozäkalklappe erreicht. Ursache der Perforationen können sein: Mekoniumileus, mesenteriale Gefäßobstruktion mit nachfolgender Darmatresie, Darmstenose, ferner ein Volvulus, Perforation bei Meckel-Divertikel, kongenitale peritoneale Bänder, die zu Abschnürungen führen, oder eine Gastroschisis (S. 412). Für die Mekoniumperitonitis typisch sind Kalzifizierungen des Mekoniums (Abdomenleeraufnahme!). Sie können durch einen offenen Processus vaginalis sogar bis in das Skrotum absacken. Die operative Therapie richtet sich nach der Grundkrankheit.

Nekrotisierende Enterokolitis

Die nekrotisierende Enterokolitis ist eine Erkrankung der ersten 4 Lebenswochen, d. h. der frühen Neugeborenenperiode. Insbesondere bei unreifen neugeborenen Kindern, die nicht mit Muttermilch ernährt wurden, bei Neugeborenen mit einer Asphyxie, Hypoxie oder als Folge eines Schocks, kann es zu umschriebenen Darmischämienzonen mit fokaler Ulzeration der Schleimhaut kommen. Die Folge ist eine bakterielle Besiedelung der Läsionen mit nachfolgender Gasentwicklung in der Darmwand. Es entwickelt sich das Bild eines paralytischen Ileus. Darmwandläsionen können perforieren, häufig multikofal, insbesondere im Bereiche des Colon descendens. Die sich entwickelnden Peritonitis und Sepsis führen in 30–50% zum Tod des Neugeborenen.

Symptome und Diagnose: Klinisch stehen bei der nekrotisierenden Enterokolitis blutig schleimige Durchfälle, aufgetriebenes Abdomen und galliges Erbrechen im Vordergrund. Im Röntgenbild lassen sich – meist erst als Spätsymptom – feinste, kleinblasige Luftansammlungen in Darmwand und V. portae erkennen. Sie werden durch koliforme Bakterien gebildet.

Therapie: Es ist notwendig, bereits im Frühstadium durch Einlegen einer Magensonde, durch parenterale Flüssigkeitszufuhr und Gabe von Antibiotika, insbesondere das gegen anaerobe Bakterien gerichtete Flagyl, zusätzliche Komplikationen zu verhindern. Bei Darmperforation muß laparotomiert werden. Der perforierte Darmabschnitt wird dabei als doppelläufige Enterostomie aus der Bauchwand herausgeleitet. Kleinere Läsionen, insbesondere im abführenden Darmschenkel, können übernäht werden. Nach Abklingen der Symptomatik und Beherrschung der Infektion wird die Darmkontinuität später durch End-zu-End-Anastomosierung wiederhergestellt.

Colitis ulcerosa, S. 353

Die Colitis ulcerosa ist ebenso wie der Morbus Crohn eine im Zunehmen begriffene entzündliche Darmerkrankung. Die Ursachen der Colitis ulcerosa sind nicht genau bekannt; mögliche Faktoren sind Infektion, Autoimmunitätsreaktionen, zellulärer Immundefekt, Streß und genetische Ursachen. Die Krankheit befällt Knaben und Mädchen gleich häufig, jedoch 3mal häufiger weiße als schwarze Patienten und 4mal häufiger Juden als Nichtjuden.

Pathologisch-anatomisch findet sich eine Entzündung der Darmmukosa mit Abszessen in den tiefen Krypten. Sie führen zu Ulzerationen der Mukosa und Unterminierung der angrenzenden Schleimhaut, was zur Brückenbildung und zur Entstehung von sog. Pseudopolypen führt. Während der Remission kann die Mukosa sich wieder vollständig normalisieren.

Symptome und Diagnose: Die Colitis ulcerosa beginnt nur bei 4% aller Kinder bereits unter dem 10., bei ca. 20% zwischen dem 10. und 20. Lebensjahr. Die Häufigkeit der Erkrankung erreicht einen Gipfel in der 3. Lebensdekade. Bei den meisten Patienten beginnt die Erkrankung mit zunächst schleimigen, später blutigen und eitrigen Durchfällen. Die Diarrhöe ist besonders stark in den Morgenstunden und manchmal mit krampfartigen Bauchschmerzen und Tenesmen verbunden. Es kommt zu Anorexie, Gewichtsverlust, Wachstumsretardierung. Die Durchfälle verlaufen meist chronisch. Neben abdominellen Symptomen können auch extraintestinale Komplikationen auftreten: Sexuelle Reifestörungen, Arthritis, Hautläsionen (Erythema nodosum, Pyoderma gangränosum), Lebererkrankungen, Anämie, Osteoporose, Uveitis, orale Ulzerationen.
Weiterhin entwickeln 7% aller Kinder anale Ulzerationen, 15% Pseudopolypen, 2–10% ein toxisches Megakolon und je 3% eine Rektumperforation, ein Rektumkarzinom oder bedrohliche rektale Blutungen. Die Karzinomgefahr entsteht durchschnittlich 10 Jahre nach Erkrankungsbeginn, sie erhöht sich in jeder nachfolgenden Dekade um 20%. Die Diagnose wird durch die Rektokoloskopie und die dabei entnommene Biopsie gestellt.

Therapie: Auch im Kindesalter zunächst *konservative* Behandlung. Streßfaktoren und emotionelle häusliche Schwierigkeiten müssen bereinigt werden. Der Darm wird bis zur Abheilung der Ulzerationen ruhiggestellt, der Patient i.v. hyperkalorisch ernährt. Nützlich sind weiterhin diarrhöehemmende Medikamente, wie Diphenoxylatehydrochlorid mit Atropin, Phenobarbital mit Belladonnaalkaloiden und Propanthelinebromid. Die Defäkationsfrequenz kann auf diese Weise verringert, rektale Spasmen können vermieden werden. Allerdings können diese Medikamente und Opiate bei allzu forcierter Stuhlretention auch ein toxisches Megakolon induzieren. Weiterhin empfiehlt sich die Gabe eines Breitspektrumantibiotikums sowie evtl. eines Tranquilizers. Anämie sowie Hypoalbuminämie müssen mit Blut- oder Plasmatransfusionen therapiert werden.
Die Gabe von adrenokortikotropem Hormon (ACTH) und Kortikosteroiden führt häufig zu einem raschen Verschwinden von Fieber, Bauchschmerzen und Diarrhöe. Die Frequenz der kolitischen Attacken kann jedoch durch eine niedrigdosierte Kortikoidtherapie nicht herabgesetzt werden. Eine hochdosierte Kortikosteroidtherapie hat hingegen erhebliche Nebenwirkungen. Steroide sind zudem kontraindiziert bei Patienten mit peptischem Ulkus, intestinalen Perforationen und Peritonitis. Die orale Steroidgabe kann mit rektalen Steroideinläufen kombiniert werden. Weiterhin hat sich Salizyl-Azosulfapyridin (Azulfidine) bei der Behandlung der Colitis ulcerosa bewährt und führt in 75% der Fälle zu Remissionen. Auch eine immunsuppressive Therapie mit Azathioprin oder 6-Mercaptopurin wurde bei der Colitis ulcerosa empfohlen, wenn auch die Mitteilungen über ihren Erfolg nicht einhellig anerkannt werden.
Eine *chirurgische Therapie* ist bei Vorliegen eines toxischen Megakolons, bei Darmperforationen und massiver Darmblutung gegeben. Neben diesen relativ seltenen akuten Indikationen im Kindesalter ist eine chirurgische Behandlung angezeigt auch bei chronischem Krankheitsverlauf mit deutlicher Wachstumsverzögerung und sexueller Retardierung, bei mangelndem Ansprechen auf die konservative Therapie, bei rektoperinealen oder rektovaginalen Fisteln und Karzinomverdacht. Die Therapie besteht in einer Kolektomie, bei gleichzeitiger Entfernung der Rektumschleimhaut und Durchzug des terminalen Ileums durch die stehengebliebene rektale Muskelmanschette. Daneben wird auch die subtotale Kolektomie mit Ileostoma und Rückverlagerung des Stomas 1–2 Jahre später bei gleichzeitiger Ileoproktostomie empfohlen. Ist das tiefe Rektum in den Krankheitsprozeß einbezogen, so ist eine totale Kolektomie mit Ileostomie erforderlich. In diesen Fällen kann ein künstliches Stuhlreservoir in Form einer Kock-Ileostomie, der sog. kontinenten Ileostomie, angelegt werden (s. Abb. 20-41).

Prognose: Nach Proktokolektomie können die Patienten von ihrer Krankheit vollständig geheilt werden, die subtotale Kolektomie hat dagegen eine Rezidivrate von 5–50% (große Schwankungsbreite in der Literatur).

Morbus Crohn, S. 334, 354

Beim Morbus Crohn handelt es sich um eine der Colitis ulcerosa verwandte Krankheit, die nicht nur im terminalen Ileum (Hauptmanifestationsort), sondern im gesamten Intestinaltrakt vorkommen kann. Wie bei der Colitis ulcerosa sind Neger 5mal häufiger befallen als weiße Patienten, sowie Juden häufiger als Nichtjuden. Neben diesen genetischen Aspekten spielen auch hier möglicherweise infektiöse, psychische und immunologische Faktoren eine Rolle.

Pathologisch-anatomisch ist bei der Crohn-Erkrankung die Darmwand verdickt; sie zeigt ein deutliches submuköses Ödem mit Fibrosierung der Submukosa und Dilatation der Lymphwege. In der Mukosa finden sich tiefe Fissuren, die sowohl längs wie quer zur Darmachse verlaufen und eine Pflastersteinformation der Mukosa verursachen. Diese Fissuren führen zu tiefen Ulzerationen, welche die Darmwand penetrieren und zu Fisteln, periintestinalen Abszessen und Verwachsungen führen können. Charakteristisch für den Morbus Crohn sind Epitheloidzellgranulome, welche in 80% multinukleare Riesenzellen enthalten. Diese Granulome finden sich zwischen den Muskelschichten sowie subserös oder in den regionalen Lymphknoten, jedoch am häufigsten in der Submukosa des Darmes. Da die Darmwand verdickt ist, ebenso wie das angrenzende mesenteriale Fettgewebe, kann der Chirurg intraoperativ relativ leicht die Ausdehnung des Morbus Crohn abschätzen. Trotzdem sind sog. Skip-Areas, d. h. segmentale Erkrankungsbezirke zwischen normalen Darmabschnitten, nicht selten.

Symptome und Diagnose: Der Morbus Crohn beginnt nur bei 2% der Kinder bereits vor dem 10. Lebensjahr, in ca. 20% zwischen 10. und 20. Lebensjahr. *Symptome:* Gewichtsverlust (90%), Bauchschmerzen (70%), Durchfall (67%), Fieber (25%) sowie speziell im Kindesalter Wachstumsretardierung, Arthritis und Erythema nodosum. Bei einer Erkrankung des Kolon können, wie bei der Colitis ulcerosa, blutig durchfällige Stühle beobachtet werden. Während jedoch bei der Colitis ulcerosa Remissionen üblich sind, zeigt der Morbus Crohn einen kontinuierlichen chronischen Verlauf. Bei 75% der Patienten mit einem Morbus Crohn des Kolons und bei 25% der Kinder mit einem Morbus Crohn des übrigen Gastrointestinaltraktes entwickeln sich perianale Ulzerationen, Abszesse und Fisteln. Etwa 52% aller Kinder leiden an einer Ileokolitis; ein Befall des übrigen Ileums wurde in 20%, ein diffuser Dünndarmbefall in 19%, ein Befall des Kolons in 9% der Fälle beobachtet.

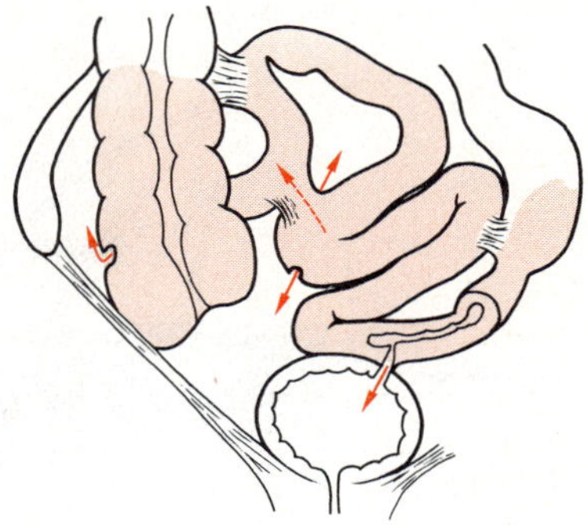

Abb. 21-14. Komplikationsmöglichkeiten beim Morbus Crohn (Darmperforationen, Blutungen, Fistelbildungen, Adhäsionen, Konglomerattumor)

Häufig werden auch Kinder mit Morbus Crohn wegen Appendizitis operiert. Bei jedem Patienten mit einer perianalen Fistel sollte an einen Morbus Crohn gedacht werden, ebenso bei extraintestinalen Manifestationen. Die Komplikationen entsprechen denjenigen der Colitis ulcerosa, wenn auch innere Fisteln für Morbus Crohn charakteristisch sind, bei der Colitis ulcerosa dagegen nicht beobachtet werden (Abb. 21-14). Die Diagnose ist stets röntgenologisch, besser aber endoskopisch-bioptisch-histologisch zu sichern.

Therapie: Die konservative Therapie entspricht im wesentlichen der der Colitis ulcerosa (Azulfidine). Eine chirurgische Therapie kommt nur bei Komplikationen in Frage, d. h. bei Patienten mit chronischer Wachstumsretardierung, Unterernährung, Darmstenosierung, Darmperforation, Fistelbildung und Ileus. Wird bei Appendizitisverdacht ein Morbus Crohn entdeckt, sollte die Operation auf die Appendektomie beschränkt bleiben. Ist eine ausgedehntere Resektion notwendig, so sollen proximal 10 cm

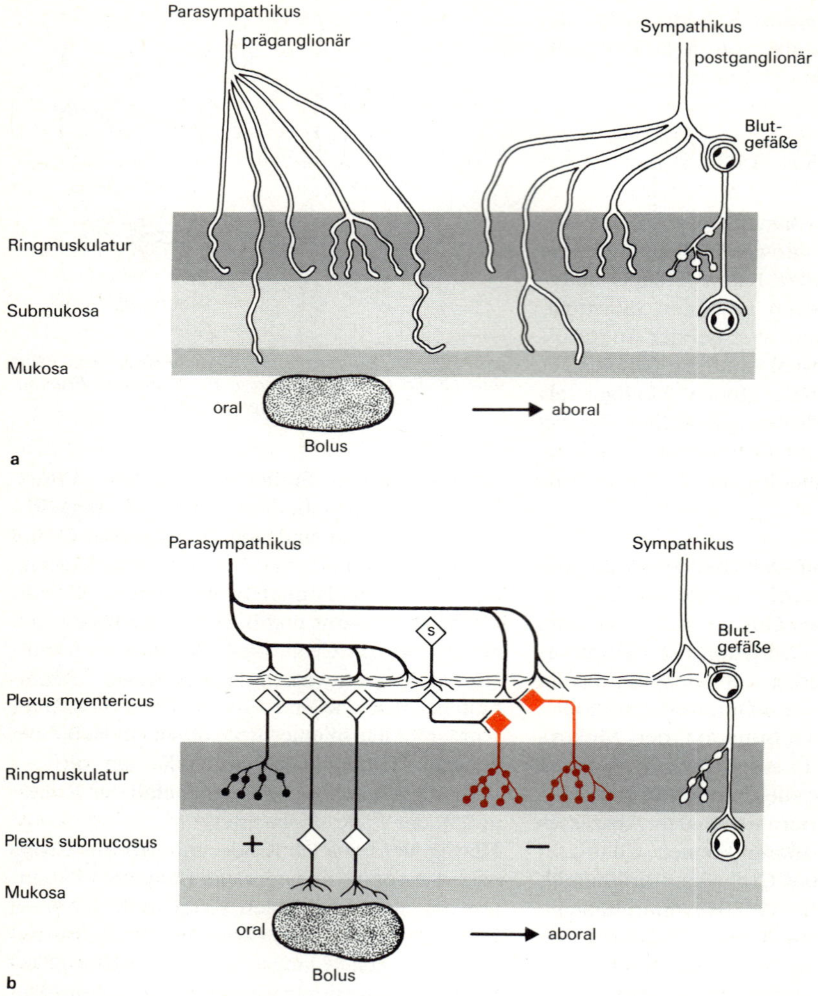

Abb. 21-15 a u. b. Physiologie der Darmmotorik beim Morbus Hirschsprung. (a) Schematische Darstellung der normalen Darmmotorik. + Exzitatorische cholinerge Neurone, − purinerge (?) Hemmneurone, S Serotonerges (?) Schrittmacherneuron. Beachte: Der Sympathikus moduliert die Acetylcholinfreisetzung an den Ganglien und versorgt die Gefäße der Darmwand. Der Parasympathikus wirkt erregend auf die Darmmotilität. (b) Pathophysiologie beim Morbus Hirschsprung. Die intramuralen Plexus fehlen. Die cholinergen (Parasympathikus) und adrenergen (Sympathikus) Fasern sind, ohne auf ihr Empfängerorgan (die Ganglienzellen) zu treffen, in die Darmwand proliferiert, hypertrophiert und varizenförmig aufgeknäult. Die verdickten cholinergen Nervenfasern werden histochemisch in der Acetylcholinesterasereaktion stark angefärbt. Die Peristaltik ist aufgehoben, die Motilität gestört

des makroskopisch gesunden, sowie distal 10 cm des makroskopisch normalen Darmes mitreseziert werden.

Prognose: Mehr als die Hälfte aller Patienten mit Morbus Crohn benötigt früher oder später eine chirurgische Behandlung. Die postoperative Rezidivrate liegt bei 30% nach der 1., bei 50% nach der 2. Resektion und steigt dann weiter an. Die kumulative Reoperationsrate liegt 15 Jahre nach der 1. Operation bei über 80%. Die operative Indikation ist beim Morbus Crohn daher besonders im Kindesalter sehr streng zu stellen.

Megacolon congenitum (Morbus Hirschsprung)

Das Megacolon congenitum wurde 1886 erstmals von Hirschsprung beschrieben. Dabei handelt es sich um eine Fehlbildung des Darmes, bei der die Ganglienzellen des Plexus myentericus und submucosus in unterschiedlicher Ausdehnung fehlen. Hierdurch ist eine geordnete Peristaltik nicht mehr möglich, es kommt zur Obstruktion.

Pathophysiologie: Bei einer *geordneten Peristaltik* löst der Darminhalt über Dehnungs-, Osmo-, Chemo- und Spannungsrezeptoren in der Darmwand einen Reiz aus, der über den Plexus submucosus zum Plexus myentericus geleitet wird (Abb. 21-15 a). Über Interneurone wird der Reiz auf nichtadrenerge, nichtcholinerge, möglicherweise purinerge Hemmneurone übertragen. Diese Hemmneurone induzieren eine Erschlaffung der Ringmuskulatur aboral des Darminhaltes. Gleichzeitig kommt es zu einer über cholinerge Interneurone induzierten oralen Kontraktion der Ringmuskulatur sowie zu einer der Ringmuskelkontraktion nur geringfügig vorausgehenden Kontraktion der Längsmuskulatur, so daß sich die Darmwand über dem Darminhalt zusammenzieht. Der peristaltische Reflex wird zusätzlich über extramurale cholinerge Fasern, welche in den intramuralen Ganglien des Plexus myentericus umgeschaltet werden, sowie über extramurale postganglionäre adrenerge Fasern, die um Ganglien des Plexus myentericus ein korbartiges Netzwerk bilden, beeinflußt. Dabei hemmt der Sympathikus die Acetylcholinfreisetzung an den Synapsen der cholinergen Fasern, während der Parasympathikus die Acetylcholinfreisetzung fördert.
Beim Megacolon congenitum sind infolge einer Hemmungsmißbildung unbekannter Ätiologie die Ganglienzellen zwischen 6. und 9. Fetalwoche nicht angelegt worden. Die extramuralen, in die Darmwand einsprossenden cholinergen und adrenergen Fasern finden so nicht ihr Bestimmungsorgan und wuchern blind in Muskulatur und Submukosa vor. Histologisch findet man daher neben dem Fehlen der Ganglien verdickte und aufgeknäulte cholinerge und adrenerge Fasern, die varizenförmig hypertrophiert sind. In ihrem Verlauf läßt sich histochemisch, reaktiv zur vermehrten Acetylcholinausschüttung der cholinergen Nervenendigungen, eine verstärkte Acetylcholinesterasereaktion nachweisen (Abb. 21-15 b).

Symptome und Diagnose: Diagnostisch sind somit das Ausbleiben des peristaltischen Reflexes und die erwähnten histologischen und histochemischen Veränderungen das Hauptkriterium für den Morbus Hirschsprung. Das Ausbleiben des peristaltischen Reflexes kann elektromanometrisch durch Fehlen der Relaxation des M. sphincter ani internus, dem letzten Teil der Ringmuskulatur der Darmwand, nachgewiesen werden. Der Nachweis der histologischen und histochemischen Veränderungen wird an Saugbiopsien der Darmwand geführt, die mit einem von Nixon entwickelten Gerät entnommen werden können. Die im aganglionären Darmabschnitt bestehende Hyperaktivität der extramuralen cholinergen Fasern, die aufgehobene geordnete Peristaltik und die Wirkungslosigkeit des adrenergen Regelkreises führen zu einer Engstellung des aganglionären Segmentes, die man röntgenologisch nachweisen kann. Pathognomonisch ist dabei ein Lumensprung vom engen Segment zum prästenotischen dilatierten Darmabschnitt, der infolge Stuhlretention häufig Entzündungszeichen aufweist.
Je nach Länge des aganglionären Darmabschnittes tritt der Morbus Hirschsprung bereits beim Neugeborenen oder erst im höheren Alter auf. Ein langes aganglionäres Segment mit einer Ausdehnung bis zum Rektosigmoid (80%: klassischer Morbus Hirschsprung) führt ebenso wie eine Aganglionose des gesamten Kolons (4%: Zuelzer-Wilson-Syndrom) oder des gesamten Dünndarmes (2%) bereits in der Neugeborenenperiode zu einem Ileus. Ein kurzes aganglionäres Segment (4–10% der Fälle) kann von dem vorgeschalteten Darmabschnitt über längere Zeit noch überwunden werden, so daß Obstruktionszeichen erst später, i. allg. im Schulalter, auftreten. Bei rezidivierenden Subileuszuständen sowie beim Ileus des Neugeborenen muß daher immer auch an einen Morbus Hirschsprung gedacht werden **(Abb. 33–109)**.

Therapie: Die operative Behandlung besteht in einer Resektion großer Teile des aganglionären Segmentes sowie des vorgeschalteten prästenotischen Dickdarmabschnittes. Da die Ganglienzellen sich von oral in aboraler Richtung entwickeln, reicht die Aganglionie immer bis zum Oberrand des Sphincter ani internus, der be-

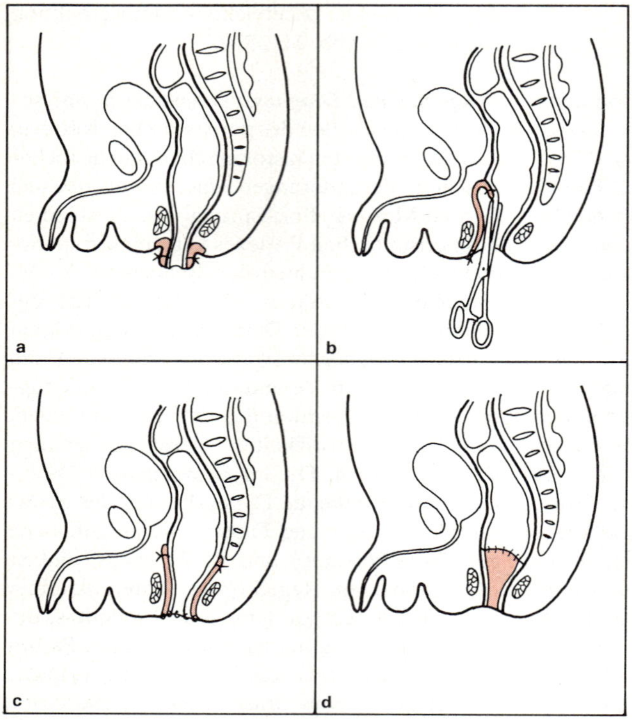

Abb. 21-16a–d. Schematische Darstellung der Resektionsverfahren des aganglionären und vorgeschalteten dilatierten Darmsegmentes beim Morbus Hirschsprung. (a) Swenson; (b) Duhamel; (c) Soawe; (d) Rehbein

reits physiologischerweise aganglionär ist. Um die Kontinenz jedoch nicht zu gefährden, ist man gezwungen, ein aganglionäres Restsegment von ca. 3 cm dem Analkanal entsprechend, zu belassen. Die Resektion wird entweder als anteriore Resektion (Rehbein), als Resektion und retrorektaler Durchzug mit kolorektaler End-zu-Seit-Anastomose (Duhamel), als endorektaler Durchzug (Soawe) oder als Rektosigmoidektomie mit analem Durchzug und extraanaler Anastomose (Swenson) durchgeführt (Abb. 21-16). Wird der Tonus des sich nicht öffnenden (achalen) M. sphincter ani internus gleichzeitig geschwächt, so kann der vorgeschaltete präanastomotische Darmabschnitt das kleine verbliebene aganglionäre Restsegment leicht überwinden. Die Schwächung des M. sphincter ani internus geschieht entweder durch wiederholte Dilatationen (Rehbein) oder partielle Myektomien im Rahmen des primären Resektionsverfahrens. Die Letalität des Morbus Hirschsprung ist seit Einführung des Swenson-Operationsverfahrens (1948) von über 80 auf 3% gesunken. Postoperativ werden jedoch in 13% eine Enkopresis, in 10% eine Obstipation und in 7% der Fälle eine Enterokolitis beobachtet.

Sonderformen des Morbus Hirschsprung
Neben dem klassischen Bild der Aganglionie werden in zunehmendem Maße morphologische Sonderformen des Morbus Hirschsprung beobachtet: Hypoganglionose, Unreife der intramuralen Ganglienzellen, Hypogenese des Plexus myentericus, neuronale Kolondysplasie und segmentale Aganglionosen sowie Schädigungen der Ganglienzellen bei normalen Darmwandneuronen.
Die Symptomatik dieser Krankheitsbilder ähnelt der des Morbus Hirschsprung, wobei enterokolitische Erscheinungen, aufgetriebenes Abdomen, Erbrechen und Dystrophie im Vordergrund stehen. Meist entwickelt sich sekundär ein Malabsorptionssyndrom. Die Diagnose muß histologisch, histochemisch und morphometrisch erfolgen. Eine kausale Therapie ist nur bei kurzstreckigen Veränderungen möglich.

Analsphinkterachalasie

Pathophysiologie: Neben der neurogenen Analsphinkterachalasie beim Morbus Hirschsprung (Fehlen der Ganglienzellen über die Länge der physiologischen Aganglionie des oberen Analkanales hinaus) unterscheidet man

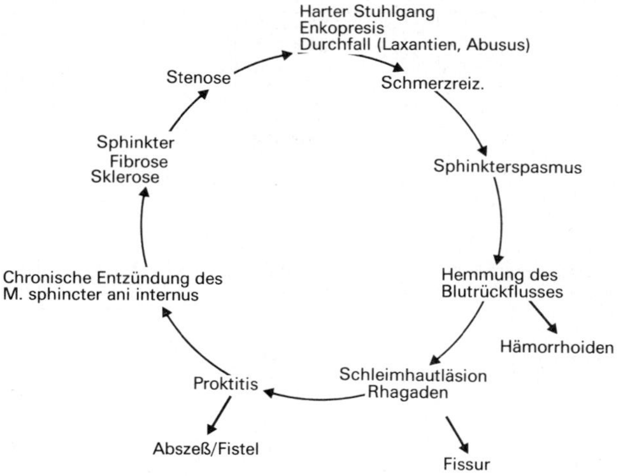

Abb. 21-17. Schematische Darstellung der Pathophysiologie der Analsphinkterachalasie

eine myogene Analsphinkterachalasie (Fibrosierung der anorektalen Sphinkteren als Folge von Fissuren, Proktitiden, Abszessen, chronischen Durchfällen etc.) sowie eine funktionelle Analsphinkterachalasie (Abb. 21-17). Bei der letzten Form, eine der häufigsten Erkrankungen des Kindesalters, besteht ein Fehlverhalten bei der Defäkation.

Symptome und Diagnose: Das Kind ist nicht in der Lage, den Sphincter ani externus bei Wahrnehmung eines Völlegefühles und der damit reflektorisch beginnenden Internusrelaxation simultan erschlaffen zu lassen. Es kontrahiert erst bewußt, später unbewußt den quergestreiften M. sphincter ani externus und die Puborektalismuskulatur. Damit kommt es zur Stuhlretention, chronischen Obstipation und schließlich zur Überlaufenkopresis. Ursache dieses Fehlverhaltens sind schmerzhafte Sensationen bei der Defäkation: z. B. durch Wurmerkrankungen, bei Defäkation großkalibriger harter Skybala im Rahmen einer familiären habituellen Obstipation und bei Durchfallerkrankungen, insbesondere Gärungsdyspepsien, die durch das saure Stuhl-pH zu brennenden schmerzhaften Veränderungen der Analschleimhaut führen. Neben diesen organischen Ursachen spielen auch seelische Störungen, z. B. als Folge einer wiederaufgenommenen Berufstätigkeit der Mutter, bei Scheidung der Eltern, Eifersucht auf ein jüngeres Geschwisterkind u. ä. eine Rolle.

Die Differentialdiagnose wird manometrisch gestellt. Der Nachweis von normal konfigurierten Relaxationen des M. sphincter ani internus schließt eine ausgeprägte myogene Analsphinkterachalasie aus. Zudem können Willkürkontraktionen des M. sphincter ani externus und damit die dem Kind oft unbewußte Stuhlretention nachgewiesen werden. Bei jeder hartnäckigen therapieresistenten chronischen Obstipation oder Enkopresis sollte daher die Manometrie als Screening-Methode vor der Röntgenuntersuchung und der Histologie eingesetzt werden.

Therapie: Es empfiehlt sich eine laxative Diät, regelmäßige Stuhlentleerungen bis zu 30 min. nach jeder Mahlzeit unter Ausnutzung des gastrokolischen und ileokolischen Reflexes sowie eine Senkung des Tonus des M. sphincter ani internus mit einem α-blockierenden Medikament, wie Dihydroergotamin oder Phenoxybenamin. Hinzu kommt die vorübergehende Gabe oraler Laxativa. Nur in seltenen Fällen einer bereits ausgeprägten myogenen Analsphinkterachalasie oder einer neurogenen Achalasie ist eine Sphinktermyektomie indiziert.

Anal- und Rektumatresie

Die *Ätiologie* der Anal- und Rektumatresie ist unbekannt. Es werden sowohl genetische Grundlagen als auch teratogene Noxen und ei-

Tabelle 21-4. Schematisches Vorgehen bei der Diagnose und Therapie der Anal- und Rektumatresie

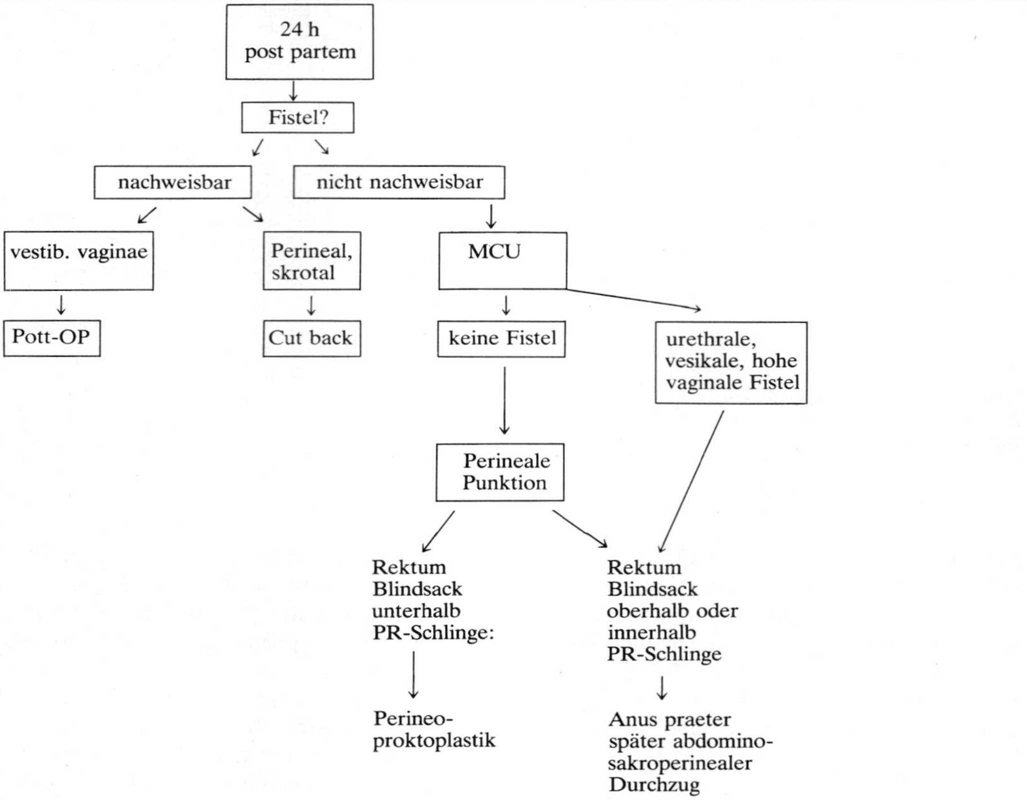

ne Hypoxie der Kaudalregion im Rahmen einer unzureichenden Vaskularisierung der embryonalen Beckenorgane diskutiert. Die Folge sind unterschiedliche Fehlleistungen der Entwicklung, die sowohl die Anlage des Anorektums und seiner Sphinkteren wie des Urogenitaltraktes betreffen können. Das äußerlich ähnelnde Erscheinungsbild täuscht oft über die Vielfalt der vorliegenden Fehlbildung hinweg.

Diagnose: Sie ist durch die fehlende oder hypoplastische Anlage der Afteröffnung leicht zu stellen. Ungleich schwieriger ist die Differentialdiagnose zwischen hoher und tiefer Atresieform und damit die Entscheidung für die entsprechende Therapie (Tabelle 21-4).
Nach einem 24-h-Intervall, während dessen das Mekonium das tiefe Rektum erreicht und etwaige kleinste Fisteln auffüllen kann, wird das Kind erneut untersucht. Dabei findet sich in der Mehrzahl der Fälle ein zarter Fistelgang, der entweder zum Perineum, Skrotum oder Vestibulum vaginae führt. Dieser Fistelgang kann sorgfältig bougiert und dann zunächst abgewartet werden, bis das Kind den Geburtsstreß überwunden hat. Läßt sich äußerlich kein Fistelgang nachweisen, wird eine Miktionszystourethrographie (MCU) durchgeführt, um mögliche rektourethrale oder rektovesikale Fisteln nachzuweisen. Stellt sich auch hierbei keine Fistel dar, wird unter Zuhilfenahme einer Abdomenleeraufnahme oder Sonographie eine perineale Punktion vorgenommen und der Rektumblindsack mit Kontrastmittel aufgefüllt. Die Untersuchung ist notwendig, um zu prüfen, inwieweit eine hohe (Rektumblindsack oberhalb, gelegentlich in der Puborektalisschlinge) oder eine tiefe Atresieform (Rektumblindsack unterhalb der Puborektalisschlinge) vorliegt. Als Bezugspunkt gilt hierbei eine durch die Mitte des Os pubis zum Os coccygis gezogene Linie und Röntgenkontrollen beim ruhigen und pressenden Kind. In etwa 60% der Fälle werden

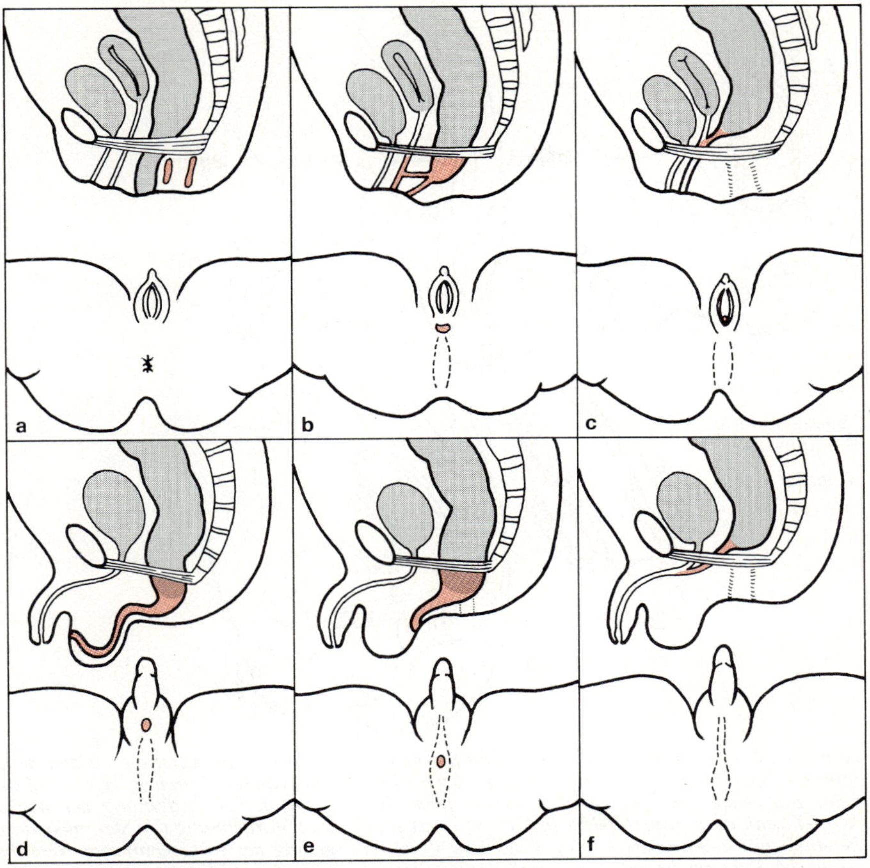

Abb. 21-18a–f. Stark schematisierte Einteilung der Anal- und Rektumatresie mit Fistelbildung bei Knaben und Mädchen
(a) Mädchen: Tiefe Analatresie mit perinealer Fistel
(b) Mädchen: Tiefe Analatresie mit vestibulärer oder vaginaler Fistel
(c) Mädchen: Hohe Anal- und Rektumatresie mit vaginaler Fistel
(d) Knaben: Tiefe Analatresie mit skrotaler Fistel
(e) Knaben: Tiefe Analatresie mit perinealer Fistel
(f) Knaben: Hohe Anal- und Rektumatresie mit rektourethraler Fistel

hohe, in 40% tiefe Atresieformen beobachtet (Abb. 21-18).

Therapie: Mündet die rektoanale Fistel im Bereich des Analgrübchens, des Dammes oder des Skrotums, so kann eine einfache Erweiterungsplastik (Nixon) oder das Cut-back-Verfahren (Denis Browne), wobei die Fistel zum elektrisch verifizierten Analgrübchen hin erweitert wird, vorgenommen werden.
Bei einer vestibularen Fistel wird das Pott-Verfahren angewandt, wobei die Fistelöffnung umschnitten, mobilisiert und durch die anorektalen Sphinkteren hindurchgezogen, am elektrisch verifizierten Analgrübchen ausgepflanzt wird. In gleicher Sitzung kann eine perineale Levatorplastik mit Raffung der Levatorschenkel zwischen Rektum und Vagina zur Besserung der Kontinenz angelegt werden.
Bei hoher Anal- und Rektumatresie wird zunächst ein Anus praeter sigmoidalis angelegt und in zweiter Sitzung im Alter von 7–8 Monaten und Erreichen eines Gewichtes von 6000–7000 g die endgültige Korrektur vorgenommen. Dabei wird die Mukosa des Rektumblindsackes ausgehülst, das mobilisierte Kolon durch die Rektummuskelmanschette und die Puborektalisschlinge hindurchgezogen und im Bereich der elektrisch meist lokalisierbaren Fasern des M. sphincter ani externus herausgeleitet (Abb. 21-19a, b). Durch Umschlagen der Rektumwand, Entfernung der Kolonmukosa

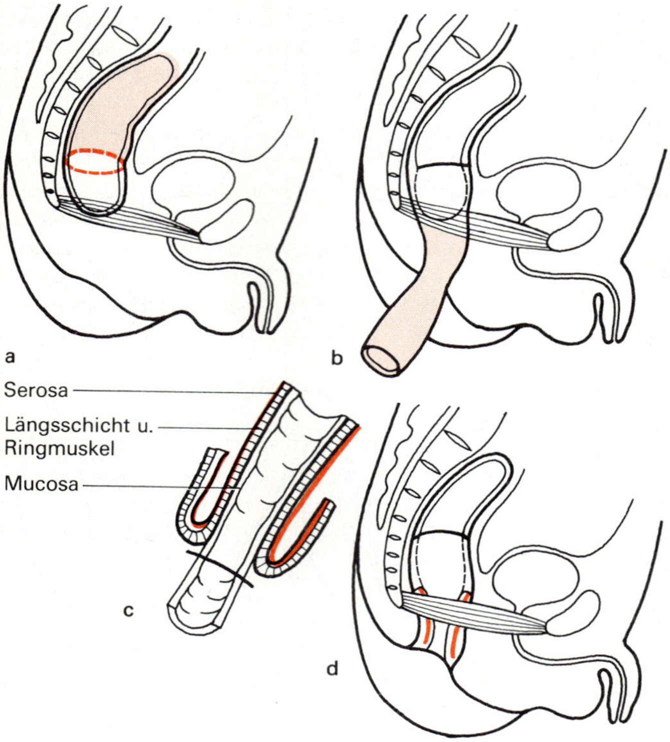

Abb. 21-19 a–d. Schematische Darstellung des abdominosakroperinealen Durchzugverfahrens nach Rehbein, Romoualdi und Kiesewetter einschließlich der Muff-Plastik nach Holschneider und Hecker. (a) Hohe Anal- und Rektumatresie ohne Fistel (die Vorderwand des Rektums ist aufgeschnitten). (b) Aushülsen des Rektumblindsackes aus dem seromuskulären Rektumzylinder, Durchzug des mobilisierten Kolons nach perineal. (c) Entfernung der Mukosa, Umwendung und Vordehnung der Seromuskularis. (d) Rückverlagerung des so geschaffenen Neosphinkters in die Puborektalisschlinge

und Verlagerung der Muskelmanschette in die Puborektalisschlinge kann bereits beim Säugling ein Sphinkterersatz geschaffen werden (Muffplastik nach Holschneider und Hecker) (Abb. 21-19 c, d).

Prognose: Diese ist abhängig von den bestehenden Begleitfehlbildungen, dem Gestationsalter sowie der Höhe der Atresie. In einer Vielzahl der Fälle liegen neben der Analatresie auch Fehlbildungen des Urogenitaltraktes, der Wirbelsäule, des Gastrointestinaltraktes, sowie des kardiovaskulären Systems vor. Da Fehlbildungen des Urogenitalsystems in 60–70% der Fälle beobachtet werden können, muß vor Entlassung des Kindes aus der Klinik spätestens jedoch im Alter von 6–8 Wochen, ein MCU (Miktionszystourethrographie) sowie ein IVP (intravenöses Pyelogramm) durchgeführt werden. Je nach Ausmaß und Art der zusätzlichen Fehlbildungen schwankt die Letalität zwischen 5 und 45%.

Hinsichtlich der Kontinenz erreichen bei den tiefen Analatresien 75% der Patienten eine gute, 14% eine ausreichende, und 11% eine schlechte Stuhlkontinenz. Bei den hohen Atresieformen erreichen 35% der Kinder eine gute, 39% eine ausreichende, 26% eine schlechte Stuhlkontinenz. Hier sind später kontinenzverbessernde Muskeltransplantationen notwendig.

Mastdarmprolaps (s. auch S. 358)

Ein Mastdarmvorfall wird insbesondere im Säuglings- und Kleinkindesalter nicht selten beobachtet. Neben einer angeborenen Schlaffheit des Beckenbodens spielen äußere zusätzliche Faktoren, wie starke Abmagerung infolge Dystrophie, hartnäckige chronische Obstipation, insbesondere bei Mukoviszidose (bei Mastdarmprolaps im Kindesalter immer ausschließen!), chronisch-rezidivierende Enteritiden oder neurogene Blasen- bzw. Mastdarmentleerungsstörungen eine Rolle.

Symptome: Man unterscheidet zwischen Prolapsus ani und Prolapsus ani et recti sowie der seltenen Form des isolierten Prolapsus recti. Während die Analschleimhaut beim Analprolaps rosettenförmig vorgewölbt ist, findet sich beim Prolapsus ani et recti eine meist walzenförmige Ausstülpung der Anal- und untersten Rektalschleimhaut. Beim isolierten Rektalprolaps fällt die anale Schleimhautpartie nicht vor, weshalb zwischen äußerer Haut und ausgetretener Rektalschleimhaut eine Furche besteht.
Der Prolaps tritt meist bei der Defäkation aus, kann aber auch dauernd sichtbar sein. Die prolabierte Schleimhautpartie wird dann rasch ödematös verdickt, es kann zu Stauungsblutungen, Schleimhautulzera und Inkarzeration kommen.

Therapie: Der Prolaps muß unmittelbar nach Diagnosestellung reponiert werden. Die anschließende Behandlung kann zunächst konservativ erfolgen. Nach Ausschluß einer Mukoviszidose werden am besten orale Laxantien, welche Paraffinöl enthalten, sowie eine laxative Diät verordnet. Tritt jedoch der Prolaps mehrfach auf und beträgt seine Länge bei Prolapsus ani et recti über 2 cm, so sollte operiert werden. Die günstigste Methode im Kindesalter besteht in einer ziehharmonikaartigen Raffung der Rektumwand von einer kleinen sakralen Inzision unterhalb der Steißbeinspitze aus. Eine Fixation des Prolapses von abdominal her und mit künstlichen Geweben ist im Kindesalter nicht indiziert.

22. Endokrinologie

Schilddrüse

Die engen Beziehungen zwischen Schilddrüsenaktivität und Jodmetabolismus bilden die Grundlage der Schilddrüsenphysiologie. Von der gesunden Schilddrüse wird nur anorganisches Jod angereichert und verwertet, und Trijodthyronin (T_3) und Tetrajodthyronin (T_4, Thyroxin) werden als Hormon sezerniert.

5 Phasen des Jodumsatzes:

1. *Jodination:* Jodidspeicherung bzw. Jodidtransport der Schilddrüse.
2. *Jodisation:* Das gespeicherte Jodid wird unter Zuhilfenahme von Peroxydasen zu elementarem Jod oxydiert.
3. *Synthese der Jodtyrosine:* Das elementare Jod wird von den Tyrosinradikalen der Polypeptide im Thyreoglobulin gebunden. Es entstehen Mono- und Dijodtyrosin.
4. *Synthese der Thyronine:* Durch Kondensation von Jodtyrosinen entstehen die Thyronine T_3 und T_4.
5. *Sekretion der Hormone:* Diese sind im Thyreoglobulin enthalten und werden nach dessen enzymatischer Proteolyse in das Blut ausgeschüttet.
   Nahezu alle biologischen Körperfunktionen werden von den Schilddrüsenhormonen beeinflußt.

Untersuchungsmethoden

Anamnese: Familiäre Belastung, Zunahme des Halsumfanges, tastbare Knoten in der Schilddrüse, Schluck-, Atem- und Herzbeschwerden, Heiserkeit, Nervosität, Schwitzen, Fingertremor, Augensymptome, Veränderungen von Appetit und Gewicht, Störungen der Darmtätigkeit und der Menstruation, Haarausfall, Abnahme der Leistungsfähigkeit.

Inspektion: Äußere Form des Halses, Halsumfang, Vergrößerung der gesamten Schilddrüse, Vergrößerung einzelner Knoten, Venenzeichnung, sichtbare Karotispulsationen, Verdrängung des Kehlkopfes aus der Medianlinie, Gesichtsödem.

Palpation: Mit beiden Händen von ventral und dorsal am sitzenden Patienten. Konsistenz der Schilddrüse bzw. Struma, Druckschmerz, Schluckverschieblichkeit, Gefäßschwirren, tastbare regionäre Lymphknoten (submandibulär, supraklavikulär, im lateralen Halsdreieck). Konsistenzunterschiede. Beziehung der Schilddrüse zum M. sternocleidomastoideus.

Laryngologischer Befund: Funktion der Stimmbänder (Rekurrens!). Einengung und Verdrängung der Trachea (Tracheoskopie), Konsistenz der Trachealwand (Tracheomalazie), Einbruch von Fremdgewebe.

Augenärztlicher Befund: Fundus, Druckverhältnisse, Exophthalmus.

Röntgen: Thorax a.-p. und seitlich: Verdrängung und Einengung der Trachea (Trachealserie), Saug- und Preßversuch, Verbreiterung des Mediastinalschattens (intrathorakale Struma!), Lungenmetastasen bei Struma maligna. Schluckakt: Einengung oder Verdrängung der Speiseröhre **(Abb. 33–59 u. 33–60)**.

EKG: Ausschluß von Herzfehlern bzw. Nachweis von schilddrüsenbedingten Herzrhythmusstörungen usw. („Kropfherz"!).

Achillessehnenreflexzeit: Elektromagnetische oder photoelektrische Messung der Zeit vom Beginn der Kontraktion bis zum Ende der Relaxation (erhöht bei Hyperthyreose). Bei Behandlung als Verlaufskontrolle.

Funktionstests: *PBI („protein bound iodine")* bestimmt die Jodkonzentration im zirkulierenden Blut. Normwert 4–8%. Falsch erhöhte Werte durch Jodzufuhr (z. B. Kontrastmittel), Östrogene; falsch erniedrigte Werte bei Leberzirrhose und Nephrose.

TBI (Thyroxinbindungsindex) wird durch Jodzufuhr nicht beeinflußt, Östrogene vermindern, Zirrhose und Nephrose erhöhen den Wert. Normwert 0,9–1,1 μg Jod pro 100 ml Blutserum.

T_4-Test bestimmt die Menge des Gesamtthyroxins, wird durch Jodzufuhr nicht beeinflußt, Östrogene erhöhen, Zirrhose und Nephrose erniedrigen diesen Wert. Normwert 5–13 μg Jod pro 100 ml Blutserum. T_4 Radioimmunoassay (RIA), T_4 Enzymimmunoassay (EIA).

ETR („effective thyroxine ratio"), eine Kombination zwischen T_4- und TBI-Test zur Bestimmung des Spiegels an freiem Thyroxin (FT_4). Wird durch Jodzufuhr, Östrogene, Zirrhose und Nephrose nicht beeinflußt. Normwert 0,9–1,1.

TRH-Test: Zur Überprüfung des hypophysären thyreoidalen Regelkreises.

Radiojodtest: Es wird die Geschwindigkeit gemessen, mit der die Schilddrüse radioaktives Jod (^{131}J) aufnimmt und zu T_4 verarbeitet (intrathyreoidaler Jodumsatz). Das funktionsfähige Parenchym wird dabei mittels Szintigramm (Abb. 22–1) abgebildet. Der Radiojodtest wird von Jodzufuhr (Kontrastmittel, Fisch, Mineralwasser) falsch beeinflußt. Mit dem Szintigramm können Größe, Lage und Form der Schilddrüse bestimmt und Knoten differenziert werden: *Kalte* Knoten speichern kein ^{131}J oder nur vermindert, meist degenerative Veränderungen (Zyste, Blutung), jedoch bis zu 10% maligne Entartung. *Heiße* Knoten speichern vermehrt ^{131}J und sind verdächtig auf funktionell autonomes, toxisches Adenom. Zu seinem Ausschluß Hemmtest mit T_4 und Stimulationstest mit TSH (z. B. Ambinon). Wegen der geringeren Strahlenbelastung, der besseren Strahlenausbeute und dem besseren Auflösungsvermögen wird heute fast ausschließlich radioaktives Technetium (^{99}Tc) verwendet. Nur bei Verdacht auf Struma maligna (Metastasen!) und bei der Ganzkörperszintigraphie kommt ^{131}J zur Anwendung.

Feinnadelbiopsie: Sie kommt bei solitären Knoten oder bei Entzündungen der Schilddrüse zur zytologischen Diagnosestellung zur Anwendung.

Schnellschnittuntersuchung: Die histologische Schnellschnittuntersuchung wird bei Verdacht auf Struma maligna intraoperativ ausgeführt.

Antikörper: Der Nachweis von Schilddrüsenantikörpern bei der Hashimoto-Struma ist möglich und differentialdiagnostisch wichtig.

Entzündungen der Schilddrüse

Entzündungen einer normal großen, sonst gesunden Schilddrüse bezeichnet man als Thyreoiditis. Spielt sich die Entzündung in einer Struma ab, spricht man von Strumitis.

Akute Thyreoiditis (Strumitis)

Ätiologie: Durch Bakterien, nach Traumen und nach Strahlentherapie einer Struma.

Symptome: Schmerzhafte Schwellung der Schilddrüse, Rötung der Haut, Heiserkeit, Fieber. Hohe Blutsenkungsgeschwindigkeit, Leukozytose. Manchmal Zeichen der Hyperthyreose. Im Endemiegebiet kommt es häufiger zu einer Abszedierung: *Strumitis acuta purulenta.*

Therapie: Symptomatisch: Bettruhe, Eiskrawatte, gezielt Antibiotika, evtl. Cortisonderivate. Bei Abszedierung Inzision und Drainage oder Resektion des entzündeten Schilddrüsenabschnittes.

Differentialdiagnose: Struma maligna.

Die subakute Thyreoiditis (Strumitis) De Quervain

< Riesenzell-Thyreoiditis

Ätiologie: Virusinfekte (?), insbesondere Grippe, Mumps, Coxsackie- und Echoviren. Im Blut sind entsprechende Antikörper nachweisbar.

Symptome: Halsschmerzen, Mattigkeit, Druckschmerz über der Schilddrüse, Fieber, hohe

Blutsenkungsgeschwindigkeit, keine Leukozytose. Die subakute Thyreoiditis heilt oft nach Monaten spontan ohne Therapie aus. Manchmal geht sie in eine Hypothyreose (Myxödem) über.

Diagnose: Nadelbiopsie. Histologisch findet sich ein Granulationsgewebe mit typischen Riesenzellen.

Therapie: Symptomatisch Bettruhe, Eiskrawatte, Cortisonderivate mit Antibiotikaschutz, Schilddrüsenhormone gegen die Hypothyreose bei laufender Kontrolle des Jodstoffwechsels.

Chronische Thyreoiditis (Strumitis)

Thyreoiditis (Strumitis) lymphomatosa (Hashimoto)

Ätiologie: Noch ungeklärt, Immunthyreoiditis, Virus (?).

Symptome: Schleichender Verlauf mit langsamer Größenzunahme der Schilddrüse. Diese ist derb, wenig schmerzhaft. Nach oft jahrelangem Verlauf endet die Hashimoto-Struma unbehandelt in einer Hypothyreose. Im Endemiegebiet seltener, vorwiegend bei Frauen.

Diagnose: Nadelbiopsie. Histologisch finden sich dichte lymphatische Infiltrate und Plasmazellen. Im Blut stark erhöhter Titer der Thyreoglobulinantikörper.

Therapie: Verhinderung der Hypothyreose durch Gabe von Schilddrüsenhormonen; Cortisonderivate wegen ihrer antiphlogistischen und immunsuppressiven Wirkung. Die Operation ist kontraindiziert.

Thyreoiditis (Strumitis) fibrosa (Eisenharte Struma nach Riedel)

Ätiologie: Bei dieser sehr seltenen Erkrankung der Schilddrüse unbekannt.

Symptome: Schleichender Beginn mit Auftreten eines sehr derben Knotens in der Schilddrüse. Druckgefühl und Schluckbeschwerden, evtl. Einengung der Trachea. Der Verlauf geht über Jahre.

Differentialdiagnose: Maligne Struma, Hashimoto, De Quervain.

Diagnose: Nadelbiopsie. Histologisch chronisch fibrosierende Entzündung, die über die Schilddrüsenkapsel hinausreicht.

Therapie: Keilresektion des befallenen Anteils ein- oder beidseitig.

Bösartige Tumoren der Schilddrüse (Struma maligna)

Schilddrüsenmalignome sind relativ selten, zeigen keine auffallende Geschlechtsverteilung und können in jedem Lebensalter auftreten. Bei jüngeren Patienten ist die Prognose relativ günstiger. Eine Einteilung ist auf Grund der Vielfalt des histologischen Bildes schwierig. Einteilung nach der WHO 1974:

I. Epitheliale Tumoren
1. Follikuläres Karzinom
2. Papilläres Karzinom
3. Pflasterzellkarzinom
4. Anaplastisches Karzinom
5. Medulläres Karzinom = C-Zell CA

Tabelle 22–1. *Biologisches Verhalten maligner Schilddrüsentumoren. (Nach Röher 1977)*

Histologie		Differenziert		C-Zell-Karzinom	Entdifferenziert: anaplastisch und sarkomatös
		Papillär	Follikulär		
Alter		Jünger	Mittelhöher	Fortgeschritten	Älter
Progredienz		+...	+(+)..	++	+++(+)
Tumorausbreitung	T	(−)	(+)	+	+++(+)
	N	++	+	++	+++
	M	(+)	++	+	+++

II. Nichtepitheliale Tumoren
1. Fibrosarkom
III. Verschiedene Tumoren (selten)
1. Karzinosarkom
2. Malignes Hämangioendotheliom
3. Malignes Lymphom
4. Teratom

Ferner Metastasen, unklassifizierbare Tumoren, tumorartige Veränderungen.
Biologisches Verhalten und Überlebenszeiten siehe Tabelle 22–1 und 22–2.
C-Zellenkarzinome der Schilddrüse bilden nicht nur Amyloid, sondern führen auch häufig zu einer Erhöhung des Serumcalcitonins; sie bedingen oft eine erhöhte Darmmobilität bzw. Durchfälle (vermehrt Prostaglandine), sind häufig mit Phäochromozytomen der Nebenniere vergesellschaftet (Hypertonie) und zeigen auch eine familiäre Bindung *(Sipple-Syndrom)*.

Symptome: Einzelne derbe Knoten *(„kalte Knoten"!)* in einer sonst normalen Schilddrüse oder Struma. Rasches Wachstum, schmerzhafte Beteiligung des umgebenden Gewebes, Venenstauung, Heiserkeit (Rekurrens!), Unverschieblichkeit beim Schlucken. Auffallende Gewichtsabnahme. Nicht selten „rheumatische" Beschwerden durch schon aufgetretene Knochenmetastasen.

Therapie: Die möglichst radikale Resektion bei lokalbegrenzten Tumoren: Totale Thyreoidektomie. Bei Lymphknotenbefall am Hals sollte die *radical neck dissection* durchgeführt werden. Bei jodspeichernden Tumoren und jodspeichernden Metastasen kann die Radiojodtherapie Erfolg bringen. Megavolttherapie. Zur Nachbehandlung operierter Schilddrüsenmaligome Radiojod und Röntgen bei gleichzeitiger Gabe von Schilddrüsenhormonen in hoher Dosierung, um die TSH-Produktion zu bremsen. Zytostatika, Prednisolon und Testoviron sowie Hypophysektomie bei Lungen- und Knochenmetastasen werden vereinzelt angewandt.

Kropf = Struma

Die Schilddrüse ist sicht- und tastbar vergrößert. „Seitenlappen größer als Daumenendglied des Untersuchers"! Sind mehr als

Tabelle 22–2. TNM-Stadium – Überlebenszeiten. *(Nach Riccabona 1977)*

Österreich	5 Jahre Überlebenszeiten (in %)	10 Jahre Überlebenszeiten (in %)
To–T2	75	61
T3	21,4	0
N1	33	5
N2–N3	55	47
M1	25,5	8

10% der Bevölkerung betroffen, spricht man von endemischer Struma, sonst von sporadischer Struma. Der Kropf ist die häufigste endokrine Erkrankung bei allen Rassen.

Ätiologie: Störung des Regelkreises: Hypophysenvorderlappen – Schilddrüse – freies Thyroxin im Blut. Vermehrte Thyreotropinausschüttung (TSH des Hypophysenvorderlappens) stimuliert die Schilddrüse bis zur Normalisierung des Thyroxinspiegels. Langdauernder TSH-Reiz heißt Wachstum = Struma. Jodmangel (exogen) und (oder) strumigene Stoffe in Wasser und Nahrung werden als die Ursache endemischer Kröpfe angesehen (jodiertes Speisesalz zur Behandlung des Jodmangels im Endemiegebiet). Bei sporadischen Strumen können auch Medikamente und Hormone die Ursache der Jodfehlverwertung sein.

Euthyreose („blande Struma")

Symptome: Vergrößerung der Schilddrüse von oft exzessivem Ausmaß ohne hormonelle Über- oder Unterfunktionszeichen. Palpatorisch diffuse und (oder) knotige Veränderungen, häufig mit mechanischer Behinderung von Trachea und Ösophagus. Die juvenile Struma, Adoleszentenstruma, Pubertätskropf, diffus oder knotig, tritt im Wachstumsalter sporadisch und endemisch auf. Die euthyreote Struma hat einen ungünstigen Einfluß auf die Schwangerschaft. Bis zu 25% der Neugeborenen unbehandelter kropfkranker Mütter weisen eine Struma congenita auf, die manchmal infolge ihrer Größe zu einem Geburtshindernis werden kann.

Therapie: *Operation* (Resektion) bei mechanischer Behinderung, raschem Wachstum (Malignitätsverdacht), bei („kalten") Solitärknoten, bei Erfolglosigkeit konservativer Behandlung mit *Schilddrüsenhormonen*. Diese Behandlung beruht auf der Hemmung der Thyreotropinproduktion und Ersatz des fehlenden Hormons in der Peripherie.

Radiojodtherapie: Bei älteren, nicht operationstauglichen Patienten.

Hypothyreose

Ätiologie: Bei Unterfunktion der Schilddrüse gelangt zuwenig Schilddrüsenhormon in die Körperperipherie. Unter primärer Hypothyreose versteht man das Fehlen oder die ungenügende Produktion der Hormone in der Schilddrüse. Bei der sekundären oder hypophysären Hypothyreose ist die Schilddrüse intakt, der thyreotrope Stimulationsreiz des Hypophysenvorderlappens fehlt. Des weiteren kann eine Hypothyreose postoperativ entstehen, wenn der Eingriff zu „radikal" war und postoperativ nicht substituiert wurde (s. Rezidivprophylaxe!).

Symptome: Allgemeine Schwäche, rasche Ermüdbarkeit und Teilnahmslosigkeit, Kälteintoleranz, Gedächtnisschwäche und Störungen der Merkfähigkeit, Antriebslosigkeit, Verlust von Libido und Potenz, Menstruationsstörungen, chronische Obstipation, Appetitlosigkeit. Die Haut ist kühl, trocken, verdickt, rauh, schuppend, ödematös: Myxödem. Haarausfall. Bradykardie und Dyspnoe können auftreten („Myxödemherz"). Anämie und Muskelschwäche werden ebenfalls beobachtet.

Therapie: Substitution der Schilddrüsenhormone in einschleichender, langsam steigender Dosierung unter laufender Kontrolle (ETR, PBI, Achillessehnenreflex, Cholesterin).

Hyperthyreose (Basedow, Thyreotoxikose)

Die Überfunktion der Schilddrüse wird durch eine Überproduktion an Thyroxin und (oder) Trijodthyronin hervorgerufen. Sie kann in jedem Lebensalter auftreten und bevorzugt das weibliche Geschlecht. In Endemiegebieten scheint die Hyperthyreose seltener aufzutreten. Häufig ist die Hyperthyreose von Augensymptomen begleitet (Exophthalmus, endokrine Ophthalmopathie).

Man unterscheidet:

- *Hyperthyreose mit diffuser Struma:* Schwerer Verlauf, Exophthalmus häufig.
- *Hyperthyreose mit knotiger Struma:* Leichterer Verlauf, Exophthalmus selten.
- *Autonomes (toxisches) Adenom („heißer Knoten").*
- *Hyperthyreose ohne Struma.*
- *Hyperthyreosis factitia (artefizielle Hyperthyreose)* z. B. nach Applikation von jodhaltigen Kontrastmitteln oder Desinfizienzien, bei Abusus von Schilddrüsenhormonen zur extremen Gewichtsabnahme.

Ätiologie: Bisher unbekannt, genetische Faktoren spielen eine Rolle. Im Serum von hyperthyreoten Patienten läßt sich ein Faktor nachweisen, der nicht in der Hypophyse gebildet wird: „long acting thyroid stimulator" (LATS). Des weiteren findet man bei Patienten mit Augensymptomen (Exophthalmus) einen dem Hypophysenvorderlappen entstammenden Faktor: „exophthalmic producing factor" (EPF).

Symptome: „Merseburger Trias": 1. Struma, 2. Exophthalmus, 3. Tachykardie, nicht immer vollständig. Häufig Beginn mit innerer Unruhe („Nervosität"), Herzklopfen, Wärmeintoleranz, gesteigertes Hungergefühl, Gewichtsabnahme, Durchfälle. Pubertät und Klimakterium beeinflussen das Auftreten der Hyperthyreose. Psychische Entgleisungen sind häufig. Die Vergrößerung der Schilddrüse ist diffus oder knotig, die Haut ist feucht und warm (Händedruck!), Haarausfall. Der Exophthalmus kann, muß aber nicht immer vorhanden sein. Die Augenveränderungen reichen vom leichtesten Spannungsgefühl in den Lidern bis zur schwersten Keratitis mit Sekundärglaukom und Augenmuskellähmungen. Zeichen nach *Stellwag:* Seltener Lidschlag. Zeichen nach *Graefe:* Zurückbleiben des Oberlides beim Blick nach unten. Zeichen nach *Moebius:* Konvergenzschwäche der Augenbulbi. Eine schwere Hyperthyreose kann in eine *thyreotoxische Krise* übergehen. Schlaflosigkeit, starker Gewichtsverlust und hohes Fieber sind immer sehr suspekt. Bei starker körperlicher Schwäche besteht eine enorme physische und psychische Erregung, die in ein delirantes Zustandsbild, später in ein Koma übergeht. Auch gastrointestinale Symptome treten auf (Durchfälle, Kräfteverfall). Kardiale Dekompensation (Tachykardie!). Auch postoperativ, meist am 2. postoperativen Tag, kann eine thyreotoxische Krise auftreten, wenn der Patient ungenügend zur Operation vorbereitet war, d. h. nicht im Stadium der Euthyreose operiert wurde.

Therapie: Die Hyperthyreose wird operiert, mit Radiojod und mit Thyreostatika behandelt.

Indikation zur Operation: Große diffuse, mechanisch behindernde Struma; Knotenstruma (autonomes toxisches Adenom, S. 446); rasch wachsende Struma (Differentialdiagnose: Maligne Struma).

Indikation zur Radiojodtherapie: Patient über 40 Jahre. Normal große oder mäßig vergrößerte Schilddrüse; Rezidiv nach Operation wegen Hyperthyreose. Endokrine Ophthalmopathie; bei nicht erreichbarer Operationstauglichkeit.

Indikation zur thyreostatischen Therapie: Patient unter 40 Jahren. Sonst wie oben. Gleichzeitig Gabe von Schilddrüsenhormonen.

Therapie der thyreotoxischen Krise: Intravenöse Gabe von Jod (z. B. Endojodin) 500 mg und mehr pro Tag, Thyreostatika, Nebennierenrindenpräparate. Vegetative Dämpfung und Hibernation, Sauerstoffzufuhr, massive Infusionstherapie unter laufender Kontrolle des gesamten Elektrolytstatus, Hormonhaushaltes etc.

Operationsvorbereitung, S. 447

• „künstl. Winterschlaf" Medikamentöse Senkg der Körpertemp. u. des Stoffwechsels

Pschy 488

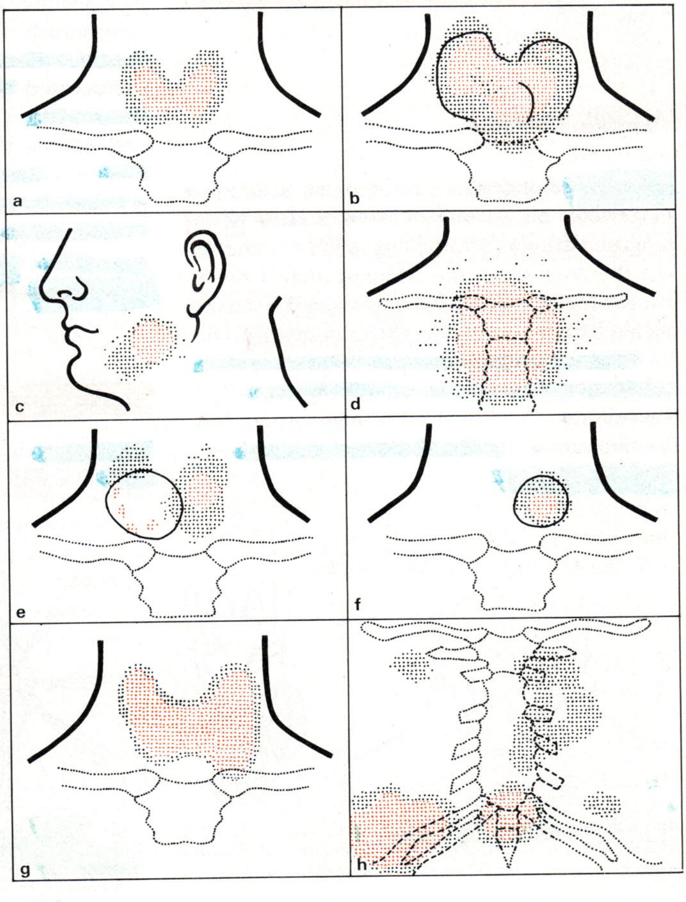

Abb. 22–1 a–h. Verschiedene Szintigramme. (Nach Eber 1971.) (a) Szintigramm der normalen Schilddrüse. (b) Struma nodosa (Euthyreose). (c) Struma lingualis. (d) Struma intrathoracalis. (e) Struma nodosa mit „kaltem Knoten". (f) Autonomes toxisches Adenom, „heißer Knoten". (g) Hyperthyreose. (h) Intrathorakale Metastasen einer malignen Struma

Autonomes (toxisches) Adenom

Symptome: Umschriebener Knoten in einer sonst normalen Schilddrüse. Vermehrte ^{131}J- oder ^{99}Tc-Aufnahme („heißer Knoten"). Oft nur eine durch Digitalis nicht beeinflußbare Tachykardie: Monosymptomatische Hyperthyreose.
Kompensiertes autonomes (toxisches) Adenom: „Heißer" Knoten in einer ^{131}J oder ^{99}Tc speichernden Schilddrüse.
Dekompensiertes autonomes (toxisches) Adenom: Der „heiße" Knoten liegt in einer nicht speichernden Schilddrüse (Abb. 22–1 f).

Diagnose: Wiederholung des Szintigramms nach Einnahme von 3 mg T_4, sog. Hemmtest oder Stimulationstest mit Gabe von TSH, z. B. 300 E Ambinon 12–18 h vor dem 2. Radiojodtest.

Therapie: Isolierte operative Ausschälung (Abb. 22–3).

Dystope Struma

Ätiologie: Kongenital versprengtes Schilddrüsengewebe an verschiedensten Stellen: Zungengrundstruma (Struma lingualis), entlang des D. thyreoglossus, im Mediastinum bzw. im Thorax (echte intrathorakale Struma), intratracheale Struma, am Ovar (Struma ovarii). Dieses Schilddrüsengewebe macht oft erst nach einer Strumaresektion klinische Symptome: Z. B. Schwellung („Tumor") am Zungengrund, Mediastinaltumor, gynäkologischer Befund etc. (Abb. 22–1 a–h).

Differentialdiagnose: Metastasen am Hals bei maligner Struma, sog. laterale aberrierende Struma Langhans.

Therapie: Operative Entfernung.

Operationen an der Schilddrüse

Alle operativen Eingriffe an der Schilddrüse müssen in der „richtigen Schicht" durchgeführt werden.

Resektion

Das Operationsgebiet wird durch den Kocher-Kragenschnitt (Abb. 22–2 a), Bildung eines Haut-Platysma-Lappens und Spaltung der geraden Halsmuskulatur freigelegt. Bei weit retrosternal oder intrathorakal gelegener Struma ist manchmal die partielle mediane Sternotomie erforderlich. Es folgt die schrittweise Entwicklung des Kropfes mit Klemmen (Kocher oder Lahey) und Unterbindung und Durchtrennung der Gefäße (A. thyreoidea superior, seitliche und untere Venen). Durchtrennung des Isthmus und Resektion mit Belassen eines schmalen dorsolateralen Kapselparenchymrestes von Walnußgröße, der in sich vernäht wird. Drainage für 48 h (Abb. 22–2 b).
Gefahren: Verletzung des N. recurrens (etwa 1%).

Enukleation

Freilegung der Schilddrüse wie bei der Resektion. Das Adenom wird ringsum mit Klemmen

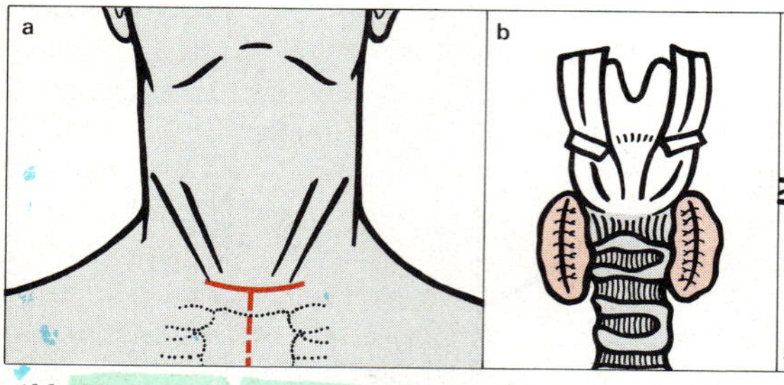

Abb. 22–2 a u. b. Strumaresektion. (a) Kocher-Kragenschnitt, wenn notwendig mit Verlängerung zur Sternotomie. (b) Zustand nach Strumaresektion

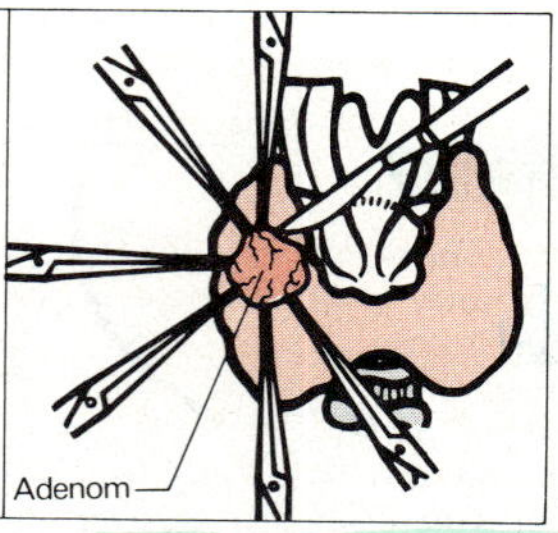

Abb. 22–3. Enukleation eines autonomen (toxischen) Adenoms

markiert und scharf auspräpariert, wobei die Grenze gegen das übrige Schilddrüsengewebe meist sehr deutlich ist. Die Abtragungsstelle wird vernäht. Weiter wie bei der Resektion.
Funktionelle Schilddrüsenchirurgie!! (Abb. 22–3).

Radical neck dissection

Funktionelle: Ausräumung der Halslymphknoten.
Radikal: Darunter versteht man die Entfernung aller entbehrlichen Halsweichteile en bloc mit den Lymphknoten zur „radikalen" Behandlung von malignen Schilddrüsentumoren. Der außerordentlich belastende Eingriff sollte nur unter strengster Indikation durchgeführt werden. Der Hautschnitt legt das laterale Halsdreieck breit frei. Unterbindung und Resektion der V. jugularis interna, Resektion des M. sternocleidomastoideus, der geraden Halsmuskulatur unter möglichster Schonung der Nerven (N. accessorius!) und Resektion der Schilddrüse. Teilresektionen von Larynx und Trachea sind nicht mehr sinnvoll.

Vor- und Nachbehandlung

Die Vorbehandlung zu einer Schilddrüsenoperation richtet sich nach allgemeinen internen Grundregeln und berücksichtigt Alter, Allgemeinzustand, Herz- und Lungenbefund sowie Funktion und klinisches Bild der Schilddrüse. Digitalisierung, Atemübungen, Beingymnastik (Varizen) sind allgemein erforderlich. Bei euthyreoten Strumen ist eine spezielle Vorbereitung nicht notwendig. Eine leichte Sedierung ist günstig. Bei Hyperthyreosen muß durch die Vorbehandlung eine Euthyreose erzielt werden (Kontrolle des ETR). Sie besteht in der Gabe von Thyreostatika, z. B. Favistan 2 × 40 mg i. v. oder 3–4 × 1 Tbl. Favistan sowie der Gabe von Lugol-Lösung 3 × 15–20 Tropfen pro Tag. Außerdem Valium 3 × 10 mg zur Sedierung. Statt Lugol peroral kann auch Endojodin i. v. verabreicht werden. Sobald die Pulsfrequenz (β-Blocker) normalisiert ist und der ETR Normwerte erreicht hat, wird die Operation durchgeführt. Die Nachbehandlung beginnt unmittelbar nach dem Ende der Operation. Zunächst kann durch den Anästhesisten die Funktion des Larynx überprüft werden (Laryngoskop! Rekurrens!). Des weiteren müssen Atmung und Kreislauf genau fortlaufend kontrolliert werden, besonders bei Hyperthyreosen. Die Funktion der Drainage wird überwacht. Bei auffälliger Blutung nach außen oder rasch zunehmendem Halsumfang muß sofort das Operationsgebiet revidiert werden. Bei Euthyreose bedarf es sonst keiner speziellen Nachbehandlung. Bei Hyperthyreose müssen postoperativ Thyreostatika und Jod (Lugol oder Endojodin) in langsam fallender Dosierung weiter gegeben werden. Gleichzeitig wird Schilddrüsenhormon verabfolgt, um eine hypophysäre Übersteuerung (Exophthalmus!) zu verhindern. 6–8 Wochen postoperativ werden nochmals Radiojodtest, ETR und TSH („thyroid stimulating hormone") bestimmt und die medikamentöse Rezidivprophylaxe festgelegt.
Postoperativ kann es auch zum Auftreten eines Hypoparathyreoidismus (Tetanie) infolge Mitentfernung der Epithelkörperchen kommen (Ca-Spiegel!).
Bei Patienten mit operierter Struma maligna wird nach ca. 2 Wochen ein Ganzkörperszintigramm angefertigt, um evtl. Metastasen aufzudecken. Diese Patienten müssen in 3 monatlichen Abständen kontrolliert werden, um bei Auftreten eines Rezidivs oder von Metastasen möglichst frühzeitig mit Operation, Megavolt-, Radiojod- und Zytostatikatherapie eingreifen zu können.

Rezidivstruma und Rezidivprophylaxe

Die Strumaresektion behandelt nur die Folgen, nicht die Ursachen, und es muß daher immer mit einem Rezidiv gerechnet werden, solange nicht alle strumigenen Faktoren ausgeschaltet sind. Die operative Technik spielt keine entscheidende Rolle. Es handelt sich von neuem um eine Störung des bekannten Regelkreises: Hypophysenvorderlappen – Schilddrüse – freies Thyroxin. Gravidität und Klimakterium beeinflussen die Rezidiventstehung. Die Operation einer Rezidivstruma richtet sich nach der Intensität der Beschwerden, abgesehen von einer evtl. kosmetischen Indikation.

Symptome: Knotenbildung am Hals ein- und beidseitig mit Druckerscheinungen auf Trachea und Ösophagus. Atembeschwerden, Schluckstörungen, evtl. Zeichen der Überfunktion. Rasches Wachstum: Verdacht auf Malignität!

Diagnose: Die gleichen Untersuchungsmethoden wie S. 440.

Differentialdiagnose: Emphysem, Erkrankungen der oberen Luftwege, Herzerkrankungen, Tumoren des Mediastinums.

Therapie: Operative Behandlung nur dann, wenn die Symptome tatsächlich durch die Rezidivknoten verursacht werden. Sie besteht in der Resektion (wie oben) oder einer Exkochleation. Der Zugang erfolgt in gleicher Weise wie bei der Erstoperation, wobei hier besonders auf ein *exaktes schichtweises Präparieren* zu achten ist. Ist eine Resektion nicht möglich, beschränkt man sich auf die Exkochleation, wobei die Rezidivknoten von ventral eröffnet werden und dann mit einem größeren scharfen Löffel der Inhalt zu entfernen ist. Die Gefahr einer Rekurrensläsion ist bei Rezidivoperationen besonders groß (etwa 10%), da durch narbige Verziehungen die Topographie sehr verändert sein kann. Auch Verletzungen der A. thyreoidea inferior können vorkommen, ferner eine Tetanie infolge Entfernung der Epithelkörperchen. Aus diesen Gründen erscheint die *Rezidivprophylaxe* von ganz besonderer Bedeutung. Sie beruht im Prinzip auf einer Beeinflussung des oben genannten Regelkreises durch Gabe von Schilddrüsenhormonen und Zufuhr von Jod (Fisch, Mineralwasser!). Der Patient muß auf die unbedingte Notwendigkeit der Prophylaxe eindringlich aufmerksam gemacht werden. Bei der Entlassung aus der stationären Behandlung erhält er ein Merkblatt, aus dem er die wesentlichen Punkte der Rezidiventstehung und ihre Behandlung entnehmen kann. Auch die Medikation wird hier eingetragen. Die Zusammenarbeit mit dem Hausarzt ist sehr wichtig. Der Kropfoperierte muß sich im klaren sein, daß die Rezidivprophylaxe u. U. ein Leben lang durchzuführen ist!

Schilddrüsenreaktion auf Operation und Streß

Schilddrüsenferne, vor allem Abdominaloperationen, akute Infektionen, Schnitt- und Zangenentbindungen, Hypoglykämie, schwere Unfälle und andere Streßsituationen können zu vorwiegend hyperthyreoten Reaktionen der Schilddrüse führen, vor allem bei Vorliegen eines autonomen (toxischen) Adenoms oder einer kleinen hyperthyreoten Struma.

Symptome: Im Vordergrund stehen die oft exzessive Tachykardie, Temperatursteigerungen, Adynamie und psychische Veränderungen. Auch profuse Durchfälle können auftreten. Es kann eine thyreotoxische Krise entstehen („thyroid storm").

Diagnose: Palpationsbefund der Schilddrüse, ETR, evtl. Radiojodtest.

Therapie: Thyreostatika, Jodzufuhr, Glukokortikoide, β-Blocker, bei schwersten Fällen zusätzlich Unterkühlung. Falls möglich, zunächst Resektion des autonomen (toxischen) Adenoms bzw. der hyperthyreoten Struma und dann erst weitere Operationen.

Nebenschilddrüsen

Hyperparathyreoidismus

Jede Nebenschilddrüsenüberfunktion wird als Hyperparathyreoidismus (HPT) bezeichnet, dessen Ursachen entweder in den Epithelkörperchen (EK) selbst (Adenom, Hyperplasie, Karzinom) oder in renalen und gastrointestinalen Erkrankungen liegen. Zwei Formen der Überfunktion werden unterschieden:

1. *Der autonome HPT (primäre)* bezeichnet einen Zustand vermehrter Parathormon-(PTH-)sekretion ohne erkennbaren physiologischen Sekretionsstimulus mit invariabler Hyperkalzämie. Vorliegen eines familiären pHPT oder einer multiplen endokrinen Adenomatose (MEA I und II) muß geklärt werden.
   Zwei Formen: chronischer oder akuter pHPT. Folgezustände einer permanenten Nierenschädigung durch nicht rechtzeitige operative Beseitigung sind der quartäre und quintäre HPT.
2. *Der regulative HPT (sekundär)* mit erhöhter PTH-Produktion als Anpassungsmechanismus an die Bedürfnisse des Organismus (Hypokalzämie unterhält durch Rückkopplungsmechanismen die EK-Aktivierung) wird von allen Krankheitsbildern ausgelöst, bei denen eine angeborene oder erworbene Resistenz gegen die biologischen Wirkungen von PTH an Knochen, Niere und Darm besteht. Bei Niereninsuffizienz kommt ein gestörter Hormonkatabolismus hinzu. Das früher als „tertiärer HPT" bezeichnete Krankheitsbild sollte aus pathophysiologischen Gründen „sekundärer HPT mit Hyperkalzämie" genannt werden (keine neu aufgetretene Autonomie!). Mißverhältnis zwischen PTH-Sekretion und -Bedarf.

Primärer (autonomer) Hyperparathyreoidismus

Physiologie

Das in den EK gebildete PTH (Polypeptid) gewährleistet in Anwesenheit von Vitamin D die Calciumhomöostase. Abfall des Ca^{2+} in der extrazellulären Flüssigkeit führt zu einer vermehrten Sekretion des Hormons und umgekehrt. Als Antagonist des PTH senkt Calcitonin den Serum-Calcium-Spiegel.

Spezielle Pathophysiologie

Sie entspricht weitgehend derjenigen der Hyperkalzämie und der Hyperphosphaturie. Der Effekt des PTH beruht auf 1. erhöhter intestinaler Calciumresorption, 2. erhöhter tubulärer Calciumrückresorption und 3. osteoklastischer und osteozytärer Osteolyse, deren Mechanismen zu einer Vergrößerung des extraossären Calciumpools führen. Außerdem bewirkt das PTH eine Hemmung der proximal-tubulären Rückresorption von Phosphat aus dem Primärharn (Hypophosphatämie). Beim pHPT ist die PTH-Mehrsekretion nicht mehr durch den Calciumspiegel gesteuert (maladaptierte PTH-Sekretion).

Morphologisches Substrat der Epithelkörperchen

Möglich sind: Solitäres Adenom (70–80%), multiple Adenome, Hyperplasie, Adenom und Hyperplasie, Karzinom.

Symptome

Durch Screening-Untersuchungen wird immer häufiger ein asymptomatischer („biochemischer") oder normokalzämischer HPT entdeckt. Die vielfältigen klinischen Symptome sind nicht obligat bei jedem Patienten zu finden, sondern treten in beliebiger Kombination auf und lassen sich zu verschiedenen Krankheitsbildern zusammenfassen:

Renale Symptomatologie: Die Urolithiasis (Calciumphosphat- und -oxalatsteine) mit ihren Komplikationen findet sich bei etwa 70%, umgekehrt ist bei 5–11% der Träger calciumhaltiger Nierensteine ein primärer HPT zu erwarten. Weitere Symptome können sein: Nephrokalzinose, Polyurie, Polydipsie, Hyposthenurie, renale Hypertonie, Präurämie.

Ossäre Symptomatologie: Klinisch in etwa 30% erkennbar. Häufig sind diskrete röntgenologische Skelettveränderungen. Spezifisch sind: generalisierte Knochenatrophie, Spongiosierung der Kortikalis, subperiostale Resorption, periostale Knochenneubildung, Akroosteolyse, Osteosklerose, Knochenzyste, Osteoklastom (Epulis), „Mattglas"-Schädel, Spontanfraktur; Osteodystrophia fibrosa cystica generalisata (heute selten). Kreuz-, Gelenk- und Gliederschmerzen werden häufig als rheumatisch fehlgedeutet. Gicht, Hyperurikämie und Pseudogicht relativ häufig.

Psychiatrisch-neurologische Symptomatologie: Bei etwa 50% finden sich psychische Veränderungen (Müdigkeit, Störungen des Antriebs, depressive Verstimmung, mürrische Reizbarkeit [endokrines Psychosyndrom]). Akute symptomatische Psychosen und neurologische Veränderungen (Bewußtseinsstörungen, sensible und motorische Störungen peripherer Nerven, muskuläre Adynamie) finden sich beim akuten pHPT.

Tabelle 22-3. Wichtigste Parameter zur Diagnose eines pHPT

I. Minimalprogramm
Serum
1. Gesamt-Calcium ↑
Alk. Phosphatase ↑
Anorg. Phosphor ↓
Kreatinin
Gesamteiweiß
Elektrophorese

2. Parathormon ($Ca^{++} > 5{,}3$ mval/l) ↑
Durch die PTH-Bestimmung erübrigen sich Methoden wie: TPR (tubuläre Phosphatrückresorption), Phosphatexkretionsindex, Kyle-Test etc.; auf diese muß man zurückgreifen, wenn die PTH-Bestimmung nicht zur Verfügung steht.

Verdächtige oder deutlich pathologische Laborwerte

II. Erweitertes Programm

Röntgen	*Beckenkammbiopsie*
Hand a. p. (Mammographietechnik)	
LWS seitlich	
Schädel seitlich	*Allgemeine Tumordiagnostik*
Becken mit proximalem Femur	
Nierenleeraufnahme	
Pankreaszielaufnahme	

↑ erhöht, ↓ erniedrigt

Gastrointestinale Symptomatologie: Beschwerden: Appetitlosigkeit, Brechreiz, Übelkeit, Obstipation, Meteorismus, Gewichtsverlust, paralytischer Ileus; seltene Begleiterscheinungen: Therapierefraktäres Ulcus ventriculi oder duodeni, Pankreatitis, Pankreatolithiasis und Cholelithiasis.

Hyperkalzämiesyndrom: Die Hyperkalzämie ist der wichtigste Befund (Normalbereich von Serumcalcium 4,5–5,3 mval/l bzw. 9–10,6 mg-%; beachte: Serumeiweißgehalt und Blut-pH!). Eine Grenzhyperkalzämie wird bis 5,7 mval/l diagnostiziert; eine „Normokalzämie" ist z. B. bei Kombination mit Malabsorption, Niereninsuffizienz oder Osteomalazie möglich. Die klinischen Symptome des autonomen HPT lassen sich gewöhnlich auf die Hyperkalzämie beziehen.

Hyperkalzämische Krise (akute HPT-Krise, hyperparathyreoidale Krise, akute pPTH-Intoxikation): Die lebensbedrohliche Exazerbation im Sinne des akuten pHPT wird in 5–10% der Fälle beobachtet ($Ca^{++} > 8{,}5$ mval/l). Neben den übrigen Zeichen des pHPT kommt es zu extremer Adynamie, Koma, symptomatischer Psychose, Exsikkose, extraossärer Kalzifizierung in nahezu alle Organe (Bandkeratitis, konjunktivale Kalkniederschläge etc.), Verkürzung der QT-Dauer im EKG, paralytischem Ileus und final zum Kreislaufzusammenbruch mit Herzstillstand. Das Krankheitsbild kann auch bei anderen Ursachen der Hyperkalzämie auftreten.

Diagnose

Die Diagnose stützt sich auf klinische Symptome, Laborbefunde und differentialdiagnostischen Ausschluß anderer Erkrankungen (Tabelle 22–3). Indirekter Nachweis durch radioimmunologische PTH-Bestimmung im Serum. Eine präoperative Lokalisationsdiagnostik (Sonographie, Computertomographie, selektive PTH-Bestimmung, Arteriographie etc.) der EK ist nicht immer erfolgreich. Der Verdacht auf HPT muß zusätzlich durch die histologische Untersuchung der EK bewiesen werden.

Differentialdiagnose

Abgrenzung anderer Hyperkalzämieursachen ist wichtig. Die idiopathische Hyperkalziurie ist sehr selten, röntgenologisch ähnliche Erkran-

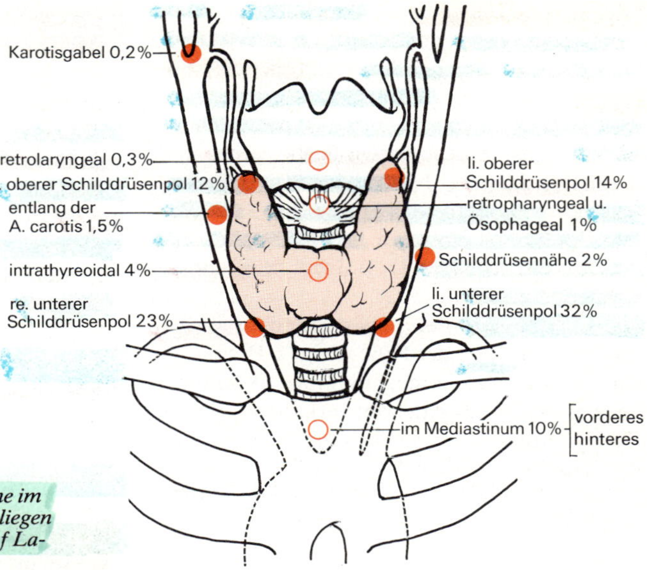

Abb. 22–4. Lokalisation der EK-Adenome im Hals- und Mediastinalbereich; etwa 80% liegen der Schilddrüse an, etwa 20% entfallen auf Lageanomalien

kungen sind: Altersatrophie, Osteoporose, Knochenzysten, Jaffé-Lichtenstein, Riesenzelltumoren u. a. Ein *Pseudohyperparathyreoidismus* als paraneoplastisches Syndrom durch Malignome (z. B. Lungen-, Nieren-, Mamma-, Pankreastumoren u. a.) mit ektopischer Produktion parathormonähnlicher Wirkstoffe und PTH sowie Hyperkalzämie ist ebenfalls abzugrenzen.

Therapie des primären Hyperparathyreoidismus

Einzige sinnvolle Therapie ist die Operation. Das Prinzip des Eingriffs besteht in der methodischen Darstellung aller 4 EK, Präparation der Gefäße sowie der Nn. recurrentes und der anschließenden Adenomexstirpation bzw. Entfernung makroskopisch pathologisch veränderter (vergrößerter) Drüsen durch subtotale (Entfernung von 3 ½ EK) Parathyreoidektomie oder totale Parathyreoidektomie mit autologer EK-Transplantation auf den Unterarm bei multipler Drüsenerkrankung (Hyperplasie). Kryokonservierung von EK-Gewebe (−196 C), falls eine sekundäre Transplantation notwendig wird. Bei Lageanomalien (Abb. 22–4) ist die subtotale Thyreoidektomie oder Hemithyreoidektomie (intrathyreoidale Lage), eine ausgedehnte zervikale Exploration, transzervikale Thymektomie und bei weiterer erfolgloser Suche die ein- oder zweizeitige mediastinale Revision (obere Längssternotomie) erforderlich. Die histologische Schnellschnittuntersuchung ist stets einzuplanen. Makroskopische Kriterien haben Vorrang vor der Schnellschnittdiagnose (Unterscheidung von Adenom und Hyperplasie schwierig!).

Akuter pHPT (internistisch-chirurgischer Notfall)

Ohne zeitraubende spezialdiagnostische Verfahren (fulminanter Verlauf führt zum Tode) muß der Patient durch aggressive Hydrierung (0,9%-NaCl-Infusion), Ausgleich begleitender Elektrolytstörungen und Calciumverminderung im Serum (Phosphatinfusionen, Furosemid, Calcitonin) in einen operablen Zustand gebracht werden. Die Operation hat innerhalb von Tagen zu erfolgen.

Postoperative Probleme und Prognose

Der Abfall des Serumcalciums auf Normal- bis Subnormalwerte erfolgt innerhalb von 24–48 h. Entscheidend ist die dauerhafte Normalisierung des Calciumspiegels. Eine sorgfältige postoperative Überwachung wegen einer zu erwartenden passageren Hypokalzämie (Tetaniegefahr) ist notwendig. Die Dauersubstitution (AT-10,

Vitamin D_3, Calcium) ist erst indiziert, wenn 4–6 Wochen p. op. noch immer eine Hypokalzämie besteht. Gelegentlich sind Calcium-Infusionen erforderlich (Reparationsphase mit gesteigertem Calciumrückstrom in das Skelett). Selten ist die postoperative Pankreatitis und Hypomagnesiämie. Nach operativer Entfernung des hyperaktiven EK-Gewebes kann Beschwerdefreiheit eintreten, falls keine irreversiblen Sekundärschäden (z. B. Nephrokalzinose) vorhanden waren.

Reinterventionen bei persistierendem pHPT sind in bis zu 25% der Fälle nötig (z. B. übersehene kleine Adenome, multiple Adenome, mehr als 4 EK, als Adenom verkannte primäre EK-Hyperplasie, Zurücklassung von zu viel überfunktionierendem EK-Gewebe, Lageanomalien, EK-Karzinomrezidiv). Echte pHPT-Rezidive sind extrem selten (0,7%).

Nebenschilddrüsenkarzinom

Das NS-Karzinom wächst langsam, lokal infiltrativ und metastasiert relativ spät. Das klinische Bild entspricht dem eines autonomen HPT. Hormoninaktive Tumoren sind nur in Einzelfällen bekannt. Hinweise können sein: Lokalrezidiv, Rekurrensparese, fibröse Kapsel und derbe Tumorkonsistenz. Die Therapie besteht in der homolateralen Hemithyreoidektomie mit radikaler Halslymphknotenausräumung. Auch ist die operative Entfernung hormonaktiver Metastasen durchzuführen. Dann ist eine Fünfjahresüberlebensrate von 50% möglich.

Tabelle 22–4. Abgrenzung des sekundären vom primären HPT. Typische Anzeichen für sekundären HPT

Calciumphosphatablagerungen generalisierter als beim primären HPT
Weichteil- *und* Arterienverkalkungen
Pruritus
Hyperkalzämie eher selten
Osteosklerose, Osteomalazie und Ostitis fibrosa nebeneinander
Suppression des erhöhten PTH-Spiegels durch Calciuminfusionen
Knochenbiopsie: Endost- und Markfibrose, Osteoblasten-Osteoklasten-Aktivitätssteigerung, Osteoidsaumverbreiterung

Sekundärer (regulativer) Hyperparathyreoidismus

Darunter versteht man eine adaptiv vermehrte Parathormonsekretion zum Ausgleich extrazellulärer Calciummangelzustände auf der Grundlage einer chronischen Niereninsuffizienz oder gastrointestinalen Erkrankung mit Calciummangelabsorption (Vitamin-D-Mangel, Malabsorption). Morphologisches Merkmal ist die sekundäre Hyperplasie aller EK.

Symptome entstehen erst nach langdauernder Niereninsuffizienz oder Steatorrhoe (Tabelle 22–4).

Konservative Therapie bei intestinaler Genese.

Totale Parathyreoidektomie mit autologer EK-Transplantation auf den Unterarm bei renaler Ursache des sekundären HPT mit progredientem Krankheitsbild nach erfolgloser konservativer Behandlung bei persistierender (progredienter) Hyperkalzämie, rasch fortschreitender Knochenbeteiligung, Gefäßverkalkungen mit Nekrosen an den Akren, Weichteilverkalkungen bei therapieresistenter Hyperphosphatämie und Hyperkalzämie nach Nierentransplantation.

Hypoparathyreoidismus

Unterfunktion oder Funktionsausfall der EK bewirken einen Parathormonmangel mit Absinken des ionisierten Serumcalciums, dadurch erhöht sich die neuromuskuläre Erregbarkeit.

Ursachen

Man unterscheidet einen idiopathischen (selten), sekundären (postoperativ nach Entfernung oder Läsion des EK bei Schild- bzw. Nebenschilddrüsenoperationen) und reaktiven, funktionellen, passageren Hypoparathyreoidismus (Entfernung eines Parathyreoideaadenoms und bei Neugeborenen von Müttern mit HPT). Er ist wichtig als postoperative Komplikation.

Symptome und Diagnose

Klinik: Tetanischer Anfall (mit tonischen Muskelkrämpfen, Chvostek- und Trousseau-Zei-

chen positiv, Parästhesien und viszeralen Spasmen), epileptischer Anfall, latente Tetanien, psychische Symptome (Affektlabilität, Kopfschmerzen, Reizbarkeit, Depression), trophische Störungen am ektodermalen Gewebe (z. B. Katarakt, Blepharospasmus, Nagelquerfurchen u. a.), zerebrale Verkalkungen, Gelenk- und Knochenveränderungen (Hyperostose).
Laborbefunde: Hypokalzämie, Hyperphosphatämie, Hypokalziurie, Parathormon im Serum vermindert.

Therapie

Beim tetanischen Anfall: Orale Calciumgaben (2–3 g/tgl.), 1–2 Amp. Calciumgluconat oder -chlorid i. v., Calciumdauertropfinfusion. Chronischer Hypoparathyreoidismus: Dauermedikation mit AT-10, Vitamin D_3, Calcium. Autologe sekundäre EK-Transplantation nach Parathyreoidektomie wegen HPT.

Hormonaktive Pankreastumoren

Einleitung

Geschwülste des endokrinen Pankreas entwickeln sich aus den verschiedenen endokrinen Zellelementen, die in den Langerhans-Zellhaufen, in den Zellkomplexen des insulären Gangorgans und verstreut gefunden werden. Ihre endokrine Aktivität beruht auf der unkontrollierten Produktion von Hormonen und verursacht verschiedene, heute relativ wohldefinierte Krankheitssyndrome:

1. Insulinom = Organischer Hyperinsulinismus (Insulin)
2. Gastrinom (ulzerogener Tumor) = Zollinger-Ellison-Syndrom (Gastrin)
3. Verner-Morrison-Tumor (Vipom, diarrhöeogener Tumor; PPom) = Verner-Morrison-Syndrom, pankreatische Cholera, WDHH-Syndrom (VIP = vasoactive intestinal polypeptide; PP = pankreatisches Polypeptid)
4. Glucagonom = Diabetes mellitus, nekrolytisches Erythem (Glucagon)
5. Somatostatinom = (Somatostatin)
6. Karzinoid = Karzinoidsyndrom (Serotonin)

Diese Tumoren sind insgesamt selten. Sie können mit ihren dazugehörigen klinischen Krankheitsbildern allein oder in verschiedenen Kombinationen auftreten. Für diese ist eine mehrfache Hormonproduktion *(multihormonale Tumoren)* oder das gleichzeitige Bestehen verschiedener endokriner Geschwülste *(endokrine Polyadenomatose)* verantwortlich. Die Adenome können solitär oder multipel vorkommen. Gelegentlich sind sie karzinomatös entartet und haben metastasiert. Die Bedeutung einer diffusen Inselzellhyperplasie ist umstritten.

Die einzelnen Tumoren

Insulinom

Ätiologie: B-Zelltumor des Pankreas mit unregulierter Insulingabe; gleichmäßiges Vorkommen in allen Organabschnitten, in 10–15% multipel, sehr selten extrapankreatisch, vereinzelt maligne.
Krankheitsbild: *Organischer Hyperinsulinismus* mit Spontanhypoglykämien (Tabelle 22–5).

Symptomatologie: *Neurovegetative Erscheinungen* als Folge einer Gegenregulation bei Spontanhypoglykämie: Schwitzen, Zittern, Herzklopfen und Stenokardien. Ferner: Schwächegefühl, Heißhunger, Leistungsminderung.
Zentralnervöse Störungen durch Neuroglykopenie: Müdigkeit, Merkschwäche, tonisch-kloni-

Tabelle 22–5. Organischer Hyperinsulinismus

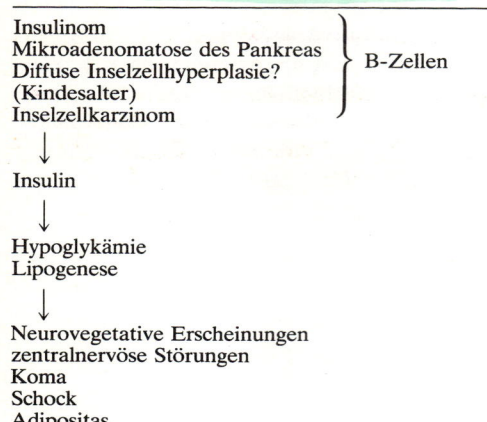

Insulinom Mikroadenomatose des Pankreas Diffuse Inselzellhyperplasie? (Kindesalter) Inselzellkarzinom	B-Zellen
↓	
Insulin	
↓	
Hypoglykämie Lipogenese	
↓	
Neurovegetative Erscheinungen zentralnervöse Störungen Koma Schock Adipositas	

sche Krampfanfälle, Seh-, Kau-, Schluck- und Sprachstörungen, Hyperkinesen, psychische Veränderungen, Bewußtseinstrübung bis „Coma hypoglycaemicum“.
Häufig erhebliche Gewichtszunahme (Insulinmast), da hypoglykämische Krisen durch Einnahme von Süßigkeiten abgefangen werden.

Diagnose: *Whipple-Trias:*
1. Hypoglykämische Anfälle im Nüchternzustand oder bei körperlicher Anstrengung.
2. Abfall des Blutzuckerspiegels unter 50 mg-%.
3. Sofortige Besserung unter Glucosezufuhr.

Sicherung der Diagnose bei entsprechenden anamnestischen Hinweisen und mehrfach enzymatischer Bestimmung von Nüchtern-Blutglucosewerten unter 40 mg/100 ml durch:
Hungerversuch über 24–72 h provoziert unkontrollierte Insulinfreisetzung, läßt Verschiebung des Glucose-Insulin-Verhältnisses zugunsten des Insulins erkennen und führt dadurch zu klinischen Erscheinungen. Seruminsulinspiegelbestimmungen erfolgen radioimmunologisch.
Suppressionstest: Insulininfusion führt ohne Insulinom zur Unterdrückung der endogenen Insulin- und C-Peptid-Inkretion. Anders im Falle eines autonomen insulinproduzierenden Tumors: er setzt unvermindert Insulin und C-Peptid frei. Eine C-Peptidmessung eignet sich zur Beurteilung des Sekretionsverhaltens eines Insulinoms.
Stimulationstests: Ausgeprägte und anhaltende Hypoglykämien durch überschießende Insulinfreisetzung, z. B. im i. v.-Tolbutamid-Test. Radioimmunologischer Nachweis überhöhter Plasmainsulinspiegel.
Röntgendiagnose: Tumorlokalisation bzw. Metastasennachweis durch selektive Angiographie der A. coeliaca und A. mesenterica superior bei Tumorgröße ab 1,5 cm, ERCP und CT.
Perkutane transhepatische Portographie ermöglicht durch selektive Blutentnahmen aus Milzvene und Pankreasvenen zur Insulinbestimmung eine Lokalisation des Tumors.

Differentialdiagnose: *Andere Spontanhypoglykämien:*
Bei normalem Seruminsulinspiegel: Hunger, Malabsorption, Hypophysenvorderlappen- und Nebennierenrindeninsuffizienz, Hypothyreose, Lebererkrankungen, angeborene Kohlenhydratstoffwechselerkrankungen u. a.
Bei erhöhtem Seruminsulinspiegel: Reaktiv bei erhöhtem Vagotonus, Dumping-Spätsyndrom, artefizielle Hypoglykämie (Hypoglycaemia factitia) u. a.

Therapie: Die Therapie der Wahl besteht in der möglichst frühzeitigen operativen Entfernung des insulinproduzierenden Tumors, da die Prognose wegen schließlich irreversibler Hirnschädigung schlecht ist:
– Durch *Enukleation* des Adenoms
– Durch *Teilresektion des Pankreas,* z. B. bei größeren Adenomen im Schwanzbereich, Linksresektion bis zu 80% des Pankreas. Bei okkultem Tumor bietet sich zur Vermeidung einer „blinden Resektion“ die intraoperative selektive Katheterisierung der Milzvene und der Pankreasvenen zur Bestimmung von Insulin mittels Schnelltest an.
– *Tumorverkleinerung* bei B-Zellkarzinom, chirurgisch bzw. bei Lebermetastasen durch Desarterialisierung (Gefäßverödung, Leberarterienligatur).

Eine medikamentöse Behandlung kommt wegen ihrer schwerwiegenden Nebenwirkungen nur bei Inoperabilität in Frage, so durch das die Insulinfreisetzung hemmende Diazoxid oder das Zytostatikum Streptozotocin.

Gastrinom

Ätiologie: G-Zelltumor des Pankreas, gelegentlich in der Duodenalwandung, sehr selten im Antrum des Magens. Häufig multipel, in der

Mehrzahl bereits maligne und metastasiert. Vereinzelt auch G-Zellhyperplasie des Antrums.

Krankheitsbild: *Übermäßige Gastrinsekretion* führt zum *Zollinger-Ellison-Syndrom* (Tabelle 22–6).

Symptome: Zollinger und Ellison erkannten 1955 folgende *Trias* als pathognomonisch:

1. Exzessive Magenhypersekretion
2. Rezidivierende Ulzera
3. Nicht-Insulin-produzierender Pankreastumor.

Dauerstimulation der Belegzellen führt zu ihrer Hyperplasie; dadurch kontinuierlich vermehrte Säuresekretion, die zu therapieresistenten, gelegentlich multiplen und manchmal an atypischer Stelle (Ösophagus, Jejunum) gelegenen *Ulzera,* zu *Durchfällen* (gelegentlich einziges Symptom!) und infolge Lipaseinaktivierung zur *Steatorrhöe* führt. Oft stehen Komplikationen des Geschwürleidens im Vordergrund: Penetration, Perforation, Peritonitis, Blutung. Manchmal auch Kachexie durch Primärtumor oder Metastasen.

Diagnose: Wichtigster Laborhinweis: *Stark erhöhte Basalsekretion* (über 15 mval HCl/h beim intakten, über 5 mval HCl/h beim resezierten Magen). Beweis eines Gastrinoms aber nur mit Hilfe der *radioimmunologischen Serumgastrinbestimmung.* Bei mäßiger Hypergastrinämie Klärung durch *Provokationstests,* am zuverlässigsten mit Sekretin.

Differentialdiagnose: *Andere Ursachen einer Hypergastrinämie:* Magenausgangsstenose, Antrumrest nach B-II-Resektion, Dünndarmresektion, Niereninsuffizienz.

Therapie: Bis zur Einführung der Histamin-H_2-Rezeptor-Antagonisten (Cimetidin) kam nur eine Entfernung des Zielorgans der Hypergastrinämie, die *totale Gastrektomie* als erfolgversprechende Therapieform in Frage. Heute neigt man zu einer zunächst konservativen Behandlung mit Cimetidin, da Gastrinome ohnehin in der Mehrzahl der Fälle bereits metastasiert sind und deshalb die lokale Beseitigung durch Pankreatektomie – abgesehen von den duodenalen Gastrinomen – die in sie gesetzten Erwartungen nicht erfüllen konnten. Bei Therapieversagern kommt unvermindert die Gastrektomie zur Ausführung.

Tabelle 22–6. Zollinger-Ellison-Syndrom

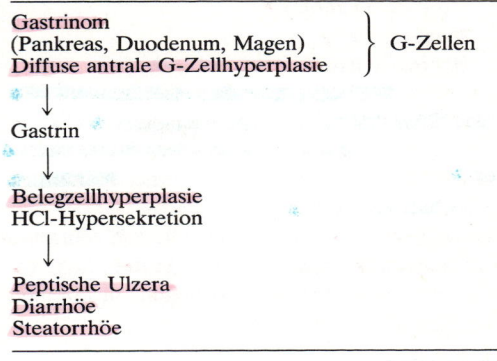

Gastrinom
(Pankreas, Duodenum, Magen)
Diffuse antrale G-Zellhyperplasie } G-Zellen

↓

Gastrin

↓

Belegzellhyperplasie
HCl-Hypersekretion

↓

Peptische Ulzera
Diarrhöe
Steatorrhöe

Tabelle 22–7. Verner-Morrison-Syndrom

Inselzelltumor
Inselzellhyperplasie
(bronchogener Tumor)
(Nebennierenmarktumor)

↓

VIP – vasoactive intestinal polypeptide
PP – pankreatisches Polypeptid
(Prostaglandin)
(Sekretin?)

↓

Intestinale Hypersekretion/Malabsorption
(H_2O + Elektrolyte)
Pankreatische Hypersekretion
(H_2O + $NaHCO_3$)

↓

*W*äßrige (bikarbonatreiche) *D*iarrhöen
*H*ypokaliämie
*H*ypochlorhydrie bzw. Achlorhydrie
Hyperkalzämie
Hyperglykämie

Verner-Morrison-Tumor (diarrhoeogener Tumor, Vipom, PPom)

Ätiologie: Pankreastumoren bzw. diffuse Inselzellhyperplasie von noch nicht geklärter Ultrastruktur.

Krankheitsbild: Eine übermäßige Hormonproduktion (VIP = vasoaktives intestinales Polypeptid, PP = pankreatisches Polypeptid, Sekretin, Prostaglandin) führt zum *Syndrom der pankreatischen Cholera* bzw. *WDHH-Syndrom* (Verner-Morrison 1958) (Tabelle 22–7).

Symptome: Symptomentrias:
1. *W*äßrige *D*urchfälle,
2. *H*ypokaliämie,
3. *H*ypochlorhydrie bzw. *A*chlorhydrie.

Sie wird verursacht durch hormonelle Auslösung einer intestinalen Hypersekretion (H_2O + Elektrolyte), einer pankreatischen Hypersekretion (H_2O + $NaHCO_3$) sowie einer Hemmung der Magensekretion.

Gewichtsverlust, neuromuskuläre Symptome mit Adynamie, Magen-Darm-Atonie, Hypotonie und Herzrhythmusstörungen bestimmen das klinische Bild.

Diagnose: *Magensekretionsanalyse:* Hypochlorhydrie oder Achylie. *Röntgen:* Tumornachweis durch selektive Angiographie, radioimmunologische Bestimmung von VIP.
Diagnose sonst nur durch intraoperative Tumorsuche möglich.

Therapie: *Exstirpation* des Tumors bzw. *Pankreasresektion,* bei diffuser Hyperplasie subtotale Pankreasresektion.

Glucagonom

Ätiologie: A-Zelltumor des Pankreas, der überwiegend Glucagon sezerniert.

Tabelle 22–8

Glucagonom A-Zellen
↓
Glucagon
↓
Hyperglykämie
Lipolyse
↓
Diabetes mellitus
Nekrolytisches Erythema migrans
Gewichtsverlust
Anämie

Symptome: Häufig keine klinischen Symptome, meist Zufallsbefund bei Autopsie. Die hyperglykämische Wirkung des Glucagons führt zum *Diabetes mellitus.* Offensichtlicher Zusammenhang mit einem *nekrolytischen Erythem* der Haut (Tabelle 22–8).

Diagnose: Bei Verdacht *radioimmunologische Glucagonbestimmung.*

Therapie: *Tumorexstirpation.*

Karzinoid

Seltene Inseladenome mit charakteristischer Karzinoidwirkung infolge *Serotoninbildung.* Es kann sich um ein isoliertes Serotoninadenom, ein endokrines Geschehen im Rahmen eines multihormonalen Tumors oder um ein Karzinom des Inselapparates mit Karzinoidwirkung handeln.

Endokrine Polyadenomatose (MEN-Syndrom)

Endokrine Pankreastumoren werden auch im Rahmen einer endokrinen Polyadenomatose, dem gleichzeitigen Vorkommen von verschiedenartigen hormonaktiven Tumoren in mehreren endokrinen Organen, angetroffen. Sie tritt familiär als *Wermer-Syndrom,* aber auch sporadisch auf. Am häufigsten ist die Kombination eines Nebenschilddrüsenadenoms mit einem Pankreasadenom, das Gastrin, u./od. Insulin, VIP, CIP, PP bzw. Glucagon produziert oder aber mit einem Hypophysentumor (MENI).

Nebennieren

Anatomie und Organaufbau

Die lateinische Bezeichnung „Glandula suprarenalis“ trifft mehr für das rechte Organ mit seinem kappenförmigen Sitz auf dem Nierenpol, die deutsche Bezeichnung „Nebenniere“ mehr für das linke Organ mit seiner Lage medial der Niere vom oberen Pol bis zum Nierenhilus zu.
Die Nebennieren weisen eine makroskopisch bereits erkennbare Unterteilung in die vom Mesoderm stammende Rinde (NNR) und das wie die Paraganglien aus dem Ektoderm sich entwickelnde Mark (NNM) auf.

Nebennierenrinde (NNR)

In den ersten Lebensmonaten gliedert sich die NNR in 3 Zonen, die in ihrem Aufbau und in ihrer Funktion in Abb. 22–5 dargestellt sind.
Grundsätzlich ist eine Hormonspeicherung in den Zonen kaum möglich. Vielmehr reagiert die Nebennierenrinde auf entsprechende Stimuli mit einer schnellen Hormonmehrbildung.

Unterfunktionszustände

Sie werden bei Ausfall der gesamten Nebennierenrinde durch akute (Waterhouse-Friderichsen) oder chronische Entzündungen (z. B. Tuberkulose-Addison) des Organs sowie nach Entfernung beider Nebennieren oder nach langdauerndem Kortikoidgebrauch beobachtet. Im Vordergrund stehen Kreislaufwirkungen infolge des Wegfalls der Gluko- und Mineralokortikoidfunktion. Therapeutisch ist die Substitution mit Glukokortikoiden sowie die Regelung des Elektrolyt- und Wasserhaushaltes vordringlich. Der Chirurg muß die Unterfunktionszustände kennen, weil eine maskierte Symptomatik postoperativ besonders deutlich werden kann.

Überfunktionszustände

Bei ihnen sind generell primäre von sekundären zu unterscheiden. Die primären werden von *Adenomen* oder Karzinomen ausgelöst, die von einer bestimmten NNR-Zone ausgehen, während die sekundären auf einer Stimulierung der NNR durch übergeordnete Regulationszentren beruhen.

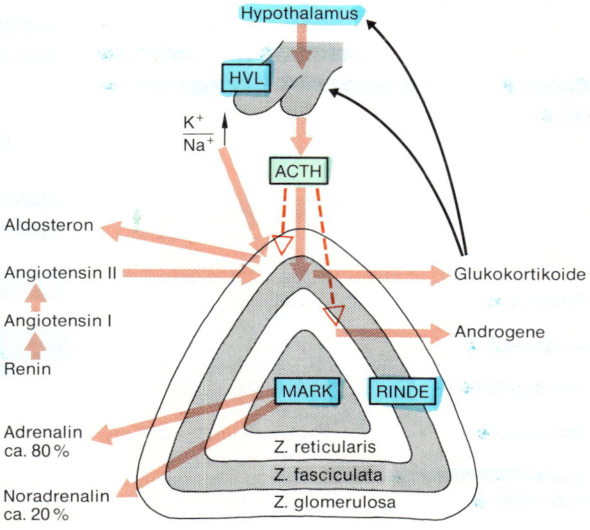

Abb. 22–5. Schematische Übersicht über Aufbau und Funktion der Nebenniere. Rote Pfeile bedeuten stimulierende, schwarze Pfeile hemmende, gestrichelte Pfeile weniger ausgeprägte Wirkungen. Noradrenalin hat über die Widerstandserhöhung auch der Nierengefäße einen stimulierenden Einfluß auf die Reninsekretion. Krankhafte Veränderungen des jeweiligen Systems beruhen auf autonomen Neubildungen, die einer Rückkoppelung überhaupt nicht oder vermindert unterliegen. So unterdrückt z. B. beim Cushing-Syndrom, das durch ein NNR-Adenom hervorgerufen ist, die Glukokortikoidproduktion zwar die ACTH-Sekretion; dies hat aber für die Glukokortikoidsekretion des Adenoms keine Auswirkungen

Beim *adrenogenitalen Syndrom* versteht man allerdings unter primären Veränderungen angeborene Zustände. Man sollte sie besser als „genuin“ bezeichnen.
Von seltenen Übergangsformen abgesehen, lassen sich, entsprechend den in den einzelnen Zonen gebildeten Hormonen, im wesentlichen drei pathophysiologische Formen unterscheiden:

1. *Der primäre Aldosteronismus* oder *das Conn-Syndrom* (Zona glomerulosa).
2. *Das Cushing-Syndrom* (Zona fasciculata).
3. *Das adrenogenitale Syndrom* (Zona reticularis).

Während entsprechend den unterschiedlichen Krankheitsbildern jeweils eine sehr differenzierte funktionelle Diagnostik durchzuführen ist, muß bei feststehender Diagnose einer primären NNR-Störung unabhängig vom Syndrom eine Lokalisation der Adenome bzw. Karzinome erfolgen, da die Operation die Therapie der Wahl darstellt. Die Lokalisationsmöglichkeiten sind in Tabelle 22–9 zusammengefaßt, s. dazu auch S. 460.
Insgesamt scheint aber der laborchemische funktionelle Nachweis wichtiger als die genaue Lokalisation, weil große Tumoren ohnehin intraoperativ erkannt werden, kleinere sich aber auch dem präoperativen Nachweis entziehen können.

Conn-Syndrom

Symptome und Diagnose: Ein primärer Aldosteronismus wurde erstmals von Conn (1955) beschrieben. Es findet sich dabei ein erhöhter Blutdruck und im Serum eine vermehrte Natrium- bei verminderter Kaliumkonzentration, bzw. Kaliumwerten im unteren Bereich der Norm.

Tabelle 22–9. Topische Diagnose der Nebenniere

Methode	Hinweise
Urogramm	Verdrängung der Niere
Urogramm und Tomogramm	Evtl. „Tumor“-Schatten „Tumor“-Schatten
Pneumoretroperitoneum	„Tumor“-Nachweis
Angiographie	Nachweis pathologischer Gefäße
Szintigramm mit ^{131}J-Cholesterol	Direkter Tumornachweis
Computertomographie	Direkter Tumornachweis
Sonographie	Direkter Tumornachweis

Entsprechend dem normalen Regulationssystem läßt sich der primäre Aldosteronismus durch erhöhte Aldosteronsekretion bei *verminderten Reninwerten* beweisen.

Therapie: Zur Operationsvorbereitung ist der Ausgleich des Elektrolythaushaltes durch Kaliumsubstitution bei Natriumentzug oder die Gabe von Aldosteronantagonisten notwendig.
Bei der Operation wird die adenomtragende Nebenniere entfernt. Findet sich kein Adenom, sollte höchstens die 4/5-Resektion des Nebennierengewebes erfolgen, weil bei der sog. beiderseitigen nodulären Rindenhyperplasie der Operationserfolg sehr unsicher ist.

Cushing-Syndrom

Symptome und Diagnose: Die Symptome können sehr unterschiedliche Ursachen im ACTH-NNR-System haben. Bekannt sind die wichtigsten Symptome wie Fettsucht, Vollmondgesicht, Striae rubrae distensae, Hochdruck, Plethora, Amenorrhöe und Hirsutismus, Osteoporose, Kapillarfragilität.
Entscheidend ist beim Nachweis der Glukokortikoidüberproduktion die Klärung der Frage, ob die Ursache in einem NNR-Adenom bzw. Karzinom liegt oder die Folge einer übergeordneten Störung mit beiderseitiger NNR-Hyperplasie ist.
Eine Differenzierung erlaubt der *Dexamethason-Hemm-Test.* Dabei wird ein synthetisches Cortisolderivat verabreicht. Durch Hemmung der ACTH-Sekretion geht die nachweisbare Cortisolkonzentration im Plasma bei Normalpersonen praktisch auf Werte um 0 zurück. Bei bestehender Nebennierenrindenhyperplasie ist der Rückgang weniger ausgeprägt, während beim Nebennierenrindentumor die autonome Cortisolproduktion verständlicherweise überhaupt nicht beeinflußt wird.

Therapie: Bei funktionellem Nachweis eines *Adenoms* und Seitenlokalisation (Tabelle 22–9) ist die *Operationsindikation* gegeben. Die Entfernung der betroffenen Nebenniere kann von ventral oder dorsal erfolgen. Findet sich kein *Adenom,* sondern eine *Hyperplasie,* ist zunächst eine etwaige Störung des Hypophysenvorderlappens chirurgisch oder radiotherapeutisch anzugehen. Bei Versagen dieser Me-

thoden kommt die beiderseitige *totale Adrenalektomie* mit nachfolgender Substitutionsbehandlung in Frage. Bei exakter Nachbehandlung scheint die früher beschriebene Entwicklung eines Hypophysenvorderlappenadenoms vermeidbar.
Beim *Karzinom* muß entsprechend den allgemeinen Prinzipien auf besondere Radikalität Wert gelegt werden. Bei Inoperabilität empfiehlt sich die medikamentöse Behandlung mit *Dichlorphenyldichloräthan,* einem nebennierenspezifischen Zytostatikum.

Adrenogenitales Syndrom

Symptome und Diagnose: Dieses Syndrom zeigt sich im Kindesalter durch *Pubertas praecox* bzw. *intersexuelle Entwicklung,* im Erwachsenenalter durch *Hirsutismus* und *Virilismus* der Frau bzw. *isosexuelle* Veränderungen des Mannes. Die Diagnose wird durch Nachweis einer vermehrten *17-Ketosteroidausscheidung* gesichert.

Therapie: Eine chirurgische Behandlung des Syndroms kommt nur bei einem NNR-Tumor als Ursache in Frage, während die angeborene Fehlsteuerung durch *Enzymdefekte* mit *Cortisolsubstitution* zu behandeln ist.

Nicht hormonaktive Nebennierenrindentumoren

Sowohl gut- wie bösartige Nebennierenrindentumoren können auch ohne Hormonaktivität auftreten. Aus dem lokalen Präparat heraus ist eine Differentialdiagnose zwischen gut- und bösartig meist kaum zu stellen. Erst der weitere Verlauf mit Metastasierung erweist die Bösartigkeit. In jedem Fall ist deshalb nach Feststellung eines Tumors die radikale Entfernung notwendig. Bei bereits eingetretener Metastasierung sind ergänzende Strahlen- und Chemotherapie zu versuchen. Größere Erfahrungen liegen bei der Seltenheit dieser entsprechenden Tumoren nicht vor.

Nebennierenmark (NNM)

Das *Nebennierenmark* geht wie die *Paraganglien* aus der Neuralrinne hervor. Da die Zellen der sympathischen Ganglien wie das Nebennierenmark Katecholamine produzieren, faßt man beide zum *sympathoadrenalen System* als funktionelle Einheit zusammen. Während allerdings die sympathischen Ganglien nur *Noradrenalin* bilden, entstehen im NNM etwa 80% *Adrenalin* und nur 20% *Noradrenalin.* Beide Hormone weisen ein breites Wirkungsspektrum auf: Entsprechend der Bezeichnung als *Kreislaufhormon* bewirkt Noradrenalin eine Erhöhung des peripheren Widerstandes mittels Arteriolen- und Venolenkonstriktion. Als vorwiegender *β-Rezeptorenstimulator* wird Adrenalin auch als *Herz- und Stoffwechselhormon* bezeichnet.

Unterfunktionszustände

Reine Unterfunktionszustände durch Erkrankung des Nebennierenmarks sind nicht bekannt und selbst nach beiderseitiger Entfernung auch nicht zu erwarten, da die Paraganglien die Funktion des Nebennierenmarks weitgehend ersetzen können.

Überfunktionszustände (Phäochromozytom)

Die Überfunktion durch *Adenom- und Karzinombildung* im NNM oder auch in den Paraganglien führt zum klinischen Erscheinungsbild der Phäochromozytomerkrankung mit schwerem Widerstandshochdruck. Wichtig ist dabei die Tatsache, daß nur in der Hälfte der Fälle Hochdruckkrisen, bei den übrigen aber ein Dauerhochdruck beobachtet werden.
Die Überproduktion von Noradrenalin führt zur Widerstandshypertonie. Bei dem durch Adrenalinmehrsekretion sich entwickelnden Hochdruck kommt es zum Anstieg des Herzminutenvolumens und der Pulsfrequenz. Darüber hinaus steigt der Grundumsatz, und der Blutzucker wird durch Mobilisierung des Muskelglykogens erhöht. Die Bronchien erweitern sich, das ZNS wird stimuliert, die Verdauung gehemmt. Im Blut kommt es zur Leukozytose.

Das *Verhältnis* der Noradrenalin- zur Adrenalinproduktion kann beim Phäochromozytom sehr unterschiedlich sein, entsprechend verhalten sich die Symptome.

Symptome und Diagnose: Tabelle 22–10 gibt die Vielgestaltigkeit der Anamnese bei anfallsweisem Hochdruck und bei Patienten mit Dauerhochdruck wieder. Jede *anfallsweise Symptomatik* sollte den Verdacht auf ein Phäochromozytom wecken. Aber auch bei *jedem Kranken mit Dauerhochdruck* sollte *wenigstens einmal eine Urinuntersuchung auf Katecholamine* durchgeführt werden. Für die 24stündige Urin-

Tabelle 22–10. Anamnestische Angaben bei anfallsweiser und persistierender Form des Phäochromozytomhochdrucks

Symptome	bei paroxysmalem Hochdruck (in %)	bei persistierendem Hochdruck (in %)
Kopfschmerzen	92	72
Schweißausbruch	65	69
Herzklopfen	73	51
Gesichtsblässe	60	28
Nervosität	60	28
Brechreiz, Erbrechen	43	26
Schwächegefühl	38	15
Brustschmerzen	16	15
Sehstörungen	3	21

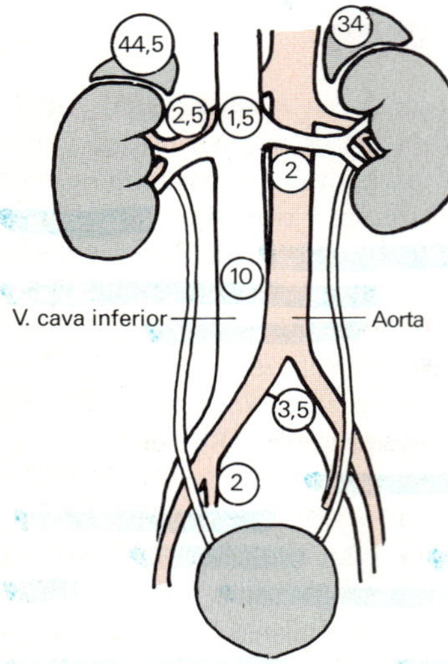

Abb. 22–6. Prozentuale Verteilung der Lokalisation von Phäochromozytomen des NNM bzw. der Paraganglien. Zusätzlich wurde gelegentlich das Vorkommen im Thorax und in der Harnblase beschrieben

sammlung ist eine fortlaufende Säuerung zur Verhinderung einer Autooxydation bei neutraler oder alkalischer Reaktion der Katecholamine notwendig. Eindeutige Erhöhungen sind für ein Phäochromozytom praktisch beweisend. Bei Kranken mit Hochdruckkrisen muß direkt nach einem entsprechenden Anfall mit der Sammlung begonnen werden, da in den Intervallen nicht unbedingt eine erhöhte Katecholaminausscheidung gefunden wird.
Gegenüber dem Nachweis erhöhter Katecholaminausscheidung im Urin treten *Provokations-* und *Lysetests,* wie sie früher in vielen Varianten angewandt wurden, zurück, da sie weder positiv noch negativ beweisend, hingegen nicht ungefährlich sind.
Nach Sicherung der Diagnose ist die Lokalisation immer dann von besonderer Bedeutung, wenn der Patient mit α- und β-Rezeptorenblockern vorbehandelt wurde, weil dann eine intraoperative Lokalisation durch manipulatorische Auslösung einer Krise entfällt.

Lokalisationsdiagnose: Abb. 22–6 zeigt die möglichen Lokalisationen von Phäochromozytomen. Da fast 80% aller Phäochromozytome in der rechten oder linken Nebenniere gefunden werden, wurde früher das Pneumoretroperitoneum mit Schichtaufnahmen vorzugsweise angewandt. Inzwischen gelingt der Nachweis von Tumoren durch das Computertomogramm sicherer und für den Patienten weniger eingreifend. Das Sonogramm hat zwar den Vorteil des geringeren Aufwandes, aber auch der geringeren Treffsicherheit. Wie weit diese Methoden das Angiogramm mit der Nachweismöglichkeit atypischer Gefäße und Parenchymanfärbung ersetzen können, bleibt abzuwarten. Nur bei den sehr seltenen, völlig dystopen Adenomen wird die aufwendige Untersuchung des Venenblutes nach *etagenweiser* Abnahme aus der *V. cava* angewandt werden müssen. Die Sammelprobe mit dem höchsten *Katecholamingehalt* ist verständlicherweise dort zu erwarten, wo das venöse Blut aus dem Tumor in die V. cava fließt. Schon lokalisationsdiagnostische Maßnahmen (Angiographie) sollten unter dem Schutz von α- oder β-Rezeptorenblockern durchgeführt werden (s. Therapie, **Abb. 33–61 u. 33–62**).

Therapie: Ist die Diagnose eines Phäochromozytoms gestellt, so ist unbedingt auf die *operati-*

ve Beseitigung des Tumors zu drängen. Für die Operation wichtig ist die Kenntnis der Pathophysiologie insofern, als bei nichtvorbehandelten Patienten schon durch die *Narkose,* aber auch durch die *intraoperativen Manipulationen* eine *Hochdruckkrise* ausgelöst werden kann, die mit α- bzw. β-Rezeptorenblockern kupiert werden muß. Grundsätzlich sollte transabdominal vorgegangen werden, um eine ausführliche Exploration des Retroperitonealraumes durchführen zu können. Nach Entfernung des Tumors kann es insbesondere bei Noradrenalin produzierenden Adenomen zu einem massiven Blutdruckabfall infolge Wegfall der peripheren Widerstandserhöhung kommen. Hier ist die adäquate Maßnahme eine intensive Volumenauffüllung und ggf. die Gabe von pressorischen Substanzen. Bei Beachtung dieser Regeln ist eine komplikationslose Operation zwar möglich, dennoch wird heute in der Regel die Vorbehandlung mit α- und β-Rezeptorenblockern bevorzugt.

Wie auch bei anderen symptomatischen Hochdruckformen wird ein *Persistieren des Hochdrucks* auch nach Entfernung des Adenoms in etwa 15% der Fälle beobachtet. Zunächst ist der Ausschluß weiterer Adenome und insbesondere von Karzinommetastasen notwendig. In Einzelfällen sind Reoperationen unvermeidlich. Sind weitere Phäochromozytome ausgeschlossen und persistiert die Hypertonie, ist eine intensive postoperative medikamentöse Behandlung notwendig, da bei konsequenter Durchführung auch nach längerer Zeit eine endgültige medikamentenfreie Blutdrucknormalisierung erreicht werden kann.

Nicht hormonaktive bösartige Tumoren des Nebennierenmarks und der Paraganglien

Vorwiegend im *Kindesalter* werden bösartige Tumoren beobachtet, die vom NNM oder von den Paraganglien ausgehen, aber *nicht hormonaktiv* zu sein brauchen. Je nach Differenzierungsgrad werden sie als *Neurogoniome, Neuroblastome* oder *Sympathikoblastome* bezeichnet. Wegen ihrer versteckten Lage wird die Diagnose meist erst sehr spät gestellt. Die Therapie richtet sich nach den Prinzipien der *radikalen Tumorchirurgie.* In zu fortgeschrittenen Stadien ist die Ergänzung durch *Chemo-* oder *Strahlentherapie* angezeigt.

Hypophyse

Hypophysentumoren

Die Tumoren im Bereich der Sella turcica werden kurz als Hypophysentumoren zusammengefaßt. Meist gehen sie von der Adeno-, selten von der Neurohypophyse aus. Hier kommen aber auch Meningeome, Abszesse, Granulosazelltumoren sowie Krebsmetastasen und Tuberkulome vor. Bei Kindern überwiegen die Kraniopharyngeome (von der Rathke-Tasche ausgehend).

Diese Neoplasmen wirken sich sowohl durch ihren Expansionsdruck als auch endokrin aus.

Mechanische Wirkung: Durch Druck gegen das Diaphragma sellae verursachen sie tiefliegenden Stirnkopfschmerz. Wachsen sie aus der Sella heraus, gehen die Kopfschmerzen zurück, doch setzen infolge ihrer Beziehung zum Chiasma alsbald Gesichtsfeldausfälle ein. Wächst der Tumor weiter, so arbeitet er sich in den dritten Ventrikel hinein und kann durch Verlegung der Foramina Monroi zur Auftreibung der Seitenventrikel führen (S. 164, Abb. 16–1). Schließlich vermag ein suprasellär wachsender Tumor die Resthypophyse der hypothalamischen Kontrolle zu entziehen, wenn er den Portalkreislauf komprimiert.

Zur endokrinen Wirkung: Tabelle 22–11.

Die klassische auf Cushing zurückgehende Einteilung ist klinisch durch neuere Einblicke in

Tabelle 22–11. Hypophysenadenome. Syndrome und Histologie. (Nach Landolt)

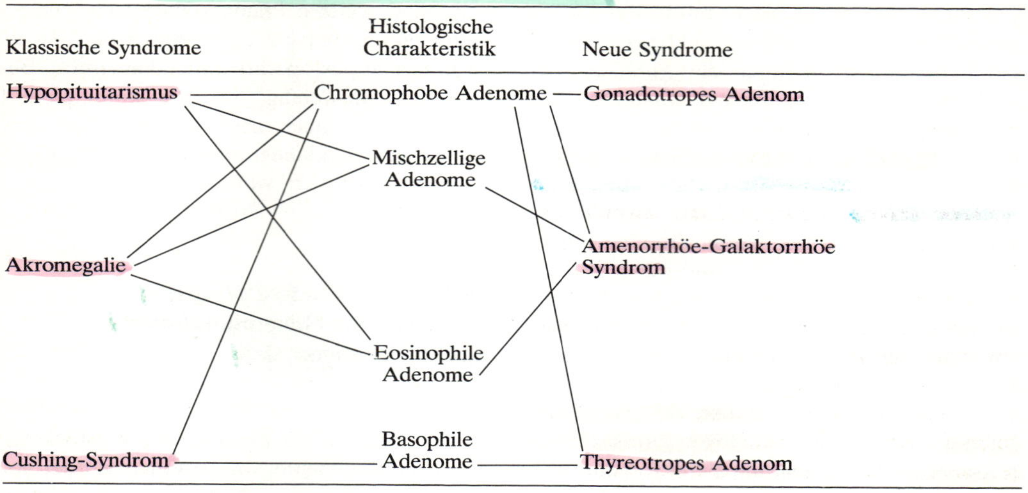

den Hormonhaushalt und pathoanatomisch durch elektronenoptische Befunde stark modifiziert worden. Zu den endokrinen aktiven Tumoren gehören die eosinophilen Adenome mit Überproduktion von somatotropem Hormon (STH) und den klinischen Zeichen von Akromegalie und Riesenwuchs, die chromophil-chromophoben Mischzellgeschwülste mit vermehrter Sekretion von Prolaktin und dem klinischen Bilde des Galaktorrhöe-Amenorrhöe-Syndroms und schließlich die mukoidzelligen (sog. basophilen) Adenome mit vermehrter ACTH-Produktion beim Cushing-Syndrom. Gonadotrope und thyreotrop aktive Hormone sind überaus selten.

Die Hauptsymptome der Patienten leiten sich einerseits aus den lokalen Druckzeichen ab: Gesichtsfeldeinschränkung, Sehverschlechterung, Hirndruckzeichen durch Monroi-Blockade (Kraniopharyngeom) sowie Kopfschmerzen und Durst, andererseits durch die endokrine Wirkung der vermehrt ausgeschiedenen Hormone: Hyperprolaktinaemie führt zu Amenorrhöe, Galaktorrhöe, Libido- und Potenzstörungen. Vermehrte Ausscheidung von somatotropem Hormon (STH) zu übermäßigem Knochenwachstum von Fingern und Zehen, Überentwicklung von weichem Gewebe (Lippen, Zunge, Hände, Füße) und Verminderung der Glucosetoleranz (Akromegalie). Die ACTH-bildenden Hypophysenvorderlappenadenome führen zum zentralen Cushing-Syndrom mit Stammfettsucht, Hypertonus, Amenorrhöe und Hirsutismus.

Diagnostik: Hormonbestimmungen mit Radioimmunoassay (RIA) (Suppressions- und Stimulationsteste), Schädelleer- und Schichtaufnahmen und die axiale Computertomographie sind obligate Untersuchungsmethoden. In Ausnahmefällen wird auch die Carotisangiographie und Kontrastdarstellung des Hirnkammersystems durchgeführt **(Abb. 33–63)**.

Therapie: *Operativ:* Rein intraselläre Prozesse sind vom Nasenraum her (transethmoidal, transsphenoidal) sehr gut zugänglich. Bei sehr großer suprasellärer Ausdehnung ist die Aufsuchung vom Schädelinneren („subfrontal intradural") vorteilhafter, weil sich hier die Beziehung zu Chiasma und drittem Ventrikel besser klären und behandeln läßt. Zystische Gebilde können unter Röntgenkontrolle (stereotaktisch) punktiert und entleert werden, doch ist der so erzielte Raumgewinn nur vorübergehend. Ebenfalls stereotaktisch lassen sich intraselläre Tumoren mit radioaktiven „seeds" spikken, womit man eine Selbstbestrahlung des Tumors erzielen will. Bei Prolaktinomen und manchmal bei Akromegalie kann, wenn das Adenom noch keine Raumforderung macht (Mikroadenom), *konservativ* mit hormonhemmenden Medikamenten (Bromocriptin) behandelt werden, solange die Störung vorzugsweise endokrin und nicht expansiv ist.

23. Gefäßchirurgie

Akute und chronische arterielle Verschlußkrankheiten

Die arterielle Minderdurchblutung von Organen und Geweben erzeugt eine Gewebshypoxie, Minderperfusion und Acidose und zunächst eine reversible funktionelle, später irreversible morphologische Schädigung des betroffenen Gewebes. Die soziale Bedeutung arterieller Verschlußkrankheiten beruht einmal auf ihrer Häufigkeit und der frühen Invalidisierung betroffener Patienten, zum anderen auf der Tatsache, daß Gefäßkrankheiten unter den Todesursachen heute – vor Malignomerkrankungen – die erste Stelle einnehmen.

Pathophysiologie des Gefäßverschlusses

Zwei Faktoren entscheiden über Ablauf und Ausmaß der hypoxischen Organschädigung:

1. Größe der Restdurchblutung,
2. Ischämietoleranz des betroffenen Gewebes.

Größe der Restdurchblutung

Die Restdurchblutung – das Blutvolumen pro Zeiteinheit, welches den betroffenen Gewebsbezirk jenseits der Stenose oder des Verschlusses noch erreicht – hängt außer vom Grad der Stenosierung vor allem von der Leistungsfähigkeit des Umgehungskreislaufes ab (Kollateralkreislauf). Dieser kann sich um so besser entwickeln, je langsamer die Stenose entsteht. Bei Stenosierung bis zu 90% und mehr ist keine Pulswelle peripher der Stenose tastbar. Trotzdem fehlen unter Ruhebedingungen meist klinische Ischämiesymptome aufgrund eines ausreichenden *Kollateralkreislaufes.*

Die Differenz zwischen Ruhedurchblutung und maximal möglicher Durchblutungssteigerung (reaktive Hyperämie) wird als *Durchflußreserve* bezeichnet. Für den klinischen Beschwerdekomplex arterieller Verschlußkrankheiten ist diese Durchflußreserve die relevante Größe, da sie sowohl den Grad der Stenosierung als auch die Leistungsfähigkeit des Kollateralkreislaufes erfaßt.

Kollateralkreislauf

Unter dem Einfluß des poststenotisch abgefallenen Druckes innerhalb der betroffenen Transportarterie hypertrophieren die ursprünglich schwachen anastomosierenden Versorgungsarterien. Ausbildung und Leistungsfähigkeit eines solchen Kollateralkreislaufes werden zusätzlich bestimmt durch Lokalisation und Ausdehnung des Verschlusses sowie der verfügbaren Zeitspanne (Abb. 23–1).
Im Zerebralkreislauf können Strombahnhindernisse durch Blutumverteilung über den Circulus Willisii oft gut ausgeglichen werden; zusätzliche Autoregulation macht die lokale Gewebsdurchblutung von systemischen Blutdruckschwankungen weitgehend unabhängig.

Blutviskosität

Für die Verteilung des Blutstromvolumens innerhalb der Organkreisläufe gilt annäherungsweise das Poisseuille-Gesetz: Bei gegebenem Blutdruck ist die Größe der Durchblutung umgekehrt proportional zum Strömungswiderstand, der sich aus Gefäßquerschnitt und Länge sowie Blutviskosität zusammensetzt. Die Senkung der Blutviskosität durch Hämatokritverminderung (Hämodilution) bzw. Verminde-

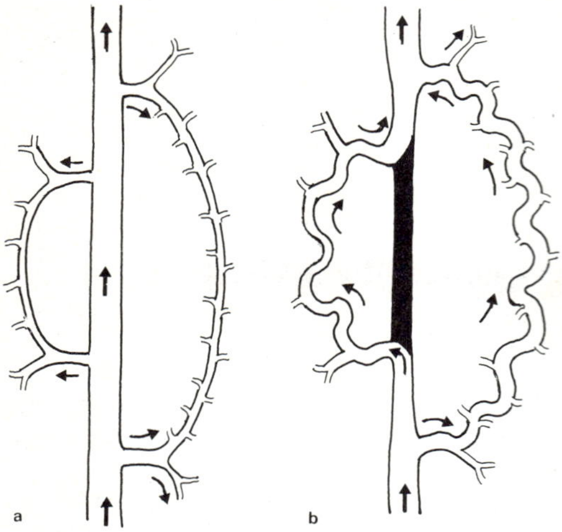

Abb. 23–1 a u. b. Entwicklung von Kollateralen aus anastomosierenden Versorgungsarterien über Strömungsumkehr im distalen Schenkel mit Dilatation und Schlängelung

rung der Plasmaviskosität (Fibrinogensenkung) wird zur Verbesserung der Restdurchblutung vielfach angestrebt.

Schweregrad der Durchblutungsstörung

Anamnese: Folgende Einteilung der Beschwerden nach Fontaine-Ratschow hat sich bewährt:

Stadium I
Beschwerdefrei trotz nachweisbaren Verschlusses oder Stenose (Auskultation, Pulsstatus, Angiogramm). Das Blutstromvolumen reicht selbst für Belastungen aus.

Stadium II
Claudicatio intermittens. Einschränkung der Durchflußreserve. Bei Belastung wird das nötige Blutstromvolumen nicht mehr erreicht.

Stadium III
Ruheschmerz. Die Restdurchblutung liegt unter dem Ruhebedarf des Gewebes.

Stadium IV
Nekrose/Gangrän. Das zur Gewebserhaltung nötige Blutstromvolumen wird nicht mehr erreicht. Die trophischen Störungen beginnen an Akren und Auflagestellen.

Nach dieser Einteilung werden nicht nur Durchblutungsstörungen der Extremitäten, sondern auch die anderer Organe beurteilt (z. B. zerebrovaskuläre Insuffizienz oder Angina intestinalis).

Untersuchungsmethoden arterieller Durchblutungsstörungen

Die klinisch-angiologische Untersuchung verfolgt zwei Ziele:
1. Die Lokalisierung des für die Störung verantwortlichen Strombahnhindernisses.
2. Die Beurteilung von Ausmaß und Schweregrad der Durchblutungsstörung.

Inspektion: Sie dient der Beurteilung der trophischen Situation (Akren, Ferse!). Nekrosen (trocken, schwarz mumifiziert mit Demarkationsgrenze) müssen prinzipiell von Gangrän (feucht, infiziert, meist ohne Demarkation) unterschieden werden. An den Händen können attackenweise weiß-livide Verfärbungen auftreten (Raynaud-Syndrom oder bei Thrombangiitis obliterans der Digitalarterien).

Auskultation: Stenosen, die das Lumen der Arterie um $^2/_3$ oder mehr einengen, lassen sich durch ein systolisches, pulssynchrones Turbulenzgeräusch lokalisieren. Dieses Strömungsgeräusch ist oft der erste entscheidende Hinweis auf eine arterielle Verschlußkrankheit.

Pulspalpation: Arterielle Pulse lassen sich nur an den Stellen palpieren, wo die Arterie gegen das knöcherne Skelett gedrückt werden kann (Abb. 23–2). Ist der Puls nicht mehr zu fühlen, liegt ein Verschluß der vorgeschalteten Arterienstrecke vor. Ist der Puls abgeschwächt palpabel, kann eine Stenose oder ein durch funktionsfähige Kollateralgefäße überbrückter Verschluß vorliegen.

Vergleichende Blutdruckmessung: Die übliche Blutdruckmessung sollte stets beidseitig erfolgen. Druckunterschiede zwischen beiden Armen über 20 mm Hg sind pathologisch und weisen auf ein zentrales Strombahnhindernis hin.

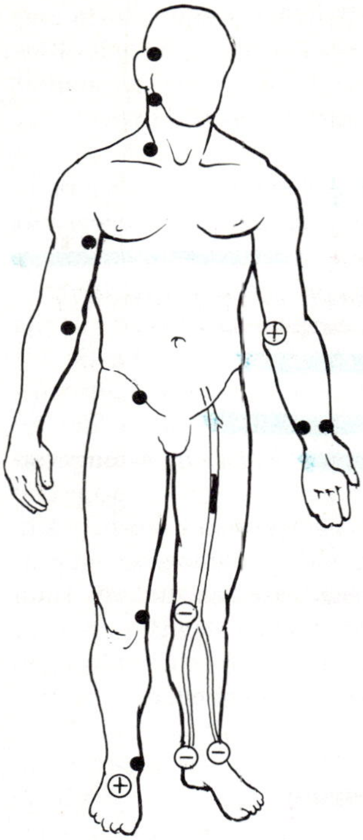

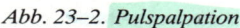

Abb. 23–2. Pulspalpation

Lagerungsprobe nach Ratschow: Tritt bei Hochhalten beider Beine eine Ischämie und Blässe der Füße auf, so spricht dies für eine arterielle Durchblutungsstörung. Läßt man nach 2 min die Beine herabhängen, ist im pathologischen Fall die Zeit bis zum Endzustand der Rötung (reaktive Hyperämie) verlängert und deren Ausmaß verstärkt.

Faustschlußprobe, S. 473

Standardisierter Gehtest: Die Angabe von Patienten über eine bestimmte Gehleistung ist zumeist ungenau. Ein standardisierter Gehtest wird deshalb mit dem Metronom ausgeführt oder auf dem Laufbandergometer (12,5% Steigung, 3,5 km/h). Der Test vermittelt exakt das Ausmaß der Durchblutungsstörungen, findet aber nur im Stadium II Anwendung, da im Stadium III und IV einfachere Kriterien zur Beurteilung der Durchblutungsstörung ausreichen.

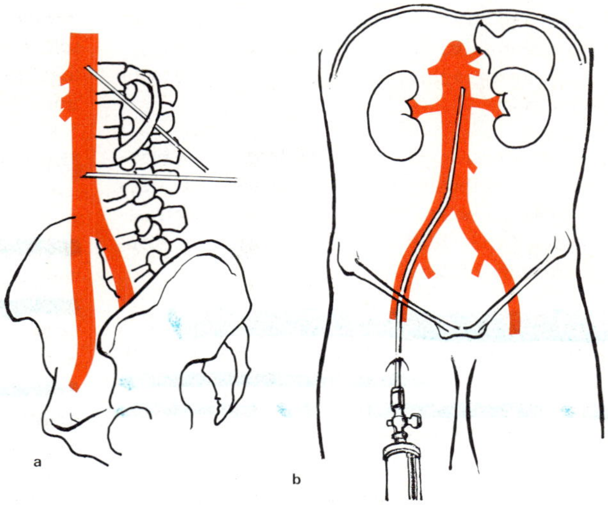

Abb. 23–3 a u. b. Angiographietechnik. (a) Perkutane lumbale Aortenpunktion (subdiaphragmale und lumbale Punktion. (b) Perkutane Katheterangiographie nach Seldinger

Oszillographie: Mit Hilfe von Blutdruckmanschetten (Oberarm, Unterarm, Oberschenkel, Wade, distaler Unterschenkel, Fußrücken) kann bei verschiedenen Kompressionsdrücken aus Form, Amplitudenhöhe und Zeitdifferenz der Pulsvolumenkurven zwischen beiden Seiten auf die Lokalisation von Strombahnhindernissen geschlossen werden.

Doppler-Sonographie: Durch einen Detektor gebündelte Ultraschallwellen werden auf ein zu untersuchendes Gefäß gerichtet. Die pulsatile Blutströmung wird durch den Doppler-Effekt hörbar bzw. sichtbar gemacht (Kurve): Messung von Blutstromrichtung, Geschwindigkeit und systolischem Blutdruck (Knöchelarterien).

Angiographie: Die Angiographie ist die wichtigste Untersuchung zur Lokalisierung arterieller Stenosen und Verschlüsse. Durch Injektion von Röntgenkontrastmittel in den präokklusiven Arterienabschnitt wird die gesamte abhängige Strombahn im Röntgenbild dargestellt. Damit können Arterienlumen, Wandbeschaffenheit und Stenose bzw. Verschluß und Ausbildung der Kollateralen beurteilt werden. Das Kontrastmittel wird entweder direkt durch eine Kanüle (Punktionsangiographie) oder durch einen eingeführten Katheter (Katheterangiographie nach Seldinger) in das Arterienlumen eingebracht. Typische Punktionsstellen für die direkte Angiographie sind (Abb. 23–3): A. femoralis communis, Aorta abdominalis (translumbale Aortographie), A. brachialis, A. carotis communis.

Komplikationen: Hämatome, falsche Aneurysmen, Thrombosen im Punktionsbereich oder Thromboembolien in die Peripherie, Kontrastmittelallergie (Jod!). Bei Überdosierung Kontrastmittelschäden.

Quantitative Durchblutungsmessungen: Die Methoden der exakten quantitativen Durchblutungsmessung (Venenverschlußplethysmographie, Isotopengewebeclearance, Rheographie) werden klinisch nur selten benötigt, sind jedoch bei speziellen wissenschaftlichen und gutachterlichen Fragestellungen unentbehrlich.

Der akute Arterienverschluß

Die plötzliche Verlegung einer Arterie hat ein akutes Ischämiesyndrom im nachgeschalteten Organbezirk zur Folge. Hauptursachen sind Embolie (abgespülter Thrombus aus Herz oder vorgeschalteter Aorta bzw. Arterie) oder akute arterielle Thrombose (nach degenerativer Lumeneinengung). Die Prognose ist abhängig von der Ischämietoleranz des betroffenen Gewebes und der verbliebenen Restdurchblutung.

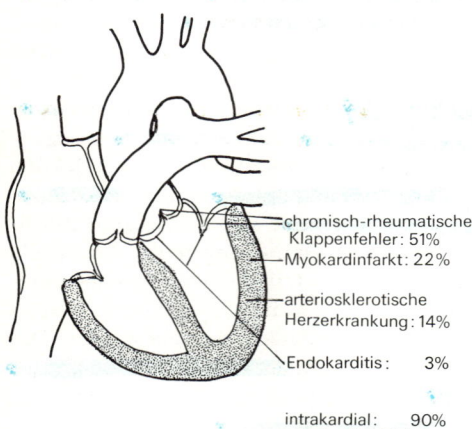

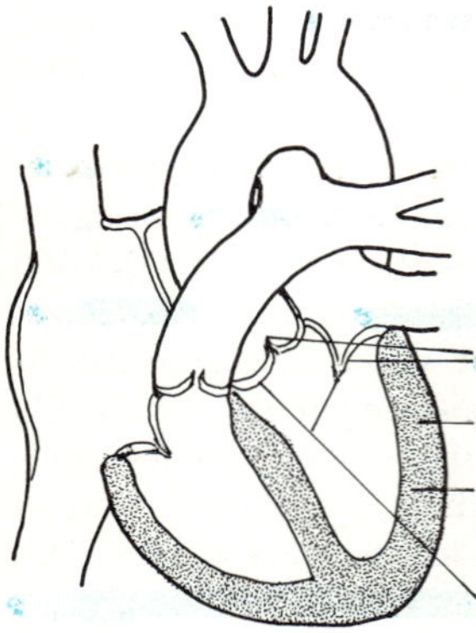

Abb. 23–4. Das Herz als Emboliequelle

Symptome: An den Extremitäten plötzlich einschießender Schmerz, schnell beginnendes Kältegefühl, allmähliche Störung der Sensibilität und Motorik, fehlende periphere Pulse.

Differentialdiagnose: Embolie und arterielle Thrombose müssen gegeneinander abgegrenzt werden: Die Embolie hat meist ein Herzleiden zur Voraussetzung (z. B. absolute Arrhythmie), während auf die arterielle Thrombose bereits vorbestehende Beschwerden (Claudicatio intermittens) einer arteriellen Verschlußkrankheit hinweisen. Im Zweifelsfall entscheidet die sofortige Angiographie. Auch ein Aneurysma dissecans kann akut eine Arterie verlegen und muß angiographisch nachgewiesen werden. Die differentialdiagnostische Abgrenzung gegenüber der Phlegmasia caerulea dolens kann Schwierigkeiten bereiten (fehlende periphere Pulse). Auch akute neurologische Störungen (Ischialgie u. a.) sind auszuschließen.

Die arterielle Embolie

Ätiologie: Die häufigste Emboliequelle sind Vorhofthromben bei Vorhofflimmern (über 30%) bzw. bei Mitralklappenfehlern (Abb. 23–4). Die paradoxe Embolie aus dem rechten Herzen ist extrem selten. Sie hat zur Voraussetzung ein offenes Foramen ovale und gleichzeitig eine pulmonale Hypertonie (Rechts-links-Shunt).

Lokalisation: Die meisten aus dem linken Herzen ausgeworfenen Thrombembolien führen zum zerebralen Insult (etwa 60%). Danach folgen der Häufigkeit nach eine Verlegung der Femoralisbifurkation, Iliakabifurkation, A. poplitea, A. brachialis, Aortenbifurkation, schließlich A. mesenterica superior, A. renalis und Truncus coeliacus (Abb. 23–5). Da die Gerinnsel meist an Arterienaufzweigungen steckenbleiben, wird gleichzeitig auch der Kollateralkreislauf blockiert.

Behandlung: Die Soforttherapie besteht in der Gabe von Heparin (5–10000 E i. v.) zur Vermeidung von Appositionsthromben. Die klinische Behandlung besteht in der sofortigen Embolektomie, die heute nur noch selten am Ort des embolischen Verschlusses (direkte Embolektomie), sondern meist am Ort der Wahl (indirekte Embolektomie) erfolgt. Zugang an der A. femoralis communis oder der A. brachialis/cubitalis. Viszerale Arterienembolien müssen stets angiographisch gesichert werden. Nur bei peripheren Embolien (Unterschenkel, Unterarm) sowie gelegentlich bei Viszeralarterienembolien kann eine Thrombolyse mit Streptokinase erwogen werden. Die chirurgische Embolektomie am Ort der Wahl ist in Lokalanästhesie und daher in jedem Alter durchführbar. Embolische Verschlüsse der A. carotis sind nur operabel, wenn noch kein zerebraler Erweichungsherd entstanden ist, in welchem es nach Strombahnwiederherstellung zur Blutung käme. Die postoperative Behandlung hat zum Ziel, Rezidivembolien zu verhüten. Dies geschieht durch operative Ausschaltung von Streuherden bzw. Dauerantikoagulation mit Cumarinen.

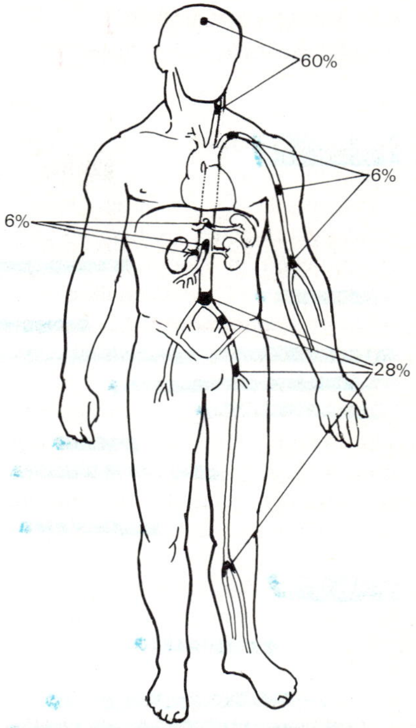

Abb. 23–5. Verteilung arterieller Embolien im Körperkreislauf

Arterielle Thrombose

Ätiologie: Stenosierende Wandveränderungen, periphere Aneurysmen (A. poplitea), aber auch Arterienprothesen mit ungenügendem Ausstrom sind die häufigsten Ausgangspunkte arterieller Thrombosen. Seltener kommen Erkrankungen des Blutes in Betracht, wie Polyzythämie, Polyglobulie, Thrombozytenaggressionssyndrom, Leukämien. Auch Medikamente können zur Thrombose in Arterien führen, wie Östrogene, Penicillin u. a.

Lokalisation: Die häufigste Lokalisation ist die A. femoralis superficialis, ausgehend von stenosierenden Veränderungen im Adduktorenkanal. Seltener sind die Aorten- bzw. Arterienbifurkationen betroffen, gelegentlich auch die A. carotis.

Diagnose: Bei klinischem Verdacht auf eine arterielle Thrombose sollte vor jeder Therapie eine Klärung durch Angiographie erfolgen.

Prognose: Da oft ein mehr oder weniger gut ausgebildeter Kollateralkreislauf zum Zeitpunkt des Verschlußereignisses vorliegt, ist das Ischämiesyndrom weniger stark ausgeprägt und die Prognose besser als bei unbehandelter peripherer Embolie.

Operative Behandlung: Die operative Therapie entspricht den Richtlinien der Behandlung chronischer Arterienverschlüsse, nicht denen der Emboliebehandlung. Die Stenosen müssen beseitigt (Desobliteration) oder durch ein Transplantat (autologe V. saphena magna) umgangen werden. Eine Thrombolysebehandlung zur Auflösung des frisch aufgepfropften Thrombusanteiles ist, sofern keine Kontraindikation besteht, systemisch oder besser lokal durch intraarteriell liegenden Dilationskatheter möglich; (S. 488) anschließend an die Lyse kann die Dilatation der Stenose nach Dotter erfolgen.

Aneurysma dissecans der Aorta und ihrer Äste, S. 483

Chronische arterielle Verschlußerkrankungen

Pathogenese: Die normale Alterung des Arterienrohres ohne Strombahneinengung oder aneurysmatische Degeneration wird als *Physiosklerose* bezeichnet *(Ratschow)* und besteht im wesentlichen in einem Elastizitätsverlust der Arterienwand. Demgegenüber umfaßt der Begriff der *Pathosklerose* alle degenerativen und entzündlichen obliterierenden und dilatierenden Arterienerkrankungen.
Für die Entstehung chronischer arterieller Verschlußkrankheiten sind exogene (inhalierendes Rauchen) und endogene Faktoren (Hypertonie, Diabetes mellitus, Hyperlipoproteinämie, Gicht, Übergewicht) verantwortlich.

Pathologie: Zur Entwicklung arteriosklerotischer Stenosen und Verschlüsse gibt es im wesentlichen zwei Theorien:

1. Die Entwicklung von Plaques durch Veränderungen der Gefäßwand selbst (Intimaödem, Plaquebildung durch Einlagerung von Substanzen wie Cholesterin, Nekrose, ulzeröser Aufbruch).

2. Die Anlagerung von korpuskulären Bestandteilen des strömenden Blutes an die Gefäßwand (Thrombozyten, Fibrinfäden, Erythrozyten), langsame Inkorporation und Einengung des Gefäßlumens.

Das Arteriensystem wird nicht gleichermaßen an allen Gefäßabschnitten eingeengt: Bifurkationen und Ostien von Versorgungsarterien, die aus größeren Arterien entspringen, sind besonders betroffen. Auch die bei geschlängeltem Arterienverlauf an der Innenkrümmung sowie an Stellen äußerer mechanischer Behinderung (Adduktorenkanal) auftretenden Veränderungen sind regelmäßig zu beobachten (Abb. 23–6). Am häufigsten ist die *Arteriosklerose,* welche die größeren Transport- und Verteilerarterien befällt. Männer sind vom 25. Lebensjahr an gefährdet, Frauen in der Regel erst nach der Menopause. Die Veränderungen finden sich meist generalisiert an Hirn-, Koronar- und Viszeralarterien, besonders häufig an Gefäßen der unteren, seltener der oberen Extremität. Eine Sonderform der Arteriosklerose ist die diabetische *Makroangiopathie,* deren Lokalisation an den Unterschenkelarterien schon bald zu trophischen Störungen an Zehen, Vorfuß oder Ferse führt, ehe es bei weiterer Generalisierung zu Durchblutungsstörungen auch anderer Organe kommt. Die *diabetische Mikroangiopathie* befällt dagegen kleinere und kleinste Arterien der Peripherie. Oft sind die peripheren Pulse noch tastbar, obwohl bereits akrale Nekrosen vorliegen.
Primär *entzündliche Arteriopathien* (Thrombangiitis obliterans *Winiwarter-Bürger*) sind gegenüber der Arteriosklerose selten. In späteren Stadien lassen sie sich histologisch von der Arteriosklerose nicht unterscheiden. Ein exzessiver Nikotinabusus scheint gerade bei jungen Männern zur Entstehung dieser Erkrankung beizutragen; doch werden pathogenetisch auch Autoimmunkörperreaktionen diskutiert. Meist kommt es zu charakteristischen oberflächlichen Phlebitiden (Phlebitis migrans) als Begleiterscheinung dieser in der Regel peripheren progressiven Arterienverschlüsse (Unterschenkel-, Fuß- und Digitalarterien), wobei die oberen Extremitäten häufiger befallen werden als bei der Arteriosklerose.
Das *Raynaud-Syndrom,* gekennzeichnet durch schmerzhafte Ischämieattacken an den Digitalarterien bei jungen Frauen, wird hervorgerufen durch vasomotorische Spasmen. Ob organische Digitalarterienverschlüsse („Morbus Raynaud") die Folge solcher Spasmen sind oder eher eine echte Thrombangiitis obliterans, ist noch nicht geklärt.
Seltene, meist in der Arterienperipherie lokalisierte Angiitiden gehören zum rheumatischen Formenkreis oder beruhen auf Kälteallergien oder Systemerkrankungen (Sklerodermie, Lu-

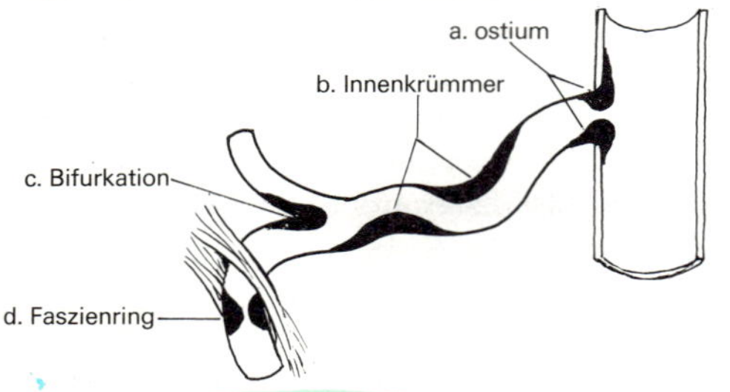

Abb. 23–6. Typische Lokalisationen arteriosklerotischer Gefäßstenosen. a) Ostiumstenosen. b) Plaquebildung am Innenkrümmer der Arterien. c) Bifurkationsstenosen. d) Extravasal bedingte Gefäßengen (z. B. Adduktorenkanal)

pus erythematodes u. a.). Weitere seltene Ursachen sind frühere Traumen und Embolien (obere Extremität, A. poplitea).
Den im folgenden dargestellten speziellen Krankheitsbildern liegt in der Regel eine generalisierte Arterienerkrankung zugrunde. Andere Arterienabschnitte dürfen daher bei Untersuchung und Therapie nicht unberücksichtigt bleiben.

Zerebrovaskuläre Insuffizienz

Neben der generalisierten Sklerose der Hirnarterien (Zerebralsklerose) kommen lokalisierte extrakranielle Veränderungen vor (Abb. 23–7), die zu charakteristischen Ausfällen der Gehirnfunktion führen.

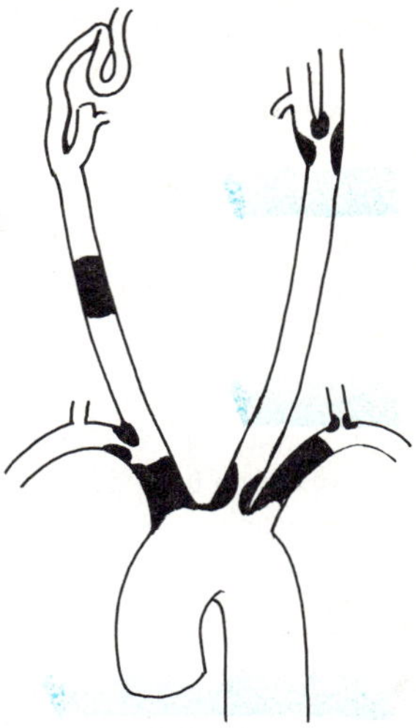

Abb. 23–7. Formen supraaortaler Arterienveränderungen

Karotisinsuffizienz

Die häufigste Lokalisation extrakranieller obliterierender Gefäßveränderungen ist die A. carotis interna bzw. die Karotisgabel. Der Schweregrad der begleitenden zerebralen Insuffizienz kann in 4 Stadien eingeteilt werden:

Stadium I
Symptomlos bei nachweisbarer Stenose bzw. Verschluß der A. carotis interna.

Stadium II
Intermittierende und völlig rückbildungsfähige flüchtige Halbseitensymptomatik (transitorische ischämische Attacke, TIA).

Stadium III
Progredienter „zerebraler Insult“ mit über Stunden oder Tage anhaltenden (persistierendes reversibles ischämisches neurologisches Defizit, PRIND) oder langsam zunehmenden Herdausfällen.

Stadium IV
Restzustand (nach 6 Wochen) der neurologischen Herdausfälle = postapoplektisches Syndrom.

Diagnose: Für die *Frühdiagnose* von Bedeutung ist die Auskultation der Karotisgabel (Strömungsgeräusch bei Stenosen in 80% der Fälle hörbar). Die Ultraschall-Doppler-Sonographie (indirekt: Flußrichtungsumkehr an den Augenwinkelarterien; direkt: Stenosenachweis durch umschriebene Erhöhung der Blutstromgeschwindigkeit) und die Angiographie in Seldinger-Technik (S. 465) sichern die Diagnose. Darstellung des Aortenbogens in Übersicht und der Aa. carotides sowie vertebrales beidseitig selektiv mit extra- und intrakraniellem Verlauf **(Abb. 33–69)**.

Operative Behandlung: Für die Therapie von entscheidender Bedeutung ist, ob die Stenose bereits zu einem Hirninfarkt (Erweichungsherd) geführt hat oder lediglich zur ischämiebedingten Funktionseinschränkung. Liegt noch kein Erweichungsherd vor – Stadien I und II – ist die operative Beseitigung des Strombahnhindernisses indiziert (prophylaktische Indikation). Liegt ein ischämischer Hirninfarkt vor, muß der Vernarbungsprozeß abgewartet werden, ehe an die Operation gedacht werden kann. Die Operationsmethode der Wahl ist die Desobliteration mit direkter Naht der Arteriotomie oder Einnähung eines Venenstreifens zur plastischen Erweiterung.

Vertebralis-Basilaris-Insuffizienz

Sie ist bedingt durch Stenosierungen an beiden Ostien der Vertebralarterien bzw. durch lang- oder kurzstreckige Verschlüsse. Eine wichtige Sonderform ist das sog. Subklaviaentzugssyndrom mit zentralem Verschluß der A. subclavia und Entzugseffekt über die gleichseitige zerebrofugal durchströmte A. vertebralis zur A. axillaris (Abb. 23–8).

Symptome: Schwankschwindel, Ataxie, Diplopie, Hemianopsie, Schluckstörungen, selten auch bilaterale Sensibilitätsstörungen oder Paresen.

Diagnose: Eine Blutdruckdifferenz beider Arme weist auf Stenose bzw. Verschluß der A. subclavia hin. Sicherung der Diagnose durch Angiographie des Aortenbogens mit Spätaufnahmen zum Nachweis des Entzugseffektes **(Abb. 33–70a u. b)**.

Operative Behandlung: Die Indikation zur operativen Strombahnwiederherstellung orientiert sich allein am Grad der Beschwerden. Bevorzugt wird die supraklavikuläre Implantation der A. subclavia in die A. carotis communis (links) oder die direkte offene Desobliteration (rechts); auch Umleitungsverfahren sind möglich (Carotis-Subclavia-Bypass).

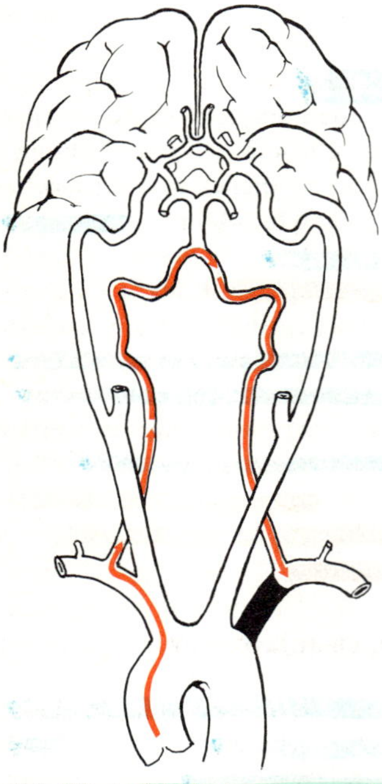

Abb. 23–8. Subklaviaentzugssyndrom durch zentralen Subklaviaverschluß und Stromumkehr der gleichseitigen A. vertebralis

Truncussyndrom – Aortenbogensyndrom

Das Truncussyndrom wird verursacht durch Stenosen oder Verschlüsse des Truncus brachiocephalicus. Pathogenetisch kommen Arteriosklerose mit Ostiumstenosen am Aortenbogen und entzündliche Erkrankungen in Betracht (Lues, Riesenzellarteriitis). Die als Takayasu-Syndrom im engeren Sinn bezeichnete Krankheit kommt vorwiegend bei jüngeren Frauen vor und scheint in ostasiatischen Ländern besonders häufig zu sein. Meist sind dabei alle Aortenbogenarterien befallen (Pulseless disease). Auch an eine Aortendissektion (S. 483) ist zu denken.

Diagnose: Bei Pulslosigkeit an den Armen und am Hals (A.-carotis-communis-Verschluß) ergeben sich symptomatisch Konzentrationsschwäche, Vergeßlichkeit, Intelligenzdefekte, Schwindelgefühle, Reizbarkeit, organisches Psychosyndrom. Sicherung der Diagnose durch Aortenbogenangiographie.

Operative Behandlung: Ist die Truncusbifurkation angiographisch durchgängig, kann eine Umleitung von der Aorta ascendens zum Truncus brachiocephalicus mit Kunststoffprothese (Dacron), seltener eine Desobliteration (Synonym: Thrombendarteriektomie) erwogen werden. Bei ausgedehnten Befunden werden Umleitungsverfahren bevorzugt.

Viszeralarterieninsuffizienz (Angina intestinalis, Angina visceralis)

Stenosen und Verschlüsse der Mesenterialarterien (Truncus coeliacus, Aa. mesenterica superior und inferior) werden fast immer gut kollateralisiert und verursachen deshalb selten das Krankheitsbild einer Durchblutungsstörung des Darmes (Abb. 23–9). Die Symptome lassen sich wiederum in 4 Stadien einteilen:

Stadium I

Symptomlos, durch Angiographie nachweisbarer Verschluß oder Stenose (in der Regel Zufallsbefund).

Stadium II
Intermittierend postprandiales Auftreten von stechenden, ziehenden Leibschmerzen (Verdauungshyperämie eingeschränkt).

Stadium III
Wechselnder Dauerschmerz (auch bei akutem Mesenterialarterienverschluß), Hyperaktivität des Darmes (ischämische Hypermotilität), Meteorismus; Abmagerung.

Stadium IV
Zunächst symptomloser paralytischer Ileus („Stille“ im Abdomen), gefolgt von Durchwanderungsperitonitis aufgrund der Darmgangrän („akutes Abdomen“).

Diagnose: Hinweise geben Stenosegeräusch über dem Abdomen (Oberbauch) und gleichzeitig vorhandene Resorptionsstörungen mit Fettstühlen. Der akuten Mesenterialarterieninsuffizienz liegt meist ein embolischer Verschluß zugrunde (Herzbefund!). Nur durch die Angiographie mit Darstellung der Viszeralarterien im seitlichen Strahlengang kann die sichere Diagnose gestellt werden. Auch im „akuten Fall“ (Stadium III) ist nur die Aortographie beweisend. Sie muß so schnell wie möglich durchgeführt werden, ehe es innerhalb weniger Stunden zur irreversiblen Darmgangrän kommt. Eine Sonderform der Angina abdominalis ist die scherenförmige Einengung des Truncus coeliacus durch atypisch ausgebildete Zwerchfellschenkel.

Operative Behandlung: Nur wenn eine Stenose sicher eine mesenteriale Durchblutungsstörung verursacht, ist die operative Behandlung erforderlich. Es kommen die Desobliteration der Hauptstämme, Embolektomie oder eine Umleitung durch aortomesenterialen Bypass (Vene, Kunststoff) in Betracht.

Ergebnisse: Im Stadium II gute Ergebnisse bei einer Operationsletalität von etwa 5%; im Stadium III und IV Operationsletalität über 90%, da meist schon umfangreiche zusätzliche Darmresektionen erforderlich sind.

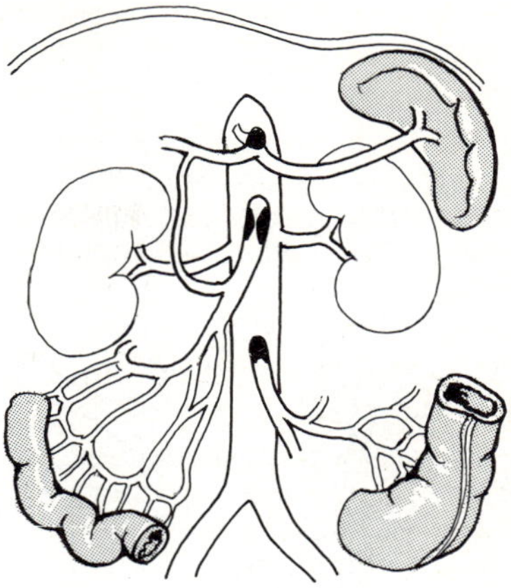

Abb. 23–9. Formen mesenterialer Arterienveränderungen

Renovaskulärer Hochdruck

Die *akute* Verlegung einer Nierenarterie (arterielle Thrombose, Embolie) kann zu einem kurzen Flankenschmerz führen, klinisch bleibt sie oft weitgehend stumm. Die *chronische* Stenosierung des Lumens von 60% und mehr setzt den sog. *Goldblatt*-Effekt in Gang: Durch eine vermehrte Reninausschüttung aus der betroffenen Niere kommt es zur Aktivierung des Renin-Angiotensin-Aldosteron-Systems und damit zur Erhöhung des systemischen Blutdrucks (Abb. 23–10). Beidseitige Nierenarterienstenosen führen darüberhinaus zu mehr oder weniger ausgeprägter Niereninsuffizienz.

Ursachen: Rund 60% der Stenosen sind arteriosklerotisch bedingt und liegen am Ostium nahe der Aorta. Etwa 30% sind fibromuskulärdysplastische Stenosierungen, die in Form ringförmiger Septen meist multipel den gesamten Verlauf der Hauptarterien einengen (Abb. 23–11).

Diagnose: Diagnostische Hinweise auf das Vorliegen eines renovaskulären Hochdrucks sind rasches Auftreten einer Hypertonie mit hohem diastolischem Druck in jugendlichem Alter sowie gelegentlich Stenosegeräusche im Verlaufe der Aa. renales. Im i. v. Urogramm zeigt sich oft eine verkleinerte Drosselniere mit zunächst verzögerter Ausscheidung, die aber in der Spätphase kontraststark (anhaltende Nierenbecken-

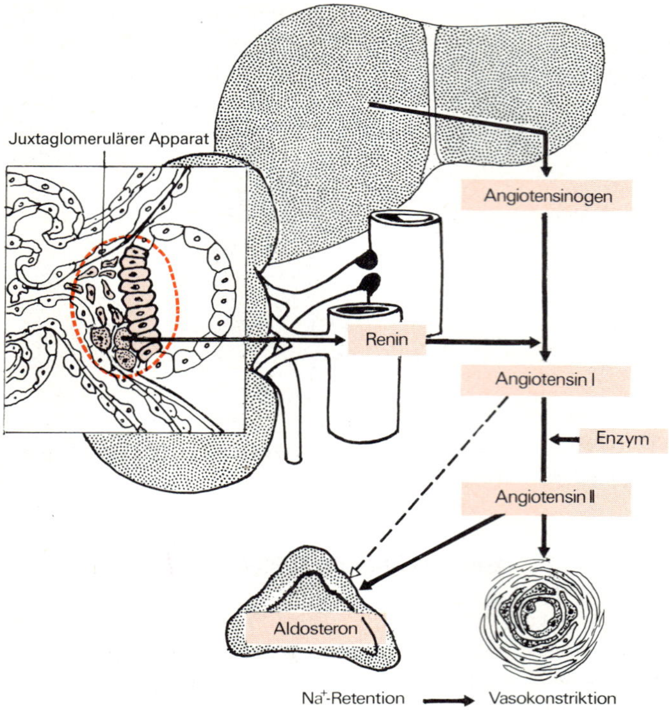

Abb. 23–10. Pathophysiologie des renovaskulären Hochdrucks

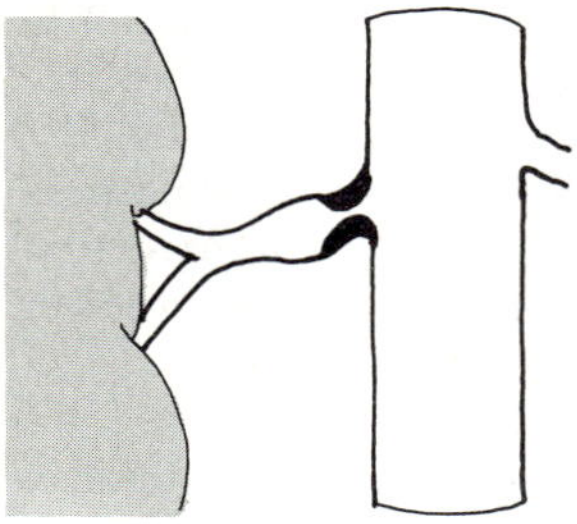

a

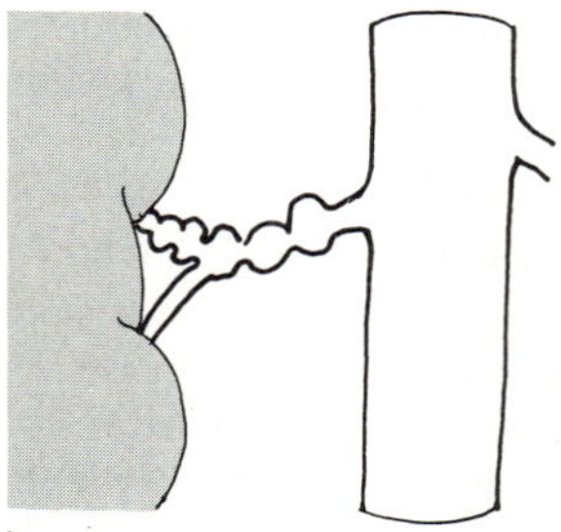

b

Abb. 23–11 a u. b. Formen renaler Arterienveränderungen. (a) Arteriosklerotische Ostiumstenosen. (b) Fibromuskuläre Dysplasie

darstellung) ist und länger anhält. Wichtiger als Radioisotopennephrogramm und seitengetrennte Nierenfunktionsuntersuchungen (Infektionsgefährdung) ist die Reninaktivitätsbestimmung im seitengetrennt entnommenen Nierenvenenblut. Unentbehrlich für die operative Indikation ist die Angiographie.

Operative Behandlung: Eine normale Nierendurchblutung als operatives Ziel wird bei arteriosklerotischer Ostiumstenose durch Desobliteration, meist mit zusätzlicher Streifenerweiterung oder durch aortorenales Rohrinterponat (Vene, Kunststoff) bei fibromuskulärer Stenose erreicht. Die Aufdehnung der Stenose durch Ballonkatheterverfahren (nach Dotter-Grüntzig) kann die Operation gelegentlich ersetzen.

Ergebnisse: Operationsletalität 4–6%. Nach 5 Jahren ergibt sich noch in 60–70% der Fälle eine Blutdrucknormalisierung bei fibromuskulärer, dagegen nur in 40% bei arteriosklerotischer Stenose.

Weitere chirurgisch korrigierbare Hypertonieformen, S. 459.

Chronische Arterienverschlüsse an den oberen Extremitäten

Im Schulterbereich sind Stenosen in Form des Schultergürtelsyndroms (extravasale Einengung) häufiger als chronisch-arterielle Verschlüsse (z. B. Arteriosklerose).

Symptome: Die Kompression des Gefäßnervenbündels (Plexus brachialis, A. subclavia) führt häufig zu Muskelatrophien der Hand, seltener auch zu kombinierten neurogenvasalen Erscheinungen. Die Stenose der A. subclavia verursacht in der Regel intermittierend eine Durchblutungsstörung der Extremität und zwar durch Blick nach rückwärts (Skalenussyndrom) oder Heben des Armes (Kostoklavikularsyndrom, Hyperabduktionssyndrom). Eine Durchblutungsstörung auch in Ruhelage ist meist durch eine Halsrippe oder Rippen- bzw. Schlüsselbeinexostose bedingt. Die häufige poststenotische Dilatation kann durch Thrombose zum akuten ortsständigen, oder durch Embolie zum peripheren Arterienverschluß führen.

Diagnose: Sie wird gestellt durch Auskultation in Ruhelage und bei entsprechender Provokation (Abb. 23–12). Neben der Röntgenaufnahme zum Nachweis einer Halsrippe ist die Angiographie erforderlich, die in Ruhelage und zusätzlich in der entsprechenden Provokationshaltung vorgenommen werden muß.

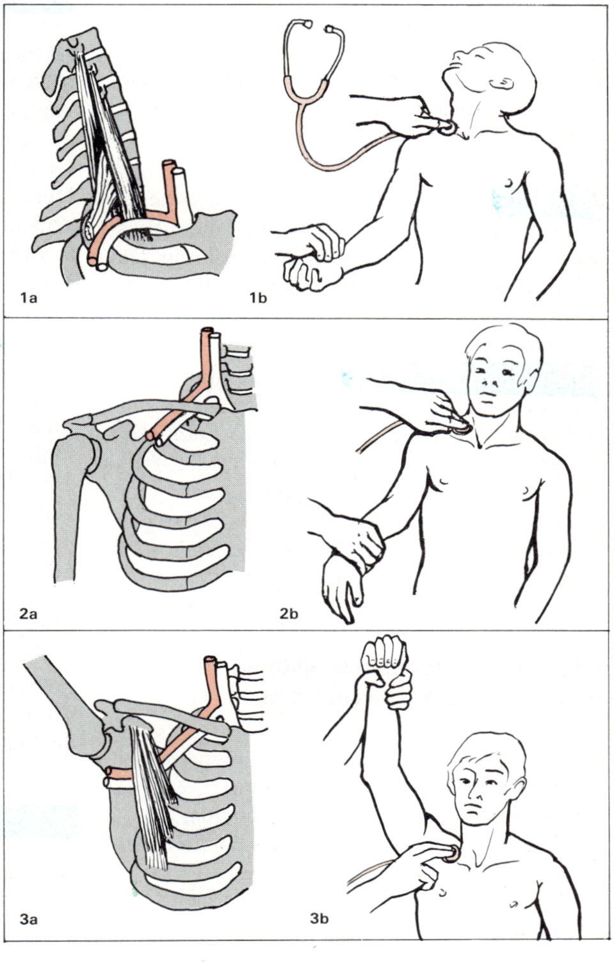

Abb. 23–12 a u. b. Neurovaskuläre Kompressionssyndrome an der oberen Extremität. Kompressionsmechanismus (a) und Untersuchungshaltung (b) zur Prüfung der Pulse und der Stenosegeräusche. 1. Skalenussyndrom. 2. Kostoklavikularsyndrom. 3. Hyperabduktionssyndrom. Die Untersuchung kann durch Arbeit (Faustschluß) ergänzt werden (Provokation und Verstärkung der Ischämie, ähnlich auch bei der Ratschow-Lagerungsprobe, S. 464)

Operative Behandlung: Das Kompressionssyndrom wird operativ durch Resektion der Halsrippe, Durchtrennung des M. scalenus anterior oder besser transaxilläre Resektion der ersten Rippe beseitigt.

Digitalarterienverschlüsse

Digitalarterienverschlüsse sind entweder Ausdruck einer Thrombangiitis obliterans oder Spätfolgen eines Raynaud-Syndroms (S. 468) bzw. eines Aneurysma der A. subclavia (Embolien). Auch Systemerkrankungen sind mitunter durch Verschlußprozesse der Digitalarterien kompliziert (Sklerodermie, Lupus erythematodes).

Symptome: Typisch ist eine anfallsweise Ischämie der Finger oder der Hand, evtl. verstärkt durch zusätzliche Vasokonstriktion und kombiniert mit Hyperhidrosis der Hände. Im Stadium III besteht ein Dauerruheschmerz mit kalten, weißen Fingern, der in das Stadium IV mit Nekrosen an Fingerkuppen oder ganzer Handanteile überleitet.

Diagnose: Die Faustschlußprobe bei erhobenen Händen und auch das Waschen in kaltem Wasser kann die akute Handischämie auslösen. Die Angiographie weist die Digitalarterienverschlüsse nach.

Operative Behandlung: Die operative Ausschaltung des thorakalen Grenzstranges, entweder durch bilaterale Stellatumresektion (Nebenwirkung: Horner-Syndrom) oder die transaxillär-transthorakale Sympathektomie mit Entfernung der Ganglien Th_2–Th_4 zeigt gute Ergebnisse, die lediglich bei Sklerodermie nicht befriedigen.

Chronische Arterienverschlüsse an den unteren Extremitäten

Im Bereich der unteren Extremitäten werden 3 Lokalisationstypen unterschieden:
- Beckentyp (Aorta-Iliaca-Abschnitt),
- Oberschenkeltyp (Femoralis-Poplitea-Abschnitt),
- Unterschenkeltyp (Popliteokruraler Abschnitt).

Verschlußlokalisation und Schmerzprojektion sind klar korreliert. Belastungsschmerzen im Fuß (Fußsohle) weisen auf Verschlüsse im Bereich der Unterschenkelarterien oder der A. poplitea hin. Schmerzen in der Wadenmuskulatur sind typisch für Verschluß der A. femoralis; Oberschenkelmuskulatur bzw. Hüfte als Schmerzlokalisation sind charakteristisch für Verschlüsse der A. iliaca oder der Aortenbifurkation.

Diagnose: Über Pulsverhalten, Palpation, Auskultation und Gehprobe S. 464. Die Symptomatik kann in 4 Stadien eingeteilt werden (S. 464). Diese Stadieneinteilung ist die Grundlage für differentialtherapeutische Überlegungen. Möglichkeiten einer operativen Korrektur ergeben sich immer erst aus der Serienangiographie **(Abb. 33–72)**.

Therapie: Eine Kausaltherapie muß die Grundkrankheit behandeln und die Ursachen (Risikofaktoren) ausschalten. Deshalb ist es sinnvoll, nach Möglichkeit zuerst eine *internistische* Behandlung durchzuführen, exogene und endogene Faktoren (Übergewicht, Hyperlipidämie, Nikotin u. a.) auszuschalten sowie durch Durchblutungsverbesserung (z. B. Viskositätserniedrigung mit niedermolekularem Dextran, S. 145) zu mildern. Zusätzlich erbringt die Dauerantikoagulantientherapie oder Thrombozytenaggregationshemmung eine Prophylaxe weiterer arterieller Verschlüsse.
Das Ziel der *chirurgischen* Behandlung ist die lokale Durchblutungsverbesserung und Erhaltung bedrohter Gliedmaßen. Arterienverschlüsse und -stenosen lassen sich grundsätzlich entweder durch Desobliteration (TEA) beseitigen oder durch eine künstlich eingesetzte Kollaterale mit Hilfe autologer Venentransplantate oder Kunststoffprothesen überbrücken (S. 475). Voraussetzung dieser gefäßwiederherstellenden Operationen ist, daß der Blutzustrom genügt (Cave: Zusätzliche proximale Stenose!) und distal des Verschlußprozesses eine wieder durchgängige arterielle Ausflußbahn vorliegt.

Lokalisation im Aorta-Iliaca-Abschnitt

Verschlüsse und Stenosen der terminalen Bauchaorta, der Aortenbifurkation oder der Aa. iliacae führen zu Belastungsschmerz (Claudicatio intermittens), vorwiegend in der Gesäßmuskulatur, auch der Ober- und Unterschenkelmuskulatur, verbunden mit einer Impotentia coeundi (Erektionsschwäche) und gelegentlichen ischialgiformen Beschwerden beim Leriche-Syndrom (Aortenbifurkationsverschluß). Aorten- und Iliakaverschlüsse können in Kombination mit Femoral- und Unterschenkelarterienverschlüssen (Kombinationsverschluß, Mehretagenverschluß) sehr bald trophische Störungen am Fuß (Stadium III und IV) hervorrufen.

Operative Behandlung: Bevorzugt wird an diesem Arterienabschnitt die Desobliteration (Abb. 23–13a), vor allem bei einseitigen und kurzstreckigen Iliakaverschlüssen. Nur bei ausgedehnten, auch beidseitig die Beckenstrom-

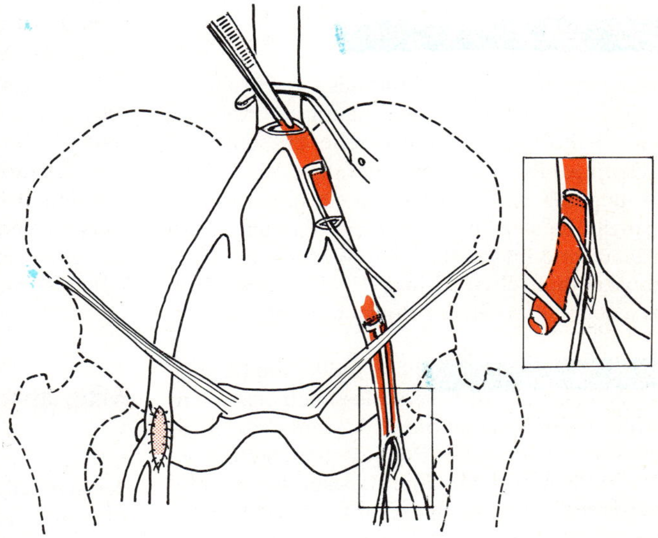

a

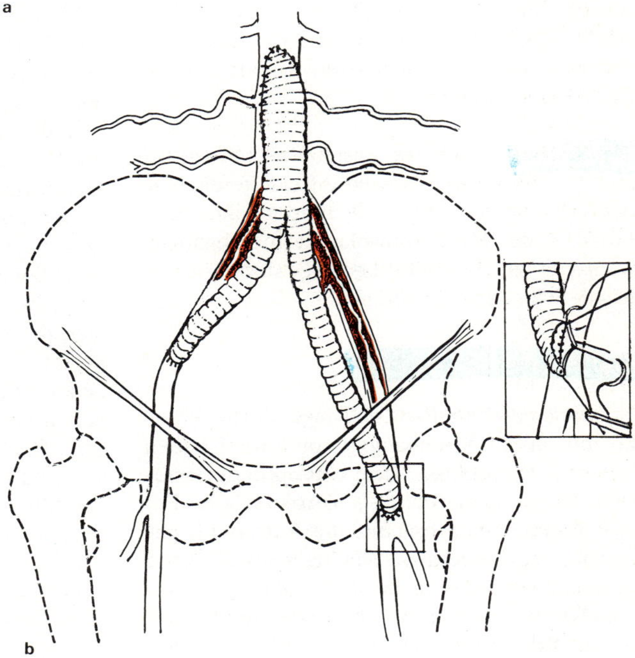

b

Abb. 23–13 a u. b. Gefäßwiederherstellung am aortoiliakalen Abschnitt. (a) Desobliteration. (b) Prothesenumleitung bahn betreffenden Verschlußprozessen wird die Umleitung mit Kunststoffprothesen gewählt (Abb. 23–13b).

Ergebnisse: Die Operationsletalität beträgt 4–10%; sie ist fast ausschließlich bedingt durch begleitende Koronarerkrankungen (Myokardinfarkt). Nach 10 Jahren sind etwa 80% der wiederhergestellten Arterien noch durchgängig.

Femoralis-Poplitea-Abschnitt

Der Verschluß der A. femoralis superficialis im Adduktorenkanal ist der häufigste, während die A. profunda femoris seltener stenosiert (Hauptgefäß für Kollateralisation). Sind A. poplitea und Unterschenkelarterien durchgängig, entsteht meist nur ein Stadium II mit Claudicatio intermittens der Waden- und Fußmuskulatur, selten III und IV mit Ruheschmerzen oder Nekrosen des Vorfußes **(Abb. 33–75)**.

Operative Behandlung: Die Indikation für eine Überbrückung der verschlossenen Arterienstrecke durch ein autologes V.-saphena-Transplantat am Femoralis-Poplitea-Abschnitt ist im fortgeschrittenen Stadium II, besonders aber im Stadium III und IV als Alternative zur Amputation gegeben. Die Desobliteration kommt lediglich bei nichtverwendbarer Vene in Betracht. Als Profundaplastik wird die Einstromverbesserung zum wichtigsten Kollateralgefäß des Beines bezeichnet.

Ergebnisse: Die Operationsletalität beträgt bis zu 3%, meist durch koronare Begleitereignisse bedingt. Nach 5 und 10 Jahren sind rund 60–70% der Venentransplantate durchgängig, während die desobliterierten Femoralarterien in 40–50% verschlossen sind.

Popliteokruraler Abschnitt

Vorwiegend Diabetiker und jugendliche Kranke mit einer Thrombangiitis obliterans haben isolierte Verschlüsse der Unterschenkelarterien. Da sie noch mehr als Verschlüsse im Femoralis-Poplitea-Abschnitt die Extremität gefährden, sind operative Maßnahmen dringend indiziert. Sie galten lange als Domäne der *Sympathektomie,* welche jedoch im Stadium IV keine Erfolgschance mehr besitzt. Man reseziert durch retroperitonealen Zugang die Ganglien L_2–L_5; der Eingriff verbessert jedoch lediglich die Hautdurchblutung, nicht die der Muskulatur. In den letzten Jahren kamen mit Hilfe der *Mikrogefäßchirurgie* zunehmend auch im Unterschenkelbereich Venenumleitungen bis in die Knöchelregion in Betracht.

Ergebnisse: Die Letalität der lumbalen Sympathektomie beträgt 1–2%, die Spätergebnisse sind bei einer Amputationsfrequenz von etwa 10% befriedigend. Die Venenumleitung von der A. femoralis communis bis zur Knöchelarterie (langer Venenbypass) kann bei geringem Risiko (2–3%) noch manche Extremität für bestimmte Zeit retten.
Die Indikation zur *Amputation* ergibt sich im Stadium III–IV, wenn Zu- und Abstromvolumina zu gering sind und die Sympathektomie erfolglos war. Über die Höhe der Amputation kann die Angiographie Aufschluß geben.

Arterienverletzungen

Bei arteriellen Gefäßverletzungen sind Verletzungsart und -lokalisation von therapeutischer und prognostischer Bedeutung. *Perforierende Traumen* verletzen die Arterie von außen nach innen, sie führen zum Blutverlust in das umliegende Gewebe, in eine Körperhöhle oder nach außen; *bei stumpfen Traumen* und indirekten Gefäßverletzungen beginnt die Schädigung an der Intima und kann fortschreitend die gesamte Gefäßwand erfassen. Gefäßeröffnungen mit Blutverlust sind hier seltener, Blutungen nach außen ausgeschlossen. In der Symptomatik führt bei perforierenden Verletzungen die Blutung, bei geschlossenen und indirekten Traumen die Ischämie im peripheren Versorgungsgebiet. Die Verletzungslokalisation ist insofern bedeutungsvoll, als traumatisch bedingte Mangeldurchblutungen ischämieempfindlicher Organe (Gehirn, Herz) prognostisch sehr ungünstig sind und meist rasch zu irreversiblen Schäden führen.

Direkte Gefäßverletzungen

Offene Verletzungen

Ätiologie: Ursachen sind Stich, Schuß, Pfählungstrauma etc. Berufsbedingt sind bei Metzgern Messerstichverletzungen in der Leiste infolge Abrutschens des Messers beim Ausbeinen. Iatrogene offene Gefäßschäden haben als Folge invasiver diagnostischer Methoden (Angiographie, Herzkatheter, arterielle Druckmessung etc.) in den letzten Jahren deutlich zugenommen.

Pathologische Anatomie: Die direkte offene Gefäßverletzung zeichnet sich durch eine meist eng begrenzte Schädigung aus. Bei tangentialen Gefäßeröffnungen (Abb. 23–14a) fehlt die spontane Blutstillung durch Retraktion der Intima und Media, so daß starke Blutungen vorherrschen. Völlig durchtrennte Gefäße (Abb. 23–14b) bluten häufig nicht.

Diagnose: Sie stützt sich auf die anamnestischen Angaben eines perforierenden Traumas mit sichtbarer Wunde, die nicht über dem Gefäßverlauf liegen muß. Eine pulsierende Blutung beweist die Gefäßeröffnung, bei okkulten Blutungen geben örtliche Anschwellung durch Hämatombildung und die Zeichen des Blutverlustes (Hb-Abfall, Tachykardie, Schock etc.) wertvolle Hinweise. Eine Arteriographie kann zur genauen Bestimmung der Verletzungslokalisation notwendig werden.

Geschlossene Verletzungen

Ätiologie: Bei Quetschungen und Kontusionen können Arterien direkt mitverletzt werden. Häufiger findet sich diese Schädigungsart jedoch als Begleitverletzung bei Knochenbrüchen, wobei Gefäßgebiete mit enger Nachbarschaft zum Knochen oder Fixation an das Skelettsystem, wie z. B. beim Ellenbogen- und Kniegelenk, besonders gefährdet sind (Abb. 23–15 a–c).

Pathologische Anatomie: Die geschlossene Arterienverletzung ist meist langstreckig, das Gefäß selbst nur selten eröffnet. Die Verletzung beschränkt sich gewöhnlich auf Media und Intima, die sich retrahieren und das Gefäß verschließen (Abb. 23–14 c). Eine anfängliche

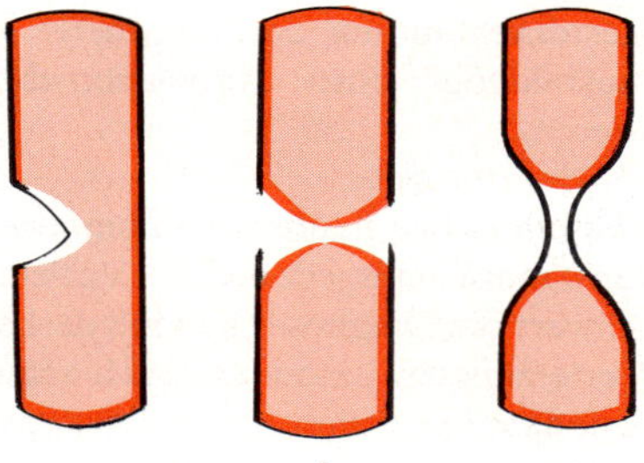

Abb. 23–14 a–c. Offene und geschlossene Gefäßverletzungen. (a) Tangentiale Gefäßeröffnung. (b) Gefäßdurchtrennung mit Retraktion von Intima und Media. (c) Geschlossene Gefäßverletzung mit Durchtrennung der Intima und Media bei Erhaltenbleiben der Adventitia

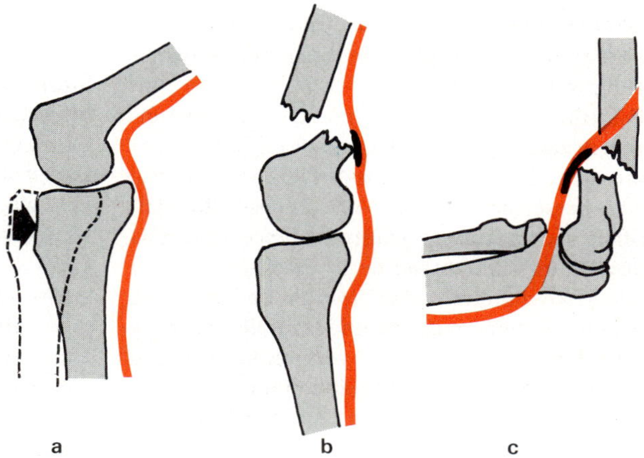

Abb. 23–15 a–c. Gefäßverletzungen bei Frakturen und Luxationen. (a) Gefäßkompression bei Kniegelenksluxation. (b) Geschlossene Gefäßverletzung bei suprakondylärer Femurfraktur. (c) Geschlossene Gefäßverletzung bei suprakondylärer Humerusfraktur. (Nach Linder 1965)

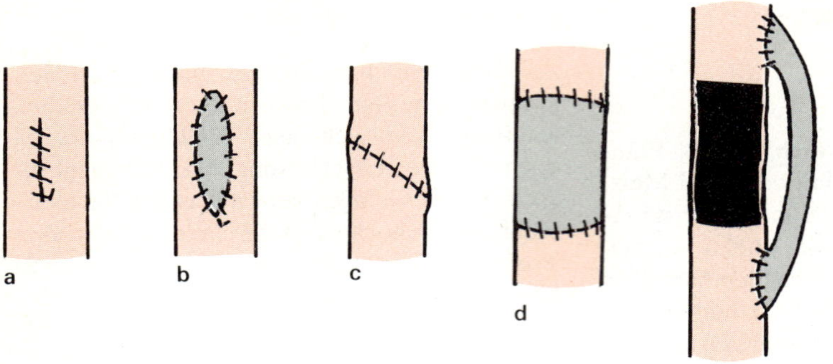

Abb. 23–16 a–e. Operative Behandlung von offenen und geschlossenen Gefäßverletzungen. (a) Direkte Naht bei tangentialer Gefäßeröffnung. (b) Versorgung einer tangentialen Gefäßeröffnung unter plastischer Erweiterung mit Hilfe eines Venenstreifens. (c) Direkte Naht einer vollständigen Gefäßdurchtrennung nach schräger Anfrischung der Gefäßstümpfe. (d) Behandlung einer geschlossenen Gefäßverletzung durch Resektion des Adventitiazylinders und Wiederherstellung der Strombahn durch Interposition eines autologen Venentransplantates. (e) Behandlung eines traumatischen Gefäßverschlusses durch Umleitung mit Hilfe eines Venentransplantates

Restdurchblutung der Peripherie kann durch Ausbildung eines Appositionsthrombus sistieren.

Diagnose: Die häufige Kombination mit anderen meist ausgedehnten Verletzungen erschwert die Diagnose. Es muß deshalb bei allen Verletzungen, besonders nach schweren Kontusionen, Quetschungen und Extremitätenfrakturen, durch klinische Beurteilung der peripheren Durchblutung (S. 592) nach traumatischen Gefäßverschlüssen gefahndet werden. Eine Arteriographie ist unerläßlich, wenn nicht typische Frakturen auf die Lokalisation der Gefäßverletzung hinweisen (Ellenbogen, Kniegelenk).

Therapie der direkten Gefäßverletzungen

Erstversorgung: Ihre Ziele sind provisorische Blutstillung, Schockbekämpfung und Vermeidung weiterer Schäden.
Die Blutstillung ist bei offenen Gefäßverletzungen dringlich. Sie erfolgt durch digitale Kompression bzw. Kompressionsverband zentral oder besser in Höhe der Verletzungsstelle; evtl. ist sie auch durch ein Tourniquet möglichst mittels Blutdruckmanschette zu erreichen, wobei der Manschettendruck höher als der arterielle Blutdruck sein muß, da anderenfalls lediglich eine venöse Stauung mit vermehrter Blutung resultiert. Nur im Notfall sollten Gummischläuche, Stricke, Tücher o. ä. Verwendung finden.

Zur Vermeidung weiterer Schäden soll möglichst auf Versuche, die verletzte Arterie mit Klemmen zu verschließen oder unter unzureichenden Bedingungen (Lagerung, Sterilität, Licht, Instrumente, Assistenz etc.) zu ligieren, verzichtet werden. Zufuhr von Wärme oder Kälte sind zu vermeiden. Umhüllen der verletzten Extremität mit Watte ist vorteilhaft (Druckschaden).

Endgültige Behandlung: Freilegung der verletzten Arterie jeweils 3–4 cm proximal und distal der Verletzungsstelle unter aseptischen Bedingungen. Bei direkten offenen Verletzungen gelingt häufig die laterale Naht (Abb. 23–16a), evtl. unter plastischer Erweiterung mit einem Venenstreifen (Abb. 23–16b). Bei kompletter Durchtrennung ist eine End-zu-End-Anastomose anzustreben (Abb. 23–16c). Langstreckige Verletzungen müssen reseziert, und die Strombahn durch ein Veneninterponat wiederhergestellt werden (Abb. 23–16 d).
Die Ligatur ist nur bei kleinen Arterien und gutem Kollateralkreislauf erlaubt.
Bei gleichzeitiger Mitverletzung von großen Venen oberhalb des Knie- bzw. Ellenbogengelenks sollte auch deren Rekonstruktion angestrebt werden. Bei ausgedehnten Verletzungen unter Mitbeteiligung des Skelettsystems hat die Versorgung des Knochens durch Osteosynthese die Priorität; es folgen Venen, Arterie und Nerven, als letztes die Wiederherstellung der Weichteile.

Indirekte Gefäßverletzungen

Überdehnungsverletzungen

Sie werden bei Luxation großer Gelenke und starker Dislokation von Frakturen beobachtet.

Pathologische Anatomie: Die Gefäßadventitia bleibt meist erhalten, Intima und Media rupturieren zirkulär und verschließen die Strombahn (Abb. 23–14c).

Diagnose: Wie bei direkten geschlossenen Verletzungen.

Therapie: Resektion des erhaltenen Adventitiamantels und Gefäßrekonstruktion durch Veneninterponat.

Traumatische Aortenruptur

Ätiologie: Durch vertikale oder horizontale Dezeleration meist in Kombination mit einer Thoraxkontusion oder -kompression (Liftabsturz, Autounfall). Durch akute Verlagerung der Thoraxorgane nach kaudal und ventral resultiert eine erhöhte Flexion der Aorta mit querer Ruptur an der Konvexität. Bei gleichzeitiger Kompression steigt der aortale Binnendruck an und führt zur Berstung (Berstungs- bzw. Biegungs-Ruptur, Abb. 23–17 a, b).

Pathologische Anatomie: Die Aortenruptur betrifft fast ausschließlich die thorakale Aorta distal des Abgangs der A. subclavia. Bei kompletter Ruptur aller Wandschichten kann es rasch zur Verblutung in die linke Pleurahöhle kommen, oder es entsteht ein großes mediastinales Hämatom. Bei inkompletter Ruptur bleibt die Adventitia erhalten, es entwickelt sich später in ca. 5% ein Aneurysma. Nur wenige (6%) der Patienten mit Aortenruptur erreichen eine Klinik und können behandelt werden. Aortenrupturen sind meist mit anderen schweren Verletzungen kombiniert (Polytrauma).

Symptome und Diagnose: Auffallend ist im Rö.-Bild die Verbreiterung des Mediastinums durch das Mediastinalhämatom meist mit Verlagerung von Trachea und Ösophagus nach rechts. Durch Einrollen der Intima entsteht

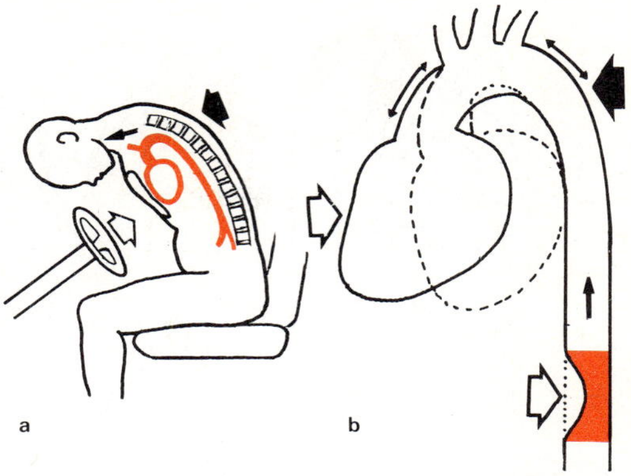

Abb. 23–17 a u. b. Pathogenese der traumatischen Aortenruptur. (a) Unfallhergang mit Thoraxkompression. (b) Hyperflexion im Bereich des Aortenbogens durch dorsale Verlagerung des Herzens und Steigerung des aortalen Binnendruckes durch Kompression der Aorta

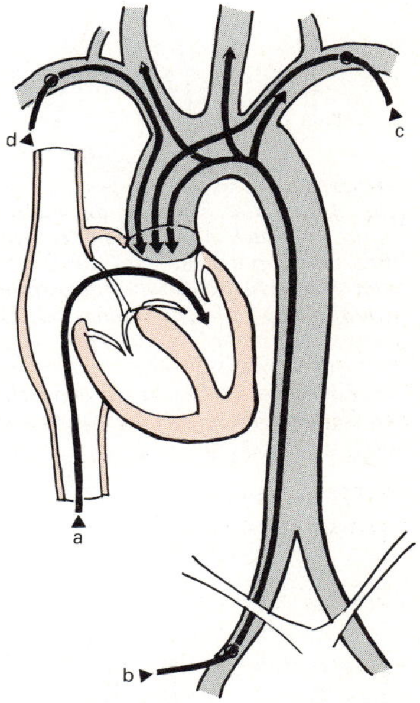

Abb. 23–18. Möglichkeiten der Angiographie nach der Seldinger-Technik zur Darstellung von Aneurysmen. a) Transvenöse, transseptale Lävokardiographie. b) Perkutane, transfemorale Einführung des Katheters in die Aorta ascendens zur Aortographie bzw. selektiven Darstellung des Truncus brachiocephalicus, der A. carotis sinistra oder der A. brachialis sinistra c) Perkutane, transaxilläre Aortographie links. d) Perkutane, transaxilläre Aortographie rechts

evtl. eine Stenosierung, so daß der Blutdruck an den unteren Extremitäten nicht meßbar oder deutlich niedriger als an den oberen Extremitäten ist (Pseudokoarktationssyndrom). Die Mangeldurchblutung der unteren Körperhälfte

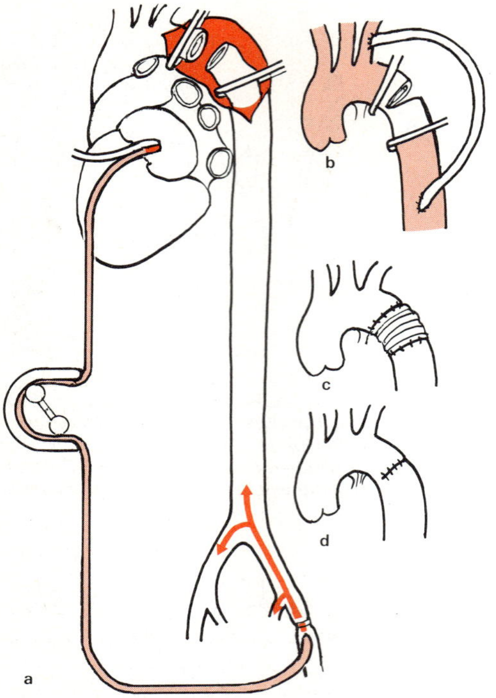

Abb. 23–19 a–d. *Therapie der traumatischen Aortenruptur. (a) Nach Abklemmen der Aorta proximal und distal der Rupturstelle wird die Durchblutung der unteren Körperhälfte durch eine atriofemorale Maschinenumleitung aufrechterhalten. (b) Durchblutung der unteren Körperhälfte mit Hilfe einer A.-subclavia-Aorta-descendens-Prothesenumleitung. (c) Wiederherstellung der verletzten Aorta durch Interposition einer Gefäßprothese. (d) Versorgung der Aortenruptur durch direkte Naht*

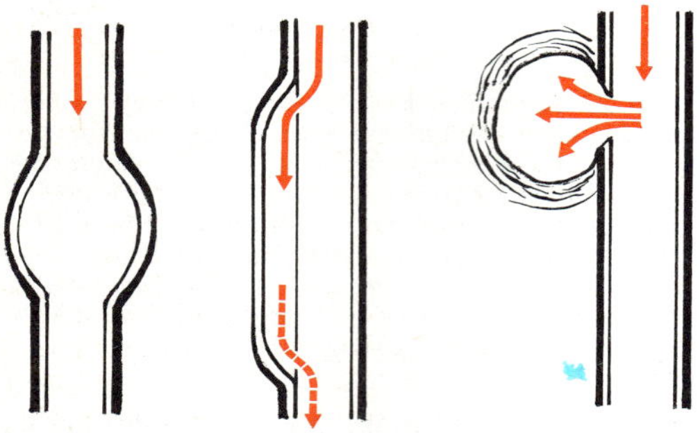

Abb. 23–20 a–c. Arterielle Aneurysmen. (a) Aneurysma verum. (b) Aneurysma dissecans mit möglicher Reperforation. (c) Aneurysma spurium nach offener Gefäßverletzung

kann Ursache für eine Anurie oder eine Paraplegie sein. Zur Diagnose der Aortenruptur ist die Aortographie notwendig (Abb. 23–18).

Therapie: Die Operation sollte zum frühest möglichen Zeitpunkt durchgeführt werden. Die Freilegung des Gefäßes erfolgt durch posterolaterale Thorakotomie im 4.–5. Interkostalraum. Die Ruptur kann manchmal durch direkte Naht verschlossen werden, meist ist die Interposition einer Gefäßprothese notwendig. Zur Aufrechterhaltung der Durchblutung in der unteren Körperhälfte während der Zeit der Aortenabklemmung ist der Einsatz einer atriofemoralen Maschinenumleitung (Abb. 23–19) möglich, alternativ kommt eine temporäre Prothesenumleitung von der linken A. subclavia oder der Aorta ascendens zur Aorta descendens oder der A. femoralis communis in Frage. Wegen der häufigen Begleitverletzungen sollte prä- oder intraoperativ, evtl. durch zusätzliche Laparotomie, nach anderen Organverletzungen gefahndet werden (s. Unfallchirurgie, Polytrauma, S. 656).

Chronische Verletzungsfolgen

Traumatischer Gefäßverschluß: Hinsichtlich Diagnose und Therapie besteht kein Unterschied zum chronischen Gefäßverschluß arteriosklerotischer Genese (S. 474).

Traumatisches Aneurysma: Es entwickelt sich entweder als Aneurysma spurium aus dem pulsierenden Hämatom einer offenen Gefäßverletzung oder als Aneurysma verum im Bereich einer traumatisch geschädigten Gefäßwand. Erkennung und Behandlung, S. 481.

Traumatische arteriovenöse Fistel, S. 485

Aneurysmen

Als Aneurysma wird eine umschriebene Arterienerweiterung bezeichnet, die aus einer krankhaften oder traumatisch bedingten Schwächung der Arterienwand entsteht. Der Inhalt der Aneurysmen besteht aus Thromben (Ausnahme: traumatisches Aortenaneurysma) und Blut.
Beim Aneurysma verum (Abb. 23–20a) wird die Aneurysmawand von der Gefäßwand gebil-

det. Das *Aneurysma spurium* (sog. falsches Aneurysma, Abb. 23–20c) entwickelt sich auf dem Boden eines Gefäßwanddefektes, aus dem Blut in das umgebende Gewebe austritt und dort ein pulsierendes Hämatom bildet, das später nach narbigem Umbau der Wand in ein Aneurysma übergeht. Das *Aneurysma dissecans* (Abb. 23–20b) entsteht aus einer fortschreitenden Aufsplitterung der Gefäßwand nach Eintritt von Blut durch einen Intimariß.

Allgemeines

Aneurysma verum und spurium können unterschiedliche Formen aufweisen. Von operationstechnischer Bedeutung ist die Unterscheidung in *spindelförmige* (Aneurysma fusiforme) oder *sackförmige* (Aneurysma sacciforme) *Aneurysmen* (Abb. 23–21 a–c). Letztere entstehen aus einer umschriebenen Wandschwäche und verfügen über eine breitbasige stielartige Verbindung zur Arterie.

Ätiologie: Degenerative Veränderungen finden sich bei der Arteriosklerose; bakterielle Infektionen der Gefäßwand sind Ursache für luische und mykotische Aneurysmen. Den traumatischen Aneurysmen liegt entweder eine Gefäßwandperforation (penetrierende Verletzung) bzw. eine Ruptur zugrunde, nur selten entstehen Aneurysmen auf dem Boden einer Schädigung durch Kontusion. Aneurysmen bei angeborener Gefäßwandschwäche sind selten und werden bei Kindern und Jugendlichen beobachtet.

Lokalisation: Aneurysmen können sich an jeder Arterie entwickeln, jedoch sind bevorzugte Lokalisationen bekannt. Luische Aneurysmen finden sich an der Aorta thoracalis, besonders im Abschnitt I und II (Abb. 23–22). Arteriosklerotische und traumatische Aneurysmen bevorzugen den Abschnitt III. Arteriosklerotische Aneurysmen der Bauchaorta liegen zu 95% distal der Nierenarterienabgänge (Abschnitt V) und beziehen gelegentlich die Beckenstrombahn mit ein, der Abschnitt IV ist nur selten befallen. Periphere Aneurysmen finden sich häufiger an den unteren Extremitäten (A. iliaca communis bis A. poplitea), sie sind meist degenerativen Ursprungs und häufig multilokulär. An den oberen Extremitäten (Aa. subclavia, axillaris, brachialis) wird vorzugsweise die traumatische Genese beobachtet. Aneurysmen der

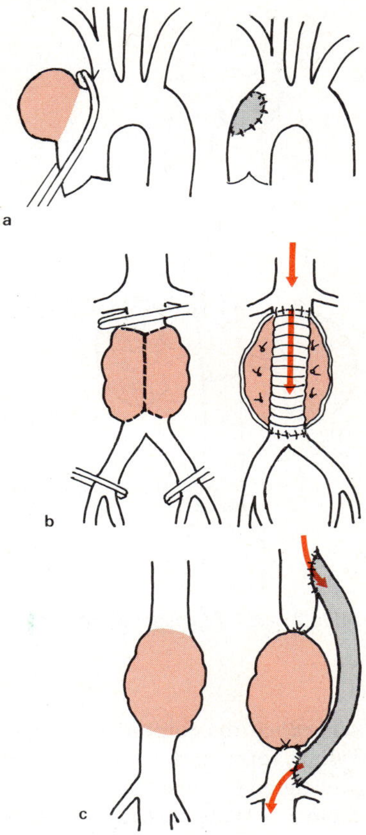

Abb. 23–21 a–c. Behandlungsmöglichkeiten von arteriellen Aneurysmen. (a) Abtragung eines sackförmigen Aneurysmas nach tangentialer Ausklemmung der Aorta ascendens und Aortenverschluß mit Hilfe eines Dacronflickens. (b) Infrarenales Bauchaortenaneurysma. Nach Abklemmen der zu- und abführenden Gefäße wird das Aneurysma eröffnet, die dort entspringenden Lumbalarterienpaare durch Umstechungen verschlossen und die Strombahn durch Interposition einer Gefäßprothese wiederhergestellt. (c) Aneurysma der A. poplitea. Ausschalten des Aneurysma durch Ligatur des zu- und abführenden Gefäßes und Umgehung durch eine Venenumleitung

Organarterien (Aa. carotis, coronaria, hepatica, lienalis, mesenterica, renalis etc.) sind demgegenüber relativ selten, wegen ihrer Bedeutung für die Funktion der nachgeschalteten Organe jedoch von besonderer Wichtigkeit.

Verlauf: Arteriellen Aneurysmen ist die Tendenz zur Größenzunahme eigen. Die Schwäche der Gefäßwand führt bei normalem oder erhöhtem Innendruck (Blutdruck) zur Ausweitung der Arterie, die steigende Wandspannung ermöglicht die weitere Größenzunahme und

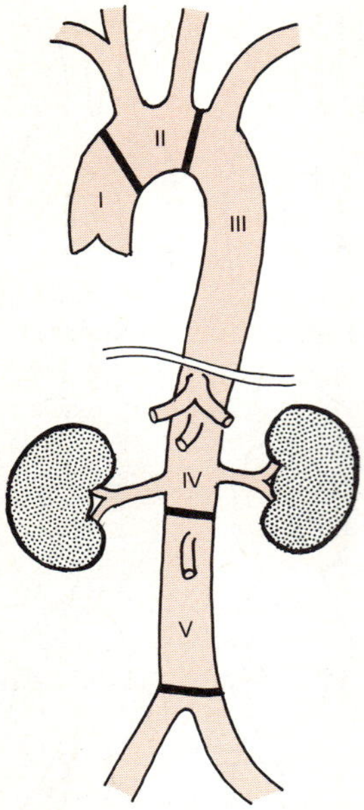

Abb. 23–22. *Abschnitte der Aorta*

schließlich die Ruptur. Im Inneren des Aneurysmas setzen sich an der arteriosklerotisch geschädigten Gefäßwand, begünstigt durch turbulente Strömungsverhältnisse, Thromben ab.

Komplikationen: *Als Penetration* bezeichnet man die Größenzunahme des Aneurysmas unter Verdrängung evtl. auch Auflösung (Arrosion von Wirbelkörpern) umgebender Strukturen. Diese Größenzunahme macht sich subjektiv durch Schmerzen bemerkbar, die meist in den Rücken lokalisiert werden (Fehldiagnose: Degenerative Wirbelsäulenerkrankung!)

Die Aneurysmaruptur ist unabhängig von der Aneurysmagröße. Sie tritt bevorzugt an der Aorta auf und kann gedeckt sein durch benachbarte Organe oder Pleura bzw. Peritoneum oder als freie Ruptur in eine Körperhöhle (Thorax, Abdomen) oder in ein nahe liegendes Hohlorgan (Ösophagus, Bronchus, V. cava, Duodenum) auftreten.

Die Verschleppung thrombotischen Materials aus dem Aneurysma führt in der Peripherie zur Embolie und akutem Gefäßverschluß. Das Aneurysma ist nach dem Herzen die zweitwichtigste Emboliequelle (S. 466).

Die Thrombose eines Aneurysmasackes ist besonders bei den peripheren Aneurysmen der unteren Extremitäten bekannt. Sie führt zum akuten Verschluß des aneurysmatragenden Gefäßes.

Therapie: Arterielle Aneurysmen stellen unabhängig von Größe, Form, Lokalisation und Ätiologie wegen der Komplikationsmöglichkeiten eine Indikation zur Operation dar. Dabei wird das Aneurysma entfernt und der Gefäßdefekt an der Aorta und der Beckenstrombahn durch eine Gefäßprothese, an kleineren Arterien nach Möglichkeit durch ein autologes Venentransplantat ersetzt.

Thorakale Aortenaneurysmen

Symptome: Führendes Symptom ist der Schmerz (50–70% der Patienten) in der rechten oder linken Thoraxseite oder im Rücken. Husten und Dyspnoe finden sich bei Kompression der Atemwege, seltener bei Einengung der Pulmonalgefäße. Neurologische Störungen sind in Form der Parese des N. recurrens (Heiserkeit) bzw. bei Druck auf den Sympathikus als Horner-Symptomenkomplex bekannt. Trotz der häufigen Verlagerung des Ösophagus und der V. cava superior sind Dysphagie und venöse Einflußstauung selten.

Diagnose: Das Aortenaneurysma kann klinisch nur vermutet werden, die Diagnose ist zusätzlichen Untersuchungsmethoden vorbehalten. Bei der Röntgenuntersuchung des Thorax imponiert die bogenförmige Verbreiterung des Mediastinums. Zur differentialdiagnostischen Abklärung gegenüber Mediastinaltumoren ist der Nachweis von schalenförmigen Verkalkungen am Tumorrand wichtig. Die Computertomographie kann Ausmaß und Form klären. Unerläßlich für die Festlegung seiner Ausdehnung und Lokalisation ist die Aortographie (Abb. 23–18).

Therapie: Die Therapie besteht in der Resektion des Aneurysmas und Wiederherstellung der Aortenkontinuität durch Interposition einer Gefäßprothese, wobei der Einsatz der Herz-Lungen-Maschine evtl. mit gesonderter Perfusion der Hirn- und Koronararterien zur Aufrechterhaltung der Körperdurchblutung oft unerläßlich ist (s. Kap. Herzchirurgie, S. 246).

Bauchaortenaneurysma

Symptome: Die Aneurysmen der Bauchaorta bevorzugen den Abschnitt V. Ihre Symptomatik besteht meist in „Rückenschmerzen“ oder linksseitigen abdominellen Schmerzen. Bei Kompression (meist des linken) Ureters kommt es durch Rückstau von Harn zur Hydronephrose oder zur rezidivierenden Pyelonephritis. Die gefürchtete Aneurysmaruptur geht mit starken Schmerzen und Schock einher. Die Ruptur in das Duodenum imponiert klinisch als obere gastrointestinale Blutung, bei Verbindung zur V. cava inferior entwickelt sich eine a.-v.-Kurzschlußverbindung mit peripherer Venenstauung.

Diagnose: Die Palpation eines intraabdominellen Tumors mit „expansiver Pulsation“ gibt den entscheidenden Hinweis. Läßt sich der „Tumor“ palpatorisch vom Rippenbogen abgrenzen, so liegt das Aneurysma infrarenal, die Untersuchung der A. femoralis communis in der Leistenbeuge informiert über eine evtl. Mitbeteiligung dieser Gefäße. Sehr wichtig ist die Abdomenübersicht in a.-p. und seitlichem Strahlengang, die Verkalkungen der Aneurysmawand zeigt. Die Sonographie und die Computertomographie können über Größe und Ausdehnung genauen Aufschluß geben. Die Aortographie ist bei unklarem Befund und zur Klärung anderer Faktoren (zusätzlich Nierenarterienstenose, aberrierende Nierenpolarterien etc.) indiziert **(Abb. 33–73, 33–74a u. b)**.

Therapie: Die Therapie besteht in der Eröffnung des Aneurysmas und Überbrückung der geschädigten Gefäßstrecke durch eine Prothese, deren distale Anastomose im aneurysmafreien Gefäßbereich (Aortenbifurkation, A. iliaca externa, A. femoralis communis) liegt. Die Operationsindikation ist wegen der Rupturgefahr dringlich und sollte nur bei Vorliegen ernster Risikofaktoren aufgeschoben werden. Die Operationssterblichkeit liegt bei ca. 6%, im Stadium der Ruptur steigt sie auf 50% an.

Thorakoabdominale Aneurysmen

Bei den seltenen Aneurysmen des Abschnittes IV müssen die abdominellen Eingeweidearterien (A. coeliaca, A. mesenterica superior, Aa. renales) mit der prothetisch ersetzten Aorta anastomosiert werden. Die Operationsindikation soll wegen des hohen Risikos (30–40%) zurückhaltend gestellt werden.

Periphere arterielle Aneurysmen

Bei den degenerativen Aneurysmen der peripheren Arterien ist stets nach weiteren aneurysmatischen Manifestationen auch in anderen Gebieten zu fahnden. Sie werden in abnehmender Häufigkeit an folgenden Gefäßen gefunden: Aa. poplitea, femoralis, subclavia, axillaris, brachialis, carotis, hepatica, lienalis, renalis. Häufigste Komplikation ist der thrombotische Verschluß, der bei fehlendem Kollateralkreislauf (z.B. A. poplitea) und verspäteter Operation meist zum Verlust der Extremität führt. Weitere Komplikationen sind bekannt durch Kompression der Begleitvenen (venöse Thrombose) und der Nerven (Plexus brachialis bei Aneurysmen der Aa. subclavia und axillaris). Die Ruptur ist besonders bei Aneurysmen der abdominellen Organarterien bekannt.

Diagnose: Die Diagnose gelingt gelegentlich durch Palpation. Eine Angiographie sollte wegen der unklaren Ausdehnung und der Neigung zu multilokulärem Befall immer durchgeführt werden. Bei Auftreten von akuten arteriellen und venösen Gefäßverschlüssen oder neurologischen Symptomen ist das arterielle Aneurysma stets in die differentialdiagnostischen Erwägungen miteinzubeziehen.

Therapie: Die Therapie besteht in der Überbrückung des erkrankten Gefäßabschnittes durch ein Autotransplantat der V. saphena magna. Ob das Aneurysma entfernt oder nur aus der arteriellen Strombahn ausgeschlossen in situ belassen wird, hängt von örtlichen Gegebenheiten ab (Abb. 23–21).

Dissezierende Aneurysmen

Ätiologie: Das Aneurysma dissecans entwickelt sich auf dem Boden einer Schwäche der Gefäßmedia, die nur in seltenen Fällen entzündlicher (Lues, Riesenzellaortitis) Genese ist. Häufiger sind degenerative Veränderungen der Aortenwand bei Hypertonie und im Sinne einer zystischen Medianekrose (Medianecrosis idiopathica cystica Gsell-Erdheim), die auch die Ursache der bei der Marfan-Erkrankung (Domgaumen,

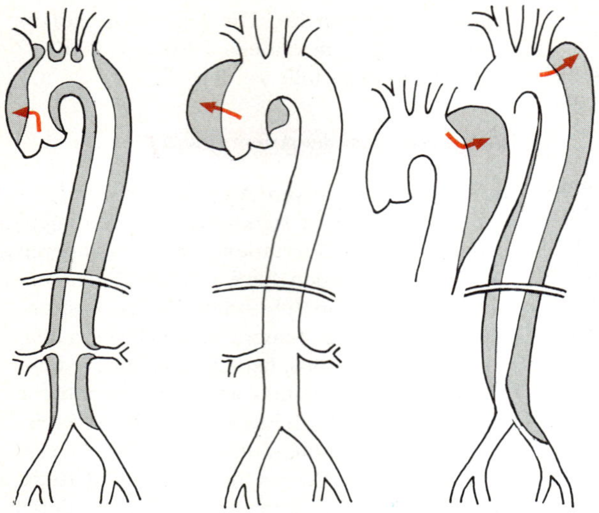

Abb. 23–23 a–c. Typeneinteilung der Aortendissektion. (a) Typ I mit Dissektion beginnend in der Aorta ascendens und sich über den gesamten Aortenverlauf erstreckend. (b) Typ II. Dissektion der Aorta ascendens. (c) Typ III. Beginn der Aortendissektion distal des Abgangs der A. subclavia sinistra und Fortschreiten der Dissektion bis zur Aortenbifurkation bzw. bis in die Beckenstrombahn

Trichter- und Hühnerbrust, Subluxatio lentis, Arachnodaktylie, Myopie u. a.) zu beobachtenden Aortendissektion ist und das ulzerös aufgebrochene Intimaplaque bei Atherosklerose.
Der primäre Intimaeinriß liegt in 65% in der Aorta ascendens, zu 20% an der Aorta descendens, zu 10% am Aortenbogen und nur zu 5% in der Aorta abdominalis. Entsprechend der Ausbreitung der Dissektion mit Ausbildung eines wahren und falschen Lumens werden 3 Typen unterschieden (Abb. 23–23). Die Dissektion kann sich in die aus der Aorta entspringenden Arterien fortsetzen und zu Durchblutungsstörungen der entsprechenden Organe führen (Myokard, Gehirn, Nieren, Darm, Extremitäten).

Symptome: Die akute Dissektion geht mit starken Schmerzen einher, die teilweise thorakal, bei einem Drittel der Kranken auch im Abdomen, empfunden werden und häufig mit einem Schockzustand kombiniert sind. Entsprechend der wechselnden Mitbeteiligung der peripheren Arterien sind Symptome von seiten der betroffenen Organe möglich (Herzinfarkt, zerebrale Ischämie, Hemiparese, Paraplegie, Nierenversagen, Darmnekrose, periphere Ischämie).

Diagnose: Typisch ist die Vielzahl von Befunden, die sich scheinbar nicht auf eine gemeinsame Ursache zurückführen lassen. Der akute Schmerz in Verbindung mit wechselndem Pulstastbefund und evtl. intermittierenden Ischämiezeichen in den genannten Regionen sollte deshalb immer an die Aortendissektion denken lassen. Bei der Röntgenuntersuchung findet sich eine Mediastinalverbreiterung, evtl. mit Doppelkontur der Aorta; die Diagnose wird zuverlässig durch Computertomographie und Aortographie geklärt **(Abb. 33–71)**.

Komplikationen: Mit einer Aortenruptur ist in ca. 70% zu rechnen. Die Mitbeteiligung der Aortenklappe im Sinne einer Aorteninsuffizienz ist bei Erkrankung der Aorta ascendens (Typ I und II) möglich. Eine Spontanheilung kann eintreten, wenn am distalen Ende des falschen Lumens die dissezierte Intima einreißt und das Blut aus dem falschen Lumen in die Aorta zurückströmt (Reperforation).

Therapie: Unter pharmakologischer Senkung des meist erhöhten Blutdrucks und Erniedrigung der Druckanstiegsgeschwindigkeit (β-Blocker) bessern sich die subjektiven Beschwerden rasch. Bei Typ I und II ist zur Vermeidung von Komplikationen (Aortenklappeninsuffizienz, Perforation) der Ersatz der Aorta ascendens anzustreben, ggf. kombiniert mit prothetischem Klappenersatz und Reimplantation der Koronararterien. Bei Patienten mit Typ III kann unter medikamentöser Behandlung die Operation um ca. 12 Wochen hinausgeschoben werden, wenn nicht Komplikationen (sackförmige Aneurysmen, Durchblutungsstörungen, Fortschreiten der Dissektion etc.) zum früheren Eingriff zwingen. Als Palliativeingriff kommt bei Ischämie der Abdominalorgane oder der unteren Extremitäten die Vereinigung des wahren und falschen Lumens durch Resektion der dissezierten Intima mit Vernähung des distalen falschen Lumens in Frage (Fensterungsoperation). Die Sterblichkeit bei so behandelten Aortendissektionen beträgt ca. 25%.

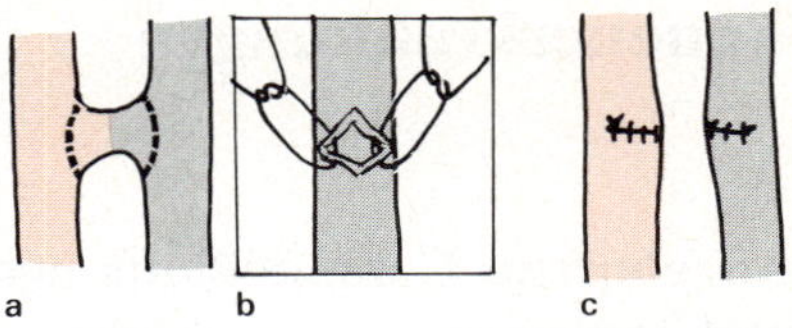

Abb. 23–24 a–c. Operative Behandlung einer traumatischen arteriovenösen Fistel. (Nach Linder). (a) Geplante Resektionsstellen an Arterien und Venen. (b) Querer Verschluß der Arterio- bzw. Venotomie durch direkte Naht. (c) Ergebnis

Arteriovenöse Fisteln

Definition: Angeborene oder erworbene Verbindungen zwischen Arterien und Venen.

Ätiologie: Angeborene a.-v.-Fisteln treten häufig in Gehirn, abdominellen Organen, Lungen und an den Extremitäten auf. Hier besteht meist eine Zunahme der Muskelmasse und der Länge gegenüber der gesunden Seite. Erworbene Fisteln lassen sich meist auf Gefäßverletzungen oder arteriosklerotische Wandschädigung zurückführen.

Pathophysiologie: Die Folgen der a.-v.-Fisteln sind abhängig von deren Größe. Bei akutem Auftreten kann es durch die plötzliche Verlagerung von Blut aus dem arteriellen in das venöse System zum Schock kommen. Später nimmt das Blutvolumen zu, bei großem Shuntvolumen tritt nach Jahren eine Herzinsuffizienz auf. Lokal kommt es zur degenerativen Wandveränderung und aneurysmatischer Erweiterung des präfistulären Arterienabschnittes und des Fistelkanals. Die Druckzunahme im venösen System verursacht eine Klappeninsuffizienz mit Varizenbildung, Ulzera etc. (S. 490ff).

Diagnose: Über der Fistelverbindung ist ein Schwirren tastbar und ein kontinuierliches Maschinengeräusch zu hören. Bei Kompression der Fistel verschwindet das Geräusch, die Pulsfrequenz wird langsamer. Zur genauen Abklärung ist die Arteriographie unerläßlich.

Therapie: Sehr kleine a.-v.-Fisteln bedürfen keiner Therapie, bei *erworbenen* Fisteln mit mittlerem und großem Shuntvolumen ist zur Vermeidung örtlicher (Aneurysmabildung, Ruptur, Blutung) und allgemeiner (Herzinsuffizienz) Komplikationen die frühzeitige Operation indiziert; hier werden die Fistelverbindung unterbrochen und die Fistelöffnungen an Arterie und Vene durch Naht verschlossen (Abb. 23–24). Die chirurgische Therapie *kongenitaler* Formen durch Exzision oder Arterienligatur ist meist ineffektiv, da sich später neue Shuntverbindungen eröffnen.

Venenerkrankungen

Angeborene Gefäßmißbildungen und Tumoren

Haemangioma simplex (Naevus vasculosus, „Feuermal“)

Intrakutan gelegenes, punktförmiges oder flächiges, rötlich-livide verfärbtes, sichtbares Kapillarnetz. Entlang dem Ausbreitungsgebiet peripherer Nerven (Dermatomen) ist es häufig im Gesicht und an den Extremitäten lokalisiert.

Therapie: Exzision oder Vereisung mit CO_2-Schnee.

Haemangioma cavernosum (kavernöses Hämangiom, „Blutschwamm“)

Umschriebene Venenkonvolute mit Hohlräumen in Subkutis, an Extremitäten oder auch in inneren Organen gelegen. Die schwammigen Gebilde lassen sich auspressen, füllen sich aber rasch wieder spontan.

Komplikationen: Blutung bei Verletzung, Ulzeration durch Hautnekrose, maligne Entartung (rund 10%).

Therapie: Exzision; häufig Rezidive.

Haemangioma racemosum (Rankenangiom)

A.-v.-Fistel mit geschlängelten, subkutan und tiefer liegenden Venenektasien. Lokalisation häufig an Schädel, Hals und Extremitäten. Pulsierende Geschwulst mit tast- und auskultierbarem Maschinengeräusch (S. 464).

Komplikationen: Exulzeration mit lebensbedrohlicher arterieller Blutung. Oft sind mehrere a.-v.-Fisteln vorhanden, die angiographisch genau lokalisiert werden müssen.

Therapie: Unterbindung der Fisteln und ausgiebige Exzision. In der Regel Rezidive.

Klippel-Trenaunay-Syndrom

Symptomentrias aus bräunlich-lividen, flächigen, etwas erhabenen Pigmentationen der Haut, erheblicher Varikosis bei oft mangelhafter Anlage des tiefen Venensystems und Riesenwuchs. Die Veränderungen sind auf eine untere Extremität beschränkt und greifen nur selten auf den Stamm über.

Therapie: Nur symptomatisch möglich.

F. P. Weber-Syndrom

Ähnelt dem Klippel-Trenaunay-Syndrom; zusätzlich sind hämodynamisch wirksame, meist multipel angelegte a.-v.-Fisteln vorhanden mit den Folgen: Hypertrophie, Dekompensation von Herz und zuführenden Arterien (Aneurysmen, erhöhtes HZV).

Therapie: Sie besteht in ausgedehnter Skelettierung der Arterien; wegen rezidivierender a.-v.-Fisteln und Ulcus cruris ist oft eine Amputation indiziert.

Osler-Krankheit

Seltener, dominant vererbter, vaskulär bedingter Hämostasedefekt mit multiplen Teleangiektasien an Haut und Schleimhäuten, vorwiegend im Gesicht, aber auch an inneren Organen. Traumatogene Blutungsbereitschaft (auch gastrointestinal) mit oft sekundärer Blutungsanämie.

Therapie: Koagulation, u. U. endoskopisch (Photo- bzw. Laserkoagulation).

Andere Teleangiektasien, „Besenreiservarizen“, Spinnennaevi (sog. „spider-naevi“) u. a.

Sie haben nur eine untergeordnete Bedeutung, vor allem kosmetischer Art, weisen aber nicht selten auf eine Leberzirrhose hin. Das arterielle Zentralgefäß kann verödet werden.

Tabelle 23–1. Art der erworbenen Venenerkrankungen

Venenerkrankungen	Oberflächliches Venensystem	Tiefes Venensystem
Akute Erkrankungen	Thrombophlebitis (aseptisch und septisch) Varikophlebitis Phlebitis migrans Varizenblutung	Phlebothrombose Phlegmasia caerulea dolens Achselvenenstau
Chronische Erkrankungen	Varikosis	Postthrombotisches Syndrom Tiefe Klappeninsuffizienz

Angioma senile

Häufigste Gefäßgeschwulst, klinisch unbedeutend.

Glomustumoren

Außerordentlich druckschmerzhafte, meist subungual gelegene punktförmige Gefäß-Nerven-Geschwulst, die sich aus einer kleinen a.-v.-Fistel entwickelt.

Therapie: Exstirpation.

Maligne Gefäßgeschwülste (Angiosarkome)

Sie sind sehr selten (z. B. V. cava inferior).

Erkrankungen der Venen

Die wichtigste Funktion der Venen ist die Rückführung des Blutes zum Herzen. Störungen, am häufigsten an den unteren Extremitäten, ergeben sich durch Entzündungen und Thrombose und durch primäre oder sekundäre Insuffizienz der Venenklappen (Tabelle 23–1).

Oberflächliche Thrombophlebitis

Ursachen: Exogen infolge Verschleppung infektiösen Materials z. B. durch Venenkatheter oder intimareizende Medikamente; endogen durch Fortschreiten von Entzündungen (Phlegmone, Furunkel).

Symptome: Verhärteter Venenstrang (Thrombose), schmerzhaft, mit allen Zeichen einer Entzündung: Geröteter Venenverlauf, Druckschmerz, lokale Überwärmung und umschriebene Schwellung.

Therapie: Feuchte Verbände mit 30%igem Alkohol, Heparinsalbe, Antiphlogistika (Phenylbutazon), Kompressionsverband mit elastischen Binden und Mobilisierung des Patienten.

Prognose: In der Regel harmlose Erkrankung, die zur Verödung der oberflächlichen Venen führt; als Varikophlebitis sog. „Selbstheilung“ durch Thrombose (Verödung). Abszedierende Thrombophlebitiden müssen chirurgisch behandelt werden (Inzision). Bei Thrombophlebitis migrans Ausschluß einer arteriellen Erkrankung (Thrombangiitis obliterans).

Tiefe Thrombophlebitis – Phlebothrombose

Ätiologie, Prophylaxe, Symptome, S. 143

Phlegmasia caerulea dolens

Sie ist eine Sonderform als rasch eintretende Thrombose des gesamten venösen Querschnitts der Extremität. Beim Hochlagern bleibt die Gliedmaße livide. Sie kann zur venösen Gangrän führen infolge Sistierens des arteriellen Zustroms (fehlende arterielle Pulse).

Diagnose: Neben livider Schwellung, gestauten oberflächlichen Venen und Schmerzen an Fußsohle, Oberschenkel oder über dem Verlauf der tiefen Venen führen die in Tabelle 13–2, S. 143, aufgeführten Symptome zur Diagnose.

Die Ultraschall-Doppler-Sonographie (Ausfall des Signals der venösen Blutströmung) und der Fibrinogentest (Anreicherung des mit radioaktivem Jod markierten Fibrinogens im Thrombus) weisen die Thrombose nach. Bei jedem Verdacht ist eine Phlebographie angezeigt **(Abb. 33–76)**.

Verlauf und Prognose: Wegen der Thrombusschrumpfung zwischen dem 8. und 12. Tag besteht die Gefahr der Ablösung und Thromboembolie. Es setzt eine baldige bindegewebige Organisation und Teilrekanalisation ein mit Zerstörung des Klappenapparates, Bildung von oberflächlichen Kollateralvenen (*sekundäre* Varizen) und venöser Rückstauung (*postthrombotisches Syndrom*). Wichtigste Komplikation der akuten Phlebothrombose ist die Thromboembolie.

Therapie: Für die Behandlungswahl sind Alter und Ausdehnung der Thrombose sowie Begleiterkrankungen oder Risikofaktoren bestimmend:

Antikoagulanzienbehandlung: Indiziert bei älteren, gefährdeten Kranken, bei geringfügiger oder älterer Thrombose (3 Wochen, Rezidivthrombose). Unter strengster Bettruhe und Hochlagerung der betroffenen Extremität Gabe von 20 E Heparin/kg KG/h beim Erwachsenen rund 1600 E/h, in einer täglichen Gesamtdosis von etwa 40 000 E. Nach 3–5 Tagen Fortführung mit Cumarinpräparaten unter kontrollierter Senkung des Quickwertes auf 15–25% mindestens 6 Monate lang; bei spontaner oder rezidivierender Thrombose mehrere Jahre, u. U. lebenslang. Man verhütet Anlagerungsthrombosen und Thromboembolien.

Gefahr: Lungenembolie, Postthrombotisches Syndrom.

Thrombolysebehandlung: Indiziert bei femorokruralen, phlebographisch flottierenden, bis zu 14 Tage alten Thrombosen.

Kontraindikation: Gastrointestinales Ulkusleiden, Alter, Hypertonie, Leberzirrhose.
Streptokinase aktiviert das im Thrombus vorliegende Plasminogen zu Plasmin, welches in der Lage ist, den Thrombus aufzulösen (S. 140). Unter strenger Bettruhe i. v.-Injektion von 250 000 E Streptokinase und nachfolgende stündliche Infusion von jeweils 100 000 E über 24–36 h (evtl. länger), dann Fortführung der Antikoagulation mit Heparin und Cumarinpräparaten als Dauerantikoagulation.

Gefahren: Blutung (intrazerebral, Magen-Darm, Urogenitalsystem), Lösung des Thrombus und Thromboembolie sowie Allergie. Ein Antidot ist ε-Aminocapronsäure, die augenblicklich die Streptokinasewirkung unterbricht.

Thrombektomie: Bei Beckenvenensperre bis zum 14. Tag und bei iliofemoraler Thrombose bis zum 7. Tag; am günstigsten bei jüngeren herzgesunden Kranken ohne ernste Begleiterkrankungen (Diabetes mellitus, Adipositas usw.).

Operation: Bei Erhöhung des zentralen Venendrucks (PEEP = positiver endexspiratorischer Druck) und Hochlagern des Oberkörpers. Ausräumen der Thromben aus der V. femoralis mit Ballonkatheter und Ringstripper; von peripher her können die Thromben aus der V. femoralis ausmassiert werden. Da die Operation unter Antikoagulation (Heparin) durchgeführt wird, kann man den Blutverlust durch Autotransfusion gering halten. Nach Naht der Venotomie erfolgt als Rezidivprophylaxe die Anlage einer kleinen temporären, 4–6 Monate liegenden *a.-v.*-Fistel zur Beschleunigung der Blutströmung in den Beckenvenen. Anschließend Dauerantikoagulation mit Heparin und Cumarinpräparaten.

Thromboembolie – Lungenembolie

Wird ein Teil eines bestehenden Thrombus, besonders im Beckenvenen- und Oberschenkelgebiet, über das rechte Herz in die arterielle Lungenstrombahn verschleppt und verlegt den Ausflußtrakt des rechten Herzens, so spricht man von fulminanter Lungenembolie. Sie führt häufig innerhalb von Minuten zum Tod. Als blande Lungenembolie bezeichnet man periphere embolische Verlegungen der Lungenstrombahn, die auch multipel auftreten können. Sie werden häufig erst mittels der Lungenszintigraphie oder autoptisch entdeckt, weil ihre Symptomatik diskret sein kann. Die Häufigkeit der tödlichen Lungenembolien beträgt im allgemeinchirurgischen Krankengut 0,1–1%, diejenige der kleineren und größeren Lungenembolien zusammen rund 14%.

Symptome und Diagnose: Wichtigste Symptome der Lungenembolie sind: Schmerz, Dyspnoe, Tachypnoe, Zyanose, Einflußstauung, Blutdruckabfall, Puls- und Venendruckanstieg. Speziellere Methoden zur Lungenemboliediagnose sind Lungenperfusionsszintigraphie, EKG (akute Rechtsherzbelastung), Messung des pO_2-Abfalls im arteriellen Blut, Pulmonalisangiographie, Messung des Pulmonalarteriendruckes.

Therapie: Ist der Verlauf eher protrahiert, so ist eine sofortige ausreichende Heparinisierung mit im Durchschnitt 40000–50000 E Heparin pro die indiziert. Bei fehlender Kontraindikation kann in schweren Fällen eine Streptokinasetherapie lebensrettend sein, besonders wenn sie vom 2. Tag an, mit einer genau überwachten Heparinisierung, meist 8000 bis 12000 E Heparin/Tag im Perfusor, kombiniert wird.
Ist die Diagnose einer Makrolungenembolie gesichert, kommt eine sofortige Embolektomie aus der A. pulmonalis mit oder ohne extrakorporale Zirkulation in Frage (*Trendelenburg*-Operation).
Die Häufigkeit der postoperativen tödlichen Lungenembolie rechtfertigt heutzutage, unter Beachtung von Kontraindikationen, eine generelle medikamentöse und physikalische Thromboembolieprophylaxe (S. 144).

Besondere Embolieformen

Luftembolien

Sie ereignen sich durch leerlaufende, unter Druck stehende Infusionen, durch operative oder traumatische Eröffnung herznaher Venen und Operationen am offenen Herzen (S. 207).

Fettembolie, S. 89

Sie kommt nach Traumen mit größerer Gewebszertrümmerung, nach ausgedehnten Frakturen und bei größeren Verbrennungen vor, insbesondere nach Schockzuständen. Im Vordergrund stehen zerebrale Störungen wie Somnolenz. Die Behandlung hat neben der Schockbekämpfung (S. 85) die Normalisierung von Hypoxie und Acidose zum Ziel und wird durch lipolytische Maßnahmen ergänzt.

Postthrombotisches Syndrom

Man versteht darunter ein venöses Stauungssyndrom der unteren Extremitäten. Es entsteht als Dauerschaden nach abgelaufener tiefer Thrombophlebitis mit Zerstörung der Venenklappen, Verschluß oder Einengung der Venenlichtung und fibrinös-narbiger Verdickung der Venenwand.

Symptome und Diagnose: Charakteristische Zeichen sind: Venöse Rückflußstörungen mit Ödemneigung am Unterschenkel (vorwiegend nach Belastung), Stauungsdermatosen, Pigmentstörungen und Ulcus cruris. Es bilden sich sekundäre Varizen als Kollateralbahnen aus, bei chronischer Beckenvenensperre auch an der Bauchwand. Die Diagnose wird klinisch gestellt und sollte phlebographisch gesichert werden.

Therapie: In der Regel ist nur die dauernde Kompressionsbehandlung mit elastischen Binden oder Gummistrumpf möglich. Bei Neigung zur Rezidivthrombose Dauerantikoagulation (S. 144). Da jedes Ulcus cruris venosum auf dem Boden von insuffizienten Perforansvenen entsteht, können diese gezielt chirurgisch angegangen werden (Ligatur). Selten sind venenrekonstruktive Gefäßoperationen zur Verbesserung des venösen Rückstroms möglich, z.B. Venenumleitungen zwischen beiden Beckenvenen (Palma-Operation).

Spezielle Krankheitsbilder

Beckenvenensperre

Isolierte frische oder ältere Thrombose der V. iliaca communis, vorwiegend links. Ursache ist meist eine Stenose der Beckenvene am Einstrom in die V. cava inferior durch Überkreuzung der rechten A. iliaca communis oder anlagebedingtem Venensporn. Auch entzündliche oder tumoröse Beckenprozesse mit Phlebitis können einen Beckenvenenverschluß verursachen.

Symptome und Diagnose: Beinödeme, venöses Stauungssyndrom der unteren Extremitäten, Venenzeichnung an der Bauchwand. Die Diagnose muß durch ein Beckenphlebogramm gesichert werden.

Therapie: Operative Beseitigung des extravasalen Strömungshindernisses (Tumor, Knochensperre, Dekortikation), Thrombektomie (S. 488) oder Dauerkompressionsbehandlung.

Cava-superior-Syndrom

Die Thrombosierung der V. cava superior, meist durch Tumoren im oberen Mediastinum bedingt, führt zur Einflußstauung der oberen Körperhälfte. Die Indikation zum Venenersatz ist im Hinblick auf die Prognose des Grundleidens nur selten gegeben.

Mesenterialvenenthrombose

Ursache der Thrombosen im Zuflußgebiet der Pfortader sind infektiöse oder septische Prozesse am Magen-Darm-Kanal, insbesondere aber Karzinome am Magen, Querkolon, Pankreas und Gallenwegen.

Symptome und Diagnose: Sie entsprechen denen eines akuten Mesenterialarterienverschlusses, da es sich um eine Ernährungsstörung des Darmes infolge des venösen Rückstaus handelt (Ischämie venöser Genese).
Das Krankheitsbild ist sehr selten, die Diagnose wird deshalb auch nur selten klinisch gestellt. Eine selektive Mesenterialarteriographie weist die in den Aufzweigungen der A. mesenterica superior stehenden Kontrastmittelsäulen nach. Bei zusätzlicher Milzvenenthrombose kann eine Splenomegalie auf das Krankheitsbild hinweisen.

Therapeutisch ist eine Thrombektomie nur in den ersten Stunden möglich. Liegt bereits eine Darmgangrän vor, so ist eine ausgedehnte Darmresektion erforderlich.

Armvenenstau (Thrombose par effort, Paget-von-Schroetter-Syndrom)

Es handelt sich um eine akute Thrombose der Vv. axillaris oder subclavia (Achselvenenstau).

Ursachen: Chronische Schädigung bei Schultergürtelsyndrom (S. 473), Halsrippe, überschießendem Kallus nach Klavikulafrakturen, Aneurysmen der A. subclavia. Oft treten Achselvenenthrombosen auch ohne jeden ersichtlichen Grund (Ovulationshemmer?) oder nach Überanstrengungen (Tennisspiel, Kegeln) auf.

Symptome sind Schwellungsneigung, Schwere- und Schwächegefühl von Hand und Arm. Kollateralvenen werden im Schulterbereich sichtbar; die Hand ist livide verfärbt, erst nach Hochlagerung entleeren sich die Handvenen. Sicherung der Diagnose durch Phlebographie.

Therapie: Bevorzugt wird die Thrombolyse, vor allem innerhalb von 48 h. Meist kann die Thrombektomie, auch innerhalb von 14 Tagen, keine guten Ergebnisse erzielen. Bei älterer Thrombose ist der venöse Kollateralkreislauf durch aktives Muskeltraining zu verbessern.

Varizen

Pathogenese: Varizen sind sackartig oder insgesamt erweiterte, geschlängelte oberflächliche Venen an den unteren Extremitäten. Man unterscheidet 2 Formen: *Primäre* oder *idiopathische* und *sekundäre oder symptomatische Varikosis.* Beiden Formen liegt die Insuffizienz des Klappenapparates zugrunde. Während das venöse Blut normalerweise infolge des Klappenapparates auch gegen die Schwerkraft herzwärts zu fließen vermag, kommt es bei primären Varizen infolge einer Klappeninsuffizienz zur Stromumkehr (Abb. 23–25). Dies ist nicht der Fall bei sekundären Varizen, die den Kollateralkreislauf für Strombahnhindernisse des tiefen Venensystems bilden (postthrombotisches Syndrom, S. 489). Auch *Perforansvenen* (Abb. 23–26) können entweder primär oder sekundär insuffizient werden; von klinischer Bedeutung sind vorwiegend die Perforansvenen der Cockett-Gruppe. Die vermehrte Nachgiebigkeit der Venenwand beruht bei der primären

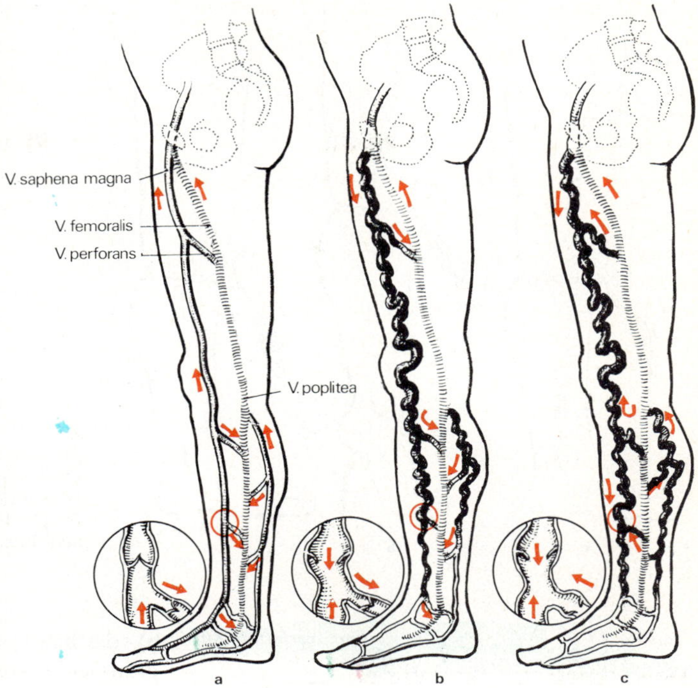

Abb. 23–25 a–c. Oberflächliches Venensystem des Beines. (a) Gesundes Venensystem mit zentripetaler Strömung. (b) Varikosis der Vv. saphena magna et parva mit zentrifugaler Blutströmung („Privatkreislauf"). (c) Zusätzliche Insuffizienz der Perforansvenen

Varikosis auf konstitutionellen Faktoren (ererbte „Bindegewebsschwäche"), sie ist auch während der Gravidität vorübergehend vorhanden (erworbene Venenwandschwäche).

Symptome: Die *primäre* Varikosis der Vv. saphena magna et parva bedeutet lediglich eine kosmetische Störung, oft vergesellschaftet mit anderen Zeichen einer Bindegewebsschwäche (Senk-Spreiz-Knick-Fuß, Leisten- und Narbenhernie). Nur die Insuffizienz der Perforansvenen führt zur Schwellungsneigung und zur trophischen Störung mit pigmentierten Bezirken (Mikroblutungen, Melanoderm) sowie zum Ulcus cruris venosum. Bei der *sekundären* Varikosis kommt die periphere Venendruckerhöhung als zusätzliche Ödemursache hinzu. Schweregefühl der Beine („Elefantenbein") und nächtliche Wadenkrämpfe weisen auf eine Klappeninsuffizienz des tiefen Venensystems hin. Aus Varixknoten kann es bei Verletzungen bluten.

Untersuchungsmethoden: Wichtigstes Ziel diagnostischer Maßnahmen ist der Ausschluß von sekundären Varizen sowie deren Ursachen (Beckenvenensperre, Thrombosen, Aneurys-

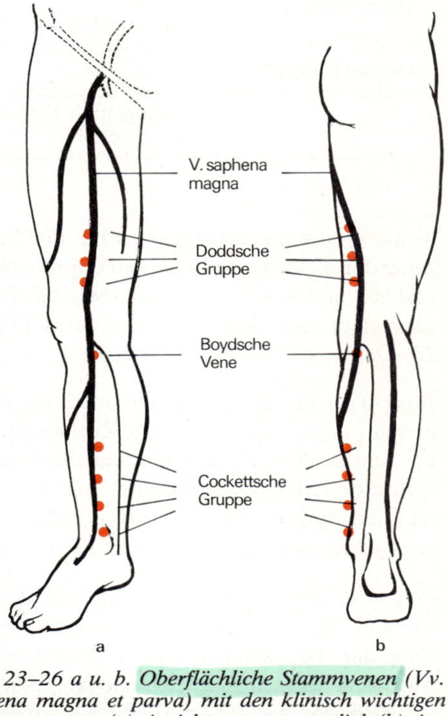

Abb. 23–26 a u. b. Oberflächliche Stammvenen (Vv. saphena magna et parva) mit den klinisch wichtigen Perforansvenen. (a) Ansicht von vorn-medial. (b) Ansicht von hinten

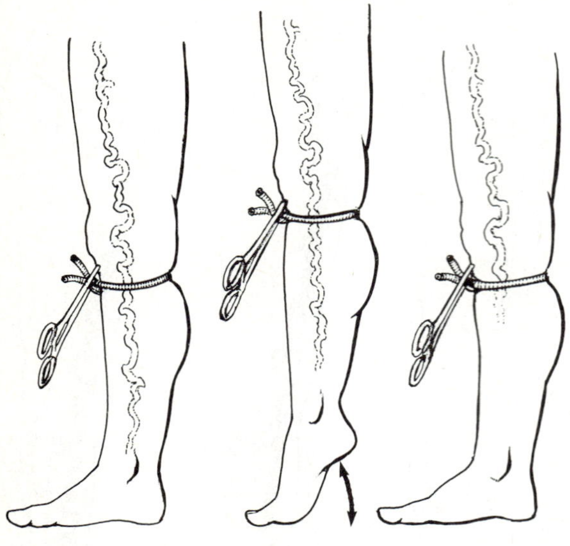

Abb. 23–27 a–c. Perthes-Versuch.
(a) Abschnüren am stehenden Patienten.
(b) Betätigung der Wadenmuskelpumpe (Zehenstandsübungen oder Umhergehen).
(c) Die Varizen haben sich ins funktionsfähige tiefe Venensystem entleert

Tabelle 23–2. Untersuchungsziele und -verfahren am Venensystem der unteren Extremitäten

1. Klappeninsuffizienz (V. saphena)	Perkussionstest Trendelenburg-Test
2. Klappeninsuffizienz (Perforansvenen)	Inspektion Palpation Mahorner-Ochsner-Test Phlebographie (im Stehen)
3. Durchgängigkeit (tiefes Venensystem)	Perthes Test Venendruckmessung Phlebographie (im Stehen oder Liegen)

men). Weiterhin ist nachzuweisen: Die Insuffizienz der Ventilklappen an den oberflächlichen Stamm- und Perforansvenen sowie die Durchgängigkeit des tiefen Venensystems (Tabelle 23–2).

Inspektion: Geschlängelte und dilatierte Vv. saphena magna oder parva mit Zuflußvenen sowie Varizenknäuel. Sichtbar sind flächige pigmentierte Melanodermbezirke sowie trophische Störungen (Ulcus cruris venosum) mit oder ohne stauungsbedingtem Ekzem.

Palpation und Perkussion: Beklopfen der proximalen Varizen führt zur fühlbaren Fortsetzung der Druckwellen in die Peripherie als Nachweis für insuffiziente Venenklappen. Mittels Palpation werden Faszienlücken erfaßt (insuffiziente Perforansvenen, Abb. 23–26a und b), die häufig druckschmerzhaft sind. Venöse prätibiale Ödeme sind in der Regel dellenbildend. Bei trophischen Störungen sind stets die arteriellen Pulse zu tasten.

Trendelenburg-Test: Hochlagern der Beine, Ausstreichen der oberflächlichen Venen und Abschnüren durch Staubinde. Nachweis der oberflächlichen Klappeninsuffizienz: Beim Aufstehen sind die Varizen leer, sie füllen sich entweder sehr langsam von distal oder beim Lösen der Staubinde schnell von proximal.

Perthes-Test (Abb. 23–27): Abschnüren der oberflächlichen Venen mittels Tourniquet beim stehenden Patienten, anschließend Umhergehen oder Zehenstandsübungen. Die Varizen distal der Staubinde erschlaffen bei durchgängigem tiefem Venensystem, sie bleiben prall gefüllt bei Verschluß der tiefen Venen oder bei Abflußhindernissen.

Mahorner-Ochsner-Versuch: An der ausgestrichenen Extremität werden 2 Staubinden angelegt, der Kranke muß anschließend umhergehen. Füllen sich zwischen den beiden Staubinden die Varizen, so liegen in diesem Bereich die insuffizienten Perforansvenen.

Venendruckmessung: Nach der Venenpunktion am Fußrücken erfolgt beim stehenden Patienten nach Zehenstandsübungen die blutige

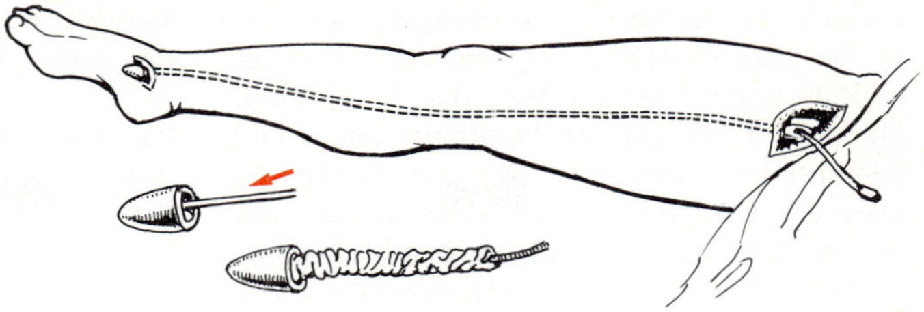

Abb. 23–28. Babcock-Operation (Exhärese der V. saphena magna)

Druckmessung. Durch ungenügende Abnahme des Ruhedrucks nach Betätigung der Wadenmuskelpumpe wird die mangelnde Drainage des tiefen Venensystems nachgewiesen.

Phlebographie: Sie ist indiziert zur Lokalisation insuffizienter Perforansvenen und zum sicheren Nachweis der Durchgängigkeit bzw. Obliteration oder Teilrekanalisation des tiefen Venensystems. Technik: Injektion des Kontrastmittels in Fußrückenvene nach Abschnürung der oberflächlichen Venen mittels supramalleolärer Staubinde. Bei einer Kava- oder Beckenphlebographie erfolgt die venöse Injektion des Kontrastmittels in der Leistenbeuge bei temporärer Betätigung der Bauchpresse (Valsalva, **Abb. 33–77**).

Diagnose: Eine primäre oder sekundäre Varikosis bzw. eine Insuffizienz der Perforansvenen sind weitgehend aus Anamnese, Inspektion, Palpation und sorgfältigen Funktionstests zu erkennen. Differentialdiagnostisch sind vorher Beschwerden orthostatischer Art, Gelenkbeschwerden, neurogene oder Muskelleiden u. a. auszuschließen. Im Zweifelsfall ist allerdings eine Phlebographie durchzuführen.

Therapie:

Kompressionsbehandlung mit Binden, elastischen Strümpfen, Zinkleimverbänden u. a. ist nur bei Ödemneigung erforderlich. Subjektive Beschwerden („Schweregefühl", auch ohne nachweisbare Schwellung) als Folge einer Insuffizienz des tiefen Venensystems rechtfertigen die Kompressionsbehandlung.

Verödungsbehandlung (Sklerosierung) kleinerer subkutaner Varizen, von Nebenästen, von Rest- oder „Rezidiv"-Varizen, von Besenreisern. Technik: Am stehenden Patienten Punktion der Varize; nach dem Hinlegen Vorinjektion von 1–2 ml Luft („air-bloc"), damit das nachfolgende Verödungsmittel in der Varize überall die Venenwand benetzen und schädigen kann. Für eine Injektion genügen 1–2 ml Verödungsmittel, anschließend Kompressionsverband. Meist sind mehrere Sitzungen erforderlich. Insuffiziente Perforansvenen sollen nicht verödet werden.

Operative Behandlung (Abb. 23–28): Behandlung der Wahl ist die Exhärese der Vv. saphena magna und/oder parva nach Babcock mit Krossektomie (Abtrennung der V. saphena magna am Hiatus saphenus und Ligatur aller hier einstrahlenden Venenäste). Insuffiziente Perforansvenen sollten ebenfalls behandelt werden (gezielte Freilegung und subfasziale Ligatur). Mit der operativen Behandlung primärer Varizen sind ohne nennenswertes Risiko gute Spätergebnisse zu erzielen.

Lymphgefäße

Pathophysiologie

Eine Hauptaufgabe des Lymphgefäßsystems ist die Bewältigung der extravaskulären Zirkulation der Plasmaproteine. Bis auf geringe Mengen, die über Blutkapillaren in den Kreislauf zurückgelangen, muß der ganz überwiegende Teil der das Kapillarbett verlassenden Proteine über die Lymphbahnen in die venöse Strombahn zurückgebracht werden. Für diese Aufgabe sind die Lymphgefäße mit Klappen ausgestattet und können eine Eigenkontraktibilität entwickeln. Äußere Einwirkungen, wie die Muskelpumpe, Atembewegungen und arterielle Pulsationen, unterstützen den Lymphfluß. Diejenigen Mengen an Plasmaproteinen und interstitieller Flüssigkeit, die pro Zeiteinheit über das Lymphsystem aus dem Gewebe abtransportiert werden muß, werden als lymphpflichtige Last bezeichnet. Das Vermögen der Lymphbahnen, die Lymphe pro Zeiteinheit abzutransportieren, wird als *Lymphtransportkapazität* bezeichnet. Erhöhungen der lymphpflichtigen Last über die Transportkapazität hinaus, wie auch eine Verminderung der Transportkapazität bei unverändertem Anfall von Lymphe, führen zu einem Ödem. Engstellen des Lymphabflusses finden sich an Achsel und Leiste, aber auch an der Medialseite des Kniegelenks.

Praktischer Hinweis: Großzügige Operationsweise an Engstellen des Lymphabflusses, wie lange quere Inzisionen an Leiste, Achsel und Knieinnenseite, können zu einem katastrophalen Absinken der Lymphtransportkapazität und damit zu einem massiven Ödem führen.

Akute Lymphangitis und Lymphadenitis, S. 62

Ausgehend von akralen Infektionen (Panaritium) mit unter Druck stehenden subkutanen Eiterungen (Staphylokokken) kommt es zur Lymphangitis, kenntlich am „roten Streifen" über dem Gefäß, und zu derben, schmerzhaften regionären Lymphknotenschwellungen. Die Therapie besteht in Eröffnung des Infektionsherdes, feuchten Verbänden, antiphlogistischen Maßnahmen, Ruhigstellung und Gabe von Antibiotika. Abszedierende Lymphknoten schmelzen ein und müssen operativ breit eröffnet werden. Als Spätkomplikation kann sich durch Obliteration der abführenden Lymphbahnen ein sekundäres, chronisch progredientes Lymphödem entwickeln.

Chronische Lymphangiopathien

Sie sind gekennzeichnet durch das periphere Ödem. Folgende Formen sind zu unterscheiden:

Angeborenes Lymphödem (Milroy-Krankheit): Sehr selten, familiäre Häufung.

Primäres idiopathisches Lymphödem: Meist einseitig; vorwiegend bei Frauen in der Pubertät oder im mittleren Alter auftretend. Die Ödeme werden hervorgerufen durch Hypo- oder Aplasie von Lymphbahnen in der Subkutis, durch Lymphvarizen oder diffuse Lymphangiektasien.

Sekundäres Lymphödem: Nach rezidivierenden Infekten infolge Obliteration der abführenden Lymphgefäße (Erysipel, bakterielle oder parasitäre Lymphangitiden), nach Trauma bzw. Operation mit Lymphknotenexstirpation, bei Tumorbefall (Metastasen, primäre Lymphknotentumoren) oder nach Bestrahlungsbehandlung (z.B. Armödem nach Ablatio mammae, S. 219).

Symptome

Meist nur Schwere- oder Spannungsgefühl. Das Ödem ist zunächst weich, nicht dellenbildend und geht bei Hochlagerung nicht vollständig zurück. Bei weiterer Zunahme wird das Ödem hart und unförmig (Elephantiasis), die Haut weiß gespannt und sklerosiert mit gelegentlichem Nässen infolge Lymphdiapedese. Danach verstärkte Neigung zu Phlegmonen, Erysipel sowie Verschlechterung infolge weiterer Obliteration restlicher Lymphgefäße.

Diagnose

Sie erfolgt zunächst rein klinisch aufgrund von Anamnese und seitendifferenter Umfangsmessung.

Untersuchungsmethoden

Lymphographien mit öligen Kontrastmitteln können die Lymphgefäße erheblich schädigen und zu einer Verstärkung des Lymphödems führen. Sie sind allenfalls für eine Darstellung von Metastasen sinnvoll. Eine Aussage über den Abtransport von Lymphe ergibt ohne größere Schädigung die *Lymphsequenzszintigraphie.* Dabei wird der Abstrom von subkutan in-

jizierten großmolekularen Radioisotopenverbindungen verfolgt.
Subkutane *Injektionen von Patentblau* zeigen durch einen Rückstrom in die Haut („dermal back flow“) ebenfalls ein lymphostatisches Ödem an.

Therapie

Die *konservative* Behandlung besteht in Hochlagerung, „Schaukelbehandlung“ (abwechselnd Belastung und Bewegung mit Hochlagerung), Kompressionsverbänden (maßangefertigte Zweizuggummistrümpfe), Lymphdrainage und pneumatischer Massage.
Als kausale *operative* Therapie zur Behandlung des sekundären Lymphödems kommt eine mikrochirurgische Transplantation von Lymphkollektoren zur Überbrückung einer Lymphabflußflußblockade zur Anwendung. Auch mikrochirurgische lymphovenöse Anastomosen werden durchgeführt. Resektionsmethoden verkleinern die Masse der ödematösen Extremität. Nach Exzision des Subkutangewebes erfolgt die Oberflächendeckung entweder mit freier Spalthaut (Charles) oder mit einer dünnen Hautlappenplastik (Homanns, Thompson).

24. Plastische Chirurgie

Allgemeine Prinzipien

Die Wiederherstellungschirurgie basiert auf Verschiebung oder Transplantation von Gewebe. Zur Auffüllung von Defekten werden auch Kunststoffe verwendet. Bei jeder Operation müssen folgende Gesichtspunkte berücksichtigt werden:
Ausmaß des Gewebeverlustes, Entstellung, Einschränkung der Funktion, berufliche und psychologische Situation des Patienten, Kenntnis der Verhaltensweisen verschiedener Gewebe nach Transplantation.
Zur Deckung eines Defektes darf nicht ein neuer sichtbarer Defekt an anderer Stelle hervorgerufen werden. Bevorzugte Entnahmestellen bei Vollhauttransplantaten liegen daher z. B. hinter dem Ohr, in der Inguinalgegend, Glutäalfalte und Oberarminnenseite.
Der Operationserfolg darf nie an der ursprünglichen Entstellung gemessen werden. Der Chirurg muß immer ein möglichst perfektes Ergebnis anstreben. Häufig ist jahrelange Nachsorge erforderlich.

Operationstechniken

Grundbegriffe

Inzisionen sollen immer genau senkrecht zur Haut und möglichst in den Linien minimaler Spannung gelegt werden. Wundränder sind niemals mit Pinzetten zu fassen, sondern mit scharfen Häkchen oder Haltefäden, um die Traumatisierung möglichst gering zu halten.

Nahttechniken

Es werden neben der einfachen transkutanen Naht die Rückstichnaht, die einseitige Rückstichnaht (auf einer Wundseite transkutan, auf der anderen intradermal gestochen) und die Intrakutannaht verwendet. Als Nahtmaterial kommt heute vorwiegend Kunststoffaden aus Nylon oder Polyäthylen zur Anwendung, hier wieder die feineren Fadenstärken, im Gesicht 6×0 und 5×0, sonst 5×0 und 4×0.
Für versenkte Dermalnähte wird resorbierbares Nahtmaterial (Dexon, Vicryl, Catgut) benutzt. Subkutane Nähte, die subkutanes Fett und Gefäße fassen, sollen nach Möglichkeit überhaupt nicht mehr verwendet werden; sie sind aufgrund der von ihnen ausgelösten Nekrosen häufig Ursache von Infektionen und Unregelmäßigkeiten. Wo immer die stärkste Spannung vorhanden ist, sollte diese durch Überkleben der Wunde mit sterilen Papierstreifen auf einen möglichst großen Bezirk verteilt werden. Je spannungsloser eine Wunde genäht ist, um so schöner ist später die Narbe.

Narbenrevision

Narbenrevisionen werden bei unschönen Narben, besonders im Gesicht, häufig erforderlich. Eine Narbenrevision darf erst vorgenommen werden, wenn in der Narbe die letzte Phase der Wundheilung zum Stillstand gekommen ist. Im allgemeinen ist das erst 4–9 Monate nach dem Trauma der Fall. Eine noch rote Narbe darf nicht revidiert werden, da durch das erneute Trauma eine noch stärkere Kollagenniederlegung in der Wunde und damit eine noch stärkere Hypertrophie der Narbenbildung ausgelöst wird. Nicht alle Narben lassen sich durch einfache Exzisionen befriedigend korrigieren.

Z- und W-Plastik

Bei linearen Narben, die senkrecht zu den Spannungslinien der Haut, beispielsweise über Gelenke hinweg verlaufen, muß die Verlaufsrichtung der Narbe durch eine Z-Plastik geändert werden (Abb. 24–1). Bei langen Narben

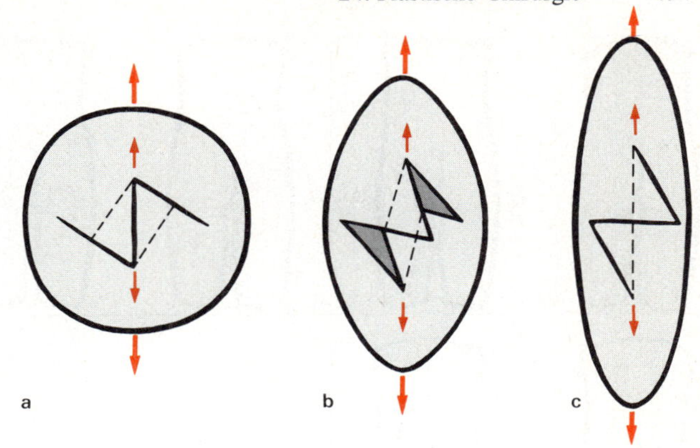

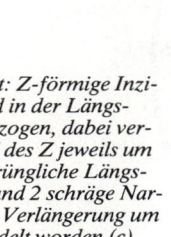

Abb. 24–1 a–c. Z-Naht: Z-förmige Inzision (a), die Narbe wird in der Längsrichtung auseinandergezogen, dabei verschieben sich die Zipfel des Z jeweils um 90° (b); Naht, die ursprüngliche Längsnarbe ist in eine quere und 2 schräge Narben unter gleichzeitiger Verlängerung um etwa ein Drittel verwandelt worden (c)

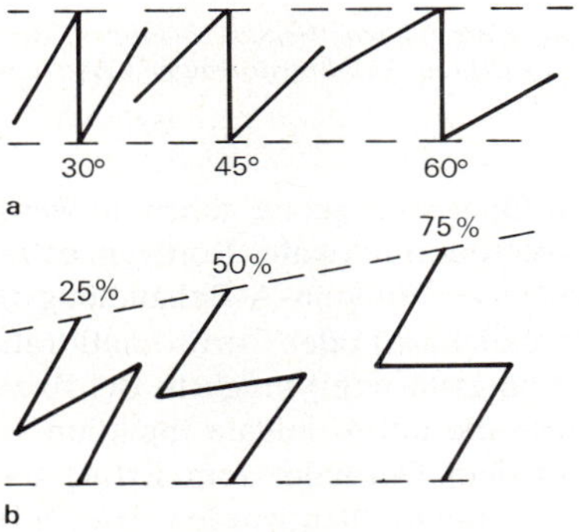

Abb. 24–2 a u. b. Durch Variierung der Inzisionswinkel (a) kann die Verlängerung bis zu 75% gesteigert werden (b)

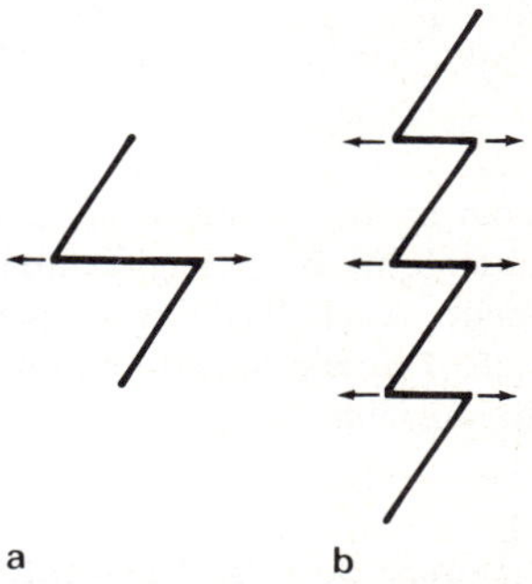

Abb. 24–3 a u. b. Einfache (a) und mehrfache (b) Z-Plastik

sind oft mehrere aufeinandergesetzte Z oder ein W zur ausreichenden Brechung der Längsspannung erforderlich. Durch Änderung der Winkel des Z (üblicherweise 60°) kann man die Richtungsänderung variieren (Abb. 24–2 u. 24–3).

V-Y-Plastik

Kleinere Defekte, besonders an den Fingerkuppen, können durch die V-Y-Plastik verschlossen werden (Abb. 24–4).

Abschleifen

Ungleichmäßige, besonders flächenhafte Narben kann man in ihrem Aussehen häufig dadurch bessern, daß man die Oberfläche mit ei-

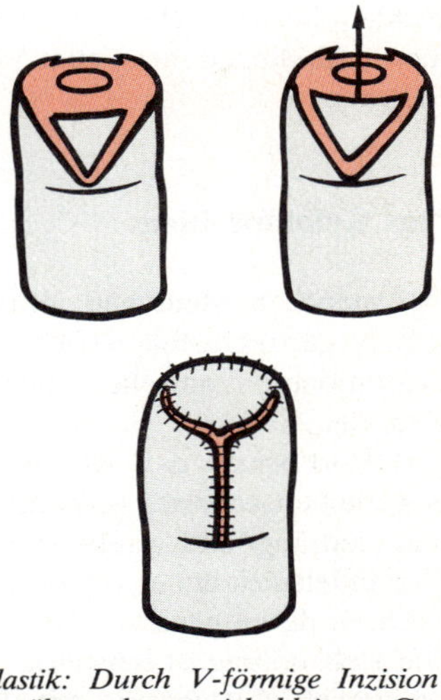

Abb. 24–4. V-Y-Plastik: Durch V-förmige Inzision und Y-förmige Vernähung lassen sich kleinere Gewebsareale gut in der Längsrichtung verschieben

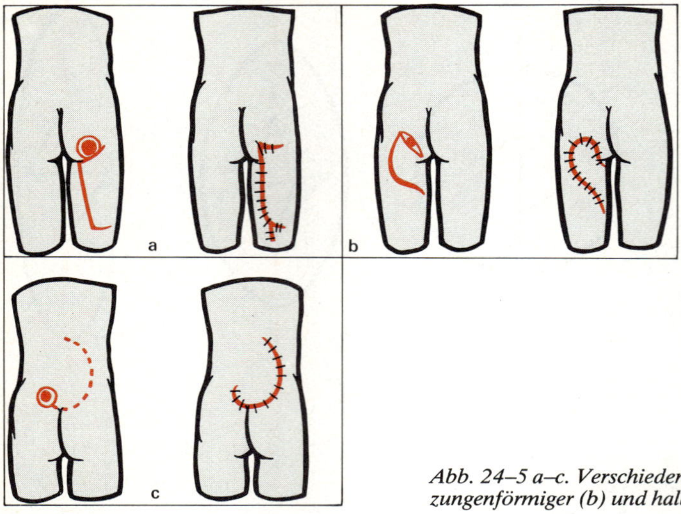

Abb. 24–5 a–c. Verschiedene Verschiebelappen: Rechteckiger (a), zungenförmiger (b) und halbkreisförmiger Verschiebelappen (c)

nem hochtourigen Schleifgerät (Dermabrador) abschleift, bis ein gleichmäßiges Niveau entsteht. Auch Rußeinsprengungen und nicht zu tiefe Tätowierungen kann man auf diese Weise herausschleifen.

Chemische Oberflächentherapie

Sie wird besonders zur Behandlung feinster Hautfältchen angewendet. Dabei ist eine meist phenol- oder krotonölhaltige Flüssigkeit auf den zu behandelnden Bezirk aufzutragen und für etwa 24 h luftdicht abzukleben. Die entstehende oberflächliche Entzündung führt nach ihrem Abklingen meist zum Verschwinden der Fältchen.

Das Keloidproblem

Bei manchen Menschen (Kindern, Rothaarigen, Negern) entstehen nach Verletzungen und Operationen anstelle normaler Narben Keloide.
Das Wort besagt, daß das entstehende Narbengewebe benachbartes gesundes Gewebe auflöst und verdrängt und „krebsartig" weiterwuchert. Es handelt sich um eine Störung im Prolinstoffwechsel, deren genaue Ursache unbekannt ist. Die Behandlung ist schwierig und nicht immer erfolgreich. Gleichzeitig mit der chirurgischen Exzision muß der überaktive Prolinstoffwechsel im Operationsgebiet gehemmt werden. Das ist entweder mit lokaler Röntgenbestrahlung, parenteraler Vitamin-A-Behandlung (Gefahr der Intoxikation) oder Cortisoninfiltration (Wundheilungsstörung!) möglich. Bei Rezidiven kann auch die intrakeloidale Injektion von Cortison mit dem Dermajet zum Erfolg führen. Auch mit Laserstrahlen wurden Erfolge berichtet.

Lappenplastiken unter Erhaltung der Blutversorgung

Lokale Verschiebelappen

Man löst Haut mit Unterhaut und Subkutanfett aus ihrer natürlichen Umgebung, wobei eine Seite mit einem ernährenden Gefäß als Stiel zu belassen ist. Das Verhältnis von Länge des Lappens zur Breite sollte nie größer als 2 : 1 sein. Es gibt eine große Zahl technischer Möglichkeiten, von denen nur einige schematisch dargestellt sind (Abb. 24–5). Ein lokaler Verschiebelappen kann nur an Stellen mit gut verschieblicher Haut, d. h. Gesicht, Hals, Inguinal- und Glutäalgegend, verwendet werden.

Rundstiellappen

Dieser häufig verwendete Lappen wurde schon 1890 von *Filatow* und *Gillies* angegeben. Nach zwei parallelen Inzisionen wird der dazwischen liegende Hautstreifen von der Unterlage gelöst und die Wundränder so miteinander vernäht, daß ein geschlossenes Rohr entsteht (Abb. 24–6). Die Entnahmestelle versucht man entweder nach Mobilisieren der Wundränder primär zu schließen oder man deckt sie mit einem Transplantat. Nach etwa 3 Wochen wird das zu versetzende Ende des Rundstiellappens erstmals umschnitten. Eine totale Durchtrennung ist erst möglich, wenn die Lappendurchblutung nach vollständigem Abklemmen eines Stielendes unbeeinflußt bleibt. Objektiv kann dies am einfachsten mit der Thermographie oder durch perkutane Messung des O_2-Partialdruckes im Gewebe (Drägersonde) festgestellt werden. Durch schrittweise Ablösung erfolgt eine sehr starke Zunahme der Vaskularisierung über den Gefäßplexus der Kutis und Subkutis, die schließlich die gesamte Lappenernährung übernehmen. Rundstiellappen können zur Deckung weit entfernter Defekte verwendet werden, z. B. von der Schulter zum Gesicht, von der Leiste zur Hand etc. Sie können auch unter Verwendung des Armes als Zwischenträger in Form von Wanderlappen angewendet werden, z. B. an Abdomen – Arm und Arm – Bein. Dazu sind zahlreiche Operationsschritte erforderlich.

Lappen mit axialem Gefäß

Hier werden sehr lange, nicht als Rundstiel vernähte Lappen dadurch gebildet, daß in ihrer Achse eine größere Arterie mitverpflanzt wird, z. B. ein Leistenlappen unter Einschluß der A. circumflexa ilium superficialis zur Deckung von Hand- und Armdefekten, oder ein deltopektoraler Lappen, wobei der Stiel von parasternal bis auf den Arm reicht, mit Einschluß des Truncus thoracoacromialis zur Deckung von Gesichtsdefekten.

Subkutan gestielte Lappen

In sehr gut durchblutetem Gewebe, vor allem im Gesicht, lassen sich große Gewebsareale unter Stielung am eigenen Subcutangewebe unter Einschluß der darin befindlichen kleinen Arterien verschieben, z. B. von der Wange zur Nase.

Myokutane Lappen

Hier wird ein Muskel unter Erhaltung seiner Arterie mit allem darüberliegenden Gewebe, das vom Muskel aus über perforierende Gefäße

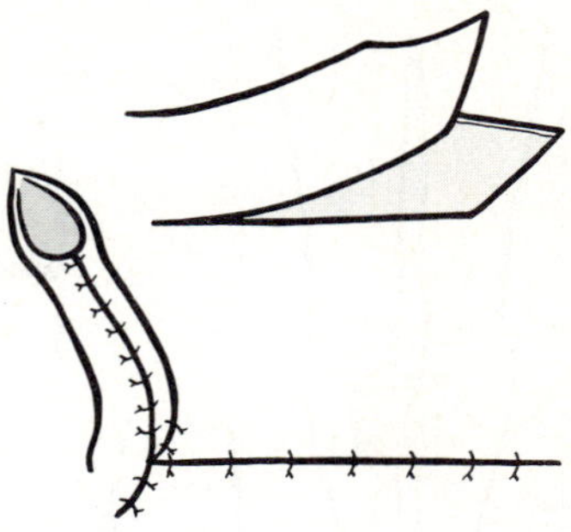

Abb. 24–6. Bildung eines Rundstiellappens

versorgt wird, bewegt. Es lassen sich sehr große Gewebsverschiebungen vornehmen, z. B. Latissimuslappen zur Versorgung von Thoraxwanddefekten, Grazilislappen zur Versorgung von Glutäaldefekten, Sternokleidolappen zur Versorgung von Gesichtsdefekten.

Muskellappen

Zur Auffüllung großer Gewebsdefekte, z. B. Glutäuslappen, oder zur Deckung von freiliegenden Metallplatten, z. B. Gastroknemiuslappen zur Deckung einer Unterschenkelplatte. Auf den eingenähten Muskel wird dann noch Spalthaut übertragen.

Kreuzlappen

Sie werden an der Wade eines Beines mobilisiert, auf einer Seite gestielt und in einen Defekt der Tibiavorderkante des anderen Beines eingenäht (Abb. 24–7); sie können auch zwischen benachbarten Fingern gebildet (Abb. 24–8) oder vom Ober- bzw. Unterarm auf einen Finger der Gegenseite übertragen werden. Wie bei Rundstiel- und axialen Lappen will man mit diesen Lappen eine gute Weichteilpolsterung über Knochen, Sehnen oder Gelenken unter der Hautdeckung erreichen. Die Durchtrennung erfolgt nach festem Einwachsen und Arterialisierung vom neuen Einpflanzungsort aus, die durch Abklemmen geprüft wird, nach 3–4 Wochen.

Muffplastik

Sind Finger oder eine ganze Hand von Haut entblößt, wird am gegenseitigen Oberarm oder am Abdomen ein Hautlappen nach Art eines

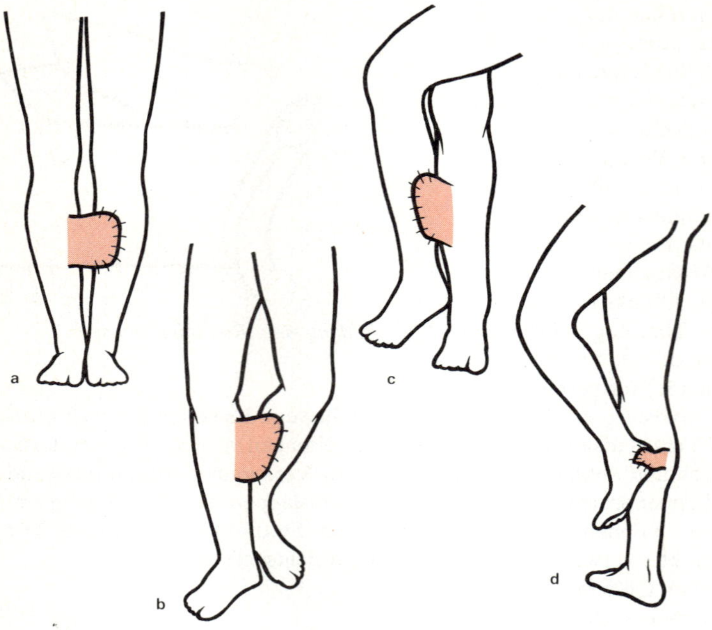

Abb. 24–7 a–d. Kreuzlappenplastik am Bein: Von Wade zum Schienbein (a), von Wade zur Wade (b), vom Unterschenkel außen zur Wade (c) und von Wade zur Ferse (d)

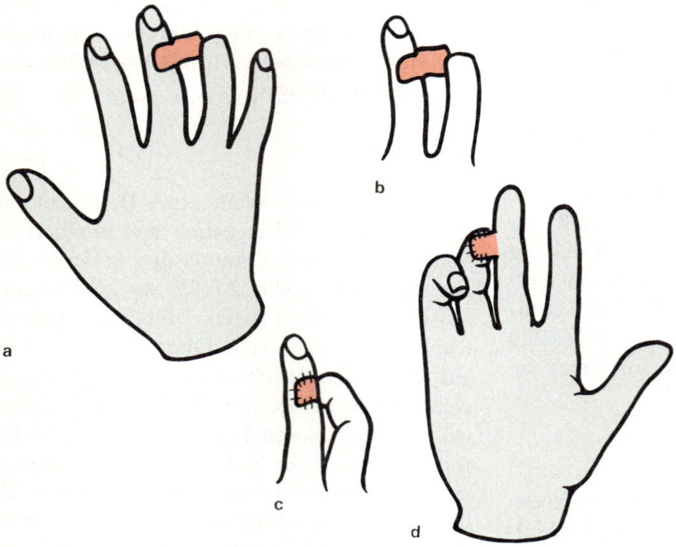

Abb. 24–8 a–d. Kreuzlappenplastik am Finger: (nach Tempest) Türflügelförmige Lappenbildung von der Fingerstreckseite (a), Defekt durch Vollhauttransplantat gedeckt (b), Einnähen des Kreuzlappens auf den Fingerkuppendefekt (c u. d)

Muffs von der Unterlage abgehoben und das entblößte Glied vorübergehend in die entstandene Tasche eingenäht (Abb. 24–9). Nach der Einheilung exzidiert man aus der Umgebung genügend Haut, um die ganze Zirkumferenz des Gliedes zu decken. Die Deckung der Entnahmestelle erfolgt mit Spalthaut.

Insellappen

Kleinere Hautstücke können auch ausschließlich an der sie ernährenden Arterie gestielt verpflanzt werden, z. B. von einem Finger auf den anderen (Abb. 24–10). Dabei kann auch der Nerv mitverpflanzt und damit eine Sensibilität transferiert werden. Wegen der schwierigen Umgewöhnung ist es jedoch besser, den Nerven zwar mitzuverpflanzen, ihn aber dann zu durchtrennen und mit dem normalerweise für das Empfängergebiet zuständigen Nerven zu anastomosieren. Auch von der Schläfe kann ein haartragendes Hautstück, an der A. temporalis gestielt, in die Augenbraue verpflanzt werden.

Känguruhlappen

Benötigt man Gewebe, das auf beiden Seiten mit Haut bedeckt ist, z. B. zum Ersatz des Untergesichtes, so wird zunächst an der Bauchhaut durch Einschlagen ein Lappen in der Art der Tasche eines Känguruhs gebildet (Abb. 24–11) und dann über den Unterarm als Zwischenträger zum Kopf transplantiert.

Freie Transplantation (Abb. 24–12)

Man unterscheidet nach der Herkunft:
Autotransplantate = bei einem Patienten von einer Stelle auf eine andere verpflanzt.
Isotransplantate = genetisch gleichartige Transplantate zwischen eineiigen Zwillingen.
Homotransplantate oder *allogene Transplantate* = Transplantate innerhalb derselben Spezies.
Brephoplastische Homotransplantate = Transplantate von embryonalen, fetalen oder neugeborenen Spendern derselben Spezies.
Heterotransplantate oder *xenogene Transplantate* = Transplantate von einer anderen Spezies.
Alloplastische Transplantationen (nur im deutschen Schrifttum gebräuchlich) = Implantation von Fremdkörpern.
Außerdem unterscheidet man noch die *orthotope* von der *heterotopen Transplantation,* entsprechend der Einpflanzungsstelle.

Spalthauttransplantation

Es werden nur die oberflächlichen Schichten der Haut entnommen, Schnittdicke 200–500 μ (Abb. 24–12). Zur Entnahme verwendet man entweder ein Transplantationsmesser oder –

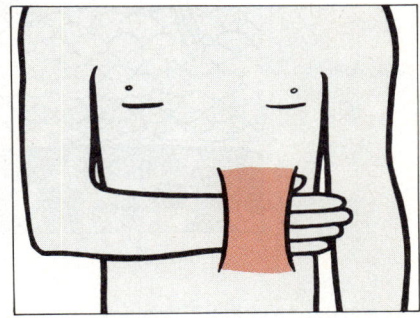

Abb. 24–9. Muffplastik

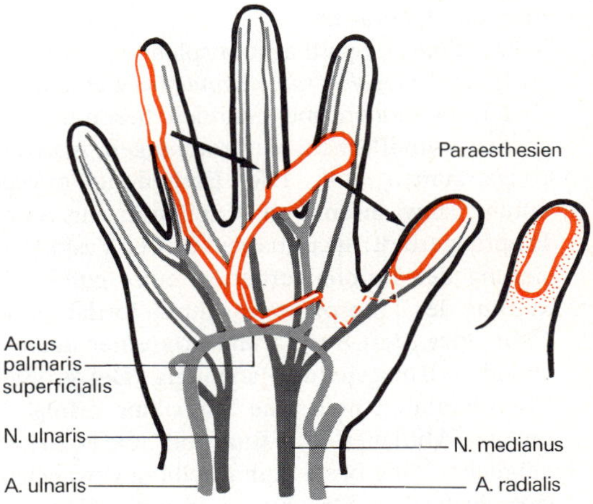

Abb. 24–10. Bildung eines an Nerven und Gefäß gestielten Insellappens an der Ellenseite des Ringfingers, Verpflanzung dieses Lappens auf die Daumenbeugeseite

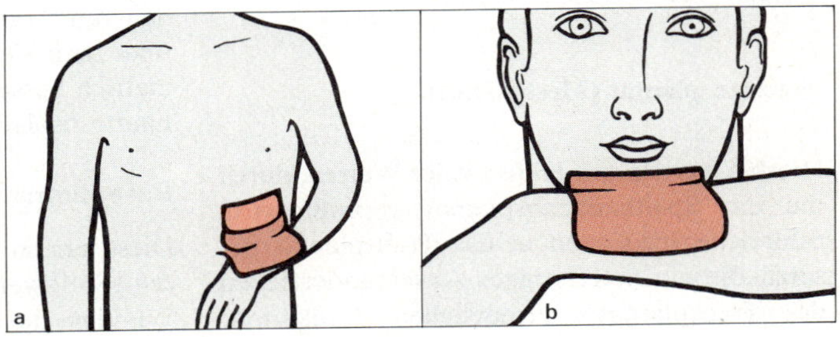

Abb. 24–11 a u. b. Känguruhlappen

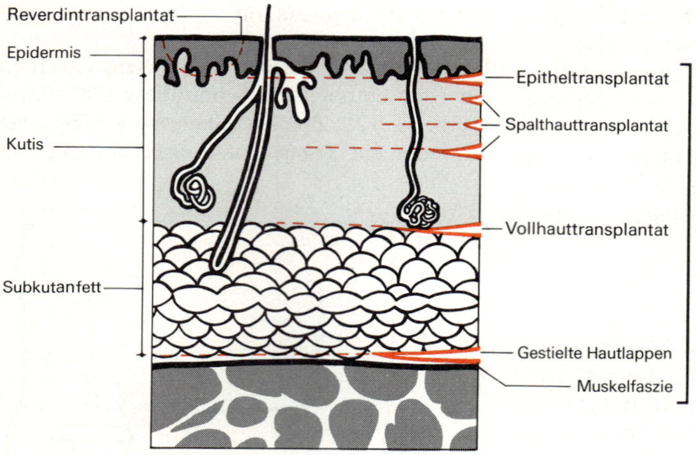

Abb. 24–12. Verschiedene Arten der freien Hauttransplantation

wegen der größeren Genauigkeit – ein Dermatom, Elektrodermatom, Druckluftdermatom, Wiegendermatom. Bevorzugte Entnahmestellen sind: Glutäalgegend, Oberschenkel, Abdomen und Oberarme.

Sehr dünne Spalthauttransplantate werden auch als *Thiersch-Transplantate* bezeichnet.

Ihre Indikationen sind zahlreich, besonders bei großen Wundflächen, Verbrennungen, Abledertungstraumen u. a. Die Einheilung erfolgt durch Einwachsen von Kapillaren aus dem Empfängerbett; sie ist daher von der Vaskularisierung des Empfängerbettes, einer guten Fixierung des Transplantates (durch fortlaufende Naht oder Steri-Strips) und von einer ausreichenden Ruhigstellung abhängig. Bei großen Transplantaten muß eine Stichelung erfolgen, um ein Abfließen von Blut und Sekret zu ermöglichen. Die beste Ruhigstellung gewährleistet ein leichter Druckverband unter Verwendung von Schaumgummi oder Krüllgaze. Körperstellen, die sich nicht ruhigstellen lassen – wie Thorax, Schulter und Hals –, werden am besten nicht verbunden, um eine zusätzliche Schädigung des Transplantates durch einen reibenden Verband zu vermeiden.

Netztransplantat (Mesh-Graft)

Hierbei werden mit Hilfe zweier Walzen, durch die ein Spalthauttransplantat gepreßt wird, zahlreiche Inzisionen in das Transplantat gesetzt, die ein netzförmiges Auseinanderziehen des Transplantates ermöglichen. Indikation: Große Brandwunden mit ungenügend großem Spendegebiet. Nach der Anheilung epithelisieren die Poren des Netzes von der angeheilten Haut aus. Nachteil: Es bleibt immer ein schachbrettähnliches Aussehen zurück. Bei infizierten Wunden ermöglichen die Poren (gleichzeitig werden feuchte Verbände verwendet) ein Abfließen von Eiter und Sekret, das vorwachsende Epithel besiegt später häufig die Infektion.

Vollhauttransplantation

Alle Schichten der Haut, einschließlich der Dermis, werden mit dem Messer entnommen, Reste von subkutanem Fett mit der Schere entfernt. Vollhauttransplantate heilen nur auf sehr gut vaskularisiertem Gewebe, also im Gesicht und an den Händen und Fußsohlen, an. Bevorzugte Entnahmestellen sind: Haut hinter dem Ohr, in der Leistenbeuge, Handgelenksbeugefalte und Supraklavikulargrube sowie auf der Innenseite des Oberarmes. Die entstehenden Defekte werden entweder primär wieder vernäht oder mit Spalthaut gedeckt. Vollhauttransplantate sollte man mit überknoteten Druckverbänden fixieren; dabei sind einige Fäden am Transplantatrand lang zu lassen und über dem Verband zu verknoten. Sie sind kosmetisch besser und belastungsfähiger als Spalthauttransplantate.

Reverdintransplantate

Diese ersten Transplantate überhaupt (*Reverdin* 1868) werden heute nur noch bei infizierten Wunden, die auf anderem Wege nicht geschlossen werden können, zur Anwendung gebracht. Mit einer Nadel wird ein etwa pfenniggroßer Hautbezirk zeltartig von der Unterlage abgehoben und mit dem Messer abgeschnitten. Es entsteht in der Mitte ein Vollhaut-, am Rand ein Spalthauttransplantat. Die Entnahmestellen müssen mit Nähten versorgt werden, sie sind allerdings in jedem Falle kosmetisch unschön.

Kutistransplantate

Wegen ihrer durch den Reichtum an Kollagenfasern bedingten Festigkeit werden Kutistransplantate als Ersatzmaterial bei Fasziendefekten (Rehn 1914), bei Gelenk- und Sehnenplastiken sowie zur Auffüllung von Gewebsdefekten verwendet. Zur Entnahme ist zuerst mit dem Dermatom ein Spalthauttransplantat zu entnehmen, dann entnimmt man an der gleichen Stelle mit dem Dermatom die Kutis und transplantiert die Epidermis wieder zurück. Kleinere Kutistransplantate kann man mit dem Skalpell aus der Glutäalfalte entnehmen. Der Entnahmedefekt läßt sich primär wieder verschließen.

Segmenttransplantate

Nur in ganz besonders gut durchblutetem Gewebe, wie Nase und Ohren, sind ganze Gewebssegmente zu transplantieren. Die Ernährung erfolgt nur von der Schnittfläche her, z. B. Ersatz eines Columelladefektes an der Nase durch ein Segmenttransplantat aus dem Ohr, mit Einschluß von Knorpel und Haut auf beiden Seiten.

Fettgewebstransplantation

Fettgewebe wird meist aus der Glutäalgegend entnommen und zur Aufpolsterung von Defekten bei Mammahypoplasie und Hemiatrophie des Gesichtes verwendet. Die Anwendung ist allerdings selten geworden, da das Schicksal der Transplantate unsicher ist. Ein großer Teil der Fettzellen nekrotisiert und liquifiziert, dadurch entsteht eine beträchtliche Schrumpfung des Transplantates.

Faszientransplantation

Aus der Fascia lata entnommene Transplantate finden zur Deckung großer Defekte bei Hernien, aber auch bei Brustwand- und Duradefekten Verwendung. Faszienschlingen werden bei Fazialislähmung, Stuhl- und Urininkontinenz sowie bei der Wiederherstellung von Sehnen- und Bänderdefekten benützt. Die Entnahme kann offen durch Exzision oder geschlossen mit dem Faszienstripper erfolgen. Anstelle von Faszie wird heute auch häufig lyophilisierte, allogene Dura verwendet, um eine Entnahmenarbe zu vermeiden.

Sehnentransplantation

Indikation: Vor allem Beugesehnenverletzung in der Hohlhand im Bereich des Niemandslandes zum Ersatz primär nicht genähter Profundussehnen; gelegentlich müssen auch Strecksehnendefekte überbrückt werden (S. 653).

Spendersehnen: Palmarissehnen, Plantarissehne, Sehnen der kurzen Zehenextensoren. Cialit-konservierte Homotransplantatsehnen ergeben zunächst gleich gute Resultate wie Autotransplantate; die Langzeitergebnisse sind jedoch infolge der sehr verzögert ablaufenden Abstoßungsreaktion schlecht.

Transplantation mittels mikrochirurgischer Technik

Nerven

Operationsmikroskope wurden zuerst bei der Transplantation von Nerven verwandt. Gelingt es nach Nervenverletzungen nicht, die Stümpfe spannungsfrei zu anastomosieren, ist die Interposition eines Nervenkabels notwendig, da Spannung auf der Nahtstelle die Bildung von Narbengewebe provoziert und das Durchwachsen der Nervenkabel blockiert. Eine adäquate Anastomose gelingt nur, wenn die Faszikel eines Nerven einzeln genäht werden.
Als Spender werden Hautnerven mit geringer funktioneller Bedeutung gewählt, z. B N. suralis oder N. cutaneus femoris lateralis.
Um den Kaliberunterschied auszugleichen, werden mehrere Hautnerven zu einem Kabel vereinigt. Für den N. medianus sind 3–5, für den N. ischiadicus 8–15 Transplantate erforderlich. Die Naht erfolgt mit 10×0 Nähten. Der Erfolg ist vom Zeitpunkt der Transplantation abhängig, da mit zunehmendem Abstand vom Zeitpunkt der Verletzung die distale Nervenscheide atrophiert.

Freie Gewebstransplantation

Die Verfeinerung der mikrochirurgischen Technik hat die Naht von Arterien und Venen von einem Durchmesser von weniger als 1 mm möglich gemacht. Das erlaubt die freie Verpflanzung von ganzen Gewebsblöcken mit den zugehörigen Gefäßen. Hauptanwendungsgebiet ist die freie Transplantation von Hautfettlappen. Das Verfahren reduziert die zahlreichen Operationsschritte, die zur Verpflanzung eines gestielten Lappens, z. B. vom Bauch zur Ferse, notwendig sind, auf einen Eingriff. Als Spender kommen nur solche Hautbereiche in Betracht, die von einer einzelnen Arterie versorgt werden, wie z. B. die Haut der Leiste, die von der A. circumflexa ilium superficialis versorgt wird. Die Spenderstelle wird mit Spalthaut gedeckt. Im Empfängerbereich müssen passende Arterien und Venen präpariert werden. Hauptzielgebiet der freien Hautfetttransplantation sind die unteren Extremitäten.

Replantation

Mit der gleichen Technik lassen sich auch abgetrennte Finger, Hände und Arme replantieren. Dabei werden nach Knochenkürzung und Osteosynthese zunächst die Sehnen genäht, danach die Arterien und Nerven, zuletzt die Venen. Um das Verhältnis zwischen Blutzufluß und -abfluß nicht zu stören, müssen mehr Venen als Arterien anastomosiert werden. Bei Defekten der Arterie müssen kleine Hautvenen, bei Defekten am Nerven Nerventransplantate interponiert werden. Postoperativ ist zur Vermeidung von thrombotischen Gefäßverschlüssen eine gerinnungshemmende Therapie erforderlich.

Die Replantation ist nur bei glatter Durchtrennung möglich, gequetschte und ausgerissene Amputate sind nicht replantierbar. Der Erfolg der Replantation ist vom Wiedereintritt der Funktion abhängig. Die partiellen Ausfälle der Motilität, Sensibilität und der Trophik summieren sich oft zu einem Gesamtausfall der Funktion, der die Indikation zur Replantation retrospektiv in Frage stellt. Die Indikation muß daher auf besonders folgenschwere Amputationen beschränkt bleiben: Verlust des Daumens, sämtlicher Langfinger, der Hand, des Unterarms. Bei Amputationen im Oberarm kommt erschwerend hinzu, daß das Wiedereinwachsen der Nerven Zeit braucht – pro Tag wächst das proximale Nervenkabel um etwa 1 mm. Bis zur Reinnervation der Unterarmmuskulatur verstreicht je nach Höhe der Amputation $^1/_4$–$^3/_4$ Jahr. In diesem Zeitraum ist die Muskulatur soweit atrophiert, daß die Regeneration nicht mehr möglich ist; der funktionelle Erfolg bleibt aus.

Der erheblich zeitliche und personelle Aufwand – die Replantation eines einzelnen Fingers dauert 3–4 h – erfordert entsprechend eingerichtete Replantationszentren. Voraussetzung für den Erfolg ist der schnelle Transport des Verletzten in ein Zentrum (nach Ablauf von 6–8 h ist das Amputat ischämisch irreversibel geschädigt) und eine schonende Aufbewahrung des Amputats während des Transportes: Es muß kühl, trocken und steril verpackt werden.

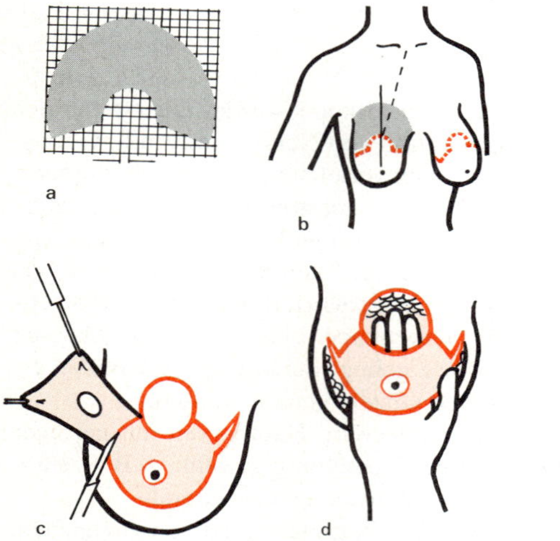

Abb. 24–13 a–d. Mammareduktionsplastik (Nach Strömbeck 1960). Schablone nach Strömbeck (a), Anzeichnen der Schnittfläche mittels Schablone an der Patientin (b), Deepithelisierung des perimamillären Gewebes (c). Nach Exzision eines supramamillären Zylinders und Resektion des kaudalen unteren Drüsenanteiles läßt sich die restliche Drüse auf der Pektoralisfaszie leicht nach oben schieben und durch Naht der vorgeschnittenen Haut in die neue Form bringen (d)

Formverändernde Operationen

Mammareduktionsplastik

Indikationen: Juvenile Hypertrophie und Mammahyperplasie, da sie zu Sekundärbeschwerden wie Nacken- und Schulterschmerzen führen kann. Es gibt verschiedene Methoden (Abb. 24–13). Wesentlich ist die Bildung eines doppelt gestielten Lappens aus dem Drüsenkörper, unter Belassung der perimamillären Dermis, zur Sicherung der Mamillendurchblutung über die subdermalen Gefäßplexus.

Mammaaugmentationsplastik

Indikationen: Mammaaplasie oder Hypoplasie, einseitig oder doppelseitig. Zustand nach subkutaner Mastektomie wegen Mastopathia chronica cystica.

Technik: Von einem axillären oder submammären oder periareolären Schnitt aus werden Silikonprothesen (Silikonsack mit Gel- oder NaCl-Lösung-Füllung) zwischen Pektoralisfaszie und Drüsenkörper eingebracht. Es gibt verschiedene Prothesenformen und -größen.

Gynäkomastieoperation

Nach Abklärung des endokrinen Status werden die Drüsen von einem unteren semizirkulären, perimamillären Schnitt aus entfernt.

Bauchdeckenplastik

Indikation: Fettschürze mit chronischer Infektion unter dem überhängenden Gewebe, Bauchdeckenerschlaffung nach Schwangerschaft.

Technik: Neben der Entfernung der überschüssigen Haut und des Fettgewebes (Abb. 24–14) ist häufig eine Adaptation der Rektusmuskulatur erforderlich. Hohe Komplikationsrate: Thrombophlebitis, Infektionen, postoperative Atemstörungen durch Zwerchfellhochdrängung.

Oberschenkelstraffung

Indikation: Meist Zustand nach extremen Abmagerungskuren.

Technik: Das überschüssige Gewebe wird von einem oberhalb der Glutäalfalte gelegenen Schnitt mobilisiert, hochgezogen und entfernt.

Ohrkorrekturen

Indikation: Ohrmißbildung, vor allem sog. abstehende Ohren, sollten bei Kindern vor der Einschulung korrigiert werden zur Vermeidung psychischer Defekte mit aggressiver Grundhaltung.

Technik: Es gibt mehrere Operationsmethoden. Als wesentliches Merkmal muß die natürliche Falte (fast 90°) zwischen Concha- und Helixknorpel wiederhergestellt werden. Inzision meist hinter dem Ohr, manchmal sind Knorpelanteile von hinten zu resezieren.

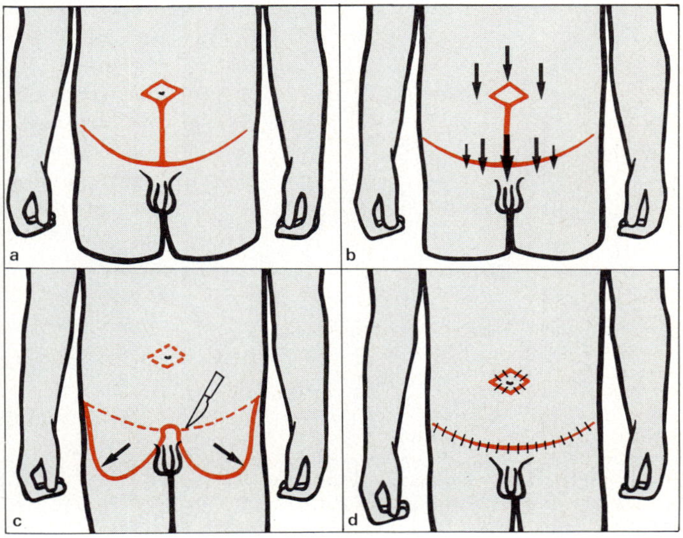

Abb. 24–14 a–d. Bauchdeckenplastik (Nach Pitangy). Inzisionslinien (a). Nach Mobilisierung der gesamten Bauchhaut bis zum Rippenbogen (b) läßt sich diese meist so weit nach unten ziehen, daß die Haut von oberhalb des Nabels bis zur Symphyse gebracht werden kann (c). Neueinpflanzung des Nabels und Naht der suprasymphysären Inzision (d)

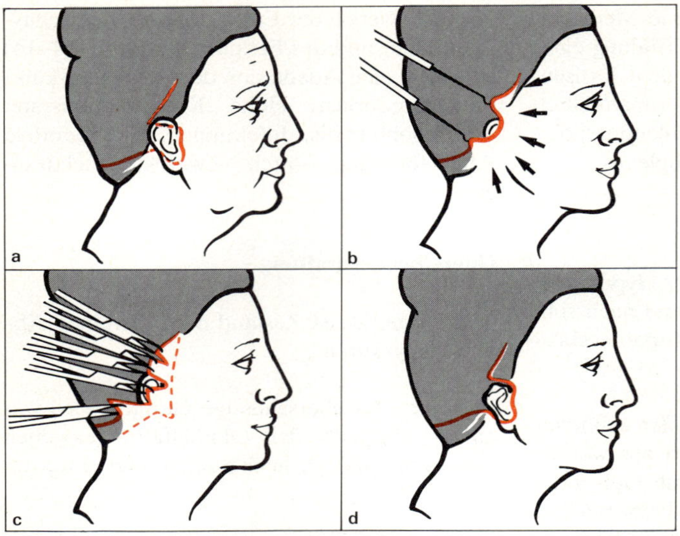

Abb. 24–15 a–d. Faceliftoperation: Typische periaurikuläre Inzision (a), subkutane Mobilisierung der Haut und Straffung (b), Resektion der überschüssigen Haut (c) und Hautnaht (d)

Gesichtsstraffung (Facelift)

Indikation: Extreme Faltenbildung im Gesicht bei jüngeren Frauen, wo sie ein berufliches Hindernis bedeutet; z. B. bei Kosmetikerin, Schauspielerin u. a. (Abb. 24–15).

Rhinoplastik

Indikationen: Echte Fehlbildung, psychische Störungen aufgrund des Aussehens, kosmetische Indikation.

Operation an den Augenlidern

Indikationen: Überhängende Oberlider, sackförmige Unterlider bei Ausschluß einer Nieren- oder Schilddrüsenerkrankung.

Technik: An den Oberlidern wird eine elliptische Hautpartie entfernt; an den Unterlidern ist die Haut von einer Inzision entlang des Lidrandes nach oben außen zu straffen. Außerdem entfernt man durch den M. orbicularis oculi hindurch überschüssiges Fettgewebe.

25. Urologie

Pathophysiologie des Urogenitaltraktes

Die Hauptfunktionen der Nieren bestehen in der Regulierung des Wasser- und Mineralhaushaltes, sowie in der Aufrechterhaltung des Säure- und Basengleichgewichtes (Abb. 25–1). Urologische Erkrankungen wie Pyelonephritis, akute oder chronische Harnrückstauung, Tumoren führen zur Beeinträchtigung des glomerulären und tubulären Systems und somit zur Störung der erwähnten Funktionen (s. Lehrbücher der inneren Medizin).

Nierenversagen

Unter *Niereninsuffizienz* versteht man alle Grade des Nierenversagens, von partiellen Störungen bis zum völligen Sistieren der gesamten Nierenfunktion. Die Ursachen sind in prärenalen, renalen und postrenalen Störungen zu suchen (Abb. 25–2).

Azotämie: Erhöhung von harnpflichtigen N-haltigen Substanzen im Serum.

Urämie: Klinische und pathophysiologische Symptomatik bei Niereninsuffizienz.
Zum chronischen terminalen Nierenversagen führen Erkrankungen des Nierenparenchyms, wie chronische Pyelonephritis, Glomerulonephritis, kongenitale Mißbildungen, Zystennieren, und Systemerkrankungen wie Diabetes mellitus sowie jegliche Form der Harnabflußstörung.

Indikationen zur chronischen Dialysebehandlung: Alle Formen des akuten und chronischen Nierenversagens, z. B. Endstadien der Glome-

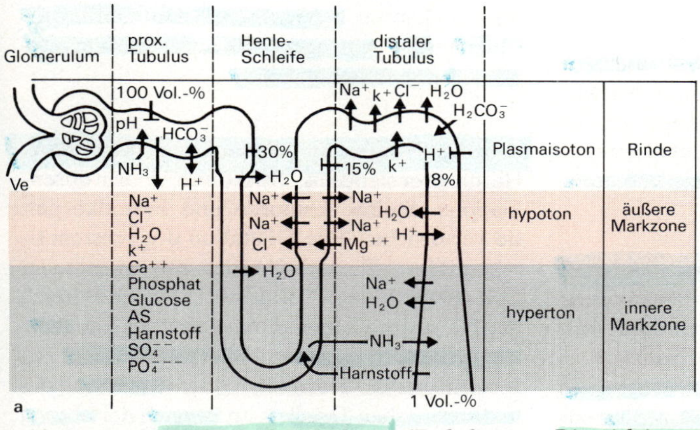

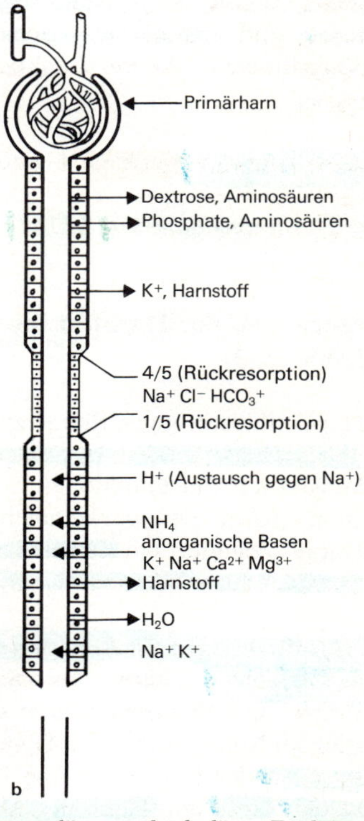

Abb. 25–1. (a) Funktion des Nephrons (Farbabstufung: schwarz-rot-weiß entsprechend der osmotischen Konzentrationsabnahme). (Nach Heintz 1968). (b) Die wichtigsten glomerulären und tubulären Funktionen des Nephrons. (Nach Hegglin 1972)

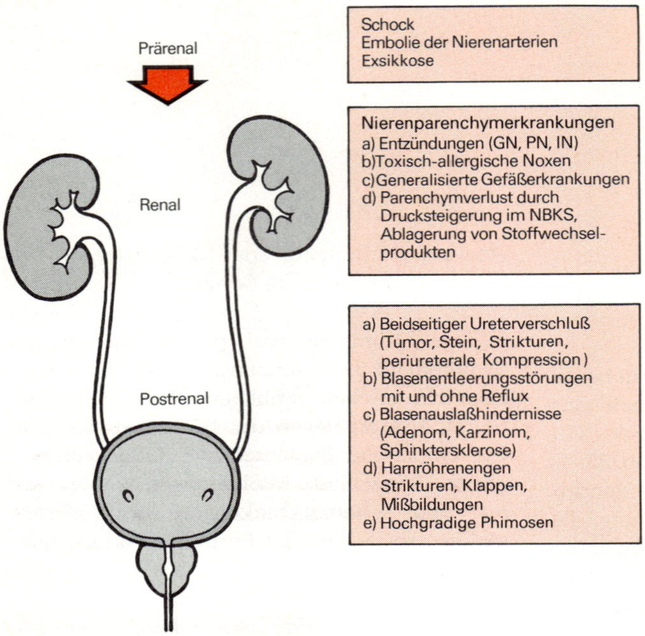

Prärenal
Renal
Postrenal
Schock
Embolie der Nierenarterien
Exsikkose
Nierenparenchymerkrankungen
a) Entzündungen (GN, PN, IN)
b)Toxisch-allergische Noxen
c)Generalisierte Gefäßerkrankungen
d) Parenchymverlust durch Drucksteigerung im NBKS, Ablagerung von Stoffwechselprodukten
a) Beidseitiger Ureterverschluß (Tumor, Stein, Strikturen, periureterale Kompression)
b) Blasenentleerungsstörungen mit und ohne Reflux
c) Blasenauslaßhindernisse (Adenom, Karzinom, Sphinktersklerose)
d) Harnröhrenengen Strikturen, Klappen, Mißbildungen
e) Hochgradige Phimosen

Abb. 25–2. Ursachen des Nierenversagens. GN = Glomerulonephritis, PN = Pyelonephritis, IN = Interstitielle Nephritis, NBKS = Nierenbekkenkelchsystem

rulonephritis, der chronischen Pyelonephritis, Zystennieren, bei Versagen einer medikamentösen und diätetischen Behandlung. Akute Vergiftungen. Akute Infektionen wie Urosepsis.

Dialyseformen: Peritoneal- und Hämodialyse.

Nierentransplantation, S. 158

Störungen des Harntransportes
(Abb. 25–3)

Harnabflußstörungen führen zum Druckanstieg im darüberliegenden Hohlsystem mit Auswirkungen auf die Funktionen des tubulären Systems sowie des intrarenalen Gefäßsystems. Daraus resultiert ein Zugrundegehen von funktionstüchtigem Nierenparenchym.

Abflußstörungen im Bereich des Nierenbeckenkelchsystems: Steine, Tumoren, angeborene Engen und Stenosen führen durch Druckanstieg im Nierenbecken zur Hydronephrose. Das Ausmaß der Hydronephrose ist abhängig von Dauer, Grad und Höhe der Abflußstörung sowie anderen anatomischen Gegebenheiten (intra- oder extrarenales Nierenbecken).

Abflußstörungen des Ureters, S. 520, 532, 540

Abflußstörungen aus der Blase: Prostataadenom, Prostatakarzinom, Sphinktersklerose, Blasentumoren, Mißbildungen; sie führen zunächst zur Hypertrophie der Blasenwandmuskulatur (Balkenblase) mit Bildung von Pseudodivertikeln (Stadium der Kompensation). Bei zunehmendem intravesikalem Druck Dekompensation der Detrusormuskulatur mit Bildung von Restharn und Auftreten einer Harnverhaltung im Spätstadium (Stadium der Dekompensation). Diesen mechanischen Harnabflußstörungen sind neurogene Blasenentleerungsstörungen gegenüberzustellen.

Abflußstörungen im Bereich der Harnröhre: Harnröhrenstenosen, Strikturen, Harnröhrenklappen, Steine, Tumoren und Fremdkörper; sie verursachen eine Dilatation des prästenotischen Harnröhrenabschnittes mit eventueller Divertikelbildung. Abflußstörungen im Bereich der Harnröhre haben durch den Rückstau Auswirkungen auf Blase und obere Harnwege. Bei Insuffizienz der Harnleiterostien Erhöhung des hydrostatischen Druckes im Bereich der oberen Harnwege durch vesikoureteralen und vesikorenalen Reflux.

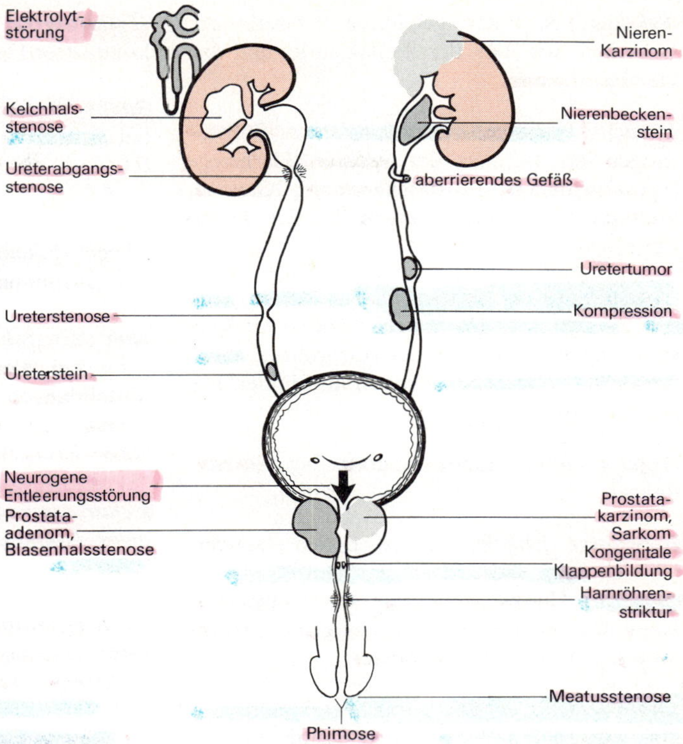

Abb. 25–3. Störungen des Harntransports (s. a. Abb. 25–4)

Elektrolytstörungen bei extravesikaler Harnableitung

Bei Harnableitung unter Verwendung von Darmsegmenten (Dünndarm, Dickdarm) besteht die Gefahr der hyperchlorämischen Acidose und der Hypokaliämie durch Elektrolytresorption durch die Darmschleimhaut. Bei Verwendung von Dickdarmsegmenten sind diese Störungen weniger ausgeprägt als bei Verwendung von Dünndarm.

Renaler Hochdruck, s. Lehrbücher der Inneren Medizin.

Urologische Leitsymptome

Veränderte Harnausscheidung

Wichtig sind: Farbe, Menge, Osmolalität, pathologische Beimengungen wie Entzündungszellen, Blutbestandteile, Proteine (S. 513). Die tägliche Harnmenge (ca. 1500 ml) hängt von der zugeführten Flüssigkeit ab, im Durchschnitt wird 1 ml/min ausgeschieden. Tägliche Urinmengen unter 500 ml = Oligurie, unter 100 ml = Anurie.

Das spezifische Gewicht des Harns unterliegt großen Schwankungen (S. 513) und hängt ab von der zugeführten Flüssigkeit, dem extrarenalen Flüssigkeitsverlust und der Konzentrationsfähigkeit der Nieren.

Hyposthenurie: Schwach konzentrierter Harn.

Isosthenurie: Harn von gleichbleibendem spezifischem Gewicht, etwa um 1010.

Polyurie: Harnmengen von mehr als 2000 ml/tgl. mit einem spezifischen Gewicht des Morgenurins unter 1018.

Veränderte Miktion

Pollakisurie: Erhöhte Miktionsfrequenz bei vermehrter Harnproduktion, Harnwegsinfektion, Abflußstörungen im Bereich des Blasenhalses, psychogenen Störungen.

Nykturie: Nächtlich gehäuftes Wasserlassen. Ursachen wie bei der Pollakisurie und bei Herzinsuffizienz.

Dysurie: Erschwerte Miktion bei Abflußstörungen im Bereich der unteren Harnwege (Prostataadenom, Prostatakarzinom, Klappen, Stenosen und Mißbildungen in der Harnröhre).

Veränderung des Harnstrahls: Gedrehter, dünner, zweigeteilter Harnstrahl (typisch für Veränderungen im Bereich der Harnröhre), abgeschwächter Harnstrahl (typisch für Hindernisse am Blasenhals).

Algurie: Schmerzhafte Miktion bei Entzündungen.

Imperative Miktion: Plötzlich einsetzender, vielfach nicht unterdrückbarer Harndrang vor allem bei Harnwegsinfektion sowie physikalischen und chemischen Schädigungen der Harnröhren- und Blasenschleimhaut.

Unterbrechung des Harnstrahls: Bei Verlegung der unteren Harnwege durch Steine, Fremdkörper, Tumor.

Harnträufeln: Bei Überlaufblase, partieller und kompletter Harninkontinenz.

Streßinkontinenz: Unfreiwilliger Urinabgang bei Erhöhung des intraabdominellen Druckes (Husten, Pressen, körperliche Anstrengung (S. 553).

„Urge"-Inkontinenz: Dranginkontinenz z. B. bei Entzündungen, neurogenen Störungen.

Komplette Inkontinenz: Unfreiwilliger Harnabgang bei Verletzungen des Schließmuskels, Mißbildungen, ektoper Harnleitermündung, Blasen- bzw. Ureter-Scheiden-Fisteln, neurogenen Erkrankungen.

Ischuria paradoxa: Überlaufblase bei hochgradiger Abflußstörung im Bereich der unteren Harnwege.

Harnverhaltung: Komplette Abflußstörung bei Prostataadenom und -karzinom, hochgradigen Strikturen, Fremdkörpern sowie physikalischen und chemischen Ursachen (z. B. Strahlenstenose, sedierende Medikamente, z. B. Parasympathikolytika, Psychopharmaka).

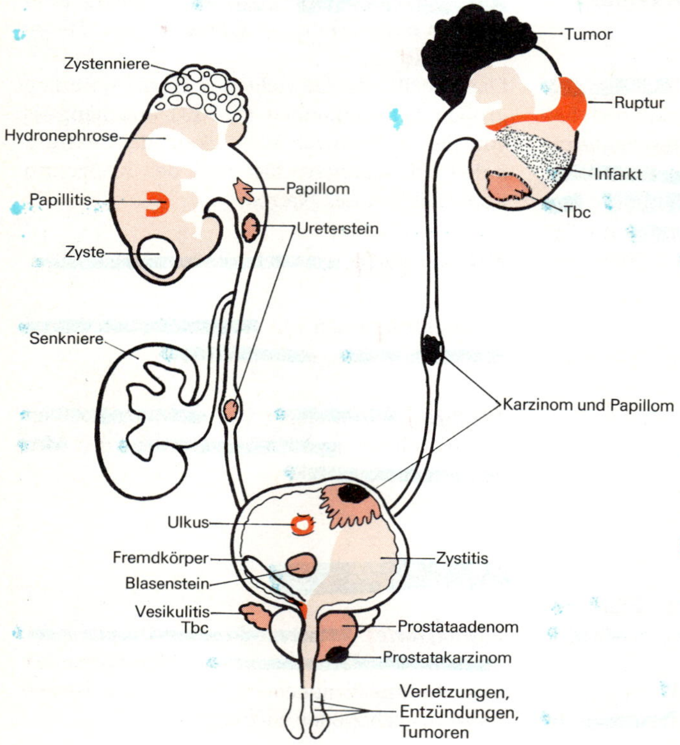

Abb. 25–4. Ursachen der Hämaturie

Pneumaturie: Luftabgang aus der Harnröhre bei Fisteln zwischen Harn- und Darmtrakt, bei Infektionen mit gasbildenden Bakterien.

Hämaturie (Abb. 25–4)

Blutbeimengungen im Urin (Mikro-, Makrohämaturie), wobei die schmerzlose Hämaturie auf einen Tumor, und die Hämaturie mit Schmerzen eher auf eine Entzündung oder auf Harnsteine hinweist. Zur Lokalisationsdiagnostik der Blutung hat sich die 3-Gläser-Probe bewährt (S. 512).
Wichtigste diagnostische Maßnahmen: Urinsediment, Abdomenübersichtsaufnahme, Urogramm, prograde Urethrozystoskopie (obligatorisch bei frischer Makrohämaturie), retrograde Ureteropyelographie, Angiographie, Sonographie, Computertomographie.

Der Schmerz

Man unterscheidet 3 Schmerztypen: 1. Gleichbleibender lokalisierter Organschmerz, 2. fortgeleitete, wellenförmig verlaufende Kolik, 3. mechanisch auszulösender Tast- oder Druckschmerz.
Diese verschiedenen Schmerzqualitäten finden sich im Bereich sämtlicher Organe des Urogenitaltraktes, wobei die Projektionen auf die einzelnen Hautsegmente zu beachten sind (Abb. 25–5).

Nierenschmerz: Ein anhaltender, dumpfer Schmerz im Bereich des kostovertebralen Winkels unterhalb der 12. Rippe. Gelegentlich Ausstrahlung in Rücken und Unterbauch.

Ursache: Plötzliche Überdehnung der Nierenkapsel (akute Pyelonephritis, Steinverstopfung).

Nierenkolik: Wellenartig verlaufender Vernichtungsschmerz.

Ursachen: Spasmen der Ureter- und Nierenbeckenmuskulatur bei akut eingetretenem Verschluß der oberen Harnwege. Dieser Schmerztyp ist vielfach begleitet von Übelkeit, Erbrechen, paralytischem Subileus. Bei entzündlichen Erkrankungen der Niere sowie Stauungen im Bereich des Hohlsystems ist durch bimanuelle Palpation oder Klopfen ein typischer Schmerz im Bereich des Nierenlagers auslösbar.

Ureterschmerz, s. Kolik

Blasenschmerz: Qualvolle suprasymphysäre Schmerzen mit dauerndem Harndrang (akute Harnverhaltung). Brennende Schmerzen während und am Ende der Miktion mit ständigem Harndrang (Urethritis, Zystitis).

Prostataschmerz: Spontanschmerz am Damm, ausstrahlend in die Glans penis, selten in die Kreuzbeingegend. Druckschmerz bei rektaler Untersuchung.

Ursachen: Akute und chronische Prostatitis, Prostataabszeß.

Nebenhoden- und Hodenschmerz: Vom Hoden, bzw. Nebenhoden ausgehender, entlang dem

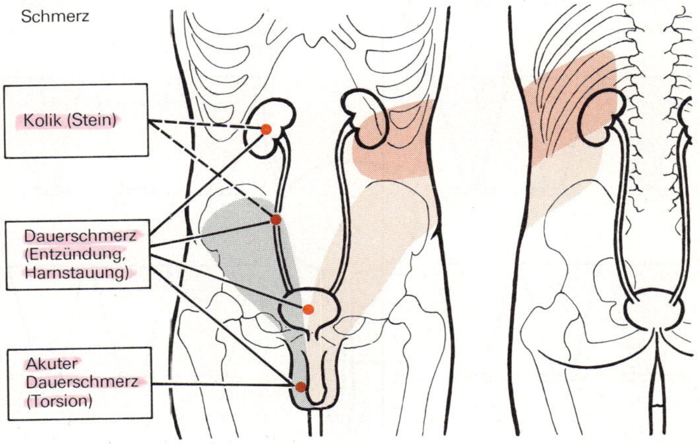

Abb. 25–5. Schmerzzonen bei urologischen Erkrankungen (Farben entsprechen verschiedenen Hautsegmenten)

Samenstrang ausstrahlender Schmerz. Ursachen: Entzündungen, Traumen, Hodentorsion. Bei der akuten Nebenhodenentzündung verringert sich der Schmerz durch Anheben des Skrotums symphysenwärts, während bei der Hodentorsion der Schmerz zunimmt (Prehn-Zeichen).

Spezielle urologische Diagnose

Labordiagnose, s. Lehrbücher der physiologischen Chemie.

Harndiagnose

Sie ist die primäre und wichtigste diagnostische Maßnahme bei Erkrankungen des Urogenitaltraktes.

Harngewinnung: Normalerweise untersucht man Blasenurin; beim Mann den sog. Mittelstrahlurin (= 2. Portion des Spontanurins), bei der Frau den durch transurethralen Blasenkatheterismus gewonnenen Urin (= Katheterurin). Bei Säuglingen und Kleinkindern verwendet man sterile, selbstklebende Einmalbeutel.

Bei besonderer Fragestellung, z. B. chronische Pyelonephritis: Suprapubische Blasenpunktion.

Harnuntersuchung

Harnschau: Der frisch gewonnene Urin wird zunächst auf die Kriterien Verfärbung, Trübung sowie Beimengung von festen Bestandteilen überprüft. Der getrennten Beurteilung des spontan gelassenen Urins nach erster und zweiter Portion sowie nach Prostatamassage liegt die sog. 3-Gläser-Probe zugrunde (Abb. 25–6).

Die bei der Harnschau festgestellten Trübungen können durch Eiweißausscheidung, Bakteriurie, Pyurie, Hämaturie, Schleimsekretion, Ausscheidung von Epithelien aus den Harnwegen sowie durch verschiedene Salze verursacht sein.

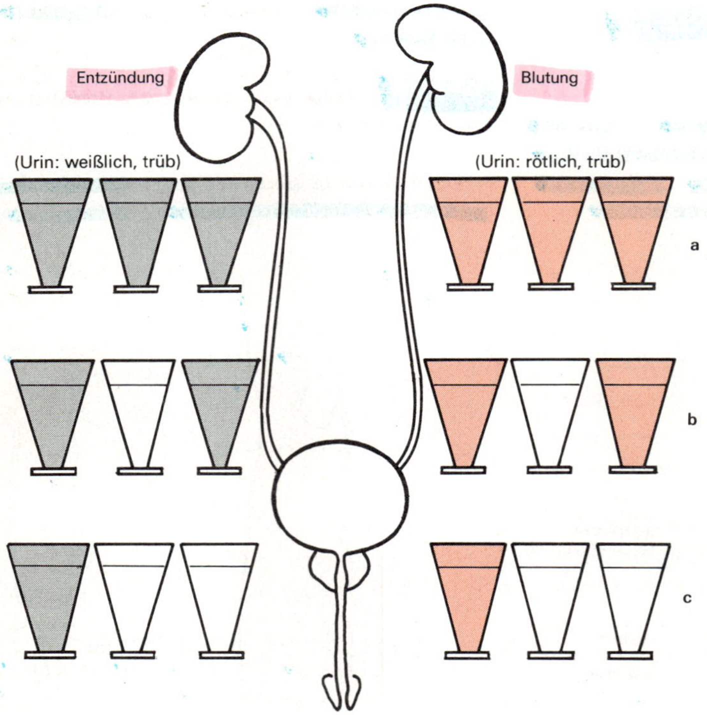

Abb. 25–6 a–c. Dreigläserprobe. (a) Pathologischer Prozeß im Bereich der Blase, der Ureteren und der Niere. (b) Pathologischer Prozeß im Bereich der Harnröhre und der männlichen Adnexe. (c) Pathologischer Prozeß im Bereich der Harnröhre

Spezifisches Gewicht: Das normale spezifische Gewicht des Harns liegt zwischen 1015 und 1023. Die Schwankungsbreiten reichen von 1001–1040. Die Messung erfolgt mit Hilfe eines Urometers, das auf 15° C eingestellt ist.

Chemische Untersuchung auf Glucose, Protein, Keton, Urobilinogen, Bilirubin, Nitrit, Erythro-, Leukozyten, Hämoglobin, sowie Feststellung des Urin-pH sind mit Teststreifen einfach durchzuführen.

Harn-pH: Das Urin-pH liegt normalerweise zwischen 4,5 und 7,5. Die Reaktion des Harns ist von der Nahrungszufuhr abhängig, wobei eiweißreiche Kost zur Urinansäuerung und pflanzenreiche Kost zur Urinalkalisierung führt. Außerdem spielt das Urin-pH eine wichtige Rolle in der Steinprophylaxe, vor allem bei sog. Infektsteinen sowie bei den Harnsäure- und Cystinsteinen (S. 539).

Keimnachweis aus dem Urin: Keimzahlbestimmungen aus dem Urin am einfachsten mit Hilfe der Objektträgermethode. Näheres s. Lehrbücher der Mikrobiologie.

Mikroskopische Urinuntersuchung: Zum Nachweis und zur Beurteilung des Zellgehaltes des Urins verwendet man entweder ein Zählkammersystem oder das Urinsediment.

Nativuntersuchung: Erythrozyten zeigen sich im frisch gelassenen Urin als scharf konturierte, bikonkave Scheibchen mit aufgehelltem Zentrum. Steht der Urin länger oder ist das spezifische Gewicht des Urins sehr hoch, nehmen die Erythrozyten stechapfelähnliche Formen an. Leukozyten stellen sich als große, runde, farblose Zellen mit „gekörnter Oberfläche" dar, deren Kerne im sauren Urin gut sichtbar sind.

Addis-Count: Für die quantitative Beurteilung der Erythrozyt- oder Leukozyturie hat sich die Kammerzählung bewährt. (Bis zu 5 Leukozyten pro mm^3 sind beim Erwachsenen normal).
Alkalischer Harn kann rasch zu einer Zellzersetzung führen, so daß mit falsch niedrigen Zellzahlen zu rechnen ist.

Sediment: Zur Beurteilung der Leuko- und Erythrozyten im Urinsediment zählt man mindestens 5 Gesichtsfelder pro Präparat bei 40facher Vergrößerung aus. Mehr als 5 Leukozyten oder mehr als 3 Erythrozyten gelten als pathologisch.

Bakterioskopie: Ähnlich wie für den Nachweis von Erythro- und Leukozyten im Urin, sollten bakterioskopische Untersuchungen im unzentrifugierten Harn oder im Sediment durchgeführt werden.

Färbungen: Zur Färbung der Bakterien verwendet man am einfachsten die Methylenblau- und Gramfärbung. Bei Verdacht auf Uro-Tbc ist eine Ziehl-Neelsen-Färbung des angereicherten Sediments erforderlich.

Zelluläre Urinbestandteile: Neben Bakterien, Erythrozyten und Leukozyten finden sich im Urin häufig auch Epithelien, Zylinder, tierische Parasiten sowie Hefen.

Zylinder: Wichtigste Zylinderformen: Hyaline, granulierte, Leukozyten- sowie Wachszylinder. *Hyaline* Zylinder entstehen durch Eiweißausfällung im Tubuluslumen. Sie haben nur klinische Bedeutung, wenn Erythrozyten, Leukozyten oder Epithelien angelagert sind. *Granulierte* Zylinder sind Ausdruck einer degenerativen Veränderung im Bereich des Tubulusepithels (häufig bei der akuten und subakuten Glomerulonephritis). *Leukozytenzylinder* gelten dagegen als sicherer Hinweis auf eine Pyelonephritis (Peroxydasefärbung!). Bei schweren Erkrankungen der Niere findet man auch *Wachszylinder,* die eine gelbliche Färbung und einen wachsartigen Mattglanz aufweisen.

Parasiten: In unseren Breitengraden am wichtigsten: Trichomonaden. Nachweis gelingt am besten im Nativpräparat aus einem Urethral-, bzw. Vaginalabstrich unter Benutzung des Phasenkontrastmikroskopes. In tropischen und subtropischen Gebieten sind häufig Mikrofilarien und Eier von Schistosomata im Harn nachweisbar. Näheres s. Lehrbücher der Inneren Medizin.

Serumdiagnose

Retentionswerte (Serumkreatinin und Serumharnstoff-Stickstoff): Die Erhöhung der harnpflichtigen Serumsubstanzen weist auf eine

Einschränkung der Nierenfunktion hin. Hierbei ist der Serumkreatininwert für die Beurteilung einer Einschränkung der Nierenfunktion der wichtigste Parameter, da er am wenigsten durch extrarenale Faktoren beeinflußt wird. Das Serumkreatinin eignet sich somit auch als Parameter für die endogene Clearance-Bestimmung.

Elektrolyt- und Säure-Basen-Haushalt: Die Bestimmung der Serumelektrolyte ist für die Beurteilung der Verlaufskontrolle und Therapie urologischer Erkrankungen entscheidend wichtig, wobei dem Kalium, Calcium, Natrium, Chlorid und anorganischem Phosphor besondere Bedeutung zukommen.
Wegen der zentralen Bedeutung der Nieren im Säure-Basen-Haushalt ist die Bestimmung des pH-Wertes, der Kohlendioxydspannung, des Bicarbonatgehaltes sowie des Basenüberschusses im Serum ebenfalls wichtig. Von den Phosphatasen spielt die saure Prostataphosphatase zur Beurteilung einer Metastasierung eines Prostatakarzinoms, bzw. des Effektes der kontrasexuellen Hormontherapie eine bedeutende Rolle.

Sekretdiagnose

Urethralfluor: Ist Ausdruck einer Entzündung der Harnröhre bei Infektion durch Gonokokken, Mykoplasmen, Hefen, Trichomonaden, Chlamydien sowie Herpesviren und gramnegative Stäbchen. Aus der Konsistenz und Färbung des Urethralfluors sind Hinweise auf den Erreger möglich (z. B. *Gonorrhöe:* Gelblich-grünlicher Fluor, *Mykoplasmeninfektion:* Gelblich-seröser Fluor, *Trichomonaden:* Grünlicher, schaumiger Ausfluß). Zur genauen *Differenzierung:* Mikroskopische Untersuchung sowie Anlegen spezieller Kulturen. Der *Vaginalfluor* weist häufig auf entzündliche Erkrankungen des Genitales hin, gewöhnlich verbunden mit Infektionen der unteren Harnwege.

Prostataexprimat: Finden sich in dem durch Prostatamassage gewonnenen Sekret mehr als 25 Leukozyten pro Gesichtsfeld bei 400facher Vergrößerung, so besteht der Verdacht auf einen entzündlichen Prozeß im Bereich der Prostata und Bläschendrüse. Mehrfache Untersuchungen sind erforderlich und nur gleichzeitig mit Exprimat- und Urin- bzw. Ejakulatkultur verwertbar. Keine Leukozytenvermehrung bei reichlich serösem Exprimat findet man bei rein vegetativen Störungen (vegetatives Urogenitalsyndrom).

Ejakulat: Bei Leukozytenvermehrung im Ejakulat (Pyospermie) liegt eine Adnexitis vor. Beim vegetativen Urogenitalsyndrom ist das Ejakulat frei von entzündlichen Zellbestandteilen. Zur Sicherung der Diagnose sind aus dem Ejakulat entsprechende Kulturen anzulegen. Zur Differentialdiagnose Adnexitis/vegetatives Urogenitalsyndrom: Immunelektrophorese des Ejakulates mit Nachweis von Zäruloplasmin, Komplement C3c sowie Immunglobulin M.

Transurethrale Diagnose

Urologische Instrumente wie Bougies, Katheter, Endoskope, werden in Charrière gemessen (1 Charr = 1/3 mm). Mit Harnröhrensonden und Bougies wird die Weite der Harnröhre kalibriert, Sitz und Grad von Verengungen festgestellt. Katheter aus Gummi oder Kunststoff dienen in erster Linie der Harnableitung. Zum Katheterismus der weiblichen Harnblase werden Kunststoffkatheter von ca. 8 cm Länge verwandt, für die männliche Urethra Katheter von 40 cm Länge und 18 Charr. Man unterscheidet Einmal- und Dauerkatheter.

Katheterismus: Jeder Katheterismus muß unter strenger Beachtung der Regeln der Asepsis durchgeführt werden, hat schonend und vorsichtig zu erfolgen und ist beim Auftreten eines Widerstandes abzubrechen. In diesen Situationen ist umgehende Abklärung durch ein Urethrozystogramm oder Urethroskopie erforderlich (Abb. 25–7 a–e).

Endoskope: Die in der Urologie verwandten Endoskope dienen der Betrachtung von Harnröhre, Blase und Nierenbeckenkelchsystem.

Urethroskope und Urethrozystoskope mit speziellen Einsätzen für Ureterenkatheter, Zeiß-Schlingen, Biopsie- und Fremdkörperzangen, Lasertransmissionssystemen, Stoßwellensonden werden für diagnostisch-therapeutische Eingriffe in der Harnröhre und Blase benutzt.

Resektoskop: Resektion von Tumoren am Blasenhals und in der Blase.

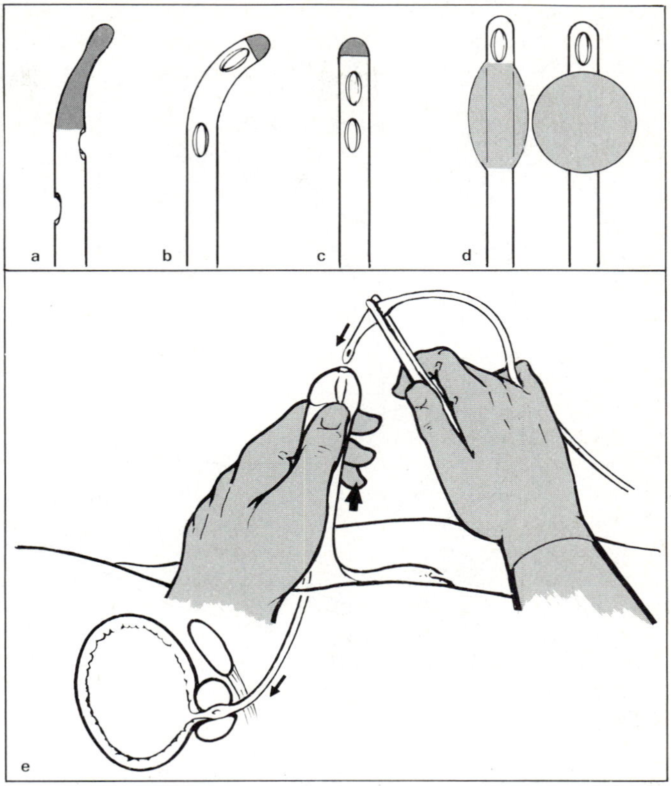

Abb. 25–7 a–e. Gebräuchlichste Katheterarten und Durchführung der Katheterung. (a) Tiemann-Katheter, (b) Mercier-Katheter, (c) Nelaton-Katheter, (d) Foley-Katheter, (e) Durchführung der Katheterung

Lithotriptor: Zur mechanischen Zerstörung von Blasensteinen. Urate Stoßwellen-Lithotriptor.

Nierenstein-Lithotriptor: Zur extrakorporalen Zerstörung von Nierensteinen durch Stoßwellen.

Transkutane Diagnose

Hodenbiopsie: Prinzip: In Lokalanästhesie nach Durchtrennung der Skrotalhaut und der Hodenhüllen Eröffnung der Tunica albuginea und Entnahme eines kleinen keilförmigen Bezirks von Hodengewebe. Zweck: Beurteilung der Spermiogenese.

Prostatabiopsie (Abb. 25–8)

Transkutane Punktion von NBKS und solitären Nierenzysten: In Lokalanästhesie in Bauchlage wird unter Röntgenkontrolle oder Ultraschall die Nierenzyste oder NBKS punktiert. Absaugen des Zysteninhaltes zur zytologischen und bakteriologischen Untersuchung bzw. Druckmessung im NBKS.

Zweck: 1. Dekompression des Nierenparenchyms durch Verringerung des Zystenvolumens. 2. Zur Diagnose maligner und benigner raumfordernder Prozesse der Niere (Zystenwandkarzinome!). 3. Zur Druckmessung für OP-Planung.

Nierenbiopsie: Lagerung und Technik wie bei Zystenpunktion.

Zweck: Histologische Beurteilung des Nierenparenchyms.

Nierenfunktionsdiagnose, s. Lehrbücher der Physiologie und inneren Medizin.

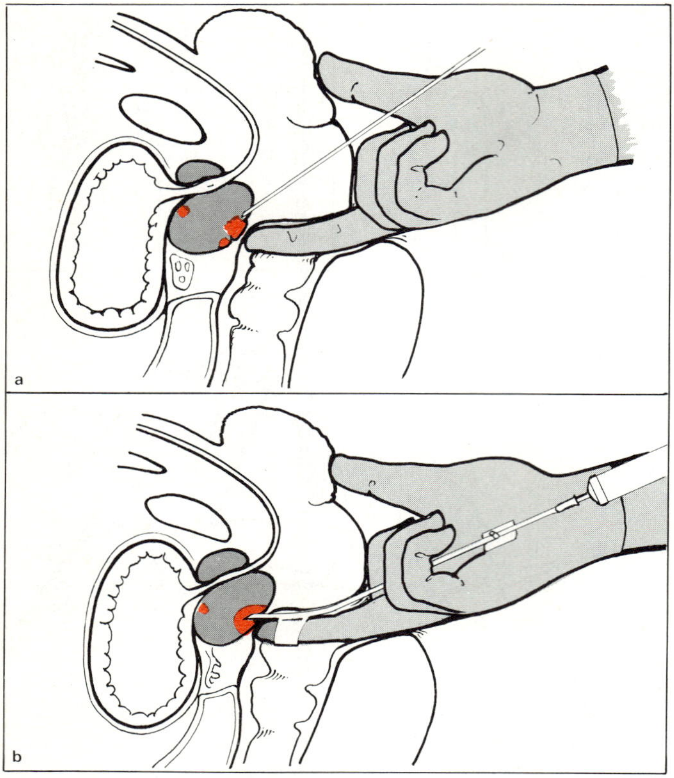

Abb. 25–8. (a) Perineale Stanzbiopsie der Prostata: In Vollnarkose oder in Lokalanästhesie wird vom Damm aus unter rektaler Kontrolle mit einer Biopsienadel aus dem verdächtigen Prostatabezirk Gewebe zur histologischen Diagnose entnommen. Aussagekraft: 1. Diagnose benigner und maligner Prostataerkrankungen; 2. Beurteilung des Differenzierungsgrades bei malignen Prostataerkrankungen. (b) Transrektale Feinnadelbiopsie: Über eine ohne Narkose transrektal eingeführte dünne Punktionsnadel werden aus der Prostata Epithelzellen aspiriert (4–6 Proben aus den verschiedenen Prostatabezirken) und auf einem Objektträger ausgestrichen. Nach Lufttrocknung Färbung (Papanicolaou). Aussagekraft: 1. Diagnose maligner und benigner Prostataerkrankungen; 2. Beurteilung des Malignitätsgrades des Prostatakarzinoms

Spezielle urologische Therapie

Nephrektomie

Indikationen: Funktionslose oder in ihrer Funktion hochgradig eingeschränkte Niere, Nierentumor. Unter Beachtung der ausreichenden Funktion der kontralateralen Niere Nephrektomie bei folgenden Krankheiten:

Renaler Hochdruck (s. Lehrbücher der Inneren Medizin).

Hydronephrose (Stadium III) (S. 548)

Pyonephrose (S. 547)

Pyelonephritische Schrumpfniere (S. 524)

Nierentuberkulose (S. 528)

Nephrolithiasis (S. 539)

Tumoren (S. 530)

Kontraindikationen zur Nephrektomie: Solitärnieren, funktionelle Restnieren und Restnieren. Kongenitale hypoplastische Nieren ohne Hypertonie und ohne Harnwegsinfektion, Zystennieren.

Nierenteilresektion

Indikation: Erhaltung von funktionstüchtigem Nierenparenchym bei partiell destruierter oder funktionsloser Niere. Bei folgenden Erkrankungen kann nach angiographischer und nuklearmedizinischer Diagnose eine Teilresektion der Niere angezeigt sein:
Mißbildungen: Doppelnieren oder Hufeisennieren mit funktionell minderwertigem oder steinhaltigem Anteil, Nierenzyste, kongenitale Ureterabgangsstenose mit aberrierenden Gefäßen, partielle Ausgußsteine mit entzündlich bedingten Kelchdestruktionen.
Nierentuberkulose.
Tumoren in Restnieren, Solitärnieren oder funktionellen Restnieren.

Plastische Operationen

Die Indikation zu plastischen Operationen ist vor allem bei Mißbildungen wie Ureterabgangsstenose (Abb. 25–9), Harnleiterstriktur (S. 520), bei vesikoureteralem Reflux (S. 549), bei Ureterozele (S. 550), Blasendivertikel und angeborenen Mißbildungen (S. 521, 547) gegeben.

Eingriffe zur Harnableitung

Merke: Sie sind erforderlich, wenn die Harnwege durch tumoröse, neurologische oder entzündliche Prozesse verlegt sind und eine operative Korrektur durch Entfernung des Abflußhindernisses oder durch plastische Eingriffe nicht möglich ist.

Harnableitung unter Verwendung von alloplastischem Material

Die einfachste Form der Harnableitung ist die Drainage durch Katheter oder Schienen. Beispiele: Transurethraler Katheter, suprapubischer Blasenfistelkatheter, Ureterkatheter, Nierenfistelkatheter.

Merke: Jede Form der Harnableitung mittels Katheter ist – wenn irgend möglich – wegen der Gefahr der Harnwegsinfektion und der konsekutiven narbigen Stenosierung als vorübergehende Maßnahme anzusehen.

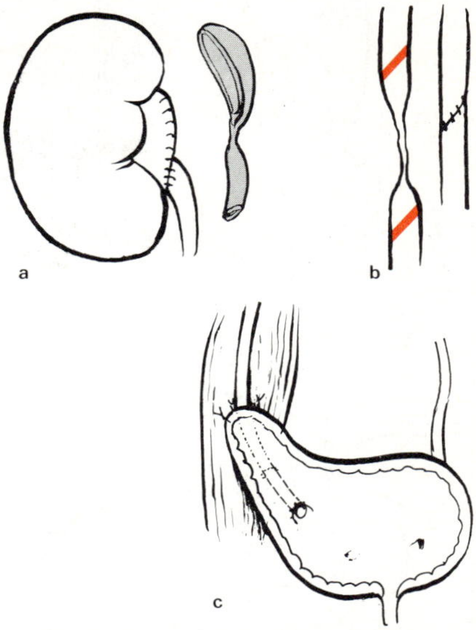

Abb. 25–9 a–c. Plastische Operationen am oberen (a), mittleren (b) und unteren (c) Harnleiterdrittel

Harnableitung ohne Verwendung von alloplastischem Material

Ureterokutaneostomie: Herausleiten eines oder beider Harnleiter zur Haut.

Ureteropyelotransversostomie: Implantation des Ureters in das kontralaterale Nierenbecken unter permanenter Drainage des Nierenbeckens mittels Fistelkatheter (Abb. 25–10 a).

Ureterosigmoideostomie: Implantation eines oder beider Harnleiter unter Bildung eines antirefluxiven submukösen Tunnels in das Sigma (Abb. 25–10 e).

Harnableitung unter Verwendung von Darmsegmenten

Ileum conduit (Bricker): Implantation eines oder beider Harnleiter in eine ausgeschaltete Dünndarmschlinge.

Colon conduit: Implantation eines oder beider Harnleiter in ein ausgeschaltetes Dickdarmsegment. Harnableitungen in den Darm dienen zur Ausschaltung der Blase vor allem bei Blasentumoren und postentzündlichen und radiogenen Schrumpfblasen.

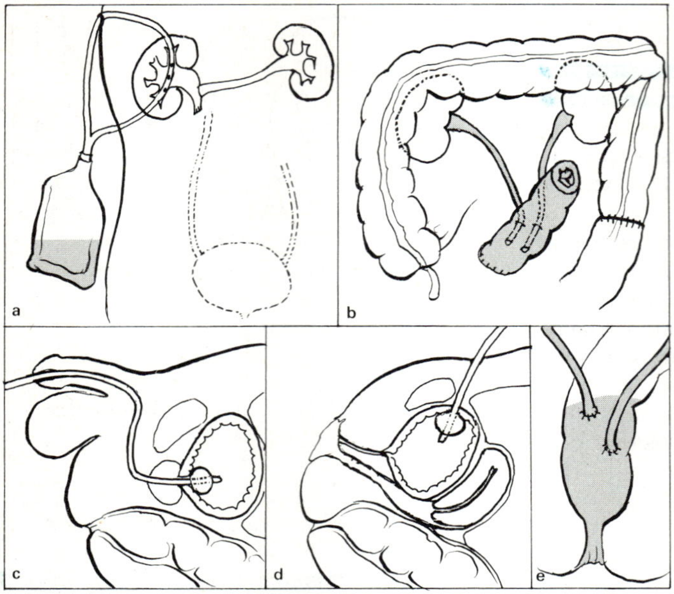

Abb. 25–10 a–e. Arten der Harnableitung. (a) Ureteropyelotransversostomie mit transrenaler Nierenfistel. (b) Urinableitung in ein ausgeschaltetes Darmsegment. (c) Transurethraler Katheter. (d) Suprapubischer Katheter. (e) Ureterosigmoidostomie

Endoskopische Eingriffe

Mit Hilfe von transurethral in die Blase eingeführten Instrumenten lassen sich sämtliche diagnostischen und therapeutischen Eingriffe im Bereich der Harnröhre und Blase durchführen.

Transurethrale Resektion: Mit einer elektrischen Schlinge werden unter Sicht Gewebsspäne der Prostata oder von Blasentumoren abgetragen und durch den Schaft des Instrumentes abgesaugt.

Transurethrale Lithotripsie: Blasensteine lassen sich durch Ultraschall oder durch elektrohydraulische Schlagwellen zerkleinern und absaugen. Weiterhin besteht die Möglichkeit, Konkremente mittels einer Fremdkörperzange zu zertrümmern.

Transurethrale Fremdkörperentfernung: Mit Hilfe von speziellen, transurethral einführbaren Zangen.

Transurethrale Urethrotomie: Strikturen im Bereich der Harnröhre können mit einem beweglichen Messer geschlitzt werden.

Fehlbildungen

Kongenitale Anomalien in der Niere (Abb. 25–11)

Sie sind häufiger als in irgendeinem anderen Organ.

Agenesie einer Niere

Sie ist im Gegensatz zur Hypoplasie äußerst selten.

Einseitige Nierenhypoplasie

Sie ist bei meist kompensatorischer Hypertrophie der kontralateralen Niere angeboren.

Polyzystische Nierendegeneration

Dominant vererbbare, beiderseits auftretende Erkrankung. Erste Symptome meist nach dem 40. Lebensjahr. Häufig kommen hierbei auch Zysten in Leber, Milz und Pankreas vor.

Ätiologie: Zahlreiche Tubuli finden keinen Anschluß an die Sammelröhren, bzw. das Nierenbeckenkelchsystem. So entstehen Zysten, die das funktionstüchtige Nierengewebe komprimieren und infolge Ischämie zerstören. Dieser Prozeß ist progressiv. Die sog. *Schwammniere* ist eine Abart der polyzystischen Nierendegeneration.

Symptome: Schmerzen über einer oder beiden Nieren, gelegentlich Hämaturien mit Koliken. Bei Infektion Schüttelfrost und hohes Fieber. Im Endstadium Zeichen der Urämie. In 60–70% Hypertension.

Diagnose: Kinds- bis mannskopfgroße Tumoren im Oberbauch beiderseits, Anämie, Mikrohämaturie, Proteinurie. Bei Infektion Leukozyturie. In etwa einem Drittel der Fälle sind die Retentionswerte bereits im Sinne einer Suburämie bis Urämie erhöht.

Röntgen: Urogramm: Große Nierenschatten, stark ausgezogene Kelche beiderseits. Die Nierenangiographie zeigt stark auseinandergedrängte Gefäße und nur noch kleine, zwischen den Zysten liegende Areale von Nierenparenchym.
Auch durch Sonographie, Computertomographie (CT) und Szintigraphie lassen sich die Zysten nachweisen.

Differentialdiagnose: Beidseitige Hydronephrose. Beidseitiger Nierentumor. Angiomyolipom. Solitärzyste der Niere. Multizystische Nierendegeneration.

Therapie: Kausale Therapie nicht möglich. Operative Maßnahmen: Nur bei zystenbedingter Harnabflußstörung Zystenabtragung. Bei Urämie ggf. Hämodialyse und Nierentransplantation.

Prognose: Äußerst schlecht. Überlebenszeit durchschnittlich nicht länger als 5–10 Jahre nach Stellung der Diagnose.

Multizystische Nierendegeneration

Ätiologie: Bei multizystischer Nierendegeneration handelt es sich um eine multiple einseitige Zystenbildung bei ähnlichen entwicklungsgeschichtlichen Störungen wie bei polyzystischer Nierendegeneration.

Therapie: Bei Verdrängungserscheinungen und Hypertonie Zystenpunktion unter Röntgenkontrolle, bzw. Nephrektomie.

Solitärzyste

Ätiologie, s. oben

Diagnose: Selektive Nierenangiographie und/oder transkutane Punktion der Solitärzyste unter Auffüllung des Hohlraums mit Kontrastmittel. Untersuchung der aspirierten Flüssigkeit auf Tumorzellen (Zystenwandkarzinom). Sonographie bzw. CT zur Differentialdiagnose Zyste oder gefäßarmer Tumor.

Differentialdiagnose: Nierenkarzinom, polyzystische Nierendegeneration, Nierenkarbunkel, Hydronephrose, Nierenechinokokkus sowie extrarenale Tumoren.

Therapie: Nur in Zweifelsfällen (Tumor/Zyste) und bei Verdrängungserscheinungen Operation erforderlich.

Sog. Verschmelzungsnieren

Ätiologie: Kongenitale Hemmungsmißbildung (Häufigkeit 1‰).

Symptome: Meist keine, häufig Reflux, Harnleiterobstruktion mit Harnwegsinfektion, Hydronephrose und Steinbildung.

Diagnose: Urogramm und ggf. Angiographie.
Die wichtigsten Formen sind die Hufeisenniere, Verschmelzungsniere mit gekreuzter oder auch nichtgekreuzter Nierendystopie, sowie die Becken- oder Kuchenniere.

Therapie: Nicht erforderlich. Bei Komplikationen operative Korrektur.
Weitere kongenitale Nierenmißbildungen sind Drehungsdystopie, lumbale und iliakale Dystopie sowie sog. medulläre Schwammniere (vielfach steinhaltige, zystische Dilatation der Sammelröhren).

Kongenitale Mißbildungen des Harnleiters (Abb. 25–11)

Ein Harnleiter kann ganz fehlen oder aber nur partiell angelegt sein.

Verdoppelung des Harnleiters: Ureter fissus: Doppelt angelegtes Nierenbeckenkelchsystem

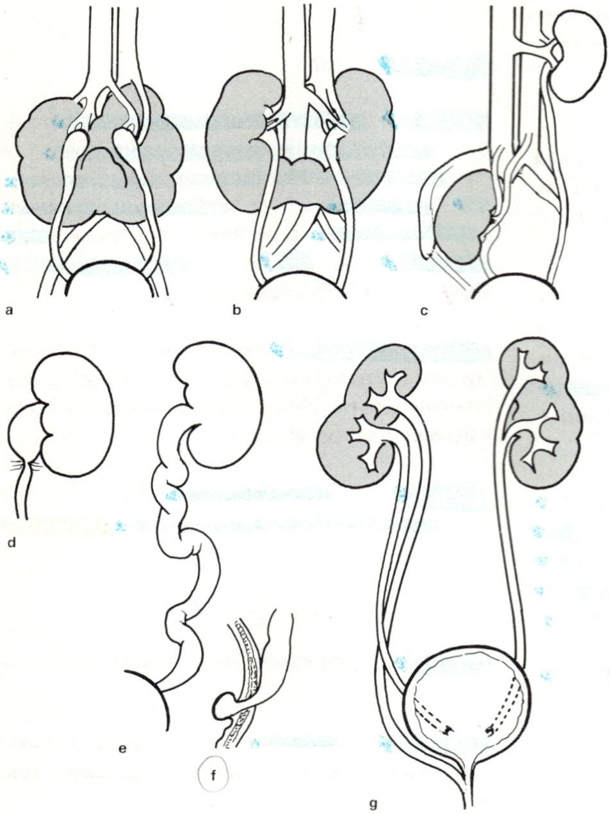

Abb. 25–11 a–g. Mißbildungen der Niere und des Harnleiters. (a) Verschmelzungsniere. (b) Hufeisenniere. (c) Beckenniere. (d) Ureterabgangsstenose. (e) Megaureter. (f) Ureterozele. (g) Doppelniere, rechts Ureter duplex mit ektop mündendem Anteil, links mit Ureter fissus

(sog. Doppelnieren), Ureter Y-förmig, nur ein Ostium. Ureter duplex: Doppelniere mit je einem eigenen Harnleiter, die in einer Scheide verlaufen, jedoch mit je einem eigenen Ostium in die Blase münden.

Ureterozele: Mukosa im Ostiumbereich hochgradig stenosiert. Mukosa und Submukosa werden durch die Peristaltik ballonartig in das Blasenlumen vorgewölbt.

Komplikation: Hydroureter, Hydronephrose.

Ektope Mündung des Harnleiters

Insbesondere bei Doppelnieren mit Ureter duplex kann ein Harnleiter bei Männern suprasphinktär, z. B. in der Samenblase, bei Frauen fast immer infrasphinktär in der Vagina oder dem Vestibulum vaginae münden, was ein ständiges Harnträufeln (Inkontinenz) zur Folge hat.

Retrokavaler oder retroiliakaler Ureter

Kongenitale Ureterabgangsstenose mit konsekutiver Hydronephrose sowie ureterovesikale Obstruktion mit Hydroureter und Hydronephrose.

Ursachen erworbener Harnleiterstrikturen

Unfallverletzungen (selten)

Iatrogene Verletzungen (besonders nach Operationen im kleinen Becken und nach Strahlentherapie gynäkologischer Tumoren).

Kompression durch Lymphknotenmetastasen

Chronische spezifische und unspezifische Entzündungen insbesondere bei gleichzeitiger Steineinklemmung.

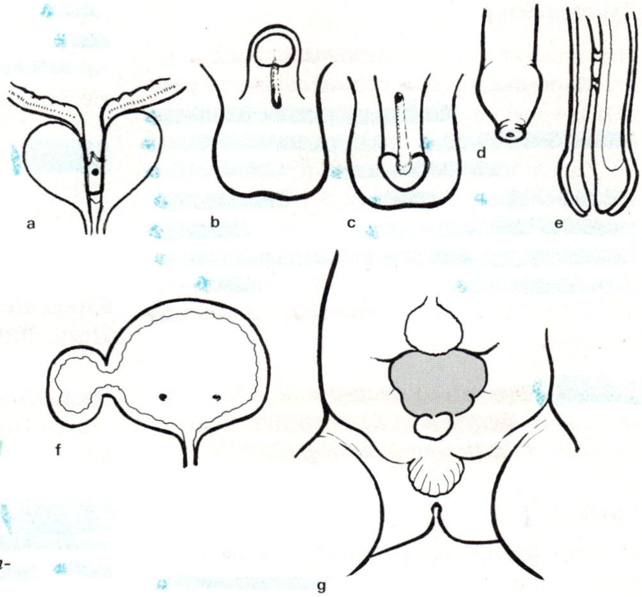

Abb. 25–12 a–g. Mißbildungen der Blase, Harnröhre und des äußeren Genitale. (a) Klappenbildung im Bereich der prostatischen Harnröhre. (b) Hypospadie. (c) Epispadie. (d) Phimose. (e) Harnröhrenstenose. (f) Blasendivertikel. (g) Blasenekstrophie

Retroperitoneale Fibrose (Ormonds disease)

Endometriose des Ureters

Kompression des Harnleiters durch die rechte Ovarialvene.

Kongenitale Mißbildungen der Prostata und Samenblasen

Sehr selten kommen Zysten in der Prostata und den Samenblasen, aber auch das Fehlen einer Samenblase vor. Relativ oft findet sich dagegen zusammen mit einer perinealen oder penoskrotalen Hypospadie eine Vergrößerung des Utriculus mit erheblichen Blasenentleerungsstörungen.

Kongenitale Mißbildungen des Penis und der männlichen Harnröhre (Abb. 25–12)

Fehlen des Penis ist äußerst selten. Dagegen sind einige Fälle von Penisduplikation, z. T. mit 2 kompletten Harnröhren, bekannt. Ein Megalopenis wird nur bei Nebennierenrindentumoren und bei Leydig-Zelltumoren, eine Penishypoplasie dagegen öfters beobachtet; sie kommt zusammen mit anderen „feminisierenden" Mißbildungen (z. B. Hypospadien) vor.

Kongenitale Meatusstenose

Häufig; bei allen neugeborenen Buben ist danach zu suchen. Bei Nichterkennen Dilatation der Harnwege oberhalb der Stenose und schließlich Urämie.

Kongenitale Harnröhrenstrikturen

Sie sind vor allem in der Fossa navicularis und im Bereich der bulbösen Harnröhre lokalisiert.

Klappen in der prostatischen Harnröhre

Sie können zur Dilatation der gesamten proximal der Klappen befindlichen Harnwege führen.

Symptome: Stark verzögerter Miktionsbeginn, kraftloser Harnstrahl. Darüber hinaus läßt sich eine überfüllte Blase im Unterbauch sehen und tasten bzw. perkutieren.

Diagnose: Zystourethrogramm oder Miktionszystourethrogramm sowie Urethrozystoskopie, Urographie.

Hypospadien

Man unterscheidet die Hypospadia glandis von der Hypospadia penis, penoscrotalis und perinealis, wobei der Penis distal von der jeweiligen Harnröhrenmündung nach ventral gekrümmt ist. Zudem fehlt die Vorhaut im ventralen Bereich der Glans. Vielfach ist der Penis verhältnismäßig klein entwickelt, so daß genetische Untersuchungen zur Bestimmung des tatsächlichen Geschlechts erforderlich sind. Häufig finden sich ein- oder beidseitig gleichzeitig Hernien.

Therapie: Operative Rekonstruktion der Harnröhre nach Beseitigung der Verkrümmung des Penis durch Entfernung der sog. Chorda.

Epispadie

Weniger häufig als Hypospadien, sehr selten beim weiblichen Geschlecht. In derartigen Fällen liegt die Harnröhre offen auf dem Penisrükken bzw. der Klitoris. Meist auch durch Fehlen des Sphinkters Inkontinenz. Vielfach findet sich gleichzeitig eine Blasenekstrophie.

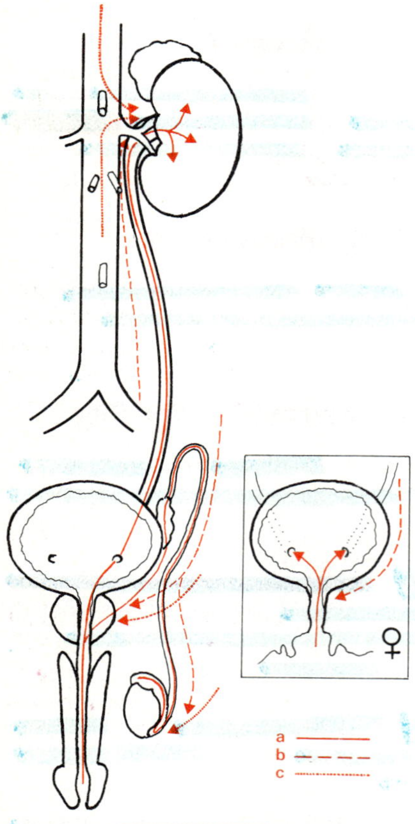

Abb. 25–13. Infektionswege. Pathogene Keime gelangen gewöhnlich in den Urogenitaltrakt (a) urogen aufsteigend, (b) lymphogen, (c) hämatogen

Therapie: Die operativen Verfahren zielen daraufhin ab, die Kontinenz wie auch die Harnröhre wiederherzustellen.

Kongenitale Mißbildungen der weiblichen Harnröhre

Distale Harnröhrenstenose mit Dilatation der oberen Harnwege, Reflux und Harnwegsinfektion.

Diagnose: Miktionszystourethrographie, urodynamische Untersuchung (Harnröhrendruckprofil), Kalibrierung mit Bougie a boule.

Therapie: Dilatation der Harnröhre, bzw. Schlitzung der Stenose mit dem Urethrotom, Meatusplastik.

Unspezifische Entzündungen des Urogenitaltraktes

Unter dem Begriff „unspezifische Entzündung“ faßt man Entzündungen zusammen, die durch Keime hervorgerufen oder unterhalten werden, die keine für den Erreger typischen histopathologischen Veränderungen hervorrufen.

Infektionserreger und antibakterielle Therapie

Infektionserreger: In erster Linie gramnegative Stäbchen der Darmflora, grampositive Kokken von untergeordneter Rolle. Bei den abakteriellen Entzündungen sind Mykoplasmen, Chlamydien, Trichomonaden und Hefen von Bedeutung.
Die Behandlung von unspezifischen Entzündungen des Urogenitaltraktes setzt die Testung von Art und Empfindlichkeit der einzelnen Keime voraus und erfordert Antibiotika, deren Pharmakokinetik eine Vernichtung der Keime

in vivo garantiert. (Gegen gramnegative Bakterien sind z. Z. Aminoglykosid-, β-Lactamantibiotika sowie Kombinationspräparate von Sulfamethoxazol und Trimethoprim am wirksamsten, gegen Mykoplasmen und Chlamydien Tetracycline und z. T. Erythromycin.) Näheres zum Thema Harnwegsinfektionserreger und antibakterielle Therapie s. Lehrbücher für Mikrobiologie und Pharmakologie.

Infektionswege (Abb. 25–13)

Prädisponierende Faktoren für Entzündungen (Tabelle 25–1)

Tabelle 25–1. Prädisponierende Faktoren bei Infektionen des Urogenitaltraktes

1. Harnwegsobstruktionen und funktionelle Störungen im Bereich der Harnwege: Steine, Traumen, Mißbildungen, Strikturen, Fremdkörper, Divertikel, Klappenbildungen, Reflux, neurogene Störungen.
2. Chemische und physikalische Ursachen: Exogene und endogene chemische Noxen (Arzneimittel und deren Abbauprodukte, Elektrolytstörungen, Stoffwechselstörungen z. B. Diabetes mellitus, Hyperparathyreoidismus sowie Hitze- und Kälteeinwirkung etc.).
3. Hormonelle Faktoren bei Gravidität, in der Menopause, unter Kontrazeptivaeinnahme, bei Endometriose etc.
4. Gefäßerkrankungen mit Hypertonus (Sklerosen, Stenosen).
5. Schwere Allgemeinerkrankungen, chronische Infektionskrankheiten, Toxikose, Exsikkose, Säuglingsdyspepsie, Urämie, maligne Erkrankungen, Verbrennungen, Querschnittslähmungen etc.
6. Mechanische Schäden, z. B. Traumen bei Verkehrsunfällen, iatrogene Schäden durch Katheterismus, transurethrale Eingriffe, Operationen, Bestrahlungen.
7. Psychische Störungen.
8. Infektiöser Hospitalismus.

Spezielle entzündliche Erkrankungen

Peri- und Paranephritis

Ätiologie: Nierenferne Staphylokokkenherde, wie Furunkel, Mastitiden, Anginen usw.

Symptome: Anfangs Schüttelfrost, hohes intermittierendes Fieber, später Kontinua. In der Anfangsphase meist keine Schmerzen, erst bei Abszedierung Schmerzen in der Lendengegend, die sich allmählich auf die Nierenlager konzentrieren. Bei Irritation des M. psoas Schonstellung des Beines der betroffenen Seite und Beugung im Hüftgelenk, Skoliose der LWS mit Konkavität zur betroffenen Seite, Zwerchfellhochstand und Pleuraerguß. Ausgeprägte Abwehrspannung und meist Hautödem.

Diagnose: Hohe Temperaturen, Durstgefühl, Appetitlosigkeit, druckschmerzhaftes Nierenlager, sympathische Pleuritis, Beugung und Streckung im Hüftgelenk der betroffenen Seite schmerzhaft. Eventuell Vorwölbung über dem Darmbeinkamm im Bereich des Trigonum Petiti oder am Oberschenkel im Bereich der Fossa ovalis (Senkungsabszeß!). Urinbefund: Negativ. Röntgen: Verschattung der Psoasrandlinie, aufgehobene Atemverschieblichkeit der Niere infolge entzündlicher Fixierung im Nierenlager (Veratmungspyelogramm!).

Differentialdiagnose: Subphrenischer Abszeß, Nierenkarbunkel, Basalpleuritis, tuberkulöser Abszeß, retrozökale Appendizitis.

Therapie: Zunächst hochdosierte antibakterielle Therapie mit staphylokokkenwirksamen Penicillinen. Bei Abszedierung breite operative Eröffnung und Drainage.

Pyelonephritis (PN)

Ätiologie: Interstitielle, destruktive Nephritis mit gleichzeitiger Infektion des Nierenbeckenkelchsystems. Infektionsweg kanalikulär aufsteigend oder hämatogen bzw. lymphogen. Man unterscheidet die primäre von der sekundären Pyelonephritis, wobei die sekundäre Pyelonephritis Folge von Abflußhindernissen im Bereich der Harnwege ist.

Akute Pyelonephritis

Symptome: Initialer Schüttelfrost, anschließend Kontinua um 39°C rektal. Der Patient erscheint schwerkrank. Dumpfes Druckgefühl in der Nierengegend. Manchmal Koliken, Durst, Appetitlosigkeit, Obstipation.

Diagnose: Ausgeprägte Druckempfindlichkeit über dem erkrankten Nierenlager. Trockene bräunlich-borkige Zunge, Leukozytose mit Linksverschiebung, evtl. Thrombozytopenie,

BSG-Erhöhung. Urin trüb infolge hohen Leukozyten- und Bakteriengehalts. Außerdem im Urin Erythrozyten und granulierte Zylinder nachweisbar. Urinkultur und meist auch Blutkultur positiv. Nierenfunktion zunächst nur gering eingeschränkt.

Röntgen: Übersichtsaufnahme: Nierenschatten verwaschen oder fehlend. Bei sekundärer PN: evtl. schattengebende Konkremente im Bereich des Nierenbeckenkelchsystems oder der Ureteren nachweisbar. Urogramm: Bei primärer PN meist nur geringe Verzögerung der Kontrastmittelausscheidung, bei sekundärer PN Stauungen im Bereich des Ureters und Nierenbeckenkelchsystems sowie Kontrastmittelaussparungen nachweisbar.

Differentialdiagnose: Pankreatitis, basale Pneumonie (Lungenübersichtsaufnahme!), akute Appendizitis, Cholezystitis, Divertikulitis, Herpes-Zoster-Neuritis ($T_{12} - L_1$).

Komplikationen: Chronische Pyelonephritis mit sekundärer Schrumpfniere und Urämie, Urosepsis.

Therapie: Bei primärer PN hochdosiert Aminoglykosid- und β-Lactamantibiotika. Bei sekundärer PN operative Entfernung der Obstruktion und hochdosierte kombinierte Therapie mit Aminoglykosiden und β-Lactamantibiotika wie bei primärer PN.

Allgemeine Therapie: Analgetika, Spasmolytika, Flüssigkeitszufuhr. Bei Erbrechen Infusionen. Bettruhe, kalt-feuchte Wickel an den Extremitäten.

Merke: ***Vor Verabreichung von Chemotherapeutika Blut und Urin für mikrobiologische Untersuchungen abnehmen.***

Metaphylaxe: Über Wochen und Monate Urinkontrollen, bis 3 Kulturen in 4- bis 6wöchentlichen Abständen ohne antibakterielle Therapie negativ sind.

Sonderformen

Schwangerschaftspyelonephritis: Atypische Symptomatik, wobei die klassische Trias der PN, Fieber, Flankenschmerz und pathologischer Urinbefund nicht immer vorhanden sind. Entscheidend für die Diagnose: Keimzahlbestimmung im Urin, quantitative Leukozytenbestimmung (Addis-Count aus Katheterurin).

Nekrotisierende Papillitis: Akute PN mit Abstoßung der Papillen vor allem bei Diabetikern, chronischen Harnabflußstörungen, Phenacetinabusus, Sichelzellanämien sowie vesikoureteralem Reflux.

Chronische Pyelonephritis

Symptome: Gelegentlich geringe Schmerzen über dem Nierenlager, häufige Reizzustände im Bereich der Blase. Meist jedoch keine Beschwerden. Manchmal gastrointestinale Störungen, subfebrile Temperaturen, erhöhte BSG, Anämie und erhöhter Blutdruck bei Ausbildung einer einseitigen Schrumpfniere (Goldblatt-Mechanismus).

Diagnose:
Laborbefunde: BSG-Erhöhung, harnpflichtige Substanzen normal oder erhöht, Hypokaliämie, Leukozyten im peripheren Blut normal.

Urinuntersuchung (Mittelstrahlurin, Blasenpunktionsurin): Pathogene Keime nachweisbar, Leukozyten im Urin leicht erhöht oder normal. Bei Verdacht auf chronische PN ist immer eine quantitative Leuko- und Erythrozytenbestimmung durchzuführen (Addis-Count). Ebenso müssen wiederholt quantitative Bakterienkulturen angelegt werden. Beim Erwachsenen sind bis 5 Erythro- und Leukozyten pro mm^3 Urin normal.

Nierenfunktionsproben: Phenolsulfonphtalein-(PSP-)Farbstoffausscheidung unter 50% innerhalb der ersten halben Stunde nach Farbstoffinjektion; endogene Kreatinin-Clearance erniedrigt. Serumkreatinin erhöht. (Zur weiteren Diagnose: Kamerafunktionsszintigraphie, Renovasographie. Bei Hochdruck: Rapoport-Test.)

Röntgen: Auf Übersichtsaufnahme kleiner Nierenschatten, evtl. Konkremente. Urogramm: Entweder Verengung oder Erweiterung, sowie Verplumpung und unregelmäßige Zeichnung der Kelche und Kelchhälse, verzögerte Kontrastmittelausscheidung. Zum Ausschluß eines vesikoureteralen Refluxes als Ursache der chronischen Pyelonephritis ist ein Refluxzystogramm erforderlich.

Differentialdiagnose: Chronisch-rezidivierende Zystitis, Urogenitaltuberkulose, Adnexitis.

Komplikationen: Hochdruck, Infektsteinbildung, Urämie.

Therapie: Gezielte antibakterielle Therapie und operative Beseitigung von Harnabflußstörungen. Bei Hochdruck und rezidivierenden pyelonephritischen Schüben Nephrektomie. Eine Nephrektomie zur Behandlung des Hochdrucks ist im allgemeinen nur sinnvoll, wenn der Hochdruck nicht länger als 1 Jahr besteht und der Patient nicht über 45 Jahre alt ist.

Ureteritis

Ätiologie: Lokalisierte Entzündungen des Harnleiters finden sich nur bei paraureteralen Prozessen, wie Periureteritis nach operativen Eingriffen, länger haftenden Uretersteinen, paraureteralen Urinphlegmonen sowie Abszessen.

Symptome: Fast immer kann man bei Pyelonephritiden entzündliche Herde im Bereich der Ureterschleimhaut und -muskulatur ohne besondere klinische Symptome nachweisen.

Diagnose: Urogramm: Ureterweitstellung infolge entzündlicher Atonie. Vereinzelt findet man bei gleichzeitiger chronischer PN eine sog. Ureteritis cystica, wobei meist die gesamte Ureterschleimhaut von bis zu erbsgroßen Zysten bedeckt ist, die mit darmähnlichem Epithel ausgekleidet sind und Entleerungsstörungen sowie Koliken verursachen können.

Idiopathische Retroperitonitis fibroplastica (Ormond disease), S. 397

Zystitis

Ätiologie: Meist verursacht durch gramnegative Stäbchen, aber auch durch Mykoplasmen, Hefen, Trichomonaden, Amöben, Schistosomen sowie Chlamydien und evtl. Herpesviren. Auch chemische Substanzen (z. B. Cyclophosphamid) und physikalische Noxen (z. B. verschiedene Strahlenarten) können eine Zystitis auslösen. Bei der Frau kommt es gewöhnlich zur Infektion der Blasenschleimhaut durch Invasion von Keimen, die durch die Urethra aufsteigen, wobei diesen Infektionsmodus anatomische Veränderungen wie Meatusengen, hormonalbedingte Veränderungen der Urethral- und Vaginalschleimhaut (Postmenopause, Kontrazeptiva) begünstigen. Bei Frauen findet man auch häufig zystitische Symptome 36–48 h nach dem Geschlechtsverkehr. Eine von einer Zervizitis ausgehende lymphogene Entzündung ist ebenfalls möglich. Bei Männern ist die Zystitis immer durch eine Nieren- und Prostataentzündung oder durch Restharn bei Blasenhalsobstruktion bzw. einer neurogenen Blasenentleerungsstörung hervorgerufen. Auch Darminfektionen können auf die Blasenschleimhaut übergreifen.

Symptome: Brennen bei der Miktion, imperativer Harndrang, Schmerzen im Unterbauch, Pollakisurie, Nykturie und terminale Hämaturie.

Diagnose: Im Urin massenhaft Leuko- und meist auch Erythrozyten, hohe Keimzahlen. Es fehlen Fieber, BSG-Erhöhung, Leukozytose.

Differentialdiagnose: Sekundäre Entzündungen bei Blasensteinen und Fremdkörpern, Urethritis, Trigonitis, Adnexitis, Reizblase (3-Gläser-Probe, normaler gynäkologischer und urologischer Befund, nachts ungestörter Schlaf, psychogene Momente, emotionelle Spannungszustände, gestörte Sexualfunktionen), Östrogenmangelsyndrom.

Therapie: Neben reichlicher Flüssigkeitszufuhr Chemotherapeutika. Der Reizzustand der Blase kann durch Alkalisierung des Urins und Spasmolytika (Ganglienblocker) behoben werden. Heiße Sitzbäder lindern zudem krampfartige Schmerzen.

Sonderformen

Cystitis follicularis, bzw. *Cystitis granularis:* Bei der Skopie zeigen sich im Bereich des Blasenbodens leicht erhabene Knötchen (Lymphfollikel).

Cystitis cystica: s. Ureteritis cystica.
Interstitielle Zystitis (Ulcus simplex vesicae, Hunner's ulcer) mit Ulkusbildung und Blasen-

schrumpfung: Hier kommt es vielfach zu einer Uretereinmauerung im intramuralen Bereich mit sekundärer Ureterdilatation und Ausbildung einer Harnstauungsniere.

Therapie: Neben den konservativen Maßnahmen Elektroresektion des Ulkus, bzw. Blasenwandresektion, Laserkoagulation, evtl. totale Zystektomie und Blasenersatzplastik.

Adnexitis

Akute Adnexitis (Prostata und Bläschendrüsenentzündung).

Ätiologie: Akute aufsteigende, hämatogene oder lymphogene Entzündung (Erregerspektrum s. Urethritis).

Symptome: Zu Beginn Pollakisurie, Dysurie, später Spannungs- und Druckgefühl im After, Schüttelfrost, septische Temperaturen, Schmerzen bei der Defäkation, evtl. Harnverhaltung, meist geringer Urethralfluor. Bei rektaler Untersuchung Prostata teigig geschwollen, unscharf begrenzt, äußerst druckempfindlich. Cave: Prostataexpression!

Therapie: Tetracycline, Erythromycin und Clotrimoxazol sind u. a. wegen ihrer pharmakokinetischen Eigenschaften und antibakteriellen Wirksamkeit oft Mittel der Wahl. Gegen die perinealen Schmerzen Analgetika sowie Sitzbäder. Außerdem Bettruhe und reichliche Flüssigkeitszufuhr. Bei Abszedierung perineale oder transurethrale Eröffnung des Abszesses.

Chronische Prostatitis

Diagnose: Problematisch wegen fehlender oder geringer Symptome. Weniger aussagekräftig: Rektaler Tastbefund, dafür um so mehr der Leukozytengehalt, bzw. die Keimzahlen im Prostataexprimat. Zusätzliche Untersuchungsmethoden: Immunelektrophorese des Ejakulates und Prostatabiopsie.

Differentialdiagnose:
Psychovegetatives Urogenitalsyndrom (negativer bakteriologischer Befund, negativer immunologischer Befund, psychische Störungen in der Anamnese, Streßsituationen, gestörtes Sexualleben).

Anogenitales Syndrom: Entzündliche Erkrankungen im Bereich des Enddarmes wie infizierte Hämorrhoidalknoten, Analfissuren.

Therapie: Antibiotika und Chemotherapeutika nur nach Erregertestung, wobei regelmäßige Kontrollen nach antibiotikafreiem Intervall wegen der Rezidivhäufigkeit angebracht sind. Prostatamassagen 3- bis 4mal in 4- bis 10tägigen Abständen bringen häufig Erleichterung. Dazu tägliche Sitzbäder und durchblutungsfördernde Suppositorien. Für die unspezifischen Entzündungen der Bläschendrüsen und der hinteren Urethra gelten im Grunde die gleichen therapeutischen Maßnahmen wie für die Prostatitis, da gewöhnlich keines dieser Organe allein befallen ist; daher ist der Ausdruck Urethroadnexitis besser.

Harnröhrenentzündung (Urethritis)

Akute Urethritis

Ätiologie: Gewöhnlich aufsteigende Infektion, häufig durch Keime, die durch den Geschlechtsverkehr übertragen werden (Gonokokken, Mykoplasmen, Hefen, Trichomonaden, Chlamydien, Herpesviren, gramnegative Stäbchen vor allem bei der Frau, wenn eine Störung der Ökologie im Bereich des äußeren Genitale vorliegt). Dazu können mechanische, chemische und physikalische Reize eine Urethritis auslösen.

Symptome: Harnröhrenfluor verschiedener Konsistenz und Färbung, Brennen in der Harnröhre, brennender Schmerz bei der Miktion.

Diagnose: Untersuchung des Abstrichs als Nativ- und gefärbtes Präparat im Hell-, Dunkel- und Phasenkontrast. Direkte Beimpfung von Spezialnährböden für Hefen, Mykoplasmen, Chlamydien, Beimpfung einer Blutplatte und einer Kochblutplatte (GO!).

Komplikationen: Urethroadnexitis, periurethraler Abszeß mit Urinfistel und Harnröhrenstrikturbildung.

Therapie: Antibakterielle Behandlung entsprechend dem isolierten Erreger. Keine Harnröhrenspülungen oder -instillationen. Keine instrumentellen Eingriffe!

Chronische Urethritis

Ätiologie: Entweder Folge einer akuten Urethritis oder Begleitinfektion der chronischen Adnexitis. Als Infektionserreger kommen Keime wie bei der akuten Urethritis in Frage.

Symptome: Urethralfluor, der zeitweise spontan verschwinden kann. Oft nur morgendlicher Ausfluß (Bonjour-Tropfen). Vereinzelt Brennen in der Harnröhre, weitgehend unabhängig von der Miktion.

Diagnose: Untersuchungen des Harnröhrenabstriches und Prostataexprimates auf die bei der akuten Urethritis angegebenen Erreger. Sorgfältige urologische und allgemeine Untersuchung mit Infusionsurogramm, Zystourethrogramm und Miktionszystogramm **(Abb. 33–65)**.

Komplikationen: Adnexitis, Zystitis, u. U. Pyelonephritis.

Therapie: Gezielte antimikrobielle Therapie. Beseitigung von Abflußhindernissen, wie Strikturen, Stenosen, Steine sowie Urinfisteln.

Nebenhodenentzündung (Epididymitis)

Akute Nebenhodenentzündung

Ätiologie: Prostatitis oder Folge operativer Eingriffe an der Prostata. Die Infektion kann den Nebenhoden auch über die perivasalen Lymphgefäße erreichen. Ferner ist der hämatogene Infektionsweg von Streuherden im Körper in Betracht zu ziehen.

Symptome: Im akuten Stadium hochgradige Schwellung des Skrotalinhaltes, wobei sich der äußerst berührungsempfindliche Nebenhoden vom Hoden nicht abgrenzen läßt. Starke Schmerzen im Skrotalbereich mit Ausstrahlung in die Leistengegend. Temperaturen um 40° C. Vereinzelt Harnröhrenausfluß und zystitische Syndrome. BSG erhöht, ausgeprägte Leukozytose.

Therapie: Infiltration des Samenstranges direkt oberhalb des Hodens mit 20 ml einer 1%igen Novocainlösung oder einem anderen Lokalanästhetikum. Die Novocaintherapie ist durch eine entsprechende antibakterielle Behandlung zu ergänzen, wobei vor allem β-Lactamantibiotika und evtl. Tetracycline in Frage kommen. Für 3–4 Tage Bettruhe, Hochlagerung des Skrotums, feuchte Umschläge. Ist mit diesen Maßnahmen der Entzündungsprozeß nicht innerhalb von 4 Wochen zum Abklingen zu bringen, hat eine operative Freilegung des Nebenhodens zu erfolgen, da inzwischen eine

Chronische Nebenhodenentzündung vorliegt, die unter konservativer Therapie kaum zum Abheilen gebracht wird und hinter der sich eine Urogenitaltuberkulose verbergen kann.

Differentialdiagnose, S. 556 „Prehnzeichen"

Orchitis

Ätiologie: Primäre Orchitis selten. Gewöhnlich ist sie eine Begleiterscheinung einer Virusinfektion (Mumps), oder der entzündliche Prozeß des Nebenhodens hat auf den Hoden übergegriffen. Infektionsmodus hauptsächlich hämatogen.

Therapie: Sie besteht in der Behandlung der Grundkrankheit, Bettruhe, Hodenhochlagerung und je nach Erkrankung Antibiotika oder γ-Globuline.

Balanitis, Posthitis

Ätiologie: Ungenügende Reinigung des Vorhautsackes, z. B. bei Phimose. Auch die Übertragung von Keimen durch den Geschlechtsverkehr, wie bei Urethritis und Prostatitis, gewinnt in zunehmenden Maße an Bedeutung (Genitalmykosen!).

Therapie: Bei Phimose radikale Zirkumzision, sonst spezifische antimikrobielle Behandlung, Genitalhygiene!

Urosepsis

Pathogenese: Sepsis, die vom Urogenitaltrakt ausgeht und hauptsächlich durch endotoxinbildende gramnegative Stäbchen verursacht wird. Die Mortalität dieser Allgemeininfektion liegt auch heute noch bei ca. 70%.

Ursachen: Ungezielte Breitbandantibiotikaanwendung, unsachgemäße transurethrale Eingriffe mit Ureterkatheter und -schlingen bei Harnstauungsnieren infolge Obstruktion im Bereich der oberen Harnwege, Verschleppung von hochresistenten Hospitalkeimen bei transurethralen Eingriffen. Prädisponierende Faktoren: Leberzirrhose, Hyperurikämie, Diabetes mellitus, immunsuppressive Therapie, Schwangerschaft sowie Blutkrankheiten, Morbus Parkinson.

Symptome: Plötzlicher Blutdruckabfall und Schüttelfrost, gefolgt von septischen Temperaturen meist nach urologischen Eingriffen.

Diagnose: Im Frühstadium warme Haut, später livide Hautverfärbung (Livido racemosa). Die Haut fühlt sich kalt und feucht an. Kollabierte Jugularvenen, Fieberabfall (daher in diesem Stadium häufig Fehldiagnose Herzinfarkt, Lungenembolie), Granulozytose, Thrombozytopenie, Verminderung der Gerinnungsfaktoren, was u. a. zu gastrointestinalen Blutungen führt. Schocklunge, Lungenödem, Hyperventilation, Ikterus, Anstieg der alkalischen Phosphatase (Differentialdiagnose: Septische Cholezystitis).

Therapie, s. Tabelle 25–2

Merke: Die schnellstmögliche Entfernung des septischen Herdes ist die wichtigste therapeutische Maßnahme.

Tabelle 25–2. Therapie bei Urosepsis

1. Legen eines zentralen Venenkatheters.
2. Entnahme von Blut für bakteriologische Untersuchung, Überprüfung des Gerinnungssystems.
3. Infusionstherapie mit Überwachung des zentralen Venendruckes.
4. Operative Beseitigung des septischen Herdes oder dessen Ursache mit ausreichender Drainage bzw. transrenaler Nierenfistelung.
5. Antibiotikakombinationen wie Aminoglykoside und β-Lactamantibiotika. Bei Pseudomonassepsis Aminoglykoside + Carbenicillin. Bei Hefensepsis Versuch mit Canesten- oder Amphotericin-B-Infusionen oder Ancotilinfusionen.
6. Heparinisierung.
7. α-Rezeptorenblocker.
8. β-adrenerge Substanzen.
9. Ausgleich der Acidose.
10. Kortikosteroide oder Aldosteron.
11. Herzglykoside.

Spezifische Entzündungen

Tuberkulose (Abb. 25–14)

Trotz stetigem Rückgang der Neuerkrankungen steht die Urogenitaltuberkulose mit einem Anteil von 30–40% nach der Knochentuberkulose an zweiter Stelle der extrapulmonalen Tuberkuloseformen.

Ätiologie: Erreger der Urogenitaltuberkulose: Mycobacterium tuberculosis. Die Urogenitaltuberkulose ist die Folge einer hämatogenen Streuung in beide Nieren von einem Primärherd aus, der meist in den Lungen, seltener in Lymphknoten, Tonsillen, Darmtrakt und Knochen manifestiert ist. Die übrigen Urogenitalorgane werden durch deszendierende Infektion befallen. Durch die hämatogene Aussaat kommt es zunächst zum parenchymatösen Stadium der Nierentuberkulose. Dieser Befall der Nierenrinde kann spontan ausheilen, aber auch über multiple einschmelzende Tuberkulome zu spezifischen Kavernen fortschreiten. Findet der Prozeß im ulzerokavernösen Stadium Anschluß an das Hohlsystem, so kommt es deszendierend zu Nierenbecken-, Harnleiter-, Blasen-, Prostata-, Samenblasen-, Nebenhoden- und Hodentuberkulose. Die spezifische Entzündung manifestiert sich hauptsächlich an den physiologischen Engen des Hohlsystems, also an den Kelchhälsen, dem Ureterabgangsbereich, den physiologischen Engen im Bereich des Harnleiters und der Prostata. Die floride Entzündung, oder im Stadium der Ausheilung die narbigen Strikturen, führen zur Harnstauung, die ihrerseits wiederum die Urogenitaltuberkulose nicht ausheilen läßt. Die Folgen sind: Kelchhalsstenosen mit spezifischen Kelchdivertikeln und Kavernen, narbige Ureterabgangsstenosen, prävesikale Stenosen mit Ausbildung einer Harnstauungsniere.

Symptome: Abhängig von der Lokalisation des spezifischen Prozesses. Das Initial- oder parenchymatöse Stadium der Nierentuberkulose verläuft symptomarm: Klarer Urin, gelegentlich „sterile Pyurie", Flankenschmerzen. Im ulzerokavernösen Stadium stehen Miktionsbeschwerden, Nierenschmerzen, Makrohämaturie, Genital- oder Blasenschmerzen, unklare Temperaturen in der Reihenfolge ihrer Häufigkeit im

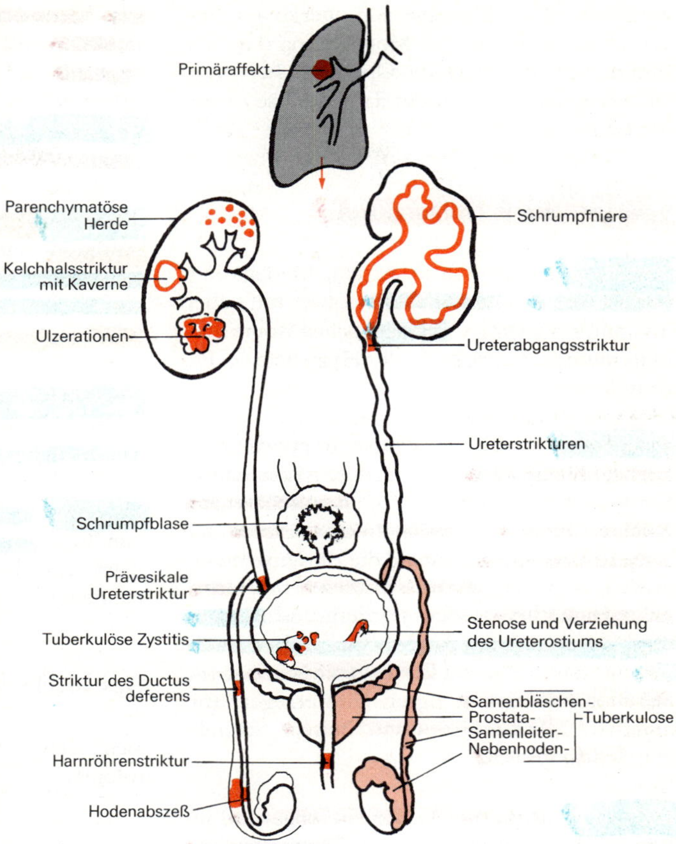

Abb. 25–14. Lokalisationen und pathologische Veränderungen der Urogenitaltuberkulose

Vordergrund. Die Laborwerte sind abgesehen von der BSG uncharakteristisch.

Diagnose: Saures Urin-pH, säurefeste Stäbchen, kultureller Nachweis von Tuberkelbakterien im Urin. *Röntgen: Übersichtsaufnahme:* Schollige Kalkablagerungen. *Infusionsurogramm:* Im ulzerokavernösen Stadium Destruktionen des Hohlsystems, schollige Verkalkungen, Stenosen im Bereich der ableitenden Harnwege, Kavernen. *Zystourethrogramm und Miktionsurethrogramm:* Stenosen, Prostatakavernen, tuberkulöse Schrumpfblase. *Selektive Nierenangiographie:* Entzündliche Gefäßveränderungen, Gefäßrarefizierungen. *Retrograde Ureteropyelographie:* Nachweis von Destruktionen und Stenosen, Darstellung des Nierenbeckenkelchsystems bei funktionsloser Niere.

Differentialdiagnose: Sämtliche Formen der unspezifischen Entzündung (S. 522).

Therapie: Sie zielt stets auf die tuberkulöse Allgemeinerkrankung und nicht auf die Organmanifestation allein, d. h. medikamentöse und chirurgische Behandlung.

Konservative Therapie: Die konservative Therapie gliedert sich in die medikamentöse Therapie ohne chirurgische Behandlung und in die medikamentöse Therapie mit chirurgischer Behandlung. Die konservative Therapie besteht aus: 1. eine halbjährige Dreifachtherapie (Triple-drug-Therapie), 2. eine halbjährige Zweifachtherapie (Double-drug-Therapie) und 3. in eine einjährige Monotherapie. Gesamtbehandlungsdauer i. allg. über 2 Jahre nach der letzten positiven Urinkultur.

Operative Therapie: Sie umfaßt die Beseitigung von nicht ausheilenden destruktiven Herden im Bereich der Nieren, Prostata und Nebenhoden sowie stenosierender Abflußhindernisse. Die medikamentöse Therapie vor operativen Eingriffen ist mindestens 3 Monate lang durchzuführen, um eine durch die Operation hervorgerufene miliare Aussaat der Tuberkulose zu verhindern.

Schistosomiasis (Bilharziose)

Ätiologie: Endemisch in Afrika, Madagaskar, Süd-Portugal, Griechenland sowie im nahen und mittleren Osten. *Erreger:* Schistosoma haematobium (s. Lehrbücher der Hygiene bzw. Parasitologie).

Symptome: Wenn die Parasiten einwandern, heftiges Hautjucken, 1–3 Monate später schwere Allgemeinsymptome mit Kopfschmerzen, Rückenschmerzen, Schüttelfrösten, Fieber und Schweißausbrüchen. Sobald die Blasenwand ergriffen ist, treten Zystitissymptome mit terminaler Hämaturie in den Vordergrund. Zunehmende Verstärkung der zystitischen Beschwerden mit Auftreten von Blasengeschwüren sowie Sekundärinfektionen durch Eitererreger. Bildung von Inkrustationen und Steinen. Schließlich Schrumpfblase.

Diagnose: Schmerzen in der Nierengegend infolge von Harnstauungen bei Ureterstenosen und Reflux. Unbehandelt sterben diese Kranken an Urämie oder den Folgen einer Urosepsis.

Laborbefunde: Leukozytose mit ausgeprägter Eosinophilie. Anämie. Bilharzioseeier im Urin. *Röntgen:* Übersichtsaufnahme: Verkalkungen im Bereich der Blasenwand oder im unteren Harnleiterdrittel. *Urogramm:* Häufig Hydroureter und Hydronephrosen oder auch vesikoureteraler Reflux. *Zystogramm:* Vielfach Schrumpfblase, vesikoureteraler Reflux oder Aussparungen wie bei Blasenkarzinomen. *Bei der Zystoskopie* findet man Tuberkel, Knotenbildung, ausgedehnte Ulzerationen, papilläre Tumoren, Karzinome, Blasensteine sowie Verringerung der Blasenkapazität. Diagnosesicherung durch Probeexzision!

Komplikationen: Schrumpfblase, Blasenhalsobstruktion, perineale oder suprapubische Fisteln, Blasensteine, Plattenepithelkarzinom der Blase, Harnleiterstenosen mit Hydronephrosen, vesikoureteraler Reflux sowie Sekundärinfektion mit perivesikalen Abszessen, Pyelonephritis und allgemeiner Sepsis.

Differentialdiagnose: Unspezifische Zystitis, tuberkulöse Zystitis, Blasentumoren.

Therapie: Stibophen Mittel der Wahl, daneben Antimon- und Kaliumtartrat (Brechweinstein). Allgemeine Maßnahmen: Bekämpfung der Sekundärinfektion mit Chemotherapeutika, evtl. Bluttransfusion bei ausgeprägter Anämie.

Seuchenbekämpfung: Sanitäre Maßnahmen in endemischen Gegenden, Vernichtung der Frischwasserschnecken (Zwischenwirt).

Prognose: Im Frühstadium medikamentöse Behandlung fast immer erfolgreich. Im Spätstadium wird die Prognose durch die bereits vorhandenen Veränderungen bestimmt.

Geschlechtskrankheiten

Siehe Lehrbücher der Dermatologie und Venerologie.

Tumoren der Urogenitalorgane

Wichtigste Geschwülste der Harn- und Genitalorgane des Mannes sind: Nierentumoren, Nierenbeckentumoren, Harnleitertumoren, Blasentumoren, Prostataadenom und -karzinom, Hodentumoren, Peniskarzinom.

Nierentumoren

Gutartige epitheliale Nierentumoren sind selten (Nierenadenome = Ansammlung von Tubuluszellen).

Bösartige Nierentumoren machen 80–85% aller Nierengeschwülste aus.

Nierenkarzinom = Hypernephrom

Altersgipfel zwischen 45. und 75. Lebensjahr.

Ätiologie: Unbekannt; es entwickelt sich aus Nierenadenomen bzw. Tubuluszellen. Lokalisation meist in einem Nierenpol. Raumforderndes Wachstum mit Verdrängung der Kelche des Nierenbeckenkelchsystems. Frühzeitiger Gefäßeinbruch besonders in die Nierenvenen (29–54%) oder in die V. cava inferior (9,5%). Bei Verschluß der Nierenvene oder der V. cava inferior Ausbildung eines Kollateralkreislaufes über die perirenalen Venen. Gelegentlich Verdrängung oder Infiltration von Magen, Duodenum, Pankreas, Milz, Leber, Zwerchfell. Metastasierung in über 50% (Abb. 25–15).

Symptome: Erstsymptom (70–80%) schmerzlose Mikro- bzw. Makrohämaturie. Schmerzen (50%) infolge Harnstauung, Blutung, oder Koliken (Blutkoagula, Tumorbröckel) können Initial- und Spätsymptom (Tumoreinbruch in das Nierenbeckenkelchsystem) sein. Gelegentlich symptomlose Geschwulst in der Flanke. Weitere mögliche Tumorzeichen: Temperaturen, Gewichtsverlust (30%), Anämie (28%), Knochenschmerzen, Spontanfrakturen, Atembeschwerden, bzw. Reizhusten, bei linksseitigem Nierentumor symptomatische Varikozele links.

Diagnose: Keine Frühzeichen. Tastbarer Oberbauchtumor, Mikro- bzw. Makrohämaturie, Varizenbildung in der Bauchwand, Ödeme der unteren Extremität. Die seltene akute Variko- oder Hydrozele ist durch Verlegung der V. cava inferior bzw. der Nierenvenen mit Tumorthromben bedingt. Tumorzellen im Urin. Polyzytämie, Anämie, Hyperkalzämie, erhöhte BSG, erhöhte alkalische Serumphosphatasen (bei Knochenmetastasen). Sicherung der Diagnose durch Übersichtsaufnahme (Vorwölbung der Nierenkontur) und Urogramm (Kelchverlagerungen, Kelchverdrängungen).

Die selektive Nierenangiographie gibt Aufschluß über Gefäßversorgung, Größe und Ausdehnung des Tumors. Kavographie und Nierenphlebographie weisen auf geschwulst- bzw. metastasenbedingte Gefäßkompressionen, Verlagerungen sowie auf partiellen oder totalen Verschluß der V. cava inf. bzw. der Nierenvenen durch Tumorzapfen hin. Lymphographie. Sonographie (Ultraschalluntersuchung mit sogenannten A- und B-Scannern) zur Differentialdiagnose Zyste oder gefäßarmer Tumor.

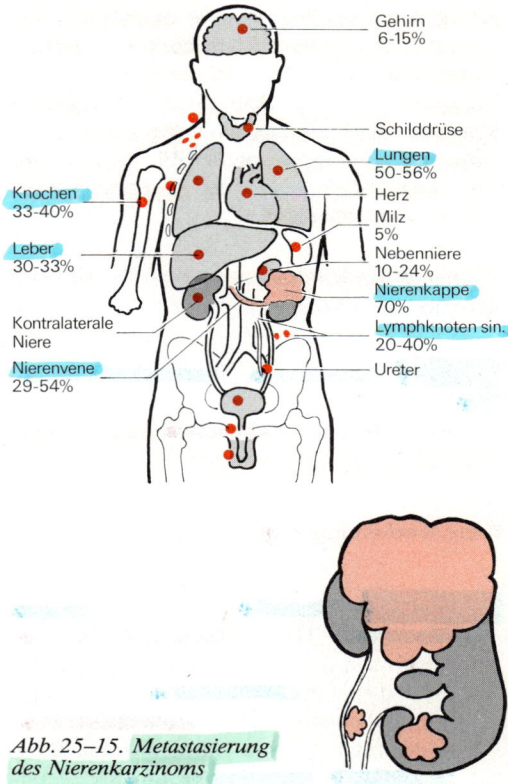

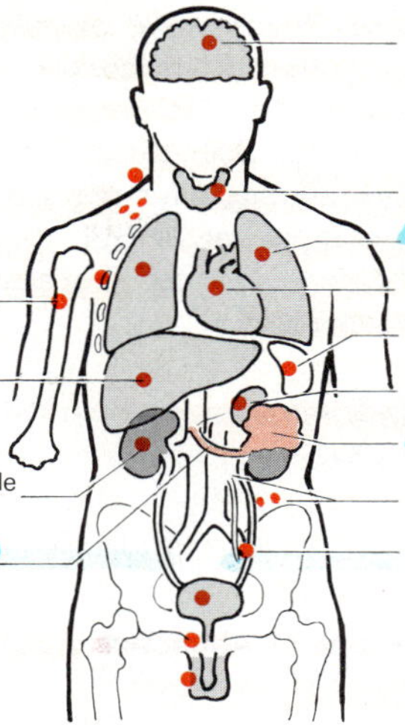

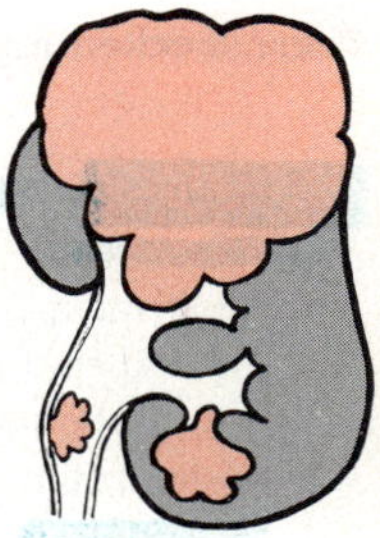

Abb. 25–15. Metastasierung des Nierenkarzinoms

Funktionsszintigraphie zur Beurteilung der Funktion der kontralateralen Niere, u. U. Ganzkörpercomputertomographie **(Abb. 33–67 a u. b)**.

Merke: Bei jeder schmerzlosen Makrohämaturie sofortige Zystoskopie, da Nieren-, Nierenbecken- bzw. Harnleitertumoren meist nur kurzfristig intermittierend bluten.

Differentialdiagnose: Solitärzyste, polyzystische und multizystitische Nierendegeneration, Angiomyelolipome (Morbus Pringle-Bourneville), Hydronephrosen, Nierentuberkulose, sowie Nebennierengeschwülste (Neuroblastom, Phäochromozytom).

Therapie:

Eventuell präoperative Bestrahlung (innerhalb von 2 Tagen 12–20 Gy HD) zur Devitalisierung von Geschwulstzellen und wegen der Gefahr einer Verschleppung intraoperativ mobilisierter Tumorzellen.

Transperitoneale, wenn nötig thorakoabdominale en-bloc-Entfernung des Tumors mit perirenaler Fettkapsel, der Nebenniere und dem Harnleiter sowie der Spermatika-, bzw. Ovarikagefäße. Ausräumung aller parakavalen und paraaortalen Lymphknoten. Ggf. Ausräumung von Tumorzapfen aus der V. cava inferior bzw. den Nierenvenen.

Eventuell Nachbestrahlung 30–40 Gy HD (innerhalb von 6 Wochen).

Prognose: Absterberate innerhalb 5 Jahren 50%.
Bei inoperablen Nierentumoren: transfemorale Okklusion der Nierenarterien.

Nierenbeckentumoren

Pathogenese: Altersgipfel zwischen 40. und 80. Lebensjahr. Die epithelialen Nierengeschwülste machen etwa 10% der Nierentumoren aus und sind in 90% bösartig. Entstehungsursache unbekannt. Die urothelialen Geschwülste treten auch in Harnleiter und Blase auf. Histologisch unterscheidet man mit zunehmender Malignität hoch-, nieder-, entdifferenzierte Tumoren, papilläre Tumoren sowie Übergangsepithel- und Plattenepithelkarzinome.

Symptome: Schmerzlose oder mit Harnleiterkoliken (Verstopfung des Ureters mit Blutkoagula, tumorbedingter Ureterverschluß) einhergehende Mikro- bzw. Makrohämaturie.

Diagnose: Erythrozyturie, bei Harnwegsinfektion Leukozyt- und Bakteriurie. Nierenschatten auf der Übersichtsaufnahme unverändert. Im Urogramm Füllungsdefekte im Nierenbecken sowie Kelchabbrüche. Zur genauen Beurteilung des Hohlsystems retrograde Ureteropyelographie. Bei jeder Makrohämaturie zur Sicherung der Seitendiagnose prograde Urethrozystoskopie. Tumorzellnachweis im Morgenurin oder nach Spülung des Hohlsystems.

Differentialdiagnose: Nierenkarzinom, nicht schattengebende bzw. schwach schattengebende Nierenbeckensteine, Hydronephrose, Nierentuberkulose.

Therapie: Nephroureterektomie mit Lymphadenektomie. Strahlentherapie nicht sehr erfolgversprechend. Bei Plattenepithelkarzinomen zytostatische Behandlung mit Bleomycin.

Prognose: Bei geringer Bösartigkeit Fünfjahresüberlebungsquote 50–75%. Beim Plattenepithelkarzinom Prognose schlecht, hohe Absterberate innerhalb des ersten Jahres.

Harnleitertumoren

Pathogenese: Harnleitergeschwülste sind selten. Meist handelt es sich um bösartige urotheliale Neubildungen.

Symptome und Diagnose, S. 509

Differentialdiagnose: Nicht schattengebender Ureterstein, Ureterstenose infolge von Lymphknotenmetastasen, Blutkoagula bei blutendem Nieren- bzw. Nierenbeckenkarzinom.

Therapie: Bei malignen Tumoren Nephroureterektomie. Bei solitären gutartigen Geschwülsten (Papillom) Resektion des tumortragenden Ureterabschnitts und End-zu-End-Reanastomosierung. Strahlentherapie nicht erfolgversprechend.

Prognose, s. Nierenbeckentumoren

Blasentumoren

Pathogenese: Blasentumoren sind nach den Prostatageschwülsten die zweithäufigste Neubildung im Urogenitaltrakt. In 75% der Fälle sind Männer im Alter über 50 Jahre betroffen. Entstehungsursachen unbekannt. Wahrscheinliche kanzerogene Noxen: Aromatische Amine, chronische Harnwegsinfektionen (Bilharziose), Zigarettenabusus. 80% aller Blasengeschwülste entwickeln sich im Bereich des Blasenbodens. Bei Tumorinfiltration der Ostien und des Blasenauslasses entstehen Harnstauungsnieren bzw. Blasenentleerungsstörungen. Man unterscheidet gutartige, jedoch potentiell maligne Papillome, papilläre Karzinome, Übergangsepithelkarzinome und Plattenepithelkarzinome. Eine weitere Differenzierung ist durch die histologische und zytologische Bestimmung des

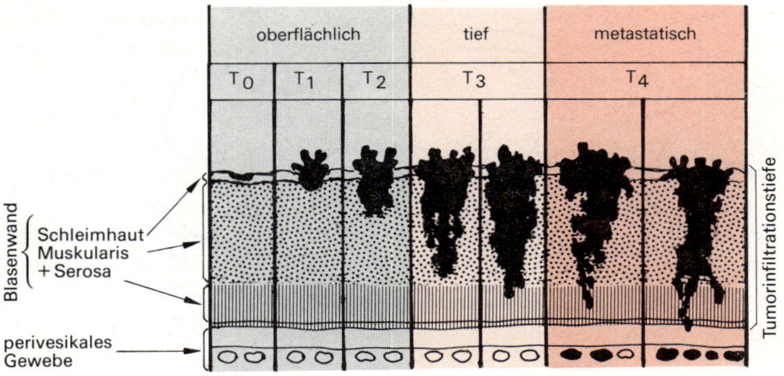

Abb. 25–16. Stadieneinteilung (TNM-System) des Blasenkarzinoms.
T_0 = Primärtumor auf Blasenschleimhaut begrenzt; T_1 = Schleimhaut überschritten; T_2 = Infiltration der Muskularis nur oberflächlich; T_3 = Infiltration der Muskularis bis Serosa; T_4 = Infiltration auch der umgebenden Organe bis Becken- und Bauchwand

Malignitätsgrades (hochdifferenziert bis anaplastisch) möglich. Weiterhin ist das Ausbreitungsstadium der Geschwulst hinsichtlich der Therapie wie auch der Prognose von Bedeutung (Abb. 25–16). Metastasierung vor allem in parailiakale, paraaortale, parakavale und hypogastrische Lymphknoten sowie in die Leber.

Symptome: Intermittierende Mikro- bzw. Makrohämaturie, zystitische Beschwerden. In fortgeschrittenen Fällen Schmerzen in der Blasengegend und Nierenbereich, Anämie, Gewichtsabnahme, Fieber.

Diagnose: Bimanuelle abdominorektale, bzw. abdominovaginale Untersuchung der Blase (in Allgemeinnarkose bei optimaler Entspannung). Erythrozyturie, bei Harnwegsinfektion Leukozyt- und Bakteriurie, Anämie. Bei Tumorverschluß beider Ostien Suburämie bis Urämie. Im Urogramm anfänglich normale Ausscheidung bei Aussparung der Geschwulst im Blasenkontrast. Zystourethrographie mit Kontrastmittelaussparung im Blasenwandbereich. Lymphangiographie. Sicherung der Diagnose durch Urethrozystoskopie und transurethrale Probeexzision.

Differentialdiagnose: Nieren- oder Harnleitertumor, Endometriose. Unspezifische Entzündung der Blase und Prostata, Adenom der Prostata, Prostatakarzinom, Blasentuberkulose, Blasenstein, auf die Blase übergreifende gynäkologische Tumoren.

Therapie: Operative Behandlungsmöglichkeiten sind:

- *Transurethrale Resektion* der Blasentumoren (Stadium O – T_2, Malignitätsgrad I, II), evtl. in Kombination mit Lasertherapie.
- *Tumorentfernung mittels Teilresektion der Blasenwand,* u. U. mit Reimplantation eines Harnleiters oder beider Ureteren, totale Zystektomie mit Lymphadenektomie und Anlegen einer supravesikalen Harnableitung (S. 518).

Strahlentherapie: Hochvolttherapie besonders bei Malignitätsgrad III, IV sowie Stadium T_3.

Chemotherapie: Die Behandlung mit Zytostatika (5-Fluoruracil, Bleomycin, Methotrexat, Adriamycin) zeigte bisher keinen Erfolg. Bei oberflächlichen papillären Tumoren kann eine Instillation des Zytostatikums Thiotepa in die Blase versucht werden.

Prognose: Sie hängt von der Art der Geschwulst, dem Stadium und dem Malignitätsgrad ab. Bei Malignitätsgrad III und IV Fünfjahresüberlebungsquote 15–20% nach Zystektomie und/oder Strahlentherapie.

Prostataadenom (Adenomyomatose der Prostata)

Pathogenese: Entstehungsursache nicht geklärt. Das Nachlassen der Androgenproduktion ist von Bedeutung und führt zur Wucherung der periurethralen Drüsen und zu einer Vermehrung der glatten Muskelzellen im Bereich der prostatischen Harnröhre. Bei ca. 80% aller Männer nach dem 50. Lebensjahr entwickelt sich eine mehr oder weniger ausgeprägte Adenomyomatose der Prostata. Das Adenom beeinträchtigt die Blasenentleerung.
Man unterscheidet 3 Stadien:

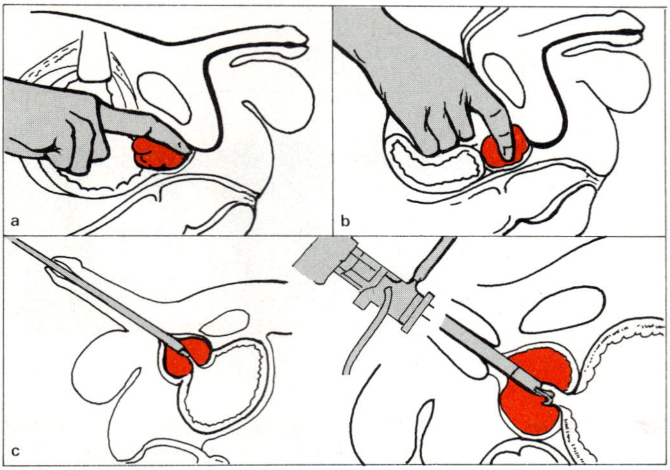

Abb. 25–17 a–c. Operationsmethoden beim Prostataadenom. (a) Transvesikale Ektomie. (b) Retropubische Ektomie. (c) Transurethrale Resektion

1. *Sog. Reizstadium:* Abgeschwächter Harnstrahl, relative Pollakisurie, Nykturie, Nachträufeln, kein Restharn.
2. *Stadium der kompensierten Harnretention:* Erhöhte Pollakisurie und Nykturie, Restharn, Verringerung der funktionellen Kapazität der Blase.
3. *Stadium der dekompensierten Harnretention:* Ständiges Harnträufeln (Ischuria paradoxa = Überlaufblase), Blasendivertikel, Harnrückstauung in die oberen Harnwege (Hydroureter, Hydronephrose), schließlich Urämie.

Akute Harnverhaltung: Harnsperre infolge akuter Kongestion des Prostataadenoms (Alkohol, stark kohlensäurehaltige Getränke), Überdehnung der Blasenwandmuskulatur bei Unterdrückung des Harndrangs.

Symptome: Pollakisurie, Nykturie, verzögerter Miktionsbeginn, kraftloser Harnstrahl, Nachträufeln. Bei Harnwegsinfektion terminaler Miktionsschmerz, manchmal schmerzlose Hämaturie. Bei dekompensierter Harnretention ständiges Harnträufeln. Bei Harnrückstauung in die oberen Harnwege Zeichen der Suburämie bzw. Urämie (Somnolenz, Erbrechen, Diarrhöe, Gewichtsverlust).

Diagnose:
Rektale Palpation (Oberfläche, Größe, Konsistenz, Grenzen des Adenoms).
Urinsediment und -bakteriologie. Harnstoffstickstoff, Kreatinin.
Urogramm (adenombedingte Elevation des Blasenbodens, Harnrückstauung in obere Harnwege).
Restharnbestimmung (röntgenologisch, Katheter).
Zystourethrogramm, Urethrozystoskopie zur Bestimmung der Adenomgröße (Blasenhalslänge) sowie zum Ausschluß von Harnröhrenstrikturen, nicht schattengebenden Blasensteinen und -tumoren.

Differentialdiagnose: Neurogene Blasenentleerungsstörungen, sog. Sphinktersklerose, Prostatakarzinom und -sarkom, akute Prostatitis, Prostataabszeß, Blasenstein, Harnröhrenstriktur.

Therapie: Konservative Behandlung lediglich im Stadium I vertretbar.

Allgemeine Maßnahmen:
Vermeidung einer Kongestion der Prostata (längeres Sitzen, Trinken exzessiver Flüssigkeitsmengen) und Überdehnung der Blase infolge Unterdrückung des Miktionsreizes.
Medikamentöse Therapie: Steigerung des Detrusortonus und der Potenz durch den Androgenabkömmling Mesterolon möglich. Vorher ist ein Prostatakarzinom auszuschließen! Östrogene sind wegen Potenzverlust abzulehnen. Durch Gestagene lassen sich vorübergehend Kongestionszustände der Prostata günstig beeinflussen.

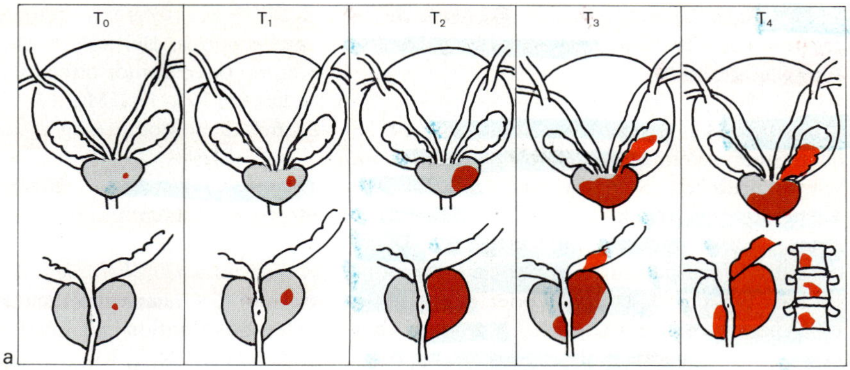

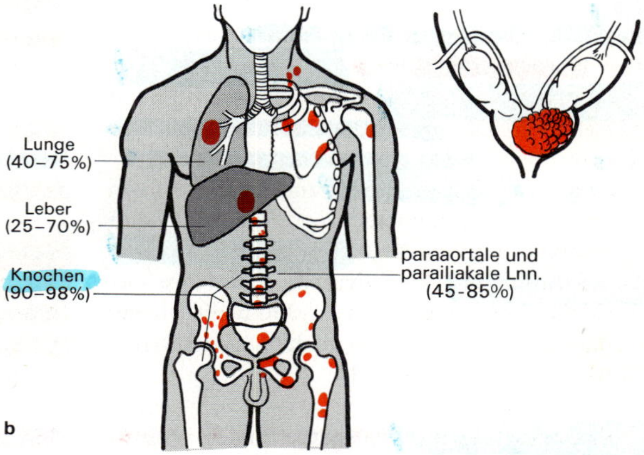

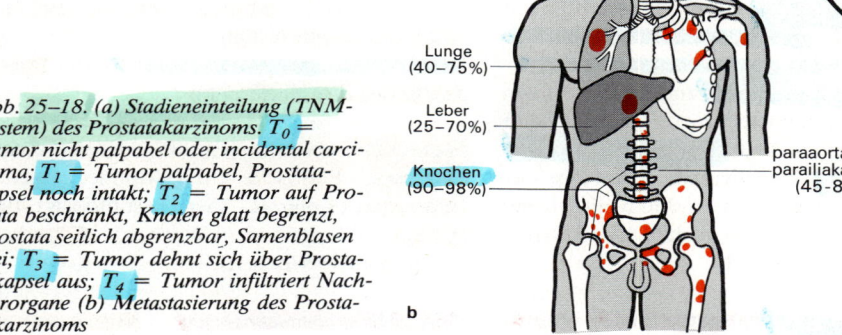

Abb. 25–18. (a) Stadieneinteilung (TNM-System) des Prostatakarzinoms. T_0 = Tumor nicht palpabel oder incidental carcinoma; T_1 = Tumor palpabel, Prostatakapsel noch intakt; T_2 = Tumor auf Prostata beschränkt, Knoten glatt begrenzt, Prostata seitlich abgrenzbar, Samenblasen frei; T_3 = Tumor dehnt sich über Prostatakapsel aus; T_4 = Tumor infiltriert Nachbarorgane (b) Metastasierung des Prostatakarzinoms

Bei Harnsperre sind intermittierender Katheterismus der Harnblase oder, falls die Spontanmiktion nicht in Gang kommt, Anlegen einer suprapubischen Blasenpunktionsfistel, bzw. operative Maßnahmen erforderlich.

Operative Behandlung: Operationsindikationen bei erheblichen subjektiven Beschwerden (Pollakisurie, Nykturie, Harnträufeln, Restharn über 100 ml, wiederholte Harnsperren, Harnwegsinfektion). Operationsmethoden (Abb. 25–17):

1. Transurethrale Resektion des Prostataadenoms; vorwiegend bei kleineren Adenomen sowie bei mittleren Adenomen von Risikopatienten (Abb. 25–17).
2. Offene suprapubische oder retropubische Prostataadenomektomien vorwiegend bei großen Adenomen (Abb. 25–17).
3. Evtl. Kryochirurgie der Prostata beim inoperablen Patienten.

Prognose: Nach Adenomektomie sehr gut; gelegentlich Auftreten von Adenomrezidiven.

Prostatakarzinom

Pathogenese: Vor dem 50. Lebensjahr selten, jenseits des 70. Lebensjahrs haben ca. 25% aller Männer ein Prostatakarzinom ohne klinische Erscheinungen. Ursache unbekannt, jedoch ist eine hormonelle Beeinflussung möglich (Beeinträchtigung des Tumorwachstums durch Östrogene, Stimulierung durch Androgene). Prostatakarzinome entstehen in ca. 90% in dem dorsalen, dem Rektum zugewandten Bereich der Prostata, wo sie dem tastenden Finger leicht zugänglich sind. Man unterscheidet nach dem TNM-System 5 Stadien (Abb. 25–18 a) und 4 Malignitätsgrade (hoch-, mittel- und niederdifferenziert sowie anaplastisch).

Symptome: Keine Frühsymptome! Beschwerden (verzögerter Miktionsbeginn, kraftloser Harnstrahl, Nachträufeln, Pollakisurie, Nykturie, Hämaturie) in 95% der Fälle erst im Spätstadium. Bei 5% sind Metastasensymptome (Knochenschmerzen) das erste Zeichen eines Prostatakarzinoms.

***Merke:* Ischialgiforme- sowie Rückenschmerzen beim Mann sind stets verdächtig auf ein Prostatakarzinom.**

Diagnose: Bei rektaler Untersuchung ist je nach Stadium ein einzelner harter Knoten, im fortgeschrittenen Stadium eine schlecht abgrenzbare Prostata zu tasten, deren Oberfläche unregelmäßig, höckerig, derb erscheint. Sicherung der Diagnose durch perineale Stanzbiopsie histologisch (Abb. 25–8) oder transrektale Feinnadelbiopsie zytologisch. Erhöhung der sauren und tartrathemmbaren Serumphosphatase in 60–65%. Urogramm meist unauffällig. Bei Tumorkompression der Ostien Ausbildung von Harnstauungsnieren. Knochen- bzw. Thoraxübersichtsaufnahme zum Ausschluß von Metastasen. Die alkalischen Serumphosphatasen sind beim Vorliegen von Knochenmetastasen erhöht. Lymphographie zum Nachweis von parailiakalen, paraaortalen oder parakavalen Lymphknotenmetastasen. Nuklearmedizinische Untersuchungen (Knochenscan mit Hilfe der Szintillationskamera, Technetium-99) zum Nachweis röntgenologisch noch nicht sichtbarer Metastasen (Abb. 25–18 b).

Differentialdiagnose: Prostataadenom, -tuberkulose, -steine, chronische Prostatitis.

***Merke:* Frühdiagnose nur durch jährliche Vorsorgeuntersuchung aller Männer nach dem 45. Lebensjahr möglich.**

Therapie (Abb. 25–19):
Keine Therapie bei „incidental carcinoma" (klinisch unverdächtiger Tastbefund bei histologisch hochdifferenziertem Karzinom).

Radikale perineale oder retropubische Prostatavesikulotomie: Bei auf Prostata beschränktem Knoten oder Tumor ohne lokale oder Fernmetastasen ($T_{1,2}$, N_0, M_0, G_{1-4}), vorher pelvine Lymphadenektomie (sog. „staging operation").

Alternativmethoden: Radiogoldimplantation, Hochvoltstrahlentherapie.

Antiandrogene Therapie: Bei mitteldifferenziertem bis anaplastischem Prostatakarzinom jeder Lokalisation mit lokalen und Fernmetastasen (T_{1-4}, N_{1-4}, M_{1-4}, G_{2-4}). Sie besteht aus beidseitiger plastischer Orchiektomie und evtl. kontrasexueller Behandlung mit weiblichen Hormonen (Ausschluß der testikulären Androgenproduktion). Vor kontrasexueller Behandlung Mamillenbestrahlung (10–15 Gy HD) zur Vermeidung einer Gynäkomastie, oder Exstirpation des Drüsenkörpers.

Standardtherapie des metastasierenden Prostatakarzinoms: Plastische Orchiektomie, Honvan-Infusionen (1,5 g/tgl.–15 g Gesamtdosis), Progynon (100 mg i. m./4 Wochen), Estradurin (80 mg i. m./4 Wochen).

Bei Metastasenschmerzen: Kortikosteroide (40 mg/tgl. für 4 Tage, dann jeweils 5 mg weniger für den gleichen Zeitraum bis zu einer Erhaltungsdosis von 10 mg). Hypophysektomie mit radioaktivem Yttrium bzw. Radiogold oder operativ. Estracyt (Kombination von Stilboestrol und Stickstofflost) bis 600 mg/tgl. per os, Larodopa 1,5–2 g per os. Pravidel 7,5–15 mg per os. Radioaktives Strontium 85 oder 87.
Bei tumorbedingter (durch Bestrahlung oder kontrasexuelle Therapie) nicht beeinflußbarer

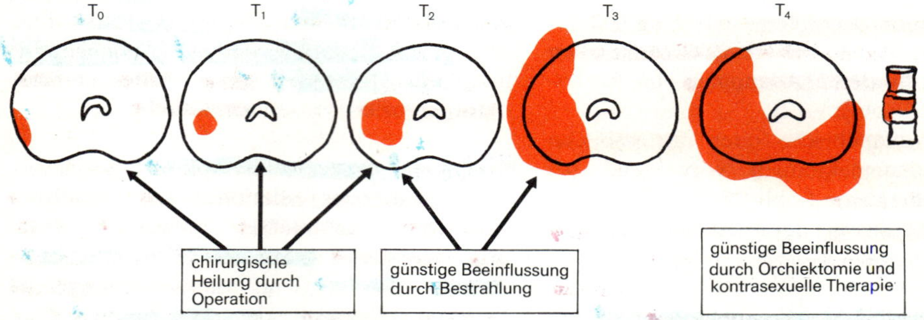

Abb. 25–19. Therapeutische Möglichkeiten beim Prostatakarzinom bezogen auf das Tumorstadium

Blasenentleerungsstörung transurethrale Resektion des Prostatatumors.

Prognose: Durch radikale Operation Heilung von 2–4% aller Prostatakarzinome. Mit Hilfe der antiandrogenen Behandlung, deren Wirkung i. allg. 5 Jahre anhält, durchschnittliche Lebensverlängerung um 3,5 Jahre, bei geringem Malignitätsgrad Beschwerdefreiheit von 10 und mehr Jahren.

Hodentumoren

Nahezu alle Hodentumoren sind bösartig; sie sind jedoch selten (0,5% aller malignen Neubildungen beim Mann) und kommen vor allem bei jungen Männern zwischen dem 18. und 35. Lebensjahr vor.

Ätiologie: Unbekannt. Auftreten in der Zeit größter sexueller Aktivität. Nichtdeszendierte Hoden (Leistenhoden, Bauchhoden) sind zur Geschwulstbildung prädestiniert. Man unterscheidet: Germinative Hodentumoren (Seminome, teratoide Geschwülste verschiedener Differenzierungsgrade) und nichtgerminative, meist gutartige Tumoren (Leydig- und Sertoli-Zelltumoren). Bei bösartigen Hodengeschwülsten Vorkommen von Kombinationstumoren. Metastasierung s. Abb. 25–20.

Symptome: Schmerzlose Vergrößerung des Hodens, zunehmendes Schweregefühl, ziehende Schmerzen im Skrotalbereich. Gynäkomastie beim Chorionkarzinom, jedoch auch beim Leydig- oder Sertoli-Zelltumor möglich.

Diagnose: Harter, glatter bis derb-höckriger Tumor im betreffenden Skrotalfach. Diaphanoskopie negativ, nur bei Begleithydrozele positiv. Choriongonadotropinausscheidung im Urin vermehrt beim teratoiden Karzinom mit chorialen Tumoranteilen (Pregnostikontest!). 17-Ketosteroide beim Leydig-Zelltumor erhöht, Östrogene erhöht beim Leydig- und Sertoli-Zelltumor. Beim Teratokarzinom α-Fötoproteine erhöht. Lungenübersichtsaufnahme und Lymphangiographie zum Nachweis von Lungen-, bzw. Lymphknotenmetastasen. Urogramm und Kavographie verifizieren Ureter- und V.-cava-inferior-Kompressionen durch Lymphknotenmetastasen **(Abb. 33–68)**.

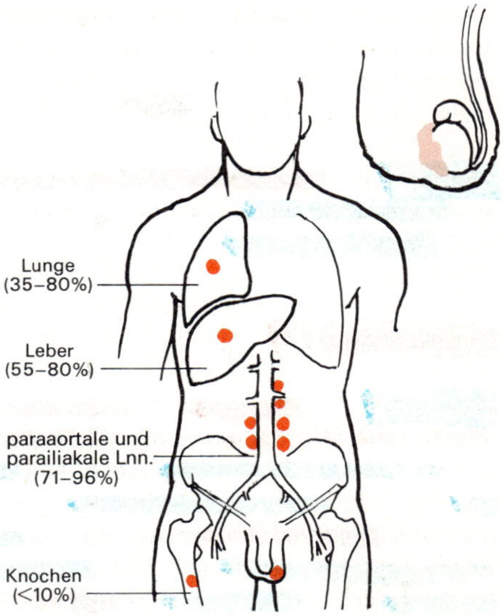

Abb. 25–20. Metastasierung des Hodenkarzinoms

Differentialdiagnose: Hydro-, Spermato- oder Hämatozele, Hodengumma, Nebenhodentuberkulose, chronische Epididymitis, Mumpsorchitis, Samenstrangtorsion.

Therapie:

Operative Behandlung: 1. Semicastratio durch hohen Inguinalschnitt mit Absetzen des Samenstrangs. 2. Beim teratoiden Hodenkarzinom retroperitoneale Lymphadenektomie.

Strahlentherapie: Seminome sind sehr strahlensensibel, deshalb Bestrahlung des Lumbal- und Iliakalbereichs sowie des Mediastinums und ggf. der Supraklavikulargruppen. Teratoide Hodenkarzinome sind nur gering strahlensensibel, deshalb Lymphadenektomie.

Chemotherapie: Derzeit steht eine Vielzahl zytostatischer Substanzen, die in verschiedene Phasen des Zellzyklus eingreifen können, zur Verfügung. Man versucht, die teilungsfähigen Tumorzellen einer Teilsynchronisation zu unterziehen. Dies ist dadurch möglich, daß man bestimmte Zytostatika auf verschiedene Zellzyklusphasen einwirken läßt.

Prognose: Die Überlebenszeit hängt von der Art der Geschwulst sowie dem Ausmaß der Metastasierung ab. Frühzeitig erkannte und behandelte Seminome haben eine Fünfjahresüberlebensquote bis zu 90%, teratoide Malignome von 55%. Bei teratoiden Karzinomen mit chorialer Differenzierung Überlebenszeit meist nicht länger als 1 Jahr.

***Merke:* Jede schmerzlose Hodenvergrößerung ist tumorverdächtig, deshalb im Zweifelsfall stets Probefreilegung!**

Peniskarzinom

Ätiologie: Eine Phimose mit chronischer Entzündung der Vorhaut und der Glans penis ist von ursächlicher Bedeutung. Auch dem Smegma wird eine kanzerogene Wirkung zugeschrieben. Das Peniskarzinom entwickelt sich im Bereich der Glans penis und dem inneren Vorhautblatt und ist histologisch ein Plattenepithelkarzinom. Präkanzerosen sind Leukoplakie, Erythroplasie (Queyrat) und Bowen-Erkrankung.

Symptome und Diagnose: Entzündliche Phimose, eitrige Sekretion aus dem Präputialsack, Ulkus im Bereich der Glans penis. Sicherung der Diagnose durch Probeexzision.

Differentialdiagnose: Syphilitisches Ulkus, Ulcus molle, tuberkulöses Ulkus, ulzeröse Balanitis, Lymphogranuloma inguinale, Condylomata acuminata, Herpes progenitalis.

Therapie: Bei kleinen Geschwülsten Versuch einer Behandlung mit dem Zytostatikum Bleomycin. Bei fehlendem Erfolg ohne Lymphknotenmetastasen lokale Exzision des Tumors mit oder ohne Strahlentherapie oder Laserkoagulation. Hat der Tumor den Penisschaft ergriffen, ist eine partielle Penisamputation erforderlich. Sind inguinale oder sogar iliakale Lymphknoten von Tumorzellen befallen, ist die Lymphadenektomie mit oder ohne Strahlentherapie zu empfehlen.

Prognose: Ist der Tumor auf den Penis beschränkt, so liegt die Fünfjahresüberlebensquote bei 70–90%, in weiter fortgeschrittenen Stadien bei etwa 30%.

Wegen ihrer ausgesprochenen Seltenheit werden *Samenblasentumoren, Harnröhrengeschwülste, Samenstranggeschwülste, Nebenhodengeschwülste* und *Tumoren des Skrotums* nur erwähnt.

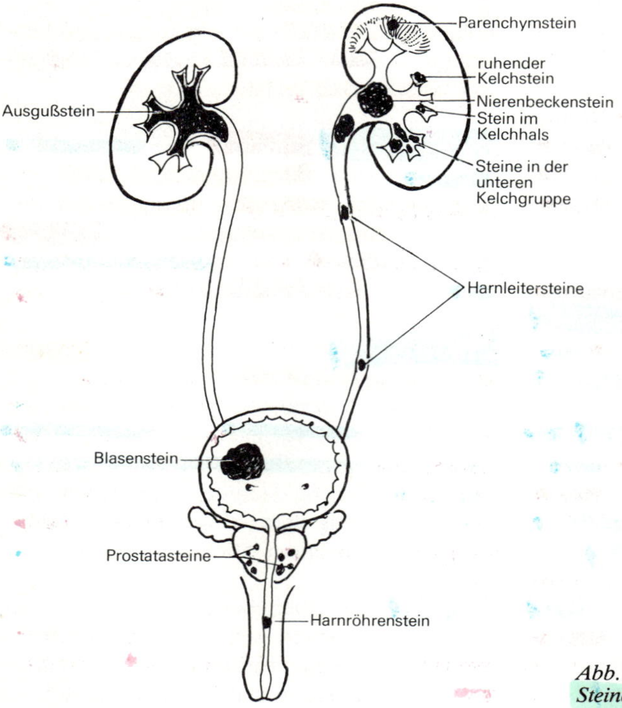

Abb. 25–21. Lokalisation von Steinen im Urogenitalsystem

Urolithiasis (Abb. 25–21)

Das Harnsteinleiden ist mit einer Morbidität von 3% der Gesamtbevölkerung etwa ebenso häufig wie der Diabetes mellitus. Kranke mit Nephrolithiasis machen 20% des gesamten urologischen Krankengutes aus. Folgende anorganische und organische Harnsteine kommen vor:

Anorganische Steine: Calciumoxalatmonohydrat (Whewellit), Calciumoxalatdihydrat (Weddelit), Calciumphosphat (Apatit), Calciumhydrogenphosphat (Brushit), Magnesiumammoniumphosphat (Struvit), Calciumcarbonat (Carbonatapatit).

Organische Steine: Harnsäure, Urat (Natrium- und Ammoniumurat), Cystin, Xanthin.

Physikalische Eigenschaften der Harnsteine

Calciumoxalatsteine: Rauh, vielzackig, maulbeerförmig, dunkelfarbig, relativ hart, röntgenologisch schattengebend, medikamentös nicht auflösbar.

Calciumphosphatsteine: Glatt, geschichtet, gelb bis bräunlich, weicher als Oxalatsteine, röntgenologisch stark schattengebend, medikamentös nicht auflösbar.

Magnesiumammoniumphosphatsteine: Unregelmäßig geformt, brüchig, Neigung zur Ausgußsteinbildung, weißlich bis bräunlich, röntgenologisch mäßig schattengebend, medikamentös nicht auflösbar, jedoch im Größenwachstum durch Ansäuern des Urins beeinflußbar.

Harnsäuresteine: Glatt, sehr hart, gelb bis rötlich-braun, röntgenologisch nicht schattengebend, medikamentös durch Harnalkalisierung auflösbar.

Cystinsteine: Glatt, gelblich bis gelb-bräunlich, röntgenologisch gering schattengebend, medikamentös durch Harnalkalisierung und Hemmung der renalen Cystinexkretion im Größenwachstum beeinflußbar.

Formalgenese der Harnsteinbildung

Um die organische Matrix, dem Kern des Konkrements, entstehen schalenartig Kristallschichten, es kommt zu Anlagerungen organischer Substanzen. Die organische Grundsubstanz, meist Mukopolysaccharide, wird vom Tubulusepithel des Nierenparenchyms ausgeschieden. Durch *Kristallisation der Salze* und durch Aggregation der gebildeten Salze wird die kristalline Schale des Harnsteins gebildet.

Kausalgenese der Steinbildung: Kausalgenese weitgehend unbekannt. Es handelt sich um ein multifaktorielles Geschehen.

Prädisponierende Faktoren sind prärenale Ursachen (Ernährung, Immobilisation, Hyperparathyreoidismus, Hyperurikämie), renale (tubuläre Acidose, Hyperkalziurie, Cystinurie) und postrenale Ursachen (Harnabflußstörungen und Harnwegsinfektionen).

Prärenale Faktoren: *Ernährung:* übermäßige Zufuhr von calciumhaltigen Nahrungsmitteln (Milchprodukte), Überdosierung von Vitamin D. *Immobilisation:* Bei bettlägrigen Kranken (Poliomyelitis, Querschnittsläsion) kommt es infolge Knochenumbau und -abbaus zu einer Störung des Calcium- und Phosphorstoffwechsels und dadurch zu vermehrter Calcium- und Phosphorausscheidung im Harn. Zusätzliche Harnwegsinfektionen (Dauerkatheter, Endoskopie) führen dann zur sog. Immobilisationssteinbildung.

Hyperparathyreoidismus, S. 449

Harnsaure Diathese: Stoffwechselerkrankung (Überernährung) mit Entstehung von Harnsäuresteinen.

Pathogenese: Durch sog. „Säurestarre" des Urins (pH 4,8–5,4) fallen Harnsäuresalze im sauren Milieu aus. Bei Gicht und familiärer Hyperurikämie (Harnsäure im Serum erhöht, Urin-pH sauer) Übersättigung des Urins und Ausfallen von Harnsäurekristallen, bei sekundärer Hyperurikämie vermehrte Harnsäureausscheidung im Urin.

Renale Faktoren: Renale tubuläre Acidose, idiopathische Kalziurie, Cystinurie, Xanthinurie (s. Lehrbücher der inneren Medizin).

Postrenale Faktoren: Harnabflußstörungen (kongenitale Ureterabgangsstenose, Ureterstenosen, Gravidität), Harnwegsinfektionen (Bakterien und entzündungsbedingte Epithelabschilferungen als Kristallisationszentren für die Harnsteinbildung).

Nierenstein

Symptome: Beim Parenchym- und ruhenden Kelchstein keine Symptome. Im Falle eines aseptischen, im Hohlsystem beweglichen, den Harnabfluß verlegenden Steins dumpfe bis kolikartige, in Rücken und Unterbauch ausstrahlende Flankenschmerzen, Übelkeit, Erbrechen, Meteorismus. Stein mit Harnwegsinfektion, S. 523.

Diagnose: Druck- und Klopfschmerz im Nierenlager. Schmerzhafte, seltener schmerzlose Mikro- bzw. Makrohämaturie. Steinnachweis mit oder ohne Harnstauung im Urogramm. Urographisch oder nuklearmedizinisch eingeschränkte Nierenfunktion. Beim Stein mit Harnwegsinfektion hochgradige Klopfschmerzhaftigkeit in der Flanke, Temperaturen, Leukozyturie, positiver bakteriologischer Urinbefund, Leukozytose, Thrombozytopenie, S. 513.

Therapie: Beim Harnsäurestein Versuch der medikamentösen Steinauflösung durch Harnalkalisierung. Beim kleinen, spontan abgangsfähigen Konkrement (bis Erbsgröße) Versuch der Steinaustreibung durch forcierte Flüssigkeitszufuhr und spasmolytische Therapie. Beim nicht spontan abgangsfähigen, den Harnabfluß verlegenden und an Größe zunehmenden Konkrement operative Steinentfernung (Abb. 25–22). Beim Parenchym- und ruhenden Kelchstein ohne Harnwegsinfekt keine Therapie, sondern halbjährliche Kontrolle des Größenwachstums.
Bei steinbedingter postrenaler Anurie sofortige Operation. Beim Stein mit Harnwegsinfektion baldmögliche Steinentfernung. Bei Verdacht auf steinbedingte Pyonephrose oder Urosepsis sofortige operative Entfernung des Konkrements und Sicherstellung des Harnabflusses.
Bei Nierenbeckensteinen ohne Harnwegsinfektion und Obstruktion im Bereich der oberen Harnwege evtl. berührungsfreie, externe Steinzertrümmerung mit Stoßwellen.

Harnleiterstein

Symptome: Dumpfe bis kolikartige Schmerzen in der Flanke, entlang des Ureterverlaufs bis zum Hoden. Übelkeit, Erbrechen, Meteorismus; bei tiefer Lokalisation Dysurie, Pollakisurie, imperative Miktion.

Diagnose, s. Nierenstein **(Abb. 33–64a u. b)**.

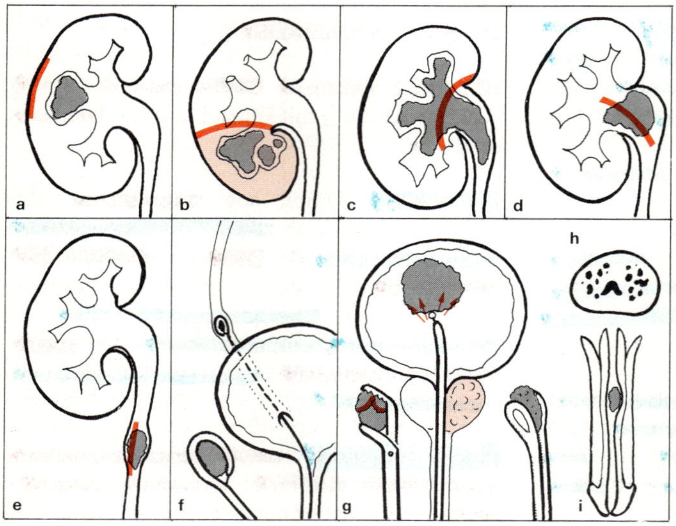

Abb. 25–22 a–i. Operationsverfahren bei Steinen im Urogenitalsystem. (a) Nephrotomie. (b) Polamputation. (c) Intrasinusale Pyelotomie. (d) Pyelotomie. (e) Ureterotomie. (f) Schlingenextraktion. (g) Steinentfernung mit der Fremdkörperzange, dem Lithotriptor, Schlagwellen und Ultraschall. (h) Ggf. TUR. (i) Steinentfernung mit der Fremdkörperzange

Therapie, s. Nierenstein. Im unteren Harnleiterdrittel (wegen bindegewebiger Fixierung des Harnleiters) Versuch der Steinextraktion mittels Zeiss-Schlinge (Abb. 25–22).

Blasenstein

Ätiologie: Sie entstehen bei Blasenentleerungsstörungen (Prostataadenom, -karzinom, Sphinktersklerose) mit und ohne Harnwegsinfektion.

Symptome: Schmerzen in der Blasengegend, ausstrahlend in die Glans penis. Bewegungsdysurie. Plötzliche Unterbrechung des Harnstrahls. Pollakisurie.

Diagnose: Schmerzlose bis schmerzhafte Mikro- bzw. Makrohämaturie. Steinnachweis durch Übersichtsaufnahme und Endoskopie.

Differentialdiagnose: Blasentumoren, Zystitis.

Therapie: Steinentfernung durch Zystotomie mit Sanierung von Begleiterkrankungen (Prostataadenom). Transurethrale Lithotripsie mittels Steinzange. Ultraschallithotripsie. Lithotripsie mit elektrohydraulischen Schlagwellen (Urat 1) (Abb. 25–22).

Harnröhrenstein, s. Blasenstein.

Prostatasteine

Keine Therapie erforderlich.

Medikamentöse Steinauflösung

Sie ist nur beim Harnsäurestein und Cystinstein möglich.

Therapie der Harnsäuresteine: Purinarme Diät. Perorale Harnneutralisierung mit Uralyt-U (pH zwischen 6,4 und 6,7). Senkung des Harnsäurewertes im Serum durch Gaben von Allopurinol.

Therapie der Cystinsteine: Harnalkalisierung mit Uralyt-U (Urin-pH über 7,5). Hemmung der renalen Cystinexkretion mit Penicillamin.

Operative Therapie des Harnsteinleidens
(Abb. 25–22)

Steinprophylaxe

Allgemeine Maßnahmen: Steigerung der Diurese (spez. Gewicht des Urins nicht über 1015). Bekämpfung der Harnwegsinfektion. Kontrolle des Urin-pH. Diät (Harnsäurestein – purinarme Kost, calciumhaltige Steine – calciumarme Diät mit Vermeidung von Milchprodukten).

Spezielle Maßnahmen (Tabelle 25–3)

Verletzungen der Harnorgane

Offene, d. h. mit der Körperoberfläche in Verbindung stehende Organverletzungen und *geschlossene Verletzungen* der Harnorgane machen 0,2–2% aller Unfalltraumen aus.

Niere

Ätiologie: Nierenverletzungen entstehen durch stumpfe Gewalteinwirkung in die Flanke. Bei jedem stumpfen Bauchtrauma ist an eine Nierenverletzung zu denken. Man unterscheidet leichte (Abb. 25–23 a–c), schwere (Abb. 25–23 d–f) und kritische (Abb. 25–23 g, h) Nierenverletzungen.

Symptome: Flankenschmerzen. Zunahme des Bauchumfanges. Atembeschwerden. Mikro- bzw. Makrohämaturie. Beim kompletten Nierenstielabriß fehlt die Makrohämaturie.

Komplikationen: Blutung aus Nierenstielgefäßen und -parenchym. Urinextravasat bzw. Urinphlegmone. Infiziertes perirenales Hämatom mit paranephritischem Abszeß. Spätkomplikationen sind Hydro- bzw. Pyonephrosen infolge narbiger Einengung des Ureters. Niereninfarkte. Gefäßaneurysmen. Partielle und tota-

Tabelle 25–3. Medikamentöse Rezidivprophylaxe der Urolithiasis

Steinart	Therapie	Empfohlene Dosierung bzw. angestrebter Richtwert
Calciumoxalat	Magnesium	Quotient Ca/Mg 1,5
	Orthophosphat	1,5–2,0 g/tgl.
	Allopurinol	Urinharnsäure <600 mg/24 h Serumharnsäure <6,5 mg % ♂ <5,0 mg % ♀
Calciumphosphat	Ammoniumchlorid	Urin-pH 5,4–6,0
	Ascorbinsäure	
	Aluminiumhydroxyd	2,2–3,5 g/tgl.
Magnesium-Ammonium-Phosphat	Wie Calciumphosphat	Wie Calciumphosphat
Harnsäure	Natrium-Kalium-Citrat	Urin-pH 6,4–6,8
	Allopurinol	Urinharnsäure <600 mg/24 h Serumharnsäure <6,5 mg % ♂ <5,0 mg % ♀
Cystin	Natrium-Kalium-Citrat	Urin-pH 7,5–8,0
	D-Penicillamin	
	α-Mercaptoproprionylglycin	

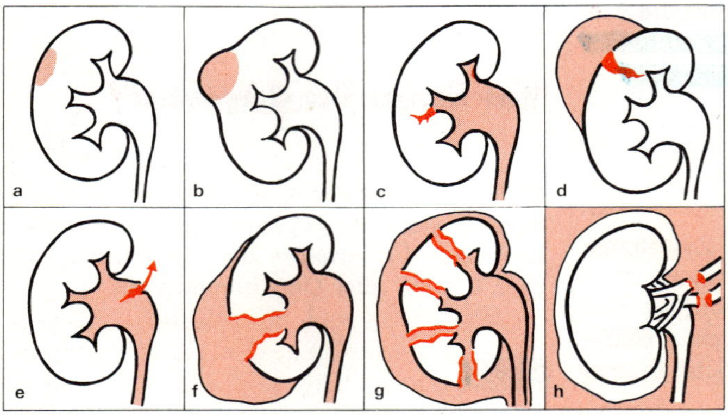

Abb. 25–23 a–h. Leichte Nierenverletzungen: (a) Parenchymeinriß, (b) Kapselhämatom, (c) Einriß des Nierenbeckenkelchsystems. Schwere Nierenverletzungen: (d) Polabscherung, (e) Einriß des Nierenbeckens mit Urinextravasat, (f) Parenchymverletzung mit Eröffnung des Hohlsystems. Kritische Nierenverletzungen: (g) Organzertrümmerung (h) Nierenstielabriß

le thrombotische Verschlüsse der Nierengefäße. Hypertonie.

Diagnose: Absinken des Hämoglobinwertes und des Hämatokrits. Blutdruckabfall. Fehlende Kontrastmittelausscheidung oder Kontrastmittelextravasat im Urogramm. Bei selektiver Nierenangiographie mit Etagenaortographie Gefäßabbrüche und Kontrastmittelextravasate. Dichteunterschiede im CT und Echoveränderungen im Sonogramm.

Therapie: Bei leichter Nierenverletzung (Abb. 25–23 a, b) konservativ (Bettruhe). Bei schwerer und kritischer Nierenverletzung immer Versuch des Organerhalts mit operativer Rekonstruktion des Hohlsystems, Naht des Nierenparenchyms und der Nierenstiel- und größeren Nierengefäße. Bei Nierenzertrümmerung (Abb. 25–23 g u. h) Nephrektomie.

Harnleiter

Verletzungen des Harnleiters sind selten.

Symptome und Diagnose, s. Nierenverletzungen. Bei unklaren Harnabflußbedingungen retrogrades Ureterogramm unter sterilen Kautelen.

Therapie: Sofortige operative Rekonstruktion des Harnleiters. Ist dies nicht möglich, transrenale Fistelung der Niere und Rekonstruktion

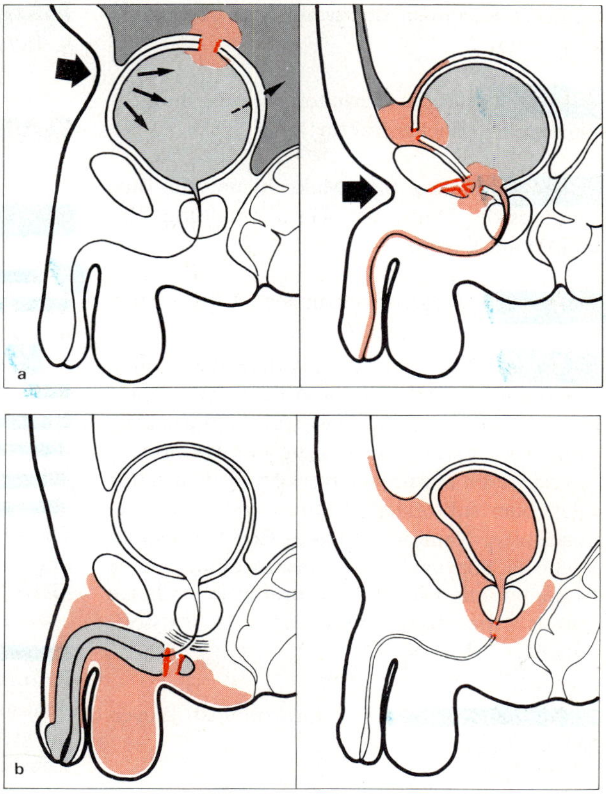

Abb. 25–24. (a) Intra- und extraperitoneale Blasenruptur. (b) Infra- und supradiaphragmatischer Harnröhrenabriß

des Harnleiters nach 6–8 Wochen. Bei Verletzungen im unteren und oberen Drittel des Harnleiters Wiederherstellung der Kontinuität durch Ureterozystoneostomie, bzw. Nierenbecken-Ureter-Neoanastomose, bei Verletzungen im mittleren Drittel Harnleiterersatz mittels Blasenlappenplastik, Dünndarm oder durch Autotransplantation der Niere.

Blase

Man unterscheidet intra- und extraperitoneale Blasenverletzungen (Abb. 25–24 a).

Ätiologie: Blasenverletzungen entstehen durch stumpfe Gewalteinwirkung bei Unfällen. Die Verletzlichkeit der Harnblase nimmt mit zunehmender Blasenfüllung zu.

Symptome: Druckschmerz, Hämatom im Unterbauch und Symphysenbereich. Mikro- bzw. Makrohämaturie. Schmerzhafter Harndrang ohne Urinentleerung bei tastbarem Unterbauchtumor. Bei intraperitonealer Blasenruptur Abwehrspannung und akutes Abdomen. Schmerzhafte teigige Schwellung der Leistengegend beiderseits bei Urinextravasat oder -phlegmone.

Diagnose: Rektale bzw. vaginale Untersuchung. Kontrastmittelextravasat im Urogramm und Zystogramm (Durchführung unter sterilen Kautelen, a.-p.-Aufnahme, 1. und 2. schräger Durchmesser). Kein Versuch, die Blase zu katheterisieren.

Therapie: Laparotomie mit Verschluß des Defektes, bei intraperitonealer Blasenruptur Extraperitonealisierung der Ruptur. Drainage des Wundgebietes bzw. der Bauchhöhle.

Harnröhre (Abb. 25–24 b)

Verletzungen der männlichen Harnröhre (50,4%) unterteilt man in Läsionen der membranösen, bulbösen und penilen Harnröhre.

Unfallverletzungen der weiblichen Harnröhre sind selten.

Ätiologie: Stumpfe Gewalteinwirkung im Bekkenbereich (Beckenfraktur!).

Symptome: Mikro- bzw. Makrohämaturie. Blutung aus der Harnröhre. Harnverhaltung. Hämatom am Damm.

Diagnose, s. Blasenverletzungen

Therapie: Bei Harnröhrenverletzungen ohne Kontinuitätsunterbrechung Anlage einer suprapubischen Blasenpunktionsfistel zur Harnableitung ohne lokale Versorgung der Harnröhre. Bei schweren Harnröhrenverletzungen, d. h. totalen oder subtotalen Harnröhrenabrissen, semizirkuläre Naht oder End-zu-End-Schräganastomose. Suprapubische Harnableitung durch Blasenpunktionsfistel. Transurethrale Drainage mittels mehrfach perforierter Kunststoffschiene.

Spätkomplikationen: Harnröhrenstrikturen **(Abb. 33–65)**.

Äußeres Genitale

Penis- bzw. Skrotalverletzungen entstehen durch äußere Gewalteinwirkung bzw. durch Schuß- und Stichverletzungen.

Symptome: Hämatome im verletzten Bereich.

Diagnose, s. Verletzungen der Harnröhre und der Blase. Bei Penisverletzungen Kavernosogramm.

Therapie: Bei offenen Verletzungen Wundversorgung mit Drainage. Bei Schindungsverletzungen mit Hautdefekten Deckung des Defektes durch Rotationslappen. Bei nachgewiesener Penisfraktur Naht der Tunica albuginea.

Erkrankungen der Nebenniere,

S. 457ff.

Fertilitätsstörungen des Mannes

Zusammensetzung des Spermas

1. Schleimiges Sekret der Cowper- und Littre-Drüsen, und milchig trübe, in der Regel spermatozoenfreie, *erste Portion des Prostatasekretes,* 2. sog. *Hauptfraktion,* bestehend aus flüssigen und gallertigen Bestandteilen mit dem Hauptanteil an Spermatozoen aus Prostata und Bläschendrüsen, und 3. *Schlußfraktion,* die von gallertiger Konsistenz ist und meist unbewegliche Spermatozoen enthält.

Die Wasserstoffionenkonzentration (pH-Wert) des Spermas liegt zwischen 7,2 und 7,39, spez. Gewicht 1,020–1,040.

Pathologische Veränderungen des Spermas: Hormonelle und entzündliche Faktoren sowie anatomische Veränderungen können die Qualität des Spermas wesentlich beeinflussen (s. Lehrbücher der Dermatologie).

Ätiologie der männlichen Infertilität

Primäre Hodenschäden (pathologische Veränderungen im Bereich der Samentubuli und der Leydig-Zwischenzellen).

Angeborene primäre Hodenschäden

Chromosomenaberrationen. Klinefelter-Syndrom, Turner-Syndrom und Hermaphroditismus.

Therapie: Rechtzeitige Androgensubstitution.

Primäre Hodenschäden durch Fehllagerung der Genitalorgane

Primärer Kryptorchismus (Anorchie, Dysgenesie, Hypoplasie, Mißbildung der Adnexe und/oder der Gefäße),

Sekundärer Kryptorchismus durch Gonadotropinmangel,

Retentio testis aufgrund eines mechanischen Hindernisses im Bereich des Leistenkanals.

Hodenektopien

Ätiologie: Descensus in falscher Richtung. Man unterscheidet *1. innere Ektopien* (abdominal, inguinal, femoral), *2. oberflächliche Ektopien* (abdominal, inguinal, perineal und krural), vom *3. transversalen Descensus paradoxus* mit häufiger Fehlanlage des Hodens und *4.* dem *Wanderhoden* (Synonyma: Pendelhoden, retrahierter Hoden, Pseudokryptorchismus) mit normaler Hodenanlage.

Erworbene primäre Hodenschäden

Ätiologie: 1. Entzündungen im Bereich des Hodens nach Infektionskrankheiten, 2. physikalische Schäden (Wärmeschäden bei beruflicher Exposition oder bei Varikozelen), 3. Traumen, Eiweißmangel, Durchblutungsmangel nach Herniotomien und spermienschädigenden Medikamenten wie Zytostatika; Schäden durch ionisierende Strahlen.

Sekundäre Hodenschäden

Ätiologie: Hypophysär bedingt und durch verminderte oder fehlende Gonadotropinabgabe des Hypophysenvorderlappens charakterisiert. Tritt der Schaden präpuberal auf, bleibt die männliche Differenzierung aus. Dagegen werden bei einem postpuberalen Hodenschaden die sekundären Geschlechtsmerkmale nur wenig beeinflußt.

Erkrankungen und Mißbildungen der Samenwege

Ätiologie: Erworbene Erkrankungen der Samenwege nach Entzündungen und Traumen. Angeborene Mißbildungen wie Aplasie der Samenleiter oder der Bläschendrüsen und Verschlüsse der Ductus ejaculatorii sind selten.

Mißbildungen im Bereich des äußeren Genitales

Spaltbildungen im Bereich der Urethra (Hypospadie und Epispadie), S. 521.

Störungen der Facultas coeundi

Beeinträchtigung der Ausübung des Geschlechtsverkehrs durch Störung der Libido, der Erektion, der Ejakulation und/oder des Orgasmus. Organische Ursachen: Induratio penis plastica, Narbenbildungen nach Verletzung des Membrums, Erkrankungen des zentralen Nervensystems. Am häufigsten liegen jedoch Erektionsstörungen psychogene Faktoren zugrunde. Dies gilt auch für Störungen der Ejakulation und des Orgasmus.

Fertilitätsstörungen durch immunologische Faktoren

Hierbei handelt es sich um Antigen-Antikörper-Reaktionen, die sowohl die Spermien als auch das Spermaplasma betreffen können.

Fertilitätsstörungen durch anatomisch-pathologische Veränderungen

Phimose, Varikozele, Hydrozele etc., S. 521, 546, 555.

Diagnose andrologischer Störungen

Anamnese, Untersuchung von äußerem Genitale, Prostata und Ejakulatuntersuchung. Darüber hinaus müssen in einzelnen Fällen Hodenbiopsien, Hormonanalysen, Geschlechtschromatinbestimmungen und Chromosomenanalysen durchgeführt werden.

Verminderte Ejakulatvolumina (unter 1,5 ml) lassen an unvollständige Ejakulation, Androgenmangel, hochsitzenden Verschluß der abführenden Samenwege oder eine Erschöpfung, Oligo- und Azoospermie denken. Operationen am Blasenhals, die gewöhnlich von einer retrograden Ejakulation gefolgt sind, können einen Aspermatismus (Ausbleiben des Samenergusses) vortäuschen. Aspermatismus wird häufig auch unter Antihypertonikatherapie beobachtet.

pH-Werte des Ejakulates unter 7 sind verdächtig auf unvollständige Ejakulation oder Verschluß im Bereich der Ductus ejaculatorii. Anzahl, Form und Beimengungen zu den Samenzellen werden im Nativpräparat bei ca. 400facher Vergrößerung beurteilt. Ein normales Ejakulat soll 60–80% normal propulsiv bewegliche Samenzellen enthalten. Die quantitative Bestimmung der Samenzellen erfolgt in einer Leukozytenzählkammer.

Indikationen zur Hodenbiopsie

Zur Unterscheidung einer Verschlußaspermie von einer schweren Tubulusschädigung bei Azoospermie. Weitere Indikationen zur Hodenbiopsie: Aspermatismus, Differenzierung eines primären von einem sekundären Tubulusschaden, Abklärung eines prä- von einem postpuberalen primären oder sekundären Schaden, Verdacht auf Chromosomenaberration, Nekrospermie, angebliche Impotentia coeundi bei forensischer Fragestellung.

Hormonanalysen

Wichtig ist die Gonadotropinbestimmung im 2 mal 24-h-Urin (Gonadotropinausscheidung vermehrt bei primären Hodenschäden = hypergonadotroper Hypogonadismus). Bei sekundären Hodenschäden ist die Gonadotropinausscheidung vermindert = hypogonadotroper Hypogonadismus. Die 17-Ketosteroidausscheidung im Harn spielt nur eine Rolle bei Verdacht auf adrenogenitales Syndrom (AGS) (chromatographische Fraktionierung, ob 17-Ketosteroide vom Testosteronabbau oder von Nebennierenrindensteroiden stammen!).

Röntgenologische Untersuchungen der Samenwege

Vasovesikulographie: Diese Untersuchung erlaubt eine Beurteilung der freien Durchgängigkeit der Samenwege zur Entscheidung, ob eine Epididymovasostomie sinnvoll ist oder nicht.

Therapie der Fertilitätsstörungen

Medikamentös: Bei Androgenmangel und sekundären Hodenschäden Therapie mit ICSH (interstitielle Zellen stimulierendes Hormon) und Androgenen (Methyltestosteron, Mesterolon). Mesterolon ist besonders geeignet für die Langzeittherapie beim sog. Climacterium virile und der postpuberalen ICSH-Mangelsyndrome mit Leydig-Zellinsuffizienz.
Bei FSH-(follikelstimulierendem Hormon-) Mangel infolge Tubulusschäden mit Reifungshemmung und Spermiogenesestopp erfolgt die Substitution von FSH.
Entzündungen von Hoden, Nebenhoden und Adnexen, S. 527.

Störungen der Facultas coeundi ohne Hormonmangel:
Ätiologie: Meist psychisch bedingt.

Therapie: Psychotherapie, evtl. homologe Insemination oder Anwendung der Portiokappe, Übertragung von tiefgekühltem Sperma.

Operative Therapie:
Operationen bei Varikozele: Ligatur der Vv. testiculares 2–3 cm proximal der Vereinigungsstelle mit dem Ductus deferens von einem Leistenschnitt aus oder Durchtrennung der Vv. und Aa. testiculares. Zweck dieser Operationen: Verhinderung der Überwärmung des Hodens infolge vermehrter Blutfüllung des Plexus pampiniformis.

Epididymovasostomie bei Samenwegsverschluß: Neoanastomosen zwischen Ductus deferens und Nebenhodenkörper bei Verschlüssen im Bereich des Nebenhodenschwanzes und des anschließenden Samenleiterabschnittes.
Bei völliger Obliteration der Samenwege Versuch der Spermatozoengewinnung aus künstlichen Spermatozelen.

Sterilisation

Von beidseitigem Skrotalschnitt aus Resektion der Ductus deferentes auf eine Strecke von 2–3 cm. Die freien Enden werden umgestülpt, mit dem Thermokauter koaguliert und dann unterbunden.

Komplikationen: Spermagranulome, die u. U. Ursache einer spontanen Rekanalisation sein können. Stauungszustände im Bereich des Nebenhodens mit Schwellungen und Druckschmerz, Auftreten von Spermaantikörpern im Serum infolge Eindringen von Spermatozoen bzw. deren Abbauprodukte in die Blutbahn. Psychische Störungen. Hormonelle Störungen nach Vasoresektion sind nicht zu erwarten.

Indikationen zur freiwilligen Sterilisation: *1. Eugenische Gründe* bei verschiedenen *Formen von Geisteskrankheiten* und *2. im Rahmen der Familienplanung,* wenn *andere Kontrazeptionsmethoden nicht anwendbar* sind. Hierbei wird im allgemeinen die Sterilisation nur bei verheirateten Männern über 25 Jahren mit mindestens 2–3 Kindern durchgeführt. Mit diesem Eingriff müssen sich beide Ehepartner vor einem Notar schriftlich einverstanden erklären. Aus juristischer Sicht besteht für die Sterilisation derzeit ein rechtloser Zustand, d. h. die Sterilisation ist weder verboten noch erlaubt. (Eine entsprechende gesetzliche Regelung ist z. Z. in Vorbereitung und soll demnächst vom Dtsch. Bundestag verabschiedet werden.)

Urologische Erkrankungen im Kindesalter

Erkrankungen des Urogenitaltraktes im Kindesalter gehen mit uncharakteristischen und charakteristischen Symptomen einher, die von denen des Erwachsenenalters differieren. Eine weitere Schwierigkeit besteht darin, daß man bei der Diagnose auf anamnestische Angaben der Mutter angewiesen ist.

Uncharakteristische Symptome

Verhaltensweise: Allgemein ablehnende, negativistische Haltung gegenüber der Umgebung, Spielunlust, Weinerlichkeit, häufiges Quengeln.

Veränderungen der Hautfarbe: Grau-blaß, strohig.

Fieberschübe: Urinuntersuchung!

Gedeihen: Renaler Minderwuchs infolge einer mit der Nierenfunktionseinschränkung verbundenen Stoffwechselstörung und sekundärer Appetitlosigkeit. Leibschmerzen. Erbrechen. Differentialdiagnose: Erkrankungen des Magen-Darm-Traktes, z. B. Pylorusstenose.

Charakteristische Symptome

Palpationsbefund: Eine Vorwölbung des Abdomens kann im Bereich der Nieren auf eine kongenitale Zystenniere, bei einseitigem Befund auf ein Nephroblastom (Wilms-Tumor) hinweisen. Weiterhin können hochgradige Harnstauungsnieren ohne Infektion (Hydronephrose) oder mit Infektion (Pyonephrose) einen Tumor im Bereich der Nierengegend vortäuschen. Bei distalen Entleerungsstörungen (organisch oder neurologisch) kommt es zu einer tumorösen Vorwölbung des Unterbauches infolge der hochstehenden Blase.

Urinbefund: Neben der mikroskopischen und bakteriologischen Urinuntersuchung ist die Menge des ausgeschiedenen Urins wichtig. Große Urinmengen weisen auf einen Diabetes insipidus, Diabetes mellitus oder auf eine chronische Niereninsuffizienz, geringe Urinmengen dagegen auf ein akutes Nierenversagen hin.

Harnentleerung: Das häufigste Symptom der Harnentleerungsstörung ist die Enuresis. Bis zum 3. Lebensjahr ist ein Einnässen tagsüber (diurna) physiologisch, während die Enuresis nocturna länger andauern kann. Findet sich ab dem 4. Lebensjahr bei normaler geistiger Entwicklung des Kindes eine Enuresis diurna, so ist nach organischen Fehlbildungen zu forschen. Eine Enuresis nocturna nach dem 4. Lebensjahr hat meistens psychogene Ursachen, z. B. gestörtes Eltern-Kind-Verhältnis, Schulprobleme. Zu den organischen Ursachen gehören Mißbildungen im Bereich der Harnwege, Entzündungen und neurogene Blasenentleerungsstörungen.
Bei kindlichen Herzerkrankungen und bei Niereninsuffizienz ist eine Nykturie mit großen nächtlichen Urinmengen häufig.

Kongenitale Mißbildungen

Nierenagenesie

Ätiologie: Ausbleiben der Differenzierung des metanephrogenen Gewebes, meist einseitig bei Fehlen des Harnleiters und der entsprechenden Hälfte des Trigonums.

Hypoplasie der Niere

Ätiologie: Defekt des metanephrogenen Gewebes und mangelhafte Induktion der Nierenanlage durch eine fehlerhafte Ureterknospe. Meist einseitig, bei Doppelseitigkeit ist das Neugeborene nicht lebensfähig. Komplikationen bei längerem Überleben des Neugeborenen: Harninfektion, Hypertonie.

Nierendysplasie

Ätiologie: Ausbleiben der Rotation der normal ausgebildeten und aszendierten Niere.

Komplikationen: Spätere Harnabflußstörungen durch aberrierende Gefäße, die ihrerseits Infektionen und Steinbildungen begünstigen können.

Nierendystopie

Ätiologie: Stehenbleiben der Niere bei der Aszension, so daß hieraus Beckennieren, lumbale Dystopien und thorakale Dystopien der Niere resultieren. Auch gekreuzte Dystopien sind möglich.

Hufeisenniere

Ätiologie: Zusammenwachsen des metanephrogenen Gewebes mit Ausbildung sämtlicher Formen der Verschmelzungsnieren, je nachdem, wo sich die beiden Nierenanlagen bei der Aszension berühren. Die Nieren können durch Parenchym-, oder aber bei entsprechender Verlagerung der Nierenachsen nur durch Bindegewebsbrücken verbunden sein.

Komplikationen: Harnstauungsnieren durch aberrierende Gefäße und Lageanomalien des Harnleiters. Harnwegsinfektion mit Nephrolithiasis.

Therapie: Nur bei klinischen Symptomen (starke Schmerzen, rezidivierende Infektionen, Harnabflußstörungen, Nephrolithiasis, Hypertonie) Versuch der Normalisierung der Harnabflußverhältnisse durch plastische Operationen, ggf. mit Trennung der Hufeisenniere.

Polyzystische und multizystische Nierendegeneration, Nierenzysten, S. 518

Doppelbildungen der Niere und des Harnleiters

Ätiologie: Ursache ist die voneinander getrennte Ureteraussprossung des Wolff-Ganges, wobei beide Harnleiter in das metanephrogene Gewebe einwachsen. Während die Nierenanlagen immer miteinander verbunden sind, entstehen meist 2 Nierenbecken und 2 Harnleiter (Ureter duplex, bzw. Ureter fissus).

Kongenitale Mißbildungen des Ureters, S. 519

Harnstauungsnieren, S. 508

Ätiologie: Harnstauungsnieren liegt ein anatomisches oder neurogen-funktionelles Abflußhindernis zugrunde. Man unterscheidet:

1. Kongenitale Ureterabgangsstenose mit Harnstauungsniere
Therapie: Nierenbeckenplastik mit Resektion des minderwertigen Uretersegmentes (Abb. 25–9 a).

2. Megaureter
Ätiologie: Meist Folge einer supra- bzw. subvesikalen Harnabflußstörung, aber auch Folge des Fehlens von intramuralen Neuronen.
Therapie: Bei fehlenden Symptomen keine Therapie. Ansonsten Versuch der operativen Korrektur (Harnleiterverengung, Resektion der Stenose, Resektion des minderwertigen Uretersegmentes, soweit die funktionelle Störung auf einen Teil des Harnleiters ausgedehnt ist).

3. Weitere Ursachen der Harnstauungsnieren
Prävesikale Ureterstenosen mit oder ohne Ureterozele infolge von Entzündungen, Mißbildungen und retroperitonealen pathologischen Prozessen, sekundäre Blasenhalshypertrophie bzw. -stenosen, Harnröhrenklappen, angeborene und erworbene Stenosen und Strikturen im Bereich der Harnröhre, Meatusstenose, Phimose.

Symptome: Im Gegensatz zur Harnstauung im Erwachsenenalter symptomarmer Verlauf bei langerhaltener Nierenfunktion. Zu beachten sind die oben erwähnten charakteristischen und uncharakteristischen Symptome als Hinweis auf die Erkrankung. Häufiges einziges Symptom: Enuresis.

Therapie: Je nach Ursache, wie bei Abflußstörungen im Erwachsenenalter.

Blasenentleerungsstörungen, S. 553

Blasenhalshypertrophie (Marion's disease)

Ätiologie: Unbekannt.

Harnröhrenklappen (Young)

Man unterscheidet 3 Formen:

1. Segelförmige Schleimhautfalten, die von dem untersten Teil des Colliculus seminalis zur seitlichen Harnröhrenwand proximal vom M. sphincter vesicae externae verlaufen.
2. Schleimhautfalten, die vom obersten Pol des Colliculus seminalis in Richtung Blasenhals ziehen.
3. Zirkulär angelegte Membranen, die unter- oder oberhalb vom Colliculus seminalis zu finden sind.

Hier wäre eine Abb. fällig!!

Angeborene bulböse Harnröhrenengen

Der überwiegende Teil der Harnröhrenstenosen ist im Bereich der Pars bulbosa urethrae zu finden. Ihre Bevorzugung hinsichtlich Stenosierung erklärt sich aus der Entwicklung der Harnröhre.

Stenose des distalen Harnröhrensegmentes bei Mädchen

Die Engen des distalen Urethrasegmentes bei Mädchen entsprechen embryologisch, pathophysiologisch und klinisch den angeborenen bulbösen Harnröhrenengen der Knaben.

Meatusstenose

Diese Verengungen findet man überwiegend bei Knaben; meist bestehen gleichzeitig Harnröhrenmißbildungen wie Hypospadia penis. Eine operative Korrektur dieser Engen ist immer bei Miktionshindernissen erforderlich.

Folgen von Blasenentleerungsstörungen

Hydroureter und Hydronephrose durch Erhöhung des intraureteralen und intrapelvinen Druckes.

Komplikationen: Zugrundegehen von Nierenparenchym, Infektionsgefahr, Steinbildung.

Endstadium: Niereninsuffizienz, Urämie.

Behandlungsmöglichkeiten von Harnabflußstörungen im Bereich des kindlichen Blasenhalses und der Harnröhre

Bei neurogener Ursache: Zunächst Versuch der Erhöhung der Kontraktionsfähigkeit der Blase durch entsprechende Medikamente. Bei Versagen dieser Therapie Harnableitung durch ausgeschaltete Darmsegmente (S. 517).

Obstruierende Harnabflußstörungen werden durch offene und transurethrale Eingriffe beseitigt (S. 517, 518).

Vesikoureteraler Reflux

Ein- oder beidseitiger Harnrückfluß von der Blase in den Ureter oder das Nierenbeckenkelchsystem äußert sich oft durch eine therapieresistente chronische Harnwegsinfektion. Meist fehlen Nierenschmerzen bei der Miktion (wie beim Erwachsenen), dafür machen sich uncharakteristische Symptome bemerkbar.

Ätiologie: Trigonale Muskelinsuffizienz, Entzündungen, subvesikale Abflußhindernisse, neurogene Störungen.

Diagnose: Infusionsurogramm, Miktionszystogramm mit Blasendruckmessung. Uroflowmetrie und Urethrozystoskopie zur Beurteilung der Ostienformen, z. B. Golf-hole-Ostium.
Man unterscheidet einen High-pressure- und Low-pressure-Reflux, diagnostizierbar beim Miktionszystourethrogramm während normaler Miktion und Anspannung der Bauchpresse **(Abb. 33–66)**.

Folgen des vesikorenalen Refluxes: Dilatation der oberen Harnwege mit vermehrtem Druck auf das Nierenparenchymgewebe.

Komplikationen: Pyelonephritis, Steinbildung.

Therapie: Submuköse Verlagerung des Ureters mit oder ohne Neoanastomose mit der Blase. Bei neurogenem oder myogenem Reflux Harnableitung in den Darm oder in ausgeschaltetes Darmsegment.

Ureterozele

Ätiologie: Zystische Erweiterung des intravesikalen Harnleiterabschnittes infolge kongenitaler Enge des Ostiums.

Folgen der Ureterozele: Kleine Ureterozelen sind unbedeutend, größere verursachen Harnrückstau mit sämtlichen Formen des Hydroureters und der Hydronephrose.

Therapie: Transurethrale Resektion des Ureterozelendaches. Bei Auftreten eines Refluxes oder bei bestehendem Reflux ist eine Antirefluxplastik nötig.

Therapie von Abflußstörungen

Konservative medikamentöse Behandlung von Abflußstörungen, S. 518

Operative Therapie von Abflußstörungen, S. 517, 518

Tumoren des kindlichen Harntraktes

Im Säuglings- und Kindesalter sind gut- und bösartige Tumoren des Urogenitaltraktes relativ selten. Wichtig sind Wilms-Tumor (Adenomyosarkom der Niere), Rhabdomyosarkom der Blase sowie Prostatasarkom.

Wilms-Tumor (embryonales Adenomyosarkom)

Ätiologie: Ausgesprochen bösartige Neubildung, die 2–10% aller Nierengeschwülste ausmacht. Beide Geschlechter sind gleichmäßig betroffen. Hauptsächliches Vorkommen zwischen 1. und 6. Lebensjahr. Die Geschwulst wird als kongenitale Neubildung, von embryonalen Zellen ausgehend, gewertet. Histologisch finden sich vor allem Muskel-, Knorpel-, Fett- und myxomatöses Gewebe. Die epithelialen Anteile können undifferenziert sein oder den Nierentubuli ähneln. Die Metastasierung erfolgt meist hämatogen, vor allem in Lunge, Leber und Gehirn sowie in die regionalen Lymphknoten.

Symptome: Tastbare Geschwulst im Oberbauch. Schmerzen sowie Hämaturie selten. Häufiger dagegen Gewichtsverlust, Appetitlosigkeit und Erbrechen.

Diagnose: Jede tastbare Geschwulst im Abdomen eines Kindes ist so lange als Wilms-Tumor anzusehen, bis diese Diagnose durch eine entsprechende Abklärung ausgeschlossen wurde. *Laborbefunde:* Urin unauffällig. *Blut:* Häufig Anämie. *Übersichtsaufnahme:* Stark vergrößerter Nierenschatten, verlagerter Darmschatten infolge tumorbedingter Verdrängung. *Urogramm:* Deformiertes Nierenbeckenkelchsystem mit Ausziehung der Kelche. Bei fehlender Kontrastmittelausscheidung instrumentelle retrograde Ureteropyelographie! *Lungenübersichtsaufnahme:* Zum Ausschluß von Lungenmetastasen.

Die Frühdiagnose eines Wilms-Tumors stellt im allgemeinen die Mutter. Die Mütter sind deshalb vom Haus- oder Kinderarzt anzuhalten, das Abdomen beim täglichen Bad des Säuglings bzw. einmal wöchentlich bei Kleinkindern auf Resistenzen hin abzutasten! aber nur bei kränklichen, zu langs. wachsenden Kinder ! Sonst

Differentialdiagnose: Neuroblastom des Nebennierenmarks, Hydronephrose, polyzystische Nierendegeneration, multizystische Nierendegeneration. unnötige Hysterie!

Therapie: Tumornephrektomie und Strahlentherapie. Radikale en-bloc-Tumornephrektomie mit Entfernung der Nebenniere und Ausräumung der regionalen Lymphknoten. Bei sehr großer Geschwulst präoperative Bestrahlung (10 Gy HD innerhalb 1 Woche). Wilms-Tumoren sind sehr strahlensensitiv und schrumpfen unter der präoperativen Hochvoltbestrahlung rasch zusammen. Nachbestrahlung mit 25 Gy HD auf das Tumorbett.

Zytostatika: Actinomycin D prä- und postoperativ. Außerdem Kombination verschiedener Zytostatika wie Vincristin, Cyclophosphamid, Actinomycin D, vor allem als Palliativbehandlung bei bereits eingetretener Metastasierung.

Prognose: Abhängig von Frühdiagnose und Fehlen von Metastasen. Heilung in 80–90% bei entsprechender operativer, radiologischer sowie chemischer Therapie. Je jünger das Kind, desto besser die Prognose. Ein Kind kann als geheilt angesehen werden, wenn dieses rezidiv- und metastasenfrei eine Zeitspanne überlebt, die den 9 Schwangerschaftsmonaten und dem Alter des Kindes bei der Tumornephrektomie entspricht (Collins-Regel).

Rhabdomyosarkom der Blase

Ätiologie: Unbekannt. Histologische Ähnlichkeit mit dem Wilms-Tumor.

Symptome: Hämaturie, Miktionsstörungen.

Therapie: Zystektomie und pelvine Lymphadenektomie mit supravesikaler Harnableitung. Strahlentherapie.

Prognose: Vor Invasion der pelvinen Lymphknoten bei Radikaloperation ca. 40% Heilchance.

Prostatasarkom

Ätiologie: Sehr seltener, äußerst bösartiger Tumor unbekannter Genese.

Symptome: Obstipation und Schmerzen durch Kompression des Rektum. Bei der rektalen digitalen Untersuchung tastet man einen ausgedehnten, flächenhaft infiltrierenden, höckrigen, von der Umgebung nicht abgrenzbaren Tumor.

Prognose: Schlecht, da der Tumor wenig strahlenempfindlich ist und sehr schnell wächst.

Therapie: Versuch mit Zytostatikatherapie, transurethrale Resektion. Radikaloperation meist nicht möglich.

Steinleiden, S. 539

Urologische Erkrankungen der Frau

Schwangerschaftsfolgen an den Harnwegen

Dilatation von Ureter und Nierenbeckenkelchsystem (obere Harnwege)

Infolge mechanischer (gravider Uterus) und hormoneller (Progesteronwirkung) Faktoren. Durch verminderte Harnleiterperistaltik, Dilatation und den dadurch herabgesetzten Harnfluß sowie pH-Verschiebung in den alkalischen Bereich besteht erhöhte Infektionsgefahr.

Schwangerschaftspyelonephritis, S. 524

Urolithiasis

Durch Harnstauung bei erhöhter Harnkonzentration sowie Veränderung des Urin-pH Gefahr der Steinbildung mit den unter Urolithiasis angegebenen Komplikationen.

Therapie während der Schwangerschaft

Merke: Vermeidung von Medikamenten, die an der Biosynthese der Zelle ansetzen oder unerwünschte Farbstoffablagerungen verursachen (z. B. Tetracycline).

Bei Harninfektionen sind β-Lactamantibiotika zulässig. Bei kompletten und inkompletten Harnabflußstörungen (Stein, Harnleiterkompression von außen) ohne Harnwegsinfektion lediglich symptomatische Therapie mit Spasmolytika. Beim Auftreten einer Harninfektion zunächst Versuch mit β-Lactamantibiotika, dann operative Beseitigung des Abflußhindernisses, wobei der schonendste operative Eingriff zu wählen ist (z. B. Uretersteinschlingenversuch vor Ureterotomie).

Urologische Folgeerscheinungen gynäkologischer und geburtshilflicher Eingriffe

Verletzungen der Harnröhre, Harnblase und des Harnleiters. Dabei entstehen Harnröhren-Scheiden-Fisteln, Blasen-Scheiden-Fisteln sowie Ureter-Scheiden-Fisteln mit Harninkontinenz. Weiterhin sind partielle und komplette Ligaturen der Ureter mit Ausbildung einer kompletten oder inkompletten Harnstauungsniere möglich.

Diagnose: Urogramm, retrogrades Ureteropyelogramm, evtl. Chromozystographie und Nierenfunktionsszintigraphie, Zystogramm mit Refluxprüfung, Kolpographie, prograde Urethrozystoskopie.

Therapie: Sofortige Korrektur der Läsion nur innerhalb der ersten 24 h nach dem gynäkologischen oder geburtshilflichen Eingriff möglich. Nach diesem Zeitpunkt ist wegen der lokalen Infektion zunächst nur eine Harnableitung angezeigt (z. B. transrenale Nierenfistel oder perkutane, ultraschallgesteuerte Nierenfistel, transurethraler Harnblasenkatheter, Ureterschienung). Nach 6–8 Wochen erfolgt die endgültige Korrektur.

Frühkomplikationen: Harnextravasate mit und ohne Infektion, Urinphlegmone.

Spätkomplikationen: Abszeßbildungen, Strikturen, Fisteln.

Erkrankungen der weiblichen Blase und Harnröhre

Die unteren Harnwege der Frau sind aus anatomischen Gegebenheiten (kurze Harnröhre, Mündung der Harnröhre in das Vestibulum vaginae) nicht nur bei entzündlichen Erkrankungen des äußeren und inneren Genitales besonders infektionsgefährdet. Weitere prädisponierende Faktoren: hormonelle Auswirkungen auf äußeres Genitale und Urethra.

Entzündlich bedingte Harnröhren- bzw. Blasenbeschwerden, S. 525

Hormonell bedingte Harnröhren- bzw. Blasenbeschwerden

Endometriose (s. Lehrbücher der Gynäkologie).
Unspezifische Irritationszustände im Klimakterium bedingt durch einen Östrogenmangel mit imperativer Miktion, Brennen bei der Miktion, Blasentenesmen und Schmerzen im Bereich der Genitalregion.
Kontrazeptiva führen vielfach zum Verlust der Döderlein-Flora und damit zu einer Kolpitis, die wiederum das Auftreten einer Zystitis begünstigt.

Therapie: Hormonsubstitution bzw. Restaurierung der Döderlein-Flora nach Weglassen der Kontrazeptiva.

Anatomisch bedingte Harnröhren- bzw. Blasenbeschwerden

Harnröhrendivertikel

Therapie: Operative Abtragung.

Senkung des Blasenbodens durch Descensus vaginae und Veränderung des Harnröhren-Blasen-Auslaßwinkels mit Streßinkontinenz.

Therapie: Scheiden-, Antifixations- bzw. Suspensionsplastik.

Mißbildung, S. 522

Tumorbedingte Harnröhren- bzw. Blasenbeschwerden

Ätiologie: Bei primären Tumoren (benigne und maligne) der unteren Harnwege und bei sekundärem Tumoreinbruch von benachbarten Organen (Portio-, Kollum- und Korpuskarzinom).

Therapie: Transurethrale Tumorresektion, bzw. supravesikale Harnableitung.

Harnröhren- bzw. Blasenbeschwerden bedingt durch chemisch-physikalische Schäden

Ätiologie: Zystitis nach Gaben von Endoxan, nach Bestrahlung oder nach Radiumeinlagen.

Komplikationen: Strahlenzystitis, Strahlenulkus, Strahlenschrumpfblase, Meatusstenose, Ureterstenose.

Therapie: Zunächst symptomatisch durch Gabe von Analgetika und Spasmolytika, lokale Instillation von entzündungshemmenden Substanzen. Bei massiver Blutung infolge Strahlenzystitis Formalininstillationen (Cave: Reflux). Bei ausgeprägter Strahlenschrumpfblase supravesikale Harnableitung.

Reizblase

Ätiologie: Störung der Koordination zwischen Psyche, Neurovegetativum und Endokrinium.

Symptome: Subjektive Beschwerden wie bei Zystitis. Im Gegensatz zur echten Entzündung treten subjektive Beschwerden nur tagsüber auf. Hauptsymptom = Pollakisurie.

Diagnose: Zystitische Beschwerden bei unauffälligem Urin.

Therapie: Spasmolytika, Psychopharmaka und Psychotherapie.

Harninkontinenz

Ätiologie: Streßinkontinenz bei Erschlaffen der Beckenbodenmuskulatur nach Geburten oder im Klimakterium.

Symptome: Unwillkürlicher Harnabgang bei vermehrter Anspannung der Bauchmuskulatur, z. B. beim Lachen, Husten, Niesen oder Heben.

Diagnose: Vaginale Untersuchung, Harnsediment (in der Regel o. B.), Marshall-Marchetti-Test: Beide vaginal eingeführten Finger der rechten Hand heben den Blasenhals an. Dabei darf sich trotz Anwendung der Bauchpresse aus der gefüllten Blase kein Harn entleeren. Urodynamische Untersuchung.

Differentialdiagnose: Zystozele, Reizblase, Zystitis, Rückenmarksaffektionen, Urge-Inkontinenz.

Dranginkont. S510

Therapie: In leichteren Fällen: Gymnastik. In schwereren Fällen: Scheidenplastik (Kolporrhaphie) oder Suspensionsplastik der Urethra.

Totale Inkontinenz

Ätiologie: Schließmuskelverletzung bei Traumen verschiedenster Genese inklusive operativer Eingriffe oder Beeinträchtigung der Schließmuskelfunktion durch neurologische Erkrankungen (s. u.).

Symptome: Ständiger unfreiwilliger Harnabgang.

Therapie: Erhöhung des Harnröhrenwiderstandes, bzw. supravesikale Harnableitung (S. 517).

Harninkontinenz bei Ureter-Scheiden- sowie Blasen-Scheiden-Fisteln

Symptome: Ständiger unfreiwilliger Harnabgang.

Therapie: Neueinpflanzung des Ureters in die Harnblase bzw. operativer Verschluß der Blasen-Scheiden-Fistel.

Neurogene Blasenentleerungsstörungen

Angeborene Blasenentleerungsstörungen

Alle Formen der Myelodysplasie (Agenesie des Os sacrum, Myelomeningozele, Spina bifida).

Erworbene Blasenentleerungsstörungen

Ursachen: Traumatisch ($^2/_3$ der supranuklearen Läsionen durch Unfälle), postoperativ (nach Radikaloperationen im kleinen Becken), entzündlich (Myelitis, Neuritis, Encephalitis disseminata), toxische Neuropathie (Diabetes), degenerativ (Tabes, Syringomyelie), vaskulär (pharmakologische Intoxikationen), Tumoren des Rückenmarks und zerebrale Erkrankungen (Tumoren, Morbus Parkinson, Zerebralsklerose). Neurogene Blasenentleerungsstörungen teilt man nach Sitz der Läsion und klinischen Symptomen ein: S. Tabelle 25–4.

Pathophysiologie: Das Miktionszentrum ($S_2 - S_4$) liegt in Höhe der Wirbelkörper $T_{12} - L_1$ (Rückenmarkssegmente stimmen nicht mit Wirbelsäulenabschnitten überein). Läsionen in diesem Bereich und unterhalb führen zur schlaffen Blasenlähmung bzw. zur autonomen Blase. Läsionen oberhalb führen zur spastischen Blasenlähmung bzw. Reflexblase.

Symptome: Sie reichen vom Fehlen subjektiver Beschwerden über imperativen Harndrang, Harnverhaltung bis zum Nichtempfinden des Harndrangs.

Diagnose: Neurologische Untersuchung, urologische Basisdiagnose mit körperlicher Untersuchung, Urinbefund und Urogramm. Urodynamische Untersuchung; folgende Parameter werden dabei erfaßt: Intravesikaler Druck im Liegen und bei physiologischen Miktionsstellungen (beim Mann im Stehen, bei der Frau im

Tabelle 25–4. Einteilung der neurogenen Blasenentleerungsstörungen nach Sitz der Läsion

1. Supranuklear	Komplette Läsion Inkomplette Läsion	(Abb. 25–25)	Reflexblase
Kortikale Zentren Kortikale Bahnen RM-Bahnen oberhalb des Miktionszentrums ($S_2 - S_4$)			
2. Nuklear	Komplette Läsion Inkomplette Läsion		Autonome Blase
Miktionszentrum im RM			
3. Infranuklear	Komplette Läsion Inkomplette Läsion	(Abb. 25–25)	
a) Caudasyndrom b) Periphere Läsion Plexus pelvicus Plexus hypogastricus			

Einteilung nach klinischen Symptomen
1. Motorische Läsion
2. Sensorische Läsion
3. Sensorisch-motorische Läsion

Sitzen), Harnröhrenwiderstand mit Sphinktertonus, Aktivität der Beckenbodenmuskulatur durch Beckenboden-EMG, Uroflow und rektaler Druck.

Therapie: Da eine kausale Therapie neurologischer Erkrankungen meist nicht möglich ist, gilt es, urologische Folgeerkrankungen zu verhindern. Im Vordergrund steht die restharnfreie oder fast restharnfreie Blasenentleerung (Einmalkatheterismus der Harnblase), um eine Harnwegsinfektion oder Harnstauung zu vermeiden.

Therapie der Reflexblase: Reflektorische Blasenentleerung durch suprapubisches „Beklopfen" der Harnblase. Bei gleichzeitigem Auftreten eines Beckenbodenspasmus Gabe von antispastisch wirkenden Medikamenten oder operative Reduzierung des Harnröhrenwiderstandes (transurethrale Resektion des Blasenauslasses, Einkerbung des Schließmuskels).

Therapie der autonomen Blase: Betätigung der Bauchpresse mit Cred-Handgriff. Senkung des Harnröhrenwiderstandes durch Medikamente (z. B. α-Rezeptorenblocker) oder operative Maßnahmen (Einkerbung des Schließmuskels).

Urologische Notfallsituationen

Harnverhaltung, S. 510

Symptome: Unruhiger, von quälenden Schmerzen gepeinigter Kranker, der die Blase unter starkem Anspannen der Bauchpresse zu entlee-

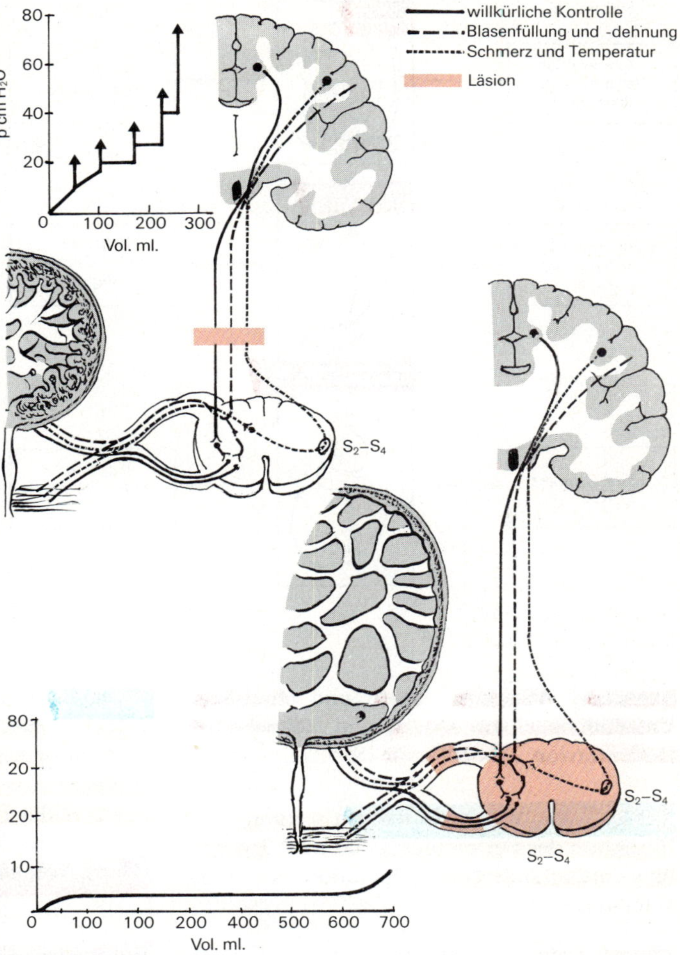

Abb. 25–25. Neurogene Blasenentleerungsstörung. Supranukleäre Läsion und infranukleäre Läsion mit typisch zystometrischem Befund. (Nach Smith 1968)

ren versucht. Blasenhochstand, häufig bis über Nabelhöhe!

Diagnose: Rektale digitale Untersuchung. Abdominale Blasenpalpation und -perkussion.

Therapie: Transurethraler Katheterismus der Blase. Falls dies nicht leicht gelingt, sowie bei Harnröhrenabrissen und Entzündungen der männlichen Adnexe Blasenpunktion (S. 518).

Anurie, S. 509

Diagnose: Zur Differenzierung postrenaler Anurien von prärenalen und renalen ist eine retrograde Ureteropyelographie erforderlich.

Therapie: Operative Beseitigung des Abflußhindernisses.

Steinkolik, S. 511, 540

Hodenschwellung (Abb. 25–26)

Jede Hodenschwellung bedarf einer sofortigen fachärztlichen Abklärung, um eine rechtzeitige Therapie bei ***Hodentumor*** oder ***Hodentorsion*** einleiten zu können.

Ätiologie: Hydrozelen (Wasseransammlungen zwischen Epi- und Periorchium), Spermatozelen (zystische spermiengefüllte Tumoren im Bereich des Nebenhodens), Hämangiome, Va-

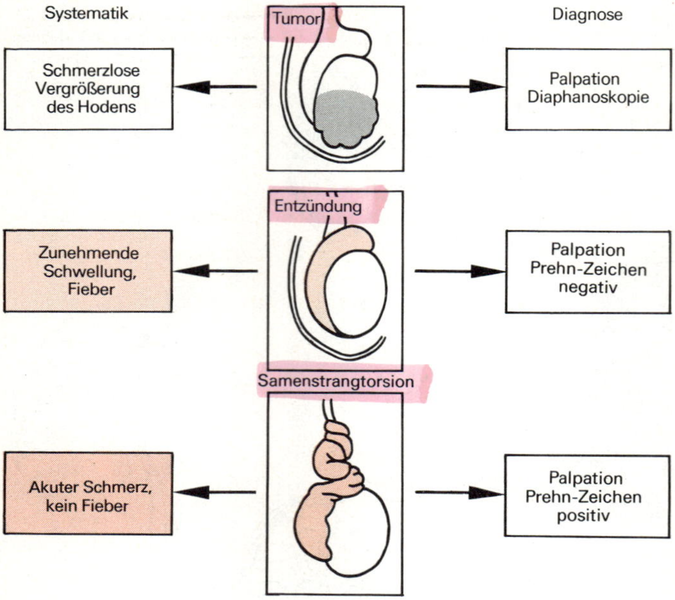

Abb. 25–26. Differentialdiagnose: Hodentumor, Nebenhodenentzündung, Hodentorsion

rikozelen, Atherome, akute und chronische Entzündungen von Hoden und Nebenhoden, Hodentorsion, Hodentumor (S. 537).

Therapie der Hydrocele testis: Eröffnung und Resektion des Periorchiums und nach Evertierung fortlaufende Naht (Operation nach Winkelmann).

Spermatozelen und gutartige Tumoren von Hoden und Nebenhoden sowie des Samenstranges werden in toto ausgeschält.

Therapie der Varikozele: Hohe Unterbindung der Vena spermatica sinistra.

Samenstrangtorsion

Ätiologie: Häufig unmittelbar vor oder nach Eintreten der Pubertät, jedoch auch oftmals nach dem 20. Lebensjahr.

Diagnose: Im *Frühstadium* der Torsion ist der Nebenhoden vor dem Hoden zu fühlen. Im *Spätstadium* bilden Hoden und Nebenhoden ein äußerst druckschmerzhaftes Konglomerat. Unterscheidung von der Nebenhodenentzündung: Prehn-Zeichen, S. 527.

Therapie: Im Frühstadium manuelles Redressement und beiderseitige Orchidopexie. Im Spätstadium operative Freilegung des Hodens und Redressement des torquierten Samenstranges. Pexie beider Hoden am Septum scroti.

Akute Nebenhodenentzündung, S. 327

Paraphimose

Ätiologie: Die über die Glans zurückgestreifte zu enge Vorhaut bildet im Sulcus coronarius einen Schnürring, der den oberflächlichen venösen Abfluß unterbricht, während der arterielle Zufluß freibleibt. Dadurch entsteht ein schmerzhaftes Ödem der Eichel und des inneren Vorhautblattes.

Therapie: Dorsale Inzision des äußeren Schnürringes, vorher Versuch der Reposition der Vorhaut über die Glans penis nach Kompression der Glans penis.

Hämaturie, S. 511

Merke: ***Eine schmerzlose Hämaturie ist so lange als Zeichen eines Tumors im Bereich des***

Urogenitaltraktes anzusehen, bis das Gegenteil bestätigt ist.

Urosepsis, S. 527

Priapismus

Ätiologie: Akut auftretende, überaus schmerzhafte Dauererektion des männlichen Gliedes aufgrund neurofunktioneller oder lokaler Zirkulationsstörungen.

Therapie: Glandokavernöser Shunt durch Ausstanzung mehrerer Gewebszylinder; evtl. Shunts zwischen Corpora cavernosa und V. saphena magna, bzw. zwischen Corpora cavernosa und Corpus spongiosum innerhalb 24 h. Außerdem Schwellkörperpunktion, Heparinisierung, evtl. Thrombokinasegaben.

Frühkomplikationen: Massive Blutungen, vorzeitige Shuntverödungen.

Spätkomplikationen: Penisphlegmone, Vernarbungen der Schwellkörper mit irreversibler Impotentia coeundi.

Prehnzeichen: Path 960
Bei Hodentorsion nimmt der Hodenschmerz beim Anheben des Skrotums zu, bei Epididymitis nimmt er ab

26. Bewegungsapparat

Untersuchungstechnik am Bewegungsapparat

Allgemeines

Die Untersuchung des Bewegungsapparates richtet sich nach den auf folgenden Seiten beschriebenen Prinzipien.

Die Anamnese gibt bereits Hinweise auf bestimmte Verletzungen und Erkrankungen. Persönliche Anamnese und Familienanamnese weisen auf Systemerkrankungen, vor allem den Bewegungsapparat betreffend, hin (Infektionskrankheiten wie Poliomyelitis und Tuberkulose, rheumatische Erkrankungen, Hämophilie, angeborene Leiden wie Hüftdysplasie), und geben eine Übersicht über frühere Krankheiten, Unfälle und Operationen.
Die jetzige Anamnese soll unterrichten über Unfallzeit, -ort, -hergang bzw. Beginn der Erkrankung, über die Verletzungs- und Krankheitssymptome sowie Funktionsausfälle und die bisherige Behandlung.

Bei der Inspektion beobachten wir die sichtbaren morphologischen Abweichungen, die pathologischen Manifestationen und die elementaren Bewegungen des Erkrankten. Sie dient also der Erkennung von Veränderungen an den Weichteilen (Schwellungen, Wunden, Hautfarbe, Narben, Fisteln, Weichteilatrophien), von Gelenkschwellungen, Deformitäten und Längenunterschieden der Extremitäten. Abgesehen von akut Verletzten wird die seitenvergleichende Inspektion im Liegen, Stehen und Gehen (Hinken) am entkleideten Patienten durchgeführt.

Die Palpation von Gelenken, Muskeln, Sehnen und Knochen informiert über Druckpunkte, Krepitation bei Frakturen, Gelenkreiben, Formveränderungen am Skelett und Muskelsystem (z. B. Exostosen, Frakturdislokationen, Muskel- oder Sehnenrisse), Gelenkergüsse und Extremitätenpulse.

Die Funktionsprüfung gibt Auskunft über Bewegungs- und Funktionsstörungen, über Motorik und Sensibilität. Die aktive und passive Gelenkbeweglichkeit wird mit Hilfe der Neutral-Null-Methode (**Nulldurchgangsmethode**) von einer einheitlich definierten Neutral- oder Nullstellung (aufrecht stehend, mit hängendem Arm, nach vorne gerichtetem Daumen, parallel gestellten Füßen, Blick nach vorn) mit Hilfe eines Winkelmessers gemessen (Abb. 26–1).
Ausgehend von der anatomischen Normalstellung werden für jede Bewegung und Gegenbewegung 3 Zahlen aufgeführt. Wird die Nullposition passiert, so steht die Null zwischen den beiden gemessenen Endwerten der Bewegung und Gegenbewegung. *Beispiel:* Ellbogengelenk rechts: Flexion/Extension 130/0/5°. Wird diese Nullstellung nicht passiert, besteht also eine Kontraktur, so kommt die Null entweder vor oder hinter die Meßwerte. *Beispiel:* Ellbogengelenk links: Flexion/Extension 130/20/0°, d. h. das linke Ellbogengelenk weist gegenüber dem rechten einen Streckausfall von 25° auf.

Die seitenvergleichende Umfang- und Längenmessung mit dem Meßband objektiviert Längendifferenzen der Extremitäten, Muskelatrophien und -hypertrophien, Gelenkergüsse und Ödeme. Die Messungen sind zwischen gut definierten und meist knöchernen Bezugspunkten möglich und sollen, um reproduzierbar zu sein, in Normalstellung und im Seitenvergleich erfolgen (Abb. 26–2). Die gesamte Armlänge wird im Stehen am hängenden Arm von der Acromionspitze bis zum Processus styloideus radii, die Beinlänge von der Spina iliaca anterior su-

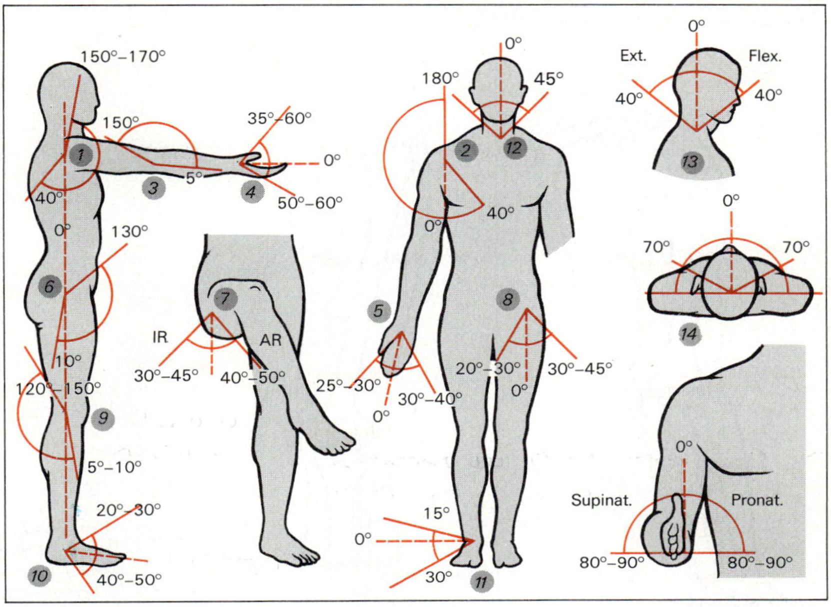

Abb. 26–1. Gelenkmessung. 1. Schultergelenk: Anteversion/Retroversion (160/0/40°). 2. Schultergelenk: Abduktion/Adduktion (180/0/40°). 3. Ellbogengelenk: Flexion/Extension (150/0/5°). 4. Handgelenk: Palmarflexion/Dorsalflexion (50/0/60°). 5. Handgelenk: Radial/Ulnarabduktion (30/0/40°). 6. Hüftgelenk: Beugung/Streckung (130/0/10°). 7. Hüftgelenk: Außen-Innen-Rotation (50/0/40°). 8. Hüftgelenk: Abduktion/Adduktion (45/0/30°). 9. Kniegelenk: Beugung/Streckung (150/0/5°). 10. Sprunggelenk: Dorsalextension/Plantarflexion (20/0/40°). 11. Sprunggelenk: Pronation/Supination (15/0/30°). 12. HWS: Seitwärtsneigen re./li. (45/0/45°). 13. HWS: Beugung/Streckung (40/0/40°). 14. HWS: Rotation re./li. (70/0/70°)

perior bis zur Spitze des Außenknöchels gemessen.

Die Röntgenuntersuchung ist eine unerläßliche diagnostische Methode bei allen Erkrankungen und Verletzungen des Bewegungsapparates. Nativaufnahmen in 2 Ebenen, Spezialaufnahmen (z. B. Kahnbeinserie), gehaltene Aufnahmen bei Bandverletzungen, Funktionsaufnahmen (HWS), Angiographie, Tomographie, Arthro- oder Myelographie. Das Computertomogramm (CT) ist unerläßlich für die Diagnostik der Schädel-Hirn-Traumen und hat sich als Angio-CT auch für die Diagnostik der Aortenruptur bewährt. Ebenso entscheidend ist das CT zur Bestimmung der Tumorgrenzen bei Knochentumoren, zur Diagnostik spezieller Bekkenfrakturen sowie zur Torsionsmessung von Unterschenkeldrehfehlern.

Folgende Spezialuntersuchungen können erforderlich sein: Laboratoriumsdiagnostik, Elektromyographie, Szintigraphie, diagnostische Gelenkpunktionen und die Arthroskopie, die sich besonders am Kniegelenk sehr bewährt hat. Die arthroskopische Untersuchung gestattet auch unter Lokalanästhesie eine komplette Inspektion des Gelenkes in diagnostischen Problemfällen, erlaubt kleinere operative Eingriffe wie Biopsien und Meniskektomien sowie eine komprimierte intraartikuläre Dokumentation durch Fernseh- und Videoaufzeichnung.

Merke: Keine Untersuchung am Bewegungsapparat, besonders bei Verletzungen, ohne Prüfung der Durchblutung und Nervenfunktion!

Wirbelsäule

Die Untersuchung der Wirbelsäule geht aus von der Genese der pathologischen Veränderungen: traumatisch, degenerativ, entzündlich. Bei der Diagnose Wirbelsäulenverletzter

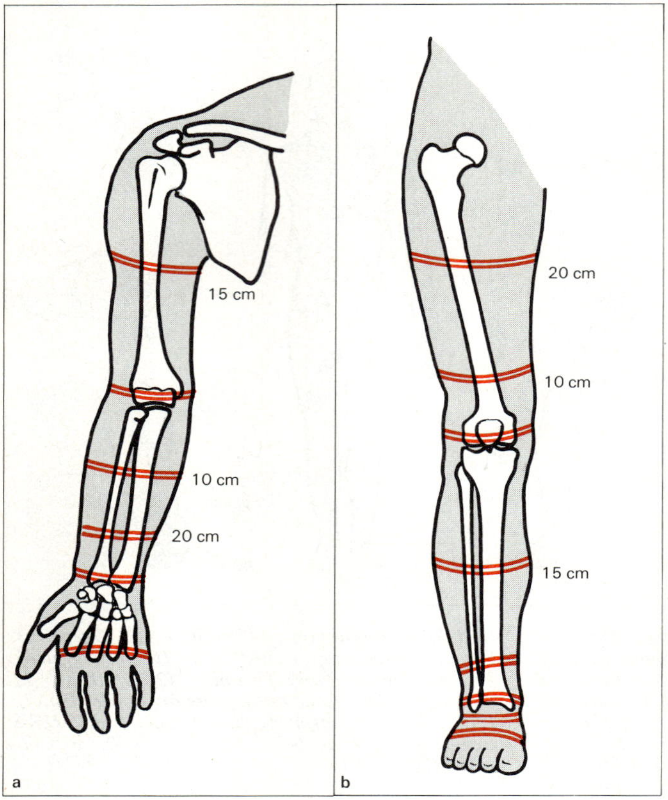

Abb. 26–2 a u. b. Umfangmessungen. (a) Obere Extremität: Am Arm 15 cm oberhalb, 10 und 20 cm unterhalb des Epicondylus lateralis humeri, weiterhin Ellbogen- und Handgelenksumfang, Umfang der Mittelhand. (b) Am Bein 20 und 10 cm oberhalb, 15 cm unterhalb des medialen Kniegelenkspaltes. Über Kniegelenk, über kleinstem Umfang des Unterschenkels, über den Knöcheln, über Ferse und Mittelfuß

(S. 617) gilt der Grundsatz: So schnell und so vorsichtig als möglich.

Anamnestisch ist Art, Stärke, Dauer, Periodizität und Lokalisation des Schmerzes von Bedeutung. Der Schmerz bei degenerativen Erkrankungen wird durch Belastung ausgelöst und verstärkt, Ruhe lindert ihn. Der Schmerz bei entzündlichen Erkrankungen tritt meist nachts auf, z. B. beim Morbus Bechterew. Der radikuläre Schmerz kann intermittierend, durch Bewegung ausgelöst oder kontinuierlich sein. Der medulläre Schmerz tritt zumeist blitzartig auf, zuweilen mit begleitenden Parästhesien in den Beinen.

Bei der Inspektion lassen sich von vorn Thoraxkonfiguration, von hinten Rippenbuckel, Taillendreieck, Schulter und Beckenstand, Hämatome und Zwangshaltungen als Verletzungsfolge erkennen. Die Betrachtung von der Seite gibt uns Hinweise über ***Formfehler:*** Ein winkelförmiger Gibbus kann ursächlich durch Frakturen, Tuberkulose oder metastatisch, ein bogenförmiger Gibbus durch Adoleszentenkyphose oder senile Kyphose bedingt sein. Eine pathologische Streckstellung der HWS kann auf ein Schleudertrauma, eine Hyperlordosierung der LWS auf eine Spondylolisthesis hinweisen. Kompensatorische Verkrümmungen der Wirbelsäule finden wir bei Tortikollis, bei Beckenschiefstand sowie nach Thorakoplastik.
Von diesen fixierten Fehlhaltungen zu unterscheiden sind die ***Haltungsschwäche*** und der ***Haltungsverfall,*** die am Patienten in aufgerichteter Haltung beim vorgehaltenen Arm diagnostiziert werden. Das Absinken von der aktiv aufgerichteten Haltung in die Ruhehaltung innerhalb von 30 s wird als Haltungsschwäche bewertet; ist eine aktiv aufgerichtete Haltung nicht möglich, spricht man vom Haltungsverfall.

Die Palpation erfaßt Druckpunkte, Muskelverspannungen, klopfschmerzhafte Bezirke und Stufenbildungen. Durch Entlangführen des

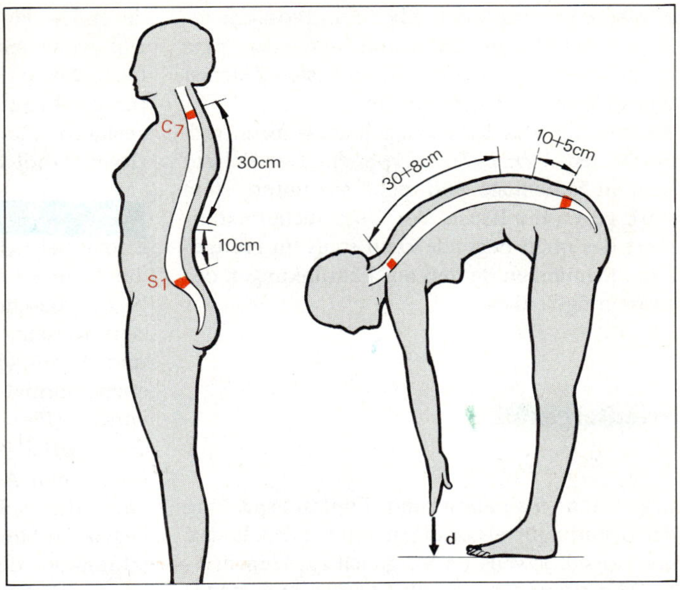

Abb. 26–3. Schober-Zeichen, als Differenzbetrag zweier Hautmarken am stehenden und vorwärtsgeneigten Patienten. Ausgangspunkte sind der Dornfortsatz C_7, eine Marke 30 cm kaudal für die BWS sowie S_1 und ein Punkt 10 cm kranial für die LWS. Beispiel: Schober BWS 30/38 und Schober LWS 10/15 cm für die LWS, (d) Fingerbodenabstand bei gestreckten Kniegelenken

Zeigefingers von kranial nach kaudal über die Dornfortsätze läßt sich eine Dekompensation der Wirbelsäule erkennen. Das Lot vom Dornfortsatz C_7 muß in die Sakrummitte fallen. Der Stauchungsschmerz wird durch Druck auf den Kopf in aufgerichteter Stellung provoziert.

Die Bewegungsprüfung der Wirbelsäule umfaßt Beugung, Streckung, seitliche Abbiegung und seitliche Drehung. Bei der Prüfung der Beugung soll der Patient versuchen, bei gestrecktem Kniegelenk seine Zehen zu berühren. Der Abstand zwischen den Fingerspitzen und dem Fußboden gilt als Grad der Beugung (Finger-Boden-Abstand).

Das Schober-Zeichen beschreibt die Beweglichkeit der BWS und LWS (Abb. 26–3). Die Beuge- und Streckfähigkeit der HWS wird in Winkelgraden (normal 40/0/40°) oder für die Beugung als Abstand zwischen Kinn und Sternum angegeben. Das Seitwärtsneigen der HWS wird in Winkelgraden (normal 45/0/45°) oder als Abstand zwischen Ohrläppchen und Schulter gemessen. Die Rotationsbewegung wird ebenfalls in Winkelgraden angegeben (normal 70/0/70°).

Bei der Prüfung der Streckung der BWS und LWS soll sich der Patient nach rückwärts lehnen, das Bewegungsausmaß wird mit dem Winkelmesser in Graden angegeben (normal 30°). Bei Jugendlichen und Kindern kann die Streckung auch in Bauchlage durch Anheben der Beine an den Füßen geprüft werden. Die seitliche Drehung wird bei geschlossenen Füßen geprüft, der Patient dreht den Rumpf nach rechts und links (normal 30–40°), ebenso beträgt das Ausmaß der Seitenbewegung 30–40°. Eine neurologische Diagnostik (Lasègue, Reflexe etc.) und eine Untersuchung des Beckens sind unerläßlich.

Becken

Hinweise auf eine Beckenverletzung ergeben sich häufig *anamnestisch* aus dem Unfallhergang. Bei Bewußtlosen sollte immer mit einer Beckenverletzung gerechnet werden. Der entscheidende Teil der Untersuchung richtet sich auf mögliche Mitverletzungen intraabdomineller Organe (Blase etc.).

Bei Inspektion können Hämatome (vor allem Perineum) und eine Beinverkürzung bereits Hinweise auf eine Verletzung des Beckenringes ergeben.

Die Palpation kann eine Eindellung des Schamberges als Folge einer Symphysenruptur

erfassen. Druckschmerz über dem Iliosakralgelenk, 1 Querfinger medial und kaudal der Spina iliaca posterior superior, kann erstes Zeichen eines Morbus Bechterew sein.
Affektionen des Iliosakralgelenkes lassen sich durch den *Menell-Test* erkennen: Der Patient liegt in Seitenlage und zieht das untere Bein stark gegen die Brust. Der Untersucher extendiert das oben liegende Bein sanft im Hüftgelenk. Schmerzen deuten auf Erkrankungen des Iliosakralgelenkes.

Schultergürtel

Inspektion, Palpation und Funktionsprüfung des Schultergürtels erfolgen von ventral, lateral und dorsal, jeweils im Vergleich zur Gegenseite: Man erkennt so bereits typische Deformitäten (Scapula alata, Schlüsselbeinbrüche und -verrenkungen, Schulterluxationen, Muskelatrophien bei Nervenlähmungen).

Mit Hilfe der Palpation sind Krepitationen im Gelenk oder der Bursa subacromialis sowie eine Eindellung bei Ruptur der Supraspinatussehne feststellbar. Druckdolenzen über dem Tuberculum majus, die sich bei Abduktion bessern, deuten auf eine Bursitis subdeltoidea oder subacromialis hin. Die leere Gelenkpfanne ist ein sicheres Zeichen der Schulterluxation. Die lange Bizepssehne wird mit einer Hand zwischen den beiden Tubercula palpiert, während die andere Hand den leicht abduzierten Arm im Ellbogengelenk hält und im Schultergelenk rotiert. Das sog. Klaviertastenphänomen läßt sich bei der Luxation im Akromioklavikulargelenk auslösen. Zuletzt wird die Axilla untersucht (Lymphknoten, Abszesse).

Die Beweglichkeitsprüfung im Schultergelenk erfolgt bei fixierter Scapula. Ansonsten können durch eine vermehrte Rotation des Schulterblattes falsche Bewegungsausmaße diagnostiziert werden. Geprüft werden neben der Ab- und Adduktion (Bewegungen in der Frontalebene normal 180/0/40°) die Ante- und Retroversion (Flexion, Extension — Bewegungen in der Sagittalebene normal 170/0/40°) und die Innen- und Außenrotation (normal 95/0/60°). Außerdem sollten Nacken- (Handinnenflächen liegen am Hinterkopf) und Schürzengriff (Verschränkung der Arme auf dem Rücken) geprüft werden. Schon aus der Motilitätsprüfung können bestimmte Diagnosen gestellt werden. Ein isolierter Schmerz zwischen 60° und 100° Abduktion spricht für eine partielle Ruptur der Supraspinatussehne **(Abb. 33–81)**.

Ellbogengelenk

Die Inspektion deckt Fehlstellungen auf im Sinne eines Cubitus valgus oder varus. Bei Streckung besteht ein physiologischer Cubitus valgus (bei Männern bis 10°, bei Frauen bis 20°).

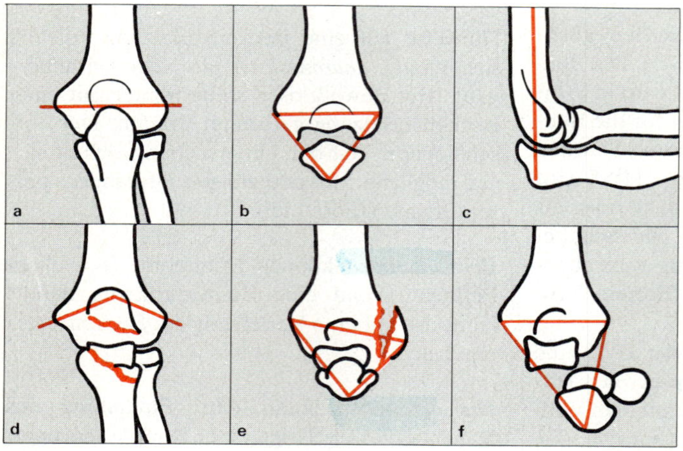

Abb. 26–4 a–f. Hueter-Linie und Hueter-Dreieck am Ellbogengelenk. Epikondylen und Olecranon bilden von dorsal bei Streckung (a), von seitlich bei Beugung eine gerade Linie (c), sowie ein gleichschenkliges Dreieck mit proximaler Basis am rechtwinklig gebeugten Ellbogengelenk dorsal (b). Verschiebung des Dreiecks bei Olecranonfraktur (d), Epikondylusfraktur (e) und Ellbogenluxation (f)

Schwellungen im Bereich des Ellbogengelenkes können die Folge eines Gelenkergusses oder einer Bursitis sein.

Für die Palpation ist das Hueter-Dreieck von Bedeutung. Abweichungen deuten auf Frakturen oder Luxationen (Abb. 26–4) hin. Das Radiusköpfchen wird am rechtwinklig gebeugten Ellbogengelenk unter Drehbewegungen des Unterarmes palpiert.
Funktionstest bei der *Epicondylitis humeri radialis:* Streckung der geballten Faust im Handgelenk erzeugt Schmerzen im Bereich des Epicondylus radialis, dem Ursprung der Extensoren.

Die Motilitätsprüfung untersucht neben der Beugung und Streckung (140/0/5°) im Ellbogengelenk die Supination und Pronation bei gebeugtem Ellbogengelenk (90/0/90°).
Am Unterarm zielt die Inspektion auf knöcherne Fehlstellungen wie die Manus radioflexa oder Fehlhaltungen als Folge von Nervenverletzungen oder Sehnendurchtrennungen. Untersuchungen von Handgelenk und Hand S. 651.

Hüftgelenk

Anamnestisch kann bereits das altersabhängige Auftreten des Schmerzes wichtige Hinweise geben. Beim Kleinkind ist an die Hüftgelenksdysplasie bzw. -luxation, im Kindesalter an den Morbus Perthes, in der Präpubertät an die Epiphysiolyse und im Alter an die Koxarthrose zu denken.

Bei der Inspektion sind durch Frakturen oder Luxationen hervorgerufene Fehlstellungen leicht erkennbar. Des weiteren erhält man Aufschluß über die Beckenkippung (normal 10 bis 15° nach vorne unten), über die Stellung der Trochanteren und die Trophik der Muskulatur. Das Trendelenburg-Zeichen (Funktionsprüfung der Glutäalmuskulatur) wird am stehenden Patienten geprüft (Abb. 26–5).
Bei der Gangprüfung lassen sich verschiedene Formen des Hinkens feststellen: 1. Verkürzungshinken, z. B. als Frakturfolge, 2. Schonhinken bei Schmerzen, 3. Versteifungshinken und 4. *Duchenne-Trendelenburg*-Hinken bei muskulärer Insuffizienz.

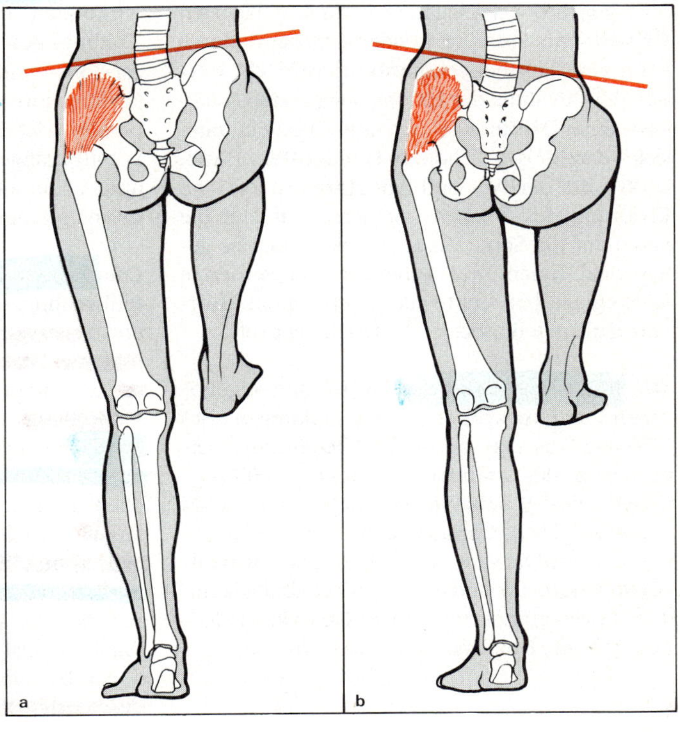

Abb. 26–5 a u. b. Trendelenburg-Zeichen. Beim Einbeinstand wird normalerweise die Beckenseite des elevierten Beines angehoben (a). Bei Insuffizienz des M. glutaeus medius neigt sich das Becken im Einbeinstand zur gesunden Seite (b)

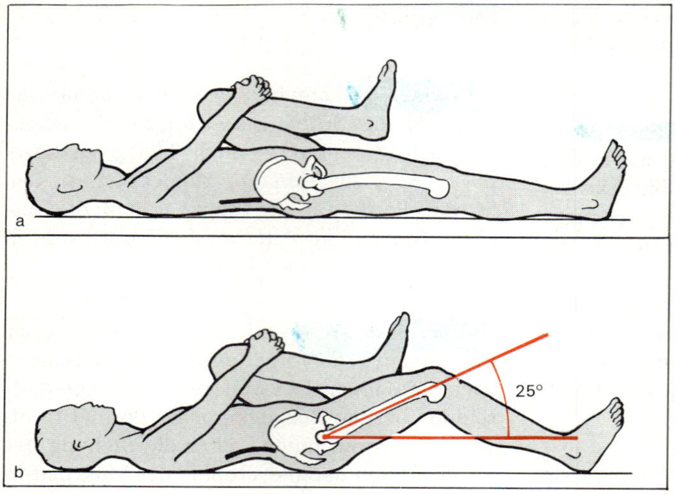

Abb. 26–6 a u. b. Thomas-Handgriff: Maximale Beugung des gegenseitigen Beines führt zur Aufhebung der Lendenlordose (a), bei einer Beugekontraktur zur Flexion des untersuchten Hüftgelenkes (b)

Bei der Palpation werden Muskel- und Sehnenansätze kontrolliert, besonders am Trochanter major. Die Gelenkkapsel kann unmittelbar unterhalb des Leistenbandes und lateral der A. femoralis palpiert werden.

Bei der Funktionsprüfung werden Beugung/Streckung (130/0/10°), Ab-/Adduktion (45/0/30°) sowie Innen- und Außenrotation (40/0/50°) geprüft. Im Liegen, mit flach gelagerten Beinen, entsteht eine Lendenlordose, dadurch kann eine Hüftbeugekontraktur verdeckt werden. Zur Prüfung der Extension und zum Nachweis einer Hüftbeugekontraktur bedient man sich daher des Thomas-Handgriffes (Abb. 26–6). Bei der Ab- und Adduktion ist auf eine Fixierung des Beckens zu achten, indem die Hand auf die Spina iliaca anterior superior gelegt wird. Innen- und Außenrotation werden in Rückenlage bei rechtwinklig gebeugtem Hüft- und Kniegelenk und in Bauchlage geprüft.

Die Röntgenuntersuchung hat für alle angeborenen und erworbenen Erkrankungen des Hüftgelenkes eine besondere Bedeutung. Änderungen des Pfannendachwinkels (Hüftdysplasie), des Schenkelhalswinkels oder CCD-Winkels gleich Caput-Collum-Diaphysenwinkel (Coxa valga, vara), des Antetorsionswinkels (Coxa antetorta) sind ebenso erkennbar wie andere Formveränderungen des Gelenkes (Morbus Perthes, Epiphysiolysis, Koxarthrose).

Kniegelenk

Komplizierte anatomische Verhältnisse und hohe funktionelle Beanspruchung gefährden besonders das Kniegelenk bei Verletzungen und erfordern eine sorgfältige Untersuchung.
Von besonderer Bedeutung ist eine genau erhobene ***Anamnese:*** Art und Richtung der einwirkenden Gewalt (direktes und indirektes Trauma, Ab- und Adduktions-, Flexions-, Extensions- und Rotationstrauma) und Gelenkstellung im Augenblick der Verletzung geben bereits wichtige Hinweise. Gezielt wird nach vorangegangenen Ergüssen, Gelenkblockaden und Einknickphänomen (Giving-way-Syndrom) gefragt.

Die Inspektion gibt Aufschluß über Achsenfehlstellungen (Genu varum, valgum, flexum und recurvatum, Abb. 26–7), Rötungen, Hämatome, Schwellungen, Stellung der Kniescheibe und über eine Quadrizepsatrophie. Eine Schwellung ist beim frischen Erguß (Abb. 26–8) vorzugsweise im Bereich des Recessus suprapatellaris lokalisiert (die Kniescheibe von oben umfassendes Hufeisen); bei chronischem Erguß und Kapselschwellung ist das Kniegelenk spindelförmig aufgetrieben. Eine lokalisierte Vorwölbung über der Kniescheibe findet sich bei der Bursitis praepatellaris, über dem Außenmeniskus bei einer Meniskuszyste und dorsal bei einer Arthrozele. Eine Delle ist bei dislozierten Patellafrakturen sichtbar.

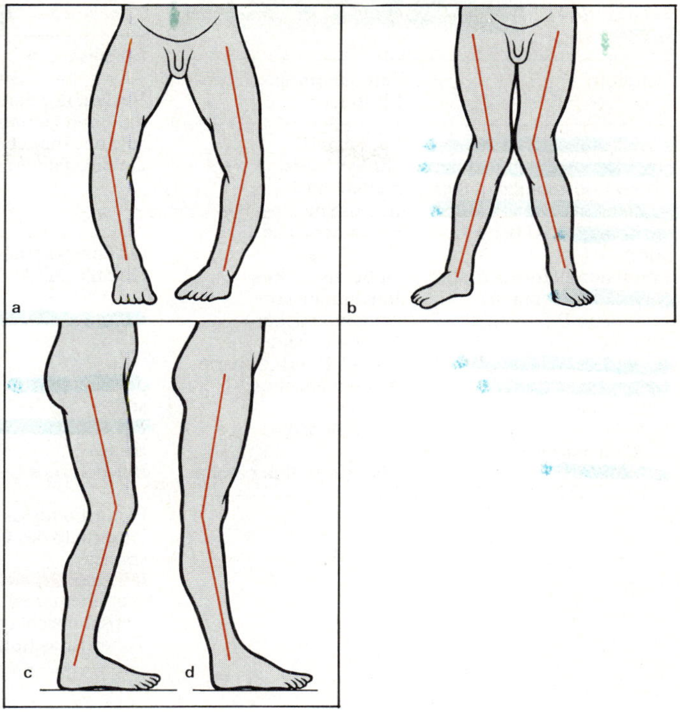

Abb. 26–7 a–d. Fehlstellungen am Kniegelenk. (a) Genu varum, (b) Genu valgum, (c) Genu flexum, (d) Genu recurvatum

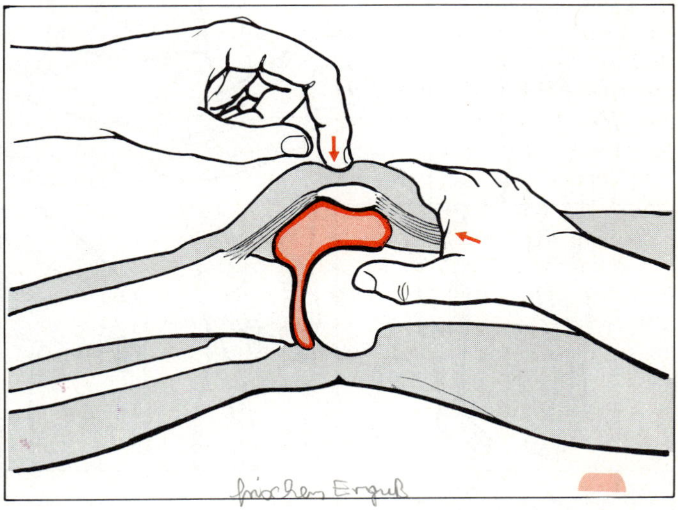

Abb. 26–8. Tanzen der Patella: Die eine Hand drückt den Recessus suprapatellaris aus, mit dem Zeigefinger wird die Patella wechselweise nach unten gedrückt

Beim Kniegelenk ist es zweckmäßig, vor der Palpation die ***Gelenkfunktion*** zu prüfen. Die aktive Extension und Flexion beträgt 5/0/150°. Außerdem wird die Funktion des Streckapparates untersucht: Bei frischen oder alten Verletzungen des Streckapparates (Riß der Quadrizepssehne oder des Lig. patellae, dislozierten Patellafrakturen) kann das Bein von der Unterlage nicht gestreckt gehoben werden.

Die Palpation hat zunächst das Ziel, die Art einer Schwellung (intra- oder extraartikulär)

Tabelle 26–1. Spezielle Symptome bei Knieverletzungen

Symptom	Pathognomonisch für Läsionen
Abduktionsschmerz innen	Innenband
Abduktionsschmerz außen	Außenmeniskus
Adduktionsschmerz außen	Außenband
Adduktionsschmerz innen	Innenmeniskus
Steinmann I (Außenrotation)	Innenmeniskus
Steinmann I (Innenrotation)	Außenmeniskus
Steinmann II (innen)	Innenmeniskus
Steinmann II (außen)	Außenmeniskus
Payr-Zeichen	Innenmeniskus
Apley-Distraktions-Test	Kapsel-Band-Apparat
Apley-Grinding-Test (Innenrotation)	Außenmeniskus
Apley-Grinding-Test (Außenrotation)	Innenmeniskus
Zohlen-Test	Chondropathia patellae

Tabelle 26–2. Typische Druckpunkte am Kniegelenk

Lokalisation	Diagnose
Verlauf der Seitenbänder	Seitenbandverletzung
Skipunkt (femoraler Ansatz des Innenbandes)	Innenbandverletzung
Gelenkspalt vorn	Entzündung des Hoffa-Körpers Vorderhornverletzung der Menisken
Gelenkspalt innen	Innenmeniskus
Gelenkspalt außen	Außenmeniskus, Reizzustand der Popliteussehne
Gelenkspalt dorsal	Meniskus, Meniskusganglion, Arthrozele Bursitis poplitealis
Patella ventral (mediodistal)	Bursitis praepatellaris Chondropathia patellae
Patellarückfläche (mediodistal)	Chondropathia patellae
Beidseits des Lig. patellae	Entzündung des Hoffa-Gelenkkörpers
Femurkondylus	Osteochondritis dissecans
Unterhalb des Gelenkspaltes	Gonarthrose, Tendinose
Diffuser Druckschmerz (vor allem mediale Kapselumschlagfalte)	Synovitis
Tuberositas tibiae	M. Osgood-Schlatter

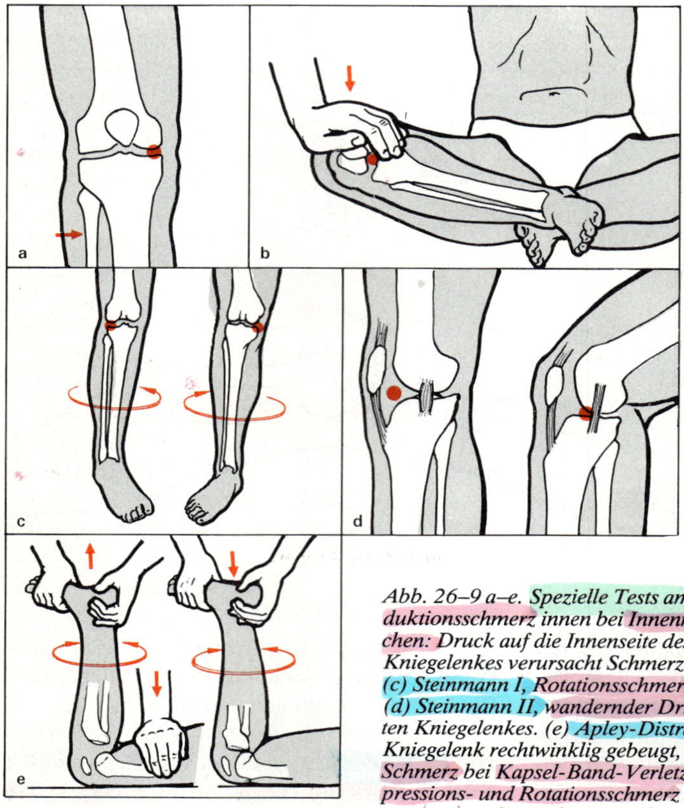

Abb. 26–9 a–e. Spezielle Tests am Kniegelenk (Tabelle 26–1). (a) Adduktionsschmerz innen bei Innenmeniskusverletzung. (b) Payr-Zeichen: Druck auf die Innenseite des seitlich abgespreizten und gebeugten Kniegelenkes verursacht Schmerzen bei Innenmeniskusschaden. (c) Steinmann I, Rotationsschmerz bei gebeugtem Kniegelenk. (d) Steinmann II, wandernder Druckschmerz bei Beugung des gestreckten Kniegelenkes. (e) Apley-Distraktion-Test: Oberschenkel fixiert, Kniegelenk rechtwinklig gebeugt, Distraktion und Rotation verursacht Schmerz bei Kapsel-Band-Verletzungen. Apley-Grinding-Test: Kompressions- und Rotationsschmerz bei Meniskusverletzungen

grind - (zerreiben, rollen, schleifen)

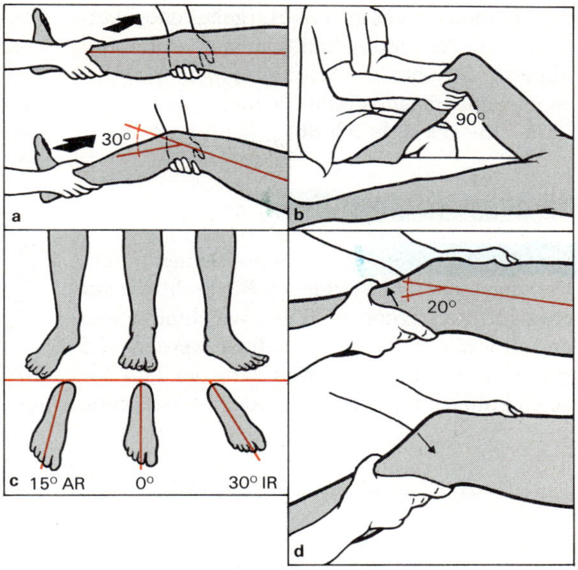

Abb. 26–10a–d. Prüfung des Innenbandes durch Abduktion, des Außenbandes durch Adduktion am gestreckten und 30° gebeugten Kniegelenk (a). Prüfung der Schubladenbewegung in Nullstellung am rechtwinklig gebeugten Kniegelenk. Zug nach ventral (vordere Schublade), Druck nach dorsal (hintere Schublade) (b). Untersuchung der Rotationsschublade am 15° außen und 30° innenrotierten Kniegelenk (c). Lachman-Test zur Prüfung der Schubladenbeweglichkeit bei frischen Verletzungen. Knie 20° selektiert (d)

festzulegen. Die intraartikuläre Schwellung kann durch die verdickte Synovialkapsel (Synovitis, synoviale Tumoren, Chondromatose) oder einen Erguß hervorgerufen werden (Tanzen der Patella, Abb. 26–8). Eine extraartikuläre Schwellung findet man bei Hämatomen, Ganglien, Bursitiden und Tumoren.

Die knöchernen Anteile des Gelenkes sind auf Exostosen und Osteophyten zu untersuchen, die Patella auf Verschieblichkeit und retropatellares Reiben. Wichtigste spezielle Symptome und Druckpunkte sind in Tabellen 26–1 und 26–2 angeführt, ferner in Abb. 26–9.

Stabilitätsprüfung des Kapsel-Band-Apparates: Die Prüfung der seitlichen Bandführung erfolgt durch Ab- (inneres Seitenband) oder Adduktion (äußeres Seitenband) am gestreckten und am 30° gebeugten Kniegelenk (Abb. 26–10a). In Beugestellung entspannt sich die hintere Kapsel. Eine unversehrte hintere Kapsel kann in Streckstellung eine Seitenstabilität vortäuschen. Bei Bandrupturen geht die Bandführung verloren, das Gelenk wird aufklappbar.

Zur Prüfung des Schubladenphänomens (Abb. 26–10b) wird das Kniegelenk rechtwinklig gebeugt. Bei positivem Schubladenphänomen ist fast immer auch der Kapselapparat mitverletzt. Isolierte Kreuzbandrupturen können deshalb klinisch verborgen bleiben, weil die seitlichen Kapsel-Band-Strukturen ein Schubladenphänomen verhindern.

Prüfung der Rotationsschublade: Der Drehpunkt des Kniegelenkes zur Außen- und Innenrotation liegt bei intaktem Kapsel-Band-Apparat im Bereich des medialen Femurkondylus nahe der Eminentia intercondylica. Nach Bandverletzungen kann sich dieser Drehpunkt ändern. Geprüft wird die Rotationsinstabilität in 30°-Innen- und 15°-Außenrotation (Abb. 26–10c). Diese Untersuchung gestattet eine Unterscheidung der Instabilität und gibt die Richtung der Instabilität an (anteromedial, anterolateral, posteromedial und posterolateral). Die chronische Insuffizienz des vorderen Kreuzbandes und der lateralen Kapsel (anterolaterale Rotationsinstabilität) führt bei voller Streckung des Kniegelenkes zur Subluxation des lateralen Tibiakopfplateaus nach vorne. Dies geschieht für Untersucher und Patient unter deutlich fühlbarem Schnappen (Losee-Test, Abb. 26–11a–d). Bei Beugung fällt der Tibiakopf in Normalstellung zurück. Weitere Tests für die anterolaterale Rotationsinstabilität sind der MacIntosh-, Slocum- und Jerk-Test.

Die spezielle Diagnose betrifft am Kniegelenk vor allem Röntgenuntersuchungen (Nativaufnahmen, Tangentialaufnahmen zur Beurteilung des Femoropatellargelenkes, gehaltene Aufnahmen in Ab- und Adduktion, in vorderer und hinterer Schublade, Arthrographien, Arthroskopie und diagnostische Gelenkpunktionen). **(Abb. 33–79a u. b, 33–80)**.

Sprunggelenk und Fuß

Bei der Inspektion geben Schwellungen, Verfärbungen und Fehlstellungen Rückschlüsse auf etwaige Verletzungen. Die Weichteilkulisse und Rückfußstellung (Knickfuß) werden von hinten betrachtet. Weiterhin wird der Fuß auf eine Abflachung (Plattfuß) oder Verstärkung des Längsgewölbes (Hohlfuß) und eine Abflachung des Quergewölbes (Spreizfuß) untersucht (Abb. 26–12 a–c). Eine Abweichung der Längsachse zwischen Vor- und Rückfuß besteht beim Pes abductus oder adductus (Abb. 26–12 d, e). Der Spitzfuß ist häufig eine Folge von Lähmungen oder Kontrakturen. Fehlstellungen der Zehen induzieren typische Beschwerdebilder: Hallux valgus, Hallux rigidus, Hammer- oder Krallenzehen. Auf Schwielen und Klavusbildung ist besonders an der Fußsohle zu achten.

Die Palpation sucht nach Exostosen (Fersensporn), Druckdolenzen, Dellen bei Achillesseh-

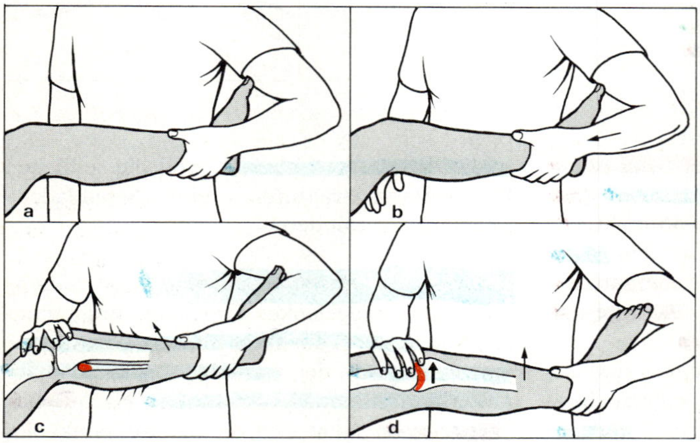

Abb. 26–11 a–d. Losee-Test. Der Untersucher umgreift mit seiner linken Hand den distalen Unterschenkel des Patienten (a). Das Kniegelenk wird in 30° Flexion gebracht (b). Die Finger des Untersuchers ruhen auf der Kniescheibe, der Daumen hinter dem Fibulaköpfchen. Unter Valgusbelastung und Innenrotation der Tibia (c) wird mit der rechten Hand das Fibulaköpfchen nach vorne gedrückt und das Kniegelenk gestreckt. Subluxiert das laterale Tibiakopfplateau nach vorne, ist der Test positiv (d)

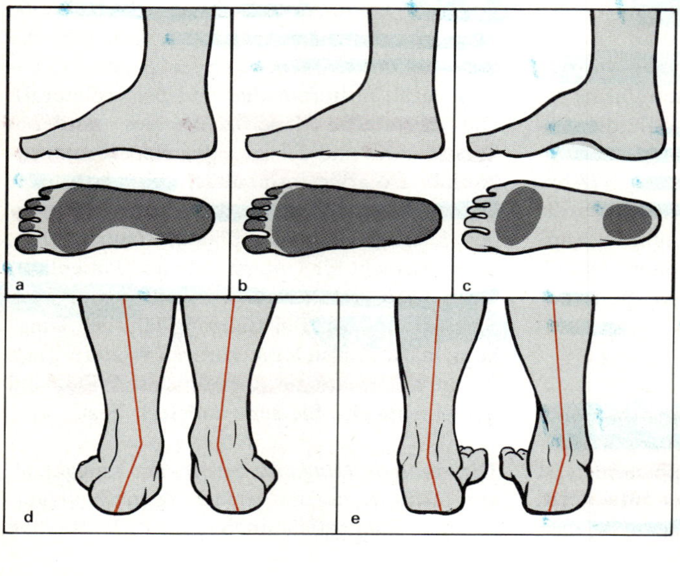

Abb. 26–12 a–e. Fußdeformitäten. (a) Normaler Fuß, (b) Plattfuß, (c) Hohlfuß, (d) Pes abductus, (e) Pes adductus

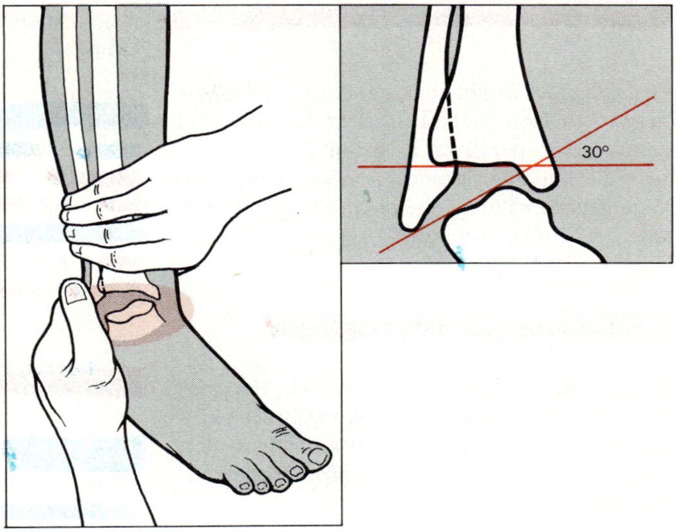

Abb. 26–13. Prüfung der fibularen Seitenbandstabilität am Sprunggelenk: Eine Hand umfaßt den Unterschenkel, die andere zangenförmig das Fersenbein und kippt es in Supinationsstellung. Der Winkel der Aufklappbarkeit ist das Maß für die Bandstabilität

nenruptur und Haglund-Ferse. Die 5 englischen P: pain, pale, paralysis, pulseless und paraesthesia (Schmerz, Blässe, Lähmung, Pulslosigkeit, Sensibilitätsverlust) sind beweisend für ein akutes Ischämiesyndrom (z. B. nach Kniegelenkluxation).

Die Funktionsprüfung umfaßt die Dorsal- und Plantarflexion (20/0/40°) und die Pronation und Supination (15/0/35°). Dazu wird die Ferse bei rechtwinkelig gestelltem Fuß mit einer Hand fixiert und zur Pronation der äußere, zur Supination der innere Fußrand angehoben. Zur Bestimmung der Eversion und Inversion des Rückfußes umfaßt die eine Hand den Unterschenkel, die andere den Fuß vom Fußrücken, das Fersenbein wird zwischen Daumen und Zeigefinger gefaßt und der Winkel am Fersenbein bestimmt (Eversion/Inversion normal 30/0/60°). Durch passive Supination wird die fibulare Bandfestigkeit im oberen Sprunggelenk (Abb. 26–13), durch Lateralverschiebung des Talus die Syndesmosenstabilität getestet **(Abb. 33–78 a u. b)**.

Gelenkverletzungen

Allgemeines

Gelenke stellen mechanische Funktionseinheiten mit identischem anatomischem Aufbau dar: Kongruente Knochenenden (Gelenkpfanne, Gelenkkopf) mit einem intakten Knorpelüberzug, 2schichtige Gelenkkapsel (fibröse Außenschicht mit Stabilisierungsfunktion, synoviale Innenschicht zur Ernährung und Synoviaproduktion sowie zur Bewegungsempfindung), Gelenkbänder (statisch-mechanische Aufgaben), gelegentlich Zwischenscheiben (Pufferfunktion, Verbesserung der Knorpeldiffusion) und Muskel-Sehnen-Mantel. Die unterschiedlichen Beeinträchtigungen dieser Strukturen bei einer Verletzung bewirken differierende Funktionsstörungen. Da die Primärläsionen Folgeschäden (Knorpelverletzung führt zu chronischer Synovitis, diese unterhält den Knorpelschaden) hervorrufen können, muß das Behandlungsziel die frühzeitige Wiederherstellung der Gelenkfunktion sein. Man unterscheidet:

Offene Gelenkverletzungen (Stich, Schuß)

Die Diagnose ergibt sich aus der Unfallanamnese, dem Röntgenbild (Luft im Gelenk) und letztlich der operativen Revision. Die *chirurgische Behandlung* (strenge Asepsis) besteht in Wundausschneidung, Gelenkdrainage, Wundnaht und Ruhigstellung.

Geschlossene Gelenkverletzungen

Sie werden in Prellungen, Zerrungen, Bandrisse, Verrenkungen und Verrenkungsbrüche eingeteilt. Isoliert oder zusätzlich können an den Zwischenscheiben oder am Knorpel Verletzungen entstehen.

Allgemeine Gelenkverletzungen

Prellung (Kontusion)

Pathogenese: Es handelt sich hier um eine überaus häufige Gelenkverletzung durch direkte, stumpfe Gewalt (Schlag, Stoß, Sturz). Bei indirekt fortgeleiteter Einwirkung spricht man von einer *Stauchung*. Um das Gelenk kommt es durch die Schädigung des Integumentes zur Schwellung und zum Bluterguß (Gefäßwandschaden). Durch Nervenirritation treten Schmerzen und eine reflektorische Bewegungseinschränkung auf. Risse der Synovialkapsel führen zum Hämarthros. Sekundär kann durch die Kapselverletzung eine traumatische Synovitis mit Gelenkerguß entstehen. Übergänge in chronischen Verlauf sind möglich.

Diagnose: Anamnese, Druck- und Bewegungsschmerzen, Funktionsbehinderung. Evtl. Gelenkerguß. Röntgenbild zum Ausschluß von Knochenverletzungen, bei Kindern Vergleichsaufnahmen.

Therapie: Analgetika und Antiphlogistika allgemein und lokal (Salben, Linimente, Tabletten). Stützverbände, Hochlagerung, evtl. Gipsbehandlung. Gelenkpunktion aus therapeutischen (enzymatische Knorpelandauung) und diagnostischen (Knorpelverletzung, S. 572) Gründen.

Komplikationen: Ein komplizierter Heilungsverlauf entsteht meist aus Vorerkrankungen (Arthrose, Meniskusdegeneration, rheumatische oder metabolische Arthritiden) oder Zusatzverletzungen (Knorpelfrakturen, Meniskusrisse) und ist durch chronisch rezidivierende Ergüsse und Schmerzzustände gekennzeichnet.

Zerrung (Distorsion)

Pathogenese: Durch indirekte Krafteinwirkung kommt es zur Überbeanspruchung der gelenkstabilisierenden Gebilde. Entsprechend der Gewalt finden sich von elastischen Dehnungen (*Zerrung*) bis zu intraligamentären Auffaserungen mit Kapseleinrissen (*Überdehnung*) alle Übergänge. Niemals ist jedoch die Kontinuität des Bandes unterbrochen (Ruptur!). Zerrungen finden sich überwiegend an der unteren Extremität (Sprunggelenk, Kniegelenk).

Diagnose: Unfallanamnese. Schmerzhafte Funktionsbehinderung. Kapsel-Band-Dehnungsschmerzen, Druckschmerzen an den Bandansätzen (Skipunkt). Gelenkerguß. Röntgen zum Ausschluß von Knochen- und Bandverletzungen. Arthroskopie, falls Begleitverletzungen durch andere Untersuchungen nicht auszuschließen sind.

Therapie: Zerrungen werden wie Prellungen behandelt. Überdehnungen des Kapsel-Band-Apparates werden für 2–4 Wochen im Gipsverband immobilisiert. Bei Hämarthros Punktion.

Komplikationen: Die Verletzung selbst kann durch Begleitschäden an Gefäßen (Thrombose durch Intimaläsion) oder Nerven (Neuropraxie) kompliziert werden. Bei degenerativen Vorschäden an Muskeln oder Sehnen besteht die Gefahr einer Verschlimmerung der Erkrankung (Periarthritis humeroscapularis). Ungenügende Behandlungsmaßnahmen und Bindegewebsschwäche können zu rezidivierenden Distorsionen führen. Letztlich besteht die Gefahr der Ausbildung eines Sudeck-Syndroms.

Bandriß (Ligamentruptur)

Pathogenese: Die einwirkende Kraft führt hier zum ligamentären Kontinuitätsverlust. Das Band kann mit dem Knochenansatz ausreißen, am Periost abreißen oder intraligamentär zerrissen sein (Abb. 26–14). Es können mehrere Bänder gleichzeitig betroffen sein, teilweise oder komplette Verrenkungen sind dabei möglich. Entsprechend der Beanspruchung sind diese Verletzungen an Sprung- und Kniegelenk besonders häufig.

Diagnose: Unfallanamnese (Skisport!), Funktions- und Dehnungsschmerzen sind geringer als bei der Zerrung, da die Kapselspannung infolge Riß und Hämatomaustritt fehlt („trockenes Gelenk"). Druckschmerzen im Bandverlauf (Ansätze). Gelenkinstabilität (Aufklappbarkeit, Abb. 26–13). Schwellung und Bluterguß sind unterschiedlich ausgeprägt. Röntgenbild zum Ausschluß von Knochenverletzungen. Gehaltene Aufnahmen zur Sicherung der Bandinsuffizienz im Seitenvergleich (*Ruptur bei über 3–4 Grad Differenz*). Schwierige Diagnosestellung bei intraligamentären Bandrissen als Übergangsverletzung der Überdehnung (*Narkoseuntersuchung, Arthroskopie!*).

Therapie: Operative Bandnaht oder Reinsertion. Gipsruhigstellung 3 (Ellbogen) bis 6 (Kniegelenk) Wochen.

Komplikationen: Siehe Zerrung, S. 570. Bei fehlender oder insuffizienter Behandlung Gefahr des Schlottergelenkes.

Verrenkung (Luxation)

Pathogenese: Hier liegt eine vollständige Diskontinuität der Gelenkkörper vor, Anteile des Kapsel-Band-Apparates sind zerrissen. Nach der Entstehung unterscheidet man eine:

Traumatische Verrenkung infolge plötzlicher starker Gewalteinwirkungen. Je nach Stärke und Richtung des Traumas zeigen sich Teilverrenkungen (*Subluxationen*) mit unvollständigem Kontaktverlust (meist mit Frakturen kombiniert als Verrenkungsbruch), *Gelenkzerreißungen* mit Ruptur aller fixierenden Strukturen und hochgradiger Instabilität und *Gelenkzertrümmerungen* bei zusätzlicher Zerstörung der gelenkbildenden Knochen. Bei der *offenen Verrenkung* besteht die Gefahr der Gelenkinfektion. Nach einer *Erstluxation* kann sich eine *rezidivierende Verrenkung* entwickeln; unterbleibt die Reposition, resultiert eine *Dauerluxation*.

Habituelle Verrenkung durch physiologische Kräfte bei primären (Gelenkdysplasie, z. B. Femoropatellargelenk) oder sekundären (Schlottergelenk, z. B. Schulter) Veränderungen der Gelenkanatomie und -mechanik.

Pathologische Verrenkung durch lang dauernde, kontinuierliche Schädigung (Zerstörung der Gelenkkörper bei neurogenen Leiden, Ausdehnung der Gelenkkapsel bei chronischen Gelenkinfekten).

Angeborene Verrenkung aufgrund von Dysplasien (Hüfte).

Verrenkungen finden sich besonders im Erwachsenenalter (bei Kindern eher Epiphysenlösungen). Bevorzugt sind Schultergelenk (bis 50% aller Verrenkungen), Ellbogengelenk (ca. 20%), Finger- und Zehengelenke.

Diagnose: Unfallanamnese. An *Symptomen* wird nach *unsicheren* (Schmerz, Schwellung, Funktionseinschränkung) und *sicheren* (Fehlstellung, federnde Fixation, leere Pfanne oder abnorme Gelenkkopflage) gefahndet. Immer werden periphere Durchblutung, Motorik und Sensibilität geprüft (Nebenverletzungen – komplizierte Verrenkung, S. 572). Röntgen in 2 Ebenen. Röntgen nach der Reposition zur Kontrolle der Gelenkstellung (Interponat?) und zum Ausschluß von Bandrissen (gehaltene Aufnahmen).

Therapie: *Einrichtung unter Zug und Gegenzug* durch rückläufiges Wiederholen des Verletzungsmechanismus. Gefährdung der Haut durch Druck der Gelenkkörper von innen her erfordert die sofortige Reposition. Kurznarkose zur Ausschaltung von Schmerz und Muskelspannung. Bei gewissen Bandrupturen (Ellbogen, Daumengrundgelenk, Knie, oberes Sprunggelenk, Abb. 26–14) Bandnaht. Bei erfolgloser geschlossener Reposition (Interponat, Verrenkungsbruch) operative Einrichtung. Nach der Reposition Kontrolle von Motorik,

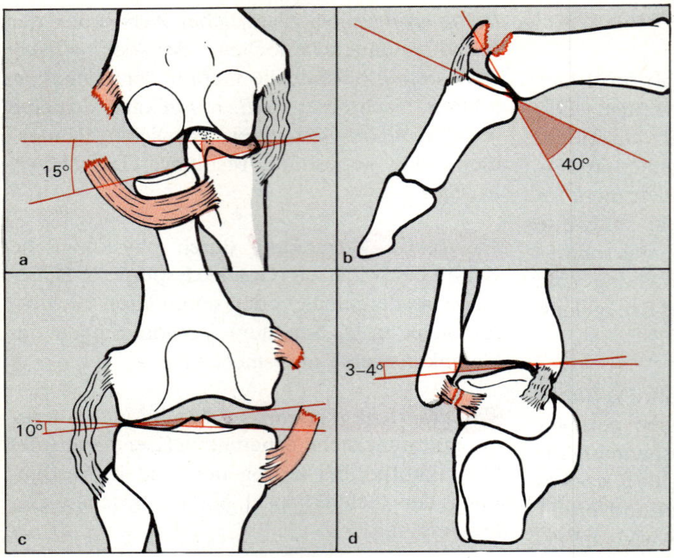

Abb. 26–14 a–d. Häufige, typische Bandrupturen mit Gelenkinstabilität. Periostaler Abriß des radialen Seitenbandes am Ellbogen (a), knöcherner Ausriß des ulnaren Seitenbandes am Daumengrundgelenk (b), intraligamentäre Ruptur des medialen Seitenbandes am Kniegelenk (c) und Ruptur des Lig. talofibulare anterius (d)

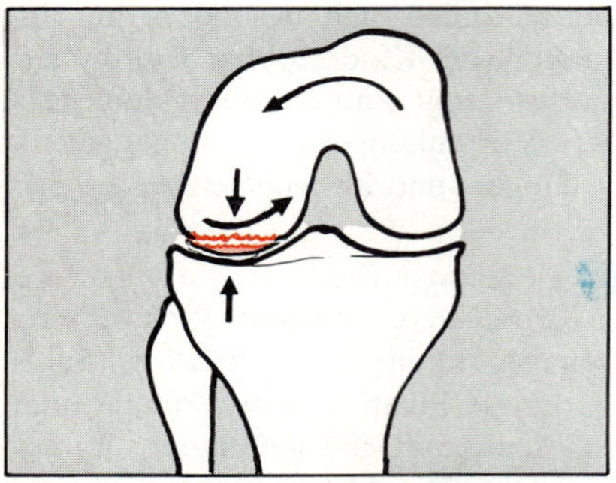

Abb. 26–15. Durch Kompression und gleichzeitige Drehung im gebeugten Kniegelenk (z. B. beim Skifahren, Fußballspielen etc.) kann es zur Abscherung einer unterschiedlich großen Knorpellamelle kommen

Sensibilität, Durchblutung und Gelenkstellung (Röntgen). Je nach Gelenk unterschiedlich lange Ruhigstellung. Bei offenen Verrenkungen Wundausschneidung und Wundverschluß wie bei offenen Frakturen (S. 601).

Komplikationen: Verrenkungen gehen häufig mit Begleitverletzungen (Frakturen, Knorpelschäden, Meniskusverletzung) einher. Besonderes Augenmerk auf Gefäß- und Nervenverletzungen! Bei brüsken Repositionsmanövern Frakturgefahr. Spätkomplikationen sind Myositis ossificans, posttraumatische Arthrose oder rezidivierende Verrenkungen.

Knorpelverletzungen

Pathogenese: Durch direkte Gewalt entstehen Knorpelfissuren mit sekundärer Degeneration (Knieanprall führt zur Chondropathie und später zur retropatellaren Arthrose), selten, vor allem bei offenen Verletzungen tangentiale Abscherungen. Rotations-Beugetraumen bei gleichzeitiger axialer Kompression können Abscherfrakturen mit und ohne subchondrale Knochenbeteiligung hervorrufen (Abb. 26–15). Meist in Verbindung mit einer Prellung oder Zerrung auftretend, zeigen sich nach einem mehrwöchigen freien Intervall chronische Gelenkbeschwerden.

Diagnose: Bei allen stumpfen Gelenkverletzungen sollten Knorpeltraumen möglichst ausgeschlossen werden. Spezifische Symptome gibt es nicht. Neben der Unfallanamnese sind evtl. Gelenkblockaden, besonders aber ein Hämarthros mit *Fettaugen* dringend auf diese Verletzung verdächtig. Das Röntgen ist negativ, ausgenommen bei Knorpel-Knochen-Frakturen. Arthroskopische Abklärung und evtl. arthroskopische Entfernung des Knorpelfragments.

Therapie: Konservative Behandlung durch Punktion, antiphlogistisch-analgetische Medikation und Entlastung für 6–12 Wochen. Bei erneuten Beschwerden nach einem schmerzfreien Intervall Arthrotomie. Bei der Primäroperation werden gequetschte oder geborstene Knorpelteile ausgeschnitten, isolierte Knorpelfragmente entfernt (Faserknorpelregeneration), Knorpel-Knochen-Anteile refixiert. Unter krankengymnastischer Behandlung ist eine Entlastung für 6–12 Wochen notwendig.

Verletzungen der Zwischenscheiben

Pathogenese: Neben der Funktion einer dynamisch-elastischen Druckübertragung sind Zwischenscheiben auch zur Knorpelernährung notwendig. Starke Beanspruchung und bradytropher Stoffwechsel führen häufig zu degenerativen Veränderungen. Eine Heilung von Verletzungen ist nur im vaskularisierten Randbereich möglich, abgerissene Partien stellen einen mechanischen Störfaktor mit allen Folgen (chronische Synovitis, Knorpelschädigung, Nervenkompression) dar.

Diagnose: Schmerzen im Gelenkbereich, Gelenksperre (Blockade). Druckbedingte Schäden von Nerven (Diskusprolaps), Knorpel (Meniskusriß), Störung der Gelenkfunktion (Schultergelenk, Handgelenk).

Therapie: Resektion.

Spezielle Gelenkverletzungen

Sternoklavikulargelenk

Pathogenese: Verletzungen entstehen durch direkte (Schlag) oder indirekte (Sturz) Gewalt. Bei der seltenen Verrenkung hinter das Brustbein besteht die Gefahr einer Läsion der A. subclavia oder der Halseingeweide.

Diagnose: Druckschmerzhafte Schwellung bei der vorderen, Delle bei der hinteren Luxation. Röntgenzielaufnahmen, bei Bedarf Tomographie.

Therapie: Wegen der schwierigen Retention ist praktisch nur die operative Bandnaht möglich. Bei rein funktioneller Therapie kaum Beschwerden.

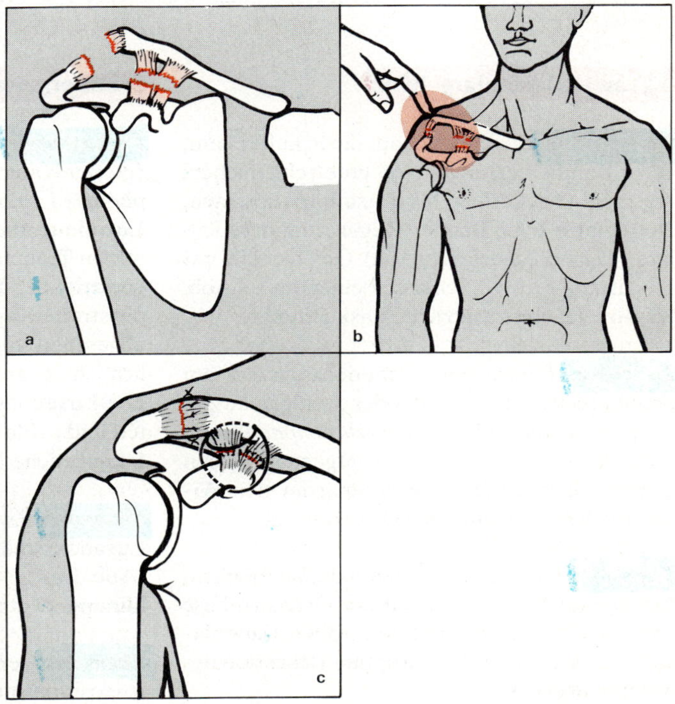

Abb. 26–16a–c. Instabile Schultereckgelenksprengung mit Ruptur aller 3 Haltebänder (a). Durch Fingerdruck kann das periphere, dislozierte Schlüsselbeinende reponiert werden (b). Bei frischen Verletzungen Bandnaht mit sichernder Osteosynthese (hier Drahtumschlingung zwischen Korakoid und Klavikula) zur funktionellen Nachbehandlung (c)

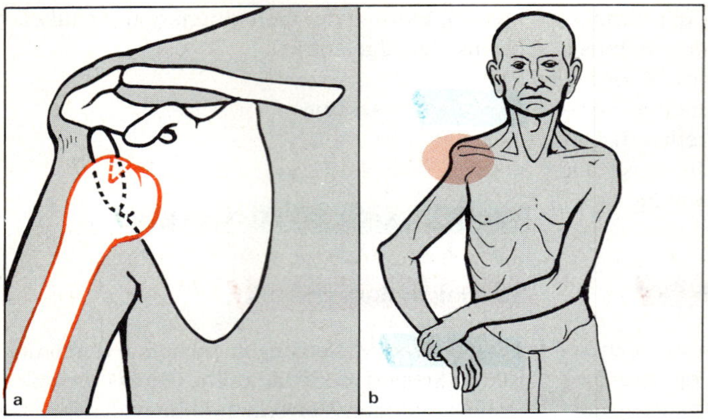

Abb. 26–17 a u. b. *Schultergelenksverrenkung mit axillärer Dislokation des Oberarmkopfes (a). Durch die schmerzhafte Fixationshaltung wird die Extremität von der gesunden Hand unterstützt, die Schulterkontur ist durch die leere Pfanne deutlich verändert (b)*

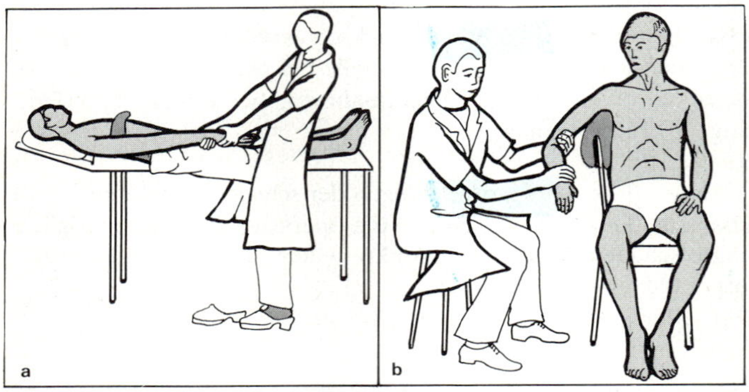

Abb. 26–18 a u. b. Reposition des luxierten Schultergelenkes nach Hippokrates (a). Unter Zug und Gegenzug (unbeschuhte Ferse in der Axilla) wird nach Außenrotation und Abduktion der Arme unter Innenrotation adduziert. Die Technik nach Arlt (b) zeigt das identische Prinzip. Der Gegenzug erfolgt über eine gepolsterte Sessellehne

Akromioklavikulargelenk

Pathogenese: Durch Sturz auf die Schulter kann es zu Bandverletzungen von unterschiedlichem Ausmaß (Lockerung bis Luxation) kommen. Bei Ruptur aller Bänder (Lig. acromioclaviculare, Ligg. coracoclavicularia) Gelenkstufe mit Hochstand des Schlüsselbeinendes (Abb. 26–16). Häufig zusätzliche Diskusruptur.

Diagnose: Druck- und Funktionsschmerz am Schultereckgelenk, mehr oder weniger ausgeprägte Gelenkstufe (*Klaviertastenphänomen*, Abb. 26–16). Gehaltene Röntgenaufnahmen beider Eckgelenke (Gewichtszug an den Armen, dabei Zunahme der Dislokation).

Therapie: Konservative Behandlung möglich, besser Bandnaht mit sichernder Osteosynthese (Abb. 26–16). Bei veralteten Fällen Bandplastik, bei Arthrose (Diskusruptur) Resektion des Klavikularendes.

Schultergelenk

Pathogenese: Durch seine spezielle Anatomie (großer Oberarmkopf, kleine flache Schulterpfanne) ist das beweglichste Körpergelenk für Luxationen besonders anfällig. Meist nach indirekten Traumen, selten durch brüske Bewegungen tritt der Kopf aus der Pfanne. Dabei reißt die straffe Kapsel ein, ein Teil des Limbus wird abgeschert und am Kopf kann eine unterschiedlich stark ausgeprägte Impression entstehen. Die Luxationsrichtungen sind nach vorne, hinten und axillar, gelegentlich finden sich Verrenkungsbrüche (Tuberkelabriß).

Diagnose: Zwangshaltung des Gelenkes in der Luxationsstellung, leere Pfanne tastbar (Abb. 26–17). Röntgen. Prüfung der Durchblutung, Motorik und Sensibilität der Hand.

Therapie: Reposition, möglichst in Narkose. 2 Repositionsmethoden sind in Abb. 26–18 dargestellt. Nach einer *kurzzeitigen Ruhigstellung* (bis 6 Tage) in einer Armschlinge folgt die aktive Mobilisation.

Komplikationen: Verrenkungsbrüche lassen sich nur selten konservativ reponieren. Nach operativer Reposition ist eine Osteosynthese notwendig. Im Greisenalter allein funktionelle Therapie (S. 596). Gefäß- oder Nervenverletzungen (Plexusläsion, N. axillaris), selten iatrogen durch Repositionstrauma. Habituelle Luxationen durch Limbusabscherungen und Kopfimpressionen werden operativ behandelt (S. 715). Bei Kopfnekrosen Kopfresektion oder Alloarthroplastik. Nicht selten chronischer Verlauf durch Zusatzverletzungen (S. 715).

Ellbogengelenk

Pathogenese: Im dreiteiligen Ellbogengelenk erfolgt die Scharnierbewegung humeroulnar, Rotationsbewegungen finden humeroradial und radioulnar statt. Neben der Gelenkkapsel und dem Muskel-Sehnen-Mantel wird der Halt durch 2 Seitenbänder und das Ringband vermittelt. Durch Sturz oder abnorme Verdrehungen kommt es zur Verrenkung (humeroulnar). Speichenköpfchenluxationen gehen praktisch immer mit Ulnafrakturen (Monteggia) einher.

Diagnose: Federnde Fixation des Gelenkes, schmerzhafte Bewegungsblockade, Röntgenbild in 2 Ebenen.

Therapie: Geschlossene Einrichtung durch Zug am Unterarm, danach Kontrolle der Stellung, Durchblutung, Motorik und Sensibilität. Prüfung der Stabilität (gehaltene Aufnahmen), bei Aufklappbarkeit Bandnaht. Oberarmgips für 3 Wochen, danach vorsichtige aktive Physiotherapie. Einrichten von Speichenköpfchenverrenkungen durch Zug am Unterarm bei gleichzeitigem Druck von vorn. Bei Mißlingen (Interponat) operative Einrichtung und Naht des Ringbandes.

Komplikationen: Primäre Gefäß-Nerven-Schäden häufig, Seitenbandinstabilität durch übersehene Bandverletzungen. Nichterkennen der Luxation (Speichenköpfchen). Posttraumatische Myositis ossificans durch falsche Nachbehandlung (Massagen, passive Bewegungsübungen). Rezidivierende Luxation.

Distales Radioulnargelenk

Pathogenese: Bei der Unterarmdrehung rotiert das Ellenköpfchen in der Incisura ulnaris des distalen Speichenendes. In das Gelenk eingebettet liegt der Discus triangularis, Stabilisatoren sind Quer- und Seitenbänder. Selten isoliert, meist im Gefolge von Frakturen (Speichenschaftbruch mit Gelenkverrenkung – Galeazzi, Speichenbrüche an typischer Stelle mit Beteiligung der Inzisur, Unterarmschaftbrüche mit Verkürzung) kommt es zur Sprengung oder Inkongruenz des Gelenkes.

Diagnose: Druckschmerz über dem Gelenk, federnde Dislokation des Ellenköpfchens und schmerzgehemmte Umwendbewegungen. Röntgen in 2 Ebenen. Handgelenksarthrographie **(Abb. 33–82)**.

Therapie: Bandnaht, bei veralteten Fällen Denervation und Diskusresektion. Als letzte Möglichkeit Ellenköpfchenresektion.

Handgelenk

Pathogenese: Nach Stürzen auf die Hand kommt es selten zu Verrenkungen im Handwurzelbereich. Von den verschiedenen Formen haben nur die um das Mondbein gelegenen praktische Bedeutung: Bei der *perilunären Luxation* disloziert die Handwurzel nach dorsal, im Gegensatz zur *Lunatumluxation,* wo das aus seinem Verband gerissene Mondbein volar verdreht liegt. Die *transnavikulare, perilunäre Luxationsfraktur* (de Quervain) ist die Kombination einer Verrenkung um das Mondbein mit einem Kahnbeinbruch. Immer wird dadurch die Durchblutung in unterschiedlichem Ausmaße beeinträchtigt.

Diagnose: Schwellung und schmerzhafte Bewegungshemmung im Handgelenk, Röntgenaufnahmen in 2 Ebenen.

Therapie: Bei frischen Mondbeinverrenkungen ist unter Zug und Gegenzug bei gleichzeitigem Druck die geschlossene Reposition möglich.

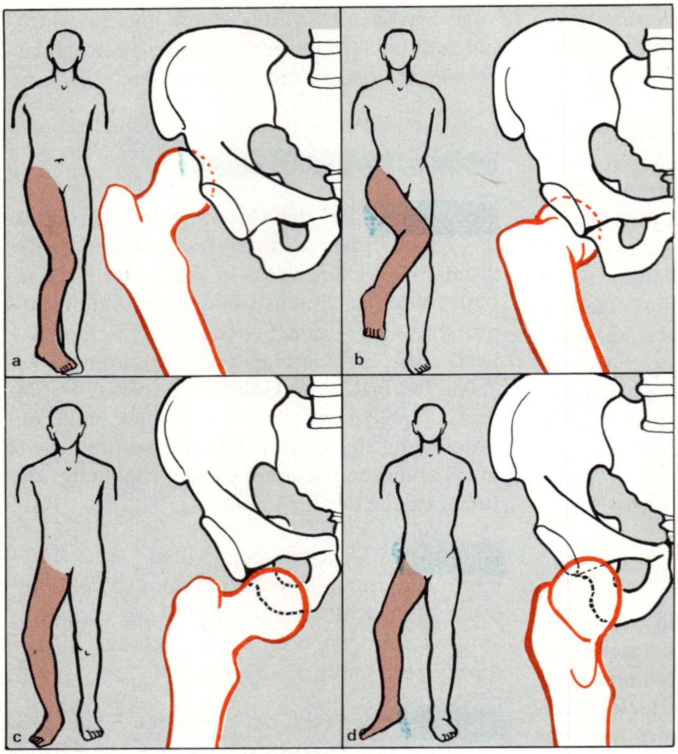

Abb. 26–19 a–d. In Abhängigkeit von der Stellung des Schenkelkopfes werden hintere und vordere Hüftgelenksverrenkungen unterschieden. Bei den ungleich häufigeren hinteren (Luxatio iliaca, (a), Luxatio ischiadica (b)) ist bei unterschiedlich starker Hüftgelenksbeugung das Bein nach innen gedreht. Bei den seltenen vorderen Verrenkungen (Luxatio obturatoria (c), Luxatio pubica (d)) ist die Extremität außenrotiert

Bei veralteten Fällen operative Einrichtung. 3 Wochen Unterarmgips. Bei Verrenkungsbrüchen ist meist die offene Reposition und Verschraubung des Kahnbeines notwendig.

Komplikationen: Die Handwurzelverletzungen werden häufig übersehen. Bei Mondbeinverrenkungen akutes Karpaltunnelsyndrom (Kompression des N. medianus). Sekundäre Durchblutungsstörungen führen zur Lunatummalazie mit chronischen Beschwerden, die hartnäckig und therapieresistent sind (Denervation, Arthrodese).

Fingergelenke

Häufige Sportverletzung. *Einfache Distorsionen* verursachen oft hartnäckige Beschwerden. *Bandrupturen* treten besonders an den proximalen Interphalangealgelenken und am Daumengrundgelenk (Skidaumen), *Luxationen* an allen Interphalangealgelenken auf. Das gerissene ulnare Kollateralband am Daumengrundgelenk und das radiale am Kleinfingergrundgelenk müssen genäht werden.

Hüftgelenk

Pathogenese: Hüftgelenksverrenkungen entstehen infolge direkter, starker Gewalteinwirkung, oft fortgeleitet im Rahmen einer Läsionskette (Knieanprall). Abgesehen von der zentralen Hüftgelenksverrenkung (S. 624) unterscheidet man 4 Luxationen (Abb. 26–19).

Diagnose: Typische, schmerzhaft fixierte Beinstellung (Abb. 26–19), eine aktive Bewegung ist nicht möglich. Prüfung der Gefäß- und Nervenfunktion, Röntgen in 2 Ebenen, Interposition eines Fragments durch Computertomographie ausschließen.

Therapie: Notfallmäßige Reposition (Kopfdurchblutung!) in Narkose. Zusatzverletzungen der Pfanne (Luxation mit Pfannenrand- oder -dachbruch) oder des Schenkelkopfes sind möglich. Bei Versagen operative Einrichtung (Interponat). 3 Wochen Entlastung.

Komplikationen: Nervenlähmungen (hintere Luxation = N. ischiadicus oder N. peronaeus, vordere Luxation = N. femoralis) oder Gefäßschäden (A. femoralis bei vorderer Luxation). Übersehene Verrenkungen (Mehrfachverletzte) bedingen schwerste Gehbehinderungen. Posttraumatische Arthrosen bei Interponaten, Gelenkstufen (Pfannendachfrakturen) oder nach Kopfnekrosen erfordern sekundär Osteotomien, Alloarthroplastiken oder Arthrodesen.

Kniegelenk

Bandschäden

Pathophysiologie: Die Stabilität des Kniegelenkes wird durch statische und dynamische Elemente gesichert. Statisch wirken Bänder, Kapseln, Menisken und knöcherne Strukturen, dynamisch die umgebenden Muskeln und Sehnen. Die Kombination dieser, als Funktionskomplexe wirkenden Stabilisatoren, ergibt die Festigkeit. Den *medialen Bandkomplex* bilden Seitenband und in der tieferen Schicht das mit dem Meniskus verwachsene Kapselband. Am Tuberculum adductorium entspringt das hintere Schrägband, eine verdickte Portion der dorsalmedialen Kapsel. Zusammen mit den Kreuzbändern verhindert diese funktionelle Einheit die Außenrotation und Valgusinstabilität der Tibia. Der *laterale Bandkomplex* besteht aus fibularem Seitenband, dem lateralen Kapselband und dem Ligamentum arcuatum. Er leistet Widerstand gegen Varusbelastung und Innenrotation. Die *dorsalen Strukturen* sind die hintere Kapsel, das Ligamentum popliteum obliquum und das Ligamentum arcuatum. Zusammen mit den Kreuzbändern verhindern sie eine Überstreckbarkeit und die sagittale Instabilität. Das vom medialen Tuberculum intercondylare breit gefächert zur Innenseite des lateralen Femurkondylus ziehende *vordere Kreuzband* blockiert die Dislokation der Tibia nach ventral (vordere Schublade) ebenso wie die Überstreckbarkeit. Am medialen Femurkondylus innen entspringend verläuft das *hintere Kreuzband* zum dorsalen Anteil der Area intercondylaris. Es sichert die Tibia gegen eine Verschiebung nach hinten (hintere Schublade) und blockiert die Varus- und Valgusaufklappbarkeit des Gelenkes in Streckstellung zusammen mit der hinteren Kapsel.

Zerrungen betreffen ausschließlich die seitlichen Bandstrukturen, hier überwiegend die

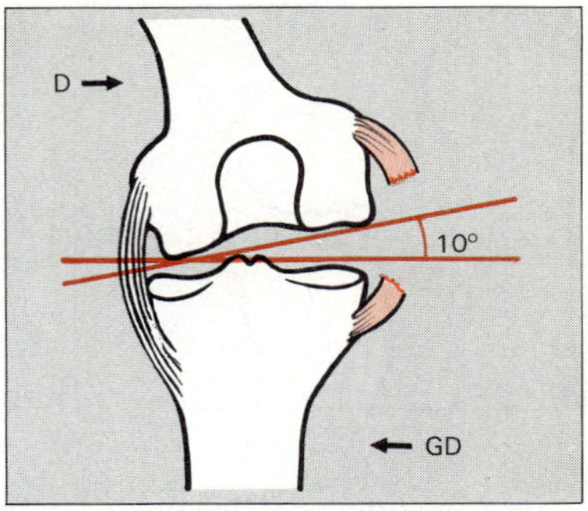

Abb. 26–20. Durch Druck und Gegendruck kann im Seitenvergleich durch den Grad der Aufklappbarkeit auf das Ausmaß der Bandverletzung rückgeschlossen werden

Medialseite (Valgusstellung des Kniegelenkes, Außenrotation des Sprunggelenkes). Der Bandverlauf ist druckschmerzhaft, die Stabilitätsprüfungen (S. 567) ergeben keine vermehrte Instabilität. Die Behandlung ist symptomatisch-funktionell.

Eine Überdehnung geht mit interligamentären Schäden (Mikrorupturen) einher, die Funktion ist schmerzhaft behindert, das Gelenk ist in einer Schonhaltung fixiert. Die Abgrenzung gegenüber der Ruptur ist schwierig (Narkoseuntersuchung!) Der unklaren Therapiekonsequenz wegen sollte die Diagnose Überdehnung vermieden und *die Verletzung als stabil oder instabil klassifiziert werden*. Stabile Verletzungen werden konservativ-funktionell, instabile operativ behandelt.

Beim ***Bandriß*** unterscheidet man:

a) *gerade Instabilitäten* in nur einer Ebene, wie Varus- oder Valgusinsuffizienz, vordere oder hintere Schublade. Bei Seiteninstabilität in voller Streckung sind neben den seitlichen auch die hinteren Strukturen zerrissen, immer das vordere, seltener das hintere Kreuzband. Die seitliche Aufklappbarkeit in 30° Beugung bedeutet die isolierte Verletzung der entsprechenden Kapsel-Band-Struktur (Abb. 26–20).
b) *Rotationsinstabilitäten* mit Verlagerung der Gelenksdrehachse. Daraus resultiert eine charakteristische Rotationsschublade. Die bekannteste ist die anteromediale Instabilität. Bedingt durch Verletzung von medialem Komplex und vorderem Kreuzband läßt sich

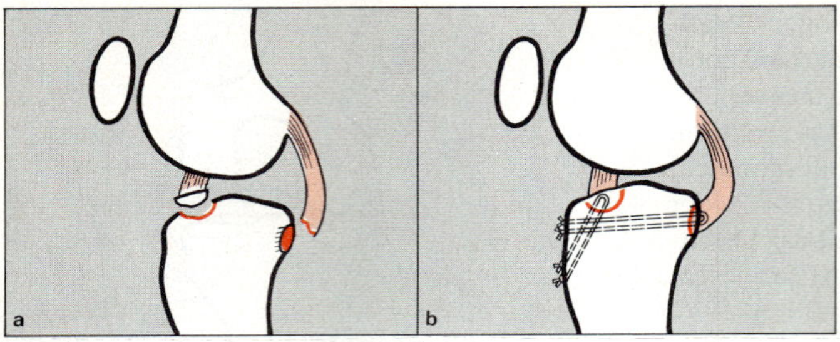

Abb. 26–21 a u. b. Riß des vorderen Kreuzbandes und der hinteren Gelenkkapsel im Rahmen einer Kombinationsverletzung (a). Zur Wiederherstellung der Stabilität muß bei einer Operation immer die hintere Kapsel mitversorgt werden (b)

bei maximaler Tibiaaußenrotation ein vorderes Schubladenphänomen auslösen (s. Abb. 26–10 a–c). Daneben werden eine anterolaterale, posterolaterale und posteromediale Schublade unterschieden.

c) *Kombinierte Instabilitäten,* z. B. anteromedial-anterolateral oder anterolateral-posterolateral entstehen nach Teil- oder Totalverrenkungen.

Therapie: Adaptierende Bandnaht, bei Abriß transossäre Reinsertion. Knöcherne Ausrisse (Eminentia intercondylaris) können durch Metallimplantate (Draht, Schrauben) refixiert werden (Abb. 26–21). Aus intraligamentären vorderen Kreuzbandrissen entstehen aus Durchblutungsgründen insuffiziente Narben, extra- oder intraartikuläre Plastiken sind notwendig. Nach einer postoperativen Ruhigstellung von 6 Wochen muß ein intensives Muskeltraining einsetzen. Die eigentliche Bandheilung dauert lange, eine abschließende Beurteilung erfolgt nicht vor 8 Monaten.

Komplikationen: Hauptgefahr der Kniebandruptur ist die posttraumatische Insuffizienz durch fehlende oder falsche Diagnose. Diese äußert sich in einer Unsicherheit beim Treppensteigen, beim Gehen auf unebenem Boden und in einer Sportunfähigkeit. Zur *Korrektur* sind aufwendige *plastische Verfahren* notwendig.

Meniskusschäden

Zwischen die Gelenkkörper sind der laterale, ringförmige und der mediale halbmondförmige Meniskus eingeschaltet. Sie bestehen aus Faserknorpel, sind nur in der Randzone vaskularisiert (Regeneration) und auf der Unterlage verschieblich. Der stärker fixierte Innenmeniskus wird 20mal häufiger verletzt als der laterale. Infolge der Beanspruchung kommt es zur Degeneration und erhöhter Rißbereitschaft (Unfallzusammenhang!). *Meniskusverletzungen* (Abb. 26–22) entstehen *meist aus indirekten (Beuge-Rotation), selten direkten (Schienbeinkopfbruch) Traumen. Degenerative Schäden können spontan, zufällig (Gelegenheitsursache) oder bei leichten Traumen (Verschlimmerung) auftreten.* Berufskrankheit bei Bergarbeitern.

Diagnose: Unfallanamnese! Schmerzen am Gelenkspalt, Gelenkblockade, wiederholte Einklemmungen. Gelegentlich Gelenkerguß. Bei chronischem Verlauf Quadrizepsatrophie (M. vastus medialis) und chronische Synovitis (verdickte Kapselumschlagfalte). *Spezielle Zeichen* sind: Steinmann I, Steinmann II, Apley-Grinding-Test (S. 566). Röntgen bei frischen Verletzungen negativ, bei chronischen Schäden indirekte Zeichen (Rauber-Konsole). Arthrographie, Arthroskopie.

Therapie: Beim frischen Randabriß Reinsertion. Lappen- oder Längsrisse werden – auch arthroskopisch – entfernt (partielle Meniskektomie), bei Mehrfachrissen und Degeneration immer Meniskektomie.

Komplikationen: Häufig diagnostische Irrtümer (komplexe Bandschäden, Knorpelverletzungen und -erkrankungen). Chronische Beschwerden bei großen Meniskusresten (Hinterhorn). Arthrose!

Knorpelschäden

Pathogenese: Besonders häufiges Auftreten am Kniegelenk auf direktem (Knieanprall) oder indirektem (Kompression – Beugung – Rotation) Wege. *Knorpelquetschungen* und -fissuren führen sekundär zur Degeneration (Chondropathie) und zur Arthrose. Bei *Knorpelimpres-*

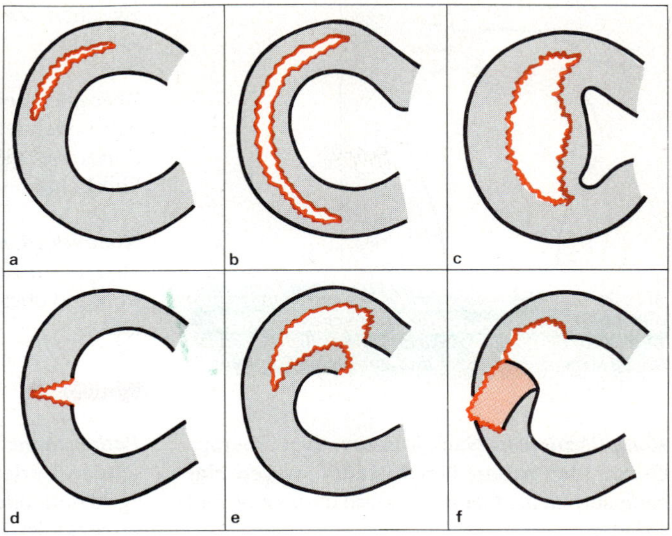

Abb. 26–22 a–f. Entstehung eines „Korbhenkel"-Risses beim Meniskusschaden (a–c). Ausbildung einer zungenförmigen Ruptur nach Meniskuseinriß (d–f)

sionen entstehen instabile subchondrale Bezirke mit chronischem Beschwerdebild. Die *Knorpelfraktur,* mit und ohne Knochenbeteiligung, hinterläßt vaskularisierte Spongiosaflächen mit der Möglichkeit einer Faserknorpelregeneration (gute Prognose).

Diagnose: Unklare Gelenkschmerzen, chronische Synovitis (Reizknie). Nur bei isolierten Fragmenten Einklemmungserscheinungen. Druckschmerz an Stellen verstärkter synovialer Reizung (Knorpel-Knochen-Rand, Retropatellarbereich, S. 572). Fettaugen auf dem Hämarthros nach frischer Verletzung. Arthroskopie.

Therapie: S. 572. Im chronischen Stadium beim Retropatellarschaden Korrektur der Gleitbahn mit Knorpelausscheidung, an den Femurkondylen Knorpeltransplantate.

Komplikationen: Chronische Kniebeschwerden mit Früharthrose erzwingen bei Therapieresistenz die Patellektomie, Osteotomie, Arthrodese oder Alloarthroplastik (Teil- oder Totalersatz).

Kniegelenkverrenkung

Pathogenese: Seltene Verletzung bei starken Gewalteinwirkungen. Der Kapsel-Band-Apparat ist meist vollständig zerrissen, Gefäß- (A. poplitea) und Nerven- (N. peronaeus) verletzungen sind häufig. Gefährdung der Weichteile durch Fragmentkompression von innen her.

Diagnose: Deutliche Deformität, Prüfung von Durchblutung, Sensibilität und Motorik. Röntgenbild in 2 Ebenen.

Therapie: Notfallmäßige Reposition, operative Versorgung der Kapsel-Band-Rupturen. 6–8 Wochen Oberschenkelgips, danach Physiotherapie.

Komplikationen: Akute Ischämie mit Extremitätenverlust, hartnäckige Peronäusparesen. Schlottergelenk mit notwendiger Orthese (Schienenapparat) oder Arthrodese.

Kniescheibenverrenkung

Pathogenese: Sie entsteht selten rein traumatisch, meist aufgrund einer *Dysplasie.* Die Kniescheibe rutscht praktisch immer nach *lateral* ab. Dabei reißt das Retinaculum und es entstehen Abscher-(Knorpel) oder Abriß- (Knochenränder-)Frakturen (Abb. 26–23).

Diagnose: Fehlstellung, schmerzhafte Zwangshaltung des Gelenkes. Röntgenbild in 3 Ebenen zum Ausschluß von Frakturen.

Therapie: Reposition, Retinaculumnaht, Knorpelresektion. Evtl. Transposition der Tuberositas tibiae. 4 Wochen Gipshülse.

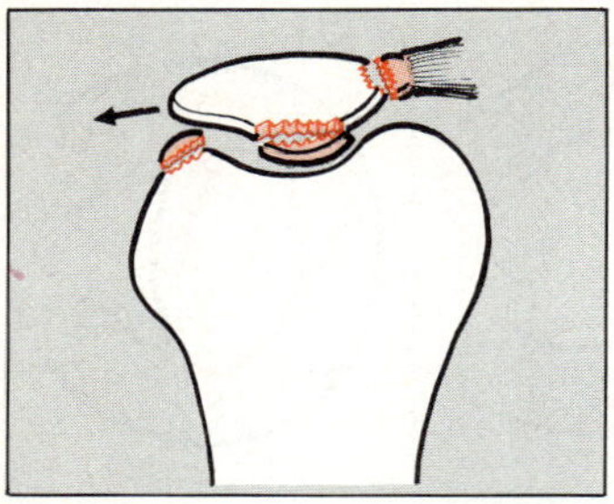

Abb. 26–23. Verletzungsstellen bei der Kniescheibenverrenkung sind die Abrißfraktur gegenüber der Dislokationsseite sowie osteochondrale Brüche an der Kniescheibenhinterfläche und am Femurkondylus

Komplikationen: Nach konservativer Therapie Gefahr der habituellen Luxation wegen Narbeninsuffizienz. Chondropathie durch Knorpelschäden.

Sprunggelenk

Bandschäden

Pathogenese: Die lateralen Ligamente und Syndesmosenbänder sind zur Funktion des Sprunggelenkes besonders wichtig (S. 568). Bei *Supinationsverletzungen* (Supinationskette! S. 638) treten alle Formen von Bandschäden auf.
Die Ligg. talofibulare anterius und calcaneofibulare, gelegentlich das Lig. talofibulare posterius sind beteiligt. Die Verletzungen des unteren Sprunggelenks werden selten diagnostiziert, Folge sind rezidivierende Distorsionen mit konsekutiver Arthrose.

Diagnose: Unfallhergang! Druckschmerz im Bandverlauf, Schwellung. Röntgenbilder in 2 Ebenen zum Auschluß von Knochenverletzungen, *gehaltene Aufnahmen* zur Differenzierung zwischen Zerrung und Ruptur in Lokalanästhesie.

Therapie: Leichte Zerrungen werden funktionell behandelt, schwere im Unterschenkelgips. Bandrisse zeigen nach Naht und 5wöchiger Gipsbehandlung die besten Resultate.

Komplikationen: Bandinsuffizienz mit habitueller Distorsion erfordert eine Bandplastik sowohl am oberen als auch am unteren Sprunggelenk.

Sprungbein

Pathogenese: Die *Verrenkung* ist eine äußerst seltene Verletzung, wobei das Sprungbein völlig luxiert oder der *Fuß unter dem Sprungbein* verrenkt ist. Beide Formen gehen mit ausgedehnten Kapsel-Band-Rupturen einher, die Talusdurchblutung ist gefährdet.

Diagnose: Deutlich fixierte Deformation des Sprunggelenkes mit starker Schwellung. Röntgenbilder in 2 Ebenen. Nebenverletzungen (Gefäße und Nerven) ausschließen.

Therapie: Geschlossene Reposition, bei Interponaten operative Einrichtung und Spickdrahttransfixation. Unterschenkelgips für 4–6 Wochen. Lange Entlastung bei Talusluxationen (Nekrosegefahr).

Komplikationen: Therapieresistente Dystrophie (Gefäß-Nerven-Störungen), Tarsaltunnelsyndrom, Sudeck-Syndrom, *Talusnekrose* (Arthrodese!).

Mittelfuß

Verletzungen: S. 641.

Allgemeine Frakturenlehre

Unter einer *Fraktur* versteht man eine *vollständige Kontinuitätstrennung des Knochens* unter Bildung von 2 oder mehr Bruchstücken (Fragmenten), die durch den Bruchspalt voneinander getrennt sind.
Die *Infraktion* (Knickbruch) mit teilweiser Querschnittsunterbrechung (Abb. 26–24) und die *Fissur* (Knochensprung) mit einer linearen, nichtklaffenden Spaltbildung im Knochen werden als *unvollständige Knochenbrüche* bezeichnet.
Die Einteilung der Frakturen wird nach Art der Entstehung, nach Bruchformen, Begleitverletzungen und Alter des Verletzten vorgenommen.

Entstehung der Knochenbrüche

Der Gewaltbruch oder die Fraktur im eigentlichen Sinne entsteht durch eine einmalige, momentan auftretende, auf den gesunden Knochen *direkt* (Schlag, Stoß, Schuß) oder *indirekt* (Stauchung, Scherung, Abriß, Torsion, Biegung) einwirkende Gewalt.

Breitflächig auftreffende Kräfte führen zu *Serien-, Stück- und Mehretagenbrüchen,* direkte Rasanztraumen zu ausgedehnten Knochenzertrümmerungen. Stärkere indirekte Gewalteinwirkung kann an statischen Funktionseinheiten des Skelettsystems *Kettenfrakturen* bewirken (Abb. 26–25).

Die pathologische Fraktur tritt ohne adäquates Trauma im pathologisch veränderten Knochen auf. Bricht ein Knochen ohne jegliche Gewalt-

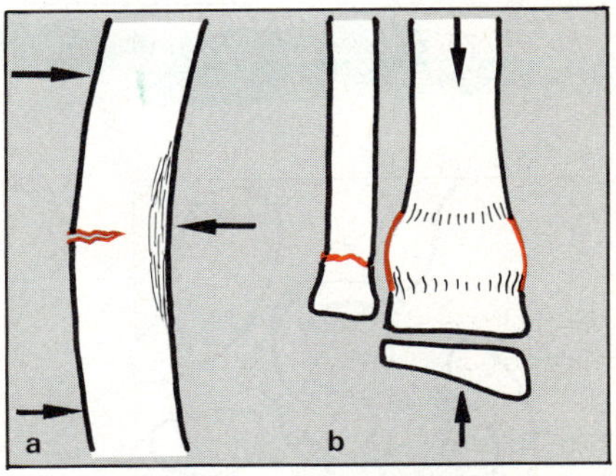

Abb. 26–24 a u. b. Unvollständige Knochenbrüche. (a) Infraktion, (b) Wulstbruch beim Kinde

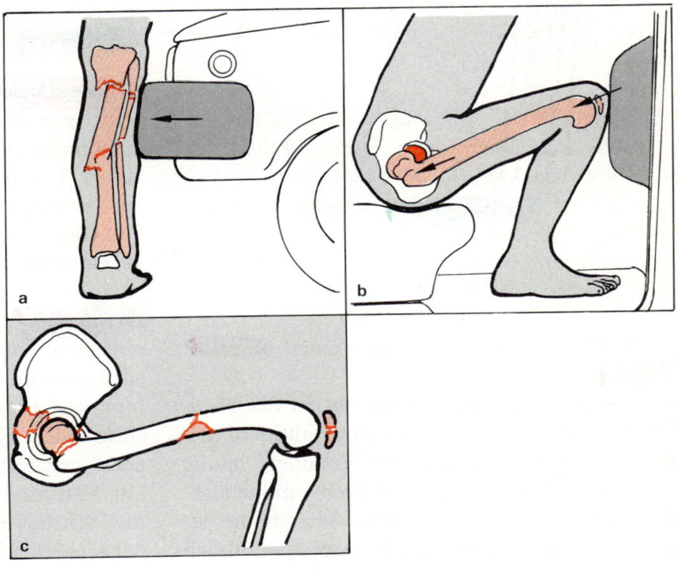

Abb. 26–25. (a) Entstehung eines 2-Etagen-Bruches durch direkte Gewalteinwirkung, (b u. c) Entstehung von Kettenfrakturen als typische Kombinationsverletzung beim Knieanpralltrauma

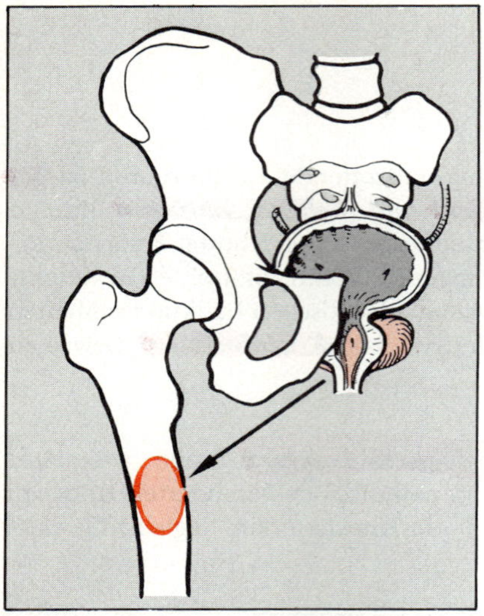

Abb. 26–26. Pathologische Femurfraktur durch Metastase eines Prostatakarzinoms

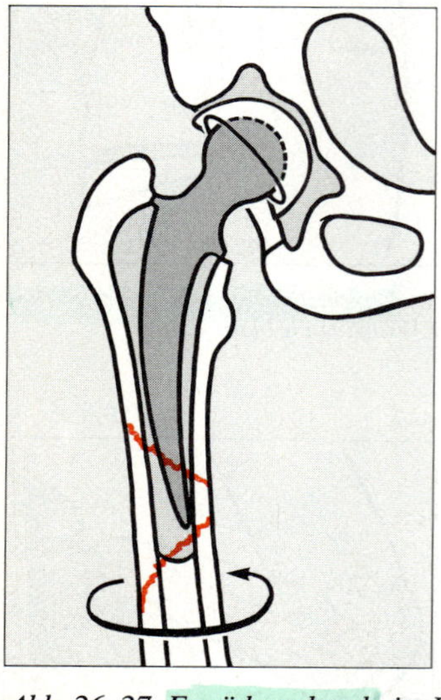

Abb. 26–27. Ermüdungsbruch in Höhe des Schaftendes einer Hüftendoprothese

einwirkung, spricht man von einer *Spontanfraktur*.

Zu *umschriebenen Schwächungen der Knochenstruktur* kommt es durch Osteomyelitiden, primäre Knochentumoren und besonders häufig durch Metastasen von oft zunächst unbekannten Primärtumoren. Da gewisse Malignome bevorzugt in die Knochen metastasieren, muß sich die weiterführende Diagnostik besonders auf die folgenden Primärtumoren konzentrieren: Schilddrüsen-, Mamma-, Bronchial-, hypernephroides und Prostatakarzinom (Abb. 26–26).

Auch *generalisierte Knochenerkrankungen* (Osteoporose, Osteogenesis imperfecta) lassen im geschwächten Knochen pathologische oder Spontanfrakturen entstehen. Die Frakturentstehung wird im Greisenalter durch die Altersosteoporose begünstigt.

Der Ermüdungsbruch (schleichende Fraktur) wird durch lang anhaltende oder immer wiederkehrende Mikrotraumen verursacht, die am gesunden Knochen durch ungewohnte Biegungsbeanspruchung zu Mikrofrakturen führen. Gleichzeitig einsetzende Heilungsvorgänge lassen Umbauzonen im Knochen entstehen, die mit schmerzhaften Schwellungszuständen einhergehen (Marschfraktur am Mittelfuß und Fersenbein. Schipper-Krankheit an den Dornfortsätzen der Wirbelsäule. Ermüdungsbruch am Schienbein zwischen proximalem und mittlerem Drittel) **(Abb. 33–83)**.

Am häufigsten entstehen Ermüdungsbrüche nach dem Einbau von künstlichen Gelenken oder Osteosyntheseplatten als Folge der durch die starren Implantate bedingten regressiven Knochenveränderungen (Abb. 26–27).

Bruchformen

Knochenverletzungen beim Erwachsenen

Biegungsbrüche (Abb. 26–28b): Ein durch direkte oder indirekte Gewalt einwirkendes Biegemoment belastet die Konvexseite des gebogenen Knochens auf Zug- und die Konkavseite auf Druckspannung. Auf der Zugseite reißt der Knochen ein und an der Konkavseite wird ein *Biegungskeil* ausgebrochen (Abb. 26–29a).

Drehbrüche (Torsionsfrakturen, Abb. 26–28c) entstehen immer indirekt, wenn ein Knochen an 2 verschiedenen Stellen gegenläufiger Drehung ausgesetzt wird, oder wenn ein Knochenende fixiert ist und das andere um die Längsachse gedreht wird (Drehsturz beim Skifahren). Die Frakturlinien sind schraubenförmig, wobei die Schraubenwindungen immer gleichsinnig der Drehrichtung verlaufen (Abb. 26–29c). Bei

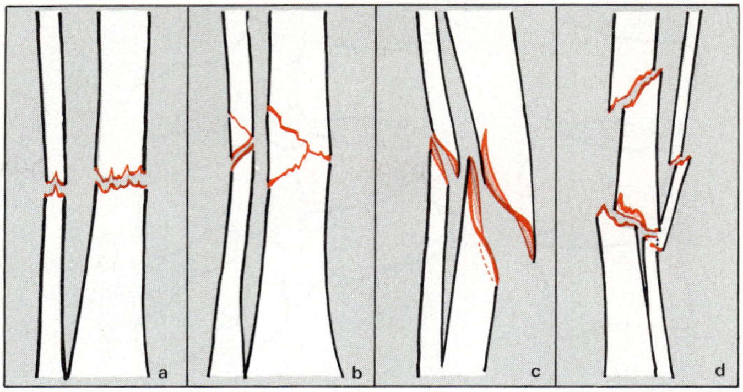

Abb. 26–28 a–d. Typische Bruchformen an langen Röhrenknochen. (a) Querbruch, (b) Biegungsbruch mit Biegungskeil, (c) Drehbuch, (d) 2-Etagen-Bruch

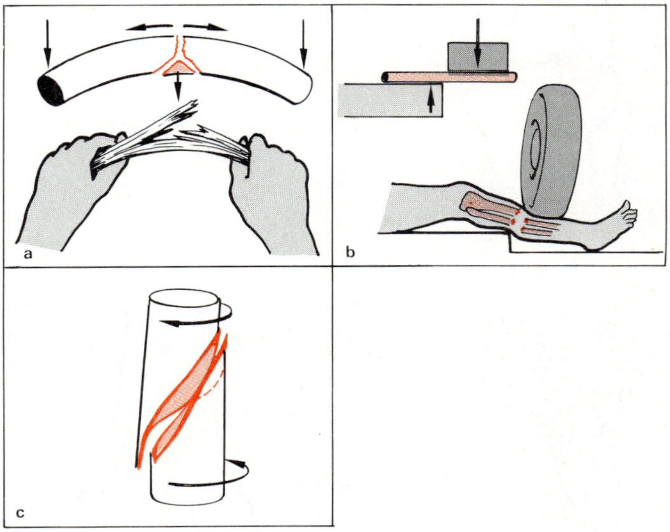

Abb. 26–29 a–c. Entstehung typischer Bruchformen. (a) Biegungsbruch mit Biegungskeil, (b) Querfraktur durch Schub- oder Scherungsmechanismus, (c) Torsionsfraktur durch gegenläufige Drehung an den Knochenenden

vehementer Torsion entsteht ein kurzer Drehbruch; trifft ein schwächeres Drehmoment den Knochen, werden die Bruchlinien steiler und es resultiert eine lange Torsionsfraktur. Häufig kommt zum Drehmoment eine zusätzliche Biegungs- oder Längsstauchungskomponente, die einen *Drehkeil* als drittes Fragment ausbrechen kann **(Abb. 33–84 a u. b)**.

Schub- oder Scherungsbrüche (Abb. 26–28a) manifestieren sich bei direkt auftretender Gewalt meistens als reine *Querbrüche* (Abb. 26–29b). Verzehrt sich die Stoßenergie mit dem Vordringen der Schubfraktur, geht die Bruchform in eine Biegungsfraktur über, indem die Bruchlinie schräg ausmündet (*Schrägbruch*) oder sogar ein Biegungskeil entsteht. Bei indi-

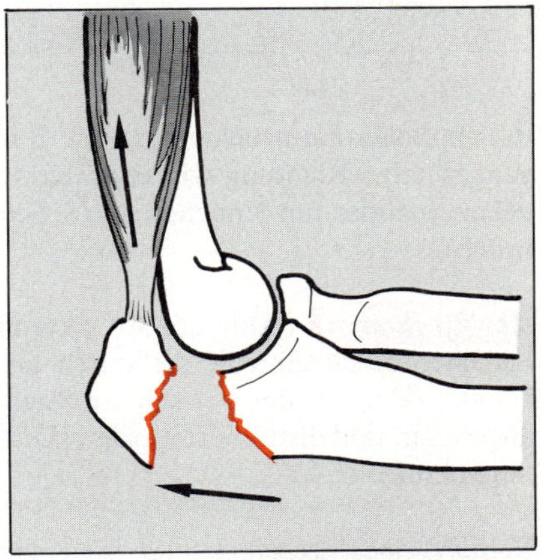

Abb. 26–30. Abrißfraktur des Ellenhakens durch Trizepssehnenzug mit Fragmentdiastase

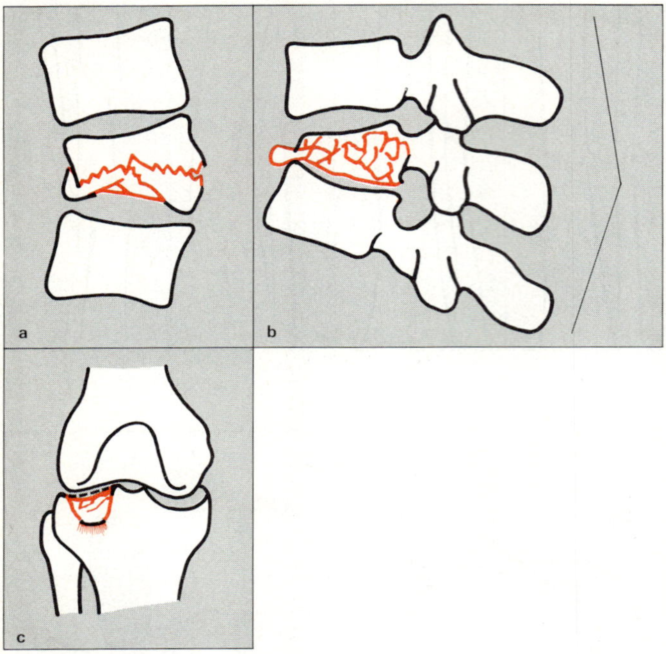

Abb. 26–31 a–c. Kompressionsbrüche an spongiösen Knochen. (a u. b) Wirbelkörperfraktur dargestellt in 2 Ebenen, (c) Impressionsfraktur des Schienbeinkopfes

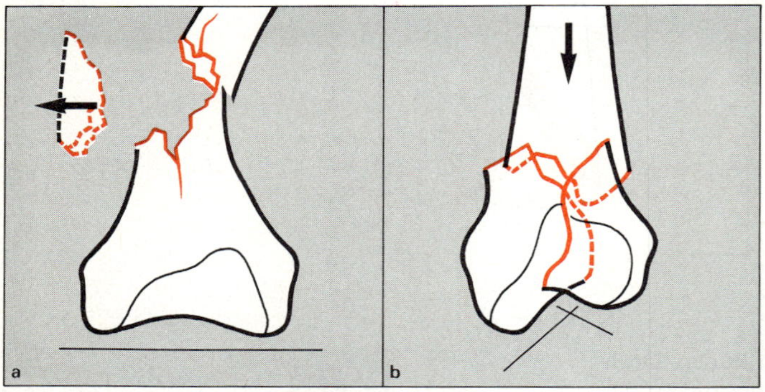

Abb. 26–32. (a) Defektbruch des Femurs nach Verlust eines größeren Kortikalisfragmentes, (b) Supra- und diakondyläre Femurfraktur mit Verwerfung der Gelenkflächen

rekten Scherungsbrüchen greifen 2 in entgegengesetzter Richtung wirkende Kräfte knapp nebeneinander am Knochen an (Schenkelhalsbruch).

Abrißfrakturen (Abb. 26–30) kommen an Knochenfortsätzen vor, die durch ansetzende Sehnen oder Bänder bei starker Zugbelastung abgerissen und distrahiert werden (Diastase der Fragmente).

Kompressionsfrakturen treten in verschiedenen Formen auf: Bei Längskompression des biegsamen jugendlichen Röhrenknochens kommt es durch konzentrische Ausbauchung mit kleinen Längs- und Querrissen zu Stauchungsfrakturen oder *Wulstbrüchen* (Abb. 26–24b).

An spongiösen Knochen führt die Längskompression zu starken Deformierungen mit Zerstörung der spongiösen Strukturen (Abb. 26–31). Eine Sonderform der Kompressionsbrüche ist die *Berstungsfraktur* des Schädels.

Stück- und Mehretagenbrüche (Abb. 26–28d) entstehen durch breitflächig auftreffende Gewalt und sind dadurch charakterisiert, daß zwischen den Hauptfragmenten ein mehr oder minder langes Fragment mit vollständig erhaltenem Kortikaliszylinder liegt.

Mehrfragmentbrüche sind Bruchformen mit mindestens 4 und höchstens 6 größeren Fragmenten.

Trümmerbrüche sind heute als Folge von Rasanztraumen sehr häufig. Dazu zählen alle Frakturen mit mehr als 6 Bruchstücken. Diese werden oft schon bei der Frakturentstehung von ihrer medullären und periostalen Gefäßversorgung getrennt.

Defektbrüche (Abb. 26–32a) entstehen durch Verlust größerer Fragmente bei offenen Frakturen.

Schußbrüche sind charakterisiert durch ausgedehnte Defektbildungen und Zertrümmerungen und entsprechend schweren Weichteilverletzungen. Die bei der Gewebspassage entstehenden Zerstörungen sind bei Hochrasanzprojektilen besonders groß. Um die Durchschußbahn wird durch radialen Energiefluß ein nur während Sekundenbruchteilen bestehender Hohlraum gesprengt, ein Prozeß, der *Kavitation* genannt wird.

Gelenkbrüche führen durch Verwerfungen oder Stufenbildungen (Abb. 26–32b) zu Inkongruenzen der artikulierenden Flächen. Auch nach anatomischer Reposition kann der erlittene Knorpelschaden zur posttraumatischen Arthrose führen.

Impressionsfrakturen der Gelenkflächen (Abb. 26–31c) sind Sonderformen der Gelenkbrüche, wobei ein gelenkbildender Knochen seine korrespondierende Gelenkfläche unter Zerstörung der tragenden Spongiosa eindrückt.

Knochenverletzungen beim Kind

Der kindliche Knochen unterscheidet sich hinsichtlich der Anatomie und der Stabilität wesentlich von dem des Erwachsenen, so daß sowohl im Schaftbereich wie auch in den gelenknahen Regionen andere Verletzungsformen und Unfallmechanismen auftreten. Abgesehen von Maschinenverletzungen und Rasanztraumen überwiegen beim Kind einfache Bruchformen.

Grünholzbrüche: Das stark entwickelte kindliche Periost kann bei einer Fraktur vollständig oder teilweise erhalten bleiben (wie beim Brechen eines grünen Astes mit elastischem Rindenschlauch). Auch bei kindlichen Stauchungsfrakturen bleibt das Periost intakt und es bilden sich *Wulstbrüche* (Abb. 26–24b).

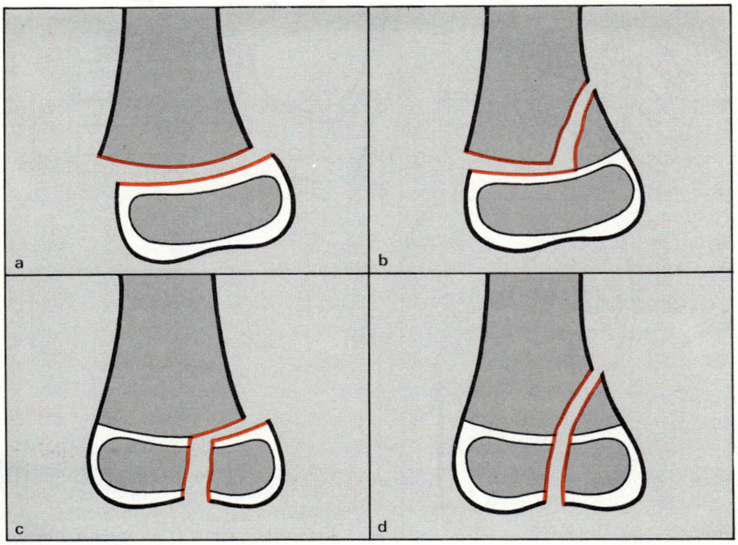

Abb. 26–33. (a) Epiphyseolyse, keine Verletzung der Wachstumszone, (b) Epiphysenlösung mit metaphysärem Fragment, ebenfalls keine Verletzung des Stratum germinativum. (c) Epiphysenfraktur mit epiphysärem Fragment und Verletzung der Wachstumszone. (d) Epiphysenfraktur mit epimetaphysärem Fragment

Epiphysenverletzungen: Die schwächste Stelle der Epiphysenfuge liegt zwischen den Zonen der degenerierenden Knorpelzellen und der primären Verknöcherung. In dieser Schicht kommt es zu Epiphysenlösungen durch Traumen, die beim Erwachsenen zu gelenknahen Frakturen oder Gelenkverletzungen führen. Bei reinem Schermechanismus kommt es zur alleinigen *Epiphyseolyse,* bei zusätzlichem Biege- oder Drehmoment wird ein *metaphysärer* Keil mit der gelösten Epiphyse ausgebrochen. Da bei diesen Verletzungen die eigentliche Wachstumszone, das Stratum germinativum, nicht tangiert wird (Abb. 26–33 a u. b), haben sie bei anatomischer Reposition eine gute Prognose.

Im Gegensatz zur Epiphyseolyse mit oder ohne metaphysären Keil, wird bei den *Epiphysenfrakturen* das Stratum germinativum mitverletzt und damit ist die Gefahr einer schweren Wachstumsstörung gegeben. Vor allem axiale Stauchung und Abscherung verursachen Epiphysenfrakturen mit *epiphysärem* oder *epimetaphysärem Fragment* (Abb. 26–33 c u. d). Werden diese Verletzungen übersehen oder unsachgemäß behandelt, kommt es zur kallösen Überbrückung und damit Verödung der Wachstumsfuge, was den Effekt eines partiellen Fugenverschlusses (Epiphyseodese) mit nachfolgendem Fehlwachstum hat.

Begleitverletzungen

Wie jede Verletzung hat auch die Fraktur allgemeine und lokale Auswirkungen auf den Organismus (Blutverlust, Schock, Ödem etc., S. 80).

Ist ein Knochenbruch durch eine lokale Begleitverletzung gravierend kompliziert, so sprechen wir im Gegensatz zur einfachen Fraktur von einem *komplizierten Bruch* (Abb. 26–34). Offene Frakturen stellen zwar das größte Kontingent unter den komplizierten Brüchen, die beiden Begriffe sollten aber nicht als Synonyma benutzt werden.

Weichteilschäden können geschlossene Frakturen erheblich komplizieren. Die Traumatisierung des schützenden Weichteilmantels kann zur Wundheilungsstörung und über nekrotisierende Weichteilkontusionen zur sekundären

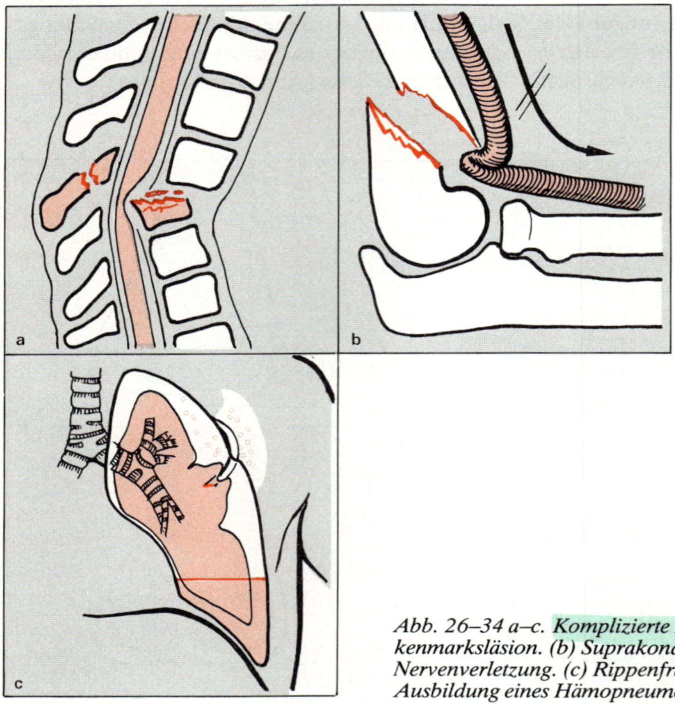

Abb. 26–34 a–c. Komplizierte Frakturen. (a) Wirbelbruch mit Rükkenmarksläsion. (b) Suprakondyläre Humerusfraktur mit Gefäß- und Nervenverletzung. (c) Rippenfraktur mit Anspießung der Lunge und Ausbildung eines Hämopneumothorax und eines Hautemphysems

Umwandlung in eine offene Fraktur führen. In gleicher Weise kann die Kontamination einer tiefen Schürfung zu einem Infekt beitragen. In diesem Fall ist die natürliche Hautbarriere gegenüber einer Infektion erheblich geschwächt. Das Frakturhämatom und das posttraumatische Muskelödem können solche Ausmaße annehmen, daß in den unnachgiebigen Muskellogen bedrohliche Drucksteigerungen entstehen. Daraus resultieren eine Selbstkompression der Muskulatur mit nachfolgender Ischämie und eine Kompression der in der betreffenden Muskelloge verlaufenden Gefäße und Nerven. Diese Kompressionserscheinungen werden als *Kompartmentsyndrom* bezeichnet. Am bekanntesten ist die Volkmannsche ischämische Kontraktur der oberen Extremität als Endzustand eines Kompressionssyndroms, am häufigsten jedoch das Tibialis-anterior-Syndrom, bei dem die Streckerloge am Unterschenkel unter Druck steht.

Sobald durch eine Weichteilverletzung eine offene Verbindung zwischen Fraktur und Außenwelt hergestellt ist, liegt eine ***offene Fraktur*** vor. Die offenen Brüche sind durch die erlittene Keimkontamination einem erhöhten Infektionsrisiko ausgesetzt, was noch durch Entblößen der Fragmente von ihren ernährenden Weichteilen verstärkt werden kann (Abb. 26–35, Tabelle 26–3).

Neben dem Schweregrad der Weichteilschädigung und der knöchernen Verletzung, dem Verletzungsmechanismus und der Zeit, die vom Unfall bis zur Versorgung der Fraktur vergeht, entscheidet vor allem das Ausmaß der Wundkontamination über Verlauf und Prognose der offenen Fraktur.

Klassifizierung des Weichteilschadens bei Frakturen

Offene und geschlossene Frakturen werden in 4 Grade unterteilt.

a) ***Geschlossene Frakturen***

Geschlossene Fraktur Grad 0 (Fr G 0): Keine oder nur unbedeutende Weichteilverletzung, einfache Bruchformen (z. B. Unterschenkeldrehbruch des Skifahrers).

Geschlossene Fraktur Grad I (Fr G I): Oberflächliche Schürfung oder Kontusion, Fragmentdruck von innen, einfache bis mittelschwere Bruchformen.

Geschlossene Fraktur Grad II (Fr G II): Tiefe kontaminierte Schürfung, lokalisierte Haut- oder Muskelkontusion, drohendes Kompartmentsyndrom, mittelschwere bis schwere Bruchformen (z. B. 2-Etagenbruch der Tibia durch Stoßstangenanprall).

Geschlossene Fraktur Grad III (Fr G III): Ausgedehnte Hautkontusion, Hautquetschung, Zerstörung der Muskulatur, dekompensiertes Kompartmentsyndrom, Verletzung des Hauptgefäßes, schwere Bruchformen, Knochenzertrümmerungen.

b) ***Offene Frakturen***

Hier ist nicht die Größe der Hautwunde entscheidend!

Offene Fraktur Grad I (Fr 0 I): Durchtrennung der Haut mit fehlender oder geringer Weichteilkontusion, unbedeutende bakterielle Kontamination (Fragmentdurchspießung von innen).

Offene Fraktur Grad II (Fr 0 II): Durchtrennung der Haut, umschriebene Haut- und Weichteilkontusion, mittelschwere Kontamination.

Tabelle 26–3. Klassifikation der offenen und geschlossenen Frakturen im Hinblick auf Weichteilschaden, Frakturart und Kontamination

Klassifikation	Haut offen + geschlossen −	Weichteilschädigung	Frakturart Leicht mittel Schwer	Kontamination
Fr. G. 0	−	−	+	−
G. I	−	+	+ bis ++	−
G. II	−	++	+ bis +++	−
G. III	−	+++	+ bis +++	−
Fr. 0 I	+	+	+ bis ++	+
0. II	+	++	+ bis +++	++
0. III	+	+++	+ bis +++	+++
0. IV	+	+++	+ bis +++	+ bis +++

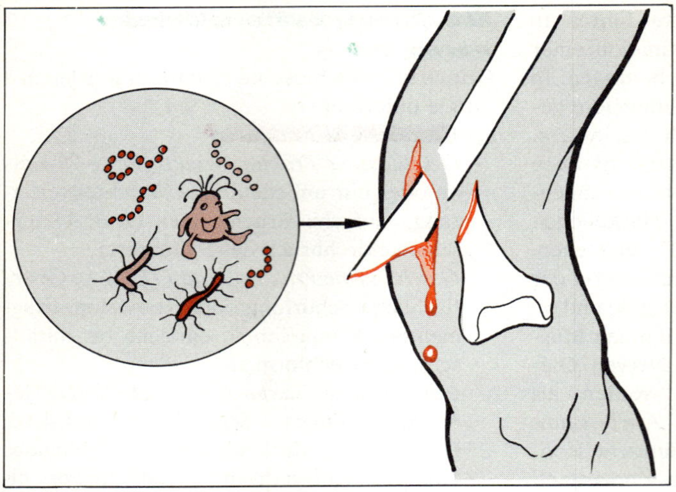

Abb. 26–35. Gefahren der offenen Fraktur. Fragmententblößung und Kontamination mit pathogenen Keimen

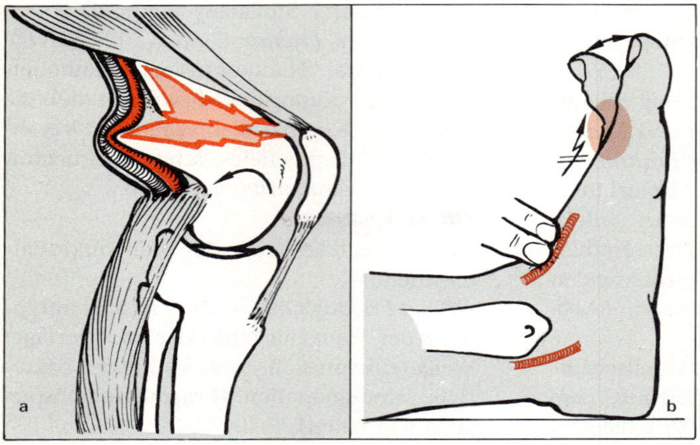

Abb. 26–36 a u. b. Komplizierte distale Femurfraktur. (a) Gefäßnervenläsion durch disloziertes peripheres Fragment. (b) Erkennen der komplizierenden Gefäßnervenverletzung durch Überprüfen von Durchblutung, Motorik und Sensibilität peripher der Fraktur

Offene Fraktur Grad III (Fr 0 III): Hautdurchtrennung mit ausgedehnter Weichteildestruktion, zusätzlich Gefäß- und Nervenverletzungen, starke Wundkontamination, jede offene Fraktur mit Ischämie und ausgedehnter Knochenzertrümmerung (z. B. Schuß- und Explosionsverletzungen).

Offene Fraktur Grad IV (Fr 0 IV): Totale und subtotale Amputation. Subtotale Amputation bedeutet immer komplette periphere Ischämie.

In der Replantationschirurgie wird der Grad IV hinsichtlich Mikro- und Makroreplantation, Zustand des Amputates, Ischämiezeit, Begleitverletzungen etc. differenzierter unterteilt.

Frakturen mit Eröffnung von Körperhöhlen und Verletzung innerer Organe: Hirn- und Rückenmarksläsionen bei Schädel- und Wirbelfrakturen (Abb. 26–34a), Anspießungen der Lunge durch gebrochene Rippen (Abb. 26–34c), Darm-, Blasen- und Harnröhrenverletzungen bei Beckenbrüchen. Diese komplizierten Brüche stellen dann Sonderformen von offenen Frakturen dar, wenn keimbesiedelte Körperhöhlen (Darm, Nasennebenhöhlen) betroffen sind.

Frakturen mit Gefäß-Nerven-Verletzung: Für Gefäß- und Nervenläsionen durch Fragmente gibt es Prädilektionsstellen: Beim Humerusschaftbruch ist der N. radialis besonders gefährdet, durch suprakondyläre Humerusfrakturen die A. brachialis und der N. medianus. Hüftluxationsfrakturen können leicht den N. ischiadicus verletzen, Brüche im Kniebereich (Abb.

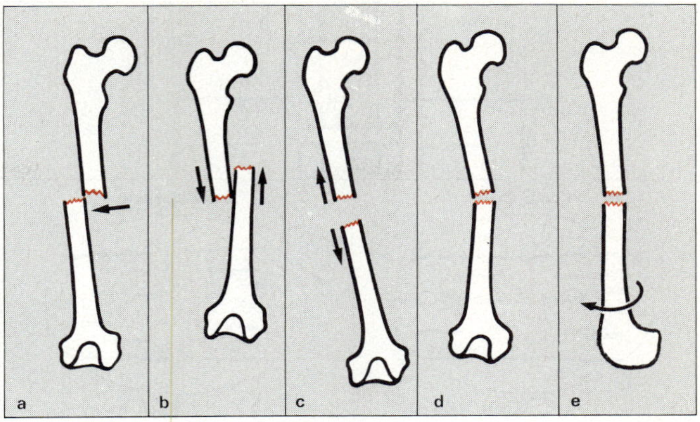

Abb. 26–37 a–e. Die typischen Fragmentverschiebungen in der Röntgendarstellung. (a) Seitenverschiebung, (b) Verkürzung, (c) Verlängerung, (d) Achsenknickung, (e) Verdrehung

26–36a) die A. poplitea und Frakturen am Unterschenkel den N. peronaeus.

Luxationsfrakturen: Bei ihnen sind neben Frakturen der Gelenkflächen die begleitenden Kapsel-Band-Verletzungen therapeutisch wie prognostisch führend.

Die typischen Verschiebungen der Bruchstücke

Nicht jeder Knochenbruch zeigt eine Verschiebung der Fragmente (Dislokation). Bei der Mehrzahl der Frakturen bestehen typische Verschiebungen, die durch Gewalteinwirkung, Muskelzug und Behandlungsmaßnahmen erzeugt werden. Wir unterscheiden 5 Dislokationsmöglichkeiten (Abb. 26–37):

1. *Die Seitenverschiebung.*
2. *Die Verlängerung* (Distraktion, Diastase) ist die gefährlichste aller Dislokationen, da im Zustand der Distraktion die Fraktur nur mit großer Verzögerung oder überhaupt nicht heilt.
3. *Die Verkürzung* (Kontraktion).
4. *Die Achsenknickung* wird je nach Ebene der Abweichung in Valgus- oder Varusfehlstellung bzw. in Antekurvation oder Rekurvation eingeteilt.
5. *Die Verdrehung* (Rotation) ist meist klinisch leichter zu erkennen als auf Röntgenaufnahmen.

Gewöhnlich kommen bei einem Knochenbruch mehrere Verschiebungen gleichzeitig vor.

Knochenbruchheilung

Normale Knochenbruchheilung

Der Knochen hat 3 Blasteme, von denen die Knochenneubildung zur Frakturheilung ausgehen kann: Endost, Population der Havers-Systeme und Periost. Osteoklasten und Osteoblasten aus diesen Blastemen leisten die knöcherne Reparation und den Umbau zur funktionellen Adaptation nach Knochenbrüchen.
Zur ungestörten Frakturheilung sind 3 Bedingungen erforderlich:
1. *inniger Kontakt der Fragmente,*
2. *ununterbrochene Ruhigstellung* und
3. *ausreichende Durchblutung der Bruchstücke.*
Sind diese 3 Voraussetzungen in idealer Weise gegeben, heilt der Knochen primär, d. h. ohne Zwischenschaltung eines nicht knöchernen Gewebes. Anderenfalls bildet sich ein Zwischengewebe (Kallus = Narbe), das allmählich zu Knochen differenziert wird, d. h. der Knochen heilt sekundär.

Primäre Knochenheilung (Abb. 26–38): Bei anatomischer Reposition und unter idealen Bedingungen wird der Bruchspalt direkt von Osteonen längs durchzogen und die Fraktur verzahnt (*Kontaktheilung*).
Bleiben zwischen stabil fixierten Fragmenten minimale Spalten bestehen, werden diese vom Endost und Periost mit Geflechtknochen aufgefüllt und durch Havers-Umbau rasch zu lamellärem Knochen umgebaut (*Spaltheilung*).

Sekundäre Knochenheilung (Abb. 26–39): Sie ist typisch für die konservative Bruchbehand-

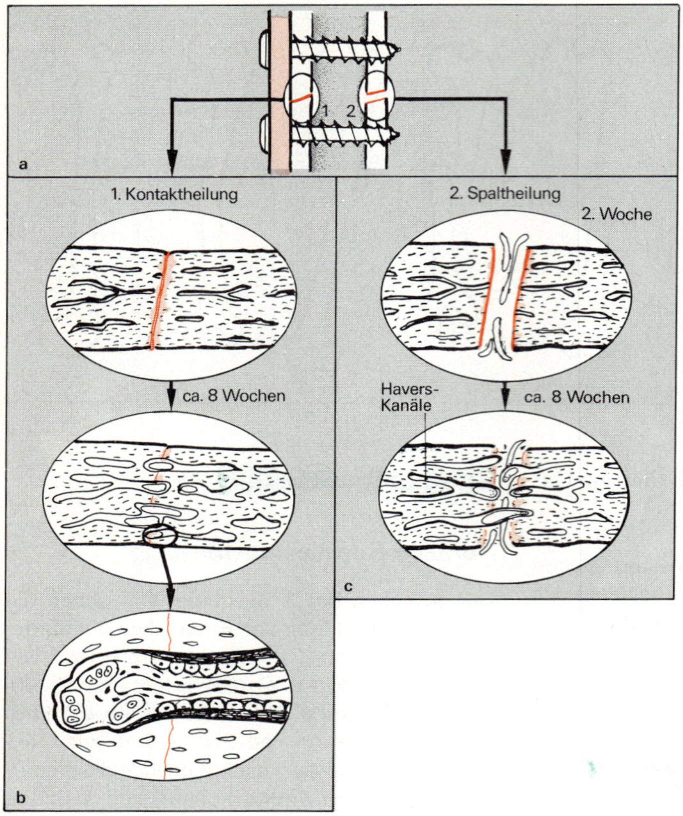

Abb. 26–38 a–c. Primäre Knochenheilung unter den Bedingungen der Plattenosteosynthese. (a) Bedingungen für Kontaktheilung (1) und Spaltheilung (2). (b) Histologisches Bild des Verlaufs einer Kontaktheilung: Die Fraktur wird durch direkt einwachsende Osteone verzahnt. Im untersten Ausschnitt das Schema eines sog. Bohrkopfes eines wachsenden Osteons: Osteoklasten schaffen Platz zum Einsprossen einer Kapillarschlinge, in deren Umgebung sich ein Osteoblastensaum zur Knochenneubildung differenziert. (c) Histologisches Bild der Spaltheilung: Einsprossende Kapillaren lassen im Spalt zunächst Geflechtknochen entstehen, der Geflechtknochen wird durch einwachsende Osteone dem Havers-Umbau unterworfen

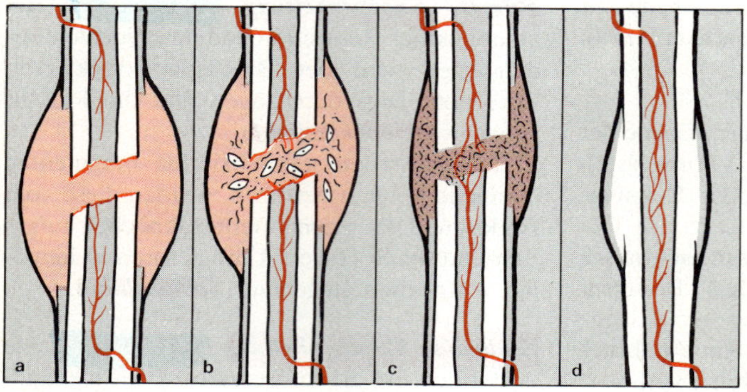

Abb. 26–39 a–d. Sekundäre Knochenheilung. (a) Ausbilden des Frakturhämatoms, (b) Organisation des Hämatoms durch einwachsende Fibroblasten, (c) Differenzierung des Zwischengewebes zu Geflechtknochen, (d) funktionelle Adaptation zu lamellärem Knochen. Beachte die Rekonstruktion des medullären Gefäßsystems!

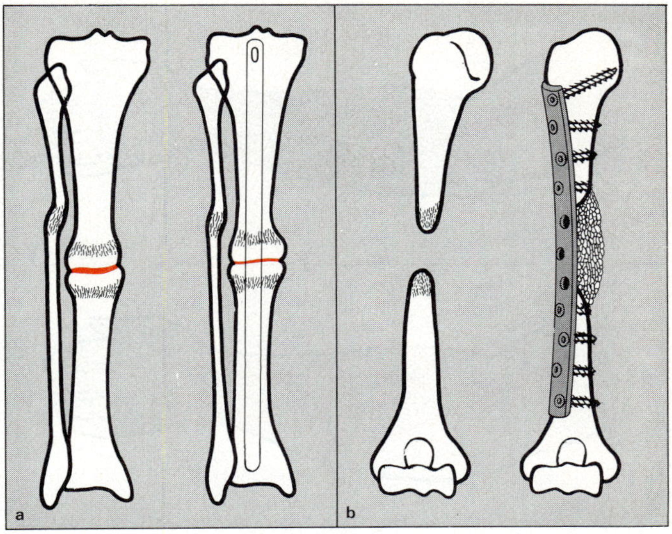

Abb. 26–40 a u. b. Röntgenologisches Erscheinungsbild und Behandlungsmöglichkeiten der Pseudarthrosen an langen Röhrenknochen. (a) Hypertrophe Tibiaschaftpseudarthrose: Stabilisierung durch Marknagel. (b) Atrophische Humerusschaftpseudarthrose: Stabilisierung und Spongiosatransplantion

lung; ein Gipsverband kann nie absolute Ruhigstellung gewährleisten. Die Heilung verläuft über verschiedene *Kallus*stufen, die sekundär zu Knochen umdifferenziert werden.

Beide Arten der Knochenbruchheilung kommen bei den meisten Osteosynthesen nebeneinander vor – das qualitative Ergebnis ist in mechanischer und biologischer Hinsicht gleich. Der Verlauf der Bruchheilung läßt sich im Röntgenbild meist gut verfolgen. Bei absolut stabilen Osteosynthesen treten an den Implantaten keine Resorptionen und keine reaktiven Kallusbildungen (Reizkallus) auf; der Frakturspalt wird allmählich unscharf und verschwindet bald, ohne daß eine Kallusbildung erkennbar wird. Ist die Osteosynthese nicht ganz stabil, entsteht durch Mikrobewegungen an den Fragmenten ein *Reizkallus,* der die Fraktur dann aber auch bald fixiert (Fixationskallus). Bei der konservativen Bruchbehandlung wird zunächst ein wolkiger Kallus beobachtet, der sich im weiteren Verlauf immer mehr verdichtet.

Störungen der Bruchheilung

Folgende Faktoren können allein oder kombiniert die Frakturheilung stören:
1. *Instabilität,* 2. *Defekt* und *Fragmentdiastase,* 3. *Knochennekrose,* 4. *Infekt* (S. 658). Defekte und Knochennekrosen können durch mechanisch ungünstige Biegebelastungen Implantate lockern oder zu Materialbrüchen führen, wodurch dann ebenfalls eine Instabilität der Osteosynthese gegeben ist. Oft kann dann ein Reiz- oder Fixationskallus die Knochenheilung retten, in anderen Fällen kommt es zur ***Pseudarthrosenbildung*** (Falschgelenkbildung, Ausbleiben der knöchernen Heilung). Je nach Situation an der Bruchstelle bilden sich unterschiedliche Formen der Pseudarthrose aus: Bei guter Vaskularisation und fehlender Stabilität kommt es zur *hypertrophen Pseudarthrose* (Elephantenfußpseudarthrose, Abb. 26–40a), bei der das Pseudarthrosengewebe eine hohe osteogenetische Potenz behält und bei Stabilisierung rasch zur Knochenheilung führt. Ist dagegen die Instabilität mit durchblutungsgestörten Fragmenten gekoppelt, bildet sich die *atrophische (avitale) Pseudarthrose* (Abb. 26–40b).

Neben dieser biologischen Einteilung gibt es eine rein zeitlich definierte Beschreibung der Bruchheilungsstörungen: Bei Frakturen, die nach 20 Wochen nicht knöchern verheilt sind, spricht man von *verzögerter Heilung* (delayed union), sind sie nach Ablauf von 8 Monaten noch nicht ausgeheilt, liegen Pseudarthrosen (nonunion) vor.

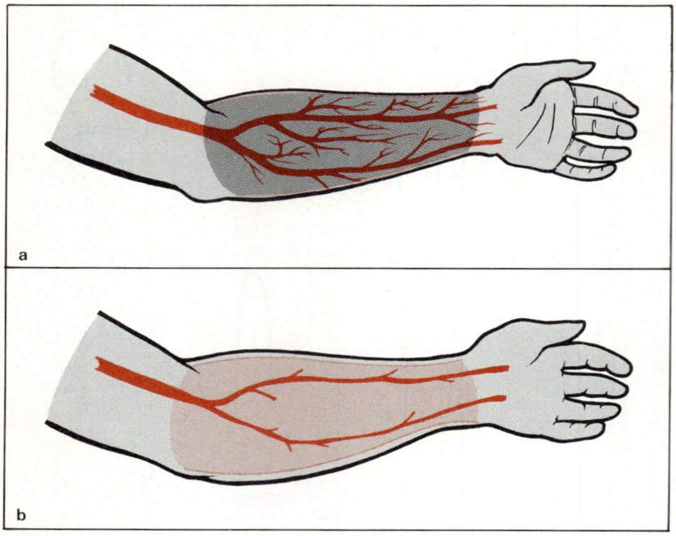

Abb. 26–41 a u. b. Kompartmentsyndrom am Unterarm. (a) Frühphase mit beginnender Kompression der muskulären Kapillardurchblutung, (b) voll ausgebildetes Kompressionssyndrom mit Unterbrechung der gesamten nutritiven Versorgung der Muskulatur. Beachte die erhaltenen peripheren Pulse!

Diagnose

Sichere Zeichen für das Vorhandensein eines Knochenbruches sind:

1. *Formabweichung* (Fehlstellung, Deformität). Sie wird hervorgerufen durch eine oder mehrere der typischen Dislokationen.
2. *Abnorme Beweglichkeit.*
3. *Knochenreiben* (Krepitation). Es ist tastbar bei der Versorgung der Fraktur, sollte aber nicht zur Diagnose provoziert werden.
4. *Sichtbarwerden der Fraktur* bei offenen Brüchen.

Viel häufiger werden die sog. ***unsicheren Knochenbruchzeichen*** beobachtet:

1. *Gestörte* oder *aufgehobene Gebrauchsfähigkeit.*
2. *Schmerz, Schwellung* und *Hämatom.*

Bei allen unverschobenen und eingestauchten Frakturen und Brüchen kleiner Knochen (Kahnbein) können alle sicheren Knochenbruchzeichen fehlen; bei diesen Frakturen finden sich häufig Stauchungs-, Zug- und Biegungsschmerz.

Neben dieser lokalen Fraktursymptomatik muß die klinische Untersuchung unbedingt klarstellen, ob *Motorik, Sensibilität* und *Durchblutung* peripher der Fraktur intakt sind (Abb. 26–36b).

Häufiger als durch direkte Gefäß- oder Nervenverletzungen entstehen solche Funktionsausfälle durch ***Kompartmentsyndrome,*** die sich erst einige Stunden nach dem Trauma manifestieren. Das Kompartmentsyndrom (Muskelkompressionssyndrom, Volkmannsche ischämische Kontraktur als Endzustand) ist nach der Thrombose die häufigste Komplikation bei Knochenbrüchen, vor allem am Unterschenkel. Funktionelle Defizite nach Knochenbrüchen sind zum erheblichen Teil durch übersehene Kompartmentsyndrome bedingt. Dieses Syndrom kann definiert werden als ein Zustand, in welchem erhöhter Gewebsdruck innerhalb eines geschlossenen Raumes Blutumlauf und Funktion innerhalb dieses Raumes, des Kompartments, beeinträchtigt. Diese Definition beinhaltet die 4 für ein Kompartmentsyndrom erforderlichen Faktoren: *ein geschlossener Raum,* in welchem *erhöhter Gewebsdruck* eine *Verminderung der Gewebsdurchblutung* erzeugt, welche zu *Störungen der neuromuskulären Funktion* führt. Im Vordergrund der Beschwerden steht in fast allen Fällen ein progredienter bohrender und brennender Schmerz mit rasch einsetzenden sensiblen und motorischen Ausfällen. Dazu kommt eine zug- und druckdolente Verhärtung der betroffenen Muskelloge. Die peripheren Pulse bleiben auch beim voll entwickelten Kompartimentsyndrom erhalten (Abb. 26–41). Die Diagnosesicherung erfolgt durch Messung des subfaszialen Gewebedrukkes, der von normal 0–5 mm Hg auf 40–60 mm Hg ansteigt. Die wiederholte oder kontinuierli-

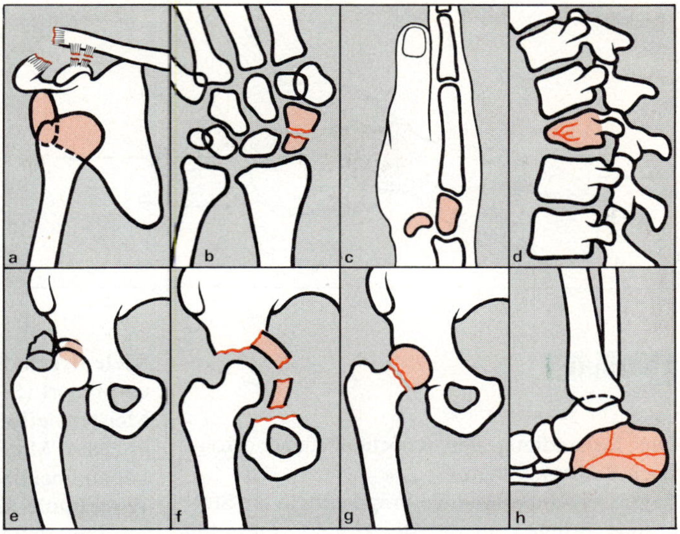

Abb. 26–42 a–h. Häufig übersehene Luxationen und Frakturen. (a) Schulterluxation oder Schultereckgelenksprengung, (b) Navikularefraktur, (c) perilunäre Luxation, (d) Wirbelfraktur, (e u. f) Luxationen und Luxationsfrakturen des Hüftgelenkes, (g) Schenkelhalsfraktur, (h) Fersenbeinbruch

che Gewebedruckmessung sichert die Diagnose auch bei bewußtlosen, beatmeten oder anderwärtig nicht kooperativen Patienten und erlaubt die differentialdiagnostische Abgrenzung gegenüber Nervenlähmungen anderer Genese, Phlebothrombose, Thrombophlebitis, Erysipel oder Phlegmone. Beim Tibialis-anterior-Syndrom stellt sich als erstes Symptom eine Großzehenheberschwäche, verbunden mit einem Sensibilitätsverlust im ersten Interdigitalbereich, ein. Bei schwerer Traumatisierung eines Extremitätenabschnittes können alle Kompartments betroffen sein. Setzt nicht die sofortige *notfallmäßige Dekompression* ein (*Fasziensspaltung*), ist die gesamte Extremität gefährdet. Die Muskelkontraktur mit ihren schweren Funktionsstörungen bis hin zur völligen Gebrauchsunfähigkeit der Extremität (Volkmann-Kontraktur) ist eine Spätfolge des nicht ausreichend behandelten Kompressionssyndroms. Weiterhin darf die Diagnose nie die allgemeinen Auswirkungen der Frakturen auf den Kreislauf (Blutverlust, Schock) außer acht lassen.

Bei jedem Verdacht auf einen Knochenbruch ist eine genaue ***Röntgenuntersuchung*** angezeigt. Röntgenaufnahmen in 2 zueinander senkrechten Ebenen sind obligatorisch, wobei die benachbarten Gelenkabschnitte mitdargestellt werden müssen. Bei Kombinationsverletzungen (Abb. 26–25 b u. c) tritt oft nur die dominante Fraktur klinisch in Erscheinung, die anderen können übersehen werden. Bei Polytraumatisierten und Bewußtlosen sind Röntgenaufnahmen von Schädel, Thorax und Bekken erforderlich (S. 656). Die in Abb. 26–42 zusammengestellten Frakturen werden nicht nur bei diesem Patientenkreis leicht übersehen. Lassen Übersichtsaufnahmen eine sichere oder vollständige Diagnose nicht zu, müssen zusätzliche Ziel-, Dreh- oder Schichtaufnahmen zur Diagnosesicherung angefertigt werden (Impressionsfrakturen am Tibiakopf, Kahnbeinbrüche). Besonders schwierig ist die Diagnose kindlicher Knochenverletzungen; speziell in Gelenknähe sind *kontralaterale Vergleichsaufnahmen* in gleicher Projektion unerläßlich. Bei Verdacht auf Gefäßverletzung muß frühzeitig die Indikation zur *Angiographie* gestellt werden (S. 476ff). Zur Beurteilung der genauen Fraktursituation hat sich bei Becken- und Wirbelbrüchen die Computertomographie bewährt.

Nuklearmedizinische Untersuchungsverfahren haben besonders bei pathologischen Knochenbrüchen große Bedeutung zur Bestimmung der Ausdehnung osteomyelitischer oder metastatischer Prozesse, sowie bei der Suche nach weiteren Knochenmetastasen. Bei Störungen der Frakturheilung und besonders bei der Differenzierung der Pseudarthrosen (vital oder avital) kann das *Knochenszintigramm* wichtige Hinweise über die Knochendurchblutung und damit indirekt über die osteogene Potenz geben.

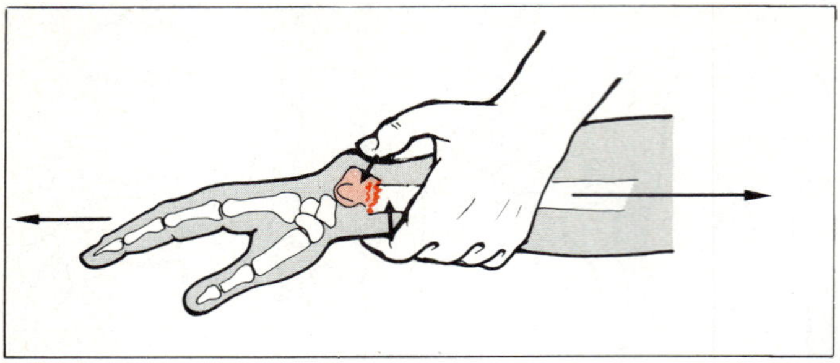

Abb. 26–43. Fraktureinrichtung unter Zug und Gegenzug

Therapie

Die Behandlung der Knochenbrüche erfolgt nach 3 Grundsätzen:

1. Die *Reposition* soll die Fragmente in die Stellung bringen, in der die Heilung eintreten soll.
2. Die *Retention* soll den eingerichteten Knochenbruch so lange ununterbrochen in guter Stellung festhalten, bis er knöchern verheilt ist.
3. Die *Rehabilitation* soll durch Übungsbehandlung weitere Funktionsverluste vermeiden und den verletzten Abschnitt des Bewegungsapparates wieder zur vollen Funktion bringen.

Reposition

Eingekeilte Frakturen (eingestauchte subkapitale Humerus- und Schenkelhalsfrakturen) bedürfen keiner Einrichtung. Besonders dringlich ist die Reposition bei bedrohlichem Druck der Fragmente auf Weichteile, Gefäße und Nerven. Die Einrichtung gelingt am besten sehr bald nach dem Unfall. Schmerzausschaltung und Muskelrelaxation gestatten ein schonendes Repositionsmanöver. Die Fragmente werden durch Zug und Gegenzug, seitlichen Druck und Rotation eingerichtet, wobei das periphere Hauptfragment immer nach dem zentralen eingestellt werden muß (Abb. 26–43). Bei der konservativen Behandlung von Schaftbrüchen können leichte Seitverschiebungen und Verkürzungen toleriert werden, die Beseitigung von Drehfehlern, Achsenknickungen und einer Distraktion ist obligatorisch. Interponierte Weichteile, Knochenstücke oder bereits organisierte Hämatome können die Reposition verhindern und eine *offene Einrichtung* erfordern.

Viele Brüche werden primär operativ reponiert und fixiert (S. 596).
Meistens erfolgt die Einrichtung der Frakturen in einem Manöver. An Ober- und Unterschenkel und bei bestimmten Luxationsfrakturen der Wirbelsäule kann sie durch *Dauerzug* erreicht werden, wobei die Extension gleichzeitig auch die Retention der Fragmente sichert.

Hilfsmittel zur Reposition

Zur Erzeugung von Zug und Gegenzug haben sich besonders für den typischen Radiusbruch sog. Mädchenfänger zum Aufhängen der Finger und breite Gurte mit Gewichten zum Ausüben des Gegenzuges bewährt (S. 614). Zur gedeckten Reposition von Frakturen vor Marknagelungen und vor Osteosynthesen im proximalen Femurbereich ist der *Extensionstisch* ein unentbehrliches Hilfsmittel. Zum Einrichten vieler Frakturen ist ein *Röntgenbildverstärker* sehr nützlich. Mobile Röntgeneinrichtungen sind zur Kontrolle des Repositionsergebnisses in 2 Ebenen unerläßlich.

Retention

Das ununterbrochene Festhalten der eingerichteten Fragmente bis zur Bruchheilung kann durch konservative und operative Methoden (Osteosynthese) erreicht werden.

Konservative Verfahren

Gipsverband: Durch exaktes Anmodellieren und rasches Aushärten kann man mit dem Gipsverband bei gewissen Brüchen eine gute Retention der Fragmente und eine ausreichende – nie absolute – Stabilität im Frakturbereich erhalten. Dazu ist ein ungepolsterter

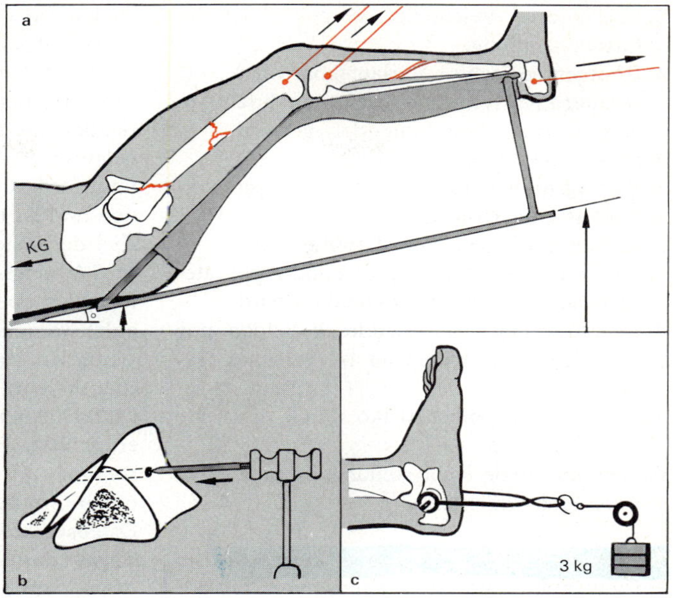

Abb. 26–44 a–c. Typische Extensionen. (a) Für Femurfrakturen setzt die Extension im Kondylenbereich oder an der Tuberositas tibiae an, für Unterschenkelbrüche am Fersenbein. Zur Extension wird das Bein auf einer Schiene gelagert, das Extensionsbett steht am Fußende erhöht, damit das Körpergewicht des Patienten als Gegenzug wirken kann. (b) Einschlagen eines Steinmann-Nagels an der Tuberositas tibiae zur Extension. (c) Fersenbeinextension mit schematischer Darstellung von Extensionsbügel, Rolle und Zuggewicht

Gipsverband erforderlich, der möglichst die beiden benachbarten Gelenke immobilisieren soll. Alle nicht ruhiggestellten Extremitätenabschnitte müssen vom ersten Tag an aktiv und vollständig bewegt werden. Bei ordnungsgemäßer Gipsbehandlung dürfen dabei keine Schmerzen auftreten. Besondere Sorgfalt muß der Vermeidung von *Gipsdruckschäden* gewidmet werden: Druckstellen verursachen nur zu Beginn umschriebene Schmerzen, nach eingetretener Drucknekrose schmerzen sie nicht mehr.

Über Technik, Vorteile und Gefahren des Gipsverbandes und anderer Stütz- und Schienenverbände (Baycast, Scotchcast, Neofract u. a.) zur Retention von Frakturen, S. 54ff.

Extension: Die Extension am peripheren Hauptfragment soll dislozierende Muskelkräfte neutralisieren und damit das Repositionsergebnis halten bzw. noch bestehende Fehlstellungen durch Dauerzug allmählich korrigieren. Am besten können damit Verkürzungen vermieden oder ausgeglichen werden, in geringerem Umfange auch Achsenfehler (Änderung der Zugrichtung) und Drehfehler (Rotation des peripheren Fragmentes). Benötigt werden Betten, bei denen das Fußende hochgestellt werden kann (spezielle *Extensionsbetten),* um das Körpergewicht des Patienten als Gegenzug am zentralen Fragment zu nutzen. Weiterhin braucht man verstellbare Lagerungsschienen, Kisten oder Polster als Halt für das nicht extendierte Bein, variable Extensionsgestänge und Gewichte (*Braun-Lochstabgerät).* Der Zug setzt über *Kirschner-Drähte* und *Steinmann-Nägel* direkt am Knochen an. Typische Lokalisationen sind spongiöse Knochenpartien, die nur geringe Weichteildeckung tragen: Fersenbein, Tuberositas tibiae, Femurkondylen, Olecranon (Abb. 26–44).

Bei Kleinkindern werden vielfach Extensionen benutzt, die über Klebeverbände an den Weichteilen des peripheren Fragmentes ansetzen. Jede Extensionsanordnung muß täglich vollständig überprüft und wenn nötig korrigiert werden. Kurzfristige Röntgenkontrollen sind unerläßlich. Bei guten Weichteilverhältnissen können zusätzliche Gipsverbände (Unterschenkelfraktur) die Fixation der Fragmente verbessern, ohne die Extension zu beeinträchtigen. Nach der ersten Kallusbildung kann die Extension durch eine alleinige Gipsbehandlung abgelöst werden (Unterschenkelbruch nach 3 Wochen).

Vorteile der Extension:

1. Verhindern von Redislokationen (bes. Verkürzungen) an Frakturen, die starkem Muskelzug ausgesetzt sind (Unterschenkel, Oberschenkel).

2. Erleichterte Weichteilpflege gegenüber der Gipsbehandlung.
3. Röntgenologische Verlaufskontrollen erleichtern Korrekturmöglichkeiten durch Änderung von Zugrichtung oder -gewicht.

Nachteile der Extension:

1. Distraktionsgefahr, Fragmentdiastase verhindert knöcherne Heilung.
2. Gefahr der Nagel- oder Drahtinfektion.
3. Überdehnung des Kapsel-Band-Apparates an Gelenken, über die extendiert wird.
4. Spitzfußgefahr, Schienendruckschäden und Überdehnungsschäden an Nerven und Gefäßen.
5. Erhöhtes Thromboserisiko durch dauernde Bettlägerigkeit.
6. Unzureichende Ruhigstellung, besonders bei unruhigen Patienten.

Funktionelle Behandlung ohne Retention: Bei einigen Frakturen besteht ein so guter muskelkräftiger Weichteilmantel, daß damit besonders bei stabilen Bruchformen und eingestauchten Frakturen auf eine zusätzliche Retention verzichtet und sofort mit der aktiven Übungsbehandlung begonnen werden kann (Skapulakörperfrakturen, subkapitale Humerusfrakturen, Abduktionsbrüche des Schenkelhalses).

Eine Alternative ist die funktionelle Schienenbehandlung („fracture bracing" nach Sarmiento). Indikationen für dieses Verfahren sind Schaftbrüche an Oberarm, Ulna und Unterschenkel.

Die Frakturen werden bei dieser Behandlung mit einer abnehmbaren Plastikmanschette geschient, wobei die angrenzenden Gelenke beweglich bleiben. Das Zusammenspiel zwischen äußerer Schienung und aktiver Muskelfunktion unter Bewegungstherapie gewährleistet eine ausreichende Stabilität im Frakturbereich zur achsengerechten Knochenheilung. Anstelle der Plastikmanschette kann auch ein Gipsverband verwendet werden (Abb. 6–13).

Osteosynthesen

Die Osteosynthese ermöglicht neben der exakten Reposition der Fragmente ihre Vereinigung zu einem mechanisch festen Block für die ganze Dauer der Bruchheilung und erlaubt die aktive früheinsetzende Übungsbehandlung des verletzten Skelettabschnittes. Dadurch lassen sich Muskelatrophien, Gelenksteifen und Funktionseinbußen weitgehend vermeiden. Je nach dem erzielten Stabilitätsgrad wird die Osteosynthese als *adaptationsstabil, übungsstabil* oder *belastungsstabil* bezeichnet. Adaptationsstabilität erfordert immer eine zusätzliche Gipsretention und ist nur bei bestimmten Frakturen das Ziel der Osteosynthese (S. 600). In der Regel wird Übungsstabilität erreicht, so daß die Vorteile des operativen Vorgehens auch voll genutzt werden können; belastungsstabile Osteosynthesen sind nur in Verbindung mit Knochenzement (Verbundosteosynthesen) oder bei Marknagelung von Querbrüchen in Schaftmitte erreichbar. Erstrebenswert ist die *Primärversorgung der Frakturen,* d.h. innerhalb der 6–8 h-Grenze nach dem Unfall. Sekundäre Osteosynthesen werden am besten nach 3–6 Tagen durchgeführt, wenn das posttraumatische Ödem (höhere Infektrate) weitgehend abgeklungen ist.

Je nachdem ob die Fraktur zur Osteosynthese freigelegt wird oder nicht, unterscheidet man zwischen *offenen* oder *gedeckten Osteosyntheseverfahren.*

Heute haben sich die von der *Arbeitsgemeinschaft für Osteosynthesefragen* (AO, 1958 gegründet) erarbeiteten Verfahren allgemein durchgesetzt; Voraussetzung für den Siegeszug der Osteosyntheseverfahren waren die Schaffung aseptischer Operationsbedingungen, die Entwicklung metallurgisch einwandfreier korrosionsfester Implantate und die Erarbeitung biomechanisch fundierter Konzepte.

Vorteile der Osteosynthese:

1. Anatomisch exakte Reposition.
2. Stabile Fixation mit der Möglichkeit der frühfunktionellen Übungsbehandlung. Dadurch Verhinderung von Immobilisationsschäden.
3. Erleichterung von Pflegemaßnahmen bei Intensivpatienten.
4. Verminderung des Thromboembolierisikos durch rasche Mobilisation.
5. Verkürzung des Krankenhausaufenthaltes.
6. Verminderung des Infektrisikos bei weit offenen Brüchen durch Gewährung von Stabilität.

Nachteile der Osteosynthese:

1. Gefahr der Knocheninfektion nach Versorgung geschlossener Frakturen.

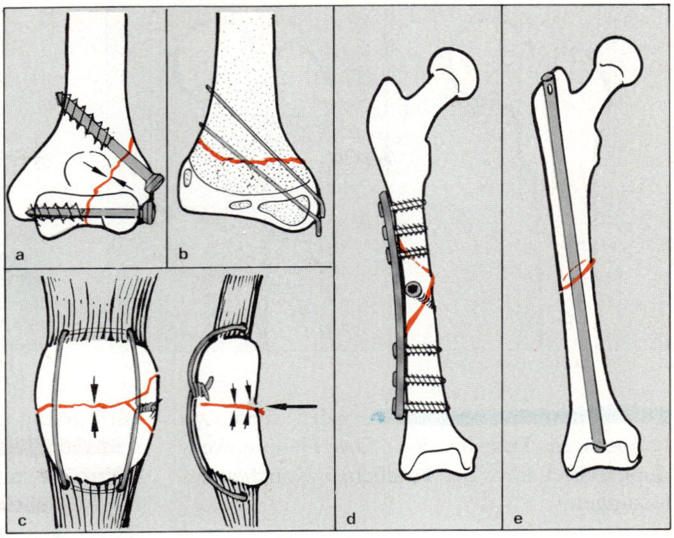

Abb. 26–45 a–e. Typische Osteosyntheseverfahren. (a) Interfragmentäre Verschraubung am distalen Humerus, (b) Spickdrahtosteosynthese einer kindlichen suprakondylären Fraktur, (c) Drahtzuggurtung einer Patellafraktur, (d) interfragmentäre Verschraubung und Plattenosteosynthese eines Femurschaftes, (e) Marknagelung einer Femurfraktur

2. Gefahr von Nebenverletzungen durch unzweckmäßige Zugänge.
3. Weitere Entblößung der Bruchstücke von ihrer Gefäßversorgung.

Biomechanik der Osteosynthese

Eine Fraktur läßt sich durch ***Kompression*** und durch ***intramedulläre Kraftträger*** stabilisieren.
Die Kompression kann interfragmentär oder axial zur Wirkung kommen.
Interfragmentärer Druck wird durch Zugschrauben erreicht, die die Bruchflächen gegeneinander komprimieren. Zugschrauben können allein oder in Kombination mit einer Platte verwendet werden. Diese Platten haben dann nur eine protektive Funktion für die verschraubte Fraktur und sollen Druck- und Biegekräfte aufnehmen, neutralisieren und über den Frakturbereich hinweg auf den gesunden Knochen leiten.
Axiale Kompression wird dann an einer Fraktur erzielt, wenn man auf der unter Zug stehenden Seite eine Zuggurtung in Form einer Drahtschlinge oder einer gespannten Platte anbringt. Eine weitere Möglichkeit, axial zu komprimieren, bietet der Fixateur externe. Bei der intramedullären Stabilisation wird die Fraktur durch einen in die Markhöhle eingebrachten Kraftträger neutralisiert.

Osteosyntheseverfahren (Abb. 26–45)

Interfragmentäre Verschraubung: Als Zugschrauben werden im spongiösen Bereich Spongiosaschrauben, am diaphysären Knochen Kortikalisschrauben benutzt. Um interfragmentäre Kompression zu erzielen, darf das Schraubengewinde nur jenseits der Frakturlinie fassen. Dieses Prinzip wird an Kortikalisschrauben so verwirklicht, daß ein *Gleitloch* und ein *Gewindeloch* für die Schraube vorbereitet wird.
Hauptanwendungsgebiet der reinen Verschraubungsosteosynthese bilden die intraartikulären Frakturen vor allem der oberen Extremität.

Plattenosteosynthesen: Die adäquate Belastung für eine Platte sind Zugkräfte, nicht Biegungs- oder Drehbeanspruchungen. Zur Erhöhung der Stabilität sollte jede Platte vorgespannt werden, was durch einen abnehmbaren Plattenspanner, durch Vorbiegen der Platte oder bei den selbstspannenden *dynamischen Kompressionsplatten* (DCP) durch Ausnutzung des sphärischen Gleitprinzips erreicht werden kann. Für diaphysäre Frakturen werden gerade Platten, für gelenknahe Brüche speziell geformte Platten (Winkelplatten, T-Platten) benutzt.

Spickdrahtosteosynthese: Mit ihr kann nur Adaptationsstabilität erzielt werden. Sie wird demnach mit Gipsverbänden oder anderen

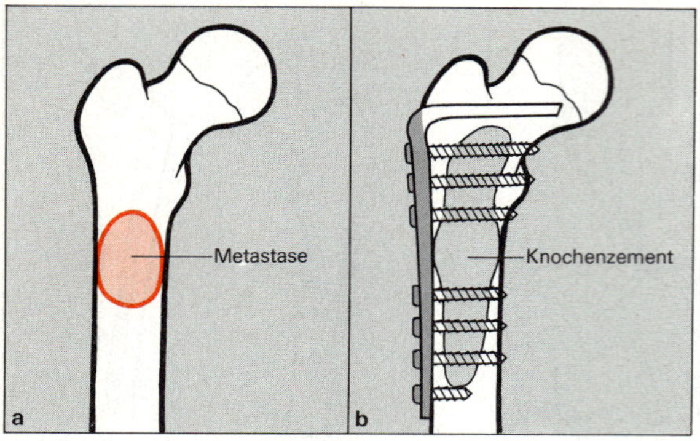

Abb. 26–46 a u. b. Verbundosteosynthese einer pathologischen subtrochantären Femurfraktur. Die Metastase ist ausgeräumt, der Defekt und die benachbarte Markhöhle mit Knochenzement aufgefüllt und die Fraktur mit einer Kondylenplatte stabilisiert

Osteosynthesen kombiniert, oder dient zur temporären Transfixation. Das Hauptanwendungsgebiet liegt bei kindlichen Knochenverletzungen.

Zuggurtung: Das Zuggurtungsprinzip kann durch Platten oder durch einfache Drahtschlingen verwirklicht werden, indem einwirkende Zugkräfte aufgenommen und in Druckkräfte umgeformt werden. Besonders bei Abrißfrakturen kommt der Zuggurtungsdraht zur Anwendung in Kombination mit axialer Drahtspickung. Typische Indikationen sind Abrißfrakturen an Olecranon, Patella und Malleolen.

Intramedulläre Kraftträger: Die Marknagelung wurde 1940 von Küntscher in die Chirurgie eingeführt. Marknägel werden nach Aufbohren der unterschiedlich weiten Markhöhle mit flexiblen Bohrern eingeschlagen – die vorangehende Reposition kann gedeckt oder offen erfolgen. Gute Indikationen für einen Marknagel sind geschlossene Quer-, Biegungs- und kurze Drehbrüche im mittleren Tibia- und Femurdrittel. Mit dem Verriegelungsnagel können diese Indikationen erweitert werden. Wegen der besonderen Anatomie ist die Marknagelung an der oberen Extremität nicht angezeigt.

Fixateur externe: Er erlaubt eine indirekte externe stabile Osteosynthese, indem Steinmann-Nägel oder Schanzschrauben frakturfern eingebracht werden; über diese wird dann die Fraktur durch eine Spannvorrichtung stabilisiert. Die Verspannung erfolgt in einer, oder besser in verschiedenen Ebenen. Die Indikation zum Einsatz des „äußeren Festhalters" besteht bei Frakturen mit prekären Weichteilverhältnissen (drittgradig offene Frakturen) oder begleitenden Gefäßverletzungen, bei infizierten Pseudarthrosen und bei bestimmten Arthrodesen oder Osteotomien **(Abb. 33–88 a u. b)**.

Zwei weitere spezielle Operationsverfahren sind die Osteosynthesen mit *Ender-Nägeln* und mit dem *3-Lamellen-Nagel* bei Frakturen am proximalen Femurende.

Verbundosteosynthese: Muß im pathologisch veränderten Knochen eine stabile Osteosynthese durchgeführt werden, so kann zur Defektauffüllung, zur Abstützung und zur Plombierung der Markhöhle für bessere Schraubenverankerung *Knochenzement* mit den metallischen Implantaten kombiniert werden. Solche Verbundosteosynthesen kommen bei hochgradiger Osteoporose, anderen Knochensystemerkrankungen und bei Knochenmetastasen zur Anwendung (Abb. 26–46).

Primär alloplastischer Ersatz: Ist ein gelenknaher Knochenabschnitt so zertrümmert, daß er nicht rekonstruiert werden kann, so besteht die Möglichkeit, ihn primär alloplastisch zu ersetzen. Dies gilt derzeit noch als Ausnahmeindikation, z. B. bei Zertrümmerung des Radiusköpfchens und Ersatz durch eine Speichenköpfchenprothese. Größere klinische Bedeutung hat der alloplastische Ersatz mit einer Hüftendoprothese bei bestimmten Schenkelhalsfrakturen (Abb. 26–47).

Knochentransplantation

Als Zusatzmaßnahme bei vielen Osteosynthesen hat die Knochentransplantation in Form der *Spongiosaplastik* zur Defektauffüllung, zum Ersatz von Trümmerzonen und zur Anregung

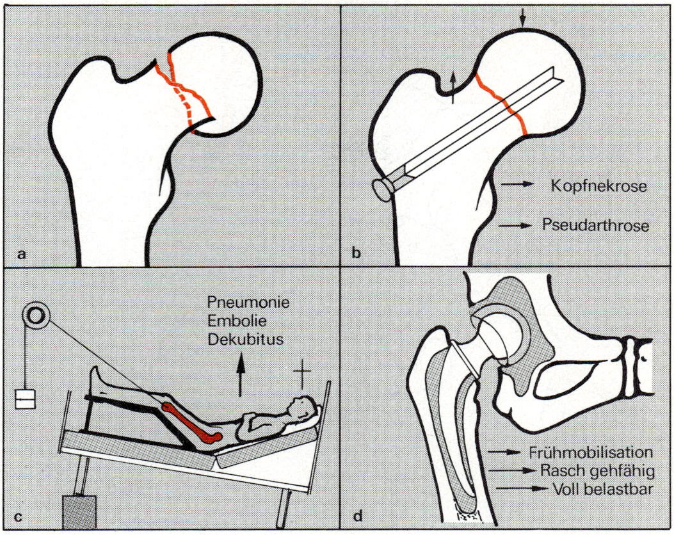

Abb. 26–47 a–d. Die mediale Schenkelhalsfraktur des alten Menschen. (a) Häufige Bruchform, (b) Bei Versorgung mit dem 3-Lamellen-Nagel besteht in einem hohen Prozentsatz die Gefahr der Kopfnekrose oder Pseudarthrose. (c) Länger dauernde Immobilisation bedingt eine Vitalgefährdung durch Pneumonie und Embolie. (d) Der primär alloplastische Ersatz erlaubt Frühmobilisation mit rascher Gehfähigkeit und voller Belastbarkeit

der Knochenneubildung an avitalen Fragmenten große klinische Bedeutung erlangt. Außer bei frischen Osteosynthesen hat die Spongiosaanlagerung bei der Behandlung atrophischer Pseudarthrosen und der posttraumatischen Ostitis ein weites Anwendungsgebiet. *Kortikospongiöse Blöcke* kommen in den Fällen zum Einsatz, wo das Knochentransplantat auch eine mechanische Funktion zu erfüllen hat (Verriegelungsplastik, Wirbelfusion).

Die *typische Entnahmestelle* für Knochentransplantate (Abb. 26–48) ist der Beckenkamm; Spongiosa kann auch am Trochantermassiv und Tibiakopf entnommen werden. Spongiosa wird in Form von kleinen Bröckeln oder schmalen Scheibchen (Chips) transplantiert. Das Transplantatlager muß neben mechanischer Ruhe eine gute Durchblutung bieten **(Abb. 33–88 a u. b)**. Die schnellste und sicherste Knochenneubildung ist von der Transplantation *autogener Spongiosa* zu erwarten. Für viele Indikationen ist aber auch der Rückgriff auf *allogenes* Material möglich (frisch aus bei Hüftgelenksersatz gewonnenen Femurköpfen oder aus der Knochenbank). In diesen Fällen setzt die Knochenbildung mit etwa 4wöchiger Verzögerung über die *induktive Osteogenese* ein. Bei gestörter Knochenbruchheilung wird zur Verbesserung des Transplantatlagers und zur Anregung der Osteogenese eine sog. *Dekortikation* gleichzeitig mit der Spongiosaplastik durchgeführt. Das Prinzip der Dekortikation besteht darin, daß im Bereich der gestörten Bruchheilung zahlreiche kleine Kortikalisscheiben abgemeißelt werden, ohne daß ihre Verbindung zu den umgebenden Weichteilen zerstört wird. Man erhält so viele kleine gestielte Knochentransplantate und gleichzeitig eine Eröffnung der Havers-Systeme des kortikalen Knochens.

Bei großen Knochendefekten (Knochentumoren) gewinnt die Knochentransplantation mit Hilfe mikrochirurgischer Methoden zunehmend an Bedeutung. Klinisch in Verwendung sind heute gefäßgestielte Fibula- und Rippentransplantate, wobei die Transplantatgefäße unter dem Mikroskop mit Gefäßen aus der Defektumgebung anastomosiert werden.

Übungsbehandlung

Sie beginnt unmittelbar nach dem Unfall, indem bei konservativer Bruchbehandlung alle nicht ruhiggestellten Gelenke aktiv und ausgiebig bewegt werden. In idealer Weise können bei übungsstabilen Osteosynthesen alle Gelenke der verletzten Extremität einer funktionellen Behandlung zugeführt werden. Die Übungsbehandlung kann durch Hilfsmittel (z. B. *Bewegungsschiene*) unterstützt werden. Gute Erfolge lassen sich durch die sog. kontinuierliche passive Bewegung auf motorbetriebenen Bewegungsschienen, die rund um die Uhr laufen, erzielen.

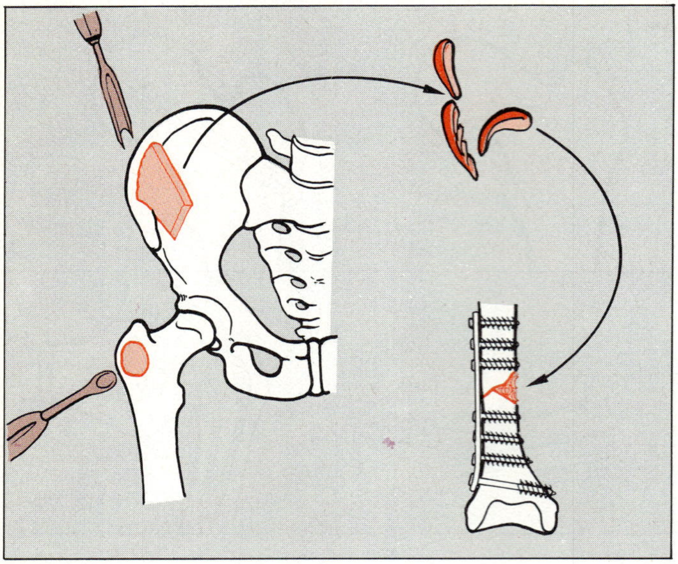

Abb. 26–48. Spongiosatransplantation: Entnahme mit dem Hohlmeißel am Beckenkamm oder mit dem Löffel aus dem Trochanter, Transplantation in Form von kleinen Chips in Knochendefekte oder an Trümmerzonen

Osteosynthesen der unteren Extremität gestatten früh den Beginn einer Gehschulung, bei der die operierte Extremität aufgesetzt und unter Teilbelastung abgerollt werden muß. Vollbelastung ist erst nach erfolgter Bruchheilung möglich, mit Ausnahme der meisten durch Marknagelung versorgten Brüche. Die *Metallentfernung* erfolgt erst nach Ablauf der vollständigen knöchernen Heilung.

Indikationsstellung in der Frakturbehandlung

Die Kunst der Knochenbruchbehandlung liegt darin, aus der Vielfalt der Methoden die für den Einzelfall beste auszuwählen. Das Ziel der Frakturbehandlung ist die Wiederherstellung der vollen Funktion des verletzten Skelettabschnittes in möglichst kurzer Zeit. Jede Osteosynthese verbietet sich, wenn ohne Operation und ohne Risiko für den Verletzten ein ebenso gutes oder gar besseres Spätergebnis auf konservativem Wege zu erreichen ist. Von einem besonders fatalen Indikationsfehler muß gesprochen werden, wenn durch eine Osteosynthese das Leben des Verletzten gefährdet wird.

Indikationen zur konservativen Frakturbehandlung

Konservatives Vorgehen ist bei allen Frakturen angezeigt, die ohne Operation mit gutem funktionellem Endergebnis ausheilen. Hierzu zählen neben den meisten Wirbelbrüchen und Beckenfrakturen an der oberen Extremität die Brüche von Skapula und Klavikula, proximalem Humerus und Humerusschaft, Radius an typischer Stelle und an der Hand, an der unteren Extremität der unkomplizierte lange Drehbruch des Unterschenkels, sowie die meisten Frakturen am Fuß.

Indikationen zur Osteosynthese

Alle Frakturen, die ohne Operation nicht oder nur selten knöchern ausheilen: Abrißfrakturen mit Diastase am Olecranon und an der Patella, Adduktionsbrüche des Schenkelhalses.

Luxations- und Gelenkfrakturen, deren Reposition geschlossen nicht gelingt: Vor allem bei den intraartikulären Frakturen der unteren Extremität ist die exakte anatomische Rekonstruktion der Gelenkflächen anzustreben.

Frakturen, die auf operativem Wege viel rascher und sicherer ausheilen, und Brüche mit

schwieriger Retention: Alle Femurfrakturen, Unterarmschaftbrüche, gewisse Brüche an der Tibia. Konservativ behandelt führen diese Frakturen in hohem Maße zu Frakturheilungsstörungen oder Immobilisationsschäden (S. 58, 603) mit schlechten funktionellen Endergebnissen.

Relative Indikationen

Sie liegen bei bestimmten Frakturen vor, die sowohl bei konservativem als auch bei operativem Vorgehen etwa gleich gute Resultate liefern. Für die Indikationsstellung einer Verfahrenswahl sind neben der Frakturart Alter, Allgemeinzustand, Begleitverletzungen, Beruf (rasche Wiedererlangung der Arbeitsfähigkeit durch Osteosynthese), soziale Erwägungen und besondere Lebensgewohnheiten (Sport) mitbestimmend oder entscheidend.

Gegenindikationen zur Osteosynthese

Bei frischen Frakturen bestehen sie bei allen pyogenen Infektionen unabhängig von ihrer Lokalisation.

Besondere Probleme der Indikationsstellung und Therapie

Kindliche Knochenverletzungen

Bei ihnen gebieten rasche Bruchheilung und geringe Neigung zu Immobilisationsschäden die *prinzipiell konservative Behandlung.* Ausnahmen sind (Abb. 26–49): Zweit- und drittgradig offene Brüche, Epiphysenfrakturen, schwer reponible oder retinierbare Frakturen (suprakondyläre Humerusfraktur, Bruch des Condylus radialis humeri) und Schenkelhalsfrakturen.

Behandlung der Epiphysenfrakturen

Sie erfordert die genaue anatomische Reposition und die Retention durch Spickdrähte oder Schrauben (Schrauben dürfen Wachstumsfuge nicht kreuzen, Gefahr der Epiphyseodese), um ein schweres posttraumatisches Fehlwachstum zu vermeiden. Im Gegensatz zum Erwachsenen findet bei kindlichen Frakturen in erster Linie die Adaptationsosteosynthese mit postoperativer Gipsfixation Anwendung. Bei konservativer Bruchbehandlung ist zu beachten, daß je nach Alter des Kindes und Lokalisation der Fraktur Achsenfehler und Längendifferenzen durch das weitere Wachstum bis zu einem bestimmten Grade spontan ausgeglichen werden, Drehfehler hingegen nicht.

Frakturen des alten Menschen

Bei ihnen wird die Indikation zur Operation zwingend, da dem Patienten eine langdauernde Liegebehandlung nicht zugemutet werden kann (Pneumonie, Thromboembolie, Dekubitus). Auch bei nicht sichergestellter Operations- und Narkosefähigkeit muß oft aus vitaler Indikation operiert werden. Bei Frakturen der unteren Extremität mit Gelenkbeteiligung wird man auf aufwendige Gelenkrekonstruktionen mit langdauernder Entlastung verzichten und ein konservatives Vorgehen wählen, was rasche Mobilisation erlaubt. Schaftbrüche dagegen sollten auf alle Fälle unter Bevorzugung solcher Verfahren operativ versorgt werden, die rasche Vollbelastung erlauben. Bestimmte Schenkelhalsfrakturen erfordern alloplastischen Gelenkersatz (Abb. 26–47).

Frakturen mit komplizierten Begleitverletzungen

Sie können die Indikation zur Osteosynthese erheblich erweitern: Verletzungen des N. radialis bei Humerusschaftbrüchen, Frakturen mit Gefäßläsionen. In diesen Fällen muß die Fraktur stabil versorgt werden, um die rekonstruierten Gefäße oder Nerven nicht weiter zu gefährden.

Offene Frakturen

Bei ihnen ergeben sich folgende Behandlungsprinzipien:

Verhütung einer weiteren Kontamination, besonders mit Hospitalkeimen: Die so früh wie möglich (Unfallort!) steril verbundenen Wunden dürfen erst im Operationsbereich unter aseptischen Kautelen geöffnet werden.

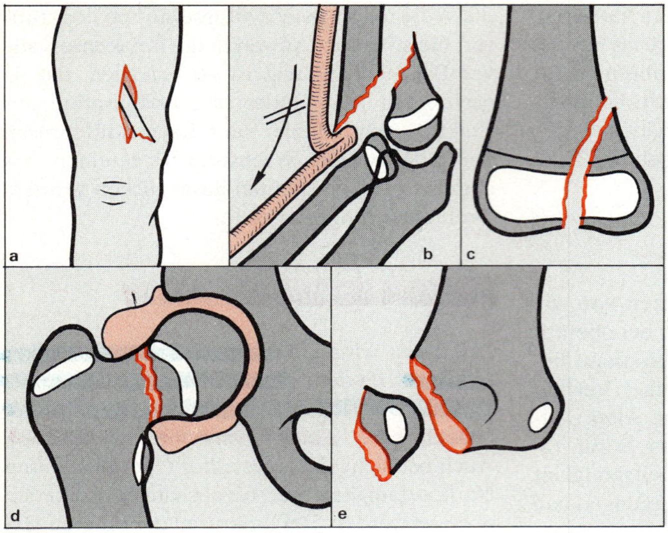

Abb. 26–49 a–e. Operationsindikationen bei kindlichen Frakturen. (a) Weit offene Brüche, (b) begleitende Gefäßnervenverletzungen, (c) Epiphysenfrakturen, (d) Schenkelhalsbrüche, (e) Frakturen des Condylus radialis humeri

Wundausschneidung (Débridement): Nekrotisches oder verschmutztes Gewebe muß radikal exzidiert werden.

Stabile Fixation des Knochenbruches (fördert die Weichteilheilung).

Primärer oder sekundärer Wundverschluß: Der primäre, absolut spannungsfreie Wundverschluß ist nur bei geringer Weichteilschädigung möglich. Bei schwerer Weichteilschädigung oder Weichteildefekten wird die Wunde offen gelassen und mit synthetischer Haut (Epigard) temporär gedeckt. Nach Abklingen des posttraumatischen Ödems und Verkleinerung des Defektes erfolgt der sekundäre Wundverschluß durch Sekundärnaht, einfache Spalthauttransplantate oder andere plastische Verfahren: gestielte Muskel- oder myokutane Lappen, freier Gewebetransfer mit mikrovaskulärer Anastomose (Latissimus-dorsi-Lappen) und andere Methoden.
Diese Maßnahmen sind angesichts einer Infektrate von 6–15% bei offenen Frakturen mit besonderer Sorgfalt durchzuführen. Bei allen zweit- und drittgradig offenen Frakturen besteht daher die Indikation zu einer stabilen Osteosynthese mit Platten oder dem Fixateur externe. Auf den Marknagel wird bei diesen Brüchen wegen der erhöhten Gefahr einer Markraumphlegmone und der zusätzlichen temporären Zerstörung des medullären Gefäßsystems verzichtet. Frakturen mit einfachen Durchspießungen (1. Grad) werden wie geschlossene Brüche behandelt.

Mehrfachfrakturen und Polytraumen

Bei ihnen kann zur Erleichterung der Intensivpflege, bei Kettenfrakturen zur Ermöglichung der Übungsbehandlung und bei doppelseitigen Brüchen zur früheren Wiedergewinnung einer einseitigen Funktion oder Vollbelastbarkeit die Operationsindikation weiter gestellt werden. Bei Mehrfachfrakturen einer Extremität ist die genaue Reposition und Retention aller Brüche zudem unblutig häufig nicht möglich.

Pathologische Frakturen

Sie erfordern meist ein operatives Vorgehen: Stabile Osteosynthese evtl. mit Knochentransplantation (z. B. bei Knochenzysten) oder in Kombination mit Knochenzement, um im pathologisch veränderten Knochen eine stabile Montage zu erzielen. Bei hüftnahen pathologischen Femurfrakturen besteht die Indikation zum *erweiterten alloplastischen Ersatz.* Die Eingriffe sind bei pathologischen Brüchen im Bereich von Metastasen meist nur Palliativoperationen, um die Patienten schmerzfrei und gehfähig zu machen und ihre Pflege zu erleichtern.

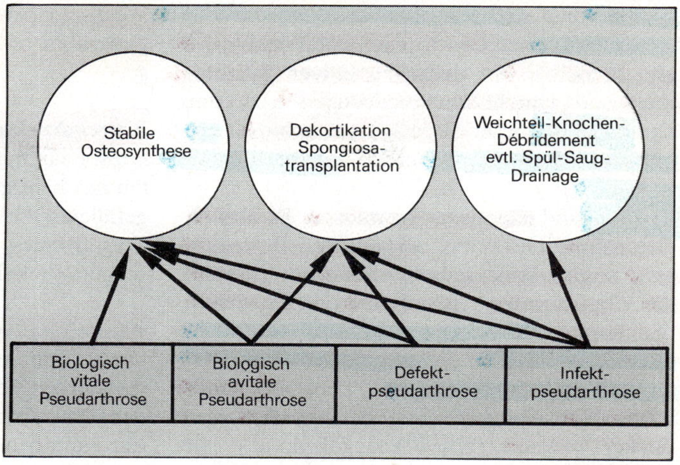

Abb. 26–50. Vorgehen bei gestörter Frakturheilung

Komplikationen der Bruchbehandlung

Die posttraumatische Ostitis kommt als Komplikation von Osteosynthesen und von konservativ behandelten primär und sekundär offenen Frakturen vor.

Störungen der Bruchheilung erfordern je nach Ursache (S. 591, Abb. 26–40 und 26–50) eine oder die Kombinationen folgender Maßnahmen:
Stabile Osteosynthese, bei Instabilität Reosteosynthese.
Beseitigung von Defekten oder Diastasen.
Vergrößerung der osteogenen Potenz an der Fraktur durch Dekortikation und Spongiosaplastik.
Bei infizierten Pseudarthrosen Débridement, Sequestrotomie, Spül-Saug-Drainage.

Ermüdungsfrakturen treten an Implantatenden oder im Implantatlager nach Metallentfernung auf.
Refrakturen kommen an noch nicht vollständig verheilten Bruchstellen vor. Sollbruchstellen am früheren Frakturspalt entstehen nach zu früher Implantatentfernung und bei noch nicht abgeschlossener funktioneller Adaptation oder Revitalisierung im Frakturbereich sowohl nach konservativer als auch operativer Bruchbehandlung.

Posttraumatische Fehlstellungen und Arthrosen sind Folgen von fehlverheilten Frakturen. Arthrosen können durch die Fehlbelastung der Extremität oder infolge eines traumatischen Knorpelschadens bei Begleitverletzungen der Gelenke entstehen. Nur das wachsende Skelett kann in begrenztem Umfang posttraumatische Fehlstellungen spontan korrigieren, anderenfalls sind *Korrekturosteotomien* indiziert: Achsenkorrekturen, Derotationsosteotomien, Verlängerungs- oder Verkürzungsosteotomien zum Beinlängenausgleich, Wiederherstellung der Gelenkkongruenz (z. B. Heben eines abgesunkenen Tibiaplateaus). Fortgeschrittene Arthrosen können Gelenkresektionen, alloplastischen Gelenksersatz oder Arthrodesen erfordern.

Muskelatrophien, Gelenksteifen und Kontrakturen sind bis zu einem gewissen Grade reversible Folgen einer länger dauernden Immobilisation, wie sie bei der konservativen Bruchbehandlung nötig ist. Schlecht sitzende Gipsverbände, atypische Gelenkstellungen (Spitzfuß) und unterlassene Übungsbehandlung können diese Immobilisationsschäden zusammen mit Knochenentkalkung, Knorpelatrophie, Kapselschrumpfung, Bandinsuffizienz und gestörter Durchblutung bis zur sog. *Frakturkrankheit* verschlimmern. In diesen Fällen resultiert eine Gebrauchsminderung der Extremität, die sich erst nach langwieriger Nachbehandlung bessert. Versteifungen und Kontrakturen in ungünstiger Stellung können Korrektureingriffe (Arthrolysen, Sehnenverlängerungen, Osteotomien, Arthrodesen) erforderlich machen.

Sudeck-Dystrophie: Besonders nach gelenknahen Frakturen, wiederholten Repositionsma-

növern und schmerzhafter brüsker Nachbehandlung können Dystrophien von Weichteilen und Knochen mit neurovegetativen Symptomen und Durchblutungsstörungen auftreten. Die Ursache dieser Sudeck-Dystrophie ist unbekannt. Bevorzugt werden ältere Patientinnen.
Typisch sind nächtliche Schmerzen, Beschwerdezunahme besonders bei passiven Bewegungen, teigige Weichteilschwellung mit glänzender, überwärmter, leicht livider und schwitzender Haut. Bei längerem Verlauf gehen die Schmerzen zurück, die trophischen Veränderungen nehmen aber zu: Die Weichteile schrumpfen (spitze Finger), der Knochen wird fleckig entkalkt (besonders gelenknah), die Haut wird kühl, trocken und bekommt vermehrte Behaarung. Als Endzustand bleibt eine durch völlige Weichteilschrumpfung bedingte bewegungsunfähige Extremität.
Zur *Behandlung* haben sich Antiphlogistika, Kortikoide, Psychopharmaka und Sympathikolytika bewährt. An physikalischen Maßnahmen kommen nach vorübergehender Ruhigstellung Wechselbäder und vorsichtige aktive Bewegungsübungen evtl. nach Eispackungen in Frage.

Nervendruckschäden durch unsachgemäße Gipsbehandlung oder Schienenlagerung betreffen am häufigsten den N. peronaeus. Die ausgefallene Fußheberfunktion muß dann durch Tragen eines orthopädischen Behelfs (Heidelberger Winkel) kompensiert werden.

Thromboembolische Komplikationen treten durch Immobilisation, behinderten und verlangsamten venösen Rückfluß (Lage, Ausfall der Muskelpumpe) nach Frakturen der unteren Extremität und des Beckens besonders häufig auf. Neben früh einsetzender krankengymnastischer Übungsbehandlung kann eine generelle medikamentöse Thromboemboliephrophylaxe die Komplikationsrate senken (S. 144).
Weitere Komplikationen sind *ischämische Kontrakturen* (S. 592) und die *Myositis ossificans* (S. 647).

Frakturen der oberen Extremität

Schulterblattbrüche

Pathophysiologie: Dank guter Muskeldeckung und Verschieblichkeit auf dem elastischen Thorax kann der Schulterblattkörper nur durch massive direkte Gewalteinwirkung frakturiert werden. Die zahlreichen Muskelansätze können an den Skapulawinkeln, am Acromion und am Processus coracoideus Abrißfrakturen verursachen. Beim Sturz auf die Schulter entstehen Stauchungsfrakturen des Skapulahalses und der Schultergelenkpfanne.

Diagnose: Schmerzhafte Bewegungseinschränkung im Schultergürtel, Druck- und Stauchungsschmerz im Frakturbereich, Absinken der Schulter, Röntgenaufnahmen in 2 Ebenen.

Therapie (Abb. 26–51): In den meisten Fällen *funktionell.* Nach kurzfristiger Ruhigstellung in einer Mitella oder einem *Gilchrist-Verband* (S. 57) setzt nach Abklingen der akuten Schmerzphase eine aktive Übungsbehandlung ein.

Operationsindikationen: Abrißfrakturen des Rabenschnabelfortsatzes und des Acromions mit starker Diastase, dislozierte Pfannenbrüche, stark dislozierte Halsfrakturen.

Schlüsselbeinbrüche

Pathophysiologie: Der Schlüsselbeinbruch ist eine der häufigsten Frakturen. Er entsteht meistens im mittleren Drittel als indirekter Bie-

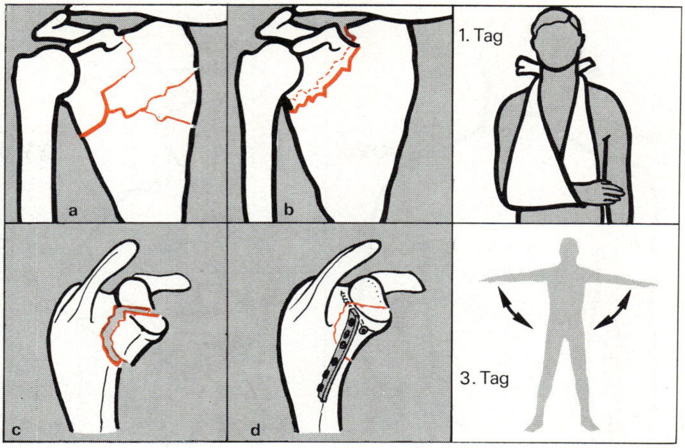

Abb. 26–51 a–d. Schulterblattbrüche. (a) Bruch des Schulterblattkörpers. (b) Schulterblatthalsfraktur. (c) Bruch der Schultergelenkspfanne, der als dislozierte Gelenkfraktur eine Osteosynthese erfordert (d). Bei allen Bruchformen kurzfristige Ruhigstellung mit nachfolgender Übungstherapie

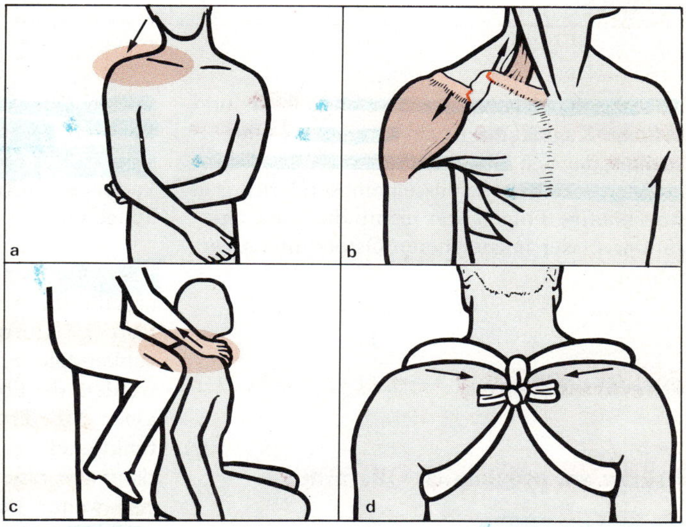

Abb. 26–52 a–d. Schlüsselbeinfraktur. (a) Klinischer Aspekt mit typischer Schonhaltung. (b) Dislokation der Fragmente durch Muskelzug und Schwere des Armes. (c) Typisches Repositionsmanöver. (d) Redressierender Rucksackverband

gungsbruch durch Sturz auf die Schulter oder die ausgestreckte Hand. Direkte Traumen führen häufig zu Frakturen des lateralen Klavikuladrittels. Bei starker Dislokation können der Plexus brachialis und die A. und V. subclavia mitverletzt werden.

Diagnose: Die Klavikulafraktur wird klinisch diagnostiziert: Geringe Weichteildeckung, Dislokation des medialen Fragmentes durch Zug des M. sternocleidomastoideus nach kranial, Herunterhängen der Schulter und Verminderung der Schulterbreite führen zur Diagnose. Die Bestätigung erfolgt durch eine Röntgenaufnahme in einer Ebene.

Therapie: Sie erfolgt grundsätzlich *konservativ*. Wenn nötig, kann in Bruchspaltanästhesie reponiert werden (Abb. 26–52).
Die 3wöchige Ruhigstellung erfolgt mit einem redressierenden *Rucksackverband*.
Äußerst selten besteht eine ***Indikation zur Osteosynthese:*** Bei offenen Frakturen, begleitenden Gefäß-Nerven-Verletzungen und ausbleibender Frakturheilung unter konservativer Behandlung. Zur Stabilisierung des mittleren Schaftdrittels ist allein die Plattenosteosynthese geeignet.

Komplikationen: Starke Kallusbildung kann zu Nerven- oder Gefäßirritationen führen. Der

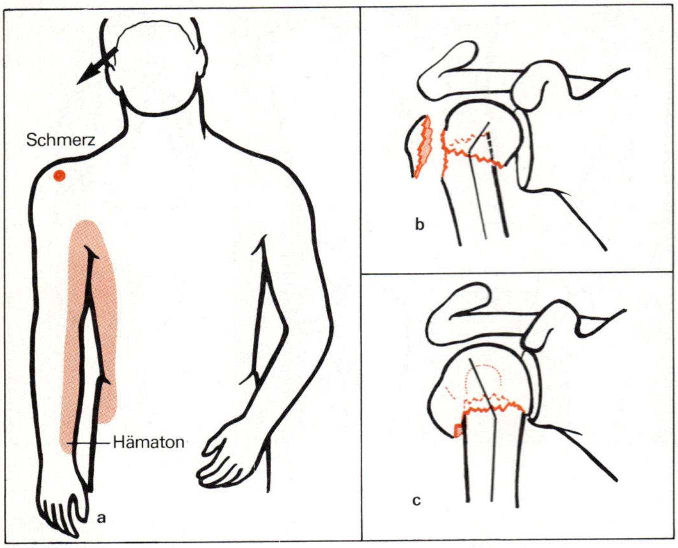

Abb. 26–53 a–c. Subkapitale Humerusfraktur. (a) Klinischer Aspekt, beachte die Hämatomausbreitung bei älteren Frakturen. (b) Adduktionsfraktur mit Abriß des Tuberculum majus. (c) Abduktionsfraktur

beim Kind gelegentlich auftretende sicht- und tastbare Kugelkallus ist ein harmloser Callus luxurians, der sich innerhalb kurzer Zeit vollkommen zurückbildet. Schlüsselbeinpseudarthrosen sind häufige Folgen von nichtindizierten Operationen oder ungeeigneten Osteosyntheseverfahren.

Oberarmbrüche

Brüche am proximalen Oberarm

Pathophysiologie: Diese Region ist eine Prädilektionsstelle für Frakturen beim alten Menschen. Die Mehrzahl der proximalen Humerusbrüche sind subkapitale Frakturen am Collum chirurgicum. Die Brüche entstehen indirekt beim Sturz auf die ausgestreckte Hand oder den Ellbogen und je nach Armstellung als Abduktions- oder Adduktionsfrakturen. Die subkapitalen Brüche sind häufig von Luxationen oder Zertrümmerungen des Humeruskopfes sowie von Abrissen des Tuberculum majus begleitet.

Diagnose: Schmerzhafte Schulterschwellung und schmerzbedingte Bewegungseinschränkung. Veraltete Frakturen zeigen oft groteske Hämatomverfärbungen an der Innenseite des ganzen Oberarmes und an der seitlichen Thoraxwand (Abb. 26–53). Die Röntgenaufnahmen in 2 Ebenen decken oft sehr starke Dislokationen, insbesondere dorsale Achsenknikkungen auf.

Therapie: Der gut ausgebildete Muskelmantel erlaubt am proximalen Humerus eine *funktionelle* Frakturbehandlung. Fest eingestauchte subkapitale Frakturen können sofort bewegt werden, die übrigen werden für etwa 3 Tage in einer Mitella ruhiggestellt und anschließend funktionell, zunächst mit Pendelübungen und dann zunehmend mit aktiven Bewegungsübungen weiter behandelt. Im höheren Erwachsenenalter sind Repositionen nur bei starken Dislokationen erforderlich. Hingegen müssen beim jüngeren Patienten instabile und stark verschobene Brüche eingerichtet und im Gipsverband ruhiggestellt werden.

Die Operationsindikationen sind in Abb. 26–54 zusammengestellt. Ein abgerissenes Tuberculum majus wird angeschraubt oder durch Zuggurtung stabilisiert, die übrigen Brüche werden mit einer T-Platte versorgt. Den zertrümmerten und in die Axilla luxierten Humeruskopf kann man beim alten Menschen ersatzlos resezieren.

Komplikationen: Nach zu langer Ruhigstellung oder nicht fachgerechter Übungsbehandlung

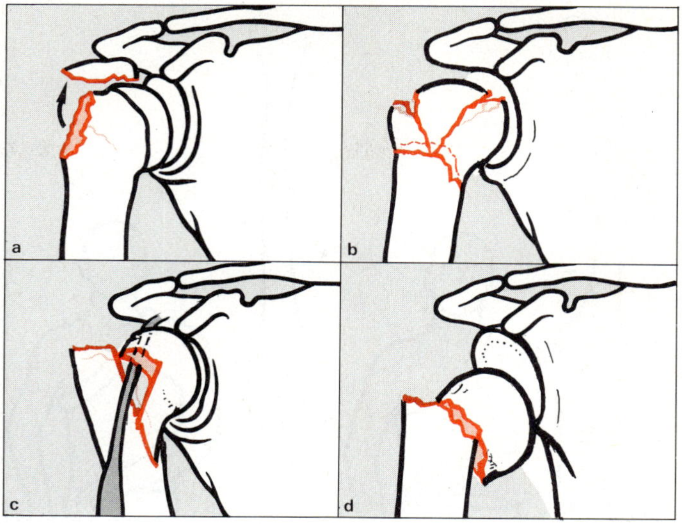

Abb. 26–54 a–d. Operationsindikationen bei proximalen Humerusfrakturen. (a) Abriß des Tuberculum majus mit Verklemmung des Fragmentes unter dem Acromion. (b) Dislozierte Humeruskopffraktur. (c) Subkapitale Humerusfraktur mit Interposition der langen Bizepssehne. (d) Subkapitale Humerusfraktur mit Luxation des Kopfes

entstehen hartnäckige, schmerzhafte Schultersteifen. Eine häufige Komplikation bei operativem Vorgehen ist die Schädigung des N. axillaris durch Hakendruck. Luxationsfrakturen und Kalottenfrakturen sind durch partielle oder totale Kopfnekrosen belastet.

Proximale Oberarmbrüche beim Kind

Pathophysiologie: Epiphysenlösungen am proximalen Humerus entstehen durch indirekte Gewalteinwirkung beim Sturz auf die ausgestreckte Hand; bei Einwirkung eines zusätzlichen Drehmomentes kann ein metaphysärer Keil mit ausbrechen.

Diagnose: Beim Säugling und Kleinkind müssen diese Verletzungen wegen der nicht möglichen radiologischen Darstellbarkeit klinisch erkannt werden.

Therapie: Proximale Humerusfrakturen und Epiphysenlösungen mit und ohne metaphysärem Keil werden in Allgemeinnarkose reponiert und anschließend in einem *Gips-Desault-Verband* für 3 Wochen ruhiggestellt. Manchmal gelingt die Reposition der proximalen Humerusepiphyse nur in Elevation und Außenrotation des Armes. Die Ruhigstellung erfolgt dann entweder in dieser Stellung im *Schulterarmgipsverband nach Blount* oder nach perkutaner Verspickung im Gips-Desault-Verband. Die offene Reposition kann erforderlich werden, wenn sich die lange Bizepssehne als Repositionshindernis einschlägt (Abb. 26–54 c).

Oberarmschaftbrüche

Pathophysiologie: Direkte und indirekte Traumen produzieren am Humerusschaft praktisch alle Frakturtypen, wobei jedoch die einfachen Bruchformen überwiegen und offene Frakturen selten sind. Die gefürchtetste Begleitverletzung ist die Läsion des N. radialis, der sich in einer langen Schraubentour von proximal medial nach distal lateral um die Dorsalseite des Humerusschaftes herumwindet.

Diagnose: Durch Vorliegen aller klassischen Frakturzeichen leicht erkennbar. Die Primäruntersuchung muß vor allem eine exakte neurologische Prüfung aller Radialisqualitäten einschließen.

Therapie: Die Humerusschaftfraktur ist hinsichtlich der Bruchheilung die gutartigste aller Schaftbrüche und wird daher prinzipiell *konservativ* behandelt. Bei der primären Reposition (Abb. 26–55) brauchen nur grobe Rotationsfehler, starke Achsenknickungen und Seitverschiebungen korrigiert zu werden, danach wird unter leichter Einstauchung der Fragmente ein

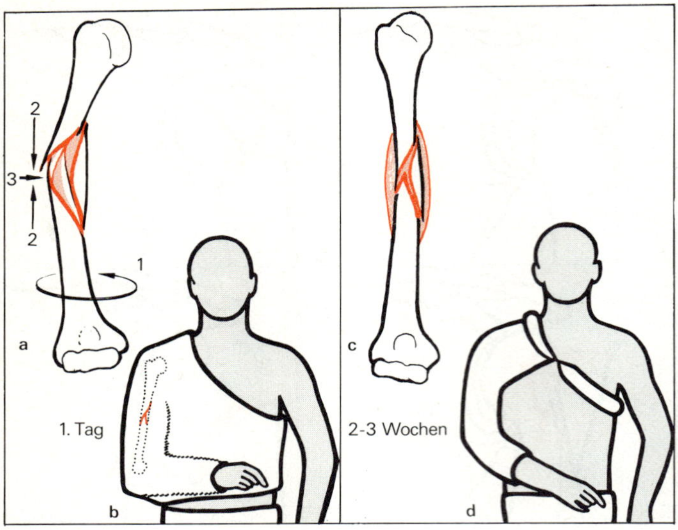

Abb. 26–55 a–d. Konservative Behandlung der Humerusschaftfraktur. (a) Schritte bei der primären Reposition: Ausgleich von Drehfehlern (1), Längsstauchung der Fraktur (2), grobe Achsenkorrektur (3). (b) Gips-Desault-Verband nach der ersten Reposition. (c) Nach 2–3 Wochen sind die Fragmente durch einen noch plastischen Kallus stabilisiert, etwaige Achsennachkorrekturen sind noch möglich. (d) Weiterbehandlung erfolgt im U-Gips mit Schulterkappe

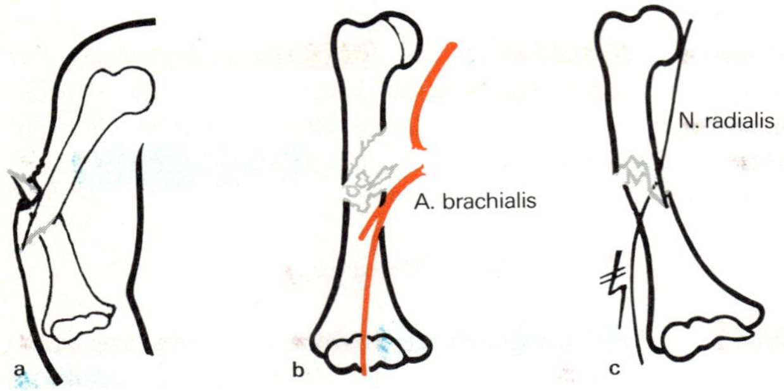

Abb. 26–56 a–c. Indikationen zur Osteosynthese bei Humerusschaftbrüchen. (a) Weit offene Fraktur. (b) Schußbruch mit Gefäßverletzung. (c) Begleitende Radialisparese, insbesondere wenn diese keine Rückbildungstendenz zeigt oder sekundär auftritt

Gips-Desault-Verband anmodelliert. Nach 2½ bis 3 Wochen sind die Fragmente durch eine noch plastisch verformbare Kallusmasse fixiert, so daß noch Nachkorrekturen der Achse möglich sind. Die Weiterbehandlung erfolgt in einer *Gips-U-Schiene* mit Schulterkappe und Schulterhalfter. Die Gesamtruhigstellungszeit beträgt für Drehbrüche 5–6 Wochen, für die übrigen Bruchformen 6–8 Wochen.

Dieses Standardvorgehen wird bei alten Patienten und bei Mehrfachverletzten wegen der möglichen Behinderung der Thoraxexkursionen durch einen Desault-Verband modifiziert, indem sofort ein Gips-U-Schienenverband angelegt wird. Querbrüche und kurze Schrägbrüche im distalen Schaftdrittel werden im Oberarmgips mit Schulterkappe und Schulterhalfter ruhiggestellt.

Bei kooperativen Patienten und ausreichender krankengymnastischer Versorgung können Humerusschaftfrakturen auch *funktionell* mit Schienen (S. 596) behandelt werden, wobei man mit dieser Therapie bereits nach wenigen Tagen mit Abklingen der akuten Schmerzphase beginnen kann oder aber an eine erste Phase mit konservativer Behandlung anschließt. Bei Kindern reicht die alleinige 3- bis 4wöchige Gipsimmobilisation im Desault-Verband.

Indikation zur Osteosynthese (Abb. 26–56): Weitoffene Frakturen, Defektbrüche, begleitende Gefäßverletzungen, Weichteilinterpositionen und vor allem sekundär (nach der Reposition oder während der Ruhigstellung) auftretende Radialisparesen, evtl. bei Polytraumatisierung und Kettenfrakturen der oberen Extremität.

Die Osteosynthesen werden mit der *Platte* durchgeführt, der Marknagel ist für den Humerus ungeeignet.

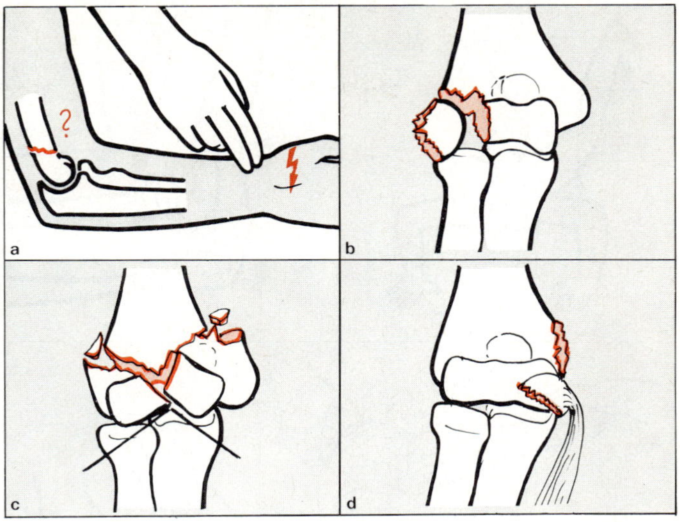

Abb. 26–57 a–d. Operationsindikationen bei distalen Humerusfrakturen. (a) Suprakondyläre Humerusfraktur mit gestörter peripherer Durchblutung oder neurologischen Ausfällen. (b) Dislozierte Fraktur des Condylus radialis. (c) Intraartikuläre distale Humerusfraktur mit Verwerfung der Gelenkflächen. (d) Abrißfraktur der ulnaren Apophyse mit Interposition ins Gelenk

Komplikationen: Während die konservative und funktionelle Behandlung kein nennenswertes Risiko bringen, besteht bei operativem Vorgehen die Gefahr der iatrogenen Radialisschädigung. Falsch indizierte Operationen und biomechanisch ungeeignete Osteosyntheseverfahren ziehen am Oberarm eine beträchtliche Pseudarthroserate nach sich.

Distale Oberarmbrüche

Pathophysiologie: Am häufigsten sind die extraartikulären Biegungsbrüche, die beim Erwachsenen fast ausschließlich als Biegungsbrüche beim Sturz auf den gebeugten Ellbogen auftreten. Durch direkte Rasanztraumen oder indirekt einwirkende Längsstauchung kommt es zu distalen intraartikulären Humerusfrakturen, die von einfachen y-förmigen Brüchen bis zur Zertrümmerung des Gelenkkörpers reichen. Perkondyläre, wenig verschobene Frakturen sind typisch für den porotischen Knochen des alten Menschen. Am medialen und lateralen Kondylenbereich sind Abriß- und Abscherfrakturen häufig. Schließlich können auch noch isolierte Abscherfrakturen von der gesamten oder von Teilen der Gelenkrolle entstehen. Die eng benachbarten Gefäß- und Nervenbahnen sind bei distalen Humerusfrakturen besonders häufig durch Anspießung oder Kompression gefährdet.

Diagnose: Rasch einsetzende Schwellung und hochgradige, schmerzhafte Bewegungseinschränkung sind das gemeinsame Zeichen aller distalen Humerusfrakturen. Die Überprüfung der peripheren Motorik, Sensibilität und Durchblutung muß obligat erfolgen.

Therapie: Beim Erwachsenen sind nur die perkondylären und die unkomplizierten extraartikulären Biegungsbrüche für eine konservative Behandlung geeignet. Nach der Reposition werden sie im Oberarmgipsverband für 6 Wochen ruhiggestellt.
Die meisten Frakturen werden *operativ* behandelt, die 4 wichtigsten Indikationen sind in Abb. 26–57 zusammengefaßt: Intraartikuläre Frakturen mit Verwerfung der Gelenkflächen, Abrißfrakturen mit Distraktion oder Interposition ins Gelenk und Frakturen mit begleitenden Gefäß-Nerven-Verletzungen.
Als Osteosyntheseverfahren sind die interfragmentäre Verschraubung und Osteosynthesen mit kleindimensionierten Platten und Drahtzuggurtungen üblich.

Komplikationen: Verletzungen von A. und V. brachialis und der Nn. ulnaris und medianus sind relativ häufig; unübersichtliche Zugänge bergen die Gefahr von iatrogenen Läsionen vor allem des N. ulnaris in sich. Gelegentlich werden auch *ischämische Kontrakturen* nach übersehenen Kompressionssyndromen bei distalen

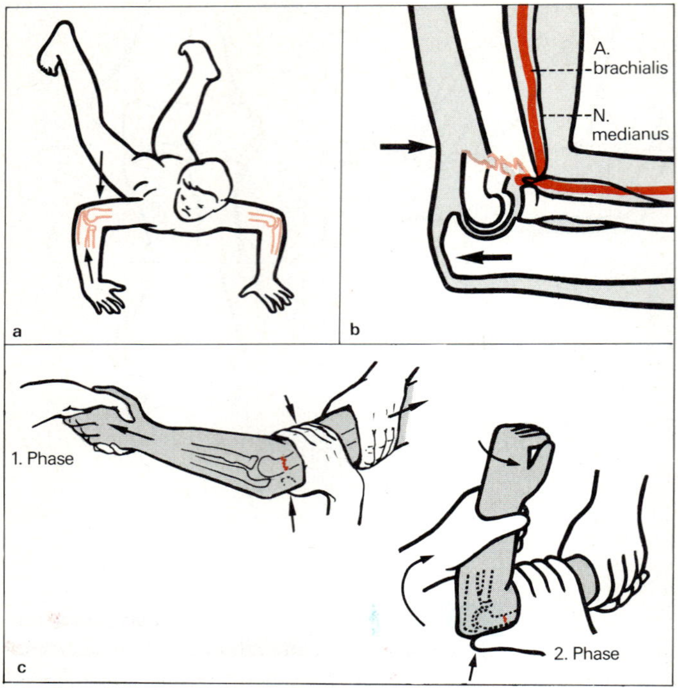

Abb. 26–58 a–c. Die suprakondyläre Humerusfraktur beim Kind. (a) Typisches Unfallereignis, das zu dieser Fraktur führt. (b) Das zentrale Fragment gefährdet bei stärkerer Dislokation Gefäße und Nerven. (c) Repositionsmanöver: In der ersten Phase werden unter Zug und Gegenzug die Verkürzung behoben und Seitenverschiebungen korrigiert, in der zweiten Phase wird unter zunehmender Beugung im Ellbogengelenk durch Daumendruck auf das periphere Fragment die Achsenknickung beseitigt. Der Unterarm wird dabei in Pronationsstellung gedreht, um Varusfehlstellungen zu vermeiden

Humerusfrakturen beobachtet. Bewegungseinschränkungen des Ellbogengelenkes belasten alle Behandlungsverfahren.

Suprakondyläre Oberarmbrüche beim Kind

Pathophysiologie: Sie sind extraartikuläre Biegungsfrakturen, die aber im Gegensatz zu denen des Erwachsenen fast immer Extensionsverletzungen durch Sturz auf die abfangende Hand sind. Das dislozierte zentrale Hauptfragment kann an der Beugeseite Gefäße und Nerven verletzen oder komprimieren (Abb. 26–58).

Diagnose: Trotz rasch einsetzender Schwellung der Ellbogenregion ist häufig eine starke Achsenabknickung erkennbar. Besondere Sorgfalt muß auf die Diagnostik peripherer Durchblutungsstörungen und neurologischer Ausfälle gelegt werden (stets Pulse fühlen).

Therapie: Die Reposition erfolgt schonend in Allgemeinnarkose unter Bildwandlerkontrolle (Abb. 26–58 c). Zur Retention der Fraktur sind 3 Methoden gebräuchlich (Abb. 26–59):
1. *„Cuff and collar"* nach *Blount.* Hierbei hält die durch die spitzwinklige Beugung im Ellbogengelenk angespannte Trizepssehne die Reposition. 2. *Vertikalextension* nach *Baumann* durch Draht- oder Schraubenextension an der proximalen Elle. 3. *Perkutane Spickdrahtosteosynthese* mit Oberarmgipsverband.
Die Indikation zur offenen Reposition ist gegeben bei Weichteilinterponaten und Gefäß- oder Nervenmitverletzung.

Komplikationen: Gefürchtetste Komplikation ist die Volkmann-Kontraktur nach muskulärer Ischämie infolge eines Kompressionssyndroms. Um dies zu vermeiden, muß gelegentlich die Ellenbeuge dekomprimiert werden unter Spaltung des Lacertus fibrosus und aller Unterarmfaszien. Die meisten Retentionsverfahren bergen die Gefahr einer sekundären Redislokation in sich. Besonders häufig treten Drehfehler auf, die Schrittmacher für spätere Achsenfehler sind. Auch nach korrekter Reposition und Retention kann durch Fehlwachstum ein Cubitus varus entstehen.

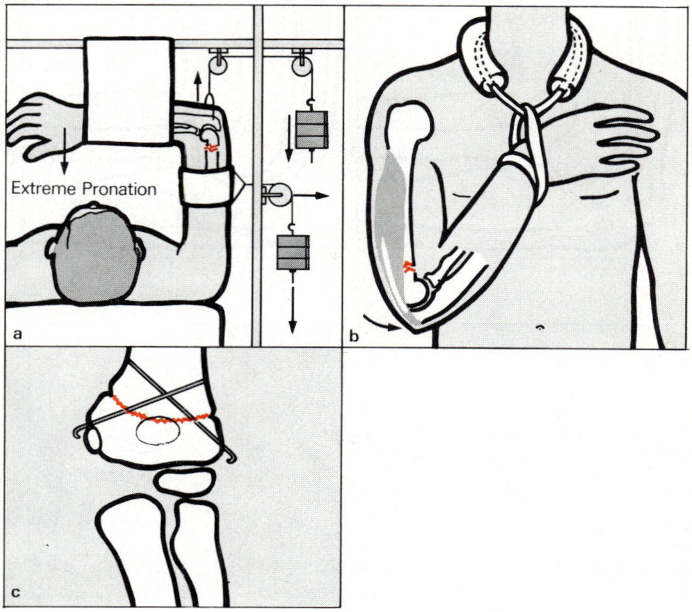

Abb. 26–59 a–c. Retentionsmöglichkeiten bei der kindlichen suprakondylären Humerusfraktur. (a) Vertikalextension mit zusätzlichem Seitenzug. (b) „cuff and collar". (c) Adaptationsosteosynthese mit gekreuzten Spickdrähten

Brüche des Condylus radialis humeri beim Kind

Pathophysiologie: Entstehen durch Abscherung beim Sturz auf die ausgestreckte Hand. Die Fraktur verläuft vom lateralen Rand der Humerusmetaphyse schräg zur Mitte der Trochlea. Das sehr große Fragment neigt zu starker Dislokation und kann vollständig verdreht werden.

Diagnose: Die Fraktur des Condylus radialis humeri wird sehr häufig übersehen oder in ihrer Bedeutung unterschätzt. Die Symptome können wenig auffällig sein und auch radiologisch ist die Verletzung, selbst bei schweren Dislokationen, *leicht zu übersehen,* da sich je nach Alter des Kindes nur der kleine Capitulumknochenkern darstellt.

Therapie: Diese kindliche Fraktur stellt eine *absolute Operationsindikation* dar. Nach anatomischer Reposition erfolgt eine Spickdraht- oder Schraubenosteosynthese.

Komplikationen: Die übersehene oder nicht reponierte und konservativ behandelte Fraktur führt oft zur Pseudarthrose des Condylus radialis. Danach kommt es zu Wachstumsstörungen und zur Ausbildung eines extremen Cubitus valgus mit nachfolgender Ulnarisparese durch Überdehnungsschaden des Nerven.

Unterarmbrüche

Ellenhakenbrüche

Pathophysiologie: Olecranonfrakturen entstehen durch direkte Gewalteinwirkung und sind häufiger Komponenten von Verrenkungsbrüchen des Ellbogengelenkes. Der Trizepssehnenzug kann zu erheblicher Fragmentdiastase führen.

Diagnose: Trotz lokaler Schwellung ist die Diastase häufig tastbar. Die Beweglichkeit im Ellbogengelenk ist schmerzhaft eingeschränkt und die Streckfähigkeit aufgehoben **(Abb. 33–89 a u. b)**.

Therapie: Unverschobene Brüche werden im Gipsverband behandelt, die Abrißfraktur wird durch eine *Zuggurtungsosteosynthese* übungsstabil versorgt (Abb. 26–60). Bei größeren Zertrümmerungen ist eine Plattenosteosynthese nach Rekonstruktion der Gelenkfläche erforderlich **(Abb. 33–90 a u. b)**.

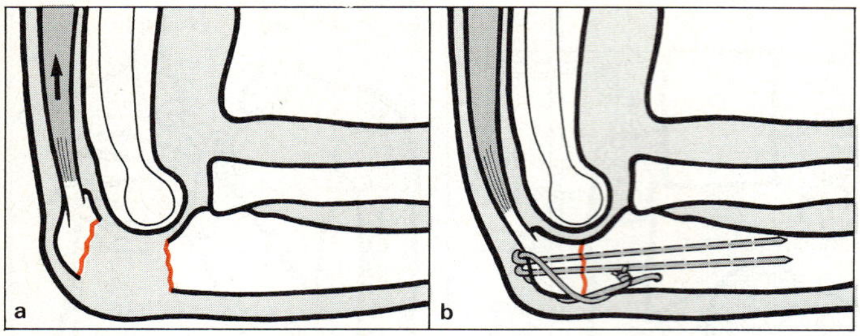

Abb. 26–60 a u. b. Olecranonfraktur. (a) Abrißfraktur neigt zur Diastase durch Trizepssehnenzug. (b) Bei der Versorgung einer Abrißfraktur mit einer Drahtzuggurtungsosteosynthese werden die einwirkenden Zugkräfte aufgenommen und in Druckkräfte am Bruchspalt umgewandelt

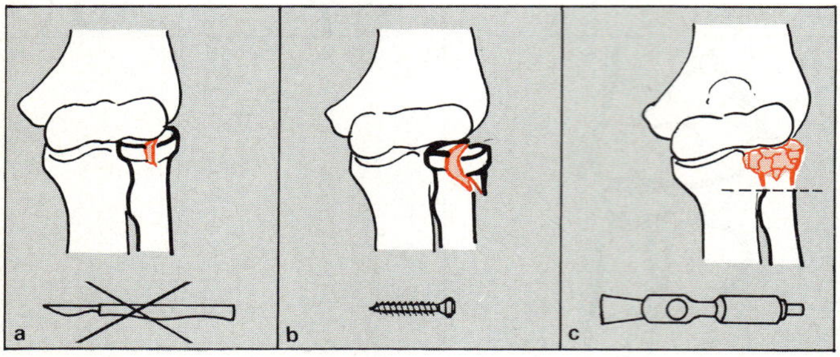

Abb. 26–61 a–c. Radiusköpfchenfrakturen. (a) Eine wenig dislozierte Meißelfraktur erfordert keine Operation. (b) Eine stärker verschobene Meißelfraktur mit größerem Halsfragment kann verschraubt werden. (c) Bei Trümmerbrüchen ist die primäre Radiusköpfchenresektion angezeigt

Komplikationen: Stärkere Zertrümmerungen können posttraumatische Arthrosen hinterlassen; nach Luxationsfrakturen, besonders bei Verlust des Processus coronoideus, können eine Gelenkinstabilität und Dauerluxation zurückbleiben.

Brüche des Radiusköpfchens

Pathophysiologie: Frakturen entstehen durch Sturz auf die Hand bei gestrecktem Ellbogengelenk und proniertem Unterarm. Typische Bruchformen dabei sind Meißelfrakturen, Trümmerbrüche und Radiushalsfrakturen. Beim Kind kommen praktisch nur die Radiushalsfrakturen vor, die sehr stark dislozieren können.

Diagnose: Lokaler Druckschmerz im Frakturbereich, schmerzhaft aufgehobene Pronation und Supination im Unterarm.

Therapie: Radiushalsfrakturen lassen sich meistens geschlossen reponieren und können dann konservativ im Gipsverband behandelt werden.

Operationsindikationen (Abb. 26–61): Nichtreponierbare stark verschobene kindliche Radiushalsfrakturen, dislozierte Meißelfrakturen und Trümmerbrüche. Letztere erfordern meist eine Resektion und bei speziellen Indikationen einen alloplastischen Ersatz.

Komplikationen: Bei unzweckmäßigen Zugängen und Repositionsmanövern kann der N. radialis verletzt werden. Häufig verbleiben Einschränkungen der Unterarmdrehbeweglichkeit.

Unterarmschaftbrüche

Pathophysiologie: Unterarmschaftfrakturen und isolierte Schaftbrüche von Elle und Speiche entstehen vornehmlich durch direkte Gewalteinwirkung (Parierfraktur der Ulna). Spezielle Verletzungsformen stellen 2 typische Luxationsfrakturen dar: Der *Monteggia-Schaden* als Kombination einer Ellenschaftfraktur mit einer Radiusköpfchenluxation (Abb. 26–62) und die *Galeazzi-Verletzung* als Kombination der Radiusschaftfraktur mit Luxation des distalen Ellenendes **(Abb. 91 a u. b)**.

Diagnose: Meist sind alle klassischen Frakturzeichen vorhanden. Bei der Röntgendiagnose ist darauf zu achten, daß die benachbarten Gelenke mit abgebildet werden, um keine Luxationsfrakturen zu übersehen.

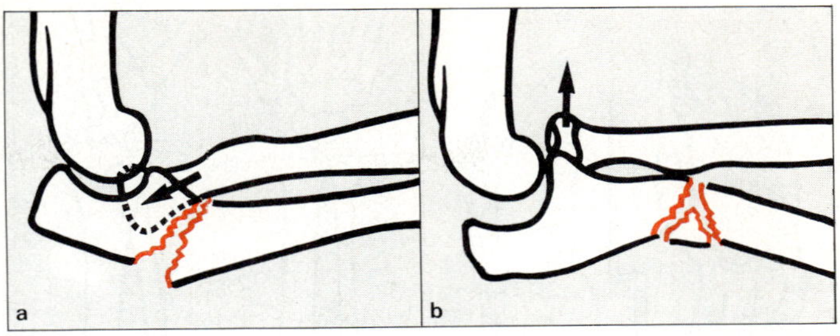

Abb. 26–62 a u. b. Monteggia-Schaden. (a) Luxation des Radiusköpfchens nach dorsal. (b) Die häufigere Form mit Verrenkung der Speiche zur Beugeseite hin

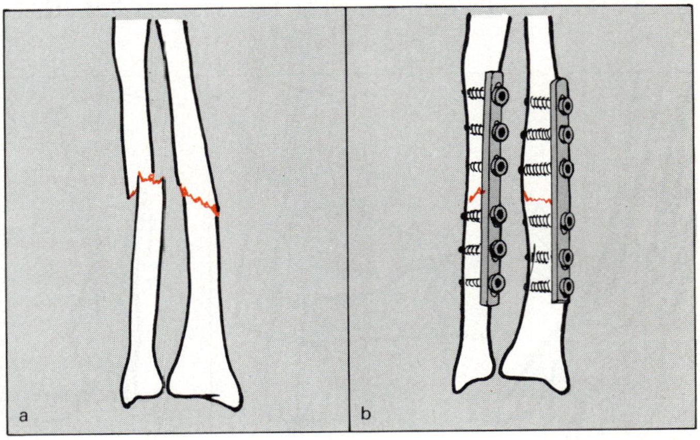

Abb. 26–63 a u. b. Unterarmschaftbruch (a) versorgt durch Plattenosteosynthese (b)

Therapie: Die konservative Therapie bringt an diesem Skelettabschnitt durch die schwierige Reposition und Retention (häufige Redislokation) und durch die zur Ausheilung notwendige lange Ruhigstellungsdauer in hohem Maße unbefriedigende Ergebnisse. Daher sind sowohl die kompletten Unterarmschaftfrakturen des Erwachsenen als auch die isolierten Ellen- und Speichenschaftbrüche mit und ohne Luxation klare Indikationen für die *Plattenosteosynthese* (Abb. 26–63). Die Marknagelung und auch andere Arten der Markraumschienung sind ungeeignete Verfahren für Osteosynthesen in dieser Region **(Abb. 92 a u. b)**.

Komplikationen: Fehlverheilte Brüche und die Ausbildung von Brückenkallus, der sowohl bei konservativem als auch bei operativem Vorgehen zwischen Elle und Speiche entstehen kann, vermögen die Umwendbewegungen des Unterarmes zu blockieren. Bewegungseinschränkungen im Hand- und Ellbogengelenk und vor allem der Rotation des Unterarmes kommen nach länger dauernder Ruhigstellung vor. Verzögerungen bei der Bruchheilung sind häufig.

Unterarmschaftbrüche des Kindes

Pathophysiologie: Die gleichen Frakturmechanismen wie beim Erwachsenen hinterlassen am kindlichen Unterarm häufig nur Grünholzfrakturen.

Therapie: Die Behandlung erfolgt prinzipiell konservativ. Grünholzfrakturen lassen sich in der Regel anatomisch reponieren und heilen im Oberarmgipsverband problemlos aus. Bei den vollständigen Schaftfrakturen können Seitverschiebungen und Achsenknickungen in geringem Maße toleriert werden. Diese Brüche heilen im Oberarmgipsverband mit kräftiger Kallusbildung aus; es erfolgt in wenigen Monaten ein funktioneller Umbau, der verbliebene Fehlstellungen weitgehend kompensiert.

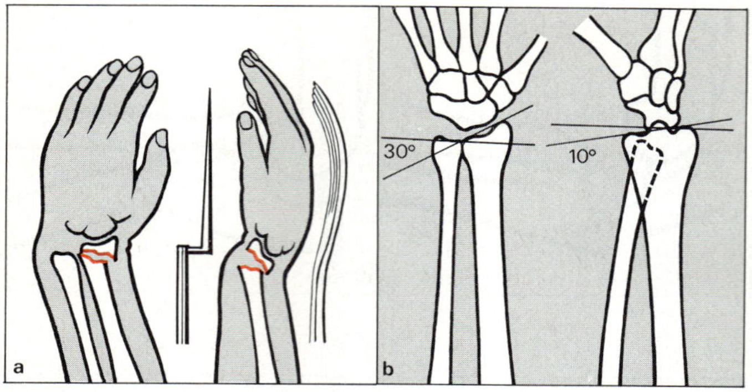

Abb. 26–64 a u. b. Radiusfraktur an typischer Stelle. (a) Die häufigsten Dislokationsmöglichkeiten nach dorsal und radial (Gabel- u. Bajonettstellung). (b) Die normalen Neigungswinkel der Radiusgelenkfläche bei der üblichen Röntgendarstellung

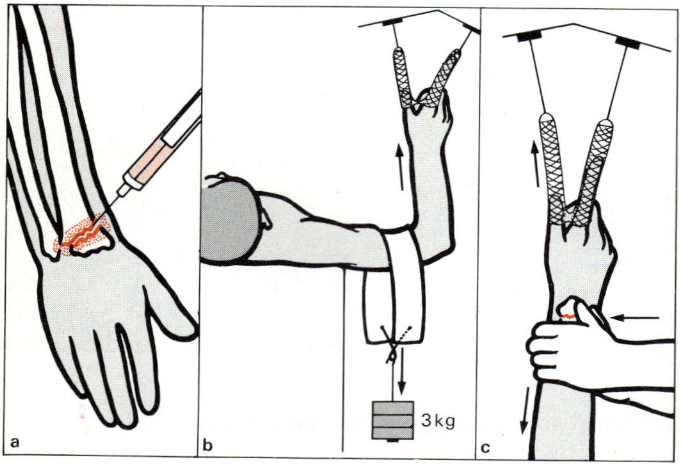

Abb. 26–65 a–c. Das Einrichten eines Speichenbruchs an typischer Stelle. (a) Bruchspaltanästhesie. (b) Extension der Fraktur durch Zug und Gegenzug: Der Unterarm wird vertikal an Fingerfängern aufgehängt, wobei die Zugrichtung am Daumen in der Radiusschaftachse erfolgt. Der Gegenzug wird durch ein eingehängtes Gewicht ausgeübt. (c) Nach etwa 10minütiger Extension erfolgt die definitive Reposition durch Daumendruck von dorsal auf das periphere Fragment

Distale Unterarmbrüche

Speichenbrüche an typischer Stelle

Pathophysiologie: Die Radiusfraktur an typischer Stelle ist der häufigste Knochenbruch. Er entsteht durch Sturz auf die dorsal flektierte Hand (Abb. 26–64). Es kommt zur Einstauchung und zur Dislokation nach dorsal und radial. In etwa der Hälfte der Fälle kommt es gleichzeitig zur Fraktur des Griffelfortsatzes der Elle.

Diagnose: Das geschwollene und druckempfindliche Handgelenk zeigt typische Fehlstellungen: Bei seitlicher Ansicht die sog. Gabelstellung infolge des dorsalen Achsenknickes, bei Ansicht von der Beuge- oder Streckseite die Bajonettstellung als Ausdruck der radialen Abknickung.

Therapie: Der Radiusbruch an typischer Stelle wird vorwiegend *konservativ* behandelt. Nach der Reposition (Abb. 26–65) kann die Fraktur in den meisten Fällen mit einer dorsalen Gipsschiene ausreichend retiniert werden. Bei sehr instabilen Bruchformen wird die Retention durch zusätzliche perkutane Kirschner-Drahtspickung gesichert (kombiniertes operatives und konservatives Vorgehen). Nach Abklingen der posttraumatischen Schwellung wird die dorsale Gipsschiene zum Unterarmgips komplettiert und für insgesamt 4 Wochen befristet. Beim alten Menschen mit stark porotischen Knochen erfolgt die Gipsbehandlung häufig ohne vorausgehende Reposition, um die eingestauchte Fraktur nicht ihrer Stabilität zu berauben. Fehlstellungen werden dann zugunsten der früheren Rückgewinnung einer guten Funktion hingenommen.

Komplikationen: Die sekundäre *Redislokation* führt häufig zur Ausheilung in Fehlstellung mit Ellenvorschub und Beschwerden im distalen Radioulnargelenk. Beim jungen Menschen werden dadurch relativ oft aus funktionellen und kosmetischen Gründen Korrekturosteotomien am Radius mit gleichzeitiger Ellenverkürzung erforderlich. Häufige Repositionsmanöver und unsachgemäße Nachbehandlung können zum *Sudeck-Syndrom* führen. Eine seltene Komplikation stellt die subkutane *Ruptur* der *Sehne des M. extensor pollicis longus* nach distalen Radiusfrakturen dar.

Smith-Fraktur

Pathophysiologie: Sie ist eine Sonderform des Radiusbruchs an typischer Stelle und entsteht durch Sturz auf den Handrücken und führt oft zur Abscherung oder Zertrümmerung der volaren Anteile der Radiustragplatte. In jedem Fall entsteht ein volarer Achsenknick.

Therapie: Wegen der häufigen Gelenkbeteiligung und der schlechten Retentionsmöglichkeit muß diese Fraktur meistens operativ versorgt werden. Das typische Verfahren ist die Osteosynthese mit einer volaren T-Platte.

Brüche der Speichentragplatte

Pathophysiologie: Beim Sturz auf die überstreckte oder gebeugte Hand können dorsale und volare *Randfrakturen* der Radiustragplatte mit und ohne Luxation des Handgelenkes entstehen. Durch ähnliche Unfallmechanismen kann auch der *Griffelfortsatz der Speiche* abbrechen.

Diagnose: Die schmerzhafte Schwellung und Bewegungseinschränkung des Handgelenkes lassen diese Frakturen auch ohne Fehlstellung über exakte Röntgenaufnahmen erkennen. Bei Luxationsfrakturen muß besonders auf Irritationen des N. medianus geachtet werden.

Therapie: Randfrakturen ohne Luxationstendenz der Handwurzel und unverschobene Brüche des Processus styloideus radii sind konservativ im Unterarmgipsverband zu behandeln. Größere und dislozierte Fragmente können perkutan angespickt oder bei erforderlicher offener Reposition mit kleinen Schrauben fixiert werden.

Komplikationen: Randfrakturen mit Trümmerzonen neigen zur Redislokation und können eine bleibende Luxationstendenz des Handgelenkes hinterlassen. Fehlverheilte Frakturen der Radiustragplatte führen oft zu schmerzhaften Handgelenkarthrosen.

Brüche am distalen Unterarm des Kindes

Pathophysiologie: Hier überwiegen die *Epiphysenlösungen mit metaphysärem Keil.*

Therapie: Die Reposition muß unter allen Umständen die exakte anatomische Position wiederherstellen und erfolgt am besten in Allgemeinnarkose. Eine Operationsindikation besteht nur bei veralteten, konservativ nicht mehr reponiblen Verletzungen und bei Epiphysenfrakturen.

Brüche im Handbereich

Kahnbeinbrüche

Pathophysiologie: Das Kahnbein ist von allen Handwurzelknochen am häufigsten von Frakturen betroffen. Kahnbeinbrüche entstehen beim Sturz auf die überstreckte und radial abduzierte Hand, gelegentlich auch durch direkte Traumen (Kurbelrückschlag). Der größte Teil der Kahnbeinoberfläche besteht aus knorpeltragenden Gelenkflächen. Da die Gefäßversorgung nur über ein kleines Kortikalisareal von dorsal her erfolgt, neigen Kahnbeinbrüche in hohem Maße zur Pseudarthrosenbildung. Beim *De Quervain-Verrenkungsbruch* ist der Kahnbeinbruch mit einer perilunären Handwurzelverrenkung kombiniert.

Diagnose: Die Navikularefraktur wird sehr oft übersehen. Häufig sind Kahnbeinfrakturen auf normalen Röntgenaufnahmen des Handgelenkes nicht zu erkennen. Druckschmerz in der Tabatière und am Tuberculum ossis navicularis sowie Schmerzen in der Kahnbeinregion bei Stauchung des gestreckten Zeigefingers sind klinische Zeichen des Kahnbeinbruches und erfordern als radiologische Zusatzuntersuchung eine sog. Kahnbeinserie **(Abb. 33–93)**.

Therapie: Die konservative Behandlung erfolgt im Unterarmgips mit Daumeneinschluß für 12 Wochen. Die lange Immobilisationsdauer und die hohe Pseudarthroserate veranlaßt manche Chirurgen, Kahnbeinbrüche primär zu verschrauben.

Komplikationen: Die oft gestörte Knochenbruchheilung kann zur *Kahnbeinpseudarthrose* und zur Fragmentnekrose mit nachfolgender Handgelenksarthrose führen **(Abb. 33–94)**.

Brüche der übrigen Handwurzelknochen

Diese sind selten. Die meist unverschobenen Frakturen heilen im Gipsverband innerhalb von 4 Wochen komplikationslos aus.

Mittelhandbrüche

Pathophysiologie: Mittelhandfrakturen entstehen meistens durch Sturz auf die Hand, wobei Stauchungen vorwiegend basisnahe Frakturen, Biege- und Drehmechanismen bevorzugt Schaftfrakturen verursachen. Subkapitale Querbrüche sind häufig die Folgen einer direkten Gewalteinwirkung.

Diagnose: Rasch einsetzende Handrückenschwellung, Zug- und Stauchungsschmerz am Finger des betroffenen Strahles sowie oft auch Verkürzung und Verdrehung des zugehörigen Fingers lassen Mittelhandbrüche leicht erkennen.

Therapie: Bei der konservativen Therapie werden Frakturen des 2.–4. Strahles nach exakter Reposition im Unterarmgips mit der Böhler-Fingerschiene ruhiggestellt. Dabei kann durch den in Funktionsstellung auf der Schiene fixierten Finger eine Dauerextension auf die Fraktur ausgeübt werden. Bei der Ruhigstellung des 1. und 5. Strahles wird statt der Fingerschiene ein Fingereinschluß mit Gips bevorzugt. Die Immobilisationszeiten betragen für den 1. Strahl 6 Wochen, für die übrigen 4 Wochen. Bei speziellen Indikationen können Osteosynthesen mit Kirschner-Drähten oder Kleinfragmentimplantaten durchgeführt werden.

Komplikationen: Ungenügende Reposition und Retention können Mittelhandbrüche insbesondere mit Drehfehlern ausheilen lassen, die die Fingerfunktion empfindlich stören.

Bennett-Verrenkungsbruch

Pathophysiologie: Durch Längsstauchung des adduzierten Daumens kommt es zur Luxationsfraktur an der Basis des 1. Mittelhandknochens. Während das Hauptfragment nach dorsoradial disloziert wird, bleibt ein mediovolares Basisfragment am Daumensattelgelenk stehen.

Diagnose: Schmerzhafte Schwellung und Bewegungseinschränkung im Daumensattelgelenk.

Therapie: Nach Einrichtung läßt sich das Repositionsergebnis selten im Gipsverband retinieren. Es wird daher häufig die perkutane Kirschner-Drahtspickung zur Transfixation erforderlich. Bei großen Basisfragmenten ist die offene Reposition und Verschraubung indiziert.

Komplikationen: Die Luxationsfraktur führt ohne adäquate Behandlung zur Arthrose des Daumensattelgelenkes.

Fingerbrüche

Pathophysiologie: Durch Verdrehung, Stauchung und direkte Traumatisierung können praktisch alle Bruchformen entstehen.

Therapie: Brüche der Fingerglieder können zum größten Teil konservativ behandelt werden. Am 2.–4. Strahl werden sie wie die Mittelhandbrüche auf Fingerschienen mit Unterarmgipsverband für 3–4 Wochen ruhiggestellt. Am Daumen und Kleinfinger wird die Fingerschiene durch einen Fingergipseinschluß ersetzt. Operationsindikationen können bei Gelenkfrakturen bestehen.

Komplikationen: Insbesondere nach operativen Versorgungen können Verklebungen der Gleitschichten Funktionsbehinderungen hinterlassen.

Frakturen der Wirbelsäule und des Beckens

Wirbelsäule

Allgemeines

Wirbelkörper und Wirbelfortsätze, Wirbelgelenke und Bandverbindungen, Zwischenwirbelscheiben und muskulärer Apparat bilden mit ihren statischen und dynamischen Elementen ein funktionelles System.

Pathophysiologie: Der Körperschwerpunkt liegt vor der Wirbelsäule. Je nach den traumatischen und physiologischen Bewegungsausschlägen entstehen Beuge-, Überstreckungs-, Stauchungs- und Rotationsverletzungen. Häufig sind dabei der thorakolumbale Übergang, der Gipfel der Brustwirbelsäulenkyphose und die beweglichen Halswirbelsäulenabschnitte betroffen (Abb. 26–66).

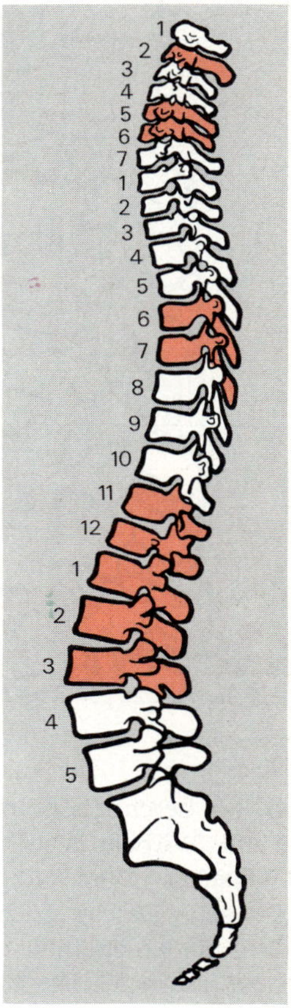

Abb. 26–66. Häufung der Wirbelfrakturen

Bruchformen (Abb. 26–67): Bei den verschiedenen Lokalisationen kommt es zu Kantenabbrüchen, Einbrüchen einer oder beider Deckplatten mit oder ohne Zwischenwirbelscheibenverletzungen, zu mehr oder weniger keilförmigen Kompressionen der Wirbelkörper oder zu Frakturen der Quer- und Dornfortsätze (Abrißfrakturen). Weitere Gewalteinwirkung führt zu Bogen-, Gelenk- und Luxationsfrakturen. Isolierte Luxationen von Zwischenwirbelgelenken und isolierte oder begleitende Diskusverletzungen sind möglich.
Unterschieden wird zwischen *stabilen* und *instabilen Wirbelbrüchen.* Bei Instabilität sind der Diskus und der Bandapparat in Bruchhöhe zerrissen, meist besteht eine Teilverrenkung.

Diagnose: Wirbelsäulenverletzungen kommen bei Unfallhergängen mit axialer Stauchung (Sturz, Absturz) oder maximaler Verbiegung (Fahrzeuganprall) vor. Die Wirbelfraktur ist der am häufigsten übersehene Knochenbruch (Cave: Polytrauma!). Etwa jeder zehnte Wirbelsäulenverletzte weist Brüche an mehreren Wirbeln auf.
Häufige Zeichen sind Druck-, Klopf- und Stauchungsschmerz, Geh-, Steh- und Bewegungsunfähigkeit. Paresen und Sensibilitätsstörungen müssen durch neurologische Untersuchung festgestellt werden. Anamnestisch ist die Zeitspanne bis zum Auftreten neurologischer Symptome entscheidend. Die Prognose ist um so besser, je später neurologische Ausfälle auftreten. Frakturen der Lendenwirbelsäule führen durch ein retroperitoneales Hämatom oft zum paralytischen Ileus. Röntgenaufnahmen, besonders in Verletzungshöhe zentriert, auch als Schräg- und Schichtaufnahmen, und Computertomographie sind erforderlich. Vorerkrankungen und Anomalien der Wirbelsäule kommen differentialdiagnostisch in Frage.

Komplikationen: Die wichtigste und schwerwiegendste Komplikation, die Verletzung des Rückenmarkes und der Nervenwurzeln, ist auf

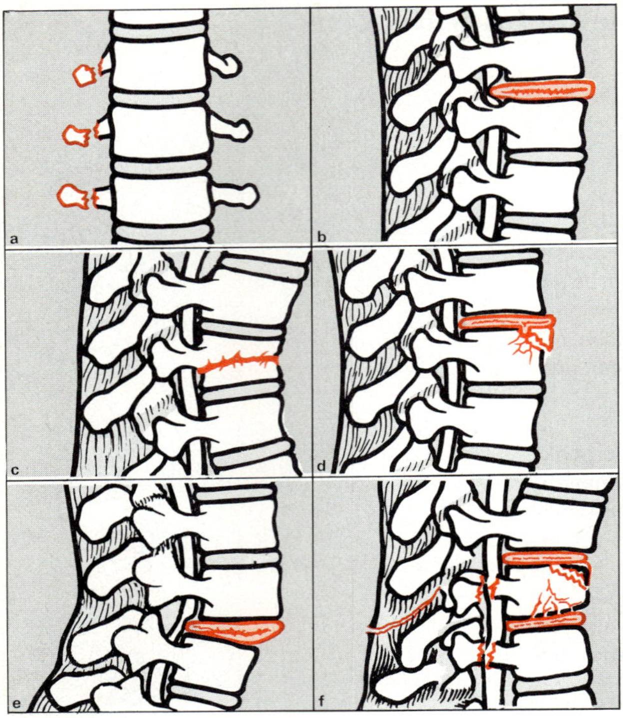

Abb. 26–67 a–f. Wirbelbruchformen. (a) Mehrere lumbale Querfortsatzbrüche. (b) Seltene isolierte Zwischenwirbelscheibenverletzung mit austretenden Trümmern, die Mark und Wurzeln komprimieren können. (c) „Stabiler" Wirbelkompressionsbruch mit Gibbus bis 10°. (d) Kantenabbruch mit verletzter und imprimierter Zwischenwirbelscheibe. (e) „Reitende Verrenkung" mit verletzter Zwischenwirbelscheibe und Mark- und Wurzelkompression. (f) „Instabiler" ausgeprägter Wirbelbruch mit Verletzungen der Zwischenwirbelscheiben, des Bandapparates, der Bögen, der Gelenk- und Dornfortsätze

S. 184 beschrieben. In starker Fehlstellung verheilte Wirbelbrüche können vor allem bei zusätzlicher Vorschädigung (M. Scheuermann) statische Beschwerden hervorrufen, die unter Umständen operativer Korrekturen (Spondylodese, Aufrichteosteotomie) bedürfen.

Halswirbelbrüche

Pathophysiologie: Bei 65% dieser Verletzungen handelt es sich um Verkehrsunfälle wie Frontalaufprall des PKW-Fahrers mit starker Hyperflexion und anschließender Hyperextension der Halswirbelsäule oder mit umgekehrten Bewegungsausschlägen beim Auffahrunfall (whiplash injury = Peitschenschlagverletzung) (Abb. 26–68). Beim Badeunfall mit Kopfsprung ins seichte Wasser entsteht durch Kopfaufprall eine starke Hyperflexion oder -extension mit Riß der Längsbänder, Bogenbrüchen und danach eine Teil- oder Vollverrenkung der Halswirbel. Die häufigste Lokalisation der knöchernen Verletzungen liegt zwischen C_4 und C_6. Bei den instabilen Verletzungen treten in etwa 60% Paresen bis hin zur Tetraplegie auf. Ein Großteil dieser Unfallmechanismen führt jedoch zu reinen Weichteil-Band-Verletzungen. Rotations- und Hyperextensionskräfte sind verantwortlich für ein- oder beidseitig verhakte oder reitende Verrenkungen sowie für Brüche der Gelenkfortsätze. Bei Verrenkungsbrüchen können begleitende Bogenbrüche eine Halsmarkschädigung verhindern, der „rettende Bogenbruch" erweitert den Spinalkanal. Isolierte Dorn- und Querfortsatzbrüche sind selten.

Spezielle Verletzungen des 1. und 2. Halswirbels (Abb. 26–69): *Transligamentäre Verrenkung des Atlas* unter Zerreißung der Bandverbindungen zum Epistropheus und des Lig. transversum atlantis. Nichttraumatische atlantoaxiale Luxationen nach Bagatelltraumen am vorerkrankten Skelett kommen bei rheumatoider Arthritis mit Degeneration oder Zerstörung des Lig. transversum vor (plötzlicher Tod bei Intubation).

Transdentale Verrenkung des Atlas nach vorn, hinten oder der Seite. Die Breite des Spinalkanals verhindert hier meist eine Markschädigung.

Beim Erhängen kommt es zu doppelseitigen

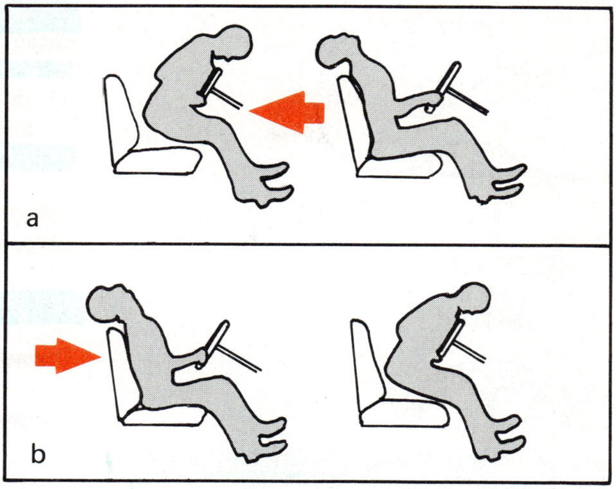

Abb. 26–68 a u. b. Bewegungsausschläge der HWS bei aufprallender Kraft von vorn (a), Frontalaufprall, und von hinten (b), Auffahrunfall

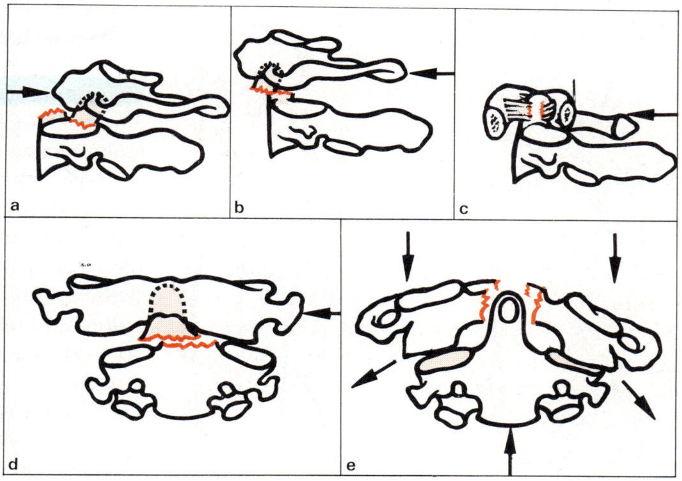

Abb. 26–69. (a) Transdentale Verrenkung des Atlas nach hinten. (b) Transdentale Verrenkung des Atlas nach vorn. (c) Transligamentäre Verrenkung des Atlas mit Zerstörung der Bandverbindungen zwischen Atlas und Epistropheus. (d) Transdentale Verrenkung des Atlas nach der Seite. (e) Jefferson-Atlasberstungsfraktur

Bogenbrüchen des Epistropheus mit Luxation von C_2 nach vorne (hanged man's fracture).

Die Atlasberstungsfraktur nach Jefferson entsteht durch axial auf den Kopf einwirkende Kräfte.

Diagnose: Neben den beschriebenen Allgemeinsymptomen bieten HWS-Verletzungen folgende typische Zeichen: Nackenschmerzen und -steife, gestützte Kopfhaltung mit Vermeiden jeglicher Erschütterung oder Bewegung. Bei einseitiger Verrenkung ist der Kopf zur gesunden Seite gedreht und nach der kranken Seite geneigt sowie schmerzhaft fixiert.

Stabile Verletzungen sind gelegentlich völlig symptomlos. Neben eindeutig diagnostizierbaren Lähmungen treten häufig lediglich Nervenwurzelsymptome auf: In Nacken oder Schulter ausstrahlende Schmerzen, Sensibilitätsstörungen der seitlichen Halspartie, des Schultergürtels bis zu den Fingern. *Halsmarkerschütterungen* führen zu flüchtigen neurologischen Ausfällen.

Neben den Standardröntgenbildern (a.-p., seitlich) sind evtl. Funktions-, Schicht- oder Zielaufnahmen (transorale Densaufnahme) erforderlich.

Therapie: *Stabile Verletzungen* benötigen oft nur Schanzverbände oder einen kleinen Minerva-Gipsverband für 4–6 Wochen.

Bei der instabilen Halswirbelverletzung, beson-

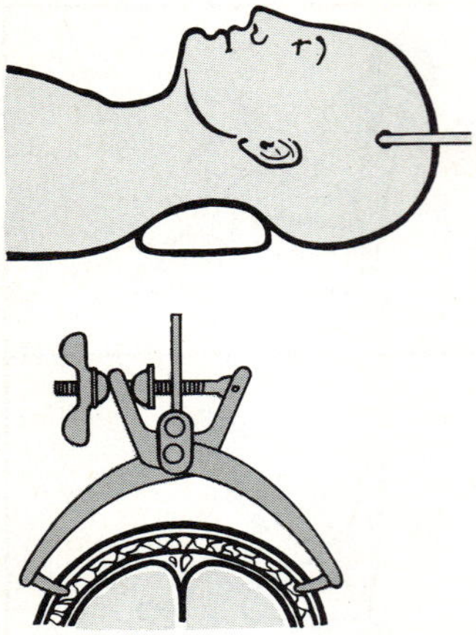

Abb. 26–70. Knöcherne Crutchfield-Schädelkalotten-extension und Lagerung mit Nackenhypomochlion

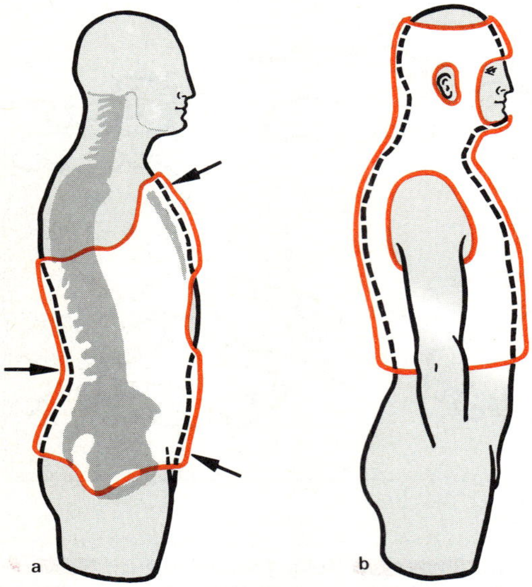

Abb. 26–71. (a) Gipsmieder mit Dreipunktabstützung (Brustbeinjugulum, Symphyse und LWS-Lordose) zur Ruhigstellung und Erhaltung der Lordose von instabilen Lendenwirbelbrüchen. (b) Kopf-Hals-Brustgips zur weiteren Ruhigstellung nach Extension von instabilen konservativ behandelten Halswirbelverletzungen

ders mit Paresen, ist die Bergung und Lagerung des Verletzten schon am Unfallort von größter Wichtigkeit. Nach schonendem Transport (Rettungshubschrauber) ist eine sofortige Reposition und Retention mit Hilfe einer Crutchfield-Extension notwendig. Ihre Verankerung erfolgt in der Tabula externa der Schädelkalotte (Abb. 26–70). Instabile Kompressions- und Luxationsfrakturen werden nach der Reposition 4–6 Wochen extendiert mit durchschnittlich 3–4 kg Gewicht. Weitere Ruhigstellung im Kopf-Hals-Brust-Gips für 8–10 Wochen (Abb. 26–71 b).

Beim Jefferson-Bruch ist eine Extension für 8 Wochen und ein Minerva-Gips für weitere 8 Wochen erforderlich.

Operationsindikationen zur Dekompression bzw. Stabilisierung sind:

- *Zunehmende medulläre Symptomatik* (Notfalleingriff).
- *Instabile und irreponible Luxationsfrakturen* mit radikulären oder statischen Störungen (erheblich verschobene Densfrakturen, Redislokationen, mobile Denspseudarthrosen, reine Luxationen).
- *Schmerzhafte posttraumatische Instabilität.*

Operationsverfahren:
Hintere Fusion nach Reposition verhakter Gelenkfortsätze entweder mit interspinaler Drahtcerclage oder durch Plattenverschraubung in die Bogenwurzel. Anlagerung von Knochentransplantaten ist möglich. Nach Drahtcerclage (Abb. 26–72) Gipsfixation, nach Plattenosteosynthese funktionelle Nachbehandlung.

Vordere Fusion. Die Halswirbel lassen sich von vorn zwischen Schilddrüse und Gefäßbündel erreichen.

Die Fusion wird mit einem kortikospongiösen Block und ventral auf die Wirbelsäule angeschraubte Platte (Abb. 26–73), in Ausnahmefällen (Herdausräumung bei pathologischen Frakturen) mit Knochenzement und Platte durchgeführt (Abb. 26–74).

Schleudertrauma der HWS: Entsprechend dem Peitschenschlagmechanismus kommt es bei Stößen von hinten (Auffahrunfall) oder im gegengerichteten Ablauf (Kollision von vorne) häufig nur zu reinen Weichteilverletzungen. Diese haben typischerweise anfänglich ein symptomarmes oder -freies Intervall und danach eine besonders stark schmerzhafte Bewegungseinschränkung. Es wird dabei eine zervikale, zervikobrachiale und zervikoenzephale Schmerzsymptomatik unterschieden. Evtl. treten cochleovestibuläre Störungen (Ohrensausen, Schwindel) auf (Beeinflussung der A. vertebralis und des Halssympathikus) (Abb.

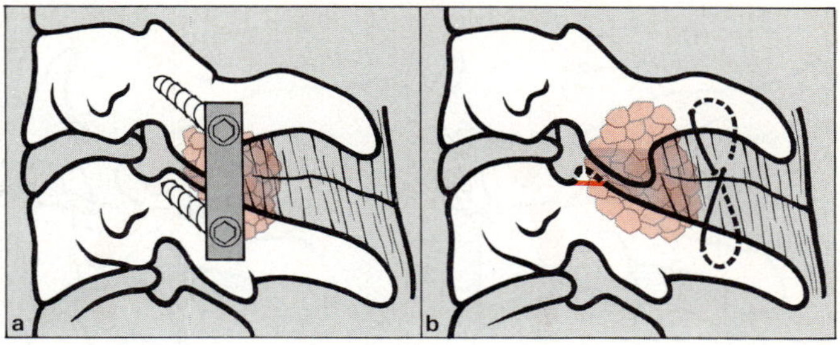

Abb. 26–72 a u. b. Hintere Fusion mit Platten (a) und Spongiosaplastik (Übungsstabil) oder durch interspinale Drahtcerclage (b) nach Gelenkfortsatzresektion (Gips!)

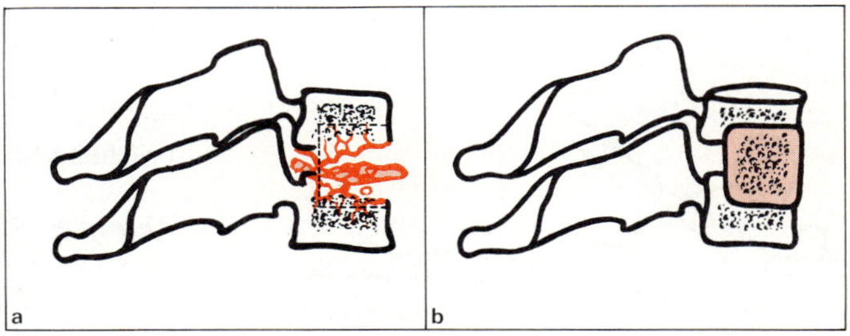

Abb. 26–73 a u. b. Vordere Fusion einer instabilen Halswirbelverletzung (a) mit kortikospongiösem Block aus dem Beckenkamm (b)

26–75). Besondere Bedeutung erlangen solche Schleuderverletzungen bei arthrotischen Veränderungen der Halswirbelsäule (Uncusarthrose).

Brustwirbelbrüche

Pathophysiologie: Sturz aus der Höhe, Pilotenschleudersitzverletzung, Tetanuskrampf, Stabilitätsverlust der osteoporotischen Wirbelkörper. Sie entstehen nur bei Beugeverletzungen, häufig kombiniert mit Sternumfrakturen.

Stabile Brustwirbelfrakturen (90%):
Ventrale Achsenknickung beträgt nicht mehr als 15° ohne Sagittal- oder Seitwärtsverschiebung.
Nur flache Deckplatteneindellung.
Intakter dorsaler Bandapparat.
Keine neurologischen Ausfallerscheinungen.

Instabile Brustwirbelfrakturen (10%):
Stärkere Keilwirbelbildung mit ventralem Achsenknick über 15°, oft Sternumfraktur.
Verschmächtigung der Bandscheibe durch ausgedehnteren Deckplatteneinbruch mit Eintritt von Bandscheibengewebe in den Wirbelkörper.

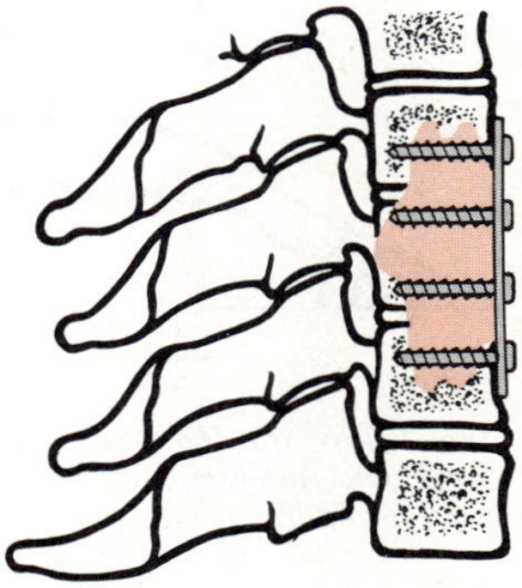

Abb. 26–74. Herdausräumung bei pathologischer Halswirbelfraktur und stabilisierende Verbundosteosynthese mit Knochenzement und ventraler Platte

Dorsales Frakturhämatom durch hintere Band- und Muskelzerreißung.
Zusätzliche Gelenkfortsatzbrüche lassen den Wirbel nach vorne gleiten. Sagittaler Achsenknick.
Neurologische Ausfälle bis zur Querschnittsymptomatik.

Therapie der stabilen Brustwirbelfrakturen:
Nach kurzzeitiger Flachlagerung zunehmende Mobilisierung entsprechend der Schmerzsymptomatik. Krankengymnastik zur Stärkung der Rücken- und Bauchwandmuskulatur.

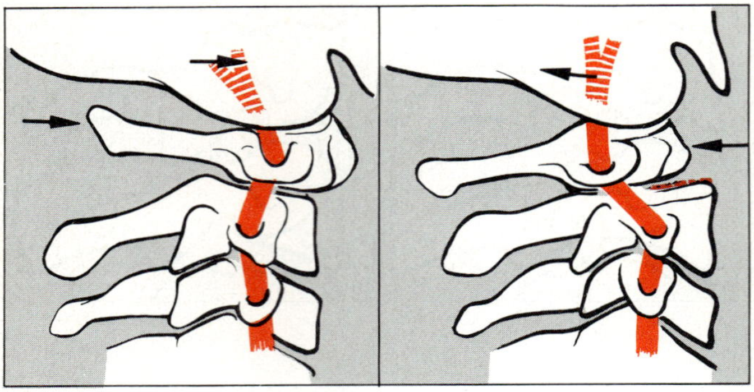

Abb. 26–75. Mögliche Lageveränderung der oberen Halswirbelsegmente und der A. vertebralis bei „Schleudertrauma“

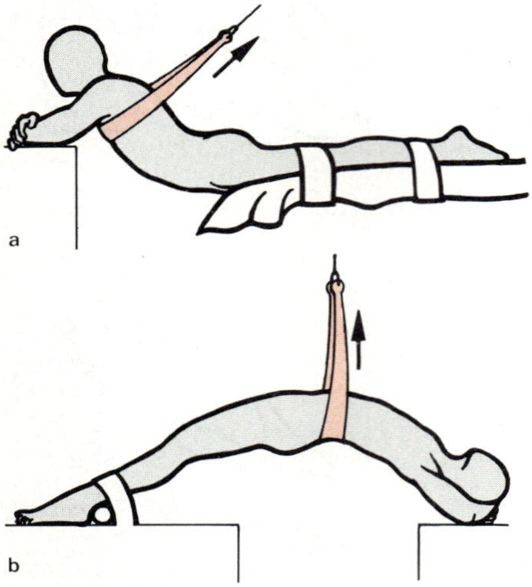

Abb. 26–76. (a) Ventraler und (b) dorsaler Durchhang zum Anlegen eines Gipsmieders bei instabilen LWK-Frakturen

Therapie der instabilen Kompressions- und Luxationsfrakturen der BWS:
6wöchige Bettruhe unter axialer Drehung mit Muskelgymnastik, danach zunehmende Mobilisation im Mieder. Alternative ist die operative Stabilisierung.

Lendenwirbelbrüche

Pathophysiologie: Sturz aus der Höhe, Verschüttung, Sturz auf Rücken oder Gesäß. Häufigste Lokalisation am thorakolumbalen Übergang. Stabile Form nur mit vorderer (Keilwirbel) und seitlicher Kompression, instabile Form bei Verrenkungsbrüchen und hinteren Bogenbrüchen **(Abb. 33–95 a u. b)**.

Therapie: Stabile Brüche wie an der BWS, funktionell. Instabile Brüche werden im Durchhang eingerichtet (Abb. 26–76) und im Gipsmieder 12 Wochen immobilisiert. Alternativen sind funktionelle Therapie unter mehrwöchiger Bettruhe und die operative Stabilisierung. Bei Abbrüchen der Dorn- oder Querfortsätze (Nierenverletzung!) lediglich funktionelle Therapie.

Becken

Funktionell ist das Becken als Ringsystem anzusehen. Die einzelnen Komponenten (Darmbein, Sitz- und Schambein, Kreuzbein) werden durch kräftige Bandverbindungen zu einem Grundring zusammen geschlossen. Unterbrechungen dieser Struktur führen zum Stabilitätsverlust mit statischer Insuffizienz (Hinken, Watschelgang).

Beckenrandbrüche

Die einwirkende Gewalt trifft umschriebene Beckenabschnitte (Abb. 26–77) und führt zu *Brüchen der Darmbeinschaufel,* zu isolierten *Brüchen der Scham- oder Sitzbeinäste* oder zu Kreuz- und Steißbeinbrüchen. *Abrißfrakturen* sind häufige Sportverletzungen: Spina iliaca anterior superior (M. sartorius), Spina iliaca anterior inferior (M. rectus femoris), Abriß am Tu-

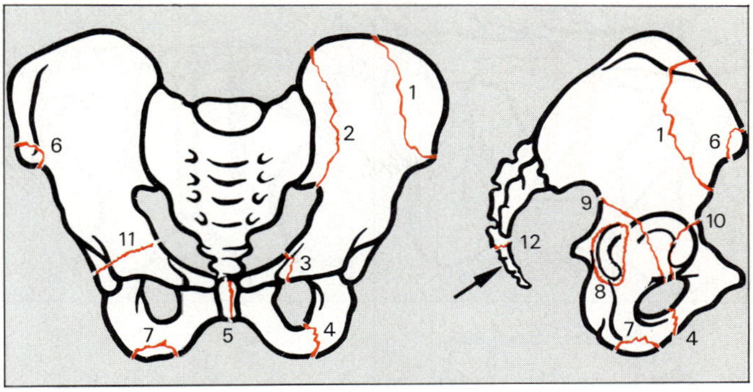

Abb. 26–77. Formen der Becken- und Hüftpfannenbrüche. 1. Darmbeinbruch. 2. Hinterer Ringbruch. 3. u. 4. Scham- und Sitzbeinbrüche. 5. Symphysenzerreißung. 6. Abriß der Spina iliaca ventralis. 7. Tuber-ossis-ischii-Abriß. 8. Dorsokraniales Hüftpfannenfragment. 9. Hinterer Hüftpfeilerbruch. 10. Vorderer Hüftpfeilerbruch. 11. Pfannengrundquerbruch. 12. Steiß- und Kreuzbeinbrüche

ber ossis ischii (Unterschenkelbeuger-Mm. biceps, semitendinosus, semimembranosus). Die Behandlung besteht in Bettruhe für 2–3 Wochen.

Kreuz- und Steißbeinbrüche sind differentialdiagnostisch gegen Anomalien abzugrenzen. Der meist auftretende Querbruch des Kreuzbeins bei S_3 zeigt gelegentlich eine Verschiebung mastdarmwärts und wird mit 3 Wochen Bettruhe behandelt. Steißbeinbrüche werden durch rektale Untersuchung diagnostiziert. Die Beschwerden sind oft andauernd und hartnäkkig (Kokzygodynie).

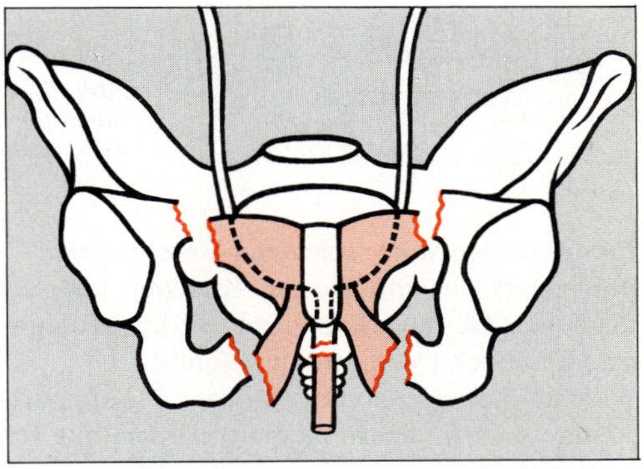

Abb. 26–78. Schmetterlingsfraktur des vorderen Bekkenringes bds. mit Harnröhrenriß

Beckenringbrüche

Beckenringbrüche sind in der Regel schwere Verletzungen (Überfahren, Verschüttung, Einklemmung). An den verformbarsten Stellen und den Fugen entstehen sie bei Gewalteinwirkung von vorn, seitlich oder hinten.

Diagnose: Schmerzen bei Kompression und Distraktion, Unmöglichkeit das Bein der betroffenen Seite gestreckt zu heben. Fernhämatom am Damm, hypovolämischer Schock durch erhebliche Blutverluste. Symptome der begleitenden Harnwegsverletzungen s. S. 542.

Bruchformen (Abb. 26–77):

Vorderer Beckenringbruch: Einseitige Brüche beider Schambeinäste sind meist stabil und heilen unter 1–3 Wochen Bettruhe. Doppelseitige vordere Ringbrüche (Schmetterlingsfrakturen) mit Verschiebung nach zentral gefährden Blase, Harnröhre und Vagina (Abb. 26–78). Fehlverheilt können sie den Beckenausgang bei der Geburt einengen **(Abb. 33–96)**.

Hinterer Ringbruch: Isoliert nicht vorkommend, meist in Verbindung mit dem doppelten Vertikalbruch (Abb. 26–77/2).

Doppelter Vertikalbruch (Malgaigne-Fraktur (Abb. 26–77/2, 3, 4). Vorne besteht eine Symphysensprengung oder ein Ringbruch, hinten eine Ruptur der Sakroiliakalfuge bzw. paraartikuläre Brüche durch Kreuz- oder Darmbein. Dabei kann eine Beckenhälfte unter relativer Beinverkürzung höher treten, was eine 8wöchige Extensionsbehandlung mit 10 bis 12 kg Gewicht notwendig macht. Teilbelastung ist ab der 8.–12. Woche möglich. Exakte Einrichtung, um statische Störungen zu vermeiden. Osteosynthese ist möglich **(Abb. 33–96)**.

Symphysenruptur (Abb. 26–79 a): Bei Diastase (Sakroiliakalruptur) Beckenschwebe für 8–10 Wochen. Bei Harnblasen- oder Harnröhrenverletzungen, bei offenen Verletzungen und zur Pflegeerleichterung und besseren Mobilisierbarkeit werden Symphysenrupturen besser mit Platten stabilisiert (Abb. 26–79 b, c).

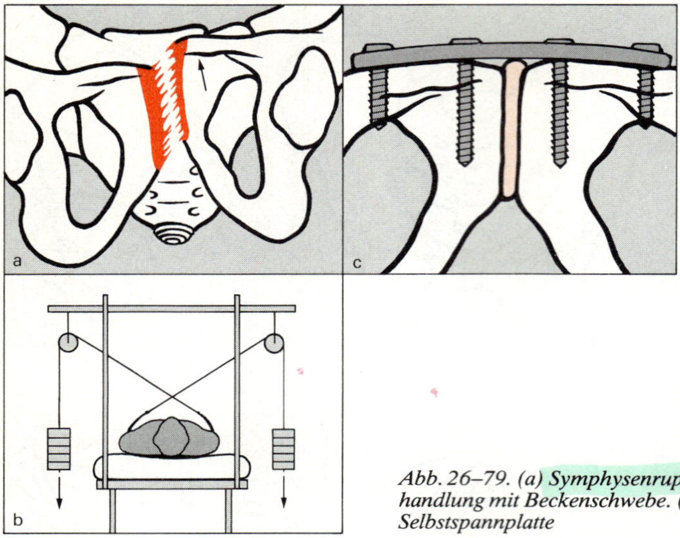

Abb. 26–79. (a) Symphysenruptur mit Diastase. (b) Konservative Behandlung mit Beckenschwebe. (c) Operative Behandlung mit 4-Loch-Selbstspannplatte

Komplikationen der schweren Bruchformen: Blutverlust aus spongiösem Knochen und zusätzlichen Gefäßverletzungen mit hypovolämischem Schock (Verblutungsgefahr).
Weichteilkompressionssyndrome (Kompartmentsyndrom) durch Hämatomdruck mit Infektionsgefahr.
Retroperitoneales Hämatom mit paralytischem Ileus.
Harnwegsverletzung.
Verletzung von Vagina, Enddarm, Plexus lumbosacralis.

Hüftpfannenbrüche

Vorbemerkungen: Verletzungen des zweitgrößten und maximal beanspruchten Körpergelenkes müssen optimal wiederhergestellt werden, um nachfolgende Funktionsstörungen zu vermeiden.

Pathophysiologie: Anprallmechanismen produzieren Verrenkungsbrüche mit Abscherung eines dorsokranialen Pfannenfragmentes (Abb. 26–77/8). Wirkt die Kraft in Schenkelhalsrichtung (Sturz auf die Hüfte, Seitenanprall), entstehen Acetabulumfrakturen. Dabei sind vom einfachen Querbruch bis zur Pfannenzertrümmerung alle Formen möglich (Abb. 26–77/9–11). Die Schädigung des N. ischiadicus ist eine häufige Begleitverletzung.

Diagnose: Innenrotation und Verkürzung des Beines weisen auf einen Verrenkungsbruch hin. Trochanterstauchungsschmerz, Stauchungs- und Zugschmerz vom Fuß her und aktiver Bewegungsverlust. Beckenübersichtsröntgen, Drehaufnahmen. Acetabulumfrakturen können asymptomatisch verlaufen **(Abb. 33–96)**.

Therapie: Ziel ist die Wiederherstellung der Gelenkskongruenz, besonders im tragenden, dorsokranialen Bereich. Daher werden nur unverschobene Brüche konservativ funktionell unter 12wöchiger Entlastung behandelt. Trümmerbrüche mit unmöglicher Rekonstruktion werden ebenfalls konservativ durch einen suprakondylären Streckverband (Gewicht ca. $^1/_7$ bis $^1/_{10}$ KG) für 6–8 Wochen immobilisiert. Danach funktionelle Therapie unter Entlastung für insgesamt 3 Monate. Bei dislozierten Brüchen, besonders aber Luxationsfrakturen, ist die offene Reposition (Gelenksinkongruenz, intraartikuläre Fragmente) und stabile Osteosynthese angezeigt (schwieriger, großer Eingriff). Funktionelle Nachbehandlung ohne Gewichtsbelastung für 12 Wochen **(Abb. 33–97)**.

Komplikationen: Schock (traumatischer und operativer Blutverlust), Lähmungen des N. ischiadicus (posttraumatisch, postoperativ). Posttraumatische Koxarthrosen durch Schenkelkopfnekrosen (subchondrale Spongiosaimpressionen), Gelenksstufen oder Knorpelschäden erfordern Späteingriffe in Form von Arthrodesen oder Totalendoprothesen.

Frakturen der unteren Extremität

Oberschenkelbrüche

Schenkelhalsbrüche

Funktionell-anatomische Anmerkungen: Schenkelkopf und -hals sind gegenüber der Schaftachse um 120–135° abgewinkelt (CCD-Winkel = Caput-Collum-Diaphysen-Winkel) und gegenüber der Kniegelenksachse um 5–15° nach vorn gedreht (Anteversion bzw. Antetorsion). Die mechanische Kraftübertragung wird durch die zu Zug- und Drucktrajektoren angeordnete Spongiosa gewährleistet. Die mediale Diaphysenkortikalis ist am inneren Schenkelhalsrand zu einer kompakten Knochenlamelle (Calcar femorale) mit hoher Bruchfestigkeit verstärkt. Der Schenkelkopf ist kugelförmig, Formveränderungen durch Gelenkerkrankungen sind einfach festzustellen. Die Blutversorgung wird zu 4/5 aus den Ästen der Aa. circumflexae femoris, die unter der periostalen Synovialis liegen, und zu ca. 1/5 aus der A. ligamenti capitis femoris unterhalten.

Bei geradem Stand verteilt sich das Körpergewicht gleichmäßig auf beide Hüftgelenke. Während des Gehens wird jedoch durch Tragelast und Muskelspannung das Gelenk der Standbeinseite mit dem 4fachen Körpergewicht (!) beansprucht.

Pathophysiologie: Bei Kindern, Jugendlichen und Erwachsenen sind auf Grund der noch dichten Knochenstruktur Frakturen nur bei starken Gewalteinwirkungen zu erwarten, meist im Rahmen einer Mehrfachverletzung. Eine zunehmende Osteoporose und prädisponierende Faktoren (Trabekelschwund, Gelenksteife, Verlust der muskulären Koordination etc.) machen den Schenkelhalsbruch zur typischen Fraktur des alten Menschen. Unterschieden werden *mediale* und *laterale* Schenkelhalsbrüche entsprechend dem Ansatz der Gelenkkapsel (Abb. 26–80). Die wesentlich häufigeren medialen Brüche werden je nach Neigung der Bruchebene zur Horizontalen unterteilt in

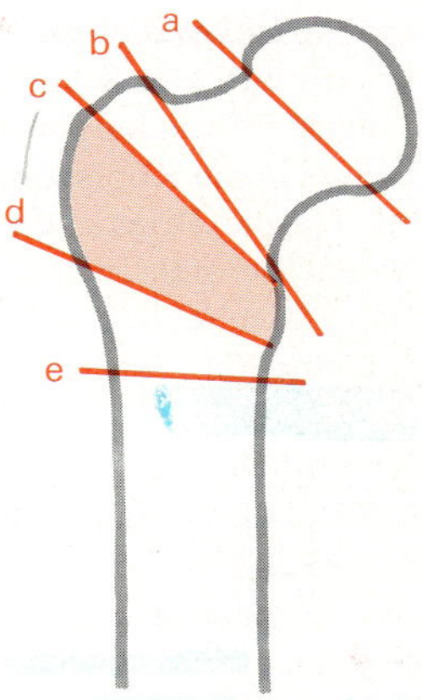

Abb. 26–80. Typischer Bruchlinienverlauf am proximalen Femur: Medialer Schenkelhalsbruch (a), lateraler Schenkelhalsbruch (b), pertrochantäre Fraktur (c u. d), subtrochantäre Fraktur (e)

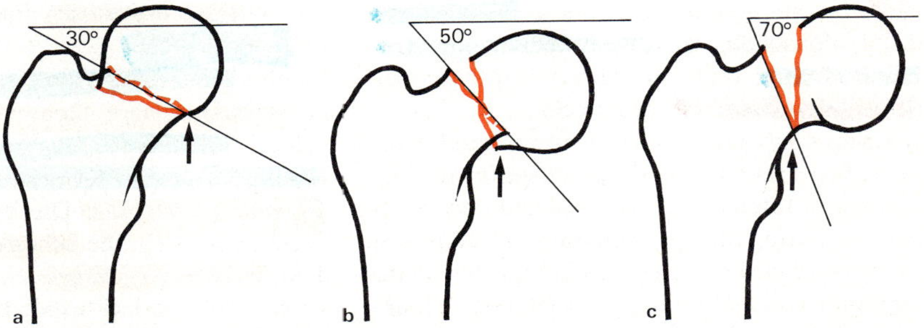

Abb. 26–81 a–c. Neigung der Schenkelhalsbruchlinie zur Horizontalen nach Pauwels. Pauwels I unter 30° (a), mit mechanisch günstiger, funktioneller Beanspruchung der Bruchfläche, Pauwels II mit einem Neigungswinkel zwischen 30° und 70° (b) und Pauwels III über 70° (c) mit ungünstiger Biomechanik

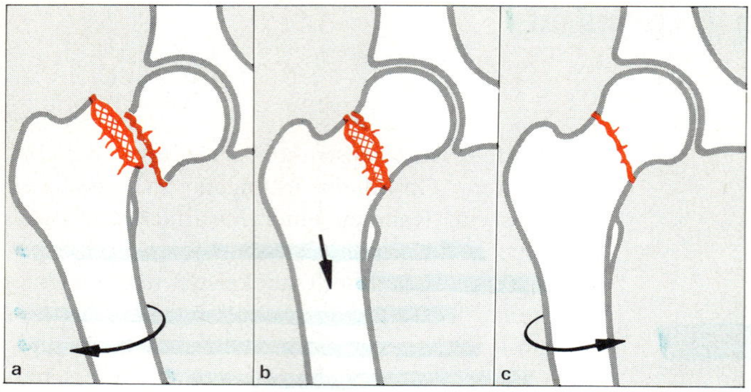

Abb. 26–82 a–c. Reposition der Schenkelhalsfraktur durch Abduktion-Außenrotation (a), Extension (b) und schließlich Innenrotation (c)

Typ Pauwels I (bis 30°), Typ Pauwels II (30° bis 70°) und Typ Pauwels III (über 70°) (Abb. 26–81).
Eine Sonderform des Typs Pauwels I ist die *Schenkelhalsabduktionsfraktur* („*eingestauchter*“ *Schenkelhalsbruch*, ca. 12% aller medialen Frakturen). Der Schenkelkopf sitzt dem Hals in Valgusposition auf, durch die Einstauchung des Halses in die Kopfspongiosa ist die Fraktur stabil. Da die Bruchebene nahezu senkrecht zur Beinachse steht, wirken auf die Bruchflächen fast ausschließlich Druckkräfte und keine, die Bruchheilung störenden Scherkräfte **(Abb. 33–98 a u. b)**.
Wesentlich ungünstiger ist die biomechanische Konstellation bei allen anderen medialen Schenkelhalsbrüchen. Sie entstehen durch einen Adduktionsmechanismus (*Adduktionsbrüche*). Die pelvitrochantäre Muskulatur zieht das Bein und damit den Schenkelhals in Außenrotation nach kranial (Beinverkürzung), der Schenkelkopf kommt dadurch in eine mechanisch ungünstige Varusstellung (Varusbrüche), die Bruchflächen haben kaum noch Kontakt. Die Prognose dieser instabilen Adduktionsbrüche wird außerdem durch die in 1/3 der Fälle dislokationsbedingte Unterbrechung der Gefäßversorgung und der daraus resultierenden *Schenkelkopfnekrose* verschlechtert.
Kindliche Schenkelhalsbrüche treten nur bei erheblichen Traumen auf (Verkehrsunfall mit Polytrauma). Infolge der anatomischen Besonderheiten (harte, dichte Spongiosa, gemeinsame Epiphysenfuge von Schenkelkopf und Trochanter) finden sich typischerweise laterale Adduktionsbrüche, selten Abscherfrakturen in Schenkelhalsmitte. Rein traumatische Epiphysenlösungen sind extreme Ausnahmen.

Diagnose: Stauchschmerz von der Ferse und vom Trochanter her sowie Bewegungsschmerzen sind immer vorhanden. Die Verkürzung und Außenrotation des Beines und der Trochanterhochstand gegenüber der gesunden Seite sind die typischen Zeichen des dislozierten Adduktionsbruches, die bei den eingestauchten Brüchen immer fehlen. Röntgenaufnahmen in 2 Ebenen.

Therapie: Da die Prognose von der Kopfdurchblutung, der Dislokation und der Neigung der Bruchfläche zur Belastungsachse des Beines abhängt, besteht das Prinzip der Behandlung darin, aus den instabilen Brüchen eine eingestauchte Abduktionsfraktur zu schaffen. Daher können nur durch die Verletzungen entstandene eingekeilte, also *stabile* Abduktionsbrüche *konservativ* funktionell behandelt werden (Abb. 26–83 a). Alle anderen Frakturen sind instabil und führen konservativ behandelt selten zur Ausheilung. Schenkelhalsadduktionsbrüche sind daher in jedem Alter eine absolute Operationsindikation. Die Reposition erfolgt durch operative Freilegung oder geschlossen auf dem Extensionstisch unter Röntgenkontrolle (Abb. 26–82).
Ist eine Sofortoperation nicht möglich, wird eine suprakondyläre Steinmann-Nagelextension gelegt. Auf einer Beinlagerungsschiene wird die Extremität mit 1/10 KG extendiert.
Operationsverfahren: Die klassische Osteosynthesemethode ist die Schenkelhalsnagelung mit dem *3-Lamellen-Nagel*, ein heute noch weit verbreitetes, gedecktes Verfahren (ohne Freilegung der Fraktur): Nach geschlossener Reposition wird der 3-Lamellen-Nagel über einen vorher unter Röntgenbildwandlerkontrolle einge-

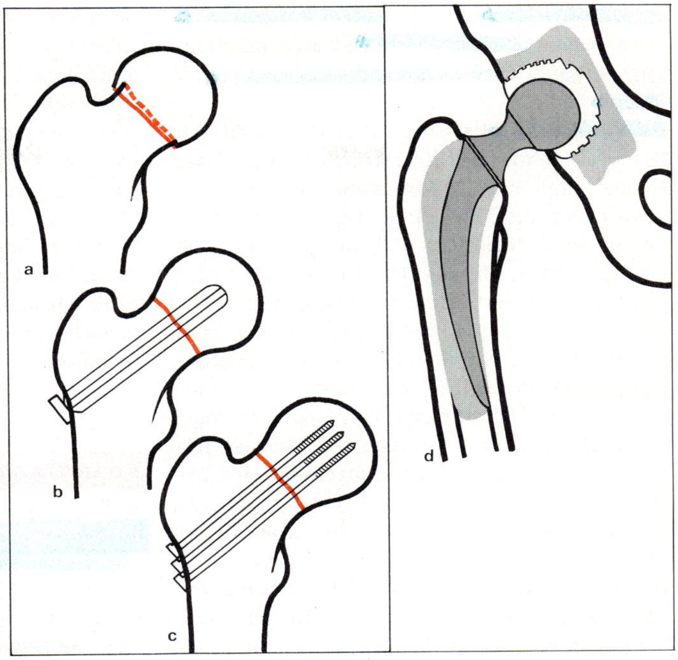

Abb. 26–83 a–d. Therapie bei Schenkelhalsbrüchen: Konservativ funktionell nur bei stabiler Abduktionsfraktur-Pauwels I (a), sonst Osteosynthese. 3-Lamellen-Nagel beim Erwachsenen (b), Verschraubung der Fraktur beim Jugendlichen (c) und Kopfresektion und Endoprothese beim greisen Patienten (d)

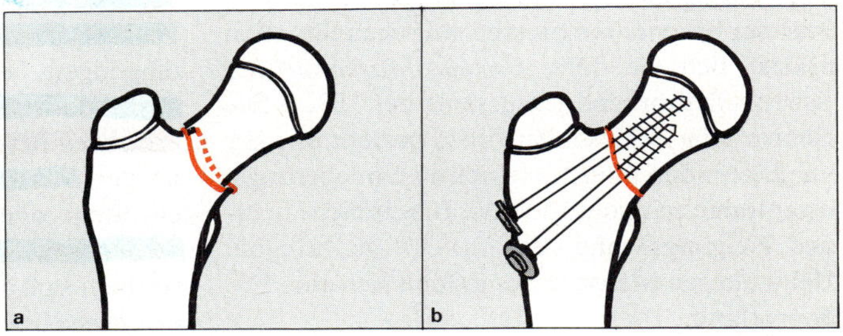

Abb. 26–84 a u. b. Bei Verschraubung kindlicher Schenkelhalsfrakturen (a) ist die Epiphysenfuge unbedingt zu schonen, um Beinlängendifferenzen zu vermeiden (b)

brachten Führungsdraht durch eine kleine Hautinzision eingeschlagen (Abb. 26–83 b).

Bei der offenen Reposition erfolgt die Stabilisierung mit einer Winkelplatte und einer zusätzlichen Zugschraube.

Bei dichter, kräftiger Spongiosa, also am wachsenden Knochen und im frühen Erwachsenenalter, ist die *Verschraubung* Methode der Wahl (Abb. 26–83 c). Die vorher genannten Implantate können den harten jugendlichen Knochen sprengen und die Bruchstücke distrahieren (Kopfnekrose). Die 3 genannten Verfahren sind übungsstabile Osteosynthesen, d.h. der Patient muß etwa 3 Monate bis zur Ausheilung der Fraktur mit Krücken gehen und darf das Bein nicht belasten.

Intrakapsulärer Hämatomdruck und Dislokation (Gefäßabknickung) bei *kindlichen Schenkelhalsbrüchen* bedürfen der unverzüglichen Intervention (ossäre Zirkulationsstörungen = Schenkelkopfnekrose). Nach offener Reposition wird der Bruch verschraubt, die Wachstumsfuge muß dabei geschont werden (Abb. 26–84 a, b). Ist aus besonderen Gründen (z.B. Zusatzverletzungen etc.) eine sofortige Operation nicht möglich, wird das Frakturhämatom abpunktiert. Bei Dislokation (Varusbrüche) suprakondyläre Extension mit ca. 1/10 KG zur

Kapselentfaltung und Gefäßdekompression. Postoperativ für 4–6 Wochen ein Becken-Bein-Gipsverband. Entlastung nach 3 Monaten und länger.

Im Greisenalter hat sich daher die Resektion der Fraktur mitsamt dem Hüftgelenk und der Ersatz durch eine *Endoprothese* am besten bewährt: Der alte Mensch, häufig schon vor dem Unfall in reduziertem Allgemeinzustand, ist postoperativ geistig und körperlich nicht in der Lage, das operierte Bein zu entlasten. Die Altersosteoporose vermindert zudem den Halt eingebrachter Metallimplantate. Die Alloarthroplastik mit der Endoprothese, die bei Pauwels-I- und II-Frakturen bei einem biologischen Alter über 75 Jahre, bei Pauwels-III-Frakturen über 70 Jahre durchgeführt wird, ermöglicht somit die manchmal geradezu lebensrettende Sofortmobilisation (Abb. 26–83 d).

Komplikationen: *Neuerliche Verschiebungen der Fragmente, Implantatlockerungen oder -brüche* entstehen durch ungenügende Reposition, Trümmerzonen und Defekte, sowie durch mangelnde primäre Stabilität. Die Instabilität führt zur Knochenresorption und damit zur Verkürzung des Schenkelhalses.

Aus der besonderen biomechanischen Situation erklärt sich die hohe *Pseudarthrosenrate* der Schenkelhalsbrüche (insgesamt bei 15%). Die Behandlung der Pseudarthrose besteht in einer valgisierenden intertrochantären Umlagerungsosteotomie mit dem Ziel, die Bruchfläche in einen Neigungswinkel von 20–30° zu bringen. Beim älteren Menschen empfiehlt sich eine Endoprothese.

Die besondere Durchblutungssituation kann nach Frakturen zu Ernährungsstörungen wie partiellen oder totalen *Schenkelkopfnekrosen* führen. Die Diagnose wird aus dem Dichterwerden des Kopffragmentes und der Kopfentrundung gestellt (Zunahme der Gelenkspaltbreite). Häufig sind Kopfnekrose und Pseudarthrose kombiniert. Die Behandlung besteht in einer Entlastung über mehrere Monate, später je nach Funktion und bereits eingetretener Arthrose in einer Osteotomie, Arthrodese oder Prothese.

Die Rate der Kopfnekrose (bis zu 40%) ist bei kindlichen Schenkelhalsbrüchen besonders hoch. Durch Sofortoperation und stabile Verschraubung wurde eine deutliche Senkung dieser Komplikation erreicht. Bei eingetretenem Schaden muß bis zu 12 Monate abgewartet werden, da Regenerationen möglich sind. Folgeschäden (Wachstumsstörungen, Gelenkkontrakturen, Fehlstellungen) können durch korrigierende Osteotomien weitgehend gebessert werden, Arthrodesen sind selten indiziert.

Eine längere *Immobilisation* führt beim alten Menschen zu kardiopulmonalen, thromboembolischen oder urologischen Komplikationen. Auch Druckgeschwüre, zunehmende Osteoporose, Muskelschwäche und zerebrale Dekompensation bedeuten Lebensgefahr. Daher *notfallmäßige Operation* und *Sofortmobilisation*.

Pertrochantäre Frakturen

Pathophysiologie: Sie entstehen meist durch ein Außenrotationstrauma des Beines, das je nach Alter des Verletzten mehr oder weniger stark sein muß. Nach Art der Gewalteinwirkung sind vom einfachen Schrägbruch bis zur regellosen Trümmerfraktur mit großem Frakturhämatom alle Übergänge möglich. Im Gegensatz zum Schenkelhalsbruch ist das Durchschnittsalter bei Patienten mit pertrochantären Frakturen um 5–10 Jahre höher, die biomechanischen Bedingungen sind ebenfalls unterschiedlich. Zweckmäßigerweise wird zwischen *stabilen* und *instabilen* Brüchen differenziert. Das Kriterium ist der dislozierte Trochanter minor, wodurch ein mehr oder weniger großer dorsomedialer Defekt entsteht (Abb. 26–85). Durch das Bestreben, sich entsprechend dem Verlauf der Belastungsachse medial abzustützen, haben instabile Frakturen eine *Varustendenz.* Frakturheilungsstörungen sind wegen der breiten spongiösen Kontaktfläche selten.

Diagnose: Das klinische Erscheinungsbild der Verkürzung und Außenrotation ist wesentlich stärker ausgeprägt als bei einem Schenkelhalsbruch, der äußere Fußrand liegt meist der Unterlage voll auf. Das Bein kann nicht aktiv gehoben werden. Röntgenaufnahmen in 2 Ebenen.

Therapie: Die konservative Therapie erfordert eine 10- bis 12wöchige Extension. Sie ist dem vorwiegend alten Patienten nicht zumutbar, hier besteht eine vitale Operationsindikation. Bei stabilen Frakturen mit intakter medialer

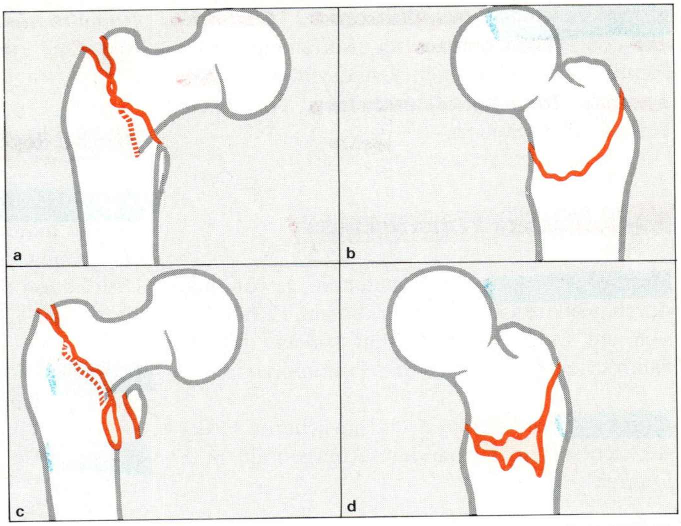

Abb. 26–85 a–d. Stabile pertrochantäre Fraktur mit intakter medialer Bruchfläche (a u. b). Instabilität durch unterschiedlich große, dorsomediale Trümmerzone (c u. d)

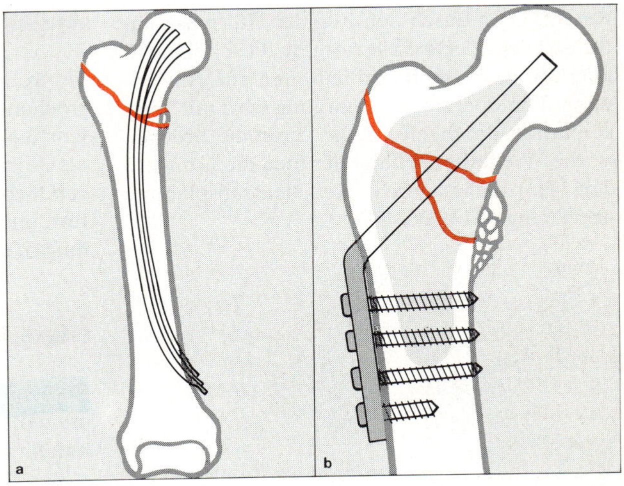

Abb. 26–86 a u. b. Osteosynthese pertrochantärer Frakturen: Elastische Federnägel (a) bei stabilen Brüchen. Verbundosteosynthese mit Knochenzement und Winkelplatte bei Trümmerbrüchen und schwerer Osteoporose (b)

Kortikalis kann durch *Winkelplatten* oder *Federnägel* eine frühzeitige Belastbarkeit erzielt werden (Abb. 26–86 a u. b). Instabile Frakturen mit großen dorsomedialen Defekten neigen zum Zusammenbruch. Hier ergeben sich 3 Möglichkeiten:

1. Die Osteosynthese mit Winkelplatte und Auffüllung des medialen Defektes mit Spongiosa. Bei vorsichtiger Nachbehandlung ist eine Belastung erst nach Durchbau der medialen Spongiosabrücke möglich.

2. Die Nagelung mit elastischen Federnägeln nach Valgisierung des Schenkelhalses (geschlossen am Extensionstisch unter Röntgenkontrolle). Durch die Valgusstellung wird die Belastungsachse nach außen verlagert und es resultiert eine biomechanisch günstige Situation für die Bruchheilung.

3. Die *Verbundosteosynthese* mit Knochenzement und Winkelplatte im hohen Alter oder bei hochgradiger Osteoporose. Die Spongiosa wird aus dem Trochantermassiv entfernt und der gesamte Defekt zur Erzielung einer medialen Abstützung mit Knochenzement aufgefüllt (Abb. 26–86 b). Immer ist beim alten Menschen die Sofortmobilisation und Frühbelastbarkeit das wichtigste Ziel.

Komplikationen: Varusdislokation, Metallbrüche und Pseudarthrosen bei insuffizienten, biomechanisch ungünstigen Osteosynthesen. Allgemeine Immobilisationsschäden vor allem beim alten Patienten.

Subtrochantäre Femurfrakturen

Pathophysiologie: Sie entstehen gewöhnlich durch größere Gewalteinwirkungen. Es handelt sich um Dreh- oder Biegungsbrüche mit oft zahlreichen Fragmenten und Trümmerzonen.

Diagnose: Alle sicheren und unsicheren Frakturzeichen sind vorhanden. Röntgenbild in 2 Ebenen.

Therapie: Die konservative Therapie erfordert einen Streckverband für 10–14 Wochen, die Retention ist durch den Zug der Hüftmuskulatur schwierig. Deshalb kommt diese Behandlung nur in Ausnahmesituationen zur Anwendung. Die operative Versorgung wird mit Winkelplatten durchgeführt, bei Trümmerbrüchen ist die Wiederherstellung der medialen, tragenden Kortikalis durch Knochentransplantate notwendig (Abb. 26–89).

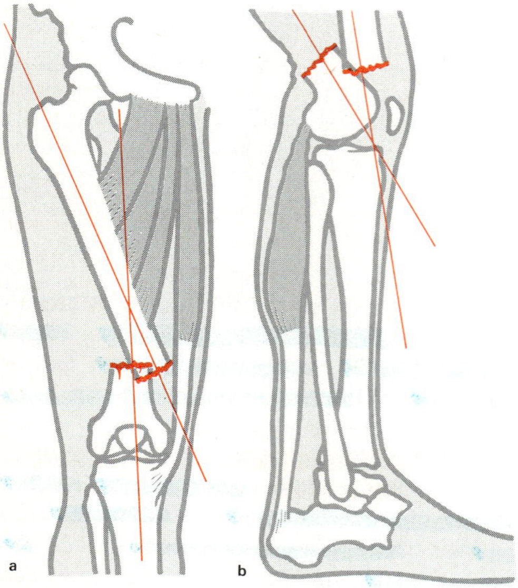

Abb. 26–87 a u. b. Typische Dislokationen bei Oberschenkelbrüchen entsprechend der dominierenden Muskelansätze in Valgusposition durch die Adduktoren (a) oder Rekurvationsstellung durch den M. gastrocnemius (b)

Komplikationen: Achsenfehler (Rotation, Varus), Operationsschock (Blutverlust).

Brüche des Trochanter major

Pathophysiologie: Isolierte Frakturen des Trochanter major entstehen durch direkte Gewalteinwirkung (Sturz, Stoß) mit unterschiedlicher Dislokation durch den Zug der Glutäalmuskulatur.

Diagnose: Lokaler Druckschmerz, schmerzhafte Abspreizung, Röntgenbild in 2 Ebenen.

Therapie: Bei unverschobenen Brüchen Bettruhe für ca. 7 Tage, bei stärkerer Dislokation offene Reposition, Zuggurtungsosteosynthese.

Abrißbrüche des Trochanter minor

Sie treten häufig im Gefolge von per- und subtrochantären Frakturen auf, wo die mediale Kortikalis defekt ist. Selten kommen sie isoliert als Abrißfraktur im Bereich der Apophyse Jugendlicher vor (Sportverletzungen bei Wettläufern und Springern). Hier besteht die Behandlung in einer Schonung für wenige Tage.

Oberschenkelschaftbrüche

Pathophysiologie: Um diesen stärksten Extremitätenknochen zu brechen, sind große Gewalteinwirkungen (Sturz aus großer Höhe, direktes Trauma bei Verkehrsunfall, maximale Verdrehung) notwendig. Je nach Art der einwirkenden Kraft entstehen Quer-, Schräg-, Biegungs-, Dreh-, Stück- und Trümmerbrüche. Abhängig von der Höhe der Frakturen wird immer eine Verschiebung, Achsenknickung und Verdrehung entsprechend den dominierenden Muskelansätzen vorliegen (Abb. 26–87). Der *Blutverlust* kann erheblich sein: Am Unfalltag zwischen 600–1000 ml steigt er am 3. Tag nach dem Unfall auf 1400–2400 ml an.

Diagnose: Die Erkennung ist einfach, da in der Regel alle sicheren und unsicheren Zeichen eines Knochenbruches vorliegen. Röntgenaufnahmen in 2 Ebenen. Der einer Fraktur häufig vorangehende Knieanprall kann eine *Läsions-*

kette von der Patella (Knorpelschaden) bis zum Hüftgelenk (Verrenkungen, Verrenkungsbrüche) induzieren, nach der klinisch und radiologisch zu fahnden ist (Unfallanamnese). Ebenso sind weitere *Begleitverletzungen* an Gefäßen, Nerven und Weichteilen (Kompartmentsyndrom) auszuschließen, unverzüglich ist eine Schockbehandlung einzuleiten **(Abb. 33–86a, Abb. 33–87a)**.

Therapie: Generell sollten Oberschenkelschaftbrüche nur bei absoluten Kontraindikationen zur Osteosynthese konservativ behandelt werden. Überlange stationäre Behandlungszeiten, Immobilisationsschäden der Extremitäten sowie hygienische und soziale Probleme sind hier als Gründe anzuführen. Zur *konservativen Behandlung* wird am Schienbeinkopf ein Steinmann-Nagel mit Streckverband angelegt und nach Betten auf einer Beinlagerungsschiene mit einem Gewicht von $^1/_7$–$^1/_{10}$ KG (abhängig von Muskelkraft und Alter) extendiert. Die Korrektur von Achsenknickungen kann, sofern sie nach Anlegen des Längszuges noch besteht, durch exzentrische Zuganordnung beseitigt werden (Abb. 26–88 a). ***Cave Distraktion!*** Wöchentliche Röntgenkontrolle. Nach 4 Wochen Umnageln vom Schienbeinkopf nach suprakondylär (Bandüberdehnung = Schlottergelenk) und Reduktion des Zuggewichtes auf 4–5 kg (Muskelatrophie). Der Streckverband wird 8–12 Wochen belassen, danach Belastungsbeginn. Auch kann nach ca. 6 Wochen Extension ein Becken-Bein-Gipsverband bis zur knöchernen Heilung angelegt werden (Abb. 26–88 b). Zur Verkürzung der Behandlungsdauer, Vermeidung von Immobilisationsschäden und Verhütung von allgemeinen Komplikationen ist die *Osteosynthese* anzustreben. Brüche im mittleren Drittel sind eine Indikation zur *Marknagelung,* bei Bedarf in Kombination mit Drahtumschlingungen. Trümmerbrüche und Frakturen bis in die Gelenknähe werden vorteilhaft durch *Plattenosteosynthese* oder *Verriegelungsnagelung* stabilisiert. Kortikalisdefekte müssen durch *Knochentransplantate* aufgefüllt werden (Abb. 26–89). Andere Osteosyntheseverfahren sind nicht zu empfehlen. Die Belastung ist von der Frakturform, Lokalisation und Art der Osteosynthese abhängig. Sie ist im Idealfall nach Marknagelung eines Querbruches in Schaftmitte nach 2–4, bei Trümmerfrakturen nach 10–14 Wochen möglich **(Abb. 33–86b, 33–87b)**.

Im Gegensatz zum Erwachsenen können *kindliche Schaftbrüche* problemlos konservativ behandelt werden.

Bis zum 2. Lebensjahr wird eine „*Overhead*"-extension durch Heftpflasterverbände an beiden gestreckten, im Hüftgelenk rechtwinklig fixierten Beinen angebracht.

Kinder vom 3.–12. Lebensjahr werden am „*Weber-Tisch*" behandelt. Diese besondere Extensionsanordnung ermöglicht nicht nur eine exakte Stellungskontrolle in 3 Ebenen (Rotation!), sondern bringt auch erhebliche pflegerische Vorteile mit sich (Abb. 26–90). Immer ist eine Verkürzung von 10–15 mm erwünscht, um

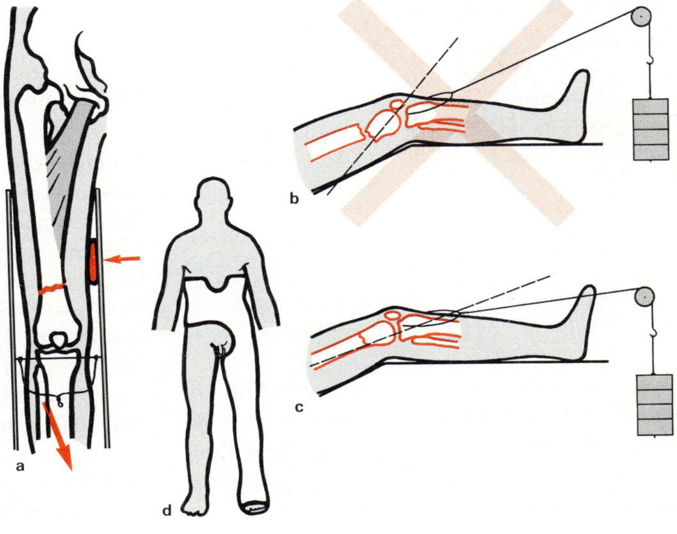

Abb. 26–88 a–d. Exzentrische Zugrichtung zur Beseitigung der Valgusstellung bei distalen Oberschenkelschaftbrüchen (a). Lagerung des Bruches über dem Schienenknick und Senken der Zugachse unter die Beinachse zur Verhütung einer Rekurvationsstellung im distalen Oberschenkel (b u. c). Weiterbehandlung im Becken-Bein-Gipsverband (d)

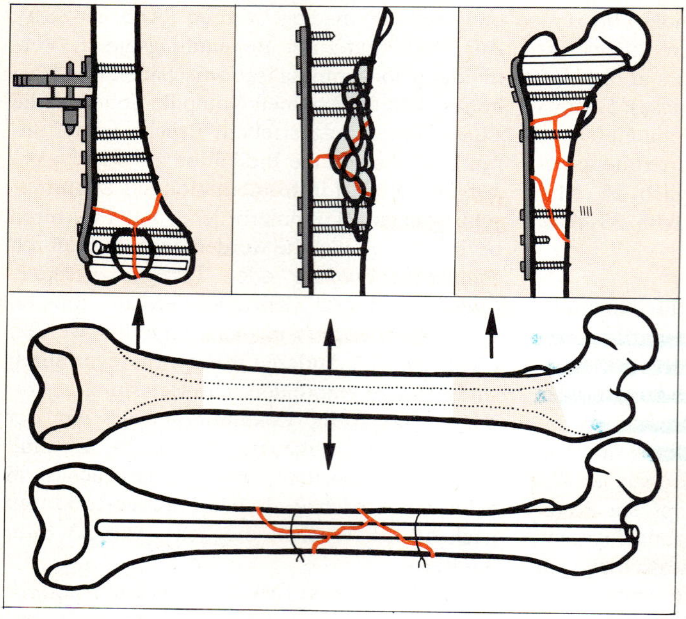

Abb. 26–89. Osteosynthesemöglichkeiten bei Femurfrakturen: Im diametaphysären Bereich Winkelplatten, in Schaftmitte die Marknagelung, bei Mehrfragmentbrüchen evtl. in Kombination mit Drahtumschlingungen. Bei Trümmerbrüchen Plattenosteosynthese und Defektauffüllung durch autologen, spongiösen Knochen

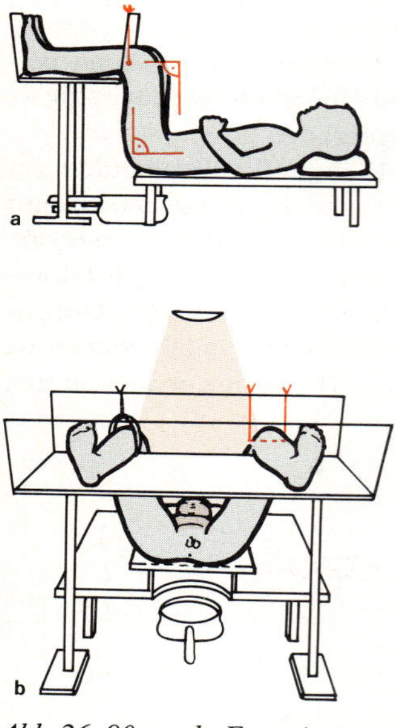

Abb. 26–90 a u. b. Extensionsanordnung nach Weber für Kinder vom 3.–12. Lebensjahr. Durch die Doppelrechtwinkellage in Hüft- und Kniegelenk kann neben den beiden anderen Ebenen auch die Rotation des Oberschenkelschaftes kontrolliert werden

den posttraumatischen Wachstumsschub zu kompensieren. Nach 3 Wochen kann die Fraktur im Becken-Bein-Gips zur endgültigen Konsolidierung gebracht werden (Entlassung in familiäre Betreuung!)

Komplikationen: Die Gefahr der konservativen Behandlung liegt in Fehlstellungen und Verkürzungen. Durch Schrumpfung der Muskulatur und Vernarbung im Bruchbereich, aber auch durch die Verlötung des suprapatellaren Recessus entstehen Strecksteifen, die eine operative Arthrolyse oder Quadrizepsverlängerung erfordern. Bei der Osteosynthese sind es intraoperativer Blutverlust (Schock), Knocheninfektion, Pseudarthrose und Implantatbruch (Knochendefekt), die den Heilverlauf komplizieren. Selten treten Gelenksteifen auf.

Distale Oberschenkelbrüche

Pathophysiologie: Suprakondyläre, diakondyläre, perkondyläre oder Kombinationen dieser Brüche entstehen meist durch direktes Trauma (Verkehrsunfall). Dabei durchstößt das Schaftfragment die Streckmuskulatur, offene Brüche sind nicht selten. Der M. gastrocnemius zieht das distale Fragment in Rekurvation (Abb. 26–87 b). Bei Knieanpralltraumen immer Kontrolle von Knie- und Hüftgelenk! Bei supra- und diakondylären Frakturen wird durch die Keilwirkung der Kniescheibe die Oberschenkelrolle gesprengt (retropatellarer Knorpelschaden). Monokondyläre Frakturen entstehen durch einen Ab- oder Adduktionsmechanismus.

Diagnose: Verkürzung des Beines, Schwellung und Deformierung des Kniegelenkes, schmerzhafte Bewegungseinschränkung. Röntgenbild in 2 Ebenen, zusätzliches Röntgenbild des Hüftgelenkes. Kontrolle der *peripheren Durchblutung* (A. poplitea).

Therapie: Konservative Therapie möglichst nur bei suprakondylären Frakturen durch Extension am Schienbeinkopf. Die Rekurvationsstellung ist durch eine spezielle Zuganordnung und Lagerung auszugleichen (Abb. 26–88 b u. c). Immobilisation für 6–10 Wochen, danach Vollbelastung.
Alle Gelenkfrakturen, aber auch die suprakondylären Brüche, werden vorteilhaft mit Winkelplatten stabilisiert (Abb. 26–89). Neben der Rekonstruktion der Gelenkflächen ist eine exakte Achseneinstellung und frühzeitige Beweglichkeit möglich. Da im Gefolge dieser Brüche nicht selten Knorpelläsionen, Bandschäden oder Meniskusabrisse auftreten, müssen diese bei der Osteosynthese mitversorgt werden. Gequetschter Knorpel wird abgetragen, gerissene Bänder werden genäht und reinseriert und Knorpel-Knochen-Fragmente stabil fixiert. In Abhängigkeit vom Ausmaß der Verletzung ist eine Entlastung für 10–14 Wochen notwendig.

Komplikationen: Gelenkinkongruenzen und Achsenfehler mit posttraumatischer Arthrose nach konservativer Behandlung, Kniegelenksteifen durch Muskelverwachsungen, Narbenschrumpfungen und die Recessusverlötung (s. Oberschenkelschaft). Achsenfehler, Pseudarthrosen und Infektionen können nach Osteosynthesen auftreten.

Kniescheibenbrüche

Pathophysiologie: Frakturen des größten Sesambeines entstehen durch direkte Gewalteinwirkung (Knieanprall). Neben unverschobenen Fissuren gibt es Quer-, Längs-, und Trümmerbrüche. Bei Dislokation der Fragmente sind die Retinacula (Reservestreckapparat) eingerissen. Differentialdiagnostisch ist die Patella bi- oder tripartita abzugrenzen.

Diagnose: Ausgenommen bei Fissuren (subaponeurotisch) besteht ein aktiver Streckausfall: Das Bein kann nicht gestreckt hochgehoben werden. In der Kniescheibenmitte befindet sich eine *Delle.* Hämarthros. Röntgenbild in 2 Ebenen. Längsfissuren können oft nur auf einer tangentialen Röntgenaufnahme erkannt werden.

Therapie: Konservative Therapie bei subaponeurotischen Frakturen, funktionell oder durch Gipshülse. Bei Dislokation besteht *absolute Operationsindikation.* Osteosynthese durch Zuggurtung, bei Randabbrüchen durch Verschraubung (Abb. 26–91). Bei Trümmerbrüchen Patellektomie. Immer muß der Streckapparat genäht werden. Ist eine Operation nicht sofort möglich, muß der Hämarthros abpunktiert werden. Durch die leukozytären Elemente kann es zu einer enzymatischen Knorpelschädigung mit Spätarthrose kommen. Die Heilungsdauer beträgt ca. 6 Wochen.

Komplikationen: Gelenkstufen oder Knorpelquetschungen führen zur *Chondropathie* der Kniescheibe mit nachfolgender Retropatellararthrose. Daher sind oft auch nach einfachen Bruchformen später Operationen am Knorpel oder gar Patellektomien notwendig. Redislokationen der Fragmente bedingen Streckinsuffizienzen. Wegen des dünnen Weichteilmantels besteht bei offenen Brüchen oder Hautkontusionen die Gefahr von Wundheilungsstörungen.

Unterschenkelbrüche

Funktionell anatomische Anmerkungen

Klinisch versteht man unter Unterschenkel das gemeinsame Gefüge von Schien- und Wadenbein. Die Tibiakontur zeichnet sich unter den Weichteilen auf nahezu der gesamten Strecke ab. Bei Verletzungen ist dadurch die deckende Haut stark gefährdet. Sie wird gequetscht und durchspießt. Heilungsvorgänge werden erschwert, Wundstörungen sind häufig. Im Gegensatz zur Blutversorgung am Femur wird die Tibia nur von einer Knochenarterie her ge-

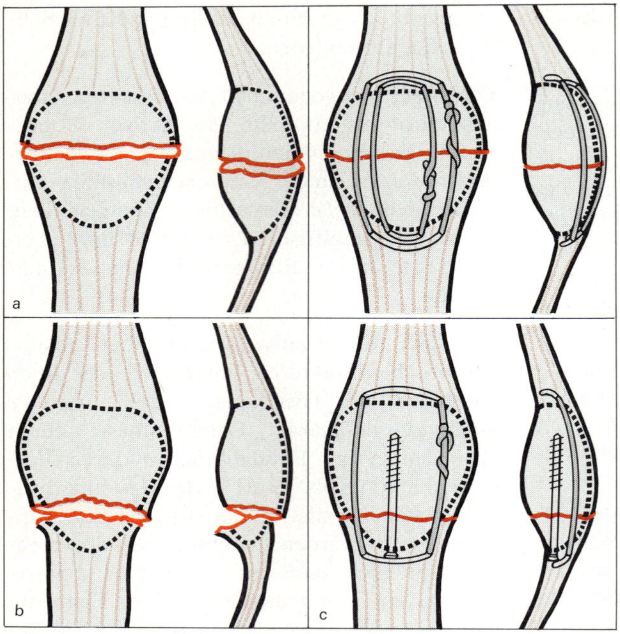

Abb. 26–91 a–c. Zuggurtungsosteosynthese bei Patellaquerfrakturen (a). Bei Kniescheibenpolabbrüchen (b) Verschraubung und Zuggurtung (c)

speist. Diese beiden Tatsachen sind mitverantwortlich für die so große Zahl von Bruch- und Wundheilungsstörungen am Unterschenkel. Die Muskelgruppen sind durch straffe Faszien unterteilt, massive Weichteilschwellungen nach Verletzungen können im Rahmen des Kompartmentsyndroms zu Ischämien und Muskelnekrosen führen.

Die Beintraglinie verläuft vom Femur kommend über die Mitte des Kniegelenkes durch den Tibiaschaft auf das Zentrum der Sprungbeinrolle. Eingebettet in die Unterschenkelmuskulatur liegt das Wadenbein, das durch die Syndesmosenbänder und die Membrana interossea an die Tibia gefesselt ist. Entsprechend dem Querschnitt sind die übertragenen Druck- und Zugspannungen gering, Instabilitäten nach Frakturen oder Resektionen bleiben ohne Funktionsverlust. Bei Bruchheilungsstörungen des Schienbeinschaftes darf deswegen die Sperrwirkung der Fibula nicht überschätzt werden.

Schienbeinkopfbrüche

Pathophysiologie: Schienbeinkopfbrüche entstehen durch eine axiale Stauchung in der Längsrichtung. Hinzukommende Biegemomente (Extension, Flexion, Varus, Valgus) induzieren die verschiedenen Brucharten sowie die Lokalisation. Häufig ist der Bruch mit einer mehr oder weniger ausgeprägten *Impression* der Gelenkfläche verbunden. Begleitverletzungen dieser intraartikulären Fraktur finden sich in Form von Bandrupturen, Ausrissen der Eminentia intercondylaris, Knorpelläsionen und partiellen oder totalen Meniskusablösungen. Folgende Brucharten werden unterschieden: Spaltbrüche, Depressionsbrüche, Impressionsbrüche und Trümmerbrüche (Abb. 26–92 a–d). Sie können mono- oder bikondylär sein.

Diagnose: Prellmarken und Schwellungen am Schienbeinkopf, Fehlstellung, Krepitation, Gelenkinstabilität, schmerzhafte Bewegungshemmung, Hämarthros. Röntgen in 2 Ebenen, evtl. Schichtaufnahmen, um Impressionen und deren Ausmaß zu erkennen.

Therapie: Behandlungsziel ist die Wiederherstellung der normalen Funktion: Ein *stabiles, achsengerechtes, frei bewegliches Gelenk*. Konservativ behandelt werden gering dislozierte Brüche und die Mehrzahl der Frakturen im hohen Alter. Nach einer 1- bis 3wöchigen Ruhigstellung im Gips- oder Streckverband wird auf Bewegungsschienen funktionell weiterbehan-

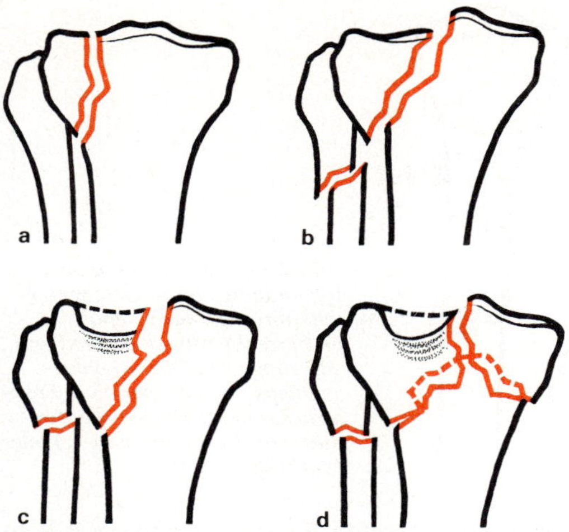

Abb. 26–92 a–d. *Bruchformen am Schienbeinkopf: Spaltbruch (a), Depressionsbruch mit Dislokation des gesamten Kondylus (b), Impressionsbruch mit erhalten gebliebenem Rand (c) und Trümmerbruch (d)*

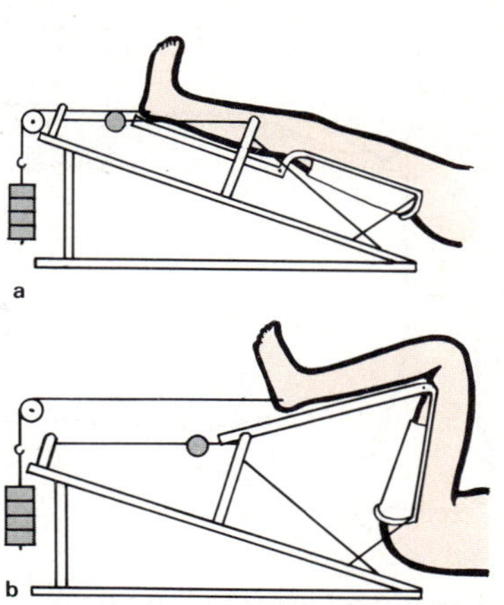

Abb. 26–93 a u. b. *Bewegungsschiene zur funktionellen Behandlung von Schienbeinkopfbrüchen mit gleichzeitigem Streckverband ermöglicht Streckung (a) und Beugung (b) im Kniegelenk*

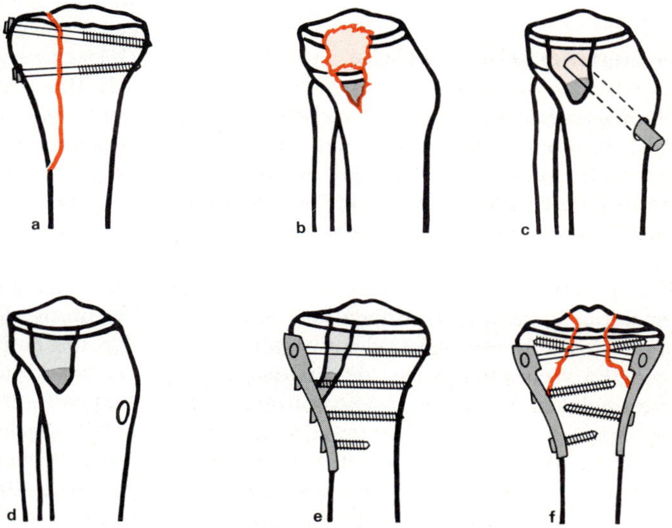

Abb. 26–94 a–f. *Operative Behandlung von Schienbeinkopfbrüchen: Zugschraubenosteosynthese bei stabilen Spaltbrüchen (a). Bei Impressionsbrüchen (b) zuerst Anhebung der Gelenkfläche auf Niveau (c), Auffüllung des Knochendefektes mit Spongiosa (d) und Abstützung mit einer Platte (e). Doppelplattenosteosynthese bei Trümmerbrüchen (f)*

delt (Abb. 26–93). Gerade bei kniegelenksnahen Brüchen hat sich die kontinuierliche passive Bewegung auf motorgetriebenen Schienen hervorragend bewährt. Die Heilungsdauer beträgt 8 bis 12 Wochen. Alle anderen Fälle werden operativ stabilisiert.

Die *Osteosynthese* erfolgt nach dem Prinzip der Reposition intraartikulärer Frakturen: Stufenbildungen im Gelenk werden unter Sicht reponiert. Bei Impressionen muß die Gelenkfläche angehoben und der Defekt durch *Knochentransplantate* unterfüttert werden. Die Stabilisierung wird mit Platten und Schrauben durchgeführt (Abb. 26–94). Begleitverletzungen werden mitversorgt, also Bänder genäht, Knorpelschäden abgetragen, abgelöste Menisken refixiert. Auch hier wird frühzeitig nachbehandelt. Wegen des Knorpelschadens und der Knochentransplantation ist eine Entlastungsdauer für ca. 3 Monate notwendig.

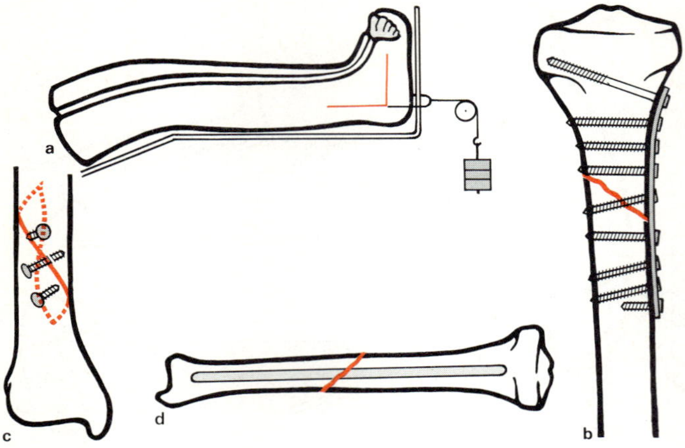

Abb. 26–95 a–d. Konservative Behandlung von Unterschenkelschaftbrüchen nach Reposition im Fersenbeinstreckverband und aufgebogenem Oberschenkelspaltgips (a). Bei operativer Frakturbehandlung Plattenosteosynthese (b), Verschraubung (c) oder Marknagelung (d)

Komplikationen: Instabilität des Kniegelenkes durch relative Bandinsuffizienz. Posttraumatische Arthrose nach Achsenfehlern und Gelenkinkongruenzen. Lähmung des N. fibularis als Behandlungsfolge (intraoperativ, Drucklähmung). Kompartmentsyndrom, Infektionen.

Unterschenkelschaftbrüche

Pathophysiologie: Unterschenkelschaftbrüche, also Frakturen von Schien- und Wadenbein, entstehen durch indirekte Gewalt wie Rotationstraumen (Skisport) oder auf direktem Wege (Verkehrsunfall). Alle Bruchformen werden beobachtet. Verschiebungen hängen vom Muskelzug, von der Gewalteinwirkung und von der späteren Lagerung ab. Neben dem Knochenbruch entsteht ein mehr oder weniger ausgeprägter Weichteilschaden, der in den engen Faszienlogen zu *Kompartmentsyndromen* führen kann. Von den 4 Lagen sind das tiefe Beugerkompartment und das Tibialis-anterior-Kompartment am häufigsten betroffen. Die Muskelkompressionssyndrome sind auf S. 592 dargestellt. Durch die ventral anliegende Haut sind offene Brüche häufig. Starke Verschiebungen sind sofort einzurichten, um Gefäße, Nerven und Weichteile zu dekomprimieren.

Diagnose: Sichere und unsichere Knochenbruchzeichen weisen sofort auf die richtige Diagnose hin. Röntgenaufnahmen in 2 Ebenen mit Darstellung der angrenzenden Beingelenke **(Abb. 33–84 a u. b)**.

Therapie: Der unkomplizierte, frische, geschlossene Unterschenkelschaftbruch ist eine relative Indikation für die operative wie konservative Therapie. Beide Methoden bringen gute Ergebnisse, ihre Risiken sind individuell abzuwägen.

Konservativ: Nichtdislozierte, stabile Brüche werden primär im Oberschenkelspaltgipsverband ruhiggestellt, eine Belastung im zirkulären *Oberschenkelgehgips* ist nach 2 Wochen möglich. Bei Dislokationen oder instabilen Bruchformen wird über einen Fersenbein-Steinmann-Nagel ein *Streckverband* (2–4 kg) angelegt und der Bruch eingerichtet. Der zusätzliche Oberschenkelspaltgips muß sofort gespalten und aufgebogen werden (Abb. 26–95 a). Bei wöchentlichen Kontrollen wird, wenn notwendig, die Stellung korrigiert. In der 3.–4. Woche hat der fibröse Kallus den Bruch so weit gefestigt, daß der Patient das Bein schmerzfrei hochheben kann. Zu diesem Zeitpunkt wird die Extension entfernt und ein Oberschenkelgehgipsverband angelegt. Die Heilungsdauer beträgt 8–12 Wochen, gelegentlich länger. Als therapeutische Alternative bietet sich die funktionelle Frakturbehandlung nach *Sarmiento* an, die dem Patienten durch Form und Funktion der abnehmbaren Schiene („brace") oder des Gipsverbandes wesentliche Vorteile bietet (S. 60). Bemerkenswert an dieser Technik ist die Frühbelastbarkeit bei minimal eingeschränkter Kniefunktion **(Abb. 33–85 a u. b)**.

Operiert werden sollen neben den offenen Brüchen alle Frakturen, die erfahrungsgemäß zu Bruchheilungsstörungen führen. Das sind Brüche mit starker primärer Verschiebung oder Distraktion. Bei Quer- und kurzen Schrägbrüchen im mittleren Schaftbereich hat die *Marknage-*

lung gegenüber der konservativen Behandlung wesentliche Vorteile: Verzicht auf Gipsverband, Sofortbelastung und frühe Arbeitsfähigkeit. Eine *Verschraubung* wird bei Drehbruchflächen von über doppelter Schaftbreite durchgeführt, in allen anderen Fällen, vor allem bei gelenksnahen Schaftbrüchen, ist die *Plattenosteosynthese* oder *Verriegelungsnagelung* angezeigt. Bei Knochendefekten Spongiosatransplantate (Abb. 26–95 b–d).
Als Ausnahmeindikation wird manchmal, vor allem in Wintersportgebieten, bei langen Drehbrüchen die perkutane Drahtcerclage *(Goetze)* durchgeführt. Hier ist eine Gipsruhigstellung bis zu 16 Wochen notwendig.
Offene Brüche: Bei offenen Brüchen steht das Weichteilproblem vor dem Problem der Frakturbehandlung. Nur die operative Stabilisierung garantiert die zur Wundheilung notwendige Immobilisation. Daher absolute Indikation zur *Osteosynthese,* jedoch keine Marknagelung (Infektgefahr und Schädigung der Markraumgefäße), sondern Plattenosteosynthese oder äußerer Spanner. Hauptgebot ist die Vermeidung der *Infektion,* sie beträgt an der offenen Tibiafraktur 6–15%.
Bei stabilen kindlichen Brüchen (intakter Periostmantel, isolierte Schienbeinbrüche) wird ein Oberschenkelspaltgips angelegt. 7 bis 10 Tage später, nach Abschwellung, zirkulärer Gehgipsverband. Heilungsdauer 4–5 Wochen.
Instabile Frakturen werden über einen Fersenbeinstreckverband mit Steinmann-Nagel extendiert (1–2 kg Gewicht), zusätzlich Oberschenkelspaltgips. Nach 2–3 Wochen Gehgips für insgesamt $1^1/_2$–2 Monate.
Distale Schaftbrüche mit kleinen kortikalen Trümmerzonen müssen wegen Redislokationsgefahr primär gelegentlich überkorrigiert werden. Im definitiven Gehverband (Belastung erst ab 3. Woche) achsengerechte Einstellung.

Komplikationen: Thrombose und Kompartmentsyndrom sind die häufigsten Komplikationen. Nach konservativer Behandlung entstehen Pseudarthrosen durch ungenügende Reposition, *inkonsequente Retention* oder *Distraktion.* Achsenfehler, Nervendruckschäden, Gipsdruckschäden, Extensionsnagelinfekte und Immobilisationsschäden am Knie- und Fußgelenk. Nach Osteosynthesen, besonders Weichteil- und *Knocheninfektionen,* Pseudarthrosen nach instabiler Fixation.

Isolierte Schienbeinbrüche

Pathophysiologie: Sie entstehen meist durch direkte Gewalteinwirkung und sind die häufigste Bruchform am kindlichen Unterschenkel. Meist liegen Schrägbrüche, häufig auch Querbrüche vor.

Diagnose und Therapie, s. Unterschenkelschaftbruch.

Isolierte Wadenbeinbrüche

Pathophysiologie: Sie entstehen ausschließlich durch direkte Gewalteinwirkung. Immer sollte jedoch ein Sprunggelenkverrenkungsbruch ausgeschlossen werden (s. Knöchelbrüche).

Diagnose: Isolierter Druckschmerz, Röntgenbild in 2 Ebenen mit Sprunggelenk.

Therapie: Elastische Bandage, Zinkleim- oder Gipsverband für 2–4 Wochen.

Distale Unterschenkelstauchungsbrüche

Pathophysiologie: Distale intraartikuläre Unterschenkelbrüche entstehen durch Einstauchung des Sprungbeines in das Tibiaplateau beim Sturz aus großer Höhe oder beim schweren Verkehrsunfall. Durch Kompression des epimetaphysären Knochengefüges zeigen sich nach der Reposition *Spongiosadefekte,* auch Knorpelschäden liegen vor. Insgesamt handelt es sich um eine identische Problematik wie beim Schienbeinkopfbruch (Abb. 26–96 a).

Diagnose: Starke Schwellung im Bereich des distalen Unterschenkels (Cave Kompartmentsyndrom!), Stauchungs- und Belastungsschmerz. Röntgenbild in 2 Ebenen, evtl. Tomographie.

Therapie: Selten konservativ, da es sich um dislozierte Gelenkfrakturen mit oft schwerer Zerstörung der Gelenkkörper handelt. Bei Kontraindikation zur Osteosynthese geschlossene

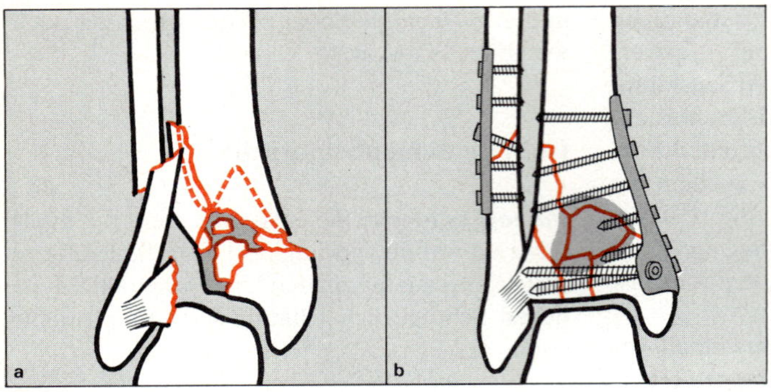

Abb. 26–96 a u. b. Durch axiale Stauchung unterschiedlich ausgeprägte Zertrümmerung des distalen Schienbeinendes. Schwierige Rekonstruktion unter Sicht durch Plattenosteosynthese und Knochentransplantate

Reposition und Fersenbeinstreckverband für 6 Wochen im Oberschenkelspaltgips. Insgesamt 12 Wochen Gipsverband.
Bei der *Osteosynthese,* die sehr schwierig ist, muß die Gelenkfläche wiederhergestellt, der Knochendefekt durch *Spongiosatransplantate* aufgefüllt und durch Schrauben und Platten retiniert werden. Entlastung ist für mindestens 3 Monate notwendig (Abb. 26–96 b).

Komplikationen: Posttraumatische Arthrose nach Inkongruenzen der Gelenkfläche oder Achsenfehler. Immobilisationsschäden am Sprunggelenk. Die Arthrodese im oberen Sprunggelenk bringt Schmerzfreiheit und Stabilität.

Knöchelbrüche

Funktionelle Anatomie und Pathophysiologie: Brüche an diesem stark belasteten Gelenk, dessen funktionelle Integrität besonders wichtig ist, gehören zu den häufigsten an der unteren Extremität. Eine Sonderstellung in der Gelenkmechanik nimmt der *Außenknöchel* ein. Beim Auftreten wird das Sprungbein nach lateral gegen diesen *„Leitstab der Talusrolle"* gepreßt, wobei die auftretenden Druck- und Scherkräfte ca. $^{1}/_{5}$ des Gelenkdruckes ausmachen. Beim Abstoßen vom Boden wird der Außenknöchel entlastet, die axialen Druckkräfte werden direkt auf die distale Tibiatragefläche transponiert.
Der völlig starre Innenknöchel hat eine vorwiegend statische Funktion und bildet in Verbindung mit dem Lig. deltoideum einen Schutz gegen Pronation. Die Elastizität dieses so wichtigen lateralen Leitgebildes wird durch die kräftigen vorderen und hinteren Syndesmosenbänder gewährleistet. Dies bedeutet, daß schon aus geringen Dislokationen des Außenknöchels (Verkürzung, Verdrehung) eine beträchtliche *Reduktion* der tragenden *Berührungsfläche* Sprungbein-Schienbein mit konsekutiver *Drucksteigerung* resultiert (2 mm Seitenverschiebung = Reduktion der Kontaktfläche auf $^{1}/_{3}$ der Norm = *Arthrosegefahr*). Daher: *Anatomische Reposition der Frakturen mit Wiederherstellen der normalen Fibulalänge und Rekonstruktion der Syndesmosenbänder.* Knöchelbrüche entstehen in der Regel beim Ausrutschen und Hinstürzen durch einen kombinierten Mechanismus von Stauchung, Biegung, Drehung und Zug. Die Hauptkräfte sind die Supination und die Pronation. Bei *Supination* des Sprungbeines kommt es zu Abscherverletzungen medial, an der Außenseite treten ligamentäre oder ossäre Ausrisse auf. Bei der *Pronation* entstehen medial Bandrupturen oder Knöchelbrüche, am Wadenbein dagegen Schrägbrüche. Die *Einteilung* der Verletzungen erfolgt nach *Danis und Weber,* wobei die Lage des Wadenbeinbruches maßgeblich ist (Abb. 26–97 a–d).
Typ A: Der Bruch liegt immer unterhalb der Syndesmose, diese ist immer intakt.
Typ B: Die Fraktur läuft auf Höhe der Syndesmose, diese kann lädiert sein.
Typ C: Der Bruch liegt oberhalb der Syndesmose, daher Syndesmosenruptur mit *Luxationstendenz.* Ein Sonderfall ist hier der hohe Wadenbeinbruch mit Ruptur der Membrana interossea, Syndesmose und des Lig. deltoideum. Zusätzlich kann ein Abbruch der hinteren Tibiakante (Volkmann-Dreieck) die Fraktur komplizieren (bi- oder trimalleoläre Fraktu-

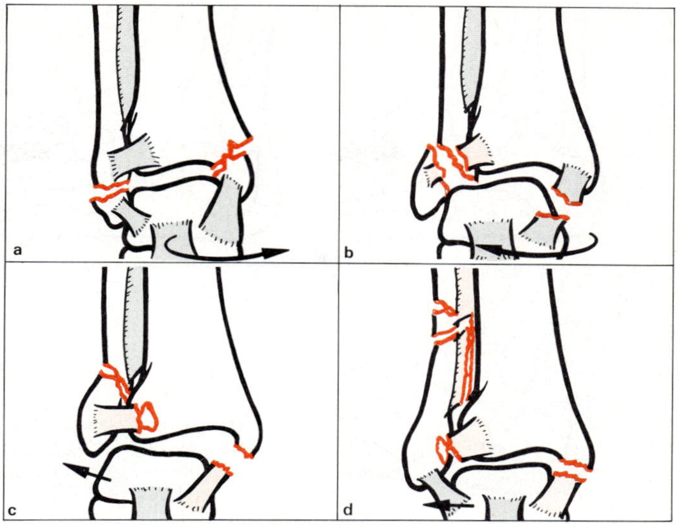

Abb. 26–97 a–d. Einteilung der Sprunggelenksbrüche nach Danis und Weber: Typ A mit Außenknöchelbruch unterhalb der tibiofibularen Syndesmose (a), Typ B mit Außenknöchelbruch auf Syndesmosenhöhe (b), Typ C mit Bruchhöhe am Außenknöchel über der Syndesmose (c u. d)

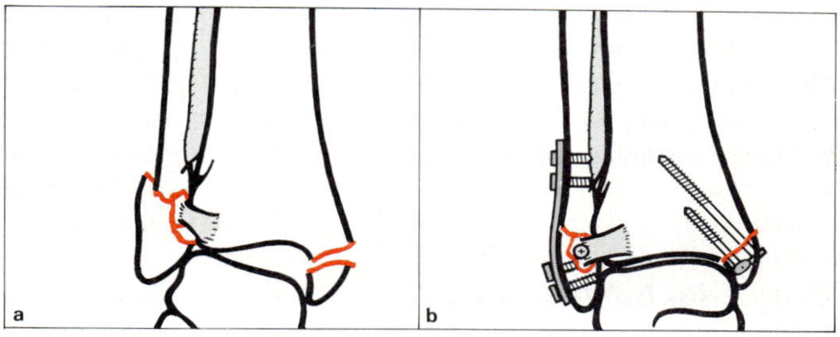

Abb. 26–98 a u. b. „Bimalleolarfraktur" mit Außenknöchelbruch, Innenknöchelbruch und Talussubluxation nach lateral (a). Osteosynthese mit kleiner Platte und Schrauben nach vorheriger anatomischer Reposition (b)

ren). Nicht selten liegen bei Verrenkungsbrüchen *Knorpelabscherungen* vor. Beim häufigen bimalleolären Pronationsverrenkungsbruch drückt die scharfe Frakturkante gegen die Haut des Innenknöchels und erzeugt nicht selten Weichteilnekrosen.

Diagnose: Die klinische Untersuchung ergibt durch die Lokalisation von Schwellungen und Druckschmerzen Aufschluß über mögliche Schäden. Aus der Anamnese kann auf Art des Traumas rückgeschlossen werden (Supination, Pronation). Röntgenaufnahmen in 2 Ebenen. Bei isolierten Außenknöchelbrüchen und hohen Wadenbeinbrüchen Röntgenaufnahmen in Lateralverschiebung des Sprungbeines zur Prüfung von Syndesmose und Innenband. Bei negativen Übersichtsröntgenbildern Supinationsaufnahmen zur Darstellung der lateralen Ligamente („gehaltene" Röntgenaufnahmen) **(Abb. 33–99 a u. b)**.

Therapie: Ziel ist die Wiederherstellung der anatomischen Verhältnisse am Knochen- und Bandsystem. Eine konservative Behandlung, zuerst im Unterschenkelspaltgips, nach Abschwellung im Unterschenkelgehgipsverband, ist daher nur bei unverschobenen Brüchen möglich. Ruhigstellungsdauer 6 Wochen, bei Bimalleolarfrakturen 8 Wochen.

Alle anderen Verletzungen werden operativ versorgt, die Brüche durch *Osteosynthesen* mit Schrauben, Zuggurtungsdrähten oder kleinen Platten. Bandrupturen werden durch Nähte adaptiert (Abb. 26–98). *Funktionelle Nachbehandlung* mit 6wöchiger Entlastung. Gipsverband bei instabilen Osteosynthesen, Bandnähten und unverläßlichen Patienten.

Komplikationen: Posttraumatische Arthrose nach ungenügender Reposition. Rezidivierende Distorsionen bei Syndesmoseninstabilität, freien Knorpelfragmenten oder lateralen Band-

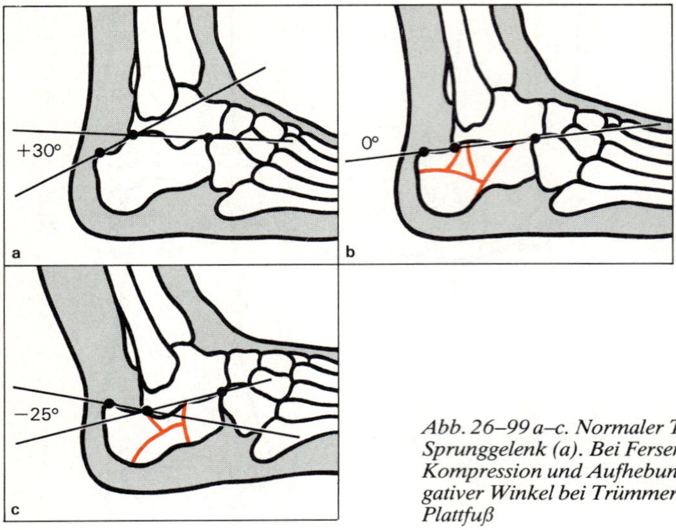

Abb. 26–99 a–c. Normaler Tubergelenkwinkel (ca. 30°) im unteren Sprunggelenk (a). Bei Fersenbeinbrüchen mit unterschiedlicher Kompression und Aufhebung des Tubergelenkwinkels (b) oder negativer Winkel bei Trümmerbrüchen (c) und traumatischem Plattfuß

insuffizienzen. Bei zunehmender Arthrose ist die Arthrodese im oberen Sprunggelenk angezeigt. Habituelle Distorsionen durch veraltete ligamentäre Rupturen erfordern Bandplastiken zur Gelenksstabilisierung.

Brüche im Fußbereich

Sprungbeinbrüche

Pathophysiologie: Die Mehrzahl der Brüche entsteht am Sprungbeinhals durch maximale axiale Stauchung beim Sturz aus großen Höhen, Verkehrs- oder Skiunfällen. Zusätzlich liegt häufig eine Verrenkung vor. Da die Blutversorgung der Sprungbeinrolle vorwiegend aus dem Kopfteil erfolgt, ist bei dislozierten Frakturen die frühzeitige stabile Adaptation zur Revaskularisierung notwendig. Trümmerbrüche der Sprungbeinrolle sind selten. Schermechanismen produzieren Abbrüche der Processus posterior tali und lateralis tali.

Diagnose: Schmerzhafte Bewegungseinschränkung und Schwellung im Sprunggelenk. Röntgenaufnahmen in 2 Ebenen.

Therapie: Nichtdislozierte Brüche werden im Unterschenkelgips für 6 Wochen ruhiggestellt, eine *Entlastung* für 12 Wochen ist angezeigt. Dislozierte Gelenkanteile müssen operativ reponiert und durch Schrauben oder Drähte fixiert werden. Funktionelle Nachbehandlung je nach Stabilität der Osteosynthese, bei gestörter *Revaskularisation* Entlastung 6–12 Monate mit szintigraphischer Kontrolle der Durchblutung.

Komplikationen: Posttraumatische Arthrosen im oberen und unteren Sprunggelenk nach Sprungbeinnekrose oder Gelenkinkongruenz. Gefäß- und Nervenschäden nach Verrenkungsbrüchen mit Nervenkompressionssyndromen (Tarsaltunnelsyndrom), ständige Schmerzen nach übersehenen Randabbrüchen (operative Entfernung).

Fersenbeinbrüche

Pathophysiologie: Häufigster frakturierter Fußwurzelknochen durch *Stauchungsmechanismen* (Sturz aus großer Höhe, Suizid). Daraus resultieren unterschiedliche *Kompressionsformen* mit Verwerfungen der Gelenkflächen im unteren und vorderen Sprunggelenk. Der Grad der Deformität kann durch Messung des *Tubergelenkwinkels* ermittelt werden (Abb. 26–99 a–c). Bei Supinationstraumen des Fußes können Abscherungen des Sustentaculum tali oder des Processus anterior calcanei entstehen. Selten gibt es auch isolierte Abrißfrakturen der Achillessehne.

Diagnose: Schwellung und Bluterguß im Fersenbereich, schmerzhafter *Zangengriff.* Seitliche Röntgenaufnahme und dorsoplantare Fersenbeinaufnahmen.

Therapie: Abrißfrakturen werden konservativ für 6 Wochen im Unterschenkelgips immobilisiert, bei Dislokation evtl. Verschraubung. Da die Wiederherstellung der Gelenkfläche bei schweren Kompressionstrümmerbrüchen nicht möglich ist, wird unter 12wöchiger Behandlung *funktionell* behandelt. Bei starken Beschwerden *Früharthrodese* im unteren und vorderen Sprunggelenk. Bei Impressionen ist eine operative Aufrichtung und Spongiosaunterfütterung möglich. Immer sind orthopädische Hilfen (Einlagen, Schuhe) erforderlich.

Komplikationen: Posttraumatischer *Plattfuß.* Arthrosen im unteren und vorderen Sprunggelenk indizieren eine baldige Arthrodese. Peronäussehnensyndrom durch Verbreiterung des Fersenbeines.

Brüche der restlichen Fußwurzelknochen

(Kahnbein, Würfelbein, Keilbeine 1–3)

Pathophysiologie: Frakturen oder knöcherne Bandrupturen in diesem Bereich entstehen entweder im Rahmen einer Verletzung in der *„Supinationslinie"* (Außenknöchel, fibulare Bänder, Processus anterior calcanei, Kapsel-Band-Rupturen im unteren Sprunggelenk und am Würfelbein, Abrißbrüche am 5. Mittelfußknochen), meist aber bei einem, den ganzen Fuß erfassenden Trauma. Dabei treten nicht selten *Verrenkungen* im Chopart- und Lisfranc-Gelenk auf. Bei Überstreckungs- oder Überbeugungsmechanismen des Fußgewölbes wird das Kahnbein zwischen Talus und den Keilbeinen komprimiert, frakturiert und aus dem Gelenkverband herausgequetscht (Nußknackermechanismus). Durch das Trauma entstehen im dünnen Weichteilmantel oft ausgedehnte Kontusionen mit sekundären *Hautnekrosen.*

Diagnose: Prellmarken, Schwellung, ausgedehnte Hämatome, Deformität und Stauchungsschmerz. Röntgenbilder in 2 Ebenen.

Therapie: Frühreposition zur *Weichteilentlastung* und sorgfältige *Ödemprophylaxe.* Unverschobene oder gering dislozierte Frakturen werden für 6 Wochen im Unterschenkelgips immobilisiert. Eine operative Reposition ist meist nur bei stark verschobenen Kahnbeinbrüchen oder Verrenkungsbrüchen in den Fußwurzelgelenken (Sehneninterponate) erforderlich. Die Osteosynthese wird mit gekreuzten Bohrdrähten durchgeführt, zusätzlich eine 6wöchige Gipsruhigstellung. Später sind oft *orthopädische Hilfen* (Einlagen) notwendig.

Komplikationen: Bei ausgedehnten Trümmerbrüchen mit sekundären Weichteilkomplikationen ist oft eine *Frühamputation* notwendig. Häufig sind langanhaltende Beschwerden durch *Immobilisationsschäden.* Arthrosen der kleinen Fußgelenke erfordern bei starker Behinderung eine Arthrodese.

Mittelfußbrüche

Pathophysiologie: Sie entstehen praktisch immer durch *direkte Gewalteinwirkungen* (Quetschung, Einklemmung), die mit schweren Weichteilschäden einhergehen. Nicht selten sind mehrere Fußwurzel- und Mittelfußknochen betroffen. Typisch sind Quer- und Schrägbrüche der Diaphyse, multiple subkapitale Frakturen und basisnahe Frakturen. Bei Supinationsverletzungen kann die Tuberositas des 5. Mittelfußknochens abreißen (M. peronaeus brevis). Ein Sonderfall ist die Marschfraktur, ein Ermüdungsbruch im Bereich der Diaphyse des 2., 3. oder 4. Mittelfußknochens durch Überlastung.

Diagnose: Schmerzhafte Schwellung, starker Stauch- und Belastungsschmerz. Röntgenaufnahmen in 2 Ebenen.

Therapie: Bei geringgradigen Verschiebungen werden die Frakturen der Randstrahlen (1. und 5.) für 6 Wochen, der Mittelstrahlen für 4 Wochen im Unterschenkelgehgips ruhiggestellt. Stärkere Achsenabweichungen, vor allem bei *dislozierten subkapitalen Frakturen,* erfordern eine operative Reposition und *Osteosynthese* (Bohrdrähte). Postoperative Gipsruhigstellung, später häufig orthopädische Einlagen notwendig.

Komplikationen: Weichteil- und Hautschäden mit *trophischen Störungen,* Gefahr der Sudeck-

Dystrophie. Inkongruenzen der Mittelfußköpfchen führen zu Fußdeformität mit *Gehbeschwerden.* Nicht selten besteht eine langdauernde Schmerzhaftigkeit, daher *diffizile Nachbehandlung* und orthopädische Versorgung.

Brüche der Zehen

Pathophysiologie: Sie entstehen gewöhnlich durch Auffallen schwerer Gegenstände (Schwerarbeiter) oder durch Überfahrenwerden.

Diagnose: Starke Schwellung, Bluterguß, Röntgenbild in 2 Ebenen.

Therapie: Unverschobene Brüche der Großzehe und alle anderen Zehenfrakturen werden für 2 Wochen im *Dachziegelheftpflasterverband* ruhiggestellt. Verschobene Frakturen des Großzehengrundgliedes werden geschlossen eingerichtet und für 3 Wochen im Unterschenkelgehgips immobilisiert. Bei weit offenen Brüchen mit zerfetzten Haut- und Weichteilwunden (Rasenmäherverletzungen) ist die Amputation zu empfehlen.

Verletzungen und Erkrankungen der Weichteile

Sehnen

Vorbemerkungen: Als bradytrophes, kollagenes Fasergewebe (Ernährung zu je einem Drittel über Muskel, Periost und Diffusion) werden Sehnen bei Stoffwechselstörungen (Überbeanspruchung, rezidivierende Mikrotraumen, chronische Entzündungen) frühzeitig degenerativ verändert. Unterschiedliche Gewalteinwirkungen können so zu Schäden führen. Verletzungen differenziert man in:

Offene Sehnenverletzungen (Stich, Schnitt), die überwiegend an den Händen vorkommen (S. 652).

Geschlossene Sehnenverletzungen, die selten durch Quetschung, meist aber in Form der subkutanen Ruptur auftreten. Als ursächliches Moment steht nicht so sehr ein Trauma (Gelegenheitsursache), das auch fehlen kann (Spontanruptur), sondern die Degeneration (Histologie) im Vordergrund. Eine gesunde Sehne kann durch Muskelkontraktionen nicht zerrissen werden, es kommt zu *Abrißfrakturen.*

Erkrankungen und Riß der Supraspinatussehne (Abb. 26–100)

Pathophysiologie: Diese wichtige Komponente der Rotatorenmanschette des Schultergelenkes wird bei einem Abduktionswinkel von 60 bis 100 Grad zwischen Oberarmkopf und Acromionunterrand gequetscht. Zudem ist bei Ruhigstellung des Armes die Sehnendurchblutung im präformierten Rupturbereich (1 cm proximal des Ansatzes) verringert. Nur bei echten Traumen wird eine Knochenlamelle ausgerissen, in allen anderen Fällen liegt der Schaden in der Sehne. Die Erscheinungsformen stellen sich unterschiedlich dar:

Akute Tendinitis der Supraspinatussehne

Symptome: Reaktive Vorgänge bei Degeneration (chronische Überlastung) führen im frühen Erwachsenenalter zu einem akut schmerzhaften Zustand. Der Patient immobilisiert den Arm, das Gelenk ist hochgradig druck- und bewegungsempfindlich. Radiologisch stellt sich oft eine Verkalkung am Sehnenansatz dar.

Therapie: Ruhigstellung für wenige Tage, danach vorsichtige, zunehmende Mobilisierung.

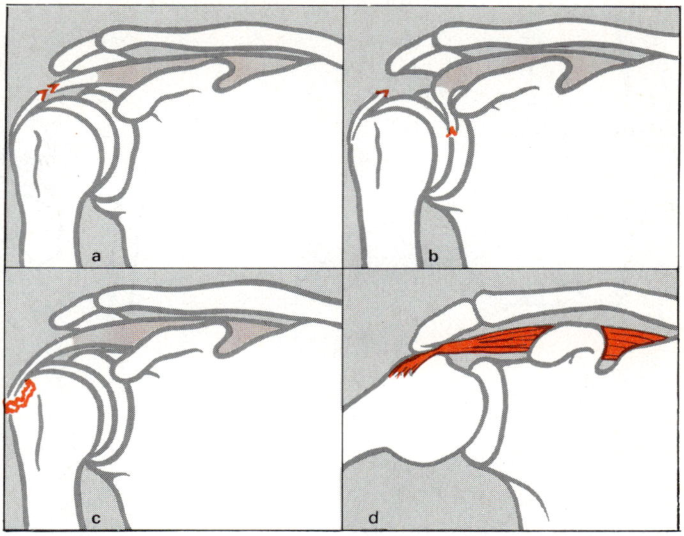

Abb. 26–100. (a) Degenerativer Riß der Supraspinatussehne. (b) Eingeschlagene zerrissene Supraspinatussehne. (c) Traumatischer Riß mit Knochenlamelle. (d) Beeinträchtigung der Supraspinatussehne bei mittlerer Abduktion

Analgetika notwendig, evtl. intraartikulär Lokalanästhetika. Kälteapplikation.

Periarthritis humeroscapularis („frozen shoulder")

Chronischer Entzündungsprozeß (Lymphozyten, Plasmazellen), der meist die gesamte Rotatorenmanschette erfaßt. Oft nach einem Bagatelltrauma. Differentialdiagnosen sind der Immobilisationsschaden nach Trauma, die Arthrose und die tuberkulöse Entzündung.

Symptome: Bei den meist älteren Patienten ist der gesamte Schulterbereich druckschmerzhaft, deutliche Präferenz unterhalb des Acromion. Lange Anamnese. Das Gelenk ist kaum beweglich und stark schmerzhaft. Im Röntgenbild keine Auffälligkeiten.

Therapie: Vorsichtige Krankengymnastik, Eispackungen, Analgetika, Narkosemobilisation, operative Entfernung von Kalkeinlagerungen aus der Rotatorenmanschette. Psychische Führung des Patienten.

Ruptur der Supraspinatussehne

Symptome: Beim Hochheben oder Stoßen (Sturz auf Schulter) plötzlicher Schulterschmerz. Im frischen Zustand schmerzhafte Abduktionshemmung. Differenzierung der Läsion (partielle oder totale Ruptur) in Lokalanästhesie: Bei der Teilruptur ist die Abduktion möglich, zwischen 60° und 110° jedoch schmerzhaft behindert. Der totale Abduktionsverlust bis 100° (darüber kann das Gelenk vom M. deltoideus gehalten werden) charakterisiert den vollständigen Riß. Röntgen in 2 Ebenen zeigt posttraumatische Ausrisse, sonst unauffällig. Arthrographie mit Kontrastmittelaustritt ist beweisend.

Therapie: Totale Rupturen operativ durch Reinsertion am Oberarmkopf. 4 Wochen Abduktionsschiene, danach gesteigerte Übungstherapie. Bei Teilrissen konservative Übungsbehandlung.

Ruptur der Bizepssehne

Pathophysiologie: Degeneration der langen Bizepssehne im Sulcus intertubercularis (nach Oberarmkopfbrüchen, rheumatischen Erkrankungen) sowie der distalen Bizepssehne können spontan oder bei geringen Traumen zum Riß führen.

Symptomatik: Plötzlicher Schmerz mit Funktionsbehinderung. Bei proximaler Ruptur liegt der retrahierte Muskelbauch distal am Oberarm und umgekehrt. Verminderte Beugekraft

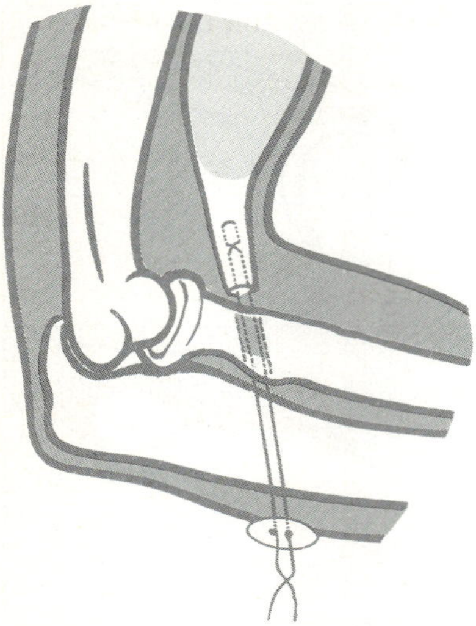

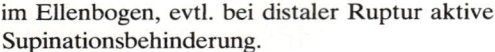

Abb. 26–101. Transossäre Drahtnahtfixation eines distalen Bizepssehnenrisses

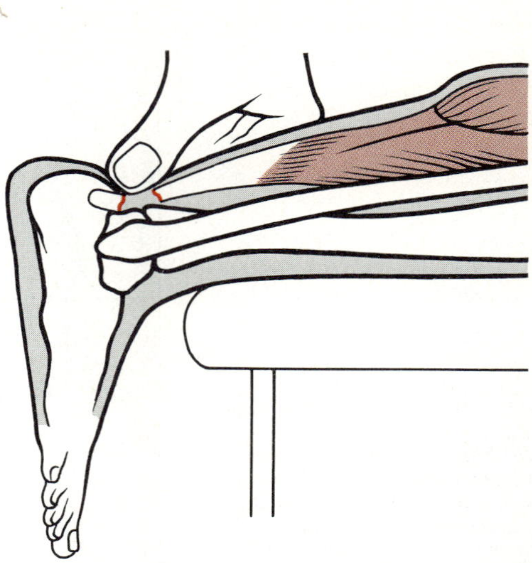

Abb. 26–102. Tastbare Delle in Bauchlage bei typischem Achillessehnenriß

im Ellenbogen, evtl. bei distaler Ruptur aktive Supinationsbehinderung.

Therapie: Der proximale Riß wird nur bei jüngeren Sportlern operativ (Einflechten der langen Sehne in die kurze), sonst immer funktionell (Kompensation durch Caput breve und M. coracobrachialis) behandelt. Distale Rupturen werden an die Tuberositas radii transossär fixiert (Abb. 26–101).

Ruptur der Achillessehne

Pathophysiologie: Häufigster subkutaner, degenerativer Sehnenriß ohne adäquates Trauma (Laufen, Springen, Skisturz). Bei Sportlern oft nach chronischen Beschwerden (Reaktion auf Degeneration) und nach intratendinösen Cortisoninjektionen.

Symptome: Ein plötzlicher, geräuschvoller („Schnalzen") Schmerz. Delle über Rißstelle (Tastbefund! Abb. 26–102), fehlender Sehnenreflex (Tabes?). Hüpfen im Einbeinstand ist nicht möglich. Intakte Plantarissehne und Plantarflexion durch die tiefen Unterschenkelbeuger können zur Fehldiagnose führen. Radiologisch sind nur Abrißbrüche des Fersenbeines zu erkennen.

Therapie: Konservative Behandlung im Gipsverband möglich, jedoch besteht die Gefahr von Rerupturen und Funktionsverlust durch relative Verlängerung. Daher operative Adaptation und Unterschenkelgehgips (3 Wochen Spitzfußstellung, 3 Wochen Rechtwinkelstellung im Sprunggelenk). Sportverbot für 3 Monate. Bei Knochenausrissen Verschraubung, bei veralteten Rupturen Verschiebeplastiken.

Ruptur der Quadrizepssehne und des Ligamentum patellae

Pathophysiologie: Degenerativer Schaden, gelegentlich beidseitig (Tennis). Traumatisch als Abrißfrakturen (Patellarrandabriß, Abriß der Tuberositas tibiae).

Symptome: Das Knie kann nicht aktiv gestreckt werden. Patellatiefstand bei Quadrizepsruptur, Patellahochstand bei Ligamentumruptur. Deutlich tastbare Delle. Röntgen in 2 Ebenen: Abrißfrakturen sichtbar. Patellahöhe!

Therapie: Frühoperation durch transossäre Naht, bei Ausrissen Osteosynthese. Bei verspäteten Fällen plastischer Ersatz.

Tendopathien

Pathophysiologie: Kleinflächige Ansätze kräftiger Muskeln (Bizeps, Trizeps etc.) sind über eine Faserknorpelzone am Knochen verankert.

Die unterschiedlichen Beanspruchungen führen dort zu Elastizitätsveränderungen. Rupturen oder Regenerationen (Verknöcherung) sind die Folge.

Symptome: Funktions- und lokaler Druckschmerz stehen im Vordergrund. Typische Formen sind die Epicondylitis humeri radialis (Tennisellbogen) und ulnaris (Werferellbogen), Styloiditis radii, Periarthritis coxae (Trochantermajor-Ansatz), Tendinosen der Supraspinatussehne, am Achillessehnenansatz und Adduktorenansatz (Gracilissyndrom).

Therapie: Überbeanspruchung vermeiden (Trainingskontrolle bei Sportlern), lokale Hyperämie (Wärme, Salben, Linimente, Ultraschall) und Cortisoninjektionen. Bei Rezidiven Operation (Ansatzdesinsertion, Denervation).

Erkrankungen des Sehnengleitgewebes

Vorbemerkungen: Über- oder Dauerbelastungen können zu entzündlichen, abakteriellen Reizzuständen (Ödem, Rundzellinfiltration, Fibrinbelag) des Sehnengleitgewebes führen. Sehnenscheiden können aufquellen, sich verdicken, schrumpfen und so die Bewegung behindern.

Paratendinitis crepitans

Pathophysiologie: Entzündung um eine scheidenlose Sehne mit Ödem und Fibrinabsonderung. Lokalisation: Achillessehne, M. tibialis anterior, Handgelenksehnen.

Symptome: Druck- und Bewegungsschmerz, Reibegeräusche (Schneeballknirschen, Seidenpapierknistern).

Therapie: Ruhigstellung, antiphlogistische Umschläge, paratendinöse Cortisoninjektionen.

Sehnenscheidenhygrom

Pathophysiologie: Chronisch seröser Erguß mit Reiskornbildung (Tbc?) in der Sehnenscheide.

Symptome: Indolente, fluktuierende Schwellung. Durch Retinacula oft geteilt (Zwerchsackhygrom).

Therapie: Radikale Exstirpation.

Tendovaginitis stenosans (de Quervain)

Pathophysiologie: Chronische Entzündung mit Verdickung und Schrumpfung der Sehnenscheide am Handrücken (M. extensor pollicis brevis, M. abductor pollicis longus).

Symptome: Stechende, ziehende Schmerzen beim Abspreizen oder Zufassen mit dem Daumen. Druckschmerz im Sehnenverlauf, Reibegeräusche.

Therapie: Spaltung und Teilresektion der Sehnenscheide.

Schleimbeutel

Vorbemerkungen: Zum Schutz von Weichgeweben (Sehnen, Muskeln, Haut) kommen über vorspringenden Skelettbezirken konstant synoviale Hohlräume vor. Sekundäre Bildungen durch Dauerdruck entstehen an pathologischen Stellen (Exostosen) als Polsterschleimbeutel. Diese Exposition provoziert akute wie chronische Schäden.

Akute posttraumatische Bursitis

Pathophysiologie: Durch stumpfe Gewalt an Knochenenden (Olecranon, Kniescheibe) kommt es zur Wandläsion mit Blutungen. Übergang in chronische Formen möglich.

Symptome: Schwellung, Fluktuation, Druckschmerz.

Therapie: Bei offener Verletzung immer Bursektomie (Infekt- und Fistelgefahr). Hämatompunktion, Druckverband und kurzzeitige Gipsruhigstellung.

Chronische Bursitis

Pathophysiologie: Verzögert nach einem Trauma, aus der akuten Form oder durch wiederholte Reize (Berufsdisposition, Exostosen) kommt es zur Irritation mit Wandverdickung. Dem gallertartig, flüssigen Inhalt können Fibirinniederschläge (Reiskörner) beigemengt sein. Kalkeinlagerungen sind möglich.

Symptome: Indolente oder schmerzhafte Schwellung, prall elastisch. Oft Knirschen palpabel. Selten, nur im akuten Schub Funktionsbehinderung.

Typische Lokalisation: B. subdeltoidea, B. olecrani, B. bicipitoradialis, B. trochanterica, B. iliopectinea, B. praepatellaris, B. subachillea.

Therapie: Prophylaxe (Knie-, Ellbogenschoner, gutes Schuhwerk), Punktion mit Cortisoninstillation und Druckverband. Beim Rezidiv Totalentfernung.

Bursitis purulenta

Bei eitriger Entzündung vorerst Inzision und Drainage. Exstirpation im blanden Stadium.

Ganglien

Pathophysiologie: Ganglien (Überbein) bilden als Herde mukoider Bindegewebsdegeneration Zysten. Bei strittiger Pathogenese besteht eine auffällige Beziehung zu Sehnenscheiden und Gelenken. In 70% beim weiblichen Geschlecht vorkommend, sind meist junge Erwachsene betroffen. Typische Lokalisationen sind Handgelenk, meist die Streck-, seltener die Beugeseite, Kniegelenksgegend und Fußrücken. Auch von den Menisken (lateral) können Ganglien ausgehen.

Symptome: Prall elastische, rundliche Geschwulst unterschiedlicher Größe. Auf der Unterlage nicht verschieblich.

Therapie: Exstirpation (Rezidivquote bis zu 30%).

Muskeln und Faszien

Vorbemerkungen: Aus Muskelschäden entsteht durch bindegewebige Organisation des Blutergusses eine Narbe. Unter zunehmender Beanspruchung bessern sich Muskelvolumen und Funktion nahezu restlos. Eine echte Regeneration des zerstörten Gewebes ist jedoch nicht möglich.

Subkutane Muskelrisse

Pathophysiologie: Sie entstehen entweder durch ein direktes Quetschtrauma (z.B. Tritt) oder durch übermäßige oder plötzliche Muskelkontraktionen. Voraussetzung sind schlechte Durchblutung (untrainierter Sportler, Kälte) oder mangelnde Bewegungskoordination, selten Degeneration. Das mehr oder weniger ausgeprägte Hämatom kann intermuskulär gelegen sein. Dann wandert es in wenigen Tagen zur Peripherie (Hämatomausbreitung), die Funktion bessert sich rasch. Bei intramuskulärem Sitz ist die Resorption verzögert, die Funktion lange gestört. Voreilige Physikotherapie kann hier Komplikationen (insuffiziente Narben, Verkalkungen, Sekundärriß) bewirken.

Symptome: Plötzlicher geräuschvoller Schmerz mit sofortigem Funktionsverlust. Bei größeren Rupturen ist eine Delle tastbar, kleine Risse füllen sich mit Hämatom. Lokaler Druckschmerz und behinderte Funktion weisen auf Teilrupturen hin.

Therapie: Vollständige Rupturen ohne Synergistenkompensation werden genäht. Sonst Lagerung in Entspannungsstellung, lokale und allgemeine Resorptionsförderung, langsam gesteigerte Funktionsübungen.

Muskelquetschung

Pathophysiologie: Durch direktes Trauma (Überfahrenwerden, Verschüttetwerden) bedingter massiver Muskelschaden mit Zerreißung und Blutungen.

Symptome: Je nach Schwere Schock, prall gespannte Extremität mit Spannungsblasen, subkutanem Décollement und Gefäß-Nerven-Kompression (s. auch Muskelkompressionssyndrome).

Therapie: Operative Entlastung der Muskellogen durch Faszienspaltung, Débridement. Infektprophylaxe (Tetanus, Gasbrand), Prävention der „crush"-Niere.

Myositis ossificans localisata

Pathophysiologie: Durch einmaliges Trauma (Schlag, Verrenkung) oder wiederholte mechanische Schädigung (Reiten) über Hämatome, Nekrosen und Metaplasien entstandene Knochenneubildungen. Bevorzugt sind exponierte Stellen wie M. brachialis, M. quadrizeps, Adduktoren (Reiterknochen). Lokalisierte Formen sind auch bei neurogenen (Tabes, Syringomyelie) oder vasogenen (Gefäßverschluß) Schäden möglich. Generalisiertes Auftreten bei zentralen Störungen (Schädel-Hirn-Trauma, Tetanus).

Symptome: Nach der Verletzung im Laufe der Zeit derbe, druckempfindliche, später harte Stelle. Nur im Gelenkbereich mechanische Beeinträchtigungen.

Therapie: Prophylaxe (keine Massage, keine passiven Bewegungsübungen, frühzeitige Hämatomausräumung). Versuch mit lokaler Applikation von Cortison und Hyaluronidase. Operative Entfernung nach Abschluß der Umbauvorgänge (szintigraphische Kontrolle).

Muskelhartspann, Muskelhärten, Muskelschwielen

Pathophysiologie: Der Muskelhartspann ist eine reflektorische Muskeltonussteigerung bei aktiver Überbeanspruchung oder nervaler Reizung (verschwindet in Narkose). Muskelhärten beruhen auf kolloidchemischen Veränderungen und stellen Ermüdungsrückstände überbeanspruchter Muskulatur dar (bleiben in Narkose bestehen). Muskelschwielen sind posttraumatische Narbenbezirke.

Symptome: Palpable, unterschiedlich schmerzhafte, harte Bezirke in der Muskulatur.

Therapie: Vorsichtige Massagen, lokale Wärme (Linimente, Ultraschall, Bäder), evtl. Injektion eines Lokalanästhetikums. Bei Hartspann zusätzlich Myotonolytika.

Faszienriß

Pathophysiologie: Mitverletzung bei Quetschungen oder Frakturen (Oberschenkel- und Unterschenkelbrüche), aus denen Muskelhernien (M. tibialis anterior) entstehen können.

Symptome: Tastbare Faszienlücke, bei Muskelanspannung zeigt sich ein scharfrandig begrenzter Muskelbauch. Selten Funktionsschmerzen am Lückenrand.

Therapie: Verschluß durch Naht oder plastische Deckung (Periostlappen, Duraplastik).

Geschwülste und geschwulstähnliche Erkrankungen der Weichteile

Vorbemerkungen: Den Geweben entsprechend wird zwischen epithelialen und mesenchymalen Geschwülsten unterschieden. Zur exakten Differenzierung zwischen gutartig und bösartig und um falsche Diagnosen und Therapiemaßnahmen zu vermeiden, sind notwendig:
Eine ausführliche und sorgfältige Anamnese und Untersuchung, die bereits eine grobe Klassifizierung ermöglichen. Die Geschwülste sind ausreichend weit im Gesunden zu entfernen.
Von malignitätsverdächtigen und rezidivierenden Tumoren sollten möglichst Schnellschnittuntersuchungen vorgenommen werden, um Ausdehnung, Radikalität und Tumorart direkt beurteilen zu können.
Rezidive müssen mit großem Sicherheitsabstand im Gesunden entfernt werden.

Epitheliale Tumoren

Gutartige epitheliale Tumoren (Polypen, Adenome, Zystadenome)

Sie sind an der Körperoberfläche extrem selten.

Bösartige epitheliale Tumoren

Das Basaliom ist ein langsam wachsender, spät metastasierender Hautkrebs in Form einer flachen Vorwölbung mit zentraler Delle. Häufigstes Auftreten im Gesicht.

Das Spinaliom zeigt meist eine papillöse Form und neigt zu geschwürigem Zerfall. Hauptlokalisation sind Gesicht (Lippen) und Genitale.

Therapie: Für beide Formen Radikalexzision. Bei gewissen Formen Strahlenbehandlung.

Mesenchymale Tumoren

Gutartige mesenchymale Tumoren

Das Fibrom ist ein teils derber, teils weicher Tumor mit Kapsel und langsam verdrängendem Wachstum. Lokalisation sind die Haut (Fibroma pendulum), Faszien (Desmoid) und Periost (Nasen-Rachen-Fibrom).

Das Lipom kommt meist multipel vor und zeigt langsames Wachstum. Beschwerden nur bei Druck auf Nerven.

Neurofibrome kommen häufig bei Männern vor, in 10% maligne Entartung. Generalisiert als Neurofibromatose Recklinghausen (vererbbar).

Glomustumoren sind an Extremitäten vorkommende, sehr schmerzhafte neuromyoangiomatöse Geschwülste.

Hämangiome treten in kapillärer Form bei Kindern an Hals und Kopf auf und heilen meist spontan aus. Kombiniertes Auftreten bei verschiedenen Syndromen (Sturge-Weber etc.). Kavernöse Formen können bei ungünstigem Sitz (Mund-Rachen-Schleimhaut) zu lebensbedrohlichen Behinderungen führen. Trotz spontaner Rückbildungsmöglichkeiten kann eine Behandlung (Verödung durch Injektion, Exzision) notwendig werden.

Lymphangiome bieten eine ähnliche Problematik wie das Hämangiom. Die Behandlung ist identisch.

Das Myxom ist ein seltener Tumor (meist Myxofibrom) mit gallertartiger Grundsubstanz. Neigung zu infiltrativem Wachstum (Extremitäten, Retroperitoneum).

Myome (selten als Rhabdomyome) sind aus quergestreiften Muskelzellformationen bestehende Geschwülste mit typischem Sitz in der Zungenmuskulatur.

Bösartige mesenchymale Tumoren

Bei den Weichteilsarkomen (Liposarkom, Fibrosarkom, Fasziensarkom, Neurofibrosarkom, Hämangioendotheliom, Hämangioperizytom, Myxosarkom und Rhabdomyosarkom) handelt es sich um derbe, unterschiedlich rasch wachsende Geschwülste. Da meist eine Tumorabsiedelung relativ spät auftritt, ergibt die Radikaloperation im Frühstadium verhältnismäßig günstige Resultate.

Nävus

Der Nävus ist eine Sonderform der Weichteilgeschwülste. Als Zellnävus kommt er meist im Gesicht oder am Hals vor, ist fleischfarbig, eher weich und häufig behaart. Der Pigmentnävus ist braun bis schwarz und kann mehr oder weniger groß sein (Schönheitsfleck). Ausgedehnte behaarte Pigmentnävi sind als Tierfellnävi bekannt. Eine Gefahr zur Entartung liegt vor, wenn durch die Lokalisation eine häufige mechanische Reizung (Gürtellinie, Rasurbereich) gegeben ist. Auch bei Größenzunahme, Farbveränderung und Entzündungszeichen ist die ausgedehnte chirurgische Entfernung notwendig.

Maligne Melanome sind prognostisch unterschiedlich zu beurteilende, histogenetisch und diagnostisch heterogene bösartige Tumoren, die ihren Ausgang von pigmentbildenden Zellen nehmen. Das therapeutische Vorgehen muß sorgfältig differenziert werden: Bei unsicherer Diagnose Exzisionsbiopsie in Vollnarkose mit 2 cm Sicherheitsabstand, Schnellschnittdiagno-

se. Sonst Entfernung des Tumors mit 5 cm Sicherheitsabstand, tiefenwärts bis zur Muskelfaszie und sofortige Deckung mit Transplantat von kontralateralen Körperpartien. In Gesicht, Händen und Füßen modifiziertes Vorgehen (Sicherheitsabstand 2–3 cm). Bei Fernmetastasen zusätzlich Immunchemotherapie, jedoch nicht sichere therapeutische Wirkung.
Die regionalen Lymphknoten sollen bei Primärtumoren nicht prophylaktisch entfernt werden, obwohl klinisch unauffällige Lymphknoten histologisch in 18–30% Mikrometastasen zeigen. Die Tumorzellen werden in den Lymphknoten zurückgehalten, es findet eine Auseinandersetzung zwischen Organismus und Geschwulst statt (bei Belassen der Lymphknoten erstellt die körpereigene Immunabwehr ein „Tumorzellbekämpfungsmuster"). Nur bei Melanomsitz in unmittelbarer Nachbarschaft zu ableitenden Lymphstationen ist die Monoblockexstirpation (Tumor, ableitende Lymphbahnen, Lymphknoten) zu empfehlen.
Bei sicherem regionalem Lymphknotenbefall müssen die Lymphknoten so bald als möglich ausgeräumt werden. Bei Fernmetastasen werden nur die gut zugänglichen Metastasen entfernt (Verminderung der Tumormasse zur besseren Ansprechbarkeit für die Immuntherapie).

Geschwulstähnliche Erkrankungen

Die Epithelzyste (traumatisch in die Subkutis verlagerte Epithelzellen) ist an Hohlhand, Fingern und Fußsohle lokalisiert. Der kleine, prall elastische Tumor mit geschichteten Hornmassen als Inhalt wird entfernt.

Das Atherom (Grützbeutel) ist eine Retentionszyste von Talgdrüsen oder Haarbälgen. Der Inhalt setzt sich aus Epidermiszellen, Horn, Fett und Cholesterin zusammen. Die kugeligen, prall elastischen Geschwülste treten vorwiegend an der Kopfhaut, aber auch im Gesicht und an anderen Körperstellen gelegentlich multipel auf. Bei Totalentfernung keine Rezidivgefahr.

Dermoide sind angeborene Zysten durch verlagerte Hautkeime. Sie liegen im Bereich embryonaler Spalten und Furchen (Orbitalrand, Warzenfortsatz). Durch Druckwirkung kann es zur Knochenarrosion kommen (Röntgenbild). Eine Sonderform ist das Sakraldermoid am Oberrand der Rima ani. Nach rezidivierenden Entzündungen und Fistelungen ist die totale Exzision (Fisteldarstellung) notwendig.

Warzen sind virusbedingte Hyperkeratosen. Bei störendem Sitz können sie entfernt werden (Verätzung, Elektrochirurgie, Ausschneidung).

Der Klavus ist eine verstärkte Hornhautschwiele durch Dauerdruck (enges Schuhwerk). Die Behandlung besteht in der Ursachenbeseitigung und nach Aufweichung (Salicylsalbe) in der chirurgischen Abtragung.

Handchirurgie

Aufgabe jeder handchirurgischen Behandlung ist, die Hauptfunktionen der Hand zu garantieren oder wiederherzustellen wie
- differenziertes Greifen mit Kraft,
- Tasten mit zahlreichen Sensibilitätsfunktionen und
- Sensibilitätsqualitäten,
- kosmetische Bedeutung, Gestik,
- Kontakt von Mensch zu Mensch.

Dazu sind funktionell folgende Eigenschaften erforderlich: Kraft, Beweglichkeit, Balance, Durchblutung, Sensibilität und Motorik. Die engen anatomischen Beziehungen der verschiedenen Funktionsgebilde zueinander lassen der operativen Versorgung nach Verletzung oder Erkrankung besondere Bedeutung zukommen. Es gilt, irreversible Schädigungen und Funktionseinbußen bis zur Gebrauchsunfähigkeit der Hand zu vermeiden.

Grundprinzipien der Behandlung

Neben der üblichen *Anamneseerhebung* sind genaue *Inspektion, Palpation* und *Funktionsprüfung* der Sehnen, Gelenke und Nerven (sensibel und motorisch) wichtig.

Ausreichendes Anästhesieverfahren: Meist Leitungsanästhesie. Je nach Ausmaß und Lokalisation der Schädigung sind supraklavikulärer, subaxillärer, Ellenbogengelenks-, Handblock, Oberst-Leitungsanästhesie sowie intravenöse Leitungsanästhesie möglich.

Operation in Oberarmblutleere: Operation ohne Blutleere ist wie eine Uhrenreparatur in einem Tintenfaß (Bunnell).

Hautschnitt nur in bestimmten Bereichen (Abb. 26–103): Keine medianen Längsinzisionen, vor allem nicht über Gelenken, sonst Gefahr der Kontraktur mit erheblichen Funktionseinbußen.

Atraumatische Operationstechnik mit Spezialinstrumentarium. Die Haut wird nur mit atraumatischem Material genäht.

Spezielle Verbandtechnik: Jeder Verband muß steril, trocken, rutschfest, jedoch keineswegs abschnürend sein. Die Wunde wird mit Adaptik (Kunststoffnetz zur Vermeidung von Verklebung) oder mit Salbengittergaze abgedeckt. Interdigitale Verbandstreifen beugen einer Hautmazeration durch Schwitzen vor. Über einem elastokompressiblen Verband mit Wattebinden wird eine dorsale Gipslonguette bei Dorsalflexion des Handgelenkes, Apfelsinengriff der Finger, mittlerer Abduktion und Opposition des Daumens angelegt. In dieser Funktionsstellung sind die Ligg. collateralia gespannt, eine Schrumpfung der Seitenbänder ist dadurch nicht möglich.

Hochlagerung der Hand zur Vermeidung von zusätzlicher Ödembildung. Jede immobilisierte operierte Hand neigt zur Schwellung. Die Dauer der Immobilisation hängt ab von der Art der Operation.

Funktionsprüfungen

Zur Prüfung und Dokumentation umschriebener Ausfälle ist die Untersuchung von Einzelfunktionen und von Funktionskombinationen wichtig. Die Beweglichkeit wird sowohl aktiv wie passiv immer im Vergleich zur gesunden Seite geprüft.

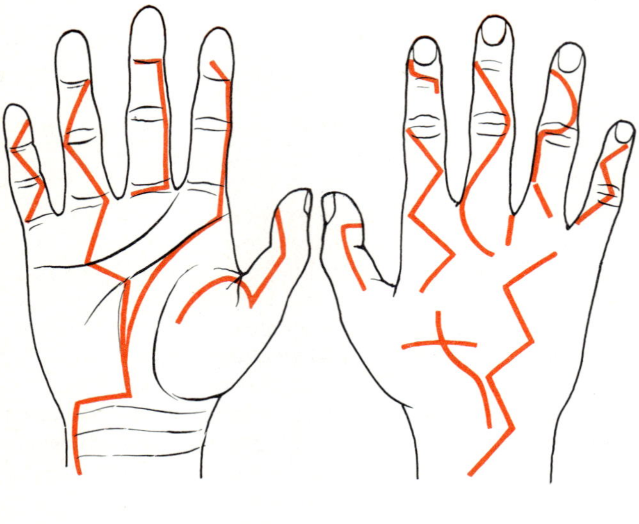

Abb. 26–103. Erlaubte Schnittführungen an der Hand volar- und dorsalseitig

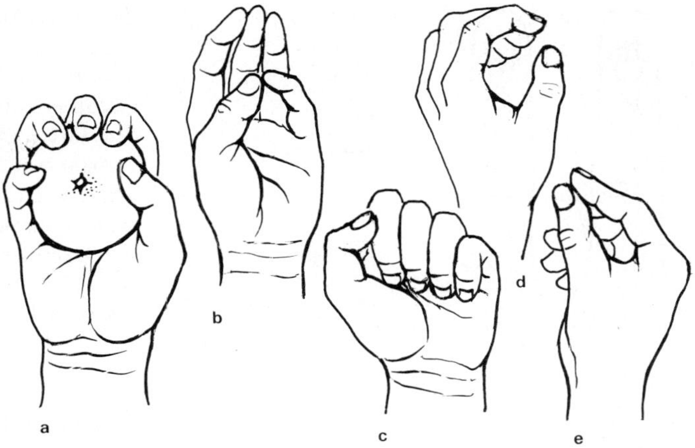

Abb. 26–104 a–e. Die wichtigsten Grifformen: (a) Apfelsinengriff, (b) Spitzgriff, (c) Faustschluß, (d) Opposition, (e) Feingriff

Hand- und Fingergelenke

Extension-Flexion, ulnare Abduktion – radiale Abduktion, Unterarmdrehbeweglichkeit: Pronation und Supination aus Mittelstellung, Bestimmung der Beuge- und Streckfähigkeit aller Fingergelenke.

Grifformen

Sie sind in Abb. 26–104 dargestellt.

Prüfung der Sensibilität mit klinischen Verfahren

Hoffmann-Tinel-Zeichen (digitales Abklopfen der Nerven; positiv bei Neuromen oder Nervenentzündung bzw. Nervenkompression), Wattebausch, Zwei-Punkte-Diskriminierung, Münzsammeltest, Ninhydrintest (Nachweis der Schweißsekretion).

Prüfung der Motorik

Funktionsprüfung der Motorik durch willkürliche Muskelanspannung.
Elektromyographie, Neurogramm.

Substanzdefekte der Finger

Fingerkuppenverletzungen

Sie müssen sofort mit Verschiebeplastik, freier Hauttransplantation, gestielter Nah- oder Fernplastik operativ versorgt werden. Keine konservative Behandlung, keine Kürzung des Fingers.

Weichteildefekte vorzugsweise über den Fingergelenken

Ohne Knochenbeteiligung bei kleinem Defekt: Verschiebelappen im Sinne einer V-Y-Plastik (Abb. 26–105) oder freies Hauttransplantat nach Wolfe-Krause.

Bei Defekten über Gelenken: Gestielter Rotationslappen (Abb. 26–106).

Mit Knochenbeteiligung: Cross-Finger (Abb. 26–107) oder Fähnchenlappen.

Mitbeteiligung des Nagels: Nach Möglichkeit wird der abgelöste Nagel zur Schienung refixiert. Dadurch können Nagelfehlbildungen vermieden werden. Eine Naht des Nagelbettes muß unterlassen werden, da sonst Nagelwachstumsstörungen auftreten können.

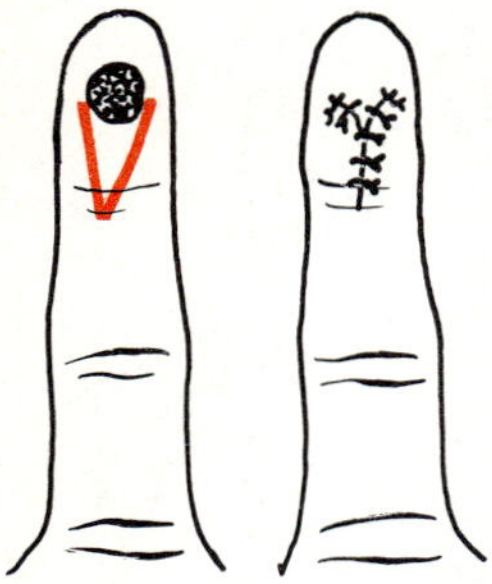

Abb. 26–105. Defekt am Endglied. V-Y-Plastik

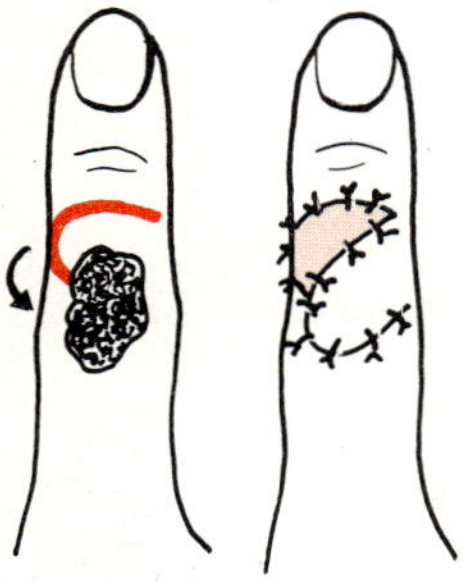

Abb. 26–106. Defekt über Mittelgelenk. Deckung mit gestieltem Rotationslappen. Der durch den Rotationslappen verbleibende Defekt wird mit einem freien Hauttransplantat gedeckt

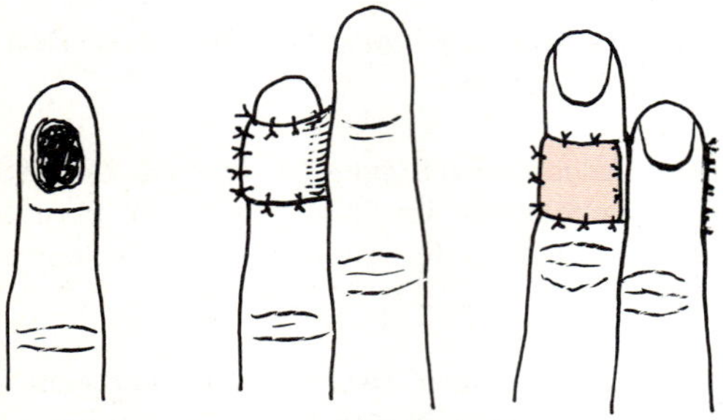

Abb. 26–107. Ausgedehnter Weichteildefekt. Gewinnung eines durchbluteten Hautlappens als Fernplastik. Deckung des Sekundärdefektes mit Spalthaut

Fingerteilamputationen

Von der Fingerlänge soll so viel wie möglich erhalten werden. Der Phalangenrest soll jedoch mindestens $^1/_2$ cm betragen. Am Daumen jedoch ist jeder Millimeter wertvoll, deshalb Kürzung nur unter strengster Indikation.

Ätiologie: Meist Kreissägen- und Hackverletzungen, schwere Quetschungen.

Therapie: Ausreichende Weichteildeckung des Stumpfes. Zur Vermeidung von Neuromen Resektion der Nerven um ca. 1 cm. Die Sehnen läßt man zurückgleiten. Streck- und Beugesehnen dürfen über dem Stumpf nicht miteinander vernäht werden, um Funktionseinbußen zu vermeiden. Die Hautnaht soll mit einem volaren Weichteillappen möglichst dorsalseitig zu liegen kommen. Ist der volare Lappen unzureichend, erfolgt Deckung mit Cross-Finger-Plastik oder Fähnchenlappen.

Amputationen

Zunächst ist für ausreichende Weichteildekkung zu sorgen und die Wundheilung abzuwarten. Zu einem späteren Zeitpunkt kann dann eine Ersatzplastik oder Korrektur erfolgen.

Bei Daumenteilamputationen wird die erste Kommissur vertieft. Dadurch erreicht man eine relative Verlängerung des teilamputierten Daumens.

Bei Daumenverlust wird ein Daumenaufbau mit kortikospongiösem Knochenspan (Beckenkamm, Rippe) und Muffplastik (Brustwand) angestrebt.

Fingertransposition: Die Wiedererlangung der Oppositionsfähigkeit des Daumens ist vorrangig.

Sofortige Replantation bei geringem Substanzverlust im Amputationsbereich möglich (günstig bei glatter Durchtrennung). Naht aller Funktionsgebilde unter dem Mikroskop nach Stabilisierung des Knochens mit Kirschner-Drähten.
Bei Handverlust Orthesen oder Prothesenversorgung.

Sehnenverletzungen

Ursachen sind spontane bzw. traumatisch bedingte Sehnenrupturen. Typisch ist die eingeschränkte bzw. aufgehobene Beuge- oder Streckfähigkeit peripher der Läsion.

Therapie: Offene Sehnenverletzungen werden primär genäht, Ausnahmen sind: Beugesehnendurchtrennungen im sog. *Niemandsland* (Abb. 26–108) = gemeinsame Sehnenscheide für tiefe und oberflächliche Beugesehnen der Finger 2.–5. sowie der Daumenbeugesehne. *Ausnahme:* glatte Sehnendurchtrennung ohne größeren Weichteilschaden. Hier darf vom Erfahrenen (handchir. Abtlg.) nach Kleinert versorgt werden. Bei Metzgerverletzungen und stark verschmutzten Wunden soll eine Sehnennaht immer sekundär durchgeführt werden. Im Niemandsland ist eine sekundäre Sehnentransplantation erforderlich.

Nahttechnik: End-zu-End-Naht, Schnürsenkelnaht nach Bunnell (Abb. 26–109 a), Durchflechtungsnaht der Sehnenenden miteinander (Abb. 26–109 b), Ausziehdrahtnaht (Abb. 26–109 c).

Behandlungsmöglichkeiten: Sehnennaht, Sehnenraffung (Verkürzung der Sehne), Reinsertion der ausgerissenen Sehne am Sehnenansatz, Sehnentransplantation, Sehnentransfer, Tendodese, Sehneninterpositionsplastik. Eine Sehne darf mit Instrumenten weder gehalten noch gequetscht werden. Nur absolut atraumatisches Operieren führt zu einer guten Gleitfunktion der Sehne. Verwachsungen nach Sehnennaht erfordern später eine Sehnenlösung (Tendolyse).

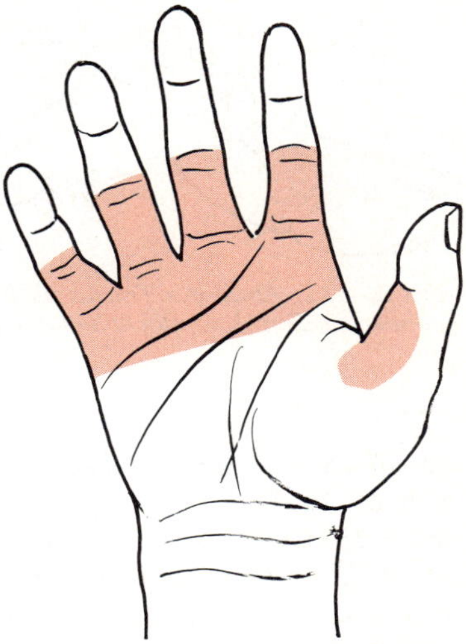

Abb. 26–108. Niemandsland: Gemeinsame Sehnenscheide für oberflächliche und tiefe Beugesehne

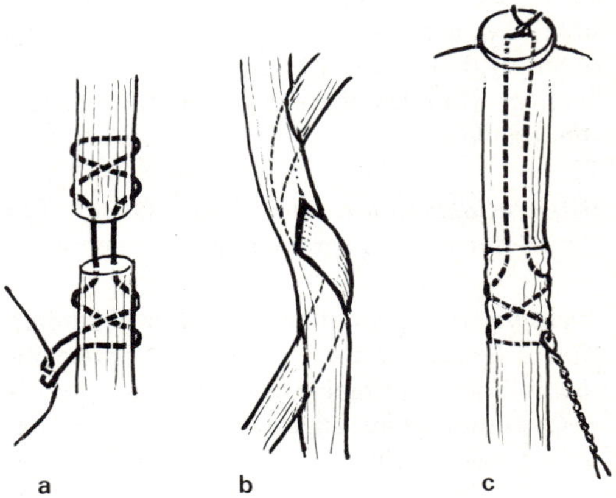

a b c

Abb. 26–109. (a) Schnürsenkelnaht nach Bunnell. (b) Durchflechtungsnaht, (c) Ausziehdrahtnaht

Strecksehnen

Strecksehnen sind unabhängig von der Lokalisation der Verletzung grundsätzlich primär zu nähen.

Ausnahme: Subkutane Ruptur über dem Endgelenk (***Strecksehnenabriß,*** Abb. 26–110 a).

Diagnose: Endglied kann aktiv nicht gestreckt werden.

Therapie: Meist konservativ mit Wintersteinbzw. Stack-Schiene (Abb. 26–110 b) für 5 Wochen. Bei Ausriß der Sehnenansatzzone (Sehne + Knochenanteil: ***Strecksehnenausriß***) erfolgt transossale Fixation und temporäre Arthrodese bis 5 Wochen. Bei kleinem Knochenausriß ebenfalls konservative Behandlung mit Schiene.

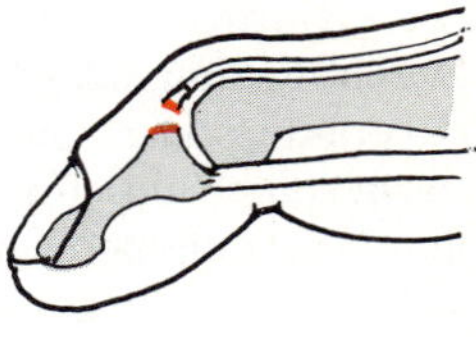

a

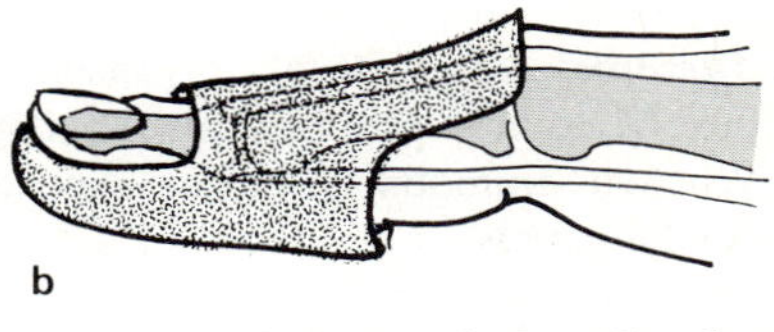

b

Abb. 26–110 a u. b. Abriß der Strecksehne über dem Endgelenk (a), konservative Behandlung mit Stack-Schiene (b)

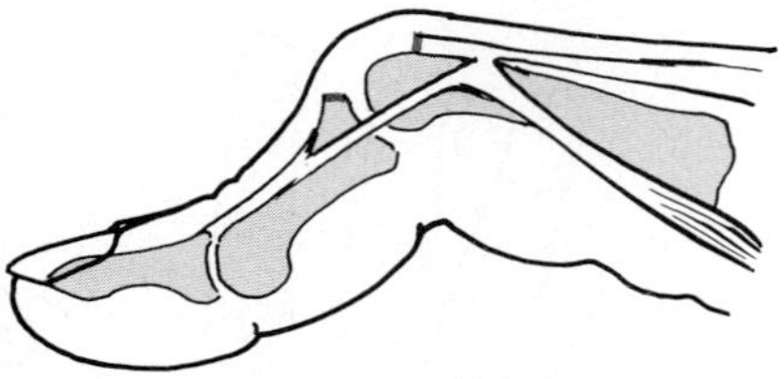

Abb. 26–111. Abriß des Tractus medialis der Streckaponeurose. Sog. Knopflochphänomen

Knopflochphänomen (Maladie de Boutonière, Abb. 26–111)
Durch direkte Schlagwirkung kann es zu einem Abriß des Tractus medialis der Streckaponeurose über dem Mittelgelenk bzw. am Ansatz der Basis des Mittelgliedes kommen. Charakteristisch ist ein Streckdefizit im Mittelgelenk bei Überstreckbarkeit im Endgelenk, weil der Seitenzügel der Streckaponeurose nach volar absinkt. Es kommt zur typischen Fehlstellung (Abb. 26–111), Schmerzhaftigkeit und Schwellung im Mittelgliedbereich sowie Bewegungseinschränkung.

Differentialdiagnose: Distorsion. Dieser Typ einer Sehnenruptur wird häufig fehlgedeutet.

Therapie: Primäre Sehnennaht. Bei veralteten Fällen: Sehnennaht bzw. spezielle Nahttechniken. 5 Wochen Immobilisation erforderlich. Eine Operation ist nur angezeigt, wenn die Behinderung störend ist.

Extensor-pollicis-longus-Verletzung
Ursächlich kommen Spontanruptur in Höhe des Handgelenks (Trommlerlähmung), offene Durchtrennung oder Sekundärruptur nach Radiusfraktur oder Quetschverletzungen in Betracht (durch umschriebene Ischämie der Sehne im Verletzungsbereich). Das Daumenendglied kann aktiv nicht gestreckt werden bei Streckschwäche des Daumengrundgelenks.

Therapie: Indicisplastik (Transfer der Sehne des M. indicis proprius als Kraftspender). 5 Wochen Immobilisation in Autostophaltung des Daumens.

Beugesehnen

Verletzungen am End- und Mittelgelenk bzw. isolierte Verletzung der tiefen Beugesehne im Handbereich

Diagnose: Endglied aktiv nicht beugbar.

Therapie: Naht der Beugesehne unter Schonung der Ringbänder.
Tenodese des distalen Stumpfes und Resektion des proximalen Sehnenanteils. Versteifung des Endgelenkes in Funktionsstellung.

Verletzungen im Niemandsland
Therapie: Zunächst nur Versorgung der Hautwunde, keine Primärnaht. Im Niemandsland muß die Beugesehne durch ein Transplantat ersetzt werden. Die Sehnennahtstellen müssen außerhalb der Sehnenscheide zu liegen kommen. Bei einfachen Schnittverletzungen einzeitige Transplantation einer Ersatzsehne, z. B. Sehne des M. palmaris longus, Superficialissehne, Zehenstrecker. Bei starker Weichteiltraumatisierung zweizeitige Operation: Zunächst Einlegen eines Silikon-Kautschuk-Schlauches nach Resektion der Sehnenscheide bei sicherer Erhaltung der Ringbänder. Nach 6–10 Wochen wird eine Transplantatsehne in den neu gebildeten, die Sehnenscheide ersetzenden „Pseudogleitkanal“ eingezogen. In geeigneten Fällen kann auch eine End-zu-End-Naht erfolgen und der betroffene Finger durch maximale Beugung mittels Gummizug bei mittlerer Volarflexion des Handgelenkes fixiert werden. Aus dieser Stellung heraus sind aktive Streckungen erlaubt. Dies verhindert eine intensive Verwachsung mit der Umgebung und ergibt ein gutes funktionelles Resultat.

Beugesehnenverletzungen in der Hohlhand

Therapie: Naht der tiefen Beugesehne unter Resektion der oberflächlichen.

Beugesehnenverletzungen am Unterarm

Therapie: Naht der tiefen und oberflächlichen Beugesehnen. Bei alten Sehnenverletzungen bestehen infolge Muskelretraktion und -schrumpfung Sehnendefekte, die durch Sehneninterponat überbrückt werden.

Komplikationen: Nahtdehiszenz. Sie erfordert eine nochmalige Operation. Sehnenverwachsungen mit der Umgebung. (Operative Tendolyse.) Vor allem Beugesehnenverletzungen gehören in die Hand von Spezialisten.

Dupuytren-Faszienfibrose

Definition: Knötchen- oder strangförmige Veränderung der Palmaraponeurose und der fibrolipomatösen Anhangsgebilde einschließlich des Bindegewebes der neurovaskulären Bündel im Sinne einer Metaplasie. Betroffen sind hauptsächlich Männer im 5.–7. Dezennium. Verhältnis Mann/Frau 4 : 1.
Als Begleiterkrankung bei Diabetes, Epilepsie, generalisierter Arteriosklerose, Polyneuritis, viszeralen Zirrhosen und Traumen besonders häufig. Auch genetische Disposition ist bekannt. Nach passageren Schmerzen mit Spannungsgefühl kommt es zu zunehmender Behinderung der Greiffunktion.

Diagnose:

1. Stadium: Isolierte Strangbildung oder diffuse Knötchenbildung im Hohlhandbereich, meist im Verlauf des 4. und 5. Mittelhandstrahles. Noch keine Kontraktur der Langfinger.
2. Stadium: Beginnende Kontraktur mit Streckdefizit im Grundgelenk, Kryptenbildung der Haut über der Strangbildung infolge regressiver Prozesse.
3. Stadium: Beugekontraktur im Grund- und Mittelgelenk, erhebliche Funktionsstörung.
4. Stadium: Beugekontraktur im Grund- und Mittelgelenk bei Hyperextension im Endgelenk mit narbiger Verkürzung der Kutis. Schädigung der Streckaponeurose im Bereich des Mittelgelenkes im Sinne eines Knopflochphänomens.

Therapie: Partielle oder ausgedehnte Aponeurektomie ab Stadium 2. Konservative Verfahren sind nicht erfolgversprechend. Komplikationen: Hämatom, Wundrand- oder Hautlappennekrose, Infekt, Sudeck (vermeidbar durch sorgfältige Wahl der Indikation zur Operation, der Operationsverfahren und Nachbehandlung).
Weitere Lokalisationen: Fingerknöchelpolster, Kontraktur der Plantaraponeurose (*Ledderhose*), Induratio penis plastica (*Peyronie*).

Mehrfachverletzungen

Definition

Unter einer Mehrfachverletzung (Polytrauma) versteht man gleichzeitig entstandene Verletzungen mehrerer Körperregionen oder Organsysteme, wobei wenigstens eine Verletzung oder die Kombination mehrerer lebensbedrohlich ist.

Pathophysiologie

Die Summierung der Einzelverletzungen bedingt einen erheblichen Blutverlust mit Gewebstraumatisierung und Aktivierung eines großen Gerinnungspotentials. Neben den Auswirkungen des immer entstehenden *traumatisch-hämorrhagischen Schocks* (S. 81) führen häufig Mitverletzungen von Schädel, Thorax und Abdomen zu schwerwiegenden Ventilationsstörungen, so daß Polytraumatisierte rasch einer *Hypoxie* ausgeliefert werden (S. 120).

Diagnose

Ziel der Diagnostik muß sein, möglichst schnell und vollständig die relevanten Verletzungen zu erkennen. Die Kenntnis des Unfallmechanismus und ein systematischer Untersuchungsgang helfen, außer dominanten Verletzungen auch

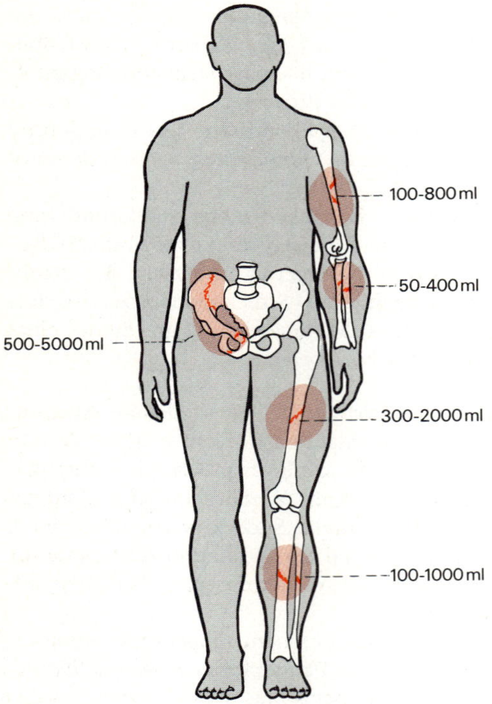

Abb. 26–112. Empirische Werte über den Blutverlust bei Frakturen

Tabelle 26–4. Behandlungsphasen beim Mehrfachverletzten

I.	Reanimationsphase: lebenserhaltende Sofortmaßnahmen
II.	Erste Operationsphase: lebenserhaltende Sofortoperationen
III.	Stabilisierungsphase
IV.	Zweite Operationsphase: verzögerte Primäreingriffe
V.	Intensivphase
VI.	Dritte Operationsphase: Sekundäroperationen
VII.	Rehabilitationsphase

weniger dramatische, aber doch gravierende Traumen zu erkennen.

Nach *Überprüfung der vitalen Funktionen* (Atmung, Kreislauf, Bewußtseinslage) muß vorrangig nach bedrohlichen Verletzungen von Hirn, Thorax, Abdomen, Retroperitonealraum und Becken gefahndet werden. Es folgt die systematische Suche nach Gefäßverletzungen, Frakturen und Luxationen. Für die erkannten Verletzungen müssen zu erwartender Blutverlust (Abb. 26–112) und die Schockgefährdung abgeschätzt und danach der Umfang der einzuleitenden Sofort- und Intensivüberwachungsmaßnahmen festgelegt werden.

Auf einem *Überwachungsbogen* muß der Verlauf der einfachen Kreislaufgrößen (Blutdruck, Pulsfrequenz, zentraler Venendruck), der Atemfrequenz, der Urinstundenmengen und die Volumenzufuhr protokolliert werden; Blutbild-, Gerinnungs- und Blutgasanalysen gehören neben der Blutgruppenbestimmung und dem Auskreuzen von Blutkonserven mit zu den diagnostischen Erstmaßnahmen.

Die *Röntgendiagnostik* darf erst beginnen, wenn die klinische Erstuntersuchung abgeschlossen ist, eine adäquate Ventilation und ausreichende Volumenzufuhr über sicher plazierte venöse Zugänge garantiert sowie große Blutungen in die Körperhöhlen ausgeschlossen sind. Neben den klinisch suspekten Skelettabschnitten müssen bei jedem Polytraumatisierten Schädel, Thorax und Becken geröntgt werden.

Eine besondere Bedeutung kommt der frühen Erkennung großer intraabdomineller Blutungen zu: Besonders bei bewußtlosen Mehrfachverletzten versagt oft die klinische Untersuchungstechnik; die *Abdominozentese,* evtl. mit nachfolgender *Peritoneallavage,* läßt Blutungen bereits zu einem Zeitpunkt erkennen, wo Zunahme des Bauchumfanges, Flankendämpfung und kritische Hämoglobin- und Blutdruckabfälle noch nicht auf den Ernst der Situation hinweisen (S. 309) (Tabelle 26–4).

Erstmaßnahmen

Wichtigste Sofortmaßnahmen sind alle Eingriffe zur *Erhaltung der vitalen Funktionen* und die Einleitung einer *suffizienten Schockbekämpfung, Reanimationsphase.* Zum Freihalten der Atemwege und zur Sicherung einer ausreichenden Ventilation sind oft eine sofortige Intubation und Beatmung erforderlich. Zur Volumenzufuhr müssen großlumige venöse Zugänge geschaffen werden, wobei mindestens ein zentraler Zugang zum Venendruckmessen nötig ist. Äußere Blutverluste werden durch Notverbände vermindert, die Patienten vor Auskühlung geschützt und ein Blasendauerkatheter zur Erfassung der Urinproduktion eingelegt. Thoraxdrainagen und Abdominozentese werden bei Bedarf frühzeitig durchgeführt. Bei Schwer-

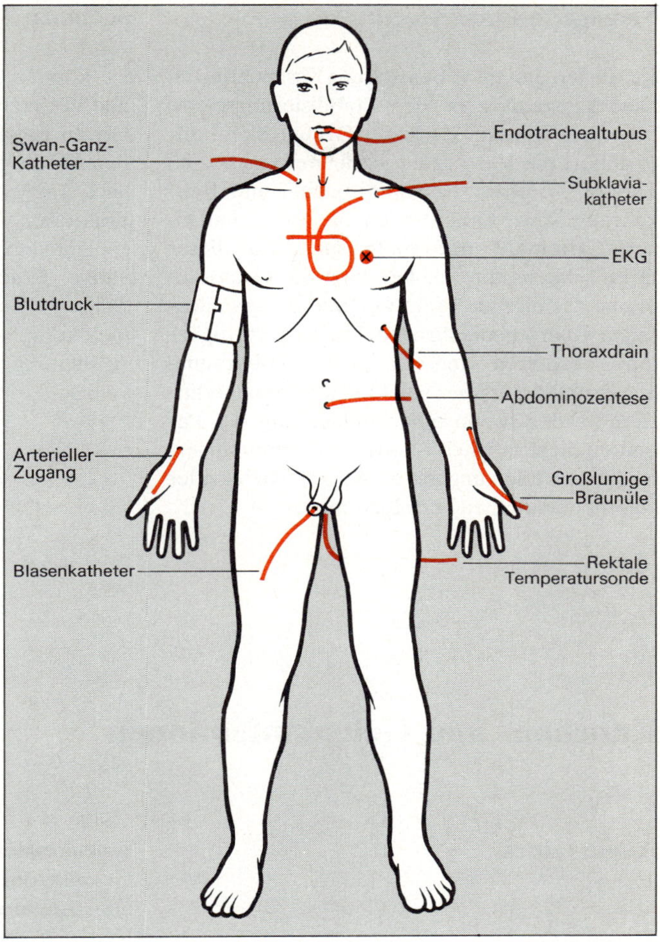

Abb. 26–113. Maßnahmen zur Intensivüberwachung beim Polytraumatisierten (mit erweiterter hämodynamischer Überwachung)

schockierten und Mehrfachverletzten mit bestimmten Komplikationen oder Verletzungen (schweres Thoraxtrauma, Massivtransfusionen, respiratorische Insuffizienz, Nierenversagen) ist eine erweiterte hämodynamische Überwachung erforderlich: Ein arterieller Zugang zur laufenden Blutdruckmessung und mehrfachen Blutgasanalyse und ein Swan-Ganz-Katheter zum Messen von Pulmonalarteriendruck und pulmonalem Kapillardruck sowie des Herzzeitvolumens werden eingelegt (Abb. 26–113).

Indikationen

Die Verletzungen werden je nach Dringlichkeit nacheinander oder auch gleichzeitig (Simultanoperationen) versorgt:

Sofortoperationen

Sie sind nur indiziert, wenn sie zur unmittelbaren Lebenserhaltung nötig sind. Diese Situation ist gegeben bei der *Gefahr des akuten Verblutungstodes* durch Massenblutungen in die Körperhöhlen (Aortenruptur, Leber- und Milzzerreißung) oder bei unstillbaren äußeren Blutungen (offene Beckenzertrümmerung). Seltener sind Sofortoperationen wegen drohender Erstickung indiziert, wenn Traumen der oberen Luftwege eine Intubation unmöglich machen. Von den Schädel-Hirn-Verletzungen erfordert die offene Sinusblutung und der akute Hirndruck durch intrakranielle Blutungen ein sofortiges chirurgisches Eingreifen.

Verzögerte Primäreingriffe

Sie dürfen erst nach Beseitigung des manifesten Schockzustandes in der Stabilisierungsphase begonnen werden. Zu dieser Dringlichkeitsstufe gehört die Versorgung verletzter Organe im Thorax-, Bauch-, Retroperitoneal- und Bekkenraum sowie Operationen, die zum Erhalt einer Extremität notwendig sind. Zu dieser Dringlichkeitsstufe zählen auch die Osteosynthesen der offenen Frakturen und der geschlossenen Oberschenkelbrüche. Die dazu verfügbaren Verfahren müssen beim Polytrauma manchmal gegenüber Selektiveingriffen modifiziert werden, wenn eine Umlagerung des Patienten nicht möglich ist oder eine Simultanversorgung (Verletzungen von Augen, Kiefer oder Nasennebenhöhlen) erfolgen muß.

Sekundäreingriffe

Sie können als unterste Dringlichkeitsstufe für alle Verletzungen vorgesehen werden, die ohne Gefahr für das Leben des Patienten oder Schaden für die betroffene Körperregion auch noch nach Tagen durchgeführt werden können. Bei Frakturen, für die sekundäre Osteosynthesen geplant sind, muß primär eine korrekte konservative Bruchbehandlung eingeleitet werden, damit die Fraktur bei etwa auftretenden Allgemeinkomplikationen ggf. konservativ bis zur Ausheilung weiterbehandelt werden kann.

Knochen- und Gelenkinfektionen

Allgemeines

Knochen- und Gelenkinfektionen unterscheiden sich wesentlich durch die Eintrittspforte der Erreger und den Ausbreitungsweg.

Hämatogene Knocheninfektionen entstehen durch Erregerembolien, ausgehend von einem Infektionsherd. Die Erkrankung beginnt vorwiegend in den reichlich vaskularisierten Metaphysen bei Säuglingen, Kindern und Jugendlichen. Als disponierend werden neben dem Vorliegen anderer Erkrankungen auch Störungen des Immunsystems angegeben.

Exogene, d. h. posttraumatische und postoperative Knocheninfektionen entstehen durch Invasion der Erreger von außen bei Verletzungen und Operationen sowie in der Implantatchirurgie. Disponierende Faktoren sind die Traumatisierung der Weichteile, Hämatom und Devaskularisation des Knochens.

Gelenkinfektionen entstehen nach Eröffnen der Gelenke durch Trauma, Operation oder Punktion. Außerdem kann es nach Ausbreitung der Keime vom Knochen her bei hämatogenen oder gelenknahen exogenen Infektionen zu einer bakteriellen Arthritis kommen.

Hämatogene Osteomyelitis

Pathophysiologie

Je nach Lebensalter sind Entstehung und Ausbreitung beim Säugling, Kind und Erwachsenen unterschiedlich.
Nach *Trueta* unterscheiden wir 3 Typen der hämatogenen Osteomyelitis.

Säuglingsosteomyelitis (Abb. 26–114): Sie entsteht im 1.–2. Lebensjahr. Ätiologisch gehen meist infektiöse Vorerkrankungen wie Nabelschnurinfektionen, Entzündung der oberen

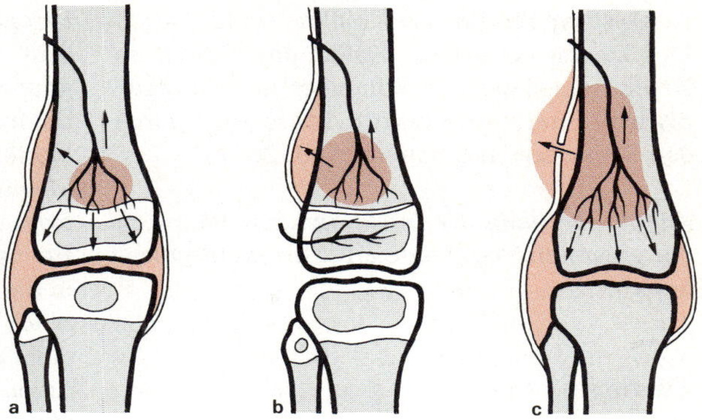

Abb. 26–114 a–c. Entstehung und Ausbreitung der hämatogenen Osteomyelitis (nach Trueta). (a) Säuglingsosteomyelitis mit Ausbreitung in den Markraum, subperiostal und in das Gelenk. (b) Osteomyelitis beim Kind. Unterbrechung des Ausbreitungswegs durch die Epiphysenfuge und Ausbreitungsmöglichkeit in den Markraum und subperiostal. (c) Erwachsenenosteomyelitis mit Ausbreitung in das Gelenk, in den Markraum und nach subperiostal

Luftwege und ähnliches voraus. Als Erreger finden sich vorwiegend Staphylococcus aureus, Pneumokokken und Streptokokken. Lokalisiert ist die hämatogene Osteomyelitis im Säuglingsalter meist in der Metaphyse. Hier haben sich noch keine Epiphysenkerne und -fugen ausgebildet, deshalb kann die Erkrankung subperiostal in die Epiphyse und von hier aus in das Gelenk fortschreiten (Abb. 26–114 a). Bleibende Schäden durch Zerstörung des Knorpels, der sich entwickelnden Epiphysenfuge und des Knochenkernes sind gefürchtete Folgen.

Die zweite Form ist die kindliche hämatogene Osteomyelitis, die nach dem 2. Lebensjahr (Abb. 26–114 b), also zwischen der Entstehung der Epiphysenfuge und des Knochenkernes und dem Epiphysenschluß auftritt.
Lokalisation: Die Infektion beginnt in der Regel metaphysär, die epiphysären Gefäße stehen durch die Epiphysenfuge nicht mit den metaphysären in Verbindung. Die Ausbreitung in die Epiphyse und in das Gelenk wird dadurch verhindert. Disponierend sind die lokal stark ausgebildeten Gefäße ohne phagozytierende Endothelien mit großem Lumen und ohne schnellen Durchfluß. Kleine eitrige Entzündungen als Erregerembolien in den Metaphysen und im Bereich der Gefäßschlingen bedingen Thrombosen der A. nutritia und eine Ausbreitung im venösen Bereich. Es kommt zur Ödembildung und Ausbreitung subperiostal. Ein Durchbruch in das Gelenk erfolgt nur dann, wenn die Metaphyse intrakapsulär liegt. Sonst bleibt die Epiphysenfuge primär weitgehend unbeschädigt, so daß das Wachstum ungestört verläuft. Wachstumsstörungen entstehen erst im Spätstadium bei nichtbeherrschtem Krankheitsbild **(Abb. 33–100 a u. b)**.

Die hämatogene, nichtspezifische Osteomyelitis im Erwachsenenalter (Abb. 26–114 c) ist extrem selten. Die Ausbreitung erfolgt wegen der nicht mehr getrennten Gefäßversorgung zwischen Meta- und Epiphyse in das Gelenk, nach subperiostal und in die Markhöhle.

Diagnose und Verlauf

Die hämatogene Osteomyelitis kann als schweres Krankheitsbild foudroyant verlaufen oder subakut bis chronisch bei schleichendem Beginn und uncharakteristischen Symptomen.

Beim akuten Verlauf entwickeln sich oft in Stunden hohe Temperaturen mit Schüttelfrösten, die gefolgt sind von lokalen Erscheinungen mit heftigen Schmerzen und Schwellung der Extremität. Als hochakute septische Allgemeininfektion kann der Verlauf in kurzer Zeit bedrohlich werden.

Bei schleichendem Beginn kommt es im Markraum zur Eiterbildung, der Eiter wird nach außen subperiostal verdrängt.

Röntgenologisch finden sich nach 1–2 Wochen und in der Folgezeit zunehmend periostale Verknöcherungen. Durch mangelnde Blutversorgung, durch Hämolyse und Gerinnung in der A. nutritia sowie durch Abheben der Periostgefäße durch den Abszeß kommt es zu einer Nekrose der Kortikalis. Der durch eine Kallusmanschette eingeschlossene Sequester (Totenlade) ist typisch für das Krankheitsbild. Durch Defekte im periostalen Kallus und Fisteln im Bereich der Weichteile kommt es zu einer chronischen Eiterung (Kloake). Diese wird durch den Sequester unterhalten (Abb. 26–115).

Die Ausbreitung der Infektion kann ebenso in der gesamten Markhöhle erfolgen (Markphlegmone).

Therapie

Entscheidend für den therapeutischen Erfolg ist die ***Frühdiagnose.*** Bei schweren Allgemeinerscheinungen und uncharakteristischen lokalen Symptomen rechtfertigt schon der Verdacht auf das Vorliegen einer hämatogenen Osteomyelitis eine ***antibiotische Therapie.*** Der verspätete Erregernachweis durch Blutkulturen ermöglicht eine Korrektur nach dem Antibiogramm.

Bei frühzeitigem Einsatz eines geeigneten Antibiotikums und hoher Dosierung besteht die Möglichkeit, daß die akute hämatogene Osteomyelitis folgenfrei in kurzer Zeit ausheilt.

Ergibt sich durch die Ausbreitung der Infektion in die Markhöhle, subperiostal oder in angrenzende Gelenke der Anhalt für das Vorliegen einer eitrigen Einschmelzung, so muß diese chirurgisch eröffnet werden. Es ist eine ***radikale chirurgische Therapie*** mit ausgedehntem Débridement und Entfernung von infizierten Weichteilen, Ausschneiden der Fisteln und Abtragen des nekrotischen Knochens (Sequestrotomie) erforderlich. Unterstützend kann eine ***Spül-Saug-Drainage*** nach *Willenegger* angelegt werden. Entscheidend ist die Ruhigstellung der Extremität. Die zusätzliche antibiotische Therapie erfolgt gezielt nach dem Antibiogramm.

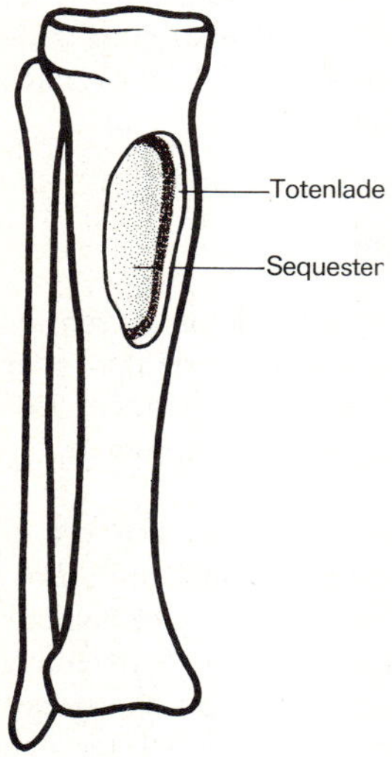

Abb. 26–115. Totenlade mit zentralem Sequester und umgebendem gesundem Knochengewebe

Sonderformen der hämatogenen Osteomyelitis (Abb. 26–116)

Diese Sonderformen der hämatogenen Osteomyelitis zeichnen sich durch lange Verläufe und uncharakteristische klinische und röntgenologische Erscheinungen aus. Ihre differentialdiagnostische Abgrenzung gegenüber manchen Knochentumoren kann erhebliche Schwierigkeiten bereiten.

Chronischer Knochenabszeß (Brodie): Dieser entsteht durch wenig virulente Erreger. Der Infektherd mit zentralem Abszeß wird durch Fibrin und Granulationsgewebe abgedichtet. In der Umgebung ist die Kortikalis verdichtet. Der Verlauf ist langdauernd, Beschwerden sind ge-

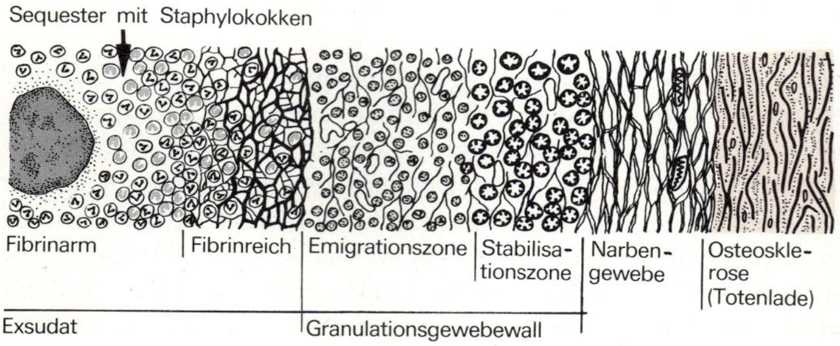

Abb. 26–116. Verschiedene Schichten des Infektionsherdes bei chronischer Osteomyelitis. Zentraler Sequester mit leukozytärem und fibrinreichem Exsudat. Granulationsgewebswall. Narbe. Osteosklerose. (Nach Lennert)

ring. Es entsteht eine mäßige Schwellung ohne wesentliche entzündliche Erscheinungen.

Osteomyelitis serosa sive albuminosa: Bei mildem chronischem Verlauf kommt es nicht zur eigentlichen Abszeßbildung. Die Herde zeigen einen schleimigen Inhalt und eine Sklerosierung des Knochens in der Umgebung.

Osteomyelitis sclerosans (Garrè): Der Verlauf ist noch weniger entzündlich, keine Eiterung, lediglich Sklerose mit Verdickung und hochgradiger Verdichtung der Knochenstruktur.

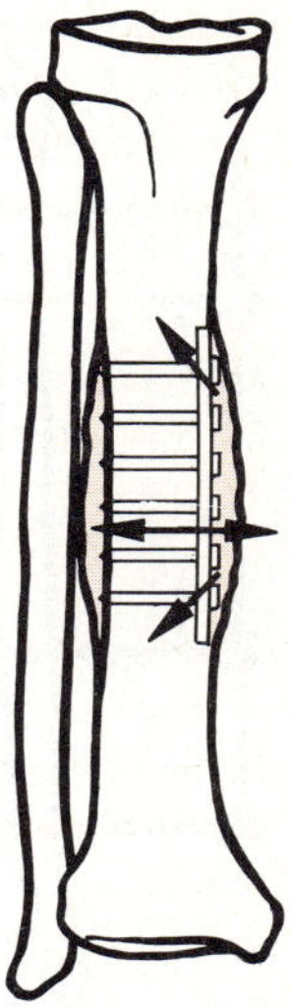

Abb. 26–117. Ausbreitung der exogenen Osteomyelitis nach Plattenosteosynthese; die Infektion breitet sich unter der Platte, in die Weichteile und in die Markhöhle aus

Posttraumatische und postoperative Knocheninfektionen

Entstehung, Ausbreitung, disponierende Faktoren (Abb. 26–117 u. 26–118)

Bei den posttraumatischen und postoperativen Knocheninfektionen gelangen die Erreger von außen her in das Wundgebiet. Sie breiten sich im Bereich von Weichteilwunden, Seromen und Hämatomen aus und gelangen in die Knochenwunden bzw. in die Markhöhle. Disponierende Faktoren sind ausgedehnte Weichteilzerstörungen sowie devitalisierter Knochen, Fremdkörper, ungenügend ruhiggestellte Frakturen sowie Schuß-, Bomben- und andere Explosionsverletzungen. Hinzu kommen allgemeine krankhafte Prozesse mit Minderung der Resistenz, Diabetes mellitus, vorausgegangene Steroidtherapie.

Das Erregerspektrum ist wechselnd, noch immer herrschen Knocheninfektionen durch Staphylococcus aureus vor. Es nehmen jedoch die Infektionen durch gramnegative Hospitalkeime (Pyocyaneus, Proteus u. a.) weiter zu.

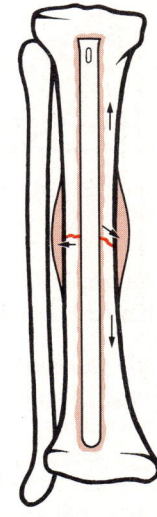

Abb. 26–118. Die Ausbreitung der exogenen Osteomyelitis nach Marknagelung erfolgt in der Markhöhle entlang dem Nagel und nach außen in die Weichteile

Diagnose

Die Symptome sind nicht einheitlich. Die Erkrankung kann akut beginnen mit allen Zeichen der Entzündung, der Anfang kann aber auch schleichend sein. Dabei sind dann Schmerzen und Schwellung gering. Häufig findet sich ein infiziertes Hämatom oder Serom. Ein symptomenarmer Verlauf wird besonders bei prophylaktischer Antibiotikagabe nach Knochenoperationen beobachtet.

Röntgenologische Zeichen sind periostale Auflagerungen, Osteolysen und Verdichtungen der Knochenstruktur. Diese treten oft erst verzögert und oft erst nach Wochen auf.

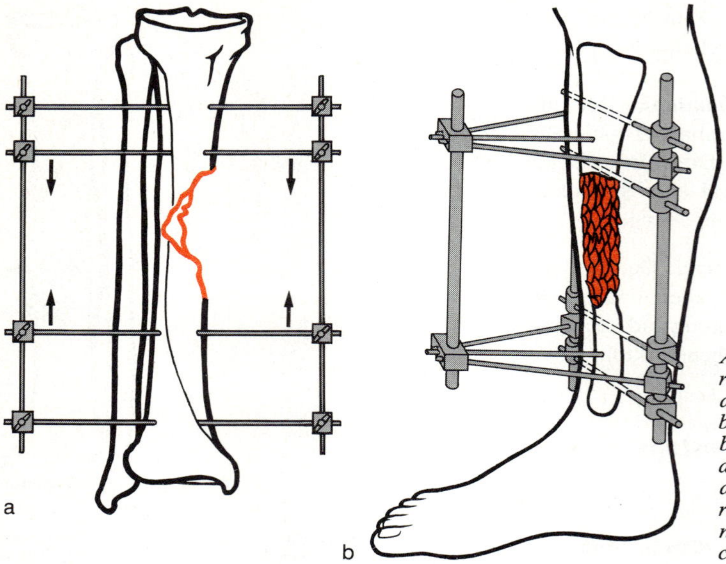

Abb. 26–119a u. b. Stabilisierung eines Röhrenknochens durch einfachen Rahmenspanner bei infiziertem Defekt (a). Eine bessere Fixation wird durch eine dreidimensionale Verstrebung des äußeren Spannapparates erreicht. Der ausgedehnte knöcherne Defekt ist durch autologe Knochentransplantate aufgefüllt (b)

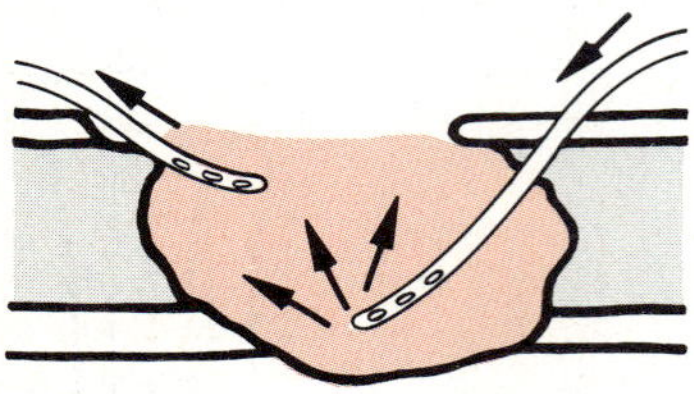

Abb. 26–120. Prinzip der offenen Spül-Saug-Drainage

Therapie des akuten posttraumatischen Knocheninfektes

Die drohende Infektion mit mäßiger Schwellung, Schmerzen und geringen Zeichen der Entzündung wird durch Ruhigstellung und Hochlagerung der Extremität behandelt. Infizierte Hämatome sind notfallmäßig auszuräumen. Entscheidend ist die Stabilisierung von Frakturen und Osteotomien.

Liegen ausgedehnte Abszeßhöhlen vor, so hat sich die Spül-Saug-Drainage nach ausgedehntem Débridement des Knochens und der Weichteile bewährt. Ist die Infektion abgeklungen und bleibt ein Defekt, so kann dieser mit autologer Spongiosa aufgefüllt werden.

Antibiotika sollen hochdosiert, kurzfristig und gezielt nach dem Antibiogramm gegeben werden. Sie sind kein Ersatz für die chirurgischen Maßnahmen.

Chronische Knocheninfektionen

Sie lassen meist die Zeichen einer ausgeprägten Entzündung vermissen. Stattdessen finden wir Fisteln mit mehr oder weniger entzündeten Weichteilen sowie eine kontinuierliche Sekretion. Röntgenologisch ist die Knochenstruktur meist aufgelockert, vorwiegend jedoch stark verdichtet. Vereinzelt lassen sich Sequester nachweisen. Makroskopisch ist der Knochen hart und weiß. Die Knochenwunde zeigt bei Osteotomien keine Blutung. Der eburnisierte Knochen neigt zu Spontanfrakturen ohne ausreichende knöcherne Heilungstendenz.

Therapie: Ausgedehntes *Knochen- und Weichteildébridement,* Entfernung sämtlicher Sequester und ausreichende *Stabilisierung* zur mechanischen Neutralisation der Fraktur oder Pseudarthrose stehen im Vordergrund. Diese erfolgt durch gut mit Weichteilen gedeckte Platten oder Fixateur externe, nie durch Marknagel (Abb. 26–119a u. b). Bei Abszedierungen und Markphlegmonen ist die *Spül-Saug-Drainage* angezeigt (Abb. 26–120, 26–121). *Autologe*

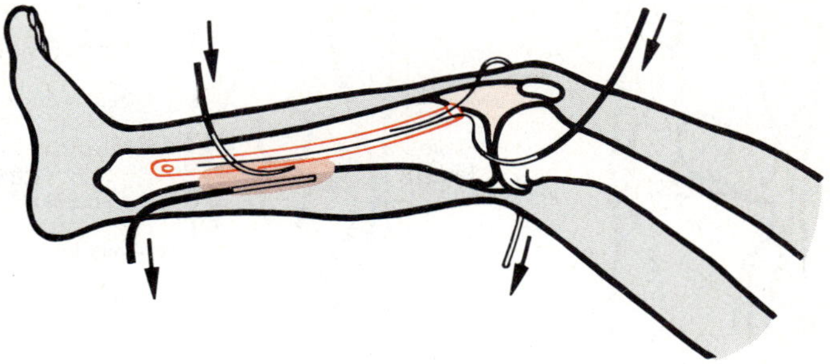

Abb. 26–121. Spül-Saug-Drainage des Markraumes bei exogener Osteomyelitis nach Marknagelung

Spongiosaplastik wird bei Defekten mit blanden Weichteilinfektionen durchgeführt. Antibiotikagabe, gezielt nach dem Antibiogramm, kurzfristig und hochdosiert.
Die Beherrschung des Infektes und der biologische Wiederaufbau großer Defektstrecken an Knochen und Weichteilen erfordern viel Geduld von Operateur und Patienten. Jüngst entwickelte mikrochirurgische Techniken in Form der freien Transplantation von Knochen, Muskeln und Haut mit mikrovaskulärer Anastomose erschließen hier neue Möglichkeiten. Gelegentlich zwingen schwere trophische Störungen, begleitende Nervenlähmungen, schwere Gelenksteifen oder Fistelkarzinome zu radikaleren Eingriffen. Mancher Patient mit jahrelanger Krankheitsdauer kann erst durch die *Amputation* in Familie, Gesellschaft und Beruf wieder eingegliedert werden.

Gelenkinfektionen

Entstehung

Gelenkinfektionen können hämatogen, durch metastasierende Prozesse wie Zahnwurzelgranulome oder spezifisch (Lues, Tbc) entstehen. Sehr viel häufiger sind die von außen fortgeleiteten Infektionen mit Übergreifen von Phlegmonen, Durchbruch gelenknaher Osteomyelitiden und von Weichteilabszessen. Meist jedoch entstehen die Gelenkinfektionen durch direkte Verletzung bei Eröffnung der Gelenke (Stich, Schnitt, Injektionen, Punktionen, offene Luxation oder Luxationsfraktur) und nach Operationen.

Pathophysiologie

Die Gelenkflüssigkeit ist nicht bakterizid, in der Synovialis und Synovialmembran kann sich die Infektion rasch ausbreiten, was durch Bewegungen noch begünstigt wird. Von hier aus erfolgt schnelle Streuung und Ausbreitung bis zur Bakteriämie.
Die Synovialis reagiert mit starker Sekretion, es bildet sich ein Erguß. Da die Synovialis keine bakteriziden Eigenschaften hat und aus lockerem Bindegewebe aufgebaut ist, stellt sie eher einen Nährboden als ein Abwehrorgan dar.

Formen der Gelenkinfektion

Je nach Ausbreitung und Schwere unterscheiden wir 2 verschiedene Formen der Gelenkinfektion:

1. Beim ***akuten Gelenkempyem*** erfaßt die Infektion vorwiegend die Synovialis, das Ausmaß der Destruktion ist zunächst gering. Der Abbau des Gelenkknorpels betrifft die oberflächlichen Schichten. Bei frühzeitiger adäquater Therapie ist eine Wiederherstellung der Gelenkfunktion nach Ausheilung des Infektes möglich.

2. Panarthritis: Läßt sich die Infektion nicht auf das Gelenk begrenzen, so kommt es zu einer tiefgreifenden, destruierenden Phlegmone der Kapsel mit Ausbreitung in die paraartikulären Gewebe (***Panarthritis***). Befallen sind subchondrale Spongiosa, Kapsel-Band-Apparat und periartikuläre Weichteile. Der Verlauf ist progressiv, die Destruktion wird mehr und mehr irreparabel. Eine pathologische Luxation kann auftreten. Selbst nach Ausheilung ist eine ausreichende Wiederherstellung der Gelenkfunktion meist nicht mehr möglich. Heilt die

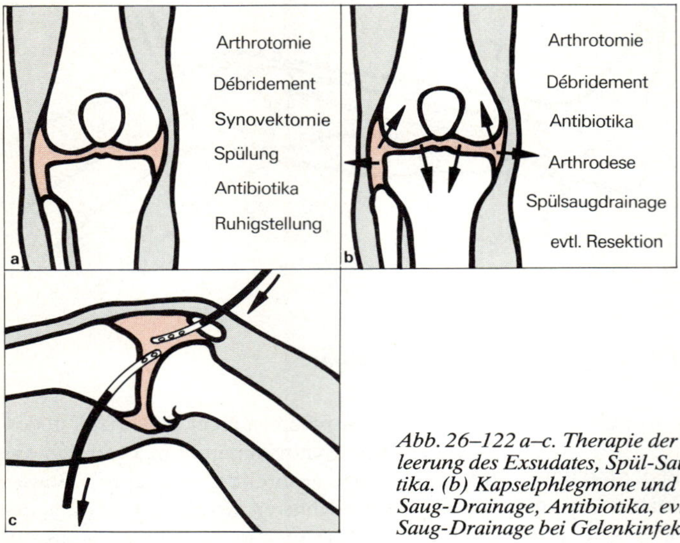

Abb. 26–122 a–c. Therapie der Gelenkinfektionen. (a) Empyem: Entleerung des Exsudates, Spül-Saug-Drainage, Ruhigstellung, Antibiotika. (b) Kapselphlegmone und Osteoarthritis: Débridement, Spül-Saug-Drainage, Antibiotika, evtl. Resektion und Arthrodese. (c) Spül-Saug-Drainage bei Gelenkinfektion

akute Arthritis nicht aus, so kommt es zu einer chronischen Infektion mit Fisteleiterungen.

Therapie

Therapeutische Grundlagen sind Ruhigstellung (Gipsverband, Gelenktransfixation durch Fixateur externe) (Abb. 26–119), Entleerung des Exsudates, allgemeine und lokale Applikation von Antibiotika, Spül-Saug-Drainage (Abb. 26–122). Diese dient nicht nur der Ausheilung der Infektion, sondern verhindert auch den weiteren enzymatischen Abbau des Gelenkknorpels.

Im Frühstadium des Gelenkempyems hat sich in neuester Zeit die Synovektomie mit sofortiger Bewegungstherapie des betroffenen Gelenkes bewährt. Die kontinuierliche passive Bewegung auf elektrisch betriebenen dynamischen Bewegungsschienen rund um die Uhr vermeidet weitestgehend ein späteres funktionelles Defizit.

Schwere Gelenkinfektionen sind durch diese Maßnahmen häufig nicht zu beherrschen. Eine Infektsanierung kann erst durch die Arthrodese (vorwiegend Knie-, Sprung- und Handgelenk) oder Gelenkresektion (vorwiegend Hüft-, Schulter- und Ellenbogengelenk) erzielt werden. Auch bei weitgehender Funktionseinbuße nach Gelenkinfektionen (z. B. schmerzhafte Wackelsteife, Belastungsunfähigkeit) sind Korrektureingriffe, in erster Linie Versteifungsoperationen, frühzeitig vorzunehmen.

Knochentumoren

Allgemeines

Definition und Einteilung

Ein Knochentumor entsteht durch ein eigenständiges, expansives und irreversibles Zellwachstum eines Knochens. Entsprechend den verschiedenen Zellarten des Knochens unterscheidet man osteogene, chondrogene, desmogene und myelogene Knochentumoren.
Die Einteilung der Knochentumoren erfolgt aufgrund der klinischen, röntgenologischen und feingeweblichen Untersuchung in gutartige, potentiell bösartige (semimaligne) und bösartige Geschwülste. Differentialdiagnostisch sind neben den gutartigen Knochentumoren die tumorähnlichen Knochenerkrankungen zu berücksichtigen. Sie stellen angeborene, stoffwechselbedingte, entzündliche oder traumatische Reaktionen des Knochens dar, die wie gutartige Knochentumoren imponieren. Ihre exakte Abgrenzung kann schwierig sein. Schwerwiegender ist die differentialdiagnostische Entscheidung zwischen benignen und semimalignen Knochentumoren, bzw. zwischen diesen und den infiltrierend-destruierend wachsenden malignen Geschwülsten. Die primären, osteogenen Malignome können ebenso wie andere primär bösartige Geschwülste des Körpers in das Skelettsystem metastasieren.
Benigne Knochengeschwülste sind viel häufiger als maligne, sie werden aber 2- bis 3mal seltener diagnostiziert. Die Altersverteilung, Häufigkeit und bevorzugte Lokalisation der Knochentumoren sind in Tabellen 26–5, 26–6 u. 26–7 dargestellt.

Diagnose

Nur bei einwandfrei diagnostizierten benignen Tumoren genügt neben der allgemeinen Krankenuntersuchung die Röntgenübersichtsaufnahme, evtl. ergänzt durch die Tomographie.
Bei Verdacht auf Malignität sollte wegen der schwierigen Differentialdiagnose die Verfahrenswahl von Chirurgen, Pathologen, Radiologen und Onkologen gemeinsam festgelegt werden.
Schon bei Verdacht auf Bösartigkeit eines Knochentumors sind folgende weitere Untersuchungen erforderlich:
- *Thoraxröntgen* in 2 Ebenen (Lungenmetastasen?)
- *Nuklearmedizinische Untersuchung* von inneren Organen (Lunge, Leber) und Skelett (Fernmetastasen?)

Tabelle 26–5. Bevorzugte Altersverteilung bei Knochentumoren

Primäre				Sekundäre
Tumorähnliche	Benigne	Semimaligne	Maligne	Maligne
10 30 50	10 30 50	10 30 50	10 30 50	10 30 50
Juv. Knochenzyste	Chondrom (Chondromatose)	Riesenzelltumor 85% 15%	Osteosarkom	Mamma-karzinom
Fibröse Dysplasie	Osteochondrom	Stamm u. lange → Röhrenknochen evtl. beim Erw.	Chondrosarkom	Lungen-karzinom
Fibrom	Osteoidosteom		Fibrosarkom	Genital-karzinom
Aneur. Knochenzyste			Plasmazell-myelom	Hypernephroides Karzinom
			Ewing-Sarkom	Struma maligna
			Retikulumzell-sarkom	Sarkom

Tabelle 26–6. Häufigkeit der Knochentumoren

Primäre				Sekundäre
Tumorähnliche	Benigne	Semimaligne	Maligne	Maligne
Juv. Knochenzyste	Chondrom (Chondromatose)	Riesenzelltumor 85% 15%	Osteosarkom	Mammakarzinom
Fibröse Dysplasie	Osteochondrom	Stamm u. lange → Röhrenknochen evtl. beim Erw.	Chondrosarkom	Lungenkarzinom
Fibrom	Osteoidosteom		Fibrosarkom	Genitalkarzinom
Aneur. Knochenzyste			Plasmazellmyelom	Hypernephroides Karzinom
			Ewing-Sarkom	Struma maligna
			Retikulumzellsarkom	Sarkom

In jeder der 5 Gruppen ist die Häufigkeit der einzelnen Tumore untereinander flächenmäßig dargestellt. Die Riesenzelltumore sind in 85% gutartig und in 15% bösartig. Osteochondrome am Stamm und an den langen Röhrenknochen beim Erwachsenen gelten als semimaligne.

Tabelle 26–7. Bevorzugte Lokalisation von Knochentumoren

Primäre				Sekundäre
Tumorähnliche	Benigne	Semimaligne	Maligne	Maligne
Juv. Knochenzyste	Chondrom (Chondromatose)	Riesenzelltumor 85% 15%	Osteosarkom	Mammakarzinom
Fibröse Dysplasie	Osteochondrom	Stamm u. lange → Röhrenknochen evtl. beim Erw.	Chondrosarkom	Lungenkarzinom
Fibrom	Osteoidosteom		Fibrosarkom	Genitalkarzinom
Aneur. Knochenzyste			Plasmazellmyelom	Hypernephroides Karzinom
			Ewing-Sarkom	Struma Maligna
			Retikulumzellsarkom	Sarkom

Femur

Tibia

Stamm

Humerus

Hand, Fuß

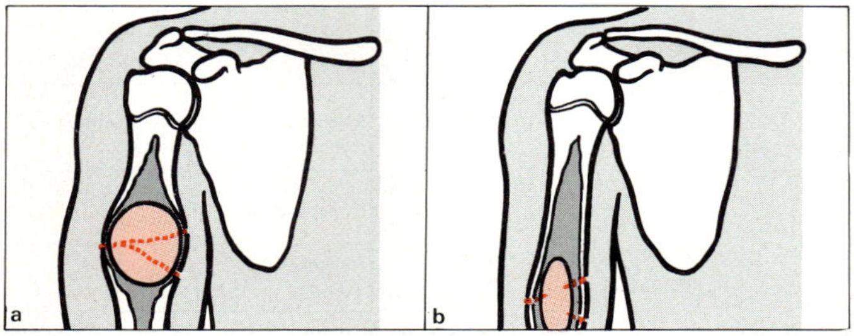

Abb. 26–123 a u. b. Solitäre, juvenile Knochenzyste

- *Angiographie* (lokale Tumorausdehnung, Hinweise auf Malignität durch korkenzieherartige Tumorgefäße, Gefäßseen, arteriovenöse Shunts usw.)
- *Computertomographie*
- *Evtl. Lymphographie* (Nahmetastasen?)
- *Diagnostische Probeexzision* (Feinnadelpunktion bei osteolytischen Prozessen).

Therapie

Als Behandlungsmaßnahmen kommen in Frage: Kürettage, Resektion und Radikaloperation (Amputation, Exartikulation). Nach Kürettage oder Resektion wird der entstandene Defekt mit Hilfe von Knochentransplantaten, evtl. unter dem Schutze einer Osteosynthese überbrückt; an Gelenken ist ein alloplastischer Gelenkersatz möglich. Manchmal erscheint eine Arthrodese (Sprunggelenk, Kniegelenk) günstiger. Als Palliativmaßnahmen bei malignen Geschwülsten kommt die Verbundosteosynthese (Knochenzement und Metallimplantate) in Betracht. Bei bösartigen Geschwülsten soll vor oder nach der chirurgischen Therapie eine onkologische Behandlung durchgeführt werden (Zytostatika, Hormone, Bestrahlung etc.) Bei weit fortgeschrittenen bösartigen Tumoren und bei Nichtansprechen auf die onkologische Therapie ist die Amputation (Exartikulation) noch immer die Methode der Wahl.

Tumorähnliche Knochenerkrankungen

Solitäre juvenile Knochenzyste

Symptome: Diskrete, lokale Schmerzen sind oft das einzige Symptom. Gelegentlich finden sich zusätzlich Funktionseinbußen oder Schwellungen. Eine Röntgenuntersuchung zur diagnostischen Abklärung muß durchgeführt werden, und zwar bevor es zur Spontanfraktur kommt.

Diagnose: Röntgenologisch imponiert eine scharf begrenzte Zyste mit stark verdünnter, oft aufgetriebener Kortikalis (Abb. 26–123 a).

Therapie: Schonung und Röntgenkontrollen nach einem und mehreren Monaten ist angezeigt. Bei sehr dünner Kortikalis oder langzeitig persistierender Zyste kann eine drohende Spontanfraktur operativ durch eine Kürettage und Spongiosaplastik verhindert werden (Abb. 26–123). Dadurch ist die volle Belastbarkeit und die Sportfähigkeit früher zu erwarten.

Komplikationen: Spontanfraktur. Sie wird in der Regel konservativ behandelt. Durch den entstehenden Kallus verkleinert sich die Zyste und wandert mit dem Längenwachstum von der Metaphyse schaftwärts (Abb. 26–123 b). Bei rezidivierenden Frakturen oder Beschwerden, besonders im Bein, chirurgisches Vorgehen.

Fibröse Dysplasie (Jaffé-Lichtenstein)

Ätiologie: Hier liegt ein Differenzierungsfehler während der Knochenentwicklung vor. Anstelle von Knochen wird fibröses, statisch insuffizientes Gewebe gebildet.

Diagnose: Uncharakteristische monatelange Beschwerden, sekundäre Fehlstellungen („Hirtenstabform" des Femur). Röntgenologisch findet sich eine zystische Ausweitung der Markhöhle – in der Regel nur in einem Knochen.

Differentialdiagnose: M. Paget (strähnige Struktur im Röntgenbild), Ostitis fibrosa generalisata Recklinghausen.

Therapie: Kontrolle. Bei Fehlstellung oder Fraktur: Operation (Osteosynthese und Knochentransplantation nach Segmentresektion, selten Endoprothese).

Komplikationen: Sekundäre Fehlstellungen (z. B. Coxa vara), da das Knochenmark durch faserreiches Bindegewebe ersetzt wird und die Kortikalis atrophiert, ohne daß sich eine stabilisierende Sklerosezone bildet.

Knochenfibrom

Diagnose: Röntgenologisch, wird meist als Zufallsbefund entdeckt: Exzentrische, traubenförmige Aufhellungen (nicht ossifizierendes Fibrom), 2–5 cm von der Epiphysenlinie entfernt, bindegewebig aufgefüllt, in der Längsachse an-

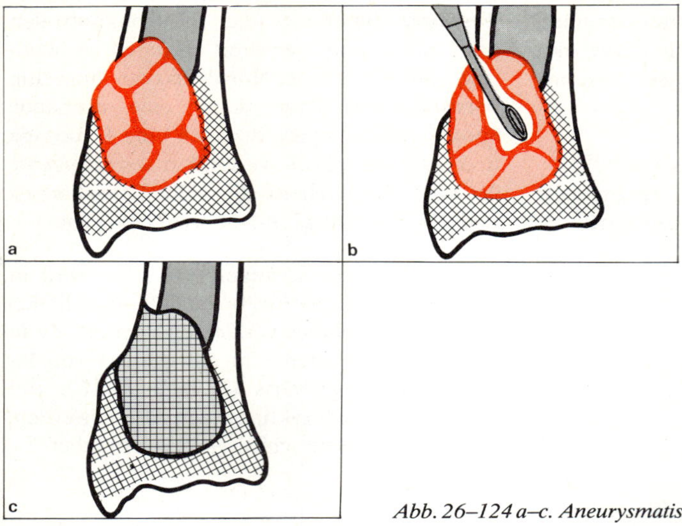

Abb. 26–124 a–c. Aneurysmatische Knochenzyste

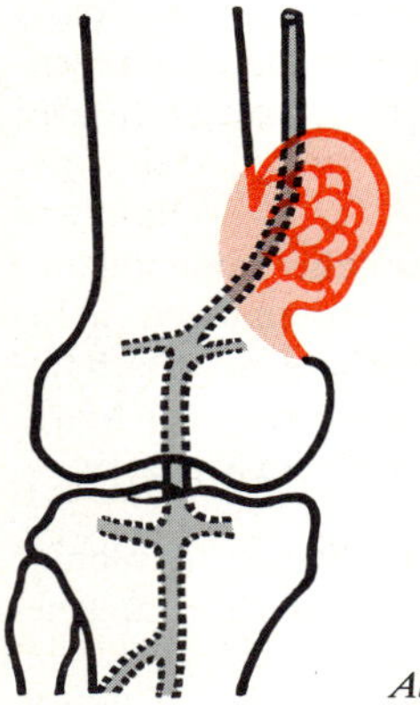

Abb. 26–125. Osteochondrom

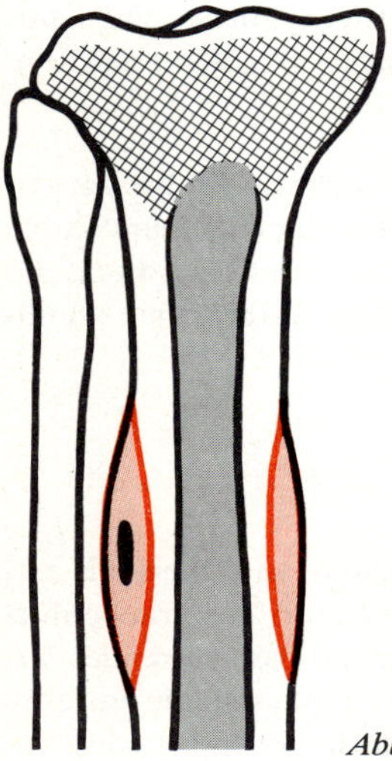

Abb. 26–126. Osteoidosteom

geordnet, nach medial oft durch eine Sklerosezone (ossifizierendes Fibrom) begrenzt **(Abb. 33–84 a u. b)**.

Differentialdiagnose: Solitäre, juvenile Knochenzyste, fibröse Dysplasie.

Therapie: Kontrolle, keine Bestrahlung **(Abb. 33–85 a u. b)**.

Aneurysmatische Knochenzyste

Diagnose: Schmerzen, Schwellung, Beeinträchtigung des Gelenkes.

Röntgen: Solitäre Zyste mit Trabekeln. Die Osteolyse dehnt sich beim Erwachsenen von meta- bis epiphysär aus (aneurysmaartig). So kann eine Aussackung extraossär (Kortikalis durchbrochen) liegen (Abb. 26–124 a).

Differentialdiagnose: Solitäre, juvenile Knochenzyste, Knochenfibrom, Riesenzelltumor.

Therapie: Exakte Ausräumung und Auffüllen der Höhle mit Spongiosa (Abb. 26–124 b u. c.).

Komplikationen: Rezidive bis zu 20% der Zysten.

Gutartige Knochentumoren

Osteochondrom (kartilaginäre Exostose, Ekchondrom)

Ätiologie: Wenn sie multipel auftreten, besteht in der Regel eine Familienanamnese (Erbleiden).

Diagnose: Die kartilaginären Exostosen sind meist im Epiphysenbereich zu tasten. Das Bein ist bevorzugt befallen. Röntgenologisch fallen die diaphysenwärts gerichteten Stiele auf, die in einer blumenkohlartigen Verdickung enden (Abb. 26–125).

Therapie: Entfernung des Tumors im Gesunden, wenn der Tumor stört, z. B. bei vermehrtem Druck auf Nerven, Gefäße etc., oder bei Kindern, wenn er ein Fehlwachstum bewirkt. Ist das Osteochondrom beim Erwachsenen am Stamm oder an den langen Röhrenknochen lokalisiert, so besteht die Gefahr der Entartung (semimaligner Tumor). Im Röntgenbild besteht der Verdacht auf eine maligne Entartung, wenn der Durchmesser des Tumors über 8 cm beträgt, das Wachstum rasch und abnorm auftritt oder mit Entzündungszeichen einhergeht. Im Zweifelsfall ist die Resektion im Gesunden durchzuführen.

Komplikationen: Entartung zum Chondrosarkom.

Chondrom (Enchondrom, Chondromatose)

Diagnose: Es treten kaum Schmerzen, evtl. eine Schwellung oder eine pathologische Fraktur auf. Röntgenologisch imponiert eine zentrale exzentrische Aufhellung, besonders am Hand- und Fußskelett.

Therapie: Bei Verdacht auf maligne Entartung oder bei rezidivierenden Frakturen Entfernung und Spongiosaplastik (Abb. 26–46).

Komplikationen: Entartung zum Chondrosarkom, besonders bei Chondromatose (multiple Chondrome).

Osteoidosteom

Diagnose: Es treten nächtliche Schmerzen während mehrerer Wochen auf, die sich oft auf Salicylate bessern (Aspirintest). Röntgenologisch findet sich meist ein zentraler Aufhellungsherd („Nidus“) in einem spindelförmig verdickten, stark sklerotischen Diaphysenbereich (Abb. 26–126).

Differentialdiagnose: Sklerosierende Osteomyelitis.

Therapie: Entfernung des Tumors mit dem „Nidus“.

Semimaligne Knochentumoren

Riesenzelltumor

Diagnose: Lokale Schwellung, Schmerzen, langsames Wachstum. Röntgenologisch sind exzentrische, scharf begrenzte Aufhellungen mit Kortikalisdestruktion bis in die Epiphyse nachweisbar (Abb. 26–127 a).

Differentialdiagnose: Aneurysmatische Knochenzyste, Osteosarkom.

Therapie: Resektion des Tumors im Gesunden (Rezidivneigung!), Auffüllung des oft großen Defektes mittels Spongiosa und Abstützung – falls notwendig – durch ein Kortikalistransplantat, evtl. mit zusätzlicher Osteosynthese (Abb. 26–127 b). Keine Bestrahlung, da Entartungsgefahr besteht.

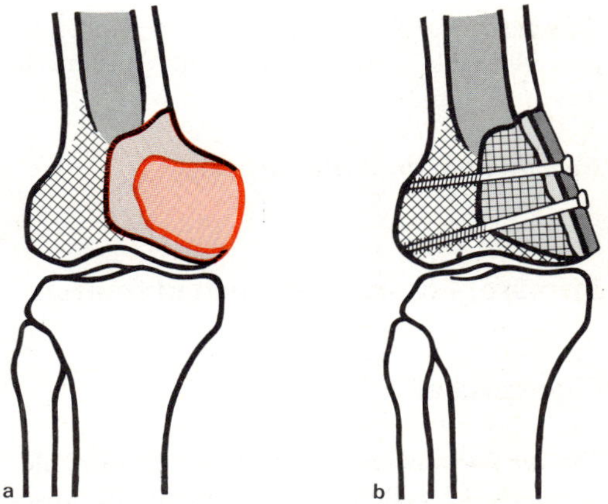

Abb. 26–127 a u. b. Riesenzelltumor

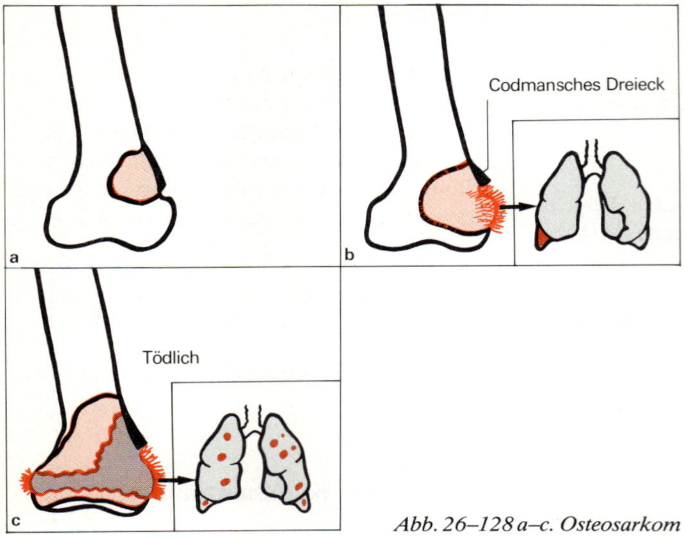

Abb. 26–128 a–c. Osteosarkom

Komplikationen: Bösartige Entartung und Rezidive. Letztere sind häufig und zeigen eine progrediente Entartungsneigung. Um den gesamten Tumor entfernen zu können, muß evtl. eine Arthrodese oder ein endoprothetischer Ersatz des Gelenkes erwogen werden. Bei histologisch bestätigter Bösartigkeit Amputation erwägen.

Chondromyxoidfibrom

Diagnose: Unklare Schmerzen, Spontanfrakturen. Radiologisch exzentrisch liegende, längliche, scharf begrenzte Aufhellungen in Dia- und Metaphyse.

Therapie: En-bloc-Resektion und Knochentransplantation; bei Instabilität: Osteosynthese.

Komplikationen: Rezidivneigung.

Primäre, bösartige Knochentumoren

Osteosarkom

Da nur uncharakteristische Symptome (lokaler Schmerz, Schwellung, Funktionseinbuße, allgemeines Krankheitsgefühl) ***bestehen,*** erfolgt die Diagnose in etwa 70% zu spät. Die Laboruntersuchungen (Erhöhung der BSG, evtl. der alkalischen Phosphatase) sind gegenüber Röntgenuntersuchungen von untergeordneter Bedeutung.

Das Röntgenbild zeigt entsprechend der Ausbreitung des Tumors oft:

1. *Periostale Verkalkungen* (Abb. 26–128 a), die nicht selten fehlgedeutet werden, und histologisch keine Tumorzellen enthalten.
2. *Aufhellungszonen* (benachbarte Destruktion der Kortikalis und des Markes) (Abb. 26–128 a).
3. *Radiäre Spiculae,* die vom Tumor gebildet wurden, und die die periostalen Verkalkungen häufig durchbrechen; der proximale Rest der periostalen Verkalkungen bleibt als typisches „Codman-Dreieck" übrig (Abb. 26–128 b).

Zunehmendes Tumorwachstum mit weiterer Infiltration, Destruktion und Metastasierung (Abb. 26–128 b und c).

Weitere Untersuchungen S. 665, **Abb. 33–102**.

Therapie:

Die moderne Polychemotherapie (Therapieschemata nach Rosen mit hohen Dosen Methotrexat etc.) hat die Prognose entscheidend verbessern können. Erweist sich das Osteosarkom als empfindlich, erfolgt *vor* der operativen Behandlung eine ausgedehnte Polychemothera-

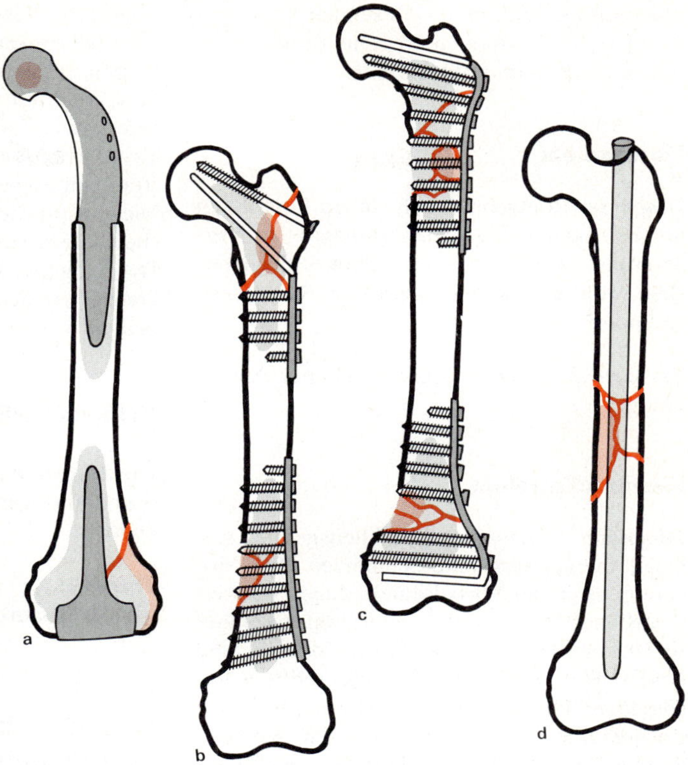

Abb. 26–129 a–d. Operative Möglichkeiten einer belastungsstabilen Fixation mittels Knochenzement und Metallimplantaten, abhängig von der Metastasenlokalisation (Verbundosteosynthese)

pie, um sowohl Metastasen zu verhindern, als auch um den Primärtumor zu verkleinern. Dadurch kann eine Resektionstherapie im Gesunden zugunsten der früher üblichen Amputation und Exartikulation bei vielen Patienten durchgeführt werden. Eine jahrelange Überwachung und Polychemotherapie ermöglichte eine entscheidende Verlängerung der Lebenserwartung. *Solitäre und vereinzelte Metastasen* (z. B. in der Lunge) können chirurgisch entfernt werden (Abb. 26–128 b).
Auch bei *multiplen Metastasen* ist mit der Polychemotherapie eine zeitlich begrenzte Verbesserung möglich (Abb. 26–128 c). Zusätzlich: symptomatische Therapie.

Chondrosarkom

Diagnose: Längere Anamnese mit Schwellung, Schmerzen und Krankheitsgefühl. Röntgenologisch lassen sich unregelmäßig begrenzte, große Tumoren (Knorpelbildung, Weichteilinfiltration) mit typischen Verkalkungen nachweisen.

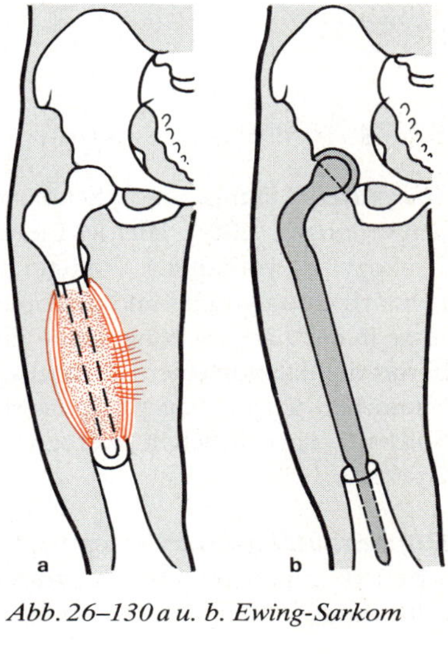

Abb. 26–130 a u. b. Ewing-Sarkom

Therapie: Resektion im Gesunden (z. B. am Becken) oder Amputation. Die Prognose ist günstiger als beim Osteosarkom.

Fibrosarkom

Diagnose: Röntgenologisch stehen Osteolysen mit Kortikalis- und Gelenksarrosion im Vordergrund. Der Tumor selbst bildet keinen Knochen, wohl aber können periostale Reaktionen zu finden sein.

Therapie: En-bloc-Resektion, seltener Amputation.

Plasmazellmyelom

Diagnose: Allgemeines Krankheitsgefühl, Anämie, therapieresistente Schmerzen über Monate (z. B. in der Wirbelsäule) können Hinweise geben, bevor es zur Spontanfraktur kommt. In 50% wird im Urin das Bence-Jones-Eiweiß ausgeschieden. Die BSG ist stark erhöht. Röntgenologisch sind charakteristische, ausgestanzte Lochdefekte in einer „reaktionslosen" Kortikalis (z. B. am Schädel) nachweisbar; meist besteht eine generalisierte Metastasierung.

Therapie: Die Chemotherapie steht im Vordergrund, da mit einem generalisierten Befall zu rechnen ist. Solitäre Herde werden evtl. reseziert, ausgedehnte und multiple Herde, bevor es zu pathologischen Frakturen kommt, möglichst belastungsstabil versorgt (Abb. 26–129 a–d).

Ewing-Sarkom

Diagnose: Häufig sind Schmerzen (50%), Schwellungen (20%), leichtes Fieber sowie eine Leukozytose vorhanden. Röntgenologisch ordnen sich osteolytische und osteoplastische Prozesse in der Längsrichtung meta- und diaphysär derart an, daß von einem zwiebelschalenartigen Tumorbild gesprochen wird, das sekundär von Spiculae durchbrochen werden kann (Abb. 26–130 a).

Differentialdiagnose: Osteomyelitis, rheumatische Erkrankungen, Osteosarkom, Retikulumzellsarkom.

Therapie: Neben der Polychemotherapie ist auch die Bestrahlungstherapie bei manchen Patienten erfolgreich. Anschließend erfolgt die Resektion mit speziell ausgemessenen und angefertigten, langstieligen Ersatzgelenken und Ersatzschaftteilen, sowie die polychemo- und strahlentherapeutische Nachbehandlung. Bei Nichtansprechen des Tumors auf die Polychemotherapie bzw. Bestrahlung: Amputation. Die Prognose und Fünfjahresüberlebensquote konnte wie beim Osteosarkom wesentlich verbessert werden.

Retikulumzellsarkom

Die Diagnose ist schwieriger, die Prognose jedoch günstiger als bei anderen Knochensarkomen.

Therapie: Je nach Lokalisation Bestrahlung (sehr wirksam) oder Resektion.

Sekundäre bösartige Knochentumoren (Knochenmetastasen)

Diagnose: Bei bekanntem Primärtumor einfach. Nicht selten stellt die Spontanfraktur das erste Symptom des Tumors dar. Die Tumorsuche erfolgt entsprechend der Häufigkeit (Tabelle 26–6).

Therapie: Symptomatisch wegen der ungünstigen Prognose. Nur bei radikaler Exstirpation des Primärtumors und einer Solitärmetastase, sowie bei chemo- und evtl. strahlentherapeutischer Nachbehandlung kann eine Überlebenszeit über Jahre erreicht werden.
Droht oder besteht schon eine pathologische Fraktur, so kann der betroffene Abschnitt des Bewegungsapparates durch eine Endoprothese oder Verbundosteosynthese wieder funktionsfähig werden (Abb. 26–129). Diese Stabilisierung vermindert oder beseitigt nicht nur die Schmerzen, sondern ermöglicht auch die Bewegungs- und Gehfähigkeit.
Die Prognose einer Skelettmetastasierung beim Mammakarzinom (S. 220) ist wesentlich günstiger als z. B. beim Bronchialkarzinom **(Abb. 33–103)**.

27. Orthopädie (orthopädische Chirurgie)

Angeborene Deformitäten

Becken und untere Extremitäten

Hüftdysplasie und sog. angeborene Hüftgelenksluxation

Definition und Synonym: Angeboren ist die Hüftdysplasie. Ihre Komponenten sind Pfannendysplasie, Coxa valga und antetorta und wahrscheinlich eine Kapsel-Band-Laxität. Fakultativ kann daraus die Luxation bzw. Subluxation entstehen oder bei Geburt bereits vorhanden sein.
Synonym: Luxatio coxae congenita.

Ätiologie: Polyfaktorielles Erbleiden auf polygener Grundlage.

Morbidität: Die Hüftgelenksdysplasie wird in Deutschland bei etwa 4% aller Geburten beobachtet. Um manifeste Hüftgelenksverrenkungen handelt es sich jedoch nur in 0,2% der Fälle.
Bei der Hüftgelenksverrenkung wird die Sexualproportion männlich zu weiblich mit 1:5 bis 1:8 angegeben. Bei der Hüftdysplasie hingegen wird eine gleichmäßig verteilte Sexualproportion vermutet.

Pathologische Anatomie: Voraussetzung für die Luxation ist die Dysplasie mit den Komponenten der steilen, nach oben ausgezogenen Pfanne, des steilen Schenkelhalswinkels (Coxa valga) und der vermehrten Antetorsion des Schenkelhalses (Coxa antetorta).
Alle 3 Komponenten begünstigen bei stärkerem Ausprägungsgrad die Subluxations- bzw. Luxationstendenz.
Grundsätzlich ist zwischen 4 Ausprägungsgraden zu unterscheiden:
1. Hüftdysplasie,
2. Subluxation,

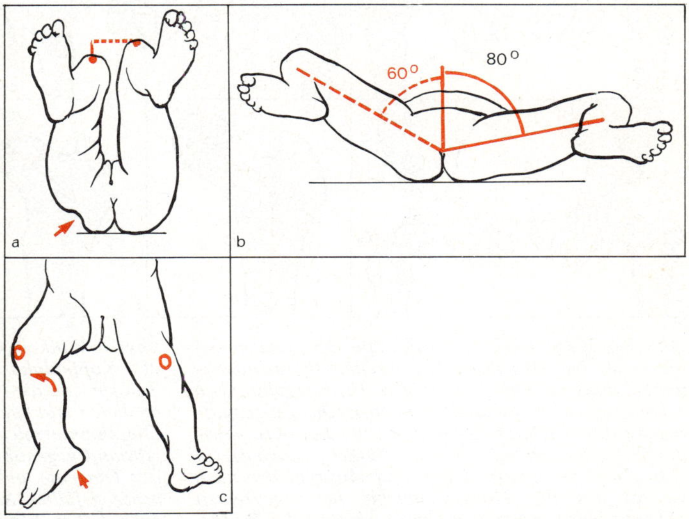

Abb. 27–1 a–c. Klinische Zeichen der Hüftdysplasie bzw. Hüftverrenkung. (a) Faltenasymmetrie im Bereich der Adduktoren und/oder des Gesäßes, sowie Beinlängendifferenz bei rechtwinkeliger Beugung in den Hüft- und Kniegelenken. (b) Abduktionshemmung. (c) Außenrotationsstellung des Beines

3. Luxation,
4. hochstehende Luxation.

Diagnostik: Klinische Symptome sind grundsätzlich *unsichere Zeichen* für das Vorliegen einer Hüftverrenkung bzw. Hüftdysplasie. Ein oder mehrere klinische Zeichen verlangen jedoch ab der 12. Lebenswoche die Durchführung einer Röntgenbeckenübersichtsaufnahme.

Klinisch unsichere Zeichen sind:
1. Faltenasymmetrie (Abb. 27–1).
2. Beinlängendifferenz (Abb. 27–1).
3. Eingeschränkte Abduktionsfähigkeit im befallenen Hüftgelenk (Abb. 27–1). *Norm:* Etwa 80° und mehr.
4. Glissement. *Prüfung:* Fixation der einen Beckenseite mit der Hand. Umfassen des Oberschenkels mit der anderen Hand und anschließend seitenvergleichende Untersuchung mit Bezug auf vermehrtes Gleiten des Hüftkopfes in der nach oben ausgezogenen Pfanne.
5. Ausrenkungsphänomen (Ortolani). *Prüfung:* Rechtwinklige Beugung im Hüftgelenk. Bei Abduktion und Außenrotation kann ein Schnapphänomen erzeugt werden. Es ist wahrscheinlich bedingt durch das Gleiten des Hüftkopfes über den Limbus der dysplastischen Pfanne.
6. Trendelenburg-Zeichen: Nur bei stehfähigen Kindern, also bei verspäteter Diagnose der Luxation (S. 563).

Röntgenologische Symptomatik: Nur die röntgenologische Symptomatik läßt eine sichere Diagnose zu. Da die knorpeligen Anteile des Pfannendaches und des koxalen Femurendes sich beim Neugeborenen noch nicht darstellen, ist die röntgenologische Diagnostik erst zwischen der 12. und 16. Lebenswoche sinnvoll. Die erste Röntgenaufnahme sollte zur unbeeinflußten Beurteilung von Form und Struktur des gesamten Beckens ohne Strahlenschutz (Bleivorlage) ausgeführt werden. Weitere Kontrollaufnahmen erfolgen mit Bleischutz der Gonaden bzw. Ovarien.

Die Differenzierung zwischen Hüftdysplasie und Hüftgelenksverrenkung ist nur röntgenologisch mit Sicherheit möglich.

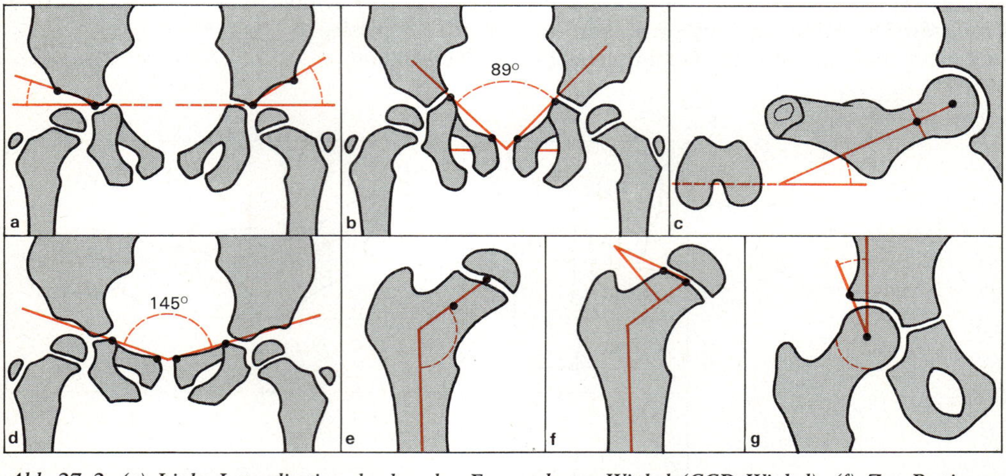

Abb. 27–2. (a) Links Lateralisation des koxalen Femurendes bei Dysplasie, Hilgenreiner-Pfannendachwinkel links bei Dysplasie größer. (b) Ermittlung von Lagerungsfehlern in der Beckenübersichtsröntgenaufnahme durch den Drehungsindex des Beckens, sowie durch den Symphysen-Sitzbein-Winkel (s. auch d). (c) Der Antetorsionswinkel gibt das Ausmaß des nach ventral aus der Horizontalebene herausgedrehten Schenkelhalses gegenüber der Querachse der Femurkondylen wieder. (d) Lagerungsfehler des Beckens röntgenologisch nachgewiesen durch zu großen Symphysen-Sitzbein-Winkel. (e) Centrum-Collum-Diaphysen-Winkel (CCD-Winkel). (f) Zur Bestimmung des Kopfepiphysen-Schenkelhals-Winkels wird eine Tangente an die Epiphysenlinie gelegt, die durch einen medialen und lateralen Punkt des Schenkelhalses geht. Die Punkte müssen der Kopfepiphyse in kürzestem Abstand gegenüberliegen. Der Winkel wird zwischen der Tangente und einer von ihr auf die Schenkelhalsachse gefällten Senkrechten gemessen. (g) Der Zentrum-Ecken-Winkel wird zwischen einer parallel zur Körperlängsachse verlaufenden Linie und der vom Kopfmittelpunkt zum Pfannenerker gezogenen Linie gemessen

Zur Erfassung der Morphologie des dysplastischen Hüftgelenkes sind Linienmessungen und Winkelbestimmungen am Becken, an der Pfanne und am koxalen Femurende erforderlich. Die Bestimmung der einzelnen Winkel ist der Abb. 27–2 zu entnehmen. Die Normwerte finden sich in den Tabellen 27–1 bis 27–5.

Die Lateralisation des Hüftkopfes als Ausdruck der Subluxation und Luxation wird meßtechnisch durch den Abstand zwischen Diaphysenstachel des Femurs und Os ischii erfaßt. Der Abstand sollte nicht mehr als 1–2 mm gegenüber Normhüften betragen (Abb. 27–2a).

Zur Beurteilung röntgenprojektorischer Fehler werden herangezogen:

a) Drehungsindex des Beckens (Tönnis u. Brunken) (Abb. 27–2b).

$$\text{Drehungsindex} = \frac{\text{Querdurchmesser Foramen obturatorium rechts}}{\text{Querdurchmesser Foramen obturatorium links.}}$$

Normale Schwankungsbreite: 1.8 bis 0.56.

b) Symphysensitzbeinwinkel (Abb. 27–2b u. d). Bildung des Winkels durch 2 Linien, die den am weitesten zur Beckenlichtung vorspringenden Punkt der Symphyse und den oberen Punkt des Sitzbeines berühren. Bei normalen Graden der Beckenkippung bzw. -aufrichtung ergeben sich abgerundet folgende Werte:

Alter 1– 6 Monate: 100–135 °,
Alter 7–12 Monate: 100–130 °,
Alter 1– 2 Jahre: 95–128 °,
Alter 2– 3 Jahre: 90–125 °,
Alter 3– 5 Jahre: 85–115 °.

Zur röntgenologischen Beurteilung von Dysplasie und Luxation werden die folgenden Parameter herangezogen:

1. AC-Winkel nach Hilgenreiner (Abb. 27–2a): Die transversale Linie durch die Y-Fuge muß die kaudalsten Punkte des Pfannendaches berühren. Die 2. Linie muß bei stärker gekipptem Becken durch die Schnittpunkte der Begrenzungslinie des Pfannendaches verlaufen. Die Normwerte des Pfannendachwinkels nach Hilgenreiner sowie die Winkelgrade bei Dysplasie und Luxation sind der Tabelle 27–1 zu entnehmen.

2. Ombrédanne-Linie: Sie wird senkrecht vom Pfannenerker auf die Y-Fugenlinie (s. AC-Winkel) gefällt. Sie gibt Auskunft über die Position des Kopf-Epiphysen-Kernes in bezug zur Pfanne (Abb. 27–2a).

3. Zentrum-Collum-Diaphysen-Winkel (Abb. 27–2e): Die Bestimmung wird wie folgt durchgeführt: Zunächst wird der Hüftkopfmittelpunkt festgelegt. Im Bereich der stärksten Tailleneinziehung des Schenkelhalses wird ein weiterer Punkt markiert, der in einem Kreisbogen um den Hüftkopfmittelpunkt einbezogen wird. Am Schenkelhals erhält man dadurch 2 Schnittpunkte, die mit einer Geraden verbunden werden. Die Schenkelhalsachse wird durch die Mitte dieser Geraden zum vorher bestimmten Hüftkopfmittelpunkt gezogen. Der CCD-Winkel wird am Schnittpunkt der Schenkelhalsachse mit der Femurschaftachse abgelesen. Normwerte und Einteilungsgrade für die Hüftdysplasie bzw. Hüftgelenksluxation können der Tabelle 27–2 entnommen werden.

4. Antetorsionswinkel (Abb. 27–2c): Die Messung verlangt eine spezielle Röntgenaufnahme, die am besten mit dem von Rippstein ange-

Tabelle 27–1. AC-Winkel (Hilgenreiner)

Alter	Normalwert	Grad 1	Grad 2	Grad 3	Grad 4
	(Mittelwert)	Normal	Leicht pathologisch	Schwer pathologisch	Extrem pathologisch
Jahre/ Monate	(in Grad)	Winkelgrad kleiner als	Winkelgrad	Winkelgrad	Winkelgrad
O/1 + O/2	30	35	35–40	40–45	darüber
O/3 + O/4	25	30	30–35	35–40	darüber
O/5 – 3/0	20	25	25–30	30–35	darüber
3 – 7	15	20	20–25	25–30	darüber
7 – 14	10	15	15–20	20–25	darüber

Tabelle 27–2. CCD-Winkel

Alter	Normalwert	Grad 1	Grad 2	Grad 3	Grad 4
		Normal fraglich pathologisch	Leicht pathologisch	Schwer pathologisch	Extrem pathologisch
Jahre	Mittelwert	Schwankungs-breite	Winkelgrad	Winkelgrad	Winkelgrad
1– 3	140	125–150	150–155 115–125	155–160 105–115	über 160 unter 105
3– 5	135	125–145	145–150 115–125	150–155 105–115	über 155 unter 105
5–10	132	120–145	145–150 110–120	150–155 100–110	über 155 unter 100
10–14	130	120–140	140–145 110–120	145–155 100–110	über 155 unter 100
ab 14	128	120–135	135–140 110–120	140–150 100–110	über 150 unter 100

gebenen Haltegerät vorgenommen wird. Die Lagerung des Patienten erfolgt dabei bei 90° Beugung in Hüft- und Kniegelenk und bei 20° Abduktion in beiden Hüftgelenken. Auf eine exakt parallele Lagerung der Unterschenkel zur Körperlängsachse ist unbedingt zu achten. Normwerte bzw. Werte des Winkels bei Dysplasie und Luxation des Hüftgelenkes können der Tabelle 27–3 entnommen werden.

5. CE- (auch ZE-) Winkel nach Wiberg (Abb. 27–2g): Der Zentrumeckenwinkel ist ein Richtwert für die ausreichende bzw. nicht ausreichende Überdachung des Hüftkopfes. Die Norm- bzw. pathologischen Werte können der Tabelle 27–4 entnommen werden.

6. Kopf-Epiphysen-Schenkelhals-Winkel (KE-Winkel) nach Jäger und Refior (Abb. 27–5). Dieser Winkel erlaubt, die Fortentwicklung des

Tabelle 27–3. AT-Winkel

Alter	Normalwert	Grad 1	Grad 2	Grad 3	Grad 4
		Normal	Leicht, fraglich pathologisch	Schwer pathologisch	Extrem pathologisch
Jahre	Mittelwert	Schwankungs-breite	Winkelgrad	Winkelgrad	Winkelgrad
1–3	45	35–55	55–60 25–35	60–75 20–25	über 75 unter 20
3–7	40	30–50	50–55 20–30	55–70 15–20	über 70 unter 15
7–9	35	25–45	45–50 15–25	50–65 10–15	über 65 unter 10
9–11	30	20–40	40–45 10–20	45–60 5–10	über 60 unter 5
11–13	25	15–35	35–40 10–15	40–55 5–10	über 55 unter 5
13–15	20	10–30	30–35 5–10	35–50 0–5	über 50 unter 0
ab 15	15	10–25	25–30 5–10	30–45 0–5	über 45 unter 0

Tabelle 27–4. ZE-Winkel (Wiberg)

Alter	Normalwert (Mittelwert)	Grad 1	Grad 2	Grad 3	Grad 4
		Normal	Leicht pathologisch	Schwer pathologisch	Extrem pathologisch
Jahre	(in Grad)	Winkelgrad größer als	Winkelgrad	Winkelgrad	Winkelgrad
5–8	25	20	15–20	5–15	darunter
9–12	30	25	20–25	10–20	darunter
13–18	35	25	20–25	10–20	darunter

Tabelle 27–5. KE-Winkel der Epiphyse. (Nach Jäger u. Refior)

Alter (Jahre)	Mittelwert (Grad)	± 5 ° Standardabweichung
1–2	16	11–21
2–3	14	9–19
3–4	14	9–19
4–5	15	10–20
5–6	15	10–20
6–7	16	11–21
7–8	16	11–21
8–9	18	13–23
9–10	18	13–23
10–11	18	13–23

koxalen Femurendes nach konservativen und operativen Maßnahmen am Hüftgelenk zu beurteilen. Die sog. „Kopf-in-Nacken-Lage“ (Abrutschen der Kopfepiphyse nach lateral-kranial) kann Auskunft darüber geben, inwieweit eine erneute Wiederaufrichtungstendenz des Schenkelhalses zu erwarten ist. Norm- bzw. pathologische Werte siehe Tabelle 27–5 **(Abb. 33–104a u. b)**.

Differentialdiagnose:

1. Teratologische Hüftgelenksluxation: Sie wird auch als pränatale Luxation bezeichnet, ist angeboren und stets mit einer Reihe anderer kongenitaler Mißbildungen kombiniert. Die Prognose gilt als ungünstig, da diese Luxation meist irreponibel ist.
2. Lähmungsluxationen bei schlaffen und spastischen Lähmungen: Subluxation und Luxation sind hier bedingt durch eine hochgradige Coxa valga antetorta infolge muskulärer Insuffizienz.

Therapie: Die Hüftdysplasie bzw. die sog. angeborene Hüftgelenksluxation soll so frühzeitig wie möglich erfaßt werden. Deshalb ist die *Vorsorgeuntersuchung bei allen Neugeborenen* notwendig. Eine Früherkennung von Dysplasie bzw. Subluxation und Luxation ermöglicht eine frühe Behandlung. Das Ziel der frühen Behandlung ist es, durch Zentrierung des Kopfes in der Pfanne einen formativen Reiz im Hinblick auf die Entwicklung des dysplastischen Gelenkes auszuüben. Früher übliche gewaltsame manuelle Einrenkungen, kombiniert mit langzeitigen Immobilisationsbehandlungen sind heute weitgehend verlassen, da sie gehäuft zu Kopfumbau- und -aufbaustörungen geführt haben.

In einem hohen Prozentsatz ist durch konservative Maßnahmen eine Ausheilung der Dysplasie, der Subluxation bzw. Luxation möglich. Es kann jedoch nach Beseitigung der Luxation bzw. Subluxation trotz folgerichtiger und gekonnt durchgeführter konservativer Therapie eine residuale Hüftgelenksdysplasie verbleiben. Diese stellt aufgrund der geringeren Hüftkopfüberdachung und des damit verbundenen erhöhten Flächenpreßdruckes die formale Voraussetzung für eine frühzeitige Arthrose dar (präarthrotische Deformität nach Hackenbroch).

Bei diesen kleinen Patienten muß das dem Ausprägungsgrad der dysplastischen Komponenten entsprechende operative Verfahren zur Besserung der formativen Verhältnisse am Hüftgelenk durchgeführt werden.

Die einzelnen Therapiemaßnahmen, bzw. ihre notwendigen Folgen, sind am Ausprägungsgrad des Krankheitsbildes und am Alter der kleinen Patienten orientiert.

Form und Funktion der einzelnen Behandlungsmaßnahmen:

Konservative Maßnahmen:

1. Breites Wickeln: Durch das Anlegen breitspreizender Windeln wird der Hüftkopf in die Pfanne günstig eingestellt. Diese Maßnahme ist die schonendste Möglichkeit der Behandlung. Sie sollte deshalb insbesondere in den ersten 3 Lebensmonaten zur Anwendung kommen, bevor eine sichere Diagnose möglich ist.

2. Spreizhose (Abb. 27–3 a): Die Spreizhose muß individuell angepaßt werden. Es muß eine dem maximalen Femurkondylenabstand bei Abduktion entsprechende Weite des Höschens gewählt werden. Jedoch darf die Spreizhose wegen der Gefahr von Kopf-

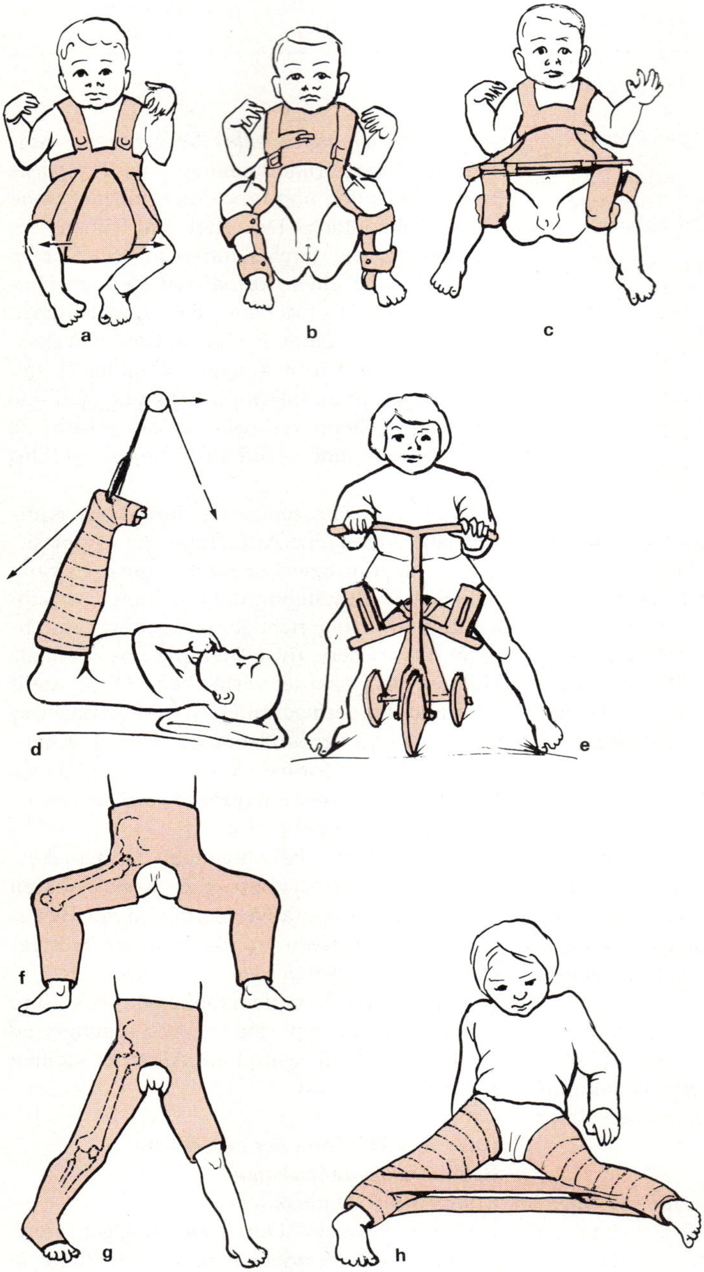

Abb. 27–3. (a) Spreizhöschen. (b) Pavlik-Bandage. (c) Hoffmann-Daimler-Bandage und Schiene. (d) Over-head-Extension. (e) Schede-Rad. (f) Becken-Bein-Gips in Lorenz-Stellung. (g) Becken-Bein-Gips in Lange-Stellung. (h) Sog. Spargips nach operativer Reposition des Hüftgelenkes

umbaustörungen einen nicht zu starken Druck im Sinne der Abduktion ausüben.

3. Die Hoffmann-Daimler-Bandage und Schiene (Abb. 27–3c) kann sowohl zur Reposition wie auch zur Retention verwendet werden. Im Falle des Einsatzes zur Reposition liegen Bandage und Schiene 4–8 Wochen kombiniert, wobei die Bandage nach Hoffmann-Daimler ähnlich der Pavlik-Bandage eingesetzt wird.
4. Die Pavlik-Bandage (Abb. 27–3b) umfaßt beidseits Unterschenkel und Füße und ist mit einem Brustgurt verbunden. Die Kinder werden in der Bandage in über 90 ° Hüftgelenksbeugung und variierbarer Abspreizstellung gelagert. Aktive Bewegungen der Beine sind gut möglich und werden zur Eigenreposition des luxierten Hüftgelenkes genützt.
5. Over-head-Extension (Abb. 27–3d): Sie stellt eine einschneidendere Therapie als die genannten Behandlungsmaßnahmen dar. Bei 90 ° Beugung im Hüftgelenk werden die Beinchen in Längsrichtung extendiert und langsam über einen Bügel kopfwärts in Abduktion geführt.
6. Schede-Rad (Abb. 27–3e): Ist es durch die genannten konservativen Maßnahmen gelungen, eine Luxation zu beseitigen, kann insbesondere im beginnenden Laufalter des Kindes ein Schede-Rad verordnet werden. Dadurch ist es möglich, unter Spreizung der Beine bei Entlastung der Hüftgelenke eine gute Einstellung des Hüftkopfes in die Pfanne zu erreichen. Außerdem wird der Bewegungsdrang des Kindes nicht eingeschränkt.
7. Fixation im Gipsverband (Abb. 27–3f, g, h): Unter den Gesichtspunkten der strengsten Indikation und kürzestmöglichen Fixation kann der Gipsverband indiziert sein, z. B. nach konservativ gelungener Luxationsreposition, also zur Retention. Hier kann evtl. von der *Lorenz-Stellung* in die weniger hüftschädigende, jedoch luxationsgefährdete *Lange-Stellung* übergegangen werden. Gipsfixation zwischen 4 und 8 Wochen.

Operative Maßnahmen: Bei Versagen der genannten konservativen Maßnahmen kann frühzeitig eine *operative Einstellung* des luxierten Gelenkes vorgenommen werden.
Die sog. *Derotationsvarisierungsosteotomie* mit und ohne Kombination pfannenplastischer Maßnahmen, nach offener Einstellung oder bei Dysplasie, beseitigt am koxalen Femurende die Coxa-valga- und Antetorta-Fehlstellung (Abb. 27–4, **Abb. 33–105 a u. b**).

Pfannenplastische Maßnahmen:
Azetabuloplastik: Operationszeitpunkt: $1^1/_2$ bis 8 Jahre. Über dem kraniodorsalen Pfannendach wird osteotomiert. Das Pfannendach wird heruntergehebelt und ein autoplastischer Knochenkeil, meist bei der Derotationsvarisierungsosteotomie gewonnen, wird eingesetzt (Abb. 27–4a–d).

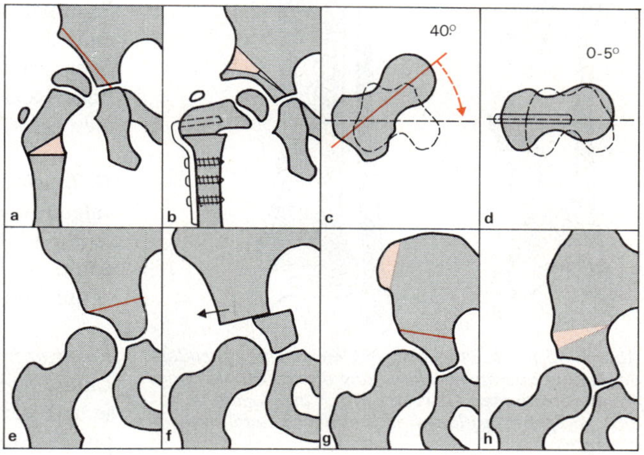

Abb. 27–4. (a) Coxa valga antetorta bei steilem Pfannendach. (b) Derotationsvarisierungsosteotomie mit Pfannendachplastik. (c u. d) Gleichzeitige Korrektur der pathologischen Antetorsion. (e u. f) Beckenosteotomie nach Chiari. (g u. h) Beckenosteotomie nach Salter

Beckenosteotomie nach Chiari: Indikation: Nach dem 3. Lebensjahr. Leicht ansteigende, vollkommene Durchtrennung des Beckens knapp oberhalb des Pfannenrandes. Das distale Beckenfragment wird nach innen verschoben, dadurch resultiert eine bessere Überdachung des Hüftkopfes. Der Flächenpreßdruck wird durch Erweiterung der Pfanne vermindert (Abb. 27–4f, g, **Abb. 33–106a u. b**).
Beckenosteotomie nach Salter: Indikation: $1^1/_2$ bis 6 Jahre (Abb. 27–4h, i).

Prognose: Je früher das Leiden erkannt wird, desto günstiger sind die Aussichten für eine ausschließlich konservative Behandlung. Gelingt diese nicht, sind operative Eingriffe notwendig. Auch hier können in Einzelfällen Rezidive im Sinne der Revalgisierung und erneuten Steilstellung des Pfannendaches eintreten. Das Rezidiv macht eine erneute Korrektur erforderlich. In seltenen Fällen resultiert trotz aller konservativer und operativer Bemühungen eine Defektausheilung mit einem dysplastischen Gelenk.

Angeborene Unterschenkeldeformierungen

Crus varum congenitum und sog. angeborene Unterschenkelpseudarthrose

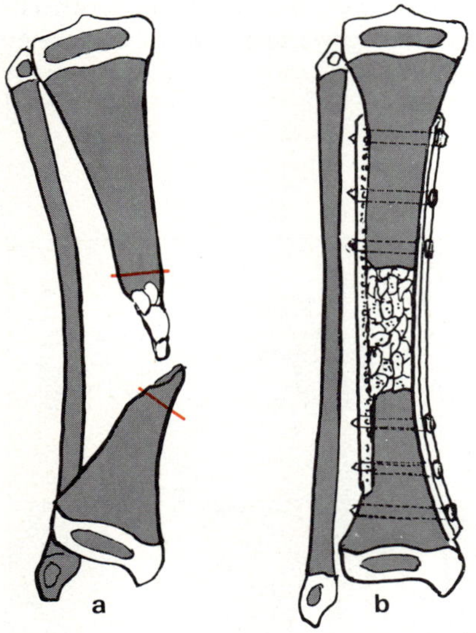

Abb. 27–5a u. b. Angeborene Unterschenkelpseudarthrose und operative Behandlung durch Resektion des pseudarthrotischen Gewebes, durch autologe und homologe Spantransplantation und durch stabile Osteosynthese

Ätiologie: Unklar. Erblichkeit wurde vereinzelt beobachtet. Zusammenhänge mit der Neurofibromatose (M. Recklinghausen) konnten in einigen Fällen nachgewiesen werden.

Morbidität: Sporadische Ossifikationsstörung.

Diagnostik: Klinisch fällt bei der Erstuntersuchung des Säuglings eine Varusdeformierung und eine typische Verbiegung (Antekurvation) des distalen Unterschenkels auf. Meist besteht auch eine Hypoplasie des betroffenen Unterschenkels. Bei der selten schon nach der Geburt vorliegenden Pseudarthrose besteht eine abnorme Beweglichkeit im Pseudarthrosenbereich.
Das Crus varum congenitum führt postpartal meist mit und ohne Behandlung zur sog. angeborenen Pseudarthrose.
Konsekutive Fußmißbildungen (Hacken- und Klumpfuß) werden beobachtet.

Therapie und Nachbehandlung: Zum Schutz des fraktur- bzw. pseudarthrosegefährdeten Bereiches sind Gipsverbände und Orthesen in Form von Schienenhülsenapparaten angezeigt. Meist ist durch die konservativen Maßnahmen die Pseudarthrose insbesondere bei den stärkeren Ausprägungsgraden nicht zu verhindern.

Operative Maßnahmen sollten bei angeborener Pseudarthrose vorgenommen werden. Während des gesamten Wachstumsalters besteht Rezidivgefahr. Die Erfolgsaussichten sind um so besser, je später es zum Auftreten einer Pseudarthrose kommt. Operatives Vorgehen s. Abb. 27–5.
Postoperativ erfolgt eine Gipsfixation. Später muß über lange Zeit hinweg ein entlastender oder teilentlastender Apparat gegeben werden. Beim Rezidiv sind ähnliche operative Maßnahmen erforderlich.

Differentialdiagnose: Das angeborene Crus valgum und recurvatum ist durch die Richtung seiner Verkrümmung charakterisiert. Die Prognose ist wesentlich günstiger als beim Crus varum congenitum.

Posttraumatische Unterschenkelverbiegung bzw. Unterschenkelpseudarthrose: typische Anamnese und Verlauf. Das *rachitische Crus varum:* typische Anamnese sowie typischer Röntgenbe-

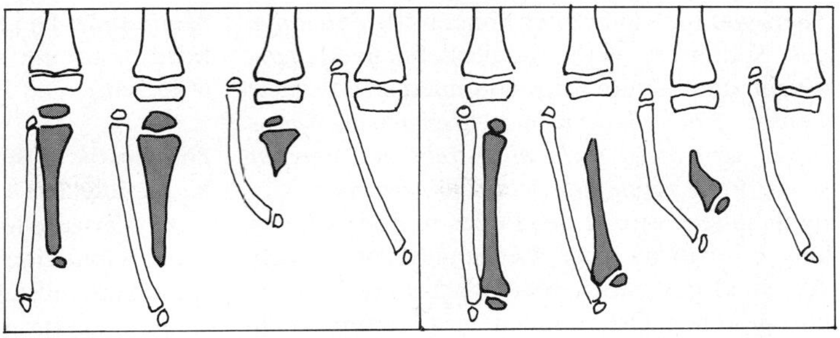

Abb. 27–6. Verschiedene Ausprägungsgrade des angeborenen Tibiadefektes von der Hypoplasie bis zur Aplasie. Die Reduktionstendenz des Defektes kann von proximal nach distal bzw. in umgekehrter Richtung verlaufen

fund mit epimetaphysären becherförmigen Veränderungen lassen eine eindeutige Unterscheidung zu.

Unterschenkelverbiegungen bei enchondraler Dysostose und Achondroplasie: die systemisierte Erkrankung führt zur Diagnose.

Angeborener Tibiadefekt (Abb. 27–6)
Ätiologie: Sporadische Fehlbildung.

Diagnostik: Die Verkürzung des Unterschenkels ist beim Tibiadefekt je nach Ausprägungsgrad deutlich zu sehen. Häufig liegt eine Equino-varus- oder Equinusfehlstellung des Fußes vor. Kombinationen mit Strahlendefekten des Fußes können beobachtet werden. Sicherung der Diagnose durch das Röntgenbild.

Therapie: Bei stark ausgebildeten Defekten kann die Amputation angezeigt sein. Es kann jedoch auch die Operation nach Blauth versucht werden (Abb. 27–7a–c).

Angeborener Fibuladefekt (Abb. 27–8)
Es handelt sich um eine sehr seltene Fehlbildung, die immer mit der Verkürzung des Unterschenkels einhergeht. Meist bestehen eine Antekurvation der verkürzten und verplumpten Tibia, sowie konsekutive Fußfehlformen im Sinne der Knick-, Platt- und Spitzfußstellung.

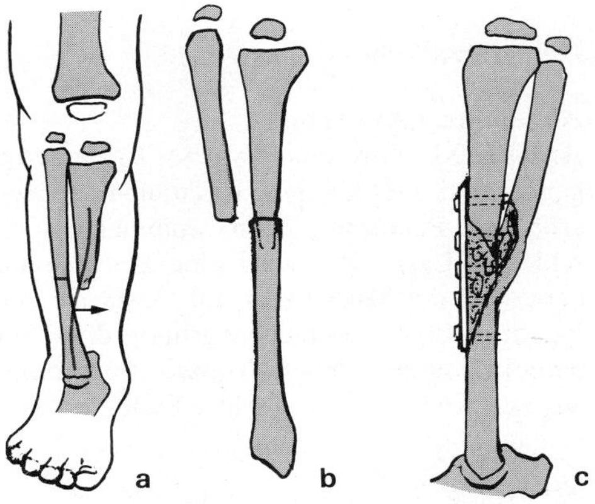

Abb. 27–7a–c. Operative Einstellung der Fibula in den Tibiakopfrest und in den Talus bei angeborenem Tibiadefekt

Diagnostik: Typische Fußfehlform (s. oben). Sicherung der Diagnose durch Röntgenaufnahme.

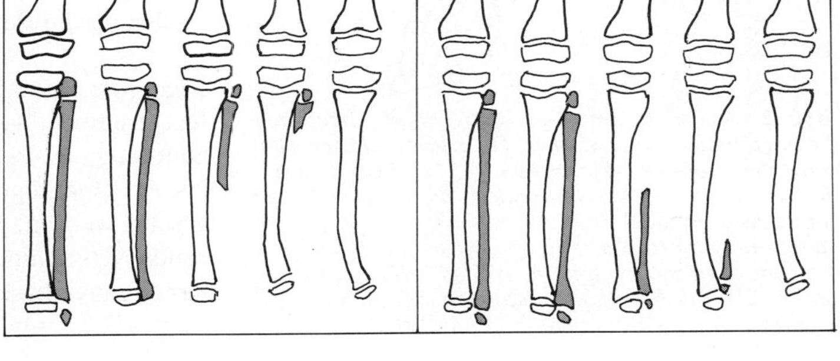

Abb. 27–8. Angeborener Fibuladefekt in verschiedenen Ausprägungsgraden von der Hypoplasie bis zur Aplasie (sog. teratologische Reihe)

Therapie: Im Kindesalter können bei Zunahme des Spitzfußes evtl. Achillessehnenverlängerungen und hintere Kapsulotomien erforderlich werden. *Ein vollkommener Ausgleich des Spitzfußes wird meist nicht angestrebt, um eine zu starke Verkürzung des Beines zu vermeiden.* Eine Schuheinbettung des Fußes in Spitzfußstellung ermöglicht einen Längenausgleich. Nach Abschluß des knöchernen Wachstums können korrigierende Osteotomien bzw. Arthrodesen erforderlich werden, um eine gute Apparateversorgung zu gewährleisten.

Fußdeformitäten

Angeborener Klumpfuß

Ätiologie: Es wird ein polygenes Erbleiden angenommen. Der Erbgang ist latent-rezessiv mit erhöhter Penetranz beim männlichen Geschlecht. Ursächlich wird eine Entwicklungshemmung der Muskulatur mit Dysplasie in der Flexoren- und Supinatorengruppe des Unterschenkels angenommen. Konsekutiv kommt es zur entsprechenden typischen Fußdeformität.

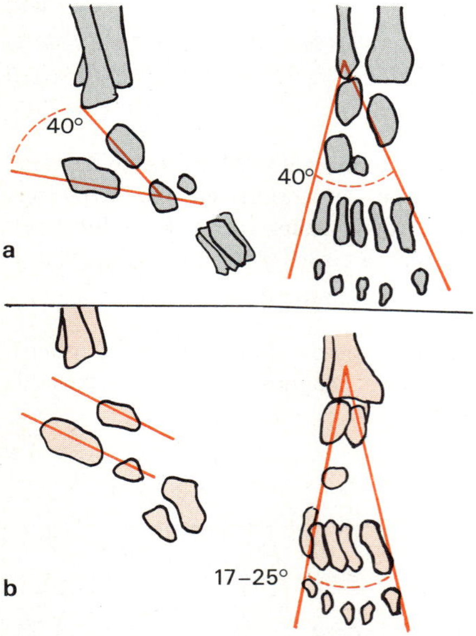

Abb. 27–9a u. b. Im a.-p.-Röntgenbild findet sich beim gesunden Fuß zwischen Talus und Calcaneus ein nach vorne offener Winkel von 40° (a). Beim Klumpfuß ist dieser Winkel vermindert, die Achsen laufen annähernd parallel (b). Im seitlichen Strahlengang laufen beim normalen Fuß die Achsen des Talus und Calcaneus in einem spitzen Winkel aufeinander zu. Beim Klumpfuß verlaufen dagegen die Achsen von Calcaneus und Talus annähernd parallel

Morbidität: Die Sexualproportion wird weitgehend konstant angegeben: 2:1 (Knaben zu Mädchen).

Diagnostik: Beim typischen angeborenen Klumpfuß sind 4 Deformitäten vorhanden:
1. die Varusstellung des Rückfußes,
2. die Supination des gesamten Fußes,
3. die Spitzfußstellung des Fußes,
4. die Adduktion des Vorfußes,
5. ist häufig eine stärkere Exkavation kombiniert.

Man spricht deshalb vom Pes equino-varus-adductus-supinatus (excavatus). Da eine muskuläre Schädigung im Unterschenkel-Waden-Bereich vorliegt, ist die Wadenmuskulatur beim angeborenen Klumpfuß hypoplastisch. Das Muskelgleichgewicht ist gestört, die Fibularis- und Extensorengruppe ist geschwächt, die Tibialisgruppe hingegen hypertrophisch und manchmal verkürzt. Die Ferse kann manuell nicht nach distal gezogen werden.
Röntgenologisch bietet der Klumpfuß typische Veränderungen (Abb. 27–9).

Differentialdiagnose:
1. Sog. Klumpfußhaltung: Bei Fruchtwassermangel oder Zwillingsschwangerschaften kann intrauterin eine Zwangshaltung des Fußes in Klumpfußstellung erfolgen. Jedoch sind bei Untersuchung des Säuglings sämtliche Komponenten passiv redressierbar.
2. Klumpfuß bei schlaffen und spastischen Lähmungen (z. B. Poliomyelitis, infantile Zerebralparese, Myelodysplasie).
3. Posttraumatischer Klumpfuß nach Verletzungen des Fußskeletts oder zikatriziell durch deformierenden Narbenzug an der Medialseite des distalen Unterschenkels und Fußes.
4. Klumpfuß bei und nach spezifischen und unspezifischen Knochen- und Gelenkentzündungen (z. B. Osteomyelitis, Tuberkulose, chronische Polyarthritis).

Therapie: Der angeborene Klumpfuß muß sofort nach der Geburt behandelt werden. Behandlung und Beobachtung müssen konsequent bis zur Beendigung des Wachstumsalters fortgesetzt werden. Vom ersten Tag an redressierende Maßnahmen 2- bis 3mal täglich durch die Krankengymnastin mit anschließender Bandage des Klumpfußes zur Korrektur der Defor-

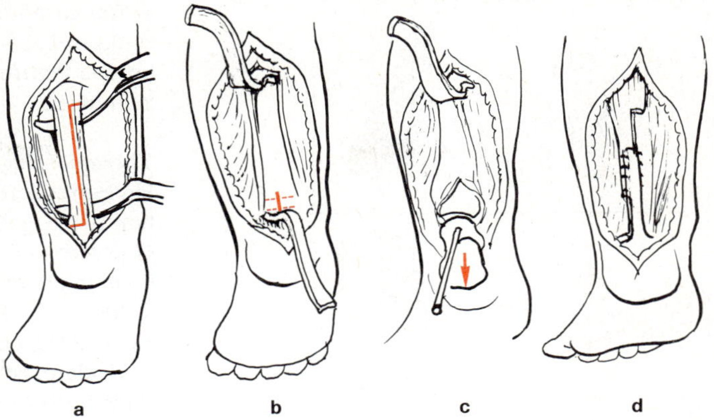

Abb. 27–10a–d. Z-förmige Achillessehnenverlängerung (a) mit dorsaler Kapseldiszision (b u. c). Beseitigung der Spitzfußkomponente. Die Achillessehne ist unter Verlängerung (d) wieder vernäht

mierung. Nach Erreichen des Geburtsgewichtes (im allgemeinen nach 8 Tagen) wird mit der manuellen Redression und anschließenden Gipsfixation im korrigierten Zustand begonnen. In den ersten Wochen zweimal wöchentlicher Gipswechsel, um Druckstellen und Dekubitalgeschwüre zu vermeiden. Die Spitzfußkomponente ist fast nie zu beeinflussen.

Ab dem 5.–6. Lebensmonat, je nach biologischem Entwicklungszustand des Säuglings, erfolgt die operative *Achillessehnenverlängerung* sowie die Diszision der geschrumpften talokruralen und talocalcanealen dorsalen Kapselabschnitte (Abb. 27–10). Anschließend Calcaneusdrahtextension und Oberschenkelgipsverband für 4–6 Wochen (Abb. 27–11). Danach Versorgung mit korrigierenden Klumpfußnachtaußenschalen, meist bis zum Ende des Wachstums.

Bei nicht zu behebender Vorfußadduktion kann eine temporäre Verpflanzung des M. tibialis anterior auf den lateralen Fußrand zur Herstellung des Muskelgleichgewichtes notwendig werden. Bei zu spät diagnostizierten angeborenen Klumpfüßen kann die mediale Kapseldiszision im Mittel- und Vorfußbereich zum Erreichen einer Korrekturstellung angezeigt sein.

Skelettäre Eingriffe (dorsolaterale Keilentnahme und Arthrodesen) werden in der Regel erst nach Abschluß des Wachstums erforderlich. Grundsätzlich erfolgt nach Abschluß der Gipsbehandlung wie nach operativen Maßnahmen eine Versorgung mit Klumpfußeinlagen.

Beim sog. *rebellischen Klumpfuß* handelt es sich entweder um Klumpfüße neurogener Genese mit entsprechenden ausgedehnten Muskel- und Sehnenmißbildungen oder um unzureichend und zu kurz behandelte Klumpfüße, die zu Rezidiven neigen.

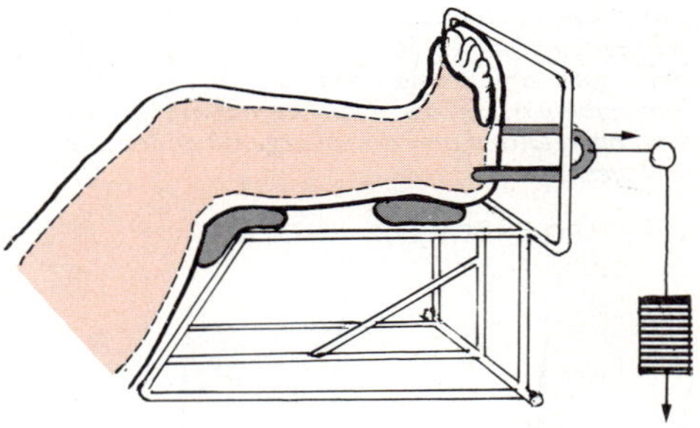

Abb. 27–11. Postoperativer Oberschenkelgipsverband mit Calcaneusdrahtextension, die nach dorsaler Kapseldiszision den Calcaneus in einer besseren Winkelstellung zum Talus fixiert halten soll

Prognose: Bei frühzeitigem Beginn der Behandlung und konsequenter Durchführung der Therapiemaßnahmen kann ein guter plantigrader Auftritt erreicht werden. Der echte Klumpfuß im Erwachsenenalter ist dadurch vermeidbar.

Angeborener Plattfuß

Synonym: Talus verticalis.

Ätiologie: Unbekannt. Vereinzelt wurde Vererbung nachgewiesen.

Morbidität: Seltene, angeborene Fehlbildung, die häufig einseitig vorgefunden wird. Begleit-

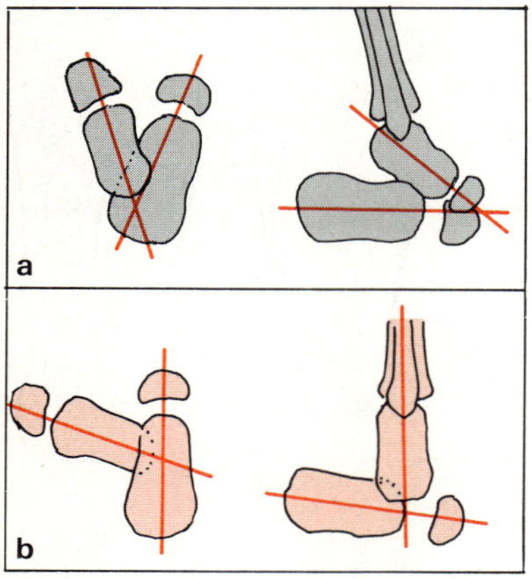

Abb. 27–12 a u. b. Röntgenbefund eines normalen Fußes (a) und eines angeborenen Plattfußes (b) im anterior-posterioren und seitlichen Strahlengang. Beim angeborenen Plattfuß imponiert im seitlichen Röntgenbild eine annähernd vertikale Achsenstellung des Sprungbeines. In der a.-p.-Aufnahme ist das Kahnbein nach lateral und dorsal gegenüber dem Taluskopf verlagert

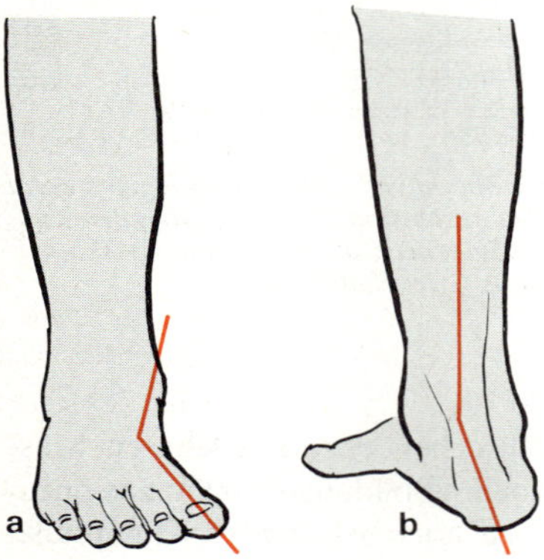

Abb. 27–13 a u. b. Sichelfuß. Typische Adduktionsstellung des Vorfußes ohne supinatorische Komponente (a), kombiniert mit Valgusstellung des Rückfußes (b)

mißbildungen (Hüftverrenkungen etc.) können beobachtet werden.
Sexualproportion: Annähernd gleich häufiges Vorkommen bei Knaben und Mädchen.

Diagnostik: Vorfußabduktion, Dorsalextension des Vorfußes, konvexe Fußsohle, Rückfußvalgusstellung und Fersenhochstand bedingt durch Achillessehnenverkürzung.

Röntgendiagnostik: S. Abb. 27–12.

Differentialdiagnose: Gegenüber dem Knicksenkspreizfuß und Knickplattfuß ist der angeborene Plattfuß durch den Fersenhochstand abzugrenzen.

Therapie: Beginn nach der Geburt mit manuellen redressierenden Maßnahmen, sowie Retention des Ergebnisses im häufig zu wechselnden Gipsverband. Die Achillessehnenverlängerung, kombiniert mit der operativen Einstellung von Talus und Os naviculare, sowie fakultativer Versetzung des M. tibialis anterior auf das Os naviculare, ist fast nie zu vermeiden. Durchführung der operativen Maßnahmen zwischen dem 6. und 8. Monat. Anschließend Nachtschienenbehandlung und entsprechende Einlagenversorgung. Beobachtung über die gesamte Wachstumsphase ist wegen der großen Rezidivgefahr erforderlich.

Sichelfuß
Synonyme: Pes metatarsus varus congenitus, Pes adductus.

Ätiologie: In vielen Fällen scheint es sich um eine erbliche Störung des Muskelgleichgewichtes mit Überwiegen des M. abductor hallucis oder des M. tibialis posterior zu handeln.

Morbidität: Doppelseitig häufiger als einseitig.

Diagnostik: S. Abb. 27–13.
Primär handelt es sich um eine Weichteilkontraktur. Sekundär können Verformungen der Metatarsalknochen resultieren. Röntgenologisch findet sich eine Abwinkelung des Vorfußes im Chopart-, manchmal auch im Lisfranc-Gelenk. Im a.-p.-Röntgenbild des belasteten Fußes ist die Fehlform am deutlichsten ausgeprägt. Die Adduktion der Metatarsalia nimmt von tibial nach fibular ab.

Therapie: Redressement und korrigierende Wickelungen, evtl. auch Gips- und Schienenbehandlung. Beim typischen Metatarsus varus congenitus (Rückfußvalgität) können operative Maßnahmen angezeigt sein: Kapseleinschneidung des Gelenkes zwischen Os naviculare und cuneiforme I, schräge Tenotomie des Abductor hallucis.
Bei älteren Kindern kann eine Osteotomie der Metatarsalia notwendig werden. Postoperativ

Gipsbehandlung, Schienenbehandlung sowie korrigierende Einlagenversorgung.

Sog. erworbener Plattfuß
Synonyme: Pes planus = Plattfuß, Pes planovalgus = Knickplattfuß, Pes planovalgus et transversus = Knickplattspreizfuß (Knicksenkspreizfuß).

Ätiologie: Erworbene Fußfehlform bzw. Fußstellung, für die mehrere, wahrscheinlich angeborene Faktoren wie konstitutionelle Bindegewebs- und Muskelschwäche, ursächlich sein können. Hinzu kommt eine zivilisatorische Mehrbelastung (z. B. seltenes Barfußgehen, Übergewichtigkeit etc.). Daneben können auch erworbene Schwächungen von Kapselbändern, Sehnen und Muskeln, beispielsweise nach langzeitiger Ruhigstellung im Gipsverband oder als Folge spezifischer und unspezifischer Entzündungen, zu der konsekutiven Fehlbildung im Sinne des Knick-, Knickplatt- und Knickplattspreizfußes führen.

Morbidität: Der Pes planus bzw. planovalgus, planovalgus et transversus ist eine häufige orthopädische Erkrankung. Eine einseitig belastete Sexualproportion ist nicht bekannt. Er kann als kindlicher Knickplattfuß, als Adoleszentenknickplattfuß oder auch als Knickplattfuß des Erwachsenen vorkommen.

Diagnostik: Klinisch fällt beim Pes planus eine Abflachung des Längsgewölbes unter Belastung auf. Beim Knickplattfuß (planovalgus) besteht eine Rückfußvalgität, kombiniert mit der Absenkung des Längsgewölbes. Beim Pes planovalgus et transversus liegen die Komponenten Valgität des Rückfußes, Längsgewölbeabflachung und Abflachung des Quergewölbes kombiniert vor.
Beschwerden treten erst im Adoleszentenalter auf. Sie sind hier wie beim Erwachsenen belastungsabhängig. Beim Adoleszenten, häufiger noch beim Erwachsenen, kann sich die Fußfehlform nach einem entzündlichen Reizzustand, über die Verkürzung von Bändern und Sehnen an der Fußaußenseite, zu einem kontrakten Plattfuß entwickeln. Die Fußfehlform ist dann passiv nicht mehr ausgleichbar. Der kontrakte Plattfuß kann ohne Beschwerden auftreten. Beschwerden macht nur das Plattfüßigwerden. Bei arthrotischen Gelenken des Erwachsenen können Beschwerden fortbestehen.
Röntgenologisch findet sich im seitlichen und im a.-p.-Röntgenbild des Fußes eine Valgusstellung des Calcaneus und eine gering vermehrte Steilstellung des Talus mit „Einsattelung" des Os naviculare. Seltener kann auch eine Subluxation im Talocalcaneal- bzw. Talonavikulargelenk beobachtet werden. Bei länger bestehendem Knickplattfuß können arthrotische Veränderungen an den Gelenken des Fußskelettes auftreten.

Differentialdiagnose:
1. Knicksenkspreizfuß bzw. Knickplattspreizfuß bei chronischer Polyarthritis.
2. Coalitio calcaneonavicularis.
3. Tumoröse bzw. unspezifische entzündliche Veränderungen, die sekundär zum Knicksenkspreizfuß führen.

Prophylaxe: Vermeidung von erzwungenem frühzeitigen Gehen und Stehen beim Säugling. Kleinkinder sollen viel barfuß gehen.

Therapie: *Beim Kind:* Erlernen einer Fußgymnastik durch die Krankengymnastin. Korrigierende Einlagen (umfassend gewalkte Leder-Metall-Einlagen mit und ohne Supinationskeil bzw. mit und ohne Torsion).
Therapie beim Adoleszenten und Erwachsenen: Der erworbene Plattfuß des Adoleszenten und Erwachsenen bedarf meistens einer exakten Einlagenversorgung nach Gipsabdruck, ggf. auch der orthopädischen Schuhversorgung. Bei schmerzhaften Reizzuständen kann eine kurzzeitige Ruhigstellung im Gipsverband von Vorteil sein.
Bei ausgeprägter Einschränkung der Geh- und Stehfähigkeit, evtl. kombiniert mit arthrotischen Veränderungen, können operative Maßnahmen (Arthrodesen im Bereich des Fußskelettes) notwendig werden.

Spreizfuß
Synonym: Pes (plano-)transversus.

Ätiologie:
Der Spreizfuß kann als alleinige Fußfehlform vorkommen. Er ist begünstigt durch unzweckmäßiges Schuhwerk und Übergewichtigkeit sowie durch angeborene Bindegewebsschwäche.

Diagnostik: Vorfußverbreiterung mit abgeflachtem bzw. negativem Fußquergewölbe. Hornhautschwielenbildung plantarseits unter dem Metatarsalköpfchen II und III. Konsekutive Hallux-valgus-Bildung mit Krallen- bzw. Hammerzehenbildung.
Röntgenologisch findet sich ein fächerartiges Auseinanderweichen der Metatarsalia, wobei die Metatarsalköpfchen II und III eng aneinander liegen. Daher Komplikationsmöglichkeit der *Morton-Metatarsalgie* (Kompression des II., III. oder IV. interdigitalen Nervs mit möglicher Neurombildung).

Therapie: Konservativ mit exakter Einlagenversorgung nach Gipsabdruck. Bei entsprechenden Beschwerden evtl. Hallux-valgus- und Krallenzehenoperation.

Ballenhohlfuß
Synonym: Pes excavatus.

Ätiologie: Störung des Muskelgleichgewichtes durch eine Myelodysplasie, eine progressive Muskeldystrophie oder durch schlaffe bzw. spastische Lähmung.

Diagnostik: Der Ballenhohlfuß erscheint verkürzt. Das Längsgewölbe ist hochgestellt. Der Großzehenballen wölbt sich plantarwärts deutlich vor. Der Calcaneus steht in Varusstellung. Der Vorfuß ist mäßig adduziert und proniert. Dadurch Schuhdruck am Rist sowie am prominenten Großzehenballen.
Röntgenologisch findet sich eine Steilstellung des Metatarsale I sowie eine häufig vermehrte, jedoch nur geringe Steilstellung des Fersenbeines. Krallenzehenstellung.

Differentialdiagnose: Hochgesprengtes Längsgewölbe als Normvariante.

Therapie: In leichteren Fällen krankengymnastische Übungen, korrigierende Gips- bzw. Kunststoffschalen, Einlagenversorgung mit Entlastung der Druckstellen. Eventuell Versorgung mit orthopädischen Schuhen.
Bei stärkerem Ausprägungsgrad operative Maßnahmen:
1. Tenotomie der Plantaraponeurose.
2. Basale Metatarsale-I-Osteotomie, evtl. Krallenzehenoperation.
3. Bei ausgeprägterer Rückfußfehlstellung und arthrotischen Veränderungen subtalare Arthrodese, evtl. kombiniert mit dorsaler Keilentnahme.

Angeborener Hackenfuß
Ätiologie: Vermutlich erbliche Muskelgleichgewichtsstörung.

Diagnostik: Die typische Hackenfußstellung wird durch eine kontrakte Behinderung der Plantarflexion, manchmal kombiniert mit einer leichten Pronationskontraktur bedingt.

Differentialdiagnose:
1. Hackenfußhaltung beim Neugeborenen und Säugling. Die Hackenfußstellung ist nicht kontrakt.
2. Erworbener Hackenfuß
   - nach Poliomyelitis,
   - nach unbehandelter Achillessehnenverletzung.

Therapie: Bei der ausgleichbaren Hackenfußfehlstellung reicht meistens die redressierende Behandlung, evtl. Nachtschienen. Beim angeborenen Hackenfuß muß das Redressionsergebnis mit häufig gewechselten Gipsverbänden gehalten werden. Anschließende Nachtschienenbehandlung.

Angeborene Fehlbildungen des Fußes

Wie an der Hand können auch am Fuß numerische Plus- und Minusvarianten (*Oligo- und Polydaktylie*), metrische Plus- und Minusvarianten (*Hyperphalangien, Brachyphalangien,* Assimilationshypophalangien etc.), Störungen der Entwicklung des Weichteilblastems (*Spaltfuß, Riesenwuchs, Syndaktylie*) beobachtet werden (s. auch S. 688).

Eine Therapie ist immer dann erforderlich, wenn durch die Fehlbildung Schuhdruck entsteht oder die Funktion des Fußes grob eingeschränkt wird.

Angeborene Fehlstellungen der Zehen

Kongenitale Hammerzehe: Meist handelt es sich um die 2. Zehe, die im Kleinkindesalter noch keine Kontrakturen aufweist.

Digitus quintus varus-superductus: Angeborene Überlagerung der 4. durch die varische 5. Zehe.

Hallux valgus bzw. *varus* oder *flexus congenitus.*

Erworbene Fehlstellungen der Zehen

Hammerzehen, Krallenzehen meist als Folge des Knicksenkspreizfußes, seltener als Folge neurologischer Erkrankungen (Friedreich-Ataxie, Myelodysplasie, Poliomyelitis) oder Traumen (Frakturen, zikatrizielle Kontrakturen nach Verbrennungen) (Abb. 27–14).

Therapie: Einlagenversorgung, evtl. Hohllegung von Druckstellen, häufig jedoch plastisch-operative Beseitigung der Gelenkkontrakturen bzw. Fehlstellungen. Amputationen einzelner fehlgebildeter Zehen sollten vermieden werden, um konsekutiven Fehlstellungen der anderen Zehen vorzubeugen.

Obere Extremitäten

Armfehlbildungen

Ätiologie, Morbidität und Diagnostik: Die angeborenen Mißbildungen der oberen Extremität können endo- oder exogen sein, d. h., sie können vererbt oder durch teratogene Noxen verursacht werden. Teratogene Noxen sind ionisierende Strahlen, Mangelernährung, Avitaminosen, hormonelle Störungen, Hypo- oder Anoxie, Infektionen (z. B. Virusinfektionen), serologische Inkompatibilität etc.
Endogen und exogen verursachte Mißbildungen können ein gleiches Erscheinungsbild zeigen (Phänokopie). So gibt es z. B. eine vererbte Form der Triphalangie des Daumens sowie eine Triphalangie des Daumens bei der sog. Thalidomidembryopathie.

Die jeweilige Fehlbildungsform wird heute allgemein nach formalen Gesichtspunkten analysiert.
Die übliche Einteilung im deutschsprachigen Raum:
- ***Amelie:*** angeborenes Fehlen der gesamten Gliedmaße (Abb. 27–15 a).
- ***Peromelie:*** angeborene Nachahmung einer Amputation. Der Stumpf ist dabei quer oder konisch zulaufend und befindet sich im Oberarm-, Unterarm- oder Handbereich (Abb. 27–15 d).
- ***Phokomelie:*** Robbengliedrigkeit. Es fehlen die Röhrenknochen, die Hand (bzw. Fuß) bzw. Teile von ihr setzen unmittelbar am Schultergürtel (bzw. Beckengürtel) an (Abb. 27–15 b).
- ***Ektromelie:*** zahlenmäßig die größte Extremitätenfehlbildungsgruppe mit Hypo- oder Aplasien eines oder mehrerer Röhrenknochenabschnitte, kombiniert mit Handfehlbildungen und Hypo- bzw. Aplasien von Gelenken, z. B. Klumphand = Manus radioflexa mit Ektromelie (Abb. 27–15 c).

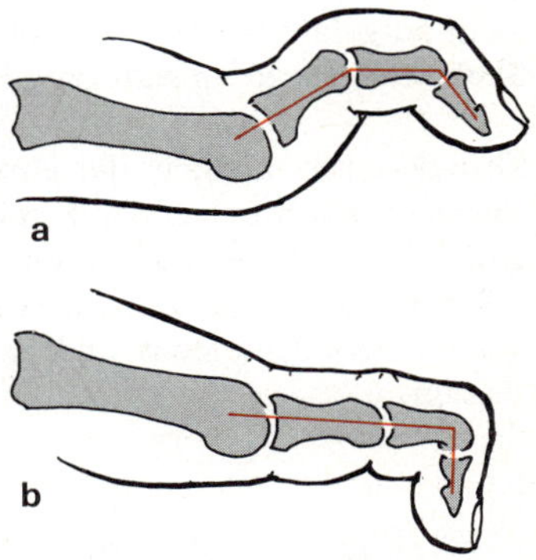

Abb. 27–14. (a) Krallenzehe = Überstreckung im Grundgelenk und Beugekontraktur im Mittel- und Endgelenk. (b) Hammerzehe = meist im Grundgelenk gestreckt und im Endgelenk, manchmal auch im Mittelgelenk, nahezu rechtwinklig gebeugt. Bei beiden Zehenfehlstellungen Schwielenbildung über der Streckseite

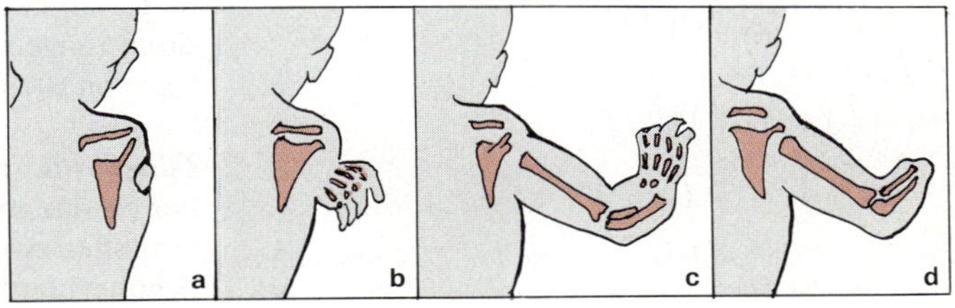

Abb. 27–15 a–d. Fehlbildung der oberen Extremität. (a) Amelie. (b) Phokomelie. (c) Ektromelie. (d) Peromelie

Handfehlbildungen

Numerische Variationen = Poly- und Oligodaktylie. Bei der Oligodaktylie (Abb. 27–16) liegt eine verminderte, bei der Polydaktylie eine vermehrte Strahlenzahlanomalie vor. Extremform der Polydaktylie ist die sog. Spiegelhand (Mirror-Hand). Extremform der Oligodaktylie ist die Monodaktylie bzw. Adaktylie.

Metrische Variationen = Störung der Längendifferenzierung des normalen Handskeletts. Plusvarianten sind die Hyperphalangien, Minusvarianten, die Brachyphalangien, evtl. kombiniert mit *Klinodaktylien* (Abweichung eines Fingers in radialer oder ulnarer Richtung) bzw. *Kamptodaktylien* (angeborene Fingerbeugekontrakturen).

Die Syndaktylie stellt eine Störung der Entwicklung des Weichteilblastems dar. Hier kommt es entweder zu einer nur kutanen oder auch zu einer ossären Verbindung von einzelnen Fingerstrahlen.

Die Spalthand muß als Defekt im Weichteilblastem aufgefaßt werden, der sekundär auch zur Skelettdifferenzierungsstörung führt.

Grundsätzlich können die einzelnen Fehlbildungsformen miteinander kombiniert sein. So gibt es z. B. Oligosyndaktylien, Synbrachydaktylien (Syndaktylie kombiniert mit brachydaktylen Fingerelementen) und periphere Hypoplasien.

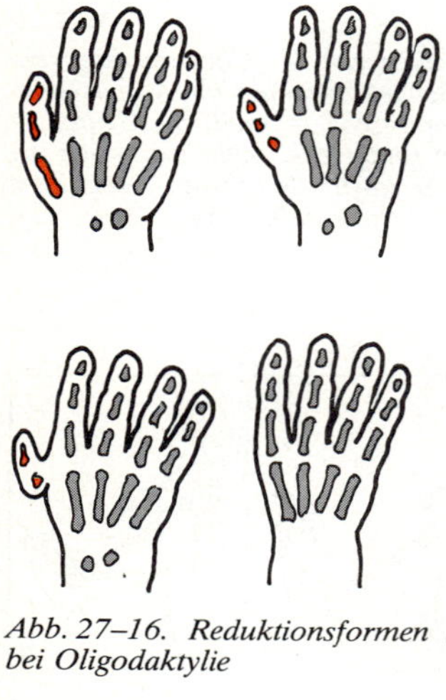

Abb. 27–16. Reduktionsformen des I. Handstrahles bei Oligodaktylie

Therapie: Bei angeborenen Fehlbildungen der oberen Extremität sind alle Möglichkeiten der orthopädischen Therapie auszuschöpfen:

1. Die Amelie, insbesondere wenn sie beidseitig vorliegt, bedarf einer entsprechenden *prothetischen Versorgung.*
2. Bei den Ektromelien sind durch gezielte krankengymnastische und beschäftigungstherapeutische Behandlung *Ersatzfunktionen* zu schulen, d. h. Einsatz der fehlgebildeten Extremität unter Schulung von Ersatzgriffen und Ersatzbewegungen, evtl. auch Nutzung der nicht fehlgebildeten unteren Extremität als Ersatzfunktion für stark fehlgebildete obere Extremitäten.
3. Durch entsprechende *kleine Hilfen,* z. B. Funktionsschienen, kann die vorhandene Funktion der fehlgebildeten Extremität erweitert werden.
4. Bei entsprechenden Fehlbildungen kann durch operative Maßnahmen, z. B. Pollizisation (Schaffung eines Daumens aus dem 2. Finger) oder Trennung einer funktionell störenden Syndaktylie eine entsprechende funktionelle Verbesserung erreicht werden. Eine Operation kann auch aus kosmetischen Gründen indiziert sein, wenn dadurch keine funktionelle Einbuße der fehlgebildeten Extremität entsteht.

Rumpf

Schiefhals, S. 204

Angeborener Schulterblatthochstand

Synonym: Sprengel-Deformität.

Ätiologie: Genetische Ursachen werden diskutiert.

Morbidität: Kombination mit Wirbelsäulen- bzw. Rippenanomalien sind häufig, insbesondere Kombinationen mit dem Klippel-Feil-Syndrom (angeborene Mißbildung auf der Grundlage von Block- und Spaltbildungen der HWS).

Diagnostik: Ein Schulterblatt steht deutlich höher als das andere (normale Stellung des Schulterblattes zwischen der 2. und 8. Rippe). Beim Schulterblatthochstand ist das Schulterblatt

meist um mehr als 10 cm nach oben verschoben. Die Beweglichkeit im angrenzenden Schultergelenk ist in bezug auf die Außendrehung und Seithebung des Armes meist deutlich eingeschränkt.
Es besteht durch hakenförmige Ausziehung des supraspinösen Anteiles des Schulterblattes nach vorne eine Verbindung zur Wirbelsäule. Diese Verbindung kann knöchern, knorpelig oder fibrös sein.

Therapie: Funktionseinschränkung und kosmetische Verunstaltung können die Operation ab dem 3. oder 4. Lebensjahr erforderlich machen. Bei der Operation wird
1. die Lösung des hakenförmigen Fortsatzes vorgenommen,
2. die Tiefersetzung des Schulterblattes durchgeführt (Op. nach König und Modifikationen, Abb. 27–17).

Meningomyelozelen (s. auch S. 174)

Synonyme: Dorsale Dysrhaphien, Rachischisis posterior, Spina bifida aperta, Spina bifida cystica.

Ätiologie: Meningomyelozelen sind Hemmungsmißbildungen bei der Ausdifferenzierung des Neuralrohres.

Pathologische Anatomie: Es können drei Formen der dorsalen Dysrhaphie unterschieden werden:
1. Meningozele (Abb. 27–18 a)
2. Geschlossene Myelomeningozele (Abb. 27–18 b)
3. Offene Myelomeningozele (Abb. 27-18 c)
$^2/_3$ der dorsalen Dysrhaphien finden sich in der 3. Gruppe. Kombinationsfehlbildungen sind der Hydrozephalus, der jedoch nicht nur als echte Begleitmißbildung, sondern auch als Operationsfolge auftritt.

Diagnostik: Im Bereich des Haltungs- und Bewegungsapparates stehen die Lähmungen im Vordergrund. 3 Lähmungstypen können unterschieden werden:
1. der thorakale,
2. der lumbale,
3. der sakrale.

Ad 1: Thorakale Lähmung: komplette Lähmung der unteren Extremitäten mit konsekutiver Froschdeformität (Abduktions-, Außenrotationsfehlstellung der Hüftgelenke und Kniebeugekontrakturen).
Ad 2: Lumbale Lähmung: Teillähmungen der unteren Extremitäten – kann zur sog. Inbalan-

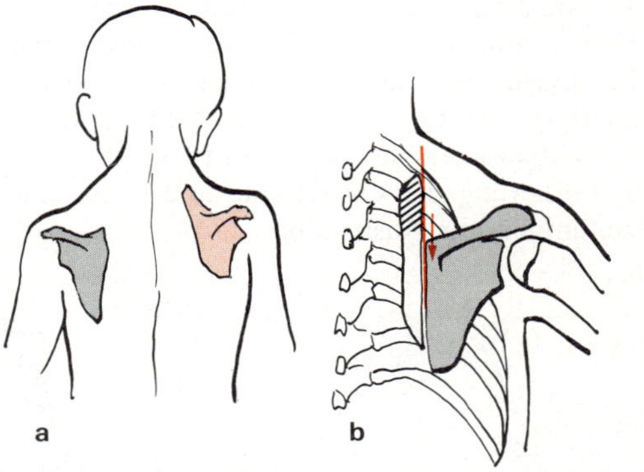

Abb. 27–17 a u. b. Schulterblatthochstand (a) und operative Korrektur durch Distalversetzung (b)

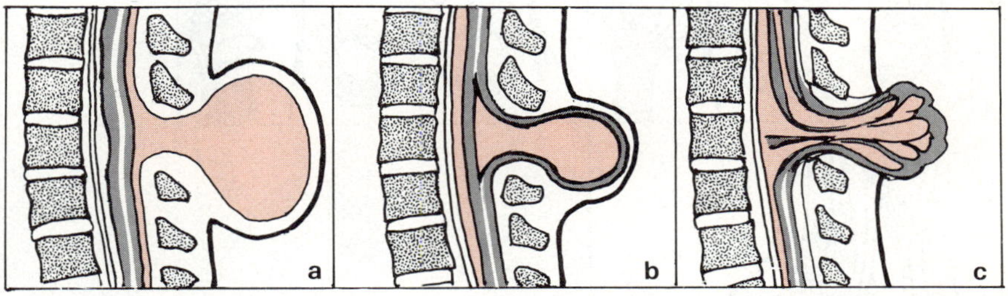

Abb. 27–18 a–c. Meningomyelozelen. (a) Meningozele – nur die Rückenmarkshäute sind sackartig ausgestülpt. Das Spinalmark ist voll ausdifferenziert. (b) Geschlossene Myelomeningozele – die Umwandlung der Neuralplatte zum Neuralrohr hat stattgefunden. Die hydromyelitische Auftreibung hat eine volle Ausdifferenzierung des jeweiligen Rückenmarksareals nicht zugelassen. (c) Offene Myelomeningozele – die Ausdifferenzierung der Neuralplatte zum Neuralrohr hat nicht stattgefunden. Die rudimentäre Rückenmarkanlage liegt frei in der Spaltbildung

celuxation der Hüftgelenke führen (Hüftbeuger, Adduktoren und Kniestrecker sind innerviert, Hüftstrecker, Abduktoren und Kniebeuger sind gelähmt).
Ad 3: Sakrale Lähmung: bedingt lediglich Lähmungen im Fußbereich mit Klumpfuß-, Hakkenfuß- und Knickfußbildung.

Röntgenologisch kann die Lokalisation der WS-Fehlbildung vorgenommen werden. Im seitlichen Strahlengang läßt sich die häufig ausgeprägte Kyphose dokumentieren.

Therapie: Interdisziplinäre Zusammenarbeit ist erforderlich. Vorrangig sind neurochirurgische Maßnahmen, sowie pädiatrisch-urologische Überwachung und entsprechende Therapiemaßnahmen. Die orthopädischen Eingriffe richten sich nach dem Lähmungstyp. Bei hohen Lähmungen krankengymnastische Behandlung zur Verhinderung der Froschstellung der Beine, Kräftigung der Rumpfmuskulatur und der oberen Gliedmaßen.
Ausgedehnte Lumbalkyphosen werden zur Vermeidung von Druckstellen, bedingt durch das Liegen und die Versorgung im Apparat, operiert. Begradigung durch Kolumnotomie = Wirbelsäulenosteotomie. Osteosynthetische Stabilisierung der Osteotomie und Gipsruhigstellung bis zur Ausheilung.

Bei Lähmungen unterhalb L 3–4 wird die Inbalanceluxation der Hüftgelenke operativ angegangen (Abb. 27–19). Die lähmungsbedingten Klump-, Hacken- bzw. Knickfüße werden, um Geh- und Stehfähigkeit zu erreichen, ebenfalls operiert. Die Klumpfußoperation erfolgt in typischer Weise (S. 682).
Der Lähmungsknickfuß wird durch die extraartikuläre Arthrodese nach Green-Grice behandelt (Abb. 27–19). Der Lähmungshackenfuß wird durch Sehnenverlagerung des M. peronaeus longus nach dorsal in eine Rille des Fersenbeines und/oder beidseitige Raffung der Achillessehne behandelt. Postoperative Gipsfixation für 8–12 Wochen, temporäre Versorgung mit einem Stützapparat, Einlagenversorgung.

Fortentwicklungsstörungen

Wirbelsäule

Skoliosen

Definition: Eine fixierte, nicht ausgleichbare Verkrümmung der Wirbelsäule in der Frontalebene wird als Skoliose bezeichnet. Typisch ist

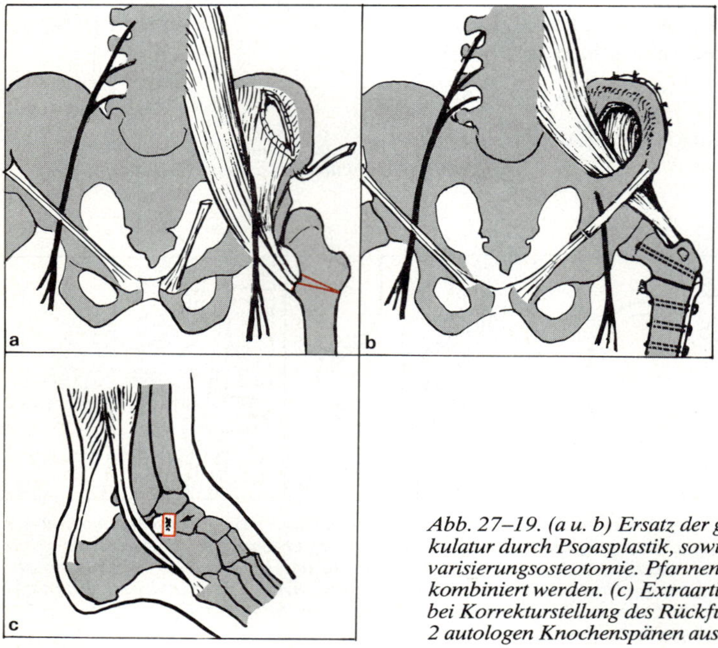

Abb. 27–19. (a u. b) Ersatz der gelähmten pelvitrochantären Muskulatur durch Psoasplastik, sowie intertrochantäre Derotationsvarisierungsosteotomie. Pfannenplastische Maßnahmen können kombiniert werden. (c) Extraartikuläre Versteifung im Sinus tarsi bei Korrekturstellung des Rückfußes durch Einbolzen von 2 autologen Knochenspänen aus dem Tibiakopf

dabei die Wirbelkörpertorsion und Rippenbukkelbildung. Korrigierbare, nichtfixierte Verkrümmungen werden als skoliotische Fehlhaltungen bezeichnet.

Morbidität: Die Skoliosehäufigkeit in der Normalpopulation beträgt etwa 2–4%. Das Geschlechtsverhältnis zwischen Knaben und Mädchen beträgt etwa 1:5. In etwa 20% der Fälle besteht eine familiäre Belastung. Echte strukturelle Skoliosen entwickeln sich wachstumsabhängig und haben ihre stärkste Progredienz in der Phase des gesteigerten Längenwachstums.

Ätiologie:
1. Idiopathische Skoliosen: Ihre Ursache ist unbekannt. Die idiopathischen Skoliosen machen 80–90% aller Skoliosen aus. Sie sind nach dem Alter des Auftretens zu unterscheiden in:
- *Infantile Skoliose:* Hier handelt es sich meist um C-förmige, linkskonvexe thorakale Skoliosen. Betroffen sind bevorzugt Knaben im Alter zwischen 1 und 3 Jahren. Die Progredienzneigung bis zum Abschluß des Wachstums ist groß.
- *Juvenile Skoliose:* Sie wird zwischen dem 4. Lebensjahr und der Pubertät beobachtet und betrifft bevorzugt Mädchen. Sie muß als häufigste Form der idiopathischen Skoliosen angesehen werden und zeigt meist während der pubertären Wachstumsphase eine zunehmende Progredienz. Je früher die Skoliose auftritt, um so schlechter ist die Prognose.
- *Adoleszentenskoliose:* Sie tritt zwischen der Pubertät und dem Ende des Skelettwachstums auf. Sie ist eine häufige Form im Rahmen der idiopathischen Skoliosen und betrifft vorwiegend Mädchen. Ihre Primärkrümmung ist in der Regel nicht übermäßig ausgebildet, so daß die für die Therapie wichtige Grenze von 50 Grad nach Cobb gewöhnlich nicht erreicht wird.

2. Kongenitale Skoliosen: Sie entwickeln sich auf angeborenen Wirbelkörperdeformitäten (seitliche Keilwirbel, Halbwirbel, einseitiges Fehlen der Segmentation). Eine Mitbeteiligung der Rippen (Synostosen, fehlende Rippen) ist möglich. Ihre Existenz wird meist erst nach dem 1. Lebensjahr bemerkt. Die Neigung zur Progredienz ist in der Regel gering.

3. Säuglingsskoliosen: Sie werden sowohl auf eine asymmetrische Innervation der Rückenstreckmuskulatur als Folge einer Reifungsstörung des zentralen Nervensystems zurückgeführt, als auch den idiopathischen Skoliosen zugezählt. Die meist C-förmige und linkskonvexe Verkrümmung der Wirbelsäule wird häufig erst um den 3. Lebensmonat herum nachgewiesen. Die Prognose ist überwiegend gut. 80–90% der Fälle bilden sich zurück.

4. Paralytische Skoliosen: Sie beruhen auf einer lähmungsbedingten Störung des Muskelgleichgewichtes und schließen im allgemeinen mehr Segmente in die Krümmung ein als andere Skolioseformen. Häufigste Ursache ist die Poliomyelitis. Sie werden aber auch bei Meningomyelozelen, infantiler Zerebralparese und neurologischen Erkrankungen beobachtet. Die Prognose ist in der Regel ungünstig. Sie hängt entscheidend von dem Ausprägungsgrad der Lähmung ab.

5. Skoliosen anderer Ursache:
- Statische Skoliosen mit Beckenschiefstand bei Beinlängendifferenzen oder nach Amputationen.
- Posttraumatische Skoliosen nach Wirbelkörperfrakturen mit asymmetrischer Verformung in der Frontalebene.
- Narbenskoliosen nach thorakoplastischen Operationen oder Verbrennungen.
- Skoliosen als Folge postinfektiöser oder tumoröser Wirbelkörperveränderungen.
- Reflektorische Skoliosen: z. B. bei lumbalen Diskushernien.

Diagnostik: Sie erfolgt klinisch und röntgenologisch durch:
- C- oder S-förmige Verkrümmungen, die bei Seitwärtsneigung eine Fixation aufweisen.
- Torsion der Wirbelkörper, am ausgeprägtesten im Bereich der Primärkrümmung. Dadurch Bildung eines Rippenbuckels oder Lendenwulstes.
- Röntgennachweis von Wirbelkörperverformungen im Sinne seitlicher Schräg- oder Keilwirbel.
- Thorakale, thorakolumbale oder lumbale Lokalisation der Verkrümmung. Häufigstes Krümmungsmuster = rechtskonvexe thorakale Krümmung.

Das Ausmaß der skoliotischen Wirbelsäulenverkrümmung wird röntgenologisch in Winkelgraden nach Cobb oder nach Ferguson bestimmt (Abb. 27–20).
Bei kompensierten Skoliosen befindet sich die verkrümmte Wirbelsäule im Lot. Dekompensierte Skoliosen sind durch einen Überhang des verformten Rumpfes aus der Lotlinie gekennzeichnet. Sie neigen zur raschen Progredienz (Abb. 27–21, **Abb. 33–107 a u. b**).

Therapie: Sie orientiert sich am Alter des Patienten und am Ausmaß der Skoliose.

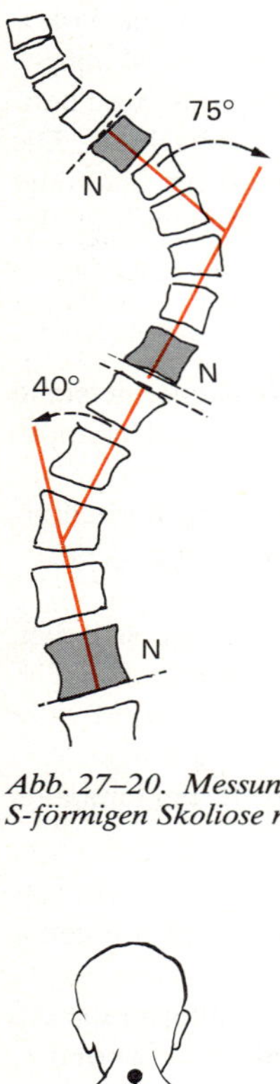

Abb. 27–20. Messung des Krümmungswinkels einer S-förmigen Skoliose nach Cobb (N = Neutralwirbel)

Konservativ: Lagerungsbehandlung und Übungen bei Säuglingen. Krankengymnastische Übungsbehandlung zur Kräftigung der Rumpfmuskulatur (Skolioseturnen etc.), sowie regelmäßiges Schwimmen können bei Kleinkindern und Schulkindern bei geringen Wirbelsäulenverkrümmungen (bis 30 Grad nach Cobb) ausreichend sein. Bei nachgewiesener Progredienz erfolgt bereits im Schulkindesalter die Versorgung mit einem aktiven Stützmieder (Milwaukee-Korsett). Gleichzeitig weitere krankengymnastische Behandlung. Regelmäßige Kontrollen sind erforderlich.

Operativ: Bei weiterer Progredienz der Verkrümmung und Verschlechterung der kardiopulmonalen Funktion ist die Indikation zur Operation gegeben (ab 50 Grad nach Cobb). Die Operation sollte bei Mädchen nicht vor dem 9. Lebensjahr und bei Knaben nicht vor dem 11. Lebensjahr durchgeführt werden, da das Prinzip der Operation neben der Redression in einer Versteifung des verkrümmten Wirbelsäulenabschnittes (Spondylodese) besteht. Als günstigstes Operationsalter hat sich der Zeitraum zwischen dem 12. und 15. Lebensjahr erwiesen.
Nach einer Vorbehandlung durch korrigierende Gipse und Extensionsmaßnahmen für die Wirbelsäule (Ducroquet, Halo-Pelvic-Traction u. a.) wird die dorsale Versteifung des verkrümmten skoliotischen Wirbelsäulenabschnittes vorgenommen. Sie beinhaltet die knöcherne Anfrischung der Dornfortsätze, Wirbelbögen und kleinen Wirbelgelenke, sowie die gleichzeitige Anlagerung von autologen, kortikospon-

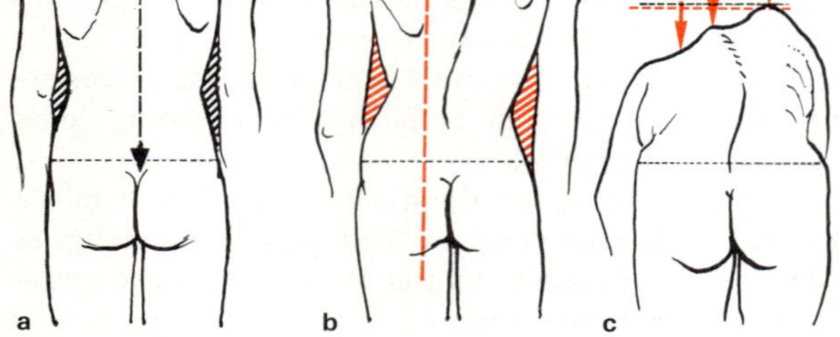

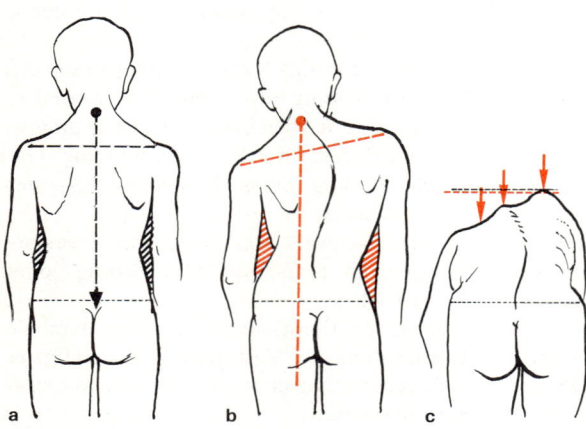

Abb. 27–21. (a) Im Lot befindliche Wirbelsäule. (b) Dekompensierte, aus der Lotlinie abgewichene skoliotische Wirbelsäule. (c) Rippenbuckel auf der Konvexseite einer thorakalen Skoliose bei Rumpfbeugung

giösen Spänen aus dem Beckenkamm. Dieses Vorgehen wird kombiniert mit dem Einsetzen des Distraktionsstabes nach Harrington, mit dem das Korrekturergebnis gehalten werden soll (Abb. 27–22, **Abb. 33–107c**).
Postoperativ ist eine Gipsfixation für 12 Monate erforderlich. Für gewisse Skolioseformen besteht die Möglichkeit des ventralen operativen Zuganges zur Wirbelsäule (transthorakaler Zugang, retroperitonealer Zugang).

Prognose: Die Ergebnisse sind kosmetisch zufriedenstellend. Eine Verschlechterung der Lungenfunktion kann verhindert werden. Die Progredienz der Skoliose wird aufgehalten.

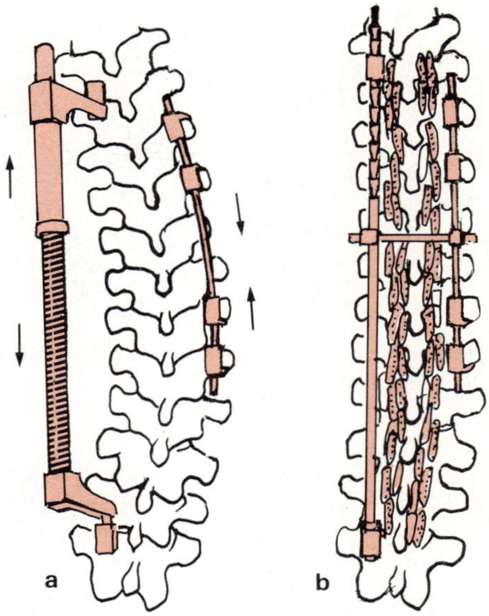

Abb. 27–22. (a) Distraktionsgerät auf der Konkavseite der Skoliose zur Korrektur der Krümmung. Konvexseitig wird ein Kompressionsinstrumentarium angebracht. (b) Der Distraktionsstab nach Harrington und der Kompressionsstab sind durch eine quere Stabilisierung in Korrekturstellung verbunden. Anlagerung von autologen Darmbeinkammspänen für die Fusion

Spondylolyse und Spondylolisthesis

Definition: Spondylolyse = Spaltbildung in der Interartikularportion des Wirbelbogengelenkes. Spondylolisthesis = Wirbelgleiten nach vorne.

Ätiologie: Sie ist umstritten. Die Möglichkeit einer erblichen, angeborenen Bogendysplasie sowie die Theorie vom Ermüdungsbruch werden diskutiert.

Morbidität: Die Spondylolyse findet sich bei Europäern in einer durchschnittlichen Häufigkeit von 5–7%. Die Spondylolisthesis findet sich dagegen nur in einer durchschnittlichen Häufigkeit von 2–4%. Das Geschlechtsverhältnis ist normentsprechend.
Bevorzugte Lokalisation der Spondylolyse und Spondylolisthesis ist die untere Hälfte der Lendenwirbelsäule. In 80% kommt es zu einem Wirbelgleiten des 5. LWK und der darüber liegenden Wirbelsäule über das Kreuzbein. Nur zu 20% wird ein entsprechendes Gleiten des 4. LWK über den 5. LWK beobachtet. Der Gleitvorgang beginnt in der Regel um das 12. Lebensjahr und kommt mit Abschluß des Wachstums zum Stehen.

Pathologische Voraussetzungen: Die Spaltbildung findet sich meist doppelseitig. Trotzdem entwickelt sich nicht aus jeder Spondylolyse eine Spondylolisthesis.
Ungünstige Voraussetzungen dafür sind röntgenologisch nachgewiesene Wirbelkörperanomalien (Spina bifida), ein im seitlichen Röntgenbild abgerundet imponierendes Kreuzbeinplateau und eine Hypermobilität der Lendenwirbelsäule. Die Mehrzahl der Fälle von Spondylolysen und Spondylolisthesis bleibt klinisch stumm.

Diagnose: Die geklagten Beschwerden sind uncharakteristisch und bestehen in Kreuzschmerzen und ischialgiformen Beschwerden. In fortgeschrittenen Fällen tritt die neurologische Symptomatik in den Vordergrund.
Klinisch läßt sich eine Stufenbildung in der Dornfortsatzreihe (Sprungschanzenphänomen), eine verspannte paravertebrale Muskulatur und in schweren Fällen eine Verkürzung des Stammes nachweisen.
Röntgenologisch imponiert in der a.-p.-Aufnahme der Lendenwirbelsäule bei Spondylolisthesis des 5. LWK dieser als sog. Napoleonshut. Das seitliche Röntgenbild läßt den Gleitvorgang des Wirbelkörpers erkennen. Das völlige Abrutschen über die Vorderkante des darunter liegenden Wirbelkörpers wird als Spondyloptose bezeichnet (Abb. 27–23). Die Röntgenschrägaufnahme der LWS ermöglicht den

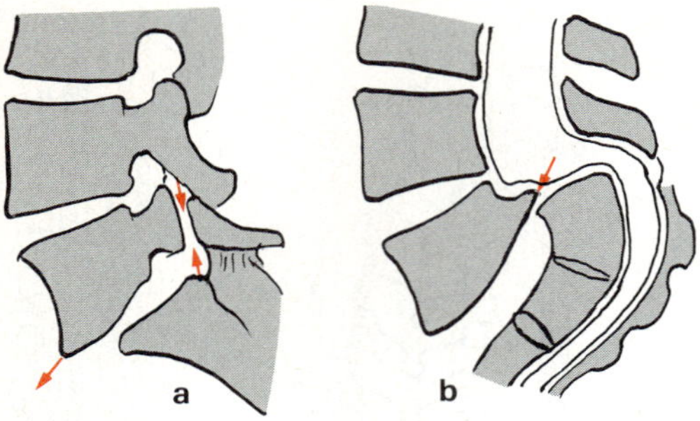

Abb. 27–23. (a) Spondylolisthesis des 5. LWK mit Spaltbildung. (b) Spondyloptose

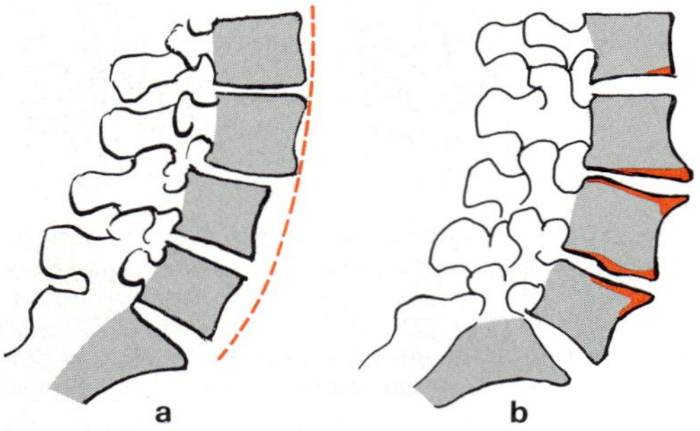

Abb. 27–24. (a) Osteochondrose mit Höhenminderung des Zwischenwirbelraumes und Pseudospondylolisthesis. (b) Spondylose in der unteren Hälfte der LWS, die in ausgeprägten Fällen zu einer knöchernen Spangenbildung zwischen den Wirbelkörpern führen kann. Die resultierende Versteifung des Bewegungssegmentes wird als Selbstheilungsprozeß der Wirbelsäule angesehen

Nachweis der Spaltbildung in der Interartikularportion des Wirbelbogens.
Bei neurologischer Symptomatik ist durch Myelographie eine Darstellung der mechanischen Alteration der Cauda equina möglich.

Differentialdiagnostisch muß an eine Pseudospondylolisthesis gedacht werden, die auf der Höhenminderung einer degenerativ veränderten Bandscheibe beruht. In den Röntgenschrägaufnahmen fehlt die Spaltbildung der Interartikularportion (Abb. 27–24).

Therapie: Sie richtet sich nach dem Ausmaß der Beschwerden. Bei fehlender neurologischer Symptomatik ist die Kräftigung der Rückenstreckmuskulatur sowie die Beseitigung von Muskelverspannungen durch Bäder und Fangopackungen angezeigt. Eine Miederversorgung kann notwendig werden. Körperliche Belastungen in Sport und Beruf sind zu unterbinden.
Bei radikulärer Symptomatik und unbeeinflußbaren vertebragenen Beschwerden erfolgt die Fusionsoperation, meist von dorsal, mit gleichzeitiger Dekompression der Nervenwurzeln. Eine postoperative Ruhigstellung in einer Gipsliegeschale für 9–12 Wochen schließt sich an.

Juvenile Kyphose (Morbus Scheuermann)

Synonyme und Definition: Adoleszentenkyphose, Scheuermann-Krankheit, Kyphosis dorsalis. Das 1921 von Scheuermann beschriebene, mit einer Kyphosierung und Versteifung der betroffenen Wirbelsäulenabschnitte einhergehende Krankheitsbild, muß als eine in der Pubertät auftretende Störung des Wirbelsäulenwachstums aufgefaßt werden.

Ätiologie: Neben der Vermutung von hormonellen Störungen und der Annahme der Sonderform der enchondralen Dysostose werden angeborene Aufbaustörungen der Wirbelkörper für die Erkrankung verantwortlich gemacht. Auch eine Überbeanspruchung der Wirbelsäule wird angeschuldigt.
Nach neuesten Untersuchungen beruht die juvenile Kyphose nicht, wie ebenfalls angenommen, auf aseptischen Knorpel- oder Knochennekrosen, sondern auf strukturellen Störungen der kollagenen Fasersysteme in den Deck- und Grundplatten.

Morbidität und pathologische Anatomie: Die Erkrankung tritt in der Regel zwischen dem 10. und 13. Lebensjahr auf. Das Geschlechtsverhältnis zwischen Knaben und Mädchen beträgt 3:1.
Der Morbus Scheuermann kann thorakal, thorakolumbal und lumbal lokalisiert sein. Die Lokalisationsformen bestimmen das Erscheinungsbild. Ein thorakaler Scheuermann hat aufgrund der kompensatorischen Hyperlordosierung der LWS einen Hohlrundrücken zur Folge. Bei thorakolumbaler Lokalisation imponiert der totale Rundrücken. Der lumbale Scheuermann dagegen, der zur Aufhebung der physiologischen Lordosierung der LWS führt, stellt sich als Flachrücken dar.

Die pathologisch-anatomischen Veränderungen müssen primär als Wachstumsstörungen der Wirbelkörper aufgefaßt werden. Die nachweisbaren Deckplattenveränderungen beruhen auf Knorpelplattenverlagerungen und Bandscheibeneinbrüchen in die Wirbelkörper. Das prolabierte Bandscheibengewebe wird von einem sklerotischen Knochensaum umgeben (Schmorl-Knorpelknötchen).

Diagnostik: In der Anamnese wird eine rasche Ermüdbarkeit angegeben. Klinisch imponiert zunächst eine schlechte Haltung mit vermehrter BWS-Kyphose. Später kann es zur Versteifung des befallenen Wirbelsäulenabschnittes kommen. Schmerzen werden nur von etwa 20% der Betroffenen angegeben. Sie sind u. a. auf die Insuffizienz der Rückenstreckmuskulatur zurückzuführen.

Im Röntgenbild imponieren im seitlichen Strahlengang:

1. eine vermehrte BWS-Kyphose (klassische thorakale Form des Morbus Scheuermann) mit Verlagerung des Krümmungsscheitels nach kaudal (Abb. 27–25a),
2. ventrale Verschmälerungen von Wirbelkörpern oder ventrale Keilwirbelbildung (Abb. 27–25b),
3. Verschmälerung der Bandscheiben,
4. unregelmäßige Konturierung der Deck- und Grundplatten (Abb. 27–25b),
5. Schmorl-Knorpelknötchen (Abb. 27–25c).

Differentialdiagnostisch ist an spezifische und unspezifische Spondylitiden, sowie an enchondrale Dysostosen zu denken.

Therapie: Sie ist in erster Linie konservativ. Krankengymnastische Übungen zur Kräftigung der Rückenstreckmuskulatur und regelmäßiges Schwimmen fördern die aktive Korrektur. Redressierende Gipsmieder oder die Versorgung mit einem Reklinationskorsett sind bei zunehmender Kyphosierung während des Wachstumsalters unter Fortsetzung der krankengymnastischen Behandlung angezeigt.
Wegen der zur Insuffizienz neigenden Rückenstreckmuskulatur ist eine längere immobilisierende Behandlung kontraindiziert. Ausgeprägte, fixierte Kyphosen sind der operativen Behandlung zuzuführen.

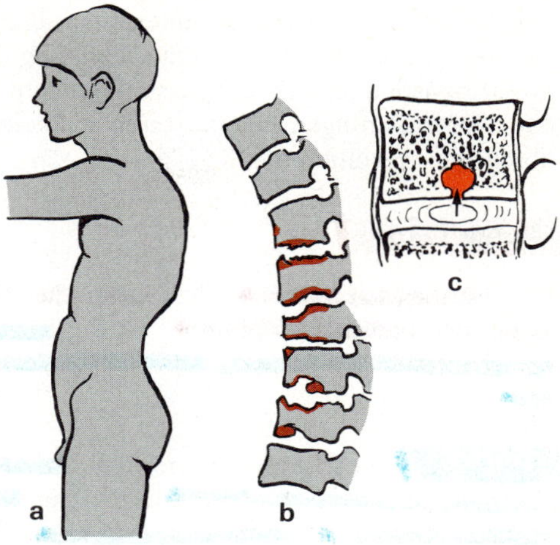

Abb. 27–25a–c. Typische Kriterien des M. Scheuermann. (a) Vermehrte Kyphose. (b) Wirbelkörperdeformierungen. (c) Schmorl-Knorpelknötchen

Prognose: Die Prognose des M. Scheuermann muß dann als ungünstig angesehen werden, wenn schon im floriden Stadium Schmerzen geklagt werden. Ungünstig aus statischen Gründen ist auch eine lumbale Lokalisation. Die überwiegende Zahl der Fälle zeigt jedoch einen gutartigen Verlauf.

Osteonekrosen (im Wachstumsalter)

Unter dem Begriff der aseptischen Nekrosen wird im Wachstumsalter eine Reihe von Osteonekrosen zusammengefaßt, die an Epiphysen, Metaphysen und Apophysen auftreten. Ihre Ätiologie ist offensichtlich uneinheitlich und meist ungeklärt. Unreife des Skelettes, familiäre Dispositonsfaktoren, flüchtige Gelenkinfekte, konstitutionelle Störungen des Epiphysenwachstums, entwicklungsbedingte, temporäre vaskuläre Minderversorgung sowie traumatische Schädigungen werden als ätiologische Faktoren angeführt.
Da aseptische Knochennekrosen an den unteren Extremitäten häufiger als an den oberen Extremitäten auftreten, wird auch die mechanische Überbeanspruchung als auslösendes Moment diskutiert. Als sicher gilt heute lediglich, daß es sich um aseptische, ischämische Nekrosen handelt.
Der Verlauf des jeweiligen Krankheitsbildes läßt sich grundsätzlich in eine Nekrosephase

und eine Reparationsphase unterteilen. Durch die Nekrose kann es zur Beeinträchtigung der Wachstumspotenz der Epiphyse kommen, so daß Deformierungen des betroffenen Skelettabschnittes resultieren.

Morbus Perthes

Die Perthes-Erkrankung, die aseptische Nekrose der Femurkopfepiphyse, ist die häufigste spontane Osteonekrose im Wachstumsalter.

Morbidität: Der Morbus Perthes tritt im Alter zwischen 2½ und 8 Jahren auf. Die Geschlechtsverteilung Knaben zu Mädchen beträgt 5:1. Ein beidseitiger Hüftgelenksbefall findet sich bei etwa 20% der Patienten.

Pathogenese: Die in der Kopfepiphyse vorwiegend kranioventral liegende Nekrose bedingt einen Stillstand der enchondralen Verknöcherung. Der Knochenkern in der Kopfepiphyse bleibt klein. Da aber der hyaline Knorpel über Diffusion vom Gelenkraum her ernährt wird, wächst er weiter, so daß eine röntgenologisch imponierende Verbreiterung des Gelenkspaltes resultiert.
Durch neu einsprossende Gefäße wird der nekrotische Knochenkern revitalisiert. Das nekrotische Gewebe wird abgebaut. Gleichzeitig beginnt die Knochenneubildung, die röntgenologisch durch Verdichtung des Knochenkerns deutlich wird. Diese Phase, die über 1 Jahr in Anspruch nehmen kann, bedingt eine verminderte Belastbarkeit des Femurkopfes, so daß mechanische Belastungen zu Deformierungen der Kopfkalotte führen.

Diagnostik: Anamnestisch werden angegeben:
1. rasche Ermüdbarkeit des betroffenen Beines,
2. belastungsabhängige Schmerzen im Hüftgelenk,
3. Schmerzen im Kniegelenk (projektionsbedingt).

Klinisch nachweisbar sind:
1. Schonhinken,
2. Bewegungseinschränkung des Hüftgelenkes in Rotation und Abduktion,
3. positives Trendelenburg-Zeichen (fakultativ).

Röntgenologisch läßt sich der Verlauf des Morbus Perthes in 4 Stadien einteilen:
1. Initiales Stadium = Verbreiterung des Gelenkspaltes,
2. Kondensationsstadium = Abflachung und zunehmende Verdichtung des Hüftkopfkernes (Sklerosierung),
3. Fragmentationsstadium = scholliger Zerfall des Hüftkopfkernes mit zystischen Aufhellungen und fleckiger Atrophie als Zeichen von Umbauvorgängen (Nekroseabbau und Knochenneubildung),
4. Reparationsstadium = Normalisierung der Knochenfeinstruktur und Fortsetzung des Wiederaufbaues des Knochenkernes.

Eine restitutio ad integrum des Hüftkopfes ist jedoch selten. Meist verbleibt eine pilzförmige Deformierung, die mit Abschluß des Wachstums (Coxa plana) eine präarthrotische Deformität darstellt (Abb. 27–26).

Differentialdiagnose:
1. Epiphysäre enchondrale Dysostosen (beidseitige Lokalisation),
2. unspezifische oder spezifische Koxitis.

Therapie: Grundlage der Behandlung ist das Bestreben, eine Entlastung des Hüftkopfes und eine Verbesserung der Durchblutungsverhältnisse zu erreichen.
Bei *konservativer* Behandlung erfolgt die Entlastung entweder im Thomas-Splint oder das Hüftgelenk wird im Becken-Bein-Gipsverband in Entlastungsstellung (30 Grad Beugung, 30 Grad Außenrotation, 30 Grad Abduktion) fixiert. Die Behandlungsdauer beträgt 2–3 Jahre.
Die *operative* Therapie besteht heute in der intertrochantären Varisierungsosteotomie. Mit ihr wird eine Verbesserung der Gelenkkongruenz durch eine bessere Zentrierung des Hüftkopfes in die Pfanne angestrebt. Durch die Medialisierung erfolgt gleichzeitig eine Reduktion des intraartikulären Druckes. Von der postoperativen Hyperämie wird eine rasche Revitalisierung des nekrotischen Knochenkerns erwartet.
Die Varisierungsosteotomie ermöglicht eine Abkürzung der Behandlungszeit und wird heute als Standardverfahren zur Behandlung des Morbus Perthes eingesetzt. Sie ist, wie vergleichende Untersuchungen zeigen, der konservativen Behandlung überlegen.

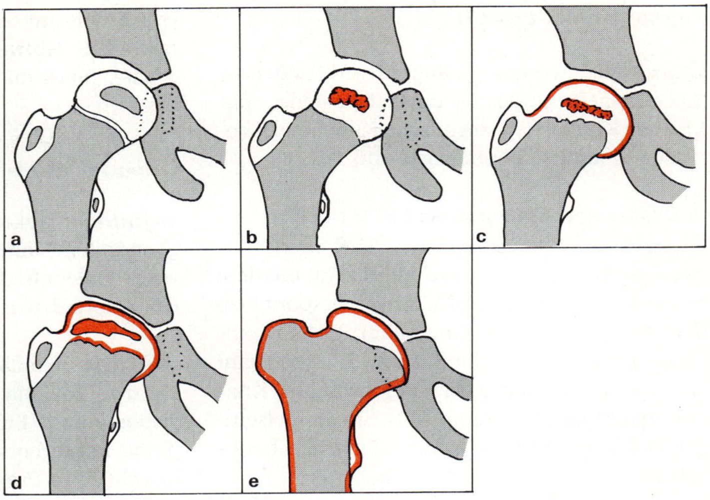

Abb. 27–26a–e. Röntgenologisch nachweisbarer Verlauf des M. Perthes an der Femurkopfepiphyse. (a) Normales koxales Femurende. (b–e) Typischer Verlauf

Nachbehandlung: Die Notwendigkeit der postoperativen Entlastung (z. B. im Thomas-Splint; Abb. 27–45) ist umstritten. Sie wird jedoch vielfach bis zu 1 Jahr nach der Operation empfohlen.

Prognose: Sie hängt vom Ausprägungsgrad der morphologischen Veränderungen (metaphysäre Mitbeteiligung) ab. Eine frühzeitige Diagnose und eine frühzeitig einsetzende Therapie lassen günstige Ausheilungsergebnisse erwarten.

Morbus Osgood-Schlatter

Synonym: Osteochondrosis deformans juvenilis tuberositatis tibiae.

Definition und Ätiologie: Bisher als aseptische Knochennekrose der Apophyse der Tuberositas tibiae geführt. Neuerdings wird das Krankheitsbild als posttraumatische Ossifikationsstörung aufgefaßt.

Morbidität: Typisches Erkrankungsalter zwischen 10 und 15 Jahren. Knaben sind vorrangig betroffen. Eine beidseitige Erkrankung ist häufig.

Pathologische Anatomie: An der Tuberositas tibiae findet sich eine Fragmentation, z. T. auch Dislokation des Apophysenknochens. Eine heterotope Verknöcherung sowie histologische Defekte des Ligamentum patellae werden nachgewiesen.

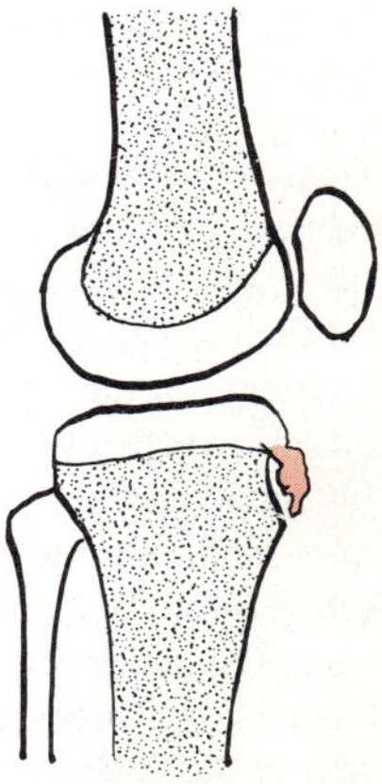

Abb. 27–27. Röntgenologischer Nachweis einer Fragmentation der Tibiakopfapophyse bei M. Osgood-Schlatter

Diagnostik: Anamnestisch werden Schmerzen beim Treppensteigen und Laufen (Sport) geklagt.
Klinisch ist die Tuberositas tibiae geschwollen und druckempfindlich.
Röntgenbefund: S. Abb. 27–27.

Therapie: Vorübergehende Ausschaltung von stärkeren Belastungen (Sport). Bei stärkeren Beschwerden lokale antiphlogistische Maßnahmen oder Ruhigstellung im Gipstutor für 3–4 Wochen.

Prognose: Spätestens mit Wachstumsabschluß ist die Ausheilung erreicht.

Morbus Köhler I und II

Definition: Morbus Köhler I = aseptische Knochennekrose des Os naviculare pedis.
Morbus Köhler II = aseptische Knochennekrose der Metatarsalköpfchen II und III.

Ätiologie und Pathogenese: Siehe oben.

Morbidität: Der Morbus Köhler I zählt mit dem Morbus Perthes zu den häufigsten spontanen Knochennekrosen im Kindesalter. Die Erkrankung tritt zwischen dem 3. und 12. Lebensjahr auf. Die Geschlechtsverteilung zwischen Knaben und Mädchen beträgt 4 : 1. Ein doppelseitiger Befall wird in etwa 30% der Fälle beobachtet.
Der Morbus Köhler II tritt nahezu immer in Kombination mit einem Spreizfuß im Alter zwischen 8 und 18 Jahren auf. Mädchen sind 4mal häufiger als Knaben betroffen.

Diagnostik und Therapie:
Morbus Köhler I: Klagen über belastungsabhängigen Schmerz im Mittelfuß. Druckempfindliche Weichteilschwellung über dem Os naviculare pedis. Röntgenologisch Abplattung und Verdichtung, seltener Fragmentierung des Os naviculare.
Die Behandlung richtet sich nach den Beschwerden. Bei geringen Beschwerden werden nach Gipsabdruck gefertigte, entlastende Einlagen verordnet. Bei stärkeren Beschwerden erfolgt die Ruhigstellung im gut anmodellierten Unterschenkelgehgipsverband für 6 Wochen mit anschließender Einlagenversorgung.
Morbus Köhler II: Zunehmende Beschwerden im betroffenen Zehengrundgelenk bis zum Ruheschmerz. Druckschmerz über dem Zehengrundgelenk und schmerzhafte Bewegungseinschränkung. Seltener Weichteilschwellung.
Röntgenologisch zunächst geringe, unscharfe Begrenzung des Metatarsalköpfchens, später Verdichtung und distale, gelenkflächennahe Fragmentierung. Im Endzustand stellt sich das Metatarsalköpfchen verbreitert und abgeflacht dar und weist an der Gelenkfläche einen Defekt auf, so daß es in der Folge zu einer Arthrose des Gelenkes kommt.
Therapeutisch bietet sich eine das Quergewölbe abstützende Einlagenversorgung an. Eine Ruhigstellung im entlastenden Gipsverband kann notwendig werden. Bei arthrotischen Beschwerden im Zehengrundgelenk erfolgt die operative Abtragung der knöchernen Randwülste, meist mit $^{2}/_{3}$-Resektion der Grundphalanx.

Osteochondrosis dissecans

Definition: Nekrose eines umschriebenen subchondralen Knochenbezirkes im Bereich konvexer Gelenkflächen mit sekundärer Ablösung des Knorpel-Knochen-Fragmentes.

Ätiologie: Familiäres Auftreten und gelegentliche Multiplizität lassen an genetisch fixierte, disponierende Faktoren denken. Auch traumatische Faktoren scheinen in bestimmten Fällen ursächlich in Frage zu kommen.

Morbidität: Die Osteochondrosis dissecans kommt bei Jugendlichen und Erwachsenen (10 bis 30 Jahre) vor. Sie betrifft bevorzugt das männliche Geschlecht. Beidseitiger Befall ist möglich. Am häufigsten wird die Erkrankung am Kniegelenk (medialer Femurkondylus) nachgewiesen. Weitere Prädilektionsorte sind das Ellenbogen-, Hüft- und Sprunggelenk.

Pathologische Anatomie: Subchondral findet sich eine meist schalenförmige Nekrose, die zur Umgebung durch einen Bindegewebssaum abgegrenzt ist. Die umgebende gesunde Spongiosa reagiert mit Sklerosierung. Kommt es zur weiteren Resorption der Nekrose und zum Einsinken des Nekrosesegmentes, so entstehen Einrisse im darüberliegenden Gelenkknorpel. Das osteochondrale Dissekat ist abgelöst und kann als freier Körper in den Gelenkraum abgestoßen werden.

Diagnostik: Anamnestisch werden meist nur geringe Beschwerden angegeben. Unter Belastung kann es zu rezidivierenden Gelenkergüssen kommen. Ein freier Gelenkkörper führt meist zu schmerzhaften Einklemmungen.
Röntgenologisch stellt sich das in seinem knöchernen Lager (Mausbett) befindliche Dissekat (Gelenkmaus) strukturdichter dar. Zum umgebenden subchondralen Knochen ist es durch einen sklerotischen Randsaum abgesetzt. Freie Gelenkkörper können nicht selten nur durch Spezialaufnahmen nachgewiesen werden (Abb. 27–28).

Differentialdiagnostisch kommen Gelenkeinklemmungen bei Chondromatose oder bei Meniskusläsionen vor.

Therapie: Bei Jugendlichen mit noch nicht abgestoßenem Dissekat erfolgt die Ruhigstellung des Gelenkes im Gipsverband für 6 Wochen. Eine weitere Entlastung bis zur endgültigen Einheilung kann notwendig werden.
Bei Erwachsenen wird operativ vorgegangen. Möglich sind:

1. Die subchondrale Spongiosaplastik oder Anbohrung des Nekrosebezirkes zur Anregung der Revaskularisierung.
2. Eine Refixation des Dissekates mittels Einbolzung von feinen Kortikalisspänen.
3. Entfernung kleiner abgestoßener Dissekate.
4. Knorpel-Knochen-Transplantation bei abgestoßenen größeren Dissekaten.

Eine postoperative Entlastung über mindestens 6 Wochen ist fast immer notwendig.

Prognose: Bei erhaltener Gelenkkongruenz besteht eine günstige Prognose. Knorpelschäden nach Einklemmungen oder Knorpel-Knochen-Defekten führen zur Arthrose.

Tibia vara (Morbus Blount)

Definition und ***Ätiologie:*** Aseptische Nekrose des medialen Anteils der proximalen Tibiametaphyse unklarer Ätiologie.

Morbidität: Unilaterales Auftreten im Alter zwischen 4 und 12 Jahren. Keine Geschlechtsbevorzugung. Eine altersabhängige Unterteilung in eine infantile und eine juvenile Form ist möglich.

Diagnostik: Klinisch imponiert ein einseitiges O-Bein mit kniegelenksnaher Verkrümmung. Abhängig vom Alter findet sich eine mehr oder weniger ausgeprägte Verkürzung des Unterschenkels.
Röntgenologisch stellt sich der mediale Tibiakondylus zunächst entmineralisiert dar. Die Epiphyse erscheint medial verschmälert, die Epiphysenfuge verbreitert. Später wirkt der mediale Tibiakondylus medial deutlich abgeschrägt.

Differentialdiagnose:

1. Rachitische O-Beine (selten einseitig),
2. Crus varum congenitum (Krümmungsscheitel im unteren Drittel).

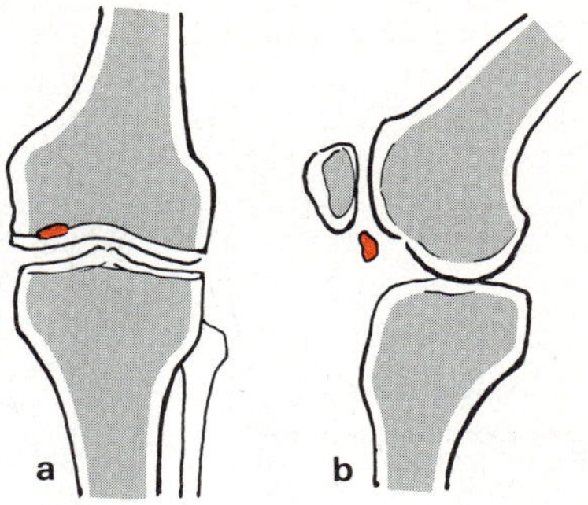

Abb. 27–28 a u. b. Osteochondrosis dissecans im Röntgenbild – im „Mausbett“ und als freier Körper

Therapie: Bei stärkeren Varusfehlstellungen ist die korrigierende Tibiakopfosteotomie (unter Schonung der Epiphyse), ggf. mehrmals, während des Wachstums angezeigt. Ein Verkürzungsausgleich kann notwendig werden.

Sonstige Osteonekrosen
(Abb. 27–29)

Epiphyseolysis capitis femoris

Synonyme: Jugendliche Hüftkopflösung, Coxa vara epiphysarea.

Definition: Verschiebung der Hüftkopfepiphyse gegenüber dem Schenkelhals infolge einer Lockerung der Epiphysenfuge.

Ätiologie: Der Erkrankung liegt eine hormonelle Dysregulation zugrunde, die sich im äußeren Habitus der meisten Kinder dokumentiert (Dystrophia adiposogenitalis, eunuchoider Hochwuchs, Adiposogigantismus).

Morbidität: Die Erkrankung tritt in der präpubertären Wachstumsperiode auf (Mädchen 10–14 Jahre, Knaben 12–16 Jahre).
Knaben sind 3mal häufiger betroffen als Mädchen. In der Mehrzahl der Fälle erkranken beide Hüftgelenke.

Pathologische Anatomie: Der Auflockerungsprozeß in der Wachstumsfuge findet am Übergang zum Schenkelhals infolge mangelhafter Verknöcherung statt. Da die Kopfepiphyse von der Hüftgelenkspfanne umfaßt und somit in ihrem Bewegungsausmaß begrenzt wird, ist es

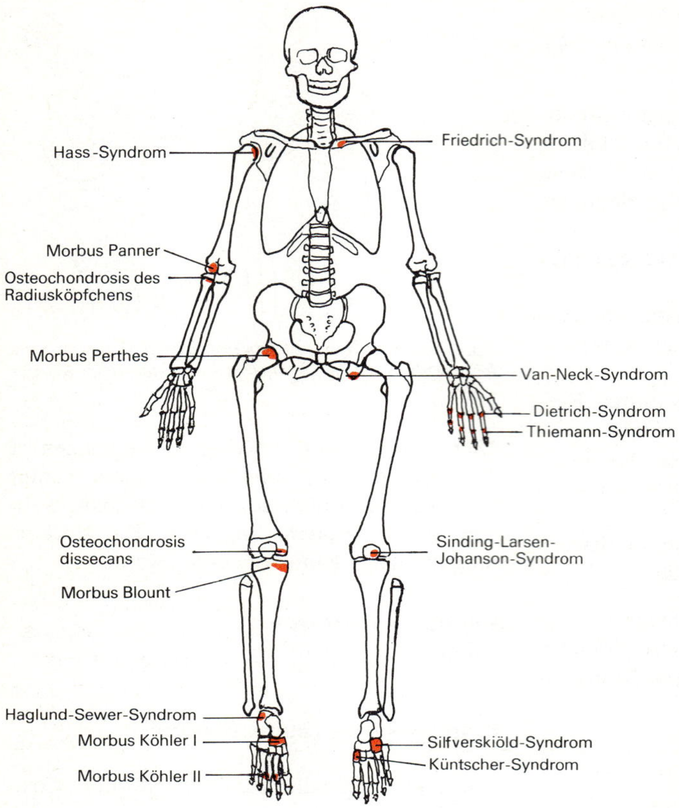

Abb. 27–29. Verteilung der spontanen, aseptischen Nekrosen im Wachstumsalter

anatomisch exakter, von einer Dislokation des Schenkelhalses nach vorne und oben zu sprechen. Die Stellungsänderung des Kopfes zum Hals imponiert dadurch als Dislokation nach hinten und unten. Eine derartige Verschiebung ist der Regelfall.

Diagnostik: Anamnestisch findet sich im Frühstadium eine leichte Ermüdbarkeit nach Belastungen, meist verbunden mit Hüft- und Knieschmerzen. Leichtes Hinken ist möglich.

Klinisch findet sich, abhängig vom Ausprägungsgrad des Gleitvorganges, eine mehr oder weniger ausgeprägte Einschränkung der Hüftgelenksbeweglichkeit, vorrangig in Innenrotation und Abduktion. Bei Flexion im Hüftgelenk kommt es zur zwangsläufigen Außenrotation des betroffenen Beines (Drehmann-Zeichen). In ausgeprägten Fällen läßt sich eine deutliche Außenrotationsfehlstellung nachweisen. Das Trendelenburg-Zeichen ist positiv (Höhertreten von Schenkelhals und Trochanter).

Röntgenologisch imponiert in der Beckenübersichtsaufnahme als Frühbefund eine Auflockerung und Verbreiterung der Epiphysenfuge. Mit beginnender Dislokation des Schenkelhalses nach kranial kommt es zur Höhenminderung der Kopfepiphyse. Es entwickelt sich eine Coxa vara.

Deutlicher wird der Gleitvorgang in der axialen Aufnahme durch die Dislokation zwischen Schenkelhals und Kopfkalotte dargestellt (Abb. 27–30).

Der Gleitvorgang verläuft im allgemeinen langsam (Epiphyseolysis capitis femoris *lenta*). Ein plötzliches Abrutschen (Epiphyseolysis capitis femoris *acuta*) infolge eines Bagatelltraumas hat die sofortige Belastungsunfähigkeit der betroffenen Extremität zur Folge.

Therapie: Sie ist abhängig von der Art und vom Ausmaß des Gleitvorganges.

Bei langsamem Gleitvorgang mit einem Dislokationswinkel im axialen Röntgenbild unter

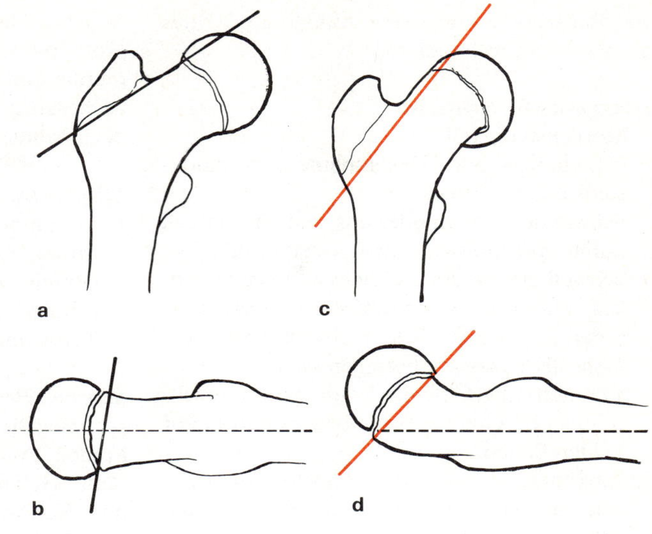

Abb. 27–30a–d. Epiphyseolysis capitis femoris — (a u. b) Normaler Röntgenbefund in 2 Ebenen. (c u. d) Dislokation zwischen Schenkelhals und Kopfepiphyse

30 Grad wird eine Stabilisierung der Kopfepiphyse durch Osteosynthese (Kirschner-Drähte, Schrauben) vorgenommen. Die Gegenseite wird prophylaktisch operativ stabilisiert.

Bei einem Dislokationswinkel zwischen 30 und 50 Grad wird die dreidimensionale intertrochantäre Osteotomie nach Imhäuser zur Stellungskorrektur durchgeführt. Gleichzeitig erfolgt die Verschraubung der Kopfepiphyse.

Dislokationswinkel über 50 Grad können durch eine subkapitale Keilosteotomie korrigiert werden. Dieses Verfahren ist jedoch mit dem Risiko der Femurkopfnekrose belastet.

Akute Gleitvorgänge erfordern die geschlossene oder offene Reposition. Die operative Stabilisierung der Kopfepiphyse erfolgt durch Osteosynthese.

Prognose: Die durch die Dislokation bedingte Inkongruenz der Gelenkflächen führt zur Arthrose. Akute Epiphysenlösungen können zur Nekrose der Kopfkalotte mit nachfolgender Einsteifung des Hüftgelenkes führen.

Entzündliche Erkrankungen im Bereich des Haltungs- und Bewegungsapparates

Chronische Polyarthritis (c. P.)

Synonyme: Rheumatoide Arthritis, progressiv-chronische Polyarthritis, primär-chronische Polyarthritis.

Ätiologie: Ungeklärt. Derzeit wird die Möglichkeit einer Autoimmunerkrankung diskutiert. Dabei wird angenommen, daß Gammaglobuline vom IgG-Typ durch exogene Faktoren, die im einzelnen nicht bekannt sind, zum Antigen werden und über die Blutbahn ins Gelenk bzw. an das Sehnengleitgewebe kommen. Dort führen die Antigene zur Bildung eines Antikörpers vom IgM-Typ. Der entstandene Immunkomplex führt zur Freisetzung von lysosomalen Enzymen aus hämotaktisch herbeigeführten Leukozyten.

Morbidität: Statistisch erkranken etwa 0,5–1% der Gesamtbevölkerung. Frauen sind mit 75% bevorzugt befallen. Der Erkrankungsbeginn liegt in 50% der Fälle vor dem 45. Lebensjahr.

Verlauf: Die Erkrankung beginnt mit dem exsudativ-proliferativen Stadium (erhöhte Gefäßpermeabilität der Synovialis, Gelenkerguß, Hypertrophie der Synovialiszellen). Bei Fortschreiten der Erkrankung kommt es zur lymphozytären Infiltration der Synovialis und zur Destruktion (Zerstörung der Gelenkfläche durch Pannusbildung).

Klinisch resultieren Schmerzen und Einschränkungen der Gelenksbeweglichkeit. Radiologisch kommt es zur Verschmälerung des Gelenkspaltes, zu Knochenusuren und zur gelenknahen Osteoporose. Sekundär resultieren arthrotische Veränderungen. Das Endstadium ist die fibröse bzw. knöcherne Ankylose oder das mutilierte Schlottergelenk.

Diagnostische Kritierien:

1. Morgensteifigkeit.
2. Bewegungs- oder Druckschmerz in mindestens einem Gelenk.
3. Schwellung in mindestens einem Gelenk durch Weichteilschwellung oder Erguß.
4. Schwellung mindestens eines anderen Gelenkes, wobei das symptomfreie Intervall zwischen den beiden Gelenkschwellungen nicht mehr als 3 Monate betragen darf.
5. Symmetrische Gelenkschwellung mit gleichzeitiger Beteiligung desselben Gelenkes auf beiden Seiten.
6. Subkutane Knoten über Knochenvorsprüngen, an den Streckseiten der Extremitäten oder in Gelenknähe.
7. Typische Röntgenveränderungen: Gelenknahe Osteoporose und nicht nur degenerative Veränderungen. Letztere sind jedoch kein Grund, die Patienten von der Diagnose auszuschließen.
8. Positiver Agglutationstest: Nachweis der Rheumafaktoren mit irgendeiner Methode, die in 2 Laboratorien mit nicht mehr als 5% positiven Ergebnissen bei normalen Kontrollen erbracht wurde.

Für das Vorliegen einer wahrscheinlichen c. P. sollten 3–4, für das Vorliegen einer definitiven Erkrankung 5–6 und für das einer klassischen Form 7–8 Kriterien vorhanden sein.

Prodromalzeichen sind: Inappetenz, Gewichtsabnahme, Müdigkeit, Myalgien, Parästhesien und Kältegefühl der Akren, vegetative Symptome wie Hyperhidrosis vor Beginn der Gelenkschmerzen.

Differentialdiagnose

Psoriasisarthritis

Klinische Besonderheiten: Typische Hauteffloreszenzen. Gelenksymptomatik beginnt in 20% subakut mit geringer Rötung und Schwellung. Zu etwa $^1/_3$ liegt mono- oder oligoartikulärer Befall vor.

Bevorzugte Lokalisation: PIP-Gelenke der Finger und Zehen in 5–30%, PIP-, MCP-, Hand- und Kniegelenke um 50%, Sakroileitis 15–40%.

Röntgenologisch findet sich ein zeitliches und örtliches Nebeneinander von destruktiven und proliferativen Veränderungen. Im Spätstadium mutilierende Arthropathien (Operngläsfinger, becherartige Aushöhlungen bzw. Zuspitzungen der Phalangen).

Sjögren-Syndrom

1. Vorhandensein einer c. P. oder anderen Arthritis, oder mit einer anderen Arthritis einhergehende Kollagenerkrankung.
2. Keratoconjunctivitis sicca.
3. Xerostomie.

Sonstige Begleitsymptome: Splenomegalie, Hepatomegalie. Die Erkrankung betrifft zu 90% Frauen. Auftreten mit c. P. in 50%. Auftreten ohne Gelenkerkrankung in 35%, zusammen mit Kollagenosen (Sklerodermie, Dermatomyositis) in 15%.

Gicht

Siehe unten.

Felty-Syndrom

Folgende *Kriterien* müssen erfüllt sein: Chronische Polyarthritis, Splenomegalie, Leukozytopenie oder Granulozytopenie.

Weitere mögliche *Begleitsymptome:* Hepatomegalie, gelegentlich Leberzirrhose, Lymphadenopathie, Panmyelopathie, hämolytische Anämie, Pleuritis, Episkleritis und Uveitis. In $^2/_3$ der Fälle handelt es sich um Frauen nach der Menopause.

Therapie: Wegen der Möglichkeit des monozyklischen, polyzyklischen und progressiven Verlaufes der c. P. grundsätzlich primär konservative Therapie (internistische und physikalisch-therapeutische Maßnahmen) (Abb. 27–31).

Wird durch diese konsequenten Therapiemaßnahmen die Erkrankung nicht beeinflußt, erfolgt nach 3–6 Monaten die operative Intervention.

Das Vorgehen kann unterteilt werden in:

- *Präventive Maßnahmen:* z. B. Frühsynovektomie (destruktive Veränderungen an Gelenkknorpel und Gelenkstrukturen fehlen). Die Frühsynovektomie kann auch an Sehnenscheiden durchgeführt werden. Die Rezidivquote wird mit 10–15% angegeben.

  Eine *systemische Wirkung* der Synovektomie ist dann wahrscheinlich, wenn sie an mehre-

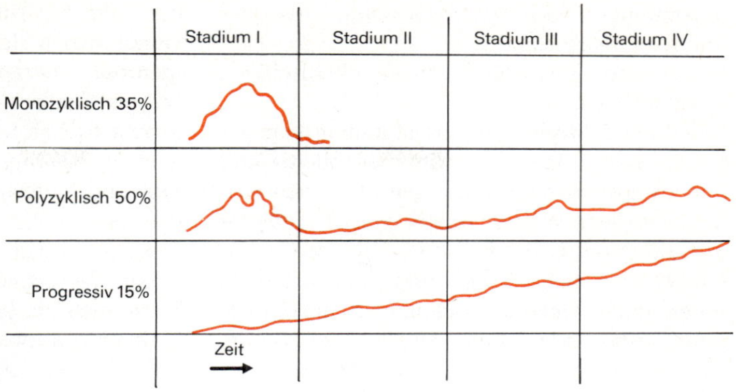

Abb. 27–31. Verschiedene Verlaufsformen der chronischen Polyarthritis und ihre prozentuale Aufteilung

ren Gelenken ausgeführt und dadurch eine größere Menge synovialen Gewebes entfernt wird. Eine Heilung durch die Synovektomie ist nicht möglich. Sie stellt jedoch eine additive Maßnahme zur medikamentös-physikalischen Therapie dar. Durch sie kann es gelingen, Patienten von der Cortisontherapie zu befreien.

- *Präventiv-rekonstruktive Maßnahmen:* Hierunter versteht man die Verbindung einer Synovektomie mit rekonstruktiven Maßnahmen, z. B. mit einem gleichzeitigen Sehnentransfer bei Rupturen von Fingerstrecksehnen.
- *Palliative Maßnahmen:* Diese sind in Form von Arthroplastiken, Alloarthroplastiken, Arthrodesen, Resektionen und anderen Eingriffen möglich.

  Operative Eingriffe bei chronischer Polyarthritis ermöglichen nicht nur eine verbesserte Funktion, sondern erreichen auch Beschwerdearmut bzw. Beschwerdefreiheit. Für die einzelnen Operationen bestehen besondere Indikationen bzw. Indikationsgrenzen.

Osteotomien sind bei c. P. selten von Erfolg. Alloarthroplastiken können als Alternative zum Rollstuhldasein auch bei jungen Patienten erforderlich werden.

Allgemeine Voraussetzungen für die Operation:

1. Bei c.-P.-Patienten ist präoperativ zunächst zu eruieren, ob sie unter einer Kortikoiddauermedikation stehen. Nach längerzeitiger Kortikoidtherapie ist unter entsprechendem Kortikoidschutz zu operieren.
2. Bei fortgeschrittener c. P. und Befall der Halswirbelsäule ist durch Röntgenfunktionsaufnahmen abzuklären, ob ein hochgradig immobiles Atlantoepistrophealgelenk besteht. ***Cave:*** Intubationszwischenfall durch Medullakompression!
3. Da die Operation nur eine der Maßnahmen im gesamten Behandlungsplan darstellt, ist die Zusammenarbeit zwischen Operateur, internistischem Rheumatologen, Krankengymnastin, Ergotherapeutin und Sozialhelfer zur bestmöglichen Rehabilitation des Patienten von entscheidender Bedeutung.

Spondylitis ankylosans

Synonym: M. Bechterew.

Ätiologie: Chronische Entzündungskrankheit unbekannter Genese. Eine erbliche Disposition ist sehr wahrscheinlich.

Morbidität: Geschlechtsproportion männlich : weiblich = 5:1. Manifestationsgipfel zwischen dem 18. und 25. Lebensjahr. Hohe Assoziation der Spondylitis ankylosans (95%) mit dem Histokompatibilitätsantigen HL-A-B 27 (human-leukocyte allo-antigen). Die Verteilung dieses Faktors in der Normalbevölkerung beträgt 7%.

Diagnose: Sie wird nach den folgenden, international anerkannten Kriterien gestellt:

1. Tiefsitzender Kreuzschmerz und Steifheit, über mehr als 3 Monate bestehend,
2. Schmerz und Steifheit im Thoraxbereich,
3. eingeschränkte Bewegung in der LWS,
4. eingeschränkte Thoraxexpansion,

5. Anamnese oder Nachweis einer Iritis oder ihrer Folgezustände,
6. röntgenologische Kriterien einer beidseitigen Sakroileitis.

Eine Spondylitis ankylosans ist immer dann gegeben, wenn eine beidseitige Sakroileitis und mindestens eines der 5 übrigen klinischen Kriterien vorliegt. Weitere relativ *typische Symptome* sind: Vom Kreuz her ausstrahlende Gesäßschmerzen, Schmerzen und Schwellungen stammnaher Gelenke, Schmerzen am Brustkorb, insbesondere beim Husten und Niesen, vorübergehende Steifheit und Schmerzen der HWS sowie Fersenschmerzen, gelegentlich mit Schwellungen.

Differentialdiagnose:

1. M. Reiter: Die Arthritis ist kombiniert mit einer Urethritis und Konjunktivitis.
2. Arthritis oder Spondylitis bei Ileitis terminalis oder Colitis ulcerosa. ***Wichtig:*** Anamnese mit Durchfällen!
3. Reaktive Arthritiden bei Infektionen mit Yersinien, Shigellen oder Salmonellen: Feststellung der Infektion und der Erreger.
4. Arthritis psoriatica: typische Hauteffloreszenzen, z. B. am Haaransatz.

Therapie: Eine kausale Therapie ist bis heute nicht möglich. Eine frühe Diagnose läßt jedoch die wichtige Frühbehandlung zu. Gute Remissionen lassen sich durch eine gezielte medikamentöse Therapie (Indometacin) kombiniert mit physikalisch-therapeutischen und krankengymnastischen Maßnahmen erzielen.

Ziel der Behandlung: Erhaltung der Beweglichkeit und Unterdrückung des Entzündungsvorganges.

Bei frühzeitiger Ankylosierung peripherer Gelenke, insbesondere bei beidseitigem Befall, kann auch bei jungen Menschen der Kunstgelenkersatz notwendig werden (z. B. Hüftgelenke). Der Kunstgelenkersatz stellt bei diesen Menschen die einzige Alternative zur hochgradigen Einschränkung des gesamten Bewegungsapparates dar und ist deshalb indiziert.

Bei versäumter Frühbehandlung und ungünstiger Einsteifung der Wirbelsäule mit hochgradiger Kyphosierung können Wirbelosteotomien (Kolumnotomien), insbesondere im LWS-Bereich, seltener im HWS-Bereich, notwendig werden (Abb. 27–32). Postoperativ erfolgt nach LWS-Kolumnotomien eine Fixation im Thorax-Becken-Gips mit Oberschenkelteilen für 12–16 Wochen.

Knochen- und Gelenktuberkulose

Tuberkulose, s. auch S. 70.

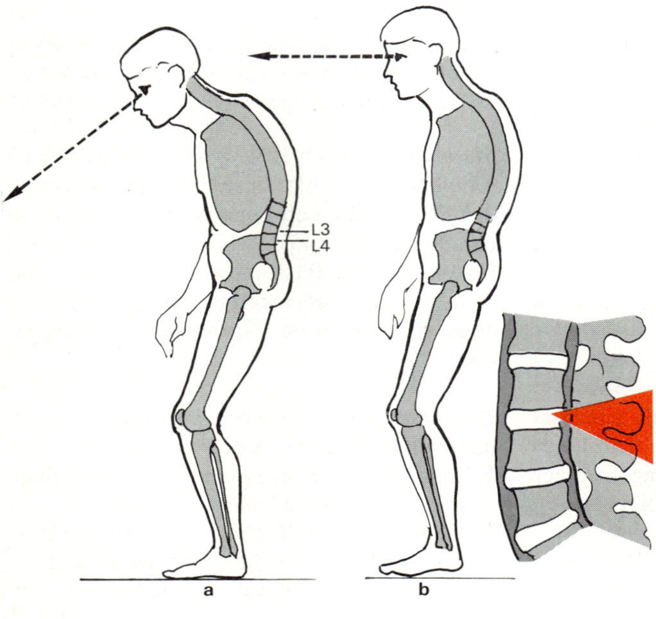

Abb. 27–32 a u. b. Spondylitis ankylosans. Wegen versteifender Kyphosierung, die so stark ausgeprägt sein kann, daß der Patient nur noch auf den Boden schaut, Kolumnotomie im LWS-Bereich zur Wiederaufrichtung

Morbidität: 15% der tuberkulösen Erkrankungen sind extrapulmonale Tuberkulosen. 30% der Spondylitiden, die beobachtet werden, sind unspezifisch. 70% sind dagegen spezifisch, d. h. tuberkulös. Unspezifische und tuberkulöse Spondylitiden sind bevorzugt an der Lenden- und Brustwirbelsäule, seltener an der Halswirbelsäule lokalisiert. Darüber hinaus sind folgende Gelenke häufig von Tuberkulose befallen: Hüftgelenk, Kniegelenk, Handgelenk.
Seltener befallen sind Schulter-, Ellenbogen- und Sprunggelenke. Grundsätzlich sind jedoch alle Gelenk- und Knochenlokalisationen der Tuberkulose möglich.

Diagnostik:
Spondylitis tuberculosa: Sie weist, im Gegensatz zur unspezifischen Spondylitis, meist einen chronischen Verlauf auf. Subfebrile Temperaturen, geringe BSG-Erhöhung, häufig keine Veränderungen des weißen Blutbildes. Der Kranke fühlt sich leistungsgemindert und verliert häufig an Gewicht.
Röntgenologisch findet sich eine mäßige Verschmälerung der Zwischenwirbelscheibe. Die angrenzenden Deck- und Grundplatten sind unregelmäßig konturiert. Bei Fortschreiten der Erkrankung steht die Kalksalzatrophie und der Knochendefekt im Vordergrund. Es kann zu paravertebralen Verdichtungen kommen, die sowohl auf ein Ödem als auch auf einen Abszeß hinweisen.

Gelenktuberkulose (Coxitis tuberculosa):
Klinisch: Schmerzhafte Bewegungseinschränkung (z. B. Belastungsschmerz). Allgemeinsymptome wie bei Spondylitis tuberculosa. Heute meist schleichender Verlauf.
Röntgenologisch kommt es zur Gelenkspaltverschmälerung. Die Gelenkkonturen werden unregelmäßig. Es zeigt sich bald eine deutliche Kalksalzatrophie und regionale Auflösung der Spongiosastruktur untermischt mit Sklerosierungsherden.
Ähnliche Symptomatik an den anderen Gelenken (s. oben).
Für Wirbel- und Gelenktuberkulose gemeinsame Symptomatik: Die Tuberkulose ist eine *generalisierte Erkrankung,* deshalb häufig gleichzeitiger Befall von Gelenken und Wirbeln. Fahndung nach der *Lungentuberkulose* durch *Sputum-* und *Magensaftuntersuchung* auf säurefeste Stäbchen. Ein negativer *Tuberkulintest* schließt in der überwiegenden Zahl der Fälle die Tuberkulose aus.
Im Röntgenbild können sowohl bei Spondylitiden wie auch bei Gelenktuberkulose *Senkungsabszesse* durch Verdichtungs- bzw. Verkalkungsschatten erkannt werden. Punktionen des Herdes mit anschließender *bakteriologischer Untersuchung.*
Wichtig ist der Tierversuch (Meerschweinchen).
Aktualität des Prozesses feststellbar durch die Szintigraphie. Ausdehnung des Prozesses am besten erfaßbar durch Röntgentomographie und Computertomographie.

Differentialdiagnose der *Spondylitis tuberculosa:*
1. Perinephritischer Abszeß,
2. septische Hüfterkrankung,
3. unspezifische Spondylitiden (Komplementbindungsreaktionen durchführen!),
4. Karzinommetastasen,
5. Myelome,
6. Hodgkin-Erkrankung.

Differentialdiagnose der *Arthritis tuberculosa:*
1. Unspezifische Arthritiden (Erregernachweis),
2. rheumatoide Arthritis (c. P. – s. oben).

Therapie:
Gelenktuberkulose:
Synoviale Form: Lokalbehandlung mit Streptomycininstillation, kombiniert mit *medikamentöser Behandlung:* INH, Streptomycin, Rifampicin. Zusätzlich Ruhigstellung der erkrankten Gelenke im *Gipsverband* (6 Wochen). Fensterung für intraartikuläre Streptomycininjektionen. Medikamentöse Behandlung in der Dreierkombination über 1 Jahr, anschließend in Zweierkombination ein weiteres Jahr.
Synovial-ossäre Form: Übergriff von den synovialen Strukturen auf die ossären, oder Resistenz gegen die oben geschilderte Behandlung. Dann *Synovektomie* mit *Revision* der knorpeligen und knöchernen Gelenkanteile bzw. *Exzision nekrotischer Abschnitte.*
Vorbehandlung: 4wöchige, medikamentöse Behandlung mit den oben genannten Medikamenten, um miliare Aussaat zu verhindern.
Nachbehandlung: Spül-Saug-Drainage mit Streptomycin für 3 Wochen (Schienenlagerung).

Weitere operative Maßnahmen: Bei starker Gelenkzerstörung, z. B. Knie- und Hüftgelenk, Arthrodesierung, evtl. mit Spongiosaplombierung. Fixation am besten mit Fixateur-externe-Methode oder/und Gipsverband. Bei ausgedehnten Destruktionen, z. B. am Hüftgelenk, Kopf-Hals-Resektionen bzw. Pfannenresektionen. Konsekutiv sind Abstützungsosteotomien möglich.

Spondylitis tuberculosa:
Bei nicht zu ausgeprägten Herden Ruhebehandlung (Gipsbett) und medikamentöse Therapie möglich. Hier ist die Frühdiagnose erforderlich.
Ausgedehnte Herde mit Zerstörung der Zwischenwirbelscheibe mit Befall zweier oder mehrerer Wirbelkörper sowie Beobachtung von Senkungsabszessen erfordern meist operative Intervention, wenn keine allgemeinmedizinischen Kontraindikationen bestehen.
Vorbehandlung vor Operation: Anpassung einer Gipsliegeschale 4 Wochen vor Operation. Entsprechend lange medikamentöse Vorbehandlung (s. oben).
Operatives Vorgehen an den einzelnen WS-Abschnitten:
Halswirbelsäule: Herdausräumung im 1. und 2. HWK – transoraler Zugang. Erkrankung des 2.–4. HWK: Möglicher Zugang durch die Membrana hyothyreoidea oder seitlicher Zugang. Seitlicher Zugang meist erst ab 3. HWK nach distal möglich (Schnittführung vor dem M. sternocleidomastoideus).

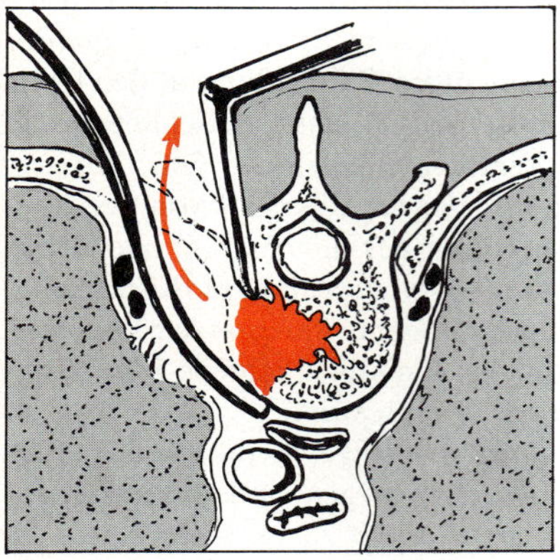

Abb. 27–33. Tuberkulöser Herd im Bereich eines oder mehrerer Brustwirbelkörper. Operative Ausräumung nach Zugang über eine Kostotransversektomie

Brustwirbelsäule: Zugang entweder durch Kostotransversektomie (Abb. 27–33) oder transthorakale Herdausräumung mit konsekutiver Durchlaufdrainage und Streptomycinspülung sowie kortikospongiöser Knochenplombierung. Abszesse, die paravertebral liegen, werden abgesaugt; Abszeßwände, soweit ablösbar, herauspräpariert.
Lendenwirbelsäule: Transversektomie, Vertebrotomie. Durchlaufdrainage und Spongiosa- bzw. kortikospongiöse Plombierung des Herdes.
Nachbehandlung in allen Fällen: Ruhigstellung im Gipsbett. An der Halswirbelsäule ist eine Fixation mit Crutchfield-Klammer oder Halo-Extension mit und ohne Gips wieder möglich.
Stationäre Krankheitsdauer nach Operation zwischen 3 und 6 Monaten, in schweren Fällen auch länger.

Degenerative Erkrankungen

Degenerative Veränderungen der Gelenke – Arthrosis deformans

Definition: Degenerative Erkrankungen der Gelenke sind weitgehend auf das Erwachsenenalter beschränkt und gehen meist vom Knorpel aus. Sie verlaufen chronisch und führen zu einem Funktionsverlust.
Als Arthrosis deformans (Arthrose) wird ein primär vom hyalinen Gelenkknorpel ausgehender Degenerationsprozeß der Gelenkflächen bezeichnet, der zu einem vollständigen Gelenkverschleiß führen kann.

Ätiologie: Die Ätiologie der Arthrose ist multifaktoriell. Als wesentlicher ätiologischer und pathogenetischer Faktor ist die mechanische Gelenkbeanspruchung anzusehen. Folglich sind die mechanisch am stärksten belasteten Gelenke der unteren Extremität am häufigsten betroffen. Der Arthrose liegt ein Mißverhältnis zwischen Belastung und Belastbarkeit des hyalinen Gelenkknorpels zugrunde, das zurückzuführen ist auf eine vermehrte mechanische Belastung des Gelenkknorpels oder eine verminderte Belastbarkeit des Knorpelgewebes.
Vermehrte mechanische Belastungen eines Gelenkes entstehen durch:
1. Formstörungen der Gelenkflächen (Präar-

throsen). Sie haben in der Regel eine Verkleinerung der druckaufnehmenden Knorpelfläche zur Folge, so daß unphysiologische Spitzenbelastungen resultieren.
2. Achsenfehlstellungen – Genu varum, Genu valgum, Genu recurvatum.
3. Überbelastung durch Sport oder Beruf.

Eine verminderte Belastbarkeit ist gegeben bei angeborener Minderwertigkeit des Gelenkknorpels (Ochronose), bei fortgeschrittenem Alter oder nach Vorschädigung eines Gelenkes (z. B. Immobilisation).

Auch eine primär enzymatisch induzierte Arthroseentstehung ist möglich. Wiederholte intraartikuläre Blutungen (Hämarthros) können durch freigesetzte, aus Granulozyten stammende Enzyme zu einer Destruktion der Knorpeloberfläche führen.

Pathologische Anatomie und Pathogenese: Nach initialer Schädigung der Knorpeloberfläche Beginn des pathogenetischen Prozesses, der wechselseitig durch mechanische und enzymatische Einflüsse gesteuert wird. Zunächst Verlust der amorphen Grundsubstanz und Freilegung des Kollagenfibrillengefüges (Demaskierung). Dadurch gestörte Gleitfähigkeit mit zunehmendem Knorpelabrieb (Detritus). Gleichzeitig Störung des Metabolismus der Chondrozyten. Es kommt zu Zelltod und Chondrozytenproliferation (Cluster). Zellgebundene Enzyme werden freigesetzt, die zusammen mit dem Detritus einen Reizzustand der Gelenkkapsel (Synovialitis) und Schmerzen erzeugen. Exsudatbildung (Gelenkerguß und Kapselfibrose) führt zur Störung der Knorpelernährung. Die Schmiereigenschaften der Gelenkflüssigkeit (Synovia) sind verändert. Es resultiert eine schmerzhafte Bewegungseinschränkung des Gelenkes und eine zunehmende Zerstörung der Gelenkflächen. So kommt es zur Freilegung des subchondralen Knochens, zur Zystenbildung und zum reaktiven Knochenanbau (Osteophyten).

Diagnostik: Anamnestisch werden morgendliche Einlaufschmerzen sowie belastungsabhängige Schmerzen angegeben. Klinisch finden sich, abhängig vom Ausprägungsgrad, schmerzhafte Bewegungseinschränkungen, teilweise mit Krepitation, Gelenkkapselverdickung und Ergußbildung, Gelenkinstabilität oder Gelenkkontrakturen, Muskelatrophie sowie Einsteifung der Gelenke in Fehlstellung.

Röntgenologisch sind Gelenkspaltverschmälerungen bis zur Aufhebung des Gelenkspaltes, Sklerosierung des subchondralen Knochens, knöcherne Zystenbildung sowie osteophytäre Randzacken nachweisbar. Die knöchernen Gelenkkörper können im fortgeschrittenen Stadium eine erhebliche Deformierung aufweisen.

Therapie: Die Behandlung der Arthrose ist auf die Beseitigung der Schmerzen und auf eine Verbesserung der Gelenkfunktion ausgerichtet.

Konservative Maßnahmen:
1. *Zur Schmerzbeseitigung:* Analgetika, temporäre Entlastung des Gelenkes mittels Knöchellaschenextension, Benützung eines Stützstockes.
2. *Zur Beeinflußung des arthrotischen Reizzustandes:* Antiphlogistika, Kortikosteroide intraartikulär (Indikation eingrenzen, ***Cave*** – Nebenwirkungen!), physikalische Maßnahmen (Fangopackungen, Elektrotherapie, Bäder).
3. *Zur Muskellockerung:* Massagen, Muskelrelaxantien.
4. *Zur Anregung der Knorpelregeneration:* z. B. Mukopolysaccharidpolyschwefelsäureester intraartikulär (Erfolg unsicher).
5. *Zur Kräftigung der Muskulatur und Besserung der Gelenkbeweglichkeit und Vermeidung von Kontrakturen:* krankengymnastische Übungsbehandlung.
   Bei übergewichtigen Patienten ist außerdem eine Gewichtsreduktion anzustreben.
   Orthopädische Hilfsmittel (z. B. Rotationsbandagen nach Hohmann bei Koxarthrose) können angezeigt sein.

Operative Maßnahmen:
1. Gelenkkongruenzverbessernde Osteotomien.
2. Gelenkdruckreduzierende Osteotomien (Abb. 27–34).
3. Gelenkplastische Eingriffe:
   – Autologe Plastiken (z. B. Fettlappeninterpositionsplastik),
   – Alloarthroplastiken = Kunstgelenke.
4. Primäre Gelenkresektion.
5. Gelenkversteifung (Arthrodese).

Koxarthrose

Zusammen mit der Gonarthrose ist die Arthrose des Hüftgelenkes das häufigste degenerative Gelenkleiden.

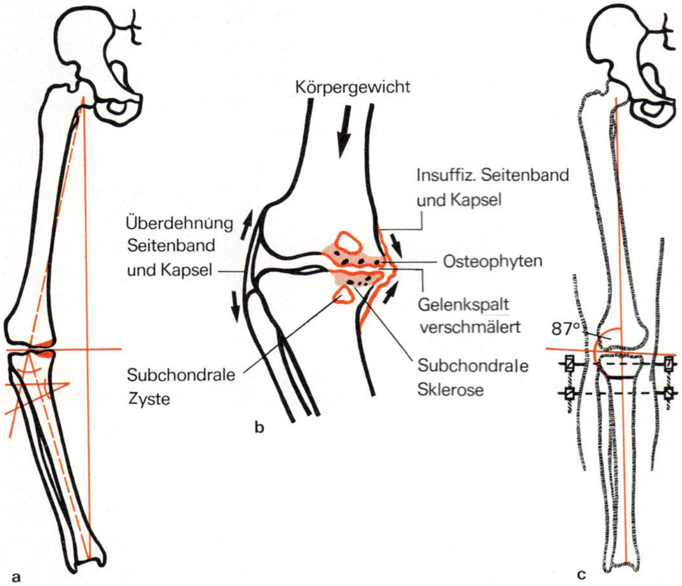

Abb. 27–34 a–c. Pathophysiologie und Behandlung der Valgusgonarthrose durch Osteotomie

Ätiologie: Sie beruht in etwa 1/3 der Fälle auf einer Epiphyseolysis capitis femoris. Gehäuft entwickelt sie sich auch auf dem Boden einer Hüftdysplasie.

Weitere wichtige Ursachen:
1. Traumen (traumatische Luxationen, Hüftkopffrakturen, Azetabulumfrakturen).
2. Protrusio acetabuli.
3. Chronische Polyarthritis und unspezifische Gelenkentzündungen.
4. Idiopathische Hüftkopfnekrosen.
5. Wachstumsstörungen (z. B. M. Perthes).

Klinische Symptomatologie in Abhängigkeit vom Ausprägungsgrad:
1. Schmerzen unter Belastung mit Ausstrahlung in das Kniegelenk.
2. Schmerzhinken.
3. Schmerzhafte Bewegungseinschränkung.
4. Adduktions-Außenrotations-Kontraktur.

Röntgen: Beckenübersicht.

Therapie: Abhängig vom Ausprägungsgrad der Koxarthrose sowie vom Alter und vom Beruf (postoperative Belastung) des Patienten.
Beginnende Beschwerden bei initialen Gelenkveränderungen werden konservativ behandelt.

Operative Therapie:
1. Intertrochantäre Varisierungs- oder Valgisierungsosteotomie mit Umstellung. Fakultativ ist die Kombination mit der Beckenosteotomie nach Chiari zur besseren Überdachung des Hüftkopfes möglich (Abb. 27–35).
   Indikation: Degenerative Gelenkveränderungen mit Inkongruenz der Gelenkflächen. Bei ungenügender Überdachung des Femurkopfes = Beckenosteotomie nach Chiari.
2. Intertrochantäre Medialisierungsosteotomie, Unterstellungsosteotomie nach McMurray.
   Indikation: Druckentlastung bei fortgeschrittener Koxarthrose.
3. Alloplastischer totaler Hüftgelenksersatz (Abb. 27–36).
   Indikation: Bei Patienten über 60 Jahren und schweren Koxarthrosen. Bei Polyarthritikern ist der alloplastische Ersatz des Hüftgelenkes (Gelenkflächenersatz – Schalenprothese nach Wagner) auch bei jüngeren Patienten berechtigt. Hier strenge Indikationsstellung!
4. Schenkelhals-Kopf-Resektion nach Girdlestone.
   Indikation: Selten primär.
5. Versteifung des Hüftgelenkes (Arthrodese).
   Indikation: Bei jungen Patienten mit schweren einseitigen Koxarthrosen.

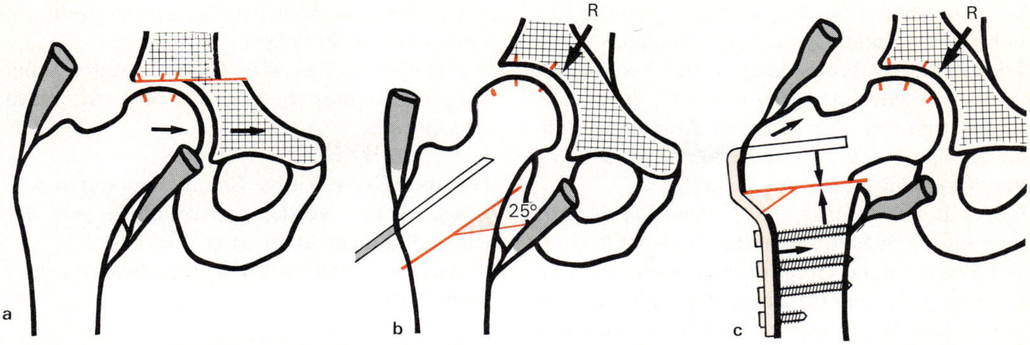

Abb. 27–35. (a) Beckenosteomie und Verschiebung des Oberschenkelkopfes mit dem distalen Beckenanteil nach medial. (b) Intertrochantäre Osteotomie, Resektion eines Keiles von 25°, (c) Varisation von 25° und Medialisierung, Fixation mit Doppelrechtwinkelplatte unter Kompression

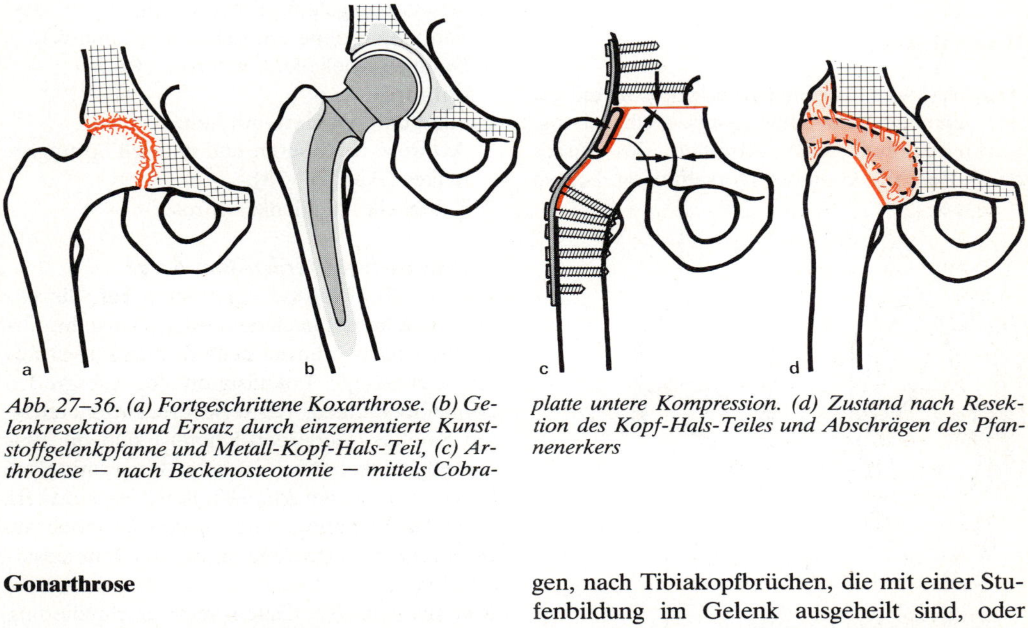

Abb. 27–36. (a) Fortgeschrittene Koxarthrose. (b) Gelenkresektion und Ersatz durch einzementierte Kunststoffgelenkpfanne und Metall-Kopf-Hals-Teil, (c) Arthrodese – nach Beckenosteotomie – mittels Cobraplatte untere Kompression. (d) Zustand nach Resektion des Kopf-Hals-Teiles und Abschrägen des Pfannenerkers

Gonarthrose

Die Arthrose des Kniegelenkes ist ein häufiges degeneratives Gelenkleiden, das vorrangig bei älteren Menschen auftritt. Frauen sind nach der Menopause vermehrt betroffen. Beschwerden treten hauptsächlich belastungsabhängig auf.

Ätiologie: Die Ursachen sind zahlreich. Nicht selten sind statische Störungen verantwortlich (Genu varum, Genu valgum). Abhängig von der Fehlstellung ist die Arthrose medial oder lateral lokalisiert. Auch nach Meniskusläsionen oder Meniskektomien kann es zu einer lokalisierten Gonarthrose kommen. Bei instabilen Kniegelenken nach Kapsel-Band-Verletzungen, nach Tibiakopfbrüchen, die mit einer Stufenbildung im Gelenk ausgeheilt sind, oder nach chronischen Gelenkentzündungen (chronische Polyarthritis) betrifft die Arthrose in der Regel das ganze Gelenk. Das Femoropatellargelenk ist meist mitbetroffen. Isolierte Veränderungen dieses Gelenkes finden sich nach Patellafrakturen oder infolge einer ausgeprägten Chondromalazie.

Therapie: Die konservative Therapie der Gonarthrose orientiert sich an den allgemeinen Empfehlungen (s. oben). Reizergüsse sollten wegen der Gefahr der Kapselüberdehnung und wegen der Störung der Knorpelernährung abpunktiert werden. Orthopädische Behelfe (Schienenhülsenapparat, Knie-Walkleder-Hül-

se) können bei bestehenden Kontraindikationen zur Operation Anwendung finden.
Die operative Behandlung ist bei Achsenfehlstellungen zur Entlastung des betroffenen Gelenkabschnittes durch Achsenkorrektur indiziert: hohe Tibiakopfosteotomie (Abb. 27–37), suprakondyläre Femurosteotomie.
Gonarthrose verursachende Meniskusläsionen werden durch Meniskektomie behandelt.
Bei ausgeprägten Gonarthrosen kann der alloplastische Gelenkersatz angezeigt sein. Kniegelenkstotalendoprothesen finden Anwendung als Achsengelenke sowie als achsenfreie Gelenke (Schlittenprothesen).
Bei jüngeren Patienten mit einseitiger schwerer Gonarthrose ist die Arthrodese vorzuziehen.

Hallux rigidus

Arthrose des Großzehengrundgelenkes mit einer schmerzhaften Bewegungseinschränkung. Schwierigkeiten beim Abrollen des Fußes durch Beschränkung der Dorsalflexion. Fehlen

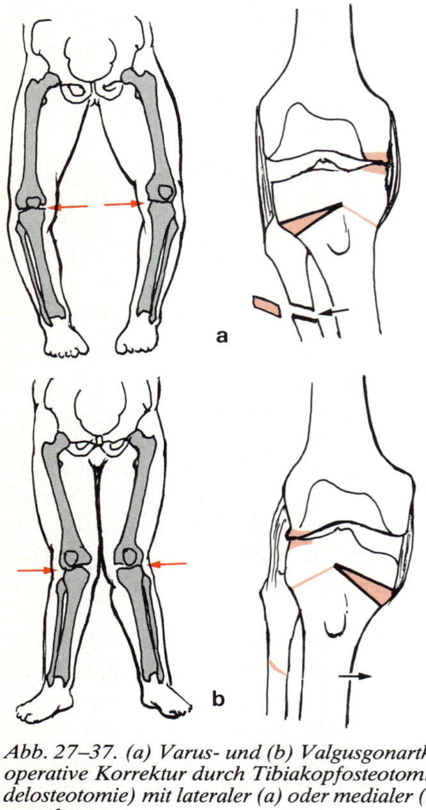

Abb. 27–37. (a) Varus- und (b) Valgusgonarthrose – operative Korrektur durch Tibiakopfosteotomie (Pendelosteotomie) mit lateraler (a) oder medialer (b) Keilentnahme

einer stärkeren Abweichung der Großzehe im Sinne des Hallux valgus.
Der Hallux rigidus wird bei jüngeren wie bei älteren Patienten beobachtet und tritt meist beidseits auf.

Therapie: Konservative Behandlung durch Anbringen einer vorderen Abrollhilfe auf der Schuhsohle quer unter dem Vorfuß.
Operativ: Gelenkresektion nach Brandes oder Hueter-Mayo.

Typische Arthrosen anderer Gelenke

An den oberen Extremitäten:
1. Schultergelenksarthrose (Omarthrose),
2. Schultereckgelenksarthrose (häufiger Nebenbefund ohne klinische Symptomatik),
3. Daumensattelgelenksarthrose (Rhizarthrose).

An den unteren Extremitäten:
1. Arthrose des oberen und unteren Sprunggelenkes (Abb. 27–38),
2. Talonavikulargelenksarthrose.

Polyarthrose (Heberden-Bouchard)
Sie tritt überwiegend bei Frauen auf. Sie beginnt fast immer nach dem 40. Lebensjahr. Ursächlich werden hormonelle Störungen vermutet. Bevorzugte Lokalisation der erbsgroßen doppelhöckerigen, teilweise druckschmerzhaften Knoten (Heberden-Knoten) sind die Fingerendgelenke. Auch an den Fingermittelgelenken können derartige Knoten lokalisiert sein (Bouchard-Knoten). Gleichzeitig bestehen arthrotische Veränderungen an den Daumensattelgelenken.
Röntgenologisch: Gelenkspaltverschmälerung und Randosteophyten. Serologische Untersuchungen sind negativ. Die Behandlung erfolgt konservativ.

Degenerative Veränderungen der Wirbelsäule

Die degenerativen Veränderungen der Wirbelsäule verlaufen progredient und führen zu einer funktionellen Minderbelastbarkeit des Achsenorgans. Lokalisationsort ist das sog. *Bewegungssegment.* Es wird von 2 Wirbelkörpern und den dazwischenliegenden Strukturen gebildet (Abb. 27–39).

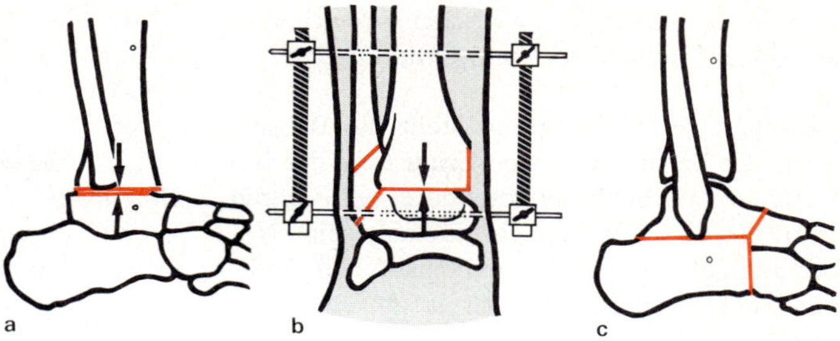

Abb. 27–38 a–c. Versteifung im Fußwurzelbereich: (a) Resektion des oberen Sprunggelenkes (b) Kompression durch äußeren Spanner, (c) Double-Arthrodese im unteren Sprunggelenk und Chopart-Gelenk

Innerhalb eines Bewegungssegmentes finden sich die paarig angelegten dorsolateral der Wirbelkörper lokalisierten Foramina intervertebralia, aus denen die Nervenwurzeln den Rückenmarkskanal verlassen.

Degenerative Veränderungen finden sich bevorzugt in den Abschnitten der stärksten Wirbelsäulenbeweglichkeit (untere Halswirbelsäule, untere Lendenwirbelsäule mit lumbosakralem Übergang). Degenerative Veränderungen innerhalb eines Bewegungssegmentes werden nach ihrer anatomischen Lokalisation unterschieden:

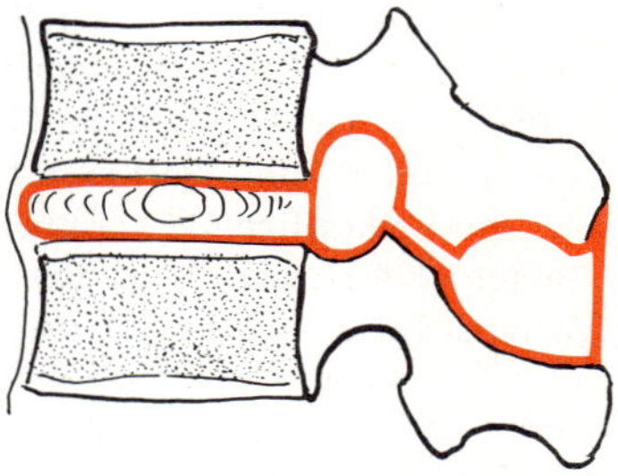

Abb. 27–39. Das Bewegungssegment besteht aus 2 Wirbelkörpern mit Bandscheibe, Wirbelbögen und knöchernen Fortsätzen, aus paarigen Wirbelbogengelenken, vorderem und hinterem Längsband, dem Ligamentum flavum und interspinosum und der dazu gehörigen Muskulatur

Osteochondrose

Definition und Pathogenese: In der Regel geht die Chondrose der Osteochondrose voraus.

Als *Chondrosis intervertebralis* wird die Alterung der Bandscheibe bezeichnet, die durch Gewebsveränderungen wie Turgorverlust, Riß- und Spaltbildungen gekennzeichnet ist. Damit verbunden ist eine Minderung der Elastizität der Bandscheibe sowie eine Bandscheibenverschmälerung. Mechanische Momente beschleunigen den Verschleißprozeß. Infolge der daraus resultierenden Instabilität des Bewegungssegmentes kommt es zu statisch-dynamischen Fehlbelastungen, so daß die hyalinknorpeligen Wirbelkörperdeck- und grundplatten in den degenerativen Prozeß einbezogen werden. Die daraus resultierende Sklerose der angrenzenden Wirbelkörperabschnitte sowie die selteneren Deck- und Grundplatteneinbrüche mit Verlagerung von Bandscheibengewebe in den Wirbelkörper werden als *Osteochondrosis vertebrae* bezeichnet.

Diagnostik: Derartige degenerative Veränderungen müssen nicht unbedingt zu klinischen Beschwerden führen. Eine gesunde Rückenmuskulatur kann die vorliegende statisch-dynamische Störung temporär kompensieren.

Anamnestisch werden Nacken- oder Rückenschmerzen angegeben, die meist muskulär bedingt sind. Die Schmerzen können aber auch vertebragene Ursachen haben. Auffällig ist die Belastungsabhängigkeit der geklagten Beschwerden.

Klinisch findet sich meist ein schmerzhafter Hartspann der Nacken- oder Lendenmuskulatur. Bei Bewegungsprüfungen der betroffenen Wirbelsäulenabschnitte läßt sich eine schmerzreflektorische Fixation derselben nachweisen. Akut auftretende Beschwerden im Bereich der Halswirbelsäule können zu einem akuten Schiefhals führen. Im Bereich der Lendenwirbelsäule werden akut auftretende Beschwerden als Lumbalsyndrom oder Lumbalgie bezeichnet.

Röntgenologisch stellt sich die Chondrosis intervertebralis meist in Form einer ungleichmäßigen Verschmälerung des betroffenen Zwischenwirbelraumes dar. Der typische Röntgenbefund der Osteochondrose ist die gleichmäßige Verschmälerung des Zwischenwirbelraumes mit sklerotischen Deck- und Grundplatten.

Therapie: Im Vordergrund steht die Beseitigung der Schmerzen. Eine Entlastung der betroffenen Wirbelsäulenabschnitte, ggf. durch Bettruhe, ist im akuten Zustand angezeigt. Neben analgetischen und antiphlogistischen Medikamenten werden Muskelrelaxanzien angewandt.
Da eine Kausaltherapie fehlt, ist das weitere Vorgehen auf die Verbesserung der gestörten Funktion ausgerichtet. Muskellockerungsmassagen und Wärmeanwendungen (Fango, Eichotherm etc.), Extensionen in Glisson-Schlinge (HWS) oder im Perl-Gerät (LWS) sowie muskelkräftigende krankengymnastische Übungen haben sich dabei bewährt.
Orthopädische Hilfsmittel zur Stabilisierung der Wirbelsäule von außen (Mieder, Korsett) finden wegen eines inaktivierenden Effektes auf die Muskulatur hier nur selten Anwendung.
Operativ wird nur in therapieresistenten, schmerzhaften Fällen, die meist mit einer Spondylarthrose (s. unten) kombiniert sind, behandelt. Hier wird vorwiegend im lumbosakralen Übergangsbereich die Versteifung (Spondylodese) eines oder mehrerer Bewegungssegmente vorgenommen.
Im Hinblick auf eine Verschlimmerung des Leidens muß eine kräftige Muskulatur als beste Prophylaxe angesehen werden.

Spondylose

Definition und Pathogenese: Zwischen der Spondylose und Osteochondrose besteht ein direkter pathogenetischer Zusammenhang. Dieser beruht auf der mit der Höhenminderung der Bandscheibe verbundenen Instabilität des Bewegungssegmentes. Die daraus resultierende unphysiologische Dehnungs- und Zugbeanspruchung der an den Wirbelkörpern ansetzenden vorderen und hinteren Längsbänder stellt einen Reiz zur Knochenneubildung dar. Es kommt zur Ausbildung von Randzacken und Randwülsten, vorwiegend vorne und seitlich an den Wirbelkörpern. Spondylotische Veränderungen können in allen Wirbelsäulenabschnitten auftreten.
Als Sonderform der Spondylose muß die Spondylosis uncovertebralis der HWS angesehen werden. Die an den seitlichen Wirbelkörperabschnitten gelegenen Processus uncinati unterliegen ebenfalls einer spondylotischen Verformung.

Diagnostik: Spondylotische Randzacken führen nur selten zu funktionsabhängigen Schmerzen. Bei zunehmender Größe der Randzacken kommt es jedoch zu einer zunehmenden Bewegungseinschränkung des betroffenen Bewegungssegmentes.
Spondylotisch bedingte mechanische Irritationen der Nervenwurzeln finden sich vorwiegend an der Halswirbelsäule, wo es zur Einengung der Foramina intervertebralia durch unkovertebrale Verformungen und spondylarthrotische Veränderungen der Gelenkfortsätze kommen kann.
Klinische Symptome (Neuralgien, periphere sensible Ausfälle, motorische Störungen) treten jedoch in der Regel erst dann auf, wenn eine reizbedingte Ödembildung im Bereich des Gefäß-Nerven-Bündels zur plötzlichen Raumnot im Zwischenwirbelkanal führt. Der Nachweis einer mechanisch bedingten Nervenwurzelirritation läßt sich dadurch führen, daß das Beschwerdebild bei Entlastung des Zwischenwirbelkanals, z. B. durch Glisson-Schlingenextension des Kopfes, vorübergehend gebessert wird.
Röntgenaufnahmen dienen lediglich dazu, die klinisch gestellte Diagnose zu bestätigen. Zur Darstellung der Foramina intervertebralia sind neben den Standardaufnahmen Schrägaufnahmen der Wirbelsäule notwendig, die die knöcherne Einengung des Foramens und die Randzackenbildung belegen.
Differentialdiagnostisch muß an eine echte Plexusneuritis gedacht werden.

Therapie: Im wesentlichen kommen die im Rahmen der Chondrose und Osteochondrose dargestellten therapeutischen Maßnahmen zur Anwendung. Die operative Erweiterung des Zwischenwirbelkanals ist nur selten angezeigt. Distrahierende und abstützende orthopädische Apparate dürfen lediglich bei bestehenden Kontraindikationen zur Operation angewandt werden.

Spondylarthrose

Definition und Pathogenese: Auch hier besteht ein pathogenetischer Zusammenhang mit der Chondrose bzw. Osteochondrose. Die Instabilität im Bewegungssegment führt zu einer Fehlstellung und Fehlbelastung der Wirbelbogengelenke. Die sich entwickelnde Arthrosis deformans der Wirbelbogengelenke entspricht pathologisch-anatomisch dem Verschleißprozeß an anderen Gelenken.
Durch überbrückende knöcherne Randzacken (Osteophyten) kann die Spondylarthrose zur Versteifung der Wirbelbogengelenke führen. Am häufigsten befallen sind die untere Halswirbelsäule und die untere Lendenwirbelsäule mit dem lumbosakralen Übergang.

Diagnostik: Arthrotische Reizzustände führen auf reflektorischem Wege zur Verspannung der segmentzugehörigen Rückenmuskulatur. Die meist belastungsabhängigen Schmerzen müssen in Zusammenhang mit der Instabilität des Bewegungssegmentes gesehen werden. Infolge der versteckten Lage der Wirbelbogengelenke ist eine unmittelbare klinische Diagnostik nicht möglich.
Röntgenologisch lassen sich die Wirbelbogengelenke durch Schrägaufnahmen sowie durch Tomogramme im schrägen Strahlengang darstellen.

Therapie: Die konservative Behandlung entspricht der bei Osteochondrose und Spondylose. Operativ kommt in schmerzhaften, therapieresistenten Fällen eine Versteifung der Wirbelbogengelenke in Frage. Bei ausgeprägter Instabilität stellt die interkorporale Wirbelverblockung (Spondylodese) zwangsläufig die Wirbelbogengelenke ruhig.

Kostovertebral- und Kostotransversalgelenksarthrose

Die besonderen anatomischen Gegebenheiten der Artikulation zwischen Brustwirbelkörpern und Rippen, die ausgiebige Bewegungen nicht zulassen, schließen degenerative Veränderungen nicht aus. So betrifft die Arthrose der Kostovertebralgelenke bevorzugt die entsprechenden Artikulationen der 11. und 12. Rippe. Auch die Kostotransversalgelenke können erhebliche arthrotische Veränderungen aufweisen. Klinisch imponieren diese Arthrosen durch interkostale Schmerzen. Der röntgenologische Nachweis ist möglich. Die Behandlung erfolgt konservativ (lokale analgetische Infiltrationsbehandlung, Wärmeanwendungen).

Wurzelkompressionssyndrome, S. 180

Degenerative Erkrankungen der Sehnen und ihrer Gleitgewebe, S. 642ff.

Aseptische Knochennekrosen des Erwachsenenalters

Idiopathische Hüftkopfnekrose

Definition: Spontan auftretender, meist partieller Gewebstod des knöchernen Femurkopfes.

Ätiologie: Die ätiologische Ausgangssituation ist noch nicht vollständig geklärt. Hypothetisch wird die Fettembolie als Schlüsselfaktor der Nekrose angesehen. Gefäßverschlüsse der Endarterien konnten angiographisch nachgewiesen werden.

Idiopathische Hüftkopfnekrosen werden zu 30 bis 40% unter dem Einfluß einer hochdosierten Steroidtherapie und zu etwa 20% bei Alkoholikern beobachtet. Auch der Einfluß von Stoffwechselerkrankungen (Diabetes, Hyperurikämie, Hyperlipidämie) wird diskutiert.

Morbidität: Idiopathische Hüftkopfnekrosen treten in etwa 50% der Fälle doppelseitig auf. Männer sind im Vergleich zu Frauen 4mal häufiger betroffen. Das 30.–40. Lebensjahr stellt ein bevorzugtes Erkrankungsalter dar.

Pathogenese: Pathologisch handelt es sich um eine infarktartige ischämische Knochennekrose. Der segmentale Nekroseherd liegt im Hüftkopf stets kranioventral. Selten ist eine totale Nekrose anzutreffen.
Der darüberliegende Gelenkknorpel bleibt zunächst intakt. In der Folge kommt es zur reaktiven Sklerose am Rande des Nekroseherdes, die sich röntgenologisch als Verdichtung darstellt. Unter der fortgesetzten Belastung bricht die Gelenkfläche ein, so daß eine Stufenbildung resultiert. Der Übergang in die Koxarthrose ist fließend.

Diagnostik: Anamnestisch bestehen plötzlich auftretende belastungsabhängige, zunehmende Schmerzen im Hüftgelenk, teilweise ausstrahlend ins Kniegelenk.
Klinisch steht die schmerzhafte Bewegungseinschränkung des Hüftgelenkes sowie ein hinkendes Gangbild im Vordergrund.
Röntgenologisch findet sich zunächst eine Strukturverdichtung des keilförmigen Nekrosesegmentes. Später läßt sich eine Randsklerose um die Nekrose nachweisen. Der Gelenkspalt bleibt lange erhalten. Mit dem Einsinken des Nekrosesegmentes kommt es zur Stufenbildung in der Gelenkkontur des Femurkopfes. Kompensatorische Wucherungen an den Rändern führen zu arthrotischen Randwülsten und zur Koxarthrose.
Zur differentialdiagnostischen Abklärung werden eingesetzt:
1. Labor,
2. Tomographie und Angiographie,
3. Szintigraphie.
Differentialdiagnose: Caisson-Nekrose, posttraumatische Nekrose, sekundäre Nekrose nach Koxitis.

Therapie: Konservativ durch Entlastung (entlastender Gehapparat mit Tuberaufsitz – nur bei Einseitigkeit).
Operativ wird angestrebt, die segmentale Nekrose aus der Belastungszone zu bringen. Durch Spezialröntgenaufnahmen wird die Indikation zur intertrochantären Varisierungs-, Valgisierungs- oder Flexionsosteotomie gestellt.
Eine Druckentlastung wird durch die intertrochantäre Osteotomie nach McMurray erwartet.
Durch Ausräumung des Nekroseherdes und subchondrale Spongiosaauffüllung wird eine Revitalisierung des Femurkopfes und Abstützung der intakten Gelenkfläche angestrebt.
Bei älteren Patienten kommt der totale künstliche Gelenkersatz in Frage. Die Hüftgelenksarthrodese bei Hüftkopfnekrose ist durch vermehrte pseudarthrotische Heilung belastet.

Prognose: Die unbehandelte Hüftkopfnekrose führt zur Koxarthrose. Die Ergebnisse der einzelnen Operationsverfahren sind unterschiedlich. Für die Osteotomien gilt, daß das Ergebnis um so besser ist, je früher operiert wurde.

Morbus Ahlbäck

Definition: Spontane Osteonekrose des medialen Femurkondylus.

Ätiologie und Morbidität: Die Ätiologie ist weitgehend unklar. Die Nekrose tritt in der Regel bei älteren Menschen über 60 Jahren auf. Sie betrifft Männer gegenüber Frauen im Verhältnis von 3:1.

Pathogenese: Es handelt sich um eine ischämische subchondrale Nekrose mit typischer Entwicklung. Unter Belastung kommt es wie bei der Nekrose des Hüftkopfes zum Zusammensintern und zur Zerstörung der Gelenkfläche mit nachfolgender Arthrose.

Diagnose und Therapie: Die Schmerzen treten plötzlich auf und lassen sich gewöhnlich auf den medialen Femurkondylus lokalisieren. Weniger häufig kommt es zur Schwellung und Bewegungseinschränkung des Kniegelenkes. Am Beginn kann das Röntgenbild unauffällig sein. Später findet sich die typische subchondrale Aufhellung der Knochenstruktur, die sklerotisch begrenzt ist.
Im Szintigramm mit Strontium-85 oder Technetium-99-m-Diphosphonat besteht eine hohe Anreicherung, die sich dem Nekroseherd bzw. seiner direkten Umgebung zuordnen läßt. Therapeutisch empfiehlt sich die Entlastung der Nekrose, z. B. durch Schuhumlagerung (laterale Schuhranderhöhung), sowie durch Benutzung von Stützkrücken.
Kommt es zur Destruktion der Gelenkflächen und zur Gonarthrose, ist der alloplastische Gelenkersatz angezeigt.

Lunatummalazie (Morbus Kienböck)

Definition: Spontane Osteonekrose des Mondbeins.

Ätiologie: Es wird primär eine inkomplette Fraktur angenommen, die über sekundäre vaskuläre Schäden zur Nekrose führt. Eine Frakturentstehung durch Mikrotraumen (Preßlufthammer) ist möglich.

Morbidität: Betroffen sind jüngere Menschen, vorwiegend im Alter zwischen 16 und 36 Jahren. Die Geschlechtsverteilung zwischen Männern und Frauen beträgt 2:1.

Diagnostik und Therapie: Geklagt wird über Schmerzen im Handgelenk, insbesondere bei Belastung. Die Handgelenksbeweglichkeit ist eingeschränkt. Die grobe Kraft ist reduziert. Das Handgelenk ist im Bereich des Os lunatum druckempfindlich.
Das Röntgenbild sichert die Diagnose. Die Knochenstruktur des Lunatum ist zunächst verdichtet. Zystische Aufhellungen können sich entwickeln. Im fortgeschrittenen Stadium ist das Lunatum zusammengesintert und deformiert.
Die Behandlung kann im Frühstadium konservativ erfolgen (Gipsruhigstellung, Hyperämisierung). Fortschreitende Veränderungen erfordern die operative Behandlung. Sie besteht bei Minusvariante der Elle (Ulna kürzer als der Radius) in einer Radiusverkürzungsosteotomie zur Druckentlastung. Bei intakten Lunatumkonturen kann eine autologe Spongiosaauffüllung erfolgen.
Bei ausgeprägten Deformierungen und sekundärer Handgelenksarthrose kann die Lunatumexstirpation mit Teilresektion des Navikulare (nach Steinhäuser) oder die Handgelenksarthrodese notwendig werden.
Bestehen Kontraindikationen zur Operation, kann eine Walklederhandgelenksmanschette gegeben werden.

Habituelle und rezidivierende Luxationen

Schultergelenk

Ätiologie: Die habituelle Schulterluxation wird hauptsächlich als Folge primär-traumatischer, meist ungenügend ruhiggestellter Schulterluxationen beobachtet.
3 Faktoren begünstigen die habituelle Luxation:

1. Veränderungen am vorderen Pfannenrand (sog. Bankart-Läsion: Abriß des Labrum glenoidale inferius mit einer Abflachung des unteren Pfannenrandes bei Erstverletzung).
2. Typischer Defekt am Humeruskopf (sog. Hill-Sachs-Delle) durch Einkeilung des äußeren hinteren Kopfanteiles am vorderen Pfannenrand in Außenrotation und Abduktionsstellung des Armes. Es entsteht eine Impressionsfraktur des Oberarmkopfes.
3. Gelenkkapselerweiterung. Das Fassungsvermögen der Gelenkkapsel bei der habituellen Schulterluxation ist bis um ein 4faches erhöht.

Diagnostik: Die Röntgenaufnahme vor der ersten Reposition sichert die Bestimmung der Luxationsrichtung. Zur Feststellung der Hill-Sachs-Delle Aufnahme bei Abspreizung im Schultergelenk und 60 Grad Innenrotation.

Therapie: Indikation zur Operation – mehr als 2malige Luxation der Schulter.

Mögliche Verfahren:
1. Operationsmethode nach M. Lange,
2. Operationsmethode nach Putti-Platt (vordere Kapselraffung, Versetzung des M. subscapularis nach lateral),
3. Operationsmethode nach A. N. Witt (für ältere Menschen): Vordere Kapselraffung, Versetzung des M. subscapularis nach lateral, Versetzung des M. coracobrachialis auf das Acromion,
4. Operationsmethode nach B. G. Weber: Subkapitale quere Humerusosteotomie, Innenrotation des Humeruskopfes gegen den Schaft um 25 Grad, Fixation mit Winkelplatte.

Nachbehandlung: Die Methoden 1–3 bedürfen des Thorax-Arm-Gipsverbandes für 3 Wochen. Dann Beginn der krankengymnastischen Übungsbehandlung. Die Methode 4 bedarf keiner postoperativen Gipsfixation. Eine Zweitoperation zur Metallentfernung ist jedoch notwendig.

Ellenbogengelenk

Ätiologie: Sehr seltene Luxation. Es wird angenommen, daß etwa 2% aller traumatischen Ellenbogengelenksluxationen zur habituellen Luxation führen. Als weitere Ursachen kommen in Frage: Angeborene Luxation, Störung in der Entwicklung der Incisura semilunaris, allgemeine Bindegewebsschwäche, posttraumatische Gelenksveränderungen.

Therapie: Fesselungsoperationen. Am besten bewährt hat sich bisher die Methode nach Kapel: Fesselung des distalen Humerusendes im Olecranon durch abgespaltene Sehnenanteile des M. biceps und triceps humeri, die durch ein Bohrloch über der Gelenkrolle hindurchgeführt werden und an der dorsalen Spitze des Olecranons bzw. am Processus coronoideus vernäht werden.

Angeborene Radiusköpfchenluxation

Ätiologie: Außerordentlich selten, meist kombiniert mit Osteoonychodysplasie (Patella-Nail-Syndrom).

Klinisch: Mißbildungen an den Nägeln, knöcherne Apposition an der Außenseite des Os ileum, Hypoplasien des Ellenbogen- und Kniegelenkes.

Therapie: Keine.

Angeborene und habituelle Patellaluxation

Ätiologie: Die angeborene Patellaluxation ist eine Folge der dysplastischen Anlage des femoropatellaren Gelenkes. Die Luxation ist fast ausschließlich nach lateral gerichtet. Begünstigende Faktoren für eine habituelle Patellaluxation sind: angeborene Störungen des Muskelgleichgewichtes mit konsekutiver Lateralisation des Streckzuges, Dysplasie des lateralen Femurkondylus, Genu valgum, allgemeine Bindegewebsschwäche, Lähmungsfolgen, zikatrizieller Bindegewebszug.

Diagnostik: Die Fehlstellung der Patella ist klinisch offensichtlich. Außerdem besteht beim akuten Ereignis ein Gelenkerguß mit starken Schmerzen infolge eines Einrisses des Kapselgewebes (Hämarthros).
Im Röntgenbild ist die Fehlstellung der Patella ersichtlich. Bei häufigen habituellen Patellaluxationen finden sich entsprechende degenerative Veränderungen. Bei angeborener Patellaluxation röntgenologischer Nachweis eines dysplastischen Femoropatellargelenkes.

Therapie:
1. Weichteiloperation (Abb. 27–40),
2. knöcherne Ansatzverlagerung des Lig. patellae (Abb. 27–41),
3. bei stark ausgeprägtem Genu valgum korrigierende Tibiakopfosteotomie, evtl. kombiniert mit knöcherner Ansatzverlagerung des Lig. patellae nach medial.

Habituelle Wadenbeinköpfchenluxation

Ätiologie: Außerordentlich selten, meist als Folge einer primär traumatischen Wadenköpfchenluxation.

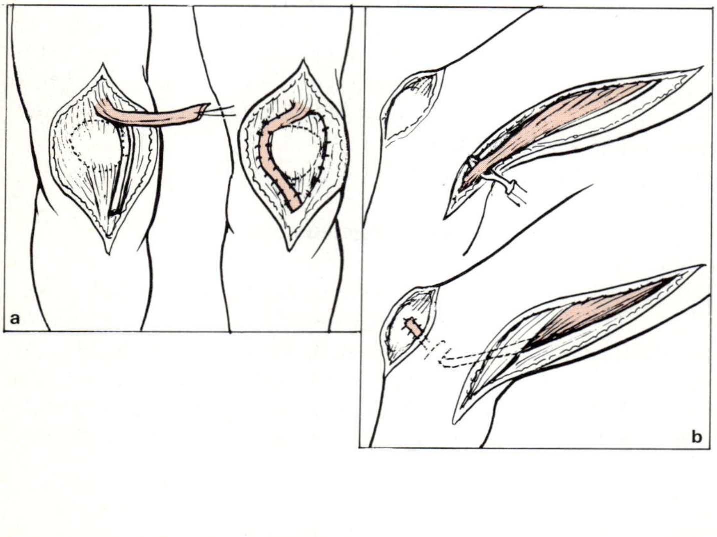

Abb. 27–40 a u. b. Habituelle Patellaluxation – (a) Operative Behandlung durch Bildung eines zentral gestielten, medialen Kapsellappens, der lateral in einen Kapselspalt vernäht wird. (b) Medial raffende Kapselnaht und Muskeltransfer aus der Pes-anserinus-Gruppe auf die Patella

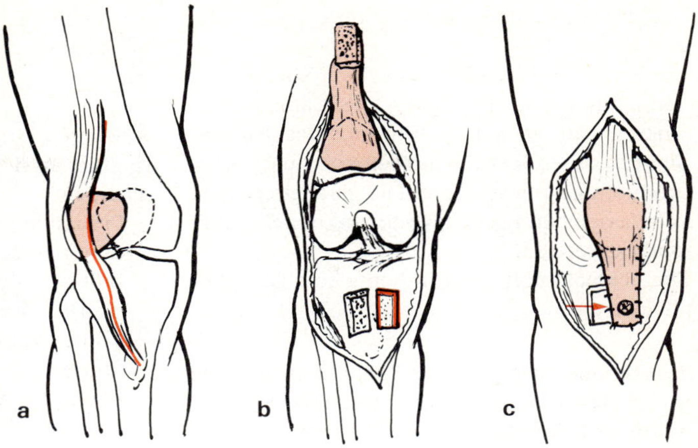

Abb. 27–41 a–c. Habituelle Patellaluxation — operative Behandlung durch knöcherne Versetzung des Ansatzes des Ligamentum patellae. Damit Änderung der Zugrichtung

Diagnostik: Das Wadenbeinköpfchen ist meist an abnormaler Stelle tastbar. Die Röntgen-a.-p.-Aufnahme zeigt eine Medialisierung des Fibulaköpfchens. In der seitlichen Aufnahme Dislokation nach dorsal.

Mögliche Therapie: (erforderlich nur bei Schmerzen)

1. Temporäre Verschraubung der Fibula an der Tibia.
2. Arthrodese des oberen Wadenbeinköpfchengelenkes.
3. Fibulaköpfchenresektion.

Habituelle Peronäalsehnenluxation

Ätiologie: Meist primär-traumatische Peronäalsehnenluxation, die nicht ausreichend ruhiggestellt wurde. Begünstigend für die habituelle Luxation ist eine flache Malleolarrinne, kombiniert mit einer konstitutionellen Bindegewebsschwäche.

Klinisch: Bei der Überführung des Fußes in Dorsalextension kommt es zum schmerzhaften Gleiten der Peronäalsehne über den Außenknöchel nach vorne. Aus dem umgebenden Bindegewebe bildet sich eine sog. Luxationstasche.

Therapie:
Plastischer Ersatz des Retinaculum durch ortsständiges Bindegewebe oder durch homologe Bindegewebstransplantate (Abb. 27–42).

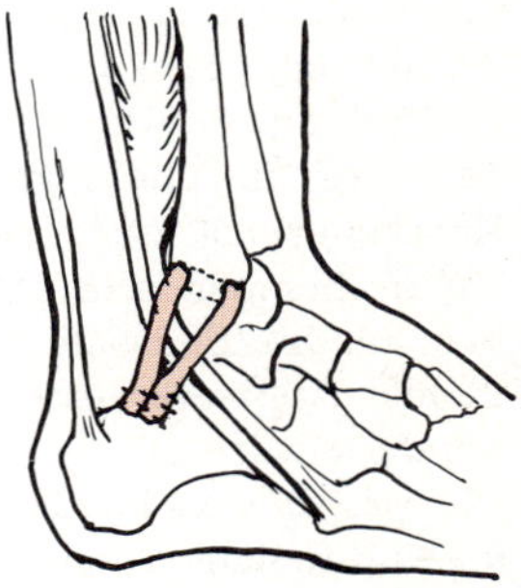

Abb. 27–42. Habituelle Peronäalsehnenluxation — operative Behandlung durch plastischen Ersatz des Retinaculum superius

Nachbehandlung: Bei beiden Verfahren 6 Wochen Unterschenkelgips.

Neurogene Erkrankungen

Poliomyelitis

Ätiologie und Pathogenese: Es handelt sich bei der Poliomyelitis anterior acuta um eine Virusinfektion, die zu schlaffen Lähmungen oder Sensibilitätsstörungen führt. Die Erkrankung läuft in 4 Stadien ab (Prodromalstadium, paralytisches Stadium, Reparationsstadium, Endstadium). Da hauptsächlich Kinder befallen werden (spinale Kinderlähmung), können die

betroffenen Gliedmaßenabschnitte im Wachstum zurückbleiben.
Im Reparationsstadium des Krankheitsbildes kann mit einem Rückgang der Lähmungserscheinungen gerechnet werden. Das Endstadium ist durch Restlähmungen und durch Kontrakturen gekennzeichnet. Die gelähmten Muskeln lassen häufig noch Reste funktioneller Aktivität erkennen.
Die Schluckimpfung stellt heute eine gute Prophylaxe dar.

Klinik und Therapie: Das Krankheitsbild wird in der Regel in den ersten Phasen durch Internisten und Pädiater behandelt. Schon hier muß auf eine sorgfältige Lagerung zur Vermeidung von Kontrakturen geachtet werden.
Die orthopädische Behandlung setzt im Reparationsstadium ein. Hier werden feuchtwarme Wickel und Packungen angewandt und zur Kontrakturprophylaxe Lagerungen auf Schienen und in Gipsliegeschalen durchgeführt. Krankengymnastische aktive Übungen sowie elektrotherapeutische Maßnahmen schließen sich an. Im Endstadium kann eine orthopädische Apparateversorgung (Orthesen) notwendig werden.
Die *operative* Behandlung erfolgt vorwiegend im Endstadium. Angestrebt wird die Wiederherstellung des Muskelgleichgewichtes durch Sehnenverpflanzungen. Nach Abschluß des Wachstums können Verlängerungs- oder Verkürzungsosteotomien bei Beinlängendifferenzen angezeigt sein. Fehlstellungen infolge von Gelenkkontrakturen lassen sich durch gelenknahe Osteotomien korrigieren. Instabile Gelenke können durch Arthrodesen stabilisiert werden. Lähmungsskoliosen werden zur Verbesserung der Statik und der Herz-Kreislauf-Funktion operativ aufgerichtet und stabilisiert (Spondylodese). Grundsätzlich wird eine operative Behandlung dann angestrebt, wenn durch das postoperative Ergebnis auf die Anwendung von Orthesen verzichtet werden kann.

Infantile Zerebralparese

Synonyme: Zerebrale Kinderlähmung, spastische Lähmung, M. Little.

Definition: Es handelt sich um eine neuromuskuläre Störung, die als Folge einer in der Entwicklung und Reifung entstandenen Schädigung des zentralen Nervensystems auftritt.

Ätiologie: Ursächlich lassen sich pränatale, perinatale und postnatale Schädigungen unterscheiden.
- Pränatale Schäden werden ausgelöst z.B. durch Sauerstoffmangel, Rhesusinkompatibilität, Infektionen (Toxoplasmose, Rubeolen), ionisierende Strahlen sowie durch Erkrankungen der Mutter, die zur Frühgeburt führen.
- Perinatale Schäden werden ausgelöst durch traumatische Insulte während der Geburt, durch Asphyxie unter der Geburt (eine Asphyxie von mehr als 3 min bedingt eine Hirnschädigung) sowie durch Nabelschnurkomplikationen.
- Postnatale Schäden werden ausgelöst durch Enzephalitiden, meningitische Erkrankungen, kindliche Gehirntraumen u. a.

Morbidität: Nach statistischen Angaben entfallen auf 1000 Geburten durchschnittlich 2–4 zerebral gelähmte Kinder. Die durch verschiedene Krankheitsbilder imponierende infantile Zerebralparese wird in über 50% auf perinatale Schädigungen zurückgeführt.

Diagnostik: Die Frühdiagnose im 1. Lebenshalbjahr ist schwierig. Der Schaden wird sich erst in vollem Umfang nach Abschluß des Reifungsprozesses des Gehirns nachweisen lassen. Die Frühdiagnose ermöglicht eine Frühbehandlung, durch die gute funktionelle Anpassungsmöglichkeiten erzielt werden können.
Anamnestisch sind von Bedeutung: eine gestörte Schwangerschaft, eine vorzeitige Geburt (Frühgeburten sind Risikokinder), Geburtskomplikationen und postnatale Erkrankungen des Kindes.
Die klinische Diagnostik orientiert sich an der motorischen Entwicklung und am kindlichen Reflexverhalten. Störungen des Entwicklungsablaufes sowie Abweichungen von den Normzeiten für das Auftreten bzw. Erlöschen von Reflexen stellen einen entsprechenden Hinweis dar (pathologisches Reflexverhalten).
Der stationäre Endzustand zerebraler Schädigungen imponiert durch verschiedene klinische Symptome, die nicht selten zusammen auftreten:

1. *Spastik:* In etwa 50% aller zerebralen Schädigungen, die zu körperlichen Funktionsstörungen führen, handelt es sich um spastische Lähmungen. Sie sind gekennzeichnet durch eine Tonusvermehrung der Muskulatur. Die Muskeln sind tonisch kontrahiert (charakteristische Starre der Extremitäten und des Rumpfes). Die Reflexe sind hochgradig gesteigert. Gelenkkontrakturen und spastische Fehlhaltungen beeinträchtigen die Funktion der Extremitäten.
Es lassen sich folgende Formen spastischer Lähmungen unterscheiden:
- Spastische Diplegie: Die Muskulatur des Beckens und der Beine ist spastisch.
- Spastische Hemiplegie: Spastische Lähmung einer ganzen Körperseite. Die obere Extremität kann dabei von der Spastik stärker betroffen sein.
- Spastische Tetraplegie: Die ganze willkürliche Körpermuskulatur ist von der Spastik betroffen. Der Ausprägungsgrad der Lähmung kann unterschiedlich sein.
- Spastische Monoplegie: Seltenere spastische Lähmung eines Armes oder eines Beines.

2. *Athetose:* Unkoordinierte Bewegungsstörung, die Kopf, Rumpf und Extremitäten einbezieht. Typisch ist die Haltung der Finger in Spreiz- und Überstreckstellung, sowie das Grimassieren. Die Bewegungsunruhe nimmt unter psychischer Belastung zu.

3. *Ataxie:* Durch Schädigung der Reflexzentren für Bewegungskoordination besteht Unfähigkeit, kontrollierte Bewegungen auszuführen. Es handelt sich um eine seltenere zerebrale Schädigung.
Außerdem können zerebrale Schädigungen mit Atonie oder mit Rigor und Tremor einhergehen. Mischformen der einzelnen Gruppen sind möglich.
Durch gleichzeitige Schädigung anderer zerebraler Funktionszentren lassen sich Hör- und Sprachschäden, Augenstörungen und Intelligenzstörungen nachweisen.
Aufgrund dieser zusätzlichen Schädigungen müssen Spezialisten aus anderen Fachgebieten (Pädiater, Kinderpsychiater und Psychologe, Neurologe, Ophtalmologe, HNO-Arzt) zur exakten Beurteilung des Schädigungsbildes hinzugezogen werden.

Therapie: Auch das therapeutische Vorgehen ist in Zusammenarbeit mit den Kollegen anderer Fachgebiete zu planen. Krankengymnastinnen, Ergotherapeuten, Logopäden, Sonderschullehrer und die Eltern des Kindes sind in die Planung einzubeziehen.
Die therapeutischen Maßnahmen sind auf die individuellen Gegebenheiten des Kindes abzustimmen.
Primär erfolgt eine konservative Behandlung. Die Frühbehandlung ist darauf ausgerichtet, die Entwicklungsreserven des kindlichen Gehirns, die etwa bis zum 6. Lebensjahr bestehen, auszunutzen. Mit verschiedenen neurophysiologischen, krankengymnastischen Methoden (Bobath, Vojta, Kabat u. a.) wird versucht, neue Bewegungsmuster zu bahnen und eine bessere Koordination der Bewegungen zu erzielen. Orthopädische Hilfsmittel (Lagerungsschienen, korrigierende Nachtschienen etc.) unterstützen die Behandlung.
Eine operative Behandlung kommt in der Regel nicht vor dem 6. Lebensjahr in Frage. Es sei denn, daß z. B. therapieresistente Kontrakturen oder eine spastische Hüftgelenksluxation ein operatives Vorgehen erfordern.
So wird bei der Adduktionsbeugekontraktur des Hüftgelenkes eine Ablösung (Tenotomie) der Spinamuskulatur und des Rectus femoris, sowie eine Adduktorentenotomie vorgenommen. Postoperative Fixation im Beckenspreizgips für 6 Wochen. Eine krankengymnastische Nachbehandlung sowie die Lagerung in Nachtschienen schließt sich an.
Subluxationen und Luxationen des Hüftgelenkes bei spastischen Kindern erfordern ein kombiniertes operatives Vorgehen. Tenotomien zur Muskelentspannung sowie die intertrochantäre Derotationsvarisierungsosteotomie zur Beseitigung der pathologischen Valgus- und Antetorsionsstellung werden bei Subluxationen in einer Sitzung durchgeführt. Bei Luxationen des Hüftgelenkes wird außerdem eine offene Reposition notwendig. Das postoperative Vorgehen entspricht im wesentlichen dem bei Adduktionsbeugekontrakturen. Eine frühzeitige Adduktorentenotomie hat sich als gute Prophylaxe gegen die spastische Hüftgelenksluxation erwiesen.
In der operativen Behandlung von spastischen Fußdeformitäten finden Sehnenverlagerungen, Sehnenverpflanzungen und Arthrodesen Anwendung. Der spastische Spitzfuß wird, abhän-

gig davon, ob es sich um eine Gastroknemiuskontraktur allein oder um eine gleichzeitige Soleuskontraktur handelt, entweder durch Ablösung der Gastroknemiusköpfe oder durch Achillessehnenverlängerung beseitigt.
An der oberen Extremität führen die spastischen Handlähmungen zu schweren Behinderungen. Ihre Behandlung ist bei Kindern zunächst konservativ (krankengymnastische Übungen, Schienen).
Bleibt dieses Vorgehen ohne Erfolg, so wird zur Beseitigung der typischen Beugekontraktur die Ursprungsverlagerung der Beugemuskulatur der Hand durchgeführt (Abb. 27–43). Darüber hinaus wird die Verpflanzung des M. flexor carpi ulnaris auf die radialen Handextensoren zur Wiederherstellung des Muskelgleichgewichtes am Handgelenk angewendet.
Die Korrektur von Fehlstellungen durch Arthrodesen bleibt auf das Erwachsenenalter beschränkt.

Prognose: Der durch das therapeutische Vorgehen erzielte Enderfolg wird im wesentlichen vom Ausmaß der Erkrankung und von der Fähigkeit des Patienten mitzuarbeiten bestimmt.

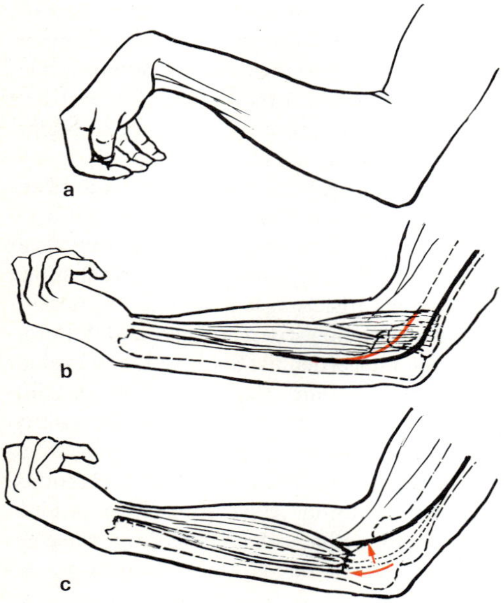

Abb. 27–43 a–c. Spastische Beugekontraktur im Handgelenk – operative Beseitigung durch Ablösen der Beugemuskulatur am Epicondylus medialis humeri und Ansatzverlagerung sowie Verlagerung des N. ulnaris

Funktionelle Verbesserungen lassen sich immer erzielen. Um gute funktionelle Ausgleichs- und Anpassungsmöglichkeiten zu erreichen, ist die Frühdiagnose und Frühbehandlung unabdingbare Voraussetzung.

Amputationen und Prothesenversorgung

Unter Amputation versteht man das Absetzen eines Körperteils. Geschieht das Absetzen in einem Gelenk, spricht man von Exartikulation.

Die Indikation zur Amputation hat sich in den letzten Jahrzehnten gewandelt. Die häufig primären Amputationen nach Unfällen, insbesondere während des Krieges nach Schußverletzungen, sind selten geworden. Die rekonstruktive Chirurgie steht hier im Vordergrund. Indikationen zur Amputation sind:

1. Durchblutungsstörungen (arteriosklerotischer oder diabetischer Ursache).
2. Maligne Tumoren.
3. Posttraumatische, schwere Funktionseinschränkungen des distalen Extremitätenabschnittes, evtl. mit Sensibilitätseinschränkung oder -ausfällen, kombiniert mit Durchblutungsstörungen.
4. Kombinierte totale sensible und motorische Lähmungen (z. B. nach Motorradunfällen mit konsekutiver totaler Plexuslähmung).
5. Angeborene Deformitäten (z. B. partiell umschriebener Riesenwuchs von Fingern oder Zehen). Die Amputation ist hier zur Funktionssteigerung der entsprechenden Extremität angezeigt.
6. Primäre Amputationen nach Unfallverletzungen. Indikationseinschränkungen siehe oben.

Amputationstechnik: 2 Gesichtspunkte sind bei der Bestimmung der Amputationshöhe zu beachten:

1. Die Ausdehnung der Erkrankung (z. B. Tumorbefall oder noch ausreichende Durchblutung bei Durchblutungsstörungen).
2. Erhalt eines prothetisch versorgbaren funktionstüchtigen Stumpfes.

Bösartige Tumoren können die Exartikulation verlangen. Hier anschließend spezielle prothetische Versorgung.

Um einen gut funktionsfähigen und prothetisch gut versorgbaren Stumpf zu bekommen, ist entweder eine Myoplastik oder Myodese durchzuführen. Bei der Myoplastik werden die antagonistischen Muskelgruppen über dem entsprechend gekürzten knöchernen Stumpfende mit Nähten vereint. Bei der Myodese werden die Muskelstümpfe an diesem Knochenende mittels Bohrkanälen verankert.

Prothetische Sofortversorgung: Um einen allgemeinen körperlichen Funktionsverlust nach der Amputation zu vermeiden, darüber hinaus auch zur frühzeitigen Übung und Belastung des Stumpfes, wird heute im Rahmen der prothetischen Sofortversorgung die Frühestmobilisation angestrebt.
Ungeeignet hierfür sind Amputierte mit Durchblutungsstörungen.
Bei der Sofortversorgung wird nach dem Wundverband eine gute Polsterung des Stumpfes vorgenommen und darüber sofort ein zirkulärer Gips modelliert. Bei Unterschenkelstümpfen wird der Oberschenkel durch den Gipsköcher miterfaßt. Bei Oberschenkelstümpfen wird primär ein Beckenring gegeben. Sinn der Sofortversorgung ist es, die postoperative Ödemphase zu verhindern und gleichzeitig die Frühbelastung zu ermöglichen.
An den Gipsköcher wird am ersten postoperativen Tag eine Rohrskelettprothese angebracht, mit der der Patient nach 3–4 Tagen unter gleichzeitiger Benützung von Gehstützen belasten darf. Am 12.–14. postoperativen Tage wird der Gipsköcher entfernt und eine Übungsprothese gegeben. Wenn keine stärkeren Volumenschwankungen des Stumpfes mehr zu erwarten sind, wird die endgültige Prothesenversorgung durchgeführt.

Frühversorgung: Die Frühversorgung unterscheidet sich von der sofortigen Versorgung durch eine gewisse zeitliche Verschiebung des sonst gleichen Vorganges der prothetischen Versorgung. Die Frühversorgung ist insbesondere bei der Gefahr einer verzögerten Wundheilung (Amputationen bei Durchblutungsstörungen) angezeigt. Hier wird erst nach gesichertem Heilverlauf (12.–14. Tag) mit dem Anmodellieren von Übungsprothesen und konsekutivem Prothesentraining begonnen.

Besondere Stumpfformen
Obere Extremität: Winkelosteotomie am Oberarmstumpf. Sie ermöglicht die direkte Kraftübertragung der Rotationsbewegung auf die Prothese und gestattet eine schulterfreie Prothesenversorgung mit Erhalt der vollen Schultergelenksbeweglichkeit (Abb. 27–44).
Beim Kind Verhinderung der konsekutiven Durchspießung durch differentes Wachstum von Knochen und Weichteilen nach der Amputation (Abb. 27–43).

Greifarmbildung nach Kruckenberg: Bei beidseitigem Handverlust (Ohnhänder) indiziert. Der Vorteil besteht in einer weitgehend sensibel versorgten Greifzange, die jeglicher bisher konstruierten Prothese im Unterarmbereich überlegen ist. Conditio sine qua non für den blinden Ohnhänder (z. B. nach Explosionsunfall).
Operationstechnik: Trennung von Elle und Speiche. Zangenöffnung durch M. biceps humeri und M. brachioradialis. Zangenschließung durch den Pronator teres.

Untere Extremitäten: Lisfranc-Stumpf – Indikation nach Erfrierungen.
Um eine Varusstellung des Stumpfes zu vermeiden und eine Wiederherstellung des Muskelgleichgewichtes zu erzielen: Kommunikation der abgelösten Sehne des Tibialis anterior mit der Sehne des Peronaeus longus zwischen dem Os cuneiforme II und III (Modifikation nach Scaglietti).

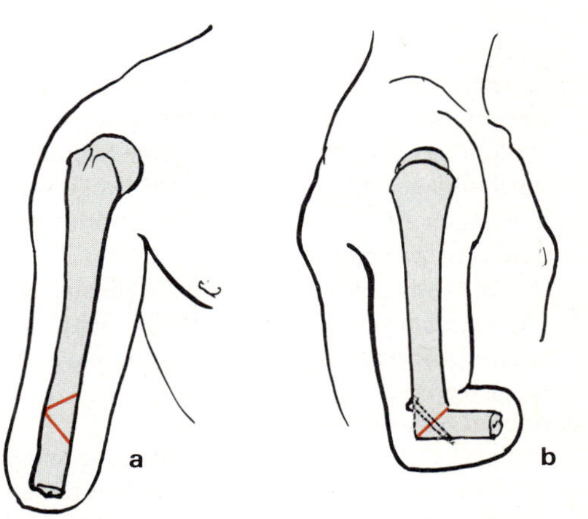

Abb. 27–44 a u. b. Oberarmamputationsstumpf mit Winkelosteotomie des Humerus zur besseren Prothesenführung

Rückfußstumpf nach Pirogoff, Modifikation nach Spitzy: *Indikation:* Endbelastbarer Rückfußstumpf.
Die Amputation erfolgt im Chopart-Gelenk mit Resektion des gesamten Talus und Arthrodese zwischen Kalkaneus und distalem Tibia- bzw. Fibulaende.
Vorteil: Endbelastungsfähiger Stumpf, der nur mit einer Vorfußprothese oder einem Innenschuh versorgt werden muß.

Fußamputation nach Syme: Entfernung von Innen- und Außenknöchel. Abpolsterung des Stumpfes durch einen Fersenhautmuskellappen.
Vorteil: Endbelastungsfähiger Stumpf, der jedoch prothetisch zu versorgen ist.

Prothesen der oberen Extremität:
Nach der Funktion können 4 Gruppen unterschieden werden:
1. *Schmuckarme und Schmuckhände:* Funktionslose künstliche Glieder, die durch Material und Farbgebung der natürlichen Hand bzw. dem Arm entsprechen. Diese Prothesen werden häufig auch von Patienten mit aktiven Greifarmen bei gesellschaftlichen Anlässen benutzt.
2. *Prothesen mit passiven Greifmöglichkeiten:* Es handelt sich um Prothesen, die eine stabile Verbindung zu verschiedenen Handersatzstücken haben (meist Schraubverschluß). Benutzt werden Haken, Klauen und spezifische Halteklammern für Großwerkzeuge. Diese Prothesenformen werden vorwiegend von Landwirten und Schwerarbeitern benutzt.
3. *Prothesen mit aktiven Greifformen:* Am häufigsten wird die erhaltene Bewegungsmöglichkeit des Schultergürtels für eine Schultergurtbandage ausgenützt, um Bewegungen bzw. auch Blockierungen in den Prothesengelenken zu erreichen.
   Diese Prothesen sind besonders günstig für Unterarmamputierte, die mit der Schulterkraftzugbandage und einer Greifklaue versorgt werden.
4. *Fremdkraftprothesen:*
   Prinzip: Durch Ausnutzung von möglichen Bewegungen oder Muskelkontraktionen werden pneumatische oder elektrische Motoren zur Bewegung der Prothese benutzt:
   - *Die pneumatische Armprothese:* Es handelt sich um eine CO_2-angetriebene Handkraftprothese, die heute nur noch bei beidseitiger Amelie indiziert ist.
   - Die myoelektrische Prothese: Mittels Kontaktelektroden werden während der Muskelkontraktion entstehende, elektrische Muskelpotentiale aufgenommen und als Motorsteuerung benutzt.

Hauptsächlicher Indikationsbereich: Unterarmamputationen bei Erwachsenen.

Beinprothesen
Je nach Höhe der Amputation ist die prothetische Versorgung zu wählen. Je nach Funktion kann zwischen verschiedenen Prothesenarten entschieden werden:
1. *Zehenamputationen und Vorfußstumpf:* Hier ist meist die orthopädische Schuhversorgung ausreichend.
2. Modifizierter Pirogoff-Stumpf und Amputation nach Syme – s. oben.
3. *Unterschenkelstümpfe* können versorgt werden:
   - mit Prothesen mit seitlichem Kniegelenk und Oberschaft,
   - mit Prothesen ohne Oberschaft.

Prothesen ohne Oberschaft sind die PTB-Prothese (Patella-Tendon-Bearing), die PTS-Prothese (Prothese Tibiale Supracondylienne) und die KBM-Prothese (Kondylen-Bettung-Münster).
Bei diesen Prothesen entfällt der Oberschenkelschaft. Die Aufhängung der Prothese bzw. ihre Abstützung wird entweder an der Patella oder an den Kondylen vorgenommen.
Oberschenkelstümpfe: Am besten ist die Versorgung mit einem Vollkontaktschaft aus Kunststoff oder Holz. Bei kurzen Oberschenkelstümpfen ist ein Beckengurt erforderlich.
Exartikulation im Hüftgelenk – Hemipelvektomie: Versorgung mit der sog. Canada-Prothese. Sie erlaubt größtmöglichste Sicherheit bei guter Beweglichkeit. Der voll belastbare Beckenstumpf ist in einem Beckenkorb gefaßt, der straff und unverrückbar sitzen muß. Die bewegliche Hüftgelenksvorrichtung muß sich im Stand entweder selbst sichern oder blockierbar sein.

Orthesen und orthopädische Schuhversorgung

Orthesen

Auch eine operativ ausgerichtete Orthopädie ist auf den Einsatz von orthopädisch-technischen Hilfsmitteln angewiesen. Unter der Bezeichnung „Orthesen“ werden Stütz-, Fixations- und Korrekturapparate, Lagerungs- und Korrekturschienen, Bandagen, Mieder und Korsette, sowie Einlagen zusammengefaßt.

Apparate

Der Einsatz von Apparaten kann als vorübergehende Maßnahme zur Beeinflussung des Heilverlaufes und als dauernde Maßnahme zum Ersatz fehlender Funktionen notwendig werden. Der Thomas-Splint als entlastender Apparat für das Hüftgelenk wird in der postoperativen Behandlung des M. Perthes bis zum tragfähigen Wiederaufbau des Femurkopfes angewandt. Er ist als Schienen-Schellen-Apparat konstruiert und fängt mit dem sog. Tuberaufsitz das Körpergewicht über dem Tuber ossis ischii ab. Der Apparat, der einen Bodenkontakt des Fußes nicht zuläßt, endet distal mit einem rutschfesten Gehbügel. Zum Ausgleich der Längendifferenz muß der Schuh der Gegenseite entsprechend erhöht werden (Abb. 27–45).
Schienenhülsenapparate fassen durch schnürbare Walklederhülsen die einzelnen Extremitätenabschnitte fester und ermöglichen so die Stabilisierung der Extremität. Sie können mit arretierbaren Gelenken kombiniert werden. Kombinationen mit einem orthopädischen Schuh sind möglich. Schienenhülsenapparate werden z. B. bei Lähmungen im Bereich der unteren Extremitäten verordnet.

Schienen

Lagerungsschienen werden meist als Nachtschienen zum Erhalt erreichter Korrekturen oder zur Vermeidung von Kontrakturen gegeben. Sie können aus Gips oder aus Kunststoff gefertigt werden. Tagesfunktionsschienen sind meist leichter und aus Kunststoff oder Metall gearbeitet.
Lagerungs- und Funktionsschienen finden gehäufte Anwendung in der Behandlung der infantilen Zerebralparese sowie in der Behandlung der chronischen Polyarthritis.
Als typische Korrekturschiene, die das Prinzip der 3korrigierenden Angriffspunkte berücksichtigt, muß die Klumpfußnachtschiene angesprochen werden. Als Korrekturschienen sind darüber hinaus die Radialisschiene bei der Fall-Hand sowie die Peronäusschiene (Heidelberger Winkel) bei Peronäusparese anzusprechen.

Bandagen, Mieder und Korsette

Bandagen werden bevorzugt bei älteren Menschen zur Unterstützung einer meist insuffizienten Rückenmuskulatur herangezogen. Sie ermöglichen eine Schwerpunktverlagerung in Richtung auf die Wirbelsäule, so daß eine Entlastung der paravertebralen Muskulatur resultiert.
Mieder stellen halbstarre Stützvorrichtungen dar, die eine Verstärkung der Rückenpartie durch Pelotten oder Stäbe besitzen und vorne geschnürt werden (Kreuzstützmieder, Überbrückungsmieder nach Hohmann). Die Rückenstreckmuskulatur ist nicht beeinträchtigt

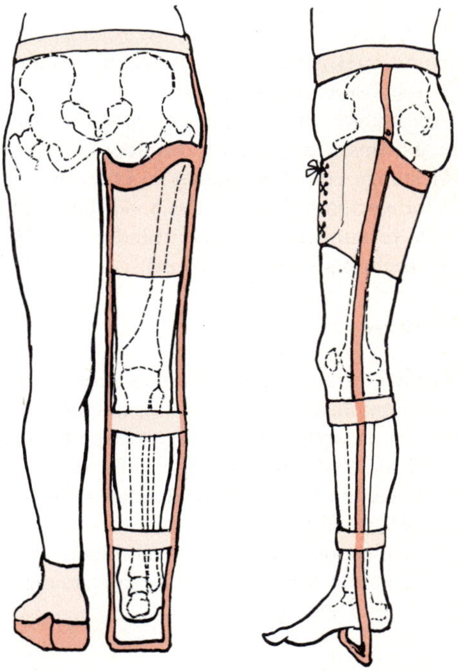

Abb. 27–45. Thomas-Splint zur Entlastung des Hüftgelenkes. Der Oberschenkel ist durch eine Walklederhülse gefaßt. Der Unterschenkel wird durch 2 Schellen in der Schienenführung gehalten

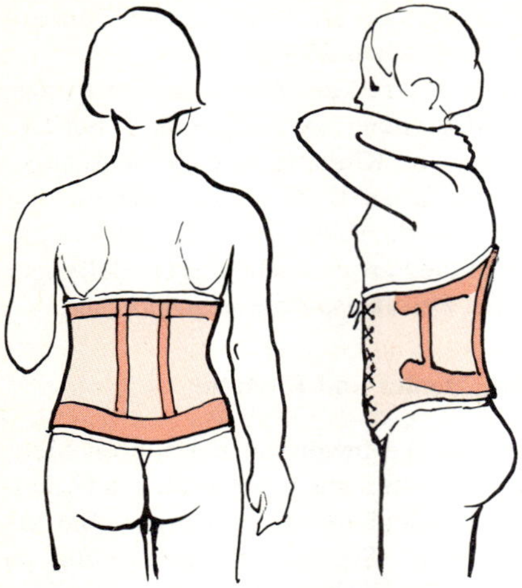

Abb. 27–46. Überbrückungsmieder nach Hohmann: Der Leib wird umfaßt, so daß eine Schwerpunktverlagerung zur Wirbelsäule hin erzielt wird. Gleichzeitige Stützung der LWS und unteren BWS

(Abb. 27–46). Korsette bestehen aus einem gut angepaßten Beckenkorb, der eine stabile Abstützung des Aufbaues gewährleistet. Mittels Rahmenkonstruktion läßt sich eine äußere Stabilisierung der Wirbelsäule (Spondylitiskorsett) erzielen. Durch Anbringen von Druckpelotten wird eine Korrektur der Wirbelsäulenkrümmung (z. B. Reklinationskorsett bei Adoleszentenkyphose) angestrebt.
Als aktives Skoliosekorsett wird das Milwaukee-Korsett bezeichnet, das über ein einfaches Gestänge eine Abstützung an Hinterhaupt und Kinn vornimmt, so daß das Kind durch den damit verbundenen Druck ständig zur aktiven Aufrichtung gezwungen wird.

Einlagen

Einlagen sind als Fußstützen mit korrigierender und stabilisierender Wirkung aufzufassen. Sie haben die individuellen Gegebenheiten des jeweiligen Fußes und seiner Fehlform zu berücksichtigen und sollten deshalb nach Gipsabdruck gefertigt werden.
Verschiedene Materialien kommen bei der Herstellung kombiniert zur Anwendung (Metall, Kork, Kunststoff, Leder). Die kindlichen Fußdeformitäten stellen einen bevorzugten Indikationsbereich dar.
Die Korrekturwirkung der Einlagen basiert ebenfalls auf dem Dreipunktesystem. Die Einlagenversorgung bedarf insbesondere im Wachstumsalter einer sorgfältigen und häufigen Kontrolle.

Orthopädische Schuhe

Orthopädische Schuhe werden nach Verordnung durch den Arzt vom Orthopädieschuhmacher hergestellt. Bei der Fertigung müssen die individuellen Gegebenheiten des Fußes berücksichtigt werden, wenn ein paßgerechter Sitz erzielt werden soll.
Durch Korkeinbettung werden vorhandene Veränderungen zwischen Ferse und Zehen abgestützt oder entlastet (Fersensporn, Metatarsalschwielen, Exostosen bei Hallux valgus, Hammerzehen). Eine hohe feste Vorderkappe schützt die Zehen vor Druckeinwirkung.
Der Schaft muß bei schmerzhaften Arthrosen im oberen Sprunggelenk hochgezogen und mit einer verstärkten Kappe, die die Malleolen umfaßt, versehen werden. Eine gleichzeitig angebrachte Abrollsohle ermöglicht den Abrollvorgang. Beinverkürzungen können durch Verkürzungsausgleich am oder im Schuh korrigiert werden. Bei stärkeren Beinverkürzungen wird ein Innenschuh gefertigt, in dem der Fuß in Spitzfußstellung eingebracht wird, so daß auf diese Weise ein zusätzlicher Längenausgleich erreicht werden kann.
Die Einarbeitung von Vorfußprothesen, z. B. bei Chopart-Stümpfen, ist möglich. Apparateträger benötigen einen speziellen Apparateschuh.
Orthopädische Schuhe setzen individuelle Maßarbeit voraus, wenn sie ihre Aufgabe erfüllen sollen, durch ihren Gebrauch ein schmerzfreies Gehen zu ermöglichen.

28. Physikalische Medizin und Rehabilitation

Allgemeine physikalische Behandlungsmethoden

Die physikalischen Behandlungsmethoden gehören zum Therapieplan chirurgischer Erkrankungen. Das Ziel ist die baldmögliche Rehabilitation, die unmittelbar und früh während der akuten Phase zu beginnen hat. Daraus folgert die pragmatische Einteilung in die Verfahren der *prä- und postoperativen Phase* – um die mit der Operation angezielten Resultate zu erreichen, zu erhalten oder zu optimieren – und der *chronischen oder Spätphase* – als Langzeittherapie. Eine *krankengymnastische Übungstherapie* kann präoperativ oft nicht durchgeführt werden, da der Patient des Traumas wegen sofort zur Operation gelangt.

Bei der gezielten Atemtherapie wird das nasale Atmen geübt oder bei thorakalen Eingriffen die kostosternale Atmung. Das Atemvolumen kann durch Erweiterung des Totraums bei Verwendung des *Giebel*-Rohrs vergrößert werden. Wo notwendig, wird die apparative Beatmung erklärt und trainiert. Husten und Abhusten wird mittels Bauchmuskulatur erreicht und nach abdominalen Operationen manuell unterstützt. Spezielle Lagerungen, z. B. in Dehnung, werden bei Pneumonieprophylaxe nötig oder um z. B. Rippenfrakturen zu schonen und minderbelüftete Lungenteile stärker zu ventilieren.

Wichtig wird die richtige Lagerung bei Frakturen und Luxationen bzw. postoperativ, um Gelenkkontrakturen zu verhüten und Schmerzen zu vermeiden. Passives Durchbewegen und leichte Streichmassagen dienen als flankierende Maßnahmen, auch bei Immobilisierung der Extremitäten, sind aber, z. B. bei Verletzungen im Ellenbogengelenk, wegen des Risikos der Myositis ossificans kontraindiziert.

Krankengymnastisch geleitete Übungen zielen zunächst auf Anregung des Muskeltonus ab.

Isometrische Spannungsübungen sollen zur maximalen Anspannung ohne Verkürzung der Muskeln für 2–3 s durchgeführt werden, d. h. keine Bewegungsausschläge bewirken. Damit wird die Muskelkraft trainiert. Ca. 50% der Muskelkraft, für 3 s gehalten, genügen – auch für den Kreislauf. Hierbei kann jedoch der systolische Blutdruck um 30–50 mm Hg steigen, je nach eingesetzter Muskelmasse.

Zur Thromboseprophylaxe sind neben diesen isometrischen Übungen der Beinmuskulatur auch große aktive Bewegungen der unteren Extremitäten wichtig, dgl. Widerstandsübungen gegen ein mobiles Fußbrett oder elastisches Luftkissen. Haltearbeit allein erhöht rasch den Blutdruck und die Ermüdungstendenz (Abb. 28–1).

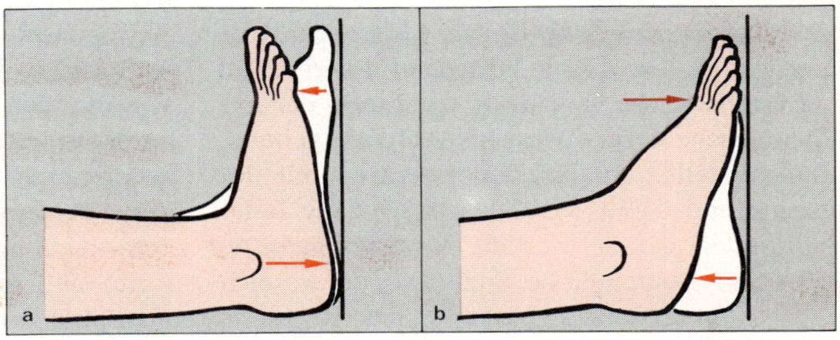

Abb. 28–1 a u. b. Widerstandsübungen. (Nach Mucha 1977)

Bei Widerstandsübungen muß die zu trainierende Muskelgruppe klar bezeichnet werden. Schmerz- oder Wundgefühl dürfen nach Beendigung der Übungen nicht über 15 min andauern. Vor dem Aufsetzen oder -stellen des Patienten sind die unteren Extremitäten elastisch bis zum Oberschenkel hinauf zu wickeln oder mit passenden elastischen Strümpfen zu versorgen, um ein Versacken des Blutvolumens in das Niederdrucksystem zu verhindern (orthostatisches Syndrom →Kollapsgefahr). Gleichfalls dienen sie zur Thromboseverhütung postoperativ. Bei abdominalen und thorakalen Eingriffen ist der Bauchmuskeltonus verringert. Für die Defäkation ist daher ein sog. Nachtstuhl schonender als eine Bettpfanne, da die Bauchpresse verringert wird.

Muskelrisse, die gewöhnlich nicht operativ angegangen werden, heilen narbig nach Hämatomresorption, die durch *niederfrequente oder mittelfrequente Elektrotherapie* gefördert wird. Dann erst dürfen *krankengymnastische Übungsserien* zur Verbesserung der Gleitfunktion der betroffenen Muskulatur, besonders im Bereich der Narbe, angesetzt werden.

Sehnenrisse erfordern meist eine operative Behandlung und Ruhigstellung für ca. 3 Wochen. Zunächst muß die *isometrische Übungstherapie* mit langsamer Steigerung erfolgen, erst später wird zur aktiven Bewegungstherapie übergegangen.

Bei Bandverletzungen und -plastiken, z.B. im Bereich des Kniegelenkes, wird die betreffende Extremität für 6–8 Wochen ruhig gestellt. Nach 8–14 Tagen kann mit leichten *Spannungsübungen* unter dem Gipsverband begonnen werden. Bei abgeschlossener Wundheilung werden die Übungen möglichst im *Unterwasserbewegungsbad* durchgeführt mit langsam ansteigender Belastung in der 4. Woche.

Im Unterwasserbewegungsbad verliert ein Körper gemäß dem Archimedischen Prinzip so viel an Gewicht, wie er Wasser verdrängt, der hydrostatische Druck wird als Auftrieb genutzt. Bei verstellbarem Hubboden kann somit der Druck und damit das Gewicht bzw. die Belastung ideal variiert werden. Als *thermoindifferente Temperatur* gilt bei Süßwasser der Bereich von 32–34° C, d.h. die physiologische Regelung der Körpertemperatur wird nicht gestört und die Muskulatur befindet sich in einem Temperaturoptimum. Zur Muskelkräftigung können ferner Übungen gegen den Widerstand des Wassers durchgeführt werden. Durch den hydrostatischen Druck auf das Niederdrucksystem des Blutkreislaufs ist jedoch wegen der Rechtsherzbelastung bei drohender Herzinsuffizienz das Bewegungsbad (wie auch jedes Vollbad) *kontraindiziert.* Hier wird alternativ das *Schlingentischgerät* benutzt, ebenso bei mangelnder Wundheilung oder größeren Hautdefekten, was jedoch ein Mehr an Ausbildung und Hilfskräften erfordert.

Für die physikalisch-medizinischen Maßnahmen in der Spätphase (Rehabilitation) muß der Patient positiv motiviert sein, um bei sinnvoller Kombination von iterierenden Übungsfolgen mit anderen Methoden (z.B. Elektrotherapie, Thermotherapie, Massage etc.) *aktiv* teilzunehmen.

War Ruhigstellung notwendig, so wird sie auf die unbedingt notwendige Zeit und Lokalisation beschränkt bleiben. Die Konsequenzen jeglicher Immobilisation sind: Atrophien, rascher Kraftverlust mit Schrumpfungsprozessen an Muskeln, Sehnen und Gelenken und ungünstige Narbenverlötung.

Die Lockerung verhärteter Gewebspartien wird durch krankengymnastische Bewegungstherapie und Massage erreicht oder über eine verbesserte Durchblutung mittels nieder- und hochfrequenter Elektrotherapie. Schmerzhafte oder gefährdete Körperteile werden durch Kräftigung des sog. Muskelkorsetts oder auch apparative Hilfen entlastet bzw. gestützt. Ferner müssen Muskeln tonisiert, hyperkinetische Funktionen gedämpft und physiologische Bewegungsabläufe harmonisiert werden (durch Restitution der normalen Spannungsverhältnisse zwischen Agonisten und Antagonisten). Die Bewegungstherapie führt über anfänglich passive Schüttelungen unter Aufhebung der Eigenschwere der Extremität zu Übungen mit abwechselnder Innervation der verkürzten und gedehnten Muskulatur. Es folgen Übungen *gegen Schwerkraft oder Widerstand* bis zu Schwungübungen der gesamten kinetischen Kette und Komplexbewegungen (*Kabat*), die über aktivierte Muskelgruppen von der distalen

Extremitätenperipherie aus die proximal versteifte Region beeinflussen. Das kurative und rehabilitative Ziel bleibt die Rückbildung der pathologisch gestörten Funktion (Fehlfunktion oder Funktionslosigkeit) zum physiologischen Zustand.

Selektive physikalisch-medizinische Methoden

Elektrotherapie

Die Verwendung elektrischer Energie zur Diagnose und Behandlung basiert auf biophysikalischen und physiologischen Gesetzmäßigkeiten. In den Körperflüssigkeiten sind die in Lösung gehaltenen anorganischen und organischen Stoffe elektrolytisch dissoziiert. Diese Ionen gestatten die Elektrizitätsleitfähigkeit. Unter der elektromotorischen Kraft wandern bei Anlegen eines Gleichstrompotentials die positiv geladenen Ionen zur Kathode, die negativ geladenen zur Anode, wobei die Wanderungsgeschwindigkeit der Ionen von ihrer chemischen Charakteristik abhängt (Elektro- bzw. Iontophorese). Die Größe des Widerstandes hängt von Stromart, Spannung und Einwirkungsdauer ab. *Niederfrequente Wechselströme* (NF) und *Gleichstrom* wirken polarisierend; *hochfrequenter Wechselstrom* (HF) erzeugt durch erhöhte Reibung Joule-Wärme. *Gleichstrom und niederfrequente Stromimpulse* haben einen Reizeffekt auf Muskeln und Nerven (*„Reizstrom“*). Dieser kann im neuromuskulären Bereich die physiologischen Erregungsvorgänge im Nerv-Muskel-Verband imitieren. Um die *Motilität* eines Muskels oder einer Muskelgruppe zu beurteilen, werden die Werte für eine Reizintensitätszeitkurve abgelesen. Die Basis ist der Gleichstrom, der bei definierter Stromstärke einen Reiz auslöst (*Schwellstromstärke oder Rheobase*). Wird die Reizzeit verkürzt, bleibt die Rheobase zunächst unverändert bis zum Grenzwert ohne Reizeffekt. Werden Reizzeit t (Dauer des Stromflusses in ms) und Reizintensität i (Stromstärke in mA) in ein Koordinatensystem gebracht, so erhält man die für die Diagnose und Therapie wichtige i/t-Kurve (Abb. 28–2 u. 28–3). Bei Läsion einer motorischen Einheit treten *Reizungs- oder Lähmungserscheinungen* auf; die Unterbrechung der efferenten Bahn bewirkt eine *schlaffe Parese* und bei der elektrischen Reizung die sog. *Entartungsreaktion (EAR).*

Für die Reizstromtherapie ist die schlaffe Parese die Hauptindikation. Die erkrankte Nerv-Muskel-Einheit hat die Möglichkeit verloren, bei einem Dreiecksreiz sich wie die gesunde Einheit zu adaptieren und wird deswegen selektiv gereizt. Ideal wäre die Behandlung jeder

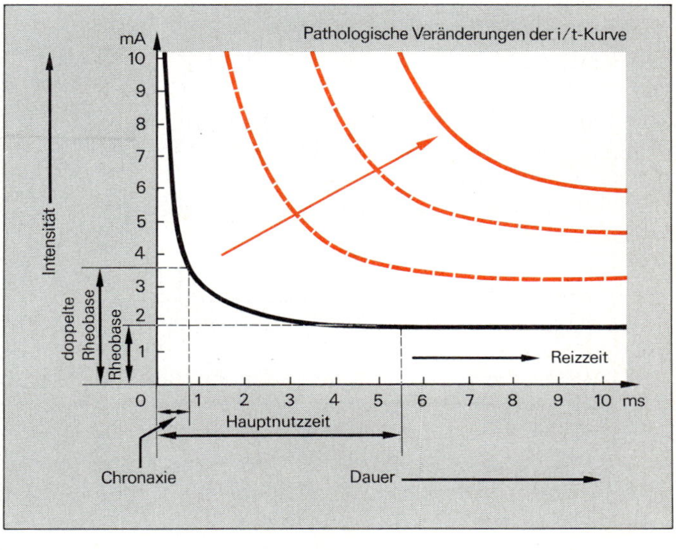

Abb. 28–2. Reizintensitätszeitkurve (i/t-Kurve). (Nach Zysno u. Rusch 1971)

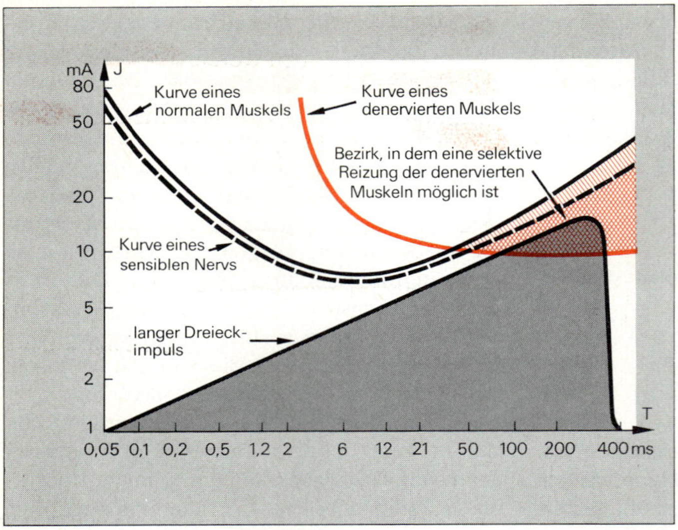

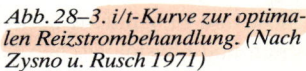

Abb. 28–3. i/t-Kurve zur optimalen Reizstrombehandlung. (Nach Zysno u. Rusch 1971)

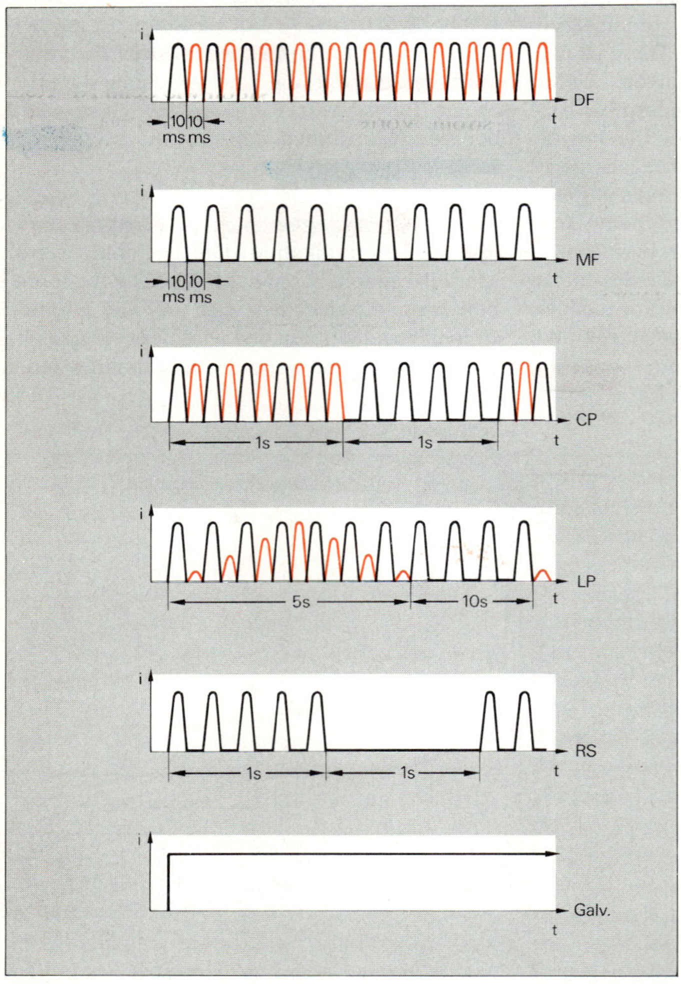

DF 100 HZ
= diphase fixe

MF 50 HZ
= monophase fixe

CP
= module en courtes periodes MF und DF je 1 s im Wechsel

LP
= module en longues periodes MF, gemischt

RS
= rythme syncope

Abb. 28–4. Neodynatoreinstellung für Behandlung mit diadynamischem Strom. (Nach Zysno u. Rusch 1971)

Muskelgruppe mit mindestens 15 Reizimpulsen. Der Schwellstrom, bei dem die Stärke der Einzelimpulse an- und abschwillt, ruft bei hoher Impulsfrequenz keine Einzelkontraktionen mehr hervor, sondern einen Muskeltetanus. Sinnvoll ist die Kombination mit Intentionsübungen, wobei die willkürliche Innervation gebahnt wird. Dadurch erhöht sich der afferente Impulseinstrom, der wiederum auf die Erregbarkeitsschwelle wirkt. Die elektrophysikalische Therapie wird bei Paresen so lange durchgeführt, bis die aktive Bewegung ein selbständiges Training erlaubt.

Die diadynamische Strombehandlung arbeitet mit *halbweg- und vollweggleichgerichteten Wechselströmen* mit alternierenden Perioden (positive Halbwellen mit einer Frequenz von 50–100 Hz), die eine unterschwellige Dauererregung der sensiblen Nervenfaser bewirken und auch die Impulsfortleitung der Schmerzrezeptoren blockieren. Hauptindikationen sind daher die Analgesierung bei Myalgesien, Torsionen, Kontusionen und Distorsionen von Gelenken sowie nach Diskushernien, ferner die Resorptionsförderung bei Ergüssen und Ödemen im Gelenkbereich (Abb. 28–4).

Bei der Mittelfrequenztherapie (Interferenzstrom: 1000–100000 Hz) werden 2 verschiedene Stromkreise mit differierenden 3900–4100-Hz-Wechselströmen benutzt. An der Kreuzungsstelle ergeben sich durch Superposition Interferenzen, die in ihrer biologischen Wirksamkeit den niederfrequenten Reizströmen entsprechen und den gleichen Indikationsbereich umfassen. Jedoch ist wegen des wandernden Stromfeldes die Tonisierung der Muskulatur gleitender und nicht so abrupt wie beim Rechtecksreiz.

Bei der Iontophorese können Medikamente in gelöster Form in den Körper eingebracht werden, wie z. B. Histamin oder Acetylcholin auf hydrophiler Watte zwischen Metallelektrode und Haut. Die Ionendurchlässigkeit der Haut wird allein durch die Einwirkung von Gleichstrom um rund 100% gesteigert. Die Wirkung der einzelnen Medikamente ist entweder durchblutungsfördernd (Histamin, Acetylcholin) oder schmerzlindernd (Natriumsalicylat). Beim stabilen Gleichstromdurchfluß (Galvanisation) ist zu beachten, daß kleine Hautwunden oder Abszesse zu starken lokalen Reizerscheinungen führen können!

Für die Hochfrequenztherapie (Diathermie) bleiben die Frequenzbereiche von 10^6 bis 10^{10} Hz, die den Wellenlängen zwischen 300 m und 3 cm entsprechen. Außer der Wärmeentwicklung ist keine andere biologische Wirksamkeit dieser Therapie eigen, also keine Ionenverschiebung und Polarisation wie beim NF-Reizstrom. Vorteilhaft ist, daß der Wärmetransport nicht über die Körperaußenfläche erfolgt, sondern die Energie über elektrische und magnetische Wechselfelder bzw. elektromagnetische Wellen *in* den Körper eingebracht wird und dort Wärme erzeugt. Freigegeben sind für die Therapie: *Kurzwellen (KW = 11 m/27,12 MHz), Dezimeterwellen (UHF = 69 cm/433,92 MHz), Mikrowellen (12,4 cm/2450 MHz).* Da aus Hochfrequenzenergie durch Reibungskräfte der Ladungsträger gegeneinander Wärme entsteht, zeigen die wasserhaltigen Organe wie Muskeln eine hohe Leitfähigkeit im Gegensatz zu wasserärmeren, wie Fett und Knochensubstanzen. Bei der KW-Therapie im *Kondensatorfeld* erfolgt die Durchströmung mit hochfrequentem Wechselstrom (Diathermie) gleicher Stromdichte nahezu konstant. Für die Homoge-

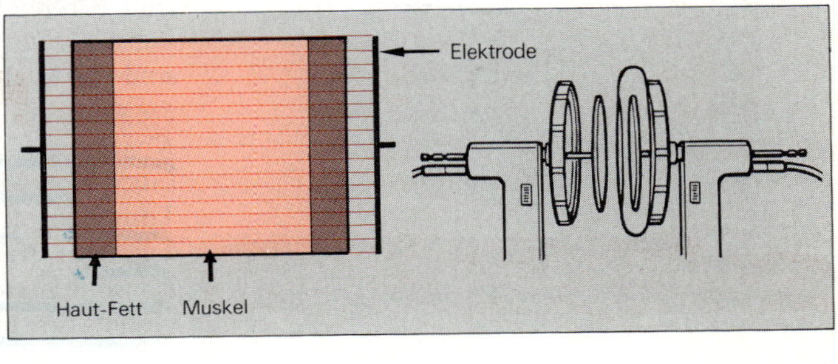

Abb. 28–5. Links: Schema der Kondensatorfeldbehandlung. Rechts: Glaskapselelektroden. (Nach Rusch u. Zysno 1972)

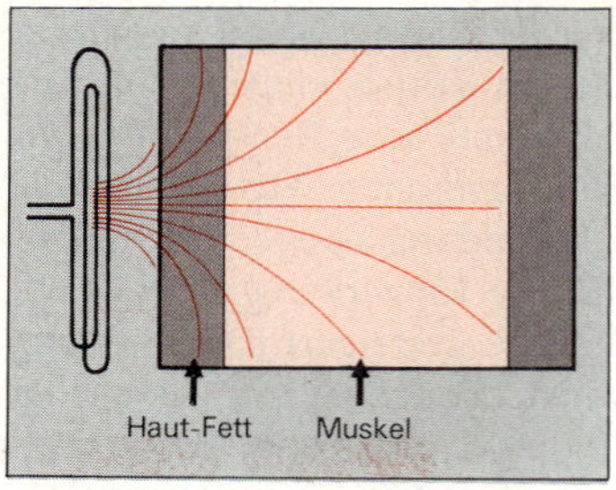

Abb. 28–6. Schema der Spulenfeldbehandlung. (Nach Rusch u. Zysno 1972)

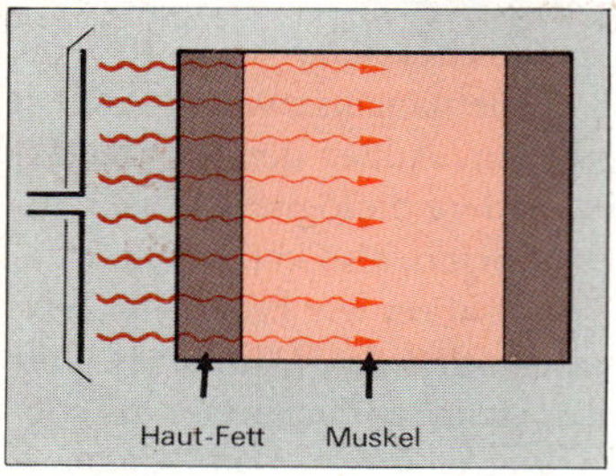

Abb. 28–7. Strahlenfeldbehandlung im Schema. (Nach Rusch u. Zysno 1972)

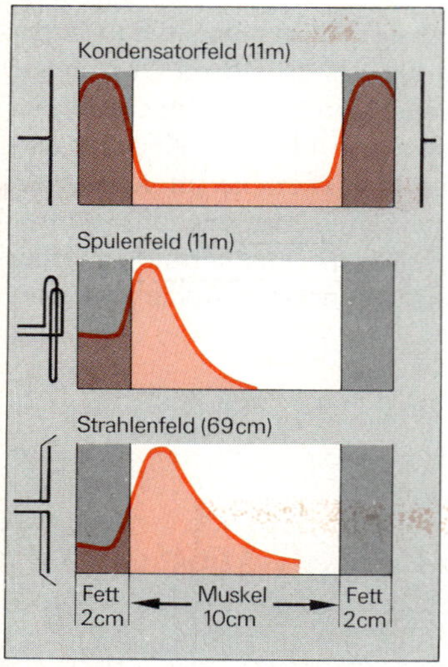

Abb. 28–8. Vergleich der typischen Erwärmungsmuster bei Kondensatorfeld-, Spulenfeld- und 69-cm-Strahlenfeldbehandlung am Fett-Muskel-Fett-Modell. (Nach Rusch u. Zysno 1972)

nisierung des Behandlungsfeldes muß ein genügender Hautabstand der Elektroden eingehalten werden.

Bei der Spulenfeldbehandlung im KW-Bereich wirkt ein hochfrequentes magnetisches Wechselfeld auf das Organ ein, das mit zunehmender Entfernung rasch abnimmt, so daß keine größere Tiefenerwärmung erfolgt.
Wichtig ist, daß *Metallimplantate* im Körper eine größere Wärmeentwicklung je nach Lage zum Stromfeld aufweisen können. Desgleichen werden Niederfrequenzapparate (auch EKG und EMG) durch die Sendeleistung der Kurzwellengeräte erheblich gestört, was bei Herzschrittmachern zum Herzflimmern führen kann.

Strahlenfeldmethode: Um eine Bestrahlung handelt es sich bei der *Strahlenfeldmethode im Dezimeter- und Mikrowellenbereich.* Hierbei werden die elektromagnetischen Wellen an der Elektrode durch den Reflektor gebündelt. Wegen der stärkeren Absorption elektromagnetischer Wellen in wasserreicheren Geweben werden Muskulatur und innere Organe besser erwärmt (typische Tiefenwirkung) (Abb. 28–5, 28–6 u. 28–7).
Im Vergleich der typischen Erwärmungsmuster tritt im KW-Kondensatorfeld eine stärkere Erwärmung des subkutanen Fettgewebes auf, es können jedoch größere Körperteile gleichmäßig durchflutet werden. *Spulenfeld* und *Strahlenfeld* wirken nur von einer Seite aus ein und haben daher eine begrenzte Reichweite. Jedoch belasten sie die äußeren Hautschichten nicht sehr. Die *Mikrowellen* sind nur für oberflächennahe Prozesse anzuwenden, da die Wellenangaben für *Luft* gelten und im Körper meist nur bis zu 25% der angegebenen Werte erreichen. Durch die gute Tiefenwirkung bei der Dezimeterwellenbestrahlung und der KW-Diathermie sind Schmerzlinderung und die Vorbereitung auf die Übungstherapie Hauptindikationen. Sie sind nur in *Kombination mit der Übungstherapie* sinnvoll.
Kontraindiziert sind ebenfalls Metallimplantate (auch Herzschrittmacher), Gravidität im ersten Trimenon, floride Entzündungsprozesse und Tumoren sowie neurologische Läsionen mit Sensibilitätsstörungen, ferner arterielle Durchblutungsstörungen der Extremitäten.

Da: *Dosis = Dosisleistung × Behandlungsdauer* ist, ergibt sich in der praktischen Anwendung eine niedrige Dosis durch kurzdauernde Behandlung bis ca. 5 min mit niedriger Dosisleistungsstufe I–II. Eine hohe Dosis wird durch langdauernde Behandlung bis 15 min erreicht, kombiniert mit einer höheren Dosisleistung, z. B. auf Stufe III.

Stufe I : Patient darf eben Wärmegefühl verspüren, Dosisleistung wird etwas verringert.
Stufe II : Eben fühlbare Erwärmung.
Stufe III: Angenehm kräftige Erwärmung.
Stufe IV: Starke, eben noch erträgliche Erwärmung.

Bei den Dezimeterwellen jedoch ist wegen der Oberflächenentlastung die den einzelnen Stufen zugeordnete Wärmeempfindung jeweils um eine Stufe zu verringern (Abb. 28–8 u. 28–9).

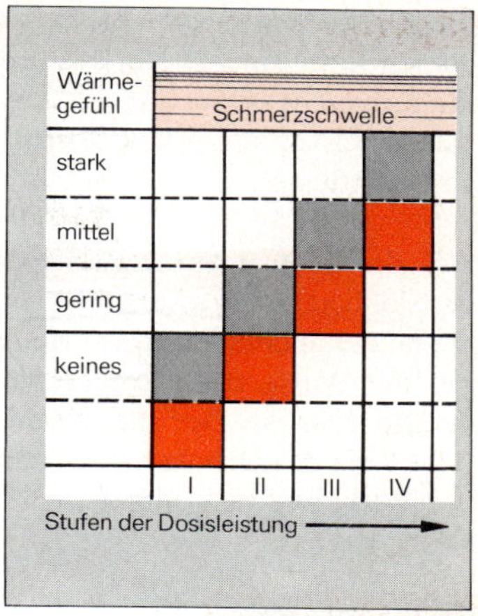

Abb. 28–9. Schema zur Diathermiedosierung. (Nach Rusch u. Zysno 1972)

In der Ultraschalltherapie liegen die mechanischen Schallschwingungen bei Frequenzen von 100–1000 kHz und wirken nach dem *piezoelektrischen Prinzip* (hochfrequente Wechselstromfelder erzeugen in einem Quarzkristall mechanische Schwingungen). Die Anwendung erfolgt über eine Paraffinkoppelung zwischen Schallkopf und Hautoberfläche oder aber unter Wasser im Abstand von ca. 15 cm. Die Wärmeerzeugung ist besonders in den Gelenken gut, die kaum eine Muskel-Fett-Gewebs-Manschette haben.

Krankengymnastik

Die Behandlung erfolgt vorwiegend funktionell und unter aktiver Teilnahme des Patienten. Sie richtet sich nach dem Krankheitsgrad, wobei die Belastung nur langsam gesteigert wird. Iterierende Übungsfolgen und Bewegungstherapien unter Nutzung der neurophysiologischen Einsichten werden *in Kombination mit Elektrotherapie, Massage, Extension oder Bewegungsbädern* mit und ohne Gerät angewandt. *Atemtherapie* und *Kreislaufgymnastik* sind insbesondere in der perioperativen Phase indiziert. *Isometrisches Muskeltraining* und *Bewegungsübungen,* auch im Bewegungsbad, werden beim traumatischen Geschehen, nach Luxationen und Frakturen, nach Kontusionen und Distorsionen notwendig, hier oft zusammen mit *Eisbehandlung (Kryotherapie)*. Für die Motivierung des Patienten positiv hat sich die Zusammenfassung in Übungsgruppen erwiesen, wobei Übungsfolgen variiert und angereichert werden.

Spezielle Verfahren, wie z. B. sensomotorische Übungstherapie (Bobath) und Komplexbewegungen (*Kabat*), werden für die Einzelbehandlung genutzt. Die *Extensionsverfahren* werden überwiegend manuell angewandt, gelegentlich auch apparativ, wie z. B. mit Glisson-Schlinge oder Perl-Gerät und an speziellen Strecktischen. Auch haben sich elektronisch gesteuerte Geräte (traction-aid, tru-trac) bewährt, die durch rhythmisch wiederholte Spannungen und Entspannungen in Zugrichtung wirken.

Das Schlingentischgerät dient zur schwerelosen Aufhängung einer Extremität, des Rumpfes oder des ganzen Körpers und zur Übung durch statische, sowie statisch-dynamische Muskelarbeit großer Muskelgruppen in der Horizontal- oder Transversalebene.

Massagen

Die klassische, manuelle Muskelmassage bedient sich der Grundformen, wie *Streichung, Reibung, Knetung, Klopfung, Zirkelung* oder *Vibration*. Sie wird in Form von *Teil-* oder *Vollmassagen* verabfolgt. Vorteilhaft ist die vorherige Erwärmung (Thermotherapie) des zu massierenden Körperabschnittes, um eine bessere Lockerung zu erzielen.

Bindegewebsmassage und Reflexzonenmassage nutzen kutiviszerale Reflexe aus, um über das Hautsegment (s. auch Head-Zonen) innere Organe oder Gefäße reflektorisch und funktionell zu beeinflussen.

Bei der Unterwasserdruckstrahlmassage wird im Vollbad ein Wasserstrahl von 0,5–4 atü auf die zu behandelnden Körperteile gerichtet, wobei die Wasserstrahltemperatur kalt und heiß veränderbar ist. Der thermische und mechanische Reiz des Druckstrahls kombiniert sich mit der Wirkung des Vollbades.

Hydrotherapie

Im chirurgischen Bereich ist der Einsatz nur begrenzt.

Bei den Kneipp-Güssen handelt es sich um Teil- oder Vollgüsse bzw. Wechsel- und Blitzgüsse. Sie sollen zur Stoffwechselsteigerung und Ökonomisierung im Wärmehaushalt sowie zur Adaptation der Gefäße führen.

Von den Teilbädern hat sich das Arm- bzw. Fußbad mit ansteigender Temperatur zur reflektorischen Hyperämisierung bewährt. Arm- oder Fußwechselbäder, die bei 38–42° C und 2-min-Dauer beginnen, schließen mit kalten Anwendungen von 10–20 s bei 12–26° C ab, wobei 3maliger Wechsel angestrebt wird.

Größere Bedeutung hat das hydroelektrische Vollbad (Stangerbad) wegen der gleichzeitigen Wirkung des Gleichstromfeldes in vorbestimmter Stromflußrichtung und Stromstärke (je nach Verträglichkeit). Es ist bei neuralgischen und myalgischen Syndromen als Vorbereitung für die Übungstherapie indiziert. Ist der hydrostatische Druck eine Kontraindikation, kann auf ein hydroelektrisches Teilbad (4- oder 2-Zellenbad) ausgewichen werden (für jede Extremität eine Einzelwanne mit selektiven Elektroden).

Bei den Packungen haben sich besonders in der Kontraktur- und Schmerzbehandlung die Peloide bewährt, wobei Fango oder Moor als Teilpackungen bevorzugt werden. Eine Ganzpackung bildet eine erhebliche Kreislaufbelastung durch die Immobilisation.

Pneumotherapie

Die Inhalation von Aerosolen dient zusammen mit der Atemtherapie oder in Kombination mit Thoraxlagerungen zur Broncho- oder Sekretolyse. Bei den Feuchtinhalationen erfolgt die Verneblung oder Zerstäubung wäßriger Lösungen unter Zugabe von Medikamenten oder ätherischen Ölen, wobei ein relativ großes Tröpfchenspektrum entsteht, das meist nur die oberen Luftwege erreicht. Bei der Trockeninhalation gelangen Teilchen bis zu 1 μ in die Alveolen.

Durch Ultraschallverneblung erreicht man eine gleichmäßige Verteilung des Tröpfchenspektrums von großer Eindringtiefe. Besonders bei länger bettlägerigen Patienten kann auf diese zusätzliche Behandlung nicht verzichtet werden.

29. Versicherungswesen und Begutachtung

Grundzüge der gesetzlichen Krankenversicherung

Gesetzliche Versicherungspflicht

Sie besteht:
- *bei versicherungspflichtigem Beschäftigungsverhältnis* gegen Entgelt,
- *bei Arbeitern* ohne Berücksichtigung ihrer Lohnhöhe,
- *bei Angestellten* bis zu einer Versicherungspflichtgrenze,
- *bei entsprechenden Familienmitgliedern.*

Leistungen der gesetzlichen Krankenversicherung in der BRD

Regelleistungen: Ambulante und stationäre ärztliche und zahnärztliche Heilbehandlung, Früherkennungsmaßnahmen (z. B. von Krebserkrankungen und Erkrankungen bei Kindern), Krankenhilfe, Mutterschaftshilfe, Familienhilfe, Sterbegeld.

Mehrleistungen: Genesendenfürsorge, Hilfsmittel bei Behinderung, Zuschüsse zur Krankenkost, Zuschüsse zu erhöhten und größeren Heil- oder Hilfsmitteln.

Ermessensleistungen: Die meisten Leistungen können auf Antrag an die gesetzliche Krankenkasse übernommen werden.

Leistungsbeschränkungen: z. B. zeitlich begrenztes Krankengeld (26 Wochen), bei Wiedererkrankung an derselben Krankheit Anspruchserneuerung auf Krankengeld erst nach Intervall, Aussteuerung nach 52 Wochen.

Angleichung der Leistungen zur Rehabilitation: Prinzip ist, daß eine gleichwertige Rehabilitation von Unfallverletzten der kassenärztlichen Versorgung mit berufsgenossenschaftlicher Versorgung erreicht werden soll (Unfallheilverfahren für Mitglieder der Orts-, Betriebs-, Innungs- und landwirtschaftlichen Krankenkassen).

Rehabilitation umfaßt medizinische, vorschulische und schulische, berufsfördernde und soziale Maßnahmen und wird durch verschiedene Gesetze geregelt (Reichsversicherungsordnung, Bundessozialhilfegesetz, Bundesversorgungsgesetz für Kriegsbeschädigte, Arbeitsförderungsgesetz, Schwerbehindertengesetz u. a.).
Beratungs- und Anmeldestellen für Antragsteller und behandelnde Ärzte sind bei den Trägern der Sozialversicherung eingerichtet (z. B. Krankenkassen, Bundesknappschaft, Bundes- und Landesversicherungsanstalten, Berufsgenossenschaften, Bundesanstalt für Arbeit in der Arbeitslosenversicherung, Versorgungsämter, Sozialämter).
In Österreich besteht eine Versicherungspflicht sowohl bei Arbeitern als auch bei Angestellten ab einem monatlichen Einkommen von 1995.– Schilling (1982). Höchstbeitragsgrundlage 18.000.– Schilling (1982).

Leistungen der gesetzlichen Krankenversicherung in Österreich

Pflichtleistungen, welche im Gesetz als Mindestleistung vorgesehen sind oder durch die Satzung der Krankenkasse gewährt werden können. So besteht grundsätzlich nach dem Gesetz ein Krankengeldanspruch für die Dauer von 26 Wochen. Als satzungsmäßige Mehrleistung wird ein Anspruch bis zu 78 Wochen ermöglicht.

Freiwillige Leistungen, auf die kein Rechtsanspruch besteht, z. B. Genesungs- und Kuraufenthalte.

Leistungskatalog, z. B. Gesundenuntersuchung, bei Krankheit Krankenbehandlung, Anstaltspflege, bei Arbeitsunfähigkeit Krankengeld und Familien- bzw. Tagegeld, und bei Tod Bestattungskostenbeitrag.

Grundzüge der gesetzlichen Unfallversicherung

Träger der Unfallversicherung sind gewerbliche Berufsgenossenschaften, Ausführungsbehörden und Gemeindeunfallversicherungsverbände (z. B. für Schüler-, Studenten- und Kindergartenversicherung). In Österreich ist die Allgemeine Unfallversicherungsanstalt für alle Arbeiter und Angestellten sowie alle Selbständigen Träger der Unfallversicherung. Für die öffentlich Bediensteten, die Eisenbahnbediensteten und die Selbständigen in der Landwirtschaft sind besondere Unfallversicherungsträger eingerichtet.

Aufgaben der Unfallversicherung

(in der Bundesrepublik und Österreich weitgehend identisch)

Verhütung und Erste Hilfe bei Arbeitsunfällen (Betriebsärzte, Sicherheitsingenieure, Betriebssanitäter, werksärztlicher Dienst, technische Aufsichtsbeamte).

Entschädigung bei Arbeitsunfällen durch Wiederherstellung der Erwerbsfähigkeit, durch Rehabilitationsmaßnahmen und durch Geldleistungen.

Berufsförderung, die, falls sich Dauerschäden abzeichnen, frühzeitig im Anschluß an die medizinische Rehabilitation stattfinden soll.

Unfallheilverfahren zur Unfallbehandlung.

Das Durchgangsarztverfahren

Durch Arbeitsunfall Verletzte müssen Durchgangsärzten (von den berufsgenossenschaftlichen Verbänden bestellte Ärzte) sofort nach dem Arbeitsunfall vorgestellt werden. Der dort erstellte D-Bericht für die Berufsgenossenschaft, Krankenkasse und den weiterbehandelnden Arzt stellt die weitere Behandlung fest und gewährleistet sie. Durch Arbeitsunfall Schwerverletzte werden im sog. Verletzungsartenverfahren weiterbehandelt. Spezielle Verletzungen (Augen, Hirn, Rückenmark, Hautschäden bei Berufseinwirkung etc.) werden von hinzugezogenen Fachärzten behandelt.

Tatbestände für einen Arbeitsunfall

Die versicherte Person erleidet während und im Zusammenhang mit der versicherten Tätigkeit durch ein von außen einwirkendes plötzliches, unvorhergesehenes und zeitlich begrenztes Ereignis eine Verletzung.
Tatbestände für Berufskrankheiten sind in der Berufskrankheitenverordnung entsprechend der Reichsversicherungsordnung aufgezählt und nach Expositionsart und -dauer, sowie chemischen, physikalischen Stoffen, Infektionserregern, Dauerbelastungen etc. aufgeschlüsselt.

Das Verletzungsartenverfahren

Darunter fallen alle schweren Verletzungen mit stationärer Behandlungsnotwendigkeit. Zulassung und Behandlung in besonderen Krankenhausabteilungen (§ 6 der früheren RVO).

Verletztenrente

Die Einschätzung der Minderung der Erwerbsfähigkeit nach einem Arbeitsunfall bezieht sich in der Unfallversicherung auf den allgemeinen Arbeitsmarkt und nicht auf den Beruf (Ausnahme ist besondere Berufsbetroffenheit). Erste Übergangsrente und Berentung nach Wiedereintritt der Arbeitsfähigkeit. Dauerrente erfolgt 2 Jahre nach dem Arbeitsunfall und wird in Abständen oder bei Verschlimmerungsantrag kontrolliert.
In Österreich besteht Anspruch auf Unfallheilbehandlung nur dann, wenn der Versehrte nicht auf die entsprechenden Leistungen aus der gesetzlichen Krankenversicherung Anspruch hat (Vorleistungspflicht des Krankenversiche-

rungsträgers). Als Berufskrankheit gilt nur eine Erkrankung, welche in der Liste der Berufskrankheiten (Anhang zum allgemeinen Sozialversicherungsgesetz) enthalten ist.

Versehrtenrente in Österreich

Bei Verminderung der Erwerbsfähigkeit um mindestens 20% über 3 Monate gebührt eine Versehrtenrente. Selbständige erhalten eine Versehrtenrente mit Beginn des 3. Monats nach Eintritt des Versicherungsfalles. Bei Tod des Versicherten gebühren Witwenrenten, Waisenrenten und ein Bestattungskostenbeitrag. Alle Versehrten- und Hinterbliebenenrenten werden 14mal im Jahr ausbezahlt.

Grundzüge der Rentenversicherung

Aufgabe ist die Erhaltung, Besserung und Wiederherstellung der Erwerbsfähigkeit der Versicherten (Heilbehandlung, Tuberkulosebehandlung, Heilverfahren etc.). Rehabilitation geht vor Rente.

Rentengewährung erfolgt wegen Erwerbsunfähigkeit und Berufsunfähigkeit. Gewährt werden außerdem Altersruhegeld, Hinterbliebenenrente, Zahlung eines Beitrages zur Krankenversicherung der Rentner.

Finanzierung erfolgt aus Beiträgen, halbiert zwischen Versicherten und Arbeitgebern sowie Bundesmitteln.

Träger sind die Landesversicherungsanstalten und die Bundesversicherungsanstalt für Angestellte.

Berufsunfähigkeit

Sie besteht, wenn ein Versicherter mit seiner Erwerbsfähigkeit infolge Krankheit oder anderer Gebrechen oder Schwäche seiner körperlichen oder geistigen Kräfte auf weniger als die Hälfte derjenigen eines körperlich und geistig gesunden Versicherten mit ähnlicher Ausbildung und gleichwertigen Kenntnissen und Fähigkeiten herabgesunken ist.

Erwerbsunfähigkeit

Sie besteht, wenn ein Versicherter infolge von Krankheiten oder anderen Gebrechen oder von Schwäche seiner körperlichen oder geistigen Kräfte auf nicht absehbare Zeit eine Erwerbstätigkeit in gewisser Regelmäßigkeit nicht mehr ausüben oder nicht mehr als geringfügige Einkünfte durch Erwerbstätigkeit erzielen kann.

Ist Berufsunfähigkeit oder Erwerbsunfähigkeit in absehbarer Zeit mit begründeter Aussicht zu beheben, so kann Rente auf Zeit, längstens für 2 Jahre nach Bewilligung gewährt werden.

Grundsätze der österreichischen Pensionsversicherung

Die österreichische Pensionsversicherung gewährt Leistungen im Falle des Alters, der geminderten Arbeitsfähigkeit und des Todes, ferner zur Rehabilitation. Aus den Versicherungsfällen des Alters gebühren die Alterspension, sowie die vorzeitigen Alterspensionen bei Arbeitslosigkeit und bei langer Versicherungsdauer. Aus den Versicherungsfällen der geminderten Arbeitsfähigkeit werden die Invaliditätspension an Arbeiter und die Berufsunfähigkeitspension an Angestellte geleistet. Aus dem Versicherungsfall des Todes gebühren die Hinterbliebenenpensionen, u. U. eine Abfindung dieser Pension. Träger der Pensionsversicherungen sind: Die Pensionsversicherungsanstalt der Arbeiter, die Pensionsversicherungsanstalt der Angestellten, die knappschaftliche Pensionsversicherung und die Selbständigenpensionsversicherungen für Landwirte und Gewerbetreibende.

Grundzüge der Privatversicherung

Innerhalb einer Versicherungssumme werden Bruchteile davon entsprechend dem Bruchteil verbliebener Gebrauchsfähigkeit, z. B. einer Extremität, bei Dauerfolgen einmalig als Abfindung gezahlt (Gliedertaxe). Mitwirkungsfaktoren und Vorschäden werden von den Unfalldauerschäden abgezogen. Es wird bei der Begutachtung zwischen teilweiser und völliger Arbeitsunfähigkeit in der jeweiligen beruflichen Tätigkeit unterschieden.

Grundzüge der Haftpflichtversicherung

Wiedergutmachung eines Schadens durch Fremdverschulden. Sie umfaßt die Heilbehandlung und den Vermögensschaden. Wiedergutmachung umfaßt auch Verschlimmerung eines krankhaften Vorzustandes durch schuldhafte Verletzung. Ist das Trauma aus dem danach bestehenden Beschwerdebild und den Krankheitserscheinungen nicht wegzudenken, dann sind Verletzungsfolgen Schadenfolgen, ungeachtet, welcher Vorzustand bestanden hat. Begutachtet werden die Gesundheitsschäden und Tätigkeiten des Verletzten, die er beruflich und privat nicht mehr ausführen kann, sowie wieviel er im Vergleich mit einem Gesunden gleichen Alters und Berufes in seiner Arbeitsfähigkeit und Gebrauchsfähigkeit benachteiligt ist.
Begutachtet werden auch Pflegebedürftigkeit, körperlicher und seelischer Schmerz und entgangene Lebensfreude (Schmerzensgeld).

Arzthaftpflicht: Neben der Begutachtung im Strafrecht bei schwersten ärztlichen Fehlern spielt die Begutachtung im Zivilrecht bei Fehlbehandlung („Ärztlicher Kunstfehler" existiert nicht als Rechtsbegriff) und bei unterlassener Aufklärung eine Rolle. Der Behandlungsfehler muß dem Arzt nachgewiesen werden. Bei unterlassener Aufklärung trägt der Arzt die Beweislast. Für außergerichtliche Klärungen sind bei den Ärztekammern Schlichtungsstellen für Arzthaftpflichtfragen eingerichtet worden.

Gutachtenwesen

In der Unfallversicherung, privaten Versicherung und Rentenversicherung werden häufig sog. Formulargutachten mit speziellen Fragebögen erstellt, ohne daß dabei zu Zusammenhangsfragen, wie in wissenschaftlich begründeten Gutachten (z. B. Gerichtsgutachten), Stellung genommen werden muß.
Durch seine Approbation ist der Arzt verpflichtet, als medizinischer Sachverständiger tätig zu sein, soweit sich das Gutachten auf seine medizinischen Kenntnisse bezieht. Möglichkeiten der Ablehnung bestehen z. B. wegen verwandtschaftlicher Beziehungen, wegen Besorgnis der Befangenheit, noch andauernder ärztlicher Behandlung des Klägers als Patienten etc.

Gliederung eines Gutachtens

Kennzeichnung von Auftraggeber, Gutachter und Empfänger (Aktenzeichen).

Bezeichnung des Untersuchten mit Beruf, Geburtsdatum, Anschrift.

Aufzählung der verwendeten Aktenunterlagen, Röntgenbilder (stets Vergleichsserienbeurteilung), ***aller vorgenommenen Untersuchungen, der Zusatzgutachten.***

Genaue Fragestellung des Auftraggebers

Vorgeschichte (auch unfallunabhängige und soziale):
Aus den Aktenunterlagen über Unfallhergang, Erkrankungsablauf, bisherige Behandlung und Verlauf.
Aus bisherigen Gutachten mit ihren Ergebnissen, Rentenbescheiden, Urteilen (Stellungnahme des Gutachters erfolgt erst in der Beurteilung).
Vorgeschichte nach Darstellung des Untersuchten, falls Abweichung von Aktenunterlagen.

Klagen: Wünschenswert ist die wörtliche Protokollierung der subjektiven Beschwerden zum jetzigen objektiven Befund.

Befund: Bei Zusammenhangsgutachten ist der Befund des ganzen Körpers notwendig. Einteilung nach Körperregion (Kopf, Hals etc., einschließlich Nervensystem) nach Betrachtung, Betastung und Beweglichkeit (eigentätig und fremdtätig). Gelenk-, Umfang- und Längenmessungen mit reproduzierbaren Meßstellen stets im Seitenvergleich. Beschreibung von orthopädischen Hilfsmitteln. Danach Aufzählung spezieller Befunde, Laborwerte, Funktionsuntersuchungen und Röntgenuntersuchung.

Beurteilung:
Systematische Aufzählung der Diagnosen, der Erkrankungen oder Unfallfolgen (wertlos ist „Zustand nach . . .“) *und Diskussion* von Zusammenhangsfragen *und Begründung* der vom Gutachter vorgenommenen Beurteilung.

Zusammenfassung: Mit Einschätzung der evtl. gefragten Minderung der Erwerbsfähigkeit, Berufsfähigkeit etc. Beantwortung der Fragestellung des Auftraggebers. Die Zusammenfassung soll so abgefaßt sein, daß sie in evtl. Bescheide übernommen werden kann. Schließlich sollen Nachuntersuchungstermine, Verschlimmerungs- oder Besserungsprognose, Notwendigkeit von Behandlung oder beruflichen Rehabilitationsmaßnahmen erwähnt werden.

30. Quellenangaben für Abbildungen

Andrä, A., Naumann, G.: Odontogene pyogene Infektion. Leipzig: J. A. Barth 1971

Borrmann, R.: Geschwülste des Magens. In: Henke-Lubarsch: Handbuch der speziellen pathologischen Anatomie und Histologie, Bd. IV/1, S. 812. Berlin: Springer 1926

Bunnell: Surgery of the Hand. Philadelphia, London: Lippincott 1944

Burri, C., et al.: Unfallchirurgie. Berlin-Heidelberg-New York: Springer 1974

Clara, M.: Das Nervensystem des Menschen. Leipzig: J. A. Barth 1959

Dukes, C. E.: Classification of cancer of the rectum. Path. Bact. **35**, 323 (1932)

Eber, O.: Mitt. der Ärztekammer für Steiermark, 22. Jg., Nr. 4, S. 5

Goebel, H., Dollinger, H.: Dünndarm. In: Lindenschmidt, Th. O.: Pathophysiologische Grundlagen der Chirurgie, 2. Aufl., S. 408. Stuttgart: Thieme 1975

Hegglin, R.: Differentialdiagnose innerer Krankheiten. Stuttgart: Thieme 1972

Heintz, R.: Nierenfibel, 2. überarb. und erweiterte Aufl., Stuttgart: Thieme 1968

Kock, N. G.: Intraabdominal reservoir in patients with permanent ileostomy. Arch. Surg. **99**, 223 (1969)

Linder, F., Vollmar, I.: Der aktuelle Stand der Behandlung von Schlagaderverletzungen und ihrer Folgezustände. Chirurg **36**, 55 (1965)

Mucha, Ch.: Möglichkeiten der Thromboembolieprophylaxe mit physikalischen Behandlungsmethoden. Z. phys. Med. **101**, (1977)

Rusch, D., Zysno, E. A.: Wirkungsmechanismen der Hochfrequenz-Therapie. In: Zur Wirkungsweise unspezifischer Heilverfahren. Stuttgart: Hippokrates 1972

Seldinger: Acta radiol. (Stockh.) **39**, 368 (1953)

Sengstaken, R. W., Blakemore, A. H.: Balloon Tamponage for the Control of Hemorrhage from Esophageal Varices. In: Sengstaken, R. W., Blakemore, A. H.: Ann. Surg. **131**, 781 (1950)

Smith, D.: Allgemeine Urologie. München-Berlin-Wien: Urban u. Schwarzenberg 1968

Stelzner, F.: Chirurgie des Mastdarmkrebses. Vorträge f. prakt. Chirurgie **39**, Stuttgart: Ferdinand *Encke* 1955

Strombeck, J. G.: Mammaplasty, report of a new technique, based on the pedicle procedure. Brit. J. plast. Surg. **13**, 79 (1960)

Wolff, G.: Die künstliche Beatmung auf Intensivstationen. Berlin – Heidelberg – New York: Springer 1975

Zysno, E. A., Rusch, D.: Elektrotherapie. Therapiewoche **21**, 2931 (1971)

31. Hinweisindex zu den Gegenstandskatalogen 3 und 4 für den schriftlichen Teil des 2. und 3. Abschnittes der ärztlichen Prüfung

(Chirurgie, Urologie, Orthopädie, Leitsymptome, Anästhesiologie)

GK 3, S. 181, Chirurgie

9. Schock

10. Chirurgische Diagnostik, Klassifikation und Behandlung von Tumoren

11. Chirurgische Begutachtung

12. Kopf, Gehirn, Rückenmark und periphere Nerven

13. Thorax

14. Herz

15. Gefäße

16. Gesicht und Mundhöhle 190 ff.

17. Hals

30. Milz

31. Hernien Hydrozelen 398 ff.

32. Unfallheilkunde

33. Verbandslehre 53 ff.

GK 3, S.210, Orthopädie

1. Pathomechanismen und Symptomatologie siehe spezielle Lehrbücher der Orthopädie

2. Erkrankungen des Knochens

3. Erkrankungen der Gelenke

4. Erkrankungen der Muskeln, Sehnen, Sehnenscheiden und Bänder

5. andere Erkrankungen mit Auswirkung auf den Bewegungsapparat

6. orthopädische Gesichtspunkte in der Traumatologie des Haltungs- u. Bewegungsapparates

7. Allgemeine orthopädische Therapie

8. Begutachtungsprobleme s. GK Rechtsmedizin 13.6, GK Sozialmedizin 6.4 u. GK Arbeitsmedizin Kap. 15

9. Wirbelsäule

10. Brustkorb

11. Hals- u. Schulterregion

12. Arm und Hand

13. Hüft- und Oberschenkelregion

14. Kniegelenk

15. Unterschenkel und oberes Sprunggelenk

GK 3, S. 229 Urologie

Urologie

1. Pathomechanismen, allgemeine Symptomatologie und Prinzipien der Therapie

2. Urologische Leitsymptome

3. Urologische Diagnostik

4. Urologische Therapie

5. Fehlbildungen

6. Entzündungen

7. Tumoren

8. Urolithiasis

9. Verletzungen

10. Nebenniere 457 ff.

11. Fertilitätsstörungen, Sterilisierung

12. Urologische Erkrankungen im Kindesalter

13. Urologische Erkrankungen der Frau

14. neurogene Blasenentleerungsstörungen 553, 554

15. Urologische Notfallsituationen

GK 4, S. 11, Aufgeführt sind chirurgische Aspekte des individuellen Krankheitsfalls

1. Leitsymptome

2. Diagnostische Methoden

3. Krankheiten und Verletzungen

GK 4, S. 28, Anaesthesiologie

6. Grundlagen der Anaesthesiologie

7. Akut lebensbedrohliche Zustände, Grundlagen der Intensivmedizin

32. Sachverzeichnis

Q

R

S

33. Auswahl typischer radiologischer Befunde in der Chirurgie

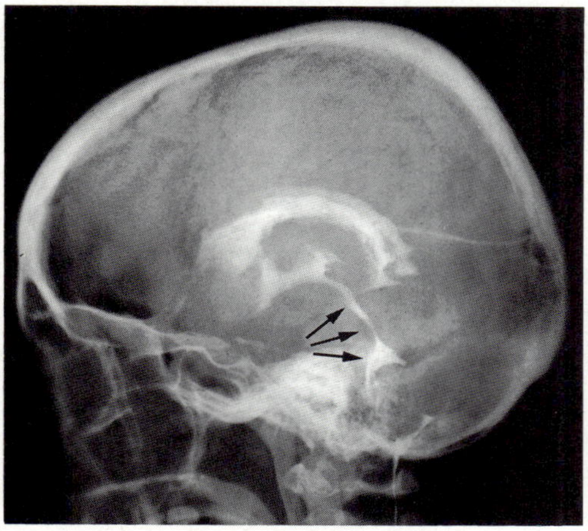

Abb. 33–1. Ventrikulographie mit positivem Kontrastmittel. Bei ↗ ist der Aquädukt bogig angehoben und verdünnt. Diagnose: Tumor im Mittelhirndach (Tectum mesencephali)

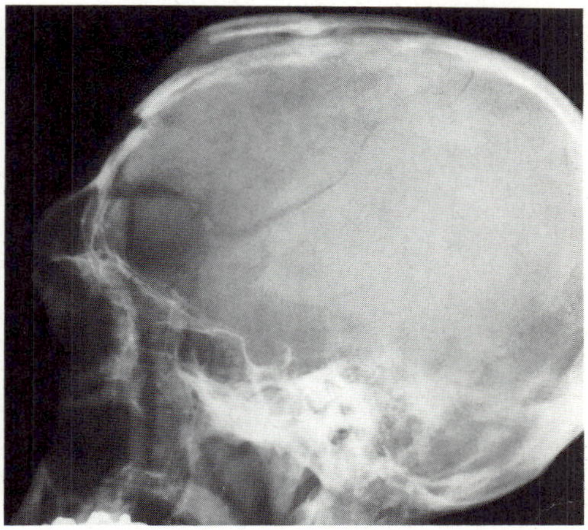

Abb. 33–3. Trümmerfraktur des Stirnbeins

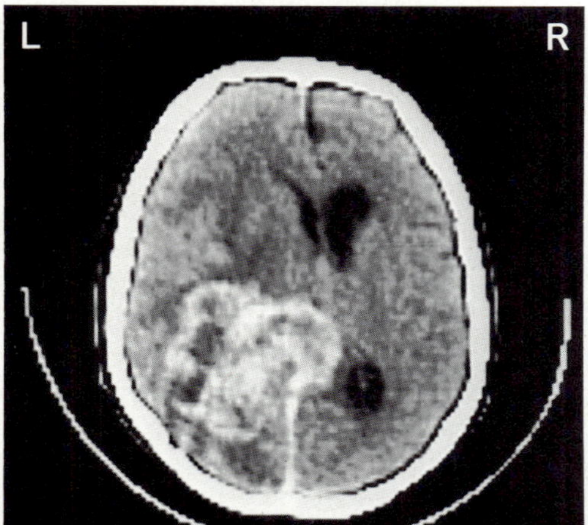

Abb. 33–2. Axiales CT eines malignen Glioms, welches sich im linken Okzipitallappen gebildet und auf die Stammganglien übergegriffen hat. Durch das Balkensplenium wächst es auch nach rechts

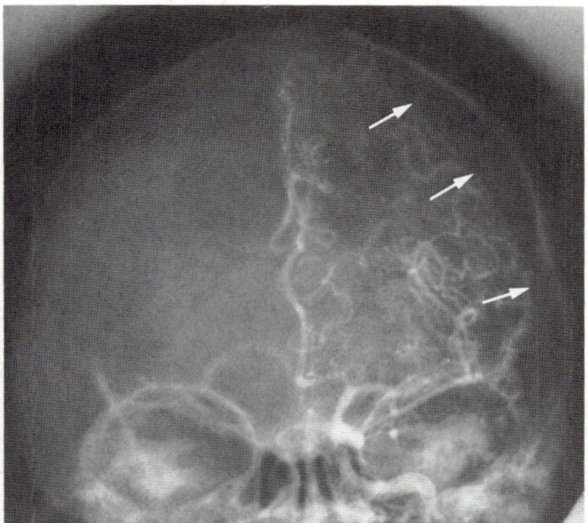

Abb. 33–4. Carotisangiogramm (a. p.) bei Subduralhämatom. „Sichelförmige" gefäßfreie Zone zwischen Schädeldach und zerebralem Gefäßbaum

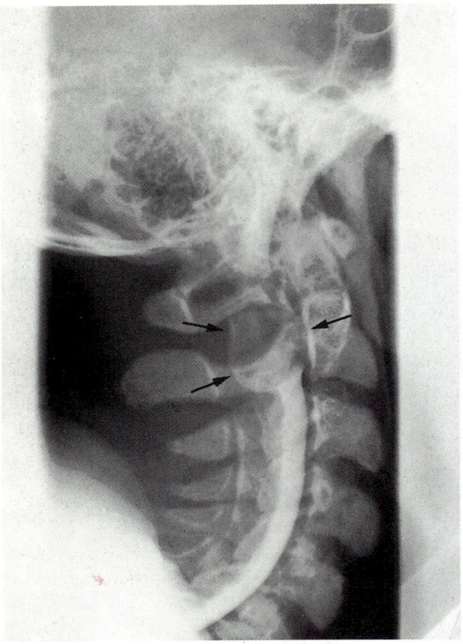

Abb. 33–5. Zervikale Myelographie. Subtotaler Stopp des Kontrastmittels in Höhe C 1/2. Die Umrisse des Tumors stellen sich bei ↗ dar, das Foramen intervertebrale ist ausgeweitet. Diagnose: Neurinom der Rückenmarkwurzel C2

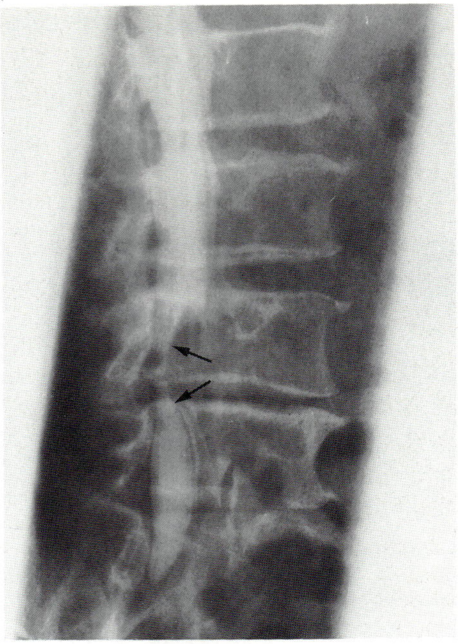

Abb. 33–6. Bandscheibenvorfall zwischen 4. und 5. Lendenwirbel im lumbalen Myelogramm: Füllungsdefekt des Subarachnoidalraums. Häufiger Nebenbefund: Randexostosen (↗) der Wirbelkörperkanten. Sie sprechen für fortgeschrittene Zermürbung der zugehörigen Bandscheiben („Spondylosis deformans")

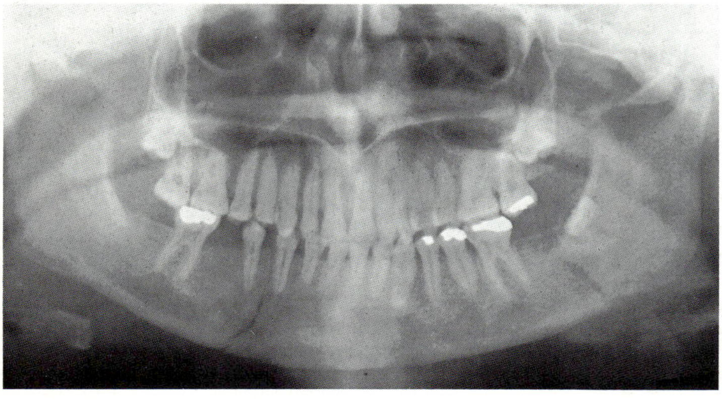

Abb. 33–7. Doppelseitige Unterkieferfraktur im Orthopantomogramm

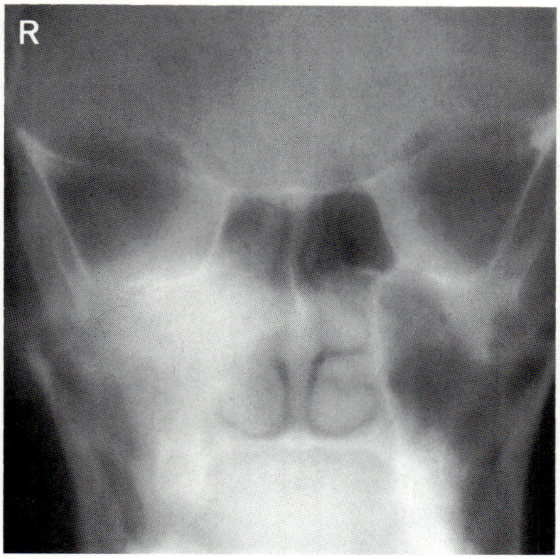

Abb. 33–8. Röntgenschichtbild: Ausgedehnter Oberkiefertumor rechts mit Destruktion der Wände einschließlich des Orbitabodens

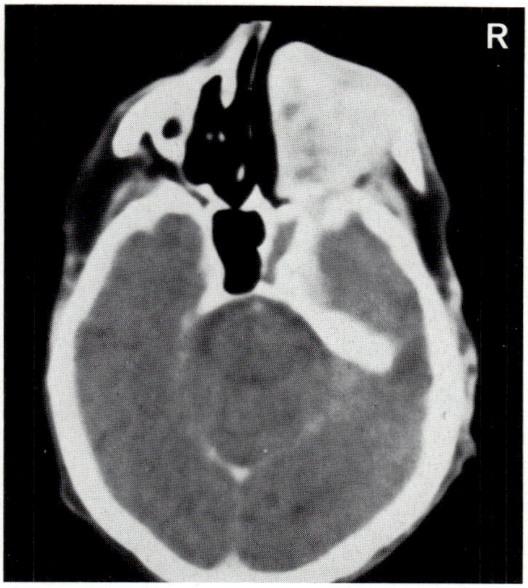

Abb. 33–9. Computertomogramm: Expansiv destruierend wachsender Oberkiefertumor rechts

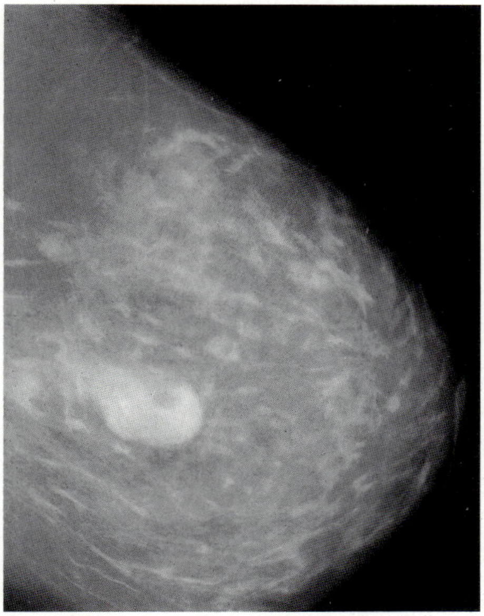

Abb. 33–10. Seitliches Mammogramm mit Zyste. Im mittleren Abschnitt der linken Brust findet sich ein 3,5 × 2,5 cm großer Rundschatten mit glatter Begrenzung und Aufhellungssaum

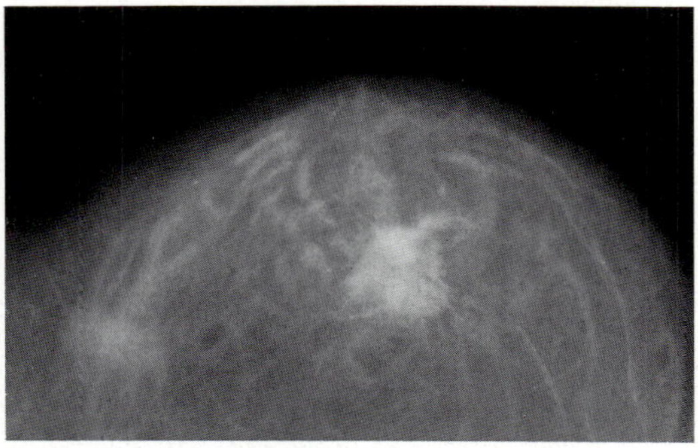

Abb. 33–11. Mammographie (cranio-caudal) bei Mammakarzinom. Zentral gelegen findet sich im kranio-kaudalen Strahlengang der Brust eine 2 · 2 cm große Verdichtung mit strahligen Ausläufern und zentral gelegenen multiplen Verkalkungen. Präaxillär kommt zusätzlich eine 1,2 · 1,4 cm große Verdichtungsfigur mit streifigen Fortsätzen und kleinen unregelmäßigen Verkalkungen zur Darstellung. Es handelt sich um ein Zweitkarzinom

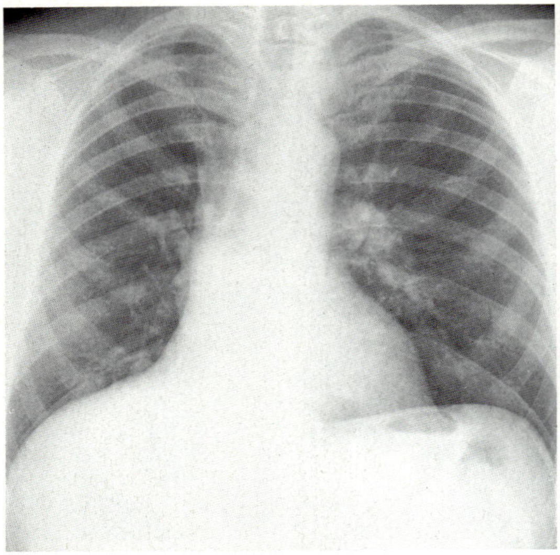

Abb. 33–12. Thoraxaufnahme bei zentralen Bronchialkarzinom rechts und Unterlappenatelektase. Die Aufnahme zeigt eine Totalatelektase des rechten Unterlappens mit starker Schrumpfung. Dadurch ist das rechte Zwerchfell geringfügig angehoben. Herz und Mediastinum sind nach rechts mäßig verlagert, und der rechte Thorax ist abgeflacht. Durch die mäßige Rechtsverlagerung des Herzens tritt die linke Hilusarterie kräftiger hervor

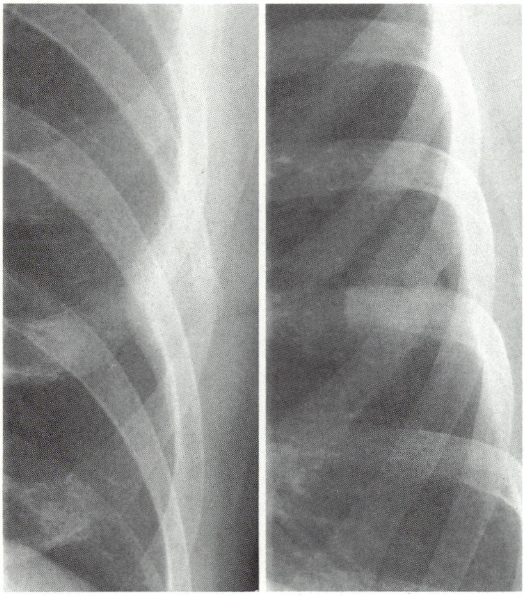

Abb. 33–13. Zielaufnahmen der 5. Rippe links lateral bei Rippenmetastase. Umschriebene Destruktion und Frakturierung der 5. Rippe mit einem Weichteilschatten, der sich in den Thoraxraum vorwölbt. Weitere osteolytische Destruktionen im dorsalen Abschnitt derselben Rippe

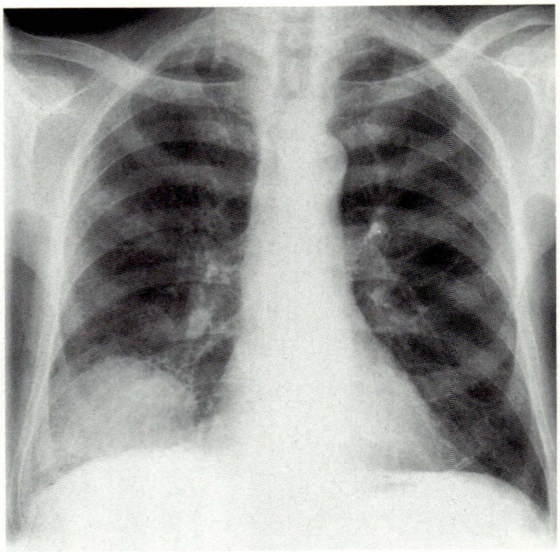

Abb. 33–14. Thoraxübersichtsaufnahme mit großem peripheren Bronchialkarzinom im rechten Unterlappen. Großer Rundherd, 8 cm Durchmesser, im rechten Unterlappen gelegen. Der untere Teil des Tumors liegt hinter dem Zwerchfell. Nebenbefund: Alte Spitzentuberkulose beidseits

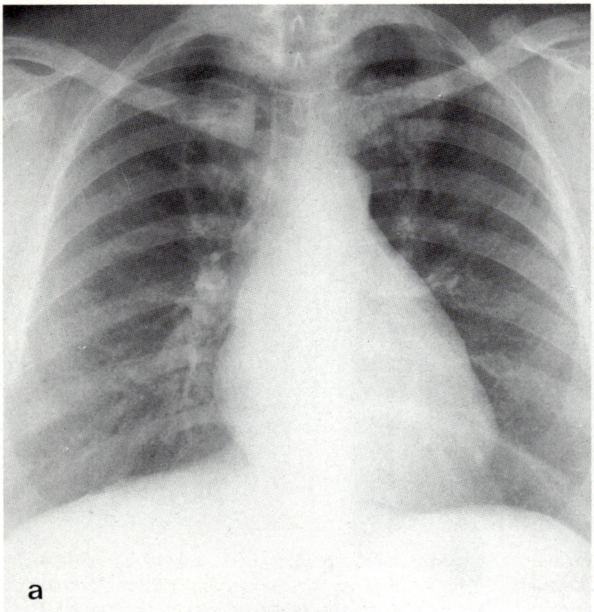

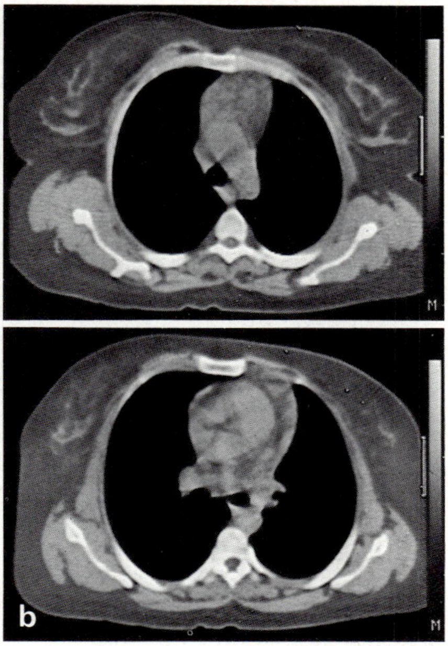

Abb. 33–15 a u. b. Thoraxübersichtsaufnahme mit Mediastinaltumor (Thymom). **a** Übersichtsaufnahme: Geringe Verbreiterung des oberen Mediastinums. Dem Herzschatten sitzt links in Höhe des Pulmonalbogens bis zum oberen Anteil des linken Ventrikels reichend ein schmaler, glatt begrenzter Schatten auf. **b** Das Computertomogramm in Höhe des Aortenbogens zeigt einen großen Tumor im vorderen Mediastinum gelegen, der Schnitt in Bifurkationshöhe den schmalen, dem Herzen links aufsitzenden Tumoranteil

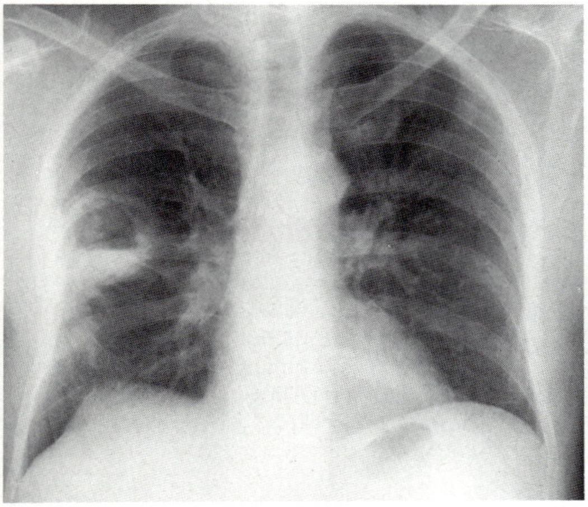

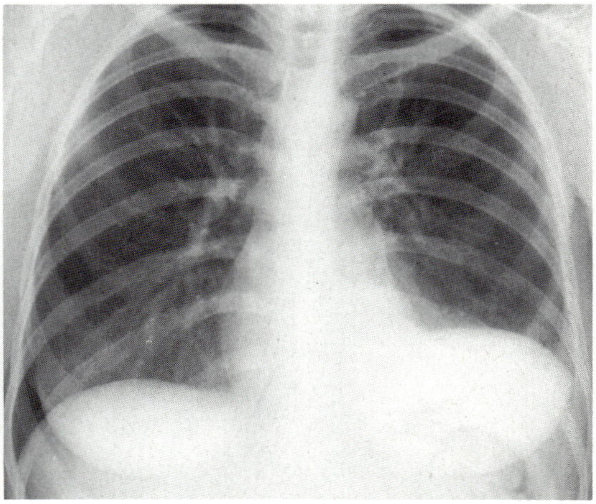

Abb. 33–16. Thoraxübersichtsaufnahme mit Abszeß im lateralen rechten Oberlappen nach Pneumonie. 4 cm großer Hohlraum mit Flüssigkeitsspiegel und relativ schmalem verdichtetem Parenchymrand. Schwielige Pleuraveränderungen über der rechten Thoraxwand mit Zwerchfelladhäsion. Verziehung der Basis des rechten Oberlappens

Abb. 33–17. Thoraxübersichtsaufnahme bei subpulmonalem Pleuraerguß links (Zustand nach abdominaler Operation). Zwischen dem linken Zwerchfell mit dem daruntergelegenen lufthaltigem Kolon und der basalen Lunge findet sich ein 5 cm hoher homogener Schatten, der durch Flüssigkeit hervorgerufen wird

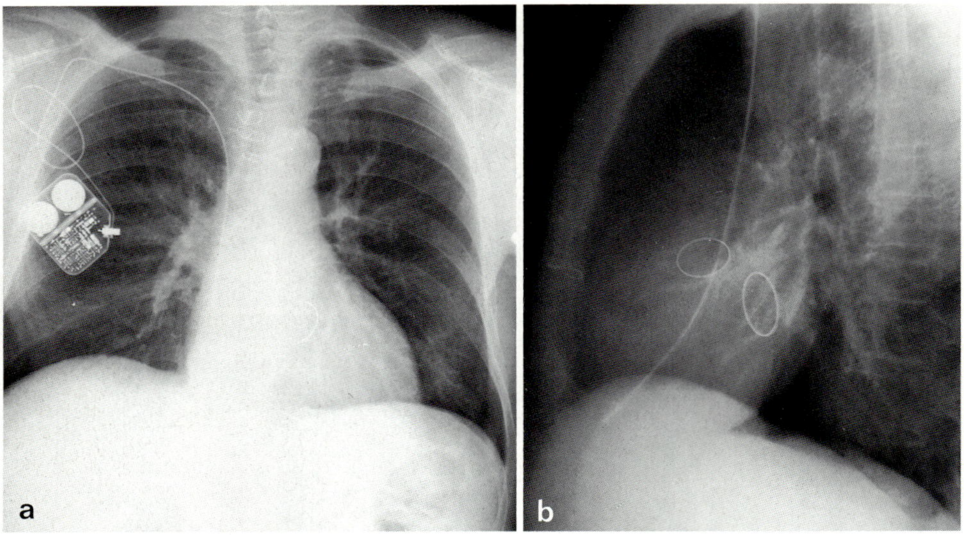

Abb. 33–18 a u. b. Thoraxübersicht in 2 Ebenen bei Doppelklappenersatz und permanentem Schrittmacher. Man sieht bei einem nicht vergrößerten Herzen die Position der Klappenprothesen der Aorta und der Mitralklappe. Die Elektrode des permanenten Schrittmachers, der über die V. subclavia rechts zugeführt ist, liegt in der Spitze des rechten Ventrikels. Der Schrittmacher liegt in der rechten oberen Thoraxwand dem M. pectoralis auf

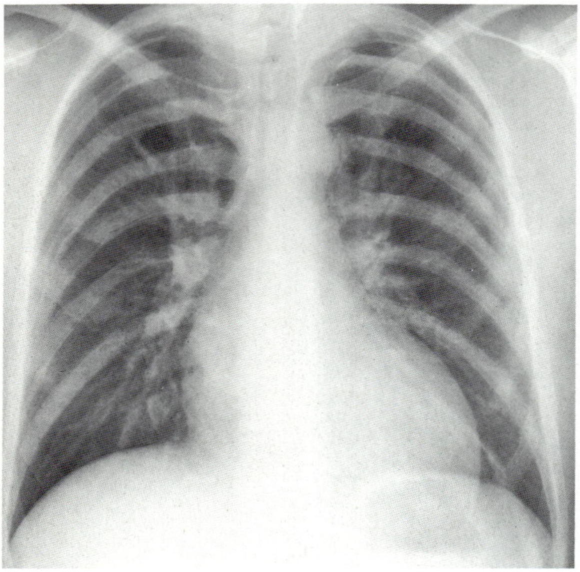

Abb. 33–19. Thoraxübersichtsaufnahme bei Aortenisthmusstenose. Das Herz ist nach links vergrößert, die Aorta im Deszendensteil auffallend schlank. Begleitschatten im linken oberen Mediastinum durch erweiterte A. subclavia. Infolge Linksherzinsuffizienz ist die Gefäßfüllung der Lunge vermehrt. Die oberen Rippen zeigen dorsal sehr stark ausgeprägte Usuren am unteren Rippenrand

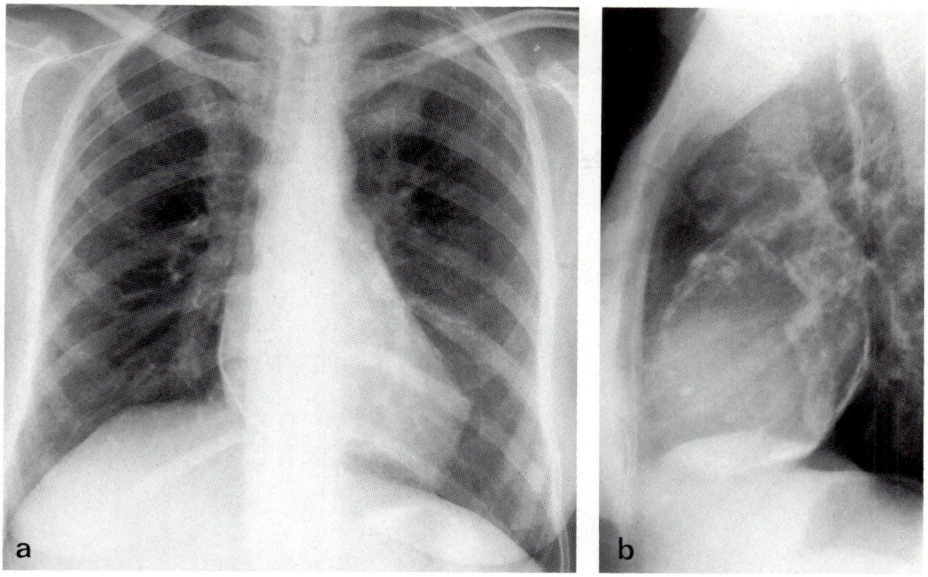

Abb. 33–20 a u. b. Thoraxübersicht in 2 Ebenen bei Pericarditis calcaria. Schräggestelltes, normal großes Cor mit pleuroperikardialer Ausziehung am linken Herzrand. Flächenhafte Verkalkung an den Herzrändern durch verkalkte perikardiale Schwielenbildung

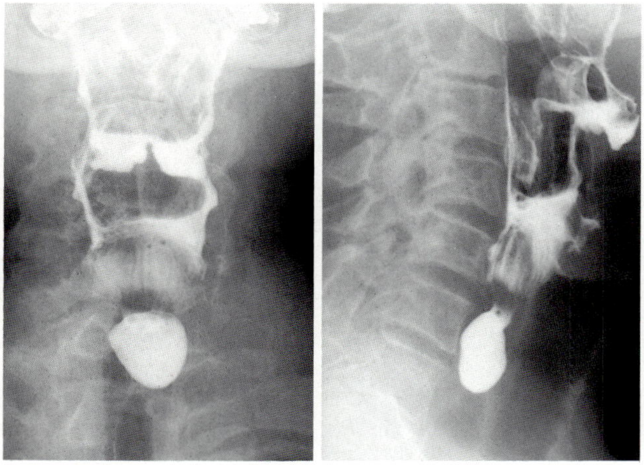

Abb. 33–21. Bariumkontrastdarstellung des Hypopharynx und der oberen Speiseröhre bei Zenker-Divertikel. Die Aufnahmen in 2 Ebenen zeigen am Ösophagusmund nach dorsal hin gelegen ein walnußgroßes Divertikel

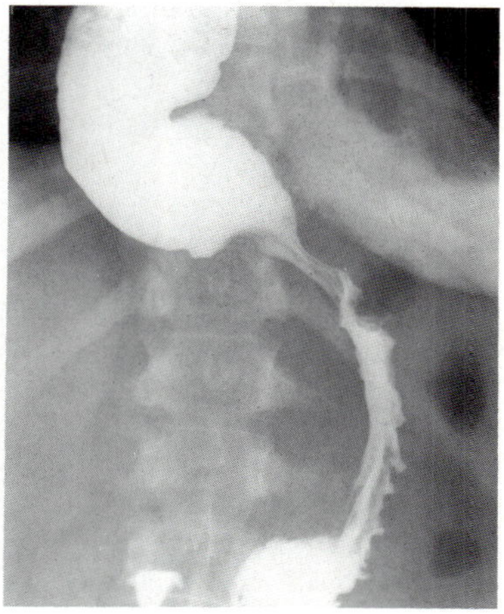

Abb. 33–22. Kontrastdarstellung der unteren Speiseröhre und Kardia bei Achalasie. Erheblich erweiterter und geschlängelter Ösophagus im mittleren bis unteren Abschnitt. Engstellung und Passagebehinderung im präkardialen Gebiet. Glatte Ösophaguskontur; erst 5 min nach Untersuchungsbeginn geringer Kontrastmittelübertritt in den Magen

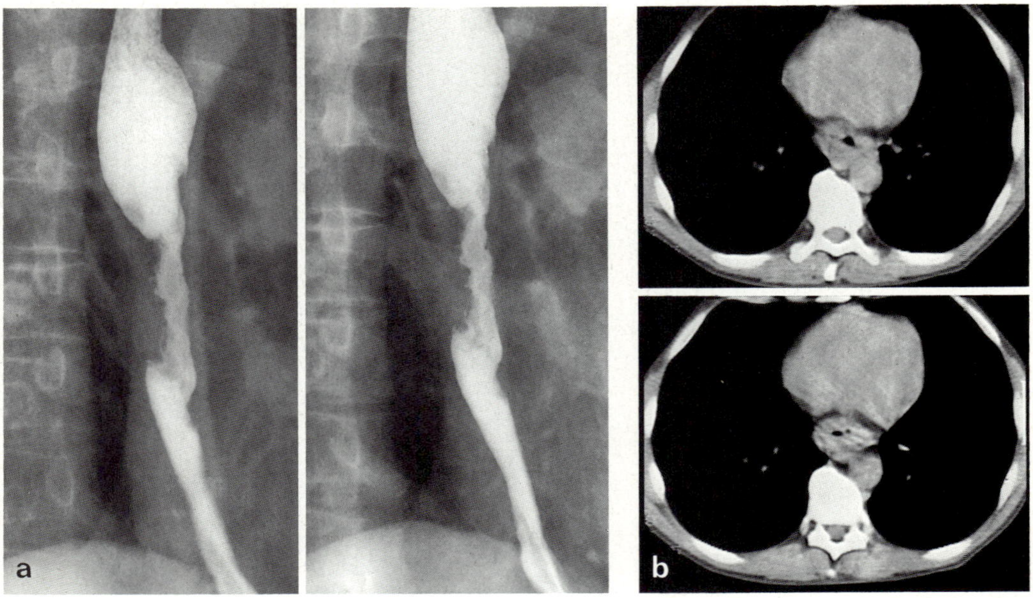

Abb. 33–23 a u. b. Kontrastdarstellung des Ösophagus bei Ösophaguskarzinom im mittleren Drittel **a** Kontrastdarstellung: Einengung des Speiseröhrenlumens in einem 9 cm langen Abschnitt, die durch die in das Lumen hineinragende Tumorinfiltration bedingt ist. **b** Computertomogramm in Höhe des Ösophaguskarzinoms: Im CT kommt die Tumorausdehnung in die Umgebung durch die weichteildichte Wandverdickung gut zur Darstellung

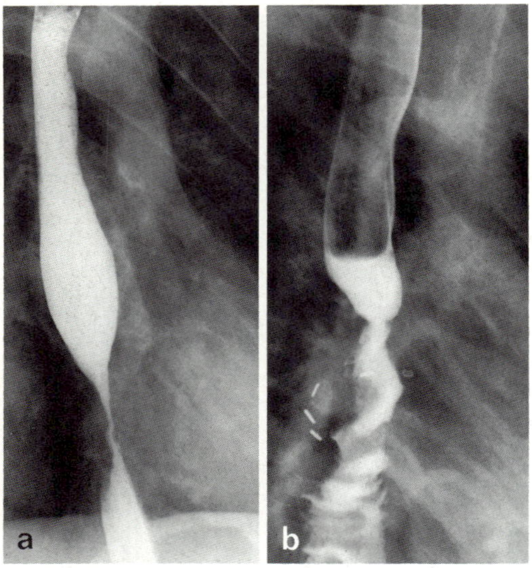

Abb. 33–24 a u. b. Kontrastdarstellung der Speiseröhre bei stenosierender Refluxösophagitis vor und nach Operation. Die *präoperative* **(a)** Aufnahme zeigt im unteren Ösophagusdrittel 4 cm oberhalb der Kardia eine 6 cm lange, zirkuläre Stenose mit feiner Konturunregelmäßigkeit. *Postoperativ* **(b)** Zustand nach Koloninterposition zwischen Ösophagus und Magen

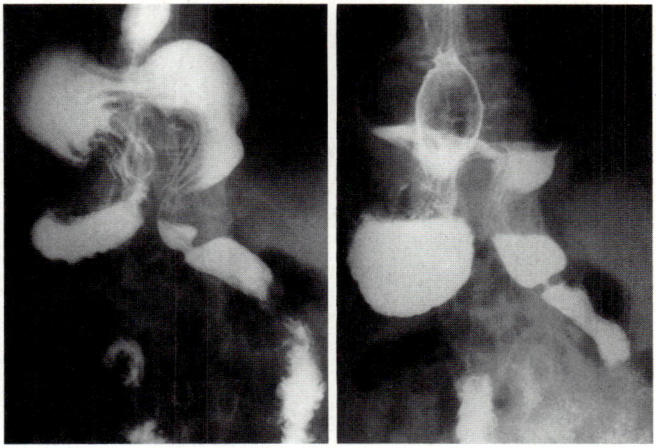

Abb. 33–25. Kontrastdarstellung des Ösophagus bei paraösophagealer Hernie. Die Kontrastmitteldarstellungen im Stehen und Liegen lassen erkennen, daß die Kardia unterhalb des Zwerchfells gelegen ist und paraösophageal im Liegen $^2/_3$ des Magens in den Thoraxraum verlagert sind. Nur ein kleiner Teil des Antrums ist wieder im Abdomen gelegen

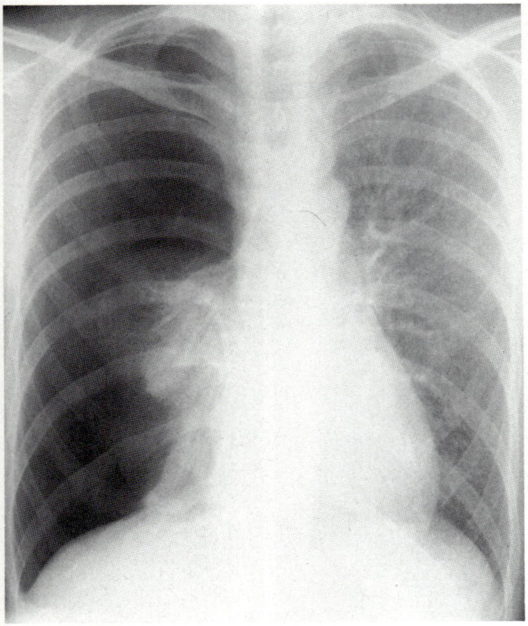

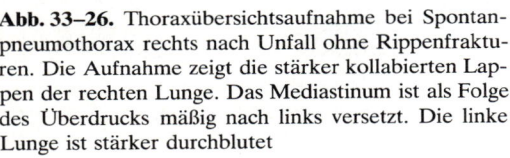

Abb. 33–26. Thoraxübersichtsaufnahme bei Spontanpneumothorax rechts nach Unfall ohne Rippenfrakturen. Die Aufnahme zeigt die stärker kollabierten Lappen der rechten Lunge. Das Mediastinum ist als Folge des Überdrucks mäßig nach links versetzt. Die linke Lunge ist stärker durchblutet

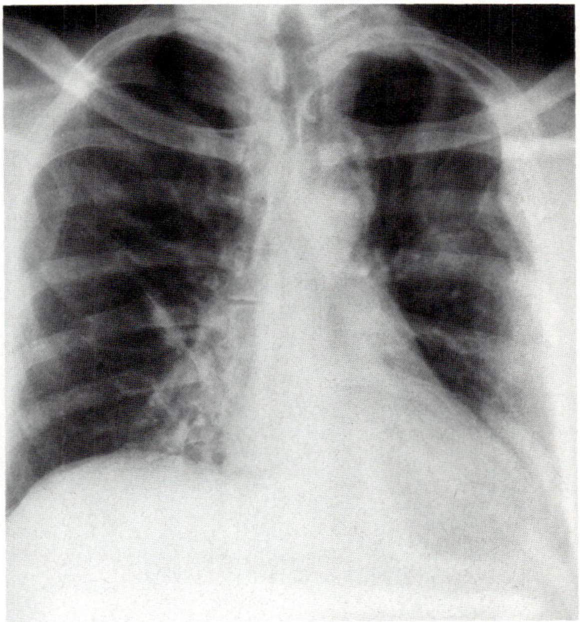

Abb. 33–27. Thoraxübersicht bei Rippenserienfrakturen links mit Thoraxwandimpression, Hämatothorax und Kontusionsherd in der linken Lunge. Atelektase des linken Unterlappens. Aspirationspneumonie im rechten Unterlappen. Rippenserienfraktur rechts dorsolateral der 2.–7. Rippe. Das Mediastinum ist gering nach links verlagert mit kleinem Mediastinalemphysem im oberen Abschnitt

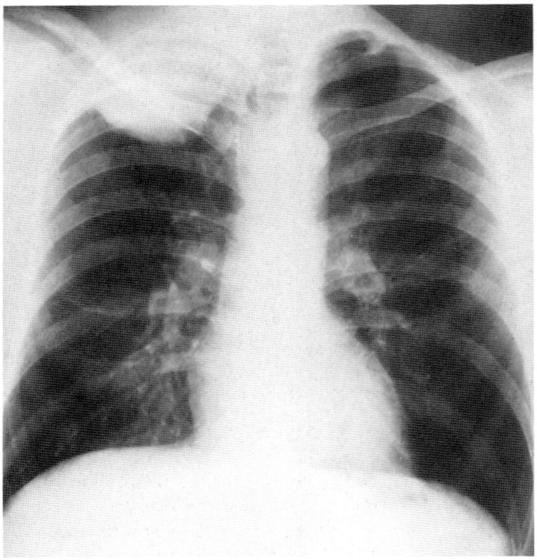

Abb. 33–28. Thoraxübersichtsaufnahme mit extrapleuralem Hämatom über der Pleurakuppe rechts nach Subklaviapunktion. Narbenherd in der linken Lungenspitze

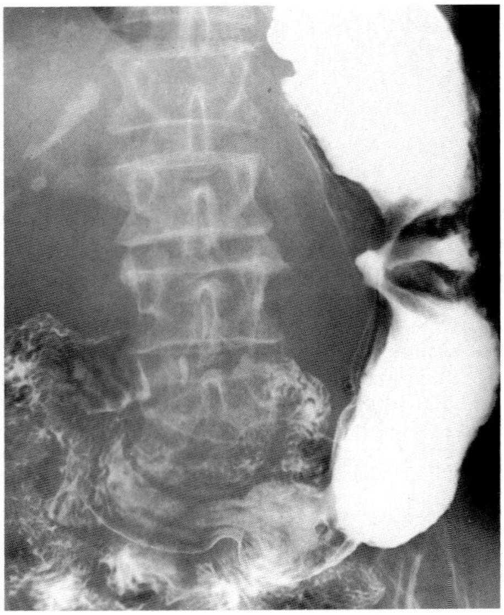

Abb. 33–29. Kontrastdarstellung des Magens im Liegen bei Ulcus ventriculi. In der Mitte des Corpus ventriculi stellt sich eine 1,5 cm große Nische dar, zu der die Falten sternförmig ziehen. Die Falten sind bis an den Nischenrand zu verfolgen. (Histologisch bestätigtes benignes Ulkus)

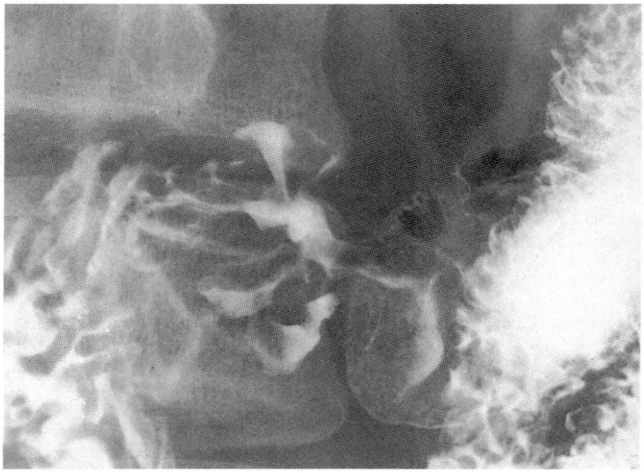

Abb. 33–30. Zielaufnahme des Bulbus duodeni bei Ulcus duodeni. Die Zielaufnahme unter Kompression zeigt eine erbsgroße Nische mit sternförmigem Faltenverlauf. Der Bulbus selbst ist geringgradig deformiert

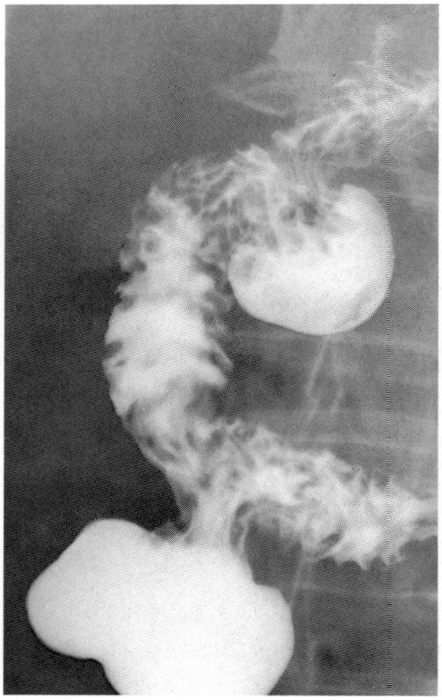

Abb. 33–31. Kontrastdarstellung des Duodenums bei Duodenaldivertikeln. Ein Divertikel stellt sich an der Pars descendens dem Pankreas zu gelegen dar, ein zweites Divertikel füllt sich am unteren Duodenalknie nach kaudal hin auf

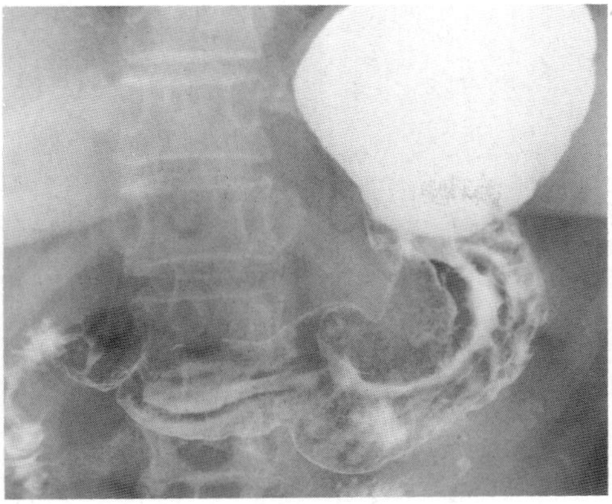

Abb. 33–32. Kontrastdarstellung des Magens bei Magenkarzinom. Die Aufnahme im Liegen zeigt um das Gebiet des Angulus eine große, in das Lumen hineinragende Kontrastaussparung mit unregelmäßiger Oberfläche

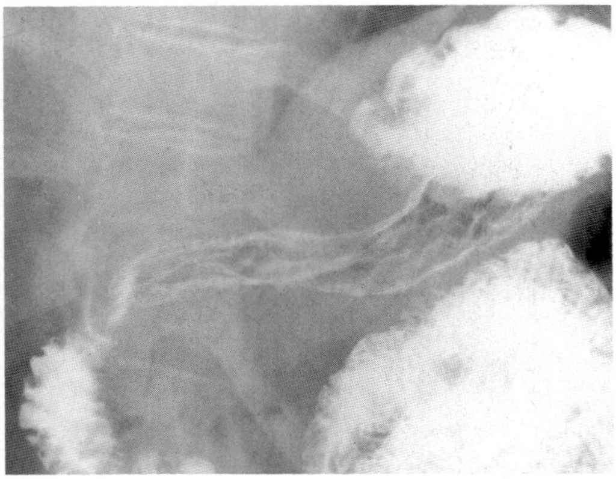

Abb. 33–33. Kontrastdarstellung des Magens bei ausgedehntem infiltrierendem Magenkarzinom. Die Übersichtsaufnahme des Magens im Liegen läßt eine ausgedehnte Einengung des Lumens von subkardial bis zum Pylorus erkennen. Die Konturierung ist unregelmäßig, das Schleimhautfaltenrelief aufgehoben

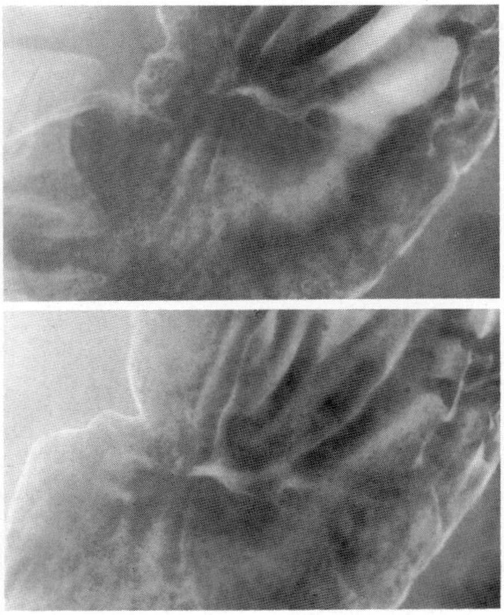

Abb. 33–34. Doppelkontrastdarstellung der unteren Korpusabschnitte des Magens bei Magenfrühkarzinom (Typ IIc). Man sieht eine kleine längliche Nische, zu der unregelmäßig gestaltete Falten verlaufen, die sich teils verjüngen, teils aufgetrieben sind, teils abbrechen

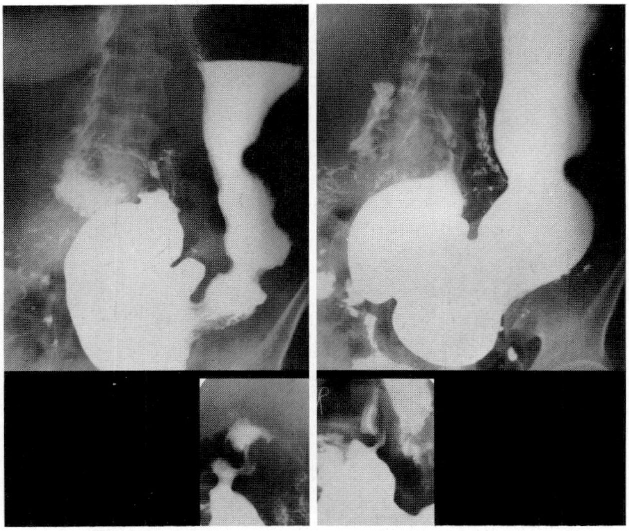

Abb. 33–35. Kontrastdarstellung des Magens mit Magenektasie infolge Stenose bei chronischem Ulcus duodeni. Der Magen ist stark erweitert, interkurrent stellt sich eine tief durchschnürende Peristaltik dar. Dabei füllt sich dann ein stark eingeengter, stark geschrumpfter Bulbus duodeni mit Ulcusnische (s. untere Zielaufnahme). Nach 2 h sind noch $^4/_5$ des Kontrastmittels im Magen nachzuweisen

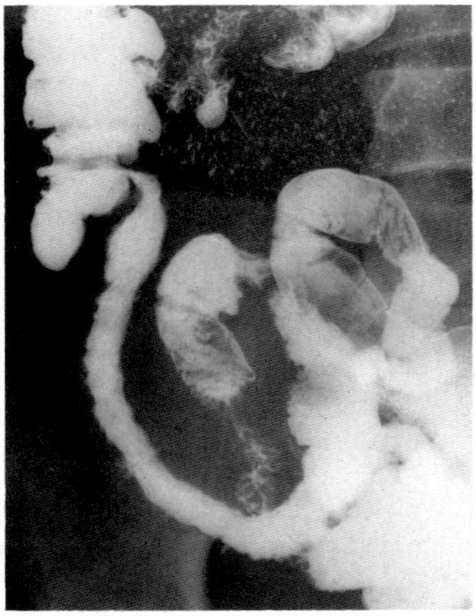

Abb. 33–36. Kontrastmitteldarstellung des Dünndarms bei Morbus Crohn. Die letzte Ileumschlinge ist in 20 cm Länge eingeengt, die normale Schleimhaut bildet sich nicht ab, man sieht kleine Spiculae vorwiegend an der mesenteriumfernen Seite

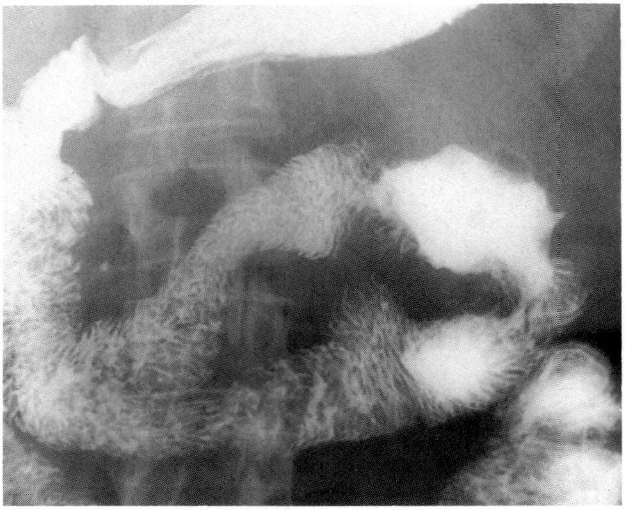

Abb. 33–37. Kontrastdarstellung des Jejunums bei Dünndarmkarzinom. Im Anfangsteil der ersten Jejunumschlinge ist das Lumen kurzstreckig eingeengt, dann ausgeweitet mit unregelmäßiger Konturierung und aufgehobenem Schleimhautrelief durch großen ulzerierenden Dünndarmtumor

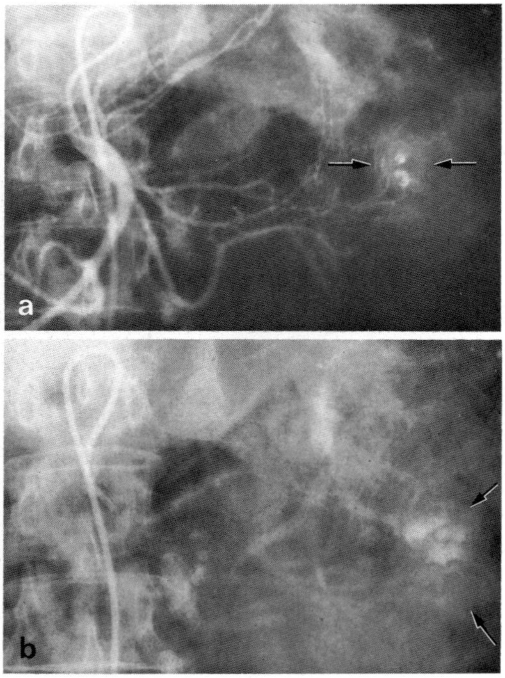

Abb. 33–38 a u. b. Mesenteriographie bei gastrointestinaler Blutung. Arterielle Phase (**a**): Im Gebiet des ersten Mesenterialastes fleckige Kontrastmittelanreicherung, die in der venösen Phase (**b**) an Dichte und Ausdehnung zunimmt. In der Kontrastmitteldarstellung profiliert sich die Schleimhaut des Jejunums

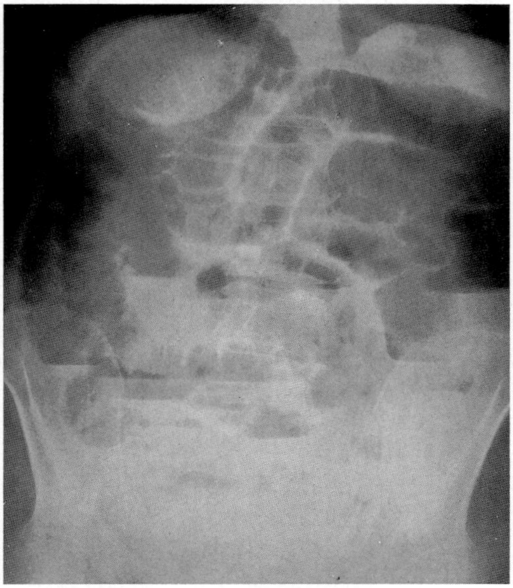

Abb. 33–39. Abdomenübersichtsaufnahme im Stehen bei Dünndarmileus. Die Aufnahme des Abdomens zeigt stark geblähte Dünndarmschlingen mit Spiegelbildungen. *Ursache:* Verwachsungen nach früherer Operation

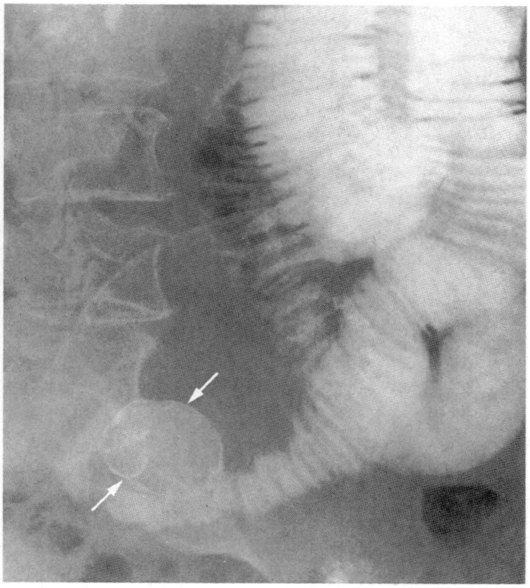

Abb. 33–40. Gastrografindarstellung des Dünndarms bei Gallensteinileus. Im unteren Jejunum stellt sich ein ca. hühnereigroßes schalenförmiges Gebilde (großer Gallenstein) dar, welches zu Subileuserscheinungen bei Zustand nach Gallenblasenperforation ins Duodenum geführt hat

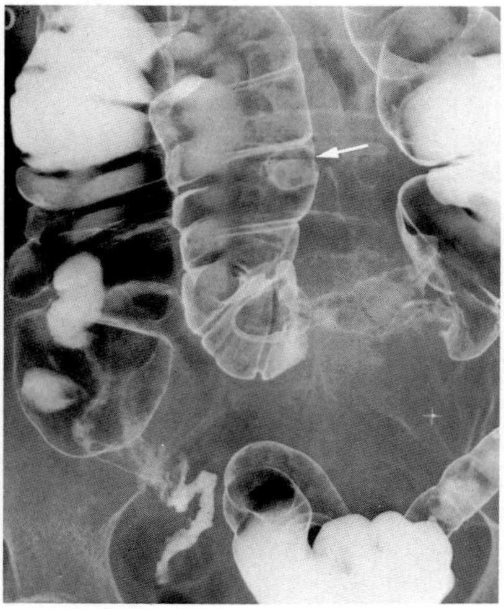

Abb. 33–41. Doppelkontrastdarstellung des Dickdarms bei Kolonkarzinom. In der Mitte des Colon transversum stellt sich eine 8 cm lange Stenose mit flachbogiger unregelmäßiger Begrenzung dar. Außer diesem stenosierenden Karzinom bildet sich 6 cm proximal im Colon transversum ein kirschgroßer Polyp ab

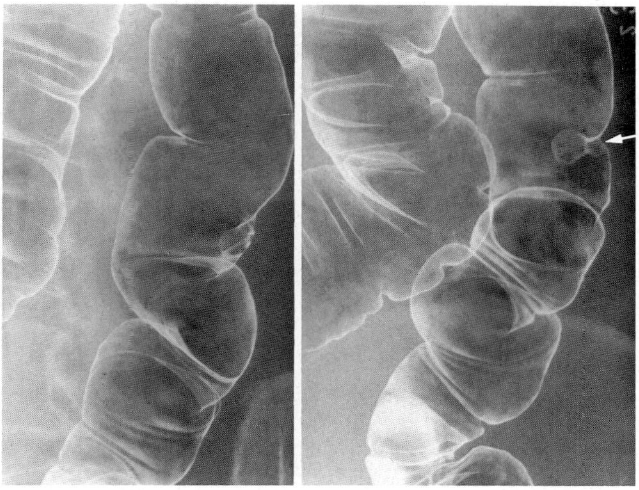

Abb. 33–42. Ausschnittaufnahme des oberen Colon descendens mit Polypdarstellung. Der lateralen Descendenswand sitzt ein gestielter Polyp von 1 cm Durchmesser auf (Abb. in unterschiedlicher Lagerung)

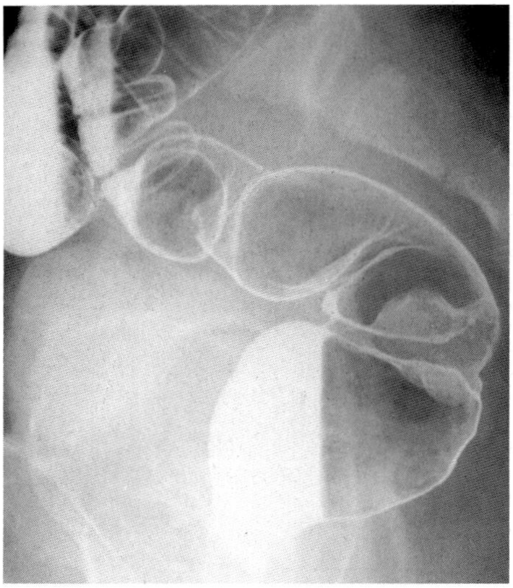

Abb. 33–43. Doppelkontrastdarstellung des Rektums in Bauchlage in horizontalen Strahlengang bei Rektumkarzinom. In Höhe der Kohlrausch-Falte ragt ein 4 · 4 cm großer polypöser Tumor, der der Hinterwand aufsitzt, in das Rektumlumen hinein

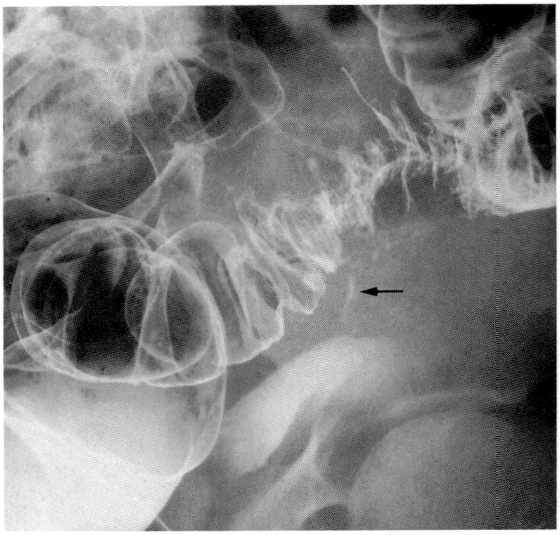

Abb. 33–44. Kontrastdarstellung des Dickdarms mit Peritrast und zusätzlich vorsichtiger Luftinsufflation bei Divertikulitis des Sigmas und Fistelbildung zwischen einem Divertikel und der Harnblase (↗). Das Sigma bleibt bei der Divertikulitis auch nach Glucagongabe enggestellt; von einem perforierten Divertikel aus wird über einen feinen Fistelgang die Blase mit dem jodhaltigem Kontrastmittel angefüllt

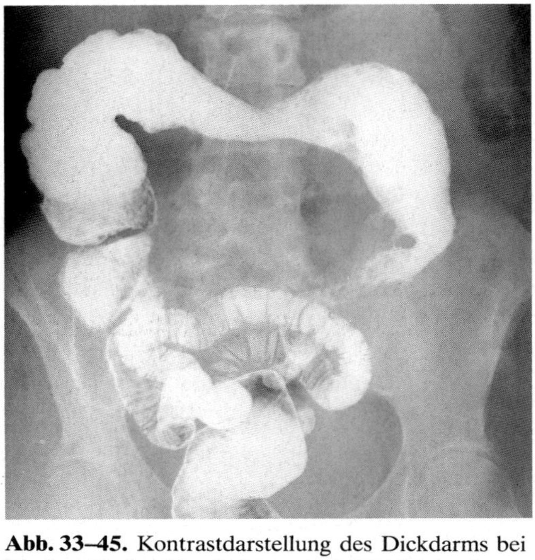

Abb. 33–45. Kontrastdarstellung des Dickdarms bei Morbus Crohn. Das Rektum entfaltet sich noch gut, der Dickdarm ist von der rechten Flexur einschließlich des Sigmas erheblich eingeengt und geschrumpft. Unregelmäßige Konturierung der Dickdarmwand mit kurzstreckiger Fistelbildung zwischen unterem Deszendens und Sigma. Im Colon ascendens flache Wanderhabenheiten und eingeschränkte Haustrierung. Zökum gering geschrumpft. Kontrastmittelübertritt ins untere Ileum. Nur die letzten 10 cm des Ileums zeigen Wandunregelmäßigkeiten und flache Erhabenheiten

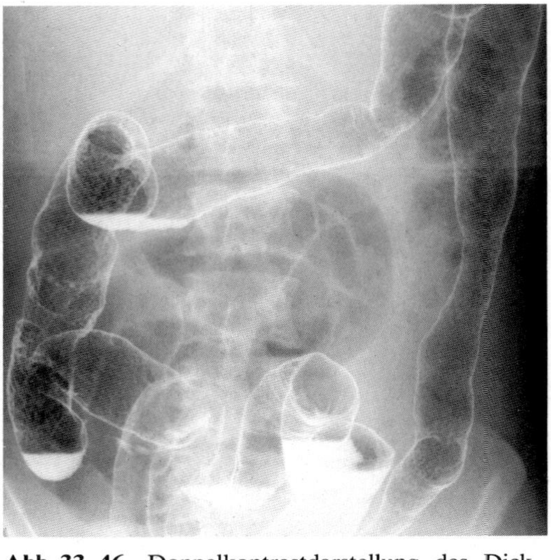

Abb. 33–46. Doppelkontrastdarstellung des Dickdarms bei Colitis ulcerosa. Der gesamte Dickdarm zeigt ein eingeengtes Lumen. An den Wänden treten feine Ulzerationen in unterschiedlicher Deutlichkeit hervor. Im Colon ascendens flache Erhabenheiten im Sinne kleiner Pseudopolypen. Letzte Ileumschlinge weitgestellt mit Schleimhautveränderungen (Backwash-Ileitis). Das vorgelagerte Ileum, in welches das Kontrastmittel zurückgelaufen ist, erscheint weitgestellt und glatt konturiert

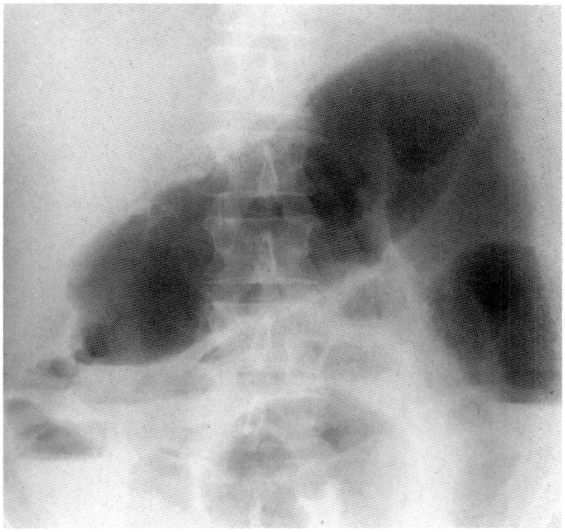

Abb. 33–47. Abdomenübersichtsaufnahme im Stehen mit toxischem Megakolon. Stark aufgeblähter Dickdarm, vorwiegend im Colon transversum und descendens

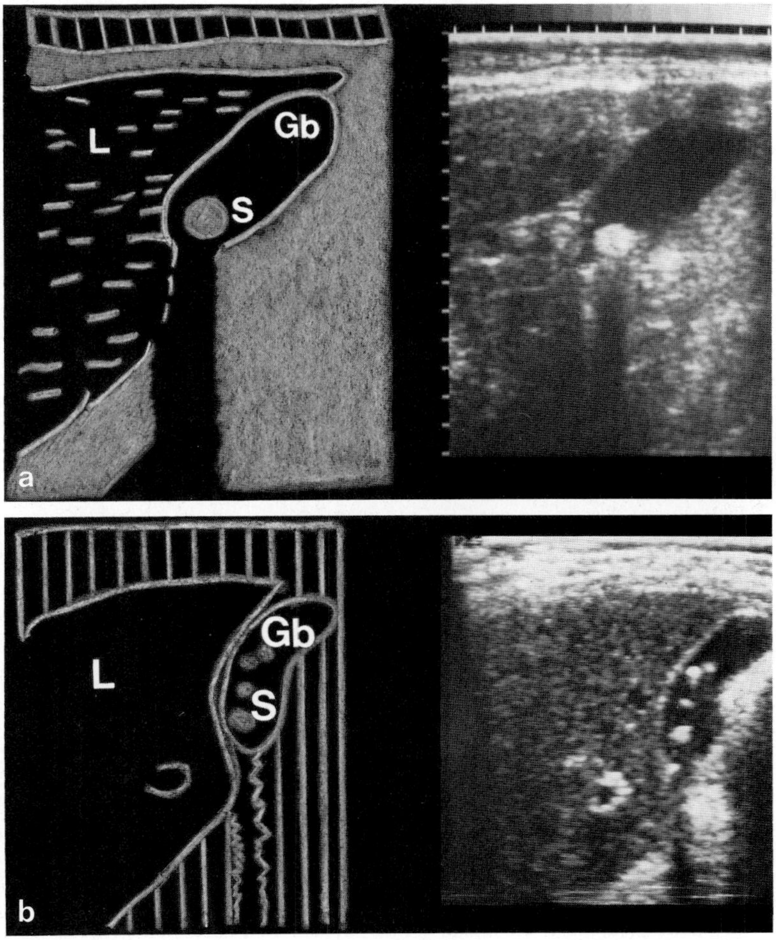

Abb. 33–48 a. Sonographie der Gallenblase mit Gallenblasenstein. In der Gallenblase stellt sich ein kirschgroßer Stein mit Auslöschphänomen dar. **b** Sonogramm der Gallenblase bei multiplen Konkrementen. In der Gallenblase sind mehrere Konkremente dargestellt. (*L* Leber, *GB* Gallenblase, *S* Steine)

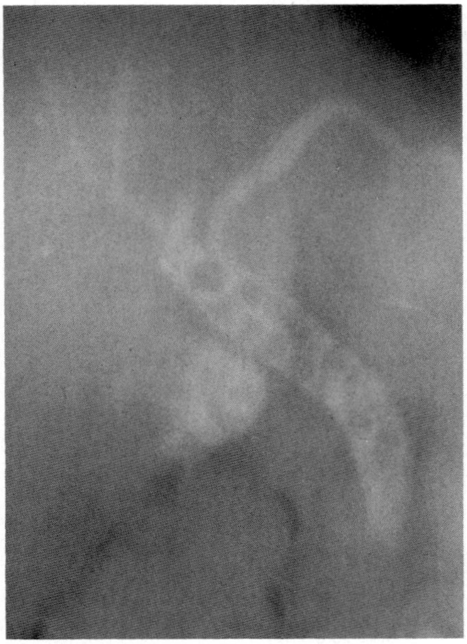

Abb. 33–49. Intravenöse Cholangiographie mit Schichtaufnahme bei Choledocholithiasis. Die Schichtaufnahme zeigt einen erweiterten Choledochus, der mit zahlreichen Steinen ausgefüllt ist

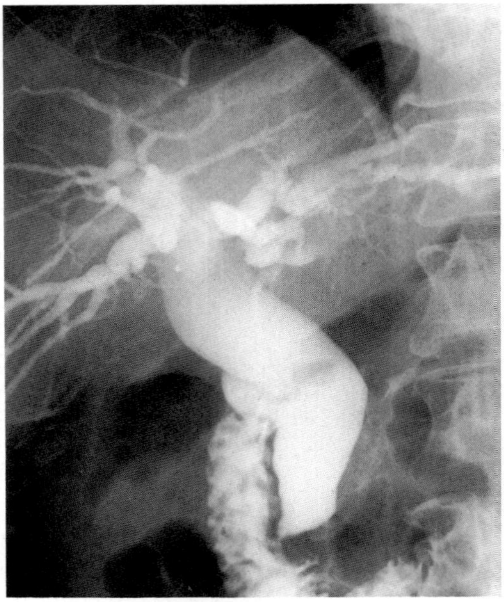

Abb. 33–50. Endoskopische retrograde Choledochographie bei Papillenstenose sowie Zustand nach Cholezystektomie und Konkrement im Ductus choledochus. Erheblich erweiterter Ductus hepatocholedochus mit erweiterten intrahepatischen Gängen. Im Übergangsgebiet Ductus hepaticus/choledochus stellt sich eine bohnengroße Aussparung, die durch ein Konkrement hervorgerufen wird, dar. Der Abfluß des Kontrastmittels zum Duodenum ist bei der Papillenstenose erheblich verzögert

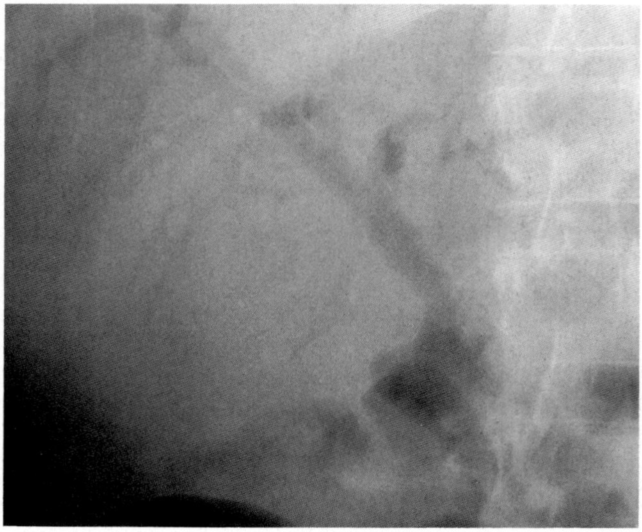

Abb. 33–51. Übersichtsaufnahme des rechten Oberbauches im Stehen bei Choledochojejunostomie. Das Bild zeigt luftgefüllte, intra- und extrahepatische Gallengänge sowie Luft in der anastomosierten Jejunalschlinge

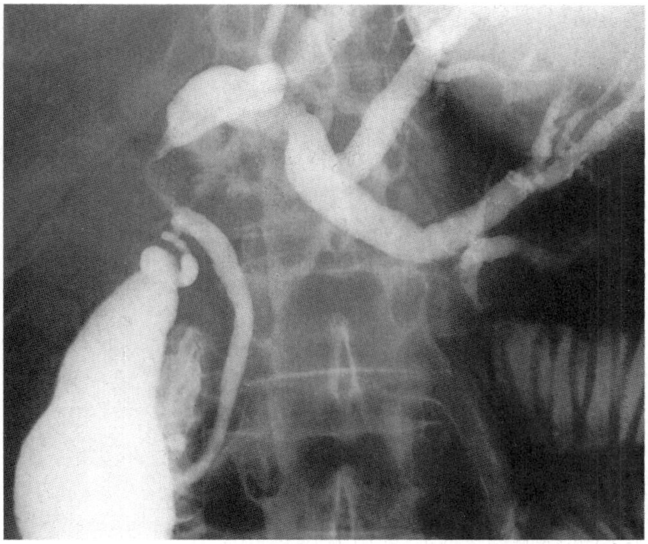

Abb. 33–52. Endoskopisch-retrograde Choledochographie bei stenosierendem Tumor an der Ductus-hepaticusgabel. Bei retrograder Sondierung der Papille füllen sich ein normal weiter Ductus choledochus und hepaticus bis 1,5 cm vor der Hepaticusgabel auf. Der Hepaticus communis ist nahe der Hepaticusgabel auf 1,5 mm Weite eingeengt. Die Einengung setzt sich auf den linken Hepaticusast in einer Länge von 1 cm fort. Die mitdargestellten linken Hepaticusäste sind erheblich erweitert. Der rechte Ductus hepaticus füllt sich nicht auf

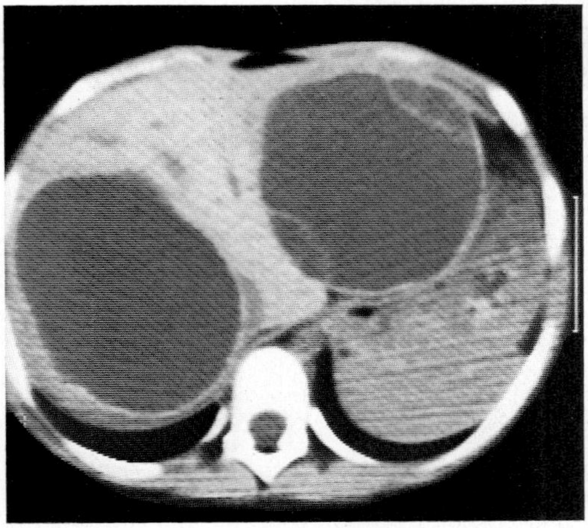

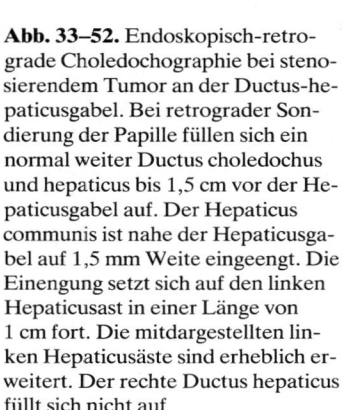

Abb. 33–53. CT bei Leberechinokokkose. Das Computertomogramm durch die obere Leberhälfte zeigt sowohl im linken als auch im rechten Leberlappen je eine glatt begrenzte Zone minderer Dichte durch Hydatidenzysten bedingt. Die Zyste im linken Leberlappen zeigt die typischen Septierungen

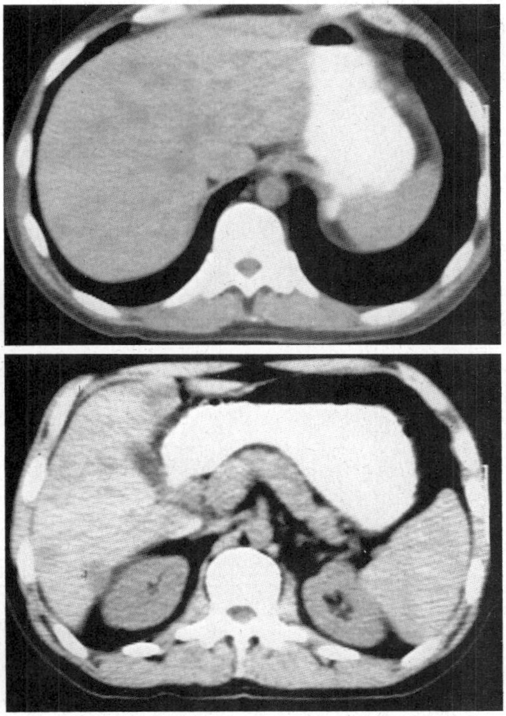

Abb. 33–54. CT der Leber bei Lebermetastasen (Rektumkarzinom). Das Computertomogramm durch die obere und untere Leberhälfte zeigt zahlreiche hypodense Zonen durch Lebermetastasen. Der untere Schnitt stellt das normale Pankreas gut dar. Davor liegt der mit Kontrastmittel gefüllte Magen

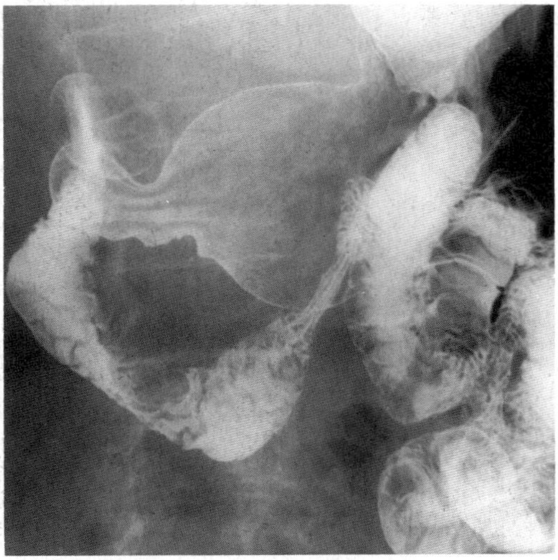

Abb. 33–55. Kontrastdarstellung des Magens und Duodenums bei Pankreatitis mit Pseudozyste. An der unteren Pars descendens duodeni findet sich ein Impressionseffekt vom Pankreas her durch eine Pankreaspseudozyste

Abb. 33–56. Oberbauchsonogramm mit Darstellung eines kleinen Pankreaskopfkarzinoms (Tu = Pankreastumor, P = Pankreas, PD = Ductus pankreaticus, A = Aorta, Am = Arteria mesenferica superior, Vc = Vena cava, Vp = Vena portae, Vm = Vena mesenferica, L = Leber)

▽

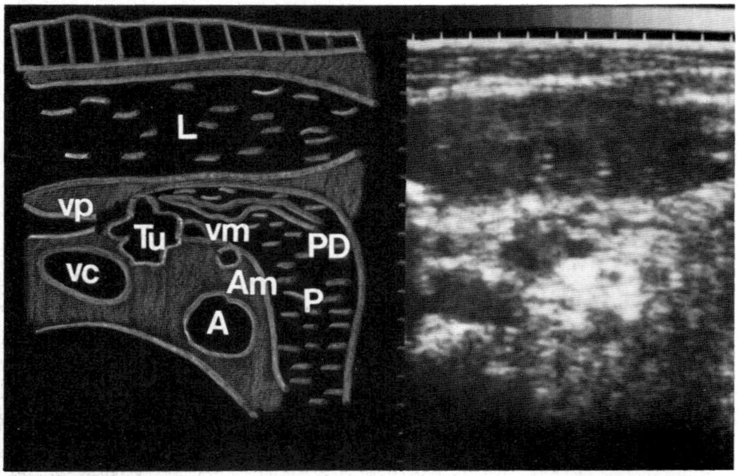

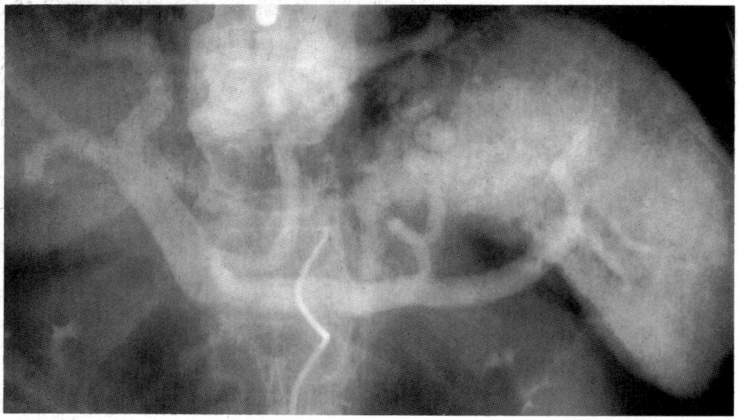

Abb. 33–57. Indirektes Splenoportogramm über die A. lienalis bei Leberzirrhose mit Varizen. Kleine Leber mit eingeengten peripheren und erweiterten zentralen Pfortaderästen. Hepatofugaler Umgehungskreislauf über die V. coronaria ventriculi und erheblich erweiterte Vv. gastricae breves. Darstellung von Fundus- und Ösophagusvarizen. Im Ösophagus stellt sich das distale Ende einer Senkstarken-Sonde dar

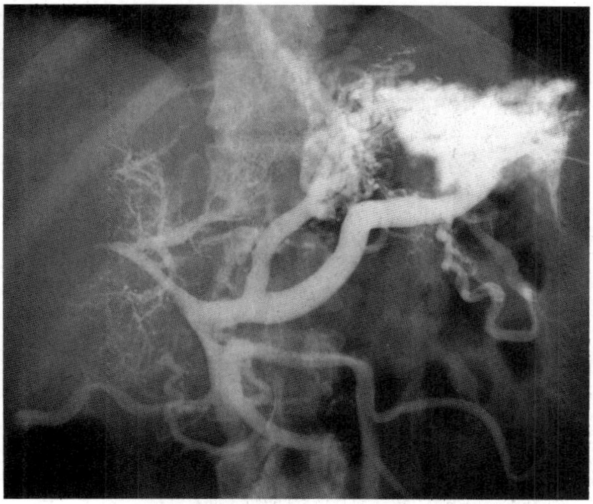

Abb. 33–58. Direktes Splenoportogramm durch Milzpunktion bei zentralem Pfortaderverschluß durch Lebertumor. Hepatofugaler Umgehungskreislauf über die V. coronaria ventriculi und Vv. gastricae breves. Retrograde Darstellung von Teilen der V. mesenterica cranialis und caudalis

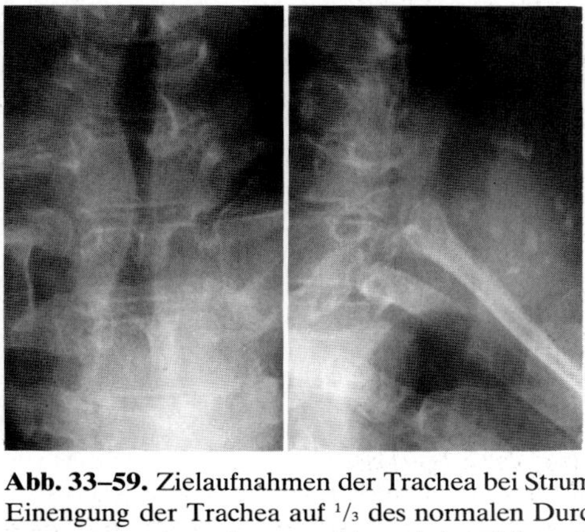

Abb. 33–59. Zielaufnahmen der Trachea bei Struma. Einengung der Trachea auf 1/3 des normalen Durchmessers vorwiegend von rechts und dorsal her. Auf der Schrägaufnahme bilden sich Verkalkungen in der Struma ab

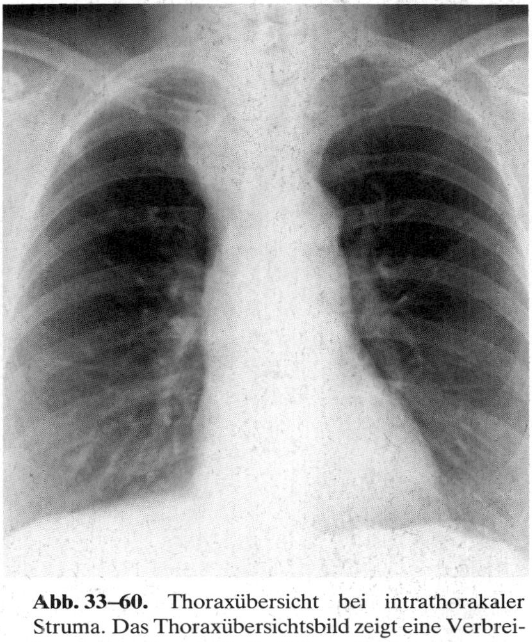

Abb. 33–60. Thoraxübersicht bei intrathorakaler Struma. Das Thoraxübersichtsbild zeigt eine Verbreiterung des oberen Mediastinums durch große retrosternale Struma. Die extrathorakale Trachea ist nur gering von rechts her eingeengt

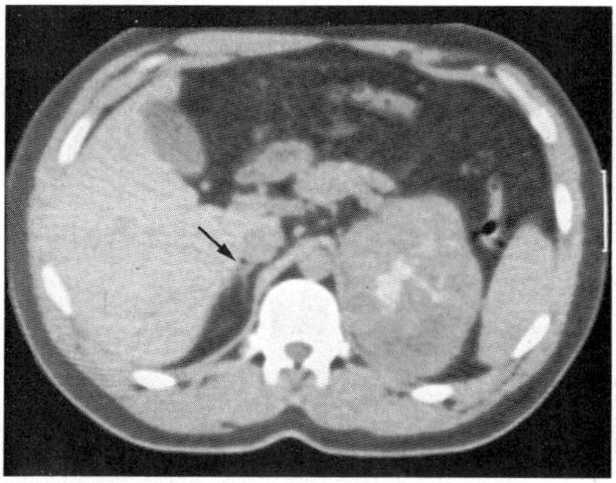

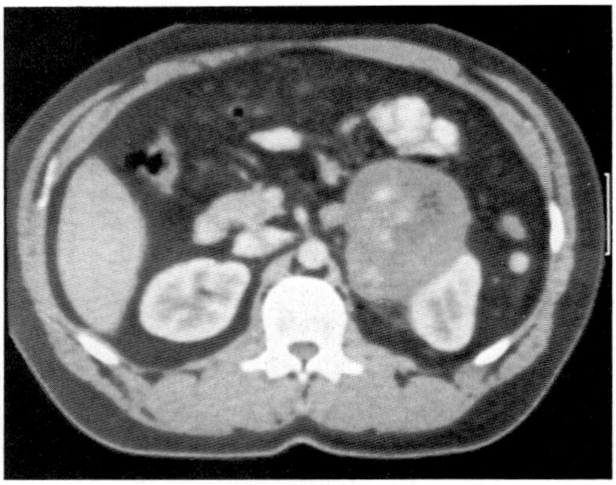

Abb. 33–61. CT des Oberbauches in Nebennierenhöhe bei Nebennierentumor links. Die rechte Nebenniere ist normalgroß (↗), dreieckförmig dargestellt. Die linke Nebenniere ist auf 4 × 5 cm erheblich vergrößert, hat eine unregelmäßige Dichte und besitzt Kalkeinlagerungen

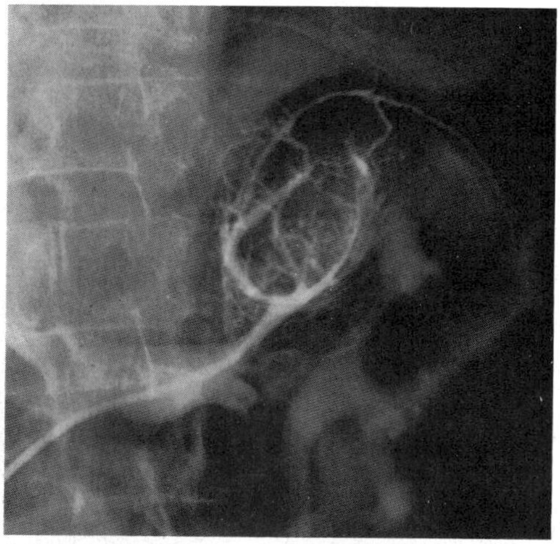

Abb. 33–62. Nebennierenphlebogramm links bei Phäochromozytom. Die Nebennierenvenen sind durch den Nebennierentumor bogig abgedrängt

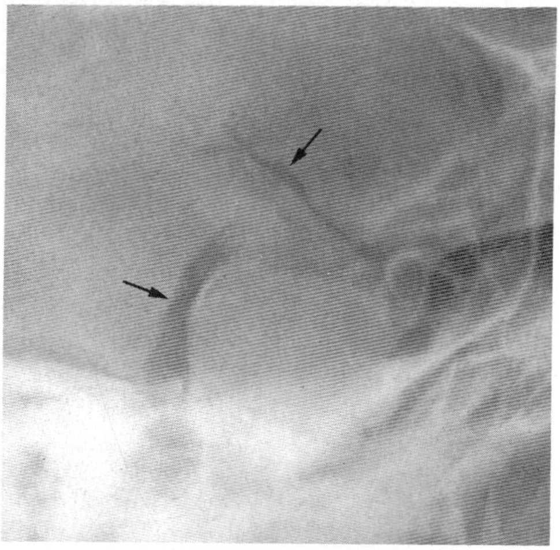

Abb. 33–63. Hypophysentumor. Auf der seitlichen Schädelaufnahme stellt sich die erweiterte Sella turcica dar. Eine durch Lumbalpunktion eingebrachte Luftblase hat sich um den verbreiterten Hypophysenteil verteilt und macht die Cisterna interpeduncularis (↘) und die Cisterna chiasmatis (↙) sichtbar

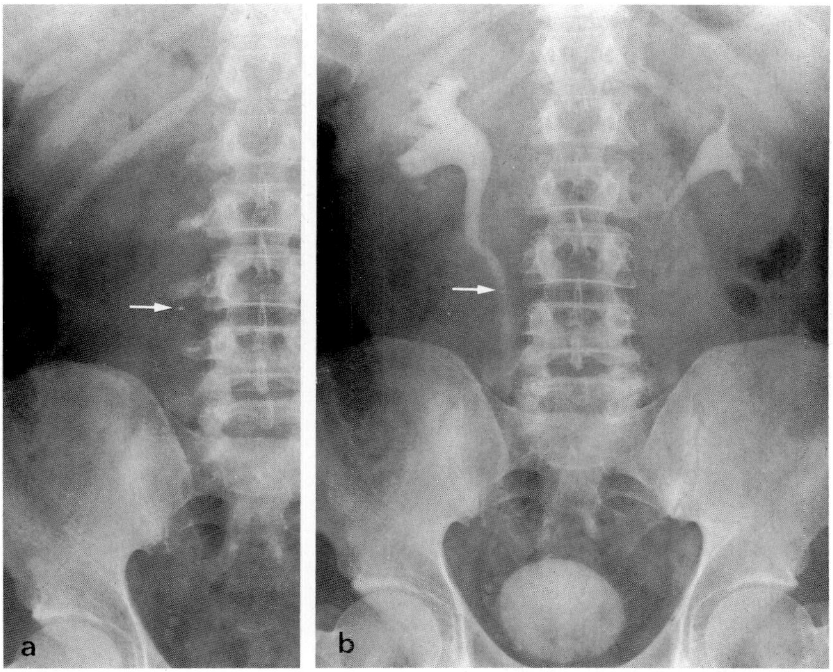

Abb. 33–64 a. Abdomenübersichtsaufnahme im Liegen bei rechtsseitigem Ureterstein (Teilaufnahme). Reiskorngroßer Kalkschatten unter dem rechten Querfortsatz von LWK 3 (▷). Im kleinen Becken mehrere Phlebolithen. **b** Intravenöses Urogramm bei Ureterstein rechts (derselbe Patient wie Abb. 64 a). Aufnahme 15 min nach Injektion. Pyelektasie rechts mit Erweiterung des oberen Drittels des Ureters bis zum Harnleiterstein unterhalb des Querfortsatzes des 3. LWK (↗). Links normale Ausscheidung

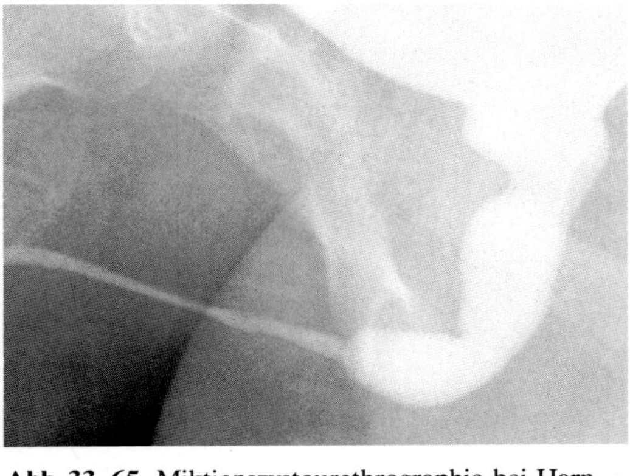

Abb. 33–65. Miktionszystourethrographie bei Harnröhrenstenose. Im Miktionszystourethrogramm proximale Harnröhrenstenose. Deutliche Erweiterung der prästenotischen Urethra. Distale Urethra schlank

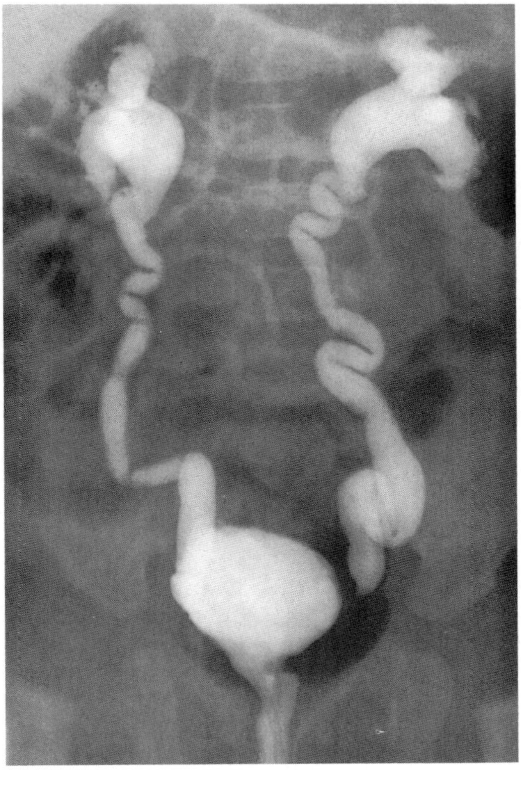

Abb. 33–66. Retrograde Blasenauffüllung durch Katheter mit vesikoureteralem Reflux. Von der Blase aus füllen sich retrograd beide Ureteren und Nierenbecken auf. Die Ureteren sind erheblich dilatiert und geschlängelt; die Nierenbecken erscheinen erweitert ▷

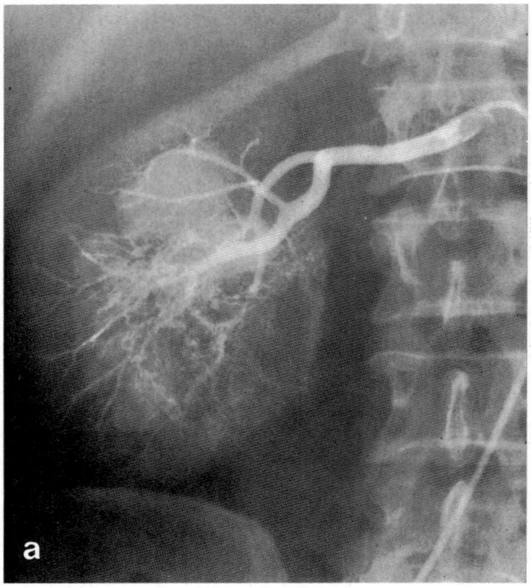

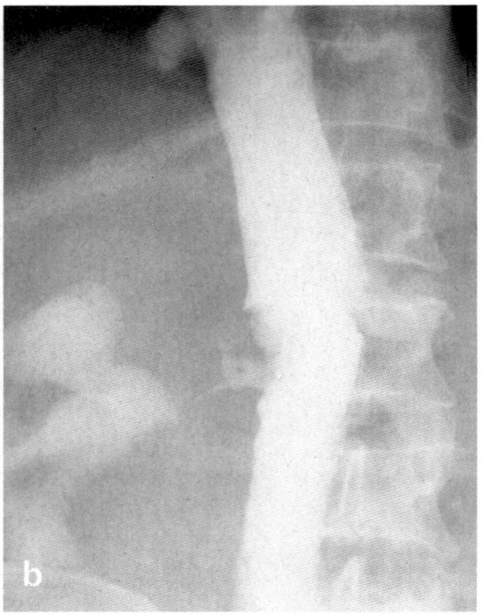

Abb. 33–67 a. Selektives Arteriogramm der rechten Niere bei hypernephroidem Karzinom. Es stellt sich ein pathologisches Gefäßsystem in den unteren $^2/_3$ der medialen rechten Niere dar. Anarchisches Gefäßbild mit kleinen arteriovenösen Anastomosen. Gleichzeitig besteht durch Tumorkompression eine Hydronephrose. **b** Cavographie (derselbe Patient wie Abb. 67 a). An der Einmündungsstelle der rechten Nierenvene ragt ein Tumorzapfen in die V. cava. Restfüllung des rechten erweiterten Nierenbeckens. Das Nierenbecken ist durch den Tumor von kaudal imprimiert und im Abgangsgebiet zum Ureter stenosiert

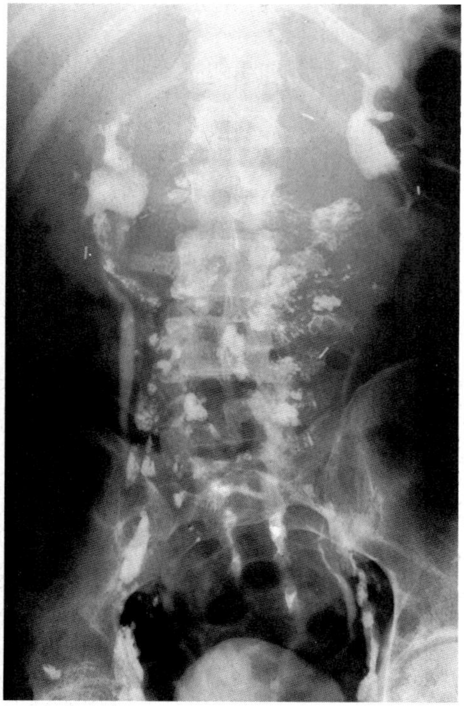

Abb. 33–68. Lymphographie: Speicheraufnahmen 24 h nach Einlauf eines ölhaltigen Kontrastmittels bei einem Patienten mit Hodentumor (Teratokarzinom). Die Lymphknoten in Nierenhöhe sind vergrößert mit Speicherdefekten, sie sind größtenteils verlagert und teilweise fehlt eine Auffüllung bei rezidivierenden Lymphknotenmetastasen. Restfüllung in den Lymphbahnen. Durch die großen, nicht mit Kontrastmittel dargestellten Lymphknoten paraaortal sind beide Nierenbecken und oberen Ureteren nach lateral verlagert. Dabei zeigen die Nierenbecken bisher keinen wesentlichen Aufstau

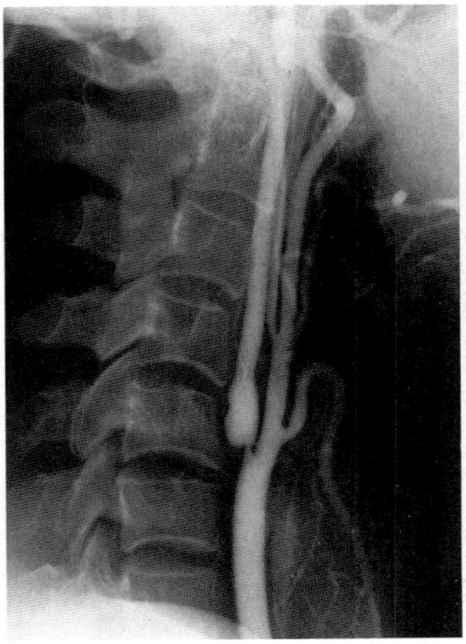

Abb. 33–69. Angiographie der A. carotis bei Abgangsstenose der A. carotis interna mit poststenotischer Erweiterung

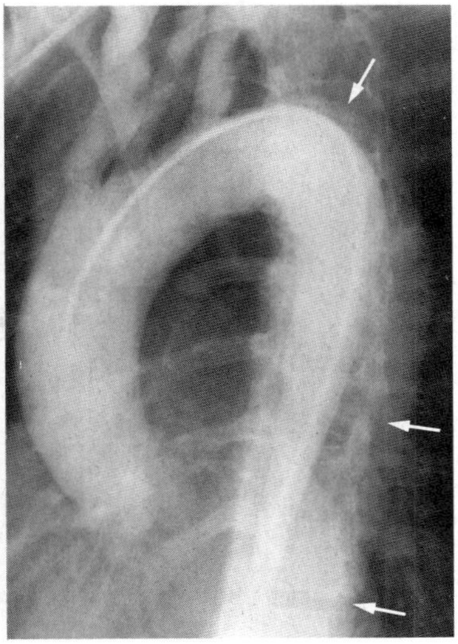

Abb. 33–71. Aortenbogendarstellung durch Katheter von der rechten A. femoralis aus bei dissezierendem Aortenaneurysma. Im Bereich des Aortenbogens hinter dem Abgang der A. subclavia links beginnt das Dissekat. Es zeigt sich, daß der Katheter im wahren Lumen gelegen ist und dieser Teil kontrastiert wird; lateral liegt das Dissekat (↗▽↗)

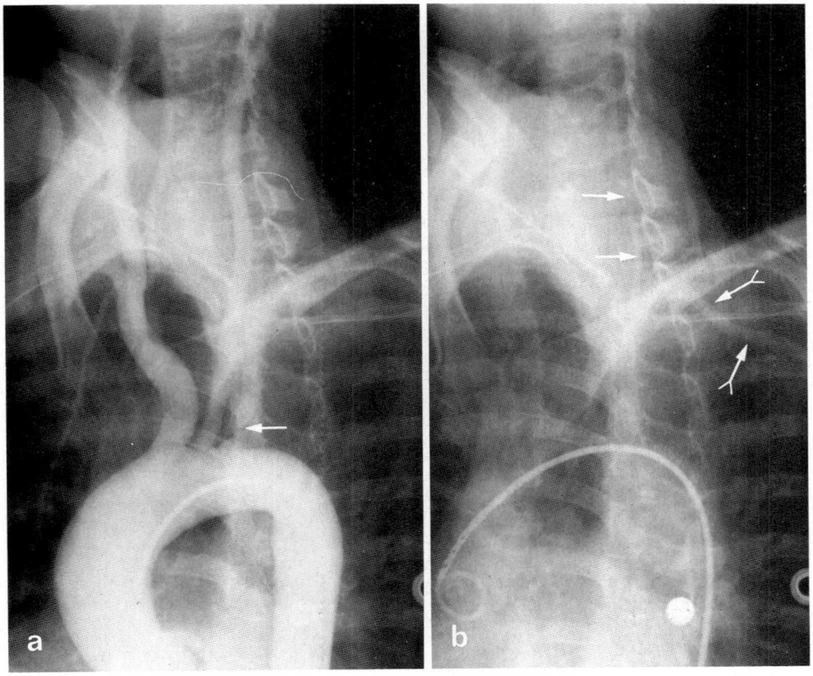

Abb. 33–70 a. Darstellung des Aortenbogens. Stenose der A. subclavia am Abgang (↗). Truncus brachiocephalicus rechts und A. carotis links mit regelrechtem Abgang aus dem Aortenbogen. **b** Spätaufnahme. Retrograde Darstellung der A. vertebralis und subclavia links

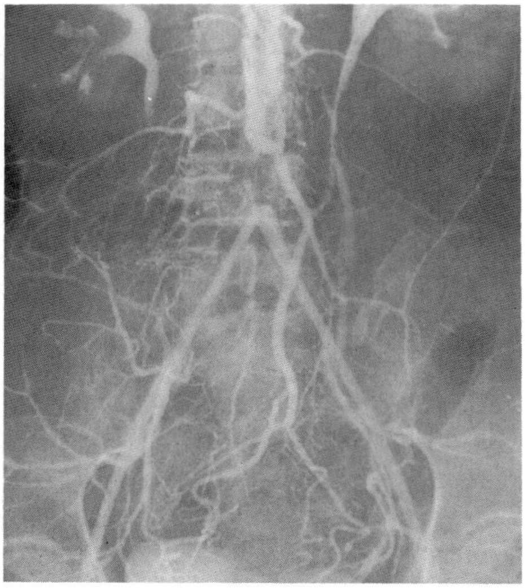

Abb. 33–72. Transaxilläre Darstellung der Bauchaorta bei Leriche-Syndrom. Die Katheterspitze liegt in der Bauchaorta in Höhe von LWK 3. Die Bauchaorta ist 4 cm oberhalb der Bifurkation vollständig verschlossen. Es ist ein Kollateralkreislauf über die Lumbalarterie (LWK 3 rechts) und die A. mesenterica caudalis ausgebildet. Hierdurch ergibt sich ein Anschluß an den distalen arteriellen Kreislauf. Dabei erfolgt die Darstellung der Aa. iliacae communes mit der Aortenbifurkation retrograd

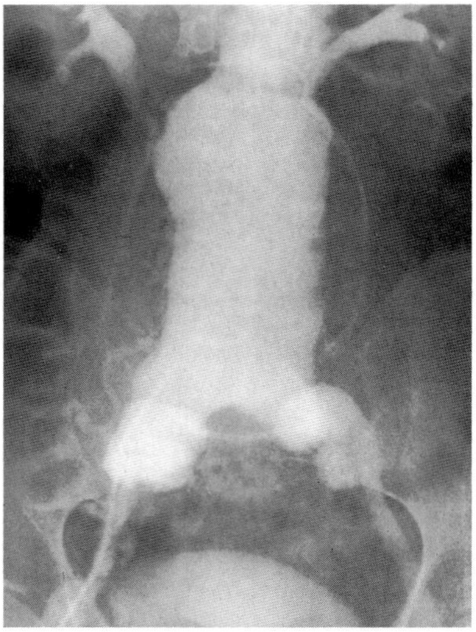

Abb. 33–73. Transfemorale Darstellung der Bauchaorta bei Aneurysma der Bauchaorta und der Aa. iliacae communes. Das Katheterende liegt etwas oberhalb des Beginns des Aneurysmas. Ein großes Aneurysma füllt sich mit Kontrastmittel auf; der schmale Kalkschatten, der 2–3 cm lateral des kontrastgefüllten Lumens zu erkennen ist, weist darauf hin, daß ein größerer Anteil des Aneurysmas thrombosiert ist

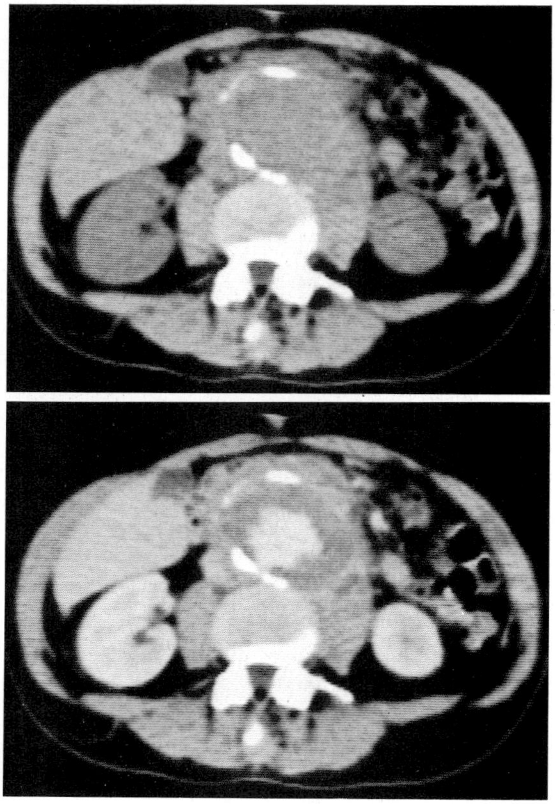

Abb. 33–74. CT des Abdomens in Nierenhöhe ohne und mit Kontrastmittel bei Aortenaneurysma. Das Computertomogramm ohne Kontrastmittel zeigt das Aortenaneurysma mit Wandverkalkungen. Nach Kontrastmittelinjektion *(unterer Bildteil)* sind der durchströmte und der thrombosierte Anteil des Aneurysmas gut abzugrenzen

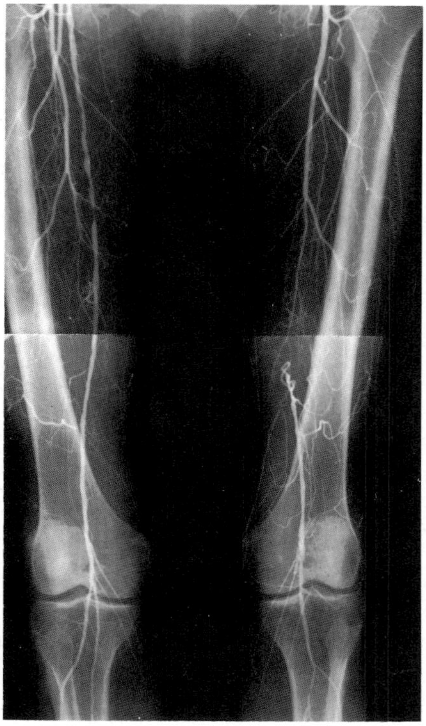

Abb. 33–75. Arteriographie beider Oberschenkel und Knie bei arterieller Verschlußkrankheit. Auf der rechten Seite deutlich eingeengte A. femoralis superficialis mit mehreren segmentalen Stenosen. Auf der linken Seite vollständiger Verschluß der A. femoralis superficialis bis ins untere Drittel des Oberschenkels. Mäßig ausgebildeter Kollateralkreislauf über die Äste der A. profunda femoris, der zu einer Darstellung der distalen A. femoralis und poplitea führt

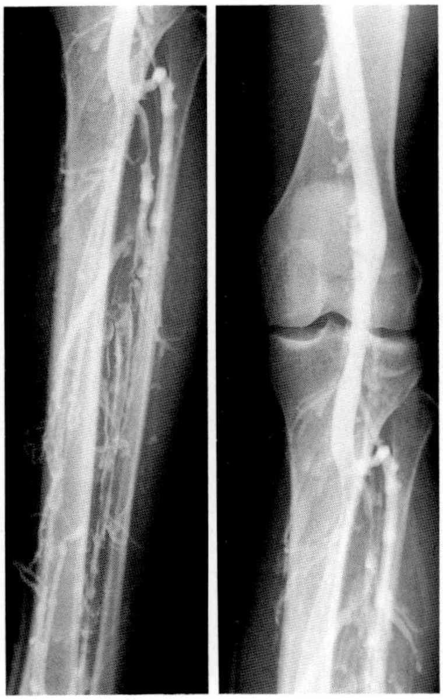

Abb. 33–76. Aszendierende Beinphlebographie des linken Beins bei frischer Thrombose. In der V. tibialis posterior und fibularis finden sich langstreckige Aussparungen, die von einem schmalen Kontrastmittelsaum umgeben sind. V. poplitea und untere V. femoralis sind unauffällig

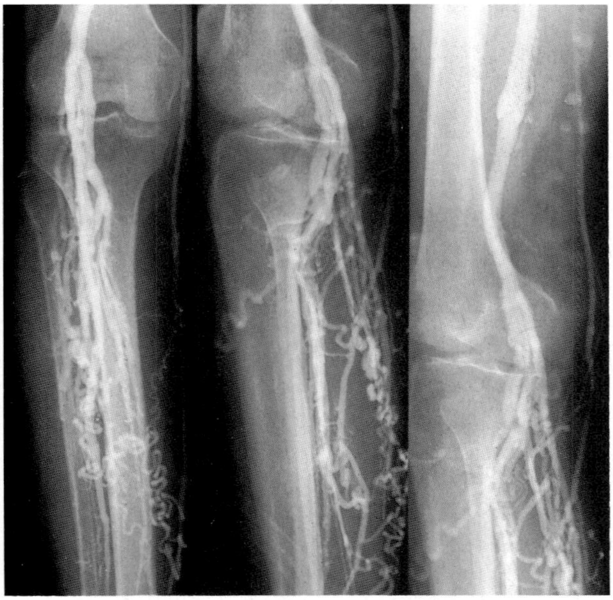

Abb. 33–77. Aszendierende Beinphlebographie rechts bei primärer Varikosis. Tiefes Venensystem unauffällig. Darstellung von retikulären Varizen und einer mäßig (4 mm) erweiterten V. saphena magna. Auch im unteren Oberschenkelbereich schwach mit Kontrastmittel dargestellte Varizen

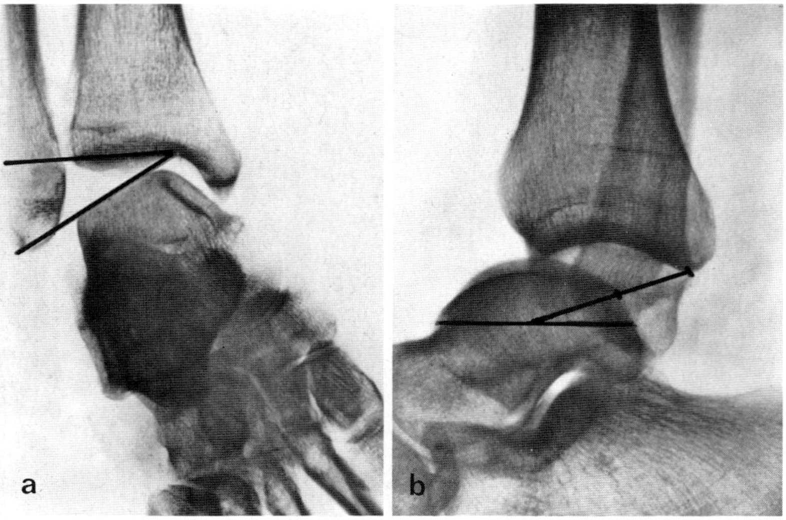

Abb. 33–78 a u. b. Gehaltene Aufnahmen des oberen Sprunggelenks bei kompletter Ruptur mit vermehrter Aufklappbarkeit des lateralen Sprunggelenkspalts (**a**) und vermehrtem Talusvorschub (**b**)

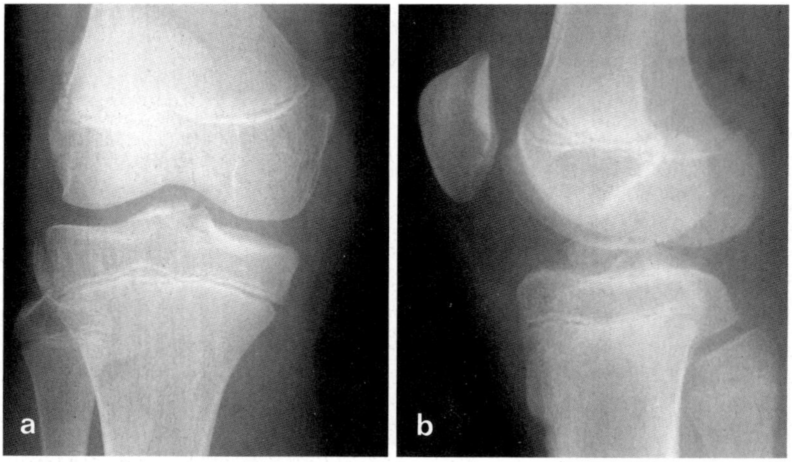

Abb. 33–79 a u. b. Rechtes Kniegelenk in 2 Ebenen. Ausriß des Tractus iliotibialis und knöcherner Ausriß des vorderen Kreuzbandes aus der Eminentia intercondylica

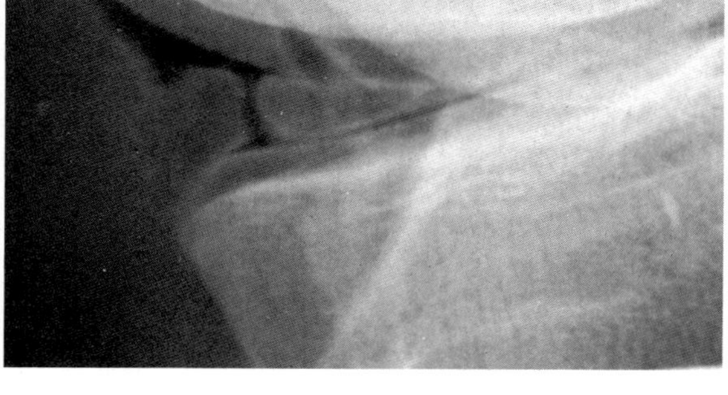

Abb. 33–80. Arthrographie: Ausschnittaufnahme des Innenmeniskushinterhorns. Vertikalriß des Innenmeniskushinterhorns basisnah

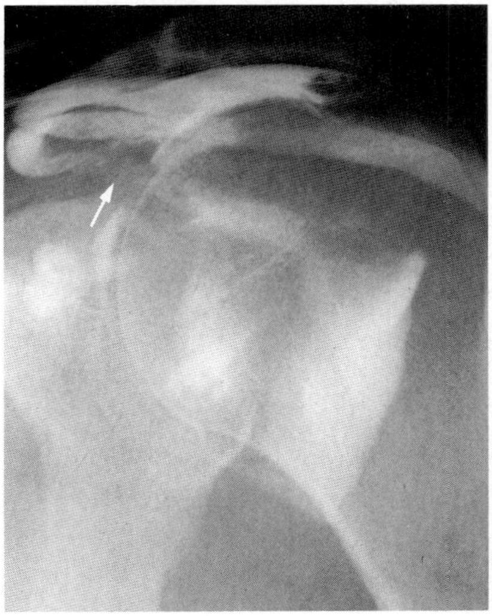

Abb. 33–81. Schulterarthrogramm bei Rotatorenmanschettenruptur. Kontrastmitteldarstellung des Schultergelenks mit Riß der Gelenkkapsel (↗) und Kontrastdarstellung der Bursa subacromialis

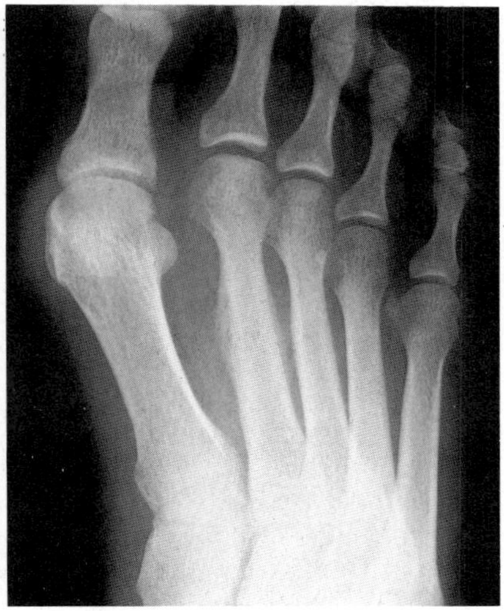

Abb. 33–83. Ermüdungsfraktur in der Diaphyse des Metatarsale II mit deutlicher periostaler Reaktion

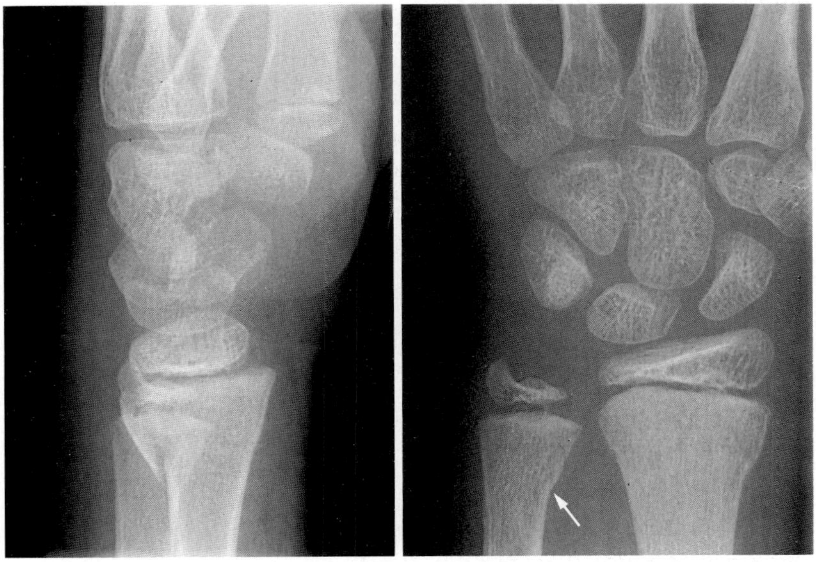

Abb. 33–82. Aufnahme des rechten Handgelenks in 2 Ebenen. Epiphysenfraktur des Radius mit metaphysärem Fragment dorsal gelegen (Aitken I). Grünholzfraktur der distalen Ulna (↗)

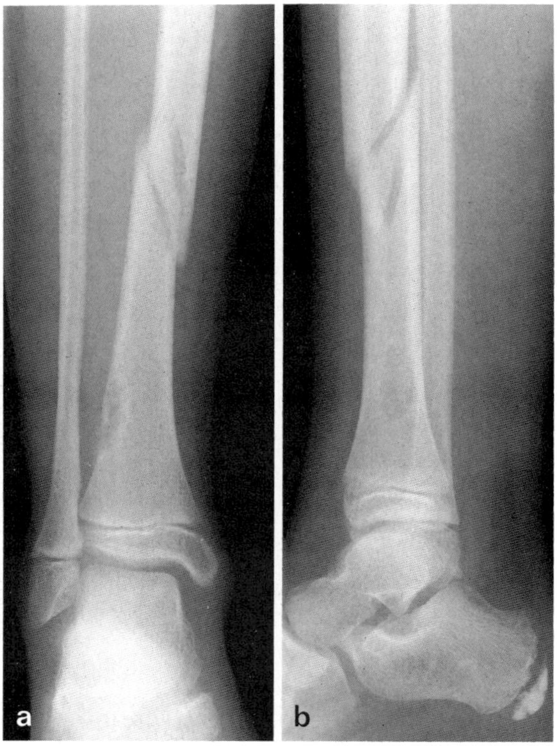

Abb. 33–84 a u. b. Spiralfraktur der Tibia im Übergang vom mittleren zum distalen Diaphysendrittel mit Seitenversetzung um Kortikalisbreite nach lateral und dorsal. Die Fraktur strahlt in ein kortikalisnahes, distal gelegenes, nicht ossifizierendes gekammertes Fibrom ein

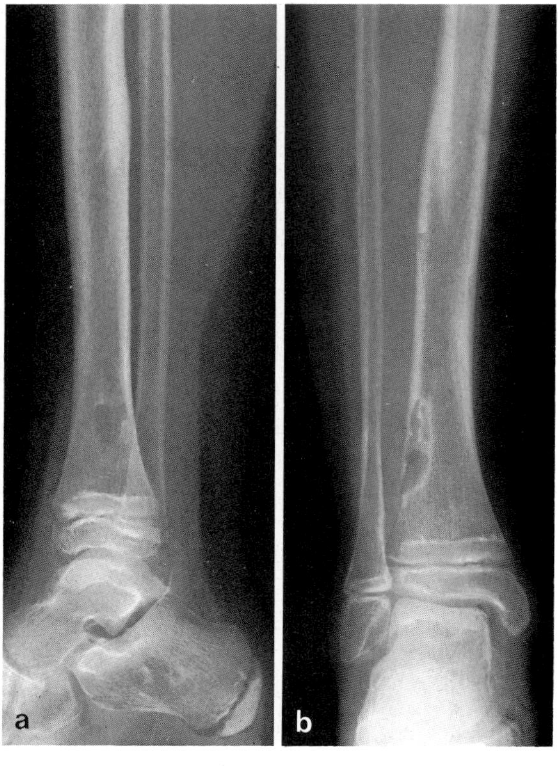

Abb. 33–85 a u. b. Derselbe Patient wie Abb. 84: Kontrollaufnahme 7 Monate nach konservativer Behandlung. Vollständig in guter Stellung durchbaute Fraktur. Dichtezunahme des nicht ossifizierenden, jetzt in Ossifikation übergehenden Knochenfibroms

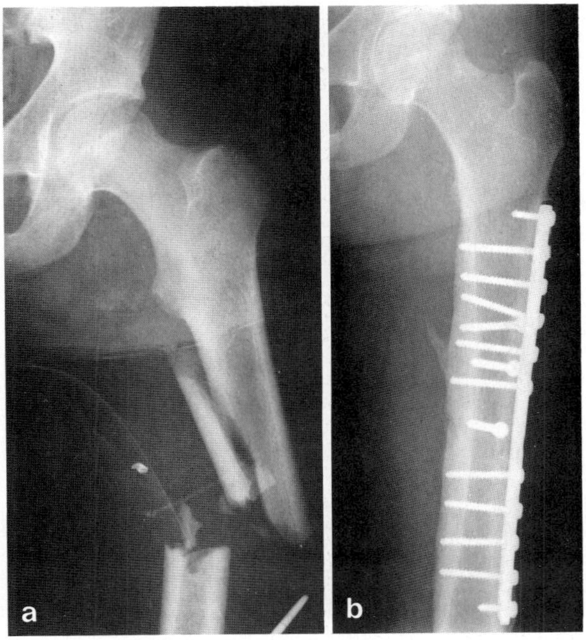

Abb. 33–86 a u. b. Femurschaftfraktur im proximalen Diaphysendrittel. **a** Mit Aussprengung eines großen medial gelegenen Kortikalisfragmentes. Dislokation des distalen Fragments um Schaftbreite nach medial. **b** Kontrollaufnahme 1 Jahr später bei Zustand nach plattenosteosynthetischer Versorgung; achsengerechte Stellung mit guter Durchbauung im Frakturbereich

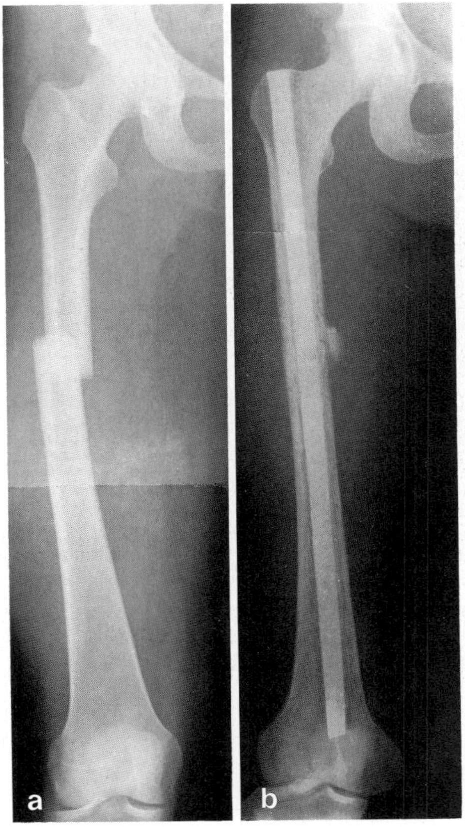

Abb. 33–87 a. Querfraktur im Übergang vom proximalen zum mittleren Diaphysendrittel des rechten Femurs mit Verkürzung. **b** Derselbe Patient wie Abb. 87 a: Zustand bei Marknagelung

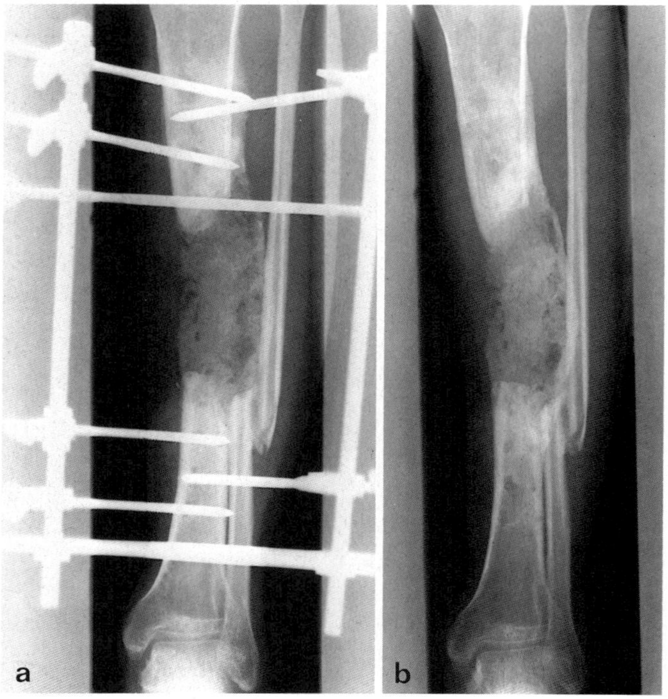

Abb. 33–88 a u. b. Linker Unterschenkel (a. p.). Zustand nach Spongiosafüllung einer Defektpseudarthrose im mittleren Diaphysendrittel der Tibia. (Stellung mit Steinmann-Nägeln und Fixateur externe). 8 Monate nach Spongiosafüllung (**a**). Zustand nach Metallentfernung (**b**). Man sieht den guten Anbau von Spongiosa und die neue Formation des Knochens. Es ist eine gute Stabilität erreicht

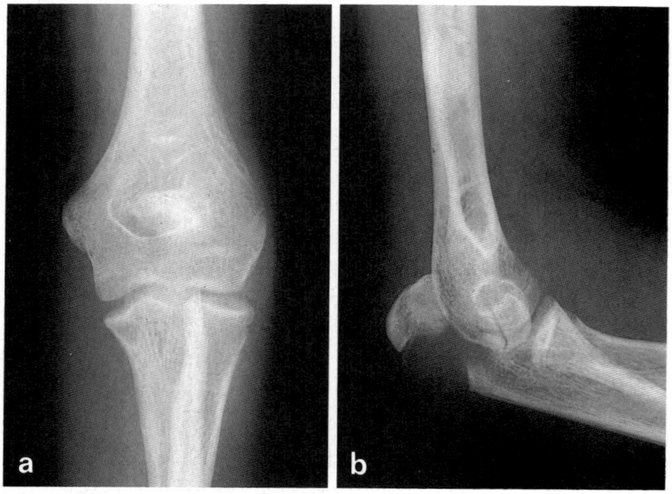

Abb. 33–89 a u. b. Ellbogengelenk in 2 Ebenen. Olecranonfraktur mit großer Diastase. Das proximale Olekranonfragment ist nach kranial hin abgewichen

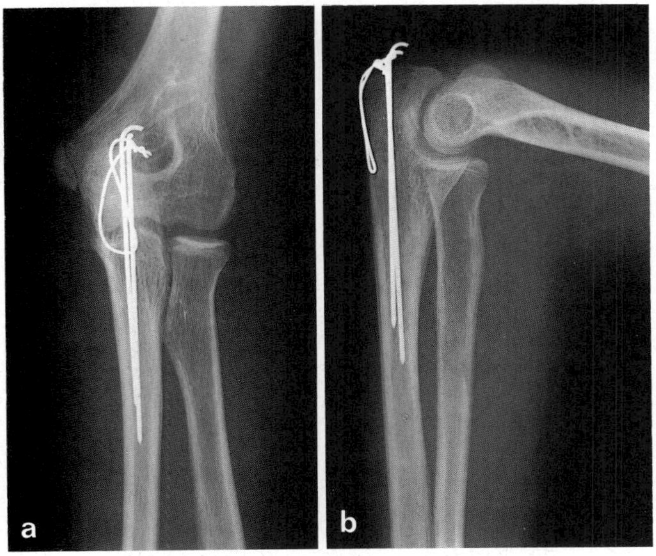

Abb. 33–90 a u. b. Derselbe Patient wie Abb. 89: Zustand nach Drahtzuggurtungsosteosynthese. Gute knöcherne Durchbauung in achsengerechter Stellung ohne Stufenbildung in der Gelenkfläche

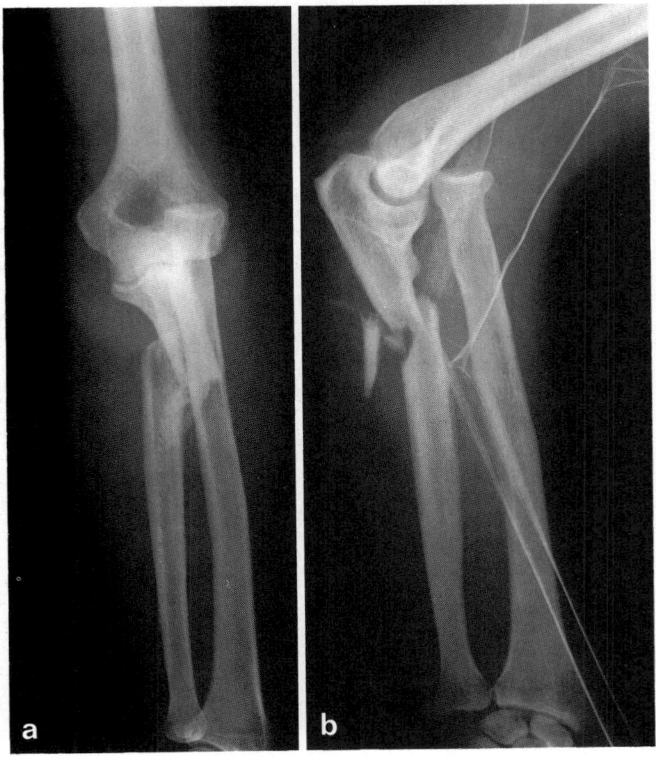

Abb. 33–91 a u. b. Aufnahme des Ellbogengelenks mit Unterarm in 2 Ebenen. Monteggia-Fraktur: Ulnafraktur im proximalen Diaphysendrittel mit Biegungsteil (Parier-Fraktur). Zusätzlich Luxation des Radiusköpfchens zur Beugeseite hin

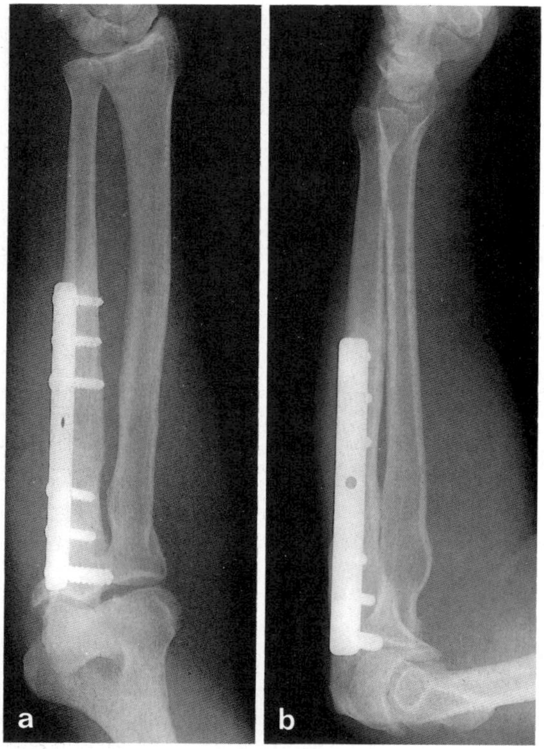

Abb. 33–92 a u. b. Derselbe Patient wie Abb. 91: Zustand nach plattenosteosynthetischer Versorgung der proximalen Ulnafraktur und Reposition des Radius. Die Fraktur steht in achsengerechter Stellung und ist knöchern fest durchbaut

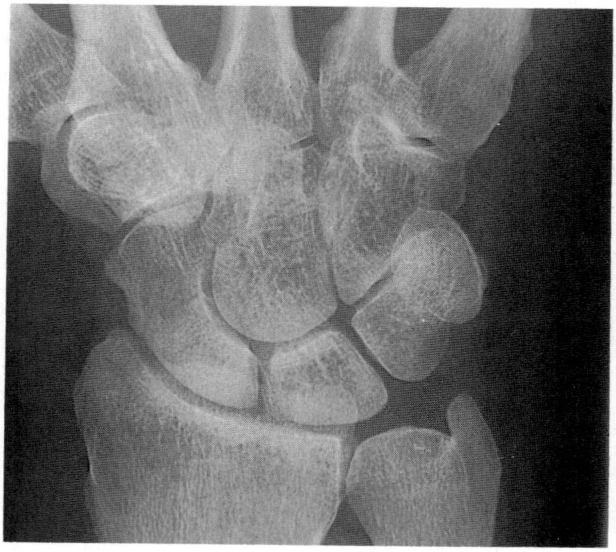

Abb. 33–93. Aufnahme der Handwurzel rechts. Frische Os-naviculare-Fraktur mit feiner Frakturlinie im mittleren Drittel

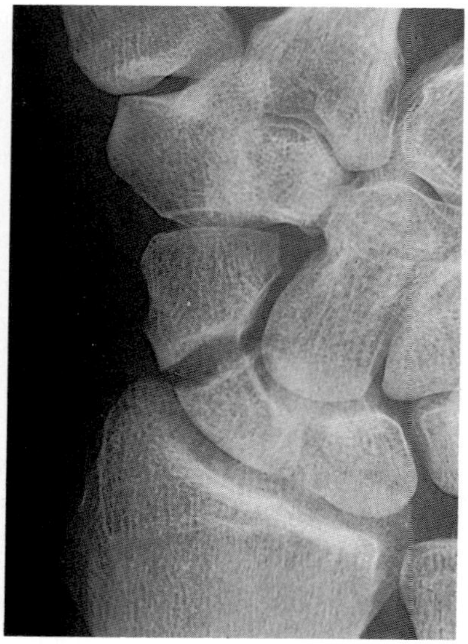

Abb. 33–94. Aufnahme der Handwurzelknochen. Pseudarthrose im mittleren Drittel des Os naviculare mit deutlicher Dehiszenz und verdichteten Frakturrändern

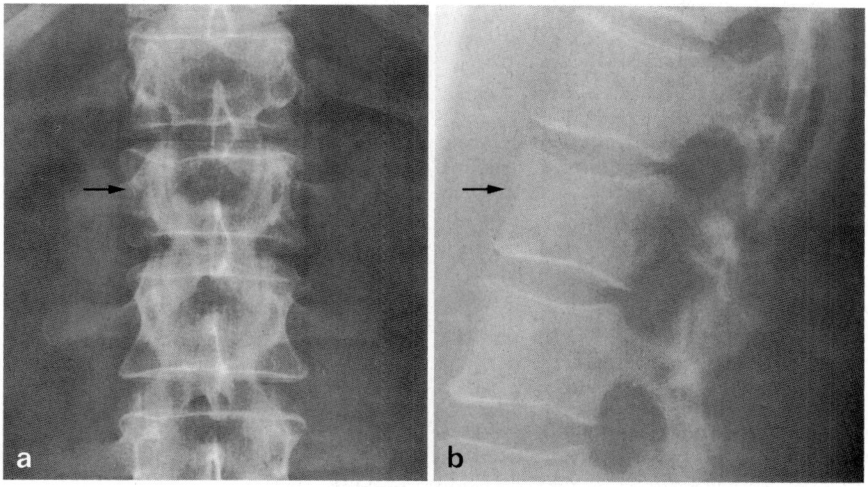

Abb. 33–95 a u. b. Ausschnittaufnahme des LWS in 2 Ebenen. Fraktur des 1. LWK mit Impression der Deckplatte und Stufenbildung ventral und lateral (Pfeile). Geringe Höhenminderung von LWK 1

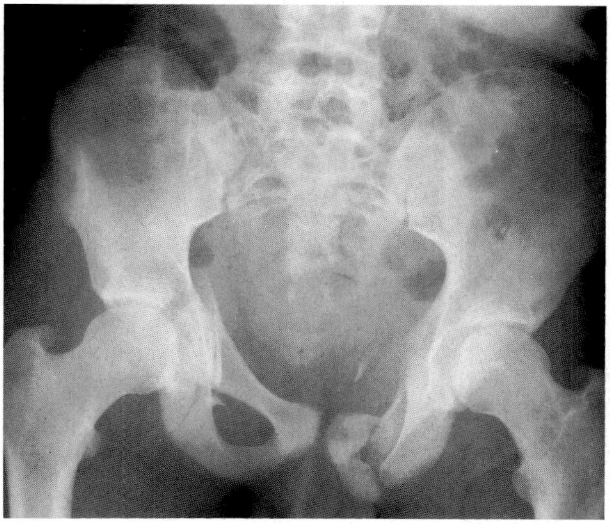

Abb. 33–96. Übersichtsaufnahme des Beckens. Linksseitige Fraktur von Sitz- und Schambein mit Dislokation nach kaudal. Rechtsseitiger Hüftpfannenbruch mit auslaufender Fraktur ins Sitzbein. Zusätzlich findet sich eine Erweiterung der rechten Ileosakralfuge als Hinweis auf Gelenksprengung rechts

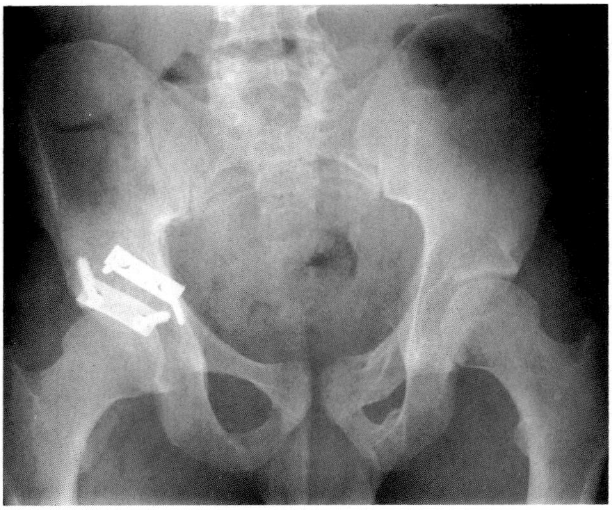

Abb. 33–97. Derselbe Patient wie Abb. 96: Beckenübersichtsaufnahme 2 Jahre nach operativer osteosynthetischer Versorgung des Hüftpfannenbruchs. Dieser ist knöchern fest durchbaut. Normal weite ISG-Fugen beidseits. Die linksseitige Beckenringfraktur ist in ausreichend guter Stellung knöchern fest verheilt

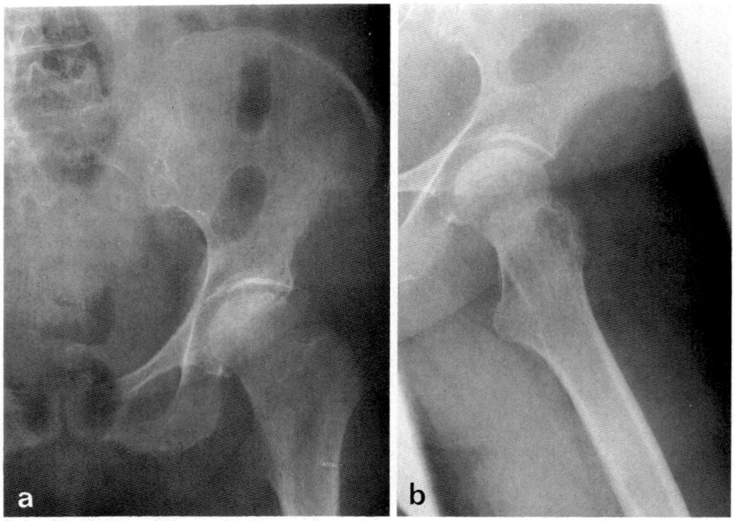

Abb. 33–98 a u. b. Ausschnittaufnahme des Beckens bei medialer Schenkelhalsfraktur mit Einstauchung und Valgusstellung (Abduktionsfraktur)

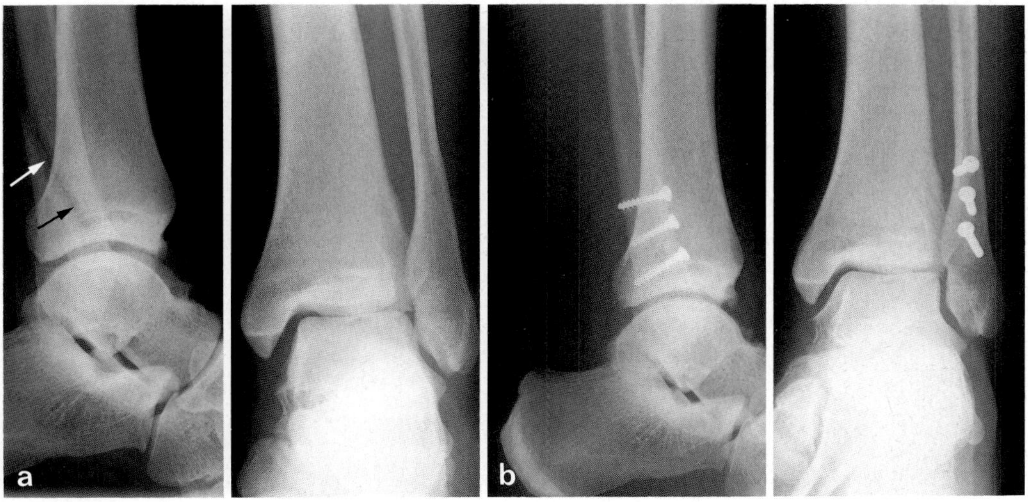

Abb. 33–99 a. Linkes oberes Sprunggelenk in 2 Ebenen bei Zustand nach Weber-C-Fraktur und Erweiterung der Malleolengabel. Nebenbefund: Arthrose mit Randanbauten an der ventralen Tibiagelenkfläche sowie an der Ventralseite des Talus. **b** Derselbe Patient 3 Monate nach osteosynthetischer Versorgung der Fibulafraktur, die in guter Stellung durch 3 Spongiosaschrauben fixiert ist und weitgehend knöchern fest durchbaut ist

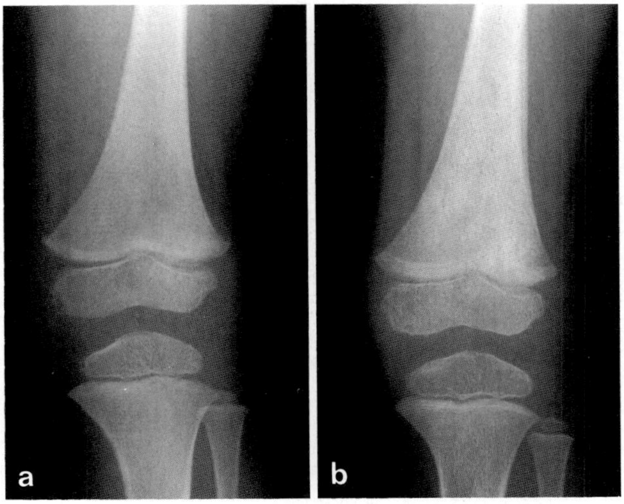

Abb. 33–100 a u. b. Aufnahme des distalen Oberschenkels und Kniegelenks. **a** Geringe Strukturauflockerung im Übergang von Metaphyse und Diaphyse bei Osteomyelitis. **b** Aufnahme nach 6 Wochen. Unregelmäßige Verdichtung der Femurmetaphyse und -diaphyse mit feinen Periostauflagerungen. Osteoporose der Epiphysen von Femur und Tibia

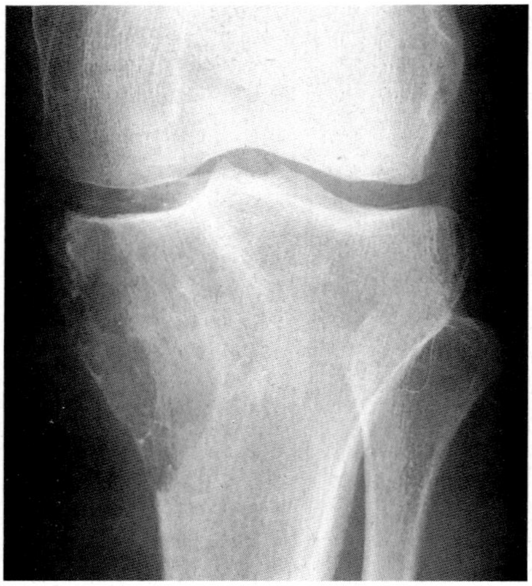

Abb. 33–101. Aufnahme des rechten Kniegelenks a.p. Im medialen Tibiakopfbereich von der Epiphyse bis zur Diaphyse reichend findet sich eine feine gekammerte Osteolyse mit relativ dichter Absetzung zum angrenzenden Knochen. Bei den Veränderungen ist es im Bereich der medialen Gelenkfläche des Tibiakopfes zu einer flachen Impression gekommen. Diagnose: Osteoklastom

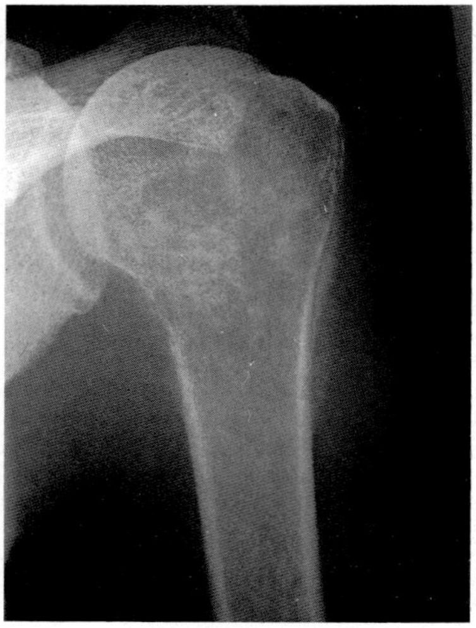

Abb. 33–102. Aufnahme des Schultergelenks mit proximalen Humerus. Im metaphysären und oberen diaphysären Bereich ist die Knochenstruktur aufgelockert und läßt wolkige Verdichtungen erkennen. Partielle Zerstörung der Kortikalis, deutliche Periostreaktionen mit Codman-Dreieck medial. Diagnose: Osteogenes Sarkom

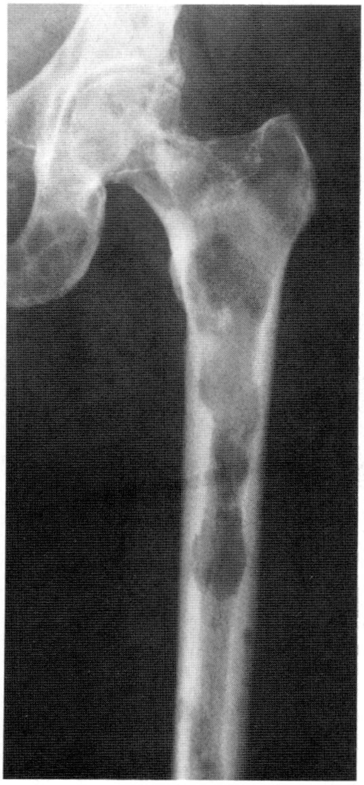

Abb. 33–103. Aufnahme des linken Hüftgelenks und Femurs. Ausgedehnte Osteolyse im Sitzbein, Femurkopf und -hals sowie im mitabgebildeten Femurschaft. Die Osteolysen haben vom Markraum auf die Kortikalis übergegriffen. Osteoplastische Veränderung im Schenkelhals. *Beurteilung:* Ausgedehnte, vorwiegend osteolytische Metastasen bei Mammakarzinom

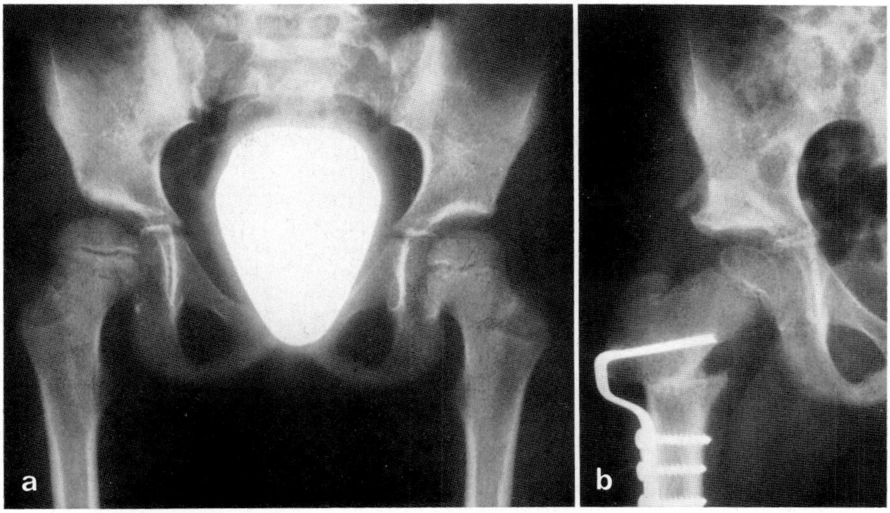

Abb. 33–104 a u. b. 5jährige Patientin mit Hüftdysplasie rechts und Coxa valga antetorta beidseits. **a** Präoperative Beckenübersichtsaufnahme in Mittelstellung; **b** Kontrollbild des rechten Hüftgelenks (a. p.) nach intertrochantärer Derotationsvarisierungsosteotomie mit Azetabuloplastik und 6wöchiger Gipsfixation

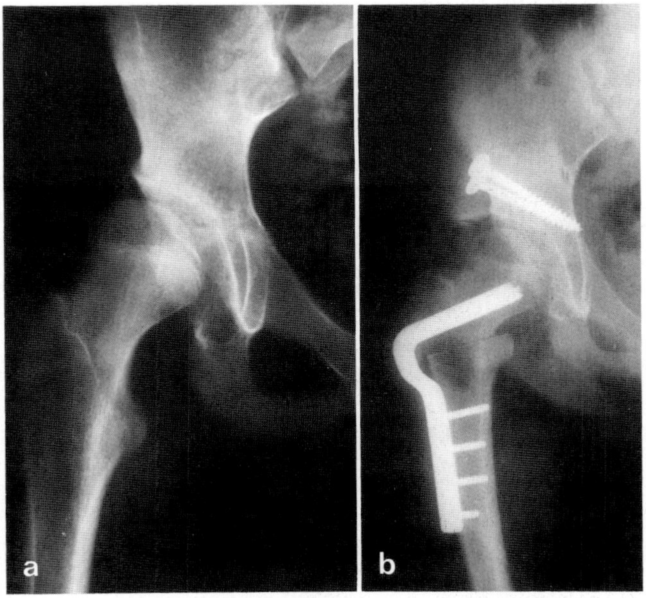

Abb. 33–105 a u. b. 14jährige Patientin, Hüftdysplasie mit Coxa valga subluxans bei Hemiplegie rechts nach Schädel-Hirn-Trauma im Alter von 4 Jahren. **a** Präoperative Aufnahme des rechten Hüftgelenks (a. p.) in 20° Abduktion. **b** Kontrollbild nach intertrochantärer Varisierungsosteotomie und Appositionshüftpfannendachplastik durch Knochenkeilanschraubung

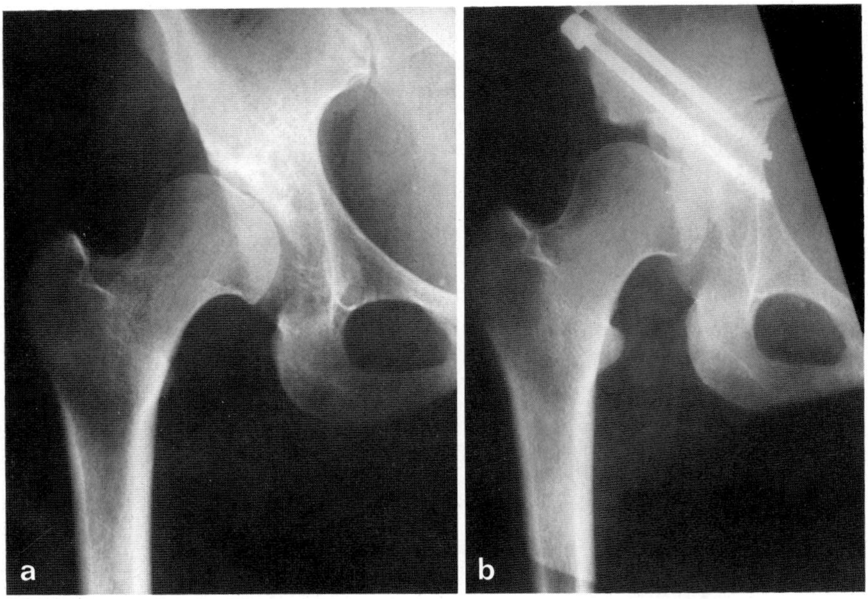

Abb. 33–106 a u. b. 30jährige Patientin mit Hüftdysplasie rechts, initiale Sekundärarthrose. **a** Präoperative Aufnahme des rechten Hüftgelenks (a. p.) in 20° Abduktion. **b** Kontrollbild nach Chiari-Beckenosteotomie mit Doppelverschraubung

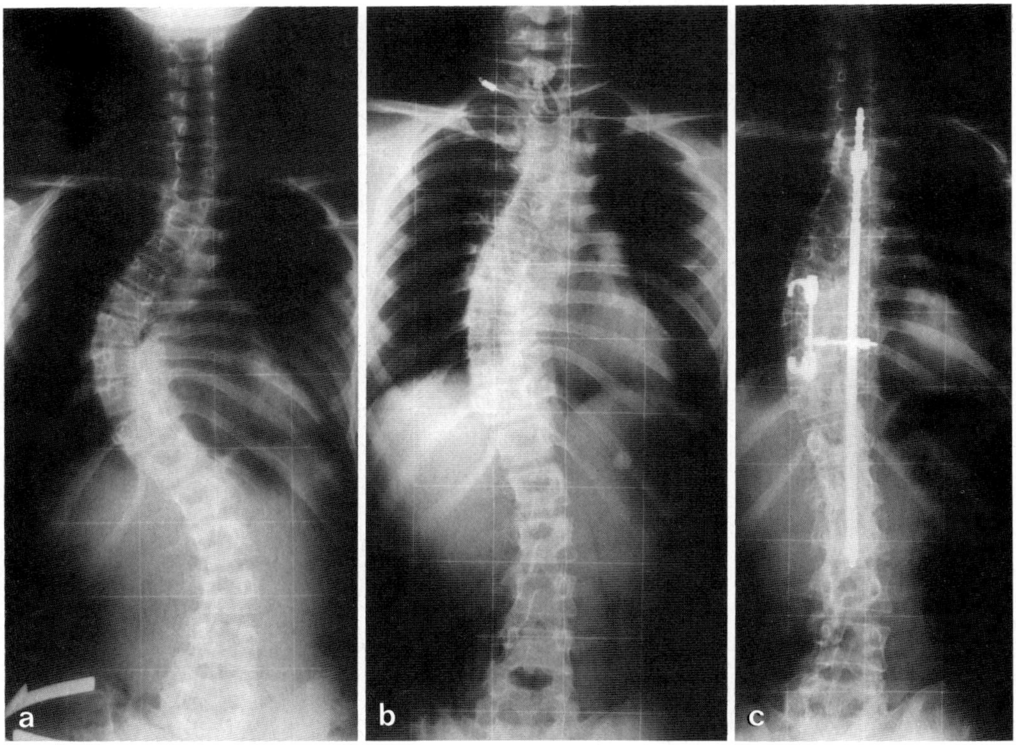

Abb. 33–107 a–c. $14^{1}/_{2}$jährige Patientin mit S-förmiger Thorakolumbalskoliose. **a** Wirbelsäulenganzaufnahme (a. p.) ohne Extension. **b** Wirbelsäulenganzaufnahme (a. p.) mit Extension, **c** Kontrollbild nach Harrington-Spondylodese und 1jähriger Gipskorsettbehandlung

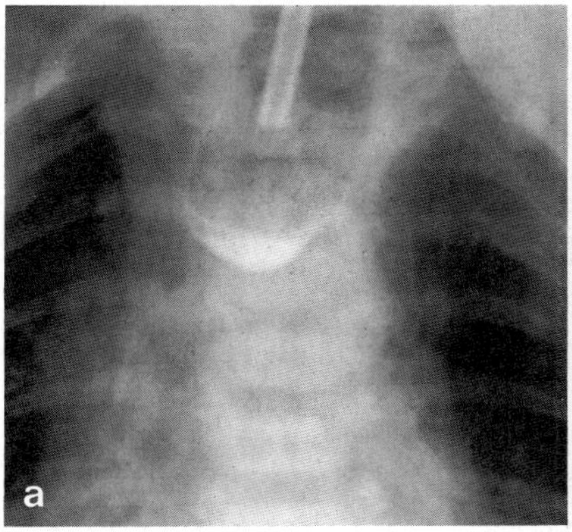

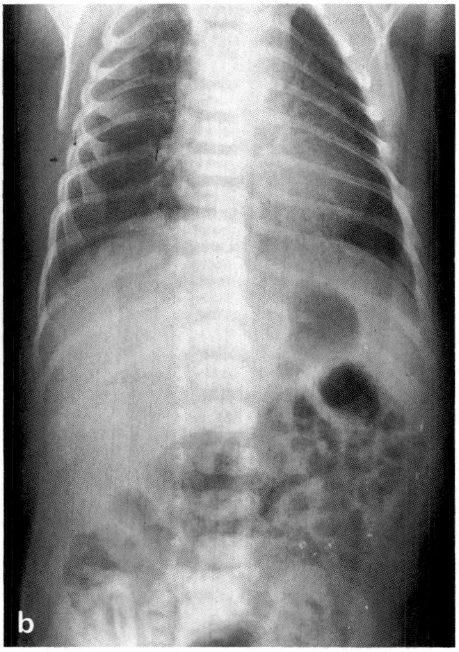

Abb. 33–108 a u. b. Neugeborenes mit einer Ösophagusatresie Typ Vogt III B. **a** Großer oberer Ösophagusblindsack mit einer Spur Kontrastmittel gefüllt. **b** Ganzkörperübersicht: Im Abdomen reichlich Luft, was darauf hinweist, daß das untere Ösophagussegment mit der Trachea kommuniziert

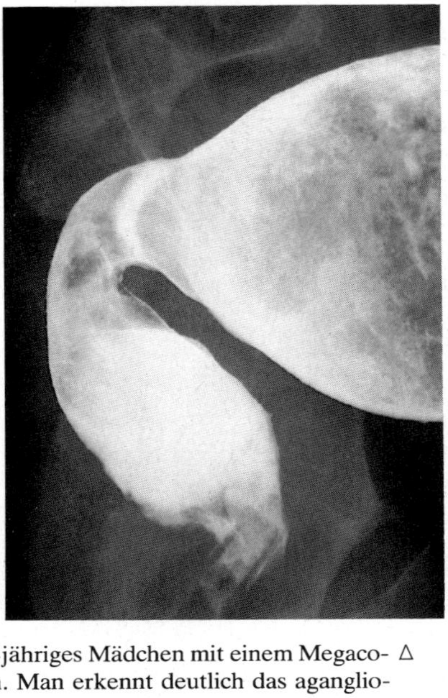

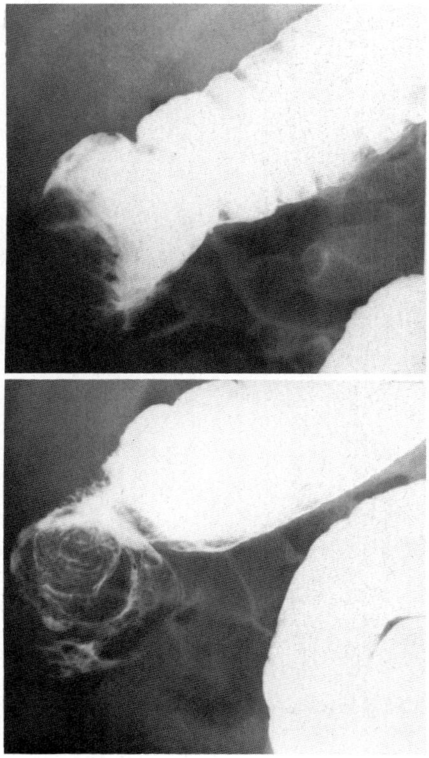

Abb. 33–109. 4jähriges Mädchen mit einem Megacolon congenitum. Man erkennt deutlich das aganglionäre enge Segment und das oval sich anschließende Megasigma △

Abb. 33–110. 2jähriger Junge mit einer ileokolischen Invagination. Kolonkontrasteinlauf: Das Kontrastmittel umfließt im Bereich des rechten Colon transversum den „Invaginationstumor", besonders in der Abb. *unten* ist das pathognomonische Zwiebelschalenphänomen gut erkennbar ▷

Titel des Lehrbuches:
Heberer/Köle/Tscherne: Chirurgie, 4. Auflage

Was können wir bei der nächsten Auflage besser machen?

Zur inhaltlichen und formalen Verbesserung unserer Lehrbücher bitten wir um Ihre Mithilfe. Wir würden uns deshalb freuen, wenn Sie uns die nachstehenden Fragen beantworten könnten.

---

1. Finden Sie ein Kapitel besonders gut dargestellt? Wenn ja, welches und warum? ....

....

....

2. Welches Kapitel hat Ihnen am wenigsten gefallen. Warum? ....

....

....

3. Bringen Sie bitte dort ein X an, wo Sie es für angebracht halten.

	Vorteilhaft	Angemessen	Nicht angemessen
Preis des Buches	....	....	....
Umfang	....	....	....
Aufmachung	....	....	....
Abbildungen	....	....	....
Tabellen und Schemata	....	....	....
Register	....	....	....

	Sehr wenige	Wenige	Viele	Sehr viele
Druckfehler	....	....	....	....
Sachfehler	....	....	....	....

4. Spezielle Vorschläge zur Verbesserung dieses Textes (u. a. auch zur Vermeidung von Druck- und Sachfehlern) ....

....

....

....

....

....

....

bitte wenden!

5. Bitte teilen Sie uns mit, auf welchen Fachgebieten Ihrer Meinung nach moderne Lehrbücher fehlen. Dazu folgende kurze Charakterisierung unserer eigenen Werke:

Fragensammlungen	=	Examensfragen zur Vorbereitung auf Prüfungen
Basistexte	=	vermitteln nach der neuen Approbationsordnung das für das Examen wichtige Stoffgebiet
Kurzlehrbücher	=	zur Vertiefung des Basiswissens gedacht; für den sorgfältigen Studenten
Lehrbücher	=	Umfassende Darstellungen eines Fachgebietes; zum Nachschlagen spezieller Informationen

Fachgebiet	Fragen-sammlungen	Basistexte	Kurz-lehrbücher	Lehrbücher
....	....	....	....	....
....	....	....	....	....
....	....	....	....	....
....	....	....	....	....
....	....	....	....	....
....	....	....	....	....
....	....	....	....	....
....	....	....	....	....
....	....	....	....	....
....	....	....	....	....

Bei Rücksendung werden Sie automatisch in unsere Adressenliste aufgenommen.

Name ....

Adresse ....

....

Fachstudium ....

Semester ....

Ärztliche Vorprüfung ....

Datum/Unterschrift ....

Wir danken Ihnen für die Beantwortung der Fragen und bitten um Einsendung des Blattes an:

Frau M. Kalow
Springer-Verlag
Tiergartenstraße 17
6900 Heidelberg 1